Handbuch der inneren Medizin

Begründet von L. Mohr und R. Staehelin
Herausgegeben von H. Schwiegk und E. Buchborn

Rheumatologie B

Spezieller Teil I
Gelenke

Bearbeitet von

G.L. Bach · G. Bartl · H. Behrend · T. Behrend
U. Botzenhardt · D. Brackertz · U. Donhauser-Gruber
J.-M. Engel · R. Filchner · A. Gruber · E. Gundel · H. Held
H. Hofmann · F. Husmann · H. Kather · G. Klein · G. Kölle
H.-F. Kumor · G. Lanzer · E.-M. Lemmel · R. Marx · H. Mathies
W. Miehle · H.P. Missmahl · W. Mohr · P. Otte · F. Rainer
M. Schattenkirchner · F. Schilling · A. Schneider · P. Schneider
W. Schramm · W. Siegmeth · B. Simon · E. Stoeber
S. Stotz · F.J. Wagenhäuser · D. Wessinghage

Herausgegeben von

H. Mathies

Mit 272 Abbildungen und 161 Tabellen

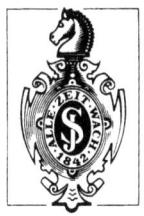

Springer-Verlag
Berlin Heidelberg NewYork Tokyo 1984

Handbuch der inneren Medizin

Band VI: Erkrankungen der Knochen, Gelenke und Muskeln
Fünfte, völlig neu bearbeitete und erweiterte Auflage
Teil 2 B: Rheumatologie B

ISBN-13:978-3-642-68783-9 e-ISBN-13:978-3-642-68782-2
DOI: 10.1007/978-3-642-68782-2

CIP-Kurztitelaufnahme der Deutschen Bibliothek
Handbuch der inneren Medizin / begr. von L. Mohr u. R. Staehelin.
Hrsg. von H. Schwiegk u. E. Buchborn. - Berlin; Heidelberg; New York; Tokyo: Springer
Teilw. mit d. Erscheinungsorten: Berlin, Heidelberg, New York
NE: Mohr, Leo [Begr.]; Schwiegk, Herbert [Hrsg.]
Bd. 6. → Erkrankungen der Knochen, Gelenke und Muskeln

Erkrankungen der Knochen, Gelenke und Muskeln. - Berlin ; Heidelberg ; New York; Tokyo: Springer
(Handbuch der inneren Medizin; Bd. 6)
Teilw. mit d. Erscheinungsorten: Berlin, Heidelberg, New York
Teil 2.→Rheumatologie

Rheumatologie / hrsg. von H. Mathies. Bearb. von G.L. Bach ... - Berlin; Heidelberg; New York; Tokyo: Springer
(Erkrankungen der Knochen, Gelenke und Muskeln; Teil 2)
(Handbuch der inneren Medizin; Bd. 6)
Teilw. mit d. Erscheinungsorten: Berlin, Heidelberg, New York
NE: Mathies, Hartwig [Hrsg.]; Bach, Gerhard L. [Mitverf.]
B. Spezieller Teil.
Teil 1-5, völlig neu bearb. u. erw. Aufl. - 1984
ISBN-13:978-3-642-68783-9

Das Werk ist urheberrechtlich geschützt. Die dadurch begründeten Rechte, insbesondere die der Übersetzung, des Nachdruckes, der Entnahme von Abbildungen, der Funksendung, der Wiedergabe auf photomechanischem oder ähnlichem Wege und der Speicherung in Datenverarbeitungsanlagen bleiben, auch bei nur auszugsweiser Verwertung, vorbehalten. Die Vergütungsansprüche des § 54, Abs. 2 UrhG werden durch die „Verwertungsgesellschaft Wort", München, wahrgenommen.

© by Springer-Verlag Berlin Heidelberg 1984
Softcover reprint of the hardcover 5th edition 1984

Die Wiedergabe von Gebrauchsnamen, Handelsnamen, Warenbezeichnungen usw. in diesem Werk berechtigt auch ohne besondere Kennzeichnung nicht zu der Annahme, daß solche Namen im Sinne der Warenzeichen- und Markenschutz-Gesetzgebung als frei zu betrachten wären und daher von jedermann benutzt werden dürften.

Produkthaftung: Für Angaben über Dosierungsanweisungen und Applikationsformen kann vom Verlag keine Gewähr übernommen werden. Derartige Angaben müssen vom jeweiligen Anwender im Einzelfall anhand anderer Literaturstellen auf ihre Richtigkeit überprüft werden.

Gesamtherstellung: Universitätsdruckerei H. Stürtz AG, Würzburg
2122/3130-543210

Mitarbeiterverzeichnis

MATHIES, H., Professor Dr., Rheuma-Zentrum, I. Medizinische Klinik, D-8403 Bad Abbach

BACH, G.L., Professor Dr., Klinik Herzoghöhe, Kulmbacher Str. 103, D-8580 Bayreuth

BARTL, G., Dr., Klinik Wendelstein der BfA, Kolbermoorer Str. 56, D-8202 Bad Aibling

BEHREND, H., Professor Dr., Medizinische Hochschule Hannover, Niedersächsisches Staatsbad Nenndorf, Abt. f. Rheumatologie und Balneologie, Hauptstr. 2 (Landgrafenhaus), D-3052 Bad Nenndorf

BEHREND, TRUDE, Professor Dr., Medizinische Hochschule Hannover, Niedersächsisches Staatsbad Nenndorf, Abt. f. Rheumatologie und Balneologie, Hauptstr. 2 (Landgrafenhaus), D-3052 Bad Nenndorf

BOTZENHARDT, U., Privatdozent Dr., Staatliches Rheumakrankenhaus, D-7547 Wildbad 1

BRACKERTZ, D., Privatdozent Dr., St. Vincenz- und Elisabeth-Hospital, An der Goldgrube 11, D-6500 Mainz 1

DONHAUSER-GRUBER, UTE, Staatliche Berufsfachschule für Krankengymnastik der Universität Erlangen, Maximiliansplatz 2, D-8520 Erlangen

ENGEL, J.-M., Dr., Staatl. Rheumakrankenhaus, Klinik für innere und physikalische Medizin, Rottenbachtalstraße 5, D-7570 Baden-Baden

FILCHNER, Rosemarie Dr., Ärztin für innere Krankheiten, Rheumatologie, Ärztehaus, Seegartenstraße 1, D-6990 Bad Mergentheim

GRUBER, A., Von-der-Tann-Straße 150, D-8500 Nürnberg 70

GUNDEL, E., Dr., Kurklinik Niedersachsen, Hauptstraße 59, D-3052 Bad Nenndorf

HELD, H., Privatdozent Dr., Stiftungskrankenhaus, D-8860 Nördlingen

HOFMANN, H., Dr., Medizinische Universitätsklinik, Auenbruggerplatz 15, A-8036 Graz

HUSMANN, F., Professor Dr., Am Malerwinkel, Wasserstraße 3, D-4772 Bad Sassendorf

KATHER, H., Dr., Medizinische Universitäts-Klinik, Klinisches Institut für Herzinfarktforschung, Bergheimer Straße 53, D-6900 Heidelberg

KLEIN, G., Professor Dr., Ludwig Boltzmann-Institut für Rehabilitation interner Erkrankungen, Rehabilitationszentrum für rheumatische Erkrankungen und Herz-Kreislaufkrankheiten der PVArb., Thorerstraße 26, A-5760 Saalfelden/Salzburg

KUMOR, H.-F., Dr., Krankenhaus St. Josef, D-8400 Regensburg

LANZER, G., Dr., Medizinische Universitätsklinik, Auenbruggerplatz 15, A-8036 Graz

LEMMEL, E.-M., Professor Dr., Staatliches Rheumakrankenhaus, D-7547 Wildbad 1

MARX, R., Professor Dr., Laboratorium für Blutgerinnungsforschung der Universität München, Ziemssenstraße 1, D-8000 München 2

MIEHLE, W., Dr., Klinik Wendelstein der BfA, Rheumazentrum, Kolbermoorer Str. 56, D-8202 Bad Aibling

MISSMAHL, H.P., Professor Dr., Marienkrankenhaus, I. Medizinische Abteilung, Alfredstraße 9, D-2000 Hamburg 76

MOHR, W., Professor Dr., Abt. Pathologie der Universität, Oberer Eselsberg, D-7900 Ulm

OTTE, P., Professor Dr., Orthopädische Universitäts-Klinik, Langenbeckstraße 1, D-6500 Mainz

RAINER, F., Dr., Medizinische Universitätsklinik, Auenbruggerplatz 15, A-8036 Graz

SCHATTENKIRCHNER, M., Professor Dr., Medizinische Poliklinik der Universität München, Pettenkoferstraße 8a, D-8000 München 2

SCHILLING, F., Professor Dr., Klinik für Rheumakranke Bad Kreuznach, Dr. Alfons-Gamp-Straße 1, D-6550 Bad Kreuznach

SCHNEIDER, ANNELIESE, Dr., Kurklinik Porta-Westfalica Bad Oeynhausen, Orthopädische Abteilung, Wiesenstraße 29, D-4970 Bad Oeynhausen

SCHNEIDER, P., Dr., I. Medizinische Klinik des Rheuma-Zentrums Bad Abbach, D-8403 Bad Abbach

SCHRAMM, W., Privatdozent Dr., Medizinische Klinik Innenstadt der Universität München, Hämostaseologische Abteilung, Ziemssenstraße 1, D-8000 München 2

SIEGMETH, W., Dr., Rheuma-Sonderkrankenanstalt der NÖGKK, Sauerhofstraße 9–15, A-2500 Baden/Wien

SIMON, B., Professor Dr., Medizinische Universitäts-Klinik, Gastroenterologische Abteilung, Bergheimer Str. 58, D-6900 Heidelberg 1

STOEBER, ELISABETH, Professor Dr., Pitzaustraße 8, D-8100 Garmisch-Partenkirchen

STOTZ, S., Professor Dr., Orthopädische Poliklinik der Universität, Pettenkoferstr. 8a, D-8000 München 2

WAGENHÄUSER, F.J., Professor Dr., Rheumaklinik und Institut für physikalische Therapie, Universitätsspital Zürich, Gloriastr. 25, CH-8006 Zürich

WESSINGHAGE, D., Professor Dr., Rheuma-Zentrum, Orthopädische Klinik, D-8403 Bad Abbach

Inhaltsverzeichnis

A. Entzündliche Gelenkerkrankungen (Arthritiden)

I. Chronische Polyarthritis und Felty-Syndrom
  1. Chronische Polyarthritis
    a) Nomenklatur und Definition. Von F. RAINER 3
    b) Immunätiopathogenese. Von E.-M. LEMMEL und U. BOTZENHARDT 4
    c) Genetik. Von D. BRACKERTZ 9
    d) Epidemiologie. Von F. RAINER und T. BEHREND 25
    e) Morphologie. Von W. MOHR 29
    f) Klinik. Von F. RAINER und W. SIEGMETH 56
    g) Laboratoriumsdiagnose. Von E.-M. LEMMEL und U. BOTZENHARDT 125
    h) Röntgendiagnostik. Von F. SCHILLING 128
    j) Medikamentöse Therapie. Von H. MATHIES 177
    k) Konservative Orthopädische Therapie. Von A. SCHNEIDER 181
    l) Physikalische Therapie. Von U. DONHAUSER-GRUBER und A. GRUBER 184
    m) Operative Therapie. Von D. WESSINGHAGE 187
  2. Felty-Syndrom. Von G. LANZER 188

II. Juvenile chronische Arthritis (juvenile rheumatoide Arthritis). Von E. STOEBER und G. KÖLLE† 208

III. Die Arthritis villonodularis pigmentosa. Von F.J. WAGENHÄUSER 304

IV. Transitorische Coxitis. Von P. OTTE 324

V. Der palindrome Rheumatismus. Von G. BARTL 331

VI. Arthritis bei Reiter-Syndrom. Von W. MIEHLE 335

VII. Arthritis psoriatica. Von W. MIEHLE. Abschnitt 4 von W. MOHR 337

VIII. Arthritis bei intestinalen Grundkrankheiten. Von G. KLEIN ... 383

IX. Die Gelenk-, Knochen- und Muskelmanifestation der Sarkoidose. Von H. BEHREND 404

X. Arthritis bei M. Behçet. Von E. GUNDEL 453

XI. Symptomatische Arthritiden. Von E. GUNDEL 455

XII. Gelenkinfektion. Von J.-M. ENGEL 465

B. Gelenkerkrankungen mit heterogenen entzündlichen und nichtentzündlichen Komponenten (Arthropathien)

I. Arthropathia urica. Von M. Schattenkirchner 493

II. Arthropathien bei weiteren metabolischen ernährungsbedingten Störungen
1. Arthropathie bei Chondrokalzinose. Von P. Schneider . . . 521
2. Arthropathie bei Hämochromatose. Von P. Schneider 549
3. Arthropathie bei Morbus Wilson. Von P. Schneider 559
4. Arthropathie bei Osteochondropathia endemica (Kaschin-Beck). Von P. Schneider 564
5. Die alkaptonurische Ochronose. Von G. Lanzer, G. Klein, H. Hofmann und F. Rainer 569
6. Arthropathien bei Xanthomatosen. Von H. Kather und B. Simon 585
7. Arthropathien bei Lipokalzinogranulomatose. Von H. Kather und B. Simon 588
8. Arthropathie bei Diabetes mellitus. Von H.-F. Kumor 590

III. Arthropathien bei endokrinen Störungen. Von F. Husmann . . . 597

IV. Arthropathien infolge wiederholter Gelenkblutungen bei hereditären Koagulopathien bzw. Minus-Hämostaseopathien. Von R. Marx und W. Schramm 604

V. Arthropathien bei Erkrankungen des hämatopoetischen Systems (Leukämien). Von R. Filchner 618

VI. Arthropathie bei Paraproteinämien. Von G.L. Bach 633

VII. Neuropathische Arthropathien
1. Tabes dorsalis. Von S. Stotz 636
2. Syringomyelie. Von S. Stotz 640

VIII. Arthropathie bei Amyloidose. Von H.P. Missmahl und H. Held 644

C. Idiopathische (primäre) Arthrose (einschließlich Fingerpolyarthrose)

I. Allgemeines zur Arthrose
1. Definition, Nomenklatur. Von F.J. Wagenhäuser 653
2. Epidemiologie. Von F.J. Wagenhäuser 662
3. Ätiologie und Pathogenese der „idiopathischen" (primären) Arthrosis deformans. Von W. Mohr 668
4. Morphologie. Von W. Mohr 687
5. Klinik. Von F.J. Wagenhäuser 696

II. Spezielle Lokalisationen der Arthrose
1. Die primäre Gonarthrose. Von F.J. Wagenhäuser 712
2. Die primäre Koxarthrose. Von F.J. Wagenhäuser 727
3. Die Finger-Polyarthrose. Von F.J. Wagenhäuser 746

III. Therapeutische Aspekte. Von F.J. Wagenhäuser 770

D. Gelenktumoren und Hamartome. Von W. Mohr 797

Sachverzeichnis 807

Inhaltsverzeichnis Teil 2A

Allgemeiner Teil

I.	Begriffsdefinition, Nomenklatur, Klassifikation. Von H. Mathies	1
II.	Pathobiochemie und Pathophysiologie des Bindegewebes. Von H. Greiling, A. Gressner und K. Kleesiek	29
III.	Klinische Diagnostik bei rheumatischen Krankheiten Von H. Müller-Fassbender	173
IV.	Serologische Untersuchungen. Von G.L. Bach	207
V.	Gelenkbiopsie. Von N. Thumb	227
VI.	Arthroskopie. Von R. Czurda	237
VII.	Arthrographie am Beispiel der chronischen Polyarthritis. Von O. Fischedick	249
VIII.	Grundsätze der Röntgenuntersuchung in der Rheumatologie. Von K. Meythaler	269
IX.	Thermographie. Von J.-M. Engel	281
X.	Gelenkszintigraphie. Von P. Pfannenstiel	329
XI.	Medikamentöse Therapie. Von N. Thumb	335
XII.	Physikalische Therapie rheumatischer Erkrankungen. Von M. Franke	487
XIII.	Operative Therapie. Von D. Wessinghage	509

Sachverzeichnis 589

Inhaltsverzeichnis Teil C

E. Wirbelsäulenerkrankungen

I. Spondylitis ankylosans. Von W. MIEHLE. Abschnitt 4 von M. AUFDERMAUR 3
II. Spondylitiden bei entzündlichen Gelenkerkrankungen. Von W. MIEHLE 107
III. Spondylitis bei Enteropathien. Von G. KLEIN 163
IV. Spondylitiden durch Mikroorganismen. Von S. STOTZ 171
V. Spondylosis hyperostotica. Von P. SCHNEIDER 179
VI. Spondylopathien bei metabolischen und ernährungsbedingten Störungen. Von P. SCHNEIDER 201
VII. Wirbelsäulenerkrankungen bei endokrinen Störungen. Von F. HUSMANN 229
VIII. Wirbelsäulenerkrankungen bei Erkrankungen des hämatopoetischen Systems. Von R. FILCHNER 235
IX. Wirbelsäulenerkrankungen bei Paraproteinämien. Von G.L. BACH 247
X. Neurotrophische Veränderungen der Wirbelsäule bei Erkrankungen des Nervensystems (Tabes, Syringomyelie). Von S. STOTZ 255
XI. Die Osteochondrosis vertebralis juvenilis (Morbus Scheuermann). Von S. STOTZ 259
XII. Wirbelsäulenveränderungen bei neoplastischen Erkrankungen. Von H. MÜLLER-FASSBENDER 267

F. Erkrankungen des Unterhautbindegewebes

I. Entzündliche Erkrankungen des Unterhautbindegewebes. Von G.L. BACH 281
   1. Morbus Pfeiffer-Weber-Christian 281
   2. Morbus Rothmann-Makai 288
II. Nichtentzündliche Erkrankungen des Unterhautbindegewebes 293
   1. Pannikulose. Von S. MARGHESCU 293
   2. Lipodystrophie. Von H. KATHER und B. SIMON 299
   3. Fettgewebshernien. Von H. KATHER und B. SIMON 307
   4. Hand-Schüller-Christiansche Erkrankung. Von H. KATHER und B. SIMON 309
   5. Morbus Gaucher. Von H. KATHER und B. SIMON 315
   6. Adipositas dolorosa (Dercumsche Erkrankung). Von H. KATHER und B. SIMON 321
   7. Lipokalzinogranulomatose. Von H. KATHER und B. SIMON 324
   8. Xanthomatosen. Von H. KATHER und B. SIMON 326
   9. Neoplasien des Unterhautbindegewebes (primäre und metastatische). Von W. MOHR 330

G. Erkrankungen der Muskulatur

I. Entzündliche Muskelerkrankungen 339
   1. Erregerbedingte Myositiden. Von D. PONGRATZ 340
   2. Polymyositis – Dermatomyositis. Von D. PONGRATZ 342
   3. Sonderformen von Polymyositiden. Von D. PONGRATZ 355
   4. Polymyalgia arteriitica. Von W. MIEHLE 360
II. Nichtentzündliche Muskelerkrankungen (Myopathien) Myopathien (Einführung). Von W. SCHMIDT-VANDERHEYDEN 379
   1. Hereditäre Myopathien. Von W. SCHMIDT-VANDERHEYDEN und H. LEINISCH 381
   2. Allergische und toxische Myopathien. Von F. HUSMANN . . . 397
   3. Metabolische und ernährungsbedingte Myopathien. Von F. HUSMANN 401
   4. Endokrine Myopathien. Von F. HUSMANN 405
   5. Neurogene Myopathie. Von W. SCHMIDT-VANDERHEYDEN und H. LEINISCH 408
   6. Erkrankungen der neuromuskulären Übertragung. Von W. SCHMIDT-VANDERHEYDEN 413
   7. Myasthenia gravis pseudoparalytica. Von W. SCHMIDT-VANDERHEYDEN 416
   8. Die Myoglobinurie. Von R. MAURACH und F. STRIAN 420
   9. Stiff-man-Syndrom. Von R. MAURACH und F. STRIAN 424
  10. Myositis fibrosa generalisata. Von R. MAURACH und F. STRIAN 427
  11. Myopathie bei Amyloidose. Von R. MAURACH und F. STRIAN 429
  12. Die paraneoplastische Myopathie. Von G.L. BACH 432
  13. Die Neoplasien der Muskulatur. Von R. MAURACH und F. STRIAN 441

H. Erkrankungen der Sehnen, Sehnenscheiden, Bänder, Bursen und Faszien

I. Entzündliche Erkrankungen der Sehnen, Sehnenscheiden, Bänder, Bursen und Faszien. Von J.-M. ENGEL 447
II. Reizzustände des Sehnengleitgewebes. Von D. WESSINGHAGE . . . 464
III. Fasziopathien. Von D. WESSINGHAGE 466
IV. Tylositas articulorum, Joint Callosities, Knöchelpolster, Knuckle (Garrod's) pads. Von D. WESSINGHAGE 473
V. Sehnendegeneration mit konsekutiver Ruptur. Von D. WESSINGHAGE 475
VI. Überlastungs- (Peri-) Tendinopathien (-Tendinosen) -Fasziopathien (außer Periarthropathien), -Insertions-Tendinopathien (-Tendinosen) (Fibroosteopathien bzw. Fibroostosen der Ursprünge und Insertionen. Von D. WESSINGHAGE 485
VII. Rezidivierende Sehnenluxationen. Von D. WESSINGHAGE 492
VIII. Schnappende Hüfte. Von D. WESSINGHAGE 494
IX. Faszienlücken. Von D. WESSINGHAGE 495
X. Ganglien der Sehnen, Sehnenscheiden und Bänder (Retinacula). Von D. WESSINGHAGE 496
XI. Neoplasmen von Sehnen, Sehnenscheiden, Bändern, Faszien. Von D. WESSINGHAGE 498
XII. Periarthropathia humeroscapularis. Von J.F. WAGENHÄUSER . . . 500

J. Neurologische Erkrankungen

  I. Neurodystrophische Syndrome (Algodystrophie). Von W. MIEHLE   533
 II. Periphere Neuropathien. Von W. KRÄMER   549
III. Periphere Nervenkompressionssyndrome. Von D. WESSINGHAGE   583
 IV. Zentral und spinal ausgelöste Störungen des Weichteilapparates. Von F. STRIAN und R. MAURACH   597

K. Gefäßerkrankungen in der Differentialdiagnose zu rheumatischen Erkrankungen. H. HESS   606

L. Systemerkrankungen des Binde- und Stützgewebes mit fakultativer Manifestation am Bewegungsapparat

   I. Rheumatisches Fieber – Streptokokkenrheumatismus. Von F. GRASER   619
  II. Conjunctivo-urethro-synoviales Syndrom (Reiter-Syndrom). Von W. MIEHLE. Abschnitt 4 von W. MOHR   654
 III. Lupus erythematodes. Von G.L. BACH   714
 IV. Das Sharp-Syndrom. Von G.L. BACH   753
  V. Progressive systemische Sklerodermie (Sklerose)
      1. Allgemeines und Hautmanifestationen. Von H. KRESBACH und H. KERL   761
      2. Die viszerale Organbeteiligung der progressiven systemischen Sklerodermie. Von G. KLEIN. Abschnitt 7 von G. STÖCKL   826
 VI. Die multizentrische Retikulohistiozytose. Von G.L. BACH   852
VII. Kutaneo-uveales Syndrom (Behçet). Von E. GUNDEL   858

M. Das Sjögren-Syndrom (Sicca-Syndrom). Von G.L. BACH   868

N. Psychosomatik in der Rheumatologie. Von A. WEINTRAUB   882

Sachverzeichnis   903

A. Entzündliche Gelenkerkrankungen (Arthritiden)

I. Chronische Polyarthritis und Felty-Syndrom

1. Chronische Polyarthritis

a) Nomenklatur und Definition

Von

F. Rainer

Da es den Übergang einer echten akuten Polyarthritis (rheumatisches Fieber) in eine echte chronische Polyarthritis nicht gibt, entfallen folgerichtig die Krankheitsbezeichnungen „sekundär chronische Polyarthritis" und die der „primär chronischen Polyarthritis" (Mathies 1975).

Der Ersatz des „Primär" durch „Progressiv", wohl um die Abkürzung „P.c.P." beibehalten zu können, ist ebenfalls nicht sinnvoll, da chronische Erkrankungen in der Regel auch von sich aus fortschreiten, und weil somit eine „progrediente Chronizität", biologisch betrachtet, eine Tautologie ist (Schilling 1969).

Der aus dem Angloamerikanischen übernommene Terminus „rheumatoide Arthritis" ist sprachlich unrichtig (Mathies 1970) und daher abzulehnen. Es bleibt daher für dieses klinisch so heterogene Krankheitsbild bis zur Entdeckung der Ätiologie oder auch möglichen Klassifizierung in verschiedene Entitäten die Bezeichnung „chronische Polyarthritis" (c.P.) (Mathies 1970), obwohl auch diese Bezeichnung irreführend ist, da die Krankheit gelegentlich auch akut beginnen kann und dieser Terminus weiters zur Annahme verleitet, es handle sich bei der c.P. um eine allein auf die Gelenke beschränkte entzündliche Erkrankung. Nähere Einzelheiten zur Nomenklatur siehe im Kapitel „Begriffsdefinition, Nomenklatur, Klassifikation" im Teil 2A dieses Handbuches.

Die chronische Polyarthritis ist definiert als eine entzündliche, nicht infektiöse Systemerkrankung der mesodermalen Gewebe mit vorwiegender Manifestation am Bewegungsapparat – vor allem der Hände und Füße – wobei die Synovitis die initiale Manifestation der Krankheit darstellt. Neben dem exsudativ-proliferativ-entzündlichen Prozeß besteht nach Fassbender (1975) noch ein zweiter Mechanismus, nämlich ein primäres nicht entzündlich bedingtes Absterben von Gewebestrukturen. Die daraus resultierenden Nekrosen zeigen eine Form, die für die chronische Polyarthritis charakteristisch, wenn nicht spezifisch sind.

Literatur: Fassbender HG (1975) Pathologie rheumatischer Erkrankungen. Springer, Berlin Heidelberg New York

Mathies H (1970) Die Terminologie der primär chronischen Polyarthritis. Klin Wochenschr 48:513–518

Mathies H (1975) Definitions- und Nomenklaturprobleme in der Rheumatologie. Munch Med Wochenschr 117:32/33, 1321–1328

Schilling F (1969) Die fragwürdige Rettung der „pcP." Dtsch Med Wochenschr 94:236–237

b) Immunätiopathogenese

Von

E.-M. LEMMEL und U. BOTZENHARDT

1. Einführung

Ätiologie und Pathogenese der chronischen Polyarthritis (c.P.) bzw. der Rheumatoiden Arthritis (R.A.) sind immer noch ungeklärt. Vieles spricht jedoch dafür, daß immunologische Faktoren eine wesentliche Rolle bei der Initiierung und Perpetuierung der Erkrankung spielen. So imponiert schon klinisch in vielen Fällen eine Lymphadenopathie bis hin zur Splenomegalie; im histologischen Bild der Synovialmembran finden sich lymphozytäre Infiltrate, die sowohl Plasmazellen als auch aktivierte T-Zellen enthalten und deren Anordnung an einen Lymphknoten erinnern kann. Sowohl in der Synovialflüssigkeit als auch im peripheren Blut finden sich die Produkte dieses immunologisch aktiven Reaktionsfeldes: Antikörper, zum Teil mit Spezifität gegen Autoantigene, Immunkomplexe und zirkulierende T-Zellen mit Reaktionsvermögen gegen Gelenkbestandteile wie Kollagen.

Aus heutiger Sicht erscheint die Ätiopathogenese der c.P. auf drei interagierenden Ebenen abzulaufen. Ein unbekannter Startermechanismus setzt eine Gewebsschädigung, vorzugsweise im Gelenk, in Gang, sichtbar z.B. an einer vermehrten Kapillarpermeabilität. Es entsteht eine Immunantwort, die sich – möglicherweise unter dem Einfluß eines genetisch fixierten Regulationsdefektes – zeitlich und räumlich nicht selbst begrenzt. Die Produkte dieser Immunantwort wie auch die postulierte Initialschädigung aktivieren entzündliche Effektoren, wie z.B. Komplement, Granulozyten und Monozyten, die für die eigentliche Gewebszerstörung verantwortlich sind.

2. Ätiologische Überlegungen

Seit langer Zeit wird nach einem ätiologisch verantwortlichen infektiösen Agens gesucht. Dieses müßte entweder schwer zugänglich oder schwer eliminierbar sein und so einen ständigen Antigenreiz liefern, oder aber eine körpereigene Determinante dauerhaft so verändern, daß diese für den Organismus als Antigen wirkt. Zu den angeschuldigten Erregern gehören Tuberkelbakterien, Streptokokken, Mykoplasmen und Viren unterschiedlicher Art, in neuester Zeit insbesondere EBV-Virus. Tiermodelle, in denen das jeweilige infektiöse Prinzip eine chronische Arthritis mit c.P.-ähnlichen Immunphänomenen zu induzieren vermag, stützen einige dieser Annahmen. Für die Ätiologie der humanen c.P. konnte aber ein einheitliches Pathogen immer noch nicht identifiziert werden.

Besonders ausführlich wird zur Zeit der Gedanke einer Virusinfektion diskutiert. Dies beruht darauf, daß ein Virusinfekt viele der bei der c.P. beobachteten immunpathologischen Phänomene erklären könnte. Virusinfizierte Zellen können z.B. ein Neoantigen auf ihrer Membran exprimieren, welches eine chronische Immunreaktion in Gang hält; ein Virus kann auch mit körpereigenen Membrandeterminanten eine Assoziation eingehen und so als Neoantigen wirken. Virusinfekte können auch dazu führen, daß Zellen – insbesondere auch des lymphatischen Systems – unkontrolliert proliferieren und in ihrer Funktion den normalen Regulationsmechanismen entkommen. So ist es z.B. möglich, durch Infektion mit Epstein-Barr-Virus B-Lymphozyten zu antikörperproduzierenden Plasmazellen zu transformieren. Dieser Befund ist deswegen wichtig, weil man heute weiß, daß im Organismus auch des Gesunden Lymphozyten existieren, die zur Produktion von Antikörpern gegen Autoantigene befähigt sind. Offensichtlich gelangen normalerweise diese Zellen nicht zur Produktion; dies wird heute sowohl auf aktive Suppressionsmechanismen als auch auf fehlende T-Zellhilfe den entsprechenden Antigenen gegenüber zurückgeführt. Für die Immunpathogenese der c.P. bedeutet dies, daß auch ohne das Auftreten eines Neoantigens durch Störung immunregulatorischer Gegebenheiten eine chronische Immunreaktion mit der Folge der Entzündung in Gang gesetzt und unterhalten werden könnte.

Abgesehen von der bisher nicht bewiesenen infektiösen Ätiologie sind auch andere auslösende Ursachen denkbar. Wenn auch die früher angenommene biochemische Fehlanlage des Kollagens bei RA-Patienten sich nicht hat bestätigen lassen, ist es dennoch denkbar, daß Kollagen (insbesondere Typ II) entweder nativ oder über physiologische Abbauprodukte als Antigen die pathophysiologischen Prozesse mit unterhält. Dies könnte z.B. auf dem Wege einer Aktivierung der phagozytierenden Monozyten geschehen. Es ist auch denkbar, daß verschiedene ätiologische Startermechanismen bei genetisch prädestinierten Personen (HLA-DRw 4), vielleicht im Zusammenhang mit einem bereits vorhandenen Carrierstatus eines Virusinfektes, zum Auslöser einer in die RA mündenden Immunreaktion werden.

3. Immunologische Befunde: Synovialmembran

Vornehmliches Reaktionsfeld der c.P. ist die Synovialmembran. Mit fluoreszenzoptischen Methoden haben sich beim RA-Patienten B-Zellen, Plasmazellen, T-Zellen und Makrophagen in jeweils allen Aktivitätsstadien nachweisen lassen. Alle zur Induktion einer Immunantwort notwendigen Kooperationspartner liegen also in engem gegenseitigen Kontakt vor. Unter den Lymphozyten befinden sich ca. 75% T-Zellen, der Anteil der B-Zellen liegt wahrscheinlich bei 15%. Es lassen sich sowohl T-Zellen mit den Membrancharakteristika der Helferzellreihe als auch solche mit den Charakteristika der Suppressor/Killerzellreihe finden. Gegenüber dem Verhältnis im peripheren Blut finden sich in der Synovialflüssigkeit vermehrt Zellen der Killer/Suppressorreihe. Innerhalb beider T-Zell-Subpopulationen gibt es außerdem Zellen, die Ia-Antigene ausdrücken (BURMESTER et al. 1981; Fox et al. 1982). Dies gilt als Zeichen einer T-Zellaktivierung. Funktionelle Studien mit isolierten T-Zellsubpopulationen aus der Gelenkflüssigkeit bzw. der Synovialmembran fehlen aber noch, und es muß abgewartet werden, ob die den durch die jeweiligen Marker definierten T-Zellsubpopulationen zugeordneten Funktionen auch tatsächlich von den in der Synovialis gefundenen Zellen ausgeübt werden. Lymphokine als Produkt aktivierter T-Zellen sind jedenfalls in reichem Maße nachweisbar, diesen wird interessanterweise auch ein stimulierender Einfluß auf das Fibroblastenwachstum zugeschrieben

(WAHL u. McCARTHY 1978). Gesichert ist auch die Produktion von zahlreichen Antikörpern und insbesondere Rheumafaktoren durch die Plasmazellen der Synovialmembran. Das produzierte Material läßt sich auch extrazellulär in Form von IgG und IgM nachweisen. Die hier und in der Synovialflüssigkeit gefundenen Antikörper besitzen zum großen Teil Rheumafaktoraktivität (MALE et al. 1980).

4. Immunologische Befunde: Synovialflüssigkeit

In der Synovialflüssigkeit werden im allgemeinen die gleichen Prozentsätze von T- und B-Zellen wie im peripheren Blut beschrieben. Lymphozytenfunktionen wie Mitogenaktivität und antikörperabhängige zelluläre Zytotoxizität werden gegenüber den peripheren Blutlymphozyten vermindert gefunden, die sog. spontane zelluläre Zytotoxizität erhöht (BURMESTER et al. 1978). Periphere Lymphozyten lassen sich in der sog. autologen MLC durch Lymphozyten der Synovialflüssigkeit stimulieren. Diese Befunde können einerseits dahingehend interpretiert werden, daß die Synovialzellen ein Fremdantigen tragen, oder aber andererseits dahingehend, daß in ihnen ein eigenständiges immunstimulatorisches Prinzip vorhanden ist.

5. Immunologische Befunde: Peripheres Blut

Im peripheren Blut von Patienten mit RA ist der relative Anteil von B- und T-Zellen gegenüber Normalpersonen nicht wesentlich unterschiedlich. Die T-Suppressorzellen sollen vermindert sein (Fox et al. 1982). Gegenüber Normalpersonen eindeutig erhöht ist der Prozentsatz der Ia-Antigene tragenden, möglicherweise aktivierten T-Lymphozyten (YU et al. 1980).

Eine Einordnung der geschilderten Einzelbefunde bezüglich der Zahl und relativen Verteilung der einzelnen Lymphozytensubpopulationen bei c.P. in ein übergeordnetes pathogenetisches Konzept, welches mehr als den Begriff einer Aktivierung beinhaltet, ist z.Zt. noch nicht möglich. Die Untersuchungen zur Differenzierung der T-Zellen in einzelne Subpopulationen bei der RA sind zusätzlich bisher nur von wenigen Gruppen an relativ kleinen Patientenkollektiven publiziert worden.

6. Antikörper und Immunkomplexe

Unter den bei der c.P. produzierten Antikörpern nimmt der Rheumafaktor die prominenteste Rolle ein. Als Rheumafaktoren werden Immunglobuline der Klassen IgM, IgG und IgA bezeichnet, welche eine Spezifität für körpereigenes IgG zeigen. Die Bindung erfolgt an das FC-Stück von komplexiertem oder sonstwie alteriertem IgG. Die pathogenetische Bedeutung des Rheumafaktors ist aber umstritten. Er ist weder krankheitsspezifisch noch zur Ausbildung einer RA erforderlich. Als gesicherte Folgen eines hochtitrigen Auftretens von Rheumafaktoren können eine Immunkomplexvaskulitis und ein Hyperviskositätssyndrom angesehen werden.

Sowohl in der Synovialflüssigkeit als auch im peripheren Blut finden sich bei Patienten mit c.P. große Mengen von Immunkomplexen, an denen Rheumafaktoren beteiligt sind. Aber auch zahlreiche Autoantikörper anderer Spezifität lassen sich entweder frei oder komplexiert mit ihrem jeweiligen Antigen finden. Hierzu gehören Antikörper gegen nukleäre Faktoren (RITCHIE 1967), gegen Kollagen, gegen Gerinnungsfaktoren, karzinoembryonales Antigen und andere mehr. Besonders diskutiert wird die Rolle von Autoantikörpern gegen Kollagen, die in fast 70% aller Patienten mit c.P. gefunden werden. Zusätzlich gibt es auch Hinweise T-Zell-vermittelter Immunreaktivität gegen dieses Antigen. Insbesondere der Nachweis einer Immunreaktivität gegen Typ II-Kollagen, welches im hyalinen Knorpel vorkommt, hat zu dem Konzept geführt, im Kollagen das eigentliche Autoantigen der RA zu sehen (STEFFEN 1978). Es ist aber schwer auszuschließen, daß diese Immunphänomene, die für die c.P. auch nicht exklusiv sind, nicht primärer, sondern sekundärer Natur sind. Sowohl die Antikörper gegen Kollagen als auch die zelluläre Immunität können nämlich auch als „Abraumphänomene" erklärt werden, die durch anderweitig vorgeschädigtes Material induziert werden.

Ebenfalls in ca. 70% aller Patienten mit c.P. ist ein Antikörper nachweisbar (RAP = Rheumatoid Arthritis Precipitin), der gegen ein nukleäres Antigen gerichtet ist, welches in Epstein-Barr-Virus-infizierten Zellen vorkommt (RANA = Rheumatoid Arthritis Associated Antigen). In der Normalbevölkerung kommt dieser Antikörper in ca. 10% vor (ALSPAUGH u. TAN 1976). Er ist nicht direkt gegen das Epstein-Barr-Virus, EBV gerichtet, wahrscheinlich aber gegen ein nur in EBV-infizierten Zellen vorkommendes Protein (ALSPAUGH et al. 1978). Das Vorkommen dieses Antikörpers ist also ein indirekter Hinweis auf eine Infektion mit Epstein-Barr-Virus. Es wurde oben bereits ausgeführt, daß eine Infektion mit Epstein-Barr-Virus, da sie eine polyklonale B-Zellaktivierung zur Folge haben kann, in der Immunpathogenese der c.P. möglicherweise bedeutsam ist.

7. Entzündliche Folgereaktion

Das Vorkommen einer großen Anzahl von Immunkomplexen in der Gelenkflüssigkeit führt zur Komplementaktivierung. Dementsprechend hat sich ein Faktorenverbrauch im Gelenk nachweisen lassen, während im peripheren Blut im allgemeinen normale Spiegel aufrechterhalten werden können. Auch eine Aktivierung des sog. Alternative Pathway ist beschrieben. Das Auftreten der chemotaktisch wirksamen Faktoren C3A, C5A, $\overline{C567}$ ist nachgewiesen (URS u. LAMBERT 1978). Es kommt zum Einstrom von Granulozyten und Makrophagen ins Gelenk, die Aktivierung dieser Zellen durch Komplementkomponenten, Phagozytose-degradierten Materials und von Immunkomplexen führt zu einer Freisetzung zahlreicher Enzyme sowie Entzündungsmediatoren wie Prostaglandinen und Histamin. Das Vollbild der entzündlichen Reaktion entwickelt sich.

8. Vaskulitis

Zu den extraartikulären Manifestationen der c.P. gehört die Vaskulitis. Diese wird allgemein als eine Immunkomplexvaskulitis, verursacht durch Antikörper gegen IgG, aufgefaßt (VAUGHAN et al. 1978). Gestützt wird diese Auffassung durch die Beobachtung, daß Vaskulitiden im allgemeinen bei Patienten mit extrem hohem Rheumafaktortiter beobachtet werden und mit einem verminderten Komplementspiegel im Serum einhergehen. Immunfluoreszenzserologisch ließen sich in befallenen Gefäßen IgG, IgM und C3 nachweisen. Auch Kryoglobuline, bestehend aus IgG und IgM, und das Auftreten von 7S-IgM sind bei Patienten mit RA und Vaskulitis beobachtet worden (THOMSON et al. 1981).

9. Synopsis

Jeder Erklärungsversuch von Ätiologie und Pathophysiologie der c.P. muß zwei wesentliche Auffälligkeiten dieser Erkrankung berücksichtigen: Die bevorzugte Lokalisation der Erkrankung im Gelenkbereich und die fehlende Selbstlimitierung der immunologischen und entzündlichen Reaktionen. Unter dieser Voraussetzung erscheinen die aufgezeigten Möglichkeiten ätiopathogenetischer Reaktionen zwar attraktiv, eine überzeugende Beweiskette ist jedoch noch nicht geschlossen.

Literatur

Alspaugh MA, Tan EM (1976) Serum antibody in rheumatoid arthritis reactive with a cell associated antigen. Demonstration by precipitation and immunofluorescence. Arthritis Rheum 19:711
Alspaugh MA, Jensen FC, Rabin H, Tan Eng M (1978) Lymphocytes transformed by Epstein-Barr virus. Induction of nuclear antigen reactive with antibody in rheumatoid arthritis. J Exp Med 147:1018–1027
Burmester GR, Kalden JR, Peter HH, Schedel I, Beck P, Wittenborg A (1978) Immunological and functional characteristics of peripheral blood and synovial fluid lymphocytes from patients with rheumatoid arthritis. Scand J Immunol 7:405–417
Burmester GR, Yu DTY, Irani A-M, Kunkel HG, Winchester RJ (1981) Ia+T cells in synovial fluid and tissues of patients with rheumatoid arthritis. Arthritis Rheum 24:1370–1376
Fox RI, Fong S, Sabharwal N, Carstens SA, Kung PC, Vaughn JH (1982) Synovial fluid lymphocytes differ from peripheral blood lymphocytes in patients with rheumatoid arthritis. J Immunol 128:351–354
Male D, Roitt IM, Hay FC (1980) Analysis of immune complexes in synovial effusions of patients with rheumatoid arthritis. Clin Exp Immunol 39:297–306
Nydegger UE, Lambert PH (1978) Complement activation in rheumatoid arthritis. In: Panayi GS, Johnson PM (eds) Immunopathogenesis of rheumatoid arthritis. Reedbooks Ltd, Chertsey (Surrey)
Ritchie RF (1967) The clinical significance of titered antinuclear antibodies. Arthritis Rheum 10:544–552
Steffen C (1978) Grundlagenuntersuchungen über die chronische Polyarthritis als Kollagen-Autoimmunkrankheit. Z Rheumatol 37:137–147
Thomson PJR, Wernick RM, Ziff M (1981) Low molecular weight IgM in rheumatoid arthritis and other rheumatic diseases. Arthritis Rheum 24:795–802
Vaughan JH, Kaplan RA, Slovin SF, Carson DA (1978) Biological properties of anti-IgG antibodies. In: Panayi GS, Johnson PM (eds) Immunopathogenesis of rheumatoid arthritis. Reedbooks Ltd, Chertsey (Surrey)
Wahl SM, McCarthy JB (1978) Lymphocyte-mediated activation of fibroblast proliferation and collagen production. J Immunol 121:942–946
Yu DTY, Winchester RJ, Fu SM, Gibofsky A, Ko HS, Kunkel HG (1980) Peripheral blood Ia-positive T cells. Increases in certain diseases and after immunization. J Exp Med 151:91–100

c) Genetik

Von

D. Brackertz

Mit 4 Abbildungen und 6 Tabellen

1. Klassische Genetische Studien

Wohl niemand bestreitet, daß genetische Gesichtspunkte für das Verständnis und die Abklärung vieler Krankheitsprozesse wichtig sind, unter anderem auch in der Rheumatologie. Schon vor 160 Jahren vermutete Heberden, daß die chronische Polyarthritis „in some degree hereditary" sein könnte. Diese Vermutung basierte auf der später vielfach bestätigten Beobachtung eines vermehrten Vorkommens dieser Erkrankung in bestimmten Familien (Bunim et al. 1964; Burch et al. 1964; Lawrence 1967; De Blécourt 1963), und definitionsgemäß zeigen genetisch determinierte Erkrankungen ja eine familiäre Häufung. Seit jener Zeit sind eine Vielzahl von epidemiologischen Studien sowie Untersuchungen an Zwillingen (Harwald u. Hauge 1965; Lawrence 1969), Familien (Bunim et al. 1964; Burch et al. 1964; Lawrence 1967; De Blécourt 1963) sowie nicht verwandten Individuen mit dieser Erkrankung durchgeführt worden, um diese Hypothese zu untermauern. Tatsächlich ließ sich mit den Methoden der klassischen Epidemiologie für die seropositive chronische Polyarthritis eine definitive familiäre Aggregation aufzeigen, nicht jedoch für die seronegative Variante, was die Vermutung nahelegt, daß es sich möglicherweise um zwei verschiedene Krankheitsbilder handelt. Die Bedeutung genetischer Faktoren bei der Empfänglichkeit für die chronische Polyarthritis wurde ebenfalls durch Zwillingsstudien unterstrichen. Für 136 homozygote Zwillingspaare betrug die Konkordanzrate 29%, während für 188 dizygote Paare der entsprechende Wert bei 8,5% lag (Harwald u. Hauge 1965; Lawrence 1969). Allerdings verdeutlichen diese Studien außerdem eindeutig, daß neben genetischen auch anderen Faktoren, z.B. Umweltfaktoren, eine bedeutende Rolle bei der Entwicklung der chronischen Polyarthritis zukommt. Bei ausschließlicher Bedeutung genetischer Einflüsse müßte man nämlich einen Konkordanzwert von 100% erhalten, d.h., in jedem beobachteten Falle müßten beide Zwillinge gleichzeitig erkrankt sein. Die Analyse des Erbmodus aufgrund dieser Familien- und Zwillingsstudien machte es unwahrscheinlich, daß die Krankheitsempfänglichkeit für die chronische Polyarthritis durch ein einzelnes dominantes oder rezessives Gen mit inkompletter Penetranz determiniert wird; vielmehr ist eine multifaktorielle Kontrolle anzunehmen (Lawrence u. Wood 1968; Bennett 1975).

Korrelationsstudien zwischen der chronischen Polyarthritis und den klassischen Blutgruppensystemen wie z.B. den ABO- und Rh-Blutgruppen (Baxter et al. 1968), den Gm- und InV-Markern der Immunglobuline (Fudenberg u. Martenson 1963) oder Chromosomenanomalien (Bartfield 1962) ergaben keine Assoziationen. Lediglich mit dem Haptoglobintyp Hp^2 (Nettelbladt u. Sundblad 1967) sowie mit dem MZ- und SZ-Allel des α_1-Antitrypsins, die beide für niedrige Serumspiegel dieses Proteinaseinhibitors kodieren, wurden statistisch signifikante Assoziationen beschrieben (Cox u. Huber 1976).

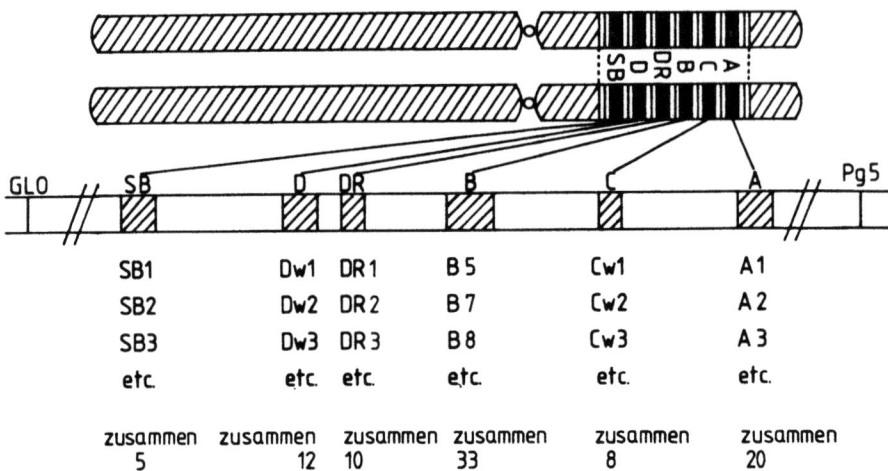

Abb. 1. Schematische Darstellung des Histokompatibilitätskomplexes (HLA-Komplex) des Menschen auf dem Chromosom No. 6. In dieser Region sind unter anderem die Genorte für A, C, B, DR, D und SB der Transplantationsantigene lokalisiert. Für die einzelnen Loci besteht bekanntlich eine bemerkenswerte genetische Variabilität, das heißt, es ist eine Vielzahl von Allelen an jedem der 6 verschiedenen Loci bekannt

2. Neue Methodologie – das HLA-System

Eine genetische Analyse von Erkrankungen, die gehäuft in bestimmten Familien vorkommen und die kein einfaches Vererbungsmuster im Sinne der Mendel'schen Regeln erkennen lassen, ist schwierig. Läßt sich jedoch eine signifikante Assoziation zwischen einer Erkrankung und einem guten genetischen Marker wie z.B. einem Histokompatibilitäts-(HLA-) Antigen aufzeigen, deutet das darauf hin, daß genetische Faktoren für die Ätiopathogenese dieser Erkrankung eine Rolle spielen. Für mindestens 50 Krankheitsbilder aus so unterschiedlichen Teilgebieten der Medizin wie der Rheumatologie, der Neurologie, der Dermatologie, der Endokrinologie und der Gastroenterologie wurden signifikante Assoziationen mit verschiedenen HLA-Antigenen beschrieben (SVEJGAARD u. RYDER 1977), wobei die wohl bekannteste und gleichzeitig auch stärkste Assoziation diejenige zwischen dem HLA-Antigen B27 und Morbus Bechterew ist (BREWERTON et al. 1973; SCHLOSSTEIN et al. 1973).

Der Histokompatibilitäts-(HLA-) Komplex ist eine Chromosomenregion auf dem kurzen Arm des menschlichen Chromosoms Nr. 6 (Abb. 1), in dem nicht nur Gene lokalisiert sind, die für die Synthese von Transplantationsantigenen kodieren, sondern außerdem auch Gene, die eine Vielzahl von Immunfunktionen steuern (Tabelle 1). Kurz gesagt, praktisch alle wichtigsten Aspekte der Immunantwort werden von den Genen des Histokompatibilitätssystems kontrolliert. Bei der bisherigen Kartierung dieser Region konnten 6 Hauptgenorte (A, C, B, D, DR, SB), sogen. Loci, definiert werden (Abb. 1). Alle 6 Loci sind stark polymorphe Systeme, d.h., von jedem Locus sind eine Vielzahl von Allelen bekannt. (Allele sind alternative Formen ein und desselben Gens, die durch Mutation oder Duplikation entstanden sind). Die von diesen Genorten bzw.

Tabelle 1. Immunologische Funktionen, die durch Gene der HLA-Region kontrolliert werden

1. Zellvermittelte Immunität vom verzögerten Typ
2. Gemischte Lymphozytenreaktion
3. Graft-versus-host-Reaktion
4. Antigen-induzierte Lymphozytenproliferation
5. T-Zell-B-Zell-Interaktion
6. T-Zell-Makrophageninteraktion
7. Antigen-spezifische Immunantwort
8. Helfer-T-Zellfunktion
9. Suppressor-T-Zellfunktion

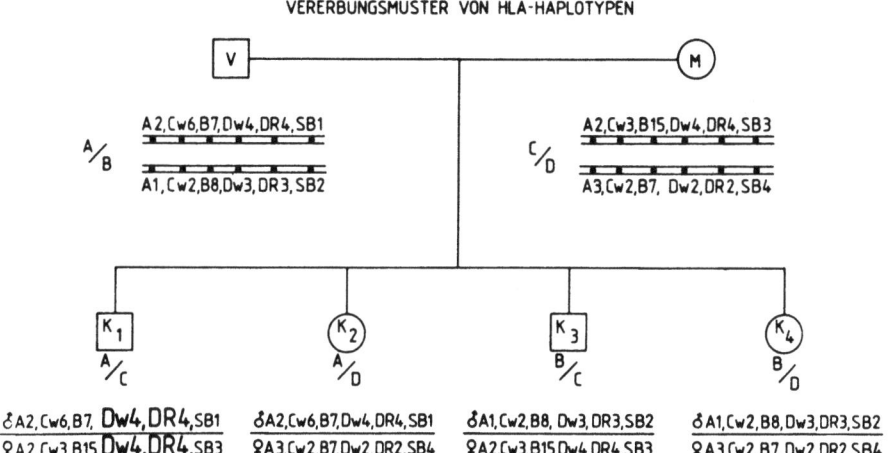

Abb. 2. Vererbung von HLA-Antigenen mit Segregation der Haplotypen A, C, B, DR, D und SB des HLA-A, HLA-C, HLA-B, HLA-DR, HLA-D und HLA-SB Locus. Das Kind 1 (K_1) ist homozygot für das HLA-Antigen D/DR4, da es dieses Allel sowohl vom Vater als auch von der Mutter geerbt hat

Loci kodierten Antigene sind die HLA-Antigene, die sich auf der Mehrzahl aller kernhaltigen Zellen nachweisen lassen. Da Körperzellen höherer Organismen einen diploiden Chromosomensatz haben, der jeweils aus einem haploiden Satz väterlichen und mütterlichen Ursprungs besteht, kann jeder Mensch maximal 12 HLA-Antigene haben, 6 von einem Elter und 6 vom anderen. Die spezielle Kombination der eng gekoppelten Allele an den Genorten A, C, B, DR, D u. SB auf ein und demselben Chromosom bezeichnet man als Haplotypen, der in der Regel en bloc unverändert von Generation zu Generation weitergegeben wird (Abb. 2). Kommt ein bestimmtes Allel, z.B. das Gen für das HLA-Antigen Dw4/DR4 sowohl bei einem väterlichen als auch bei einem mütterlichen Haplotypen vor, so ist ein Teil der Nachkommenschaft reinerbig oder homozygot an diesem Genlocus. Aufgrund von Assoziationen zwischen genetischen Markern und Erkrankungen, wie z.B. dem HLA-Antigen B27 und Morbus Bechterew, ist es möglich, das Krankheitsrisiko (relatives Risiko, RR) für Merkmalsträger zu berechnen, d.h., um wieviel größer das Krankheitsrisiko bei antigenpositiven Merkmalsträgern im Vergleich zu antigennegativen Personen ist. Das relative Risiko ist jedoch kein Maß für die Antigenfrequenz in den beiden Gruppen. Es läßt sich einfach mit einem 2 × 2 – Feldertest berechnen (Tabelle 2). Ein relatives Risiko von 1 bedeutet, daß das fragliche Antigen keinen Einfluß auf die Entwicklung der Erkrankung hat. Zahlen von eins an aufsteigend reflektieren eine zunehmend stärker werdende Assoziation zwischen dem Vorkommen

Tabelle 2. Berechnung des relativen Risikos

	Antigen	
	+	−
Patient	a	b
Kontrollperson	c	d

$$RR = \frac{a\,d}{b\,c}$$

$$RR = -\frac{b\,c}{a\,d} \quad \text{für } a\,d < b\,c$$

des Antigens und der Krankheitsempfänglichkeit. Haben die genetischen Marker jedoch einen protektiven Effekt, so berechnet sich das relative Risiko als negativer Reziprokwert.

3. Die klassischen HLA-Antigene

Die ersten Untersuchungen darüber, ob bei einer immunopathischen Erkrankung wie der chronischen Polyarthritis eine Assoziation zu einem HLA-Antigen besteht, datieren aus dem Jahr 1972, als lediglich die HLA-Antigene des A- und B-Locus des Histokompatibilitätskomplexes bekannt waren. Seinerzeit veröffentlichten drei Gruppen unabhängig voneinander etwa zur gleichen Zeit, daß keine Assoziation mit dem HLA-System bei kaukasischen Patienten mit chronischer Polyarthritis nachweisbar sei (LIES et al. 1972; SEIGNALET et al. 1972; KUEPPERS et al. 1972). Lediglich Nyulassy und Mitarbeiter (NYULASSY et al. 1974) beschrieben 2 Jahre später ein geringfügig häufigeres Vorkommen des HLA-Antigens Bw40 bei der chronischen Polyarthritis. In Japan hingegen sind, wie später gezeigt werden konnte, 48% der Patienten mit chronischer Polyarthritis Merkmalsträger des Antigens Bw22, wohingegen dieses Antigen in der gesunden japanischen Normalbevölkerung nur mit einer Häufigkeit von 24% vorkommt (TOYADA et al. 1977). Für die juvenile chronische Polyarthritis ergab sich jedenfalls ein anderes Bild. So wurde in einer Reihe von Studien bei dieser Erkrankung die Frequenz von HLA-B27 im Vergleich zu Normalpersonen erhöht gefunden (RACHELEFSKY et al. 1974; NISSILÄ et al. 1975; STURROCK et al. 1974; BUC et al. 1974; GIBSON et al. 1975; HALLETA 1975; VEYS et al. 1976). Dabei handelte es sich aber wahrscheinlich um die der ankylosierenden Spondylitis ähnliche klinische Variante dieses Krankheitsbildes. Die Erklärung für das Fehlen einer signifikanten Assoziation der chronischen Polyarthritis mit den Allelen des HLA-A- und HLA-B-Locus bei kaukasischen Patienten liegt darin, daß zwischen den HLA-Allelen Dw4/DR4 und den Allelen des A- und B-Locus kein Kopplungsungleichgewicht besteht.

4. HLA-D- und DR- (Ia-like) Alloantigene

Nachdem es nicht gelungen war, signifikante Assoziationen zwischen der chronischen Polyarthritis und den Phänotypen der HLA-A- und B-Loci nachzuweisen (LIES et al. 1972; SEIGNALET et al. 1972; KUEPPERS et al. 1972), konzentrierte sich das Interesse auf die Allele des HLA-D-Locus, die ja bekanntlich mit Hilfe der gemischten Lymphozytenkultur bestimmt werden sowie neuerdings auf die vom SB-Locus kodierten HLA-Antigene (SHAW et al. 1980). Erste Hinweise dafür, daß die Frequenz bestimmter HLA-D-Determinanten bei Patienten mit chronischer Polyarthritis erhöht sein könnte, gehen auf die Arbeitsgruppen um Williams (ASTORGA u. WILLIAMS 1969) und P. STASTNY (1974) zurück. Bei systematischen Untersuchungen über die Lymphozytenreaktivität in der gemischten Lymphozytenkultur zwischen Patienten mit chronischer Polyarthritis fand Stastny, daß Lymphozyten einer bestimmten Patientin die Lymphozyten verschiedener anderer Patienten nicht zu stimulieren vermochten. Er schloß daraus, daß die Patienten homozygot für ein bestimmtes HLA-D-Allel sein müsse, welches bei dieser Erkrankung gehäuft vorkomme. Die Richtigkeit der Annahme wurde durch eine entsprechende Familienuntersuchung (STASTNY 1976) bestätigt, und auf dem 6. International Histocompatibility Workshop wurde die Spezifität der Zelle mit HLA-Dw 4 bestimmt (THORSBY u. PINAZZA 1975). In Untersuchungen an nicht verwandten Patienten mit chronischer Polyarthritis wurde in der Folge mehrfach das gehäufte Vorkommen von HLA-Dw4 beschrieben (MCMICHAEL et al. 1977; STASTNY u. FINK 1977; GIBOFSKY et al. 1978; JARAQUEMADA et al. 1979; THOMSON et al. 1979). Außerdem wurde auch HLA-Cw3 bei Polyarthritis-Patienten signifikant häufiger gefunden als bei Normalpersonen, doch war die Assoziation weniger stark als für HLA-Dw4 (MCMICHAEL et al. 1977). Die erhöhte Frequenz von HLA-Cw3 bei der chronischen Polyarthritis ist jedoch durch das Kopplungsungleichgewicht zwischen diesem Antigen und HLA-Dw4 bedingt.

Initiiert durch die Entdeckung der B-Zellalloantigene (DR- oder Ia-like Antigene) beim Menschen (WERNET et al. 1975; TERASAKI et al. 1975; VAN LEEUWEN et al. 1973; VAN ROOD et al. 1976; WERNET et al. 1976), die möglicherweise Analoga zu den Ia-Antigenen der Maus sind, sowie die starke Assoziation von bestimmten dieser Antigene mit Erkrankungen wie der Gluten-sensitiven Enteropathie (Sprue) (MANN et al. 1976), der Dermatitis herpetiformis (MANN et al. 1976) oder der multiplen Sklerose (TERASAKI et al. 1976; WINCHESTER et al. 1975; COMPSTON et al. 1976), wurde die Frequenz der verschiedenen DR-Antigene von mehreren Arbeitsgruppen bei der chronischen Polyarthritis bestimmt (BRACKERTZ u. WERNET 1980; GIBOFSKY et al. 1978; PANAYI et al. 1978; SCHERAK et al. 1980; STASTNY 1978) (Tabelle 3). Es zeigte sich, daß die Frequenz dieses Antigens in den verschiedenen Studien bei nicht verwandten Polyarthritis-Patienten zwischen 55% und 70% variierte. Auffallend war ferner, daß die Frequenz und das relative Risiko für DR4 jeweils größer war als für Dw4,

Tabelle 3. Frequenz des HLA-Alloantigens DR4 bei kaukasischen Patienten mit chronischer Polyarthritis

Autoren	N	Frequenz von DR4 (%)		Relatives Risiko (RR)
		Kontrollen	C.P.-Patienten	
BRACKERTZ et al. (48)	127	23	63	7,0
GIBOFSKY et al. (49)	36	22	63	6,0
JARAQUEMADA et al. (37)	108	24	69	7,0
PANAYI et al. (50)	95	34	56	2,5
SCHERAK et al. (51)	40	23	55	4,1
STASTNY (52)	68	28	70	6,9

was darauf zurückzuführen sein dürfte, daß die Antiseren zur Bestimmung von DR4 ein ähnliches, wenn nicht sogar identisches Antigen erfassen, aber eine breitere Spezifität haben.

5. Ethnische Gruppen und chronische Polyarthritis

Die Untersuchungen über die Verteilung der menschlichen HLA-Antigene bei den verschiedenen Erkrankungen lassen nicht nur Schlüsse über den Einfluß genetischer Faktoren auf die Pathogenese der betreffenden Krankheiten zu, sie tragen außerdem auch zum besseren Verständnis der biologischen Bedeutung des HLA-Systems bei. Es war daher von Interesse, zu untersuchen, ob in den verschiedenen ethnischen Bevölkerungsgruppen die chronische Polyarthritis jeweils mit HLA-DR4 assoziiert war, oder aber, wie in der kaukasischen Bevölkerung bei bestimmten mit HLA-DR3 assoziierten Autoimmunerkrankungen gleichstarke Assoziation mit unterschiedlichen Alloantigenen in anderen ethnischen Gruppen beobachtet wurden (WINCHESTER u. KUNKEL 1979).

Wie auf dem VIII. Histocompatibility Workshop von verschiedenen Untersuchergruppen gezeigt werden konnte, ist weltweit bei der chronischen Polyarthritis HLA-DR4 im Vergleich zur normalen Kontrollpopulation erhöht. Sowohl bei der weißen, der schwarzen, der lateinamerikanischen Bevölkerung als auch bei Japanern kommt DR4 gehäuft bei der chronischen Polyarthritis vor.

Sind verschiedene Erkrankungen mit demselben HLA-Antigen assoziiert, wie zum Beispiel der Morbus Bechterew, der Morbus Reiter, die Psoriasisarthritis oder einige post- bzw. parainfektiöse Arthritiden mit HLA-B27, so deutet das auf gemeinsame Pathomechanismen dieser Krankheiten hin. Andererseits kommen bei zwei Erkrankungen jeweils unterschiedliche HLA-Antigene gehäuft vor, so impliziert das, daß immungenetische Faktoren für beide Patientenkollektive von Relevanz sind, daß diese aber bei beiden Erkrankungen verschieden sind (GIBOFSKY et al. 1978 a u. b). Eine wichtige Beobachtung in diesem Zusammenhang ist, daß die chronische Polyarthritis und der systemische Lupus erythematosus mit unterschiedlichen HLA-Antigenen assoziiert sind. Während D/DR4 bei der chronischen Polyarthritis gehäuft vorkommt, wird beim systemischen Lupus erythematosus D/D3 vermehrt gefunden (GIBOFSKY et al. 1978a u. b).

6. Chronische Polyarthritis mit und ohne Rheumafaktor

Mit Hilfe der modernen Immungenetik läßt sich möglicherweise ein weiteres Problem bei der chronischen Polyarthritis, und zwar das Problem der Heterogenität dieses Krankheitsbildes lösen. Wie bei vielen anderen Erkrankungen verbergen sich unter Umständen hinter der gegenwärtigen Klassifizierung verschiedene Entitäten, was eine Revision der bisherigen nosologischen Identität der beiden traditionellen Untergruppen der chronischen Polyarthritis, der seropositiven und der seronegativen Variante zur Folge haben dürfte. Schon lange war die klinische Heterogenität derjenigen Patienten mit symmetrischer Polyarthritis aufgefallen, bei denen mit konventionellen Untersuchungsmethoden kein Rheumafaktor nachweisbar war, die aber die epidemiologischen Kriterien für die Diagnose chronische Polyarthritis erfüllten. Ursache hierfür ist die Tatsache, daß die Diagnose seronegative chronische Polyarthritis weitgehend eine Ausschlußdiagnose ist, die in der Hauptsache auf klinischen sowie Laborparametern beruht (CALIN 1979).

Von verschiedenen Arbeitsgruppen wurde dieses Problem mit den Methoden der Immungenetik angegangen, wobei die erhobenen Daten teilweise widersprüchlich sind (PANAYI et al. 1978; HUSBY et al. 1979; ROITT et al. 1978). Die Mehrheit der Untersucher konnte jedoch aufzeigen, daß die seropositive chronische Polyarthritis mit dem HLA-DR4 Alloantigen assoziiert ist, während eine solche Assoziation bei der seronegativen Form nicht nachweisbar ist (STASTNY 1980). Es bleibt aber zu hoffen, daß durch solche genetischen Studien unser Verständnis für diese beiden Krankheitsbilder wächst und daß aufgrund der HLA-Typisierung in nicht allzu ferner Zukunft ihre weitere Differenzierung möglich ist, wie das z.B. bereits für den insulinpflichtigen und den nicht insulinpflichtigen Diabetes mellitus (SVEJGAARD et al. 1980; SINGAL u. BLAJCHMANN 1973; NERUP et al. 1974; CUDWORTH u. WOODROW 1975; NELSON et al. 1975; SCHERNTHANER et al. 1975; MORRIS et al. 1976) oder die Psoriasis vulgaris und die Psoriasis pustulosa (SVEJGAARD et al. 1974; WOOLEY et al. 1980) gelungen ist.

7. HLA-SB-System und chronische Polyarthritis

Es wurde bereits weiter oben darauf hingewiesen, daß neben positiven auch negative Assoziationen von HLA-Antigenen mit Krankheitsbildern biologische Bedeutung haben können. Solche negativen Assoziationen implizieren, daß ein oder mehrere HLA-Antigene einen protektiven Effekt bei einer bestimmten Erkrankung haben. Das erste diesbezügliche Beispiel bei einer Erkrankung aus dem rheumatischen Formenkreis sind eigene, in Kooperation mit Dr. Wernet

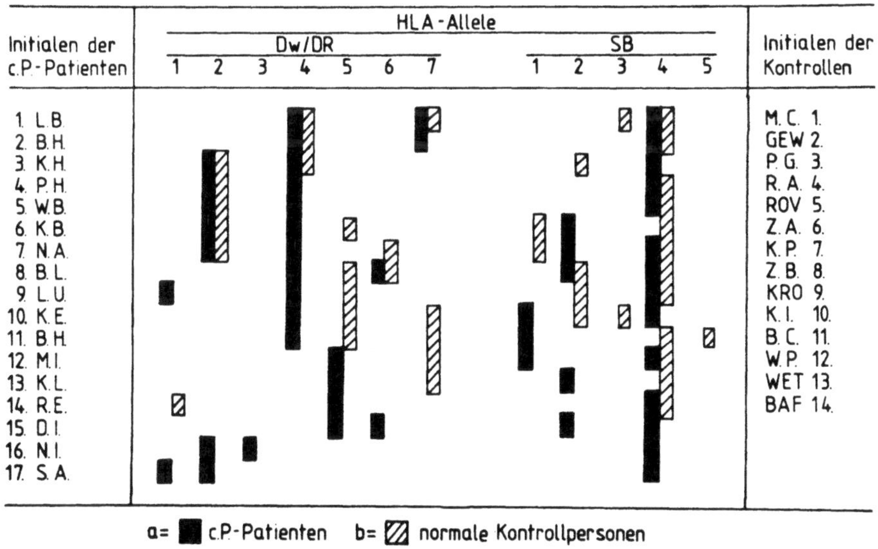

Abb. 3. Immungenetisches Profil von Patienten mit chronischer Polyarthritis (a) und von gesunden Kontrollpersonen (b)

durchgeführte Untersuchungen über das erst kürzlich beschriebene HLA-SB-System (SHAW et al. 1980) bei der chronischen Polyarthritis (BRACKERTZ et al. 1981) (Abb. 1). Dabei handelt es sich um ein neues immungenetisches Markersystem, das sich nur mittels sekundärer allogener proliferativer Lymphozytenreaktionen nachweisen läßt und das vorwiegend auf B-Zellen exprimiert ist (SB = Secondary B-Cell-System). Das SB-System ist wie alle anderen HLA-Systeme stark polymorph, und bisher konnten 5 Allele identifiziert werden. Diese 5 SB-Antigene werden von einem Locus kodiert, der in der Nähe der HLA-D-Region lokalisiert ist.

Bisher wurden von uns über 78 nicht verwandte Patienten mit chronischer Polyarthritis und ein gleichgroßes Kontrollkollektiv entsprechender Alters- und Geschlechtsverteilung für das neue HLA-SB-System gewebetypisiert. Es zeigte sich, daß das Antigen SB5 bei den Polyarthritis-Patienten nicht vorkam (BRACKERTZ et al. 1981). In Abb. 3 ist das entsprechende immungenetische Profil von 14 Polyarthritis-Patienten wiedergegeben. Zweifelsohne bedürfen diese Daten jedoch einer Absicherung an einem größeren Patientenkollektiv. Andererseits eröffnet sich die Möglichkeit, mit diesem neuen HLA-Antigensystem die Genetik und die Pathophysiologie der chronischen Polyarthritis weiter zu analysieren.

8. Immunpharmakologische Aspekte

Pharmakogenetische Aspekte sind möglicherweise bei der Analyse der Heterogenität der verschiedenen Krankheitsbilder ebenfalls zu berücksichtigen. So häufen sich in der Literatur die Beobachtungen darüber, daß Patienten mit bestimmtem genetischem „Make-up" im HLA-System prädisponiert sind für Medikamentenintoleranzen (WINCHESTER u. KUNKEL 1979; WOOLEY et al. 1980). So war die Mehrzahl der Patienten mit chronischer Polyarthritis, die unter Levamisoltherapie eine Agranulozytose entwickelten, positiv für HLA-B27. Weiterhin treten schwere Nebenwirkungen im Rahmen einer Gold- bzw. D-Penicillinamintherapie bei solchen Patienten mit chronischer Polyarthritis signifikant häufiger auf, die Merkmalsträger für HLA-DR2 oder DR3 sind (PANAYI et al. 1978; WOOLEY et al. 1980). So waren in einer Studie an 91 Patienten mit chronischer Polyarthritis 14 von 15 Probanden mit einer Goldsalz-induzierten Proteinurie positiv für HLA-DR3. Interessanterweise kommt bei der idiopathischen membranösen Nephropathie, die klinisch und histopathologisch der goldinduzierten Nephropathie sehr ähnlich ist, das HLA-Antigen DR3 ebenfalls gehäuft vor (KLOUDA et al. 1979).

9. Familienuntersuchungen bei der chronischen Polyarthritis

Um festzustellen, ob eine bestimmte Erkrankung durch ein genetisches System, wie zum Beispiel das HLA-System beeinflußt wird, bieten sich prinzipiell zwei Möglichkeiten an. Einerseits läßt sich in Populationsstudien die Frequenz der verschiedenen HLA-Antigene bei nicht verwandten Patienten bestimmen und mit den korrespondierenden Frequenzen eines gesunden Kontrollkollektivs vergleichen.

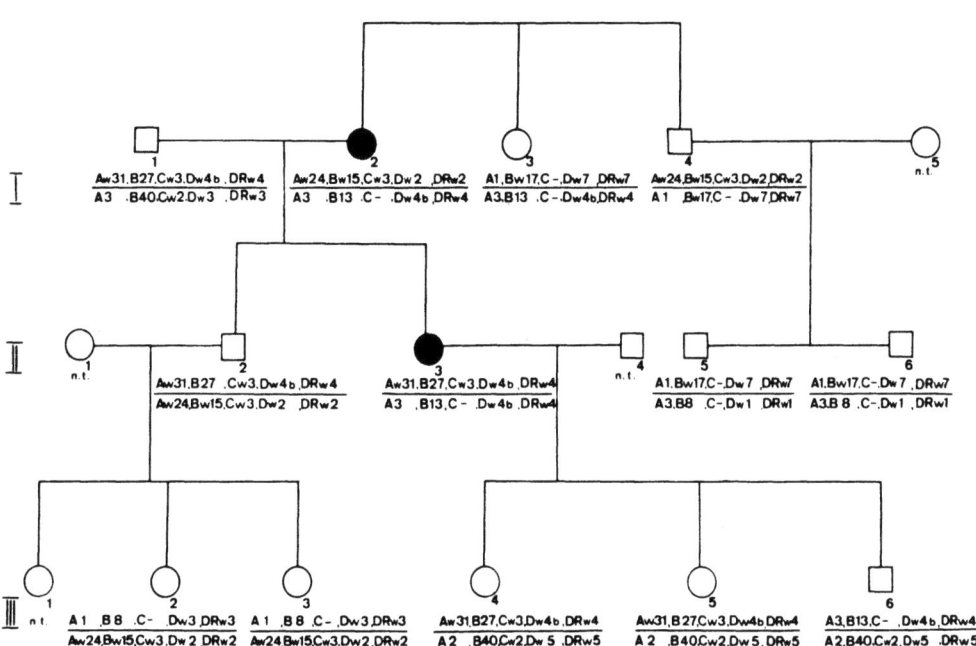

Abb. 4. Stammbaum der Familie WE. Die in dieser Familie erkrankten Mitglieder (I$_2$, II$_3$) haben einen identischen, familienspezifischen Haplotypen (A3, B13, C-Dw4, DRw4) gemeinsam. Anamnestisch erwähnenswert ist, daß die Probandin I$_2$ an einer mild verlaufenden chronischen Polyarthritis erkrankt ist, während ihre Tochter II$_3$ an einer schweren, rasch progredienten chronischen Polyarthritis leidet

Die zweite Möglichkeit besteht in der immungenetischen Analyse von Familien, in denen die bestimmte Erkrankung vorkommt. Der große Vorteil solcher Familienstudien liegt darin, daß sich mit ihnen unter Umständen eine Koppelung der Krankheitsempfänglichkeitsgene mit dem HLA-System aufzeigen läßt. Weiterhin läßt sich analysieren, ob die Krankheitsempfänglichkeit dominant oder recessiv vererbt wird und welche Penetranz das bzw. die entsprechenden Gene haben. Unter Umständen ist es außerdem möglich, Krankheitsbilder, die bisher als eine Entität angesehen wurden, in verschiedene Untergruppen aufzugliedern. Das gelingt häufig aufgrund der Genotypisierung der einzelnen Familienmitglieder in bezug auf die HLA-Allelgruppierung auf den einzelnen Chromosom (Bestimmung der HLA-Haplotypen) (Abb. 2).

Von verschiedenen Untersuchergruppen wurden inzwischen Studien an Familien mit chronischer Polyarthritis durchgeführt (BRACKERTZ u. WERNET 1980; KHAN et al. 1979; NUNEZ et al. 1980). Dabei wurden z.T. überraschende Erkenntnisse gewonnen, die eindeutig für die Bedeutung genetischer Faktoren bei dieser Erkrankung sprechen. Die häufigste Beobachtung war, daß in den sogenannten „multiple case" Familien, in Familien also, in denen mehr als ein Familienmitglied an chronischer Polyarthritis erkrankt ist, die erkrankten Probanden in der Regel jeweils einen familienspezifischen identischen HLA-Haplotypen gemeinsam hatten (NUNEZ et al. 1980; BRACKERTZ 1980) (Abb. 4). Das in Abb. 4 dargestellte Vorkommen der chronischen Polyarthritis in zwei aufeinanderfolgenden Generationen läßt auf einen dominanten Erbgang der Erkrankung schließen. Allerdings litten in den untersuchten Familien nicht alle Familienmitglieder, die den entsprechenden familienspezifischen Haplotypen ererbt hatten, an chronischer Polyarthritis, was eine inkomplette Penetranz impliziert.

Die Bedeutung genetischer Faktoren für die Pathogenese der chronischen Polyarthritis wird weiterhin eindrücklich dadurch unterstrichen, daß die beobachtete Frequenz von DR4 in diesen Familien mehr als doppelt so hoch ist als in der Normalbevölkerung (BRACKERTZ 1980). Daraus läßt sich schließen, daß die HLA-Antigene, wie zum Beispiel DR4 in der Gesamtbevölkerung inhomogen verteilt sind und in bestimmten Familien gehäuft vorkommen. In solchen Familien muß demnach ein spezielles Genmilieu angenommen werden, wobei für DR4 positive gesunde Familienmitglieder das relative Krankheitsrisiko etwa doppelt so hoch ist als für nicht verwandte Träger des Merkmals DR4. Dieses erhöhte relative Risiko in den Familien erklärt sich unter anderem aus der Tatsache, daß der genetische Background in Familien ähnlicher ist als in der Normalbevölkerung, da die Mitglieder die Hälfte oder mehr Gene gemeinsam haben.

10. Dominanter oder recessiver Erbgang der Krankheitsempfänglichkeit?

Für einen dominanten Vererbungsmodus der chronischen Polyarthritis spricht unter anderem die Tatsache, daß Homozygotie für DR4 in der Normalbevölkerung nicht vermehrt vorkommt. Weiterhin erlaubt die Koppelung zwischen Krankheitsempfänglichkeit und HLA-System wie bereits erwähnt eine bessere Analyse des Vererbungsganges der chronischen Polyarthritis. So läßt sich anhand der Vererbungsmuster in den Familien zeigen, daß das bzw. die Krankheitsempfänglichkeitsgene zusammen mit den HLA-Haplotypen vererbt werden (Tabelle 4). Die HLA-Haplotypen dienen dabei quasi als Marker um herauszufinden, ob das eng gekoppelte Krankheitsempfänglichkeitsgen dominant oder rezessiv vererbt wird. Bei rezessivem Erbgang ist zu erwarten, daß die Zahl der Geschwister, die mit dem Index-Patienten zwei Haplotypen gemeinsam haben, beträchtlich höher ist als die, die nur einen oder keinen Haplotypen mit ihm gemeinsam haben. Andererseits impliziert ein dominanter Erbgang, daß die Zahl der Geschwister mit *einem* gemeinsamen Haplotypen wesentlich größer ist als die derjenigen mit zwei gemeinsamen Haplotypen. Kombiniert man unsere eigenen (BRACKERTZ 1980; BRACKERTZ u. WERNET 1981) sowie die entsprechenden Daten der VIII. Histocompatibility Workshop RA Study Group (STASTNY 1980) (Tabelle 4), so läßt sich ein rezessiver Erbgang nicht ganz aus-

Tabelle 4. Vererbung von HLA-Haplotypen bei Geschwistern aus 15 Familien mit chronischer Polyarthritis

Geschwistertyp	Zahl	Zahl der gemeinsamen Haplotypen		
		2	1	0
Erkrankt	2 (21)[a]	0 (7)	2 (11)	0 (3)
Nicht erkrankt	32 (45)	13 (11)	14 (24)	3 (10)

[a] Die Zahlen in Klammern stammen aus dem Bericht über die Untersuchungen an 28 Familien mit chronischer Polyarthritis der Studiengruppe des 8. International Histocompatibility Workshops

schließen. Die hohe Frequenz der Geschwisterpaare, die jedoch nur einen Haplotypen gemeinsam haben, spricht jedoch mehr für einen dominanten Vererbungsmodus.

11. HLA-Antigene und Verlauf der chronischen Polyarthritis

Von besonderer Bedeutung ist die Frage, ob eine Korrelation zwischen Histokompatibilitätskomplex-assoziierten genetischen Faktoren und dem Schweregrad bzw. der Verlaufsform der chronischen Polyarthritis besteht. In diesem Zusammenhang erwähnenswert sind die Ergebnisse der Arbeitsgruppen um Roitt (ROITT et al. 1978) und Khan (KHAN et al. 1979) über die Korrelation des Schweregrades der Polyarthritis mit dem gleichzeitigen Nachweis von Rheumafaktoren sowie dem Alloantigen DR4. Die eigenen (BRACKERTZ 1980) sowie die Daten anderer Arbeitsgruppen (PANAYI et al. 1978; SCHERAK et al. 1980; HUSBY et al. 1979) lassen einen solchen Schluß nicht zu. Über den Einfluß des Zusammenwirkens einzelner HLA-Gene auf den Schweregrad bzw. den Verlauf der Erkrankung läßt sich aufgrund der vorliegenden Daten nur spekulieren. Dafür, daß die Kooperation zwischen bestimmten Genen des Histokompatibilitätskomplexes einen additiven Effekt hat und zu einem schwereren Verlauf der Erkrankung führt, ergeben sich zwar erste Hinweise, doch um definitive, statistisch abgesicherte Aussagen machen zu können, sind noch weitere umfangreiche Studien an multiplexen Familien erforderlich. So fiel in unseren eigenen Familienuntersuchungen auf, daß alle Patienten mit der seltenen Allel-Kombination A2-Cw6-B7-DR4 an einer schweren, rasch progredienten Polyarthritis litten, die ganz akut begonnen hatte (BRACKERTZ 1980; BRACKERTZ u. WERNET 1981) (Tabelle 5). Die Bedeutung genetischer Faktoren für die Expressivität der chroni-

Tabelle 5. Relation der klinischen und serologischen Befunde zu den verschiedenen HLA-Haplotypen der Patienten mit chronischer Polyarthritis

Familie	Geschlecht	Alter (Jahre)	Erkrankungsdauer (Jahre)	Haplotypen	Schweregrad der Erkrankung[a]	RF-Titer
A.	II_1 ♂	57	3	A3, **B7**, **Cw6**, DRw2b	+++	1:512
				A2, Bw52, Cw1, **DRw4c**		
B.E.	II_1 ♀	50	3	**A2**, **B7**, **Cw6**, DRw5	+++	1:1024
				Aw31, B40.2, Cw4, **DRw4**		
M.E.	I_2 ♂	64	14	A3, **B7**, **Cw6**, DRw1	+++	1:254
				A2, B15, Cw3, **DRw4c**		
	II_2 ♀	64	7	**A2**, B15, Cw3, **DRw4c**	+	–
				A3, B12(45), Cw5, DRw8		

[a] Die zur Kontrolle der Krankheitsaktivität erforderliche Therapieform war Grundlage für die Einteilung des Schweregrades der chronischen Polyarthritis

Tabelle 6. Relation der klinischen und serologischen Befunde zu den verschiedenen HLA-Haplotypen der Patienten mit chronischer Polyarthritis

Familie	Geschlecht	Alter (Jahre)	Erkrankungsdauer (Jahre)	Haplotypen	Schweregrad der Erkrankung[a]	RF-Titer
We.	I_2 ♀	73	21	Aw24, Bw15, Cw3, Dw2, DRw2	+	−
				A3, B13, C−, Dw4b, **DRw4**		
	II_3 ♀	42	4	Aw31, B27, Cw3, Dw4b, **DRw4**	+++	1:64
				A3, B13, C−, Dw4b, **DRw4**		
H.	II_2 ♀	36	5	Aw32, B15, Cw3, Dw4a, **DRw4**	+++	1:128
				Aw33, B44(12), Cw1, Dw4b, **DRw4**		
KR.	I_4 ♀	66	12	A3, B12(44), Cw5, **DRw4**	+++	−
				A2, B13, Cw6, **DRw4**		

[a] Die zur Kontrolle der Krankheitsaktivität erforderliche Therapieform war Grundlage für die Einteilung des Schweregrades der chronischen Polyarthritis

schen Polyarthritis wurde jedoch besonders durch die Tatsache unterstrichen, daß Homozygotie für DR4 mit einer rasch progredienten extrem schweren Verlaufsform der Erkrankung vergesellschaftet war (BRACKERTZ 1980; BRACKERTZ u. WERNET 1981) (Tabelle 6).

12. Schlußbetrachtung

Zusammenfassend läßt sich sagen, daß die Familienstudien eindeutig die in den Populationsuntersuchungen gefundene Assoziation der chronischen Polyarthritis mit dem HLA-System bestätigen. Allerdings lassen sich die erhobenen Daten nur schwer mit einem Erbmodus erklären, wonach für die Krankheitsempfänglichkeit nur ein einzelnes dominantes Gen verantwortlich ist, das in niedriger Frequenz vorkommt und für das ein ausgeprägtes Kopplungsungleichgewicht zum HLA-Antigen DR4 besteht. Vielmehr ist das Zusammenwirken verschiedener Gene innerhalb und außerhalb des HLA-Komplexes zu postulieren. Für einen additiven Effekt verschiedener Gene sprechen unter anderem die unterschiedlichen Verlaufsformen der chronischen Polyarthritis. So führt in einer genetisch komplementären Situation, in der die einfache Gendosis eines bestimmten Gens eine späte Erstmanifestation einer Erkrankung bedingt, die doppelte Gendosis – also Homozygotie für das entsprechende Gen – in der Regel zu einer wesentlich schwereren Verlaufsform derselben. Das scheint auch für die chronische Polyarthritis zu gelten, bei der keine Korrelation zwischen dem Schweregrad der Erkrankung und dem einfachen Vorkommen von DR4 (Heterozygotie) besteht.

Ungeklärt ist außerdem die Frage, ob es sich bei den Fällen von familiär auftretender chronischer Polyarthritis um eine Untergruppe des Krankheitsbildes handelt. Vieles deutet darauf hin, daß die chronische Polyarthritis möglicherweise kein homogenes Krankheitsbild ist. Die Analyse der chronischen Polyarthritis aufgrund der verschiedenen HLA-Haplotypen liefert unter Umständen den Schlüssel zu einer neuen Klassifizierung dieser Erkrankung und zur Aufspaltung in verschiedene heterogene Krankheitsbilder. Umfangreiche prospektive und retrospektive Studien an Patienten mit chronischer Polyarthritis müssen zeigen, ob solche Markersysteme wie zum Beispiel das HLA-System als Prädiktoren für den klinischen Verlauf und evtl. auch für das therapeutische Procedere in Frage kommen. Wenn jedoch mehr als eine genetisch unterschiedliche Erkrankung zur Diagnose eines einzigen Krankheitsbildes bzw. -syndromes beitragen können – wobei der relative Beitrag von Patient zu Patient variieren kann – ist eine einfache genetische Analyse nicht mehr möglich. Im günstigsten Falle gelingt die genetische Analyse jeder einzelnen Komponente wie zum Beispiel der entzündlichen Polyarthritis.

Aufgrund der vorliegenden Ergebnisse scheint jedoch außer Zweifel zu stehen, daß Histokompatibilitätskomplex-assoziierte genetische Faktoren von entscheidender Bedeutung für die Krankheitsempfänglichkeit und möglicherweise auch für die Pathogenese und den Verlauf der chronischen Polyarthritis sind. Zweifelsohne sind aber auch nichtgenetische Faktoren ebenfalls für die Entwicklung der Erkrankung von Bedeutung. Hierfür spricht vor allen Dingen die Diskordanz in Bezug auf das Vorkommen der chronischen Polyarthritis bei monozygoten Zwillingen. Unter den vielen variablen Umweltfaktoren, die ebenfalls zu einer familiären Aggregation führen können, zählen unter anderem unzureichende Wohnverhältnisse, Atopien, Einflüsse der modernen Medizin oder bestimmte Ernährungsgewohnheiten.

Es bleibt zu hoffen, daß in naher Zukunft über die Familienuntersuchungen die Ätiopathogenese für einen Teil der Polyarthritisfälle aufgeklärt werden kann. Entscheidend hierfür wird jedoch die erfolgreiche Anwendung moderner biomedizinischer und immungenetischer Forschungsmethoden sein.

Literatur

Astorga GP, Williams RC Jr (1969) Altered reactivity in mixed lymphocyte culture of lymphocytes from patients with rheumatoid arthritis. Arthritis Rheum 12:547
Bartfield H (1962) The chromosomal complement in rheumatoid arthritis. N Engl J Med 267:551
Baxter A, Izatt MM, Jasani MK, McAndrew R (1968) The ABO and Rh (D) blood groups in rheumatoid arthritis. Acta Rheum Scand 14:79
Bennet PH (1975) Some problems in the genetics and epidemiology of rheumatoid arthritis. In: Dumonde DC (Hrsg) Infection and immunology in the rheumatic diseases. Blackwell Scientific Publications
Brackertz D (1980) Chronische Polyarthritis. Modell, Mechanismen, Modulation. Eular, Basel
Brackertz D, Wernet P (1980) Genetic analysis of rheumatoid arthritis: Population and family studies. Arthritis Rheum 23:656
Brackertz D, Wernet P (1981) In: Deicher H, Schulz L Cl (eds) "Arthritis-Models and Mechanisms". Genetic analysis of rheumatoid arthritis: population and family studies. Springer, Berlin Heidelberg New York, p 225
Brackertz D, Wernet P, Pawelec G, Müller C, Wittenborg A, Shaw S (1981) Immunogenetical study of the HLA-D region in patients with rheumatoid arthritis assessed further by typing with alloactivated cloned T-cells. HLA-DR serology and HLA-SB typing by primed lymphocyte testing. Proc XVth International Congress of Rheumatology. Rev Rhum Suppl 0014
Brewerton DA, Caffrey M, Hart FD, James DCO, Nickols A, Sturrock RD (1973) Ankylosing spondylitis and HL-A27. Lancet I:904

Buc M, Nyulassy S, Stefanovic J, Michalko J, Mozolava D (1974) HL-A system and juvenile rheumatoid arthritis. Tissue Antigens 4:295

Bunim JJ, Burch TA, O'Brien WM (1964) Influence of genetic and environmental factors on the occurence of rheumatoid arthritis and rheumatoid factor in American Indians. Bull Rheum Dis 15:349

Burch TA, O'Brien WM, Bunim JJ (1964) Family and genetic studies of rheumatoid arthritis and rheumatoid factor in Blackfeet Indians. Am J Public Health 54:1184

Calin A (1979) HLA-DRw4 rheumatoid factor and prognosis in rheumatoid arthritis. Lancet I:873

Compston DAS, Batchelor JR, McDonald WJ (1976) B-lymphocyte alloantigens associated with multiple sclerosis. Lancet II:1261

Cox D, Huber O (1976) Rheumatoid arthritis and alpha-1-antitrypsin. Lancet I:1216

Cudworth AG, Woodrow JC (1975) HL-A system and diabetes mellitus. Diabetes 24:345

De Blécourt JJ (1963) Epidemiologische Erblichkeitsuntersuchungen bei rheumatischen Erkrankungen, insbesondere rheumatoider Arthritis (RA) und Spondylitis ankylopoetica (SpA). Rheumaforschung 22:413

Fudenberg H, Martenson L (1963) The Gm and InV, and the rheumatoid factors: interrelations and implications. Bull Rheum Dis 13:313

Gibofsky A, Winchester R, Hansen J, Patarroyo M, Dupont B, Paget S, Lahita R, Halper J, Fotrino M, Yunis E, Kunkel HG (1978a) Contrasting patterns of newer histocompatibility determinants in patients with rheumatoid arthritis and systemic lupus erythematosus. Arthritis Rheum 21:134

Gibofsky A, Winchester RJ, Patarroyo M, Fotino M, Kunkel HG (1978b) Disease associations of the Ia-like human alloantigens. J Exp Med 148:1728

Gibson DJ, Carpenter CB, Stillmann JS, Schur PH (1975) Re-examination of histocompatibility antigens found in patients with juvenile rheumatoid arthritis. N Engl J Med 293:636

Hall MA, Ansell BM, James DSO, Zylinski P (1975) HL-A antigens in juvenile chronic polyarthritis (Still's disease). Ann Rheum Dis [Suppl] 34:36

Harwald B, Hauge M (1965) Hereditary factors elucidated in twin studies. In: Neel JV, Shaw MW, Schull WJ (eds) Genetics and the epidemiology of chronic disease. PHS Publication No 1163 US Government Printing Office, Washington DC p 61

Husby G, Gran JT, Ostensen M, Johannessen A, Thorsby E (1979) HLA-DRw4 and rheumatoid arthritis. Lancet I:548

Jaraquemada D, Pachoula-Papasteriadis C, Festenstein H, Sachs JA, Roitt JM, Corbett M, Ansell B (1979) HLA-D and DR determinants in rheumatoid arthritis. Transplant Proc II:1306

Khan MA, Kushner I, Ballou SP, Braun WF (1979) Familial rheumatoid arthritis and HLA-DRw4. Lancet I:921

Klouda P, Manos J, Acheson EJ, Dyer PA, Goldby FS, Harris R, Lawler W, Mallick NP, Williams G (1979) Strong association between idiopathic membranous nephropathy and HLA-DRw3. Lancet II:770

Kueppers F, Brackertz D, Mueller-Eckhardt Ch (1972) HL-A antigens in sarcoidosis and rheumatoid arthritis. Lancet II:1425

Lawrence JS (1967) Genetics of rheumatoid factor and rheumatoid arthritis. Clin Exp Immunol 2:769

Lawrence JS (1969) Heberden Oration: Rheumatoid arthritis – nature or nurture? Ann Rheum Dis 29:357

Lawrence JS, Wood PHN (1968) Genetic influences in rheumatoid arthritis in rheumatic diseases. Pfizer Medical Monographs No 3. University Press, Edinburgh, p 19

Lies RB, Messner RD, Troup GM (1972) Histo-compatibility antigens in rheumatoid arthritis. Arthritis Rheum 15:524

Mann DL, Katz SJ, Nelson DL, Abelson LD, Strober W (1976) Specific B cell antigens associated with gluten-sensitive enteropathy and dermatitis herpetiformis. Lancet I:110

McMichael AJ, Sasazuki T, McDevitt HO, Payne RO (1977) Increased frequency of HLA-Cw3 and HLA-Dw4 in rheumatoid arthritis. Arthritis Rheum 20:1037

Morris PJ, Irvine WJ, Gray RS, Duncan LJP, Vaughan H, McCallum FJ, Campbell CJ, Farquhar JW (1976) HLA and pancreatic islet cell antibodies in diabetes. Lancet II:652

Nelson PG, Pyke OA, Cudworth JC, Batchelor JR (1975) Histocompatibility antigens in diabetic identical twins. Lancet II:193

Nerup J, Platz P, Andersen OO, Christy M, Lyngel J, Poulsen JE, Ryder LP, Straub-Nielsen L, Thomsen M, Svejgaard A (1974) HLA-Antigens and diabetes mellitus. Lancet II:864

Nettelbladt E, Sundblad L (1967) Studies on serum haptoglobins in rheumatoid arthritis. Opusc Med (Stockh) 12:233

Nissilä M, Elomaa L, Tiilikainen N (1975) HLA antigens in juvenile rheumatoid arthritis. N Engl J Med 292:430

Nunez G, Moore S, Ball GV, Hurd E, Khan MA, Stastny P (1980) The inheritance of HLA haplotypes in families with adult rheumatoid arthritis. Arthritis Rheum 23:726

Nyulassy S, Ravingerova G, Zvarova E, Bue M (1974) HL-A antigens in rheumatoid arthritis. Lancet I:450

Panayi GS, Wooley P, Batchelor JR (1978) Genetic basis of rheumatoid disease: HLA-antigens, disease manifestations, and toxic reactions to drugs. Br Med J 2:1326

Rachelefsky GS, Terasaki PJ, Katz R, Stiehm ER (1974) Increased prevalence of W 27 in juvenile rheumatoid arthritis. N Engl J Med 290:892

Roitt JM, Corbett M, Festenstein H, Jaraquemada D, Papasteriadis C, Hay FC, Nineham LJ (1978) HLA-DRw4 and prognosis in rheumatoid arthritis. Lancet I:990

Scherak R, Smolen JS, Mayr WR (1980) Rheumatoid arthritis and B-lymphocyte alloantigen HLA-DRw4. J Rheumatol 7:9

Schernthaner G, Mayr WR, Packer M, Ludwig H, Erd W, Eibl M (1975) HL-A 8, W15 and T3 in juvenile diabetes mellitus. Horm Metab Res 7:521

Schlosstein L, Terasaki PJ, Bluestone R, Pearson CM (1973) High association of an HL-A-antigen, w 27, with ankylosing spondylitis. N Engl J Med 288:704

Seignalet J, Clot J, Sang J, Serre H (1972) HL-A antigens in rheumatoid arthritis. Vox Sang 23:468

Shaw S, Johnson AH, Shearer GM (1980) Evidence for a new segregant series of B-cell antigens that are encoded in the HLA-D region and that stimulate secondary alloeneic proliferative and cytotoxic responses. J Exp Med 152:565

Singal DP, Blajchmann MA (1973) Histocompatibility (HL-A) antigens, lymphocytotoxic antibodies and tissue antibodies in patients with diabetes mellitus. Diabetes 22:429

Stastny P (1974) Mixed lymphocyte culture typing cells from patients with rheumatoid arthritis. Tissue Antigens 4:571

Stastny P (1976) Mixed lymphocyte culture in rheumatoid arthritis. J Clin Invest 57:1148

Stastny P (1978) Association of the B-cell alloantigen DRw4 with rheumatoid arthritis. N Engl J Med 298:869

Stastny P (1980) Rheumatoid arthritis. In: Terasaki PJ (ed) "VIII. International Histocompatibility Workshop Report", p 681

Stastny P, Fink CW (1977) HLA-Dw4 in adult and juvenile rheumatoid arthritis. Transplant Proc 9:1863

Sturrock RD, Dick HM, Henderson N, Goel EK, Lee P, Dick WC, Buchanan WW (1974) Association of HL-A 27 an AJ in juvenile rheumatoid arthritis and ankylosing spondylitis. J Rheumatol 1:269

Svejgaard A, Ryder LP (1977) Associations between HLA and disease. Notes on the methodology and a report from the HLA and disease registry. In: Dausset J, Svejgaard A (eds) HLA and Disease. Munksgaard, Copenhagen, pp 46–71

Svejgaard A, Ryder LP (1979) In: Sing C, Skolnick M (eds) "Genetic Analysis of Common Diseases: Applications to Predictive Factors in Coronary Disease." Alan R, Liss New York, p 523

Svejgaard A, Staub Nielsen L, Svejgaard E, Kissmeyer Nielsen F, Hjortskoj A, Zachariae H (1974) HL-A in psoriasis vulgaris and in pustular psoriasis-population and family studies. Br J Dermatol 91:145

Svejgaard A, Platz P, Ryder LP (1980) In: Terasaki PJ (ed) "Histocompatibility Testing 1980". University of California, Los Angeles

Terasaki PJ, Opelz G, Park MS, Mickey MR (1975) Four new B lymphocyte specifities. In "Histocompatibility Testing", Munksgaard, Copenhagen, p 657

Terasaki PJ, Park MS, Opelz G, Ting A (1976) Multiple sclerosis and high incidence of a B lymphocyte antigen. Science 193:1245

Thomsen M, Morling N, Snorrason E, Svejgaard A, Sorensen SF (1979) HLA-Dw4 and rheumatoid arthritis. Tissue Antigens 4:95

Thorsby E, Piazza A (1975) Joint report from the Sixth International Workshop-Conference. II. Typing for HLA-D (LDJ or MLC) determinants. In "Histocompatibility Testing". Munksgaard, Copenhagen, p 414

Toyada K, Saito S, Nato S, Konomi K, Yamamoto H (1977) HLA antigens in classical and malignant rheumatoid arthritis in Japanese population. Tissue Antigens 10:56

van Leeuwen A, Schnit HRE, van Rood JJ (1973) Typing for MLC (LD). I. The selection of non stimulator cells by MLC inhibition test using SD identical stimulator cells (MISIS) and fluorescence antibody studies. Transplant Proc 3:1539

van Rood JJ, van Leeuwen A, Termijtelen A, Keuning JJ (1976) B-cell antibodies, Ia like, determinants and their relation to MLC determinants in man. Transplant Rev 30:122

Veys EM, Coigne E, Mielants H, Vergruggen A (1976) HLA and juvenile chronic polyarthritis. Tissue Antigens 8:61

Wernet P, Winchester R, Kunkel HG, Wernet D, Gibhardt M, van Leeuwen A, van Rood JJ (1975) Serological detection and partial characterization of human MLC determinants with special reference to B-cell specifity. Transplant Proc [Suppl 1] 7:193

Wernet P, Jersild C, Cunningham-Rundless C, Svejgaard A (1976) Dynamic and molecular characteristics of HL-A and HL-B (Ia-type) antigens on the surface of human lymphoid cells. In "Histocompatibility Testing". Munksgaard, Copenhagen, p 735

Winchester RJ, Kunkel HG (1979) The human Ia system. Adv Immunol 28:221

Winchester RJ, Ebess G, Fu SM, Espinosa L, Zabriskie J, Kunkel HG (1975) B-cell alloantigen Ag 7a in multiple sclerosis. Lancet II:814

Wooley PH, Griffin J, Panayi GS, Batcelor JR, Welsh KJ, Gibson TJ (1980) HLA-DR antigens and toxic reaction to sodium aurothiomalate and D-penicillamine in patients with rheumatoid arthritis. N Engl J Med 303:300

d) Epidemiologie

Von

F. Rainer und T. Behrend

Mit 2 Tabellen

1. Diagnostische Kriterien für epidemiologische Untersuchungen

Die Diagnose der chronischen Polyarthritis beruht auf klinischen, röntgenologischen und serologischen Kriterien; dementsprechend werden für epidemiologische Studien die ersten fünf Kriterien der American Rheumatism Association empfohlen (Tabelle 1). Damit wird das aktive Krankheitsbild erfaßt, die zum Zeitpunkt der Untersuchung inaktiven Verlaufsformen werden durch die in New York 1966 aufgestellten Kriterien (NY-Kriterien) berücksichtigt (Bennett u. Wood 1968) (Tabelle 1).

Tabelle 1.

Aktive chronische Polyarthritis Kriterien der American Rheumatism Association (ARA-Kriterien)[b]	Aktive und inaktive chronische Polyarthritis New York-Kriterien (NY-Kriterien)[b]
1. Morgensteife 2. Bewegungs- und Spontanschmerz von mindestens einem Gelenk (ärztlich festgestellt). 3. Schwellung (Gewebsschwellung oder Erguß, nicht knöcherne Exostose) von mindestens einem Gelenk (ärztlich festgestellt). 4. Schwellung eines weiteren Gelenkes (ärztlich festgestellt). Das freie Intervall zwischen den beiden Gelenkschwellungen soll nicht mehr als drei Monate betragen. 5. Symmetrische Gelenkschwellung (ärztlich festgestellt) mit gleichzeitigem Befall derselben Gelenke. Der Befall der Fingerendgelenke erfüllt dieses Kriterium nicht.	1. Gelenkschmerzen an mindestens drei Gelenken während einer Attacke. 2. Schwellung, Bewegungseinschränkung, Subluxation oder Ankylose an mindestens drei Gelenken. Davon müssen zwei Gelenke symmetrisch sowie eine Hand, ein Handgelenk oder ein Fuß betroffen sein. 3. Röntgenologische Veränderungen Grad 2 und mehr an Händen, Handgelenken oder Füßen.[a] 4. Nachweis eines Rheumafaktors im Serum

[a] Nach dem „Atlas of Standard Radiographs of Arthritis". Graduierung der röntgenologischen Veränderungen: Grad 0 = sicher keine pathologische Veränderung; Grad 1 = zweifelhafte pathologische Veränderung; Grad 2 = geringe, aber sichere pathologische Veränderung; Grad 3 = mittelschwere pathologische Veränderung; Grad 4 = schwerste pathologische Veränderung
[b] Gekürzt nach Bennett und Wood (1968)

2. Prävalenz, Alters- und Geschlechtsverteilung

Eine sichere, zur Zeit der Untersuchung aktive chronische Polyarthritis nach den ARA-Kriterien läßt sich in West-Europa bei 0,6% der Männer und 1,7%

Tabelle 2. Die Häufigkeit der chronischen Polyarthritis in Westeuropa in % (Bevölkerungsstichproben in der BRD, in England und in der Schweiz). Diagnosen nach den New York- und nach den ARA-Kriterien

Altersgruppe in Jahren	Männer Untersucht n	Nr. der New York-Kriterien				ARA-Kriterien 5	Frauen Untersucht n	Nr. der New York-Kriterien				ARA-Kriterien 5
		1+2	1+ 2+3	2+ 3+4	1+ 2+4			1+2	1+ 2+3	2+ 3+4	1+ 2+4	
15–24	331	0	0	0	0	0	295	0	0	0	0	0
–34	308	1,3	0,3	0,3	0	0,6	316	0	0	0	0	0
–44	298	0,3	0	0	0	0	337	1,2	0,3	0	0	0,6
–54	350	1,7	0,3	0,3	0	0,3	359	1,4	0,6	0,3	0	0,6
–64	340	3,2	1,2	0,8	0	1,3	416	6,7	2,9	0,7	0,2	4,1
65+	265	6,4	1,1	0,7	1,1	1,1	374	11,2	3,5	2,1	1,1	4,8
Gesamt	1892						2097					
Ungewogenes Mittel aus 6 Altersgruppen in %		2,2[a]	0,5[b]	0,4	0,2	0,6[c]		3,4[a]	1,2[b]	0,5	0,2	1,7[c]

[a] $P=0,03$ [b] $P=0,02$ [c] $P=0,002$

der Frauen feststellen (BEHREND u. LAWRENCE 1977). Den klinischen NY-Kriterien entsprechen 2,2% der Männer und 3,4% der Frauen. Eine Bestätigung der Diagnose durch pathologische Röntgenbefunde (NY 1, 2 und 3) finden sich bei 0,5% der Männer und 1,2% der Frauen. Alle 4 NY-Kriterien sind hingegen nur bei 0,4% der Männer und 0,5% der Frauen nachweisbar. Die Prävalenz nimmt mit dem Alter zu und ist bei Männern und Frauen nach dem 65. Lebensjahr am größten (Tabelle 2, BEHREND u. LAWRENCE 1977).

Eine aktive chronische Polyarthritis haben in Übereinstimmung mit der klinischen Erfahrung Frauen zwei- bis dreimal häufiger als Männer (LAWRENCE 1969; BEHREND 1970). Diese signifikante Geschlechtsdifferenz für die klinische Diagnose (NY 1 und 2 und 5 ARA-Kriterien) konnte auch für die durch pathologische Röntgenbefunde bestätigte Diagnose der chronischen Polyarthritis (NY 1, 2 und 3) nachgewiesen werden. Die seropositive chronische Polyarthritis kommt hingegen bei Männern und Frauen gleich oft vor (0,5%) (BEHREND u. LAWRENCE 1977).

3. Zuwachsrate

LINCOLN u. COBB (1963) sowie VALKENBURG (1968) untersuchten jeweils monatlich definierte Bevölkerungsstichproben. In der Studie von LINCOLN u. COBB betrug die Jahresinzidenz nach den ARA-Kriterien bei Männern 2,2% (sichere chronische Polyarthritis), in der von VALKENBURG 3%, wobei die Diagnose jeweils auf dem Urteil der untersuchenden Ärzte basierte. Die Zuwachsrate ist in beiden Studien relativ hoch, da durch monatliche Untersuchungen auch die passager auftretenden Verlaufsformen erfaßt wurden. Dieses Ergebnis spricht dafür, daß die chronische Polyarthritis an sich häufiger vorkommt als man erwartet hatte, aber nur relativ wenige Fälle nehmen einen progredienten und chronischen Verlauf.

4. Umweltfaktoren

Epidemiologische Untersuchungen in Bevölkerungsstichproben zwischen dem 70. und 7. Breitengrad Nord sowie zwischen dem 133. Längengrad West bis zum 18. Längengrad Ost lassen keine Korrelation zu Breiten- oder Längengrad erkennen (LAWRENCE et al. 1966; BEHREND u. LAWRENCE 1977).

Man darf daher daraus schließen, daß die chronische Polyarthritis überall in der Welt etwa gleich häufig vorkommt, d.h. daß auch Umweltfaktoren, die diese Krankheit stimulieren oder sogar auslösen, ubiquitär vorhanden sein müssen (BEHREND u. LAWRENCE 1977).

5. Beruflich bedingte Faktoren und Lebensstandard

Beruflich bedingte ätiologische Faktoren sind bisher nicht gesichert, aber schwere und ungünstige Arbeit verschlechtert Krankheitsverlauf und Prognose.

Von HELLGREEN (1970) stammt die umfangreichste Untersuchung – umfassend 39418 Personen – mit der Fragestellung, ob bestimmte Berufe mehr oder weniger zur chronischen Polyarthritis prädisponieren, wobei er dabei 66 große Berufsgruppen erfaßte. Bei den Männern erkrankten am häufigsten Nahrungsmittel- und Molkereiarbeiter, Fleischer, Fischer, Landarbeiter, Maurerpoliere, sowie Maschinen- und Fahrzeugmechaniker; bei Frauen hingegen standen Raumpflegerinnen, Ärztinnen, Schwestern, Schwesternhelferinnen, Textilarbeiterinnen und Verkäuferinnen an erster Stelle.

Als Ursache der unterschiedlichen Prävalenz der chronischen Polyarthritis in den verschiedenen Berufsgruppen diskutiert HELLGREN Umweltfaktoren, unter anderem auch Infekte. Unterschiedliche Ergebnisse bestehen dahingehend, ob zwischen dem Lebensstandard, der sozialen Klasse oder dem Bildungsgrad und der Häufigkeit der chronischen Polyarthritis eine Korrelation besteht. Die meisten Untersucher fanden keine Beziehung zwischen diesen Kriterien. Nach den Untersuchungen von COBB u. KASL (1966), ENGEL et al. (1966) sowie LEISTNER et al. (1973) nimmt das Krankheitsrisiko bei Männern mit steigendem Bildungsgrad ab, während dieser Trend bei Frauen nicht nachweisbar war. Bei ALLANDER (1970) hingegen haben ebensoviel Männer wie Frauen mit chronischer Polyarthritis seltener als die Kontrollgruppe (P 0,001) eine höhere Schule oder Universität besucht.

6. Psychosoziale Faktoren

Bereits LICHTWITZ (1936) und später ALEXANDER (1951) haben auf die gestörte Persönlichkeit der Patienten mit chronischer Polyarthritis hingewiesen.

WEINTRAUB (1971) bezeichnet das Verhalten der Polyarthritiker, das sich besonders in der jahrelangen prämorbiden Phase erkennen läßt, als heroischaltruistische Grundverstimmung, die zu chronischer Selbstüberforderung führt und schließlich in der Adaptationskrankheit mündet.

ENGEL et al. (1966) konnten die chronische Polyarthritis häufiger bei ledigen und verwitweten Personen nachweisen, diesen Befund konnte HELLGREN (1970) nicht bestätigen, er fand keine unterschiedliche Häufigkeit bei ledigen, verheirateten oder verwitweten Personen.

Literatur

Alexander F (1951) Psychosomatische Medizin. De Gruyter, Berlin
Allander E (1970) A population survey of rheumatoid arthritis. Epidemiological aspects of the syndrome, its pattern, and effect on gainful employment. Acta Rheum Scand [Suppl] 15
Behrend T (1970) Die Epidemiologie der chronischen Polyarthritis. Niedersächsisches Ärzteblatt 7:263-265
Behrend T, Lawrence JS (1977) Die Epidemiologie der rheumatischen Erkrankungen. In: Blohmke M, Ferber Ch v, Kisker KP, Schäfer H (Hrsg) Handbuch der Sozialmedizin, Band II Epidemiologie und präventive Medizin. Enke, Stuttgart
Bennett PH, Wood PHH (1968) Recommendations population studies of the rheumatic diseases 435. Excerpta Medica Foundation, Amsterdam
Cobb S, Kasl SV (1966) The epidemiology of rheumatoid arthritis. Am J Public Health 56:1657-1663
Engel A, Roberts J, Burch TA (1966) Rheumatoid arthritis in adults. United States 1960-1962. Data from the national health survey. Public Health Service Publication Series 11, Nr 17
Hellgren L (1970) The prevalence of rheumatoid arthritis in occupational groups. Acta Rheum Scand 16:106-113
Kellgren JH (1966) Epidemiology of rheumatoid arthritis. Arthritis Rheum 9:658-674
Lawrence JS (1969) The epidemiology and genetics of rheumatoid arthritis. In: Rotschein J (ed) Rheumatology 2, population studies and genetics. Karger, Basel, p 1
Lawrence JS, Behrend T, Bennett PH, Bremner JM, Burch TA, Gofton JP, O'Brien W, Robinson H (1966) Geographical studies on rheumatoid arthritis. Ann Rheum Dis 25:425-431
Leistner K, Lengwinat A, Kunath H (1973) Beitrag zur Epidemiologie der rheumatoiden Arthritis (PcP) unter besonderer Berücksichtigung der Sozialepidemiologie. In: Seidel K (Hrsg) Beiträge zur Rheumatologie. Zur Epidemiologie und Soziologie der rheumatoiden Arthritis 19, 11. VEB Verlag Volk und Gesundheit, Berlin
Lichtwitz L (1971) Pathologie der Funktionen und Regulationen, 155 (1936), zit nach Weintraub
Weintraub A (1971) Psychosomatische Probleme in der rheumatischen Praxis. Schweiz Med Wochenschr 101:307-309

e) Morphologie

Von

W. Mohr

Mit 6 Abbildungen und 5 Tabellen

1. Veränderungen an den Gelenken

Die Synovitis ist die initiale Manifestation der chronischen Polyarthritis an den Gelenken und den zugeordneten Hilfsstrukturen; hyaliner Knorpel der Gelenkoberflächen, subchondraler Knochen, Faserknorpel der Menisken sowie Sehnen können in den Krankheitsprozeß einbezogen werden. Diese sekundären Veränderungen werden oft erst nach einem längeren Krankheitsverlauf diagnostiziert; Befunde bei experimentellen Arthritiden belegen jedoch, daß gerade das Pannusgewebe, das Knorpel und Knochen zerstört, schon frühzeitig bei einer Arthritis auftreten kann (Mohr u. Wild 1977a, b; 1982). Auch wenn bei der chronischen Polyarthritis makroskopisch noch kein Pannusgewebe sichtbar ist, kann dieses manchmal schon mikroskopisch nachgewiesen werden (Mitchell u. Shepard 1970).

Synovitis, Gewebsdestruktion und Endstadien der Krankheit sollen im Folgenden separat betrachtet werden.

a) Synovitis

Jede Entzündung ist eine Reaktion des Gefäßbindegewebes der Organe. Am „Organ" Synovialmembran der Gelenkkapsel bedeutet dies, daß auch hier der Entzündungsprozeß mit Veränderungen an den Blutgefäßen beginnt. Emmrich u. Geiler (1980) vermuten, daß eine durch Immunkomplexe bedingte Vaskulitis die initiale Läsion darstellt. Eine bandartige mukoide Grundsubstanzverquellung, der eine Anreicherung von Glykosaminoglykanen zugrunde liegt, wird als eine frühe Veränderung angesehen (Geiler u. Emmrich 1980).

Nach elektronenmikroskopischen Befunden von Schumacher (1975) sind Spalten zwischen den Endothelzellen der Blutgefäße, thrombotische Gefäßverschlüsse und Endothelzellschädigungen ein früher morphologischer Ausdruck der Krankheit. „Progressive und regressive Veränderungen der Endothelzellen" sollen nach Simmling-Annefeld u. Fassbender (1979) eine Ursache für die Exsudation aus den Blutgefäßen sein. Der Entzündungsprozeß in der Synovialmembran muß jedoch nicht immer mit ultrastrukturell erfaßbaren Gefäßveränderungen einhergehen (Dryll 1980a, b).

Hyperämie und ödematöse Auflockerung des Gelenkkapselgewebes sind Veränderungen, die makroskopisch die frühen Phasen der Entzündung kennzeichnen können. Lichtmikroskopisch werden zu diesem Zeitpunkt, oft nur herdförmig, Infiltrate aus neutrophilen Granulozyten in der Synovialmembran sichtbar (Schumacher 1975). Die Abwanderung dieser Entzündungszellen in die Synovialflüssigkeit ist die Grundlage für die Entstehung des entzündlichen Gelenkergusses, der vornehmlich neutrophile Granulozyten enthält (Beneke u.

Mohr 1976). Eine gesteigerte Permeabilität der Gefäßwandungen ist die Ursache für die Extravasation von Fibrinogen, das an der Oberfläche der Synovialmembran zu Fibrin polymerisiert (Abb. 1 a). Nekrosen der Synovialzellschicht begleiten oft diese Fibrinexsudation (Beneke et al. 1973). Zottige Fibrinauflagerungen (Abb. 1 b) kennzeichnen nun makroskopisch die exsudative Phase der Entzündung; Fibrinflocken können in der Synovialflüssigkeit schwimmen.

Im Verlaufe der Krankheit ändert sich der Charakter der zellulären Infiltration in der Synovialmembran. Während in frühen Phasen der Krankheit nur wenige Lymphozyten vorkommen und Plasmazellen sogar oft fehlen (Schumacher u. Kitridou 1972; Schumacher 1975), beherrschen diese Zellen später das morphologische Erscheinungsbild (Abb. 1c). Lymphozyten, die vorwiegend T-Lymphozyten darstellen (Abrahamsen et al. 1975; Van Boxel u. Paget 1975), liegen bevorzugt um die Blutgefäße (Konttinen et al. 1981) und bilden oft kleine Follikel (Abb. 1d). Keimzentren in den Follikeln werden bei etwa 15% der Fälle beobachtet (Aufdermaur 1972). In der Peripherie der Lymphozytenansammlungen kommen in unterschiedlichem Ausmaß Plasmazellen vor. In einzelnen Fällen überwiegen Plasmazellen als Infiltratzellen. Die „Auseinandersetzung mit einem bisher noch nicht bekannten Antigen" soll die Differenzierung der Lymphozyten zu Plasmazellen induzieren (Ishikawa u. Ziff 1976). Etwa 5–15% der Entzündungszellen bestehen aus mononukleären Phagozyten (Konttinen et al. 1981); in lymphozytenreichen Arealen kommen etwa 3,5% Makrophagen vor (Ishikawa u. Ziff 1976).

Entzündungen stellen für die Bindegewebszellen einen Stimulus zur Zellproliferation dar. Aus tierexperimentellen Befunden geht hervor, daß eine Arthritis schon frühzeitig mit einer gesteigerten Proliferation von Synovialdeckzellen und Zellen in der Synovialmembran einhergeht (Mohr et al. 1975a; Henderson et al. 1981). Auch wenn bei der chronischen Polyarthritis des Menschen nur selten Kernteilungsfiguren in den Zellen der Synovialmembran beobachtet werden, kann aus autoradiographischen Untersuchungen auf eine gesteigerte Zellproliferation geschlossen werden (Mohr et al. 1975b, 1981f). Der durch zytophotometrische Untersuchungen erhobene gegenteilige Befund von Coulton et al. (1980) kann auf die angewandte Untersuchungsmethode zurückgeführt werden, bei der nur eine kleine Anzahl von Zellen erfaßt wurde. Die Vorstellung, daß Lymphokine, die in vitro die Proliferation von Fibroblasten stimulieren können (Postlethwaite u. Kang 1981), auch in vivo wirksam sind, konnte bisher am Gelenkkapselgewebe nicht bestätigt werden: in Arealen mit einer starken lymphozytären Infiltration kommt keine gesteigerte Zellproliferation vor; eine gesteigerte Proliferation von Lymphozyten, wie sie von Nykänen (1978) beschrieben wurde, liegt ebenfalls nicht vor (Mohr et al. 1981f). In der Nachbarschaft von Fibrinexsudaten werden häufig proliferierende Zellen beobachtet. Untergehende oder untergegangene neutrophile Granulozyten sollen einen Proliferationsstimulus für Fibroblasten darstellen (Braunstein et al. 1980), was von Alexander et al. (1971) auch für die Zellvermehrung bei der Wundheilung bzw. Granulationsgewebsbildung (Tschorzewski et al. 1976) angenommen wird (gegenteilige Ansicht: Simpson u. Ross 1972).

Die gesteigerte Zellproliferation findet ihren Ausdruck in der Veränderung der Struktur der Synovialzellschicht. Aus der normalerweise ein bis drei Zellagen breiten Deckzellschicht bildet sich eine mehrreihige Lage aus oft hypertrophierten Synoviozyten (vgl. Abb. 1c). Synoviozyten vom M- und F-Typ sowie intermediäre Formen sollen in vermehrter Anzahl vorliegen (Norton u. Ziff 1966); nach Wyllie et al. (1966) und Ghadially u. Roy (1967) sollen vorwiegend die F-Typ-Zellen vermehrt sein. Mehrkernige Riesenzellen können in der ver-

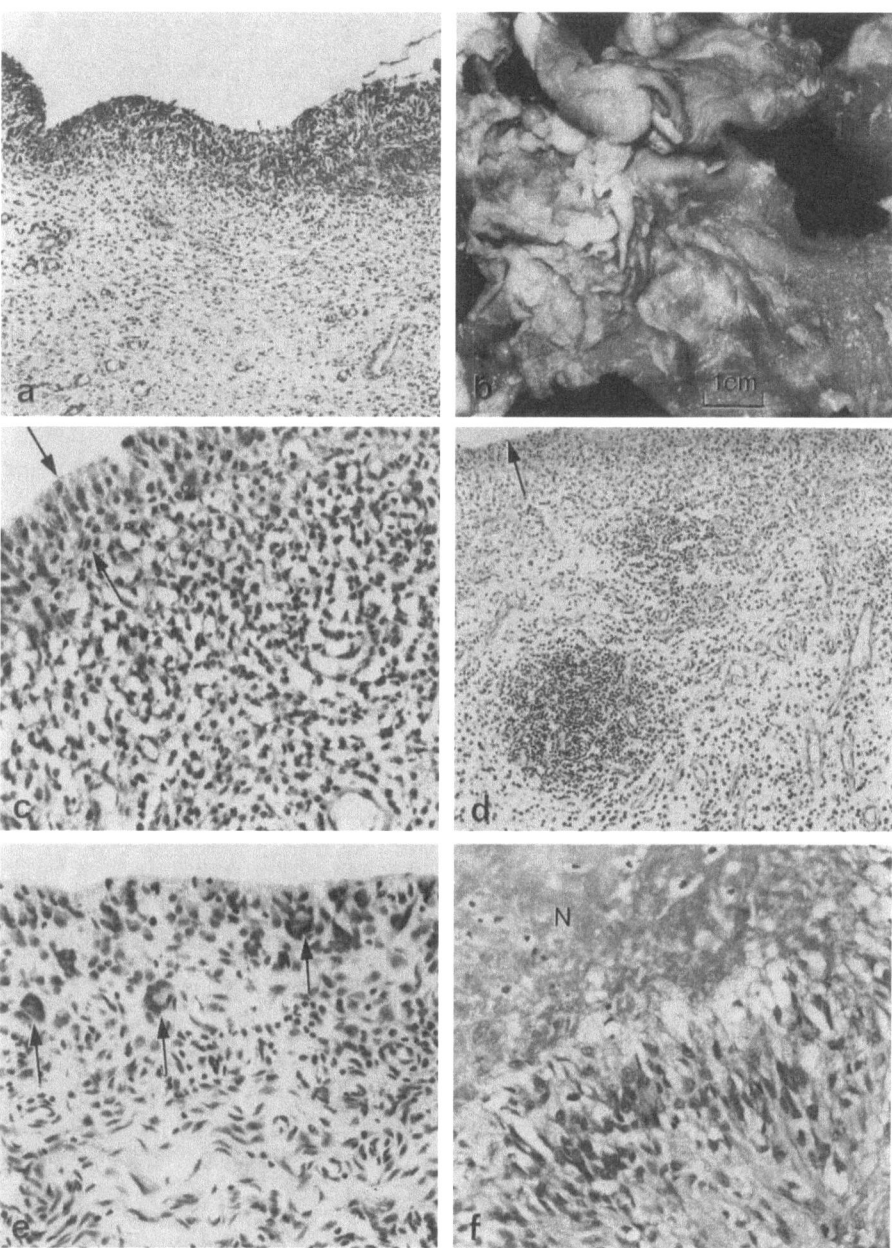

Abb. 1 a–f. Gelenkkapselgewebe bei der chronischen Polyarthritis. **a** Fibrinbedeckte Oberfläche der Synovialmembran (1/135/70). HE, ×85. **b** Zottige Fibrinauflagerungen auf einem Synovektomiepräparat (E 29042/82). **c** Unter der verbreiterten Synovialzellschicht (*Pfeile*) dichtes zelluläres Infiltrat aus Lymphozyten und Plasmazellen (1/135/68). HE, ×220. **d** Follikuläres Infiltrat aus Lymphozyten in der Synovialmembran (*Pfeil*, Oberfläche der Synovialmembran; 1/134/48). HE, ×85. **e** Mehrkernige Riesenzellen (*Pfeile*) in der Synovialzellschicht und im oberen Stratum synoviale (2/43/35). HE, ×220. **f** Struktur eines Rheumaknotens (*N*, nekrotisches Zentrum mit zerfallenen neutrophilen Granulozyten; 3/2/14). HE, ×220

breiterten Zellschicht vorkommen (Abb. 1e), sie haben aber keine diagnostische Bedeutung für die chronische Polyarthritis (SOREN u. WAUGH 1981). DREHER et al. (1981) folgern aus ihren Untersuchungsbefunden an einer experimentellen Arthritis, daß auch ein Teil der Population der Synoviozyten aus hämatogenen Makrophagen entsteht. Die gesteigerte Zellproliferation und die gesteigerte zelluläre Infiltration finden ihren Ausdruck auch im makroskopischen Erscheinungsbild des Gelenkkapselgewebes: anstelle einer flachen bis leicht zottigen Synovialmembran herrscht nun in weiten Bereichen eine starke zottige Hyperplasie der Gelenkinnenhaut vor. Hyperplastische Zotten, deren Stroma dicht ausgefüllt ist mit Entzündungszellen, sind das histologische Korrelat. Dieses „klassische" Erscheinungsbild ist nach einer mehr als 4 Monate langen Krankheitsdauer zu erwarten (KULKA et al. 1955). „Großzellige Fibroblastenherde" (AUFDERMAUR 1972) und eine „mesenchymoide Transformation" (FASSBENDER 1975b) können ebenfalls auftreten.

Schübe der chronischen rezidivierenden Entzündung unterhalten das Fortschreiten der strukturellen Veränderungen. Herdförmige Infiltrate aus neutrophilen Granulozyten stellen möglicherweise „Explosionsherde" der Entzündung dar (BALL 1968). Nekrosen in der Synovialmembran, deren Struktur der der Nekrosen in periartikulären Rheumaknoten gleicht, werden von FASSBENDER (1975b) als Charakteristikum der chronischen Polyarthritis hervorgehoben. Nach AUFDERMAUR (1972) kommen diese Nekrosen in etwa 20% der Fälle vor und werden sowohl bei der seropositiven als auch bei der seronegativen Verlaufsform gefunden. Die zentrale „fibrinoide" Nekrose dieses Gewebsunterganges wird von einem Saum aus palisadenförmig angeordneten Bindegewebszellen umgeben (Abb. 1f). In den nekrotischen Zentren periartikulärer Rheumaknoten kommen Reste aus kollagenen Fasern sowie zerfallene neutrophile Granulozyten vor (MOHR et al. 1980a, b; 1981a, b). Der Nachweis einer kollagenolytischen Aktivität in Homogenaten von Rheumaknoten (DABBOUS et al. 1974) kann zusammen mit den morphologischen Befunden dafür sprechen, daß Enzyme der neutrophilen Granulozyten für diesen Gewebsuntergang verantwortlich sind. „Degenerative" Veränderungen an den Fibroblasten in der Nachbarschaft von Lymphoblasten sind für ISHIKAWA u. ZIFF (1976) ein Indiz für die Ansicht, daß auch Lymphotoxine als Ursache für eine „rheumatische" Zellschädigung in Frage kommen.

b) Gelenkzerstörung

Die irreparable Zerstörung von hyalinem Knorpel, Knochen, Menisken und Sehnen macht die Arthritis zum chronischen Gelenkleiden. Noch sind nicht alle Einzelheiten der Mechanismen aufgeklärt, die zu diesem Zerstörungsprozeß führen (OTTE 1982).

Enzyme der Zellen der Synovialflüssigkeit werden nicht als wesentliche Ursache für die Zerstörung der Gelenke angesehen, da ihre Aktivität nicht mit dem Ausmaß der röntgenologisch sichtbaren Veränderungen korreliert (HADLER et al. 1979). Inhibitoren der Proteasen in der Synovialflüssigkeit verhindern wohl einen Angriff dieser Enzyme am Knorpel (HADLER et al. 1981). Elektronenoptisch sichtbare amorphe Ablagerungen auf der Knorpeloberfläche, die möglicherweise Abbauprodukte des Knorpels darstellen, sind für KIMURA et al. (1977) aber ein Hinweis dafür, daß auch Enzyme der Zellen der Synovialflüssigkeit am Knorpel wirksam werden können. VELVART et al. (1981) wiesen an der pannusfreien Knorpeloberfläche Elastase nach und nehmen an, daß dies für die

Beteiligung dieses Enzyms am Knorpelabbau spricht. Neutrophile Granulozyten, eingebettet in Fibrin an der Knorpeloberfläche (MOHR 1980a), könnten für die Herkunft von degradativen Enzymen ebenfalls in Frage kommen.

Ob Enzyme der Chondrozyten (DINGLE 1979), möglicherweise durch Faktoren von mononukleären Entzündungszellen vermittelt (JASIN u. DINGLE 1981a, b), wirklich am Knorpelabbau beteiligt sind, ist noch hypothetisch. Die Induktion einer latenten Kollagenase und neutraler Protease in Chondrozyten durch Makrophagen (RIDGE et al. 1980) bzw. durch einen Faktor der Makrophagen (DESHMUKH-PHADKE et al. 1978) könnte diese Vermutung unterstützen. Autoradiographische Untersuchungen am ^{3}H-Prolin-vormarkierten Knorpel bei Ratten mit Adjuvansarthritis bestätigten diese Hypothesen aber nicht (WILD et al. 1981). Auch VAES et al. (1977) und PANAGIDES et al. (1978) nehmen an, daß die Chondrozyten selbst am entzündlichen Knorpelabbau nicht beteiligt sind.

Als wesentlicher Mechanismus, der zur Zerstörung der Diarthrosen führt, wird das Pannusgewebe angesehen, das sich aus den parossären Gelenktaschen entwickelt (UEHLINGER 1974; WEISSMANN 1974; MOHR 1980b). Aus einem marginalen Saum proliferierender Zellen, die sich zentripetal auf den Knorpel vorschieben, entsteht eine mehrreihige Lage aus Pannuszellen (MOHR u. WILD 1977a, b; 1982). Der Proteoglykanverlust des Knorpels soll die Adhärenz und die Invasion von Fibroblasten in den Knorpel begünstigen (RICH et al. 1981). In fortgeschrittenen Stadien der Erkrankung wird der Knorpel von einem gefäßreichen Granulationsgewebe, unter dem schon schwere Knorpeldefekte vorliegen können, bedeckt (Abb. 2a). Nach Durchbrechung der Kortikalis des Knochens dringt ein gleichartiges vaskularisiertes Granulationsgewebe auch in den subchondralen Markraum vor. Proliferierende periostale und perichondrale Fibroblasten sollen diesen Destruktionsvorgang einleiten (MILLS 1970). Prostaglandine (PGE_2) können die Knochenresorption stimulieren (ROBINSON et al. 1975). Unter Zerstörung des Knochens, in dessen Resorptionslakunen Osteoklasten liegen (Abb. 2b), breitet sich dieses Granulationsgewebe im subchondralen Markraum aus (Abb. 2c). Eine Störung der Mikrozirkulation im gelenknahen Knochen, möglicherweise durch „immunologische Produkte des Pannus" vermittelt, soll der Osteolyse vorausgehen (ABENDROTH et al. 1981). Häufig bahnt sich dieses Granulationsgewebe an der Grenze zwischen hyalinem Knorpel und knöcherner Deckplatte seinen Weg (MOHR 1980b, 1982), so daß der Knorpel von seiner Unterlage abgehoben wird. Der gesteigerte Knochenumbau ist unmittelbar auf die Region des entzündlichen Gewebes beschränkt (DUNCAN et al. 1981). Das röntgenologische Erscheinungsbild der gelenknahen Osteoporose findet somit sein pathologisch-anatomisches Substrat in diesem knochendestruktiven Markpannus. Große Pseudozysten können durch dieses invadierende Gewebe im subchondralen Markraum gebildet werden (MAGYAR et al. 1974b).

Das Pannusgewebe, das sich an der Knorpeloberfläche und im subchondralen Markraum ausbreitet, umschließt „zangenartig" (FASSBENDER 1975b) den Gelenkknorpel. Der Verlust des subchondralen Knochens mag sich wohl auf die Stabilität des Knorpels auswirken, die wesentlichen Vorgänge, die zum Knorpelschwund führen, sind aber durch Enzyme der Pannuszellen zu erklären.

In floriden Phasen der Knorpeldestruktion grenzt ein gefäß- und zellreiches Granulationsgewebe (LINDNER 1982) an den Knorpel an. Die Zellzusammensetzung in diesem destruktiven Gewebe entspricht etwa der, wie sie auch in der entzündeten Synovialmembran gefunden wird (KOBAYASHI u. ZIFF 1975). Wesentliche Infiltrate aus Lymphozyten und Plasmazellen fehlen jedoch meist in der unmittelbaren Grenzregion zwischen Pannus und Knorpel. Die Zellen, die unmittelbar an den Knorpel angrenzen, gleichen dem M-Typ (Makrophagen-

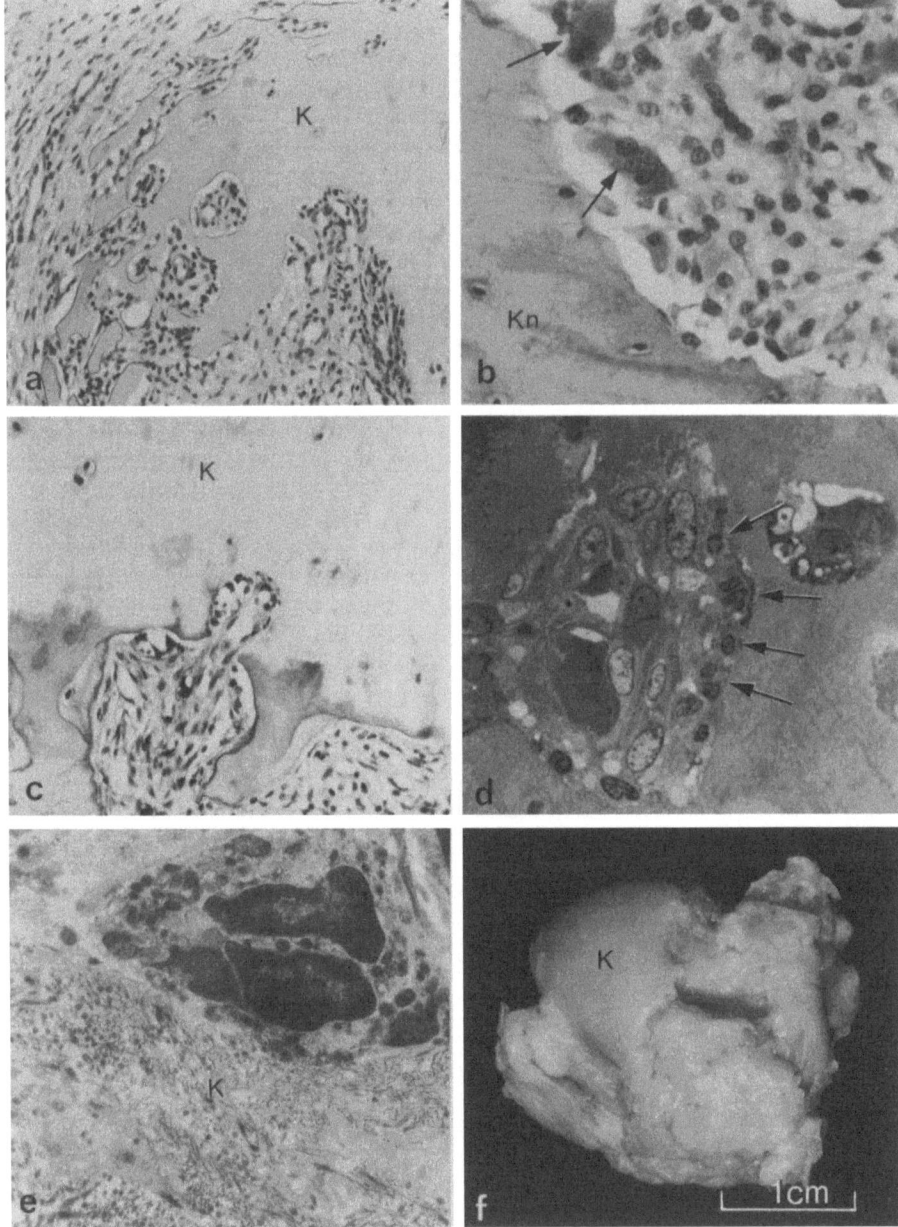

Abb. 2a–f. Struktur von Knorpel und Knochen bei der chronischen Polyarthritis. **a** Zellreiches vaskularisiertes Granulationsgewebe umgibt den Knorpel (*K*; 1/46/46). HE, × 130. **b** Osteoklasten (*Pfeile*) an der Grenze zwischen entzündlichem Granulationsgewebe und Knochen (*Kn*; 1/46/23). HE, × 20. **c** Gefäßreiches Granulationsgewebe breitet sich im subchondralen Markraum aus und dringt in den Knorpel (*K*) als Markpannus ein (2/91/12). Naphthol-AS-D-chloracetat-Esterase-Reaktion und Hämalaun, × 220. **d** Zellreiches Granulationsgewebe aus mononukleären Rundzellen und neutrophilen Granulozyten (*Pfeile*) dringt in den Knorpel ein. Toluidinblau (Semidünnschnitt), × 350. **e** Neutrophiler Granulozyt an der Grenze zum Gelenkknorpel (*K*; elektronenmikroskopische Aufnahme: EM 28001). × 13800. **f** Fortgeschrittenes Stadium der Knorpelzerstörung (*K*, Knorpelrest; E 12960/80: Metatarsalköpfchen I)

Typ) der Synovialdeckzellen (MITCHELL u. SHEPARD 1970); diese Makrophagenähnlichen Zellen können auch in Form von mehrkernigen Chondroklasten bzw. Osteoklasten vorliegen (RÜTTNER et al. 1980). Ob es berechtigt ist, diese Zellverbände mit einem mesenchymalen Tumorgewebe (FASSBENDER 1980) zu vergleichen, bleibe dahingestellt. In den Zonen des floriden Knorpelabbaus kommen aber nicht nur mononukleäre Rundzellen vor. Sowohl lichtmikroskopisch (Abb. 2d; MOHR u. WESSINGHAGE 1978; MOHR et al. 1979, 1981c; MENNINGER et al. 1980; MENNINGER u. MOHR 1981) als auch elektronenmikroskopisch (MOHR u. MENNINGER 1980; MOHR et al. 1981d) konnten in dieser Grenzregion auch neutrophile Granulozyten nachgewiesen werden (Abb. 2e). Dieser Untersuchungsbefund steht im Gegensatz zu den Mitteilungen von HARRIS et al. (1970), KRANE (1975), BARRETT (1978a) und MUIRDEN u. ROGERS (1978), nach denen diese Zellen in dieser Region nicht oder nur ausgesprochen selten (WOOLLEY et al. 1977) vorkommen. Inwieweit diese Diskrepanz durch Gewebsproben mit unterschiedlicher Floridität des Entzündungsprozesses zu erklären ist, kann nicht beantwortet werden. Es scheint jedoch sicher zu sein, daß neutrophile Granulozyten in einen Knorpel mit Immunkomplexen eindringen können (UGAI et al. 1979).

Die Zellen in der Pannus-Knorpel-Grenzregion sind mit Enzymen ausgestattet, die sowohl die Proteoglykane als auch die dem Knorpel Form verleihenden kollagenen Fasern (HARRIS et al. 1972) abbauen können. Der Verlust der Proteoglykane, der sich in einer „Erweichung" des Knorpels äußert, wird histologisch an der reduzierten metachromatischen Anfärbbarkeit erkennbar. Der Abbau der kollagenen Fasern, vermittelt durch Kollagenasen aus neutrophilen Granulozyten (LAZARUS et al. 1968), Synovialzellen (VAES et al. 1977), Makrophagen (WAHL et al. 1975) und Fibroblasten (ROSE u. ROBERTSON 1977; GOLDS et al. 1980) bedingt die Zerstörung des Strukturgefüges des hyalinen Knorpels. Der Abbau der kollagenen Fasern ist im wesentlichen ein extrazellulärer Prozeß; einzelne kollagene Fibrillen im Zytoplasma von Pannuszellen können dafür sprechen, daß auch eine Phagozytose und ein intrazellulärer Abbau des Kollagens möglich ist (HARRIS et al. 1977). Das entzündliche Granulationsgewebe ist in der Lage, in einen Knorpel mit vitalen Chondrozyten einzudringen (MOHR et al. 1978, 1980d, 1981e); eine Erweichung des Knorpels soll nach CHAPLIN (1971) vorausgehen können. Es ist jedoch auch mit der Möglichkeit zu rechnen, daß mononukleäre Phagozyten (HARVEY u. NIMNI 1976) bzw. Lymphokine (TAPLITS et al. 1979; HERMAN u. KHOSLA 1981) die Synthesefunktion der Chondrozyten beeinträchtigen bzw. daß durch die Entzündung eine reduzierte Synthese der Interzellularsubstanz abläuft (SANDY et al. 1980). In fortgeschrittenen Stadien der Entzündung kann der hyaline Knorpel der Diarthrose bis auf wenige unregelmäßig begrenzte Reste zerstört sein (Abb. 2f).

Der Stimulus, der diesem fortschreitenden Knorpelabbau zugrunde liegt, ist noch unbekannt. PANAYI (1979) erwägt die Möglichkeit, daß eine Virusinfektion des Knorpels vorliegen könnte und BARTHOLOMEW (1981) nimmt an, daß im Knorpel bakterielle Antigene vorkommen (Propionibacterium acnes). Aggregate von Immunglobulinen werden von OHNO u. COOKE (1978) als auslösendes Moment angeschuldigt. Mit dem Erscheinen des Pannusgewebes sollen diese Immunglobuline aber sofort von Makrophagen-ähnlichen Pannuszellen abgebaut werden (SHIOZAWA et al. 1980a, b). Abbauprodukte der kollagenen Fasern (POSTLETHWAITE u. KANG 1976) bzw. lösliches Kollagen (CHANG u. HOUCK 1970) könnten chemotaktisch wirken. Die Bedeutung von Anti-Knorpel-Antikörpern (GREENBURY u. SKINGLE 1979) bzw. die Bedeutung der Antigenität der Chondrozyten (GERTZBEIN et al. 1977) oder von Antikörpern gegen Proteoglykane (RUPP et al. 1981) bleibt ebenfalls noch abzuklären. CHAPLIN (1971) nimmt an, daß ein jugendlicher Knorpel gegen die Pannusinvasion resistenter ist als Knorpel älterer Patienten.

Neben der Destruktion laufen aber auch am Knorpel „Heilungsversuche" ab. Der Übergang des floriden zellreichen Pannusgewebes in eine zellarme Narbe stellt das ausgebrannte Stadium der Entzündung dar. Die gesteigerte Kollagensynthese in diesem Pannusgewebe wird von RÜTTNER et al. (1980, 1982) als Reparationsprozeß gedeutet.

Die Zerstörung des Faserknorpels der Menisken, die an den Hinter- und Vorderhörnern beginnt (WEGELIUS et al. 1970), zeichnet sich durch tiefreichende Fissuren der freien Oberfläche mit einer „fibrinoiden Gewebsumwandlung" (AUFDERMAUR 1962) und oberflächennahen Fibrinablagerungen (INOUE et al. 1971) aus. Einzelne neutrophile Granulozyten können in diesen Gewebsspalten liegen. Gefäßreiches Granulationsgewebe kann ebenfalls zur weiteren Meniskuszerstörung führen. In schweren Fällen können die Menisken völlig verschwunden sein (KIMURA u. VAINIO 1975).

Sehnenrupturen können die Erkrankung begleiten. Vaskularisiertes Granulationsgewebe kann zwischen den kollagenen Fasern der Sehnen vordringen (WESSINGHAGE et al. 1981).

Eine gesteigerte Bildung von Granulationsgewebe kann zu Sehnenknoten führen (KELLGREN u. BALL 1950). Nekrotisches Sehnengewebe, oft dicht von neutrophilen Granulozyten durchsetzt, ist das mikroskopische Korrelat der Sehnenruptur. RASK (1978), der in einer rupturierten Achillessehne keine Entzündungszellen fand, nimmt an, daß Enzyme der Entzündungszellen in der benachbarten Bursa für die Sehnenruptur verantwortlich sind.

c) Endstadium

Der fortschreitende Abbau des Knorpelgewebes kann zum kompletten Knorpelverlust führen. Zerstörungen der Bänder und Sehnen sind Ursache für Gelenkinstabilitäten; Fehlstellungen können ihre Folge sein. Die sekundäre Arthrose kann mit einem Abrieb von Knorpel- und Knochenpartikeln einhergehen, die eine Detritussynovitis induzieren können. Zottige Fibrinablagerungen im synovialen Gewebe mit eingeschlossenen Knorpel- und Knochensequestern kennzeichnen dieses Krankheitsstadium. Eine fortschreitende Organisation des Fibrins führt zur weiteren Vernarbung des synovialen Gewebes.

Vereinigt sich das Granulationsgewebe, das auf beiden Seiten der Diarthrose in den Knorpel eindrang, so kann eine fibröse Ankylose resultieren; Knochenbildungen in dem fibrösen Gewebe können Ursache für eine knöcherne Ankylose sein.

2. Rheumaknoten und Veränderungen am Bewegungsapparat außerhalb der Diarthrosen

Eine Reihe von Krankheitssymptomen bzw. strukturellen Veränderungen an Organen außerhalb der Diarthrosen sind ein Indiz dafür, daß die chronische Polyarthritis ein über den Gelenkbefall hinausgehendes systemisches Leiden darstellt. Es ist aber bei dieser meist über Jahre und Jahrzehnte verlaufenden Krankheit, die mit wechselnden Therapeutika behandelt wird, auch die Möglichkeit in Betracht zu ziehen, daß systemische Veränderungen nicht immer Folge des krankhaften Grundprozesses sind, sondern daß sie auch durch die Therapie verursacht sein können (GARDNER 1972).

a) Rheumaknoten

Rheumaknoten werden als ein Charakteristikum der chronischen Polyarthritis angesehen. Die klinische Untersuchung alleine erlaubt nicht in allen Fällen, solche Knoten sicher zu diagnostizieren, da verschiedene subkutane juxtaartikuläre Knoten anderer Ursachen ein ähnliches klinisches Erscheinungsbild aufweisen können (Tabelle 1). In einzelnen Fällen imitieren ulzerierte Rheumaknoten die Symptomatik von Basaliomen (HEALEY et al. 1967). Wichtig ist die Abgrenzung der sogenannten „Pseudorheumaknoten" von den subkutanen Knoten der chronischen Polyarthritis. Diese „Pseudorheumaknoten", deren häufigste Lokalisationen in Tabelle 2 zusammengefaßt sind, werden meist im Kindesalter gefunden. Eine chronische Polyarthritis entwickelt sich bei diesen Kindern jedoch nicht (MESARA et al. 1966; POURNARAS u. GIBSON 1971; SIMONS u. SCHALLER 1975; KÖNIG u. SWOBODA 1976). „Pseudorheumaknoten" können in seltenen Fällen auch im Erwachsenenalter erscheinen, ohne daß sich später bei diesen Patienten eine chronische Polyarthritis einstellt (AKERS u. MILLER 1966).

Tabelle 1. Differentialdiagnose juxtaartikulärer Knoten

Art der Knoten	Autoren
Rheumaknoten (c.P., rheumatisches Fieber)	vgl. COLLINS (1937)
Pseudorheumaknoten	z.B. MESARA et al. (1966)
Hygrom	vgl. JESSNER (1926)
Gichttophus	vgl. JESSNER (1926)
Syphilitischer Knoten	z.B. JESSNER (1926)
Epidermoidzyste	z.B. WILSON u. SOKOLOFF (1970)
Subkutanes Sarkoid	vgl. JESSNER (1926)
Subkutane Tuberkulose	vgl. JESSNER (1926)
Acrodermatitis chronica atrophicans	vgl. JESSNER (1926)
Neoplasie	vgl. JESSNER (1926)
Amyloidtumor	eigener Fall

Tabelle 2. Lokalisation der Pseudorheumaknoten des Kindes (aus WAGENHÄUSER et al. 1978)

Lokalisation	Autoren		Gesamthäufigkeit
	MESARA et al. (1966)	POURNARAS u. GIBSON (1971)	
Hinterkopf	n=3	n=1	n=4
Ellbogengelenk	n=1		n=1
Hände	n=4		n=4
Kniegelenk	n=4		n=4
Unterschenkel	n=3	n=6	n=9
Füße	n=2	n=3	n=5
Alter	2–8 Jahre	2–11 Jahre	

Tabelle 3. Lokalisation von subkutanen Rheumaknoten bei Patienten mit chronischer Polyarthritis (PFORR 1973)

Lokalisation von subkutanen Rheumaknoten

Ort	Häufigkeit	Ort	Häufigkeit
Fingergelenke	60%	Sprunggelenke	2%
Ellbogen	29%	Zehengelenke	1%
Handgelenke	8%	Kniegelenke	1%

Tabelle 4. Lokalisation von Rheumaknoten (nach Angaben von [1] HUNDER et al. (1965); [2] GUTMANN u. HABLE (1963); [3] HURD (1979); [4] SCHACHENMAYR u. FRIEDE (1978); [5] WEBB u. PAYNE (1972); [6] TSERKEZOGLOU et al. (1978); [7] CARTER et al. (1976); [8] FERRY (1969); [9] MCFARLAND u. HOFFER (1968); [10] CATHCART u. SPODICK (1962); [11] HEALEY et al. (1967)

Lokalisation von Rheumaknoten

Gelenkkapselgewebe [1]	Lunge [1, 3]
Subchondraler Knochen [1]	Pleura [1, 3, 6]
Sehnen [1, 3, 9]	Peritoneum [1, 3]
Subkutis [1, 3]	Wirbelkörper [1]
Skelettmuskulatur [1]	Dura mater [2, 4]
Kopfhaut [1, 3]	Milzkapsel [3]
Abdominalwandung [1, 3]	Nasenrücken [11]
Herz [1, 10]	Ohrmuschel [3]
Larynx [1, 3]	Auge [3]
Stimmbänder [5]	Sklera [8]
	Augenlid [7]

Die Ansichten über die Häufigkeit der Rheumaknoten, die nicht nur bei der chronischen Polyarthritis auftreten (Morbus Still: BYWATERS et al. 1958; Sklerodermie: BOURGEOIS et al. 1976), weichen stark voneinander ab – nach Literaturangaben werden sie bei 2–20% der Patienten gefunden (MOHR 1978). SCHILLING (1980) schließt aufgrund seiner Beobachtungen an 600 Patienten mit chronischer Polyarthritis auf eine Häufigkeit von 16%. Die subkutanen Rheumaknoten entwickeln sich meist an druckbelasteten Körperregionen, die Mikrotraumen ausgesetzt sind (Tabelle 3). Rheumaknoten (z.B. über dem Os sacrum) können nach ihrer Ulzeration Eintrittspforten für eine Sepsis sein (STURROCK et al. 1975). Neben diesen subkutanen Rheumaknoten können aber auch gleichartige Knoten in anderen Organen angetroffen werden (Tabelle 4).

Die Pathogenese der fibrinoiden Nekrose, die das Strukturmerkmal dieser Form des Gewebsuntergangs darstellt, ist noch nicht eindeutig abgeklärt. Nach SOKOLOFF u. BUNIM (1957) sind die Nekrosen Folge einer Vaskulitis, auch BYWATERS (1968) nimmt an, daß Gefäßwandschädigungen dem Gewebstod vorausgehen. Vaskulitiden in der Nachbarschaft fibrinoider Nekrosen konnten in 37% der histologisch untersuchten Rheumaknoten nachgewiesen werden (MOHR et al. 1980a). FASSBENDER (1975a, 1976) dagegen ist der Meinung, daß eine primäre Nekrose als Folge einer Immunreaktion ohne Entzündung vorläge. Sowohl histochemisch (MOHR et al. 1980a) als auch elektronenmikroskopisch (MOHR et al. 1981a, b) wurden jedoch auch in den fibrinoiden Nekrosen neutrophile Granulozyten nachgewiesen. Da in den nekrotischen Zonen kollagenolytische Aktivität vorhanden ist (DABBOUS et al. 1974) und da bekannt ist, daß Enzyme der neutro-

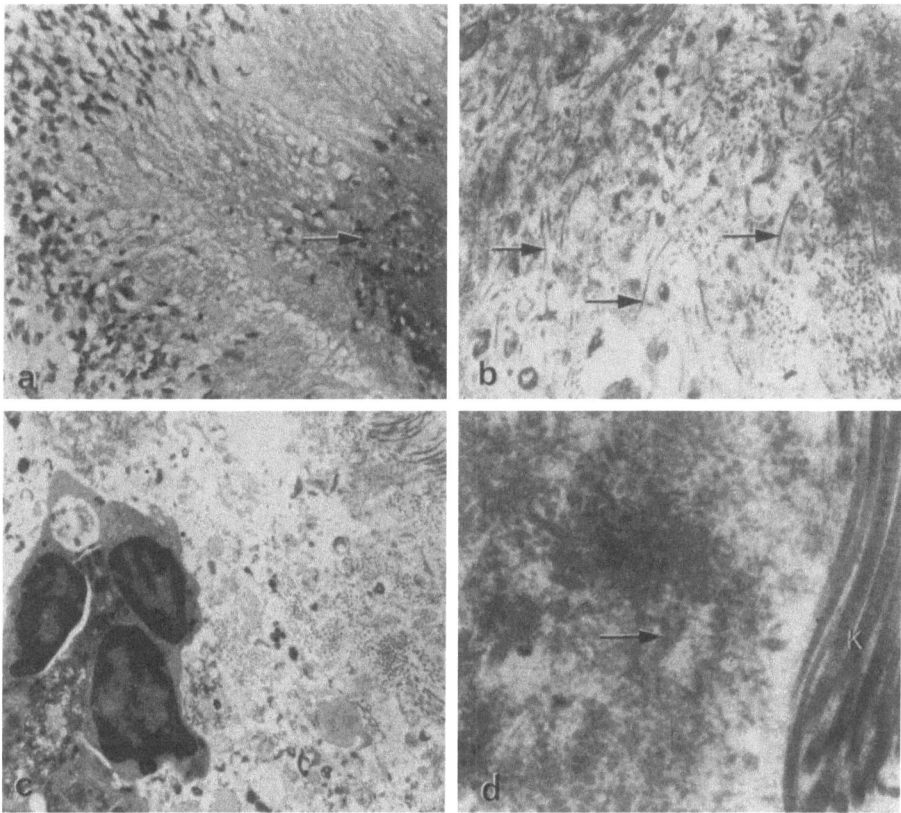

Abb. 3a–d. a Rheumaknoten aus zentraler Nekrose mit neutrophilen Granulozyten (*Pfeil*) und palisadenförmigem Zellsaum. Naphthol-AS-D-chloracetat-Esterase-Reaktion, Hämalaun, × 220. **b** Nekrotisches Zentrum eines Rheumaknotens mit Zelldetritus und kollagenen Fibrillen (*Pfeile*; EM 12559). × 14000. **c** Neutrophiler Granulozyt in einem Rheumaknoten (EM 12511). × 7300. **d** Kollagene Fibrillen (*K*) und granuläres, teilweise fibrillär angeordnetes Material (*Pfeil*) im nekrotischen Zentrum des Rheumaknotens (EM 12551). × 44400

philen Granulozyten in der Lage sind, die kollagenen Fasern abzubauen (BAGGIOLINI et al. 1978; BARRETT 1978b), schließen MOHR et al. (1980a, 1981a, b), daß den neutrophilen Granulozyten bei dieser Form der Gewebsdestruktion eine wesentliche Rolle zukommt.

Lichtmikroskopisch bestehen die Rheumaknoten aus einer zentralen fibrinoiden Nekrose, die von einem palisadenförmigen Zellwall umgeben wird (Abb. 3a). Die begrenzenden Zellen stammen möglicherweise den Makrophagen ab (MOORE u. WILLKENS 1977). Intakte und zerfallende neutrophile Granulozyten werden in den Nekrosen durch Anwendung der Naphthol-AS-D-chloracetat-Esterase-Reaktion (LEDER 1967) darstellbar (Abb. 3a). Elektronenmikroskopisch kommen in den Nekrosen Zellreste und Residuen kollagener Fibrillen vor (Abb. 3b). In diesem Detritus sind in unterschiedlicher Anzahl neutrophile Granulozyten vorhanden (Abb. 3c). Neben erhaltenen kollagenen Fibrillen findet sich ein granuläres Material, in dem dann und wann noch andeutungsweise eine fibrilläre Struktur erkennbar wird (Abb. 3d). Solche fibrillären Anteile können als Reste kollagener Fibrillen interpretiert werden.

b) Periartikulärer Bewegungsapparat

Die *Sehnenscheiden* können Orte der ersten Manifestation der chronischen Polyarthritis sein (JACOBS et al. 1957), auch können die Sehnenscheiden am stärksten vom entzündlichen Prozeß betroffen werden (BYWATERS 1979). Befallen sind nach GAMP u. SCHILLING (1966) bevorzugt die gemeinsamen Sehnenscheiden der Fingerstrecker.

Obwohl nur wenige morphologische Untersuchungen zu den strukturellen Veränderungen am Sehnengewebe bzw. Sehnengleitgewebe vorliegen, kann angenommen werden, daß die pathologischen Veränderungen vergleichbar denen des Gelenkkapselgewebes sind (vgl. FASSBENDER 1975b). Demnach spielen sich die frühesten funktionellen und strukturellen Veränderungen an den Blutgefäßen ab. Die Folge ist der verstärkte Austritt von Blutflüssigkeit und das Auswandern von Entzündungszellen. Die gesteigerte Exsudation von Serum und Fibrinogen in den Sehnengleitraum kann zur sackartigen Erweiterung führen. Reiskörperchen (MOHR et al. 1980c) können in den Sehnenscheiden vorkommen. Besonders deutlich ist die Erweiterung der Sehnenscheiden an Hand- und Fußrücken zu erkennen; die plantaren und palmaren Sehnenscheiden werden durch das stärker ausgebildete fibröse Gewebe an einer solchen Ausdehnung gehindert, so daß die Entzündung hier wohl seltener diagnostiziert wird (NALEBUFF u. POTTER 1968).

Makroskopisch erscheint das Sehnenscheidengewebe verdickt (Abb. 4a). Histologisch kann in charakteristischen Fällen eine villöse Hyperplasie des synovialen Gewebes vorliegen. Unter der verbreiterten Synovialzellschicht haben sich unterschiedlich dichte entzündlich-zelluläre Infiltrate aus Lymphozyten und Plasmazellen angesammelt (Abb. 4b; KELLGREN u. BALL 1950), auch Lymphozytenaggregate können ausgebildet sein (JACOBS et al. 1957). Gehäuft sind herdförmig neutrophile Granulozyten in dem Gleitgewebe vorhanden. Nekrosen der Synovialzellschicht können von Fibrin bedeckt sein, umschriebene Nekrosen des Sehnengleitgewebes zeigen eine den Rheumaknoten vergleichbare Struktur (Abb. 4c).

Da das Sehnengleitgewebe mit seinem inneren Blatt die Sehnen überzieht und die Sehnen selbst vaskularisiert sind, kann der Entzündungsprozeß schon frühzeitig zu Sehnenveränderungen führen. Um die Blutgefäße des Sehnengleitgewebes liegen entzündlich-zelluläre Infiltrate vor, wobei sich auch neutrophile Granulozyten zwischen den kollagenen Fasern des Sehnengewebes ausbreiten. Enzyme dieser Zellen sind wohl in der Lage, die kollagenen Fasern zu zerstören. Nekrosen des Sehnengewebes, die sich dann entwickeln, gleichen wiederum in ihrem Aufbau den subkutanen Rheumaknoten (EHRLICH et al. 1959). Das untergegangene Sehnengewebe wird durch Granulationsgewebe resorbiert. Überschießende Granulationsgewebsbildung und verstärkte Proliferation des Gleitgewebes (KELLGREN u. BALL 1950) können zur Bildung von entzündlichen Sehnenknoten führen, in denen durch Thrombosen der Blutgefäße erneut Nekrosen auftreten (KELLGREN u. BALL 1950). Nekrosen und Granulationsgewebe schwächen die Sehnen, so daß sich spontane Sehnenrupturen ausbilden (POTTER u. KUHNS 1958), die nicht selten übersehen werden, wenn in einem peripheren Gelenk gleichzeitig schwere Deformitäten vorliegen (STRAUB u. WILSON 1956). Histologisch sind solche Rupturen durch eine Aufsplitterung des Sehnengewebes charakterisiert. Zwischen den auseinandergedrängten Sehnenbündeln kann ein gefäßreiches Granulationsgewebe (Abb. 4d; „Pannusgewebe") vorliegen (HOLZHAUSER et al. 1981).

Frühzeitig können bei der chronischen Polyarthritis auch *Bursitiden* auftre-

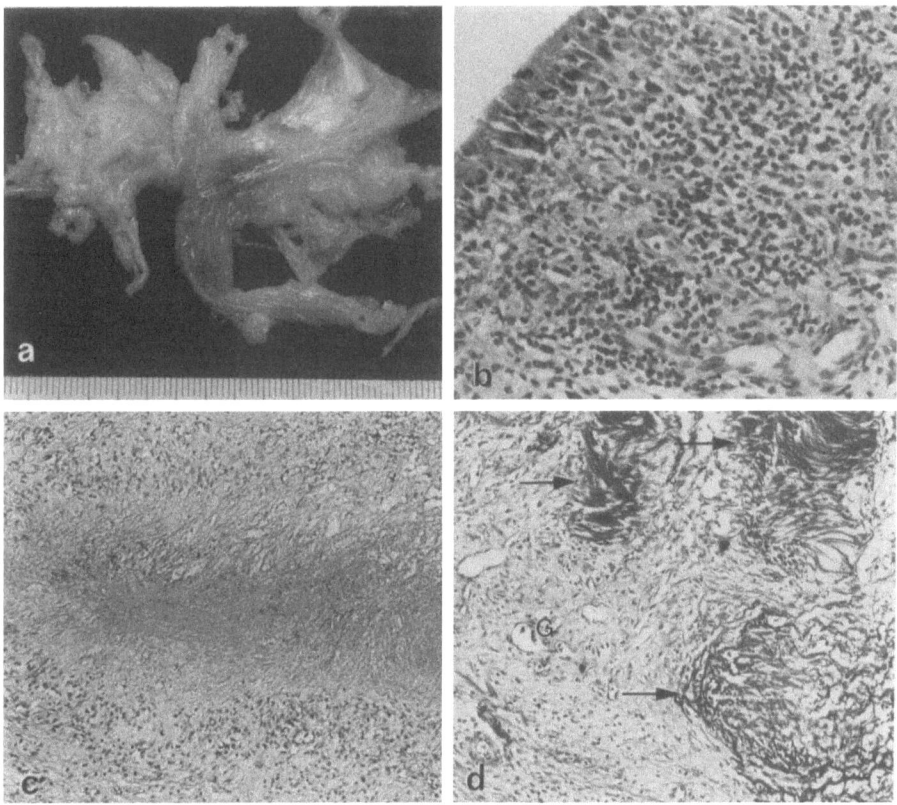

Abb. 4a–d. a Deutlich verdicktes Sehnengleitgewebe bei chronischer Polyarthritis (Operationspräparat, Prof. WESSINGHAGE, Bad Abbach; E 3531/80). **b** Sehnengleitgewebe mit lympho-plasmazellulärer Infiltration des Stratum synoviale unter der verbreiterten Synovialzellschicht (3/70/34). HE, ×220. **c** Rheumaknotenähnliche Nekrose im Sehnengleitgewebe bei chronischer Polyarthritis (3/70/22). HE, ×85. **d** Sehnenruptur mit Granulationsgewebe (*G*) zwischen Resten der kollagenen Fasern der Sehne (*Pfeile*; 2/122/53). Azan, ×85

ten. Gehäuft wird die Bursa olecrani befallen (PINALS 1972). Die Wandveränderungen an den Bursen entsprechen denen des Gelenkkapselgewebes (PALMER 1969). Nicht selten entwickeln sich in den Wandungen der Bursen rheumaknotenähnliche Nekrosen. Rheumaknotenähnliche Nekrosen über den Zehengrundgelenken können zur Ausbildung neuer Bursen führen (Abb. 5a). Bakerzysten, von denen angenommen wird, daß sie durch eine Ruptur der fibrösen Gelenkkapsel in die Bursa gastrocnemio-semimembranosa entstehen (DONNER et al. 1981), stellen oft bis zu 10 cm große zystische Hohlräume dar (Abb. 5b), deren Lumen mit seröser Flüssigkeit und Fibrinflocken ausgefüllt ist. Nach der Struktur der Wandung können diese Bakerzysten in einen Granulationsgewebstyp (Abb. 5c) und fibrösen Typ (Abb. 5d) unterschieden werden. Knorpel- und Knochensequester der Diarthrose sind nicht selten in der Zystenwandung inkorporiert (Abb. 5d; DONNER et al. 1981). Wandrupturen der Bakerzysten können das Krankheitsbild einer Thrombose der tiefen Unterschenkelvenen imitieren (DIXON u. GRANT 1964; RAUSCHNING 1979). Es sei hier nur daran erinnert, daß tiefe Venenthrombosen sekundär nach operativem Kniegelenkersatz auftreten (LOTKE et al. 1982).

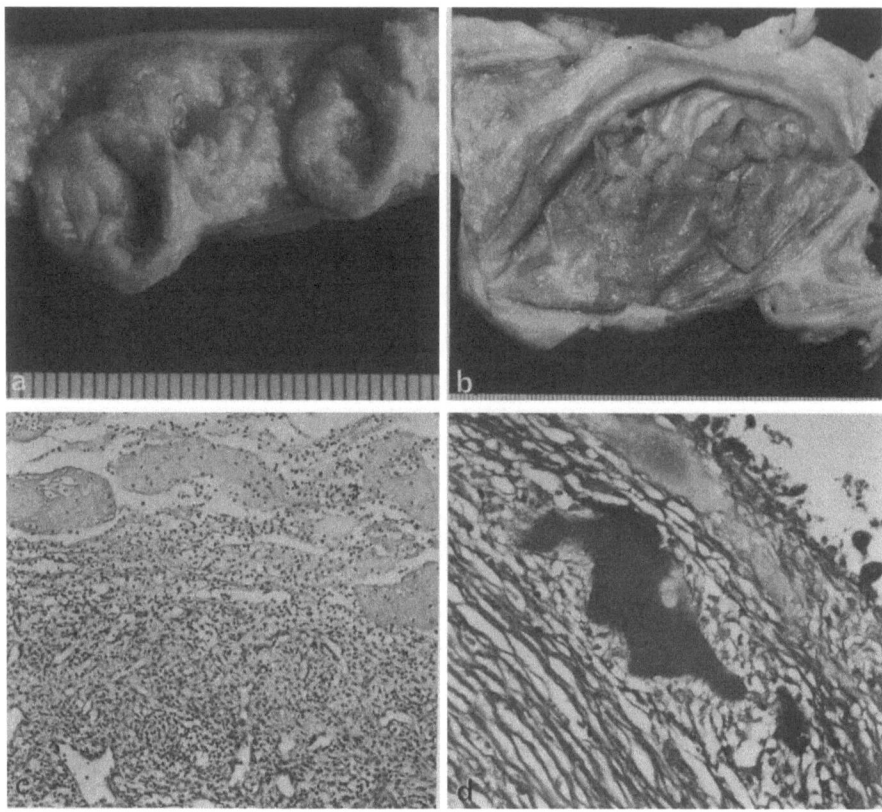

Abb. 5a–d. a Neu entstandene Bursen über den Zehengrundgelenken (Operationspräparat, Prof. Wessinghage, Bad Abbach; F 1166/79). **b** Makroskopisches Erscheinungsbild einer eröffneten Bakerzyste (Operationspräparat, Prof. Wessinghage, Bad Abbach; E 18368/80). **c** Wandung einer Bakerzyste vom Granulationsgewebstyp mit Fibrinauflagerungen (1/101/37). HE, × 35. **d** Knorpelsequester in der Wandung einer Bakerzyste (fibröser Wandtyp; 1/101/35). Azan, × 220

c) Muskulatur

Aufgrund röntgenmikroanalytischer Befunde schließen Wroblewski et al. (1978), daß die Skelettmuskelfasern bei der chronischen Polyarthritis einen reduzierten Sulfatgehalt aufweisen, der auf eine Verminderung von schwefelhaltigen Proteinen zurückgeführt wird. Die pathogenetische Bedeutung dieser Veränderungen ist jedoch unklar. Eine noduläre interstitielle Myositis (Abb. 6a), die nach Steiner et al. (1946) bzw. Steiner u. Chason (1948) bei nahezu allen Patienten, nach einer Literaturzusammenstellung von Beneke (1972) bei 70,6% der Patienten, auftritt, wird als eine recht charakteristische Begleiterkrankung der chronischen Polyarthritis angesehen. Die herdförmigen Zellinfiltrate weisen eine Größe von 50 µm bis 300 µm auf; sie liegen im Endo- oder Perimysium meist in der Umgebung kleiner Blutgefäße vor. Vorwiegend setzen sie sich aus Lymphozyten und Plasmazellen zusammen. Die umgebenden Muskelfasern sind oft degenerativ verändert. Klinische Beschwerden werden von dieser Form der „rheumatoiden Muskelkrankheit" nicht verursacht (Hartel 1981). Eine Plas-

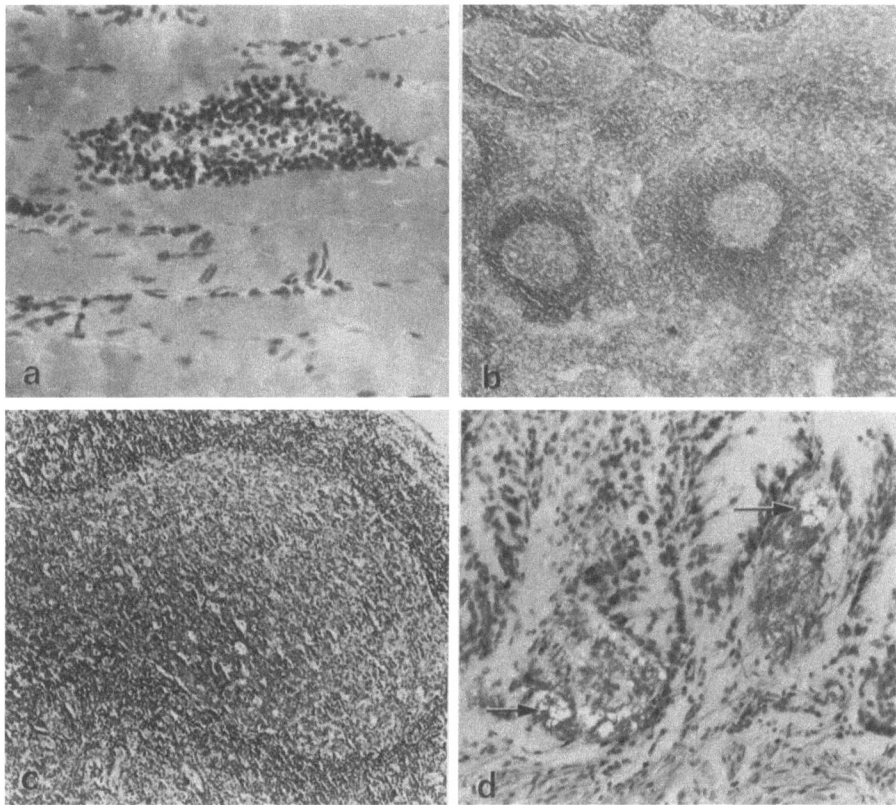

Abb. 6a–d. a Noduläre interstitielle Myositis bei chronischer Polyarthritis. HE, ×220. **b** Übersicht eines Lymphknotens bei chronischer Polyarthritis (3/70/14). HE, ×35. **c** Vergrößerter Follikel im Lymphknoten bei chronischer Polyarthritis (3/70/16). HE, ×85. **d** Amyloidose des Dickdarmes mit doppelbrechendem kongophilem Material im Stroma (*Pfeile*; 3/70/46). Kongorot, polarisiertes Licht, ×220

mazellmyositis kann nach MAGYAR et al. (1974a) ein frühes Zeichen der chronischen Polyarthritis sein. Morphologische Veränderungen an den Muskelspindeln werden als Folge der Vaskulitis angesehen (MAGYAR et al. 1973).

d) Knochensystem

Die Ansichten über die Häufigkeit der Osteoporose widersprechen sich. Nach KENNEDY et al. (1975) ist auch unabhängig von einer Steroidtherapie bei Patienten mit chronischer Polyarthritis eine Osteoporose vorhanden. Der „generalisierte Entzündungsprozeß" wird als Ursache angeschuldigt. CHRISTIANSEN u. RØDBRO (1975) kommen dagegen zu der Schlußfolgerung, daß die chronische Polyarthritis nicht zu einer generalisierten Osteoporose führt. Aseptische Knochennekrosen treten bevorzugt bei Patienten mit länger dauernder Kortikosteroidtherapie auf (PENA et al. 1982).

e) Wirbelsäule

Etwa 30–40% der Patienten zeigen Veränderungen an der Halswirbelsäule (Subluxationen und „Diszitiden"). „Diszitiden" der Brustwirbelsäule entstehen nach BYWATERS (1981) durch das Übergreifen der Costovertebral-Arthritis auf die Zwischenwirbelscheiben. Histologische Untersuchungen an den Wirbelgelenken zeigten strukturelle Veränderungen, die denen der Spondylitis ankylosans gleichen (AUFDERMAUR 1958).

3. Krankhafte Veränderungen außerhalb des Bewegungsapparates

a) Herz

Veränderungen am Herzen werden in unterschiedlicher Häufigkeit gefunden. Insbesondere stellt die chronische Perikarditis eine häufige Manifestation des Krankheitsprozesses am Herzen dar (HURD 1979). Nach den Untersuchungsbefunden von LEBOWITZ (1963) können die in Tabelle 5 zusammengestellten Befunde am Herzen erhoben werden. Rheumaknoten in den Herzklappen können Ursache für eine Klappeninsuffizienz sein (ROBERTS et al. 1968).

Tabelle 5. Herzveränderungen bei 45 Patienten mit chronischer Polyarthritis (LEBOWITZ 1963)

Krankhafter Befund	Anzahl der Patienten
Rheumaknoten	2
Floride oder ausgeheilte Perikarditis	18
Fokale oder diffuse Myokarditis	12
Subakute oder ausgeheilte Arteriitis	13
Chronische Endokarditis	4
Klappenfibrose	15

b) Blutgefäße

Bei 25% der Patienten liegt eine generalisierte Arteriitis vor, die als nekrotisierende, subakute lympho-plasmazelluläre und chronische proliferative Vaskulitis verlaufen kann (BENEKE u. MOHR 1975). Bevorzugt finden sich diese Vaskulitiden im Herzen, der Skelettmuskulatur und an den Nerven (CRUICKSHANK 1954). Nekrotisierende Vaskulitiden sind meist bei der seropositiven chronischen Polyarthritis zu finden (MONGAN et al. 1969). Muskelbiopsien aus Regionen mit elektromyographischen Veränderungen eignen sich zur Diagnose der entzündlichen Gefäßveränderungen (BENEKE u. MOHR 1975).

c) Larynx

Krankheitssymptome am Kehlkopf werden von DECKER (1972) am ehesten als Folge einer Arthritis der Crico-arytenoid-Gelenke angesehen. Die an diesen Gelenken ablaufende proliferative und exsudative Synovitis (GROSSMAN et al.

1961) kann mit Knorpelerosionen einhergehen (BIENENSTOCK et al. 1963; WOLMAN et al. 1965). Störungen der Kehlkopffunktion werden aber auch auf eine ischämische Neuropathie durch die Vaskulitis zurückgeführt (WOLMAN et al. 1965).

d) Lunge

Röntgenologisch werden Lungenveränderungen bei einem Viertel bis einem Drittel der Patienten mit chronischer Polyarthritis beobachtet (HOFNER et al. 1974). Sieht man vom Kaplan-Syndrom, der rheumatoiden Pneumokoniose, ab, so können unterschiedliche Lungenveränderungen voneinander abgegrenzt werden. Auf das häufige Vorkommen von Atemwegsobstruktionen weisen GEDDES et al. (1979) hin. Pleuraergüsse können den artikulären Manifestationen der chronischen Polyarthritis vorausgehen (STEINBERG 1975). Pleurafibrosen als Hinweis für abgelaufene Pleuritiden kommen bei 41% der Patienten vor. Unspezifische Pleuritiden und pleuranahe Rheumaknoten werden als Ursache der Pleuraergüsse angesehen (BERGER u. SECKLER 1966). Elongierte Zellen und mehrkernige Riesenzellen in der Pleuraflüssigkeit sollen das zytologische Charakteristikum der Erkrankung sein (NOSANCHUK u. NAYLOR 1968). Rheumaknoten in der Lunge können dem Krankheitsprozeß an den Gelenken vorausgehen (HULL u. MATHEWS 1982). Eine interstitielle Lungenfibrose (fibröse Alveolitis: WRIGHT 1976) wird bei 1,6% der Patienten gefunden (WALKER u. WRIGHT 1969). Die pathologisch-anatomischen Veränderungen entsprechen denen des Hamman-Rich-Syndroms (HURD 1979). Nach DECKER (1972) leiden 15–20% der Patienten mit interstitieller Lungenfibrose an der Grundkrankheit chronische Polyarthritis.

e) Lymphatisches System

Die Milz ist häufig vergrößert (Durchschnittsgewicht 224 g: GARDNER 1972). Lymphknotenvergrößerungen werden nicht selten im Verlaufe der Erkrankung gefunden. Nach den Untersuchungsbefunden von ROBERTSON et al. (1968) treten sie bei 82% der Patienten auf – in einem Kontrollkollektiv wurden sie in 52% beobachtet. Besonders häufig sollen Männer von Lymphknotenvergrößerungen betroffen sein. Die histologischen Veränderungen an den Lymphknoten sind durch eine folliculäre Hyperplasie des lymphatischen Gewebes (Abb. 6b, c) und eine meist stärker ausgeprägte Plasmazellvermehrung gekennzeichnet (NOSANCHUK u. SCHNITZER 1969). In den Lymphknoten ist der Eisengehalt erhöht (MUIRDEN 1970). Obstruktionen der Lymphgefäße können zu Ödemen (chronisches Lymphödem: HART 1969) der Extremitäten führen (DE SILVA et al. 1980).

f) Hämatopoese

Die chronische Polyarthritis weist als eine recht häufige Veränderung eine normochrome, bei Frauen manchmal hypochrome Anämie auf. Eine erhöhte Eisenaffinität des retikulohistiozytären Systems und eine ineffektive Erythropoese liegen dieser Anämie zugrunde. Nach LAWSON et al. (1967) soll das Eisen in einer unlöslichen Form vorkommen, so daß es nicht für die Hämatopoese verfügbar gemacht werden kann. Die Möglichkeit, daß die Anämie Folge einer immunpathologischen Reaktion mit einer Reduktion der Vorläuferzellen der Erythropoese im Blut sei, wird von HARVEY et al. (1982) erwogen.

g) Infektanfälligkeit

Patienten mit einer chronischen Polyarthritis neigen häufig zu einer reduzierten Resistenz Infektionen gegenüber (BAUM 1971). Verschiedene Ursachen werden zur Erklärung dieser Infektanfälligkeit erwogen. Nach den Untersuchungsbefunden von CORBERAND et al. (1977) liegt bei der chronischen Polyarthritis eine funktionelle Störung der neutrophilen Granulozyten vor. BÜLTMANN et al. (1980) wiesen nach, daß zirkulierende Immunkomplexe nach ihrer Phagozytose zur Störung der Granulozytenchemotaxis und Abtötungskapazität führen (vgl. auch GUPTA et al. 1976). Seruminhibitoren werden von HANLON et al. (1980) als Ursache für eine veränderte chemotaktische Aktivität der neutrophilen Granulozyten verantwortlich gemacht.

h) Leber

Pathologische Leberfunktionsproben kommen bei 60–90% der Patienten mit chronischer Polyarthritis vor (RAU 1976). Bei 45% der Patienten ist im Serum die alkalische Phosphatase und die Gammaglutamyltranspeptidase erhöht (FERNANDES et al. 1979). Unspezifische reaktive Leberveränderungen, wie geringe zelluläre Infiltration der portalen Felder und umschriebene Leberzellnekrosen wurden von MILLS et al. (1980) bei 74% der Fälle gefunden. Eine chronische progressive Hepatitis entwickelt sich auf der Basis einer chronischen Polyarthritis nicht (OTTO et al. 1976).

j) Niere

Für GARDNER (1972) ist es, abgesehen von der sekundären Beteiligung der Niere bei der Amyloidose, fraglich, ob es spezifische Nierenveränderungen bei der chronischen Polyarthritis gibt (vgl. auch HART 1969). Eine Brücke zwischen einer mesangiokapillären Glomerulonephritis und der begleitenden chronischen Polyarthritis sieht BÜRKLE (1979) in zirkulierenden Immunkomplexen. Glomerulonephritiden stellen aber sicher eine nur sehr seltene Komplikation der chronischen Polyarthritis dar (DAVIS et al. 1979). Die Seltenheit der Immunkomplexnephritis könnte in einer protektiven Wirkung des Rheumafaktors ihre Ursache haben (BOLTON et al. 1982).

k) Gastrointestinaltrakt

Außer den möglichen Folgen einer Arteriitis (z.B. Ösophagus: JOHN et al. 1978) und Symptomen, die auf die Therapie zurückzuführen sind (HART 1969), sind am Gastrointestinaltrakt keine charakteristischen Veränderungen vorhanden.

l) Augen

Die häufigen passageren Skleritiden, die nur wenige Symptome machen, werden oft nicht diagnostiziert (JONES u. JAYSON 1973). Es wird deshalb angenommen, daß Augenveränderungen häufiger sind als allgemein berichtet wird. Für die Skleritiden gibt JAYSON (1976) eine Häufigkeit von 6,3% an. Als pathogenetisches Moment wird die Vaskulitis angesehen (JAYSON 1976). Sowohl diffusen als auch zirkumskripten Skleritiden liegt eine fibrinoide Nekrose der Sklera mit umgebender granulomatöser entzündlicher Reaktion zugrunde (HOGAN u. ZIMMERMAN 1962). Skleritiden treten meist dann auf, wenn auch andere systemische Komplikationen der chronischen Polyarthritis vorliegen (HURD 1979). Die Iridozyklitis wird bei Patienten mit chronischer Polyarthritis nicht häufiger gefunden als in Kontrollpopulationen, sie ist aber nach WIROSTKO u. JOHNSON (1970) durch eine hohe Anzahl neutrophiler Granulozyten im Kammerwasser gekennzeichnet.

m) Ohren

Gehörveränderungen bzw. ein Hörverlust treten bei der chronischen Polyarthritis nicht gehäuft auf (WALEK et al. 1980; ISMAEL et al. 1982).

n) Periphere Nerven

Eine okklusive Vaskulopathie wird als Ursache der rheumatoiden Neuropathie angesehen. Degenerationen des Achsenzylinders und segmentale Demyelinisierungen sind das morphologische Substrat (WELLER et al. 1970).

o) Haut

Als Zeichen einer „generalisierten Störung des Kollagenmetabolismus" soll bei Patienten mit chronischer Polyarthritis der Gesamtkollagengehalt der Haut reduziert sein; Frauen weisen darüber hinaus eine Erhöhung des Anteils an löslichem Kollagen auf (FRANCIS et al. 1978). Immunkomplexe können an der dermo-epidermalen Grenze vorliegen (DONDE et al. 1977).

p) Amyloidose

Die wahre Inzidenz der Amyloidose bei der chronischen Polyarthritis ist noch nicht genau bekannt. Nach Literaturangaben schwankt die Häufigkeit zwischen 0 und 64% (MOHR 1976). Aufgrund von Obduktionsbefunden wird eine Häufigkeit von 10,5% (PÜSCHEL 1972) bis 16,5% (VAPRA u. POKK 1979) angegeben. Im Untersuchungsmaterial von ISOMÄKI et al. (1975) war bei 9% der Patienten mit chronischer Polyarthritis eine Nierenamyloidose die Todesursache. Für die intravitale Diagnostik ist die Rektumschleimhautbiopsie zu empfehlen, bei der kongophile Ablagerungen nachgewiesen werden können (Abb. 6d). Die mittlere Überlebenszeit der Patienten, bei denen eine Amyloidose diagnostiziert wurde, beträgt etwa 5 Jahre (TAUSCH et al. 1975).

q) Sterblichkeit

ABRUZZO (1982) vergleicht verschiedene Studien, in denen nach der Mortalitätsrate der Patienten mit chronischer Polyarthritis gefahndet wurde und kommt zu der Schlußfolgerung, daß die Krankheit bei einer Subgruppe von Patienten mit einer erhöhten Sterblichkeit einhergeht. Diese Subgruppe ist gekennzeichnet durch einen „schweren" Krankheitsverlauf in den frühen Phasen des Krankheitsprozesses. Risikofaktoren stellen bei dieser Subgruppe Krankheiten des Herz-Kreislaufsystems und Infektionen dar, die Möglichkeit, daß Therapeutika einen weiteren Risikofaktor bedeuten, ist nicht sicher auszuschließen. Bei den meisten Patienten liegt keine erhöhte Mortalitätsrate vor, so daß die chronische Polyarthritis in der größten Anzahl der Fälle als eine „recht benigne, nicht fatale Krankheit" zu betrachten ist (ABRUZZO 1982). Häufigste Todesursachen sind Krankheiten des Herz-Kreislaufsystems (46,7%), Nierenversagen (22,1%), Infektionen (15,6%) und maligne Tumoren (9,0%; ISOMÄKI et al. 1975).

Literatur

Abendroth K, Wessel G, Schütz I (1981) Die Entwicklung der gelenknahen Osteopenie bei der Rheumatoid-Arthritis. Hung Rheumatol [Suppl] 19–21

Abrahamsen TG, Frøland SS, Natvig JB, Pahle J (1975) Elution and characterization of lymphocytes from rheumatoid inflammatory tissue. Scand J Immunol 4:823–830

Abruzzo JL (1982) Rheumatoid arthritis and mortality. Arthritis Rheum 25:1020–1023

Akers WA, Miller DA (1966) Rheumatoid nodules in adult without rheumatoid arthritis. Arch Dermatol 93:428–431

Alexander JW, Bossert JE, McClellan MA, Altemeier WA (1971) Stimulants of cellular proliferation in wounds. Arch Surg 103:167–174

Aufdermaur M (1958) Wirbelsäulenbefunde bei der chronisch entzündlichen Polyarthritis. Z Rheumaforsch 17:177–181

Aufdermaur M (1962) Der Meniskus bei der primär chronischen Polyarthritis. Z Rheumaforsch 21:369–376

Aufdermaur M (1972) Die Synovialis bei der progredient chronischen Polyarthritis. Dtsch Med Wochenschr 97:448–453

Baggiolini M, Bretz U, Dewald B, Feigenson ME (1978) The polymorphonuclear leukocyte. Agents Actions 8:3–10

Ball J (1968) Post-mortem findings and articular pathology in rheumatoid arthritis. In: Duthie JR, Alexander WRM (eds) Rheumatic diseases. Wilkins and Wilkinson, Baltimore, pp 123–126

Barrett AJ (1978a) The possible role of neutrophil proteinases in damage to articular cartilage. Agents Actions 8:11–17

Barrett AJ (1978b) Capacity of leucocyte elastase and cathepsin G to degrade mature collagen fibers. In: Havemann K, Janoff A (eds) Neutral proteases of human polymorphonuclear leukocytes. Urban and Schwarzenberg, Baltimore München, pp 385–389

Bartholomew LE (1981) Bacterial antigen in rheumatoid cartilage. Arthritis Rheum [Suppl] 24:S90 (Abstr 195)

Baum J (1971) Infection in rheumatoid arthritis. Arthritis Rheum 14:135–137

Beneke G (1972) Die Reaktion des Muskelbindegewebes bei rheumatischen Erkrankungen. Z Rheumaforsch [Suppl 2] 31:142–163

Beneke G, Mohr W (1975) Diagnostik von rheumatischen Erkrankungen mit morphologischen Methoden. Therapiewoche 25:7326–7355

Beneke G, Mohr W (1976) Zellreaktionen in der Gelenkflüssigkeit. Verh Dtsch Ges Rheumatol 4:112–125

Beneke G, Paulini K, Mohr W, Mohing W (1973) Die Entstehung der Synovialzellnekrose bei rheumatoider Arthritis. Z Rheumaforsch 32:416–427

Berger HW, Seckler SG (1966) Pleural and pericardial effusions in rheumatoid disease. Ann Intern Med 64:1291–1297

Bienenstock H, Ehrlich GE, Freyberg RH (1963) Rheumatoid arthritis of the cricoarytenoid joint: a clinicopathologic study. Arthritis Rheum 6:48–63

Bolton WK, Schrock JH, Davies JS (1982) Rheumatoid factor inhibition of in vitro binding of IgG complexes in the human glomerulus. Arthritis Rheum 25:297–303

Bourgeois P, Cywiner-Golenzer C, Lessana-Leibowitch M, Kahn M-F, Sèze de S (1976) Les nodules sous-cutanés et tendineux dans la sclérodermie. Rev Rhum 43:85–91

Braunstein PW, Cuénoud HF, Joris I, Majno G (1980) Platelets, fibroblasts, and inflammation. Am J Pathol 99:53–66

Bültmann B, Geitner R, Seibold H, Kratsch G, Haferkamp O (1980) Interaction of circulating immune complexes with granulocyte function in patients with rheumatoid arthritis. Klin Wochenschr 58:727–732

Bürkle PA (1979) Primär-chronische Polyarthritis mit Nierenbeteiligung (mesangiokapilläre Glomerulonephritis). Z Rheumatol 38:71–80

Bywaters EGL (1968) Vasculitis and the rheumatoid nodule. In: Duthie JJR, Alexander WRM (eds) Rheumatic diseases. Edinburgh University Press, Edinburgh, pp 95–103

Bywaters EGL (1979) Lokalisierungsfaktoren bei rheumatoider Arthritis. Therapiewoche 29:442–448

Bywaters EGL (1981) Thoracic intervertebral discitis in rheumatoid arthritis due to costovertebral joint involvement. Rheumatol Int 1:83–97

Bywaters EGL, Glynn LE, Zeldis A (1958) Subcutaneous nodules of Still's disease. Ann Rheum Dis 17:278–285

Carter BT, Sanborn GE, Humphries MK (1976) Rheumatoid nodules of the upper lid. Arch Ophthalmol 94:2127–2128

Cathcart ES, Spodick DH (1962) Rheumatoid heart disease. N Engl J Med 266:959–964

Chang C, Houck JC (1970) Demonstration of the chemotactic properties of collagen. Proc Soc Exp Biol Med 134:22–26

Chaplin DM (1971) The pattern of bone and cartilage damage in the rheumatoid knee. J Bone Joint Surg 53B:711–717

Christiansen C, Rødbro P (1975) Skeletal status in patients with rheumatoid arthritis. Acta Med Scand 198:453–454

Collins DH (1937) The subcutaneous nodule of rheumatoid arthritis. J Pathol 45:97–115

Corberand J, Amigues H, Larrard de B, Pradere J (1977) Neutrophil function in rheumatoid arthritis. Scand J Rheumatol 6:49–52

Coulton LA, Henderson B, Bitensky L, Chayen J (1980) DNA synthesis in human rheumatoid and nonrheumatoid synovial lining cells. Ann Rheum Dis 39:241–247

Cruickshank B (1954) The arteritis of rheumatoid arthritis. Ann Rheum Dis 13:136–146

Dabbous MK, Yamanishi Y, Maeyens E, Hashimoto K, Hardison H (1974) Collagenolytic activity in rheumatoid nodules. Acta Derm Venereol (Stockh) 54:265–269

Davis JA, Cohen AH, Weisbart R, Paulus HE (1979) Glomerulonephritis in rheumatoid arthritis. Arthritis Rheum 22:1018–1023

Decker JL (1972) Extra-articular rheumatoid disease. In: Hollander JL, McCarty DJ (eds) Arthritis and allied conditions. Lea and Febiger, Philadelphia, pp 342–366

Deshmukh-Phadke K, Lawrence M, Nanda S (1978) Synthesis of collagenase and neutral proteases by articular chondrocytes: stimulation by a macrophage-derived factor. Biochem. Biophys. Res Comm 85:490–496

De Silva RTD, Grennan DM, Palmer DG (1980) Lymphatic obstruction in rheumatoid arthritis: a cause for upper limb oedema. Ann Rheum Dis 39:260–265

Dingle JT (1979) Recent studies on the control of joint damage: the contribution of the Strangeways Research Laboratory. Ann Rheum Dis 38:201–214

Dixon ASJ, Grant C (1964) Acute synovial rupture in rheumatoid arthritis. Lancet 1:742–745

Donde R, Permin H, Juhl F, Wiik A, Hansen NE, Andersen RB (1977) Immun deposits in the dermal-epidermal junction in rheumatoid arthritis. Scand J Rheumatol 6:57–61

Donner K, Zenger H, Mohr W (1981) Die operative Behandlung der Baker's cyst bei chronischen Polyarthritiden. Verh Dtsch Ges Rheumatol 7:574–578

Dreher R, Görnert C, Macholt U, Rohrbach B, Federlin K (1981) Klassifikation der synovitischen Reaktionstypen bei rheumatoider Arthritis aufgrund zellkinetisch-morphologischer Befunde bei der experimentellen Immunarthritis. Immun Infekt 9:204–212

Dryll A, Lansaman J, Peltier AP, Ryckewaert A (1980a) Vascularisation synoviale et inflammation. Rev Rhum 47:149–155

Dryll A, Lansaman J, Peltier AP, Ryckewaert A (1980b) Cellular junctions in normal and inflammatory human synovial membrane revealed by tannic acid and freeze fracture. Virchows Arch [Pathol Anat] 386:293–302

Duncan H, Villanueva AR, Mathews CH, Leisen JC, Parfitt AM (1981) Dynamics of bone destruction and repair in rheumatoid joints. Arthritis Rheum 24 [Suppl] S97 (Abstr 240)

Ehrlich GE, Peterson LT, Sokoloff L, Bunim JJ (1959) Pathogenesis of rupture of extensor tendons at the wrist in rheumatoid arthritis. Arthritis Rheum 2:332–346

Emmrich J, Geiler G (1980) Veränderungen an der Synovialmembran bei Frühfällen der Rheumatoiden Arthritis. II. Immunhistochemische und serologische Untersuchungen. Z Rheumatol 39:157–169
Fassbender HG (1975a) Pathologie und Pathogenese der Gefäßprozesse bei chronischer Polyarthritis. Med Welt 26:1123–1125
Fassbender HG (1975b) Pathologie rheumatischer Erkrankungen. Springer, Berlin Heidelberg New York
Fassbender HG (1976) Pathologie und Pathogenese der Gefäßprozesse bei chronischer Polyarthritis. Z Rheumatol [Suppl 4] 35:306–310
Fassbender HG (1980) Strukturelle Grundlagen und Pathomechanismen von Arthritis und Arthrose. Dtsch med Wochenschr 105:864–867
Fernandes L, Sullivan S, McFarlane IG, Wojcicka BM, Warnes TW, Eddleston ALWF, Hamilton EBD, Williams R (1979) Studies on the frequency and pathogenesis of liver involvement in rheumatoid arthritis. Ann Rheum Dis 38:501–506
Ferry AP (1969) The histopathology of rheumatoid episcleral nodules. Arch Ophthalmol 82:77–78
Francis MJO, Loudon M, Schorn D, Mowat AG (1978) Skin collagen in rheumatoid arthritis and osteoarthrosis. Clin Chim Acta 88:93–98
Gamp A, Schilling F (1966) Extraartikuläre Manifestationen der chronischen Polyarthritis am Bewegungsapparat: Sehnen-, Sehnenscheiden-, Schleimbeutelentzündung, subkutane Knoten. Z Rheumaforsch 25:42–56
Gardner DL (1972) The pathology of rheumatoid arthritis. Arnold, London
Geddes DM, Webley M, Emerson PA (1979) Airway obstruction in rheumatoid arthritis. Ann Rheum Dis 38:222–225
Geiler G, Emmrich J (1980) Veränderungen an der Synovialmembran bei Frühfällen der rheumatoiden Arthritis. I. Histologische Untersuchungen. Z Rheumatol 39:33–45
Gertzbein SD, Tait JH, Devlin SR, Argue S (1977) The antigenicity of chondrocytes. Immunology 33:141–145
Ghadially FN, Roy S (1967) Ultrastructure of synovial membrane in rheumatoid arthritis. Ann Rheum Dis 26:426–443
Golds EE, Lyons HE, Smith CA, Cooke TDV, Poole AR (1980) Stimulation of collagenase secretion from human adherent synovial cells and skin fibroblasts by supernatants of a mixed lymphocyte reaction. Arthritis Rheum 23:682–683
Greenbury CL, Skingle J (1979) Anti-cartilage antibody. J Clin Pathol 32:826–831
Grossman A, Martin JR, Root HS (1961) Rheumatoid arthritis of the crico-arytenoid joint. Laryngoscope 71:530–544
Gupta RC, Laforce FM, Mills DM (1976) Polymorphonuclear leukocyte inclusions and impaired bacterial killing in patients with Felty's syndrome. J Lab Clin Med 88:183–189
Gutmann L, Hable K (1963) Rheumatoid pachymeningitis. Neurology 13:901–905
Hadler NM, Spitznagel JK, Quinet RJ (1979) Lysosomal enzymes in inflammatory synovial effusions. J Immunol 123:572–577
Hadler NM, Johnson AM, Spitznagel JK, Quinet RJ (1981) Protease inhibitors in inflammatory synovial effusions. Ann Rheum Dis 40:55–59
Hanlon SM, Panayi GS, Laurent R (1980) Defective polymorphonuclear leucocyte chemotaxis in rheumatoid arthritis associated with a serum inhibitor. Ann Rheum Dis 39:68–74
Harris ED, Dibona DR, Krane SM (1970) Mechanisms of destruction of articular structures in rheumatoid arthritis. In: Immunpathology of inflammation. Excerpta Medica Congr Series 229:243–253
Harris ED, Glauert AM, Murley AHG (1977) Intracellular collagen fibers at the pannus-cartilage junction in rheumatoid arthritis. Arthritis Rheum 20:657–665
Harris ED, Parker HG, Radin EL, Krane SM (1972) Effects of proteolytic enzymes on structural and mechanical properties of cartilage. Arthritis Rheum 15:497–503
Hart FD (1969) Rheumatoid arthritis: extra-articular manifestations. Br Med J 3:131–136
Hartl PW (1981) Beteiligung der Muskulatur bei rheumatoider Arthritis. Verh Dtsch Ges Rheumatol 7:11–14
Harvey AR, Clarke BJ, Chui DHK, Kean WF (1982) New light on the anemia of rheumatoid disease. Arthritis Rheum [Suppl] 25:S124 (Abstr D22)
Harvey W, Nimni ME (1976) Macrophages and cartilage destruction. Lancet 2:202
Healey LA, Wilske KR, Sagebiel RW (1967) Rheumatoid nodules simulating basal-cell carcinoma. N Engl J Med 277:7–9

Henderson B, Glynn LE, Bitensky L, Chayen J (1981) Evidence for cell division in synoviocytes in acutely inflamed rabbit joints. Ann Rheum Dis 40:177–181

Herman JH, Khosla RC (1981) Lymphokine (LK) modulation of chondrocyte synthesis. Arthritis Rheum [Suppl] 24:S117 (Abstr 358)

Hofner W, Lobewein-Weinegg E, Thumb N (1974) Lungenveränderungen bei chronischer Polyarthritis und Lupus erythematodes disseminatus. Radiologe 14:501–505

Hogan MJ, Zimmerman LE (1962) Ophthalmic pathology. Saunders, Philadelphia London

Holzhauser P, Mohr W, Zacher J (1981) Die Tenosynovitis bei chronisch-entzündlichen Gelenkerkrankungen und ihre Folgen. Verh Dtsch Ges Rheumatol 7:583–585

Hull S, Mathews JA (1982) Pulmonary necrobiotic nodules as a presenting feature of rheumatoid arthritis. Ann Rheum Dis 41:21–24

Hunder GG, Emmerson L, Ivins JC (1965) Rheumatoid granulomatous lesion simulating malignancy in the head and neck of the femur. Mayo Clin Proc 40:766–770

Hurd ER (1979) Extraarticular manifestations of rheumatoid arthritis. Semin Arthritis Rheum 8:151–176

Inoue H, Isomäki AM, Oka M, Vainio K (1971) Scanning electron microscopic studies. Fibrocartilage degeneration in rheumatoid arthritis. Acta Rheumatol Scand 17:187–194

Ishikawa H, Ziff M (1976) Electron microscopic observations of immunoreactive cells in the rheumatoid synovial membrane. Arthritis Rheum 19:1–14

Ismael S, López-Ríos G, Mintz G (1982) Hearing is normal in rheumatoid arthritis (RA). Arthritis Rheum [Suppl] 25:S46 (Abstr 261)

Isomäki HA, Mutru O, Koota K (1975) Death rate and causes of death in patients with rheumatoid arthritis. Scand J Rheumatol 4:205–208

Jacobs JH, Hess EV, Beswick IP (1957) Rheumatoid arthritis presenting as tenosynovitis. J Bone Joint Surg 39B:288–292

Jasin HE, Dingle JT (1981a) Human mononuclear cell factors mediate cartilage matrix degradation through chondrocyte activation. Arthritis Rheum [Suppl] 24:S106 (Abstr 291)

Jasin HE, Dingle JT (1981b) Cartilage matrix degradation by human mononuclear cell factors. Clin Res 29:584A

Jayson MIV (1976) Rheumatoid scleritis. In: Eberl R, Rosenthal M (eds) Organic manifestations and complications in rheumatoid arthritis. Schattauer, Stuttgart New York, pp 269–281

Jessner M (1926) Über syphilitische juxtaartikuläre Knotenbildungen. Arch Derm Syph 152:132–157

John V, Stirling AJ, Matthews HR (1978) Rheumatoid stricture of oesophagus. Br Med J 1:479

Jones P, Jayson MIV (1973) Rheumatoid scleritis: a long-term follow up. Proc Roy Soc Med 66:1161–1163

Kellgren JH, Ball J (1950) Tendon lesions in rheumatoid arthritis. Ann Rheum Dis 9:48–65

Kennedy AC, Smith DA, Anton HC, Buchanan WW (1975) Generalised and localised bone loss in patients with rheumatoid arthritis. Scand J Rheumatol 4:209–215

Kimura C, Vainio K (1975) The pattern of meniscus damage in rheumatoid arthritis. Arch Orthop Unfallchir 83:145–151

Kimura H, Tateishi H, Ziff M (1977) Surface ultrastructure of rheumatoid articular cartilage. Arthritis Rheum 20:1085–1098

Kobayashi I, Ziff M (1975) Electron microscopic studies of the cartilage-pannus junction in rheumatoid arthritis. Arthritis Rheum 18:475–483

König I, Swoboda W (1976) Die sogenannten „pseudorheumatischen" Knötchen im Kindesalter. Paediatr Paedol 11:118–123

Konttinen YS, Reitamo S, Ranki A, Häyry P, Kankaanpää U, Wegelius O (1981) Characterization of the immunocompetent cells of rheumatoid synovium from tissue sections and eluates. Arthritis Rheum 24:71–79

Krane SM (1975) Collagenase production by human synovial tissues. Ann NY Acad Sci 256:289–303

Kulka JP, Bocking D, Ropes MW, Bauer W (1955) Early joint lesions of rheumatoid arthritis. Arch Pathol 59:129–155

Lawson AAH, Owen ET, Mowat AG (1967) Nature of anaemia in rheumatoid arthritis. Ann Rheum Dis 26:552–559

Lazarus GS, Brown RS, Daniels JR, Fullmer HM (1968) Human granulocyte collagenase. Science 159:1483–1485

Lebowitz WB (1963) The heart in rheumatoid arthritis. Ann Intern Med 58:102–123

Leder LD (1967) Der Blutmonozyt. Springer, Berlin Heidelberg New York

Lindner J (1982) Gelenkdestruktion bei Polyarthritis: Einleitung zur Morphologie, unter besonderer Berücksichtigung des entzündlichen Grundprozesses bis zur Fibrose. In: Otte P (Hrsg) Gelenkdestruktion bei Polyarthritis. Darmstadt, Steinkopff, S 114–123

Lotke PA, Ecker ML, Berkowitz H, Alavi A (1982) Deep venous thrombus following total knee surgery. Is treatment indicated? Arthritis Rheum [Suppl] 25:S9 (Abstr 39)

Magyar E, Talerman A, Wouters HW (1973) Histological abnormalities in the muscle spindles in rheumatoid arthritis. Ann Rheum Dis 32:143–150

Magyar E, Talerman A, Fehér M, Wouters HW (1974a) Plasma cell myositis in rheumatoid arthritis. Acta Med Acad Sci Hung 31:95–98

Magyar E, Talerman A, Fehér M, Wouters HW (1974b) The pathogenesis of the subchondral pseudocysts in rheumatoid arthritis. Clin Orthop 100:341–344

McFarland GB, Hoffer MM (1968) Rheumatoid nodules in synovial membranes and tendons. Clin Orthop 58:165–170

Menninger H, Mohr W (1981) Neutrophile Granulozyten und ihre Enzyme bei der entzündlich-rheumatischen Knorpeldestruktion. Therapiewoche 31:2134–2148

Menninger H, Putzier R, Mohr W, Wessinghage D, Tillmann K (1980) Granulocyte elastase at the sites of cartilage erosion by rheumatoid synovial tissue. Z Rheumatol 39:145–156

Mesara BW, Brody GL, Oberman HA (1966) „Pseudorheumatoid" subcutaneous nodules. Am J Clin Pathol 45:684–691

Mills K (1970) Pathology of the knee joint in rheumatoid arthritis. J Bone Joint Surg 52B:746–756

Mills PR, MacSween RNM, Dick WC, More IA, Watkinson G (1980) Liver disease in rheumatoid arthritis. Scott Med J 25:18–22

Mitchell N, Shepard N (1970) The ultrastructure of articular cartilage in rheumatoid arthritis. J Bone Joint Surg 52A:1405–1423

Mohr W (1976) Amyloid deposits in the periarticular tissue. Z Rheumatol 35:412–417

Mohr W (1978) Zur klinischen Aussage histologischer Untersuchungsverfahren bei rheumatischen Krankheiten. Therapiewoche 28:5848–5864

Mohr W (1980a) Zellreaktionen bei chronischer Polyarthritis. In: Wessinghage D (Hrsg) Chronisch-entzündliche Gelenkerkrankungen. MMW Medizin Verlag GmbH, München, S 9–28

Mohr W (1980b) Zur Pathogenese der entzündlichen Knorpelzerstörung bei der chronischen Polyarthritis. Dtsch Med Wochenschr 105:868–872

Mohr W (1982) Morphologie der Knorpeldestruktion bei der chronischen Polyarthritis. In: Otte P (Hrsg) Gelenkdestruktion bei Polyarthritis. Darmstadt, Steinkopff, S 126–138

Mohr W, Menninger H (1980) Polymorphonuclear granulocytes at the pannus-cartilage junction in rheumatoid arthritis. Arthritis Rheum 23:1413–1414

Mohr W, Wessinghage D (1978) The relationship between polymorphonuclear granulocytes and cartilage destruction in rheumatoid arthritis. Z Rheumatol 37:81–86

Mohr W, Wild A (1977a) The proliferation of chondrocytes and pannus in adjuvant arthritis. Virchows Archiv [Cell Pathol] 25:1–16

Mohr W, Wild A (1977b) Autoradiographische Untersuchungen zur Pannusentwicklung bei der Adjuvansarthritis der Ratte. Wien Klin Wochenschr 89:756–765

Mohr W, Wild A (1982) Der Ablauf der Knorpeldestruktion bei einer experimentellen Arthritis (Adjuvansarthritis der Ratte). In: Otte P (Hrsg) Gelenkdestruktion bei Polyarthritis. Darmstadt, Steinkopff, S 22–32

Mohr W, Wild A, Paulini K (1975a) Proliferation of synovial tissue cells in rats with adjuvant disease. Pathol Microbiol 43:1–9

Mohr W, Beneke G, Mohing W (1975b) Proliferation of synovial lining cells and fibroblasts. Ann Rheum Dis 34:219–224

Mohr W, Wild A, Wolf HP (1978) Incorporation of ^{3}H-proline into hyaline articular cartilage. Virchows Archiv [Cell Pathol] 28:1–12

Mohr W, Menninger H, Putzier R (1979) Morphologische Hinweise für die Beteiligung neutrophiler Granulozyten an der rheumatischen Knorpeldestruktion. Bull Schweiz Akad Med Wiss 35:443–451

Mohr W, Wessinghage D, Köhler G (1980a) Neutrophile Granulozyten bei der rheumatischen Gewebsdestruktion. I. Lichtmikroskopischer Nachweis neutrophiler Granulozyten in Rheumaknoten. Z Rheumatol 39:322–330

Mohr W, Endres-Klein R, Blell B (1980b) Neutrophile Granulozyten bei der rheumatischen Gewebsdestruktion. Med Welt 31:1618–1624

Mohr W, Wessinghage D, Putzier R, Menninger H (1980c) Corpora oryzoidea (Reiskörperchen). Aktuel Rheumatol 5:207–216
Mohr W, Wild A, Wolf HP (1980d) Untersuchungen zur Pathogenese der entzündlichen Knorpelzerstörung bei der Adjuvansarthritis der Ratte. Z Rheumatol 39:212–222
Mohr W, Köhler G, Wessinghage D (1981a) Polymorphonuclear granulocytes in rheumatic tissue destruction. II. Demonstration of PMN's in rheumatoid nodules by electron microscopy. Rheumatol Int 1:21–28
Mohr W, Menninger H, Köhler G, Wessinghage D (1981b) Neutrophile Granulozyten in den Nekrosen von Rheumaknoten. Verh Dtsch Ges Rheumatol 7:472–474
Mohr W, Westerhellweg H, Wessinghage D (1981c) Neutrophile Granulozyten bei der rheumatischen Gewebsdestruktion. IV. Die Häufigkeit neutrophiler Granulozyten an der Pannus-Knorpel-Grenze. Aktuel Rheumatol 6:54–58
Mohr W, Westerhellweg H, Wessinghage D (1981d) Polymorphonuclear granulocytes in rheumatic tissue destruction. III. An electron microscopic study of PMN's at the pannus-cartilage junction in rheumatoid arthritis. Ann Rheum Dis 40:396–399
Mohr W, Wild A, Wolf HP (1981e) Role of polymorphs in inflammatory cartilage destruction in adjuvant arthritis of the rat. Ann Rheum Dis 40:171–176
Mohr W, Danger J, Köhler G, Kirkpatrick J (1981f) Proliferation of synovial tissue cells in rheumatoid arthritis. Rev Rhum Numéro spécial, Juin 1981, Abstr 358
Mongan ES, Cass RM, Jacox RF, Vaughan JH (1969) A study of the relation of seronegative and seropositive rheumatoid arthritis to each other and to necrotizing vasculitis. Am J Med 47:23–35
Moore CP, Willkens RF (1977) The subcutaneous nodule: Its significance in the diagnosis of rheumatic disease. Semin Arthritis Rheum 7:63–79
Muirden KD (1970) Lymph node iron in rheumatoid arthritis. Ann Rheum Dis 29:81–88
Muirden KD, Rogers K (1978) Electron microscopy and synovial pathology. Aust NZ J Med [Suppl 1] 8:20–24
Nalebuff EA, Potter TA (1968) Rheumatoid involvement of tendon and tendon sheaths in the hand. Clin Orthop 59:147–159
Norton WL, Ziff M (1966) Electron microscopic observations on the rheumatoid synovial membrane. Arthritis Rheum 9:589–610
Nosanchuk JS, Naylor B (1968) A unique cytologic picture in pleural fluid from patients with rheumatoid arthritis. Am J Clin Pathol 50:330–335
Nosanchuk JS, Schnitzer B (1969) Follicular hyperplasia in lymph nodes from patients with rheumatoid arthritis. Cancer 24:343–354
Nykänen P, Helve T, Kankaanpää U, Larsen A (1978) Characterization of the DNA-synthesizing cells in rheumatoid synovial tissue. Scand J Rheumatol 7:118–122
Ohno O, Cooke TD (1978) Electron microscopic morphology of immunoglobulin aggregates and their interactions in rheumatoid articular collagenous tissues. Arthritis Rheum 21:516–527
Otte P (1982) Vorwort. In: Otte P (Hrsg) Gelenkdestruktion bei Polyarthritis. Darmstadt, Steinkopff, S V–VI
Otto W, Klugmann H-J, Geiler G (1976) Liver affection in rheumatoid arthritis. In: Eberl R, Rosenthal M (eds) Organic manifestations and complications in rheumatoid arthritis. Schattauer, Stuttgart New York, pp 171–173
Palmer DG (1969) Synovial cysts in rheumatoid arthritis. Ann Intern Med 70:61–68
Panagides J, Landes MJ, Sloboda AE (1978) Breakdown of articular cartilage proteoglycans by arthritic synovium in vitro. Fed Proc 37:642 (Abstr)
Panayi GS (1979) Pathogenesis of rheumatoid arthritis. Eur J Rheum Inflamm 2:265–271
Pena M, Lizarazo H, Farias P (1982) Aseptic necrosis of bone in rheumatoid arthritis. Arthritis Rheum [Suppl] 25:S114 (Abstr C54)
Pforr H (1973) Häufigkeit und Lokalisation der Rheumaknoten bei progressiv chronischer Polyarthritis. Beitr Rheumatol 20:49–55
Pinals RS (1972) Traumatic arthritis and allied conditions. In: Hollander JL, McCarty DJ (eds) Arthritis and allied conditions. Lea and Febiger, Philadelphia, pp 1391–1410
Postlethwaite AE, Kang AH (1976) Collagen- and collagen peptide-induced chemotaxis of human blood monocytes. J Exp Med 143:1299–1307
Postlethwaite AE, Kang AH (1981) Induction of fibroblast proliferation by human lymphokines. Clin Res 29:559A (Abstr)

Potter TA, Kuhns JG (1958) Rheumatoid tenosynovitis. J Bone Joint Surg 40A:1230–1235
Pournaras J, Gibson AAM (1971) „Pseudorheumatoid" nodules in children. J Bone Joint Surg 53B:724–728
Püschel W (1972) Sektionsstatistische Untersuchungen bei der Rheumatoid-Arthritis. Dtsch Gesundh-Wesen 27:754–756
Rask MR (1978) Achilles tendon rupture owing to rheumatoid disease. JAMA 239:435–436
Rau R (1976) The liver in rheumatoid arthritis. In: Eberl R, Rosenthal M (eds) Organic manifestations and complications in rheumatoid arthritis. Schattauer, Stuttgart New York, pp 155–169
Rauschning W (1979) Zur Pseudovenenthrombose des Unterschenkels nach Ruptur von Poplitealzysten bei rheumatoider Arthritis. Z Rheumatol 38:428–433
Rich AM, Pearlstein A, Weissmann G, Hoffstein ST (1981) Cartilage proteoglycans inhibit fibronectin-mediated adhesion. Nature 293:224–226
Ridge SC, Oronsky AL, Kerwar SS (1980) Induction of the synthesis of latent collagenase and latent neutral protease in chondrocytes by a factor synthesized by activated macrophages. Arthritis Rheum 23:448–454
Roberts WC, Kehoe JA, Carpenter DF, Golden A (1968) Cardiac valvular lesions in rheumatoid arthritis. Arch Intern Med 122:141–146
Robertson MDJ, Hart FD, White WF, Nuki G, Boardman PL (1968) Rheumatoid lymphadenopathy. Ann Rheum Dis 27:253–260
Robinson DR, Tashjian AH, Levine L (1975) Prostaglandin-induced bone resorption by rheumatoid synovia. Trans Assoc Am Physicians 88:146–160
Rose GG, Robertson PB (1977) Collagenolysis by human gingival fibroblast cell lines. J Dent Res 56:416–424
Rüttner JR, Spycher MA, Velvart M, Fehr K (1980) Morphologische Untersuchungen zur Frage der reparativen Funktion von Pannusgewebe bei der experimentellen Kaninchenarthritis. Z Rheumatol 39:205–211
Rüttner JR, Spycher MA, Velvart M, Fehr K (1982) Morphologie der Knorpeldestruktion bei experimentellen Kaninchenarthritis. In: Otte P (Hrsg) Gelenkdestruktion bei Polyarthritis. Steinkopff, Darmstadt, S 139–144
Rupp E, Poole AR, Esdaile J, Strawczynski H (1981) Antibodies to cartilage proteoglycan in arthritis. Arthritis Rheum [Suppl] 24:S110 (Abstr 315)
Sandy JD, Lowther DA, Brown HLG (1980) Antigen-induced arthritis. Arthritis Rheum 23:433–447
Schachenmayr W, Friede RL (1978) Dural involvement in rheumatoid arthritis. Acta Neuropathol 42:65–66
Schilling F (1980) Die extra-artikulären Synovialitiden der chronischen Polyarthritis: Rheumatoide Tenosynovitis und Bursitis. Verh Dtsch Ges Rheumatol 6:10–13
Schumacher HR (1975) Synovial membrane and fluid morphologic alterations in early rheumatoid arthritis: microvascular injury and virus like particles. Ann NY Acad Sci 256:39–64
Schumacher HR, Kitridou RC (1972) Synovitis of recent onset. Arthritis Rheum 15:465–485
Shiozawa S, Jasin HE, Ziff M (1980a) Absence of immunoglobulins in articular cartilage underlying rheumatoid pannus. Arthritis Rheum 23:746–747
Shiozawa S, Jasin HE, Ziff M (1980b) Absence of immunoglobulins in rheumatoid cartilage-pannus junction. Arthritis Rheum 23:816–821
Simmling-Annefeld M, Fassbender HG (1979) Transformation of the capillary wall elements in synovial tissue in rheumatoid arthritis. Z Rheumatol 38:153–162
Simons FER, Schaller JG (1975) Benign rheumatoid nodules. Pediatrics 56:29–33
Simpson DM, Ross R (1972) The neutrophilic leukocyte in wound repair. J Clin Invest 51:2009–2023
Sokoloff L, Bunim JJ (1957) Vascular lesions in rheumatoid arthritis. J Chronic Dis 5:668–687
Soren A, Waugh TR (1981) The giant cells in the synovial membrane. Ann Rheum Dis 40:496–500
Steinberg CL (1975) Rheumatoid lung disease. NY State J Med 75:854–858
Steiner G, Chason JL (1948) Differential diagnosis of rheumatoid arthritis by biopsy of muscle. Am J Clin Pathol 18:931–939
Steiner G, Freund HA, Leichtentritt B, Maun ME (1946) Lesions of skeletal muscles in rheumatoid nodular polymyositis. Am J Pathol 27:103–145
Straub LR, Wilson EH (1956) Spontaneous rupture of extensor tendons in the hand associated with rheumatoid arthritis. J Bone Joint Surg 38A:1208–1217
Sturrock RD, Cowden EA, Howie E, Grennan DM, Watson-Buchanan W (1975) The forgotten nodule: complications of sacral nodules in rheumatoid arthritis. Br Med J 4:92–93

Taplits MS, Crissman JD, Herman JH (1979) Histological assessment of lymphokine-mediated suppression of chondrocyte glycosaminoglycan synthesis. Arthritis Rheum 22:66–70
Tausch G, Siegmeth W, Eberl R (1975) Generalisierte sekundäre Amyloidose bei chronischer Polyarthritis. Wien Klin Wochenschr 87:521–524
Tschorzewski H, Warno O, Szram S, Szumega A, Niedworok J, Andrzejewski W, Sulowska Z (1976) The effect of lysosomal proteins of granulocytes and macrophages on healing of surgical wounds in guinea pigs. Acta Med Pol 17:41–54
Tserkezoglou A, Metakidis S, Papastamatiou-Tsimara H, Zoitopoulus M (1978) Solitary rheumatoid nodule of the pleura and rheumatoid pleural effusion. Thorax 33:769–772
Uehlinger E (1974) Skelettveränderungen bei entzündlich-rheumatischen Erkrankungen vom pathologisch-anatomischen Standpunkt. Verh Dtsch Ges Rheumatol 3:157–162
Ugai K, Ziff M, Jasin HE (1979) Interactions of polymorphonuclear leukocytes with immune complexes trapped in joint collagenous tissues. Arthritis Rheum 22:353–364
Vaes G, Hauser P, Huybrecht-Godin G, Peeters-Joris C (1977) Cartilage degradation by macrophages, fibroblasts, and synovial cells in culture. An in vitro model suitable for studies on rheumatoid arthritis. In: Willoughby DA, Giroud JP, Velo GP (eds) Perspectives in inflammation. MTP Press Ltd, Lancaster Engl, pp 115–126
Van Boxel JA, Paget SA (1975) Predominantly T-cell infiltrate in rheumatoid synovial membranes. N Engl J Med 293:517–520
Vapra A, Pokk L (1979) Analyse der Todesursachen bei Rheumatoid-Arthritis-Kranken. Z Gesamte Inn Med 34:262–264
Velvart M, Fehr K, Baici A, Sommermeyer G, Knöpfel M, Cancer M, Salgam P, Böni A (1981) Degradation in vivo of articular cartilage in rheumatoid arthritis by leucocyte elastase from polymorphonuclear leucocytes. Rheumatol Int 1:121–130
Wagenhäuser J, Aufdermaur M, Fassbender HG, Fehr K, Gschwend N, Mohr W, Uehlinger E, Zeitlhofer J (1978) Rundtischgespräch: „Bioptisch-histologische Befunde in der klinischen Diagnostik (Hypothese und gesichertes Wissen)". Verh Dtsch Ges Rheumatol 5:236–253
Wahl LM, Wahl SM, Mergenhagen SE, Martin GE (1975) Collagenase production by lymphokine-activated macrophages. Science 187:261–263
Walek H, Fritze W, Kolarz G (1980) Über die mögliche Beteiligung des Gehörorgans bei rheumatoider Arthritis. Z Rheumatol 39:91–94
Walker WC, Wright V (1969) Diffuse interstitial pulmonary fibrosis and rheumatoid arthritis. Ann Rheum Dis 28:252–259
Webb J, Payne WH (1972) Rheumatoid nodules of the vocal folds. Ann Rheum Dis 31:122–125
Wegelius O, Klockars M, Vainio K (1970) Content of fibrocartilagenolytic enzymes and viscosity of homogenates of joint menisci in rheumatoid arthritis. Scand J Clin Lab Invest 25:41–45
Weissmann G (1974) The mediation of rheumatoid inflammation by lysosomes. Adv Clin Pharmacol 6:51–63
Weller RO, Bruckner FE, Chamberlain A (1970) Rheumatoid neuropathy: a histological and electrophysiological study. J Neurol Neurosurg Psychiatry 33:592–604
Wessinghage D, Mohr W, Zacher J (1981) Makroskopische und mikroskopische Untersuchungsergebnisse bei rheumatischen Tenosynovitiden. Akt Rheumatol 6:31–32
Wild A, Mohr W, Wolf HP (1981) Untersuchungen an ^{3}H-Prolin-vormarkiertem Knorpel bei der Adjuvansarthritis der Ratte. Verh Dtsch Ges Rheumatol 7:469–471
Wilson JT, Sokoloff L (1970) Epidermoid cysts simulating rheumatoid nodules in the olecranon region. JAMA 214:593–595
Wirostko E, Johnson LA (1970) Cytology of inflamed aqueous humor in patients with rheumatoid arthritis. Am J Clin Pathol 54:369–373
Wolman L, Darke CS, Young A (1965) The larynx in rheumatoid arthritis. J Laryngol Otol 79:403–434
Woolley DE, Crossley MJ, Evanson JM (1977) Collagenase at sites of cartilage erosion in the rheumatoid joint. Arthritis Rheum 20:1231–1239
Wright V (1976) Rheumatoid lung disease. In: Eberl R, Rosenthal M (eds) Organic manifestations and complications in rheumatoid arthritis. Schattauer, Stuttgart New York, pp 192–203
Wróblewski R, Gremski W, Nordemar R, Edström L (1978) Electron probe X-ray microanalysis of human skeletal muscle involved in rheumatoid arthritis. Histochemistry 57:1–8
Wyllie JC, Haust MD, More RH (1966) The fine structure of synovial lining cells in rheumatoid arthritis. Lab Invest 15:519–529

f) Klinik

Von

F. Rainer und W. Siegmeth

Mit 11 Abbildungen und 21 Tabellen

1. Allgemeine Charakteristik und diagnostische Kriterien

Man ist immer wieder erstaunt, wie mannigfaltig sich die c.P. manifestieren kann; im klassischen Fall zeigen sich die ersten artikulären Symptome an den Fingergrund- und/oder Mittelgelenken des 2. und 3. Fingers bzw. auch an den Zehengrundgelenken zwei bis fünf, wobei in $^3/_4$ der Fälle schon zu Beginn ein bilateral symmetrischer Befall zu beobachten ist. Mit Fortschreiten der Krankheit werden von peripher nach zentral auch die mittleren und großen Gelenke betroffen. Auch diese typische Verlaufsform besitzt noch jeweils gewisse individuelle Eigenarten. Diese Vielfalt in der klassischen Erscheinungsform dieses Krankheitsbildes betrifft dabei nicht nur den Schweregrad der Erkrankung – von kaum faßbarer Symptomatik bis zur in kürzester Zeit zur vollständigen Invalidität führenden Manifestation – sondern die außergewöhnliche Streubreite zeigt sich auch beim Krankheitsbeginn, beim Erstbefall der Gelenke, beim weiteren Verlauf, beim Fehlen bzw. Auftreten unterschiedlicher extraartikulärer Symptome und schlußendlich auch beim Ansprechen auf die jeweilige Therapie. Die chronische Polyarthritis zeigt sowohl von Fall zu Fall, als auch beim gleichen Patienten zu verschiedenen Zeitpunkten der Erkrankung klinisch oft stark unterschiedliche Bilder, demzufolge ist ein erhobener Befund immer nur eine Momentanaufnahme eines meistens sehr wechselvollen Krankheitsverlaufes (Mathies 1977).

Im Rahmen dieses schubweisen Verlaufes kommt es zur irreversiblen Zerstörung von hyalinem Knorpel, Sehnen, Menisken und Knochen mit Ausbildung von charakteristischen Fehlstellungen – bis zur Versteifung in oft typischer Art – verbunden mit ausgeprägten Funktionseinbußen. Es ist dann bei voll entwickeltem Krankheitsbild und entsprechendem Ausfall der serologischen Parameter die Diagnose leicht zu stellen.

Beträchtliche Schwierigkeiten können sich aber im Frühstadium ergeben, da viele Variationsmöglichkeiten sowohl hinsichtlich des Krankheitsbeginnes als auch des Verlaufes bestehen.

Diese unterschiedlich ausgeprägten Abweichungen von der klassischen Verlaufsform spielen zwar zahlenmäßig keine wesentliche Rolle, ihre Bedeutung liegt jedoch vielmehr in der diagnostischen bzw. differentialdiagnostischen Abklärung.

Folgende „atypische Symptome" erschweren die Frühdiagnose oder lenken nach Ott u. Schmidt (1976) auf eine falsche Spur:
1. Beginn erst im höheren Lebensalter (16% über 40 Jahre)
2. Beginn nur an großen Gelenken (mindestens bei 20%)
3. Monoartikulärer Beginn (mindestens bei 15%)
4. Einseitiger „asymmetrischer" Beginn (bei ca. 30%)
5. Akuter, eventuell sogar fieberhafter Beginn (bei ca. 20%)
6. Beginn mit Wirbelsäulenbeschwerden (bei ca. 10%)
7. Hautrötung über befallenen Gelenken (bei ca. 10%).

Tabelle 1. Diagnostische Kriterien für die chronische Polyarthritis ARA, REVISION 1958 (Symptome 1–11) und CIOMS 1963 (Symptome 1–8)

1. Morgendliche Steifheit
2. Bewegungs- oder Druckschmerz: mindestens 1 Gelenk (ärztlich festgestellt)
3. Weichteilschwellung und/oder Erguß (nicht nur Knochenverdickung): mindestens 1 Gelenk (ärztlich festgestellt)
4. Schwellung mindestens eines weiteren Gelenkes. Freies Intervall max. 3 Monate (ärztlich festgestellt)
5. Bilateral-symmetrische Gelenksschwellung (nicht Fingerendgelenke; im Bereich der Finger-Mittel- und Grundgelenke und der Zehen-Grundgelenke wird keine absolute Symmetrie verlangt). Dauer der Symptome 1–5 mindestens 6 Wochen
6. Subkutane Knoten über Knochenvorsprüngen, Streckmuskeln oder juxta-artikulär (ärztlich festgestellt)
7. Typische Röntgenbefunde, mindestens gelenknahe Osteoporose
8. Positiver Rheumafaktortest mit einer bei normalen Kontrollen max. 5% positiv reagierenden Methode
9. Synovialflüssigkeit; schwaches Muzin-Präzipitat
10. Charakteristische histologische Veränderungen der Synovialmembran; mindestens drei der folgenden Kriterien
    a) starke Zellenbildung
    b) Proliferation der oberflächlichen Synovialzellen, die sich oft palisadenartig anordnen
    c) deutliche Infiltration mit chronischen Entzündungszellen (Lymphozyten und Plasmazellen) mit einer Tendenz zur Bildung von Lymphfollikeln
    d) Ablagerung von Fibren, entweder an der Oberfläche oder im Interstitium
    e) herdförmige Zellnekrosen im Interstitium
11. Charakteristische histologische Veränderungen in subkutanen Knoten

Diagnostische Probleme ergeben sich einerseits durch das Fehlen eines für die c.P. spezifischen Laborbefundes, andererseits existiert auch kein die Erkrankung beweisendes klinisches Einzelsymptom. Eine sichere Diagnose ergibt erst das Vorliegen verschiedener klinischer und später auch röntgenologischer Befunde sowie entsprechender Ergebnisse von Laboruntersuchungen. Es wurden daher zuerst von der American Rheumatism Association (ARA) diagnostische Kriterien zusammengestellt, die berücksichtigen, daß nur das Vorliegen von Symptomkonstellationen die Diagnose ermöglicht; zudem ist dadurch auch eine Standardisierung der Diagnose möglich (Tabelle 1).

Für die Diagnose „klassische c.P." wird der Nachweis von 7 Kriterien verlangt und bei den Kriterien 1–5 müssen die Symptome und Befunde ununterbrochen für mindestens sechs Wochen bestanden haben. Eine „sichere" oder „eindeutige" c.P. liegt dann vor, wenn 5 der angeführten Kriterien positiv sind; auch hier müssen die Kriterien 1–5 ununterbrochen während der Dauer von mindestens sechs Wochen bestanden haben. Für die Diagnose „wahrscheinliche" c.P. müssen 3 der angeführten Kriterien positiv sein, und die Dauer der Gelenkssymptome muß mindestens sechs Wochen betragen.

Weiters zählt die ARA noch eine Reihe von Kriterien auf, deren Nachweis die Diagnose c.P. ausschließt (Tabelle 2).

Durch diese Standardisierung ist eine internationale Verständigung möglich und auch eine Vergleichbarkeit bei wissenschaftlichen Arbeiten. Aber auch diese Kriterien sind mit einem gewissen Unsicherheitsfaktor verbunden. Die ersten 3 Kriterien sind z.B. sehr empfindlich, aber wenig spezifisch.

So konnten STEVENS et al. (1979) in einer Studie zeigen, daß von 26 Patienten, die zu Beginn der Erkrankung 5 klinische Kriterien erfüllten und somit der Diagnose sichere c.P. zugeordnet werden konnten, nach drei Jahren diese Dia-

Tabelle 2. Chronische Polyarthritis: Ausschlußliste (ARA, Revision 1958)

1. Typisches Exanthem des Lupus erythematodes disseminatus (LED)
2. Hohe Konzentration von LE-Zellen im Blut
3. Histologischer Nachweis der Periarteriitis nodosa
4. Schwäche der Nacken-, Rumpf- und Rachenmuskulatur bei Dermatomyositis
5. Sichere generalisierte Sklerodermie (nicht nur auf die Finger beschränkt)
6. Charakteristisches klinisches Bild eines rheumatischen Fiebers mit flüchtigen Gelenkserscheinungen und Zeichen einer Endocarditis
7. Charakteristisches Bild einer Gicht mit akuten Schüben mit Schwellung, Rötung und Schmerz in einem oder mehreren Gelenken, besonders wenn auf Kolchizin Besserung erfolgt
8. Tophi
9. Mikrobiell verursachte Arthritis
10. Bakteriologisch oder histologisch nachgewiesene Gelenkstuberkulose
11. Reiter-Syndrom (Urethritis, Konjunktivitis und Arthritis; akut und meist wechselnde Gelenksbeteiligung)
12. Charakteristisches Bild eines Schulter-Hand-Syndroms
13. Charakteristisches Bild einer Osteoarthropathie hypertrophiante pneumonique
14. Neurogene Arthropathie
15. Alkaptonurie
16. Nachgewiesene Sarkoidose
17. Multiples Myelom
18. Erythema nodosum
19. Myeloische oder lymphatische Leukämie
20. Agammaglobulinämie

gnose nur noch bei 18 Patienten bestätigt wurde, und bei der Diagnose wahrscheinliche c.P. konnte diese nur bei 4 von ursprünglich 28 Patienten bestätigt werden.

Nach MATHIES (1973) ist die rheumatologische Diagnostik eine Bausteindiagnostik, da es kaum einen Befund gibt, der für sich allein die Diagnose beweisen würde. Erst eine Anzahl von zusammenpassenden Bauteilen ermöglicht das diagnostische Gebäude. Nach den Studien der Arbeitsgemeinschaft „Früherkennung rheumatischer Erkrankungen" sind diagnosesichernde Symptomkombinationen unter der Voraussetzung, daß keine Ausschlußsymptome vorhanden sind:
1. Schmerz und Schwellung eines oder mehrerer Gelenke + Morgensteifigkeit + Tenosynovitis
2. Schmerz und Schwellung mehrerer Gelenke mit symmetrischem Befall + Morgensteifigkeit
3. Schmerz mehrerer Gelenke mit symmetrischem Befall + Morgensteifigkeit + positiver Rheumafaktor
4. Schmerz mehrerer Gelenke mit symmetrischem Befall + Rheumaknoten + positiver Rheumafaktor + typischer Röntgenbefund
5. Schmerz mehrerer Gelenke mit symmetrischem Befall + Rheumaknoten + typischer Röntgenbefund + histologischer Befund.

Die Diagnose c.P. muß aber vorerst in Frage gestellt werden, wenn die in Tabelle 3 angeführten anamnestischen Daten und Befunde erhoben werden können und diese in zeitlichem Zusammenhang mit der Gelenkerkrankung stehen. Weiters können aus dieser Tabelle wertvolle Hinweise für das weitere diagnostische Vorgehen entnommen werden.

SCHILLING (1973) stellt den ARA-Kriterien seine „logische Kriterienkette" gegenüber. Dabei gelangt er im Sinne diagnostischer Entscheidungsschritte von der Synovitis bis zur chronischen Polyarthritis (Tabelle 4). In der Waagrechten

Tabelle 3. Anamnestische Angaben und erhobene Befunde, die bei zunächst angenommener chronischer Polyarthritis differentialdiagnostische Erwägungen erfordern (nach MATHIES 1977):

Magen-Darm

Durchfallserkrankungen: Morbus Reiter, Colitis ulcerosa-Arthritis, Enterocolitis regionalis-Arthritis (Arthritis bei Morbus Crohn), Morbus Whipple, symptomatische Arthritis bei Infektion mit Enteroviren (z.B. Coxsackie)

Herz und Gefäße

Karditis, Kardiopathie: Streptokokkenrheumatismus (Rheumatisches Fieber), Kollagenosen (Lupus erythematodes, Sklerodermie), symptomatische Arthritis bei Coxsackie-Infektion
Arterielle Durchblutungsstörung: Panarteriitis (nodosa), chronische Polyarthritis mit Vaskulitis (bes. Neuritiden)
Raynaud-Symptomatik: Alle Kollagenosen, bes. Sklerodermie

Atmungsorgane

Lungenfibrose: Kollagenosen (bes. Lupus erythematodes, Sklerodermie)
Pleuritis: Lupus erythematodes
Lungeninfarkt: Panarteriitis (nodosa)
„Atembeklemmung": Spondylitis ankylosans

Leber, Milz, Lymphknoten

Vergrößerung: Morbus Felty, Kollagenosen, Manifestation anderer Grunderkrankungen (bes. Leukämie) am Bewegungsapparat

Niere und abführende Harnwege

Urethritis: Morbus Reiter, Gonorrhoe-Arthritis (symptomatisch oder bakteriell-metastatisch)
Nierenkoliken: Arthritis urica, Lupus erythematodes
Interstitielle Nephritis: Lupus erythematodes, Amyloidose (bei chronischer Polyarthritis)

Augen

Conjunctivitis: Morbus Reiter
Iridocyclitis: Spondylitis ankylosans (Spondylitis ankylosans mit peripherer Arthritis)
Trockenheit der Augen (und des Mundes): Sjögren-Syndrom bei Kollagenosen

Haut

Psoriasis: Arthritis psoriatica
Hautallergie ⎫
Exantheme ⎬ Lupus erythematodes
Haarausfall ⎭
Erythema nodosum: Sarkoid-Arthritis, symptomatische Arthritis infektiöser Ursache (z.B. Tuberkulose, Streptokokkeninfektion, Gonorrhoe, Lues, Pilzinfektion), bei Colitis ulcerosa-Arthritis, Enterocolitis regionalis-Arthritis und durch Fremdallergene (z.B. Penicillin, Sulfathiazol, Salicylate, Jodid, Bromide)

Laborbefunde

BKS > 100 mm 1. Std.: symptomatische paraneoplastische Arthritis Leukopenie, Thrombopenie, hochgradige Leukozytose und auffälliges Differentialblutbild: Leukämie
Harnsäureerhöhung > 8 mg%: Arthritis urica
Eiweiß im Urin und Erythrozyturie: Lupus erythematodes, Urat-Nephropathie
Transaminasen-Erhöhung: Symptomatische Arthritis bei Hepatitis im anikterischen Frühstadium

---

sind die nosologischen und in der Senkrechten die methodischen Schritte, wobei die Reihenfolge nicht streng festgelegt ist, angeführt. In der Diagonalen ergeben sich in logischer Reihenfolge die „diagnostischen Schritte". In der Tabelle 5 sind die verschiedenen Typen der c.P. nach SCHILLING angeführt.

Tabelle 4. Diagnostische Entscheidungsschritte (L.) von der Synovitis bis zur chronischen Polyarthritis (logische Kriterien-Kette der c.P. nach SCHILLING (1973)

→ *nosologische* Schritte → → *diagnostische* Schritte *Methodische* austauschbare Schritte	Synovialitis	sterile primäre Synovitis	Poly-synovitis	idiopath. (Poly-) Synovitis	(Poly-) arthritis	chronische Arthritis	chron. Polyarthritis
1. Befund einer fluktuierenden Gelenkkapselschwellung	↑						
2. Ausschluß einer Sekundär-Synovitis (Gelenkbinnen-schaden, Arthrose; Infekt)		→ Arthritis					
3. Nachweis einer Systematisie-rung (polyartikulär, extra-artikuläre Synovitis)			→ mögliche c.P.				
4. Ausschluß einer ätiologischen Abhängigkeit (mikrokristallin, postinfektiös, akut-reaktiv)				↑			
5. Nachweis eines systemischen Bezuges a) humorale Allg.-Entzündung b) serolog. Immunphänomene					→ wahrschl. c.P.		
6. Nachweis von *Chronizität* (Prozeßcharakter, Dauerschaden)						↑	
7. Ausschluß einer nosologischen Zugehörigkeit (Psoriasis, Sp.a., Kollagenosen, u.a.)							→ definitive c.P.
8. Nachweis von Rheumaknoten							→ nodöse („klassische") c.P.

Tabelle 5. Typen-Differenzierung der chronischen Polyarthritis (nach SCHILLING F. 1973).
Diagnostische Entscheidungsschritte (II.)

	nodöse c.P.	auto-immune Prägung	„maligne" c.P.	Felty-Syndrom	Sjögren-Syndrom
8. Nachweis von Rheumaknoten	→				
9. Nachweis ausgeprägter Immunphänomene (Ausschluß: DNS-AK)		→			
10. Nachweis von Vaskulitis bzw. Folgen (troph. Störungen, Neuropathie; IK, C)			→		
11. Nachweis krankheitsdominanter Milz (Splenomeg., L'penie)				→	
12. Nachweis von Sicca-Symptomen (Schirmer, Keratoconjunctivitis)					→

2. Prodromalsymptome

Der eigentlichen Gelenkserkrankung geht in vielen Fällen eine Reihe von teilweise uncharakteristischen Prodromalsymptomen voraus; diese besitzen zwar durch ihre Vieldeutigkeit keinen diagnostisch beweisenden Wert, aber ihr Vorliegen weist doch darauf hin, an die Möglichkeit einer incipienten c.P. zu denken und den Patienten unter Kontrolle zu halten. Vermehrte Schweißneigung, rasche Ermüdbarkeit, eine depressive Verstimmung sowie eine nervöse Erregbarkeit, Gewichtsverlust und Appetitlosigkeit sowie subfebrile Temperaturen werden als allgemeine Prodromi angesehen. Diese Symptome können Wochen, Monate, ja in seltenen Fällen sogar Jahre vor den eigentlichen Gelenksbeschwerden vorhanden sein. Ihre Häufigkeit wird unterschiedlich angegeben; sie beträgt z.B. nach einer großangelegten Studie des Empire Rheumatism Council (ERC 1950) 66% gegenüber 12% beim Kontrollkollektiv. SCHLEGEL u. HOCH (1967) finden Prodromalsymptome bei 70% ihrer Patienten und VOJTIŠEK (1968) sogar bei 90%, während Prodromi nach den Erfahrungen von BUCHANAN (1978) nur sehr selten auftreten sollen. Auch SHORT et al. (1957) haben in ihrer umfassenden Studie beim Polyarthritiker nur die Symptome „Ermüdbarkeit" und „Appetitlosigkeit" signifikant häufiger als im Kontrollkollektiv gefunden. Desgleichen konnten auch JACOBY et al. (1973) nur bei 23 von 100 Polyarthritikern Prodromalsymptome beobachten; angegeben wurden vorwiegend Schwitzen und Steifigkeitsgefühl in einzelnen Gelenken, welche bereits sechs Monate bis zu einem Jahr vor der eigentlichen Gelenkserkrankung bestanden hatten.

Tabelle 6 gibt eine Übersicht über Art und Häufigkeit der wichtigsten Prodromi anhand der bekannten und umfassenden Untersuchungen (ERC 1950,

Tabelle 6. Prodromalsymptome bei chronischer Polyarthritis (Erweitert nach THUMB 1973)

Autoren	ERC (1950)		SCHLEGEL u. HOCH (1967)	VOJTIŠEK (1958)
Zahl der Patienten		Kontrollen		
	302	302	248	200
I. Allgemeinsymptome				
Rasche geistige und motorische Ermüdbarkeit	48%	8%	41%	58%
Vermehrte Schweißneigung	13%	2%	50%	10,5%
Appetitlosigkeit			36%	
Gewichtabnahme ohne Grund	26%	5%	23%	
II. Charakteristika				
Parästhesien	5%	0,3%	59%	26%
Steifigkeit am Morgen			55%	17,5%
Spannungsgefühl in umschriebenen Gelenksbezirken			51%	
Zunehmende Unbeholfenheit			49%	
Schmerzhafte Empfindung im kalten Wasser			44%	
Gänsslensches Zeichen			34%	
Transitorische Muskelschmerzen	19%	1%		20%
Blaßwerden einzelner Finger	15%		31%	
Transitorische Gelenkschmerzen	20%	1%		38%
Akrozyanose, Cutis marmorata	27,5%		23%	12%
Heiserkeit			16%	
Abnorme Pigmentation an den dem Sonnenlicht am meisten ausgesetzten Stellen			11%	
Keinerlei Prodromalsymptome erinnerlich	34%	88%	11%	

SCHLEGEL u. HOCH 1967; VOJTIŠEK 1968). Das von SCHLEGEL u. HOCH (1967) angeführte „Gänsslensche Zeichen" kann aber bereits als spezifisches Frühsymptom gewertet werden. Da die meisten Prodromalsymptome aber auch Zeichen einer ganzen Palette anderer Krankheiten sein können, wird eine sichere Frühdiagnose durch ihr Vorhandensein nicht erleichtert. Hinzu kommt, daß wir auch immer wieder einen akuten Krankheitsbeginn – innerhalb von 1–2 Tagen – beobachten, wobei anamnestisch keinerlei Prodromalsymptome eruierbar sind.

Sowohl SHORT et al. (1957), als auch JACOBY et al. (1973) konnten bei ihren Untersuchungen bezüglich des weiteren Krankheitsverlaufes zwischen Patienten mit und ohne Prodromalsymptome keinen Unterschied feststellen.

3. Krankheitsbeginn

Der Krankheitsbeginn ist bei der chronischen Polyarthritis außerordentlich variabel; dies betrifft sowohl das Manifestationsalter, die Erstlokalisation und Art des Gelenkbefalles (kleine und/oder große Gelenke, poly-, oligo-, monoartikulär, symmetrisch, asymmetrisch), den zeitlichen Krankheitsverlauf, als auch das Vorhandensein oder Fehlen von Allgemeinsymptomen. Nach WAGENHÄUSER (1968) beginnt die c.P. in rund 60% der Fälle „typisch". Als „typisch" wird der langsame, schleichende Beginn mit vorwiegendem Befall der Fingergrund- und/oder Fingermittelgelenke bzw. auch der Zehengrundgelenke beschrieben. In $^3/_4$ der Fälle ist dabei schon zu Beginn ein symmetrischer Befall zu beobachten. Meist besteht auch eine Beeinträchtigung des Allgemeinbefindens mit Müdigkeit, ausgeprägtem Krankheitsgefühl und Appetitverlust. Als charakteristische Frühsymptome sind die morgendliche Steifigkeit der Finger, der bei passiver Volarflexion im Handgelenk auftretende Schmerz sowie die Schmerzhaftigkeit bei Zusammendrücken der Fingergrundgelenke (Gänsslensches Zeichen) zu werten. Sowohl die Schmerzen wie auch die Einschränkung der Beweglichkeit können in Abhängigkeit vom Schweregrad der Erkrankung im Laufe des Tages verschwinden, so daß bei Untersuchungen in der zweiten Tageshälfte häufig weder subjektive noch objektive Beschwerden vorhanden sind.

Bei 40% aller Patienten ist hingegen ein atypischer Beginn zu beobachten. STOJA I. u. STOJA H. (1962) beschrieben atypische Formen der c.P. in 17% bei Männern und in 9,8% bei Frauen, wobei der Krankheitsverlauf beim männlichen Geschlecht relativ gutartig war. MÜLLER (1970) und auch SCHMID (1975) geben die Zahl der atypisch beginnenden Fälle jeweils mit 30% an, Mathies mit ca. 25%. Nach SHORT et al. (1957) beginnt die Krankheit in 21,8% akut, während der überwiegende Teil der Patienten den als typisch bezeichneten schleichenden Beginn aufweist. VOJTÍŠEK (1958) konnte in 14% der Fälle einen akuten Beginn mit subfebrilen Temperaturen beobachten, wobei die Patienten durch eine ausgeprägte und extrem schmerzhafte Synovitis stark beeinträchtigt waren. BÖNI (1970) beobachtete bei Männern in 23% der Fälle und bei Frauen in 17% einen akuten Krankheitsbeginn, wobei die Symptomatik sich innerhalb von 1–2 Tagen entwickelte. FLEMING et al. (1976) haben in 68,3% einen akuten Beginn und bei 17,8% einen sogenannten Zwischentyp beobachtet, dieser zeigte im Krankheitsverlauf starke Schwankungen mit einem Wechsel von Remissionen und Exazerbationen. Der Krankheitsbeginn bei der c.P. zeigt auch jahreszeitliche Schwankungen. So beschrieben SHORT et al. (1957), DUTHI et al. (1957), JAKOBY (1973) und auch FLEMING et al. (1976) jeweils einen überwiegenden Krankheitsbeginn in den Wintermonaten, während im Krankengut von VOJTÍŠEK (1968) in 47% aller Fälle die Erkrankung am häufigsten im Frühjahr begann, darauf folgten Herbst (26%), Winter (18%) und Sommer (9%).

Trotz zahlreicher Untersuchungen mit teilweise sehr unterschiedlichen Ergebnissen existiert bis heute noch keine umfassende und einheitliche Darstellung über die Art des Gelenksbefalles. Im allgemeinen werden Gelenke mit viel Synovialgewebe, so z.B. das Kniegelenk, häufiger und stärker betroffen, während Gelenke mit weniger Synovialgewebe einen dementsprechend geringeren Befall aufweisen. Die Symptomatik betreffend wird jedoch dieses Minus an Synovialgewebe durch die größere Anzahl an befallenen kleinen Gelenken wiederum ausgeglichen (Tabelle 7).

Die Arthritis äußert sich in Form von Schmerzen und einer zunehmenden Steifigkeit. Beide Symptome weisen dabei ein Maximum in den Morgenstunden auf. Weiters auffällig ist eine oft teigige Schwellung mit Einschränkung der Beweglichkeit. Dagegen wird eine Rötung des betroffenen Gelenkes praktisch nie beobachtet; falls eine solche vorhanden ist, muß man immer eine mögliche Infektion ausschließen.

Wenn es sich auch in der Regel um eine Erkrankung der kleinen Gelenke handelt, so existiert doch kein Gelenk, welches nicht von der Krankheit befallen werden kann. Bei der typischen Verlaufsform finden wir initial einen Befall

Tabelle 7. Erstlokalisation der Gelenkveränderungen bei c.P. (Angaben in %) (Erweitert nach Thumb N.: Klinik, Diagnose und Differentialdiagnose der c.P.)

Autoren	Schlegel u. Hoch (1967)	Vojtišek (1968)		Fleming et al. (1976)
Zahl der Patienten	248	1219 Frauen	400 Männer	102
Fingergelenke	35,8	34,1	19,6	28
Kniegelenke	14,3	15,3	23	8
Handgelenke	12,5	14,4	12,2	8
Sprunggelenke	11,7	13,5	15,7	6
Schultergelenke	16,1	7,8	14,2	4
Zehengelenke	8,1	8,8	9,7	13
Ellenbogengelenke	2,1	2,3	1,7	3
Hüftgelenke	1,3	2,9	3,2	0
Sonstige	3,9	0,9	1,1	
Multipler Befall	[a]	[a]	[a]	29

[a] Keine Angaben

der kleinen Gelenke an Händen und Füßen; mit Fortschreiten der Erkrankung werden jedoch von peripher nach zentral auch die mittleren und großen Gelenke betroffen. Bemerkenswert oft ist dabei der Gelenksbefall symmetrisch; es existieren aber keine Untersuchungen über die Ursachen bzw. die Häufigkeit dieses Phänomens. Der bilaterale, symmetrische Gelenksbefall gehört zu den diagnostischen Kriterien nach der „ARA" Klassifikation.

Neben dem symmetrischen Befall kommt es auch vor, daß einzelne Fingermittel- und/oder Fingergrundgelenke befallen sind, ohne daß die identen Gelenke der anderen Hand Symptome zeigen. Meist kommt es aber dann doch nach einiger Zeit zur Entwicklung eines symmetrischen Musters. Gelegentlich beobachtet man aber auch ein Fortbestehen der asymmetrischen, oligoartikulären Verlaufsform, welche dann auch oft einen milderen Krankheitsverlauf aufweist.

Am häufigsten betroffen sind die Fingermittel- und Fingergrundgelenke, die Metatarsophalangealgelenke, die Knie- und Handgelenke sowie Schulter- und Sprunggelenke, etwas seltener die Hüftgelenke (Tabelle 8). Prinzipiell kann aber jedes Gelenk befallen werden. Nach Zeidler (1981) sollte der häufige, aber noch zu wenig bekannte Befall der Halswirbelsäule (HWS) ebenfalls zu den charakteristischen Symptomen der c.P. gerechnet werden. Denn nach den Zehengrundgelenken liegt die HWS in der Manifestationshäufigkeit noch vor den Fingergrundgelenken an zweiter Stelle. Nackenschmerzen, Bewegungseinschränkung und Muskelverspannungen sind die wichtigsten Symptome der Zervikalarthritis. Diese Beschwerden sind häufig schon von Beginn an vorhanden, ja sie können der Manifestation an den Extremitätengelenken sogar vorausgehen.

Der monoartikuläre Krankheitsbeginn bei einem an sich polyartikulären Krankheitsbild verursacht vorwiegend diagnostische bzw. differentialdiagnostische Probleme. Die mitgeteilten Häufigkeitsangaben in der Literatur schwanken und liegen zwischen 5 und 15,6% (Short et al. 1957; Stoja I. u. Stoja H. 1962; Wagenhäuser 1968; Böni 1970; Müller 1970; Mathies 1974). Beachten muß man aber dabei, daß bei jeder Querschnittsbetrachtung einer chronischen Gelenkserkrankung das vollständige Befallsmuster erst nach längerem Verlauf sichtbar wird. So beobachtete Keitel (1979) einen monoartikulären Beginn in

Tabelle 8. Häufigkeit des Gelenksbefalles bei manifester c.P. (Angaben in Prozenten)

	BOYLE u. BUCHANAN (1970)	JACOBY (1973)	BÖNI (1975)	KEITEL et al. (1978)	
				I[a]	II[b]
Handgelenke	85	82	87	90	98
MCP-Gelenke	80	87	61	86	95
PIP-Gelenke	63	63	88	75	85
Kniegelenke	79	56	69	71	80
Sprunggelenke	39	53	60	60	76
MTP-Gelenke	71	48	+	55	68
Schulter	62	47	23	50	70
Ellenbogen	68	21	41	45	60
Halswirbelsäule	34	+	+	30	44
DIP-Gelenke	22	+	8	19	33
Kiefergelenke	23	+	6	16	20
Hüftgelenke	27	+	+	15	31

+ Keine Angaben
[a] Nach 1–3jähriger Krankheitsdauer
[b] Nach 10–12jähriger Krankheitsdauer

etwa 7% bei einmonatiger, in etwa 2% bei einjähriger Dauer der monoartikulären Phase. Auch kann die Symptomatik eines einzelnen Gelenkes so im Vordergrund stehen, daß weitere, nur geringgradig befallene Gelenke übersehen werden und der mono- oder oligoartikuläre Befall somit nur ein scheinbarer ist.

Die Monarthritis befällt am häufigsten das Knie-, Schulter- und Handgelenk; sie kann isoliert Wochen, Monate oder auch einige Jahre bestehen bleiben. Die initiale Monarthritis kann sich manchmal auch vollständig zurückbilden, bevor die Erkrankung fortschreitet und ein weiteres Gelenk befallen wird.

In der Regel neigen aber doch die meisten Fälle dazu, prozeßhaft ein polyartikuläres Ausbreitungsmuster anzunehmen.

Gelegentlich beobachtet man auch ein Fortbestehen der mono- oder oligoartikulären Verlaufsform; diese zeigt dann in der Regel einen milderen Krankheitsverlauf und eine bessere Prognose.

Nichtartikulärer Beginn: Nicht immer beginnt die Krankheit mit entzündlichen Erscheinungen im Bereich der Gelenke. BÖNI (1970) beschreibt eine Verlaufsform, bei der die Gelenksbeteiligung gegenüber den entzündlichen Prozessen im Bereich der Sehnenscheiden, Bursen und Weichteilen in den Hintergrund tritt und die jahrelang unter dem Bild exsudativer, chronisch entzündlicher Bursitiden und Tendovaginitiden verläuft. Nach einem unterschiedlich langen Zeitraum kommt es schließlich doch zum Auftreten von Arthritiden, ein Rheumafaktor ist dabei oft schon vor der Gelenksmanifestation nachweisbar.

Eine initiale Tenosynovitis betrifft sehr häufig die Sehne des M. extensor carpi ulnaris, prinzipiell können aber alle Sehnen bzw. Sehnenscheiden erkranken. In anderen Fällen wiederum beherrschen Myalgien das klinische Bild, verbunden mit ausgeprägter Schwäche und mit dem raschen Auftreten von Atrophien. Auch eine allgemeine Morgensteifigkeit ohne nennenswerte Schmerzen kann der typischen Arthritis Monate vorausgehen; charakteristisch dabei ist eine durch körperliche Ruhe induzierbare ausgeprägte Steifigkeit (KATZ 1977).

Eigene Beobachtungen bestätigen mehrere Mitteilungen in der Literatur über Patienten mit multiplen, teilweise histologisch gesicherten Rheumaknoten, wobei außer dem Nachweis von Rheumafaktoren keine für die chronische Polyarthritis hinweisenden Symptome beobachtet werden konnten (BELIN et al. 1979; BURKE et al. 1977; STURGILL u. ALLAN 1970; TARANTA 1962; GANDA u. KAPLAN 1974). HERZER et al. (1982) haben außer den subkutanen Rheumaknoten zusätzlich auch eine beidseitige rheumatische Pleuritis und eine nodöse Skleritis beobachtet. Diese Arbeitsgruppe konnte bei einer Patientin mit Rheumaknoten auch den Nachweis von HLDR 4 erbringen. Da HLDR 4 signifikant mit der seropositiven chronischen Polyarthritis assoziert ist, wäre es denkbar, daß die Rheumaknoten bei dieser Patientin einer c.P. vorausgehen können.

4. Manifestationsalter

Die c.P. kann zwar in allen Altersklassen auftreten, bevorzugt aber zwischen dem 20. und 55. Lebensjahr. Nach SHORT et al. (1957) ist mit einer Häufung der Erkrankungsfälle zwischen dem 20. und 45. Lebensjahr bei Männern und dem 45. und 55. Lebensjahr bei Frauen zu rechnen. SEIDEL (1961) findet eine Häufung der Erstmanifestation der c.P. bei Frauen zwischen dem 46. und 50. Lebensjahr, bei Männern zwischen dem 36. und 40. Manifestiert sich die c.P. erst nach dem 60. Lebensjahr, so spricht man von einer Alterspolyarthritis.

5. Außergewöhnliche und atypische Verlaufsformen

Die Kenntnis dieser Sonderformen ist wegen der diagnostischen und differentialdiagnostischen Schwierigkeiten wichtig.

BYWATERS (1971) beschrieb erstmals bei Erwachsenen einen Krankheitsbeginn am ehesten vergleichbar mit dem bei juveniler chronischer Polyarthritis; auffällig waren ein akuter Beginn mit hohem Fieber, vorübergehende makulopapulöse Exantheme, Lymphknotenschwellungen und eine Vergrößerung der Milz. Ein Rheumafaktor war in keinem Fall nachweisbar, die Bsg war deutlich erhöht. Es handelte sich dabei meist um oligoartikuläre Verlaufsformen mit vorwiegendem Befall der Hand-, Knie- und Sprunggelenke sowie der Halswirbelsäule. Während BYWATERS (1971) diese *„Stillsche Krankheit der Erwachsenen"* nur bei Frauen beobachtete und auch MEDSGER u. CHRISTY (1976) vorwiegend über weibliche Patienten berichten, überwog im Krankengut von BUJAK (1973), in dem allerdings auch Patienten vertreten waren, deren Erkrankung bereits im Kindesalter begonnen hatte, das männliche Geschlecht. ELKON et al. (1982) konnten in einer Langzeituntersuchung bei dieser Verlaufsform eine eher günstige Prognose feststellen. Der Krankheitsverlauf zeigte Exacerbationen – die auch noch viele Jahre nach Krankheitsbeginn auftraten und in der Regel milder verliefen als die Primärattacke – gefolgt von vollständigen Remissionen. Praktisch bei allen Patienten entwickelte sich eine Ankylose der Karpalgelenke und teilweise auch der Halswirbelsäule. Obwohl diese „juvenile Polyarthritis im Erwachsenenalter" sehr selten vorkommt, gehört sie nach BUJAK (1973) zu den wichtigsten Ursachen von Fieber unklarer Genese.

Palindromischer Rheumatismus (palindromic-rheumatism HENCH u. ROSENBERG 1944): Seit der Erstbeschreibung von HENCH u. ROSENBERG (1944) werden immer wieder Zweifel geäußert, ob es sich dabei um eine einheitliche Entität oder um ein Syndrom handelt. Diese Erscheinungsform ist charakterisiert durch akut auftretende und jeweils periodisch wiederkehrende Schmerzzustände entzündlicher Natur, sowohl artikulär als auch paraartikulär. Männer sind häufiger betroffen als Frauen.

Am häufigsten befallen ist das Kniegelenk, danach folgen die Handgelenke und die Metacarpophalangeal- und die proximalen Interphalangealgelenke. Das klinische Bild ist durch einen akuten und meist monoartikulären (selten oligoartikulären) Befall gekennzeichnet, wobei alle Zeichen einer akuten Entzündung bestehen, die Stunden, Tage oder auch Wochen persistieren können (WILLIAMS et al. 1971). Die Abstände zwischen den einzelnen Schmerzattacken sind unregelmäßig, können aber Monate dauern. Bezüglich des paraartikulären Befalls beobachtet man schmerzhafte Schwellungen der Fersen und auch der Extensoren- und Flexorensehnen des Unterarmes. Neben der erhöhten Bsg ist auch bei einem Teil der Patienten ein Rheumafaktor nachweisbar. Ein Viertel bis etwa die Hälfte der Patienten mit „palindromic rheumatism" entwickelt eine eindeutige Polyarthritis, ein geringer Teil der Patienten erfährt eine vollständige Spontanheilung (MATTINGLY 1966; WILLIAMS et al. 1971; WAJED et al. 1977). Bei den übrigen Fällen führt diese Erkrankung manchmal zur Manifestation eines Lupus erythematodes, einer Gicht oder anderer rheumatischer Erkrankungen (EHRLICH 1979).

Nervenläsionen sowohl im Bereich des oberen Neurons bis hin zur Hemiplegie, wie auch Läsionen im Bereich des unteren Neurons, beeinflussen die Lokalisation einer nachfolgend sich entwickelnden chronischen Polyarthritis. So berichteten Thompson und BYWATERS (1962), GLICK (1967), BLAND u. EDDY (1968), sowie YAGHMAI et al. (1977) über das Auftreten einer unilateralen Polyarthritis bei Patienten mit neurologischen Ausfallserkrankungen. Die neurologisch erkrankte Seite wurde dabei in einem unterschiedlich starken Ausmaß von der Manifestation einer Polyarthritis verschont. Die Ursache dieser Schutzfunktion ist nicht eindeutig geklärt, möglicherweise spielt jedoch die Ruhigstellung eine Rolle, da eine enge Korrelation zwischen dem Schweregrad der neurologischen Erkrankung und der erkrankten Seite besteht (YAGHMAI et al. 1977; GLICK 1967). Ein zusätzliches Moment ist die Tatsache, daß Hemiplegiker die kontralaterale Seite vermehrt beanspruchen, was wiederum zu einer Verstärkung der Seitendifferenz führen kann. CASTILLO et al. (1967) konnten anhand von Röntgenbildern der Hände bei 153 Polyarthritikern nachweisen, daß die Entwicklung von zystischen Erosionen eng mit dem Grad der körperlichen Aktivität korreliert ist. Kommt es zum Auftreten einer neurologischen Ausfallserkrankung bei schon manifester c.P., wurden sowohl eine Schutzfunktion (SMITH 1979) als auch ein additiver Effekt (NAVA 1953) bzw. kein Einfluß (THOMPSON u. BYWATERS 1962) beschrieben.

DE HAAS et al. (1974) beschrieben eine Erscheinungsform der c.P., welche sie Arthritis des „robusten Reaktions-Typs" nannten. Bei den Patienten handelte es sich vorwiegend um Männer mit athletischem Körperbau, wobei in sämtlichen Fällen die Schultergelenke befallen waren. Zusätzlich fanden sich jeweils zahlreiche subkutane Rheumaknoten, und der Rheumafaktor war meist hochtitrig (1:1024) nachweisbar; beide Befunde werden bekannterweise bei schweren Verlaufsformen gefunden. Diese Patienten hingegen fühlten sich durch ihre Krankheit kaum beeinträchtigt und konnten ihrer Arbeit beinahe uneingeschränkt nachgehen. Die Faustschlußkraft war nur gering vermindert und die gemessene Schmerzschwelle war im Bereich der distalen Interphalangealgelenke deutlich erhöht, im Bereich der Schienbeine und der Ohrläppchen lag sie im üblichen Bereich.

6. Die maligne chronische Polyarthritis

Der Kliniker bezeichnet als maligne c.P. jene Form, die durch eine rasche Progredienz und einen medikamentös schwer zu beeinflussenden Verlauf gekennzeichnet ist. Von Böni (1970) wird diese Form wegen der meist vorübergehend nachweisbaren antinukleären Faktoren auch als lupoide oder autoaggressive Polyarthritis bezeichnet. Die Häufigkeit wird von Chlud (1980) mit 7,3% angegeben, mit einem deutlichen Überwiegen der Frauen in der Geschlechtsverteilung.

Hinweise für die besondere Malignität sind ein massiv einsetzendes subjektiv schweres Krankheitsgefühl mit starker Beeinträchtigung des Allgemeinbefindens, weiters Gewichtsverlust, Adynamie, remittierendes Fieber und Raynaud-Anfälle sowie nächtliche Dysästhesien und Parästhesien vorwiegend im Bereich der oberen Extremitäten (Chlud 1980).

Eine viszerale Beteiligung wird nicht häufiger gefunden als bei der klassischen c.P. (Böni 1970; Chlud 1980).

Auch von der Gelenks- und Wirbelsäulenbeteiligung her besteht kein wesentlicher Unterschied zur klassischen Verlaufsform. Auffällig ist aber eine frühere Miteinbeziehung der großen stammnahen Gelenke (Chlud 1980); röntgenologisch findet man typischerweise ausgeprägte destruktive Osteolysen mit in 40% großzystischen Veränderungen (Böni 1970). Chlud (1980) hat anhand seines Krankengutes Malignitätskriterien aufgestellt (Tabelle 9). Bei Vorliegen von zumindest zwei Hauptkriterien oder eines Hauptkriteriums und zwei Nebenkriterien (1–4) oder eines Hauptkriteriums und drei Nebenkriterien (1–7) wird nach Chlud (1980) eine maligne Verlaufsform als gesichert angesehen. Die wichtigsten serologischen Kriterien sind in Tabelle 10 dargestellt.

Tabelle 9. Kriterien der Malignität (nach Chlud 1980)

Hautpkriterien

1. Resistenz gegenüber Antirheumatika, Antimalariamitteln, Gold, D-Penicillamin, Immunmodulatoren
2. Ansprechen auf hohe Prednisolontagesdosen von 40 mg – Äquivalent und mehr
   Kortikosteroidgewöhnung und Abhängigkeit nach 6- (bis 12-)monatiger Dauertherapie
   Kortikosteroidentzug problemhaft, risikoreich
3. Stabilisierung der entzündlichen Aktivität durch Zytostatika kurzfristig: Parenteraler Stoß; länger dauernd: Orale Langzeitgabe
4. Osteokartilaginäre Destruktion (Multilation, Fehlstellung, Protrusio acetabuli) an mindestens 2 Gelenken – in Frühphasen: Innerhalb von 4 (bis 6) Jahren oder früher, in fortgeschrittenen Fällen: Innerhalb von 6 bis 12 Monaten (Malignitätsschub)

Nebenkriterien

1. Hypochrome Anämie: weniger als 3,5 Millionen, vermindertes Hämoglobin: weniger als 10 g%; vermindertes Serumeisen: unter 50 µg%
2. Konstant hohe Titer von Rheumafaktoren im Blut: 1:512 bis 1024 und höher im Waaler-Rose-Test
3. Erstauftreten oder zahlenmäßige Zunahme von Rheumaknoten
4. Persistierende Tenosynovitis am Handrücken (und im Bereich anderer mechanisch überlasteter Gelenke)
5. Radiologisch Usuren und großzystische Osteoporose an großen, stammnahen Gelenken, unabhängig vom Grad der Synovitis
6. Persistierende Leukozytose
7. BSG höher als 50 mm, 1-Stunden-Wert

Tabelle 10. Maligne c.P.: Serologie. Nach CHLUD (1980)

Rheumafaktoren: 72% positiv
CRP, Haptoglobin und α-Glykoproteid stark ↑
Serumkomplement stark ↓
Antinukleäre Faktoren wechselnd (8% pos.)
LE-Zellen wechselnd (7% pos.)
Antikörper gegen Nativ-DNS fehlen
Kollagen-AK: bis 88% pos.
Gelenkpunktat: Zellzahl ↑↑, Fibrin vermehrt

Differentialdiagnostisch muß an einen Lupus erythematodes, an eine Dermatomyositis und auch an eine Periarteriitis nodosa gedacht werden. Es gibt auch fließende Übergänge zum Lupus erythematodes, und eine exakte Differenzierung zwischen diesen beiden Krankheitsbildern ist vielfach unmöglich (ALBRECHT 1975).

7. Die Alterspolyarthritis

In ca. 10–20% der Fälle beginnt die c.P. erst nach dem 60. Lebensjahr, wobei dann von einer Alterspolyarthritis gesprochen wird (BÖNI 1967; KAISER 1974; ALBRECHT 1975). Das männliche Geschlecht soll dabei genau so häufig wie das weibliche betroffen sein (EVERS 1965; BÖNI 1967; BACH et al. 1973; KAISER 1974). Die Frage nach besonderen Charakteristika und Unterschieden dieser Altersform bezüglich Klinik, Krankheitsverlauf und Prognose im Vergleich zur klassischen c.P. war bisher Ziel zahlreicher Untersuchungen mit jedoch meist unterschiedlichen Ergebnissen (Übersicht bei BÖNI 1967 und bei SCHMID 1982).

Die Alters-c.P. beginnt meist akut mit einem asymmetrischen Befall großer Gelenke, wobei von Beginn an eine hohe Krankheitsaktivität mit progredientem Verlauf beobachtet werden kann (KAISER 1974; FRANK 1978; ALBRECHT 1981). Dementsprechend trifft die vielfach vertretene Meinung, daß Krankheiten mit zunehmendem Alter milder und gutartiger verlaufen sollen, für die c.P. nicht zu (KAISER 1974). Der Allgemeinzustand der Patienten ist häufig erheblich beeinträchtigt. So kommt es im Rahmen akuter Schübe häufig zum Auftreten von hohem Fieber; außerdem werden oft Gewichtsabnahme und Adynamie verzeichnet, sodaß man unwillkürlich auch an ein malignes Geschehen denken muß. Laborchemisch ist eine hohe Entzündungsaktivität auffällig; die Bsg erreicht meist Werte um 90 mm nach Westergreen in der 1. Stunde, es besteht eine ausgeprägte Dysproteinämie, und in rund zwei Drittel der Fälle wird ein positiver Latex-Fixationstest nachgewiesen. Eine hypochrome Anämie ist fast immer vorhanden, und die Werte für das Serumeisen liegen häufig sehr niedrig. Die Leukozytenwerte können sowohl im Bereich der Norm liegen, jedoch auch eine mäßige Leukozytose wie auch Leukopenie aufweisen.

Bezüglich der Verteilung der Gelenke findet man bei der Alterspolyarthritis Besonderheiten. Im Gegensatz zur typisch beginnenden c.P. ist wesentlich häufiger ein mono- oder oligoartikulärer Befall anzutreffen, was zu differentialdiagnostischen Schwierigkeiten führen kann. Nach BACH (1973) beginnt die Alters-c.P. in 40,5% der Fälle asymmetrisch und zumeist monoartikulär; SCHMIDT u. FRENCEL (1982) bezeichnen die ungewöhnliche Häufigkeit einer initialen Beteiligung der Schulter- und Kniegelenke bei der c.P. nach dem 60.

Lebensjahr als besonders typisch. Dieses Befallsmuster wurde auch schon von anderen Autoren gefunden (BÖNI 1967; CORRIGAN et al. 1974).

Die Diagnose Alters-c.P. stützt sich nach SCHMIDT u. FRENCEL (1982) auf folgende typische Merkmale: (1) akuter Beginn, (2) starke Beeinträchtigung des Allgemeinbefindens, (3) sehr hohe Bsg, (4) Erstbefall großer Gelenke, (5) Verschiebung des bekannten Geschlechtsverhältnisses mit Überwiegen der Frauen zu einer ausgeglichenen Verteilung. BÖNI hat diese Charakteristika als diagnostische Hilfe im wesentlichen bereits 1967 definiert.

Bezüglich der Prognose der Alters-c.P. besteht noch Unklarheit. Während die Mehrheit der Autoren der Meinung ist, daß die Alters-c.P. einen rasch progredienten Verlauf mit röntgenologisch bereits frühzeitig verifizierbaren Destruktionen zeigt (EVERS 1965; JESSERER 1971; OTT 1972; BACH 1973; KAISER 1974; FRANK 1978; KEITEL 1979), existieren auch Beschreibungen über einen mehr gutartigen Verlauf (BROWN u. DUTHIE 1958; CORRIGAN et al. 1974). So fanden CORRIGAN et al. (1974) bei 110 Patienten, deren c.P. nach dem 60. Lebensjahr begann, in 26% der Fälle einen akuten Krankheitsbeginn mit ausgeprägtem Krankheitsgefühl, Fieber, hoher Bsg und niedrigem Serumeisenspiegel. Bei 74% der beschriebenen Fälle aber beobachteten diese Autoren einen Verlauf, der sich von dem der c.P. im früheren Alter nicht wesentlich unterschied. FRANK (1978) hingegen konnte eine rasche Progredienz der Alters-c.P. nachweisen. Seine Untersuchungen ergaben bei Patienten über 50 Jahren eine durchschnittliche Krankheitsdauer von 8,7 Jahren bis zur Erreichung des Stadiums IV nach STEINBROCKER, im Gegensatz zu 17,6 Jahren bei einem Krankheitsbeginn vor dem 50. Lebensjahr. Nach EVERS (1965) ist die Alters-c.P. sogar durch einen malignen Verlauf mit außerordentlich rascher Progredienz gekennzeichnet; er spricht sogar von einer gallopierenden Polyarthritis, wobei es meist zu einer rasch einsetzenden Atrophie der Muskulatur kommt; dieser Befund wird auch von JESSERER (1971) bestätigt und besonders hervorgehoben. KEITEL u. UHLE (1976) konnten schließlich anhand einer Computer-Analyse von 1000 c.P.-Patienten aufzeigen, daß bereits ein Krankheitsbeginn nach dem 44. Lebensjahr mit hoher Progredienz korreliert ist.

8. Die „Pfropf-Polyarthritis"

Nach BÖNI (1970) versteht man darunter eine Mischform von Heberdenarthrose und c.P.; im Zürcher Krankengut wurde diese Verlaufsform in rund 10% aller Fälle gefunden. Der entzündliche Prozeß kann bei spätem Auftreten naturgemäß die bereits vorbestehenden primär degenerativen Gelenksveränderungen überlagern. Dieses „Aufpfropfen" eines entzündlichen Prozesses ist verbunden mit einer Verschlechterung des Allgemeinzustandes, zudem treten neben der Verdickung der Fingerendgelenke Schwellungen der Fingermittel- und Grundgelenke sowie auch der Handgelenke auf. Degenerative und entzündliche Symptome können sich vermischen. Gleichzeitig sind eine deutliche Beschleunigung der Bsg, niedrige Serumeisenwerte und Rheumafaktoren nachweisbar. Wichtig ist auch die differentialdiagnostische Abgrenzung gegenüber aktivierten Arthrosen, welche zuweilen Schwierigkeiten bereiten können.

Im höheren Alter kann eine über Jahre bestehende Polyarthritis ihren entzündlichen Charakter verlieren und unter dem Bild einer sogenannten sekundären Arthrose „ausheilen"; BÖNI (1967) bezeichnet diese Erscheinungsform als „ausgebrannte" Polyarthritis.

Die mutilierende chronische Polyarthritis führt zu ausgeprägten Zerstörungen an den einzelnen Fingergelenken; diese erscheinen durch Resorption der Knochen stark verkürzt, außerdem besteht meist ein vollständiger Verlust der Funktion.

9. Verlauf und Prognose

Untersuchungen über den natürlichen Verlauf der Erkrankung – also ohne Einsatz therapeutischer Maßnahmen – existieren verständlicherweise nicht. Es ist daher im Einzelfall sehr schwierig, eine prognostische Aussage zu treffen, da ja gerade die c.P. durch eine ausgesprochene Unberechenbarkeit – spontan auftretende Krankheitsschübe und Remissionen – charakterisiert ist. In der Regel ist der Krankheitsverlauf chronisch progredient, die Gelenksschwellungen persistieren, die ursprünglich am Morgen bestehenden Schmerzen, die später dann auch bei Bewegung und Belastung auftreten, gehen in Dauer- und auch Ruheschmerzen über. Das Krankheitsbild kann aber auch in jedem Stadium eine vorübergehende, in Einzelfällen sogar dauernde Remission zeigen. Zu Beginn können auch nur einige wenige Gelenke befallen sein, und man beobachtet dann ein langsames, aber stetes und unaufhaltsames Fortschreiten der Erkrankung mit zunehmender Beeinträchtigung der Patienten bis hin zu vollständiger Invalidität. Befunde, die auf eine ungünstige Prognose hinweisen, sind in der Tabelle 11 übersichtlich zusammengefaßt.

Krankheitsbeginn: Mehrere Untersucher (BROWN u. DUTHIE 1958; SHORT 1964; DUTHIE et al. 1964; CORRIGAN et al. 1974; BUCHANAN 1978) haben bei

Tabelle 11. Befunde zu Krankheitsbeginn, die auf eine ungünstige Prognose hinweisen (mod. nach VISCHER 1982)

Schleichender, langsamer Beginn	FLEMING et al. (1976)
Zahlreiche Gelenke beteiligt	FLEMING et al. (1967)
	FEIGENBAUM u. KAPLAN (1979)
Rheumafaktoren nachweisbar	RAGAN u. FARRINGTON (1962)
	DUTHIE et al. (1964)
	FLEMING et al. (1976)
	AMOS et al. (1977)
Beständige erhöhte Bsg/CRP	FLEMING et al. (1976)
	DUTHIE et al. (1964)
	AMOS et al. (1977)
Rheumaknoten	DUTHIE et al. (1964)
	HART (1977)
Höheres Alter	JESSERER (1971)
	SHORT u. BAUER (1948)
	BACH (1973)
	KAISER (1974)
	FLEMING et al. (1976)
	KEITEL (1979)
Männliches Geschlecht:	
günstig	SHORT u. BAUER (1948)
unwichtig	FEIGENBAUM u. KAPLAN (1979)
ungünstig	LEWIS et al. (1980)

Patienten mit akutem Krankheitsbeginn eine bessere Langzeitprognose festgestellt, als bei jenen mit schleichendem Einsetzen der Erkrankung. Dementsprechend haben FLEMING et al. (1976) bei Patienten mit langsamem, schleichendem Beginn einen schwereren Verlauf beobachtet, als bei jenen mit akutem Beginn. Die Ursache dafür ist jedoch nicht bekannt.

Auch aus der Lokalisation der befallenen Gelenke lassen sich prognostische Schlüsse ziehen; Patienten mit einem Befallmuster, welches Schulter-, Ellbogen-, Hand- und Kniegelenk einschließt, müssen nach FLEMING et al. (1976) mit einer schlechteren Prognose rechnen; dasselbe gilt bei Befall der Fingergrundgelenke I und II; im Gegensatz dazu war bei Befall der Fingergrundgelenke III–V eine bessere Prognose feststellbar. Bei Vorliegen von Rheumaknoten muß ebenfalls mit einer schlechteren Prognose gerechnet werden; röntgenologisch zeigten diese Patienten auch häufiger erosive Veränderungen (RAGAN u. FARRINGTON 1962; DUTHIE et al. 1974).

Laborbefunde: In zahlreichen Untersuchungen wurde nachgewiesen, daß seropositive Patienten eine deutlich schlechtere Prognose aufweisen, als seronegative (FLEMING et al. 1976; RAGAN u. FARRINGTON 1962; FEIGENBAUM et al. 1979; HART 1977; CATS u. HAZEVOET 1970; JACOBY et al. 1973). Allerdings beschrieb DIXON (1966) seronegative Patientengruppen mit progredientem Verlauf und schlechter Prognose. Auch eine konstant beschleunigte Blutsenkungsreaktion oder erhöhte CRP-Werte sind als Hinweise für eine hohe Krankheitsaktivität und schlechte Prognose aufzufassen (FLEMING et al. 1976; RAGAN u. FARRINGTON 1962; FEIGENBAUM et al. 1979; HART 1977; AMOS et al. 1977). HUTCHINSON et al. (1976) konnten eine signifikante Korrelation zwischen einer erhöhten Thrombozytenzahl und der Krankheitsaktivität sowie dem Auftreten extraartikulärer Manifestationen nachweisen.

Noch offen ist die Frage hinsichtlich einer Korrelation des Schweregrades bzw. der Prognose der Polyarthritis mit dem gleichzeitigen Nachweis von Rheumafaktoren und dem Alloantigen DR 4. Positiven Befunden (ROITT et al. 1978), wobei allerdings von CALIN (1979) methodische Mängel beanstandet wurden, stehen negative Ergebnisse gegenüber (SCHERAK et al. 1980; PANAYI 1978; BRAKKERTZ 1980).

Auch die Rolle des Geschlechtes bezüglich der Prognose ist nicht eindeutig geklärt. Allgemein ist man der Ansicht, daß Frauen eine schlechtere Prognose aufweisen; diese Meinung wird auch durch die Untersuchungen von SHORT u. BAUER (1948) sowie DUTHIE et al. (1964) bestätigt, obwohl ein kleiner Prozentsatz der Männer einen ausgesprochen bösartigen Verlauf zeigt (BARNES u. MASON 1975). Keinen Unterschied zwischen Männern und Frauen bezüglich der Prognose fanden RAGAN u. FARRINGTON (1962) und FLEMING et al. (1976), während LEWIS et al. (1980) beim männlichen Geschlecht einen deutlich schwereren Krankheitsverlauf gefunden haben.

SHORT et al. (1957) untersuchten auch den Einfluß des unterschiedlichen Klimas innerhalb der vier Jahreszeiten auf den Krankheitsverlauf: (1) 53% der Patienten erwiderten, daß die Jahreszeiten keinen Einfluß auf ihre Krankheit hätten, (2) 16% fühlten sich während des Sommers besser, 3% schlechter, (3) 18% im Winter schlechter und 3% besser. Die Angaben für Frühling und Herbst lagen zahlenmäßig unter der 1% Grenze.

SCHLEGEL u. HOCH (1967) fanden drei unterschiedliche Verlaufsformen, welche in folgender Häufigkeit anzutreffen waren: (1) einen schleichenden – langsam fortschreitenden Verlauf bei 45,5%; (2) einen chronisch progredienten (unaufhaltsam fortschreitenden) Verlauf bei 22,8% und (3) einen schubweise progredienten Verlauf in 31,7% der Fälle. Bei Polyarthritikern, die wegen des

Tabelle 12. Klassifikation der c.P. nach Stadien des Krankheitsprozesses (American Rheumatism Association). Nach STEINBROCKER et al. (1949)

Stadium	Röntgenbefund	Muskel-atrophie	Extraartikuläre Veränderungen (subkut. Knoten) Tendovaginitis	Gelenk-deformation	Ankylose
I	keine destrukt. Veränderungen, Osteoporose	0	0	0	0
II	Osteoporose (evtl. geringe Destruktion des subchondr. Knochens)	Umgebung	evtl. vorhanden	Einschränkung der Beweglich-keit evtl. vor-handen	0
III	Osteoporose, Knorpel- und Knochen-destruktion	ausgeprägt	evtl. vorhanden	Subluxation, ulnare Deviation, Hyperextension	0
IV	wie III, mit knöcherner Ankylose	ausgeprägt	evtl. vorhanden	wie III	fibröse oder knöcherne Ankylose

Schweregrades ihrer Erkrankung ein Krankenhaus aufsuchen müssen, kann nach MASON u. CURREY (1970) im allgemeinen mit folgendem Verlauf gerechnet werden: bei 20% der Patienten besteht nur eine kurzdauernde Krankheitsaktivität, die ohne signfikante Folgezustände zu hinterlassen, wieder abklingt; bei weiteren 25% kommt es zu einer Remission mit relativ milden oder nur mäßigen Residuen, und 45% zeigen eine andauernde Krankheitsaktivität mit vorübergehenden Exazerbationen und Remissionen, die zu progredienten Gelenksveränderungen unterschiedlichen Ausmaßes führen. Nur 10% der Patienten erfahren eine schwere entzündliche Erkrankung; dieser hochaktive Krankheitsverlauf führt zu subtotaler bis vollständiger Invalidität, zu einem Leben im Rollstuhl oder gar definitiver Bettlägrigkeit. Nach SCHMIDT (1975) sollen 15% der Kranken dieses schwere Schicksal erleiden, während es in einem gleich hohen Prozentsatz auch zu einer völligen Remission kommen kann. Die Mehrzahl der Patienten bewegt sich zwischen diesen beiden Extremen. Warum manche Patienten eine spontane Remission erfahren und andere wiederum einen rasch progredienten Verlauf erleiden, ist eine noch offene Frage. Unabhängig vom Krankheitsverlauf werden früher oder später, manchmal erst nach Jahrzehnten, verschiedene Krankheitsstadien durchlaufen. Wir kennen die Klassifikation der c.P. nach Stadien des Krankheitsprozesses (Tabelle 12), welche auf klinischen und röntgenologischen Kriterien basiert, da im allgemeinen die Schwere des Verlaufes durch die anatomischen Gelenksveränderungen bestimmt ist. Zur Beurteilung der funktionellen Kapazität wird die Klassifikation der c.P. hinsichtlich der Funktionsfähigkeit herangezogen (Tabelle 13). Allerdings darf eine solche Einteilung nicht allzu schablonenhaft gehandhabt werden, denn die Übergänge sind oft fließend.

Neben diesen Stadieneinteilungen ist auch die Beurteilung der Krankheitsaktivität der c.P. von großer Wichtigkeit. Die Krankheitsaktivität ist ein quantitati-

Tabelle 13. Klassifikation der c.P. hinsichtlich der Funktionsfähigkeit (American Rheumatism Association nach STEINBROCKER et al. (1949))

Grad	Definition	Charakteristik
I	volle Aktivität	voll arbeitsfähig, uneingeschränkte Hausarbeit
II	geringe bis mäßige Einschränkung	arbeitsfähig mit leichteren Modifikationen, unabhängig von fremder Hilfe, alle Hausarbeiten außer Schwere
III	starke Einschränkung	nur sehr leichte Arbeit oder Hausarbeit, teilweise abhängig von Hilfspersonen
IV	ausgeprägte Funktionsstörung, Invalide	100% arbeitsunfähig, abhängig von Hilfspersonen

Tabelle 14. Beurteilung der Prozeßaktivität nach VOIT u. GAMP (1958)

Aktivitätsgrad	Allgemeinsymptome (Gewichtsabnahme, evtl. Fieber)	Entwicklung des rheumatischen Prozesses	Entzündliche Gelenksymptome (irreversible Folgezustände bleiben außer Betracht)	Blutsenkungsgeschwindigkeit	Röntgenbefunde
1 inaktiv	0	keine neuen Gelenke betroffen, keine neuen extraartikulären Manifestationen	keine entzündlichen Gelenksymptome	meist 10–20 mm oder weniger	keine Zunahme der Röntgensymptome
2 wenig aktiv	0	Einschränkung der Beweglichkeit evtl. vorhanden	nur geringe entzündliche Gelenksymptome	meist 20–60 mm	evtl. Zunahme der Röntgensymptome
3 mäßig aktiv	gering	evtl. weitere Ausdehnung des Prozesses	mäßig starke entzündliche Veränderungen in einigen Gelenken	meist 20–60 mm	
4 hochaktiv	ausgeprägt	Ausdehnung auf weitere Gelenke, neue extraartikuläre Manifestationen	ausgeprägte entzündliche Veränderungen in vielen Gelenken	meist 60–60 mm und höher	Zunahme der Röntgensymptome

ves Maß für die reversiblen, vorwiegend entzündlichen, artikulären, paraartikulären und systemischen Manifestationen der Krankheit (ZEIDLER 1980). Die aktuelle Krankheitsaktivität bestimmt unser therapeutisches Handeln und sie ermöglicht auch eine Beurteilung des Behandlungserfolges. In den angloamerikanischen Ländern benutzt man vorwiegend den Gelenksindex nach LANSBURY (LANSBURY 1957) oder nach RITCHIE et al. (1968). Tabelle 14 zeigt das Bewertungsschema nach VOIT u. GAMP (1958), in dem klinische, laborchemische und röntgenologische Parameter enthalten sind. FRANKE et al. (1978) haben einen

„Aktivitätsindex" entwickelt, der auch humorale, klinische und röntgenologische Daten berücksichtigt.

Viele Symptome der c.P. zeigen innerhalb von 24 Stunden eine veränderliche Aktivität. HARKNESS et al. (1982) konnten zeigen, daß Gelenksschmerz, Gelenkssteifigkeit, Gelenksindex sowie Gelenkskraft eine maximale pathologische Aktivität zwischen 2 und 4 Uhr morgens und eine minimale pathologische Aktivität am Nachmittag erkennen lassen.

Noch wenig untersucht wurden bisher im deutschen Sprachraum sozialmedizinische Aspekte der c.P. In einer Studie von MATHIES (1978) waren 44% der Polyarthritiker vorzeitig berentet, bei knapp einem Drittel war dies bereits nach einer Krankheitsdauer von bis zu fünf Jahren der Fall. Im Durchschnitt schieden diese Polyarthritiker 11,6 Jahre vor dem Erreichen der Altersgrenze aus dem Erwerbsleben.

Bei chronisch verlaufenden Krankheitsprozessen kommt es auch zum Auftreten psychosozialer Probleme. RASPE (1982) behandelt diese Fragen zusammenfassend in einem Übersichtsreferat unter Berücksichtigung des deutsch- und englischsprachigen Schrifttums.

10. Lebenserwartung und Todesursachen

Lebenserwartung und Todesursachen bei chronischer Polyarthritis waren Gegenstand zahlreicher wissenschaftlicher Untersuchungen (COBB et al. 1953; BYWATERS et al. 1961; VAN DAM et al. 1961; KELLGREN u. O'BRIEN 1962; REAH 1963; DUTHIE et al. 1964; UDDIN et al. 1970; GORDON et al. 1973; JACOBY et al. 1973; ISOMÄKI et al. 1975; MONSON u. HALL 1976; KOLARZ 1977; KOOTA et al. 1977; RAINER et al. 1978; ALLEBECK et al. 1981; ALLEBECK 1982; RASKER u. COSH 1982). In allen diesen Studien wurde eine für die c.P. gegenüber der Gesamtbevölkerung erhöhte Mortalitätsrate gefunden. Nach COBB et al. (1953) betraf diese vor allem Fälle mit einem Krankheitsbeginn vor dem 50. Lebensjahr. KELLGREN u. O'BRIEN (1962), JACOBY et al. (1973) sowie GORDON et al. (1975) fanden, daß die Sterblichkeit von Polyarthritikern mit positivem Rheumafaktorbefund höher ist, als die von Patienten mit seronegativer chronischer Polyarthritis. Patienten, die bereits ein Jahr nach Krankheitsbeginn eine klassische c.P. aufweisen, zeigten in einer Langzeituntersuchung (18 Jahre), eine signifikant höhere Mortalitätsrate, verglichen mit jener Patientengruppe, die ein Jahr nach Krankheitsbeginn nur fünf ARA-Kriterien (=sichere c.P.) aufweisen (RASKER u. COSH 1982).

Trotz der vielen angeführten Studien, in denen eine erhöhte Mortalitätsrate gefunden wurde, meint ABRUZZO (1982) vor allem unter Bezugnahme auf die Untersuchungen von LINOS et al. (1980), wobei bezüglich der Mortalitätsrate im Vergleich zur Gesamtbevölkerung keine signifikanten Unterschiede gefunden wurden, daß die c.P. in der Regel eine benigne, nicht fatale Krankheit darstellt und daß die erhöhte Mortalitätsrate nur für eine risikoreiche Subgruppe gilt, die bereits in der früheren Phase der Erkrankung einen „schweren" Verlauf aufweist. LINOS et al. (1980) haben aber in ihre epidemiologische Untersuchung auch Patienten mit der Diagnose „mögliche c.P." nach den ARA-Kriterien aufgenommen. Nach BEHREND (1977) ist jedoch die Diagnose der „möglichen c.P." aufgrund der geringen Spezifität der ARA-Kriterien 1–3 nicht für wissenschaftliche Fragestellungen geeignet. In einer epidemiologischen Untersuchung (O'SULLIVAN u. CATHART 1972) sowie auch in einer prospektiven Studie (STE-

Tabelle 15. Todesursachen bei chronischer Polyarthritis (es sind jeweils auszugsweise die wichtigsten Ursachen angeführt)

Todesursache	Cobb et al. (1953) n=130	Duthie et al. (1964) n=75	Isomaki er al. (1978) n=122	Kolarz (1978) n=28	Rainer et al. (1978) n=79
Infekt	41%	14,7%	15,2%	28,6%	48%
Herzerkrankungen	19%	36%	45,6%	21,5%	20%
Nierenerkrankungen	11,5%	17,3%	21,6%	10,7%	6%
Gastrointestinale Erkrankungen	5,5%	8%	–	17,8%	8%
Pulmonalembolie	7%	4%	–	7,1%	3%
Malignome	7%	13,3%	8,8%	0%	3%

vens et al. 1979) konnten die Mängel der ARA-Kriterien bezüglich der Sicherheit der Diagnose c.P. aufgezeigt werden.

Auch wenn die c.P. bei ca. 10% der Patienten zu einer vollständigen Verkrüppelung und zu Siechtum führen kann, so wird sie doch sehr selten zur direkten Todesursache. Mögliche direkte Todesursachen sind z.B.: Nierenversagen bei Amyloidose (Isomäki et al. 1975; Rasker u. Cosh 1981), verschiedene viszerale Komplikationen (Gowans 1960; Karten 1969; Rasker u. Cosh 1981) oder eine atlantoaxiale Dislokation (Smith et al. 1972).

Daneben unterscheiden wir Todesursachen, bei denen die c.P. durch die jeweilige medikamentöse Therapie ursächlich dazu beigetragen haben kann (Rasker u. Cosh 1981); und als dritte Gruppe sind jene Fälle zu nennen, bei denen die Todesursache in keinem Zusammenhang mit der c.P. steht.

In der Tabelle 15 sind die von verschiedenen Untersuchern gefundenen Todesursachen vergleichsweise angeführt.

Auffällig ist, daß infektionsbedingte Erkrankungen, Krankheiten des Herzkreislaufsystems und Nierenerkrankungen zu den häufigsten Todesursachen zählen, dagegen Malignome in den meisten Übersichten eher selten gefunden wurden.

11. Beteiligung der Wirbelsäule

Obwohl die c.P. als die klassische entzündlich-rheumatische Erkrankung der peripheren Gelenke angesehen wird, manifestiert sich dieses Krankheitsbild auch an der Wirbelsäule. Grundsätzlich kann dabei jedes morphologische Element der Wirbelsäule ergriffen werden (Tabelle 16), jedoch wird besonders häufig oder überwiegend die Halswirbelsäule befallen (Dihlmann u. Nebel 1980). Die Bedeutung und die Häufigkeit des HWS-Befalles wurden in einer ganzen Reihe von Publikationen innerhalb der letzten Jahre dargelegt: Schilling et al. (1963); Bland u. Brown (1964); Donlon et al. (1966); Schilling (1970); Ball u. Sharp (1971); Bruhin u. Wagenhäuser (1971); Meikle u. Wilkinson (1971); Smith et al. (1972); Bland (1974); Frank et al. (1974); Mathews (1974); Winfield et al. (1981); Trost (1982) (siehe auch Tabelle 17). Nach den Untersuchungen von Bland u. Brown (1964) rangiert die Halswirbelsäule in der Manifestationshäufigkeit sogar an zweiter Stelle; die c.P. verhält sich gegenüber der HWS so, als ob dieser Wirbelsäulenabschnitt die 5. Gliedmaße des Körpers wäre (Dihlmann u. Nebel 1980).

Tabelle 16. Wirbelsäulenveränderungen bei chronischer Polyarthritis (modifiziert nach TROST 1982)

Lokalisation	Pathologische Befunde und Röntgenzeichen
Okzipito-atlanto-Axialregion	Arthritis:
	atlanto-axiale Subluxation (häufiger als Vorwärts –
	seltener als Rückwärtsdislokation)
	usurierende Densarrosion
	sekundäre basiläre Impression
	atlanto-okzipitale Arthritis
Subaxiale Region	
Wirbelbogengelenke	Spondylarthritis:
	Ventral- und Dorsaldislokation
	knöcherne Ankylose
Disci	Discitis, Spondylodiscitis:
	Deckplattenunschärfe, Arrosion
	knöcherne Ankylose
Wirbelkörper	Osteoporose: generalisiert, deckplattennahe Spondylitis
Dornfortsätze	Arrosionen der Halswirbeldornfortsätze (vor allem C 7)
BWS und LWS	
Wirbelkörper	Osteoporose:
	BWS: Keilwirbel
	LWS: Abschlußplattenimpression
	subchondrale granulomatöse Läsionen
Disci	Discitis, Spondylodiscitis
	LWS: Wirbelverschiebung
Wirbelbogengelenke	Spondylarthritis
Rippengelenke	Kostovertebral- und -transversalgelenkarthritis
Iliosakralgelenke	Iliosakralgelenkarthritis

Tabelle 17. Häufigkeit des Befalles der Halswirbelsäule bei chronischer Polyarthritis

Autor	Anzahl der Patienten	Untersuchungsmethode	Häufigkeit
CONLON et al. (1966)	333	Klinik	88%
CONLON et al. (1966)	333	Röntgen	50%
SHARP u. PURSER (1961)	44	Klinik	40%
BRUHIN u. WAGENHÄUSER (1971)	100	Röntgen	82%

Dieser außergewöhnlich häufige, aber noch zu wenig bekannte Befall der Halswirbelsäule sollte daher nach ZEIDLER (1981) zu den charakteristischen Symptomen der c.P. hinzugefügt werden. Die Zervikalarthritis kann sogar der Manifestation der c.P. an Extremitätengelenken klinisch und röntgenologisch vorausgehen (BLAND u. BROWN 1964; ZEIDLER u. WITTENBORG 1974), oder die Veränderungen treten bereits innerhalb der ersten zwei Erkrankungsjahre auf (MATHEWS 1969; MEIKLE u. WILKINSON 1971; WINFILD et al. 1981).

Die klinische Symptomatik der Zervikalarthritis ist aber überraschend gering ausgeprägt; sie kann auch symptomlos verlaufen oder sich unter dem Bild eines Zervikalsyndroms auf degenerativer Basis manifestieren. Dies ist insofern von

Bedeutung, als jene Patienten besonders bei einer Narkose oder einer physikalischen Therapie durch diese Veränderungen sehr gefährdet sind. Das Hauptsymptom ist der persistierende Nackenschmerz, häufig begleitet von Muskelverspannung und einer Bewegungsbehinderung; auch Morgensteifigkeit wird von vielen Patienten während der aktiven Phase der Erkrankung angegeben. Manchmal berichten die Patienten auch über ein Krepitationsgeräusch bei Flexion, das auch oft für den Untersucher hörbar ist (CONLON et al. 1966; ZEIDLER u. WITTENBORG 1974). Im Gegensatz zum persistierenden Schmerz und der morgendlichen Bewegungssteifigkeit steht bei der Wirbelkörperdislokation der unbeständige, bohrende und von bestimmten Bewegungen abhängige Schmerz im Vordergrund. Diese Patienten klagen über Schwierigkeiten bei bestimmten Kopfbewegungen, möglich ist dabei auch eine Bewegungsblockierung, die nur unter Schmerzen und mit deutlich knackendem Geräusch oder mit Unterstützung der Hände überwunden werden kann (ZEIDLER u. WITTENBORG 1974). Die Intensität der Schmerzen ist sehr variabel. Oft gehen die klinischen Symptome den röntgenologischen Veränderungen voraus, es kann aber der charakteristische Nackenschmerz trotz röntgenologisch nachweisbarer entzündlicher Veränderungen fehlen; so im Krankengut von THABE (1981) bei 8%, nach SHARP u. PURSER (1961) sogar bei 25% der Patienten mit ausgeprägtem Befall der Halswirbelsäule.

Nach DIRHEIMER (1977) ist es nicht möglich, ein charakteristisches klinisches Bild herauszuarbeiten; auch gelingt es nicht, klinisch zwischen den verschiedenen Typen der Subluxation zu unterscheiden. Die vieldeutigsten Symptome können mit einer Subluxation einhergehen; die gleiche Symptomatik können wir aber auch bei einer röntgenologisch unveränderten Halswirbelsäule finden.

Die wichtigste Folge einer Arthritis im Bereich der Okzipito-Atlanto-Axialregion ist die atlantoaxiale Dislokation, die am häufigsten als Vorwärts – seltener als Rückwärtsdislokation auftritt. Bezüglich der Häufigkeit atlantoaxialer Dislokationen bei Polyarthritikern liegen in der Literatur unterschiedliche Zahlenangaben vor: CONLON u. ISDALE (1966) 25%, MEIKLE u. WILKINSON (1972) 37,5%; BRUHIN u. WAGENHÄUSER (1971) 22%; STEVENS et al. (1971) 36%; FRANK et al. (1974) 20,4%; DIRHEIMER (1977) 44,8%; RASKER u. COSH (1978) 42%. Atlantookzipitale und auch subaxiale Dislokationen sind seltener.

Bei fortgeschrittenen Fällen mit asymmetrischer Destruktion der atlantoaxialen und atlantookzipitalen Gelenke entwickelt sich eine Schiefhaltung oder eine abnorme Haltung des Kopfes infolge Rotation nach einer Seite. Die Verschmälerung der Zwischenwirbelräume kann zu einer auch klinisch auffälligen Verkürzung des Halses führen. Die klinische Bedeutung ergibt sich vor allem aus der Nähe des Rückenmarkes und der Medulla oblongata sowie aus dem Verlauf der Arteria vertebralis. Folgende neurologische Komplikationen sind daher möglich: (1) Medulläre Schädigung infolge Kompression des Rückenmarkes oder seiner ernährenden Gefäße. (2) Durchblutungsstörungen im Arteria-Vertebralis-Basilaris-Stromgebiet. Als mögliche Ursachen für diese Störungen kommen nach ZEIDLER u. WITTENBORG (1974) in Frage: die atlantoaxiale oder die subaxiale Wirbelkörperdislokation, wucherndes Granulationsgewebe, spondylitischer Diskusprolaps oder reparativer Knochenumbau mit eventueller Ankylose. Die Häufigkeit dieser neurologischen Störungen geben SMITH et al. (1972) mit 1–2% an.

Während das klinische Bild einer Vertebralarterieninsuffizienz diagnostisch meist keinerlei Schwierigkeiten verursacht, sind die Symptome, welche beim Polyarthritiker durch eine Rückenmarksschädigung ausgelöst werden, weitaus schwieriger zu deuten und erfordern eine exakte neurologische Untersuchung. Dies ist häufig sehr schwierig, einerseits durch die verminderte Beweglichkeit, andererseits können andere neurologische Komplikationen bereits vorhanden sein. Die Symptomatik der neurologischen Störungen kann alle Schweregrade von leichter Reflexstörung, Parästhesien in Armen und Beinen, Gangstörungen und Schwäche oder Miktionsbeschwerden, Lähmungen bis zur Tetraplegie und bis zu sogar tödlichen zentralnervösen Komplikationen umfassen (SHARP u. PURSER 1961; SCHILLING et al. 1963; CONLON et al. 1966; WEBB et al. 1968; WHALEY u. DICK 1968; MATHEWS 1969; BALL u. SHARP 1971; BOYLE 1971; STEVENS et al. 1971; SMITH et al. 1972; ZEIDLER et al. 1973; FRANK et al. 1974; THABE 1981).

SMITH et al. (1972) beobachteten bei 130 Patienten mit atlantoaxialer und/oder subaxialer Dislokation während eines Zeitraumes von 5–14 Jahren in vier Fällen eine Rückenmarkskompression, dabei in einem Fall mit tödlichem Ausgang; bei weiteren sechs Patienten bestand das klinische Bild einer Vertebralisinsuffizienz.

Nach FRANK et al. (1974) zeigten Patienten mit atlanto-axialer Subluxation gegenüber den Patienten ohne diesen Befund keinen signifikanten Unterschied hinsichtlich des Manifestationsalters, des Krankheitsverlaufes, der Krankheitsdauer, des Bestehens von Rheumaknoten, eines hohen Rheumafaktor-Titers und des Nachweises von antinukleären Faktoren und Kollagen-Antikörpern im Serum. Das Ausmaß der atlantoaxialen Subluxation war bei mit Kortison Behandelten signifikant größer, als bei jenen, welche kein Kortison erhielten, wobei auch noch die Therapiedauer mit Kortison eine Rolle gespielt hatte (RASKER u. COSH 1978). Diese Autoren haben auch auf eine positive Korrelation zwischen den radiologischen Veränderungen im Bereich der Handwurzel und den MCP-Gelenken und dem Ausmaß der HWS-Beteiligung bzw. dem Schweregrad der atlantoaxialen Subluxation hingewiesen.

DEBEYRE et al. (1965) stellten anhand einer eingehenden Röntgenuntersuchung der Brust- und Lendenwirbelsäule bei 100 Polyarthritikern fest, daß die typische Wirbelsäulenveränderung der chronischen Polyarthritis in diesem Wirbelsäulenabschnitt die Osteoporose ist. Bei 76% der Polyarthritiker konnten sie diesen Befund erheben.

Diese Demineralisation, krankheits- und/oder therapiebedingt, verursacht an den gewichtsbelasteten Wirbelsäulenabschnitten Wirbelverformungen. Es entstehen an der Brustwirbelsäule Keilwirbel und an der Lendenwirbelsäule kommt es zur bikonkaven Abschlußplattenimpression (DIHLMANN u. NEBEL 1980). SCHILLING (1970) macht für diese starke Neigung zur Osteoporose den chronischen Entzündungszustand, den bevorzugten Befall bei Frauen im mittleren Lebensalter und die relative Immobilisierung verantwortlich.

Nach TROST (1982) verursachen die entzündlichen Veränderungen der Wirbelsäule bei der chronischen Polyarthritis die gleichen klinischen Symptome, die auch bei degenerativen Erkrankungen zu beobachten sind. ZEIDLER u. WITTENBORG (1974) sprechen von chronischen Kreuzschmerzen, rezidivierenden akut lumbalgischen Attacken und Bewegungsbehinderungen.

Unter langfristiger, hochdosierter Kortisonbehandlung kommt es nicht selten zu Formveränderungen der Wirbelkörper im Bereich der Brustwirbelsäule und Lendenwirbelsäule mit Bevorzugung des dorsolumbalen Überganges. Der akute Einbruch einer Abschlußplatte bietet das Bild einer heftigen Lumbago mit schmerzbedingter Schon- und Steifhaltung. Hingegen verläuft das chronische Zusammensintern von Wirbeln, meistens zu Keil- oder Diaboloform, klinisch häufig latent oder ohne stärkere Wirbelsäulenbehinderung. Auffällig ist aber dabei ein zunehmender Rundrücken mit queren Hautfalten (SCHILLING 1970).

SCHILLING (1970) beschreibt auch an der Lendenwirbelsäule eine Diszitis, allerdings wesentlich seltener als an der Halswirbelsäule.

12. Krankheitserscheinungen an den einzelnen Gelenken

a) Das Schultergelenk

Bei der typischen Verlaufsform der c.P. werden die Schultergelenke meist erst in späteren Stadien befallen; ein Krankheitsbeginn im Schultergelenk ist eher selten. SCHLEGEL u. HOCH (1967) beschrieben einen Erstbefall des Schultergelenkes bei 10%, VOJTIŠEK bei 7,8% der Frauen und bei 14,2% der Männer. Bei einer katamnestischen Auswertung von 120 Krankengeschichten von Patienten mit chronischer Polyarthritis fand FRANKE (1975) nur bei einem einzigen Fall mit Sicherheit einen Initialbefall der Schulter. Bei der Alterspolyarthritis wird hingegen sehr häufig eine initiale Beteiligung des Schultergelenkes gefunden (SCHMIDT u. FRENCEL 1982). Da es sich aber nicht um ein tragendes Gelenk handelt, ist es durchaus möglich, daß es bezüglich der Häufigkeitsangaben beim Schultergelenk Dunkelziffern gibt. GSCHWEND et al. (1977) haben bei 300 Polyarthritikern mit durchschnittlich 10-jähriger Krankheitsdauer einen Befall des Schultergelenkes in 58% festgestellt. LAINE et al. (1954) fanden bei 277 Patienten in 57,4% eine Schulterbeteiligung.

Das Schultergelenk ist das beweglichste Gelenk des menschlichen Körpers, bedingt durch eine große und schlaffe Kapsel, sowie durch die Vielfalt der gelenkigen Verbindungen, die es zusammensetzen: (1) das glenohumerale Gelenk, (2) das akromioklavikulare Gelenk, (3) das sternoklavikulare Gelenk, (4) die skapulothorakale Gleitschicht, (5) die subakromiodeltoidale Gleitschicht. Jedes dieser Gelenke kann für sich isoliert erkranken, oder es werden mehrere oder alle betroffen; der Gelenksbefall kann dabei häufig von einer Bursitis oder Tenosynovitis begleitet sein.

Die Beweglichkeit des Schultergelenkes wird nur durch die Anspannung der Gelenkskapsel begrenzt; jede Kapselschrumpfung vermindert daher automatisch die Beweglichkeit der Schulter, sowohl in aktiver als auch in passiver Hinsicht.

Im Gegensatz zu einer Synovitis im Fingergrund- oder Fingermittelgelenk ist die entzündliche Symptomatik im Schultergelenk nicht so augenscheinlich. Der Krankheitsbeginn im Schultergelenk ist meist schleichend, nur selten ist ein akuter Beginn zu verzeichnen. Eine sichtbare Schwellung ist oft schwer feststellbar, außer es besteht gleichzeitig eine Entzündung der Bursa subdeltoidea; ein Erguß wird am besten bei Außenrotationsstellung des Armes von vorne palpiert. Die Hauptsymptome bei Befall des Schultergelenkes sind: (1) eine schmerzhafte Bewegungseinschränkung, die sich meist schon sehr früh entwickelt; das Gelenk wird dabei meist in Adduktionsstellung gehalten, wobei die schmerzbedingte Adduktionsstellung die Neigung zur Schrumpfung der unteren Kapselanteile noch weiter verstärkt. (2) Ein nächtlicher Ruheschmerz, wodurch der Schlaf oft beeinträchtigt wird. (3) Eine morgendliche Steifigkeit im gesamten Schultergürtel, sowie eine lokale Druckempfindlichkeit, vor allem bei Entzündung der Bursa subdeltoidea oder bei gleichzeitiger Entzündung im Akromioklavikulargelenk.

Die pathologischen Veränderungen im Schultergelenk werden bei weitem nicht durch die Gelenksveränderungen beherrscht, wie etwa bei der Hüfte oder beim Knie. Eine wesentliche Rolle spielen nämlich die paraartikulären Strukturen, wie z.B. die Sehnen, Sehnenscheiden und die verschiedenen Bursae. Sie können auch primärer Manifestationsort der Erkrankung sein. GAMP u. SCHILLING beobachteten unter 600 Patienten eine ausgedehnte Bursitis subdeltoidea sogar als Erstmanifestation der Erkrankung. HUSTON et al. (1978) berichteten über eine Bursitis subacromialis als Erstmanifestation der c.P., wobei diese zu einer massiven Weichteilschwellung geführt hat.

Schulterschmerzen haben aber ihren Ursprung nicht nur im Schultergelenk und den periartikulären Strukturen, sondern auch in entfernt liegenden Strukturen; so verursachen Erkrankungen der Halswirbelsäule oft Schmerzen im Bereich des Schultergelenkes. Bei Befall des glenohumeralen Gelenkes sind die Hauptsymptome bewegungsabhängige Schmerzen, nächtliche Ruheschmerzen und eine morgendliche Steifigkeit des Schultergürtels mit nachfolgender Einschränkung der Beweglichkeit, insbesondere der Außenrotation und Abduktion. Die Betroffenen sind oft innerhalb kürzester Zeit bei alltäglichen Verrichtungen, wie beim An- und Auskleiden, behindert. Die schmerzhafte Schonhaltung in Adduktionsstellung und die damit verbundene Ruhigstellung des Schultergelenkes können zu einer Versteifung in Adduktionsstellung führen; zusätzlich entwickelt sich dann eine ausgeprägte Atrophie der gesamten Schultermuskulatur. Das typische Bild fortgeschrittener Stadien der c.P. im Schultergelenk zeigt eine ausgeprägte Atrophie des M. deltoideus mit vorspringendem Processus coracoideus, und das Bewegungsausmaß ist stark eingeschränkt.

Neben dem eigentlichen Schultergelenk sind häufig paraartikuläre Strukturen in den Krankheitsprozeß miteinbezogen. So befinden sich im Schultergelenk zahlreiche Schleimbeutel, die ebenfalls an der Erkrankung beteiligt sein können; die größte klinische Bedeutung besitzt hier vor allem die Bursa subacromialis, welche auch mit dem Skapulohumeralgelenk kommunizieren kann. Nach längerem Krankheitsverlauf werden auch Rupturen der Rotatorenmanschette beobachtet (WEISS et al. 1975). ENNAVAARA (1967) konnte sie bei 200 Patienten in 21,5% der Fälle nachweisen. LANE et al. (1972) beschrieben als eine weitere, aber ausgesprochen seltene Komplikation eine Synovialruptur im Schultergelenk mit massiver Schwellung und Rötung.

Das Akromioklavikulargelenk wird häufig mitbefallen, ENNAVAARA (1967) fand bei seiner umfassenden Studie des Schultergelenkes bei 200 Patienten in 55,5% einen Befall dieses Gelenkes. Klinisch auffällig ist eine Weichteilschwellung mit umschriebener Schmerzhaftigkeit, besonders typisch ist eine ausgeprägte lokale Druckempfindlichkeit.

Das Skapulo-Kostal-Syndrom: Häufig klagen Polyarthritiker über Schmerzzustände am medialen und oberen Skapularand mit Ausstrahlung in die Schulter, Arm oder Nacken; Bewegung führt zu einer Verstärkung der Beschwerden. LAINE et al. (1954) fanden bei Schultergelenksbefall dieses Syndrom am häufigsten. Bei der Untersuchung finden sich stark schmerzhafte Triggerpunkte entlang des medialen Skapularandes. Diese lassen sich oft erst nachweisen, wenn der Patient die Hand der befallenen Seite auf die andere Schulter legt, wodurch die subskapulären Muskeln für die Palpation freigegeben werden.

Das Sternoklavikulargelenk ist die einzige gelenkige Verbindung zwischen dem Oberkörper und der oberen Extremität; jede Bewegung des Armes führt daher auch zu einer Bewegung im Sternoklavikulargelenk, es zählt somit zu den am meisten benutzten Gelenken. Die Häufigkeitsangaben über einen Befall des Sternoklavikulargelenkes im Rahmen der c.P. schwanken stark und reichen von lediglich 1% bis 40% (LAINE et al. 1954; DILSON et al. 1962; ENNAVAARA 1967; ZUCKNER u. MARTIN 1970). Röntgenologische Veränderungen waren aber sogar in 40–70% der untersuchten Fälle nachweisbar (DILSON et al. 1962; KORMANO 1970; LAITENEN et al. 1970).

Da das Gelenk direkt unter der Haut liegt, ist es der Untersuchung leicht zugänglich. Eine Entzündung verursacht neben Schmerzen auch eine ausgedehnte Schwellung und eine Überwärmung. Die Schmerzen strahlen in den Hals und in die vordere Thoraxapertur aus und werden bei Bewegung verstärkt. Schmerzbedingt wird immer auch die Funktion des Schultergürtels beeinträchtigt. Als Komplikation kann es durch entzündliche Veränderungen zu Destruktionen und sogar zu Subluxationen in diesem Gelenk kommen (RAPOPORT et al. 1979; HOLD u. RONNY 1980; WISEMAN 1981; KHONG u. RONNEY 1982). Röntgenologisch ist das Sternoclavikulargelenk schwer zu erfassen, meist ist eine Tomographie notwendig (MORAG u. SHAHIN 1975).

Abzugrenzen ist das Tietze-Syndrom, definiert als eine nicht eitrige, schmerzhafte Schwellung der parasternalen Rippenknorpeln; betroffen sind dabei meist die erste, zweite und dritte Rippe. Klinisch besteht eine ausgeprägte Druckdolenz, eine derbe Schwellung ist tastbar, röntgenologisch besteht ein normaler Befund.

b) Das Ellenbogengelenk

Die Häufigkeitsangaben über eine Beteiligung des Ellenbogengelenkes schwanken in der Literatur beträchtlich und reichen von 21% bis 68% (BOYLE u. BUCHANAN 1971; FREYBERG 1968; GSCHWEND 1977; PORTER et al. 1974; JAKOBY et al. 1973), wobei diese Differenzen wohl in erster Linie auf die Unterschiede im Krankengut hinsichtlich Krankheitsdauer und Schweregrad zurückzuführen sind. Ein Krankheitsbeginn im Ellenbogengelenk wird von allen Untersuchern hingegen sehr selten, nämlich in 1,7% bis 3% gefunden (VOJTIŠEK 1968; SCHLEGEL u. HOCH 1970; FLEMING et al. 1976). Meist sind beide Ellenbogengelenke betroffen, aber VIRTAMA et al. (1968) und STEIN et al. (1975) haben einen häufigeren und ausgeprägteren Befall des Ellenbogengelenkes an der dominierenden Extremität gefunden. Diese Beobachtung unterstützt die Theorie, daß zwischen dem Ausmaß der Gelenksbeteiligung und den auf das Gelenk einwirkenden Kräften eine enge Korrelation besteht. Beidseitige Beugekontrakturen können relativ frühzeitig entstehen.

Der Erkrankungsbeginn ist häufig schleichend und unbemerkt; bei der Erstuntersuchung wird oft ein bis dahin nicht bemerkter Verlust der vollständigen Streckfähigkeit festgestellt; gelegentlich besteht auch bereits eine Beeinträchtigung der vollen Supinationsbewegung.

Später werden dann auch die Beugung und Pronation eingeschränkt und schmerzhaft. Vor allem in fortgeschrittenen Fällen können Pro- und Supination starke Schmerzen verursachen.

Bei 70% ist zum Zeitpunkt der Untersuchung das Frühstadium schon überschritten, und es finden sich bereits deutliche Zeichen der Destruktion (GSCHWEND 1977). Bei einer Analyse der Bewegungseinschränkung von 300 Patienten bei durchschnittlich 10-jährigem Krankheitsverlauf fanden GSCHWEND et al. (1977) bei fast $^3/_4$ aller Fälle ein Extensionsdefizit, hingegen wiesen $^2/_3$ aller Patienten eine gute Flexion von 130° und mehr auf. In funktioneller Hinsicht besitzt das Ellenbogengelenk eine zentrale Stellung, da eine Bewegungseinschränkung – schmerzbedingt oder definitiv durch eine Ankylose – auch die Funktion der Hand vermindert. So verhindert ein in Streckstellung versteiftes Ellenbogengelenk selbst bei noch gut erhaltener Handfunktion die Mehrzahl der täglich notwendigen Verrichtungen, wie Essen, Zähneputzen, Waschen, Kämmen, Rasieren usw.; ist das Ellenbogengelenk hingegen in Beugestellung versteift, so sind die Mehrzahl der alltäglich notwendigen Verrichtungen noch ausführbar. Eine Arthritis im Ellenbogengelenk ist in funktioneller Hinsicht zunächst mit einer herabgesetzten Streckfähigkeit verbunden, erst in späteren Stadien sind dann auch Flexion sowie Pro- und Supination beeinträchtigt. Die klinische Symptomatik kann stark variieren, in schweren Fällen kann beträchtliche Behinderung, sowohl durch Einschränkung der Streckung als auch der Beugung, entstehen. Bei der Untersuchung findet man eine lokale Druckschmerzhaftigkeit, eine Schwellung zeigt sich zuallererst auf der lateralen Seite zwischen Epicondylus lateralis und Olecranon. Ergüsse zeigen sich zuerst dorsal in den beiden Grübchen zwischen den Epikondylen und dem Olecranon, da das Gelenk exzentrisch liegt und hier nur von Haut und Oberflächenfaszie bedeckt wird. Auch eine hypertrophe Synovitis ist hier am ehesten tastbar. Bei Ergüssen wird der Arm leicht gebeugt gehalten, da die Kapsel in dieser Mittelstellung am wenigsten gespannt und schmerzhaft ist.

Aber im Ellenbogengelenk lokalisierte Schmerzen können immer auch von periartikulären Strukturen ausgehen.

Im Rahmen der c.P. kann es im Ellenbogenbereich gar nicht so selten zum Auftreten von Nervenläsionen, häufiger des N. ulnaris, aber auch des N. radialis kommen. PULKKI u. VAINIO (1962), welche innerhalb einer 5jährigen Beobachtungszeit über 18 Fälle von Schädigungen des N. ulnaris bei Polyarthritikern mit Befall des Ellenbogengelenkes berichten, schätzen die Häufigkeit einer polyarthritischen Schädigung dieses Nerves auf $4^0/_{00}$. Die Betroffenen klagen über Paraesthesien im Ulnarisgebiet, gelegentlich auch über brennende Schmerzen sowie Verstärkung der Symptome bei Beugung im Ellenbogengelenk. Ursächlich in Frage kommen für die Nervenkompression bei kurzer Anamnese eine ödematöse Schwellung des entzündlich veränderten Ligamentum collaterale ulnare oder eine Ausdehnung dieses Bandes durch eine divertikelähnliche Ausstülpung der entzündlich veränderten und flüssigkeitsgefüllten Gelenkskapsel. In hartnäckigen Fällen fanden sich entweder perineurale Verwachsungen sowie Knochenzacken oder eine habituelle Luxation des N. ulnaris in Beugestellung, bedingt durch entzündliche Veränderungen im Rahmen der Grundkrankheit.

Fallberichte existieren auch über die wesentlich seltenere Schädigung des N. radialis im Rahmen der chronischen Polyarthritis (CHANG et al. 1972; FERNANDES et al. 1979; MARMOR et al. 1967). EHRLICH (1972, 1973) beschreibt bei vier Patienten das Vorkommen sogenannter „antekubitaler Zysten" und vergleicht sie mit den bekannten und häufig auftretenden Baker-Zysten im Kniegelenk, dem analogen Gelenk der unteren Extremität. Diese Zysten imponieren als eine deutliche Schwellung, sodaß das Gelenk in Beugestellung gehalten wird. Bei vorliegender Entzündung besteht zugleich eine Rötung und Überwärmung, auch eine Irritation des N. ulnaris wurde beobachtet.

Zum Unterschied von diesen Zysten beschrieb GOODE (1968) bei sechs Polyarthritikern Synovialrupturen im anterioren Ellenbogenbereich, die sowohl zu Krankheitsbeginn als auch in späteren Stadien der Erkrankung aufgetreten waren. Dabei bestand eine Schwellung des Gelenkes, die bis zum Vorderarm reichte, verursacht durch die in die subfaszialen Muskellogen ausgetretene Synovia. Meist war auch eine Hautrötung sichtbar, die Betroffenen klagten über Schmerzen im Vorderarm, in einzelnen Fällen nach distal bis zur Hand, aber auch in den Oberarm ausstrahlend. Arthrographisch konnte ein Kontrastmittelaustritt in die Muskellogen subfaszial demonstriert werden.

Eine Ruptur im posterioren Bereich des Ellenbogengelenkes wurde von PIRANI et al. (1982) beschrieben.

Die Bursa olecrani ist im Vergleich zu anderen Schleimbeuteln wesentlich häufiger entzündet, man muß sie von großen subkutanen Knoten unterscheiden; manchmal findet man aber beide Veränderungen zugleich, da die Ellbogenstreckseite zu den bevorzugten Lokalisationen für Rheumaknoten zählt (GAMP u. SCHILLING 1966).

Man findet dann das typische Bild der „Dromedar-Silhouette".

c) Die Hand

Die c.P. äußert sich im Handbereich frühzeitig und in charakteristischer Weise, wobei sämtliche anatomischen Strukturen in den Krankheitsprozeß miteinbezogen werden können. Die typische Morgensteifigkeit wird in den ersten Krankheitsphasen oft schon vor einer Gelenksmanifestation verspürt. Dabei sind die Hände „wie eingefroren", und die Lösung dieser Steifigkeit in den Fingergelenken wird vom Patienten oft mit einem „Auftauen" verglichen (MATHIES 1974).

Im Frühstadium stehen Schwellung und Schmerzen neben einer Verminderung der Funktion im Vordergrund, im weiteren Krankheitsverlauf sind Schwellung und Schmerzen von einer zunehmenden Beeinträchtigung der Gebrauchsfähigkeit der Hand begleitet, die schlußendlich zu einem vollständigen Funktionsausfall führen kann. Nach FRANKE (1972) können die krankhaften Veränderungen der Hand bei der chronischen Polyarthritis drei Stadien der Beeinträchtigung durchlaufen: Im 1. Stadium treten Schmerzen oder Mißempfindungen auf, wesentliche bzw. dauerhafte Funktionsstörungen und/oder Formveränderungen fehlen. Das 2. Stadium ist gekennzeichnet durch vorübergehende oder andauernde schmerzhafte Funktionsstörungen mit vorübergehenden oder leichten Formveränderungen im Bereich der Gelenke, ihrer Anhangsgebilde sowie der Muskulatur; zusätzlich können Nerven- und/oder Gefäßschädigungen auftreten. Im 3. Stadium schließlich findet man dauernde schmerzhafte Funktionsstörungen mit schweren Formveränderungen der Gelenke sowie der Anhangsgebilde und der Muskulatur. Nerven- und Gefäßschäden können auch in diesem Stadium auftreten.

Das Handgelenk spielt für die gesamte Funktion der Hand eine außerordentlich wichtige Rolle. So wirken sich Veränderungen im Bereich des Handgelenkes störend auf die Stellung der Finger aus, beeinträchtigen die Greifkraft und die verschiedenen Greifformen sowie auch die Feinmotorik der Finger.

SCHLEGEL u. HOCH (1967) geben die Erstlokalisation im Handgelenk mit 12,5%, VOJTIŠEK (1968) mit 14,4% bei Frauen und 12,2% bei Männern an. GSCHWEND (1968) konnte bei 300 Polyarthritikern mit einer durchschnittlichen Krankheitsdauer von 10 Jahren in rund 67% krankhafte Veränderungen an den Handgelenken nachweisen; bei seinen Untersuchungen war die Dorsalflexion mit 57% deutlich häufiger eingeschränkt als die Palmarflexion mit 40%. Eine völlig normale Beweglichkeit der Handgelenke zeigten nur 6% seiner Patienten. GLICK (1966) sowie OWSIANIK et al. (1980) haben anhand von Röntgenbildern gezeigt, daß das rechte Handgelenk häufiger, schwerer und auch früher befallen wurde als das linke Handgelenk. Als Ursache dafür wird die stärkere Beanspruchung der Gebrauchshand angesehen. Deutliche Schmerzen bei Volarflexion sind ein sicheres Frühzeichen entzündlicher Veränderungen im Handgelenksbereich, auch wenn klinisch andere Symptome der Entzündung noch wenig ausgeprägt sind. Das Handgelenk neigt zur Kontraktur in volarer Beugehaltung, einer funktionell sehr ungünstigen Stellung, da sie den Faustschluß erschwert und somit die Funktion der gesamten Hand beeinträchtigt.

Bei Befall des Handgelenkes wird meist auch das distale Radioulnargelenk mitbetroffen, desgleichen kann auch das distale Handgelenk, die Articulatio mediocarpea, in den Entzündungsprozeß miteinbezogen werden. Es besteht häufig eine Kommunikation zwischen den angeführten Gelenken; HARRISON et al. (1971) konnten arthrographisch bei 70% Verbindungen zwischen dem Radiokarpal-, dem distalen Radioulnar- und den einzelnen Karpalgelenken nachweisen, während dies beim Kontrollkollektiv nur bei 16% der Fall war.

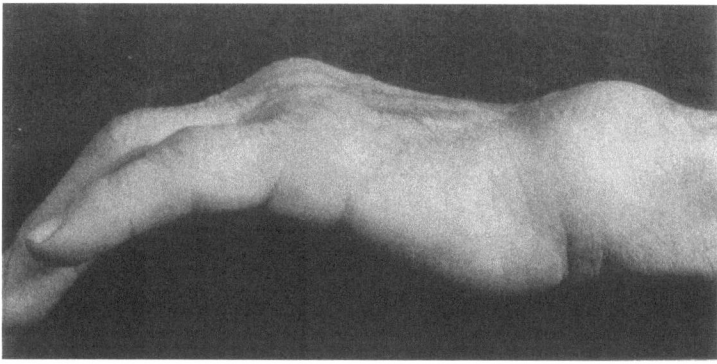

Abb. 1. Caput-ulnae-Syndrom: Ulnaköpfchen nach dorsal stark vorspringend

Eine entzündliche Beteiligung des gesamten Handwurzelbereiches ist daher nicht überraschend; sie ist im Gegensatz zur relativ symptomarmen Entzündung der Sehnenscheiden an der Dorsalseite des Handgelenkes meist sehr schmerzhaft. Auffällig dabei ist eine Weichteilschwellung dorsal im Handwurzelbereich verbunden mit einer deutlichen Druckempfindlichkeit und auch einer Bewegungseinschränkung im Handgelenk. Die chronische Entzündung der Interkarpalgelenke kann bei völliger Gelenksknorpelzerstörung zu einer Verschmelzung aller Handwurzelknochen bis zum sogenannten Os carpi führen. Bei gleichzeitig bestehender Schwellung der Hand- und Fingergrundgelenke entsteht am Handrükken eine muschelförmige Aushöhlung, welche durch die sich entwickelnde Atrophie der Mm. interossei noch verstärkt wird.

Durch das Übergreifen der Synovitis vom Radiokarpalgelenk auf das distale Radioulnargelenk kommt es oft auch zu einer völligen Zerstörung der Radius und Ulna verbindenden Ligamente, insbesondere des Lig. triangulare. Häufig besteht dann auch eine Tenosynovitis der Sehne des M. extensor carpi ulnaris. Durch die Lockerung bzw. Zerstörung des Bandapparates steht das Ulnaköpfchen deutlich nach dorsal vor und weist eine abnorme Beweglichkeit auf. Klinisch auffällig sind dabei starke Schmerzen bei Pro- und Supination bzw. eine Einschränkung der Beweglichkeit. Im Rahmen dieser Veränderungen wird die Sehne des M. extensor carpi ulnaris nach palmar verlagert und verliert dadurch ihre Funktion als dorsaler Handgelenksstabilisator. Es kommt insgesamt zu einer schweren Beeinträchtigung der Handgelenksfunktion, die von BACKDAHL (1963) ausführlich als Caput ulnae Syndrom beschrieben wurde (Abb. 1), wobei er folgende klinische Symptome anführt: (1) die Patienten klagen über eine zunehmende Schwäche im Handgelenk, weiters über Schmerzen bei Pro- und Supination, wobei auch häufig eine beträchtliche Einschränkung des Bewegungsumfanges besteht; (2) das nach dorsal vorspringende Ulnaköpfchen bildet eine deutlich sichtbare Vorwölbung und weist eine abnorme Beweglichkeit auf, bei der Untersuchung häufig verbunden mit krepitierenden Geräuschen (Klaviertastenphänomen); (3) es besteht eine teigige, fluktuierende Schwellung im ulnaren Bereich des Handgelenkes und auch am Handrücken, wobei das Retinakulum extensorum diese sanduhrförmig einschnürt; (4) Das Ulnaköpfchen, bei dem sich häufig Arrosionen finden lassen, kann zusätzlich die Fingerstrecksehnen erheblich schädigen und zu deren Ruptur führen.

TRENTHAM u. MASI (1976) haben die „carpo metacarpal ratio" als empfindlichen Quotienten für das Fortschreiten der Erkrankung im Handgelenks- und

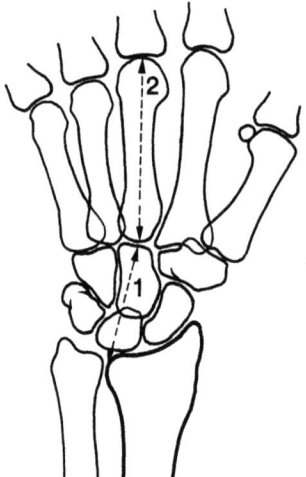

Abb. 2. „carpo-metarcarpal-ratio" nach Trentham u. Masi 1976

Carpusbereich eingeführt (Abb. 2). Dabei wird die Länge des Carpus (gemessen vom ulnaren Rand des distalen Radiusendes bis zur Mitte der Basis des 3. Metakarpalknochens) durch die Länge des 3. Metakarpalknochens dividiert. Der Normalwert, welcher vom Alter der Untersuchten unabhängig ist, beträgt $0{,}61 \pm 0{,}07$ bei Männern und $0{,}58 \pm 0{,}08$ bei Frauen. Bei den von Trentham u. Masi unersuchten Polyarthritikern wurde ein signifikant niedriger Quotient gefunden; zusätzlich bestand auch eine gute Korrelation zu den röntgenologischen Stadien, und in fortgeschrittenen Fällen konnte mit diesem Quotienten eine Progression sogar besser erfaßt werden.

Eine Schwellung im Handgelenksbereich muß dorsal und volar gegen eine Tenosynovitis abgegrenzt werden. Nach Geschwend (1977) ist dies insofern möglich, als bei der Tenosynovitis die aktive Streckung der Finger eine Wulstbildung am distalen Rand des Retinaculum dorsale verursacht, während bei der Handgelenkssynovitis eine gleichmäßige Auftreibung der Handgelenksregion bestehen bleibt. Gelenke und Sehnen können aber auch zugleich befallen sein; es besteht nämlich nicht nur in einem hohen Prozentsatz eine Kommunikation zwischen den einzelnen Gelenken (Harrison et al. 1971), sondern Iveson et al. (1975) haben arthrographisch zusätzlich eine Verbindung der Gelenke mit einzelnen Sehnenscheiden feststellen können.

Tenosynovitiden, sicht- und/oder tastbar, finden sich besonders häufig im Handbereich; es können sowohl die Sehnen der Fingerstrecker im Bereich des distalen Unterarmes, des Handgelenkes sowie am Handrücken, als auch die Beugersehnen auf der Gegenseite des Handgelenkes, in der Hohlhand und auf den Fingerbeugeseiten befallen sein. Tenosynovitiden der Strecker- und/oder Beugersehnen treten dabei seltener in fortgeschrittenen Stadien, sondern häufig bereits als Früh- oder sogar als Erstsymptom auf. Einem Kausalitätsbedürfnis von Patient und Arzt folgend wird eine Tenosynovitis oft nicht als Symptom einer beginnenden Polyarthritis gesehen, sondern auf eine Überlastung (z.B. Schreibmaschinenschreiben) zurückgeführt (Mathies 1979). Die Tenosynovitiden verursachen Schmerzen und Schwellungen und beeinträchtigen die Funktion der Hand. Die Bedeutung der Tenosynovitiden liegt darin, daß die entzündlichen Veränderungen zu Sehnengleitschwierigkeiten führen, verbunden mit Schmerzen und einer Beeinträchtigung der Beweglichkeit; die Synovitis kann auch auf die

Tabelle 18. Häufigkeit extraartikulärer Manifestationen im Handbereich bei Polyarthritikern mit und ohne Beugersehnenentzündung

	mit Beugersehnenentzündung	ohne Beugersehnenentzündung
Anzahl der Patienten	55	45
Karpaltunnelsyndrom	26	6
Streckersehnen-Tenosynovitis	26	4
Epikondylitis	12	3
Dupuytrensche Kontraktur	6	0
Tendovaginitis stenosans De Quervain	5	0
Flexor carpi radialis-Tenosynovitis	7	0
Flexor carpi ulnaris-Tenosynovitis	2	0
Achillessehnen-Tenosynovitis	5	0

Sehne übergreifen, ihre kollagene Faserstruktur zerstören und so Rupturen verursachen (FASSBENDER 1975). Weiters haben GAMP u. SCHILLING (1966) darauf aufmerksam gemacht, daß der Sehnenbefall in enger Korrelation zu extraartikulären Veränderungen steht. Die Autoren konnten in ihrem Krankengut häufiger als erwartet eine Kombination von Tenosynovitiden mit Bursitiden und subkutanen Knoten sehen. Auch GRAY u. GOTTLIEB (1977) haben gezeigt (Tabelle 18), daß Polyarthritiker mit Beugersehnenentzündungen häufiger extraartikuläre Manifestationen aufweisen als jene ohne Sehnenbeteiligung. Zahlenmäßig scheinen die Streckersehnen zwar häufiger befallen zu sein, es ist aber durchaus vorstellbar, daß aufgrund der anatomischen Verhältnisse ein gewisser Anteil der Beuger-Tenosynovitiden dem Untersucher verborgen bleibt.

WESSINGHAGE (1977) beschreibt den Verlauf der Tenosynovitiden im Rahmen der c.P. als schubweise mit mehreren Entwicklungsphasen, wobei entsprechende Komplikationen – von Beeinträchtigung der Funktion bis zur Ruptur – auftreten können.

Der für die c.P. typische Sehnenbefall wird auch teilweise heute noch in Bezug auf die Häufigkeit und Bedeutung unterschätzt. Tabelle 19 soll die Häufigkeit der Tenosynovitiden im Handbereich anhand der ausgewählten Untersuchungen demonstrieren. Bei GRAY u. GOTTLIEB (1977) war der Mittelfinger mit 71% am häufigsten betroffen, gefolgt vom Zeige-, Ring- und Kleinfinger sowie Daumen, wobei zwischen der rechten und linken Hand zahlenmäßig kein Unterschied bestand. GAMP u. SCHILLING (1965) hingegen und auch bereits BREWERTON (1957) fanden zahlenmäßig ein Überwiegen der Tenosynovitiden im Bereich der rechten Hand.

Tabelle 19. Häufigkeit der Tenosynovitis im Handbereich

Autoren	Anzahl der Patienten	Häufigkeit
KELLGREN u. BALL (1950)	100	37%
BREWERTON (1957)	300	64%
GAMP u. SCHILLING (1966)	600	10%
GRAY u. GOTTLIEB (1977)	100	55%

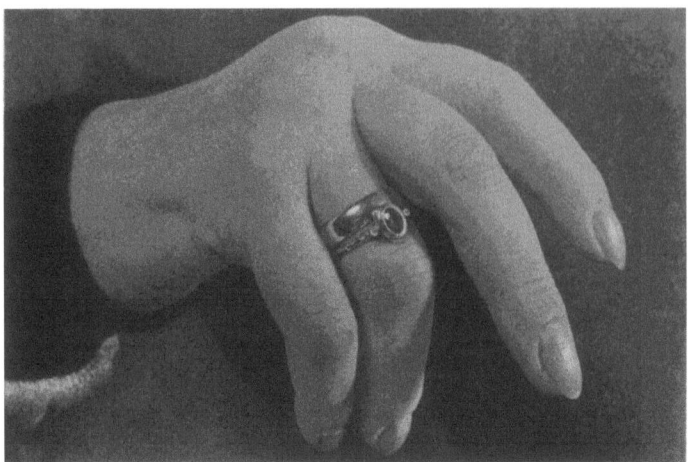

Abb. 3. Ruptur der Extensorsehnen IV und V

Am Handrücken findet man polsterartige, voluminöse Schwellungen vorwiegend im Bereich des M. extensor carpi ulnaris, des M. extensor digitorum und des M. extensor pollicis longus. Sie sind, im Gegensatz zu den Schwellungen der Beugersehnen, meist wenig schmerzhaft und gut zu palpieren. Ist das Retinaculum dorsale intakt, so wird die Schwellung oft sanduhrförmig in einen distalen und proximalen Abschnitt unterteilt. Ist das Ligament jedoch durch die Tenosynovitis zerstört, so fällt diese Unterteilung weg.

Die Symptomatik der Tenosynovitis im Bereich der Hohlhand ist durch die hier bestehenden besonderen anatomischen Verhältnisse bedingt. Die Sehnen und Sehnenscheiden liegen gemeinsam mit dem N. medianus unter dem Lig. carpi volare transversum. Schwellungen sind daher im Gegensatz zum Handrücken sowohl durch Inspektion als auch Palpation schwerer erfaßbar, am ehesten gelingt dies proximal des Ligamentum carpi volare transversum. Im Vordergrund stehen Funktionseinschränkungen verursacht durch die meist bewegungsabhängigen Schmerzen, ferner eine gewisse Steifigkeit und ein erschwerter Faustschluß. Die Symptomatik kann vorübergehend sein oder Monate und sogar länger bestehen bleiben. Ein Verlust, vorwiegend der aktiven Beweglichkeit, bei noch erhaltener passiver Beugefähigkeit der proximalen Interphalangealgelenke, ist in den allermeisten Fällen auf eine Tenosynovitis der Beugersehnen zurückzuführen. Als mögliche Komplikationen muß man das Karpaltunnelsyndrom, das Phänomen des schnellenden Fingers, sowie das Auftreten von Sehnenrupturen mit dementsprechendem Funktionsausfall erwähnen (Abb. 3).

Das *Karpaltunnelsyndrom,* das zumeist als Komplikation einer Beugertenosynovitis auftritt, obwohl ursächlich dafür auch noch andere Faktoren in Frage kommen können, kann sowohl ein- oder beidseitig als Initialsyndrom, als auch zu jedem Zeitpunkt im jahrelangen Krankheitsverlauf der Polyarthritis auftreten (SAVILL 1964; PALLIS u. SCOTT 1965; WESSINGHAGE 1969; BENINI et al. 1973). Die Häufigkeit wird unterschiedlich mit 5–69% angegeben (BARNES u. CURREY 1967; MASON 1967; STELLBRINK 1972; SCHILLING 1974). VAINIO (1969) hat bei 445 Fällen von Karpaltunnelsyndrom bei c.P. folgende Ursachen für das Mißverhältnis zwischen dem anatomisch vorgegebenen Raum im Karpalkanal und der durch ihn verlaufenden Strukturen gefunden: Die im Rahmen der exsudativen Tenosynovitis aufgetretene Flüssigkeitsansammlung verursachte eine Kompression des N. medianus gegen das Lig. carpi volare transversum; größere Rheumaknoten haben in einigen Fällen ebenso wie eine narbige Schrumpfung des Gewebes nach vorausgegangener Tenosynovitis zu einer Irritation des N. medianus geführt, und in seltenen Fällen war die Kompression durch eine zystische Ausstülpung des Karpalgelenkes bedingt. Häufig wurde auch eine Kombination all dieser Ursachen gefunden.

Die Diagnostik des Karpaltunnelsyndroms bereitet besonders im Anfangsstadium oft Schwierigkeiten. Kennzeichnend für eine Sehnenbeteiligung als Ursache des Karpaltunnelsyndroms ist die frühmorgendliche mechanische Bewegungsbehinderung der Finger mit Krepitation. WESSINGHAGE (1969) unterscheidet nach der Symptomatik 4 Stadien: (1) uncharakteristische Beschwerden im Handbereich (die Diagnose bereitet Schwierigkeiten, häufige Fehldiagnosen); (2) Lokalisierung zunehmender Beschwerden im Innervationsgebiet des N. medianus (meist nächtlich auftretende Schmerzen verbunden mit Parästhesien, Hyp- und Anästhesie im Medianus-Innervationsgebiet); (3) starke Funktionseinschränkung der Finger verbunden mit erheblichen Schmerzen sowie Schwellung auf der Handgelenksbeugeseite (gehäuft auftretende nächtliche Schmerzattacken mit Parästhesien und Anästhesie, wobei Schütteln, Massieren, Reiben und Heraushängenlassen der Hände aus dem Bett eine leichte Besserung bringen; morgens besteht eine Greifunfähigkeit, weiters eine verminderte Beweglichkeit und Haltefunktion, während des Tages Besserung der Symptomatik der Nervenkompression); (4) Daumenballenatrophie, trophische Störungen, Sensibilitätsverlust (es bestehen deutlich sichtbare Veränderungen im Innervationsgebiet des N. medianus; trophische Veränderungen, Sehnenrupturen, Störungen der motorischen und sensiblen Erregbarkeit).

Neben den bekannten klinischen Untersuchungsmethoden (Tinel-Test, Phalen-Test, Stauungstest mit der Blutdruckmanschette) ermöglichen elektrodiagnostische Maßnahmen die Sicherung der Diagnose, da sehr häufig eine Störung der motorischen und sensiblen Erregbarkeit vorliegt.

Da die Sehnen im Karpalkanal sehr eng nebeneinander liegen, können im Rahmen der entzündlichen Veränderungen Verklebungen zwischen den Sehnen entstehen, die bei unterschiedlichem Arbeitsweg Funktionseinbußen zur Folge haben. Charakteristischerweise kann dabei der Finger anfangs passiv noch normal flektiert werden, während die aktive Flexionsfähigkeit bereits eingeschränkt ist. So führt die Verklebung der Sehne des M. flexor digitorum profundus mit der des M. flexor digitorum superficialis zu einer Einschränkung der Fingerbeugung; ein Faustschluß ist dann wohl passiv, aber nicht aktiv möglich. Kann der Patient einen einzelnen Finger wohl passiv, aber nicht aktiv beugen, so spricht dies für den Befall der Beugersehnen im Fingerkanal (GSCHWEND 1977). Die Entzündung der Fingerbeugersehnen ist meist sehr schmerzhaft, wobei die Schmerzen nicht nur bei Beugung, sondern auch in Ruhe bestehen. Der Patient gibt an, daß morgens z.B. der Finger „eingezogen" ist und daß er beim Versuch der Mobilisation nicht herausschnellt, sondern erst durch mehrmaliges passives Bewegen zunehmend gelockert wird (MATHIES 1974). Der Pinch-Test nach Savill erweist sich dabei als weitere verläßliche Diagnosehilfe. Besteht die Tenosynovitis nämlich im Fingerkanal, so gelingt es nicht, eine schmale längsverlaufende Hautfalte volar im Bereich der Grundphalanx abzuheben. Bei entzündlicher Infiltration und Verdickung der Sehnenscheiden ist ein freies Gleiten der Sehnen nicht möglich, im Extremfall kommt es zu einer völligen Blockade. Bestehen solche Blockaden längere Zeit, so können daraus irreversible Adhäsionen entstehen, die auch Schäden an den Fingergelenken zur Folge haben.

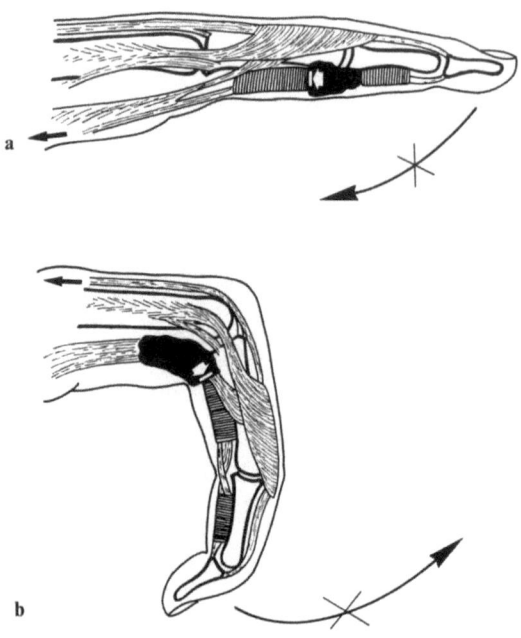

Abb. 4a, b. (Nach WESSINGHAGE u. MIEHLKE 1974) Tenosynovitis der Fingerbeuger (*schwarz*). Folge: Symptome des schnellenden Fingers. (**a**) Blockade in Streckstellung, Beugung nicht möglich. (**b**) Blockade in Beugestellung, Streckung nicht möglich. Das entzündete Sehnenscheidengewebe vermag nicht durch die fibrösen Sehnenscheiden zu gleiten

Synovitiden der Beugersehnen können auch das Phänomen des schnellenden oder schnappenden Fingers verursachen. Dabei besteht eine Tenosynovitis im Bereich der Anularligamente, etwa in der Höhe der Metakarpalköpfchen (WESSINGHAGE u. MIEHLKE 1974; GSCHWEND 1977). Auch „Rheumaknötchen" können als Granulome in oder auf der Sehne selbst liegen und so zum Bild des „schnellenden" Fingers führen. Liegt nur ein Sehnenknötchen oder eine knötchenartige Auftreibung distal des Anularligamentes vor, so kann eine Blockade in Streckstellung eintreten (Abb. 4a). Dabei ist oft passiv unter Zuhilfenahme der anderen Hand eine Fortsetzung der Bewegung möglich. Die passive Streckung oder Beugung ist dann mit einem schnappenden oder schnellenden Phänomen verbunden. BREWERTON (1977) fand bei 9% seiner Patienten eine vollständige Blockade in Streckstellung, wobei der Ring-, Mittel- und Zeigefinger gleich häufig betroffen waren. Liegt die Auftreibung proximal des Lig. anulare, so führt diese zum Schnellphänomen bei der Extension, oder es kann sich bei entsprechender Größe eine Blockade in Flexionsstellung einstellen; es besteht dann ein fixierter Extensionsausfall (Abb. 4b, WESSINGHAGE u. MIEHLKE 1974). Zu Beginn bestehen meist nur ein stärkeres Reiben bei Beuge- und Streckbewegungen der Finger sowie eine Weichteilschwellung. Ein solches Schnellphänomen muß nicht andauernd vorhanden sein, so tritt es manchmal nur für einige Tage auf und verschwindet dann wieder. Oft findet man bei der c.P. gut palpable schmerzhafte Sehnenverdickungen in der Hohlhand, die nicht immer zum schnellenden Finger führen, sondern die Finger langsam in eine Beugestellung bringen.

Tabelle 20. Spontane Sehnenrupturen: Häufigkeit und Lokalisation

	PAGE (1961)	MOBERG (1965)	GAMP u. SCHILLING (1966)	MANNERFELD u. NORMAN (1969)	GSCHWEND (1977)
Flexorsehnenrupturen	7%	69%	16%	38%	20%
Extensorsehnenrupturen	91%	31%	84%	62%	80%

Spontanrupturen der Sehnen treten mit großer Wahrscheinlichkeit häufiger auf, als sie diagnostiziert werden, insbesondere bei bereits ausgebildeten Fehlstellungen, welche an sich schon mit Funktionsausfällen vergesellschaftet sind. Da sie meist wenig oder nicht schmerzhaft sind, können sie sowohl dem Patienten, als auch dem Untersucher entgehen. Bei Rupturen im Bereich der Hohlhand wird die Diagnostik durch die oft bereits vorliegenden Verwachsungen zusätzlich erschwert. Dies ist wahrscheinlich auch ein Grund, warum nach Literaturangaben Rupturen der Streckersehnen öfters gesehen werden (Tabelle 20).

Die Ursachen der Spontanrupturen sind von Fall zu Fall verschieden; MANNERFELD (1973) zählt fünf verschiedene Möglichkeiten auf: (1) entzündlich proliferierendes Synovialgewebe invadiert die Sehnen entlang der Vincula-Gefäße; diese werden dadurch weich und rupturieren bei Belastung; (2) das hypertrophische Synovialgewebe führt zu einer Kompression der Vincula-Gefäße mit nachfolgenden lokalisierten Infarkten der Sehne; möglicherweise stellen diese Sehneninfarkte eine der Ursachen der Entstehung von Sehnenknötchen dar; (3) Sehnenrupturen können auch Folge der Reibung über scharfe Knochenkanten sein; (4) direkte Druckeinwirkungen in engen Räumen, beispielsweise solche des Lig. carpi volare transversum auf bereits rheumatisch geschädigte Beugersehnen, können Spontanrupturen verursachen; (5) lokale Steroidinjektionen begünstigen ebenfalls eine Sehnenruptur.

Von den Fingergelenken werden die Metakarpophalangealgelenke (MCP) und die proximalen Interphalangealgelenke (PIP) (Abb. 5) am häufigsten von der c.P. befallen, nach BÖNI (1970) sogar in rund 95%, während die distalen Interphalangealgelenke (DIP) wesentlich seltener eine Synovitis aufweisen (siehe auch Tabelle 21). Auffällig ist dabei, daß die Gelenke der rechten Hand häufiger befallen sind. Eine Bevorzugung der Gelenke der dominierenden Hand wurde bereits von mehreren Untersuchern festgestellt (GLICK 1966; OWSIANIK et al. 1980; MATTINGLY et al. 1979) und wird mit einer stärkeren Beanspruchung derselben in Zusammenhang gebracht.

Tabelle 21. Das Befallsmuster der Hand (auszugsweise nach FLEMING et al. (1976), angeführt sind jeweils die Zahl der befallenen Gelenke bei 102 Patienten, mittlere Krankheitsdauer 4,5 Jahre)

Gelenk	Rechts	Links	Beidseits
Handgelenk	60	57	48
MCP	65	58	52
PIP	63	53	45
DIP	20	14	13

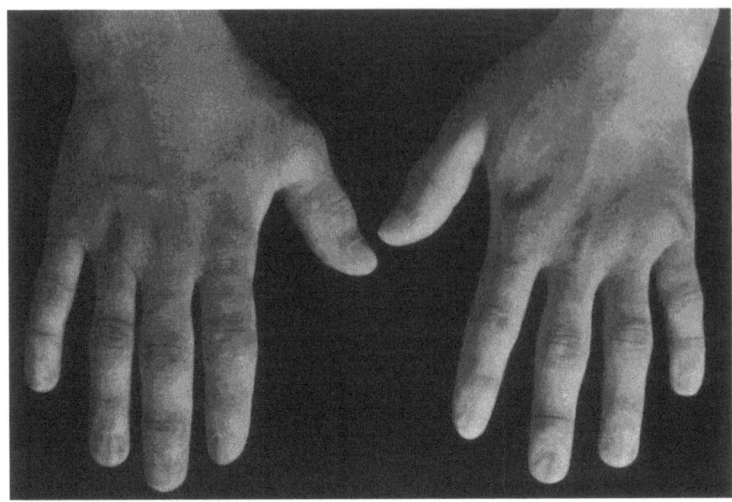

Abb. 5. Deutliche Schwellung der MCP-Gelenke II und III und spindelförmige Auftreibung der PIP-Gelenke, Hyperpigmentierung an den Dorsalseiten dieser Gelenke

Der Befall der Fingergelenke führt im Verlauf der Erkrankung meist zu schwerwiegenden Beeinträchtigungen der verschiedenen Greifformen und der manuellen Geschicklichkeit, wobei sich für die Betroffenen Schwierigkeiten sowohl in der privaten als auch in der beruflichen Sphäre ergeben. Zusätzlich entstehen ästhetische Probleme mit entsprechender Auswirkung auf die Psyche der Patienten.

Die Schwellung im Bereich der MCP-Gelenke bildet sich vorwiegend an der Dorsalseite aus, die Finger werden dadurch meist in geringer Beugestellung gehalten. Die Gelenke sind weiters durch eine ausgeprägte Druckempfindlichkeit (Gänsslensches Phänomen) ausgezeichnet. Bekannt ist der dadurch ausgelöste „Begrüßungsschmerz" beim Händedruck; dieser kann aber auch durch eine Entzündung der Handgelenke ausgelöst werden, da eine passive Volarflexion des Handgelenkes schon oft frühzeitig sehr schmerzhaft ist. Am besten ist die Schwellung beim Faustschluß erkennbar, da dann das typische Wellenrelief über den Fingergrundgelenken fehlt.

Die Synovitis der PIP-Gelenke äußert sich typischerweise in einer spindelförmigen Auftreibung, die übliche Hautfältelung ist dabei verstrichen. Die Beugung im PIP-Gelenk ist geringgradig eingeschränkt, während die Streckfähigkeit nicht oder nur gering betroffen ist. Die Schwellungen sind morgens jeweils stärker und bestehen anfangs meist nur vorübergehend; erst mit Fortschreiten der Erkrankung persistieren sie zunehmend, oder es entwickelt sich ein schubartiger Verlauf mit Exacerbationen und Remissionen.

Nach Gelenkschwellungen sollte dabei nicht nur durch Inspektion, sondern vor allem auch palpatorisch gesucht werden, da die befallenen Gelenke charakteristischerweise eine ausgeprägte Druckempfindlichkeit aufweisen. Die betroffenen Fingergelenke weisen bei der Untersuchung eine Überwärmung sowie eine lividbräunliche Pigmentierung an der Dorsalseite auf. Gelegentlich findet man auch bereits ein Palmaerythem an der Handinnenfläche. Zumeist tritt es erst nach längerer Krankheitsdauer bzw. bei fortgeschrittenem Krankheitsbild in Erscheinung; besonders ausgeprägt ist es am Daumenballen, es kann aber auch am Kleinfingerballen und über den Grundgelenken gesehen werden. Da das Palmaerythem nur ein wenig spezifisches Merkmal der c.P. darstellt, spielt es diagnostisch keine wesentliche Rolle.

MC AVOY et al. (1969) beobachteten ein solches Palmaerythem bei weiblichen Polyarthritikern gleich oft wie in einem nach Alter und Geschlecht vergleichbaren Kontrollkollektiv; beim männlichen Geschlecht war es allerdings eindeutig häufiger feststellbar. Auffällig ist bei der Untersuchung auch eine deutliche Hyperhidrosis der Hände, außerdem klagen die Patienten über eine extreme Kälteempfindlichkeit. Die typische morgendliche Steifigkeit, die oft schon lange vor einer Gelenkmanifestation verspürt wird, nimmt mit dem Gelenksbefall an Intensität zu und geht auch mit einer meßbaren Verminderung der Kraft einher. Steifigkeit und Kraftlosigkeit führen in Abhängigkeit von der Krankheitsaktivität zu einer Unbeweglichkeit oft verbunden mit einem Faustschlußdefizit.

MATTINGLY et al. (1979) haben die Röntgenbilder der Hände von 30 Polyarthritikern hinsichtlich des Befallsmusters und des Ausmaßes der radiologisch erfaßbaren Gelenksdestruktion ausgewertet. Die dominante Hand war dabei jeweils signifikant häufiger und ausgeprägter befallen; weiters war das PIP-Gelenk des kleinen Fingers stärker betroffen als die übrigen PIP-Gelenke; der geringste radiologische Befund wurde am Interphalangealgelenk des Daumens erhoben. Bei den MCP-Gelenken waren jene des Zeige- und Mittelfingers am stärksten befallen. Auch MARTEL et al. (1965) fanden im Bereich der MCP-Gelenke die ersten radiologischen Veränderungen jeweils im Bereich des Zeige- und Mittelfingers. Der Ringfinger wird nach BYWATERS (1979) am wenigsten beansprucht und daher auch am seltensten befallen. Auffällig war weiters eine negative Korrelation zwischen dem Ausmaß der radiologischen Veränderungen am MCP- und PIP-Gelenk jeweils eines Fingers.

Der Fingerendgelenkbefall gehört nicht zum typischen Bild der c.P. und sollte immer zu differentialdiagnostischen Erwägungen Anlaß geben. Immerhin fand MATHIES (1974) in 8% der Fälle bei eindeutiger chronischer Polyarthritis einen Befall der Fingerendgelenke. MC CARTY u. GATTER (1966) sind allerdings entgegen der allgemein vertretenen Ansicht der Meinung, daß die DIP-Gelenke häufiger befallen seien. Anhand einer dolorimetrischen Studie konnten sie bei 78,6% ihrer Patienten ein schmerzhaftes DIP-Gelenk feststellen, bei 34,4% fanden sich durchschnittlich sogar drei schmerzhafte DIP-Gelenke. Klinisch auffällig sind manchmal Verdickungen an der Dorsalseite der DIP-Gelenke, die dann auch in leichter Beugestellung gehalten werden, oder man beobachtet eine Abweichung nach einer Seite. Die Ursache liegt aber meist nicht in einer Synovitis, sondern in einer Störung des Kräftegleichgewichtes der am Fingerendglied inserierenden Sehnen.

Bei Fortschreiten der Erkrankung führt die proliferierende Synovitis im Bereich der MCP- und PIP-Gelenke zu einer Überdehnung des Kapsel-Bandapparates. Die in unmittelbarer Nähe verlaufenden Sehnen werden, sofern sie nicht schon primär befallen waren, ebenfalls in den Krankheitsprozeß miteinbezogen. Der artikuläre Prozeß führt zusammen mit den extraartikulären Veränderungen im Bereich der Sehnen, Sehnenscheiden und Muskeln zur Ausbildung der typischen Deformitäten im Handbereich.

Die Ulnardeviation der Finger: Die ulnare Deviation der Finger ist ein für die c.P. typischer und häufig anzutreffender Befund (Abb. 6). Charakteristisch ist dabei eine vom Zeigefinger zum Kleinfinger hin zunehmende ulnare Abweichung, wobei im Extremfall der Kleinfinger sogar rechtwinkelig abstehen kann. Häufig beobachtet man gleichzeitig eine volare Subluxation oder Luxation der

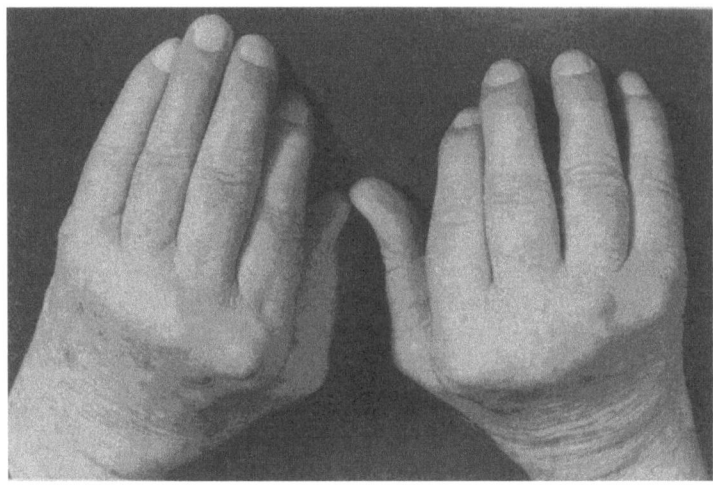

Abb. 6. Schwellung der MCP-Gelenke, beginnende Ulnardeviation

Grundphalanx. Manchmal verursacht diese Fehlstellung einen nur relativ geringen Funktionsausfall, in den meisten Fällen bleibt aber nur ein schwacher proximaler Breitgriff zwischen Daumen und Zeigefinger übrig. VAINIO u. OKA (1953) fanden die ulnare Abweichung bei Männern in 14,6% und bei Frauen in 28,6%, BREWERTON (1957) bei 27%, RESNICK (1976) in 47% der Fälle und GSCHWEND et al. (1977) bei ihrer Analyse von 300 Patienten mit durchschnittlich 10jähriger Krankheitsdauer in 38,6%. Die angegebenen Zahlen schwanken abhängig vom Krankheitsgut. Die Pathogenese der Ulnardeviation ist komplexer Natur und noch nicht eindeutig geklärt (Übersicht bei SWEZEY 1971–1972; GSCHWEND 1977; HARRIS 1981). Die Synovitis im Bereich der MCP-Gelenke stellt sicherlich einen wesentlichen Faktor bei der Entstehung der Ulnardeviation dar. Durch die dabei entstehende Dehnung und Schädigung des Kapsel-Bandapparates luxieren die Strecksehnen in die ulnar der Metakarpalköpfchen gelegenen Interdigitalräume, woraus eine ulnare Zugtendenz der Fingerstrecker und auch der Fingerbeuger resultiert (BREWERTON 1957). Nach MANNERFELT (1982) spielen für die Entstehung der Ulnardeviation auch die Flexorsehnensynovitis mit Ausdehnung der Anularligamente, weiters die Konfiguration der Metakarpalköpfchen II–V sowie eine Diskrepanz zwischen der radialen und ulnaren Intrinsicmuskelmasse eine gewisse Rolle. Auch die radiale Abweichung im Radiokarpalgelenk führt zu einer Änderung der Zugrichtung der Beugersehnen, wodurch die ulnare Abweichung gefördert wird (RESNICK 1976), bzw. kommt es zu einer Verstärkung der ulnarwärtsziehenden Komponente der langen Fingerbeuger. Von Bedeutung sind sicherlich auch die zahlreichen Handgriffe im täglichen Leben, die ulnarwärts einen größeren Druck ausüben (VAINIO u. OKA 1953) und auch eine falsche Greiftechnik. Das Ausmaß der Ulnardeviation nimmt mit der Beugung in den Fingergrundgelenken zu, bei Röntgenuntersuchungen, wo die Hand auf die Röntgenkassette gedrückt wird, erscheint daher die Abweichung geringer.

Beim alten Menschen können durch Kapsellockerungen der Fingergrundgelenke die Langfinger in eine ulnare Deviation geraten und eine c.P. vortäuschen (MÜLLER u. SCHILLING 1982).

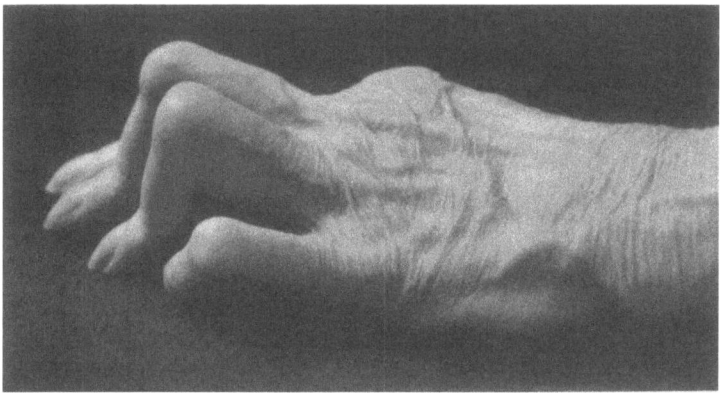

Abb. 7. Ausgeprägte Knopflochdeformitäten

Eine minimale ulnare Abweichung tritt auch schon physiologischerweise auf, wenn, bedingt durch die Zugrichtung der langen Fingerflexoren, die gesunde Hand einen Gegenstand mit Kraft festhält.

Im proximalen Interphalangealgelenk können sich als Folge entzündlicher und nachfolgend destruktiver Veränderungen schwerste Deformierungen mit erheblicher Funktionsbehinderung ausbilden. Es sind dies: (1) die Knopflochdeformität, (2) die Schwanenhalsdeformität und (3) eine vollständige Instabilität mit lateraler Abweichung.

Die Knopflochdeformität: LAINE et al. (1957) fanden diese Fingerdeformität bei 305 Patienten 111mal (36,4%) und GSCHWEND u. RAAFLAUB (1977) ebenfalls in 36% ihrer 300 Polyarthritiker. Dabei war der Daumen mit 26% am häufigsten betroffen, gefolgt vom Kleinfinger mit 14,8%, Ringfinger mit 14,1%, Mittelfinger mit 11,3% und Zeigefinger mit 8,3%. Charakterisiert ist diese Fingerdeformität, welche zu Beginn noch passiv voll korrigierbar ist, durch eine geringe Überstreckung des Fingergrundgelenkes, durch eine ausgeprägte Beugefehlstellung im Fingermittelgelenk und durch die Überstreckung des Fingerendgelenkes (Abb. 7). Dabei ist die Beweglichkeit im Grundgelenk praktisch vollkommen erhalten, im Mittelgelenk je nach Ausprägung der Deformität stark eingeschränkt. Mittel- und Endgelenk können im Extremfall knöchern ankylosieren. Nach STELLBRINK (1973) kann man folgende drei Stadien unterscheiden:
(1) die beginnende Deformität mit massiver Synovitis im Mittelgelenk und leichtem aktivem Streckdefizit sowie Widerstand bei Endgelenkbeugung;
(2) die komplette nicht kontrakte Deformität mit geringer und sogar ausgebrannter Synovitis und aktiv stark eingeschränkter PIP-Extension oder volarer Subluxation;
(3) die kontrakte Deformität, die PIP-Extension ist auch passiv eingeschränkt, oder es besteht eine volare Luxation.

Die Bezeichnung „Knopflochdeformität" veranschaulicht sehr gut die Pathogenese dieser Deformierung. Sie ist bedingt durch eine Überdehnung des Streckapparates auf der Höhe der PIP-Gelenke, wobei die enge anatomische Beziehung zur Gelenkskapsel begünstigend wirkt (GSCHWEND 1977). Durch die chronische Synovitis im PIP-Gelenk kann es zu einer Auffaserung und Zerstörung des zentralen Streckzuges und der aszendierenden Fasern der Streckaponeurose kommen, wodurch ein nach volar Gleiten der seitlichen Streckzügel

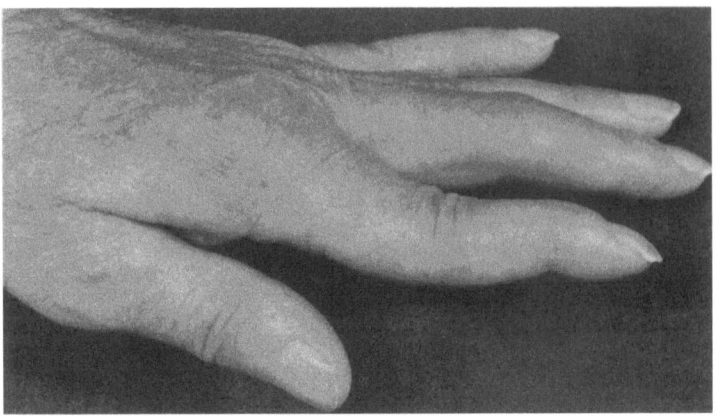

Abb. 8. Beginnende Schwanenhalsdeformität des Zeigefingers

möglich wird. Aus den ursprünglichen Streckern werden Beuger. Bildlich gesprochen tritt das PIP-Gelenk wie ein „Knopf" durch den entstandenen Defekt – „Knopfloch" – hindurch.

In funktioneller Hinsicht bedeutet diese Fingerdeformität im täglichen Leben, da ein Faustschluß noch möglich ist, eine meist nur relativ geringe Beeinträchtigung.

Die Schwanenhalsdeformität: Sie ist gekennzeichnet durch die Hyperextension der PIP-Gelenke und durch eine Beugefehlstellung der MCP und DIP-Gelenke (Abb. 8). Man kann sie auch als Gegenstück zur Knopflochdeformität auffassen. Die Häufigkeit wird von GSCHWEND u. RAAFLAUB (1977) mit nur 7% angegeben, wobei der Mittelfinger an erster Stelle steht, gefolgt vom Zeige- und Ringfinger sowie dem kleinen Finger. MANNERFELT (1973) unterscheidet drei Schweregrade: (1) der Patient kann selbst die Flexion einleiten, (2) der Patient braucht Hilfe, um die Flexion einzuleiten und (3) es besteht eine Kontraktur. Diese Deformierung führt zu einer ausgeprägten Beeinträchtigung der Handfunktion; ein Faustschluß sowie der Spitzgriff sind unmöglich, somit auch das Ergreifen kleiner und auch größerer Gegenstände. Als Restfunktion bleibt ein primitiver Breitgriff zwischen dem Daumen und dem Zeige- sowie Mittelfinger (GSCHWEND 1977).

Als häufige Ursache dieser Fehlstellung wird die palmare Subluxation der Fingergrundphalangen bei überdehntem Kapsel-Band-Apparat angesehen; dadurch wird die Zugrichtung der Mm. interossei verändert, die eine Überstreckung der proximalen Interphalangealgelenke bewirkt. Diese Hyperextension ist mit einer passiven Anspannung des M. flexor profundus verbunden, die eine verstärkte Beugung der distalen Interphalangealgelenke zur Folge hat.

Die Daumengelenke erkranken seltener, meist auch später und weniger schwer als die übrigen Fingergelenke. Eine der auffälligsten Veränderungen des Daumens bei c.P. ist die 90/90-Deformität (Knopflochdeformität, Entenschnabeldeformität oder Schuhmacherdaumen, Abb. 9). Man erkennt diese Fehlstellung an einer Beugestellung im Daumengrundgelenk und an einer Überstreckung im Endgelenk um jeweils etwa 90 Grad. Diese Deformität vermindert die Funktion des Daumens, Spitz- und Schlüsselgriff als Grundgriffarten können nicht durchgeführt werden.

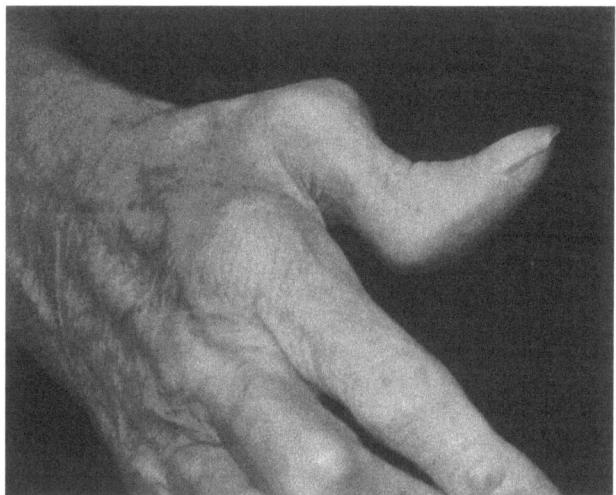

Abb. 9. Schwere 90/90 – Deformität des Daumens

Eine weitere Fehlstellung ist gekennzeichnet durch die Adduktion des Metakarpale I im Karpometakarpalgelenk mit Überstreckung des Grundgelenkes, dabei verliert der Daumen den für seine Funktion so wichtigen Abstand zu den übrigen Fingern.

d) Das Hüftgelenk

Ein Erstbefall des Hüftgelenkes bei chronischer Polyarthritis ist eher selten und wird von LENNOCH et al. (1966) mit 2,6% und von SCHLEGEL u. HOCH (1967) mit 1,5% angegeben. Mit zunehmender Krankheitsdauer und Fortschreiten des Krankheitsprozesses nimmt jedoch auch die Hüftgelenksbeteiligung zu. Bei 3300 Polyarthritikern war das Hüftgelenk im Stadium II nur in 12,2%, im Stadium III bereits in 25,9% und im Stadium IV schließlich in 40,4% befallen; im gesamten Krankengut wurde bei 21,7% eine Beteiligung der Hüftgelenke gefunden (LENNOCH et al. 1966). Untersuchungen von TAUSCH et al. (1974) sowie GSCHWEND (1977) ergaben jeweils einen Prozentsatz von 18 bzw. 17.

An sich ist eine ausgeprägte Hüftgelenksbeteiligung bei der c.P. nicht üblich, aber in Einzelfällen kann die Funktion des Hüftgelenkes durch die Erkrankung so beeinträchtigt sein, daß die Patienten an den Rollstuhl gebunden sind.

Frühsymptome sind Schmerzen, Hinken beim Gehen, eine Steifigkeit und Einschränkung der Beweglichkeit; dabei werden die Innenrotation, die Streckung und die Abduktion häufig früher beeinträchtigt, als die Außenrotation, Beugung und Adduktion.

Die vom Hüftgelenk ausgehenden Schmerzen äußern sich aber nicht nur in der Hüftregion selbst, sondern sie strahlen auch medial und lateral in den Oberschenkel aus, gelegentlich auch bis zum Knie und können auch Beschwerden in der Leistengegend und Glutealregion verursachen. Eine lokale Druckdolenz über dem Trochanter major wird oft angegeben.

RAMAN u. HASLOCK (1982) haben bei 15% eine Entzündung der Bursa trochanterica als Ursache der Hüftschmerzen gefunden. Auch andere Bursen können im Bereich des Hüftgelenkes am Entzündungsprozeß mitbeteiligt sein. Während beim Gesunden eine Kommunikation zwischen dem Hüftgelenk und der Bursa ileopectinea nur in 18% besteht, findet man sie im Erkrankungsfall bei 30 bis 40% (GERBER u. DIXON 1974).

Synovialzysten im Bereich des Hüftgelenkes kommen zwar selten vor, sind aber insofern von Interesse, als sie die Symptomatik einer Hernia inguinalis imitieren können (SAMUELSON et al. 1971; LEVY et al. 1982).

Das erkrankte Hüftgelenk neigt zur Ausbildung einer Beugekontraktur, die eine Flexion im Kniegelenk und eine Dorsalflexion im Sprunggelenk bewirkt, was wiederum eine funktionelle Verkürzung der Extremität mit sekundärer Skoliose der Wirbelsäule verursacht. Bei längerer Bettlägerigkeit droht die Gefahr einer Außenrotationskontraktur, sodaß die im Hüft- und Kniegelenk gebeugten Beine nach außen sinken. Eine Beugekontraktur in Innenrotationsstellung führt wiederum zu schwerer Gangbehinderung. Auch kann sich eine ausgeprägte Atrophie der Muskulatur in der Umgebung des Hüftgelenkes entwickeln. Als schwerwiegende Komplikation des Hüftgelenksbefalles muß die Protrusio acetabuli angeführt werden. HASTINGS u. PARKER (1975) haben eine ausgeprägte Protrusion in 5% ihrer Fälle gefunden. Nach GSCHWEND (1977) kann es bei der c.P. sowohl durch Erweiterung der Gelenkspfanne als auch durch Verkleinerung des Femurkopfes zur Protrusion des Hüftgelenkes kommen. Klinisch führt die Protrusion zu einer Einschränkung der Ab- und Adduktion sowie der Innen- und Außenrotation. Die Beteiligung des Hüftgelenkes kann auch durch eine Femurkopfnekrose kompliziert werden. Sie tritt meist im fortgeschrittenen Stadium auf, kann aber vereinzelt auch schon zu Beginn beobachtet werden. Diese beginnt häufig mit Schmerzen, welche belastungsabhängig sein können, teilweise sind jedoch Dauerschmerzen vorhanden. Es existieren Hinweise, daß die Cortisonmedikation die Häufigkeit der Femurkopfnekrose fördert (EDSTRÖM 1961; ISDALE 1962; RÜTT 1966; CHANDLER u. WRIGHT 1958; SWEETMAN et al. 1960; HEIMANN u. FREIBERGER 1960; SOLOMON u. SPIVEY 1978).

e) Das Kniegelenk

Seine Größe und sein komplizierter Aufbau prädisponieren das Kniegelenk sowohl für entzündliche als auch für degenerative rheumatische Erkrankungen. Dementsprechend häufig sind die Kniegelenke betroffen, und vor allem ein symmetrischer Befall sollte an eine c.P. denken lassen. Bezüglich der Erstlokalisation steht das Kniegelenk nach SCHLEGEL u. HOCH (1967) mit 14,3% an zweiter Stelle, nach VOJTÍŠEK (1968) bei Männern mit 22,8% an erster Stelle und bei Frauen mit 15,3% an zweiter Stelle; hier überwiegt der Krankheitsbeginn in den proximalen Interphalangealgelenken.

Nach 1–3jährigem Krankheitsverlauf findet sich eine Beteiligung der Kniegelenke in 70%, im 10.–12. Erkrankungsjahr in 80% (KEITEL 1979). GSCHWEND et al. (1977) fanden bei 300 Polyarthritikern eine Beteiligung des Kniegelenkes in 74% der Fälle, wobei sie am häufigsten (83,4%) eine hypertrophe Synovitis mit Knieschwellung fanden; dabei konnte in 40% eine Instabilität als Folge dieses chronischen Überdehnungseffektes beobachtet werden. Weitere Erscheinungsformen des „rheumatischen" Kniegelenkes sind nach MOHING (1976) eine Flexionskontraktur, die eine ausgeprägte Tendenz zur Progression aufweist, außerdem das genu varum, das oft mit starkem Abbau der medialen Gelenkspartien verbunden ist und das genu valgum mit entsprechenden Veränderungen an der lateralen Seite des Gelenkes. In beiden Fällen besteht dementsprechend eine mehr oder weniger ausgeprägte Instabilität, und im fortgeschrittenen Stadium findet man auch Einbrüche der Gelenksflächen. Erschwert wird die Situation insofern, als das Kniegelenk selten allein befallen ist; denn in der Mehrzahl der Fälle sind die benachbarten Hüftgelenke mitbetroffen. Zudem besitzt es für die untere Extremität eine besondere Bedeutung in funktioneller Hinsicht. Bezüglich des Krankheitsverlaufes unterscheiden WESSINGHAGE u. MIEHLKE (1972) aufgrund von Operationsbefunden bei Synovektomien vier Phasen: Die proliferative Phase, (1) hier kommt es zu einer Proliferation des entzündeten Synovialgewebes mit rötlich livider Verfärbung infolge zunehmender Gefäßinjektion, danach folgt das Vorwuchern eines dünnen Synovialfilmes über die Knorpel-Knochengrenze hinaus auf den Knorpel. Röntgenologisch lassen sich in diesem Stadium wesentliche Veränderungen noch nicht erkennen. In der folgenden destruktiven Phase (2) kommt es zur Ausbildung von Destruktionen an den verschiedensten Gelenksanteilen. In beiden Entwicklungsphasen kann es zu einer massiven Vermehrung des synovitischen Gewebes mit und ohne Ergußbildung kommen, die auch schon auf rein mechanischem Wege die Funktion des Gelenkes erheblich behindert. In der reparativen Phase (3) kann sich – bedingt durch eine vollständige Knorpelzerstörung – eine Versteifung meist in sehr ungünstiger Beugekontrakturstellung ausbilden, die eine Mobilisierung des Patienten oft nicht mehr erlaubt. Tritt die Ankylose hingegen in Streckstellung ein, so ist die untere Extremität ohne Beteiligung der Nachbargelenke beschwerdefrei belastbar. In der degenerativen Phase (4) – nach Stillstand des akuten rheumatischen Prozesses – kommt es, begünstigt durch Destruktionen, Fehlbelastungen und Instabilität des Gelenkes, zur Ausbildung von Sekundärarthrosen.

Das erste klinische Symptom eines Kniegelenksbefalles ist zumeist eine Schwellung – leicht erkennbar am Verschwinden der sanften Eindellung lateral und medial der Patella – verursacht durch eine proliferierende Synovitis mit Ergußbildung. Ein geringer Erguß ist klinisch oft sehr schwer nachweisbar; ein nützliches Frühzeichen ist daher das Vorhandensein einer kleinen Wölbung an einer Seite der Patella; dabei ist sie wegdrückbar, kann aber durch Ausdrücken der Gegenseite wieder zum Vorschein gebracht werden. Außerdem wird eine unterschiedlich ausgeprägte Überwärmung fühlbar, und die Patienten klagen über Schmerzen und Steifheit im Gelenk. Eine geringgradige Beugekontraktur – die Beugestellung ist ja die Schonstellung des Kniegelenkes – gehört zu den am häufigsten übersehenen Frühsymptomen. Dabei kommt es dann im weiteren Krankheitsverlauf zu einer zunehmenden Bewegungseinschränkung und zum Auftreten einer ausgeprägten Beugekontraktur, meist begleitet von einer deutlichen Quadriceps-Atrophie, welche der Instabilität des Gelenkes weiteren Vorschub leistet. Diese Muskelatrophie kann schon sehr früh auftreten, manchmal bereits innerhalb einiger Wochen nach Krankheitsbeginn.

Durch die chronische Synovitis mit Ergußbildung sowie durch die zunehmende Proliferation des Synovialgewebes entwickelt sich eine Überdehnung mit nachfolgender Erschlaffung der Kapsel und des Bandapparates, woraus eine Instabilität des Gelenkes mit Gangunsicherheit resultiert.

RESNICK et al. (1978) fanden bei etwa einem Drittel der Patienten mit Kniegelenksbeteiligung gleichzeitig auch einen Befall des proximalen Tibiofibulargelenkes. Röntgenologisch auffällig waren dabei eine Verschmälerung des Gelenkspaltes sowie Erosionen; bei 10% der Patienten bestand zusätzlich eine Kommunikation mit dem Kniegelenk. JÄGER u. SCHMID (1981) beschrieben einen Fall einer schmerzhaften posterioren Subluxation des proximalen Tibiofibulargelenkes als Folge einer Synovitis mit Kapselüberdehnung.

Die verschiedenen Schleimbeutel im Bereich des Kniegelenkes können ebenfalls in den Krankheitsprozeß miteinbezogen werden. Während Bursitiden prae- und infrapatellar dabei eher selten sind, ist ein Befall der Schleimbeutel im Bereich der Kniekehle von größerer Bedeutung. Besonderes Interesse verdient dabei die Bursa gastrocnemio-semimembranosa; bei Vergrößerung derselben spricht man allgemein von einer „Baker-Zyste". Die Bezeichnung „Baker-Zyste" ist jedoch medizingeschichtlich nicht korrekt, da einerseits lange vor BAKER der irische Chirurg ADAMS bereits eine Beschreibung poplitealer Synovialzysten veröffentlicht hatte und BAKER andererseits zystische, mit Gelenken kommunizierende Schwellungen, sowohl im Poplitealbereich, als auch in Verbindung mit den Schulter-, Ellenbogen-, Hand-, Hüft- und Sprunggelenken beschrieben hat. Es handelt sich bei der Baker-Zyste um kein selbständiges Kranheitsbild, sondern um ein Sekundärphänomen im Rahmen von verschiedensten Kniegelenksläsionen (GERBER 1981). Man findet Zysten nicht nur bei Polyarthritikern, sondern auch bei Patienten mit Gonarthrosen (FAM et al. 1982), mit Meniskusläsionen (KATZ et al. 1977; WOLFE u. COLLOFF 1972), mit Gicht (LEVITIN u. KEATS 1975), mit Psoriasisarthritis (SEIDL et al. 1979) und auch beim Reiter- und Sjögren-Syndrom (GERBER u. DIXON 1974).

GENOVESE (1971) hat bei den arthrographisch untersuchten Polyarthritikern mit mindestens 5-jähriger Krankheitsdauer in 30%, TAYLOR (1972) in 40% Poplitealzysten gefunden. SEIDL et al. (1979) haben bei 132 klinisch ausgewählten Kniegelenken in 57% mittels Arthrographie eine Baker-Zyste nachweisen können. Wesentlich seltener, nämlich bei 24,1% der Männer und nur bei 4,9% der Frauen von insgesamt 319 Eingriffen am Kniegelenk, konnten DONNER et al. (1982) eine Baker-Zyste diagnostizieren, dementsprechend überwiegt auch im Krankengut von PERRI et al. (1968) das männliche Geschlecht.

In der Regel verursachen die meist nur als flachbuckelige Vorwölbung in der Kniekehle sichtbaren Poplitealzysten keine nennenswerte Symptomatik (Abb. 10). Man palpiert die Zyste am besten in Bauchlage bei gebeugtem Kniegelenk zwischen der Sehne des M. semimembranosus und des medialen Kopfes des M. gastrocnemius als eine eher weiche, nicht schmerzhafte, fluktuierende Schwellung. Die Patienten geben manchmal ein Spannungs- oder Schwellungsge-

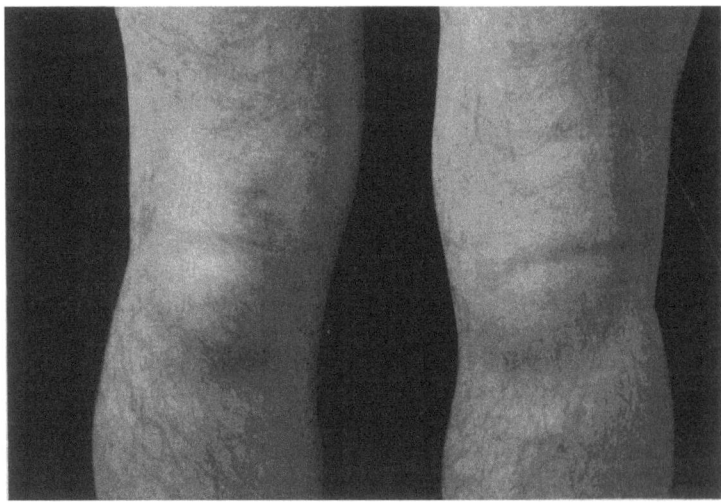

Abb. 10. Deutliche Poplitealzyste der linken Kniekehle

fühl im Bereich der Kniekehle an, wobei sie über eine Zunahme der Beschwerden bei maximaler Extension und während der ersten Schritte berichten.

In seltenen Fällen kommt es zur Ausbildung von „Riesen-Zysten", die bis zum oberen Sprunggelenk reichen können und dadurch eine deutliche Schwellung der Wade mit darausfolgender Einschränkung der Beugung sowie starke Schmerzen verursachen (PERRI et al. 1968). Die intakte Zyste kann den oberflächlichen venösen Abfluß in der oberen Hälfte des Unterschenkels behindern und dadurch eine Erweiterung der oberflächlichen Venen und/oder ein Ödem verursachen (HARRIS 1981).

Wenn die meist deutlich erweiterte Zyste dem durch verschiedene Faktoren stark erhöhten Druck (JAYSON u. DIXON 1970b) nicht mehr gewachsen ist, kommt es zur plötzlichen Ruptur. JAYSON u. DIXON (1970a) konnten in diesem Zusammenhang in einer weiteren Untersuchung nachweisen, daß bei Bewegung des Kniegelenkes und Kontraktion der Quadricepsmuskulatur der intraartikuläre Druck noch beträchtlich ansteigt. Diese Befunde erklären eindrucksvoll die von RAUSCHNING (1980) anamnestisch erhobenen Angaben, die besagen, daß dem Auftreten der Ruptur in den meisten Fällen eine Beugebelastung, seltener eine Hyperextension vorangegangen ist. Die durch die Ruptur austretende Gelenksflüssigkeit breitet sich entsprechend der Schwerkraft und dem Ort des geringsten Widerstandes in der Wade zwischen den Gleitschichten der Muskulatur aus. Dadurch entsteht meist innerhalb weniger Sekunden eine schmerzhafte Schwellung der Wade; danach kommt es auch zur Ausbildung von Ödemen praetibial und in der Knöchelregion. Typisch ist dabei die Angabe der Patienten, daß der Gelenkerguß mit Einsetzen der Wadenschwellung und Wadenschmerzen verschwunden sei. Bei der Palpation wird das Maximum der Druckschmerzhaftigkeit im Bereich des medialen Gastrocnemiuskopfes angegeben. Ein weiteres Charakteristikum ist nach RAUSCHNING (1979) eine kräftige Schmerzreaktion beim Versuch der Patienten, sich in den Zehenstand zu erheben.

Der für eine tiefe Beinvenenthrombose typische Homanntest ist auch bei der Ruptur einer Baker-Zyste positiv und bietet somit differentialdiagnostisch keine Hilfe (FEHÉR et al. 1976; RAUSCHNING 1979). Im Gegensatz zur Ruptur entwickeln sich jedoch die lokalen Symptome einer Thrombophlebitis langsam, weiters ist neben einer Druckempfindlichkeit der Venen meist auch ein schmerzhafter Strang fühlbar, und ein Gelenkerguß fehlt dabei. Treten beim Polyarthritiker Wadenschmerzen auf, so sollte man zuerst an die Ruptur einer Baker-Zyste denken und erst danach an eine Beinvenenthrombose.

Nach DIHLMANN (1973) müssen Poplitealzysten gegenüber Lipomen, Fibromen, Kniegelenksganglien, einem Aneurysma der A. poplitea, poplitealen Varizen und einem kalten (tuberkulösen) Abszeß abgegrenzt werden.

SEIDL et al. (1979) beschrieben das seltene Auftreten von antefemoralen Zysten (fünf Fälle bei 114 klinisch ausgewählten Polyarthritikern). Diese Zysten weisen eine Kommunikation mit der Bursa suprapatellaris auf. Die Autoren betrachten sie als vorderes Analogon zu den Baker-Zysten.

f) Der Fuß

Ein Befall der Füße stellt bei der c.P. eher die Regel als eine Ausnahme dar; THOULD u. SIMON (1966), sowie auch SIEGRIST (1968) weisen darauf hin, daß bis zu 90% der Polyarthritiker eine Mitbeteiligung der Füße im Rahmen der c.P. aufweisen. MINAKER u. LITTLE (1973) konnten bei ihrem Krankengut sogar in 92% der Fälle entsprechende röntgenologische Veränderungen nachweisen. Trotzdem spielt die Frühdiagnostik – ganz im Gegensatz zur Hand – eine geringere Rolle und ist außerdem wesentlich schwieriger. Hinzu kommt wahrscheinlich, daß Patienten Beschwerden im Bereich der Füße und insbesondere an den Zehengelenken nicht sogleich einen „rheumatischen" Krankheitswert beimessen und der Arzt in der Regel den Füßen nicht die gleiche Aufmerksamkeit schenkt wie z.B. den Händen. Immerhin geben SHORT et al. (1957) den initialen Befall des Fußes mit 15,7% an. TILLMANN (1977) hat sogar eine retromalleoläre Tenosynovitis als Erstmanifestation einer c.P. gesehen. SCHILLING (1976) fand bei 100 röntgenologisch untersuchten Polyarthritikern in 34 Fällen die Vorfüße früher oder quantitativ wesentlich stärker befallen als die Hände, bei welchen diese Befundkonstellation nur 24mal vorlag, während in 42 Fällen Hände und Vorfüße zeitlich und quantitativ gleichermaßen verändert waren. Auch THOULD u. SIMON (1966) fanden bei 16% pathologische Röntgenbefunde nur im Bereich der Füße, während die Hände unauffällige Befunde boten. GSCHWEND et al. (1977) konnten bei ihrem Krankengut mit einer durchschnittlichen Krankheitsdauer von $9^1/_2$ Jahren in 52% der Fälle einen Befall des oberen und unteren Sprunggelenkes feststellen und in 79% pathologische Veränderungen an den Zehengrundgelenken. Nach VAINIO (1956) ist das obere Sprunggelenk mit 9% relativ selten, das untere Sprunggelenk mit 70% hingegen wesentlich häufiger betroffen.

Am oberen Sprunggelenk beginnt die Erkrankung mit einer schmerzhaften Gelenksschwellung, die nach außen als teigige Vorwölbung vor und hinter den Malleolen deutlich in Erscheinung tritt. Meist ist diese Schwellung von hinten sowie unter dem medialen Knöchel leichter zu erkennen; lateral ist gelegentlich eine Verwechslung mit einem dort befindlichen Fettpolster möglich. Vor allem belastungsunabhängige Schmerzen im Bereich der Sprunggelenke, sowie eine witterungsbedingte Zunahme derselben, sollen den Verdacht auf eine beginnende chronische Polyarthritis lenken. Neben der schmerzhaften Schwellung besteht auch eine Beeinträchtigung der Bewegung. Die Schmerzen können ihre Ursache aber auch in einer Beteiligung der Sehnen haben. Sowohl vor der Arthritis der Sprunggelenke, manchmal auch zugleich, oft aber auch erst in späteren Stadien, kann man eine schmerzhafte exsudative Tenosynovitis feststellen. Sie betrifft sowohl fibular die Sehnenscheiden der Mm. peronaei als auch tibial die des M. tibialis posterior und der Zehenbeuger. Nach TILLMANN (1977) kommen diese Tenosynovitiden fibular fast doppelt so häufig vor wie tibial, seltener im Bereich der Strecksehnen und in Übereinstimmung mit VAINIO (1956) extrem selten an der Achillessehne. Entzündliche Veränderungen können diese Sehne aber schwächen und zur Spontanruptur führen (RASK 1978).

Es können prinzipiell alle Sehnenscheiden im Bereich des Rückfußes durch die chronische Polyarthritis in Mitleidenschaft gezogen werden.

Die entzündliche Schwellung der Sehnenscheiden hinter dem medialen Malleolus kann einen Druck auf den dort verlaufenden N. tibialis posterior ausüben und so in seltensten Fällen ein Tarsaltunnelsyndrom (TTS) verursachen. SIEGRIST (1968) nimmt an, daß das TTS – entsprechend dem Karpaltunnelsyndrom an der Hand – häufiger als ursprünglich angenommen, obgleich meist nur passager, auftritt. Aber sowohl VAINIO (1956) wie auch VAHVANEN (1967) haben bei ihren ausführlichen Untersuchungen kein TTS feststellen können. BAYLAN et al. (1981) hingegen haben bei 48 Patienten mit gesicherter c.P. in 25% der Fälle eine Verminderung der distalen Latenz gefunden.

Die Tenosynovitiden im Bereich des Rückfußes können nach TILLMANN (1977) Stellungsveränderungen bewirken, die allerdings in keiner Weise voraussehbar sind. So kann z.B. eine Tenosynovitis der Fibularismuskulatur sowohl durch Kraftverminderung eine Varus- als auch durch schmerzbedingte Schonhaltung eine Valgus-Position des Rückfußes nach sich ziehen. Desgleichen können Destruktionen im Bereich des oberen Sprunggelenkes sowohl zu Varuswie auch zu Valgusfehlstellungen des Rückfußes führen.

Das fortgeschrittene Stadium ist geprägt durch Fehlstellungen, Deformierungen und Funktionsstörungen, hervorgerufen durch den chronischen Entzündungsprozeß. Es wird meist erst nach jahrzehntelangem Verlauf erreicht. Im oberen Sprunggelenk kann es dabei vorwiegend zu einer Einschränkung der Plantarflexion kommen. Häufig besteht aber eine Diskrepanz zwischen den Beschwerden und den röntgenologischen Befunden. Eine völlige Versteifung kommt nach VAINIO (1956) bei 10% der befallenen Sprunggelenke vor.

Man beobachtet immer wieder, daß Polyarthritiker – auch mit fortgeschrittener Erkrankung – eine funktionell günstigere Fußstellung aufweisen, wenn sie gehfähig geblieben sind; ausgeprägte Spitz- und Klumpfußstellungen sind in der Regel nur bei voll bettlägerigen Patienten zu beobachten. Nach VAHVANEN (1967) ist die häufigste rheumatische Deformierung des Rückfußes der Pes plano – valgus; er fand diese Fehlstellung in 87,4% seiner Fälle.

Entzündliche Veränderungen im Bereich des unteren Sprunggelenkes sind meist schwieriger feststellbar, obwohl sie im Vergleich zum oberen Sprunggelenk häufiger auftreten. Schmerzen werden dabei vorwiegend bei Pro- und Supination angegeben, und bei längerer Dauer kommt es zu einer Beeinträchtigung der Beweglichkeit, auch Ankylosen überwiegen zahlenmäßig im unteren Sprunggelenk. Eine völlige Versteifung ist im unteren Sprunggelenk häufiger als im oberen.

Nach SIEGRIST (1968) und TILLMANN (1977) wird das Talonavikulargelenk besonders oft isoliert befallen; die dabei auftretende Schmerzsymptomatik kann auch einen Befall des oberen Sprunggelenkes vortäuschen. Durch eine gezielte palpatorische Schmerzauslösung, sowie unter Zuhilfenahme der Bewegungsprüfung, ist nach TILLMANN (1977) eine genaue Lokalisation der entzündlichen Veränderungen auch im Talonavikulargelenk möglich; etwas schwieriger ist dies beim Kalkaneokuboidgelenk. Insgesamt sind aber initiale Veränderungen im Bereich der Fußwurzel schwer erkennbar. Sehr oft verläuft der Befall der Tarsometatarsalregion klinisch stumm, kann aber in Einzelfällen überaus beschwerlich werden (TILLMANN 1977).

Im Spätstadium sehen wir manchmal ein sogenanntes Os tarsi, welches durch Verschmelzung mehrerer Fußwurzelknochen zustande kommt.

Veränderungen an den Gelenken des Mittelfußes kommen bei der c.P. häufig vor, verlaufen aber klinisch oft sehr symptomarm oder sogar stumm (THOULD u. SIMON 1966). VIDIGAL et al. (1977) fanden im Bereich des Mittelfußes wohl bei 61% ihrer Patienten röntgenologische Veränderungen, eine klinische Symptomatik war aber nur bei 27% feststellbar. Umgekehrt waren die Verhältnisse in der Knöchelregion. Knapp 50% der Patienten klagten über Schmerzen in dieser Region, aber nur in der Hälfte dieser Fälle waren auch radiologische Veränderungen nachweisbar. Nach SIEGRIST (1968) können auch therapieresistente Metatarsalgien, die belastungsunabhängig persistieren, ein Frühsymptom der Polyarthritis darstellen. Ein Befall der Tarsometatarsalregion führt nur in Einzelfällen zu ausgeprägten Schmerzen, häufig besteht ein klinisch stummer Verlauf (positive Rö-Bilder bei fehlender Klinik). Bei seitlicher Verschiebung des Metatarsalbereiches gegenüber der Fußwurzel geben die Patienten jedoch starke Schmerzen an.

Fortgeschrittene entzündliche Veränderungen verursachen Formveränderungen des Rück- und Mittelfußes. In knapp 90% der Fälle handelt es sich dabei um einen Knick-Senk-Fuß mit mehr oder weniger ausgeprägtem abduziertem Vorfuß. Ganz selten, mit einer Häufigkeit unter 10%, kommt ein Hohlfuß mit Varusstellung des Rückfußes und abduziertem Vorfuß vor (STÖRING 1981).

Nach SCHILLING (1976) beginnt die c.P. an den Vorfüßen häufiger als an den Händen; im Gegensatz zu den Fingern betrifft sie aber ganz vorwiegend die Grundgelenke. Im Vordergrund stehen hier Belastungs- und Druckschmerz sowie tastbare und druckempfindliche Schwellungen der Zehengrundgelenke. Diese druckschmerzhafte Kapselschwellung ist initial besonders streckseitig gut tastbar und verursacht eine deutliche Schmerzangabe bei der Plantarflexion. Lokalisiert werden die Beschwerden häufiger im Bereich der fibularen Gelenke. Seltener – im Vergleich zur Hand – findet man eine Schmerzangabe bei seitlicher Kompression, während DIXON (1970) diesen Druckschmerz als Frühzeichen bei Befall der Metatarsophalangealgelenke angibt. TILLMANN (1977) zählt zu den Frühsymptomen im Bereiche des Vorfußes eine deutliche Schmerzhaftigkeit beim Abrollen, die vom Patienten oft sehr genau auf die betroffenen Zehenstrahlen lokalisiert wird. Daraus resultiert ein unelastischer und steifer Gang, da die Patienten versuchen, den Vorfuß nach Möglichkeit nicht abzurollen. Obwohl die Patienten eher über Schmerzen im Bereich der Zehengrundgelenke 2–5 als des Großzehengrundgelenkes klagen (VIDIGAL et al. 1975), darf dies nicht zur Annahme verleiten, daß die Großzehe bei der c.P. seltener befallen sei, als etwa die Zehen 2–5. Nach TILLMANN (1977) wird das Großzehengrundgelenk im Vergleich zu den übrigen Zehengrundgelenken eher häufiger befallen. Er lehnt es auch ab, bei der c.P. von einer definierten Ausbreitungsrichtung – wie etwa bei der Gicht – zu sprechen. Durch seine Befunde, die in Übereinstimmung zu Beobachtungen von VAINIO (1956) stehen, wird das von DIHLMANN (1973) und SCHILLING (1976) angenommene Verteilungsmuster in Zweifel gezogen. SCHILLING (1976) fand nämlich bei der Auszählung von 100 Vorfuß-Röntgenbildern von Polyarthritikern in verschiedenen Stadien, daß die fünfte und die dritte Zehe am häufigsten, die Großzehe aber am seltensten verändert waren. Es stellt sich allerdings in beiden Fällen die Frage, ob die erhobenen Befunde durch das jeweils unterschiedlich selektionierte Krankengut bedingt sind.

Gelegentlich sieht man bei sehr akutem Beginn plantar meist scharf abgegrenzte Bursen unter dem Mittelfußköpfchen begleitet von lokaler Rötung und Hyperthermie (TILLMANN 1977). Im fortgeschrittenen Stadium findet man scharf abgegrenzte und schmerzhafte Schwielen im Bereich des Vorfußballens. Entzündliche und statisch-mechanische Faktoren beeinflussen das Zustandekommen rheumatischer Fußdeformitäten. Charakteristisch sind die Dorsal- und Proximalluxation der Zehen in Überstreckstellung, weiters eine übereinandergelagerte Packung der Zehen sowie Schwielenbildungen und Kolliquationsnekrosen unter den Metatarsalköpfchen (MÜLLER u. SCHILLING 1982). Gar nicht so selten sieht man auch den sogenannten Windmühlenvorfuß, bei dem die Zehen in ihren subluxierten oder luxierten Grundgelenken nach fibular abweichen (STÖRING 1981). Den von MICHOTTE bereits 1939 treffend als „pied rond rhumatismal" bezeichneten hochgradig deformierten rheumatischen Vorfuß sieht TILLMANN (1977) als das Wahrzeichen rheumatischer Fußveränderungen an. Charakterisiert ist diese Fehlstellung durch eine ausgeprägte Valgusstellung der Großzehe kombiniert mit einer Adduktion der 5. Zehe. Im Extremfall ist der Hallux valgus unter die in Form von Krallenzehen veränderten Zehen 2–4 subduziert. Die Zehen 1–4 weichen fast ausnahmslos in fibularer Richtung ab, entweder im Sinne einer Deviation oder mit unvollständiger bzw. vollständiger Luxation der gesamten Grundgliedbasis nach fibular (TILLMANN 1977; Abb. 11).

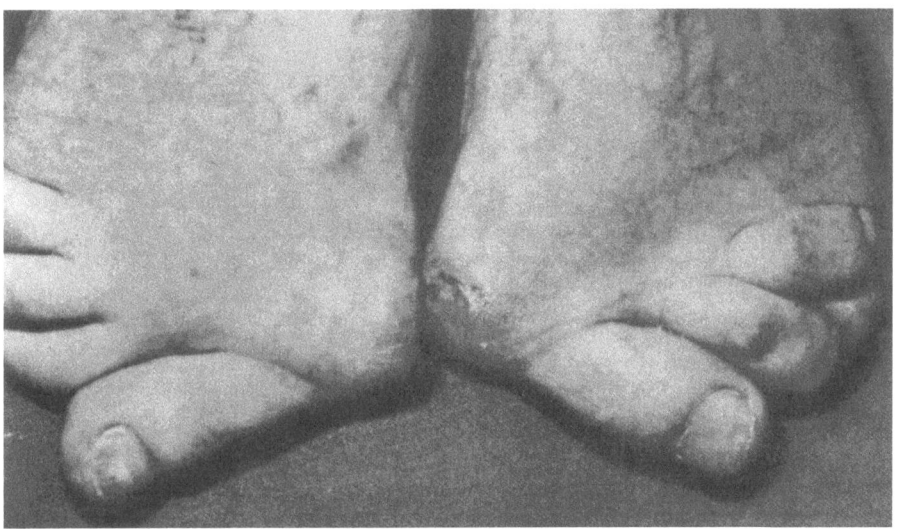

Abb. 11. Veränderungen am Fuß bei chronischer Polyarthritis

Die fünfte Zehe hingegen hat eher Tendenz zu einer tibialen Abweichung. Nach TILLMANN (1977) kommt es bei primärem Vorliegen eines Ballenhohlfußes mit nachfolgender polyarthritischer Erkrankung auch zu einem fibularen Abweichen der fünften Zehe. Besonders auffällig ist auch die Krallenstellung der Zehen, welche durch eine dorsale Subluxation oder Luxation der Grundgliedbasen zwei bis fünf verursacht wird.

Der Halux valgus ist nach DIXON (1970) die charakteristischste Veränderung am Vorfuß bei c.P. MINAKER u. LITTLE (1973) sahen einen Hallux valgus in 62% ihrer Patienten und VIDIGAL et al. in 72%.

Bezüglich der Pathomechanik typischer rheumatischer Fußveränderungen möchte ich in diesem Zusammenhang auf die umfassende und ausgezeichnete Darstellung von TILLMANN (1977) verweisen.

g) Das Kiefergelenk

Hinsichtlich der Häufigkeit einer Kiefergelenksbeteiligung bei chronischer Polyarthritis existieren in der Literatur unterschiedliche Zahlenangaben: RUSSEL u. BAYLES (1941) 50%, RAGAN (1949) 4,7%, ERICSON u. LUNDBERG (1967) radiologische Veränderungen bei 86%, klinische Symptome hingegen nur bei 55%, CHALMERS u. BLAIR (1973) 71%. KLEIN u. PIRKER (1969) konnten bei 60% ihrer Patienten röntgenologisch eine Beteiligung der Kiefergelenke nachweisen, eine klinische Symptomatik wurde aber nur von 23% angegeben. Diese Patienten verspürten Schmerzen beim Kauen harter Speisen und wiesen eine leichte bis mittelgradige Einschränkung der Beweglichkeit und eine Steifigkeit bei Mundbewegungen auf.

Wahrscheinlich wird die Beteiligung der Kiefergelenke wegen der meist sehr geringen subjektiven Beschwerden häufig übersehen; nur ganz selten werden von Patienten ausgeprägte Schmerzen in diesen Gelenken angegeben (MARBACH u. SPIERA 1967).

h) Die Articulatio cricoarytaenoidea

Löfgren u. Montgomery (1962) haben bei 100 Polyarthritikern in 26 Fällen eine Beteiligung dieser Gelenke gefunden. Klinisch äußert sich der Befall der Cricoarytaenoidgelenke häufig mit unspezifischen Symptomen wie Heiserkeit, Stridor und einem unangenehmen Druckgefühl im Hals meist auf der Höhe des Schildknorpels.

Vereinzelt wurden Fälle beschrieben, bei denen die Cricoarytaenoidgelenke so in der Medianlinie fixiert worden waren, daß es zu einer bedrohlichen Verengung der Stimmritze mit Stridor und akuter Atemnot gekommen war (Polisar et al. 1960; Chalmers u. Traynor 1979).

j) Das Sakroiliakalgelenk (ISG)

Eine Miterkrankung der Sakroiliakalgelenke ist sowohl ein – als auch beidseitig möglich. Fellmann (1963) konnte krankhaft veränderte Sakroiliakalgelenke bei 16% der Polyarthritiker mit positivem Rheumafaktor und bei 18% der Patienten mit seronegativer c.P. nachweisen. Er betont die Bedeutung der Erkrankungsdauer für den Befall der ISG, da alle Patienten mit Sakroileitis eine Krankheitsdauer von über 15 Jahren aufgewiesen haben. Fallet et al. (1970) fanden hingegen bei seropositiver c.P. einen Befall der ISG in 41,7% und nur in 16,7% bei der seronegativen Verlaufsform. Wilkinson u. Meikle (1966) sowie Elhabali et al. (1979), letztere konnten in 38% eine typische Sakroileitis nachweisen, haben hingegen keine Beziehung zwischen der Häufigkeit einer typischen Sakroileitis und dem Alter, der Krankheitsdauer sowie dem Krankheitsstadium nach Steinbrocker oder dem Nachweis von Rheumaknoten oder Rheumafaktoren gefunden.

Die röntgenologischen Veränderungen haben selten einen echten Krankheitswert; die Sakroileitis bei c.P. verläuft symptomlos, nur selten werden geringe Schmerzen angegeben. Die Bedeutung des Ileosakralgelenkbefalles liegt mehr in der Schwierigkeit einer differentialdiagnostischen Abgrenzung zwischen seronegativer chronischer Polyarthritis und Spondylitis ankylopoetica. Eine chronische Polyarthritis und eine Spondylitis ankylopoetica können aber auch zufällig nebeneinander ablaufen (Josenhans 1968; Rosenthal 1968; Luthra et al. 1976).

13. Manifestationen außerhalb des Bewegungsapparates

a) Einleitung

Die chronische Polyarthritis im angloamerikanischen Schrifttum „Rheumatoid Arthritis", ist eine weltweit vorkommende, relativ häufige chronisch verlaufende Gelenkserkrankung, charakterisiert durch einen bilateralen, symmetrischen Gelenkbefall, mit Erosionen im Röntgen und Vorhandensein von Rheumafaktoren. Basierend auf sorgfältigen klinischen Studien als auch auf neueren Erkenntnissen, insbesondere auf dem Gebiet der Immunologie, zeigten, daß es sich bei der c.P. nicht nur um eine Gelenkserkrankung, sondern um eine Systemerkrankung mit möglicher Einbeziehung verschiedenster Organe handelt. Termini, wie „chronisch polyarthritisches Syndrom" oder „Rheumatoid Disease", wollen dies zum Ausdruck bringen. Der pathologisch-anatomische Befund dieser Organmanifestationen ist sehr unterschiedlich, angefangen von der sehr spezifischen Gewebsnekrose, über die verschiedenen Vasopathien bis zu den interstitiellen lymphoplasmazellulären Infiltraten. In vielen Gewebsbiopsien, wenn in einem initialen Stadium durchgeführt, finden sich mit Hilfe der Immunfluoreszenz Immunglobuline, Rheumafaktoren, Komplement und Fibrin.

Abgesehen von der Perikarditis und Pleuritis, erklärbar durch eine entwicklungsgeschichtlich bedingte Analogie zur Synovialhöhle (mesodermaler Spaltraum), treten die Organmanifestationen meist im Verlaufe der c.P. auf, verlaufen nicht selten subklinisch oder sind durch das Dominieren des destruktiv-schmerzhaften Gelenksprozesses oft in den Hintergrund gedrängt. Die naturgemäß chronisch bis subakut entzündliche Organsymptomatik ist meist bereits initial durch die gleichzeitige analgetisch-antiphlogistische Therapie mitbehandelt und daher oft symptomarm. Dies trifft besonders zu für die interstitiellen lymphoplasmazellulären Infiltrate in Muskel, Lunge, Herz und Leber sowie die Vaskulitis kleinerer Gefäße in den verschiedenen Organsystemen. Eine eindrucksvolle klinische Symptomatik dagegen machen die wohl recht seltenen akut nekrotisierenden Arteriitiden der Koronar- und Mesenterialgefäße. Relativ häufig und klinisch gut diagnostizierbar sind die Komplikationen am Auge, an den peripheren Nerven durch Vaskulitis der Vasa nervorum, weiters die Nierensymptome bei der komplizierenden sekundären Amyloidose sowie die sogenannten viszeralen Rheumaknoten, z.B. in Lunge oder Herz.

Erleichtert wird die Diagnostik, wenn bei vermuteten Organkomplikationen der c.P. gleichzeitig auch ein bestimmter Konstellationstyp eines c.P.-Patienten vorliegt. Unter diesem zu verstehen ist ein rascher, destruierend verlaufender, polyartikulärer Gelenksprozeß mit gleichzeitigem Vorhandensein von Rheumaknoten, schlechtem Allgemeinzustand des Patienten, allenfalls Fieberzuständen und dem Unvermögen, auf Kortison und/oder Immunsuppressiva bisher verzichten zu können. Häufig finden sich Organmanifestationen beim Sjögren- und Felty Syndrom. Labormäßig findet sich dann ein hochtitriger Rheumafaktor (100%), nicht selten handelt es sich dabei um niedermolekulare Rheumafaktoren (7 S IgM), vermindertes Serumkomplement (70%), Vorhandensein von antinukleären Faktoren (40%), eventuell auch antizytoplasmatischer Antikörper (15%) und, wie häufig beobachtet, positive Konsumptionsteste nach Steffen (80%).

Die *Pathogenese der Organmanifestationen* ist trotz vieler neuer Erkenntnisse noch zur Gänze ungeklärt. Diskutiert werden folgende Möglichkeiten:
1. In der Synovialis gebildete Immunkomplexe, bestehend aus IgG als Antigen und IgG-Rheumafaktor als Antikörper (WILLIAMS 1959; WINCHESTER et al. 1969), können Komplement aktivieren und mit IgM-Rheumafaktor reagieren. Solche Immunkomplexe können, wenn der phagozytäre Apparat der Synovialis nicht in der Lage ist, diese zu verarbeiten, in die Blutbahn gelangen und eine Organläsion verursachen. Schwankungen des Serumkomplements treten dabei auf (FEHR u. BÖNI 1971, 1972; FEHR u. KRES 1971). CONN et al. (1972) gelang es mit Hilfe der Immunfluoreszenz, Ablagerungen von Immunglobulinen (IgG, IgM) und Komplement (C3) in der Gefäßwand der Vasa nervorum im Rahmen einer akuten peripheren rheumatischen Neuropathie nachzuweisen.
2. Weiterhin könnte im Rahmen des patho-physiologischen Prozesses der c.P. der immunologische Apparat des Patienten mit verschiedenen Gewebsantigenen konfrontiert werden. In diesem Sinne würde das immunpathogenetische Konzept der c.P. von STEFFEN (STEFFEN 1970; STEFFEN et al. 1971, 1973) passen.
3. Nicht unmöglich wäre ferner die Annahme, daß der zum Teil noch unbekannte pathologische Prozeß in der Synovialis auch in anderen Organsystemen abläuft. Diese Annahme trifft sicher zu für die „rheumatische" Pleuritis und Perikarditis.

Die folgende *Zusammenstellung* ist eine Übersicht der möglichen Organmanifestationen. Die Zahl in der Klammer gibt deren Häufigkeit an, runde Klammern eigene Beobachtungen, eckige Klammern die anderer Autoren. Nicht bei allen Manifestationen sind Zahlenangaben möglich. Die Zahlenangaben beschränken sich in der Regel auf ein stationäres Stadium der c.P.

I. Subkutane und periostale Knoten (Rheumaknoten) (25%). Knoten an serösen Häuten und im Organparenchym (selten).

II. Organveränderungen:
1. Muskel: Atrophie, besonders gelenksnah (100%), interstitielle Myositis [50% autoptisch], interstitielle Vaskulitis [20% autoptisch].
2. Nervensystem: Rheumaknoten der Dura mater (sehr selten), periphere Neuropathie (7%), Kompressionssyndrome peripherer Nerven (häufig), Rückenmarkskompression durch atlantoaxiale Dislokation (selten).
3. Auge: Keratokonjunktivitis sicca (5 bis 10%), Episkleritis (9%), Skleritis [6%], Skleromalacia perforans (sehr selten).
4. Herz: Perikarditis (9%), Parenchymnekrosen, zum Teil als „viszerale Rheumaknoten" (sehr selten), Vasopathien [21% autoptisch], interstitielle Myokarditis [19% autoptisch], Herzamyloidose (sehr selten).
5. Lunge: Pleuritis (30% Röntgen), diffuse interstitielle Lungenfibrose (4% Röntgen), viszerale Rheumaknoten (selten).

III. Vasopathien:
1. Funktionelle Vasopathien (55%).
2. „Rheumatoid Vaskulitis" – organische Vasopathien: progressiv fibrosierende Endarteriitis, subakute Vaskulitis kleiner Gefäße, akut nekrotisierende Arteriitis.

IV. Systemkomplikationen:
1. Blut: Anämie (80%), Leukopenie (11%).
2. Retikuloendothelial: Regionale (30%), generalisierte Lymphadenopathie (5%), Felty-Syndrom (0,5%).
3. Amyloidose (7%).

b) Rheumaknoten

Mit dem Auftreten von Rheumaknoten, der typischen Histologie einer zentralen Nekrose und radial angeordneten Fibroblasten im Verlaufe der c.P., wird die Prognose der c.P. verschlechtert, sowohl hinsichtlich Gelenk als auch möglicher Organkomplikationen. Rheumaknoten können aber auch im Organparenchym selbst auftreten, man spricht dann besser von viszeralen Rheumaknoten.

c) Muskulatur

Neben der typischen gelenksnahen Muskelatrophie kommt es im Verlauf der c.P. auch zu einem generellen Muskelschwund, zum Teil eine Folge des allgemeinen Katabolismus.

Hinzuweisen ist auch auf die meist subklinische Myositis und Vaskulitis (FELSCH 1971; STEINER et al. 1946; YATES 1963). Häufiger als die Vaskulitis findet man, insbesondere bei fortgeschrittener c.P., eine fokale Lymphozytenanhäufung im Endo- und Perimysium (in 50–60% der Fälle). In der Regel verlaufen diese interstitiellen Muskelveränderungen symptomlos, also auch schmerzfrei. Das Elektromyogramm ist nicht immer pathologisch, selbst nicht bei positivem Biopsiebefund. Die Muskelenzyme (Kreatinausscheidung) liegen bei der c.P. im Gegensatz zur Polymyositis im Bereich der Norm.

Muskelsymptome bei Arthralgien und/oder Arthritiden sollen auch an eine echte Polymyositis denken lassen. Langsam zunehmende Schwäche und Schmerzhaftigkeit vorwiegend der Schulter- und Beckengürtelmuskulatur, sollten bei einem mit Kortikosteroiden behandelten c.P.-Patienten an eine Kortisonmyopathie (COOMES 1965; CUSHING 1932; KAISER u. HOCHHEUSER 1972; WILLIAMS 1959; YATES 1969) denken lassen.

Diese Myopathieform kann zwar bei jedem Kortisonpräparat nach einer bestimmten Verabreichungsdauer auftreten, doch begünstigen vor allem fluorierte Kortisonpräparate (Dexamethason, Betamethason) ihre Entstehung. Eigenartig ist, daß die Myopathie nur in 25% der mit Kortison behandelten Patienten klinisch manifest wird. Elektromyographisch lassen sich Muskelstörungen allerdings häufiger nachweisen (in rund 50% der Fälle). Die Kortikoidmyopathie beeinträchtigt die Motorik und das Allgemeinbefinden erheblich, bildet sich aber bei Absetzen der Kortisonmedikation innerhalb von 3–4 Monaten zurück.

d) Peripheres Nervensystem

Auch der periphere Nerv kann im Verlaufe der c.P. geschädigt werden, entweder durch radikuläre Irritationen im Halsbereich bei Miteinbeziehung der Halswirbelsäule in die c.P., weiters in Form der ischämischen peripheren Neuropathie durch Vaskulitis in den Nervenscheiden (rheumatische Neuropathie) oder durch die enge Beziehung einzelner peripherer Nerven zum entzündeten Gelenk mit den daraus resultierenden Kompressionsschäden peripherer Nerven, unter anderem Karpaltunnelsyndrom. Die klinische Diagnose solcher Nervenschäden ist erschwert durch den bestehenden chronischen Gelenksschmerz, jedoch Hinweise über einen neuen, andersartigen Schmerz sollten daran denken lassen. Bei der *rheumatischen Neuropathie* (Ferguson u. SLOCUMB 1961; GOOD et al. 1965; HART 1962; HART et al. 1960; PALLIS u. SCOTT 1965; SCHILLING 1969) liegt wie bereits gesagt eine ischämische Neuropathie auf Grund einer Vaskulitis der Vasa nervorum vor. Es ist diese periphere Neuropathie eine der häufigsten klinischen Manifestationen der Vaskulitis bei c.P. Die Prognose für den Polyarthritiker ändert sich bei Hinzutreten der Neuropathie, weil erfahrungsgemäß in der Folge auch andernorts Vaskulitiden auftreten, zum Beispiel akut nekrotisierende Arteriitiden mit allenfalls letalem Ausgang. Man unterscheidet zwischen einer Mononeuritis simplex und einer Mononeuritis multiplex (mit Befall mehrerer Nerven).

Zu erwähnen bleibt die Möglichkeit einer *autonomen Neuropathie* bei c.P. So fanden BENNETT u. SCOTT (1965) zusammen mit einer peripheren sensorischen Neuropathie eine verminderte Schweißsekretion im entsprechenden Gebiet als Zeichen dafür, daß peripher auch autonome postganglionäre Fasern mitbefallen sind.

Klinisch fanden sich bei der rheumatischen Neuropathie (SIEGMETH u. EBERL 1976) Parästhesien, Brennen oder Taubheit im Versorgungsgebiet des befallenen peripheren Nervs. Der Befall ist oft schon zu Beginn symmetrisch mit Bevorzugung der unteren Extremitäten. Der N. peronaeus (fibularis) wird häufiger erfaßt als der N. tibialis und an den oberen Extremitäten der N. ulnaris häufiger als der N. radialis. Die rein sensorischen Neuropathien überwiegen. Etwas seltener treten die gemischten sensorischen und motorischen Neuropathien auf, und noch seltener sind Läsionen eines ganzen peripheren Nervs mit dem klinischen Bild einer schwachen oder gänzlich fehlenden Dorsalflexion des Vorfußes bzw. einer Fallhand.

Die Neuropathie setzt in ungefähr einem Viertel der Fälle akut ein (klinisch vorherrschend ist die gestörte Motorik), in drei Viertel der Fälle subakut bis chronisch (klinisch vorherrschend sind die sensorischen Störungen).

Mittel, um eine Neuropathie zu objektivieren, sind neben der Klinik und dem Untersuchungsbefund (gestörte Vibrationsempfindung, herabgesetzte Reflexe, besonders Achillessehnenreflex) die Elektromyographie und die Biopsie.

Die Prognose der Neuropathie ist wegen ihrer ischämischen Natur schlecht; dies trifft insbesondere auf die akuten motorischen Neuropathien zu. Etwas besser ist die Prognose bei den sensorischen Formen, die in 25% der Fälle immerhin eine langsame Remission zeigen.

Die allgemeine Prognose ist für den Polyarthritiker beim Auftreten akuter motorischer Neuropathien ebenfalls sehr schlecht (Mortalitätsrate 70–80% im 1. Jahr) infolge meist generalisierter nekrotisierender Arteriitiden in anderen Organsystemen. Die subakuten sensorischen und motorischen Neuropathien (Mortalitätsrate etwa 40% im 1. bis 2. Jahr) haben eine etwas bessere, die chronischen, rein sensorischen Neuropathien im allgemeinen eine gute Prognose.

e) Auge

(SIEGMETH u. EBERL 1976, S. 46–50) „Rheumatische" Manifestationen am Auge sind leicht der Diagnostik zugänglich und damit ein wertvolles Indiz für die Systemisierung der c.P. Eine Keratokonjunktivitis sicca kann vorkommen, ohne andere Symptome des Sicca-Syndroms. Der dabei bestehende chronische Entzündungsprozeß der Tränendrüsen führt zur Verminderung der Tränenflüssigkeit und in der Folge zur Keratitis punctata und zur filamentären Keratitis. Weitere Veränderungen sind die Episkleritis und Skleritis, letztere ist entweder rein entzündlich oder granulomatös mit Nekroseherd im Zentrum, der, wenn er einschmilzt, die seltene Komplikation der Scleromalacia perforans bewirkt. Nicht unerwähnt sollten die möglichen iatrogenen Augenschäden bleiben wie Steroidkatarakt, Chloroquin-Keratopathie, Chloroquin-Retinopathie. Eine Iritis und Iridozyklitis tritt beim erwachsenen Polyarthritiker nicht häufiger als in der normalen Population auf (also nicht über 25%) (STEINER et al. 1946).

f) Herz

Während die Karditis ein eindrucksvoller Befund beim akuten rheumatischen Fieber ist, sind die Herzmitbeteiligungen bei der c.P. wesentlich symptomärmer, aber auch seltener. Erst sorgfältige, autoptische Studien am Herzen, unter anderen von LEBOWITZ (1963) und GARDNER et al. (1957), erbrachten den Beweis einer sogenannten „Rheumatoid Heart Disease". So fand sich bei LEBOWITZ (1963) eine Perikarditis in 29%, subakute Vaskulitis in 21%, fokale und diffuse Myokarditis in 19%. Parenchymnekrosen und die akut nekrotisierende Koronararteriitis waren selten. Klinische Herzsymptome, der c.p. möglicherweise zumutbar, findet man als Kliniker in 17%, davon relativ gesichert nur die Symptome der Perikarditis in 9%, während sonst nur bei flüchtigen Tachykardien von 2- bis 3-wöchentlicher Dauer mit passagerer T-Inversion die Vermutung ausgesprochen werden kann. Die funktionelle Bedeutung der Perikardnarbe ist gering, da die anfängliche Perikarditis nur milde verläuft und schwach exsudativ ist.

g) Lunge

Die Existenz einer sogenannten „Rheumatoid Lung" wurde lange angezweifelt. Diese diagnostische Unsicherheit ist nicht verwunderlich durch die relative Symptomarmut sowohl der pleuralen als auch der Parenchymveränderungen sowie der Vieldeutigkeit der röntgenologischen Strukturanalyse und deren Interpretation. Neuere Erkenntnisse brachten jedoch Beweise. DE HORATIUS et al. (1971) und DE HORATIUS u. WILLIAMS (1972) konnten mittels Immunfluoreszenz IgG und IgM im Lungenparenchym bei c.P. mit Lungenveränderungen nachweisen. Ferner gelang es DE HORATIUS, durch Injektion von menschlichem Rheumafaktor die experimentelle Vaskulitis und diffus proliferative Lungenerkrankungen am Kaninchen gegenüber Kontrolltieren zu beschleunigen und zu verstärken. Studiert man das Lungenröntgen eines großen Patientenkollektivs von fortgeschrittenen c.P.-Patienten, finden sich pleurale Veränderungen in 30% (Kontrollen 14%) und streifig, fleckige intrapulmonale Veränderungen in 10% (Kontrollen 0%) sowie Zeichen einer interstitiellen Fibrose in 4% (Kontrollen 0%) (SIEGMETH u. EBERL 1976; S. 54). Viszerale Rheumaknoten fehlten, sind aber schon des öfteren beschrieben worden, unter anderem von HINDLE u. YATES (1965). Auch der Pathologe findet Lungenveränderungen bei der c.P. in 30% (GARDNER).

Diesen hohen Prozentangaben, röntgenmorphologisch und pathologischanatomisch, steht ein klinisch geringeres Zahlenmaterial gegenüber. Die Veränderungen im Lungenparenchym entwickeln sich nämlich nur sehr langsam und sind relativ symptomarm, während die pleuralen Veränderungen doch mit einer Pleurodynie einhergehen (20%), ein Drittel davon auch mit geringem pleuralem Erguß. Ähnlich wie bei der Perikarditis ist die funktionelle Bedeutung der Verwachsung beider Pleurablätter gering. Häufig kommt es zum Auftreten von bakteriellen Infekten – nicht selten auch die Todesursache eines c.P.-Patienten.

So fand GARDNER in einer Autopsiestudie an 148 c.P.-Patienten eine eitrige Bronchitis in 21%, eine Bronchopneumonie in 30%, Lobärpneumonie in 1%, Abszeß in 4% und Empyem in 2%.

Im Jahre 1953 beobachtete CAPLAN (1953) das Auftreten pulmonaler Rundherde bei Kohlengrubenarbeitern mit Pneumokoniose und gleichzeitiger c.P. Ähnliche Lungenveränderungen fanden sich nicht nur bei Kohlestaub-Quarz-Exposition, sondern auch bei Eisen- und Asbeststaub.

Durch die gleichzeitig bestehende c.P. scheint sich eine besondere Reaktionslage einzustellen, wodurch die Protein-Staub-Aggregate nicht wie sonst bei Pneumokoniose die typisch kleinfleckige Herdverteilung bewirken, sondern zur Knotenbildung Anlaß geben. Die Knotenbildung erfolgt bilateral, diffus, mit Knoten von 0,05–5 cm Durchmesser. Die Knoten können konfluieren und zu großherdiger Fibrose führen, kalzifizieren oder einschmelzen. Ein gleichzeitiger pleuraler Erguß ist nicht selten. Sind die Knoten einmal da, zeigen sie eine Tendenz zur Progredienz, selbst wenn keine Staubexposition mehr vorhanden ist.

Lungenveränderungen im Rahmen des Sjögren- bzw. Sicca-Syndroms: Auf Grund eines Autoimmunmechanismus kommt es zu einer chronisch progressiven Zerstörung des sekretorischen Epithels der Tränen- und Speicheldrüsen sowie kleiner gemischter Drüsen im Respirationstrakt. Da beim Siccasyndrom in einem hohen Prozentsatz der Fälle eine c.p. auftritt und umgekehrt bei der c.P. abortive Symptome eines Siccasyndroms auftreten können, muß bei einer hartnäckigen trockenen Pharyngitis, Laryngitis, Tracheitis und Bronchitis daran gedacht werden. Trockene Schleimhäute neigen stark zur bakteriellen Sekundärinfektion.

h) Vasopathien

Der Terminus „Rheumatoid Vasculitis" im angloamerikanischen Schrifttum will die Gefäßveränderungen bei der c.p. von denen anderer Kollagenerkrankungen abgrenzen. Es darf mit Sicherheit angenommen werden, daß viele klinische Bilder der gelenksfernen Manifestationen der c.p. in Vaskulitiden begründet sind, wie Infarzierungen im Bereich der Fingerkuppe als Folge einer Digitalarteriitis (SIEGMETH u. EBERL 1976; S. 19–21), prätibiale Unterschenkelulzera, periphere Neuropathien (SIEGMETH u. EBERL 1976; S. 39–42), Episkleritis und Skleritis (SIEGMETH u. EBERL 1976; S. 46–50) sowie letzten Endes auch die verschiedenen pathologisch-anatomischen Veränderungen im Organparenchym, Parenchymnekrosen jedoch ausgeschlossen. Die Veränderungen an den Arterien und Venen können dabei das ganze Spektrum pathologisch-anatomischer Möglichkeiten beinhalten, angefangen von der Intimaproliferation, adventitiellen Infiltraten über Medianekrose bis zur Gefäßsklerose. Welches Bild vorliegt, ist abhängig vom Schweregrad des Prozesses, Dauer der Gefäßerkrankung, Einfluß medikamentöser Therapie und Zeitpunkt der histologischen Untersuchung. Eine große nosologische Bedeutung für das Zustandekommen einer rheumatoiden Vaskulitis hat dabei der Rheumafaktor.

j) Blut

(SIEGMETH u. EBERL 1976; S. 13–16) Eine Anämie, im Charakter normozytär und leicht hypochrom, mit niedrigem Plasmaeisen und leicht verminderter Eisenbindungskapazität, findet sich in 80% von c.P. Das Ausmaß derselben geht parallel mit der entzündlichen Aktivität der c.P. Vielfältig sind die ätiologischen Faktoren, die im Detail noch nicht ganz geklärt sind. Die größte Rolle spielt aber die erhöhte Affinität des retikuloendothelialen Systems zum Eisen mit der konsekutiven retikuloendothelialen Siderose. Beim Rückgang der entzündlichen Aktivität am Gelenk, entweder von selbst oder medikamentös [Kortison und Tetracosactid (Synacthen Depot)], kommt es durch Freiwerden von Eisen aus dem retikuloendothelialen System zu einer Zunahme des Plasmaeisens. Sehr selten ist das Vollbild einer megaloblastischen Anämie anzutreffen, trotz des in zirka 60% der Fälle verminderten Serumfolsäurespiegels (GOUGH et al. 1964). Eine Leukozytopenie unter 4000 pro mm^3 fand sich im fortgeschrittenen Stadium der c.P. in etwa 11% der Fälle, ohne daß ein Felty-Syndrom vorlag. Eine Leukozytose mit und ohne Thrombozytose findet sich nicht selten gleichzeitig mit einer Vaskulitis. Leukozytose sollte auch an die recht häufig komplizierenden bakteriellen Infekte denken lassen.

k) Lymphknoten

Parallel mit der entzündlichen Gelenksaktivität und Blutsenkungserhöhung tastet man regionale Lymphknotenvergrößerungen, insbesondere inguinal, axillär und supratrochleär. Generalisierte Lymphknotenvergrößerungen hingegen sind Ausdruck einer Systemisierung einer c.P., verlaufen schubweise, meist mit Fieber. Der histologische Befund ist unspezifisch.

l) Amyloidose

Die sekundäre, periretikuläre (Amyloid lagert sich im allgemeinen an den Retikulinfasern ab) Amyloidose ist eine relativ häufige Komplikation in fortgeschrittenen Fällen von c.P., so in unserem Krankengut in 7% (SIEGMETH et al. 1973). Klinisch im Vordergrund bei der c.P. steht der Amyloidbefall der Niere mit dem Leitsymptom der Proteinurie. Wenn auch autoptisch Amyloidablagerungen in Milz, Leber, Nebennieren nachweisbar sind, sind die klinischen Symptome von seiten dieser Organe, da lange funktionstüchtig, sehr selten. Nachdem die Amyloidose bei c.P. mit großer Gesetzmäßigkeit die Rektumschleimhaut befällt, ist eine Biopsie aus dieser zur Objektivierung der Verdachtsdiagnose, da auch leicht und ungefährlich durchführbar, die diagnostische Methode der Wahl. Die Trefferquote dabei liegt bei 85%.

m) Niere

Eine Manifestation der c.P. an der Niere möchten wir verneinen, häufig ist jedoch die komplizierende sekundäre Amyloidose. Es besteht eine erhöhte Disposition zur symptomatischen und asymptomatischen Bakteriurie (40%).

n) Magen-Darmtrakt

Inwieweit die in mehr als der Hälfte der c.P.-Patienten nachweisbare atrophische hypazide bis anazide Gastritis (SIEGMETH 1973) (die, statistisch gesehen, mit zunehmender Dauer der c.P. häufiger wird) in direktem Zusammenhang mit der c.P. steht, ist fraglich (FENYÖHAZI et al. 1970; GASPARDY u. VIDA 1964), abgesehen von den Magendarmsymptomen, die durch die Trockenheit der Schleimhäute beim Sjögren-Syndrom und die sehr seltenen akuten Schmerzzustände infolge intestinaler Infarzierung durch rheumatische Vasopathie bedingt sind. Bei langanhaltenden, therapieresistenten Durchfällen denke man an die intestinale Amyloidose, welche unter anderem auch die Ursache für ein Malabsorptionssyndrom sein kann. So fanden PETTERSON u. WEGELIUS (1972) bei 15 Patienten mit bioptisch gesicherter sekundärer Amyloidose bei 7 Patienten eine Malabsorption (besonders für Laktose).

In einer anderen Studie untersuchten PETTERSON et al. (1970) 22 Patienten mit c.P. und fanden bei 16 Patienten Anzeichen für Malabsorption; nur 4 Patienten hatten eine intestinale Amyloidose. Nach eigenen Erfahrungen sind gastrointestinale Beschwerden im Verlauf der Polyarthritis fünfmal häufiger als vor der Erkrankung. Im Vergleich zu Kontrollpersonen fanden sich bei c.P.-Patienten dreimal häufiger Magen- und Duodenalulzera.

o) Haut

Häufige Veränderungen an der Haut sind die subkutanen Rheumaknoten. Ferner findet man funktionelle Vasopathien, wie das Palmaerythem und die Livedo reticularis (SIEGMETH u. EBERL 1976; S. 17–19) und die eher seltenen Unterschenkelulzera durch Vaskulitis. Eine deutliche Hyperpigmentation zeigen schwerbefallene Gelenke.

Literatur

Abruzzo JL (1982) Rheumatoid arthritis and mortality. Arthritis Rheum 25:1020–1022
Adams M (1840) Chronic rheumatic arthritis of the knee joint. Dublin J Med 27:520–522
Albrecht HJ (1975) Rheumatologie für die Praxis. Karger, Basel
Albrecht HJ (1981) Entzündlich-rheumatische Erkrankungen beim alten Menschen. Therapiewoche 31:405–412
Allebeck P (1982) Increased mortality in rheumatoid arthritis. Scand J Rheumatol 11:81–86
Allebeck P, Ahlbom A, Allander E (1981) Increased mortality among persons with rheumatoid arthritis, but where r.a. does not appear on death certificate. Scand J Rheumatol 10:301–306
Amos RS, Constable TJ, Crockson RA, Crockson AP, Mc Conkey B (1977) Rheumatoid arthritis: Relation of serum C-reactive protein and erythrocyte sedimentation rates to radiographic changes. Br Med J 1:195–197
Bach GL, Haberl H, Adler A, Blickle B, Heitzer N (1973) Das klinische Bild der chronischen Polyarthritis im Alter. Zschr Gerontol S 146–152
Backhouse KM (1972) Extensor expansion of the rheumatoid hand. Ann Rheum Dis 31:112–117
Bäckdahl M (1963) The caput ulnae syndrome in rheumatoid arthritis A study of the morphology, abnormal anatomy and clinical picture. Acta Rheum Scand [Suppl] 5:6–43
Baker WM (1885) Formation of abnormal synovial cysts in connection with joints. St Bart Hosp Rep 21:177
Ball J, Sharp J (1971) Rheumatoid arthritis of the cervical spine. In: Modern trends in rheumatology, vol 2. Butterworths, London
Barnes CG, Currey HLF (1967) Carpal tunnel syndrome in rheumatoid arthritis. A clinical and electrodiagnostic survey. Ann Rheum Dis 26:226–233
Baylan SP, Paik SW, Barnert AL, Ko KH, Yu J, Persellin RH (1981) Prevalence of the tarsal tunnel syndrome in rheumatoid arthritis. Rheumatol Rehabil 20:148–150
Behrend T (1977) Zur Epidemiologie des chronisch entzündlichen Gelenksrheumatismus. In: Holtmeier HJ, Franke H (Hrsg) Fortschritte auf dem Gebiete des chronisch-entzündlichen Gelenksrheumatismus. Thieme, Stuttgart
Belin DC, Abeles M, Weinstein A (1979) Rheumatoid markers in the absence of arthritis. J Rheumatol 6:293–299
Benett PH, Scott JT (1965) Autonomic neuropathy in rheumatoid arthritis. Ann Rheum Dis 24:161
Benini A, Segmüller G, Lemburger U (1973) Karpaltunnelsyndrom bei der progressiv-chronischen Polyarthritis. Schweiz Med Wochenschr 103:1861–1866
Benn RT, Wood PHN (1972) Digest of data on the rheumatic diseases. 4. Morbidity and mortality, and hospital services of rheumatism sufferers. Ann Rheum Dis 31:522–529
Bienenstock H (1975) Rheumatoid plantar synovial cysts. Ann Rheum Dis 34:98–99
Bland J, Edy W (1968) Hemiplegia and rheumatoid hemiarthritis. Arthritis Rheum II:72–80
Böni A (1967) Entzündlich-rheumatische Erkrankungen des Bewegungsapparates. Handbuch der praktischen Geriatrie 697–715
Böni A (1970) Die progredient chronische Polyarthritis. In: Schoen R, Böni A, Miehlke K (Hrsg) Klinik der rheumatischen Erkrankungen. Springer, Berlin Heidelberg New York
Böni A (1976) Gelenkserkrankungen im Alter. Schweiz Rundschau Med (Praxis) 65 II:362–367
Boyle JA, Buchanan WW (1971) Clinical Rheumatology. Blackwell Scientific Publications, Oxford Edingburg
Brackertz D (1980) Chronische polyarthritis. Modell, mechanismen, modulation. Eular, Basel
Brewerton OA (1957) Hand deformities in rheumatoid disease. Ann Rheum Dis 16:183–197

Brown PE, Duthie JJR (1958) Variations in the course of rheumatoid arthritis. Ann Rheum Dis 17:359–364

Bruhin A, Wagenhäuser FJ (1971) Der Befall der Halswirbelsäule bei der progredient chronischen Polyarthritis. Schweiz Med Wochenschr 101:277–279

Buchanan WW (1978) Clinical features of rheumatoid arthritis. In: Scott JT (ed) Copeman's textbook of the rheumatic diseases fith edition. Churchill Livingstone, Edingburgh London New York

Bujak JS, Aptekar RG, Decker JL, Wolff SM (1973) Juvenile rheumatoid arthritis presenting in the adult as fever of unknown origin. Medicine 52:431–434

Burke GW, Carrington CB, Grinnan R (1977) Pulmonary nodules and rheumatoid factor in the absence of arthritis. Cest 72:538–540

Bywaters EGL (1954) Heel Lesions of rheumatoid arthritis. Ann Rheum Dis 13:42–51

Bywaters EGL, Curven M, Dresner E, Dixon AStJ (1961) 10-year follow-up study of rheumatoid arthritis. Ann Rheum Dis 20:198

Bywaters EGL (1971) Stills disease in the adult. Ann Rheum Dis 30:121–133

Bywaters EGL (1979) Lokalisierungsfaktoren bei rheumatischer Arthritis. Therapiewoche 29:442–448

Caplan A (1953) Certain unusual radiological appearances in the chest of coal miners suffering from rheumatoid arthritis. Thorax 8:29

Castillo BA, El Sallab RA, Scott JT (1965) Physical activity, cystic erosions and osteoporosis in rheumatoid arthritis. Ann Rheum Dis 24:522–527

Cats A, Hazevoet HM (1970) Significance of positive tests for rheumatoid factor in the prognosis of rheumatoid arthritis. Ann Rheum Dis 29:254–260

Chalmers IM, Blair GS (1973) Rheumatoid arthritis of the temporomandibular joint. Q J Med 42:369–386

Chalmers A, Traynor JA (1979) Cricoarytenoid arthritis as a cause of acute upper airway obstruction. J Rheumatol 6:541–542

Chandler GN, Wright V (1958) Deleterious effect of intraarticular hydrocortisone. Lancet II:661–663

Chang LW, Gowans JDC, Granger CV, Millender LH (1972) Entrapment neuropathy of the posterior interosseous nerve. A complication of rheumatoid arthritis. Arthritis Rheum 15:350–352

Chlud K (1980) Maligne chronische polyarthritis. Therapiewoche 30:4486–4508

Cobb S, Anderson F, Bauer W (1953) Length of life and cause of death in rheumatoid arthritis. N Engl J Med 249:553–556

Conlon PW, Isdale JC, Rose BS (1966) Rheumatoid arthritis of the cervical spine. Analysis of 333 cases. Ann Rheum Dis 25:120–126

Conn DL, McDuffie FC, Dyck PJ (1972) Immunopathologic study of sural nerves in rheumatoid arthritis. Arthritis Rheum 15:135

Coomes EN (1965) Corticosteroid myopathy. Ann Rheum Dis 24:465

Corrigan AB, Robinson RG, Terenty TR, Dick-Smith JB, Walters D (1974) Benign rheumatoid arthritis of the aged. Br Med J 1:444–446

Cushing H (1932) The basophil adenomas of the pituitary body and their clinical manifestations. Bull Johns Hopk Hosp 50:137

De Haas WHD, De Boer W, Griffioen F, Oosten-Elst P (1974) Rheumatoid arthritis of the robust reaction type. Ann Rheum Dis 33:81–85

De Horatius RJ, Abruzzo JL, Williams RC (1971) Immunofluorescent and immunologic studies of rheumatoid lung. Arch Intern Med 129:441

De Horatius RJ, Williams RC (1972) Rheumatoid factor accentuation of pulmonary lesions associated with experimental diffuse proliferative lung disease. Arthritis Rheum 15:293

Dihlmann W (1973) Gelenke-Wirbelverbindungen. In: Glauner R (Hrsg) Röntgen wer?, wie?, wann? Bd III. Thieme, Stuttgart

Dihlmann W, Nebel G (1980) Spinale Röntgenbefunde bei der adulten chronischen Polyarthritis. Akt Rheumatol 5:67–74

Dilsen N, Mc Ewen N, Poppel M, Gersh WJ, Ditata D, Carmel P (1962) A comparative roentgenologic study of rheumatoid arthritis and rheumatoid (ankylosing) spondylitis. Arthritis Rheum 5:341–368

Dixon AStJ (1960) „Rheumatoid arthritis" with negative serological reaction. Ann Rheum Dis 19:209–228

Dixon AStJ (1970) The rheumatoid foot. Proc R Soc Med 63:677–680

Donner K, Zenger H, Mohr W (1981) Die operative Behandlung der Baker's cyst bei chronischen Polyarthritikern. Verh Dtsch Ges Rheumatol 7:574–578

Duthie JJR, Brown PE, Truelove LH, Baragor FD, Lawrie AJ (1964) Course and prognosis in rheumatoid arthritis A further report. Ann Rheum Dis 23:193–203

Edström G (1961) Destruction of the hip joint in rheumatoid arthritis during long-term steroid therapy. Acta Rheum Scand 7:159–163

Ehrlich GE (1972) Antecubital cysts in rheumatoid arthritis. A corollary to popliteal (Baker's) cysts. J Bone Joint Surg 54a:165–169

Ehrlich GE, Guttmann GG (1973) Valvular mechanisms in antecubital cysts of rheumatoid arthritis. Arthritis Rheum 16:259–264

Ehrlich GE (1979) Intermittent and periodic arthritic syndromes. In: Mc Carty DJ (ed) Arthritis and allied conditions, 9th ed. Lea & Febiger, Philadelphia

Elhabali M, Scherak O, Seidl G, Kolarz O (1979) Tomographic examinations of sacroiliac joints in patients with rheumatoid arthritis. J Rheumatol 6:417–425

Elkon KB, Hughes GRV, Bywaters EGL, Ryan PFJ, Inman RD, Bowley NB, James MP, Eady RAJ (1982) Adult-onset Still's disease – Twenty year follow-up and further studies of patients with active disease. Arthritis Rheum 25:647–654

Empire Rheumatism Council (1950) A controlled investigation into the aetiology and clinical features of rheumatoid arthritis. Br Med J I:799–805

Ennavaara K (1967) Painful shoulder joint in rheumatoid arthritis: Clinical and radiological study of 200 cases with special reference to arthography of the glenohumeral joint. Acta Rheumatol, Scand [Suppl II] 1

Ericson S, Lundberg (1967) Alterations in the temporomandibular joint at various stages of rheumatoid arthritis. Acta Rheum Scand 13:257–274

Evers A (1965) Die im Alter auftretende primär chronische Polyarthritis. Z Rheumaforschung 24:280–283

Fallet GH, Wettstein P, Ott H, Mosimann U, Radi J (1970) Etude radiologique des articulations sacro-ilioques dans la polyarthrite rhumatoide seronegative. Schweiz Med Wochenschr 100:1610–1616

Fam AG, Wilson JR, Holmberg S (1982) Ultrasound Evaluation of popliteal cyst in osteoarthritis of the knee. J Rheumatol 9:428–434

Fearnley GR (1957) Ulnar deviation of the fingers. Ann Rheum Dis 10:126–136

Feher M, Magyar E, Den Oudsten SA, Wouters HW (1976) Tiefe Thrombophlebitis als Differentialdiagnose von Kniegelenks-Kapselveränderungen bei rheumatischer Arthritis. Z Rheumatol 35:164–172

Fehr K, Böni A (1971) Die progredient chronische Polyarthritis (PcP) mit zeitweise erniedrigtem Serumkomplement. Z Rheumaforsch 30:193

Fehr K, Böni A (1972) Serum-Komplement-Erniedrigung bei progredient chronischer Polyarthritis (PcP). II. Verhalten des Serumkomplements im Krankheitsverlauf. Z Rheumaforsch 31:12

Fehr K, Kres H (1971) Serum-Komplement-Erniedrigung bei progredient chronischer Polyarthritis (PcP). I. Statistische Untersuchungen bei Kontrollen und PcP. Z Rheumaforsch 30:145

Feigenbaum MA, Masi AT, Kaplan SB (1979) Prognosis in rheumatoid arthritis. A longitudinal study of newly diagnosed younger adult patients. Ann J Med 66:377–384

Fellmann N (1963) Die Ileosakralgelenke im Rahmen der rheumatischen Erkrankungen. Z Rheumatol 22:338–342

Felsch G (1971) Klinisch bioptische Skelettmuskeluntersuchungen bei rheumatoider Arthritis, Wiss Z Friedrich Schiller Univ Jena. Math-Nat, Reihe 20, Heft 2/3, 449

Fenyöhazi L, Walacher L, Medgyes A (1970) Histologische Untersuchungen der Magenschleimhaut bei rheumatoider Arthritis. Z Rheumaforsch 29:153

Ferguson RH, Slocumb CH (1961) Peripheral neuropathy in rheumatoid arthritis. Bull Rheum Dis 11:251

Fernandes L, Goodwill CJ, Srivatsa SR (1979) Synovial rupture of rheumatoid elbow causing radial nerve compression. Br Med J 1:17–18

Flatt AE (1974) The care of the rheumatoid hand, 3. ed. Mosby, St Lois

Fleming A, Crown JM, Corbett M (1976) Early rheumatoid disease. I. Onset. Ann Rheum Dis 35:357–360

Fleming A, Benn RT, Corbett M, Wood PHN (1976) Early rheumatoid disease II. Patterns of joint involvement. Ann Rheum Dis 35:361–364

Fleming A, Crown JM, Corbett M (1976) Prognostic value of early features in rheumatoid disease. Br Med J 1:1243–1245

Frank O, Klemmayer K, Lorenz W, Merth K (1974) Die entzündliche Affektion der Halswirbelsäule bei progredient chronischer Polyarthritis. Wien Med Wochenschr 41:598–600

Frank O (1978) Der Verlauf der chronischen Polyarthritis in Abhängigkeit vom Alter zum Zeitpunkt der Krankheitsmanifestation. Akt Rheumatol 3:91–93

Franke M (1972) Diagnose und Differentialdiagnose der rheumatischen Hand. In: Blauth W, Koob E (Hrsg) Praktische Orthopädie, Bd 3, Die Hand. Vordruckverlag GmbH, Bruchsal

Franke M, Engel JM, Manz G, Ströbel G (1978) Stadieneinteilung der rheumatischen Arthritis in einem „Aktivitätsindex". Verh Dtsch Ges Inn Med 84:1496–1500

Gamp A, Schilling A (1966) Extraartikuläre Manifestationen der chronischen Polyarthritis am Bewegungsapparat: Sehnen-, Sehnenscheiden-, Schleimbeutelentzündung, subkutane Knoten. Z Rheumaforsch 25:42–56

Ganda PD, Caplan HI (1974) Rheumatoid disease without joint involvement. JAMA 228:338–339

Gardner DL, Duthie JJ, Macleod J, Allan WS (1957) Pulmonaryhypertension in rheumatoid arthritis: report of a case with intimal sclerosis of the pulmonary and digital arteries. Scott Med J 2:183

Gaspardy G, Vida M (1964) Ergebnisse der Gastrotest-Untersuchungen in 200 Fällen von primär chronischer Polyarthritis. Z Rheumaforsch 23:198

Genovese GR, Jayson MIV, Dixon AS (1972) Protective value of synovial cyst in rheumatoid knees. Ann Rheum Dis 31:179–182

Gerber NJ, Dixon AStJ (1974) Synovial cysts and juxtaarticular bone cysts (Geodes). Semin Arthritis Rheum 3:323–348

Gerber NJ (1981) Popliteale Synovialcysten (Bakercysten) Selbständiges Krankheitsbild oder Symptom? Verh Dtsch Ges Rheumatol 7:148–152

Gerster JC, Vischer TL, Bennani A, Fallet GH (1977) The painful heel. Comparative study in rheumatoid arthritis, ankylosing spondylitis, Reiter's syndrome and generalized osteoarthrosis. Ann Rheum Dis 36:343–348

Glick EN (1966) Influence of mechanical factors in the rheumatoid wrist. Proc R Soc Med 59:555–558

Glick EN (1967) Asymmetrical rheumatoid arthritis after poliomyelitis. Br Med J 3:26–29

Good AE, Christopher RP, Koepke GH, Bender LF, Tarter ME (1965) Peripheral neuropathy associated with rheumatoid arthritis. A clinical and electrodiagnostic study of 70 consecutive rheumatoid arthritis patients. Ann Intern Med 63:87

Goode JD (1968) Synovial rupture of the elbow joint. Ann Rheum Dis 27:604–609

Gordon DA, Stein JL, Broder I (1973) The extra-articular features of rheumatoid arthritis. Am J Med 54:445–452

Gough KR, McCarthy D, Read AE, Mollin DL, Waters AH (1964) Folic acid deficiency in rheumatoid arthritis. Br Med J 1:212

Gowans JDC (1960) Complete heart block with Stokes-Adams syndrome due to rheumatoid heart disease, record of a case with autopsy findings. N Engl J Med 262:1012–1014

Gray RG, Gottlieb NL (1977) Hand flexor tenosynovitis in rheumatoid arthritis. Arthritis Rheum 20/4:1003–1008

Gschwend N (1977) Die operative Behandlung der chronischen Polyarthritis mit einem Beitrag von Albert Böni, 2., neu bearb und erw Aufl. Thieme, Stuttgart

Gschwend N (1981) Stellenwert und Häufigkeit von Kniegelenksveränderungen bei c.P. Verh Dtsch Ges Rheumatol 7:135–136

Hakstian RW, Tubiana R (1967) Ulnar deviation of the fingers. J Bone Joint Surg 49A:299–316

Hall AP, Healey LA (1968) Infected synovial cyst arising as a complication of septic arthritis in a patient with rheumatoid arthritis. Arthritis Rheum II:579–584

Harris ED (1981) Rheumatoid arthritis: The clinical spectrum. In: Kelly WN, Harris ED, Ruddy S, Sledge CB (eds) Textbook of rheumatology. Saunders, Philadelphia London Toronto

Harris RW (1981) The pathophysiology of rheumatoid hand deformities. Orthop Rev (USA) 10/2:33–46

Harrison MD, Freiberger RH, Ranawat CS (1971) Arthrography of the rheumatoid wrist joint. Ann J Roentgenol 112:480–486

Hart FD (1962) Die Neuropathie bei primär chronischer Polyarthritis. Z Rheumaforsch 21:249

Hart FD (1977) Presentation of rheumatoid arthritis and its relation to prognosis. Br Med J 2:621–624

Hart FD, Golding JR (1960) Rheumatoid neuropathy. Br Med J 1:1594

Hastings DE, Parker SM (1975) Protrusio acetabuli in rheumatoid arthritis. Clin Orthop 108:76–84

Heimann WG, Freiberger RH (1960) Avascular necrosis of the femoral and humoral heads after highdosage corticosteroid therapy. N Engl Med 263:672–675

Hench PA, Rosenberg EF (1944) Palindromic rheumatism. A „new" of recurring disease of joints (arthritis, periarthritis, paraarthritis) apparently producing no articular residues. Report of thirty-four cases; its relation to angio-neural arthrosis, allergic rheumatism and rheumatoid arthritis. Arch Intern Med 73:293–321

Herzer P, Scholz S, Füeszl HS, Schattenkirchner M „Rheumaknoten" ohne Arthritis – Erste Manifestation einer chronischen Polyarthritis oder eine benigne Entität. Schweizerisch-Deutscher Rheumatologenkongreß, 5.–8. Okt 1982, Basel

Hindle W, Yates DA (1965) Pyopneumothorax complicating rheumatoid lung disease. Ann Rheum Dis 24:57

Holt ME, Rooney PJ (1980) Manubriosternal joint subluxation in rheumatoid arthritis. J Rheumatol 7:260–262

Huston KA, Nelson AM, Hunder GG (1978) Shoulder swelling in rheumatoid arthritis secondary to subacromial bursitis. Arthritis Rheum 21:145–147

Hutchinson RM, Davis P, Jayson MIV (1976) Thrombocytosis in rheumatoid arthritis. Ann Rheum Dis 35:138–142

Isdale JC (1962) Femoral head destruction in rheumatoid arthritis and osteoarthritis. Ann Rheum Dis 21:23–30

Isomaki HA, Mutru O, Koota K (1975) Death rate and causes of death in patients with rheumatoid arthritis. Scand Rheumatol 4:205–208

Iveson JMI, Hill AGS, Wright V (1975) Wrist cysts and fistula, synovial protrusion cysts. Ann Rheum Dis 34:388–394

Jager M, Schmidt JM (1981) Subluxation im proximalen Tibiofibulargelenk auf dem Boden einer Synovialitis bei chronischer Polyarthritis. Akt Rheumatol 6:103–105

Jakoby RK, Jayson MIV, Cosh JA (1973) Onset, early stages and prognosis of rheumatoid arthritis: A clinical study of 100 patients with II-year follow-up. Br Med J 2:96–100

Jayson MIV, Dixon AStJ (1970a) Intraarticular pressure in rheumatoid arthritis of the knee III Pressure changes during joint use. Ann Rheum Dis 29:401–408

Jayson MIV, Dixon ASt (1970b) Valvular mechanisms in juxtaarticular cysts. Ann Rheum Dis 29:415–420

Jesserer H (1971) Die chronische Polyarthritis im Alter. Z Altersforschung 25/1:21–27

Josenhans G (1968) Beziehungen zwischen rheumatoider Arthritis und ankylosierender Spondylitis. Z Rheumaforsch 27:319–325

Kaiser H (1974) Bei entzündlich-rheumatischen Erkrankungen im Alter. Therapiewoche 44:5136–5141

Kaiser H, Hochheuser W (1972) Nil nocere! Kortikoid-Myopathie. Münch Med Wochenschr 114:269

Kalliomäki JL, Viitanen SM, Virtama P (1968) Radiological findings of sternoclavicular joints in rheumatoid arthritis. Acta Rheum Scand 14:233–240

Karten S (1969) Arteritis, myocardial infarction and rheumatoid arthritis. JAMA 210:1717–1720

Katz RS, Zizic TM, Arnold WP (1977) The pseudothrombophletitis syndrome. Medicine 56:151–164

Katz WA (1977) Rheumatoid arthritis. In: Rheumatic diseases – diagnosis and management. Lippincott, Philadelphia Toronto

Keitel W, Uhle R (1976) Zur Progredienz der Rheumatoid-Arthritis. Z Ges Inn Med 31:490–502

Keitel W (1979) Differentialdiagnostik der Gelenkerkrankungen. Fischer, Jena, 2. überarbeitete Auflage

Klein G, Pirker E (1969) Zum Befall des Kiefergelenkes bei progressiv-chronischer Polyarthritis. Z Rheumaforsch 28:280–287

Kellgren JH, Ball J (1950) Tendon lesions in rheumatoid arthritis. A clinico-pathological study. Ann Rheum Dis 48:65

Khong TK, Rooney P (1982) Manubrio-sternal joint subluxation in rheumatoid arthritis. J Rheumatol 9:712–715

Kolarz G (1977) Organmanifestation bei chronischer Polyarthritis. Wien Klin Wochenschr [Suppl] 89:68

Koota K, Isomäki H, Mutru O (1977) Death rate and causes of death in ra patients during a period of five years. Scand J Rheumatol 6:241–244

Kormano M (1970) A microradiographic and histological study of the manubrio-sternal joint in rheumatoid arthritis. Acta Rheumatol Scand 16, 47–59

Lansbury J (1957) Numerical method of evaluating the status of rheumatoid arthritis. Ann Rheum Dis 16:101–107

Laine VAI, Vainio KJ, Pekanmäki K (1954) Shoulder affections in rheumatoid arthritis. Ann Rheum Dis 13:157–160

Laine VA, Sairanen E, Vainio K (1957) Finger deformitis caused by rheumatoid arthritis. J Bone Joint Surg 39 A:527–532

Laitinen H, Saksanen S, Suoranta H (1970) Involvement of the manubrio-sternal articulation in rheumatoid arthritis. Acta Rheumatol Scand 16:40–46

Lane PWF, Dyer NH, Hawkin CF (1972) Synovial rupture of the shoulder joint. Br Med J 1:356–357

Lawrence JS, Sharp J, Ball J, Bier F (1964) Rheumatoid arthritis of the lumbar spine. Ann Rheum Dis 23:205–217

Lawrence JS (1976) Radiological cervical arthritis in populations. Ann Rheum Dis 35:365–371

Lebowitz WB (1963) The heart in rheumatoid arthritis (rheumatoid disease). A clinical and pathological study of sixty-two cases. Ann Intern Med 58:102

Lennoch F, Vonkova A, Kralik B, Vojtisek O (1966) Befall des Hüftgelenkes bei der primär chronischen Polyarthritis. Z Rheumaforsch 25:343–350

Levitin PM, Keats TE (1975) Dissecting synovial cysts of the poplital space in gout. AJR 124:32–33

Levy RN, Hermann G, Haimov M, Sherry HS, Train JS, Davison S (1982) Rheumatoid synovial cyst of the hip. Arthritis Rheum 25:1382–1384

Linos A, Worthington JW, O'Fallon WM, Kurland LT (1980) Epidemiology of rheumatoid arthritis in Rochester, Minnesota: a study of incidence, prevalence and mortality. Ann J Epidemiol 111:87–98

Lofgren RH, Montgomery WW (1962) Incidence of laryngeal involvement in rheumatoid arthritis. N Engl J Med 267:193–195

Luthra HS, Ferguson RH, Conn DL (1976) Coexistence of ankylosing spondylitis and rheumatoid arthritis. Arthritis Rheum 19:111–114

Mannerfelt L, Norman O (1969) Attrition ruptures of flexor tendons in rheumatoid arthritis caused by bony spurs in the carpal tunnel. A clinical and radiological study. J Bone Joint Surg 51 B:270–277

Mannerfelt L (1973) Die Schwanenhalsdeformität. Orthop 2:58

Mannerfelt L (1973) Sehnenrupturen im Bereich der Hand bei c.P. Orthop 2:53–54

Mannerfelt L (1982) Pathomechanik der Ulnardeviation. Z Rheumatol 41:148

Marbach JJ, Spiers H (1967) Rheumatoid arthritis of the temporomandibular joints. Ann Rheum Dis 26:538–542

Marmor LD, Lawrence JF, Dubois EL (1967) Posterior interosseous nerve palsy due to rheumatoid arthritis. J Bone Joint Surg 49 A:381–383

Martel W, Hayes JT, Duff IF (1965) The pattern of bone erosion in the hand and wrist in rheumatoid arthritis. Radiology 84:204–214

Mason M (1969) Early synovectomy in rheumatoid arthritis. Mitteilung anläßlich des IJRA. Symposium on Early Synovectomy in Rheumatoid Arthritis, Amsterdam 1967, zit. nach Laine V, Vainio K. Frühsynovektomie bei primär chronischer Polyarthritis. Acta Rheum N 25, Basel

Mathews J (1969) Atlanto-axial subluxation in rheumatoid arthritis. Ann Rheum Dis 28:260–266

Mathews J (1974) Atlanto-axial subluxation in rheumatoid arthritis A 5 – year fallow-up study. Ann Rheum Dis 33:526–531

Mathies H (1973) Altersprognose der chronischen Polyarthritis. Z Gerontol 6:165–175

Mathies H (1974) Klinik der chronischen Polyarthritis. Med Welt 25:1947–1954

Mathies H (1977) Zur Klinik der chronisch-entzündlichen Polyarthritis. In: Holtmeier H-J, Franke H (Hrsg) Aus: Fortschritte auf dem Gebiete des chronisch-entzündlichen Gelenksrheumatismus (PCP). Thieme, Stuttgart

Mathies H (1978) Epidemiologische und sozialmedizinische Daten rheumatischer Erkrankungen. Akt Rheumatol 3:49–63

Mattingly S (1966) Palindromic rheumatism. Ann Rheum Dis 25:307–319

Mattingly PC, Matheson JA, Dickson RA (1979) The distribution of radiological joint damage in the rheumatoid hand. Rheumatol Rehabil 18:142–147

Mc Avoy B, Whaley K, Nuki G, Dick W, Downie WW (1969) Liver palms in rheumatoid arthritis. Ann Rheum Dis 28:602–606

Mc Carty DJ, Gatter R (1966) A study of distal interphalangeal joint tenderness in rheumatoid arthritis. Arthritis Rheum 9:325–336

Medsger TA, Christy WC (1976) Carpal arthritis with ankylosis in late onset Still's disease. Arthritis Rheum 19:232–242

Meikle JA, Wilkinson M (1971) Rheumatoid involvement of the cervical spine. Radiological assessment. Ann Rheum Dis 30:154–161

Michotte L (1977) Le pied rond rhumatismale. Rev Rhum 6:223 (1939), zit nach Tillmann K. Der rheumatische Fuß und seine Behandlung, 1. Aufl. ENKE, Stuttgart

Minaker K, Little H (1973) Painful feet in rheumatoid arthritis. Can Med Assoc J 109:724–730

Moberg E (1969) Tendon grafting and tendon suture in rheumatoid arthritis. Am J Surg 109:378, zit nach Mannerfelt L, Norman O. Attrition ruptures of flexor tendons in rheumatoid arthritis caused by bony spurs in the carpal tunnel. A clinical and radiological study. J Bone Joint Surg 51 B:270–277

Mohing W (1976) Zur Problematik des „rheumatischen Kniegelenkes" Morphologie, Problematik, Aussichten. Dargestellt an eigenen Erfahrungen bei 890 Operationen rheumatischer Kniegelenke. Verh Dtsch Ges Rheumatol 4:261–264

Morag B, Shahin N (1975) The value of tomography of the sternoclavicular region. Clin Radiol 26:57–62

Müller W (1970) Pathogenese, Klinik und Diagnose der c.P. Med Klin 65:1059–1064

Müller W, Schilling F (1982) Differentialdiagnose rheumatischer Erkrankungen unter Mitarbeit von Labhardt F, Wagenhäuser FJ, 2. völlig neu bearbeitete Auflage, Alsopus Verlag

Nova P (1933) Conferencias de practica reumatologica. Brasil Med 67:318–321

O'Sullivan JB, Cathcart ES (1972) The prevalence of RA: follow-up evaluation of the effect of criteria on rates in Sudburry, Massachusetts. Ann Intern Med 76:573–577

Ott VR (1972) Rheumatische Erkrankungen im Alter. In: Schettler G (Hrsg) Alterskrankheiten Leitfaden für Ärzte und Studenten, 2. Aufl. Thieme, Stuttgart

Ott VR, Schmidt KL (1976) Diagnostik und Differentialdiagnose rheumatischer Gelenkserkrankungen. Therapiewoche 26:4566–4572

Owsianik WDJ, Kundi A, Whitehead JN, Kraa GR, Goldsmith C (1980) Radiological articular involvement in the dominant hand in rheumatoid arthritis. Ann Rheum Dis 39:508–510

Page JW (1977) Spontaneous tendon rupture and cervical vertebral subluxation in patiets with rheumatoid arthritis. J Mich Med Soc 60:888 (1961), zit nach Gschwend N. Die operative Behandlung der chronischen Polyarthritis, 2. neu bearbeitete und erweiterte Auflage. Thieme, Stuttgart

Pahle JA, Raunio P (1964) The influence of wrist position on finger deviation in the rheumatoid hand. J Bone Joint Surg 46 B:644–676

Pallis CA, Scott JT (1965) Peripheral neuropathy in rheumatoid arthritis. Br Med J 1:1141

Panayi GS, Wooley P, Batchelor JR (1978) Genetic basis of rheumatoid disease: HLA-antigens, disease manifestations and toxic reactions to drugs. Br Med J 2:1326–1328

Perri JA, Rodnan GP, Mankin HJ (1968) Giant synovial cysts of the calf in patients white rheumatoid arthritis. J Bone Joint Surg 50 A:709–719

Petterson T, Wegelius O (1972) Biopsy diagnosis of amyloid deposites. Gastroenterology 62:22

Petterson T, Wegelius O, Skrifvars B (1970) Gastro-intestinal disturbances in patients with severe rheumatoid arthritis. Acta Med Scand 188:139

Pirani M, Lange-Mechlen I, Cockshott WP (1982) Rupture of a posterior synovial cyst of the elbow. J Rheumatol 9:94–96

Polisar IA, Burbank B, Levitt LM, Katz HM, Morrione TG (1960) Bilateral midline fixation of cricoarytenoid joints as a serious medical emergency. JAMA 172:901–906

Porter BB, Richardson C, Vainio K (1974) Rheumatoid arthritis of the elbow: the results of synovectomy. J Bone Joint Surg 56 B:427–437

Pulkki T, Vainio K (1962) Compression of the ulnar nerve due to rheumatoid arthritis of the elbow. Ann Chir Gynaec Fenn 51:327–330

Ragan C (1949) The general management of rheumatoid arthritis. JAMA 141:124–126

Ragan C, Farrington E (1962) The clinical features of rheumatoid arthritis. JAMA 181:663–667

Rainer G, Klein G, Schmid P, Härringer M (1978) Untersuchungen über Art und Häufigkeit der Todesursachen bei chronischer Polyarthritis. Z Rheumatol 37:335–341

Raman D, Haslock I (1982) Trochanteric bursitis – a frequent cause of „hip" pain in rheumatoid arthritis. Ann Rheum Dis 41:602–603

Rapoport RJ, Carrera CF, Kozin F (1979) Manubrio – sternal joint subluxation in rheumatoid arthritis. J Rheumatol 6:174–177
Rask MR (1978) Achilles tendon rupture owing to rheumatoid disease. JAMA 239:435–436
Rasker JJ, Cosh JA (1978) Radiological study of cervical spine and hand in patients with rheumatoid arthritis of 15 years duration: A assessment of the effects of corticosteroid treatment. Ann Rheum Dis 37:529–535
Rasker JJ, Cosh JA (1981) Cause and age at death in a prospective study of 100 patients with rheumatoid arthritis. Ann Rheum Dis 40:115–120
Raspe HH (1982) Psychosoziale Probleme im Verlauf einer chronischen Polyarthritis. Internistische Welt 6:193–203
Rauschning W (1979) Zur Pseudovenenthrombose des Unterschenkels nach Ruptur von Poplitealzysten bei rheumatoider Arthritis. Z Rheumatol 38:428–433
Rauschning W (1980) Anatomy and function of the communication between knee joint and popliteal bursae. Ann Rheum Dis 39:354–358
Rauschning W (1980) Zur Ruptur von 16 Poplitealzysten unter dem Bilde einer Venenthrombose des Unterschenkels. Z Orthop 118:324–330
Resnick D (1976) Inter-relationships between radiocarpal and metacarpophalangeal joint deformities in rheumatoid arthritis. J Can Assoc Radiol 27:29–36
Resnick D, Newell J, Guerra J, Danzig LA, Niwayama G, Goergen TG (1978) The proximal tibiofubular joint. Anatomic – pathologic – radiographic correlation. Am J Roentgenol 131:133–138
Ritchie DM, Boyle JA, Mc Innes JM, Jasani MK, Dalakos TG, Grieveson P, Buchanan WW (1968) Clinical studies with an articular index for the assessment for joint tenderness in patients with rheumatoid arthritis. Q J Med 37:393–406
Roitt IM, Corbett M, Festenstein H, Jaraquemada D, Papasteriadis C, Hay FC, Nineham LJ (1978) HLA'DRW 4 and prognosis in rheumatoid arthritis. Lancet 990:
Ropes MW (1959) Diagnostic criteria for rheumatoid arthritis 1958 Revision by a committee of the American Rheumatism Association. Ann Rheum Dis 18:49–53
Rosenthal SH, Lidsky MD, Sharp JT (1968) Arthritis with nodules following ankylosing spondylitis. JAMA 206:2893–2894
Russel LA, Bayles TB (1941) The temporomandibular joint in rheumatoid arthritis. J Am Dent Assoc 28:533–539
Rütt A (1966) Polyarthritis und Femurkopfnekrose. Arch Orthop Chir 59:114–122
Samuelson C, Ward JR, Albo D (1971) Rheumatoid synovial cyst of the hip. Arthritis Rheum 14:105–108
Savill D (1964) Flexor tendons in rheumatoid arthritis. J Bone Joint Surg 46 B:359–372
Scherak O, Smolen JS, Mayr WR (1980) Rheumatoid arthritis and B Lymphocyte Alloantigen HLA – DRW 4. J Rheumatol 7:9–12
Schilling F (1969) Peripher nervale Manifestationen der chronischen Polyarthritis („rheumatoide Polyneuropathie") und medulläre Komplikationen chronisch rheumatischer Leiden, in Rheuma und Nervensystem, Wissenschaftlicher Dienst „Roche", S 37
Schilling F (1970) Die Beteiligung der Wirbelsäule bei chronischen entzündlich-rheumatischen Leiden. Aerztl Prax 22:1495–1502
Schilling F (1974) Die bei chronischen rheumatischen Erkrankungen mögliche Beteiligung des Nervensystems; Polyneuropathie, periphere und medulläre Kompressionssyndrome. Therapiewoche 26:2950–2959
Schilling F (1976) Radiologische Frühsymptomatik und Differentialdiagnose an Händen und Vorfüßen bei chronisch-rheumatischen Erkrankungen. Therapiewoche 26:8133–8153
Schilling F, Haas JP, Schacherl M (1963) Die spontane atlanto-axiale Dislokation (Ventralluxation des Atlas) bei chronischer Polyarthritis und Spondylitis ankylopoetica. Fortschr Röntgenstr 99:518–538
Schlegel B, Hoch S (1970) Katamnestische Untersuchungen zur primär chronischen Polyarthritis. Univ Druck München (1967), zit nach Böni A. Die progredient chronische Polyarthritis. In: Schoen R, Böni A, Miehlke K (Hrsg) Klinik der rheumatischen Erkrankungen. Springer, Berlin Heidelberg New York
Schmidt KL (1962) Entzündliche Rheumaerkrankungen im Alter. Z Rheumatol 41:37–46
Schmidt KL (1975) Rheumatische Arthritis. Med Welt 26:2250–2255
Schmidt KL, Frencel V (1982) Die rheumatische Arthritis mit Beginn im höheren Lebensalter. Dtsch Med Wochenschr 107:1506–1510
Seidel K (1961) Rheumatismus und Alter. Das Deutsche Gesundheitswesen 16:664–670

Seidl G, Scherak D, Hofner W (1979) Antefemoral dissecting cysts in rheumatoid rheumatoid arthritis. Radiology 133/2: 343–347

Seidl G, Scherak O, Küster W, Kolarz G, Hofner W (1979) Baker-Zyste: Begleitsymptome chronischer Erkrankungen des Kniegelenkes. Fortschr Röntgenstr 130: 551–558

Sharp J, Purser DW, Lawrence JS (1958) Rheumatoid arthritis of the cervical spine in the adult. Ann Rheum Dis 17: 303–313

Sharp J, Purser DW (1961) Spontaneous atlanto-axial dislocation in ankylosing spondylitis and rheumatoid arthritis. Ann Rheum Dis 20: 47–77

Short CL, Bauer W, Reynolds WE (1957) Rheumatoid arthritis. Harvard University Press, Cambridge, Massachusetts

Short CL (1964) Long remissions in rheumatoid arthritis. Medicine 43: 401–406

Siegmeth W (1973) Curbing gastric irritations due to antirheumatic drugs, in XIIIth International Congress of Rheumatology, Kyoto. Excerpta Medica International Congress Series No 299, Amsterdam, 1973, S 125

Siegmeth W, Eberl R (1976) Organmanifestationen und Komplikationen bei der chronischen Polyarthritis. Documenta Geigy, Ciba Geigy Limited, Basel

Siegmeth W, Tausch G, Eberl R (1973) Sekundäre Amyloidose bei chronischer Polyarthritis. Mitteilung an der Tagung der Gesellschaft für innere Medizin in Wien, 22.11.1973

Siegrist H (1968) Klinische Verlaufsformen der progredient chronischen Polyarthritis am Fuß. Z Orthop 104: 356–367

Smith PH, Benn RT, Sharp J (1972) Natural history of rheumatoid cervical luxations. Ann Rheum Dis 31: 431–439

Smith RD (1979) Effect of hemiparesis on rheumatoid arthritis. Arthritis Rheum 22: 1419–1420

Solomon S, Spivey J (1978) Avascular necrosis of the femoral head in adults. Clin Rheum Dis 4/2: 347–373

Steffen C (1970) Consideration of pathogenesis of rheumatoid arthritis as collagen autoimmunity. Z Immunitaetsforsch 139: 219

Steffen C, Carmann H, Schuster F, Bösch J, Freilinger H (1971) Untersuchungen über die Autoantikörpereigenschaft von Kollagenantikörpern und ihre Vorkommen in der Synovia von Patienten mit rheumatoider Arthritis. Z Rheumaforsch 30: 92

Steffen C, Ludwig H, Knapp W, Thumb N, Eberl R, Tausch G, Frank O, Freilinger H (1973) Weitere Untersuchungen zum Nachweis von Kollagen in Gelenksergußzellen von Patienten mit progressiv-chronischen Polyarthritis. Z Rheumaforsch 32: 405

Stein HR, Dickson A, Bentley G (1975) Rheumatoid arthritis of the elbow. Ann Rheum Dis 34: 403–408

Steiner G, Freund HA, Leichtentritt B, Maun ME (1946) Lesions of skeletal muscles in rheumatoid arthritis (nodular polymyositis). Am J Pathol 2: 103

Stellbrink B (1972) Das Karpaltunnelsyndrom. In: Blauth W, Koob E (Hrsg) Die Hand. Praktische Orthopädie. Vordruckverlag, Bruchsal, S 77–91

Stellbrink G (1973) Rheumatische Knopflochdeformität. Orthop 2: 55–57

Stevens JC, Cartlidge NEF, Saunders M, Appeley A, Hall M, Shaw DA (1971) Atlanto-axial subluxation and cervical myelopathy in rheumatoid arthritis. Q J Med 40: 391–408

Störig E (1981) Der rheumatische Fuß. Therapiewoche 31: 4869–4879

Stoia I, Stoia H (1962) Beitrag zum Studium der Frühfälle und atypischer Formen der primär chronischen Polyarthritis. Z Rheumaforsch 21: 308–316

Sweetman DR, Mason RM, Murray RO (1960) Steroid arthropathy of the hip. Br Med J I: 1392–1394

Swezey RL (1971/1972) Dynamic factors in deformity of the rheumatoid arthritis hand. Bull Rheum Dis 22: 649–655

Taranta A (1962) Occurence of rheumatoid-like subcutaneous nodules without evidence of joint or heart disease. N Engl J Med 266: 13–16

Tausch G, Dunky A, Klare G (1974) Seltene Form einer Hüftveränderung bei chronischer Polyarthritis. Z Rheumatol 33: 394–398

Taylor AR, Rana NA (1972) Popliteal and calf cyst. J Bone Joint Surg 54 B: 172

Thabe H (1981) Atlantodentale Dislokation bei chronischer Polyarthritis. Korrelation klinischer, röntgenologischer, neurologischer und elektromyographischer Befunde. Z Rheumatol 40: 6–11

Thompson M, Bywaters EGL (1962) Unilateral rheumatoid arthritis following hemiplegia. Ann Rheum Dis 21: 370–377

Thould AK, Simon G (1966) Assessment of radiological changes in hands and feet in rheumatoid arthritis. Ann Rheum Dis 25: 220–228

Tillmann K (1977) Der rheumatische Fuß und seine Behandlung. Enke, Stuttgart
Trentham DE, Masi AT (1976) Carpo metacarpal ratio. A new quantitative measure of radiologic progression of wrist involvement in rheumatoid arthritis. Arthritis Rheum 191:939–944
Trost H (1982) Wirbelsäulenbefall bei der chronischen Polyarthritis. Schweiz Med Wochenschr 112:878–883
Uddin J, Kraus AJ, Kelly HG (1970) Survivorship and death in rheumatoid arthritis. Arthritis Rheum 13:125–130
Vahvanen VAJ (1967) Rheumatoid arthritis in the pantalar joints. Acta Orthop Scand [Suppl] (Helsinki) 107
Vainio K, Oka M (1953) Ulnar deviations of the fingers. Ann Rheum Dis 12:122–124
Vainio K (1956) Rheumatoid foot. A clinical study with pathological and roentgenological comments. Ann Chir Gynaec Fenn [Suppl] 45:1
Vainio K (1969) Synovektomie zur Behandlung der progressiv-chronischen Polyarthritis. Munch Med Wochenschr 111:1973–1978
Van Dam G, Lezwijn A, Bos JG (1961) Death-rate of patients with rheumatoid arthritis. In: Atti des X. Congresso della lega Internazionale Contro il Rheumatismo, Roma, 3.–7. September 1981, vol I. Relazioni 161–164, Torino, Minerva Medica
Vanysek J, Kuthan F, Kumstat Z, Rehurek J (1967) Rheumatismus und Uveitis. Z Rheumaforsch 26:300
Vaughan-Jackson OJ (1958) Attrition ruptures of tendons in the rheumatoid hand. J Bone Joint Surg 40:1431–1442
Vidigal E, Jacoby RK, Dixon AStJ, Ratliff AH, Kirkup J (1975) The foot in chronic rheumatoid arthritis. Ann Rheum Dis 34:292–297
Virtama P, Helela T, Kalliomäki ZL (1968) Osteoporosis in rheumatoid arthritis. Acta Rheum Scand 14:276–281
Voit K, Gamp A (1958) Der Rheumatismus. Enke, Stuttgart
Vojtisek O (1968) Einige klinische Beobachtungen und Laborbefunde mit Rücksicht auf die Frühdiagnose der primären chronischen Polyarthritis. Beitr Rheumatol 13:21–29
Wagenhäuser FJ (1968) Klinik der progredient chronischen Polyarthritis des Erwachsenen. Med Welt 43:2323–2329
Wajed MA, Brown DL, Currey HLF (1977) Palindromic rheumatism: clinical and serum complement study. Ann Rheum Dis 36:56–61
Webb FWS, Hickmann JA, Brew DStJ (1968) Death from vertebral artery thrombosis in rheumatoid arthritis. Br Med J 2:537–538
Weiss JJ, Thompson GR, Doust V, Burgener F (1975) Rotator cuff tears in rheumatoid arthritis. Arch Intern Med 135:521–525
Wessinghage D (1969) Klinik und Therapie des Karpaltunnelsyndroms. Dtsch Med Wochenschr 49/Jg 94:2544–2547
Wessinghage D, Miehlke K (1972) Veränderungen am Kniegelenk in den verschiedenen Stadien der c.P. Z Rheumaforsch [Suppl 2] 31:284–287
Wessinghage D, Miehlke K (1974) Die chronische Polyarthritis. In: Ergebnisse der Inneren Medizin und Kinderheilkunde, Band 36. Springer, 97–176
Wessinghage D (1977) Polyarthritische Erkrankungen und ihre Manifestation im Handbereich. Fortschr Med 95:2171–2180
Whaly K, Dick WC (1968) Fatal subaxial dislocation of cervical spine in rheumatoid arthritis. Br Med J II:31
Wilkinson M, Meikle JAK (1966) Tomography of the sacroiliac joints. Ann Rheum Dis 25:433–440
Williams MH, Sheldon PJHS, Torrigiani G, Eisen V, Mattingly A (1971) Palindromic rheumatism: clinical and immunological studies. Ann Rheum Dis 30:375–380
Williams RS (1959) Triamcinolone myopathy. Lancet 1:698
Winchester JR, Agnello V, Kunkel HG (1969) The jointfluid gamma G-globulin complexes and their relationship to intraarticular complement diminution. Ann NY Acad Sci 168:195
Winchester RJ, Agnello V, Kunkel HG (1970) Gamma globulin complexes in synovial fluids of patients with rheumatoid arthritis: partial characterization and relationship to lowered complement levels. Clin Exp Immunol 6:689
Winfield J, Cooke D, Brook AS, Corbett M (1981) A prospective study of the radiological changes in the cervical spine in early rheumatoid disease. Ann Rheum Dis 40:109–114
Wiseman MJ (1981) Dislocation of the manubriosternal joint in rheumatoid arthritis. Ann Rheum Dis 40:307–308

Wolfe RD, Colloff B (1972) Popliteal cysts. An arthrographic study and review of the literature. J Bone Joint Jmg 54 A:1057–1063

Yaghmai I, Rooholamini SM, Faunce HF (1977) Unilateral rheumatoid arthritis: Protective effects of neurologic deficits. Am J Roentgenol 128:299–301

Yates DA (1963) Muscular changes in rheumatoid arthritis. Ann Rheum Dis 22:342

Yates DA (1969) Steroid myopathy. In: Walton JN, Canal N, Sparlato G (Hrsg) Muscle diseases, proceedings of an international congress, Excerpta Medica Foundation, Amsterdam, pp 482

Yood RA, Goldenberg DL (1980) Sternoclavicular joint arthritis. Arthritis Rheum 23:232–239

Zeidler H (1980) Aktivitätskriterien der chronischen Polyarthritis. Verh Dtsch Ges Rheumatol 6:305–310

Zeidler H, Wittenborg A (1974) Die Wirbelsäule bei chronischer Polyarthritis. Internist 15:297–303

Zeidler H, Wittenborg A, Vogelsang H, Weidner A, Kahlstorf J (1973) Neurologische Komplikationen bei chronischer Polyarthritis. Dtsch Med Wochenschr 98:988–992

Zuckner J, Martin JM (1971) The acromioclavicular joint in rheumatoid arthritis. Arthritis Rheum 13:360

g) Laboratoriumsdiagnostik

Von

E.-M. Lemmel und U. Botzenhardt

Obwohl es keinen für die chronische Polyarthritis (c.P.) bzw. Rheumatoide Arthritis (R.A.) typischen Laborbefund gibt, stehen eine Reihe von Laborparametern zur Verfügung, die die Diagnose stützen und die zu einer Verlaufsbeobachtung geeignet sind.

Auch heute noch nehmen in der Diagnostik die Rheumafaktoren einen bedeutenden Platz ein. Man versteht darunter Immunglobuline unterschiedlicher Klassen (IgM, IgG, IgA) mit Spezifität gegen das Fc-Stück autologen IgG's. Sie werden bei Erwachsenen je nach angewandter Methodik in 65–95% aller Fälle gefunden. In der Routinediagnostik sind dabei im wesentlichen zwei Nachweisverfahren verbreitet: Der Waaler-Rose-Test und der Latex-Fixationstest. Der Waaler-Roe-Test ist in 65% der nach klinischen Gesichtspunkten gesicherten Fälle positiv, der Latex-Fixationstest in etwas über 80%. Die Spezifität des Waaler-Rose-Tests liegt dabei höher, und es wird empfohlen, beide Tests parallel durchzuführen. Die Stärke der Reaktion kann bei beiden Verfahren in Titerstufen abgelesen werden. Komplizierter gestaltet sich der Nachweis der nicht agglutinierenden Rheumafaktoren der IgG- und IgA-Klasse. Hierzu sind radioimmunologische Verfahren, die Laser-Nephelometrie sowie Immunabsorptionsverfahren geeignet. Mit Hilfe dieser Methoden werden auch die niedermolekularen Immunglobuline mit Antigammaglobulinaktivität quantitativ meßbar (Mannik 1979). Auch diese Rheumafaktoren, die in geringer Höhe sogar bei Normalpersonen nachweisbar sind, sind nicht krankheitsspezifisch und werden genau wie die IgM-Rheumafaktoren bei einer Reihe anderer chronisch entzündlicher Erkrankungen gefunden. Hierzu gehören die Tuberkulose, chronische Lebererkrankungen, bakterielle Karditiden, Lues u.a.m.

Insgesamt gesehen ist also das Vorkommen von Rheumafaktoren für das Vorliegen einer c.P. weder beweisend noch ist ihr Fehlen ein Ausschlußkriterium. Im Gesamtkollektiv der Patienten mit c.P. korreliert die Titerhöhe nicht mit der Krankheitsaktivität. Allerdings kann in der Verlaufsbeobachtung des Einzelpatienten ein Zusammenhang zwischen Titer und Aktivitätsverlauf beobachtet werden. Beim Vorkommen von extraartikulären Manifestationen wie z.B bei der rheumatoiden Vaskulitis treten oft exzessiv hohe Titer auf. Unter der Therapie mit nicht-steroidalen Antirheumatika bleibt die Titerhöhe der Rheumafaktoren oft trotz deutlicher klinischer Besserung unverändert; bei Therapie mit Gold, D-Penicillamin und Immunsuppressiva kommt es dagegen häufig zu einem Rückgang der Titerhöhe.

Eine Reihe von anderen Autoantikörpern lassen sich – ebenfalls nicht krankheitsspezifisch – bei der c.P. nachweisen. Hierzu gehören Antikörper gegen verschiedene Kollagentypen (Steffen 1978) (ca. 65% aller Patienten, insbesondere bei längerem Verlauf) Antikörper gegen ein Epstein-Barr-Virus-assoziiertes Antigen (Vaughan et al. 1978) sowie in 10–20% der Fälle antinukleäre Faktoren, gewöhnlich aber keine gegen native DNS gerichteten Antikörper. Das Auftreten antinukleärer Antikörper wird im allgemeinen mit einem schwereren Krankheitsverlauf in Zusammenhang gebracht und sollte Anlaß sein, auch andere Erkrankungen aus dem Formenkreis der „Kollagenosen" differentialdiagnostisch in Erwägung zu ziehen. Ohne wesentliche diagnostische Bedeutung ist das Auftreten anderer Autoantikörper, z.B. gegen karzinoembryonales Antigen, gegen „extractable nuclear antigen" (ENA), gegen Granulozyten, gegen Gerinnungsfaktoren u.a.m.

Im übrigen finden sich bei der c.P. die üblichen Zeichen einer chronischen Entzündung. Die BSG ist mäßig bis stark erhöht und bietet einen guten Verlaufsparameter. In seronegativen Fällen und insbesondere beim Fehlen eines für die c.P. klinisch suggestiven Gelenkbefallsmusters muß aber stets die gesamte Differentialdiagnose chronisch entzündlicher Erkrankungen mit Gelenksymptomatik bis hin zum paraneoplastischen Syndrom bedacht werden; bei älteren Patienten insbesondere auch an die Diagnose der Polymyalgia rheumatica. Auch die anderen, in der akuten Entzündungsphase nachweisbaren Entzündungsparameter wie C-reaktives Protein, Erhöhung des Fibrinogens, Erniedrigung der Albuminfraktionen der Elektrophorese gegenüber einer Vermehrung der alpha-2- und gamma-Globuline sind bei der c.P. vorhanden, tragen zur Differentialdiagnose gegenüber anderen entzündlichen Erkrankungen aber nicht bei. Das gleiche gilt für die gelegentlich zu beobachtenden Kryoglobuline und zirkulirende Immunkomplexe. Ebenso gilt dies für die häufig zu beobachtende mäßiggradige normochrome oder hypochrome Anämie. Hierbei ist das Serumeisen erniedrigt, das Serumkupfer gegensinnig erhöht. Die enterale Eisenabsorption ist normal. Offensichtlich wird zugeführtes sowie aus der Zellmauserung anfallendes Eisen vermehrt im retikulo-endothelialen System gespeichert. Auch in der entzündlich veränderten Synovialmembran wurden Eisenablagerungen gefunden. Ein verminderter Erythropoietinspiegel mag zur Anämie bei der RA beitragen. In ungefähr einem Viertel der Patienten ist eine mäßiggradige Leukozytose zu beobachten, die allerdings kaum jemals Werte von 15000 übersteigt. Höhere Werte sollten stets den Verdacht auf das Vorliegen anderer Erkrankungen lenken, z.B. infektiöse Arthritiden. Das Auftreten einer Leukopenie bei gesicherter c.P. spricht für das Vorliegen eines Felty-Syndroms, insbesondere, wenn auch andere Anzeichen eines hochaktiven Verlaufs bestehen und eine Splenomegalie vorliegt. Differentialdiagnostisch sollte bei allen Blutbildveränderungen bei Polyarthritiden an andere Kollagenosen, an Leukosen sowie an das Vorliegen toxisch-allergischer Knochenmarksschädigungen oder Blutverluste bei der Gabe von Antirheumatika gedacht werden. Weiterhin findet sich gelegentlich ein LE-Zellphänomen und eine falsch positive Wassermann'sche Reaktion. Abgesehen von Fällen mit aktiver generalisierter Vaskulitis ist der Serum-Komplementspiegel im allgemeinen normal.

Die Bestimmung der Histokompatibilitätsantigene kann, insbesondere in Fällen seronegativer Polyarthritiden, hilfreich sein, wenn der positive Nachweis von HLA-B27 den Verdacht in Richtung eines Morbus Bechterew bzw. Morbus Reiter oder einer sonstigen Infektarthritis lenkt. Auch für die c.P. wurde inzwischen eine Assoziation mit dem HLA-System gefunden (STASTNY 1979). Ungefähr die Hälfte der RA-Patienten trägt das Merkmal HLA-Dw 4 gegenüber 10–15% der Normalbevölkerung.

Aus diesen Zahlen wird deutlich, daß der diagnostische Wert des Nachweises von HLA-Dw 4 für die c.P. weitaus geringer ist als etwa der von HLA-B27 für den Morbus Bechterew. Die Bestimmung der HLA-D-Antigene ist z.Zt. noch Speziallaboratorien vorbehalten.

Wann immer möglich und insbesondere in diagnostischen Zweifelsfällen sollte die Untersuchung eines Gelenkpunktates angestrebt werden. So kann z.B.

gelegentlich in Fällen seronegativer c.P. im Gelenkpunktat bereits ein Rheumafaktornachweis gelingen. Allerdings gibt es auch im Gelenkpunktat keinen die c.P. sichernden Befund. Das Punktat ist, wie bei anderen chronisch entzündlichen Arthritiden auch, von niederer Viskosität, die Farbe grünlich-gelb. Ein wichtiges differentialdiagnostisches Kriterium ist die Zellzahl und die Zellzusammensetzung im Punktat. Bei der RA werden im allgemeinen 10–20000 Leukozyten/mm^3 gefunden, wobei die Extremerte von 5000–85000 reichen. Hiervon sind ca. 70% Granulozyten. Beim arthrotischen Erguß liegen die Absolutzahlen niedriger, der Lymphozytenanteil ist höher; beim infektiösen Erguß werden wesentlich höhere Zellzahlen beobachtet. Bei der c.P. fallen unter den Zellen des Gelenkpunktates zahlreiche sog. Rhagozyten auf, d.h. Zellen mit großen Mengen phagozytierten Materials im Plasma. Immunfluoreszenzoptisch hat sich zeigen lassen, daß es sich bei dem phagozytierten Material größtenteils um Immunkomplexe handelt. Die Zahl der Granulozyten im Erguß und der Anteil der Rhagozyten hieran spiegeln die klinische Aktivität vor Ort wider. Die Suche nach Urat- bzw. Kalziumpyrophosphatkristallen im Polarisationsmikroskop sowie eine bakteriologische Untersuchung sollten nicht versäumt werden. Die Glukosekonzentration ist in entzündlichen Ergüssen im allgemeinen deutlich niedriger als in nicht-entzündlichen, entsprechend der hohen Granulozytenzahl entzündlicher Ergüsse findet sich auch eine deutliche Erhöhung der Laktatdehydrogenase.

Insgesamt gesehen ist also eine sichere Labordiagnose der c.P. nicht möglich. Trotz der offensichtlichen klinischen Bedeutung immunologischer Mechanismen bei dieser Erkrankung liegt zudem das Hauptgewicht der Labordiagnostik für Aktivitätbestimmung und Therapiekontrolle in der Überwachung der aufgeführten unspezifischen entzündlichen Parameter.

Literatur

Mannik M (1979) Rheumatoid factors. In: McCarthy DJ (ed) Arthritis and allied conditions, 9th edn. Lea & Febiger, Philadelphia, pp 504–512

Stastny P, Fink CW (1979) Different HLA-D associations in adult and juvenile rheumatoid arthritis. J Clin Invest 63:124–130

Steffen C (1978) Grundlagenuntersuchungen über die chronische Polyarthritis als Kollagen-Autoimmunkrankheit. Z Rheumatol 37:137–147

Vaughan JH, Catalano MA, Jensen FC, Carson DA (1978) Anti-nuclear antibodies in rheumatoid arthritis, with special reference to those specific for B lymphocytes infected with Epstein-Barr virus. In: Panayi GS, Johnson PM (eds) Immunopathogenesis of Rheumatoid Arthritis. Reedbooks Ltd, Chertsey (Surrey)

h) Röntgendiagnostik[1]

Von

F. Schilling[2]

Mit 35 Abbildungen und 9 Tabellen

1. Einführung

Klinische und röntgenologische Diagnostik ergänzen sich auch in der Rheumatologie und sollten in *einer* Hand liegen, nämlich der des rheumatologischen Systemspezialisten. Wir postulieren damit die Subspezialität einer *rheumatologischen Radiologie*. Innerhalb dieser wird die konventionelle Röntgenuntersuchung unter besonderer Fragestellung ergänzt durch die Möglichkeiten der üblichen Tomographie bzw. der Computer-Tomographie (ALBRECHT et al. 1982; DIHLMANN 1982), der Xeroradiographie (SCHÖNTHAL 1979), der Szintigraphie (PFANNENSTIEL 1974) und der Arthrographie (HAAGE 1976; HENCHE 1978; REINHARDT 1976), die in der vorliegenden Kurzdarstellung zum größeren Teil außer Betracht bleiben müssen.

Das *röntgenologische Urteil* hat teils Hinweisfunktion, teils Beweiskraft. Grundsätzlich ist die Bedeutung des Röntgenbildes, repräsentiert durch optische Symbole, phänomenologisch zu verstehen, und seine Aussagekraft insoweit begrenzt. Dies wird an den Beispielen der Schwellung und der Entzündung deutlich. Wir sprechen zwar auch röntgenologisch von einer *Arthritis*, aber nicht einer unmittelbaren Evidenz wegen, sondern weil dies die Analyse der radiologischen Symptome auf dem Weg über Vergleich und Analogie nahelegt. Verglichen wird sozusagen in drei Schichten der diagnostischen Erkenntnis, von denen die mittlere die radiologische darstellt. Diese empfängt ihre symptomatologische Bedeutung „nach innen" gehend von dem feingeweblichen Substrat der Pathologie, „nach außen" gehend von der aspektiv und palpatorisch erfaßbaren Symptomatik der Klinik. Entsprechende Kennbilder belegen also die radiologische Aussage, hier also die Richtigkeit der Deutung „Arthritis". Der Radiologe bleibt sich aber des inneren Vorbehaltes bewußt, damit einen entlehnten Terminus eingesetzt zu haben, der zunächst „ein Bild wie" bezeichnet. Die Synopsis des Systemspezialisten aber versucht der angedeuteten Dreischichtigkeit im Dienste der diagnostischen Wirklichkeitserkenntnis gerecht zu werden.

Die *chronische Polyarthritis* (rheumatoide Arthritis, c.P.) hat *Prozeß*charakter und unterscheidet sich dadurch wesentlich von den akuten Arthritiden (MÜLLER u. SCHILLING 1982). Die letzteren, die im allgemeinen mindestens makroskopisch ad integrum ausheilen und keinen Dauerschaden hinterlassen, stellen sich radiologisch nur im Bereich der Weichteilstrukturen, insbesondere durch periartikuläre Schwellung und Weichteilverdichtung dar. Die *Chronizität* einer Arthritis aber wird bestimmt von der aggressiven Synovialitis, die Knorpel und Knochen zerstört (s. unten).

---

1 Dieser Beitrag berücksichtigt vorwiegend die Grundlagen der röntgenologischen *Früh*diagnose der chronischen Polyarthritis beim Erwachsenen unter dem Aspekt des klinischen Rheumatologen. (Dieser ist in der Person des Autors „Professor für innere Medizin, speziell klinische und röntgenologische Rheumatologie.") Nur gestreift werden in dieser Arbeit die mittleren und Spätstadien der Gelenkveränderungen, die nicht-konventionellen radiologischen Methoden und die Differentialdiagnose

2 Mit M. SCHACHERL, zum Abschluß einer zwanzigjährigen rheumatologisch-röntgenologischen Zusammenarbeit in der Rheumaklinik

Es erhellt hieraus die *Bedeutung* der Radiologie für die Diagnose der chronischen Polyarthritis. Die definitive c.P. kann letzten Endes erst dann als diagnostisch gesichert gelten, wenn ihr destruierender Prozeßcharakter seine Zeichen im Röntgenbild zu erkennen gegeben hat. Die *Frühdiagnose* dieses Leidens ist also weitgehend eine radiologische Aufgabe, die aber nur unter bestimmten Bedingungen erfüllbar ist.

Zu diesen *Bedingungen* gehören optimale Aufnahmetechnik einerseits und erfahrene Interpretation andererseits. Die letztere bedarf einer besonderen Schulung, die nicht allein in der allgemeinen Röntgenologie erworben werden kann, sondern langjährige rheumaklinische Erfahrung in engem Kontakt mit der Klinik voraussetzt. Ein Kriterium der Erfahrung ist übrigens auch die Sparsamkeit im Einsatz der röntgenologischen Untersuchung unter Wahrung des Informationsoptimums.

Nach der Früherkennung der *Primärläsionen* (s. unten), die zunächst mit der Lupe gesucht werden müssen, sind die weiteren Aufgaben einer so verstandenen rheumatologischen Radiologie die Beschreibung der topographischen Ausdehnung und die Abgrenzung des Prozeßzustandes und damit die Bestimmung des Krankheitsstadiums, sowie die Charakterisierung der Morphologie und des Schweregrades der Zerstörung, der Deformierung und ggf. (DIHLMANN 1969) reparativer Vorgänge.

Dabei sind nicht nur die radiologisch erfaßbaren Kontur- und Strukturelemente der Gliedmaßengelenke selbst zu beachten, sondern auch *periartikuläre* weichteilstrukturelle Veränderungen sowie das *weitere* Skelettsystem, insbesondere das Achsenskelett, soweit nach klinischen Gesichtspunkten der Auftrag zu dessen röntgenologischer Exploration erteilt worden ist. Dieser *Auftrag* hat ein Optimum an Information mit einem Minimum an Aufwand (Strahlenbelastung, Kosten) zu verbinden.

Das gleiche Prinzip gilt für die röntgenologischen *Kontrolluntersuchungen*, die über das Fortschreiten des chronischen Leidens quantitativen und qualitati-

Tabelle 1. Klassifikation des rheumatoiden Prozesses. Stadien- bzw. Grad-Einteilung der c.P. nach radiologischen Kriterien

	nach STEINBROCKER 1949	nach LARSEN 1975
0	–	– (-ose)
I	Osteoporose, keine oder minimale Destruktionen	Ungewisse Frühphase: periartikuläre Schwellung, } evtl. reversibel gelenknahe Porose, leichte Gelenkspaltverschmälerung
II	Osteoporose, leichte Knorpel- oder subchondrale Knochendestruktion	Definitive Frühphase: Erosionen und Gelenkspaltverschmälerung
III	Osteoporose, Knorpel- und Knochendestruktion, Subluxation und/oder Deformierung	Mittlere destruktive Phase: fortgeschrittene Erosionen und fortgeschrittene Gelenkspaltverschmälerung
IV	= III + Ankylose	Schwere destruktive Phase: Erhebliche Destruktion und Gelenkspaltschwund, Deformierung
V		Mutilierende Phase: Schwund der Gelenkkonturen, Knochendeformierung

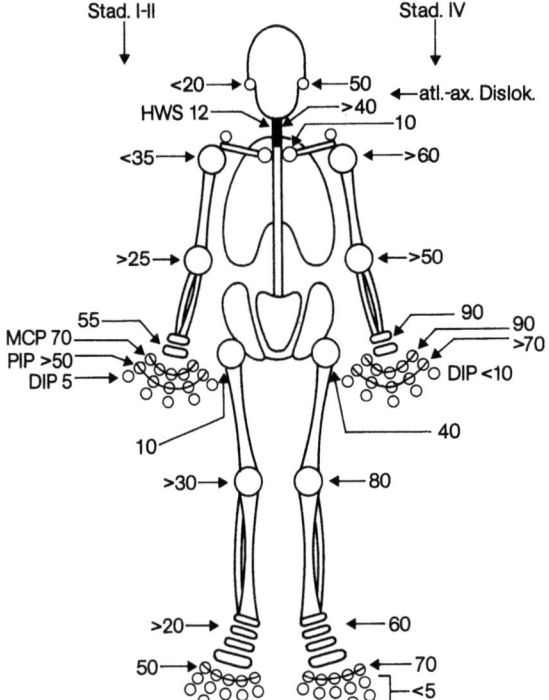

Abb. 1. Gelenkbefall bei c.P. in % (Durchschnitts- und Annäherungswerte aus Literatur und eigener Erfahrung)

ven Aufschluß geben sollen. Die Kontrollpflichtigkeit eines destruierenden Prozesses bei chronischer Polyarthritis liegt im Durchschnitt bei einem Jahr, in stürmischen Situationen nicht selten früher, in torpiden Fällen auch später.

Die übliche Definition des *Stadiums* der c.P. nach radiologischen Kriterien ist in der Einteilung nach STEINBROCKER (1949) (STEINBROCKER et al. 1949) grob festgelegt worden (Tabelle 1). Dabei orientiert man sich gerne am Zustandsbild der Hände ohne vergessen zu dürfen, daß sich – bei der Vielschichtigkeit des polyartikulären systemischen Prozesses – andere Gelenke in einem anderen und unter sich verschiedenen Zustand des örtlichen Destruktionsstadiums bei entsprechend unterschiedlicher lokaler Entzündungsfloridität befinden. Man kann dies auch aus der Manifestationsskizze (Abb. 1) ablesen. Es erschwert und relativiert dies jede radiologische Stadieneinteilung.

Die radiologischen Steinbrocker-Kriterien sind mehrmals modifiziert und präzisiert worden, z.B. von KELLGREN und LAWRENCE (1957) mit einer fünffachen Graduierung der Osteoporose und der Erosionen (KELLGREN u. LAWRENCE 1957) oder von SCHUPP (1963), der 5 Stadien definiert hat (SCHUPP 1970), ähnlich wie später LARSEN (LARSEN 1976) (Tabelle 1). Wir haben im Jahre 1972 das röntgensymptomatologische Grundprinzip der Steinbrockerschen Verlaufseinteilung kritisch betrachtet (SCHILLING 1974a) und Wert gelegt auf die Erarbeitung der Primärläsionen (s. unten). DALE und EEK (1975) haben die radiologische Methode von LARSEN ausgebaut (DALE u. EEK 1975) und gemeinsam mit diesem das fünf-gradige System für alle Gliedmaßengelenke in einem Atlas mit Beispielen belegt, die sie „standard radiographs of rheumatoid arthritis" nennen, mit Recht aber die Unspezifität eines Teils des Bildmaterials betonen.

Tabelle 2. Die röntgenmorphologischen Elemente der Arthrose

1. Frühzeitige Gelenkspaltverschmälerung infolge konzentrischen Knorpelschwundes
2. Knochenanbau
   a) Osteophytose
   b) Kapselverknöcherung (Ossikel)
3. Subchondrale Knochenverdichtung (Umbau, Sklerose)
4. Zystoide Spongiosadefekte („Geröllzysten")
   Grenzfall: destruierende Arthrose

An dieser Stelle seien weitere *Standardwerke* der rheumatologischen Röntgenologie genannt, wobei von den großen Hand- und Textbüchern der allgemeinen Rheumatologie, Orthopädie und Röntgenologie abgesehen wird: Radiologische Diagnose der Hand von POZNANSKI (1974), Röntgenatlas der Hand von JACOBS (1975), Radiologie der Gelenkkrankheiten von FORRESTER et al. (1978), Röntgen-Diagnose der RA von BERENS u. LIN (1969), das Werk von RESNICK (1981), und insbesondere die durch zahlreiche Skizzen illustrierte klinische Radiologie der Gelenke und Wirbelverbindungen von DIHLMANN (1982). Der vorliegende kurze Abriß kann nur durch diese Spezialliteratur vertieft werden, die noch zu erweitern wäre (ALBRECHT 1974; BERENS et al. 1969; CALABRO 1962; CARTER 1964; ISEMEIN u. FOURNIER 1956; SOILA 1958; TZONCHEV et al. 1973; WEIGAND u. ROHDE 1979).

Die *Differentialdiagnose* hat röntgenmorphologisch einerseits andere chronische Gelenkerkrankungen wie Arthrose, Arthritis psoriatica, Spondylitis ankylosans bzw. sog. Spondarthritiden, Arthritis urica, Chondrokalzinose, neuropathische Arthropathie u.a. einerseits und Arthropathien sowie Osteopathien im Rahmen anderer System-, Stoffwechsel- und endokrinologischer Erkrankungen wie Hämochromatose, Hyperparathyreoidismus, Myelomatose, Osteomalazie u.a. andererseits zu berücksichtigen (SCHILLING 1976b; MÜLLER u. SCHILLING 1982). Die Beachtung des radiologischen „Umfeldes" kann zur differentialdiagnostischen Abgrenzung besonders wichtig werden, z.B. der Iliosakralgelenke bei Verdacht auf ankylosierende Spondylitis (SCHILLING 1974c), und weitere Aufnahmen des Stammskeletts können bei Verdacht auf eine Osteopathie oder des Schädels bei Myelomverdacht notwendig werden.

Elementar ist zunächst die Unterscheidung von Arthritis und Arthrose. Die *Arthrose* (Tabelle 2) ist durch den primären Knorpelschaden (Knorpeldegeneration, Chondrolyse) gekennzeichnet, radiologisch erkennbar an der mehr oder weniger konzentrischen Gelenkspaltverschmälerung und an der sekundär zu verstehenden reaktiven Osteophytose und gelenknahen Osteosklerose. Eine mehr oder weniger ausgeprägte Reizsynovialitis spielt eine sekundäre, klinisch aber wichtige Rolle („aktivierte Arthrose"), radiologisch manchmal mit destruktivem Charakter (SCHACHERL u. SCHILLING 1970 u. 1972).

Die Einbeziehung der *Halswirbelsäule* in die radiologische Untersuchung ist bei älteren Prozessen (c.P. ab Stadium III) nahezu obligat, bei Beschwerden auch schon früher. Ähnliches gilt für die übrige Wirbelsäule in Spätstadien, um insbesondere bei älteren Patienten und bei längerer Cortisonmedikation die Osteoporose mit Spontanverformung der Wirbelkörper nicht zu übersehen.

2. Zur Technik der Röntgenuntersuchung

Jedes Gelenk bzw. jedes Gelenksystem sollte nach standardisierten Gesichtspunkten ausreichend gut und ökonomisch, d.h. strahlen- und kostensparend aufgenommen werden. Es muß versucht werden, den von SPIEGLER geforderten

„harmonischen Bildtypus" zu realisieren (SCHACHERL 1981). Zur Aufnahme der Hände und Vorfüße, die zunächst bei der Röntgendiagnostik der chronischen Polyarthritis im Vordergrund stehen, wählen wir eine Technik, die sowohl die Weichteile als auch die Skelettelemente einwandfrei zur Darstellung bringt. Dabei ist eine weitgehende Ausscheidung aller im Abbildungssystem liegenden Unschärfen anzustreben, um die objektbedingte Unschärfe erkennen zu können. Dies gilt z.B. und insbesondere für die intraartikuläre Grenzlamelle, die normalerweise als feine und scharf begrenzte Linie erscheinen muß. Ihre Arrosion gehört zu den Primärläsionen der chronischen Arthritis und muß als solche eindeutig erfaßbar und gegen die Normalität abgrenzbar sein.

Wir zitieren in diesem Zusammenhang den „harmonischen Bildtypus", der „stets einen Kompromiß darstellt, bei dem die Wertigkeit verschiedener Komponenten gegeneinander abgewogen sein soll. Dabei gibt es kein ideales Röntgenbild schlechthin, sondern höchstens ein Optimum für die vorliegende Fragestellung, auf die es eine möglichst aufschlußreiche Antwort geben soll" (SCHACHERL 1981).

Zur Darstellung der Hände und Vorfüße sind Kassettenfilme ungeeignet. Wir benützen einen hochauflösenden *folienlosen* Film, der in der Entwicklungsmaschine dreieinhalb Minuten benötigt. Die Belichtungswerte sind dabei 48 kV und 50 mAS, der Focus-Filmabstand beträgt einen Meter.

3. Die radiologischen Primärläsionen der chronischen Polyarthritis

Die Elemente der chronisch-arthritischen Frühveränderungen resultieren aus den histopathologischen Primärschäden, denen radiologische Primärläsionen

Tabelle 3. Die röntgenmorphologischen Elemente der chronischen (destruierenden) Arthritis

1. Destruktionen verschiedenen Grades
   a) *Arrosion*: umschriebener Schwund einer Kontur (Kortikalis oder Grenzlamelle),
   b) *Usur* (Erosion): tiefgreifendere Zerstörung knöcherner (vorwiegend spongiöser) Anteile, die sich zuerst als Marginalusur zeigt, sich aber auch als
   c) Pseudo*zyste* (Geode) projizieren kann,
   d) Osteolyse und Mutilation, die größere Knochenbezirke einschmelzen

2. Scheinbare Gelenkspaltverschmälerung (als Frühsymptom) bei geringer Fehlstellung (Beugung) oder bei minimaler Subluxation infolge entzündlicher Kapsellockerung

3. Gelenknahe (paraphlogistische) Störung der Spongiosatextur
   a) Rarefizierung (*Osteoporose*)
   b) Dystrophie

4. Wirkliche *Gelenkspaltverschmälerung* (als Spätsymptom) bis zum Gelenkspaltschwund infolge von Knorpeldestruktion

5. *Subluxation*, Luxation und Fehlstellung bzw. Deformierung

6. *Synostosen* (vorwiegend karpal und tarsal)

7. *Weichteilzeichen* (paraartikulär, Erguß, Synovialisschwellung)

Differentialdiagnose:

8. Bei psoriatischer Arthritis (SCHILLING 1976)
   a) Synostosen neben Osteolysen
   b) Kapselansatzossifikationen („Protuberanzen", ossifizierende „Kapsulitis"),
   c) Extraartikulärer periostaler Anbau (ossifizierende „Periostitis")

(Tabelle 3) entsprechen. Diese haben an allen Gelenken ihre Entsprechungen und je nach der Anatomie des Gelenkes ihre Besonderheiten, die in ihren Grundzügen darzustellen sind.

Das Verständnis für die Primärläsionen chronischer Gelenkleiden setzt die Kenntnis des *histopathologischen Primärschadens* voraus (FASSBENDER 1975). Der chronischen Arthritis liegt die primäre Synovialitis zugrunde, die aggressiven Charakter hat (oder annimmt?) und Knorpel und Knochen zerstört. Demnach ist eine Arthritis als Zustand eines Gelenkes mit destruierender Synovitis zu definieren und streng genommen erst in diesem chronischen Stadium als Arthritis im engeren Sinne zu bezeichnen.

Zum Verständnis der pathologischen Röntgenmorphologie sind Anmerkungen zur *Gelenkkonstruktion* erforderlich:

1. Intraartikulär gibt es keine eigentliche Kortikalis im Sinne einer knöchernen Kompakta, sondern man spricht von der *Grenzlamelle* (DIHLMANN 1968), die aus der Verschmelzung der spongiösen Grenzschicht des Knochens (Spongiosatapete des subchondralen Markraums) mit der inneren verkalkten Schicht (dem basalen Kalksaum) des Gelenkknorpels entsteht (OTTE 1963).

2. Die zunächst verwundbare Stelle des Gelenks, sozusagen seine Achillesferse, ist dort zu suchen, wo am Rande des Gelenkknorpels zwischen diesem und dem synovialen Gelenkkapselansatz eine kleine Stelle der Spongiosatapete, vom Knorpel nicht abgedeckt, ein „nacktes Areal" darstellt (MARTEL et al. 1965) (Abb. 2a). Die Existenz, die Lokalisation und die Beschaffenheit dieser schwachen Stelle der Gelenkkonstruktion sind besonders für die arthritische Gelenkpathologie von großer Bedeutung, wie noch gezeigt werden wird (Abb. 2b).

Die *Anfälligkeit* der einzelnen Gelenke und Gelenkgruppen für den synovialitischen Angriff unterliegt, mit einem Spielraum individueller Willkür, einer gewissen Gesetzmäßigkeit (vgl. Abb. 1), die im allgemeinen kleine Gelenke, Finger-, Hand- und Zehengrundgelenke bevorzugt und deshalb häufig zu deren Erstbefall führt, dabei ein typisches Befallmuster (s. dort) bewahrt, weiterhin eine gewisse zentripetale Ausbreitungsdynamik aufweist und schließlich den symmetrischen Befall vieler Extremitätengelenke, der Kiefergelenke und der Halswirbelsäule anstrebt. Die *Latenzzeit* zwischen Aufblühen der Synovialitis einerseits und der radiologischen Primärmanifestation des destruierenden Prozesses andererseits liegt etwa zwischen drei, neun und mehr Monaten und hängt von der Penetranz und örtlichen Floridität des rheumatoiden Prozesses einerseits und der Größe des jeweiligen Gelenkes andererseits ab, mit starken individuellen und von der Allgemeinaktivität geprägten Schwankungen. Es gibt, auch schwergradige Krankheitsverläufe mit jahrelanger Röntgenlatenz, wobei differentialdiagnostisch an eine sog. Kollagenose, bei jüngeren Frauen insbesondere an den systemischen Lupus erythematodes gedacht werden muß.

Diese Latenzzeit ist am kürzesten an den Fingergelenken und (auch mit einem scheinbaren Minuswert) besonders an den Zehengrundgelenken, und auch die Hüftgelenke sind in ihrer radiologischen Symptomatik recht früh empfindlich, während Knie-, Ellenbogen- und Schultergelenke eine erhebliche Retardierung des röntgenologischen Beweises ihres destruktiv-arthritischen Befalls, also besonders der Ausbildung von Randusuren aufweisen können.

a) Hand und Vorfuß

Wir fordern bei der c.P., insbesondere beim Verdacht auf c.P. routinemäßig Röntgenaufnahmen beider Hände in a.p.-Projektion, im allgemeinen im Format 24:30 cm *und* gleichzeitig die Aufnahme beider Vorfüße a.p. im Format 18:24 cm. Aufnahmen nur einer Seite oder gar Ausschnitte einzelner Finger oder auch die Beschränkung auf Hände oder Füße sind in der Rheumatologie nicht erlaubt, da sie zwangsläufig mit einem Informationsverlust einhergehen.

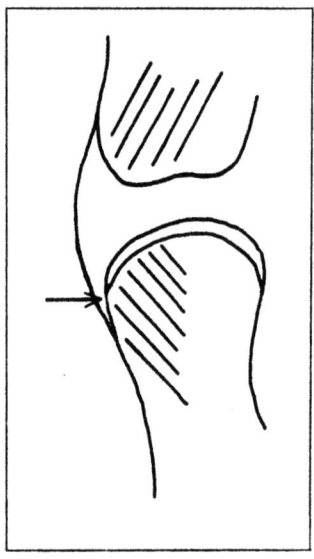

Abb. 2a. „Nacktes Areal" zwischen Gelenkknorpelrand und Kapselansatz.

Die von NØRGAARD (NØRGAARD 1965/1967; CLEMMESEN 1966) bevorzugte Schrägprojektion hat uns an den Händen z.B. von der Häufigkeit in a.p.-Projektion übersehener dorso-radialer Defekte an den Basen der Grundphalangen nicht überzeugen können, so daß wir die „gestaffelte" Aufnahmetechnik nicht in die Routine übernommen, sondern sie zweifelhaften Fällen vorbehalten haben.

An den **Händen** unterscheiden wir bei der c.P. lokalisatorisch Handgelenke einschließlich distales Radioulnargelenk und Handwurzel bzw. Handgelenkarthritis und Karpalarthritis einerseits und Fingergelenke bzw. deren Arthritis andererseits. Die Handwurzel stellt eine Gelenkgruppe dar, und die Karpalarthritis kann einen eigenen rheumatoiden Befalltyp darstellen, nicht selten kombiniert mit Tarsal- oder Vorfußarthritis, und mit manchmal langzeitiger Verschonung der Fingergelenke.

Am *Daumen* verhält sich das Zwischengelenk nur vorwiegend wie ein Endgelenk, teilweise auch wie ein Mittelgelenk, und das Grundgelenk I reiht sich den übrigen Grundgelenken mit einigen Besonderheiten funktionell und patho-morphologisch an, obwohl es seiner Entstehung nach ein Mittelgelenk ist. Das Daumenwurzelgelenk (Sattelgelenk) schließlich ist, zur Subluxation neigend, zur Arthrose disponiert.

Gleich bedeutsam ist die Untersuchung der *Vorfüße*. Hier ist die „Etagendiagnostik" (s. unten) nicht anwendbar. Die Verarmung an Greifbewegung und die Beschränkung auf Statik und Abrollfunktion mit Betonung des Großzehenstrahls, im Verein mit einer geringeren subjektiven Empfindlichkeit, prägen Anfälligkeit und Besonderheiten dieses Terrains. Hier interessieren vorwiegend die Zehengrundgelenke und das Großzehenzwischengelenk.

Bei der Röntgenanalyse des *Handskeletts* und des Vorfußes vergleicht man zunächst aus Distanz grob beide Seiten miteinander, um Seitenunterschiede zu bemerken, die bei der Feinanalyse untergehen könnten. Dann betrachtet man die Weichteilkonturen; und schließlich sucht man mit der Lupe die knöchernen Konturen und Strukturen ab, insbesondere die intraartikulären Begrenzungen und die epiphysäre und die basale Spongiosatextur. Es ist zweckmäßig, dabei vom ulnaren Styloid auszugehen.

Bei der Betrachtung der Hand erinnern wir uns *differentialdiagnostisch* (SCHILLING 1976a; SCHACHERL 1969) der drei wichtigsten hier zu beachtenden chronischen Gelenkleiden: Polyarthrose, chronische Polyarthritis und psoriatische Arthritis, deren typisches *Befallmuster* an anderer Stelle

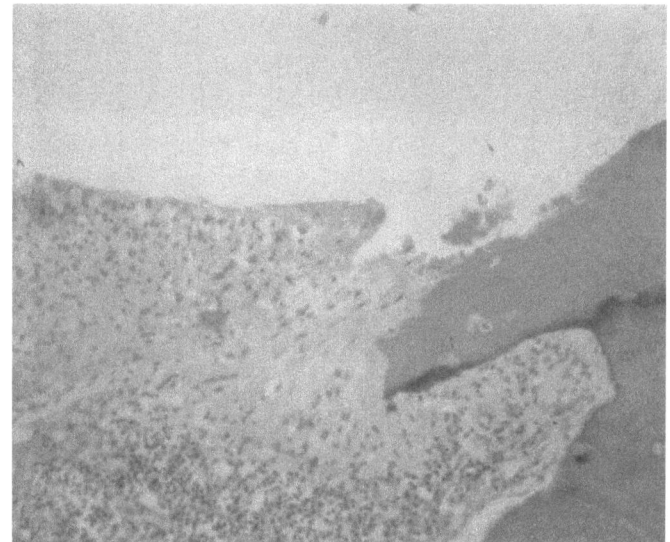

Abb. 2. b Chronische Synovitis, die destruierend den Knorpel unterminiert (FASSBENDER); **c** Skizze zur synovialen Strategie

dieses Buches beschrieben wird. Jedes dieser chronischen Gelenkleiden nämlich bevorzugt mindestens an den Langfingern eine oder zwei der drei Gelenketagen und erlaubt damit bereits eine „Etagendifferentialdiagnose" (MÜLLER u. SCHILLING 1982).

Die c.P. weist im allgemeinen den *Etagentyp* auf, der die Metakarpophalangeal-(MTP-) und die proximalen Interphalangeal-(PIP-)Gelenke einschließlich Daumenzwischengelenk, also die Grund- und Mittel-Etage bevorzugt. Die distalen Interphalangealgelenke (DIP) werden bei Männern fast immer, bei Frauen

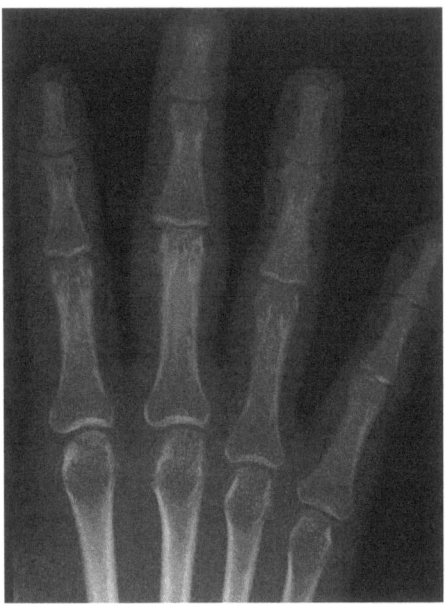

Abb. 3. Noch ungewisse Frühphase (Stadium I) einer „wahrscheinlichen chronischen Polyarthritis" eines 19jährigen Mädchens: Spindelförmige Weichteilschwellung des PIP III und angedeutete „bandförmige" paraartikuläre Osteoporose

mit knapp 10% aber keinesfalls völlig verschont, seltener allerdings röntgenologisch faßbar destruiert – im Gegensatz zur Arthritis psoriatica (SCHACHERL u. SCHILLING 1967).

Bei der juvenilen chronischen Arthritis kommt der Fingerendgelenkbefall häufiger vor und führt im reparativen post-pubertären Stadium zum Bilde der „juvenilen Heberden-Arthrose" (SCHILLING 1974). Der erwähnte Fingerendgelenkbefall postklimakterischer Frauen mit c.P. entspricht teilweise dem Begriff der „Pfropfarthritis" bei vorbestehender Endgelenk- (Heberden-)Arthrose (WAGENHÄUSER 1968).

In den Frühstadien der Destruktion sind die Fingergrundgelenke meistens früher und stärker befallen als Mittelgelenke und Handwurzelgelenke. Das Verhältnis in einer Auszählung der Usuren (Abb. 7) betrug etwa 10:4:6. Dabei sind bevorzugt die Fingergrundgelenke I bis III, Mittelgelenk III und Daumenwurzelgelenk.

Zunächst beachten wir die *Weichteilveränderungen*. Gelenkkapselkonturen stellen sich bei der oben empfohlenen Aufnahmetechnik nicht selten dar, aber meistens ohne detaillierte Aussagekraft. Der spindelförmigen Schwellung der Fingermittelgelenkarthritis entspricht eine gleichmäßig ausladende Weichteilkonturierung des Fingers (Abb. 3), im Gegensatz zur buckligen Kontur der Arthrose. Die Entscheidung, welcher Art eine radiologisch dargestellte Weichteilschwellung z.B. an einem Fingergelenk sei, muß klinisch aspektiv, palpatorisch und synovia-analytisch erfolgen. Insbesondere über den Prozeßcharakter der zugrundeliegenden Affektion sagt die Weichteilmorphologie kaum etwas aus.

Die radiologische Erfassung weiterer Weichteilveränderungen durch die *Weichstrahltechnik* verdanken wir FISCHER (1976). Man bedient sich dazu der Weichstrahlröhre wie zur Mammographie. Kapselschwellungen und -verdickungen einschließlich z.B. des Recessus sacciformis am Handgelenk, Sehnen- und Sehnenscheidenveränderungen, Verdrängungen von Weichteilstrukturen wie die interdigitale Fettkeilverschiebung nach distal und die Erweiterung des Interdigitalspatiums durch Grundgelenkschwellung – dies sind Beispiele für Möglichkeiten dieser Spezialtechnik, die für die rheumatologische Handchirurgie bedeutsam sein kann, die aber auch zur Feindarstellung knöcherner Frühläsionen beitragen kann (ALBRECHT u. ERNST 1976) (Abb. 8).

Kehren wir zurück zum histopathologischen Substrat der chronischen Arthritis, der unspezifischen *Synovialitis* (Synovitis), einem exsudativ und proliferativ wachsenden Gewebe, das nach FASSBENDER mit mesenchymoider Transformation und aggressiver Wucherung sich gutartig-tumorähnlich verhält (FASSBENDER 1975). Dabei wird Gelenkknorpel und unter diesem liegende Knochensubstanz angegriffen und zerstört (Abb. 2b u. c). Es entstehen röntgenologisch faßbare Destruktionen, die vielgestaltig sind und sich topographisch und morphologisch im Sinne der darzustellenden *Primärläsionen* typisieren lassen, um sie lehrbar und erkennbar zu machen (Tabelle 3).

Die im 1. Steinbrocker-Stadium als erstes Röntgensymptom der c.P. immer wieder zitierte gelenknahe **Osteoporose**, die entsprechend den Fingergelenkreihen gerne als bandförmig beschrieben wird (Abb. 3), ist ein optisches Distanzphänomen. Wahrscheinlich wird dieses manchmal vorgetäuscht und fälschlich diagnostiziert, wenn Kapselschwellungen den Weichteilmantel im Gelenkbereich verdicken und verdichten und damit die Knochenzeichnung verundeutlichen. In der Tat läßt sich unter diesem radiologischen Aspekt nicht selten bei der Übersichtsbetrachtung und unter Seitenvergleich eine beginnende Karpalarthritis erkennen, wobei die Handgelenkschwellung und ggf. eine tenosynovitische Überlagerung die eigentliche Ursache des optischen Eindrucks sind.

Die periartikulär paraphlogistische Spongiosararefizierung aber kennzeichnet ein schon etwas weiter fortgeschrittenes Stadium, wenn destruktive Einbrüche in das Mark wahrscheinlich bereits stattgefunden haben. Diese gelenknahe Osteoporose muß mit der Lupe im Bereich der spongiösen Bälkchenstruktur besonders der Epiphysen gesucht und bestätigt werden. Eine Altersabhängigkeit kommt ins Spiel: Je älter der Patient bei Krankheitsbeginn ist, je mehr die Knochenumsatzbilanz zur Negativität neigt, um so häufiger wird eine frühe porotische Strukturstörung beobachtet und umso mehr neigt die Mikrozirkulation zu einer Störung, die zur Knochendystrophie neigt. Deshalb werden diffuse bis fleckig inhomogene Osteoporosen an den Händen bei chronischer Polyarthritis auf *alterndem* Terrain häufiger und früher angetroffen.

Wir stellen damit die Wertigkeit der Symptomatik, die allen Stadieneinteilungen zugrundeliegen, bewußt in Frage. Erosive Veränderungen haben den Vorrang. Die bandförmige Osteoporose insbesondere junger Frauen kann sogar irreführen, wenn sie Ausdruck einer chronischen aggressionsarmen Synovitis wie beim systemischen Lupus erythematodes ist; und eine diffuse Osteoporose des Handskeletts gehört regelmäßig zur Sklerodermie. Mit noch größerer Deutlichkeit bezweifeln wir die Realität der Gelenkspaltverschmälerung als destruktives Frühsymptom der c.P.

Die **Gelenkspaltverschmälerung** kann kaum als ein reales Frühsymptom einer chronischen Arthritis angesehen werden. Im Gegensatz zur Arthrose ist die konzentrische Knorpeldestruktion als Voraussetzung des Gelenkspaltschwundes ein relatives Spätwerk der destruierenden Synovitis. Vielmehr scheint der frühen Verschmälerung des oder eines Teiles des radiologischen Gelenkspaltes, noch in Abwesenheit einer knöchernen Läsion, ein Projektionseffekt durch leichte Verschiebung der gelenkbildenden Knochengrenzen zugrundezuliegen (STREDA u. PAZDERKA 1966), also eine leichte Fehlstellung oder Subluxation infolge der entzündlichen Kapsellockerung. Nur in diesem Sinne kann man das Symptom als früh gelten lassen, insbesondere an den Finger- und Zehengrundgelenken, wo es schon sehr bald zu einer Subluxation nach volar bzw. dorsal kommt (Abb. 5).

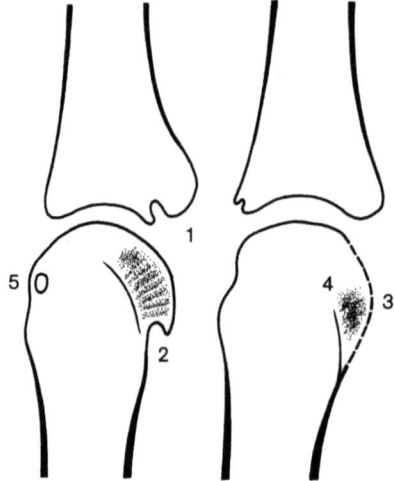

Abb. 4. Radiologische Primärläsionen der chronischen Polyarthritis an Fingergrundgelenken (MCP): *1* und *2* = den Knorpelrand unterminierende Erosionen; *1* = basale Marginalusur; *2* epiphysäre Marginalusur; *3* Konturschwund der Grenzlamelle der radialen Konsole; *4* Strukturstörung der epiphysären Spongiosa, Porose; *5* Geode (Pseudozyste)

Die *knöchern-destruktiven* Primärläsionen der c.P. sind (Abb. 4–6): Die Randusur (marginale Erosion) einschließlich zystoider Defekte, die Arrosion (umschriebener Konturschwund) der Grenzlamelle und die Strukturstörung der benachbarten Spongiosa. Destruktive Knorpelschichtverschmächtigung mit Gelenkspaltschwund, impressive Druckusur der Basis („Mörser-Typ" (SCHACHERL 1969) der arthritischen Gelenkdeformierung), Deviation und deutliche Subluxation sind spätere bis späte Röntgensymptome.

Wir finden als häufigste ossär-arthritische Primärläsion die **Randusur,** beginnend als marginale Erosion oder zu allererst als porotische Aufhellung, und diese besonders früh an der radial-lateralen Begrenzung der Grundgliedbasen.

In einem Drittel vergleichbarer Frühfälle erscheint die Marginalusur ohne subchondrale Strukturstörung des übrigen epiphysären Knochens und kommt damit also der Porose zuvor, in der Hälfte solcher Frühfälle kommt sie etwa gleichzeitig mit dieser (SCHILLING 1974). Wir finden dieses feine Frühsymptom als Aggressionsprodukt am Rande des Gelenkknorpels dort, wo wir das oben erwähnte „nackte Areal" vermuten, im Synovialrecessus neben der Umschlagfalte bzw. neben dem Ansatz der Interkarpalbändchen (Abb. 2 und 7). Hier wird die ungeschützte Grenzlamelle durchbrochen, und ein flacher ovaler oder

---

Abb. 5a–d. Chronische Arthritis der Fingergrundgelenke bei c.P. **a** Primärläsionen (teilweise Lupenbefunde) (vgl. Abb. 4) **b–d** fortschreitende Destruktionen. *1* normale Verhältnisse, radiale Konsole radiär spongiosiert und scharf konturiert (intakte Grenzlamelle). *2* u. *3* scheinbare Gelenkspaltverschmälerung, Konturarrosion (Unschärfe und Aufrauhung der radialen deutlicher als der ulnaren Grenzlamelle) mit porotischer, teils fleckiger Störung bis zum Schwund der Spongiosastruktur der Konsole, bei 3 Initialerosion einer radialen Marginalusur an der Grundgliedbasis. *4* u. *6* proximaler Abbruch der radialen Konsole durch Marginalusur. *5* basale Marginalusur, frühe konzentrische Epiphysendestruktion. *7* Kapselschwellung (Weichteilzeichen), Marginalusuren und groß-zystoider Einbruch in die epiphysäre Spongiosa. *8* Unterminierung und Schwund der radialen Konsole, zystoide Defekte, Subluxation und wahrscheinlich Knorpelschwund. **e, f.** Typische Primärläsionen rheumatoider Arthritis am Daumengrundgelenk: **e** dorso-radiale Marginalusur der Metakarpalepiphyse mit Einbruch in deren Markraum und mit Strukturstörung der entsprechenden trabekulären Spongiosa-Textur; geringe Subluxation der Grundgliedbasis nach volar bei ungestörter Spongiosa. **f** Zystoider Typ der destruierenden Arthritis an Fingergrund- und Mittelgelenken

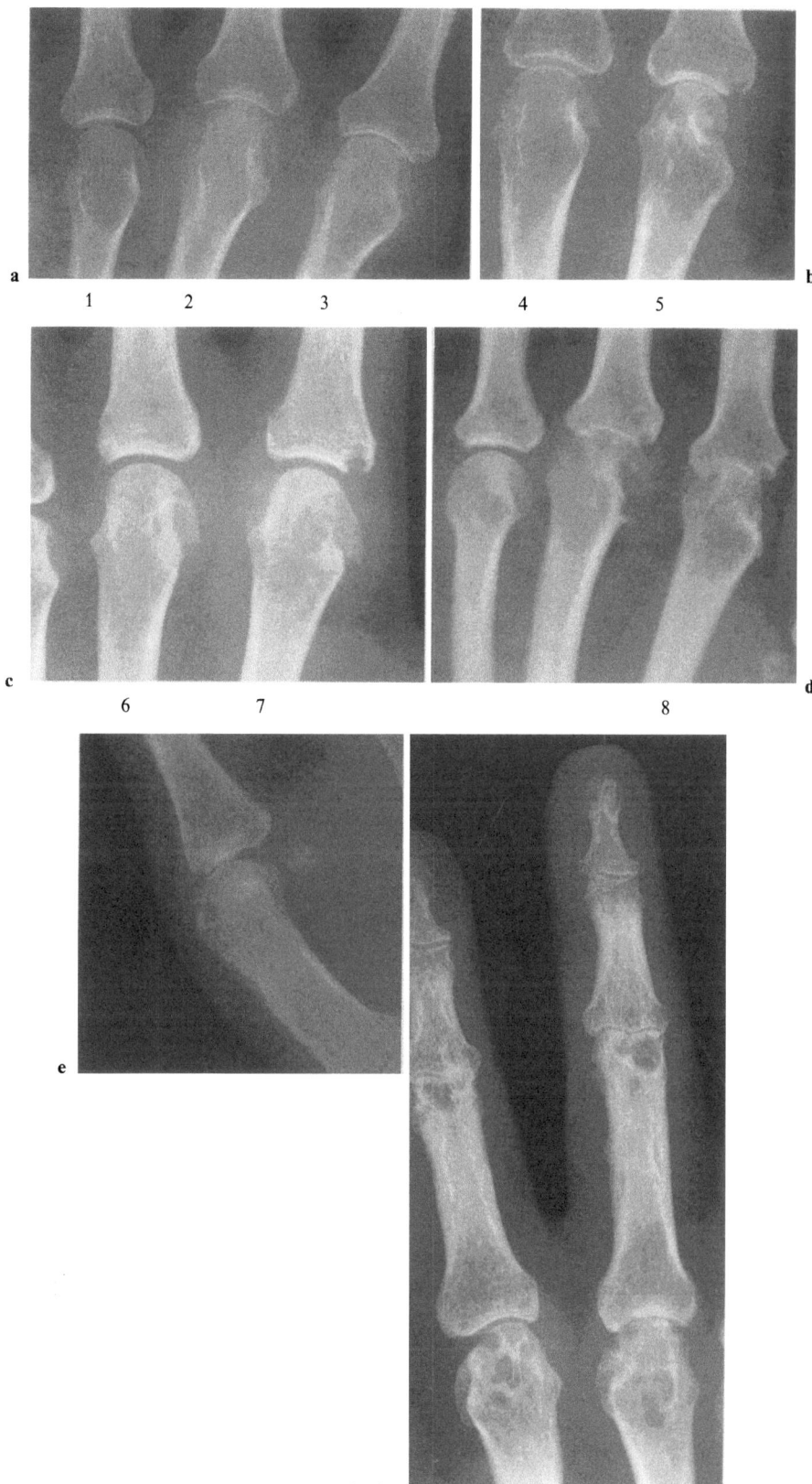

Abb. 5a–f

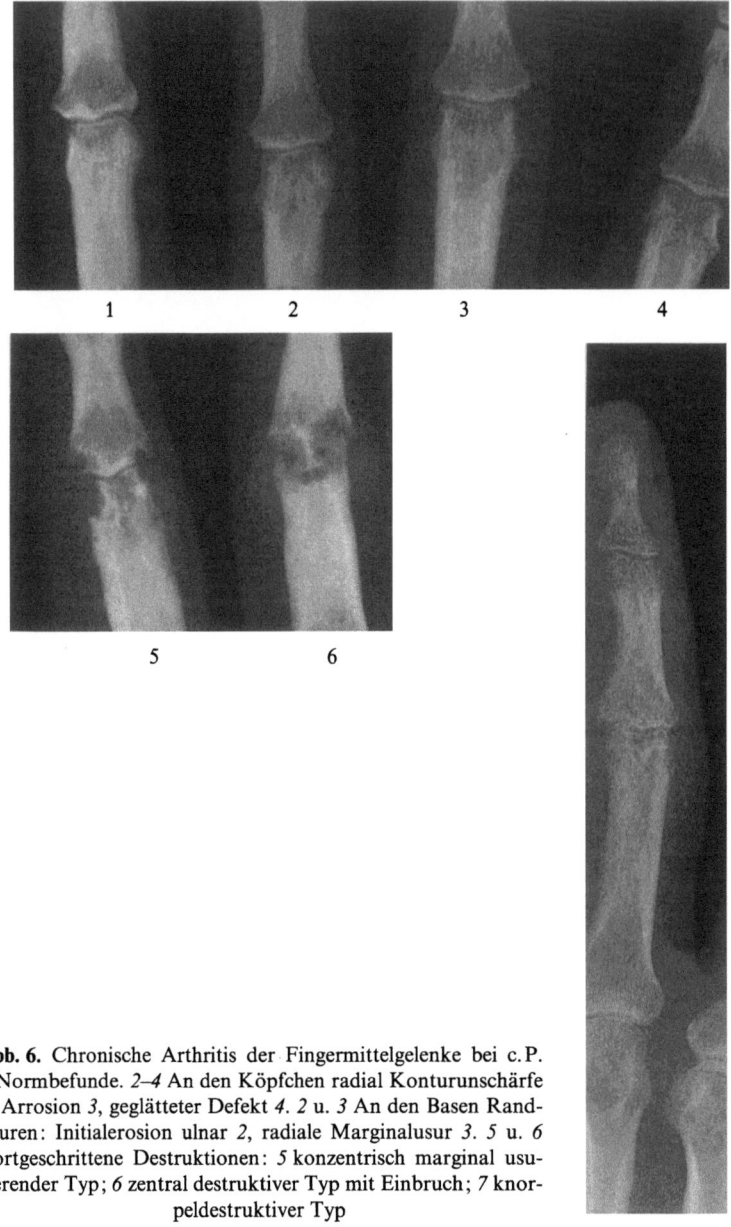

Abb. 6. Chronische Arthritis der Fingermittelgelenke bei c.P. *1* Normbefunde. *2–4* An den Köpfchen radial Konturunschärfe *2*, Arrosion *3*, geglätteter Defekt *4*. *2* u. *3* An den Basen Randusuren: Initialerosion ulnar *2*, radiale Marginalusur *3*. *5* u. *6* Fortgeschrittene Destruktionen: *5* konzentrisch marginal usurierender Typ; *6* zentral destruktiver Typ mit Einbruch; *7* knorpeldestruktiver Typ

rundlicher Defekt unterminiert den knorpligen Gelenkboden oder schiebt sich in die epiphysäre Spongiosa vor.

Das histopathologische Substrat dieser Aggression ist die oben schon erwähnte destruierende Synovitis (Abb. 2b), die mit typischer Strategie (Abb. 2c) von der Kapselumschlagfalte her den Gelenkknorpel zangenförmig von seinem verwundbaren Rand her umgreift, um ihn teils von „unten" subchondral und teils von „oben", später als sog. Pannus vaskularisiert, zu zerstören.

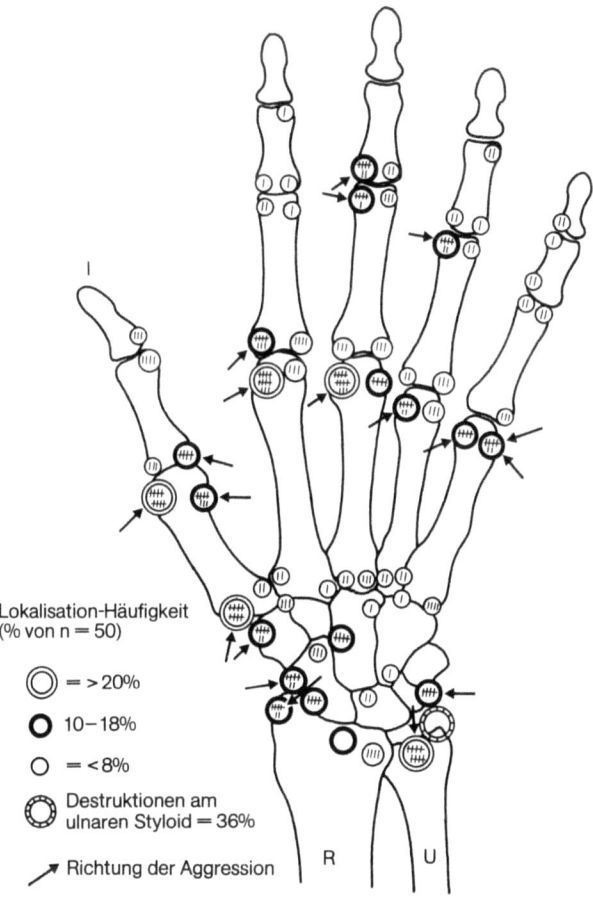

Abb. 7. Verteilung der Randusuren als knöcherne Frühläsion bei chronischer (rheumatoider) Polyarthritis im sog. Stadium II

Eine patho-topographische Röntgenstudie (SCHILLING 1974a) zeigt die Verteilung marginaler Usuren bei chronischer Polyarthritis (Abb. 7). Wir finden als typische Stellen die Radialseite der Metakarpalköpfchen I bis III, des Daumenwurzelgelenks und das Caput ulnae in jeweils über 20% der ausgezählten Fälle bevorzugt, weiterhin finden wir marginal-erosiv befallen die Fingergrundgelenke häufiger als die Fingermittelgelenke und die Handwurzelgelenke.

Die Destruktion am *ulnaren Styloid* ist die häufigste Primärlokalisation arthritischer Knochenveränderungen an der Hand. Sie wurde bei der erwähnten Auszählung an 50 Händen im destruktiven Frühstadium 18mal registriert. Sie nimmt aufgrund ihrer Beziehung zur frühen Tenosynovitis des Musculus extensor carpi ulnaris (DIHLMANN 1968) pathogenetisch eine Sonderstellung ein. Der ulnare Griffelfortsatz ist der erste Blickpunkt der Lupenbetrachtung. Hier kann sich die Primärläsion arrosiv, als Usur oder zystoid projizieren und damit einen frühen röntgenologisch-diagnostischen Hinweis geben (Abb. 8). MAYTHALER und BACH haben diesen Veränderungen eine Monographie gewidmet (MAYTHALER u. BACH 1979). Im späteren bzw. reparativen c.P.-Stadium kommen hier Osteolysen

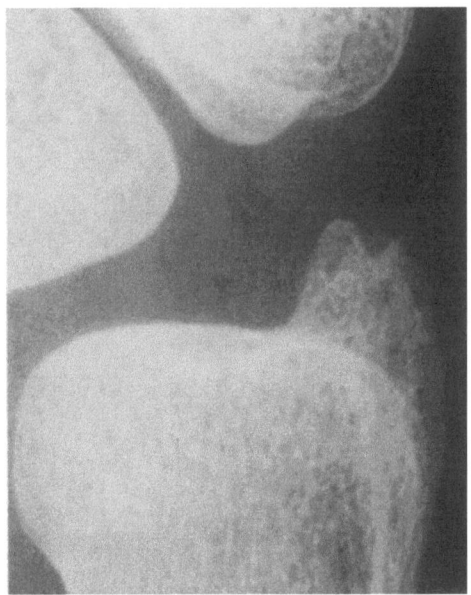

Abb. 8. Erosive Destruktionen am Processus styloides ulnae bei c.P. (Weichstrahltechnik – ALBRECHT)

oder auch ossifizierende Anbauvorgänge vor, bis zu einer produktiven Hypertrophie des ganzen Ulnaköpfchens.

Bevorzugte Orte unserer weiteren Aufmerksamkeit sind nach dem Caput ulnae die dünnen radialen Knochenlamellen der Metakarpalköpfchen, die *radiale Epiphysenkonsole*. Diese begrenzt normalerweise, der gerundeten Schneide eines Hackmessers vergleichbar, mit scharf konturierter Lamelle und mit deutlicher radiärer Spongiosastruktur die nach volar-proximal verlängerte laterale epiphysäre Gelenkfläche. Hier ist deren marginale Primärusur zu suchen, wo sie die Lamelle unterminiert, so daß diese mit scharfer Spitze nach proximal überhängt (Abb. 5).

An diesen medialen Epiphysenkonsolen können wir auch am besten und frühesten die weiteren Primärläsionen beobachten (Abb. 4): den umschriebenen **Konturschwund** der subchondralen Grenzlamelle (DIHLMANN 1968) und die Störung der spongiösen Bälkchenstruktur (Abb. 5 u. 6). Um im Vergleich mit dem Messer zu verbleiben: die Konturarrosion wirkt wie ein Verlust der Schneide an Schärfe und die Strukturstörung wie ein Verlust der Fläche an Glanz. Wir finden einen abschnittsweisen Schwund der subchondralen Grenzlamelle als erstes Röntgensymptom der Fingergelenkarthritis in einem Fünftel der Fälle chronischer Polyarthritiden.

Die **Strukturstörung,** die zunächst den Eindruck der Osteoporose vermittelt, stellt sich häufiger als Unschärfe oder als Verwirrung der trabekulären Textur bis zu ihrer umschriebenen Auslöschung dar, seltener als klar rarefizierende Knochenatrophie. Wir finden dieses Symptom, meistens den arrodierenden und usurierenden Primärläsionen nachgeordnet, nur in 15% der Fälle als umschriebenes Erstsymptom, mit zunehmendem Alter aber häufiger (Abb. 3 und 10).

Die *Pseudozysten* stellen wahrscheinlich zum größeren Teil Destruktionsherde dar, die von Marginalusuren ausgingen oder infolge der Projektion einen zystoiden Aspekt annehmen (Geode). Sie sind durch einen mehr oder weniger

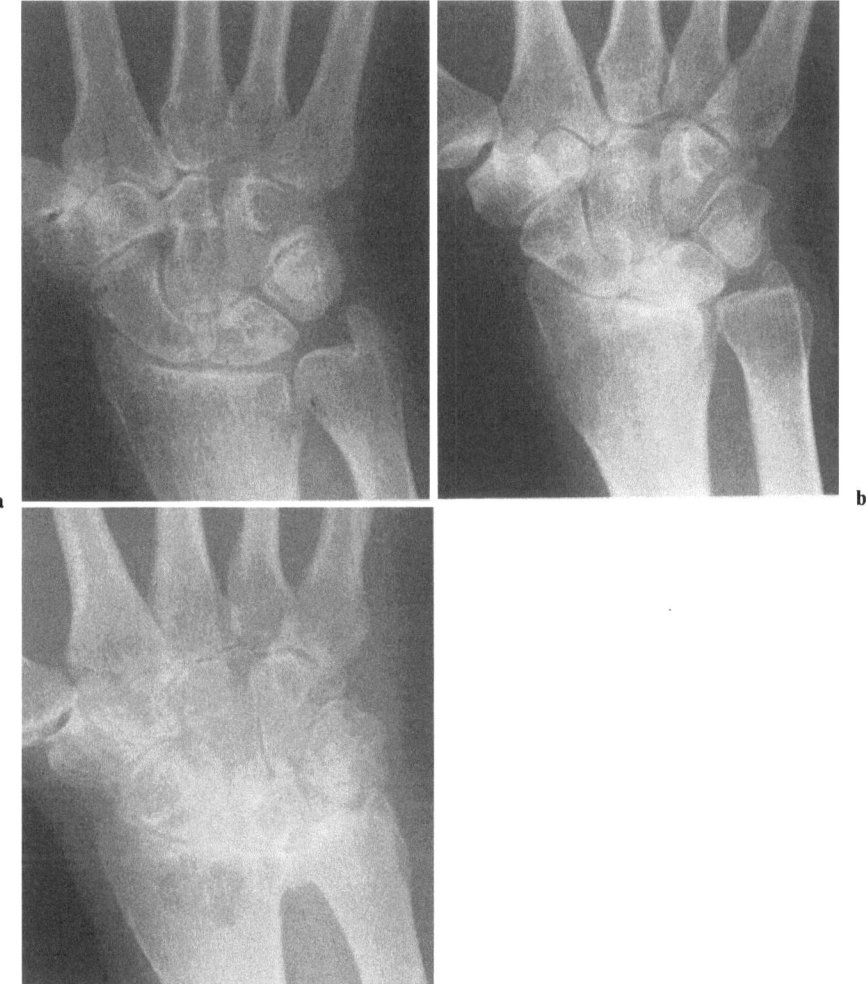

Abb. 9a–c. Arthritiden der Hand- und Handwurzelgelenke (Karpalarthritis). **a** Frühe Karpalarthritis: Zystoide Strukturstörungen der Spongiosabälkchen im Os lunatum und im Os naviculare (Skaphoid) bei porotisch ungeordneter Spongiosa-Textur auch der umgebenden knöchernen Anteile. **b** Frühe knorpeldestruktive proximale Handgelenk-Arthritis mit entsprechender Gelenkspaltverschmälerung; unscharfe Aufhellung im Naviculare; Weichteilverdichtung (Tenosynovitis des M. extensor carpi ulnaris) neben dem subkortikal minimal erodierten ulnaren Styloid. **c** Fortgeschrittene Karpal- und Radiokarpalarthritis: Knorpelschwund, kleine Randusur an der Radialseite des Capitatum, zystoide Strukturstörungen in den schon etwas verschmächtigt erscheinenden (verkippten?) proximalen Carpalia und im Radius (große geteilte Radius-Krypte); produktive Radioulnararthritis, Arrosion der Styloidkontur; Carpus bereits nach ulnar verdreht (Radialdeviation der Hand); diffuse Weichteilschwellung

schmalen, häufig in der gegebenen Projektion nicht sichtbaren „Flaschenhals" mit der Gelenkhöhle verbunden. 5 bis 10% der Krankheitsfälle chronischer Polyarthritis sind an Händen und Vorfüßen durch Geoden als zystoider Typ charakterisiert, häufig rheumafaktor-positiv, und sie wurden nicht selten als „Ostitis cystoides multiplex", also als Sarkoid-Arthritis verkannt (Abb. 5f).

Die **weitere Destruktion** an den *Finger*gelenken führt entweder durch umgreifende Randusurierung zur Verschmächtigung der Köpfchen (Epiphysen), seltener der Basen, oder bzw. und durch überwiegend gelenkinnere und subchondrale Zerstörung zu zentraler Exkavation vorwiegend der Basen oder zu Einbrüchen (Abb. 6); spät mit abschnittsweiser Osteolyse und kleinen Dissekaten; früh schon mit Subluxation der Grundgelenke nach volar, schließlich mit weiteren Deformierungen: ulnare Deviation (Abb. 12) der Langfinger in den MCP-, seltener auch den PIP-Gelenken; Beugefehlstellung infolge Strecksehneninsuffizienz bzw. -ruptur mit der Reihenfolge der betroffenen Langfinger von ulnar nach radial; selten totale Luxation (z. B. Daumengrundgelenk) oder mutilierende Fingerverkürzung; fast nie aber eine knöcherne (synostosierende) Ankylose.

Fingergelenkankylosen und periostale Ossifikationen sind *differentialdiagnostisch* Zeichen kindlichen Beginns (juvenile chronische Arthritis), psoriatischer Arthritis oder eines schleichenden Infektes. Strahlverkürzung weist meistens auf Wachstumsstörung bei juvenilem Beginn der Arthritis hin (SCHACHERL u. RHEIL 1976). Die Verkürzung aller Finger („Opernglasfinger") durch generalisierte osteolytische Fingergelenkzerstörung gehört zum Bild der *Arthritis mutilans*, einer morphologischen Variante der c. P., während vereinzelte (und nur vereinzelte und typische) Mutilationen neben Synostosen und anderen Zeichen psoriatischer Prägung auf die Schuppenflechte hinweisen.

Der weitere Prozeß an den *Hand-* und *Handwurzel*gelenken läuft weitgehend unabhängig vom Fingergelenkprozeß ab (Abb. 9). Er ist zunächst überwiegend knorpeldestruktiv im distalen und proximalen Handgelenk (Abb. 9b), etwas zögernd auch marginal usurierend (vgl. Abb. 7), und zwar paraligamentär neben den Interkarpalbändchen. Dabei ist am bedeutendsten die *Radiuskrypte* (MANNERFELT), die ihre Entstehung einer Invasion der proximalen Handgelenksynovitis entlang dem gefäßreichen Band verdankt, das Naviculare, Lunatum (beide evtl. auseinanderklaffend) und mittlere Radiusgelenkfläche verbindet (Abb. 9c) (MANNERFELT 1982).

Früh sieht man *zystoide* Läsionen in Handwurzelknochen (Abb. 9a), die nur bei umgebender Spongiosastörung (Porose) sicher von konstitutionellen Knochen-„Zystchen" abgrenzbar sind. Die *Deformierungen* betreffen eine Radialdeviation des Handgelenks durch Karpalwanderung nach ulnar, mit Annäherung des radialen Styloids an die Metakarpalbasis I, mit einer zunehmenden Subluxation und Verkippung der proximalen Karpalreihe nach volar, verbunden mit fortschreitendem Handwurzelkollaps (Abb. 10), mit Sprengung des distalen Radioulnargelenks und mit Palmarverschiebung von Radius und Hand gegenüber dem dorsal vorspringenden Ulnaköpfchen (Caput-ulnae-Syndrom), was einer Darstellung durch seitliche Projektion des Handgelenks im Röntgenbild bedarf.

Die distale *Radioulnararthritis* führt nach Zerstörung des Bandapparates (lig. triangulare mit Discus) zu einer ausgedehnten, röntgenologisch sich sehr typisch darstellenden Erosion der ulnaren Kante des Radiusendes (Abb. 11) mit spitzer Ecke und scharfer Kante („scallap-sign"), die riffartig die Rupturgefahr der Strecksehnen und die entsprechende Operationsindikation signalisiert (GSCHWEND). Schwerste Zustände können bis zur osteolytischen Zuspitzung des Ulnaendes und/oder zum völligen Karpalschwund mit schlotternder Volarluxation der Hand führen.

Andererseits sind bei der c. P. im Handwurzelbereich *Synostosen* als Spätsymptom knöchern reparativer Stabilisierung – im Gegensatz zu den Fingergelenken – recht häufig; besonders die knöcherne Verschmelzung von Radius und Lunatum und nicht selten die ossäre Totalankylose des Carpus zum Karpalblock (Abb. 12).

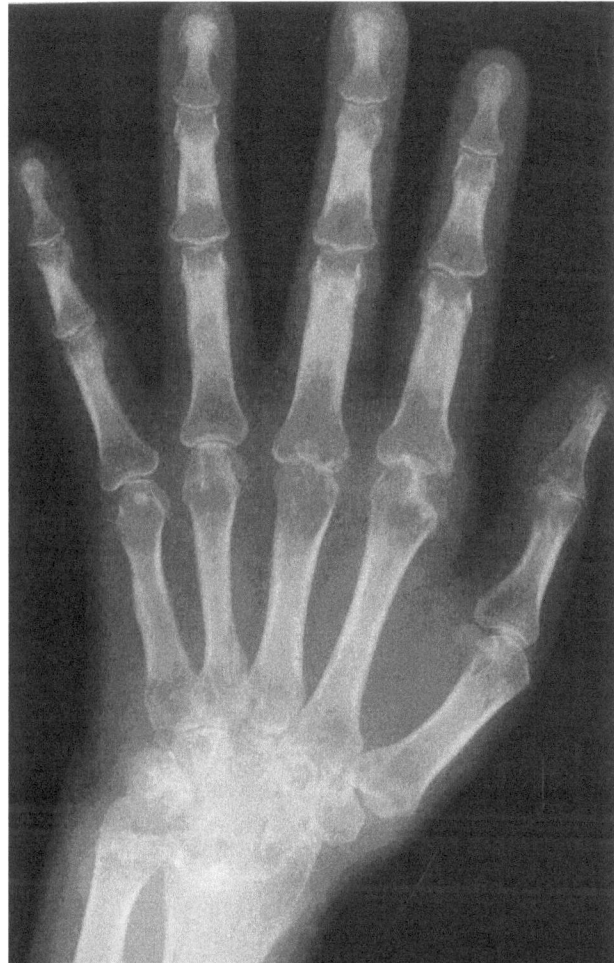

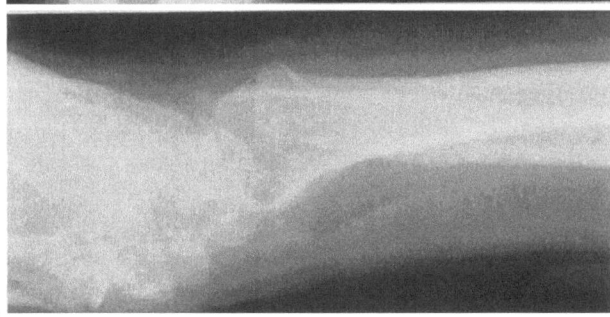

Abb. 10a, b. Mittlere destruktive Phase (Stadium III) einer c.P. (linke Hand einer 52jährigen Frau mit einer erst dreijährigen Krankheitsdauer): **a** paraartikuläre Porose (paraphlogistisch?), in der End- und Mittelgelenkreihe durch endostale Kortikalishypertrophie der Diaphysen (bedeutungsarme Akroosteosklerose) ein überwiegendes Kontrastphänomen bei normaler epiphysärer und basaler Spongiosatextur; vgl. aber den trabekulären Strukturschwund bei MCP II und III bei destruierender und subluxierender Arthritis der Grundgelenke II bis IV; weitaus und rapid vorauseilende, bereits synostosierende Karpalarthritis mit tiefem Einbruch des nach volar luxierten **b** Handwurzelblocks durch die Gelenkfläche in den vorgängig subchondral unterminierten Radius; bei Dorsalprominenz des erhaltenen Ulnaköpfchens: *b* Caput-ulnae-Syndrom

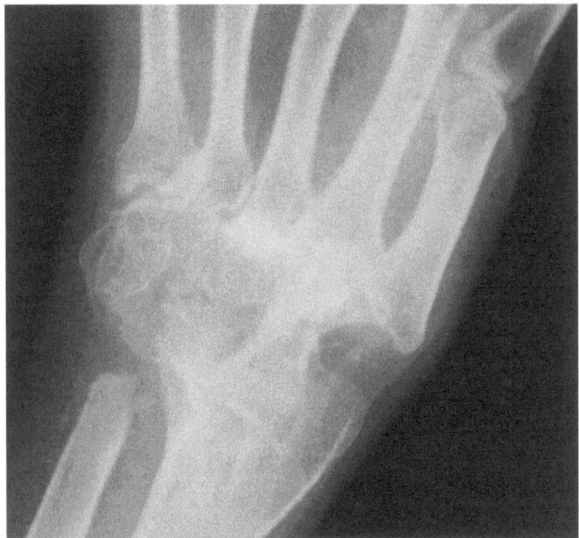

Abb. 11. Späte Karpaldestruktion: Teils karpo-radiale Synostose, teils Schwund der proximalen Karpalreihe und mutilierende Karpometakarpalarthritis I; Sprengung des distalen Radioulnargelenks mit „scallap-sign" und mit Caput-ulnae-Mutilation

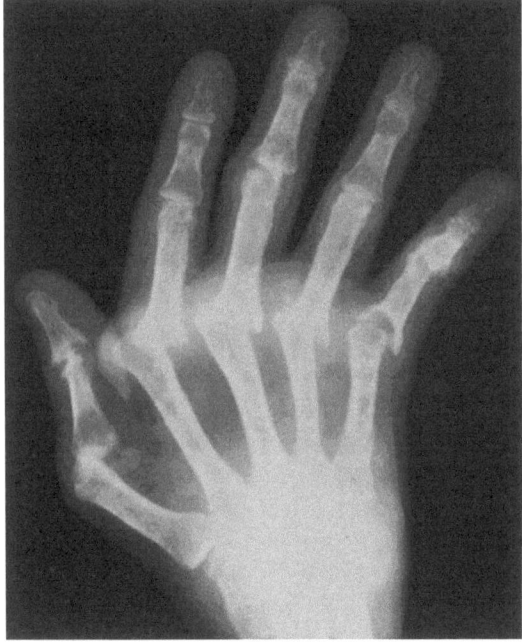

Abb. 12. Fortgeschrittenes Destruktionsstadium (IV) einer c.P. (rechte Hand einer 47jährigen Frau mit vierzehnjähriger Krankheitsdauer): Weichteilschwellung der Karpalregion und der MCP-Reihe; teilweise destruierende PIP-Arthritis (incl. I), schwergradig destruierende und subluxierende MCP-Arthritis I bis V mit ulnarer Deviation der Langfinger, synostosierende und subluxierende Handwurzel- bzw. Handgelenkarthritis mit Karpalkollaps und mit produktiver Ulnaköpfchenhypertrophie

Scheinbar „angeborene" Karpalsynostosen sind häufig der Folgezustand einer juvenilen chronischen Arthritis (SCHACHERL u. SCHILLING 1965).

Vorfußskelett: Nur in einem Viertel der Fälle chronischer Polyarthritiden werden destruktive Röntgensymptome an den Händen früher sichtbar als an den *Vorfüßen,* während diese in einem Drittel der Fälle früher oder im Frühstadium quantitativ stärker befallen sind als die Hände (SCHILLING 1976a).

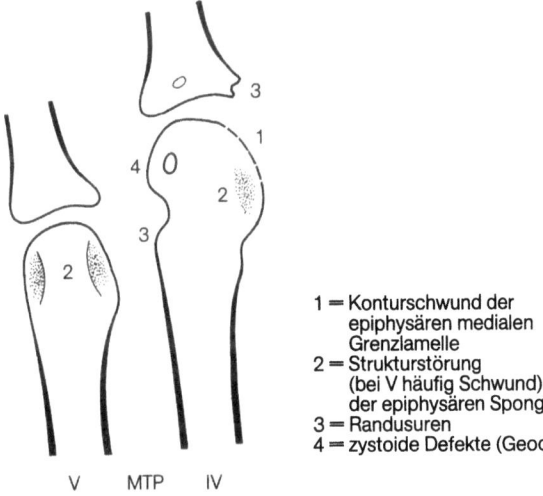

Abb. 13. Radiologische Primärläsionen der chronischen Polyarthritis an Zehengrundgelenken (MTP): Vorfußarthritis

Dieses Ergebnis unserer Statistik steht im Widerspruch zu vielen Angaben der Literatur. Die Diskrepanz wird dadurch verständlich, daß einerseits der Patient Veränderungen an den Zehengelenken, mit und ohne Gehbeschwerden, später bemerkt als an den Händen bzw. später als rheumatisch bedingt registriert (bis dahin orthopädisch z. B. als „Spreizfuß" angeschuldigt), und daß andererseits der Arzt den Vorfüßen bei der Untersuchung nicht in gleicher Weise Aufmerksamkeit schenkt wie den Händen und der Forderung nach gleichzeitiger Röntgenuntersuchung von Händen und Vorfüßen nicht nachkommt.

Unter 100 röntgenologisch untersuchten Fällen chronischer Polyarthritis fanden wir 24mal die Hände früher und stärker befallen als die Vorfüße, 42mal Hände und Vorfüße zeitlich und quantitativ gleichermaßen verändert und 34mal Vorfüße früher oder quantitativ wesentlich stärker befallen als die Hände. Während die Vorfüße 8mal nicht oder kaum arthritische Röntgenzeichen aufwiesen, war dies an den Händen 12mal der Fall.

Es geht aus dieser unserer Erfahrung die große diagnostische Bedeutung der Röntgenuntersuchung der Zehengelenke hervor, weil hier manchmal sogar der Schlüssel zur Diagnose gefunden wird, besonders in unklaren Fällen, die an den Händen noch wenig bieten, selbst dann, wenn der Patient an den Füßen keine Beschwerden angibt.

Im Gegensatz zu den Fingern sind an den Zehen vorwiegend die *Grundgelenke* (MTP-Gelenke) von der Arthritis heimgesucht, während die Zwischengelenke nur am ersten Strahl eine bedeutende Rolle spielen. Mit der Lupe sehen wir aber immerhin in 18% unserer Fälle kleinste Usuren an den übrigen Zehenmittelgelenken, vorwiegend bei IV und V, wobei allerdings die stärker gebeugten Gelenke der röntgenologischen Darstellung hinderlich sind. Selten (2%) wird hier der Primärbefall registriert.

Wenn an Zehenmittel- oder – soweit vorhanden – an den Zehenendgelenken mehr oder deutlichere Usuren auffallen, dann sollte sich immer der Verdacht auf psoriatische Arthritis aufdrängen und zur Beachtung der entsprechend geprägten Morphologie zwingen.

An den einzelnen *Zehengrundgelenken* fanden wir bei einer Auszählung arthritische Destruktionen in der in Tabelle 4 gezeigten Häufigkeit. Der dritte und der fünfte Zeh sind demnach am häufigsten, der Großzeh am wenigsten

Tabelle 4. Verteilung der Zehenarthritiden bei chron. Polyarthritis. n = 100 (davon 30 männlich)

Digitus	I		II	III	IV	V
PIP+DIP-Gelenke	31			18		
MTP-Gelenke	♂ 17 (57%)	♀ 17 (24%)	41	47	40	51

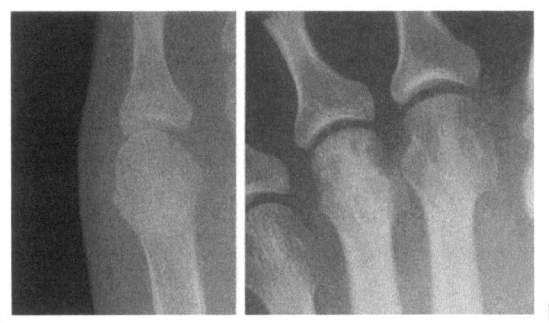

Abb. 14a, b. Destruierende Metatarsophalangealarthritis: **a** Primärläsionen am MTPV: Medialer Konturschwund und epiphysäre Strukturstörung. Periostreaktion bei spätjuvenilem Beginn. **b** Schon fortgeschrittene Primärläsionen am Metatarsalköpfchen III eines linken Vorfußes. Der erosive Einbruch in die mediale Epiphysenkonsole mit Verlust von deren Rest an Konturschärfe und Strukturierung kontrastiert zur Nachbarschaft mit normaler Konsole beim zweiten Köpfchen und mit porotischer Strukturverarmung bei noch normaler Grenzlamelle am vierten Köpfchen; weiterhin in der Epiphyse III durchscheinende kleine Geode bei sonst erhaltener Spongiosatextur, und lateral zwei feine Randusuren

häufig verändert. Das Großzehengrundgelenk wird nur in 4% der Fälle isoliert als einziges Vorfußgelenk destruktiv verändert angetroffen.

Es ergibt sich daraus ein typisches *Ausbreitungsmuster* an den Zehengrundgelenken II bis V in Bezug auf I von lateral nach medial, das in differentialdiagnostisch hilfreichem Gegensatz steht zu dem bei der chronischen Gichtarthritis. Diese beginnt immer am Großzehengrundgelenk und ergreift erst spät andere Zehengrundgelenke.

Beachtenwert ist bei der *Großzehen*grundgelenkarthritis der c.P. der eigentümliche Geschlechtsunterschied mit der hohen Bevorzugung der männlichen Patienten. Das Großzehenzwischengelenk (-Endgelenk) ist mit 31% bei der c.P. häufig und in 3% als einziges Vorfußgelenk befallen. Die Arthritis urica und die psoriatische Arthritis manifestieren sich am Großzehenendgelenk ebenfalls häufig. Differentialmorphologisch sind dabei hilfreich für die c.P. ein initialer rundlicher Defekt im Bereich des Kapselansatzes medial am Grundgliedköpfchen (Abb. 15b), wo die Arthritis urica etwas mehr proximal eine Spornbildung macht (Schacherl et al. 1968) und die Psoriasis sich durch spikulöse Kapselansatzossifikationen verrät (Schacherl u. Schilling 1967). Die ankylosierende Spondylitis hingegen verschont den Großzeh meistens.

In gewissem Gegensatz zur Metakarpophalangealarthritis sind bei der *Metatarsophangealarthritis* die Mittelfußköpfchen durchschnittlich etwas früher und häufiger arthritisch verändert als die entsprechenden Grundgliedbasen. Wir suchen also mit der Lupe besonders die epiphysären Konturen nach Frühzeichen ab und finden hier prinzipiell die gleichen Veränderungen, wie sie oben für die Fingergelenkarthritis beschrieben wurden, wobei aber quantitativ zunächst Konturarrosionen und epiphysäre porotische Strukturstörungen über Randusu-

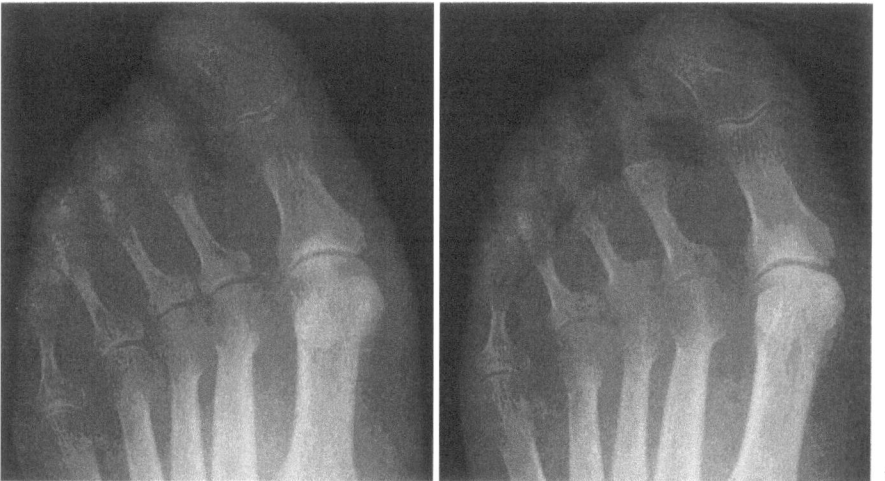

Abb. 15a, b. Entwicklung einer Vorfußarthritis bei c.P. einer 64jährigen Frau innerhalb von zwei Jahren aus der ungewissen **a** in die definitive **b** Frühphase der destruierenden Metatarsophalangealarthritis: **a** porotische Strukturverarmung besonders im Bereich der radiären Spongiosatextur der medialen Epiphysenkonsolen mehrerer Mittelfußköpfchen mit noch scharfer Grenzlamelle; mediale metaphysäre Kontur des Grundgliedköpfchens I noch glatt. – **b** Teilweise völliger Strukturschwund der medialen Epiphysenkonsolen mit Unschärfe und Abstumpfung der Grenzlamelle am dritten und deren Verdünnung am vierten Köpfchen; flacher Defekt lateral am fünften Metatarsalköpfchen mit tiefem Einbruch einer Randusur in den epiphysären Markraum; am Kapselansatz des Großzehenendgelenks entstand eine flache marginale Erosion (für diese Stelle eine typische Frühläsion der entsprechenden Marginalusur)

ren überwiegen (Abb. 13–15). *Zystoide* Läsionen sind nicht selten, besonders am Großzehenzwischengelenk und manchmal auch an Basen von Zehengrundgliedern (Abb. 16a), selten aber an anderen Interphalangealgelenken (Abb. 16b).

Kapselansatzossifikationen an den Basen, periostale Ossifikationen an den Grundglieddiaphysen sowie Synostosierungen (besonders am Großzeh) gehören nicht zur c.P., sondern sprechen für Psoriasis, Reiter-Syndrom, juvenile c.P. bzw. Infekt.

Der ulnaren *Deviation* der Langfinger entspricht an den Zehen häufig eine fibulare Deviation, nahezu regelmäßig jedenfalls des Großzehs (arthritischer Hallux valgus) (Abb. 18). In Verbindung mit der fortschreitenden Luxation in den zerstörten Zehengrundgelenken nach dorsal und proximal (Abb. 17) kommt es damit zu der typischen und folgenschweren Deformierung des Vorfußes, wobei die Zehen in Überstreckstellung geraten, sich übereinander packen und so den typischen „runden rheumatischen Vorfuß" bilden. Die Patientin läuft auf den destruierten und schutzlos gewordenen Metatarsalköpfchen wie auf Messern mit schmerzhafter Schwielenbildung, einer dankenswerten Operation (z.B. nach CLAYTON) zu empfehlen.

Besonders gute Röntgenbilddarstellungen vermittelt das Buch von BERENS und LIN (1969). Zum Vergleich mit unseren Angaben seien deren Tabellen über die röntgenmorphologischen Elemente an Händen und Vorfüßen hier wiedergegeben (Tabelle 5).

Weitere röntgenologische, rheuma-orthopädische und klinische Einzelheiten über die rheumatoiden Veränderungen an Händen und Füßen findet man unter anderem bei GSCHWEND (1977) bzw. bei TILLMANN (1977).

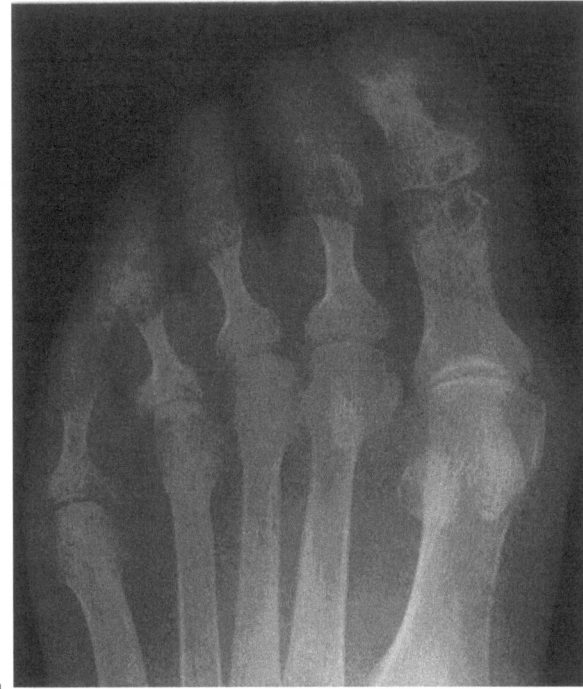
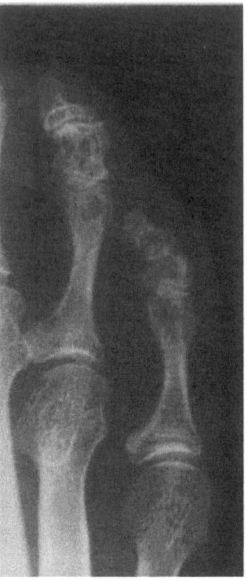

Abb. 16a, b. Rheumatoide Vorfußarthritis: **a** Frühe basale Marginalusur bei MTP I, fortgeschrittene Erosionen bei MTP V; zystoid destruierender Typ der Metatarsophalangealarthritis IV und der Interphalangealarthritis I, **b** bei DIP und PIP IV und V; Frühläsionen bei MTP IV

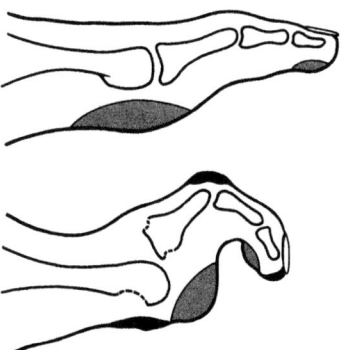

Abb. 17. Entstehung des rheumatoid-destruktiv deformierten („rheumatischen") Vorfußes durch Zehengrundgelenkdestruktion, Luxation nach dorsal und proximal in den MTP-Gelenken, Entblößung der Mittelfußköpfchen vom plantaren Fettpolster und Schwielenbildung unter diesen und über den überbeugten Mittelgelenken

Tabelle 5. Allgemeine Röntgensymptome an Händen und Vorfüßen bei chronischer Polyarthritis (BERENS und LIN 1969)

	Hände n = 741	Vorfüße n = 661
Weichteilschwellung	12%	2%
Osteoporose	12%	10%
Konturarrosionen[a]	26%	38%
Usuren (Erosionen)	25%	25%
Gelenkspaltverschmälerung	20%	19%
negativer Befund	5%	6%

[a] Im Original „pre-erosive (cortical) change" genannt

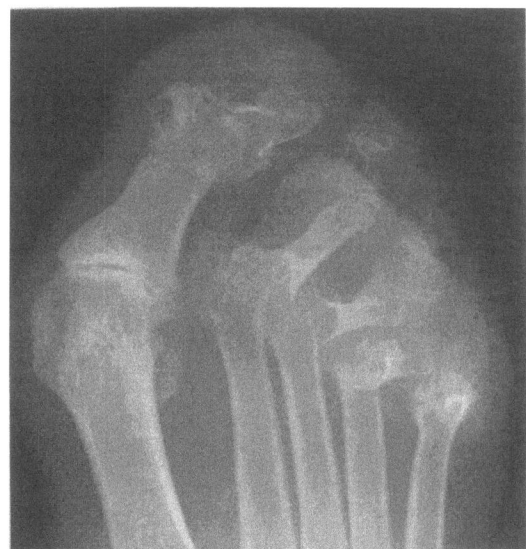

Abb. 18. Spätform (Stadium IV) der destruierenden Vorfußarthritis: arthritischer Hallux valgus, chronisch destruierende Arthritis der Zehengelenke mit tiefem Usureinbruch in das Metatarsal- und das Grundgliedköpfchen, Luxation der zerstörten MTP-Gelenke I bis V mit fibularer Deviation II bis IV und Superduktion III/VI; Arthritis PIP II

b) Ellenbogengelenk

Wir erfassen das *Ellenbogengelenk* röntgenologisch in zwei Ebenen: in der a.-p.-Projektion gestreckt und in der seitlichen Projektion um 90° gebeugt.

Die chronische *Arthritis* der drei beteiligten Gelenke (humero-radial, humero-ulnar, radio-ulnar) wird röntgenologisch relativ spät manifest; zunächst mit den Weichteilzeichen der Kapselschwellung und -dehnung, die hier – palpatorisch erfaßbar – bei der c.P. nicht so selten wie angenommen wird ein Frühsymptom darstellen. Es folgen Konturarrosionen an den Kapsel- und Sehnenansätzen, Marginalusuren an der Trochlea humeri oder am Radiusköpfchen, paraartikuläre Osteoporose und Gelenkspaltverschmälerung (Knorpelschwund) (Abb. 19).

Besonders charakteristische *Frühläsionen* sind die arrosive Enthesitis am Olekranon (Ansatz der Tricepssehne) und an den Humerus-Epikondylen, von wo tiefe erosive Destruktionen in die Knochensubstanz ausgehen können; weiterhin die Usurierung des Radio-Ulnargelenks im Bereich der Incisura radialis ulnae bzw. des Collum radii, sowie subchondrale Strukturstörungen, die bei seitlicher Projektion zum Beispiel an der Trochlea humeri und am Processus coronoideus auffallen.

Relativ früh können kleine osteophytäre Reaktionen den torpiden destruktiven Prozeß begleiten, z.B. am Radiusköpfchen oder am Koronoidfortsatz der Ulna (Abb. 19).

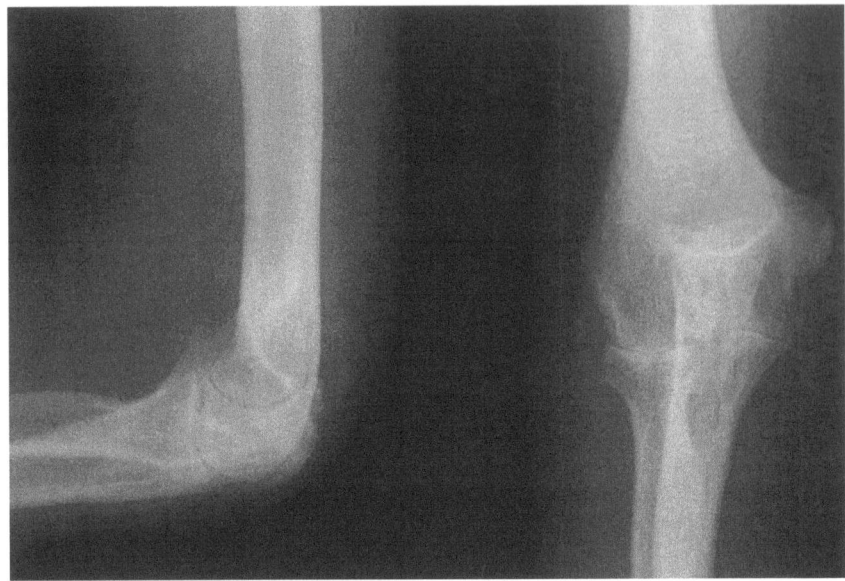

Abb. 19. Frühe Destruktionsphase einer Ellenbogen-Arthritis bei c.P. (36jährige Frau): konzentrische Knorpeldestruktion, diffuse Spongiosararefizierung, Konturarrosion am Olekranon, Marginalusur am medialen Rand der Trochlea humeri, usurierende Konturdestruktion am Epikondylus lateralis humeri bis zum Capitulum humeri und ulnar am Radiusköpfchen; kleine osteophytäre Appositionen am Radiusköpfchen und an humero-ulnaren Gelenkkanten

Spätveränderungen führen zu schwergradigen Zerstörungen und Deformierungen, oft eingeleitet durch die Ruptur des Ligamantum anulare radii mit behindernder Subluxation des Radiusköpfchens und schließlich mit kompletter und luxierender Zerstörung des Gelenks.

c) Schulterregion

In der üblichen a.-p.-Projektion interessieren im Röntgenbild der *Schulter* das eigentliche gleno-humerale Schultergelenk (Articulatio humeri, Humeroskapulargelenk) mit Anteilen der Scapula und mit dem Humeruskopf, das Akromioklavikulargelenk und die Weichteile der Muskel-Sehnen-(= Rotatoren-) Manschette, d.h. also der subakromiale Gleitraum, die Supraspinatussehne und die Schleimbeutel. Die Quelle von Schulterbeschwerden im Rahmen der c.P. ist fast immer entsprechend mehrdeutig. Spezialaufnahmen mit besonderer Projektion, Verkippung der Röhre bzw. Stellungsänderung des Armes können zur Verdeutlichung entsprechender Läsionen notwendig werden.

Die schmerzhaft aktive *Schulterbehinderung* ist nicht selten (in etwa 10% aller Fälle) ein schmerzreflektorisches Frühsymptom (flüchtige Synovitis? Periarthritis?) der chronischen Polyarthritis, nur selten aber bereits mit röntgenologischen Symptomen. Diese sind ein relativ spätes Ereignis mit monate- bis jahrelanger Manifestationslatenz. Die gegenüber kleineren Gelenken größere Knochenmasse ist schuld an der längeren Dauer, bis destruktive Läsionen eine radiologisch erfaßbare Größe erreicht haben.

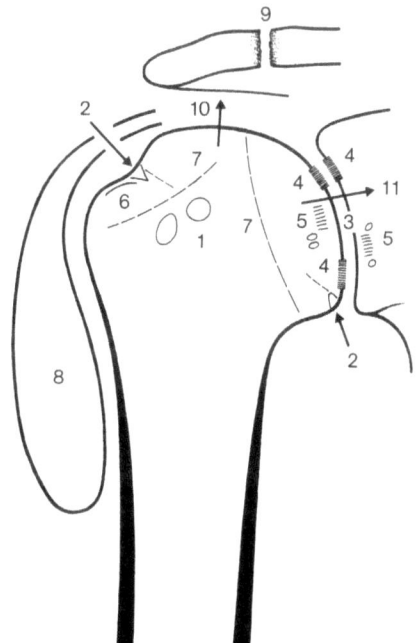

Abb. 20. Die Röntgensymptome der Omarthritis bei c.P. *1* = Porose und Geoden. *2* = Randusuren (Knorpel-Knochengrenze des Humeruskopfes). *3* = Gelenkspaltverschmälerung. *4* = Arrosion der Grenzlamelle. *5* = subchondrale Strukturstörungen. *6* = Sklerose und Konturunregelmäßigkeiten. *7* = Osteolyse, Osteonekrose. *8* = Exsudative Bursitis subacromio-subdeltoidea. *9* = Arthritis acromio-clavicularis. *10* = Subluxation des Humeruskopfes in den subakromialen Raum (Kranialwanderung). *11* = Medialwanderung des Humeruskopfes

Schließlich liegt die Frequenz der *Omarthritis* der c.P. bei (50% bis) 75%, bei Männern etwas häufiger als bei Frauen. Gut zwei Drittel all dieser Krankheitsfälle weisen Röntgensymptome auf, also über 50% aller Fälle mit Zeichen der Omarthritis und bis zu 30% der Fälle mit Zeichen einer Aktomioklavikulararthritis.

Weichteilzeichen können sich bereits früh darstellen, und zwar lateral bis distal vom Humeruskopf der birnenförmige Schatten der exsudativen Bursitis subacromialis und subdeltoidea, die meist zu einer Bursitis subacromio-subdeltoidea zusammenfließen (Abb. 20). Getastet wird übrigens vom Kliniker nur diese Bursa – und zwar in etwa 7% aller Krankheitsfälle –, nicht aber eine Schwellung der eigentlichen gleno-humoralen Kapsel, die kaum eine Ausdehnungsmöglichkeit besitzt, aber häufig mit dem Schleimbeutel kommuniziert.

Die Ursache einer passiven Behinderung des Schultergelenks ist zunächst die Schädigung der Rotatorenmanschette, deren genauere Exploration der *Arthrographie* bedürfte, worauf bei der c.P. im allgemeinen aber verzichtet wird. In Spätfällen müssen wir mit erheblichen Weichteilschäden, mit Sehnenrupturen bis zur Zerstörung der Rotatorenmanschette rechnen. Der Humeruskopf subluxiert entsprechend früh und dann häufiger werdend nach kranial in den Subakromialraum. – Indikationen und Möglichkeiten der Schulterarthrographie zeigt die Tabelle 6.

Über dem *Akromioklavikulargelenk* kann sich – bei geeigneter tangentialer Projektion – dessen Kapselschwellung als Weichteilsymptom der Synovialitis brückenartig darstellen.

Verkalkungen sind kein gewöhnliches Symptom der c.P., sie kommen aber als Zeichen regressiv-degenerativer Veränderungen vor.

Die chronische rheumatoide **Omarthritis** (Abb. 20) zeigt als *Frühsymptome* insbesondere die Randusur an der oberen Kontur des Collum anatomicum (Kopf-Hals-Grenze bzw. Knorpel-Knochen-Grenze) (Abb. 21 a), dann arrosive

Tabelle 6. Indikationen und Symptome der Schulterarthrographie

1. Füllungsdefekte ⎱ der hypertrophischen Synovialitis
   Adhäsionen ⎰
2. Tenosynovitis der langen Bizepssehne
3. Ruptur ⎱ der Muskelsehnenmanschette
   Perforation ⎰
4. Nach Perforation:
   Darstellung der Bursen (subkorakoid, subakromial, subdeltoid)
5. Retraktile Kapsulitis

Tabelle 7. Röntgen-Symptome der Schultergelenkarthritis bei c.P.

1. Dekalzifikationen im Humeruskopf: diffuse Porose, rundliche Strukturaufhellungen (Geoden)	27–50%
2. Randusuren am Collum anatomicum: parachondrale Erosionen, z.T. unterminierend kranio-laterale Früh-Usur deren DD: Omarthritis (mit Proliferationen!) bei Spondylitis ankylosans, habituelle Schulterluxation, Caries sicca	38–46% häufigste Frühläsion
3. Gleno-humerale Gelenkspaltverschmälerung: Knorpeldestruktion bis -schwund; knöcherne Ankylose	16% sehr selten
4. Arrosion der subchondralen Grenzlamelle ⎫ 5. Subchondrale Strukturstörungen: ⎬ streifige und rundliche Spongiosadefekte; ⎭ Einbruch der Fossa articularis (→ 11)	18%
6. Osteosklerose: umschrieben am Tuberculum majus; subchondrale gleno-humerale Spongiosaverdichtung ⎱ bei Knorpelschwund, osteophytäre Gelenkrandreaktion ⎰	10% häufig
7. Humeruskopfverformung bis- schwund, durch: tiefgreifende Erosion, Osteolyse, sekundäre Osteonekrose	bis 20%
8. Schatten der exsudativen Bursitiden	über 6%
9. Arthritis acromioclavicularis: Geoden, Arrosion, Osteolyse; Sprengung, Diastase, Subluxation	bis 28%
Subluxation (Luxation) des Humeruskopfes (Wanderung):	
10. Nach kranial (+ventral+medial) → Hochstand humero-akromiale Neoarthrose	11%
11. Nach medial (Fossa-Destruktion)	4%

Kontur- und subchondrale Strukturstörungen und später den entzündlichen Knorpelschwund mit der Verschmälerung des gleno-humoralen Gelenkspaltes (Abb. 21 b). Porotische Veränderungen und Konturarrosionen sind zunächst allerdings problematisch, sie bedürfen des Vergleiches mit der anderen Seite und sind von degenerativen Strukturveränderungen bzw. Konturunregelmäßig-

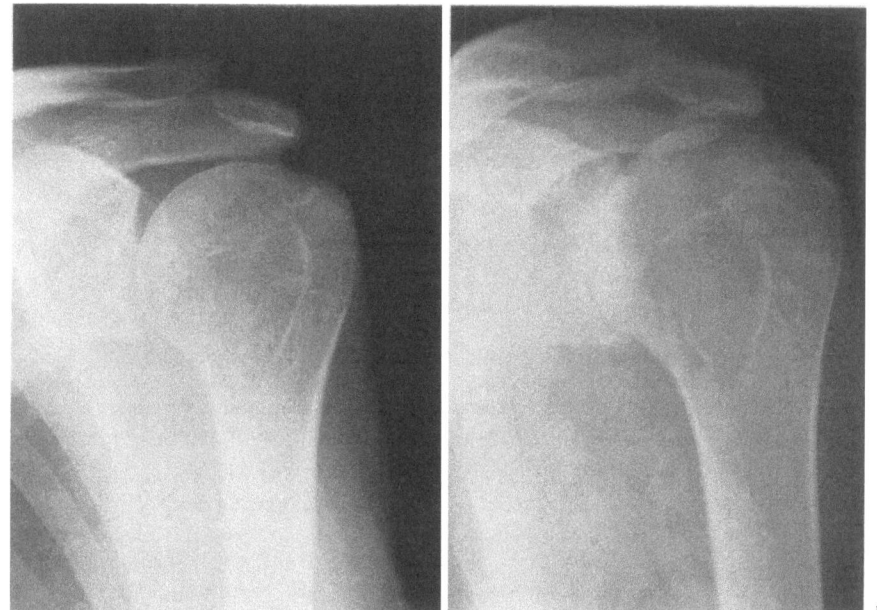

Abb. 21a, b. Chronische Omarthritis bei c.P. **a** Frühläsion: Schon tiefe Marginalusur an typischer Stelle der kranialen Knorpel-Knochengrenze. **b** Fortgeschrittene Veränderungen: Gleno-humerale Knorpeldestruktion mit kranialer Arrosion der humeralen Gelenkkontur, geringe Kranialverschiebung des Humeruskopfes (Schädigung der Rotatorenmanschette), kleine osteophytär-arthrotische Appositionen an der kaudalen Gelenkbegrenzung; erosive Marginalläsion kranial am Humeruskopf und angedeutet am Akromioklavikulargelenk

keiten besonders im Bereich der Tubercula des Humeruskopfes abzugrenzen. Die Marginalusur im Bereich der Gelenkpfanne, kaudal oder kranial sichtbar werdend, ist selten.

Die Röntgensymptome der Omarthritis zeigt die Skizze (Abb. 20) und sind mit Angabe ihrer Häufigkeit (nach Literatur und eigener Erfahrung) in Tabelle 7 zusammengestellt (DE SEZE et al. 1959, STREDA 1965, BERENS u. LIN 1969, RESNICK u. NIWAYAMA 1981).

Die *fortschreitend* destruierende Omarthritis bzw. rupturierende Periarthritis führen meistens zur Subluxation des Humeruskopfes nach kranial, häufig mit tiefen Substanzverlusten der vordringenden erosiven Veränderungen im Humeruskopf (bis zur Nekrose), seltener aber auch zur Impression des Humeruskopfes in die destruktiv nach innen wandernde Gelenkpfanne (entsprechend der Protrusio der Coxitis) bzw. zu einer kombinierten Wanderung des Kopfes, der unter dem Fornix zu verschwinden scheint (OTTE 1980, im Druck).

Beim torpiden Verlauf der Omarthritis kommen reaktive arthrotische Symptome wie paraartikuläre Sklerose und kleine Osteophytenbildungen vor (Abb. 21 b).

Die **Akromioklavikulararthritis** darf nicht übersehen werden. Die Frühveränderungen, insbesondere subchondrale zystoide Aufhellungen, sind zunächst nicht immer eindeutig von degenerativen Arthrosezeichen abzugrenzen. Die Kapselschwellung kann früh erkannt werden. Später kommt es zu Konturarrosionen, zum Klaffen des Gelenkspaltes und manchmal zur Osteolyse des klavikulären Anteils

Die destruktive bzw. ossifizierende Enthesiopathie (Enthesitis) des *Ligamentum* acromioclaviculare kommt vor, sie ist aber häufiger bei den Spondarthritiden der psoriatischen Arthritis und der ankylosierenden Spondylitis (SCHILLING 1974)).

Die **Sternoklavikulararthritis** (KALLIOMÄKI et al. 1968) ergänzt den arthritischen Befall der oberen Thoraxapertur, sie ist bei der c.p. aber deutlich seltener als die Akromioklavikulararthritis (Abb. 1). Sie ist zunächst immer verdächtig auf eine Spondarthritis (SCHILLING 1974c), wie die *Symphysitis* sternalis, die bei der c.P. nicht vorkommt.

d) Hüfte

Bei den chronisch-entzündlichen Prozessen an den großen Gelenken der *unteren Extremitäten* kommt als pathomechanischer Gesichtspunkt hinzu, daß es sich um die das Körpergewicht tragenden Gelenke handelt. Für den aufrecht gehenden und stehenden Menschen sind insbesondere die *Hüftgelenke* statisch-dynamisch entscheidend wichtig. Er „steht und fällt" sozusagen mit ihrer Intaktheit.

So bedeutet die **Koxitis** der c.P. (rheumatoide Koxarthritis) für den betroffenen Patienten eine schwerwiegende zusätzliche und schmerzhafte Behinderung bis zum Verlust der motorischen Belastbarkeit.

Zur *Häufigkeit*: Die Koxitis ist viel seltener als die Koxarthrose, sie verläuft schneller und durchschnittlich schwerwiegender. Im Rahmen der c.P. haben wir in 10 bis 20% aller Fälle mit ihr zu rechnen; häufiger einerseits bei der juvenil begonnenen Form (JCA) mit etwa 54% (KÖLLE) und andererseits im Spätstadium der adulten c.P. mit 60 bis 80% der Krankheitsfälle. Männer sind zunächst häufiger betroffen. Nach meist einseitigem Beginn wird sie in mindestens der Hälfte der Fälle doppelseitig.

In einer Auszählung von 200 c.P.-Fällen unserer Klinik (SCHILLING 1969) fanden wir eine Hüftgelenkbeteiligung in 11,5% aller Fälle und zwar bezogen auf das männliche Kollektiv mit 23,6% viel häufiger als im weiblichen Anteil mit 6,9%. Das prozentual männliche Überwiegen (bei umgekehrtem Morbiditätsverhältnis der c.P.) war überraschend, wird aber in mehreren Statistiken mindestens für die früheren Erkrankungsstadien bestätigt (GSCHWEND 1977). Erst im Spätstadium scheinen dann die Frauen zu überwiegen. In unserer Auszählung erreichte damit die Hüftgelenkbeteiligung 40%, in anderen Statistiken bis zu 80%; über die Hälfte doppelseitig.

Meist ist das Hüftgelenk eines der zuletzt befallenen Gelenke. Während bei der juvenilen c.P. (JCA) der Krankheitsbeginn mit Koxitis nicht selten ist, gehört sie bei der adulten c.P. nur in 1 bis 3% aller Fälle bereits zu den arthritischen Erstmanifestationen.

Die seltene isolierte rheumatoide *Monarthritis* des Hüftgelenks stellt ein diagnostisches Problem dar. Sie darf nur nach strengen Kriterien diagnostiziert werden und ist meistens erst retrospektiv zu sichern, nachdem sie in eine definierbare rheumatische Erkrankung übergegangen ist (c.P., Sp.a. oder anderweitig zu klassifizierende Oligoarthritis).

Bei der *juvenilen* c.P. ist die Beteiligung des Hüftgelenks am rheumatoiden Prozeß mit 45% bis über 60% der Fälle (bei der systemischen Form mit 74%) bis zu viermal häufiger als im Erwachsenenalter. Das *radiologische* Bild dieser Koxitis ist beim frühkindlichen Beginn der JCA, vor dem 3. Lebensjahr fast regelmäßig, bei Beginn vor dem 9. Lebensjahr in der Hälfte der Fälle, später gekennzeichnet durch eine Persistenz der physiologischen Valgus-Stellung, also durch eine erworbene Hüftdysplasie im Sinne der meistens beidseitigen Coxa valga, die zur lateralen Subluxation mit Pfannendachwanderung geneigt macht (Abb. 22). Man findet diese persistierende Valgusstellung in 8% der erwachsen gewordenen Kinder mit JCA, in 18% bei der systemischen Form (KÖLLE).

Diese fehlentwickelte Hüfte ist nicht nur als Präarthrose zu kennzeichnen (SCHILLING 1974b), sondern sie kann auch zur sekundären Hüftkopfnekrose führen. Sie ist übrigens nicht nur durch

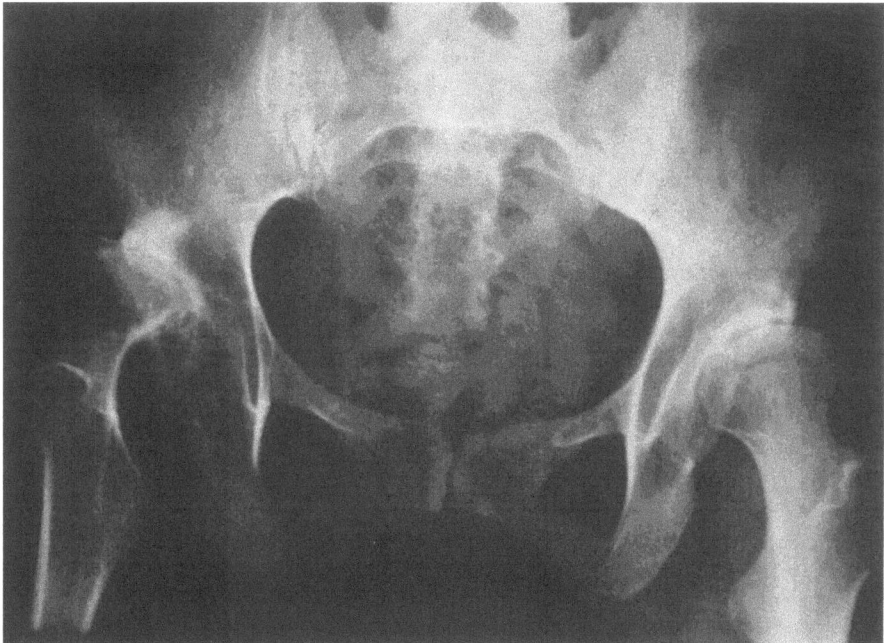

Abb. 22. Durch juvenil erworbene Koxitis bei JCA erworbene „Hüftdysplasie" (Coxa valga) einer jetzt 25jährigen Frau; rechts mit Subluxation und kraniolateraler Pfannendachwanderung: Der (hypoplastische oder/und kranial destruierte) Hüftkopf ist abgeplattet und das „falsche Acetabulum" ist sklerosiert; entsprechende Beinlängendifferenz und Beckenschließstand sind weitere Folgen

entzündliche Hemmung der Gelenkdifferenzierung zu erklären, sondern auch als Folge der verminderten Belastung der teilweise immobilisierten heranwachsenden Kinder, wofür Doppelseitigkeit und fehlende Destruktion sprechen. Die übrigen Fälle juveniler Koxitis aber (im Stadium III und IV drei von vier dieser Kinder betreffend) verlaufen teilweise schwer destruierend, zum Teil mit Protrusio acetabuli oder sekundärer Hüftkopfnekrose, nur in 1 bis 2% der Fälle mit Ankylose; manchmal später mit Neigung zu arthrotischer „Reparation".

Ein charakteristisches Röntgenbild kann dann entstehen, wenn die Hüftgelenkentzündung den Patienten während der Pubertät befällt: Diese *adoleszente Koxitis* mit typischer sog. Glockenform des Hüftkopfes (DIHLMANN u. PETER 1965), die auf der entzündlich-proliferativen Reizung der ausreifenden Epiphysenfuge beruht, kommt bei der juvenilen Spondylitis ankylosans häufiger vor als bei der c.P.

Die *klinischen* Symptome der Koxitis sind der Leistenschmerz, der ausstrahlende Schmerz zum Kniegelenk (Schmerzprojektion in das Kniegelenk ist bei Koxarthrose häufiger als bei Koxitis), der Belastungsschmerz mit Schongang und die Funktionsstörung, die sich zuerst mit schmerzhafter Behinderung der Rotation (besonders nach innen) äußert. Dieser Symptomatik folgt die *röntgenologische* Erkennbarkeit der Koxitis überraschend prompt, schneller jedenfalls als bei den übrigen großen Gelenken. Dabei soll übrigens das Symptom der Innenrotationsstörung dem radiologischen Zeichen der Gelenkspaltverschmälerung korrelieren.

Wir fordern zur *Röntgenuntersuchung* der Hüftgelenke zunächst und routinemäßig die Übersichtsaufnahme des *Beckens* mit Zentralstrahl knapp über der

Symphyse. Dadurch wird die unverzichtbare Möglichkeit des Seitenvergleichs gewahrt und außerdem eine begleitende bzw. differentialdiagnostisch u. U. wichtige Aussage über den Zustand der Iliosakralgelenke (Sp. a.?), der Beckenknochen (Osteopathie, Metastase?), der Becken- und Sitzbeinberandung (Enthesiopathie?) und der Symphyse (Symphysitis?) möglich.

Einen entzündlichen *Iliosakralumbau* gibt es bei der c. P. nicht. Er kann aber vorgetäuscht werden, wenn bei stärkerer Becken-Osteoporose die Gelenkkonturen aufblättern oder zu „verdämmern" scheinen. Die *Symphysitis* gehört nicht zur c. P., sondern weist auf eine Spondarthritis hin (vgl. SCHILLING 1974c).

Spezialeinstellungen (LAUENSTEIN, „Froschbein"-Einstellung, u. a.; Tomographie) werden erforderlich, um z. B. präoperativ Sitz und Ausmaß erosiver bzw. osteonekrotischer Aushöhlungen festzustellen. Die *Szintigraphie* wird bei der c.p. durch gute klinische und radiologische Differenzierung meistens überflüssig, sie hat aber im differentialdiagnostischen Umfeld ihren Platz (Hüftkopfnekrose, Chondromatose u. a.; Prothesenlockerung) (MÜLLER u. SCHILLING 1982). Die *Arthrographie* wird nur dann aktuell, wenn z. B. eine *Synovialzyste* bzw. Bursitis poplitea (SCHILLING u. OTTE 1979) getastet wurde, deren Ausmaß, unter Umständen bis in den Retroperitonealraum reichend, festgestellt werden muß.

Tabelle 8. Röntgen-Symptome der Hüftgelenkarthritis bei c.P.[a]

1. Osteoporose: meistens diffus, Frühsymptom	33–>90%[b]
2. Usuren:	9–>40%
a) erosive Einbrüche kranial in Kopf und Pfannendach, → zystoid (Geoden)	
b) Randusuren an Kopf-(Knorpel)Hals-Grenze	seltener
3. Gelenkspaltverschmälerung (Knorpeldestruktion): früh! keilförmig, ohne osteophytäre Reaktion (DD: Coxarthrose!)	16–90%
a) oberes Segment (Belastungszone) ⎫ →10.	häufiger
b) gleichmäßig konzentrisch ⎬	
c) mediales Segment ⎭ →11.	seltener
knöcherne Ankylose (DD: Sp.a.!)	c.P. ∅
4. Arrosion der Grenzlamelle: an der lateralen Kopfkontur (DD: durchgängige Auslöschung der Grenzlamelle = Algodystrophie!)	5%
5. Subchondrale Strukturstörungen: = 2. a) Pfannendachwanderung → 10. ⎫ Einbruch der Fossa acetabuli → 11. ⎭	>5%
6. Osteosklerose, Osteophytose: arthrotische Reparation,	zuweilen
konstruktive Koxitis	selten
7. Hüftkopfdeformierungen: kraniale Abflachung, obere Segmentdestruktion	häufig
Osteonekrose, sek. Hüftkopfnekrose (durch Medikamente begünstigt?)	zuweilen
8. Weichteilzeichen: früh, lateral paraartikuläre Kapselschwellung, ödematöse Verwischung der Muskelfaszien	?
9. Subluxation (Wanderung, Luxation) des Hüftkopfes:	>5%
10. nach kranial (+lateral) → Pfannendachwanderung	
11. nach medial → Protrusio acetabuli	

[a] Die Numerierung ist der Tabelle 7 (Schulter) angeglichen
[b] Die Prozentangaben sind als Schwankungsbreite stadienabhängiger Größen zu verstehen

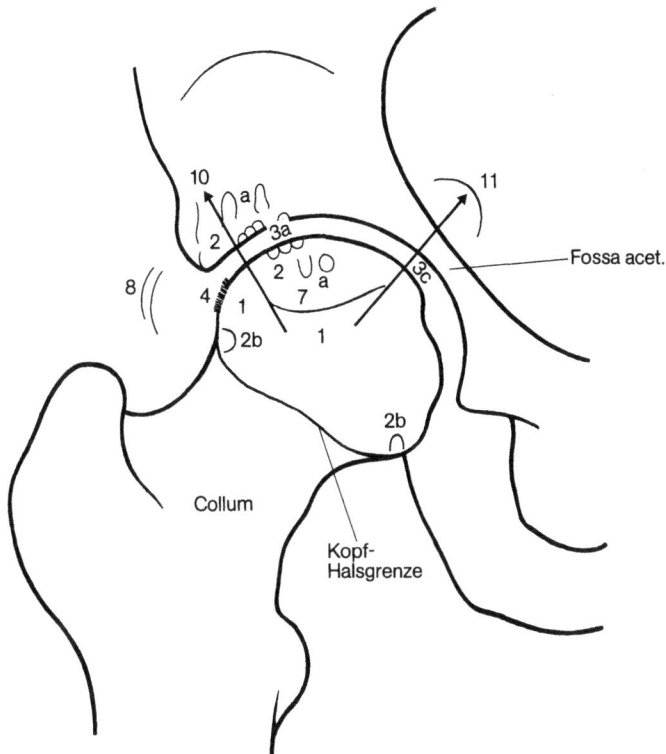

Abb. 23. Die Röntgensymptome der Koxitis bei c.P. (vgl. Tabelle 8). *1* = Osteoporose, *2* = Usuren, *3* = Knorpeldestruktion, *4* = Konturarrosion, *7* = obere Segmentdestruktion, Osteonekrose, *8* = Kapselschwellung, *10* = Pfannendachwanderung, *11* = Protrusio acetabuli

Im radiologischen Bild der Koxitis des Erwachsenenalters können verschiedene *Formen* abgegrenzt werden: Der häufigeren destruierenden Form (s. unten) stellen wir eine seltenere Form gegenüber, die besonders von französischen Rheumatologen beschrieben wurde, die *konstruktive* Koxitis (s. bei SCHILLING 1974).

Diese ist durch geringere knöcherne Zerstörung gekennzeichnet, sie ist weniger progredient und schon sehr bald von Zeichen der Reparation begleitet: Subchondrale Sklerose und am Pfannenrand Knochenneubildung, eine typische Osteophytose („gutartige sklerosierende Koxitis" - isoliert bleibend vielleicht eine entzündliche Variante der Koxarthrose?), bei Männern häufiger als bei Frauen, bei der ankylosierenden Spondylitis wiederum häufiger als bei der c.P. Die Extremvariante dieser konstruktiven Koxitis ist die für die Spondylitis ankylosans pathognomonische Form mit knöchern durchbauender Ankylose des Hüftgelenks.

Die *Röntgensymptome* der *destruierenden* Koxitis sind in der Skizze (Abb. 23) und in der Tabelle 8 nach Literaturangaben (BERENS u. LIN 1969; GSCHWEND 1977; RESNICK u. NIWAYAMA 1981; KELLGREN 1963) zusammengestellt. Die Frequenz von röntgenologisch festgestellten Symptomen bei der Koxitis in c.P.-Kollektiven liegt zwischen 17% und 64%.

Relativ *frühe* Symptome (Abb. 24a) sind die Osteoporose, zunächst der Collum-nahen Randpartien und dann diffus erkennbar, und die Gelenkspaltverschmälerung. Diese entbehrt, im deutlichen Gegensatz zur Koxarthrose, jeglicher osteophytärer Reaktion; sie beginnt meistens partiell in der kranialen

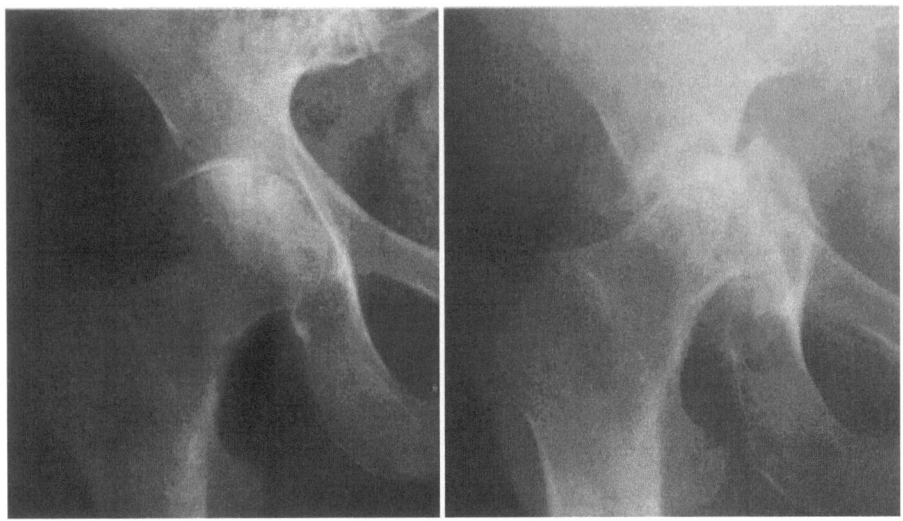

Abb. 24a, b. Mäßig fortgeschrittene Koxitis einer 56jährigen Frau mit c.P. im Stadium III: **a** Diffuse Osteoporose (gelichtete Bälkchenstruktur, Grenzlamelle abschnittsweise besonders deutlich gezeichnet!), schwach angedeutete Geoden und völliger Strukturverlust der kranio-lateralen Kopfrandpartie; kranio-mediale Gelenkspaltverschmälerung und eine schon tiefe Kopfusur in der Belastungszone; kranio-laterale Marginalusur, die obere collum-nahe Kopfpartie unterminierend. **b** Dieselbe Hüfte nach 19 Monaten: Zentral luxierende Protrusio acetabuli (mit Frakturfragment), Hüftkopfdeformierung durch kraniale Segmentdestruktion

Belastungszone oder medial in der Fovea-Fossa-Region, stellt sich zunächst keilförmig dar, oder kann auch bald einer gleichmäßig konzentrischen Knorpeldestruktion entsprechen. Arrosionen der Grenzlamelle treten, da schwer erkennbar, an Bedeutung zurück, und auch Marginalusuren werden wegen der insgesamt stärkeren Knochenmasse relativ spät röntgenologisch manifest.

Die häufig ungemein rasch, manchmal innerhalb weniger Monate deutlich progrediente knöcherne *Destruktion* stellt sich mit subchondral erosiven, teils zystoiden Einbrüchen in Kopf und Pfanne dar; manchmal mit einem Schwerpunkt, der vorgezeichnet scheint und zwischen zwei Richtungen schwankt: Einer nach kranial und lateral mit destruktiver *Pfannendachwanderung* einerseits (Abb. 22) und einer nach medial gerichteten Protrusionstendenz andererseits (Abb. 24a). Die so entstehende *Protrusio acetabuli* wird mit 5% aller c.P.-Fälle angegeben und kommt bei den weiblichen doppelt so häufig vor wie bei den männlichen Patienten. Sie kann je nach Grad und Tempo der Aggressivität in der Fossa acetabuli durch knöcherne Verstärkung der beckeninneren Kortikalis abgestützt werden oder aber diese im Sinne einer zentralen Luxation durchstoßen (Abb. 24b).

Der Hüftkopf erleidet verschiedene destruktive *Verformungen* und Verstümmelungen, denen sich eine sekundäre Hüftkopfnekrose aufsetzen kann. Diese ist bei der rheumatoiden Koxitis doppelt so häufig wie im Vergleichskollektiv ohne c.P.

e) Knie

Wir stellen das *Kniegelenk* röntgenologisch in zwei Ebenen dar: Das gestreckte Knie in a.p.-Projektion mit Zentralstrahl auf den Gelenkspalt gerichtet

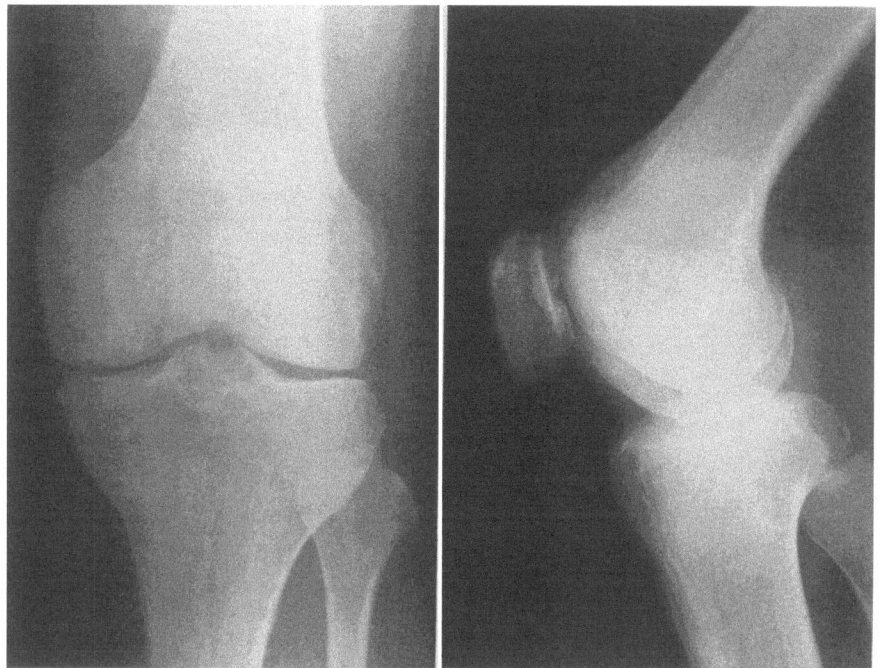

Abb. 25a, b. Mäßig fortgeschrittene Gonarthritis bei c.P.: **a** In der a.p.-Projektion beginnende Gelenkspaltverschmälerung, wenig Osteoporose, Randusuren der oberen Tibiaecken und tiefgreifender am lateralen Femurkondylus, Arrosionen der Eminentia intercondylica. – **b** In der lateralen Projektion Weichteilverdichtung (Erguß) im oberen Gelenkrezessus, subchondrale Strukturstörung der vorderen Konturen der Femurkondylen und Porose der Patella bei patellofemoraler Gelenkspaltverschmälerung (Adhäsion möglich) und eine Usur der Patella-Gelenkfläche; porotische Strukturstörung des Tibiakopfes ventral und dorsal sowie subkortikal ventral im metaphysären Femurbereich

und das um 45° gebeugte Knie des liegenden Patienten in seitlicher Projektion. Die a.p.-Aufnahme beider Kniegelenke bei aufrechtstehendem Patienten ist dann indiziert, wenn bei Band-Instabilität die jeweilige Achsenabweichung dargestellt werden soll. Spezielle Einstellungen (z.B. Tunnel-Projektion) können notwendig werden.

Klinisch ist die **Gonarthritis** (Gonitis) bei der c.P. häufiger (80%) als ihre relativ späte röntgensymptomatisch wahrscheinliche bis definitive Erkennbarkeit, die bei mindestens 30% eines c.P.-Kollektivs insgesamt und schließlich bei etwa 80% aller chronisch befallenen Kniegelenke der c.P. liegt (BERENS u. LIN 1969).

Unter den *Röntgensymptomen* der chronischen rheumatoiden Gonarthritis (BERENS u. LIN 1969; SOILA 1958; EXCERPTA MEDICA FOUNDATION 1963) sind die *Weichteilveränderungen* aber schon recht früh zu erkennen. Besonders deutlich stellt sich in der seitlichen Projektion der Erguß bei exsudativer Synovitis im oberen Rezessus (fälschlich „Bursitis suprapatellaris") zwischen Femur und Quadrizeps-Sehne dar (Abb. 25b); weniger deutlich (a.p.-projiziert) die seitliche Kapselschwellung und (im Seitenbild) exsudativ zystische Gebilde der Kniekehle (BAKERS Zyste), die mit anderen Weichteilstrukturen (Muskel- und Fettpolster) konkurrieren.

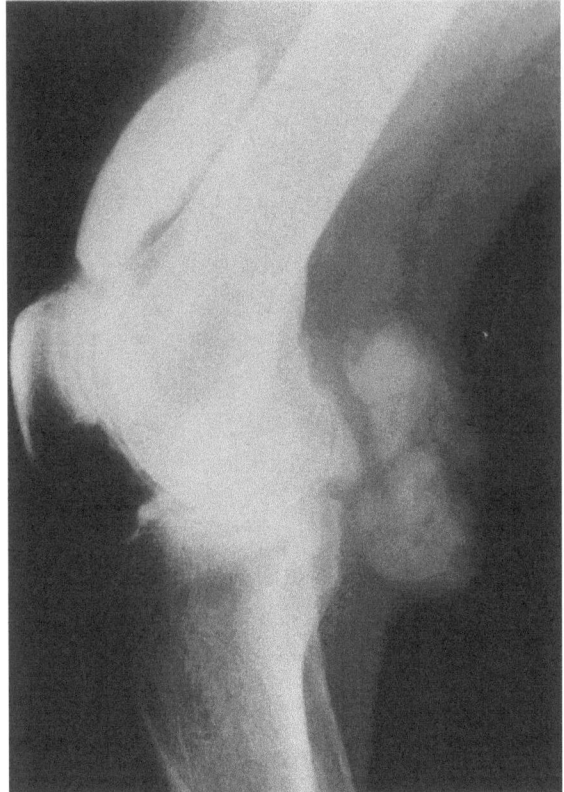

Abb. 26. Arthrographische Kontrastmitteldarstellung einer Gonarthritis bei früher c.P. mit homogener Darstellung des oberen Gelenkrezessus und mit wolkiger Darstellung einer durch Fibrin „gekammerten" Baker-Zyste in der Kniekehle

Die sog. *Baker-Zyste* ist bei der chronischen Gonarthritis sehr häufig, wir finden sie praktisch bei jedem dritten Patienten mit Kniegelenkbefall bzw. in 18% der Fälle eines c.P.-Gesamtkollektivs (MÜLLER u. SCHILLING 1982). Wir verlassen uns dabei im allgemeinen auf die klinischen Zeichen der Palpation. Meistens handelt es sich um eine Bursitis poplitea, insbesondere der Gastrocnemio-Semimembranacea-Schleimbeutelgruppe. Diese wurstförmige, oft prall sich anfüllende Bursa, die auch sonographisch darstellbar ist, steht in der Gefahr der Ruptur bzw. – unter dem Bild und meistens auch der Fehldiagnose „Thrombophlebitis" – des Absackens in die Wadenmuskulatur.

Nur seltener bedarf es zur Darstellung der Poplitealzyste bzw. zur Feststellung ihrer Lokalisation und ihres Ausmaßes (z.B. präoperativ) der *Arthrographie* (REINHARDT 1976) (Abb. 26). Dabei wird gezeigt, daß diese Schleimbeutel im allgemeinen eine schlauchartige und übrigens ventilartig funktionierende Verbindung mit der Gelenkhöhle haben.

Ein häufig frühes *Destruktionszeichen* (Abb. 25b) ist der subchondrale *porotische* feine Strukturverlust der Femurkondylen meistens ventral unterhalb der Patella, noch vor der dann folgenden Arrosion der entsprechenden Grenzlamelle, die sich (ähnlich wie am Hüftgelenk) zunächst sogar verdeutlicht abzeichnen kann; seltener im Bereich der hinteren Kondylenkontur oder vorne in Höhe des oberen Patella-Pols. Einen porotischen Strukturverlust zeigt auch recht früh der Tibiakopf ventral oberhalb der Tuberositas. Die diffuse Osteoporose ist ein späteres Symptom.

Die Kontur*arrosionen,* die wenig tieferen destruktiven Charakter annehmen können, findet man in der a.p.-Projektion medial und lateral an den Femurkondylen (Abb. 25a), hier zunächst abgrenzungspflichtig von physiologischen Kon-

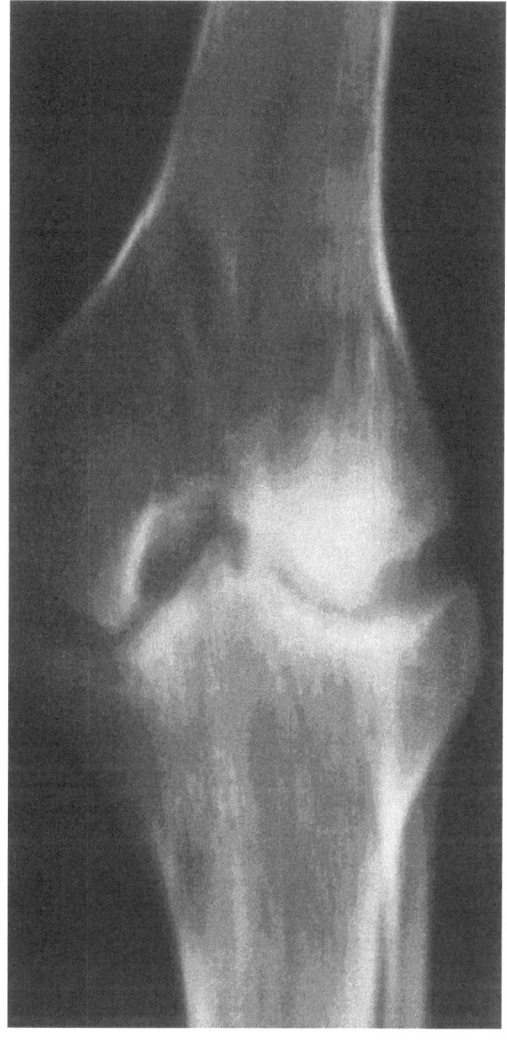

Abb. 27. Tomogramm einer schwergradig destruierenden Gonarthritis bei c.P.: Inhomogene Osteoporose, reaktive Sklerose des lateralen Femurkondylus, tiefe Einbrüche in das Kondylenplateau des Femur medial und der Tibia lateral; geringe mediale Luxation des Femur

turunregelmäßigkeiten, weiterhin an den Tubercula intercondylica und in der seitlichen Projektion an der distalen Femurmetaphyse (häufiger dorsal). Seltener bzw. später ist der Tibiakopf betroffen.

Usuren (Abb. 25a) werden relativ spät manifest; das Knie gilt gegenüber erosiven Veränderungen zunächst als besonders resistent. Randusuren finden wir in der a.p.-Projektion oberhalb bzw. unterhalb der Ecken der Femur- und häufiger der Tibia-Kondylen. Erosive Veränderungen betreffen im weiteren Verlauf die Rückfläche der Patella (Abb. 25b) und die tibio-femoralen Gelenkflächen, schließlich mit Einbrüchen, besonders häufig tief muldenförmig in das Tibiaplateau. Diese Zerstörungen bedürfen manchmal, besonders präoperativ, der tomographischen Präzisierung (Abb. 27).

Damit einher geht die zunehmende *Gelenkspaltverschmälerung,* patello-femoral früher als im tibio-femoralen Gelenkanteil, wo Knorpel- und Meniskusdestruktion, verbunden mit Gelenkflächeneinbrüchen schließlich zum Gelenkspaltschwund führen können. Die Verschmälerung kann ein frühes Symptom sein, sie kann aber auch durch Beugekontraktur vorgetäuscht werden.

Spätveränderungen betreffen die Achsenabweichung, häufiger im Sinne der Valgusstellung bei entsprechender Instabilität und lateralem Tibiaeinbruch, die mediale Subluxation des Femur und nicht selten Zeichen arthrotischer Reparatur mit Osteophytose, Sklerose und manchmal mit einer feinen periostalen Ossifikation proximal von den Femurkondylen.

Das *Tibio-Fibulargelenk* ist eigentümlicherweise nur selten betroffen.

f) Rückfuß (Fußgelenk)

Das **obere Sprunggelenk** (tibio-talar, talo-fibular und tibio-fibular) erfassen wir überwiegend in der a.p.-Projektion mit Richtung des Zentralstrahls entsprechend dem tibio-talaren Gelenkspalt. Diese Aufnahme kann durch die seitliche Projektion ergänzt werden.

Die *Arthritis* des oberen Sprunggelenks ist im Ablauf der c.P. im allgemeinen ein spätes Ereignis. Weichteilzeichen (Kapselschwellung, Ödem, Tenosynovitis) können früh erkannt werden. Randusuren zeigen sich bald medial am Talus und am entsprechenden Malleolus tibialis, später auch im fibularen Gelenkanteil und mit erosiven Strukturstörungen im Malleolus fibularis (Abb. 28a). Osteoporose, Gelenkspaltverschmälerung und tiefgreifendere Destruktionen folgen.

Die Darstellung des **unteren Sprunggelenks** (talo-navicular) und die Beurteilung des *Fersenbeins* bedarf der Aufnahme des Rückfußes in seitlicher Projektion. Bei der *Arthritis* des Talonavikulargelenks sieht man erosive Veränderungen mit Gelenkspaltverschmälerung; später folgen arthritische Veränderungen im Bereich der übrigen Tarsal- und Intertarsalgelenke (Mittelfußarthritis) (Abb. 28b). In Spätstadien kommen Tarsalsynostosen vor, die im übrigen aber auf juvenilen Beginn verdächtig sind.

Reaktiv arthrotische Appositionen sind im Spätstadium nicht selten, z.B. talo-navikulare Osteophyten. In ausgeprägten Fällen aber („struppiger Fuß") sind sie auf chronische Gichtarthritis verdächtig (SCHACHERL et al. 1968).

Die Verdickung der *Achillessehne* bzw. eine verdichtende Paratenonitis achillea kommen vor, während die Bursitis subachillea mit ihrer Druckusur und weitere Zeichen der entzündlichen *Kalkaneopathie* wie die dorsal und plantar ossifizierende Tendoostitis (entzündliche Fersensporne) nicht zum gewöhnlichen Bilde der c.P. gehören, sondern verdächtig sind auf Veränderungen aus dem Kreis der Spondarthritiden (DIHLMANN 1982; SCHILLING 1974c).

g) Kieferregion

Die *Kiefergelenkarthritis* (Arthritis temporo-mandibularis) kommt bei der c.P. einseitig und doppelseitig, flüchtig intermittierend und seltener chronisch in 20 bis 50% aller Fälle vor, subjektiv in 48%, nach klinischen Gesichtspunkten in einer eigenen Auszählung in 33% und mit röntgenologisch faßbaren Veränderungen in 20% der Krankheitsfälle.

Röntgenologisch sind destruktive Veränderungen dieses Gelenks nur schwer faßbar, am besten tomographisch.

Die juvenile c.P. (JCA) führt nicht selten zu schweren Destruktionen mit Verkürzung bzw. Wachstumshemmung des Processus articularis mandibulae mit der Folge einer Mandibulahypoplasie,

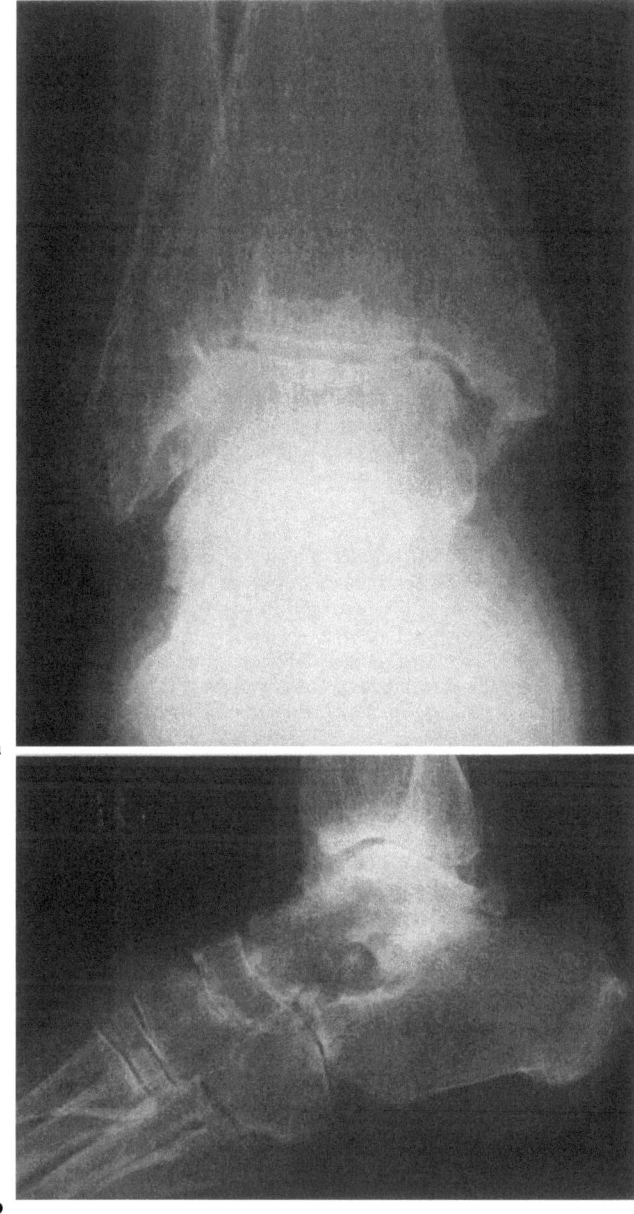

Abb. 28a, b. Fußgelenk-Arthritis bei fortgeschrittener c.P. **a** oberes Sprunggelenk in a.p.-Projektion: Osteoporose, mediale Talus-Usur und entsprechende Usur des Malleolus tibialis, erosive Strukturstörungen im Malleolus fibularis, geringe Gelenkspaltverschmälerung. **b** Rück- und Mittelfuß in seitlicher Projektion: allgemeine Osteoporose, obere und untere Sprunggelenkarthritis mit Gelenkspaltverschmälerung und Konturarrosionen, geringe Intertarsal- und deutlichere Tarso-Metatarsalarthritis; Paratenonitis achillea mit (entzündlich-reaktiver?) Hypertrophie des hinteren Talusfortsatzes; Fersensporne (ossifizierende Tendoostose)

physiognomisch mit dem für die JCA oft so typischen fliehenden Kinn (Retrogenie, schiefes Rückgesicht) (SCHILLING et al. 1963a und 1964).

Ankylosen des Kiefergelenks kommen bei der c.P. kaum vor, im Gegensatz zur ankylosierenden Spondylitis.

Funktionsaufnahmen der Kiefergelenke können hilfreich werden, wenn sie bei *geöffnetem* Mund die Bewegung des Kieferköpfchens unter das Tuberculum articulare vermissen lassen. Dieses unspezifische Zeichen spricht für eine Kapselschrumpfung, wie sie bei der Arthritis vorkommt.

h) Achsenskelett (Halswirbelsäule)

Bei der c.P. weisen 35% bis 50% aller Fälle klinisch vertebrale Symptome auf, die ganz vorwiegend die *Halswirbelsäule* betreffen. Symptome eines „entzündlichen Zervikalsyndroms" liegen klinisch bei 40%; röntgenologische Zeichen der rheumatoiden **Zervikalarthritis** finden sich mit einzelnen bzw. verdächtigen Merkmalen in über 80% (BERENS u. LIN 1969), mit den Merkmalen des gesicherten Bildes in 28% (SCHILLING et al. 1963a) aller Krankheitsfälle (vgl. Tabelle 9).

Bei der c.P. verhält sich die Halswirbelsäule mit ihrem relativ dichten polysynovialen System von 18 Gelenken, davon 6 im zerviko-okzipitalen Scharnier, wie eine fünfte Extremität. Mit der statisch-dynamischen Besonderheit einer Gliederung in Bewegungssegmente mit tragender und vertikal belasteter, aber hoch-differenzierter Funktion verliert die Halswirbelsäule (im Gegensatz zur ankylosierenden Spondylitis) bei der destruierenden rheumatoiden Arthritis den Charakter eines stabilen Bestandteils des Achsenskeletts, dessen beweglichster Abschnitt sie ist.

Gehen wir von der *Intervertebralarthritis* als der Primärläsion aus. Die Kapseldestruktion bedingt die pathomechanisch primäre Fehlfunktion des labilisierten Bewegungssegmentes (Abb. 29): Die *Segmentlockerung*. Wir sehen in ihr die Voraussetzung gleichermaßen für die entzündliche *Diskopathie* wie für die *Dislokation* (Subluxation), die zum Risiko für das Rückenmark werden. Im Segment einer subluxierenden Intervertebralarthritis kann eine Wirbelkörperverschiebung und/oder eine Bandscheibenzermürbung entstehen und mit dieser ein Segmentkollaps, der mangels einer osteophytären Reaktion und mit Arrosion der Abschlußplatten die Kriterien der *Diszitis,* mit paradiskaler Destruktion und Kondensation die Kriterien der *Spondylodiszitis* erfüllt.

Die durch destruierende Zervikalarthritis bedingte Segmentlockerung hat also eine *mehrdimensionale Wirbelverschiebung* zur Folge: Die transversale Dislokation fast ausschließlich nach ventral und die vertikale Dislokation mit Verkürzung des Spinalkanals. Wir unterscheiden die *atlanto-axiale* Spontandislokation einerseits und die *subaxiale* Dislokation andererseits und durch sie bedingt die verschieden lokalisierten und verschiedenartig bedingten Spinalkanalstenosen, wie sie in der Skizze (Abb. 29b) angedeutet sind, potentiell mit den neurologischen Syndromen der zervikalen Kompressionsmyelopathie.

Zur *röntgenologischen* Untersuchung der Halswirbelsäule genügt im allgemeinen zunächst die Darstellung der Halswirbelsäule im seitlichen Strahlengang und zwar unter voller Ausnutzung des Hochformats 20:24 cm, so daß noch Anteile des Unterkiefers und des harten Gaumens erkennbar werden. Die a.p.-Aufnahme ist meistens entbehrlich. Unter Berücksichtigung der labilen atlanto-axialen Dislokation aber sind Funktionsaufnahmen erforderlich, also eine zusätzliche seitliche Aufnahme der HWS in Inklinationsstellung. Zur weiteren Information über die Verhältnisse im Bereich der Kopfgelenke bedarf es der entsprechenden Verschiebung des Zentralstrahls nach kranial, der üblichen Schichtaufnahmen in verschiedenen Ebenen und schließlich zur Darstellung der Verhältnisse im Spinalkanal der Computertomographie.

Die *Röntgensymptome der Zervikalarthritis* bei der c.P. (BALL u. SHARP 1971; BERENS u. LIN 1969; DIRHEIMER 1977; RESNICK u. NIWAYAMA 1981), die wir

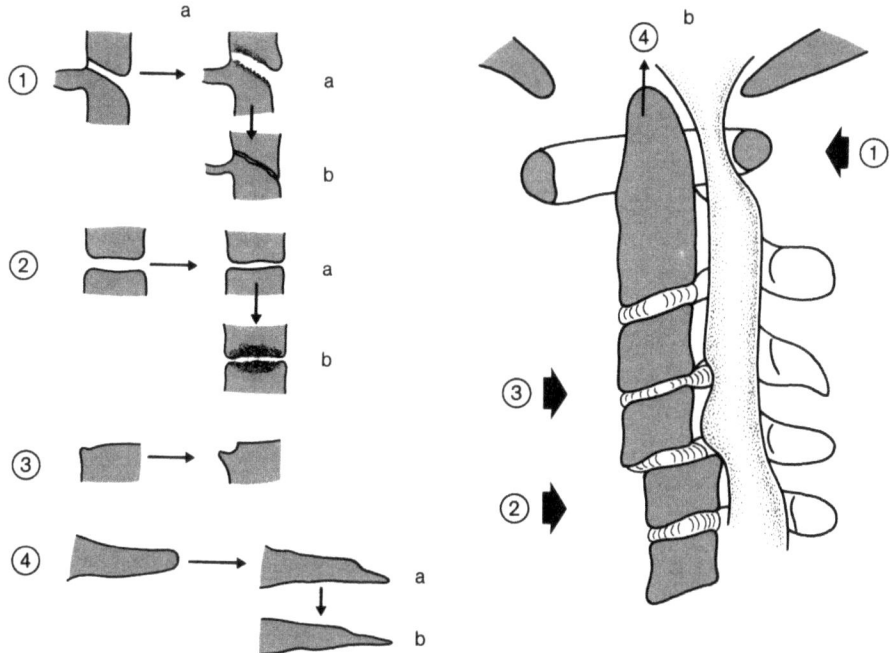

Abb. 29a, b. Die Röntgensymptome (enzündliche Merkmale) der Zervikalarthritis bei chronischer Polyarthritis

a
1. Intervertebralarthritis:
   a) Konturunschärfe durch Gelenkflächenarrosion
   b) Gelenkspaltverschmälerung durch Knorpelschwund; Synostose?
   c) Lockerung ⎯⎯⎯⎯⎯⎯⎯⎯⎯⎯
2. Bandscheibenerniedrigung:
   a) osteophytenfreie Diszitis ⎯⎯⎯
   b) Sponylodiszitis
3. Randleistenarrosion
4. Dornfortsatzosteolyse (C7):
   a) schaufelförmig
   b) konzentrisch („Schwalbenschwanz")

b
Dislokationen und die Mechanismen der Zervikalmarkstenosierung:
1. Atlanto-axiale Dislokation
→ 2. Subaxiale Dislokation bei Segmentinstabilität
→ 3. Dorsaler Prolaps entzündlich zermürbten Bandscheibenmaterials
4. Vertikale Dislokation (Densinvagination)

im Jahre 1963 als „Spondylitis cervicalis" bei chronischer Polyarthritis und ankylosierender Spondylitis erstmals ausführlich beschrieben haben (SCHILLING et al. 1963a u. b), sind der Häufigkeit nach die Osteoporose, die Dislokationen, die Zeichen der Intervertebralarthritis, die Arrosionen der Abschlußplatten, die osteophytenarme Bandscheibenerniedrigung und die osteolytische Zuspitzung des Dornfortsatzes überwiegend bei C7 (Tabelle 9 und Abb. 29).

Frühe Symptome sind, abgesehen von der nicht immer eindeutig abschätzbaren Osteoporose der Wirbelkörper, die Zeichen der *Intervertebralarthritis* (Abb. 30a), die mit Gelenkspaltverschmälerung, Unschärfe und erosiven Veränderungen der Gelenkkonturen erkennbar sind. Bei Wirbelkörperverkippung im Rahmen einer dislozierenden Segmentlockerung kommt es zu entsprechendem Klaffen des erweiterten Gelenkspaltes mit Verschiebung der Gelenkflächen

Tabelle 9. Die Röntgensymptome der Zervikalarthritis (Spondylitis cervicalis) bei chronischer Polyarthritis n = 200

Entzündliche Merkmale	c.P. insgesamt	Stadium III+IV	Spondylitis cervicalis
1. Osteoporose	31	45	75
2. Destruierende, seltener synostosierende[a] Intervertebralarthritis	25	29	46
3. Spondylodiszitis:			
a) reaktionsarme Diskopathie (Diszitis)	9	13	29
b) Arrosion der Abschlußplatten	19	28	46
4. Dislokationen (subluxierende Segmentlockerung):	27	40	72
a) atlanto-axial	9	12	29
b) subaxial polytop	11	15	21
b) subaxial Stufenleiter	6	12	21
5. Dornfortsatzzuspitzung C7	7	9	25
S.: Vollbild Spondylitis cervicalis	28	40	100

Anmerkungen: Die Zahlenangaben bedeuten % der jeweiligen Gruppe (senkrechte Spalten)
[a] Bei C2/3 wird häufig durch steile Gelenkstellung eine Synostose nur vorgetäuscht

(Abb. 31 und 35b), im Extremfall bis zur verhakenden Luxation. Intervertebralsynostosen sind seltener.

Die Zeichen der *Diszitis,* also der entzündlichen Bandscheibenzermürbung, sind die deutliche bis erhebliche Bandscheibenerniedrigung ohne osteophytäre Reaktion sowie Unschärfen und arrosive Veränderungen der Abschlußplatten. Kommt es zur weiteren paradiskalen Destruktion mit knöcherner Kondensation der anschließenden Wirbelkörperspongiosa, dann sprechen wir von *Spondylodiszitis* (Abb. 30).

Dieser also nicht-bakteriell bedingte entzündlich-destruktive diskovertebrale Umbau kommt bei der c.P. nahezu ausschließlich an der Halswirbelsäule vor, nur sehr selten auch einmal an der Lendenwirbelsäule (KELLGREN u. LAWRENCE 1957; SCHILLING 1974a), während er bei der Spondylitis ankylosans nur an der LWS und unteren BWS angetroffen wird (SCHILLING 1974c).

Die osteolytische schwalbenschwanzförmige Zuspitzung oder schaufelförmige Deformierung des *Dornfortsatzes* überwiegend bei C7 (Abb. 31) haben wir als Spätsymptom dem Katalog der zervikalarthritischen Merkmale hinzugefügt.

Unter den Wirbel*verschiebungen* ist die **atlanto-axiale Dislokation,** also die spontane Subluxation des Atlas nach ventral (sehr selten nach dorsal − nur bei Dens-Mutilation) die häufigste, und sie ist nicht selten ein relatives Frühsymptom, das der Instabilität wegen oft nur in der Inklinationsaufnahme sichtbar wird (Abb. 30, 32 und 33) (SCHILLING et al. 1963b).

Diese mehrdimensionale Dislokation zwischen Atlas und Axis verdankt ihre Entstehung der sukzessiven Lockerung und Zerstörung des Halteapparates des Dens axis bei destruierender Arthritis des sechsteiligen unteren Kopfgelenks. Die erste Stufe der Instabilität des a-diskalen Segmentes C1/2 haben wir *Zahngelenklockerung* genannt. Die noch labile und reversible Segmentlockerung bietet unter dem Dislokationsdruck der Inklination eine vordere atlanto-dentale Distanz bis zu 6 mm

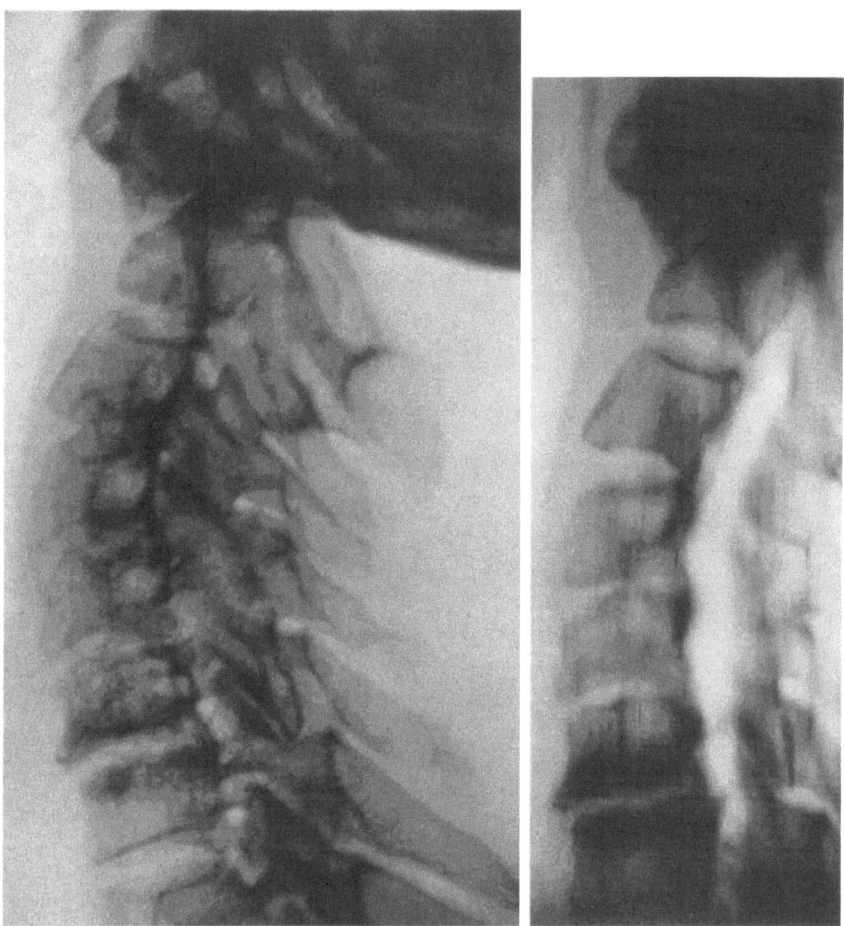

Abb. 30a, b. Fortgeschrittene Zervikalarthritis einer c.P. im Stadium IV (62jährige Frau). **a** Verschiedene Stadien der generalisierten Intervertebralarthritis (Unschärfen, Arrosionen und reaktive Sklerosierung der Gelenkflächen, Knorpeldestruktion mit Gelenkspaltverschmälerung bis Gelenkspaltschwund – Synostose?), multiple reaktionsarme Bandscheibenzermürbung, gering dislozierend von C5 bis C7, Spondylodiszitis C6/7, hochgradige atlanto-axiale Dislokation (vordere atlanto-dentale Distanz 13 mm) mit oberer Zahnfortsatz-Destruktion, beginnende Dornfortsatz-Osteolyse C7. **b** Gasmyelographische und tomographische Darstellung des Spinalkanals mit hochgradiger Einengung durch den hinteren Atlasbogen und durch die Wirbelkörperstufe mit retrodiskalen Proliferationen bei C6/7: zervikale Kompressionsmyelopathie mit spastischer Tetraparese!

(Normgrenze bei höchstens 3 mm). Bis zu diesem Bereich ist das Ligamentum transversum atlantis noch haltetüchtig.

    In der seitlichen Projektion sieht man die Verschiebung des Atlas und die erosiven Veränderungen des *Zahnfortsatzes*, ventral und deutlicher dorsal in Höhe der Atlanto-dentalgelenke („dorsale Dens-Usur"). In der a.p.-Projektion werden frühe arrosive Veränderungen an der Densspitze und insbesondere tomographisch die manchmal erheblich destruktiv veränderten seitlichen Gelenkflächen des unteren Kopfgelenks sichtbar. Der Zahnfortsatz, rings von synovitischer Aggression umgeben, kann im weiteren Verlauf konzentrisch osteolytisch verschmächtigt und verkürzt werden und schließlich durch pathologische Fraktur oder durch mutilierenden Totalschwund hinwegschmelzen.

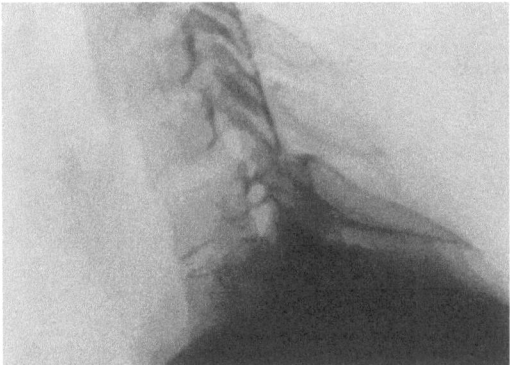

Abb. 31. Subluxierende und dislozierende Zervikalarthritis C 6/7 mit Diszitis und bei osteolytischer Zuspitzung (ossifizierende Tendoostitis) des processus spinosus C 7; ossifizierende Tendoostose bei proc. spin. C 6 und knorpeldestruktive Intervertebralarthritis C 5/6

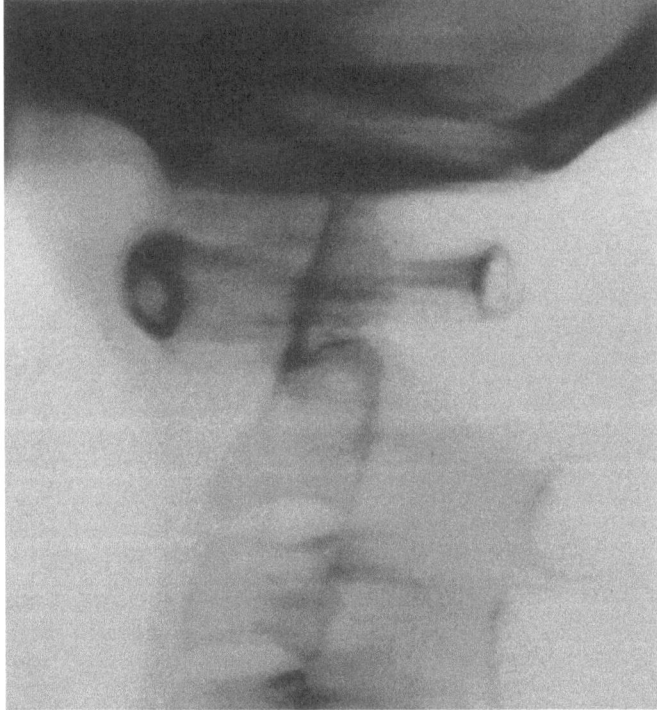

Abb. 32. Tomographische Darstellung einer atlanto-axialen Dislokation um 15 mm mit erheblicher Verminderung der hinteren atlanto-dentalen Distanz (Spinalkanal!) bei Atlantoaxialarthritis

Bei totaler Insuffizienz des atlanto-dentalen Halteapparates mit Ausriß des Ligamentum transversum kommt es zur ventralen *Atlasluxation,* meist in Form eines Kippgleitens bis zu einer vorderen atlanto-dentalen Distanz von 18 bis 20 mm. Die für das Zervikalmark kritische Dislokation wird bei 10 mm angenommen. Schwergradige, neurologisch komplizierte, aber auch schon bedrohliche Zustände sind operationspflichtig.

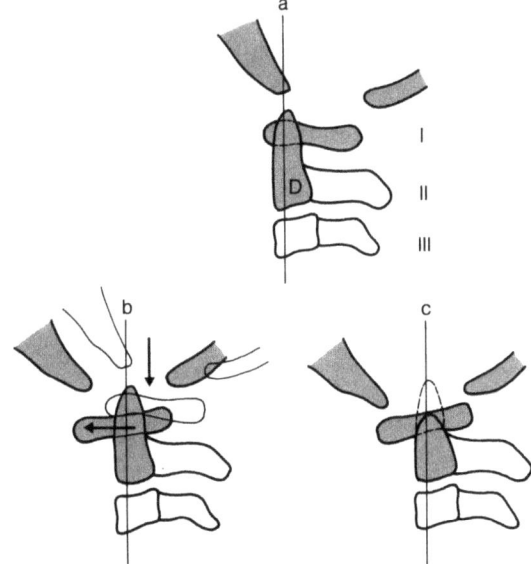

Abb. 33a–c. Skizze der Pathobiomechanik der mehrdimensionalen atlanto-axialen Dislokation bei unterer Kopfgelenkarthritis. **a** Normaler Ausgangszustand. **b** Ventro-kaudal-Dislokation von Atlas-Okziput: Ventralverschiebung und Absinken auf die Axis mit Eintritt der Densspitze ins Foramen magnum (Kopfgelenkkollaps mit Dens-Invagination). **c** Durch Osteolyse der Densspitze rückläufige Invagination

Die Verschiebung im unteren Kopfgelenk hat außer der horizontalen eine *vertikale* Dimension, die dem Segmentkollaps C1/2 entspricht. Die Densspitze tritt über die CHAMBERLAINsche Palato-Okzipitallinie nach kranial und taucht in das Hinterhauptsloch ein: *Pseudobasiläre Impression,* besser basilare Dens-Invagination genannt.

Diese bedrohliche Situation kann im Spätstadium der Krankheit durch die osteolytische Selbstverstümmelung des Zahnfortsatzes verhütet oder bereinigt werden, sozusagen eine zufällige Selbsthilfe des arthritischen Zerstörungsprozesses („pseudo-pseudobasiläre Impression" – Abb. 33).

Die Dens-Invagination bedarf der tomographischen Abklärung und der *Kraniometrie* unter Beachtung der CHAMBERLAINschen, der McRAEschen und der FISCHGOLDschen (Bimastoid-)Linien sowie des WALCKERschen und des BOOGAARDschen Winkels, um bei fehlender Platybasie die differentialdiagnostische Abgrenzung gegenüber den angeborenen oder anderweitig erworbenen kranio-zervikalen Dysplasien nicht zu versäumen (DIRHEIMER 1977).

Die verschiedenen *subaxialen* Dislokationen bei entsprechender Segmentlockerung sind spätere Röntgensymptome, meistens polytop und manchmal auch relativ früh generalisiert unter dem Phänomen der *Stufenleiter* (SCHILLING et al. 1963a), das in der Inklination verdeutlicht wird. Im oberen Teil der HWS kommen auch kleine Verschiebungen nach dorsal (Retrolisthese) vor (Abb. 34). Die dislokatorisch entstandenen und gas-myelographisch abzuklärenden Zervikalspinalstenosen verdeutlichen die Abbildungen 29b, 30b und 34.

Die *Arteriographie* zur Darstellung der Arteria vertebralis kann bei der atlanto-axialen Dislokation die Verziehung dieses Gefäßes darstellen und im Bereich des Foramen costotransversarium seine Abknickung als Ursache einer episodischen Vertebralis-Insuffizienz erklären.

Ein abweichendes, besonderes Gepräge erhält die Zervikalarthritis, wenn der chronische Prozeß in der Kindheit begonnen hat (JCA): **Juvenile** Zervikalarthritis (Spondylitis cervicalis juvenilis). Deren Aspekt ist pathognomonisch und dann durch folgende Trias gekennzeichnet, wenn die JCA vor dem 8. spätestens aber dem 11. Lebensjahr die Halswirbelsäule ergriffen und hier Bewegungs-

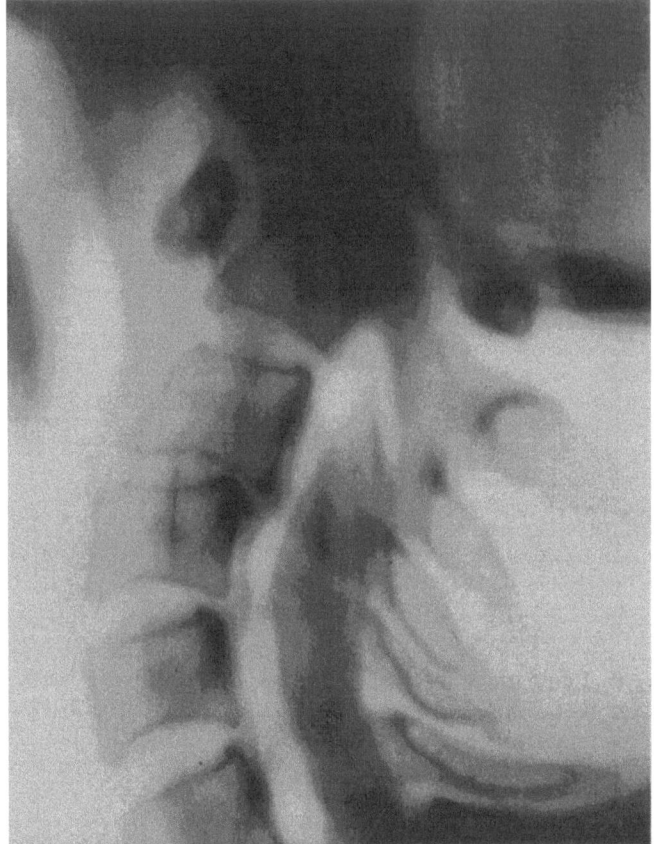

Abb. 34. Tomographie und gas-myelographische Darstellung des Spinalkanals bei oberer Zervikalarthritis einer fortgeschrittenen c.P. (50jährige Frau mit diskretem zervikal-spinalem Kompressionssyndrom): Destruierende Atlantoaxialarthritis mit geringer Atlas-Dislokation (Zahngelenklockerung) und mit oberer Zahnfortsatzosteolyse (Dens-Schwund); subaxiale Spinalkanalstenose durch Wulstung der Spinalkanaltapete bei nach dorsal dislozierender Discitis C 3/4

segmente funktionell und dadurch auch in ihrer Entwicklung behindert hat (SCHILLING et al. 1963a; SCHILLING u. SCHACHERL 1964) (Abb. 35):
1. Synostotische *Ankylose* der Intervertebralgelenke und breit bandförmige *Fusion* der Wirbelbögen;
2. *Wachstumsrückstand* (Hypoplysie) der Wirbelkörper in Höhe dieser frühzeitig funktionell ausgefallenen Intervertebralgelenke, verbunden mit
3. *Hypoplasie* der dazugehörigen, einer oder mehrerer Bandscheiben.

Dieses Bild, das man als ankylosierende Spondylitis cervicalis bezeichnen könnte, wird meistens mit der ankylosierenden Spondylitis (sog. Bechterewsche Krankheit) verwechselt. Es hat mit diesem Leiden aber nichts zu tun und kommt auch bei der juvenilen Spondylitis ankylosans niemals vor.

Mit der Apophysealsynostose ist meistens auch eine Hypoplasie der Dornfortsätze und der Gelenkfortsätze verbunden, und der verkümmerte Bandscheibenrest kann sich als kleine Kalkscheibe darstellen. Das Ausmaß der *verblockten hypoplastischen* Bewegungssegmente erstreckt sich von kranial

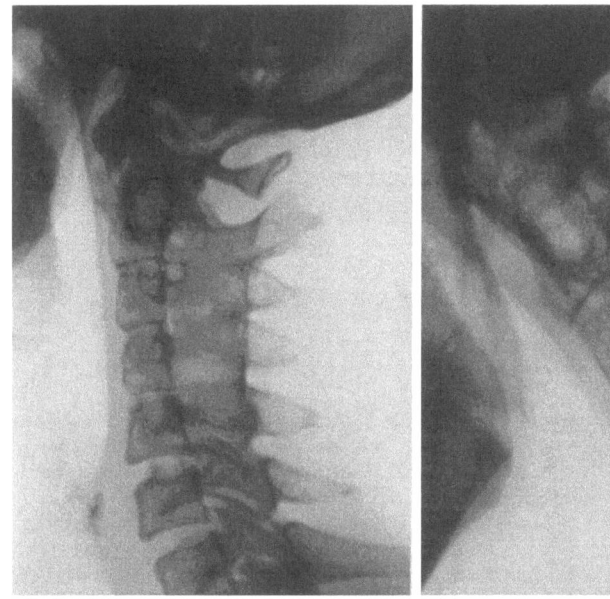 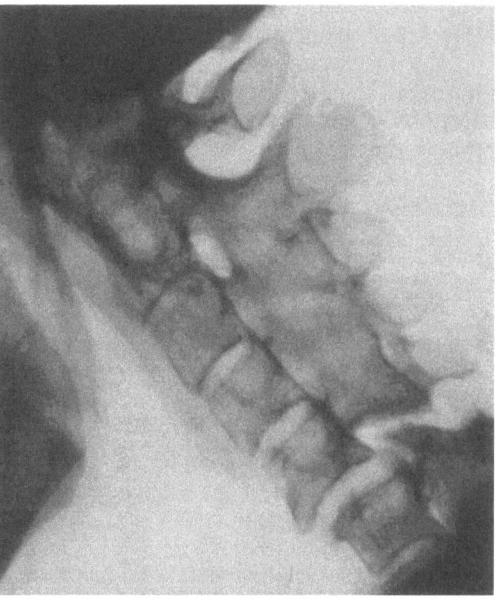

Abb. 35 a, b. Juvenile rheumatoide Spondylitis cervicalis mit oberer bis mittlerer Zervikalverblockung bei erwachsen gewordenen Patienten mit JCA; verschiedengradige Ausprägung entsprechend dem Lebensalter bei Floridität der Zervikalarthritis: bei **a** vor dem 8. Lebensjahr, bei **b** nach dem 12. Lebensjahr; bei **a** Hypoplasie der Zervikalsegmente bis C 5 mit breiter Wirbelbogensynostosierung, lückenloser Dornfortsatzbasis und trapezförmigem Wirbelkörper im Übergangsbereich C 5; bei **b** gleichartige Apophysealsynostose mit Dornfortsatzhypoplasie, aber ohne Unterentwicklung der entsprechenden Wirbelkörper und Bandscheiben, mit schwergradiger Instabilität des bei Inklination dislozierten und pseudarthrotisch klaffenden Bewegungssegmentes C 5/6 (hier Spinalkanalstenose mit schließlich operationspflichtiger Kompressionsmyelopathie)

bei C 2 nach kaudal bis C 4 oder noch ausgedehnter bis C 6, dort mit einem trapezförmig gebildeten Wirbelkörper in den normal ausgebildeten Teil der HWS übergehend (Abb. 35a). Es kann auch zu solitären Verblockungen bei C 2/3 kommen, wo ein „angeborener Blockwirbel" vorgetäuscht wird (SCHILLING u. SCHACHERL 1964). Es besteht morphologisch eine deutliche Abhängigkeit vom Lebensalter zur Zeit des floriden zervikalarthritischen Prozesses (vgl. Abb. 35a und b).

Das unterhalb dieses zervikalen stabförmigen Blocks liegende Bewegungssegment hat die darüberliegenden ankylosierten Segmente funktionell zu ersetzen und ist damit einem sehr typischen und gefährlichen Überlastungsschaden, ähnlich einer *Pseudarthrose* ausgesetzt (Abb. 35b). Die zermürbte Bandscheibe dieses überforderten Bewegungsspaltes kann prolabieren, und im Spinalkanal können reaktiv zusätzlich stenosierende Proliferationen entstehen. Gas-myelographisch kann ein entsprechender Stop gezeigt werden, der zur Operation Veranlassung gibt.

Die Veränderungen an der **Brust-** und **Lendenwirbelsäule** sind bei der c.P. uncharakteristisch. Eine klinisch oder röntgenologisch relevante Intervertebralarthritis ist in diesen Bereichen praktisch unbekannt. Syndesmophytäre Verknöcherungen oder disko-vertebrale Destruktionen wie bei der ankylosierenden Spondylitis kommen nicht vor, mit Ausnahme einer selten beobachteten Spondylodiszitis der LWS (SCHILLING 1974a).

In Abhängigkeit vom Alter des Patienten, von der Dauer seiner Krankheit und von der Medikation (Kortikosteroide!) ist ein gewöhnliches Schicksal des Achsenskelett bei der c.P. die diffuse *Osteoporose* in durchschnittlich 40% aller Krankheitsfälle; im Stadium IV ein nahezu hundertprozentiges Ereignis, das zur Komplikation werden kann, wenn spontane *Wirbelkörperverformungen* (Deckplatteneinbrüche, Fischwirbelbildung) hinzutreten.

Die Osteoporose ergreift auch das **Becken**. Umbauzonen kommen (sehr selten) vor. Ebenso wird ein entzündlicher Umbau der Iliosakralgelenke oder der Symphyse, wie er die Spondarthritiden kennzeichnet, vermißt (vgl. oben). Eine synostosierende Iliosakralarthritis kann aber durch die Osteoporose vorgetäuscht werden, wenn die Gelenkkonturen „verdämmern" oder aufblättern und der Gelenkspalt zu verschwinden scheint (SCHILLING 1974c).

Literatur

Albrecht HJ (1974) Rheumatologie für die Praxis. Wissenschaftlicher Dienst „Roche". Hoffmann-la Roche AG, Grenzach-Wyhlen

Albrecht HJ, Ernst JR (1976) Darstellung entzündlicher und degenerativer Knochenalterationen peripherer Gelenke mit Hilfe der Weichstrahltechnik. Verh Dtsch Ges Rheumatol 4:1996

Albrecht HJ, Westerburg KW, Wilmowsky H von (1982) Beurteilung des intraartikulären Entzündungssubstrats mit Hilfe der Computertomographie. Akt Rheumatol 7:19

Alpert M, Meyers M (1961) Osteolysis of the acromial end of the clavicles in rheumatoid arthritis. Amer J Roentgenol 86:251

Ball J, Sharp J (1971) Rheumatoid arthritis of the cervical spine. In: Modern trends in rheumatology, Bd 2, Butterworths, London, S 117

Berens DL, Lin RK (1969) Roentgen diagnosis of rheumatoid arthritis. Thomas, Springfield/Ill

Berens DL, Lockie ML, Lin RK, Norcross BM (1964) Roentgen changes in early rheumatoid arthritis. Radiology 82:645

Calabro JJ (1962) A critical evaluation of the diagnostic features of the feet in rheumatoid arthritis. Arthritis Rheum 5:19

Carter ME (1964) Radiological aspects of rheumatoid arthritis. Excerpta Medica Foundation, Amsterdam New York Milano Tokio

Clemmesen S (1966) A critical evaluation of Norgaard's technique for early roentgenological diagnosis of rheumatoid arthritis. Acta Rheum Scand 12:241

Dale K, Eek M (1975) Preliminary experiences with Larsen's radiological method for grading rheumatoid arthritis. Scand J Rheumatol [Suppl 8] (Abstr) 4:27-02

Dihlmann W (1968) Der Processus styloideus – ein röntgenologischer Indikator für chronische rheumatische Polyarthritiden. Fortschr Röntgenstr 109:199

Dihlmann W (1968) Ein röntgenologisches Frühzeichen der Arthritis. Der Schwund der subchondralen Grenzlamelle. Z Rheumaforsch 27:129

Dihlmann W (1969) Über die Arthritis reformans. Fortschr Röntgenstr 111:245

Dihlmann W (1982) Gelenke – Wirbelverbindungen, Klinische Radiologie, 2. Aufl. Thieme, Stuttgart New York

Dihlmann W, Peter E (1965) Die diagnostische Bedeutung des glockenförmigen Femurkopfes. Fortschr Röntgenstr 102:306

Dirheimer Y (1977) The craniovertebral region in chronic inflammatory rheumatic diseases. Springer, Berlin Heidelberg New York

Excerpta Medica Foundation (1963) International Congress Series No 61

Fassbender HG (1975) Pathologie rheumatischer Erkrankungen. Springer, Berlin Heidelberg New York

Fischer E (1976) Röntgenologische Weichteildiagnostik der rheumatoiden Polyarthritis an Händen und Füßen. Verh Dtsch Ges Rheumatol 4:176

Forrester DM, Brown JC, Nesson JW (1978) The radiology of joint disease. Saunders, Philadelphia London Toronto

Gschwend N (1977) Die operative Behandlung der chronischen Polyarthritis, 2. Aufl. Thieme, Stuttgart

Haage H (1976) Synoviale Kontrastdarstellung der Verhältnisse an Ellenbogen und Hand. Verh Dtsch Ges Rheumatol 4:203

Henche HR (1978) Die Arthroskopie des Kniegelenks. Springer, Berlin Heidelberg New York
Isemein L, Fournier AM (1956) La polyarthrite chronique évolutive. Masson et Cie Editeurs, Paris
Jacobs P (1975) Röntgenatlas der Hand. Springer, Berlin Heidelberg New York
Kalliomäki JL, Vittanen SM, Virtama P (1968) Radiological findings of sternoclavicular joints in rheumatoid arthritis. Acta Rheum Scand 14:233
Kellgren JH (1963) The hip joint. Radiological aspects of rheumatoid arthritis. Excerpta Medica Foundation 61:301
Kellgren JH, Lawrence JS (1957) Radiological assessment of rheumatoid arthritis. Ann Rheum Dis 16:485
Larsen A (1976) The value of individual joints for radiological assessment of rheumatoid arthritis. Scand J Rheumatol 5:119
Mannerfelt L (1982) Funktionswandel und Funktionsverlust der oberen Extremität durch entzündlich-rheumatische Erkrankungen. Z Orthop 120:419
Martel W, Hayes JT, Duff IF (1965) The pattern of bone erosion in the hand and wrist in rheumatoid arthritis. Radiology 84:204
Meythaler K, Bach GL (1979) Das Os styloides ulnae. Compendia Rheumatologica, Bd 7. EULAR, Basel
Müller W, Schilling F (1982) Differentialdiagnose rheumatischer Erkrankungen, 2. Aufl. Aesopus-Verlag, Basel Wiesbaden
Nørgaard F (1965/1967) Earliest roentgenological changes in polyarthritis of the rheumatoid type: Rheumatoid arthritis. Radiology 84:325, Fortschr Röntgenstr 106:844
Otte P (1963) Die Gelenkkontur im Röntgenbild atrophischer Prozesse. Verh Dtsch Ges Orthop 50:466
Otte P (1980) (im Druck) Schultergelenkarthritis bei chronischer Polyarthritis. Praktische Orthopädie, Bd 11
Pfannenstiel P, Henne W, Pixberg U (1974) In „Diagnostische Radiologie", Bd 7. Werkverlag Dr E Banaschewski, München S 95
Poznanski AK (1974) The hand in radiological diagnosis. Saunders, Philadelphia London Toronto
Reinhardt K (1976) Kontrastdarstellung synovialer Verhältnisse an Knie und Fuß. Verh Dtsch Ges Rheumatol 4:208
Resnick D, Niwayama G (1981) Rheumatoid Arthritis. In: Diagnosis of Bone and Joint Disorders. Saunders, Philadelphia London Toronto, S 906
Rutishauser E, Jacqueline F (1958) Die rheumatischen Koxitiden. Documenta rheumatologica, Bd 16. Geigy, Basel
Schacherl M (1969) Röntgenologie bei rheumatischen Erkrankungen. Diagnostik 2:74
Schacherl M (1969) Röntgenologische Differentialdiagnose rheumatischer Erkrankungen. Therapiewoche 19:307
Schacherl M (1981) Beurteilung und Analyse der Aufnahmetechnik von fremden Röntgenaufnahmen der Hände nach rheumatologischen Kriterien. Röntgen-Berichte 10:81
Schacherl M, Rheil A (1976) Röntgenmorphologie der kindlichen rheumatoiden Arthritis im Erwachsenenalter (am Beispiel der Hände). Verh Dtsch Ges Rheumatol 4:70
Schacherl M, Schilling F (1965) Zur Differentialdiagnose erworbener und angeborener Karpalsynostosen. Fortschr Röntgenstr 102:68
Schacherl M, Schilling F (1967) Röntgenbefunde an den Gliedmaßengelenken bei Polyarthritis psoriatica. Z Rheumaforsch 26:442
Schacherl M, Schilling F (1970) Die destruierende Polyarthrose. Fortschr Röntgenstr 113:551
Schacherl M, Schilling F, Gamp A (1968) Das radiologische Bild der Gicht. Der Radiologe 6:231
Schilling F (1969) Die rheumatische Coxarthritis. Physik Med Rehabil 10:225
Schilling F, Otte P (1979) Synovial-Zyste bei rheumatoider Coxitis. „R" 40:515
Schilling F (1974a) Knochenveränderungen bei chronischen entzündlich-rheumatischen Erkrankungen (Arthritis, Spondylitis) vom klinisch-radiologischen Standpunkt. Verh Dtsch Ges Rheumatol 3:142
Schilling F (1974b) Die chronische Arthritis – eine Präarthrose? Z Orthop 112:555
Schilling F (1974c) Spondylitis ankylopoetica – die sogenannte Bechterewsche Krankheit und ihre Differentialdiagnose (einschließlich Spondylosis hyperostotica, Spondylitis psoriatica und chronisches Reiter-Syndrom). In: Diethelm L (ed) Handbuch der Medizinischen Radiologie, Bd VI/2, S 452

Schilling F (1976a) Radiologische Frühsymptomatik und Differentialdiagnose an Händen und Vorfüßen bei chronisch-rheumatischen Erkrankungen. Therapiewoche 26:8133

Schilling F (1976b) Die Differentialdiagnose der Gicht. In: Zöllner N, Gröbner W (Hrsg) Handbuch der Inneren Medizin, Bd VII/3, S 276

Schilling F, Schacherl M, Bopp A, Gamp A, Haas JP (1963a) Veränderungen der Halswirbelsäule (Spondylitis cervicalis) bei der chronischen rheumatischen Polyarthritis und bei der Spondylitis ankylopoetica. Der Radiologe 3:483

Schilling F, Haas JP, Schacherl M (1963b) Die spontane atlantoaxiale Dislokation (Ventralluxation des Atlas) bei chronischer Polyarthritis und Spondylitis ankylopoetica. Fortschr Röntgenstr 99:518

Schilling F, Schacherl M (1964) Wirbelverschiebungen und Blockwirbelbildungen im Bereich der Halswirbelsäule auf rheumatisch-entzündlicher Grundlage. In: Junghanns H (Ed): Möglichkeiten und Grenzen in der Röntgendiagnostik der Wirbelsäule. Hippokrates-Verlag, Stuttgart

Schilling F, Schacherl M (1972) „Banale" und destruierende Polyarthrose. Verh Dtsch Ges Rheumatol 2:247

Schönthal H (1979) Xeroradiographischer Atlas chronischer Gelenkerkrankungen. Schattauer, Stuttgart New York

Schulitz K-P (1968) Zur Morphologie des rheumatischen Fußes und seiner operativen Behandlung. Z Orthop Grenzg 104:203

Schupp E (1970) zit nach Schupp E. In: Schoen R et al. (eds) Klinik der rheumatischen Erkrankungen. Springer, Berlin Heidelberg New York, S 606

Seze S de, Ryckewaert A, Maitre M (1959) L'Epaule en pratique rhumatologique. Masson & Cie, Paris

Siegrist H (1968) Klinische Verlaufsformen der progredient chronischen Polyarthritis am Fuß. Z Orthop Grenzg 104:356

Soila P (1958) Roentgen manifestations of adult rheumatoid arthritis with special regard to the early changes. Acta Rheum Scand [Suppl 1]

Steinbrocker O, Traeger CH, Batterman RC (1949) Therapeutic criteria in rheumatoid arthritis. JAMA 140:659

Streda A (1965) Veränderungen am Schultergelenk bei Polyarthritis progressiva. Radiol Diagn (Berl) 6:409

Streda A, Pazderka V (1966) Vergleichende röntgenologische und anatomische Untersuchungen der Knochen- und Gelenksymptome bei der primär chronischen Polyarthritis. Radiologe 6:39

Tillmann K (1977) Der rheumatische Fuß und seine Behandlung. Bücherei des Orthopäden Bd 18. Encke, Stuttgart

Tzonchev VT, Seidel K, Dimitrov M, Herrmann K (1973) Rheumatismus im Röntgenbild. Fischer, Jena

Wagenhäuser FJ (1968) Klinik der progredient-chronischen Polyarthritis der Erwachsenen. Med Welt 19:2323

Weigand H, Rohde HJ (1979) Möglichkeiten der Früherkennung der chronischen Polyarthritis. Radiologe 19:138

j) Medikamentöse Therapie

Von

H. Mathies

Die in der Therapie der chronischen Polyarthritis zum Einsatz kommenden Medikamente sind im „Allgemeinen Teil" dieses Werkes mit Angaben zur Wirkungsweise, Dosierung, zu Nebenwirkungen usw. ausführlich dargestellt. Es genügt hier deshalb, nur auf das spezielle therapeutische Vorgehen bei der chronischen Polyarthritis und damit in Zusammenhang stehende Überlegungen einzugehen.

1. Ursächlich angreifende Therapie

Da die Ursache der Erkrankung nicht bekannt und eventuell auch gar nicht behandelbar ist, kann es eine ursächliche Therapie der chronischen Polyarthritis auch nicht geben.

2. Basistherapie

Mit den Basistherapeutika greift man in den pathogenetischen Mechanismus auf dem Wege von der unbekannten Ursache bis zum lokalen Krankheitsprozeß ein, wenn auch die genauen Angriffspunkte nur unvollständig bekannt sind und sicher auch periphere Angriffspunkte anzunehmen sind. Die klinischen Merkmale der Basistherapeutika sind eine lange Anlaufzeit bis zum Wirkungseintritt am Krankheitsort und eine lange Abklingzeit bis zum Nachlassen der Wirkung nach Absetzen der Mittel oder bei zu geringer Dauerdosierung.

Eine wesentliche Beeinflussung des Krankheitsbildes und des Verlaufes der chronischen Polyarthritis durch ein Basistherapeutikum ist nur in Frühfällen zu erwarten. Je mehr das Krankheitsbild im fortgeschrittenen Stadium bereits durch sekundäre Veränderungen, wie Ankylosen, Deviationen, Destruktionen, Instabilität usw., bestimmt wird, desto geringer wird dessen Beeinflussung durch eine Basistherapie sein können. Obwohl natürlich auch in fortgeschrittenen, entzündlich noch aktiven Fällen noch eine prozeßhemmende Wirkung zu erwarten ist, so ist doch abzuwägen, ob das Risiko der möglichen Unverträglichkeiten in einem verantwortbaren Verhältnis zu dem relativ geringen zu erhoffenden Gesamterfolg steht. Demnach ist die Basistherapie eine Frühtherapie. Dennoch behandeln wir oft noch nicht in so frühen Stadien, in denen noch eine Hoffnung auf eine Spontanremission besteht. Hier wäre dann der Therapieerfolg nicht als solcher zu beurteilen, da das Mittel dann eventuell fälschlich als wirksam und für eine Dauertherapie als notwendig angesehen würde. Wenn man in Frühstadien mit Basistherapeutika behandelt, sollte man bei etwa eintretender Beschwerdefreiheit die Therapie abbrechen und nicht als Dauertherapie weiterführen.

Das Chloroquin (Resochin) hat bei geringer Nebenwirkungsquote eine lange Anlaufzeit (bis zu drei bis sechs Monate) und eine relativ geringe Erfolgsquote. Als spezielle Indikation sind Frühfälle mit geringer Aktivität anzusehen, bei denen man es sich leisten kann, einen Therapieversager zu riskieren und auf den eventuellen Erfolg relativ lange zu warten, ohne Wesentliches zu versäumen.

Goldpräparate (Aureotan, Aureodetoxin, Tauredon, Ridaura) mit ihren höheren Erfolgs-, aber auch Nebenwirkungsquoten kommen für alle Fälle von chronischer Polyarthritis in Frage, die keine Indikation mehr für Chloroquin jedoch prinzipiell eine Indikation für eine Basistherapie sind. Wegen der Allergisierungstendenz der Goldpräparate sind diese bei lupoiden Verlaufsformen der chronischen Polyarthritis und beim echten Lupus erythematodes kontraindiziert.

D-Penicillamin (Metalcaptase, Trolovol) hat auch bei der heute empfohlenen einschleichenden Dosierung mindestens so häufig wie Gold ganz erhebliche Nebenwirkungen, die ständige Kontrolluntersuchungen erfordern. Die Indikationsbreite entspricht etwa der des Goldes.

Wegen der bekannten Nebenwirkungen und der noch nicht übersehbaren etwaigen Folgen der Gabe von Immunsuppressiva (Alkylantien, Antimetabolite, Antimitotika), vor allem im Hinblick auf mögliche teratogene Schäden und kanzerogene Effekte, sollte die Therapie erst im höheren Lebensalter bzw. nicht bei Kinderwunsch und nur bei schweren, komplizierten und therapieresistenten Fällen von chronischer Polyarthritis durchgeführt werden. Am wenigsten bedenklich und damit auch in der Praxis bei entsprechenden Kontrollmöglichkeiten anwendbar ist das Azathioprin (Imurek).

Immunstimulierende Pharmaka (Immunmodulatoren), neben den im „Allgemeinen Teil" erwähnten Substanzen auch Thymosin, Zyan-Aziridin-Derivate, Destatin u.a., werden wegen ihrer unbefriedigenden Wirkung und der z.T. erheblichen Nebenwirkungen zur allgemeinen Anwendung noch nicht empfohlen.

Ehe man ein Präparat nicht bis zum zu erwartenden Wirkungseintritt in ausreichender Dosierung gegeben hat (Chloroquin bis zu sechs Monaten, Gold bei der Injektionstherapie bis etwa 0,8 bis 1 g reines Gold bei üblichem Dosierungsschema, bzw. bei oraler Therapie mit Ridaura bis etwa 350 mg Gold, D-Penicillamin etwa sechs Wochen, bei langsamem Einschleichen später), kann man die Wirksamkeit bzw. Unwirksamkeit nicht beurteilen. Bei Wirksamkeit sollte man, wenn keine Gründe dagegenstehen, mit einer Dauerdosierung weiterbehandeln, sonst ist nach mehreren Wochen oder Monaten eine Aktivierung des Krankheitsbildes zu erwarten. Ist bei Weitergabe in verminderter Dosis (bzw. beim Gold in längeren Applikationsintervallen) die Dosis für den betreffenden Patienten zu gering, dann kommt es ebenfalls zu einer Verschlechterung nach längerer Zeit, die richtig erkannt und durch Dosiserhöhung oder Verkürzung der Applikationsinvervalle beantwortet werden muß.

3. Symptomatisch wirkende Antirheumatika

„Symptomatisch" wirksame Antirheumatika nennt man die Mittel, die den rheumatischen Gelenkprozeß direkt beeinflussen. Zu den Symptomatika zählt man auch die Glukokortikoide, wenn auch ihre Wirkungen weit über den lokalen antiphlogistischen Effekt hinausgehen. Daneben gibt es eine heute große Anzahl von nichtsteroidalen Antirheumatika. Bei den entzündlichen rheumatischen Erkrankungen wirken die „Symptomatika" sicher nicht nur rein symptomatisch, denn sie überdecken nicht lediglich die Symptome des Krankheitsprozesses. Der antirheumatische Effekt wirkt sich sicher auch auf den Krankheitsverlauf günstig aus. Schon wenn man die Wirkung der Symptomatika so sieht, daß unter ihrem Effekt eine weit effektivere aktive Bewegungstherapie möglich ist, ist eine Wirkung im Sinne der Verlangsamung des Prozesses nicht zu leugnen.

Symptomatisch wirksame Antirheumatika wird man in allen Fällen einsetzen, in denen zur Linderung bzw. Beseitigung der Schmerzen, zur Hemmung der Entzündung und zur Verbesserung der Funktion medikamentöse Maßnahmen unerläßlich sind. Das gilt auch für die Fälle, in denen im Beginn einer Basistherapie, deren Erfolg erst später einsetzt, Sofortmaßnahmen notwendig sind. Symptomatika sollen aber nur gegeben werden, wenn sie notwendig sind.

Glukokortikoide sind natürlich nur indiziert, wenn man mit nichtsteroidalen Antirheumatika in ausreichender, aber andererseits für eine Dauertherapie tolerabler Dosierung nicht auskommt. In der Dauertherapie sollte eine Prednisolonäquivalent von 7,5 mg (bis höchstens 10 mg) pro Tag nicht überschritten werden, da in höheren Dosen die bekannten Nebenwirkungen sehr viel häufiger und schwerer werden. Aber auch unterhalb dieser Dosis sind die Präparate natürlich so gering wie möglich zu dosieren. Die Nebennierenrinde wird mehr geschont, wenn die Tagesdosis auf einmal in den Morgenstunden gegeben wird. Retardpräparate entsprechen über den Tag verteilten Dosen und haben damit mehr Nachteile als Vorteile. Injizierbare Depotpräparate sind noch ungünstiger und bieten zudem keinerlei Vorteile. Diese Präparate sind zur i.m. Injektion in der Rheumatologie nicht erlaubt. Die Applikation eines solchen Depotpräparates verbaut oft über lange Zeit den Weg für eine Einstellung des Patienten auf eine geeignete symptomatische Therapie. Die gelegentlich empfohlene Gabe der doppelten oralen Tagesdosis alle zwei Tage ist beim Rheumatiker meist nicht möglich. Sie verführen höchstens dazu, eine über zwei Tage nicht hinreichend wirksame Dosis dann täglich zu geben, obwohl meist weit weniger als die Hälfte der Dosis für einen Tag ausgereicht hätte.

Bei mono- oder oligoartikulären Verlaufsformen bzw. bei Nichtansprechen einzelner Gelenke auf eine Allgemeintherapie können Kortikosteroide unter streng aseptischen Kautelen auch intraartikulär verabreicht werden. Durch Resorption des Kortikoids aus dem Gelenk muß dabei aber auch mit einer hormonellen Allgemeinwirkung gerechnet werden.

Durch die Verabreichung von synthetischem ACTH ist ebenfalls eine Glukokortikoidwirkung in begrenztem Ausmaß möglich; es besteht hierbei zwar nicht die Gefahr einer Inaktivierung oder Atrophie der Nebennierenrinde, ansonsten hat es alle Nebenwirkungen der systemischen Glukokortikoidtherapie und bewirkt außerdem eine zusätzliche Ausschüttung mineralaktiver Hormone, Ferner ist wegen der individuell unterschiedlichen Aktivierung der Nebennierenrinde die Steuerbarkeit der Therapie sehr problematisch.

Die nichtsteroidalen Antirheumatika sind individuell recht unterschiedlich wirksam und verträglich. Deshalb sind bei Nichtansprechen oder ungenügender Wirkung einer Substanz und natürlich auch bei deren Unverträglichkeit Versuche mit anderen Präparaten zu machen. Voraussetzung für eine hinreichende Wirkung und die Beurteilung der Wirksamkeit eines Präparates ist die ausreichende Dosierung. Trotzdem gilt die Forderung, auch die Nichtsteroide so niedrig wie möglich zu dosieren.

Kombination von Glukokortikoiden und nichtsteroidalen Antirheumatika: Die eventuell notwendige Steroiddosis ist so niedrig wie möglich zu halten, dazu wird mit dem Ziel einer Steroideinsparung mit Nichtsteroiden kombiniert. Im Prinzip soll man von beiden Substanzen so wenig wie möglich geben, bei der Dosisreduktion müssen jedoch die Steroide immer den Vorrang haben.

Wenn also eine möglichst große Steroideinsparung nur mit den „erlaubten" Tageshöchstdosen des Nichtsteroids möglich ist, muß man die volle Nichtsteroiddosis geben. Man geht bei der Einstellung also so vor, daß man zunächst die notwendige Steroidtagesdosis ermittelt, dann ein Nichtsteroid in der für die Dauertherapie noch akzeptablen Dosis dazugibt und darunter wiederum das Steroid reduziert. Erst wenn das Steroid nicht mehr reduziert werden kann, wird man versuchen, auch das Nichtsteroid geringer zu dosieren. Man kann zunächst mit über den Tag verteilten Steroid- und Nichtsteroiddosen einstellen und dann das Steroid auf den Morgen und die Nichtsteroide auf den restlichen Tag bzw. auch einmal in die Nacht legen. Mit steroidhaltigen Kombinationspräparaten ist eine solche Einstellung nicht möglich. Man weiß dann weder, ob das nichtsteroidale Antirheumatikum in der jeweils applizierten Dosis noch ob es überhaupt (das heißt in der bei der Dosisrelation gar nicht erreichten erlaubten Höchstdosis) die Steroiddosis zu vermindern in der Lage ist. In solchen Fällen gäbe man also das betreffende Nichtsteroid, das ja auch nicht indifferent ist, vergeblich. In den meisten Kombinationspräparaten sind die Nichtsteroide so niedrig dosiert, daß sie ohnehin nicht die Steroiddosis zu reduzieren vermögen, und wenn, dann nur in einem weit geringeren Ausmaß als es bei ausreichender Nichtsteroiddosis der Fall wäre. Das gilt vor allem für die Steroiddosisbereiche, die in der Therapie der chronischen Polyarthritis von Bedeutung sind. Und da bei sehr geringer benötigter Steroiddosis zwangsläufig auch die Nichtsteroiddosis in zu niedrige, unwirksame Größenordnungen absinkt, sind das die Fälle, in denen man häufig auf das Steroid hätte verzichten können, wenn man nur das Nichtsteroid ausreichend dosiert hätte. Und schließlich ist es mit den Kombinationspräparaten nicht möglich, die gesamte Steroiddosis auf den Morgen zu legen und den Nichtsteroidanteil über den restlichen Tag zu verteilen. In einer sinnvollen Therapie haben steroidhaltige Kombinationspräparate also keinen Platz.

4. Kombination der Basisbehandlung mit der symptomatischen Therapie

Es wurde bereits gesagt, daß die Basistherapeutika lange genug und in ausreichender Dosis (eventuell wegen besserer Verträglichkeit nach zunächst einschleichender Dosierung) gegeben werden müssen, um einen Erfolg erwarten bzw. einen Mißerfolg sicher beurteilen zu können. Im Falle der Wirksamkeit und Verträglichkeit sollte man auf eine ausreichende Erhaltungsdosis zurückgehen. Da die Basistherapeutika relativ lange Zeit bis zum Wirkungseintritt benötigen, muß man meist zunächst symptomatisch behandeln, darf nach entsprechender Applikationsdauer dann aber nicht versäumen zu versuchen, die symptomatische Therapie, und zwar in erster Linie etwa gegebene Steroide, zu reduzieren bzw. abzusetzen. Wenn keine oder kaum eine Dosisverminderung möglich ist, so ist eine Wirksamkeit des Basistherapeutikums nicht gegeben oder nicht ausreichend. Dann muß man absetzen und evtl. ein anderes Basistherapeutikum versuchen. Ist nach anfänglich möglicher Dosisreduktion eine erneute Dosiserhöhung der Symptomatika nötig, muß man an eine zu geringe Dauerdosierung des Basistherapeutikums denken.

k) Konservative Orthopädische Therapie

Von

A. Schneider

Die konservative orthopädische Therapie der chronischen Polyarthritis setzt in allen Stadien der Erkrankung eine differenzierte aktive, funktionelle und passive Diagnostik einschließlich Röntgendiagnostik des Skelett- und Halteapparates voraus.

Bei der klinischen Untersuchung muß eine beginnende Dysfunktion der Muskulatur erkannt werden. Ursachen der Dysfunktion werden in vorangehenden Kapiteln erklärt.

Reflektorischer Hypertonus einer Muskelgruppe führt zur Störung der Koordination zwischen agonistisch und antagonistisch arbeitender Muskulatur. Dies führt zur Einschränkung der aktiven Gelenkbeweglichkeit in einer oder mehreren Bewegungsachsen. Überwiegt der Tonus der Beugemuskulatur folgt Überdehnung der Streckmuskulatur. Endgradige Streckung ist aktiv nicht mehr möglich. Das erste Zeichen einer beginnenden Beugekontraktur ist gegeben. Gelenkkapsel und Sehnenscheiden verkleben.

Obwohl die meisten Gebrauchsbewegungen vor allem die der oberen Extremitäten in Beugestellung der Gelenke durchgeführt werden, bedeutet Abnahme des Tonus der Streckmuskulatur Verringerung der Leistungsfähigkeit und Einschränkung des aktiven Bewegungsradius. Im Bereich des Rumpfes und der unteren Extremitäten entfällt die für die Aufrechterhaltung erforderliche Streckstabilität. Die Muskelkraft läßt nach, was sich bei eingeschränkter Beweglichkeit der großen Gelenke und der Wirbelsäule beim Heben und Tragen, Sitzen und Aufstehen und beim Treppensteigen bemerkbar macht. Die Feinmotorik: Die Fingerfertigkeit beginnt sich zu ändern.

Die Ursache der reflektorischen Tonuserhöhung der Muskeln läßt sich je nach Erkrankungstyp medikamentös, physikalisch therapeutisch durch Anwendung von Wärme und Kälte, durch analgetische Elektrotherapie herabsetzen.

Im Krankheitsschub oder bei starken Schmerzen und Schwellungen ist eine schmerzfreie entlastende Lagerung der befallenen und der benachbarten Gelenke möglichst in Gebrauchsstellung erforderlich. Dazu können Kissen mit hautfreundlichem Bezug, saugfähiger Füllung, die rutschfest gelegt werden können, gepolsterte Schienen aus Gips oder Kunststoff verwendet werden. Eine kurzfristige Ruhigstellung in speziell hergestellten Schienen aus leichtem Material ist möglich.

In jedem Fall müssen die Gelenkstellungen in kurzen Abständen verändert werden.

Auch unter Schmerzen müssen die gelagerten Gelenke nach einem festgelegten Zeitplan regelmäßig aktiv bis zum endgradig möglichen Bewegungsausmaß bewegt werden. Proximale und distale Gelenke sind miteinzubeziehen. Die aktiven Bewegungen müssen aus günstigen Ausgangsstellungen heraus durchgeführt werden. Zu einer solchen Ausgangsstellung darf dem Patienten von Seiten des Behandlers teilweise passiv oder die aktive Bewegung unterstützend geholfen werden. Die fortlaufende Bewegung muß der Erkrankte selbst ausführen.

Nur in seltenen Fällen ist länger dauernde Bettruhe erforderlich. Immer sollte sich der Patient – soweit möglich – selbst versorgen.

Im Frühstadium wird der Patient in Gelenkschutzmaßnahmen eingeführt. Man zeigt ihm funktionell ausreichende Gebrauchsbewegungen, die die nötigen Bewegungen im Tagesablauf nicht einschränken. Er lernt ohne hohen Kraftaufwand und längere Fehlhaltung zu arbeiten. Notfalls erhält er Hilfsmittel, die durch ihre Konstruktion den Kraftaufwand verringern.

Im Stadium der Destruktion von Kapsel, Sehnen, Knorpel und Knochen wird das Training der Muskulatur entsprechend dosiert zunehmend wichtiger. Möglicherweise können Gelenkfehlstellungen dadurch verzögert werden. Dabei ist Training aus korrigierender Ausgangsstellung, die z.B. durch funktionelle Schienen erreicht wird, unvermeidbar.

Bestehende Kontrakturen können bei noch ausreichend intakten Kapseln und Bändern durch manuelle Gelenktherapie beseitigt werden. Manuelle Dehnung von Gelenkkapseln und verklebten Sehnen in Richtung der Bewegungsachse ist nur bei gleichzeitiger Mitarbeit der Muskulatur angezeigt. Passive Korrektur durch Gipse oder Umstellungsgips sollte heute nicht mehr angewendet werden.

Bestehen irreparable Gelenkfehlstellungen, müssen persönliche Dinge, wie Kleidung, Mittel zur Körperpflege, Gebrauchsgegenstände, Haushaltsgegenstände, Möbel, Räume auf die noch verbliebene Funktion umgestellt werden. Die Grenzen dieser Umstellung und eine zusätzliche Versorgung mit Hilfsmitteln müssen genau getestet werden. Niemals darf dadurch die noch vorhandene Selbständigkeit vorzeitig eingeschränkt werden.

Instabile Gelenke, deren Beweglichkeit außerdem schmerzhaft ist, werden durch Orthesen stabilisiert.

Röntgenologisch nachgewiesene Fehlstellungen im Bereich der Halswirbelsäule werden je nach Schweregrad mittels weicher Halskrawatte teilfixiert. Dadurch werden extreme Bewegungen gebremst. Lebensgefährliche Dislokationen müssen durch Kunststofforthesen ruhiggestellt werden. Selten sind Rumpforthesen erforderlich. Diese sind wegen der bestehenden Osteoporose eher kontraindiziert. Orthesen für Gelenke werden entsprechend dem durch den Orthopäden erstellten Funktionstest nach Gipsmodell aus leichtem Material vom Orthopädiemechaniker hergestellt. Solche Orthesen stellen Wackelgelenke gleichzeitig in allen Bewegungsebenen fest. In die Stützschienen werden Gelenke eingebaut. Diese können manuell blockiert werden oder ein schmerzfreies Bewegungsausmaß des deformierten Gelenkes in einer Ebene freigeben.

Die Orthesen müssen für den Patienten leicht zu handhaben sein, leicht an- und auszuziehen und zu verschließen. Erheblich deformierte Gelenke der unteren Extremitäten können in der Fehlstellung mittels beweglicher oder starrer Stahl-, Leder- oder Kunststoffhülsenschienen in der Fehlstellung schmerzfrei gehalten werden. Der Patient wird gehfähig.

Gehhilfen aller Art werden speziell angefertigt. Einige sind vorgefertigt erhältlich. Erwähnt seien eigens für die deformierte Hand modellierte Handgriffe für Gehstöcke, modifizierte Unterarmgehstützen mit Abstützungspunkten am Ellbogen und Unterarm.

Deformierte Zehen und Fußgelenke des an chronischer Polyarthritis Erkrankten schränken Geh- und Stehfähigkeit ein. Diese kann erhalten oder wiedererreicht werden. Dazu genügt oft Abpolstern oder Entlasten von Druckstellen am Fuß. Dies ermöglicht das Tragen eines Konfektionsschuhes aus weichem Leder ohne einengende Nähte mit rutschfester biegsamer Sohle, bequemem Absatz. Ein Konfektionsschuh läßt sich durch Einbringen einer stoßdämpfenden Schaumstoffsohle zwischen Brand- und Laufsohle und Einsetzen eines weichen Keiles in den Absatz verändern.

Prophylaktisch, bei beginnenden Schmerzen, im Frühstadium röntgenologisch sichtbarer Destruktion sind Einlagen von großer Bedeutung. Sie sollten aus Korkbettung mit Lederbezug maßgerecht angefertigt sein. Der Fußabdruck kennzeichnet die Belastungszonen, die klinische Untersuchung stellt die schmerzhaften Stellen fest. Die Einlage wird so hergestellt, daß die schmerzhaften Gelenkanteile entlastet werden, die Belastungszone wird auf nicht schmerzende Fußsohlenfläche verlagert. Dabei darf es nicht zur Fehlbelastung der proximalen Gelenke kommen. Zusätzlich kann durch Unterfütterung des Lederbezugs eine bessere Anpassung der Fußauftrittsfläche bei sehr schmerzenden Füßen erreicht werden. Leder sollte immer verwendet werden, da es ohnehin bei dieser Erkrankung zu vermehrter Schweißabsonderung kommt.

Vorübergehend kann das Tragen von offenen Spezialsandalen empfohlen werden.

Orthopädische Schuhversorgung erfolgt aus leichtem Material, weichem Oberleder und Lederfutter ohne Ziernähte. Gestanzte Löcher im Oberleder sind nicht empfehlenswert. Die Schuhe müssen leicht verschließbar sein.

Die Fußbettung erfolgt in Fehlstellung unter Berücksichtigung der zu entlastenden Druckstellen. Niemals darf Korrektur kontrakter oder luxierter Gelenke versucht werden. Arbeit nach Gipsmodell ist Voraussetzung.

Bei Versteifung des unteren Sprunggelenkes ist auf seitliche Stabilität zu achten.

Bei Teilversteifung mit Schmerzen und Versteifung des oberen Sprunggelenkes muß der Schaft über die Knöchel reichen, seitlich und mit hochgezogener Fersenkappe verstärkt sein.

An der Sohle ist eine Abrollhilfe angebracht, die entsprechend der schmerzfreien Auftrittsfläche bemessen ist, damit harmonisches Abrollen beim Gehen weitgehend gewährleistet ist. Der Absatz sollte abgeschrägt und mit einem weichen Keil versehen sein.

Der Schuh bedarf auch, wenn er genau nach Maß angefertigt ist, oft mehrfacher, wenn auch kleiner Änderungen. Dies bedingt der Gewebezustand und wechselnder Gelenkbefall.

Die konservative orthopädische Therapie bei chronischer Polyarthritis verlangt außer Kenntnis der aktuellen Forschung und medikamentöser Therapie Flexibilität im funktionellen Denken, Umsetzen in dosierte, gezielte Therapiemöglichkeiten.

Optimale Therapie ist nur mit dem Patienten zusammen möglich, seiner Zugänglichkeit, seiner Mitarbeit, unterstützt durch die persönliche Führung.

Ohne enge, gut abgestimmte Zusammenarbeit mit Orthopädiemechaniker, Orthopädieschuhmacher, Krankengymnast, Ergotherapeut, Pfleger ist konservative Therapie nicht möglich.

Frühzeitige Indikationssetzung zur Operation obliegt mit dem konservativ arbeitenden Orthopäden und dem Team.

Literatur

Bonrath N, Bonrath E (1977) Bewegungsübungen für Rheumakranke. In: Schweizerische Rheumaliga, Zürich
Peter E (1977) Möglichkeiten und Indikationen konservativ-orthopädischer Therapie rheumatischer Erkrankungen in der Praxis. In: Colloquia Rheumatologica I: 27
Reinemer H (1977) Chronisch-rheumatische Fußerkrankungen und ihre orthopädietechnische Versorgung. In: Praktische Orthopädie. 10:507

l) Physikalische Therapie

Von

U. Donhauser-Gruber und A. Gruber

Eine ausführliche Darstellung der physikalischen Therapie findet sich im allgemeinen Teil (Franke). Im folgenden sollen jedoch einige besondere Gesichtspunkte der Krankengymnastik herausgestellt werden, die in der genannten Übersicht der physikalischen Therapie nicht hinreichend zur Darstellung kommen oder in manchen Punkten auch von dieser abweichen.

In der physikalischen Therapie der entzündlich-rheumatischen Erkrankungen stehen die krankengymnastischen Maßnahmen an erster Stelle. Alle aktiven Anwendungen sind für den chronischen Polyarthritiker wichtiger als die passiven; d.h. Krankengymnastik ist wichtiger als die so beliebten Massagen, wichtiger als Hydro- und Elektrotherapie.

Als Unterstützung der Krankengymnastik sind thermotherapeutische Maßnahmen, wie z.B. Kryotherapie im aktiven Stadium einer chronischen Polyarthritis nicht wegzudenken. Ferner soll das Bewegungsbad einen festen Platz im Behandlungsplan haben. Die Auftriebskraft des Wassers erleichtert die Bewegungen und die Patienten haben weniger Schmerzen. Das ist vor allem für Schwerbehinderte eine gute Möglichkeit, sie zur Bewegungstherapie zu motivieren.

Alle passiven Maßnahmen können zusätzlich verabreicht werden, doch als alleinige Therapie sind sie bei der Behandlung der chronischen Polyarthritis unzureichend.

Die Krankengymnastik ist sowohl als konservative Therapie gedacht, findet aber auch prä- und postoperativ ihre Anwendung. Sie ist als Dauertherapie zu betrachten und muß regelmäßig täglich ausgeführt werden.

Es stellt sich die Frage, wann man mit der Krankengymnastikbehandlung beginnen soll! Grundsätzlich ist zu sagen, daß es kein Stadium gibt, in dem die Krankengymnastikbehandlung nichts mehr ausrichten könnte. Je früher der Patient jedoch mit der Behandlung beginnt, desto günstiger sind die Behandlungsaussichten.

Der Einteilung in die Stadien der Gelenkzerstörung nach Seyfried folgend, kann man sagen, daß je nach Stadium unterschiedliche Ziele für die Behandlung gesetzt werden müssen. Zu Anfang ist die Krankengymnastikbehandlung als Prävention gedacht, um Deformitäten weitgehend zu verhindern und ihrer Entstehung vorzubeugen. Es ist also wichtig, daß die Patienten im 1. oder 2. Stadium der Erkrankung zur Krankengymnastik kommen, d.h. dann, wenn z.B. noch keine Deformitäten zu sehen sind oder wenn die Deformität vom Patienten noch aktiv korrigiert werden kann. Im 1. Stadium müssen bei der Krankengymnastikbehandlung das volle Bewegungsausmaß und die Kraft erhalten werden und der Patient im Sinne des Gelenkschutzes aufgeklärt werden, damit er keine Bewegungen ausführt, die die sowieso bevorzugten Deformitäten begünstigen würden. Solche Bewegungen sind im Alltag häufig z.B. beim Öffnen oder Schließen eines Wasserhahns in die Ulnardeviation oder beim Heben eines schweren Topfes an einem Henkel! Diese Aufklärung des Patienten gehört also sowohl in den Bereich der Ergotherapie als auch in den Bereich der Krankengymnastik. Ferner ist schon frühzeitig die Aufmerksamkeit auf Verhaltens- und Lebensgewohnheiten, sowie auf Schlaf- und Sitzgewohnheiten des Patienten zu richten. Man kann daraus falsche Lagerungen erkennen (Knierolle!) und unphysiologische Bewegungsabläufe ableiten. Man kann dem Patienten Tips geben und ihn beraten, wie er sich mit öffentlichen Einrichtungen (z.B. Einsteigen in die Straßenbahn) oder im Berufsleben (evtl. Versorgung mit Funktionshilfen als Bewegungshilfen) besser zurechtfinden kann.

Im Stadium 2, in dem der Patient seine Deformitäten noch aktiv korrigieren kann, ist Wert darauf zu legen, die Kraft und Beweglichkeit zu erhalten, bzw. zu verbessern. Ferner ist eine unterstützende Versorgung mit Orthesen zur Stabilisation und Funktionserleichterung unumgänglich (DONHAUSER-GRUBER et al.). Der Patient muß vom Arzt über seine Krankheit und ihre möglichen Konsequenzen voll aufgeklärt sein (MATHIES 1981). Nur so kann er den Gelenkschutz in sein tägliches Leben voll integrieren und den Sinn der Behandlungen verstehen. Der Patient muß von der Krankengymnastin dazu angehalten werden, sehr viel an sich zu arbeiten und trotz der Schmerzen sich zu bewegen und die Kraft seiner Muskulatur zu trainieren. Nur so lassen sich gravierende Versteifungen verhindern, die Anzahl der operativen Eingriffe reduzieren und die Operationsergebnisse verbessern. Durch regelmäßige Bewegungsübungen sind das Allgemeinbefinden des Patienten und das Krankheitsgeschehen günstig zu beeinflussen. Der Therapeut muß dem Patienten erklären, daß durch Inaktivität seine Schmerzen nicht geringer werden, wohl aber seine Bewegungsausmaße.

Im 3. Stadium, in dem die Deformitäten nur noch passiv auszugleichen sind, kann im Gegensatz zu den erstgenannten Stadien eine Verbesserung der Funktionen nur noch durch das ständige Benutzen korrigierender Orthesen erreicht werden. Es ist Wert darauf zu legen, Kontrakturen zu verhindern und die Muskulatur zu trainieren. An dieser Stelle muß erwähnt werden, daß in der Rheumatologie nicht die auffälligsten Befunde die Behandlung bestimmen. Man richtet sich immer danach, was den Patienten am meisten behindert. Man erstellt also zusammen mit dem Patienten einen Behandlungsplan und setzt Schwerpunkte für die gemeinsame Arbeit. Die Häufigkeit der Behandlung richtet sich einerseits nach dem Zustand des Patienten und andrerseits danach, ob er in der Klinik oder am Wohnort betreut werden kann. Doch man ist immer ganz wesentlich auf die Eigenarbeit des Patienten angewiesen.

Oberstes Ziel für jede Behandlung ist, die Selbständigkeit und Unabhängigkeit des Patienten zu erhalten bzw. zu erreichen. Dabei muß man häufig Abstriche von den üblichen Behandlungsnormen machen und ziemlich erfinderisch sein und improvisieren.

Im Stadium 4, in dem keine Korrektur der Deformitäten mehr möglich ist, helfen stabilisierende Orthesen in einer für den Patienten günstigen Stellung, Kraft und Beweglichkeit verbessern (DONHAUSER-GRUBER et al.). Wesentlich in diesem Stadium ist das Erlernen von Kompensationsbewegungen.

Während die Krankengymnastik im Anfangsstadium wohl mehr eine Kontrollfunktion hat und Prophylaxe ist, muß sie mit Fortschreiten der Krankheit immer mehr Rehabilitation betreiben und auch Dinge mitübernehmen, die der Patient alleine nicht mehr kann, z.B. durchbewegen und aufstehen.

In der Rheumatologie ist immer die Gesamtfunktion zu beurteilen und die funktionelle Geschicklichkeit zu prüfen, um herauszufinden, was den Patienten behindert und abhängig macht. Man muß in der Behandlung funktionell denken um kompensatorische Fehlhaltungen anderer Gelenke zu vermeiden. Bedingt durch den progressiven Charakter der Krankheit sind oft Veränderungen im

Behandlungsplan vorzunehmen und die Zeit der Einnahme von Schmerzmedikamenten ist mit der Krankengymnastik abzustimmen, so daß eine gute Zusammenarbeit mit dem behandelnden Arzt in der Rheumatologie nicht wegzudenken ist.

Auch die Gruppengymnastik sollte vom Arzt in Erwägung gezogen werden, da sie auch Patienten, die sich nur allzu gerne ihrem Schicksal ergeben und psychisch deprimiert sind, einen gewissen Ehrgeiz abverlangt.

Zum Schluß noch zu der so umstrittenen Frage der Behandlung im Schub! Auch im Schub sind die Gelenke mehrmals täglich achsengerecht durchzubewegen, endgradig und über die Schmerzgrenze hinaus (MIEHLKE u. WESSINGHAGE 1976).

Da in diesem Zustand von Seiten des Patienten keine große Aktivität vorhanden ist, sind die Bewegungen aktiv unterstützt, wenn nötig passiv auszuführen. Ferner ist die funktionsgerechte Lagerung nach Tillmann zu berücksichtigen. Nur so können gravierende Funktionseinbußen verhindert werden.

Literatur

Donhauser-Gruber U, Dangelat D, Gruber A (1983) Rheumaorthopädie, Kapitel: Krankengymnastische Befunderhebung und Behandlung bei entzündlich-rheumatischen Erkrankungen, Perimed, Erlangen

Franke M (1983) Physikalische Therapie rheumatischer Erkrankungen. In: Handbuch der inneren Medizin, Bd. VI/2A, Springer, Berlin Heidelberg New York Tokyo, S. 487–508

Mathies H (1981) Gedanken zur Patienteninformation in der Rheumatologie. Akt Rheumatol 6:142–146

Miehlke K, Wessinghage D (1976) Entzündlicher Rheumatismus. Die Rheumafibel 1. Springer, Berlin Heidelberg New York

Seyfried A (noch nicht erschienen) Pathophysiologische Grundlagen der Bewegungstherapie chronisch entzündlicher Gelenk- und Wirbelsäulenerkrankungen

Tillmann K (1976) Möglichkeiten und Grenzen der Rheuma-Orthopädie. M Kurse Aerztl Fortbildung 26

m) Operative Therapie

Von

D. WESSINGHAGE

Es ist nicht erforderlich, hier noch einmal auf die operativen Möglichkeiten in der Therapie der chronischen Polyarthritis einzugehen. Sie sind im allgemeinen Teil im Kapitel „Operative Therapie" dieses Handbuches[1] ausführlich beschrieben. Aus dieser Darstellung ist ersichtlich, welche operativen Maßnahmen für die chronische Polyarthritis in Frage kommen.

---

1 WESSINGHAGE D (1983) Handbuch der inneren Medizin, Bd. VI/2A, Springer, Berlin Heidelberg New York Tokyo, S. 509–587

2. Felty-Syndrom

Von

G. Lanzer

a) Nomenklatur und Definition

Der Zusatzbefund einer Milzvergrößerung bei Patienten mit chronischer Polyarthritis (c.P.) wurde von Chauffard und Ramond 1896 erstmals beschrieben (Blendis et al. 1970). A.R. Felty beobachtete 1924 diese Befundkombination an 5 Patienten, deren klinisches Zustandsbild durch eine hinzukommende Granulozytopenie charakterisiert war. Er stellte die Symptomentrias aus c.P., Splenomegalie und Leukopenie als Ausdruck einer eigenständigen Erkrankungsform zur Diskussion (Felty 1924). 1932 beschrieben Hanrahan und Miller den Erfolg einer Splenektomie an einer Patientin mit „Felty-Syndrom" (FS) und gaben damit dem Krankheitsbild seinen heutigen Namen (Blendis et al. 1970; Hanrahan u. Miller 1932; Pinals 1981).

Die Eigenständigkeit dieser Erkrankung wurde anfänglich häufig bestritten. Einige Autoren hielten sie für eine Variante des generalisierten Lupus erythematodes (SLE) (Beickert 1964, 1971; Du Bois 1976), andere sahen in ihr eine Kombination von c.P. und verschiedenen Zweiterkrankungen (Louie u. Pearson 1971; Martin u. Radi 1970; Niederle et al. 1976). Reaktionen auf Medikamente, myeloproliferative Erkrankungen, retikuloendotheliale Malignome, Leberzirrhose, Amyloidose, Sarkoidose, Tuberkulose und andere chronische Infektionen müssen demnach mit vertretbarer klinischer Sicherheit ausgeschlossen werden bevor die Diagnose „Felty-Syndrom" akzeptiert werden darf (Pinals 1981).

Heute wird das FS als Sonderform einer – nach den Kriterien der ARA (American Rheumatism Association) klassifizierten – klassischen oder definitiven c.P. (Ropes et al. 1959) mit extraartikulären Krankheitsmanifestationen angesehen (Cohnen 1976; Katz 1978; Niederle et al. 1976; Spivak 1977). Es gilt als eine systemische Komplikation der seropositiven c.P. bei einer Patientengruppe, die bei der üblicherweise feststellbaren, weit fortgeschrittenen Arthritis Besonderheiten der Immunantwort aufweist (Hollingsworth u. Saykaly 1977; Pinals 1981; Treves et al. 1981).

Der Symptomenkomplex des FS kann ausnahmsweise auch unvollständig vorliegen, da Leukopenie und Splenomegalie nicht immer zur gleichen Zeit nachweisbar sein müssen (Gomez et al. 1981; Logue u. Silberman 1979; Pinals 1981; Spivak 1977). Beide Symptome gelten als Manifestation des zugrundeliegenden Krankheitsprozesses und stehen nicht auch noch darüberhinaus zueinander in Beziehung (Spivak 1977).

b) Häufigkeit, Geschlechtsverteilung, Alter

Das FS ist eine seltene Erkrankung und betrifft weniger als 1% der c.P.-Patienten (Moore et al. 1971; Niederle et al. 1976; Pinals 1981), in anderen

Häufigkeitsangaben zum Erkrankungsbild kommt ein Patient mit FS auf 300 c.P.-Patienten (GREEN u. FROMKE 1966).

Angaben über die Geschlechtsverteilung schwanken zwischen 1:1 (LUTHRA u. HUNDER 1975) und einem gehäuften Vorkommen bei Frauen im Verhältnis 1:1,7 (DENKO u. ZUMPFT 1962; MARTIN u. RADI 1970), 1:2 (PINALS 1981; SIENKNECHT et al. 1977), 1:2,5 (BARNES et al. 1971) und 1:6 (RUDERMAN et al. 1968). Das klinische Bild der c.P. geht dem FS meist um mehrere Jahre voraus, das zeitliche Intervall der Diagnosestellungen beträgt im Durchschnitt 12 Jahre (BARNES et al. 1970, 1971; BLENDIS et al. 1976). Betroffene Männer entwickeln die c.P. später als Frauen, das FS tritt bei ihnen jedoch im Rahmen der rheumatischen Erkrankung signifikant („t-Test": $0,01 < p < 0,02$) früher auf (BARNES et al. 1971). Der Altersgipfel bei betroffenen Patienten liegt zwischen der 5. und 7. Lebensdekade (NIEDERLE et al. 1976; PINALS 1981; SIENKNECHT 1977; TREVES et al. 1981).

c) Genetik, Epidemiologie

Die Häufigkeitsverteilung der c.P. weist bei der weißen und schwarzen Bevölkerung der USA – als Beispiel genommen – keine Unterschiede auf (GIBOFSKY et al. 1978; MASI u. MEDSGER 1980; STASTNY 1977, 1980; WOODROW 1977). Dem steht der Umstand gegenüber, daß das FS bei Menschen schwarzer Hautfarbe nur ganz selten beobachtet wird. Für das Zustandekommen dieses Erkrankungsbildes werden davon genetische Einflußfaktoren abgeleitet (LEWIS 1980; TERMINI et al. 1979).

Im Rahmen einer HLA-DR-Typisierung wurde bei 82 holländischen Patienten mit klassischer oder definitiver c.P. das HLA-DRw4-Merkmal bei 69% der Patienten nachgewiesen. Im Kontrollkollektiv von 80 Normalpersonen trat diese Histokompatibilitätseigenschaft nur bei 31% der Untersuchten auf, der Unterschied war signifikant ($p < 0,01$). Bei weiteren 22 FS-Patienten hatte nur ein Patient das HLA-DRw4 Antigen nicht, was im Vergleich zur c.P.-Patientengruppe abermals einen signifikanten Unterschied bedeutete ($p < 0,01$, DINANT et al. 1980). Anläßlich des VIII. Internationalen Histokompatibilitätsworkshop wurde im Rahmen der weltweiten „RA-Studie" das seltene Vorkommen des HLA-DRw4 Antigen bei USA-Negern dokumentiert (STASTNY 1978a, b) was in gutem Einklang mit Beobachtungen im Rahmen des FS steht.

Eine Studie an 184 Patienten mit ankylosierender Spondylitis u/o Morbus Reiter erbrachte in der immunogenetischen Analyse Hinweise darauf, daß mehrere HLA-assoziierte genetische Prädispositionen an einzelnen Patienten vorliegen und auch zum entsprechenden Krankheitsbild führen können. Zwei Patienten mit zusätzlichem FS wiesen nicht nur das HLA-B27 Antigen auf, sondern hatten auch das HLA-DRw4-Merkmal (ALEXANDER et al. 1981).

Eine familiäre Häufung des Krankheitsbildes ist zusätzlich bekannt (BLENDIS et al. 1976; GOLDBERG u. PINALS 1980).

d) Klinisches Bild

Definitionsgemäß besteht bei Patienten mit FS eine chronische Polyarthritis. Die Gelenksveränderungen sind üblicherweise weit fortgeschritten, betreffen bevorzugt die peripheren, kleinen Gelenke und bei einem Großteil der Patienten liegt eine aktive Synovitis vor (BARNES et al. 1971; NIEDERLE et al. 1976; PINALS 1981; SIENKNECHT 1977). Bei SIENKNECHT et al. (1977) wiesen 74% der Patienten (n = 34) bei der Diagnosestellung eines FS röntgenologisch Gelenksstörungen der Schweregrade III u/o IV auf, wohingegen bei einem Kontrollkollektiv von 127 spitalsbedürftigen c.P.-Patienten dieser Anteil 41% betrug (GORDON et al. 1973). Beispiele für eine geringe oder sogar fehlende Gelenksmitbeteiligung beim FS sind die Ausnahme (CORNWELL u. ZACHARSKI 1974; HEYN 1982). Bei weniger als einem Drittel der Patienten zeigt sich klinisch eine relativ inaktive Synovitis. Selbst in diesen Fällen bleibt die BSG jedoch erhöht, beträgt im Wert der ersten Stunde durchschnittlich 80 mm und zeigt keine Korrelation zur klinischen Bestimmbarkeit entzündlicher Aktivitäten in den Gelenken (PINALS 1981; SIENKNECHT 1977).

Im Vergleich zur c.P. treten beim FS extra-artikuläre Manifestationen der Grundkrankheit klinisch in größerem Ausmaß zutage: Die dem FS definitionsgemäß zugehörende Milzvergrößerung ist in manchen Fällen sehr ausgeprägt (LASZLO et al. 1978), bei 5–10% der Patienten müssen zu ihrem Nachweis jedoch nuklearmedizinische Verfahren herangezogen werden, da ein Tastbefund fehlen kann (BARNES et al. 1970; PINALS 1981; SIENKNECHT et al. 1977). Zwischen der Milzgröße und der Leukopenie besteht keine Korrelation (MOORE et al. 1971; RUDERMAN et al. 1968; SIENKNECHT et al. 1977). Bei Ausschöpfung der klinisch möglichen Diagnoseverfahren ist die Splenomegalie in allen Übersichten obligater Bestandteil des Erkrankungsbildes (BARNES et al. 1970, 1971; PINALS 1981; RUDERMAN et al. 1968; SIENKNECHT et al. 1977), nur zwei Ausnahmen wurden bisher bekannt (GOMEZ et al. 1981; LOGUE u. SILBERMAN 1979).

Die Häufigkeit einer Beteiligung weiterer extra-artikulärer Manifestationen der Grundkrankheit am klinischen Gesamtbild des FS beträgt in den verschiedenen Untersuchungen im einzelnen: Hepatomegalie: 4% (BARNES et al. 1971) (n = 21), 50% (NIEDERLE et al. 1976), 68% (SIENKNECHT et al. 1977) (n = 34); Lymphadenopathie: 19% (BARNES et al. 1971), 30% (RUDERMAN et al. 1968) (n = 27), 34% (PINALS 1981), 42% (SIENKNECHT et al. 1977); Rheumaknötchen kommen in 71–82% der Fälle vor (BARNES et al. 1971; DEVRED u. JAMES 1977; PINALS 1981; RUDERMAN et al. 1977; SIENKNECHT et al. 1968) gegenüber 53% bei spitalsbedürftigen c.P.-Patienten (GORDON et al. 1973) (n = 127). Ulcera cruris werden in 16% (SIENKECHT et al. 1977), 19% (BARNES et al. 1971), 25% (PINALS 1981) und 41% (RUDERMAN et al. 1968) der Fälle beobachtet, sind häufig von Hautpigmentierungen begleitet (SIENKNECHT et al. 1977) und kein typisches Charakteristikum des FS. Sie werden als Ausdrucksform einer Immunkomplexvaskulitis interpretiert, wobei Pigmentveränderungen (Blutstase, Erythrozytenextravasation) und die bei 14% (SIENKNECHT et al. 1977), 17% (PINALS 1981), 19% (RUDERMAN et al. 1968), bzw. 24% (BARNES et al. 1971) der Patienten zutage tretende periphere Neuropathie als Ausdruck eines in den Kapillaren ablaufenden Krankheitsprozeß gelten (HURD 1979; PINALS 1981; WEISMAN u. ZVAIFLER 1980). Pathogenetisch parallellaufend ist bei 69% (BARNES et al. 1971) bzw. 48% (SIENKNECHT et al. 1977) der Patienten ein Sjögren-Syndrom nachzuweisen, bei 50% der FS-Patienten findet sich eine Lungenfibrose (SIENKNECHT et al. 1977), gegenüber 20% beim c.P.-Kontrollkollektiv (GORDON et al. 1973).

Allgemeine Krankheitssymptome wie Fieber u/o substantieller Gewichtsverlust (>10%) werden bei etwa 68% der Patienten festgestellt (PINALS 1981; SIENKNECHT et al. 1977), Neutropenie und Funktionseinbuße der Granulozyten bewirken bei Patienten mit FS in rund 60% der Fälle chronisch-rezidivierende

Infekte verschiedener Schweregrade. Die meisten Infektionen werden von üblicherweise sehr verbreiteten Erregern wie Staphylokokken, Streptokokken u/o gram-negativen Bakterien verursacht, sie betreffen vornehmlich die Haut, den oberen Gastrointestinal- u/o Urogenitaltrakt sowie die Lunge (PINALS 1981). Eine genaue Grenzziehung zu den Verhältnissen bei c.P. ist hier nicht möglich, weil geeignete Vergleichsgruppen fehlen. Das klinische Bild des FS kann auch sehr verschleiert auftreten. HEYN (1982) hat erst kürzlich 2 Patienten vorgestellt, die an Splenomegalie, ausgeprägter Granulozytopenie und rekurrierenden Infekten laborierten. Ihre Besonderheit bestand darin, daß trotz der charakteristischen Laborbefunde einer seropositiven c.P. klinisch keine arthritischen Veränderungen nachzuweisen waren. Die gleichlautende Beobachtung von CORNWELL u. ZACHARSKI (1974) wurde schon oben erwähnt. In einem anderen Fall wurde ein FS im Rahmen einer Exploration eines Patienten verifiziert, der wegen ausgeprägter Flankenschmerzen untersucht wurde: Ein retroperitoneales, für Rheumaknötchen typisches, nekrobiotisches Granulom hatte zu einem Ureterverschluß mit konsekutiver Hydronephrose geführt (ADELSON et al. 1982). Es wurden auch Larynxobstruktion (GOULD et al. 1978), Magenausgangsstenose (CATALANO et al. 1980) sowie ausgeprägte orale Ulzerationen (FREEMAN u. PLEZIA 1975; HOLBROOK et al. 1979), rezidivierende Cheilitis bzw. Glossitis (BORK 1976) beobachtet. In einem Fall war eine bakterielle Pericarditis Ausgangspunkt der klinischen Exploration (SHAPIRO u. BUCKINGHAM 1981).

e) Hämatologische Charakteristika

Der Leukopenie, die dem FS definitionsgemäß zugehört, liegt eine relative und absolute Neutropenie zugrunde, wobei 2×10^9 Zellen/l als Grenzwert gelten (SIENKNECHT et al. 1977). Es wurden beträchtliche quantitative Schwankungen, sogar Spontanremissionen beobachtet, eine Korrelation der Neutropenie zur Infektanfälligkeit besteht dabei jedoch nicht (BARNES et al. 1971; LUTHRA u. HUNDER 1975; NIEDERLE et al. 1976; SIENKNECHT et al. 1977). Im Verlauf von Infektionen findet sich die Neutrophilenzahl oft im normalen Schwankungsbereich, Anstiege darüberhinaus sind jedoch sehr selten (NIEDERLE et al. 1976; PINALS 1981).

Bei 80% der Patienten mit FS findet sich eine normochrome Anämie. Ihre Ursache ist multifaktoriell, wobei ein auf der chronischen Entzündung basierender Eisenmangel ebenso wirksam wird wie gastrointestinale, manchmal medikamentenbedingte Blutverluste und wie die Plasmavolumszunahme im Rahmen der Splenomegalie (BLENDIS et al. 1970; HESS et al. 1971; NIEDERLE et al. 1976; PENEGELLY 1966; ROBERTSON et al. 1974; SCOTT 1978). Bei einem Teil der Patienten (46%) ist eine Verminderung der Erythrozytenüberlebenszeit festzustellen, wobei sich die Milz als Hauptsequestrationsort darstellt (BARNES et al. 1971, n=21). Eine Erythrozytensensibilisierung mit entsprechendem positivem Antiglobulintest ist demgegenüber jedoch nur selten nachzuweisen (BARNES et al. 1971).

Die mancherorts beschriebenen Thrombozytenverminderungen treten in ihrer klinischen Bedeutung in den Hintergrund (BARNES et al. 1971; LEADING ARGICLE 1970; NIEDERLE et al. 1976; PINALS 1981; SIENKNECHT et al. 1976), sie sind der Zellsequestration in der Milz zuzuschreiben (MOORE et al. 1971).

f) Immunologische Besonderheiten

Im Vergleich zur c.P. sind beim FS die pathologischen Veränderungen der Immunantwort ausgeprägter und zudem spezifisch modifiziert (ATKINSON et al. 1981; PINALS 1981). Bei 98% der Patienten liegt ein positiver Rheumafaktornachweis vor, mehrheitlich werden dabei sehr hohe Titer beobachtet (ATKINSON et al. 1981; BARNES et al. 1971; EDITORIAL 1971, 1978; KATZ 1978; SIENKNECHT et al. 1977). Berichte von seronegativen Fällen sind selten (BARNES et al. 1971; FABER u. ELLING 1966). In Bezug auf die Immunglobulinklassen dieser Rheumafaktoren (RF) sind beim FS Besonderheiten zu vermerken: Wie bei chronischer, durch rheumatoide Vaskulitis gekennzeichneter Polyarthritis sind beim FS die Spiegel an niedermolekulargewichtigem IgM besonders hoch (ROBERTS-THOMSON et al. 1981) und bei Permin (PERMIN u. EGESKJOLD 1982) war bei 80% von 20 Patienten mit FS IgE-anti-IgG nachzuweisen (gegenüber 63% bei c.P.), wobei die Titer bei FS-Patienten signifikant höher lagen.

Die Vermutung, das FS würde nosologisch eine Brücke zwischen c.P. und systemischem Lupus erythematodes (SLE) darstellen, kam dadurch zustande, daß 75–100% der FS-Patienten organunspezifische antinukleäre Faktoren (ANF) aufwiesen (BARNETT et al. 1966; BEICKERT 1964, 1971; DUBOIS 1976; GENTH 1981; RUDERMAN et al. 1968). Auch diese Antikörper (AK) treten in hohen Titerstufen auf, sie zeigen immunfluoreszenzoptisch eine randständige Anlagerung am Substratkern (DORSCH et al. 1969; HUSAIN et al. 1974). Im Rahmen von Differenzierungsuntersuchungen fanden sich bei Immunglobulin (Ig)-Klassen und AK-Konzentrationen keine Unterschiede der ANF von FS- und SLE-Patienten, ersteren fehlt jedoch – sowohl in der IgG als auch in der IgM-Fraktion – die Fähigkeit zur Komplement (C')-Fixation. Diesem Umstand wurde der verschiedenartige klinische Verlauf von FS und SLE zugeschrieben, die fehlende Nierenbeteiligung sowie die mehrheitlich normalen C'-Spiegel beim FS damit teilweise erklärt (BURNNER u. DAVIS 1970).

Im Gegensatz dazu stehen C'-fixierende, granulozytenspezifische ANF (GS-ANF), die von den organunspezifischen ANF diagnostisch häufig verdeckt werden (ELLING et al. 1968; FABER et al. 1964; FABER u. ELLING 1966; SCOTT 1978). Ursprünglich wurden diese AK nur im Serum von FS-Patienten nachgewiesen und zu der definitionsgemäß vorhandenen Granulozytopenie in Beziehung gesetzt. In weiterer Folge wurden sie aber auch im Rahmen anderer Bindegewebserkrankungen gefunden, wobei sich die GS-ANF als heterogene AK gegen verschiedene Kernantigene erwiesen (ELLING et al. 1968; KNAPP et al. 1974; WIIK et al. 1974; WIIK u. MUNTHE 1974). Mit Ausnahme des IgE wurden bei GS-ANF alle Ig-Klassen nachgewiesen und soferne sie auch tatsächlich C' fixierten, bestand eine gute Korrelation zu gleichzeitig bestehenden Neutropenien, als Hinweis auf einen autoaggressiven Effekt dieser AK gegenüber neutrophilen Granulozyten u/o ihren Vorläufern (SCOTT 1978; WIIK u. MUNTHE 1974). Die Diskussion um die Bedeutung der GS-ANF beim FS leitet zum Zentralproblem der immunologischen Besonderheiten im Rahmen dieses Krankheitsbildes über: zur Frage nach einer befriedigenden Erklärung der dem Syndrom per definitionem zugehörenden Granulozytopenie.

Die zahlreichen Beobachtungen zu dieser Fragestellung weisen darauf hin, daß hier wirksam werdende ätiopathogenetische Mechanismen sehr komplexer Natur sind und sich die Granulozytopenie von einer Vielzahl zusammentreffender Faktoren ableitet (BUCKNALL et al. 1982; GUPTA et al. 1975, 1976; ROSENTHAL et al. 1974; ROSENTHAL 1978; SLAVIN u. LIANG 1980; STARKEBAUM et al. 1980b; VINCENT et al. 1974; WEISMAN u. ZVAIFLER 1976). Die GS-ANF haben, im Verein mit der Beobachtung, daß das Plasma von FS-Patienten in gesunden Kontrollpersonen einen leukopenischen Effekt ausübt, zunächst an das Vorliegen von zirkulierenden AK mit konsekutiver autoimmuner Neutrophilenzerstörung denken lassen (CALABRESI et al. 1959; ROSENTHAL et al. 1974; ROSENTHAL 1978). Der zunächst als gesichert angenommene therapeutische Dauereffekt der Splenektomie wurde damit in diese Hypothese eingegliedert, daß man die Milz für jenes Organ hielt, in dem diese AK hauptsächlich produziert werden würden (GREEN u. FROMKE 1966).

Die Hypothese, daß der Neutropenie im Rahmen des FS ein humoral betonter Autoimmunprozeß zugrunde liege, wurde durch folgende Fakten gestützt: RF sowie ANF wurden mehrheitlich sehr hochtitrig vorgefunden (ATKINSON et al. 1981; BRUNNER u. DAVIS 1970; DENKO u. ZUMPFT 1962; ELLING et al. 1968; FABER et al. 1964; FABER u. ELLING 1966; HUSAIN et al. 1974; KNAPP et al. 1974; WIIK et al. 1974; WIIK u. MUNTHE 1974), das klinische Zustandsbild der Patienten war immer sehr stark von extra-artikulären, Immunkomplex (IK)-mediierten Manifestationen der Grundkrankheit geprägt und zudem sind in manchen Untersuchungen erworbene, hämolytische Anämien bzw. positive Antiglobulin-Teste häufige Begleitbilder des FS. Der diesbezügliche Unterschied zur c.P. ist signifikant (BARNES et al. 1971; ROSENTHAL et al. 1974). Eine weitere ätiopathogenetische Hypothese zur Neutropenie des FS postuliert neben diesen antileukozytären, zytotoxischen AK auch eine Zerstörung AK-beladener Granulozyten in der Milz nach dem Muster der idiopathisch-thrombozytopenischen Purpura (ITP). Tatsächlich konnte – mit Hilfe ^{111}Indium-Oxine markierter Granulozyten – im Rahmen des FS eine stark übersteigerte Granulozytensequestration in der Milz nachgewiesen werden (BIRNIE et al. 1982). Bei jenen 20–30% der Patienten mit FS, bei denen die Granulozytopenie durch eine Splenektomie unbeeinflußt bleibt, konnten LOGUE und Mitarbeiter das Vorliegen einer AK-vermittelten, Lymphozyten-mediierten Granulozytolyse (ADLG) nachweisen (LOGUE et al. 1981). Die dabei wirksam werdenden AK besitzen spezifische, antigranulozytäre Eigenschaften, korrespondieren zu – allen Granulozyten gemeinsamen – Oberflächenstrukturen und sind nicht gegen Alloantigene wie beispielsweise HLA-Merkmale gerichtet (LOGUE et al. 1978).

STARKEBAUM et al. (1980a) haben bei 8 von 21 Patienten mit FS (38%) im IgG-Serumanteil und auch im monomeren, durch fraktionierte Saccharose-Dichtegradienten-Ultrazentrifugation präparierten IgG-Pool erhöhte Bindungsaktivitäten gegenüber polymorphnukleären Granulozyten (PMN) festgestellt. Nach der Präparation von F(ab')$_2$-Fragmenten aus diesem IgG-Pool blieben die Bindungsaktivitäten erhalten, sodaß damit der Beweis für das Vorliegen PMN-reaktiver AK erbracht werden konnte. Es konnte zudem gezeigt werden, daß das korrespondierende Antigen dieser AK Teil der PMN-Oberfläche ist und daher war es erstaunlich, daß eine positive Korrelation dieser AK zu den nachweisbaren ANF-Titern besteht. Die Klärung dieses Sachverhaltes wurde durch die Beobachtung erbracht, daß Kreuzreaktionen zwischen ANF und AK gegen Oberflächenstrukturen mononukleärer Zellen bzw. PMN bestehen (REKVIG u. HANNESTAD 1977). Auf der Basis dessen muß die Frage offen bleiben, ob sich GS-ANF und diese PMN-reaktiven AK auch tatsächlich voneinander unterscheiden, es ist nicht bewiesen, daß hier krankheitsspezifische Antikörper gegen Molekularstrukturen der Zelloberfläche, möglicherweise gegen Alloantigene vorliegen (STARKEBAUM et al. 1980a). Etwaige Antigen-Gemeinsamkeiten dieser Oberflächenmerkmale zu mikrobiellen Krankheitserregern wären hier von großem Interesse, auch erhebt sich die Frage nach einem krankheitsspezifischen Toleranzverlust im Rahmen einer immunologischen Hyperreaktivität (CRYER

u. KISSANE 1981). Hinsichtlich des an die PMN-Oberfläche gebundenen IgG unterscheiden sich c.P. und FS deutlich. Während bei LOGUE (1976) die zellgebundenen IgG-Konzentrationen im Rahmen der c.P. 20×10^{-14} g/Zelle nicht überschreiten, beträgt die Schwankungsbreite beim FS 20–200×10^{-14} g/Zelle. Laut STARKEBAUM et al. (1980a) betragen die Spiegel an oberflächengebundenem IgG bei FS-Patienten $34{,}7 \pm 25{,}1 \times 10^{-15}$ g/PMN. Sie sind damit gegenüber den Werten bei c.P. ($19{,}0 \pm 7{,}3 \times 10^{-15}$ g/PMN) ($p < 0{,}02$) oder Normalpersonen ($14{,}3 \pm 4{,}6 \times 10^{-15}$ g/PMN) ($p < 0{,}01$) signifikant erhöht. Wenn bei Patienten mit dem klinischen Bild einer c.P. derart hohe zellgebundene IgG-Konzentrationen vorliegen, muß dies, beispielsweise bei fehlender Splenomegalie, als Hinweis auf das Vorliegen eines FS gelten (LOGUE u. SILBERMAN 1979). Interessanterweise besteht zwischen der PMN-gebundenen IgG-Konzentration und der Neutropenie keine Korrelation ($r = 0{,}15$) (STARKEBAUM et al. 1980a). Die Konzentration des IgG, das sich an normale PMN nach Inkubation mit Patientensera anlagert, betrug bei FS-Patienten ($n = 21$) $57{,}7 \pm 40{,}4$ ng IgG/10^6 PMN gegenüber $29{,}4 \pm 8{,}2$ ng IgG/10^6 PMN bei Patienten mit c.P. ($p < 0{,}001$), ein Umstand, der nicht nur durch spezifische, gegen PMN-Oberflächenmerkmale gerichtete AK u/o GS-ANF erklärt werden kann, sondern auch an zirkulierende Immunkomplexe (IK) denken läßt (BLUMFELDER u. LOGUE 1981; HURD et al. 1977; HURD 1978; MINCHINTON et al. 1982; STARKEBAUM et al. 1980a). Bei der Differenzierung dieser Möglichkeit ergibt sich eine Korrelation der IgG-PMN bindenden Aktivitäten zur Konzentration zirkulierender Immunkomplexe (bei Clq-Bindungsassay: $r = 0{,}71$; bei analytischer Ultrazentrifugation: $r = 0{,}60$), wobei in diese Korrelation IK mit RF-Aktivität nicht einbezogen sind (STARKEBAUM et al. 1980).

Im Rahmen der c.P. sind zirkulierende Immunkomplexe ein Gradmesser der Erkrankungsaktivität (HART 1970; McDUFFIE 1978) und nach einer Arbeitshypothese kann man an diesem Erkrankungsbild auch 3 – Immunkomplexbezogene – Stadien unterscheiden: Demnach bewirkt in der Initialphase ein unbekanntes Agens eine Immunantwort, deren konsekutive IK in einer zweiten Phase in artikulär betonter Lokalisation wirksam werden. Bei einem Teil der Patienten schreitet das Krankheitsbild in das dritte Stadium fort, in dem es auch im Bereich anderer Gewebe zur IK-Einschwemmung kommt, ein Umstand, der für die systemischen Krankheitszeichen der c.P. – beispielsweise für Vaskulitis u/o Überlappungssyndrome mit anderen Bindegewebserkrankungen – verantwortlich sein könnte (BACON 1978, 1979). Auch das FS kann als Ausdruck dieser dritten Phase aufgefaßt werden und würde dann als Komplikation der c.P. gelten (HOLLINGSWORTH u. SAYKALY 1977). Mittels analytischer Ultrazentrifugation und mittels Immundiffusion gegen IgM-Rheumafaktor konnte das häufige Vorkommen von IK im Serum von FS-Patienten nachgewiesen werden. Die Nachweishäufigkeit von 75% lag gegenüber der eines Kontrollkollektives von c.P.-Patienten (26%) signifikant ($p < 0{,}015$) höher (ANDREIS et al. 1978). Bei Anwendung der ^{125}J-C1q-Bindungstechnik (GABRIEL u. AGNELLO 1977) betrug dieses Verhältnis $60:12\%$ ($p < 0{,}004$) (HURD et al. 1979), wurden dagegen die zirkulierenden IK im Radioimmunoassay mittels monoclonalem RF ermittelt (LUTHRA et al. 1975), waren keine IK-bezogenen Unterschiede der beiden Krankheitsbilder ersichtlich (HURD et al. 1979). Daraus lassen sich funktionelle Eigenschaften der beim FS signifikant erhöhten IK ableiten: Sie binden C', und haben zudem Sedimentationskonstanten die mehrheitlich über 19 S liegen. Übereinstimmend damit sind im Serum von FS-Patienten – im Vergleich zu c.P.-Erkrankungsfällen – signifikant ($p < 0{,}002$) niedere C4-Spiegel nachweisbar, auch wenn diese dabei nur selten unter den Normalbereich absinken (ANDREIS et al. 1978; HURD et al. 1979). Die ätiopathogenetischen Unterscheidungsmerkmale zwischen c.P. und FS klingen in jenen c.P.-Fällen an, in denen abnehmende C'-Konzentrationen ein ausgeprägtes, oft von extra-artikulären Manifestationen begleitetes Krankheitsrezidiv anzeigen. In der Kasuistik einer c.P.-Patientin, bei der abnehmende CH_{50}-Werte mit der Entwicklung eines FS, einschließlich Hautulzerationen, Vaskulitiszeichen, Mononeuritis multiplex, Eosinophilie und Anämie einhergingen, wurden möglicherweise die pathogenetischen Berührungspunkte von FS und c.P. klinisch und serologisch beobachtet (FRANCO u. SCHUR 1971). Diese Fakten bestätigen die Hypothese eines „Krankheitsspektrums", in dem C'-fixierende IK den Schweregrad der c.P. mitbestimmen und extraartikuläre Manifestationen – wie z.B. Vaskulitis u/o FS – pathogenetisch beeinflussen (FRANCO u. SCHUR 1971; STARKEBAUM et al. 1980a). Über die Zusammensetzung der zirkulierenden IK beim FS liegen naturgemäß nur indirekte Hinweise vor: 78% der Patienten mit FS weisen – im Vergleich zur unkomplizierten c.P. – signifikant erhöhte Cryoglobulinkonzentrationen auf. Diese Cryoglobuline haben mehrheitlich den Charakter von IK, sie enthalten IgG, IgM, C1q und C3. In ihrem Ig-Anteil konnten Antikörper gegen PMN-Kerne und PMN-Membranen nachgewiesen werden, zudem fanden sich RF-Aktivitäten (GUPTA et al. 1976; SCOTT 1978; WEISMAN u. ZVAIFLER 1976).

Untersuchungen an PMN von Patienten mit FS haben neben den hohen Konzentrationen an zellgebundenem IgG auch intrazelluläre Ig und C'-Einschlüsse zutage gebracht (BISHOP 1977; HURD et al. 1977; LOGUE 1976; STARKEBAUM et al. 1980a, b) und damit darauf hingewiesen, daß nach Fc-u/o C3-Rezeptor mediierter Anlagerung, die IK auch phagozytiert werden. Im Verein mit den spezifischen, anti-PMN reaktiven AK scheint hier der zentrale pathogenetische Mechanismus zur Entstehung der das FS charakterisierenden Neutropenie vorzuliegen.

Wie auch die angelagerten Zytotoxine verursacht das phagozytierte Material einen funktionellen Zelldefekt (GOETZL 1976; HANSEN u. LOGUE 1977; MOWAT 1972; PRUZANSKI et al. 1978; STARKEBAUM et al. 1981), der sich besonders in Bezug auf Chemotaxis (HOWE et al. 1980, 1981; ZIVKOVIC u. BAUM 1972), Mikrobenphagozytose und -abtötung bemerkbar macht und den FS-Patienten zu Infektionskrankheiten prädisponiert (GUPTA et al. 1976). Angelagerte Immunglobuline und phagozytierte IK beschleunigen die PMN-Margination in den Venolen (MEYER et al. 1982; VINCENT et al. 1974) sowie die PMN-Sequestration in der Milz (BIRNIE et al. 1982), Vorgänge die Hypersplenismus und Neutropenie verstärken und das Infektionsrisiko abermals erhöhen (BUCKNALL et al. 1982; HURD et al. 1977; HURD 1978).

Wenn auch die bisher dargestellten Mechanismen zur Entstehung der beim FS charakteristischen Neutropenie im Mittelpunkt pathogenetischer Erklärungen stehen, so wurden aus experimentellen Erfahrungen auch noch andere, hier mitbeteiligte Faktoren ersichtlich:

Mononukleäre, aus Milz, Knochenmark (KM) u/o peripherem Blut stammende Zellpräparationen von Patienten mit FS können in KM-Kulturen die normale Granulopoese supprimieren, wobei hauptsächlich T-Lymphozyten, zu einem geringen Anteil auch Monozyten wirksam werden (ABDOU et al. 1978; BAGBY u. GABOUREL 1979). Es ist nicht verwunderlich, daß der Milz entstammende T-Lymphozyten diese Eigenschaften in besonders ausgeprägtem Ausmaß besitzen, ist doch die Milz – krankheitsunspezifisch – auch bei anderen pathologischen Zustandsbildern mit T-Suppressor-Zellpopulationen besonders angereichert (RICH u. PIERCE 1974; RICH u. RICH 1976). Es ist anzumerken, daß die funktionelle T-Zell-Kapazität durch eine Vielzahl verschiedener Einflußfaktoren modifiziert werden kann: durch bestimmte Antigene, durch andere T- u/o B-Zellpopulationen, Makrophagen, AK und schließlich durch makromolekulare Mediatoren (MONDORF et al. 1970; STREILEIN et al. 1974; TRIGG et al. 1975). Eine primäre oder möglicherweise sekundäre Veränderung des biologischen Umgebungsmilieus – beispielsweise im Milzbereich – könnte beim FS in der Weise wirksam werden, daß lösliche, kleinmolekulare, von T-Zellen produzierte Suppressorfaktoren – die auch schon in anderen System Beobachtung fanden (CLINE u. GOLDE 1978; DUCKHAM et al. 1975; RICH u. PIERCE 1974) – gegen myeloische Vorläufer oder gegen CSF (colony stimulating factor) produzierende Zellen in Erscheinung treten und solcherart Neutropenie u/o KM-Veränderungen mitverursachen (ABDOU et al. 1978; BUCKNALL et al. 1982; GOLDBERG et al. 1980; JOYCE et al. 1978, 1980; KIMBALL et al. 1973; STARKEBAUM et al. 1980b).

Bei GOLDBERG et al. (1980) wurden bei 8 von 19 Patienten mit FS ein Serumfaktor nachgewiesen, der eine in vitro-Formation von Zellkolonien durch myeloische KM-Vorläuferzellen verhinderte. Es konnte nachgewiesen werden, daß Serum- und Harnkonzentrationen granulopoetischer Faktoren (CSA, colony stimulating activity) im Vergleich zu anderen neutropenischen Erkrankungen ohne c.P. beim FS signifikant erniedrigt vorliegen (GUPTA et al. 1975). Diese Umstände weisen auf eine – die Granulozytenproduktion betreffende – zusätzliche Störung hin (MEYER et al. 1982).

Wenn auch im Blut von FS-Patienten keine pathologischen Abweichungen im quantitativen Verhältnis der T- und B-Lymphozyten zueinander nachgewiesen werden können (SIENKNECHT et al. 1977), so traten in einer Untersuchung an 38 FS-Patienten in 24 Fällen kältereagierende (4° C) AK gegen Lymphozyten zutage (63%). Die Vergleichszahlen betrugen bei SLE bzw. c.P.-Patienten 48% (n = 63) bzw. 38% (n = 34). Bei kältereagierenden Zytotoxinen gegen Granulozyten u/o Monozyten, sowie bei wärmereagierenden AK gegen die genannten Zellen waren keine signifikanten Unterschiede nachzuweisen (PRUZANSKI et al. 1978). Es bleibt aufklärungsbedürftig, inwieweit diese kältereagierenden Lymphozytotoxine die Immunreaktion beim FS durch Einflußnahme in das quantitative und funktionelle Verhältnis von lymphozytären Subpopulationen – krankheitsspezifisch – verändern.

Ergänzend zur AK-vermittelten Granulozytopenie des FS wurde noch der in vitro-Beweis für das Vorliegen einer Zell-mediierten Autosensibilisierung peripherer Lymphozyten gegenüber autologen KM-Zellen der granulopoetischen Reihe erbracht (SLAVIN u. LIANG 1980).

Alle Untersuchungen zusammengenommen lassen darauf schließen, daß die Neutropenie des FS multifaktorielle, mehrheitlich immunologisch mediierte Ursachen hat, die in ihrer Summe zu diesem hämatologischen Charakteristikum des FS führen (DEVRED u. JAMES 1977; JOYCE et al. 1980; PRICE u. CALE 1978; TREVES et al. 1981).

g) Histopathologische Befunde

Bei 5–10% der Patienten mit c.P. kann eine Splenomegalie nachgewiesen werden (GREEN u. FROMKE 1966; ISOMÄKI et al. 1971; MOORE et al. 1971; NIEDERLE et al. 1976). Genauere nuklearmedizinische Untersuchungen zeigen, daß bei Exazerbation der Grundkrankheit der Anteil jener c.P.-Patienten, die eine Splenomegalie aufweisen nahezu 30% ausmachen kann (ISOMÄKI et al. 1971). Angesichts der Tatsache, daß im Rahmen des FS die Splenomegalie nur in

Ausnahmefällen fehlt (GOMEZ CASAL et al. 1981; LOGUE u. SILBERMAN 1979) wurde die Meinung bestärkt, es würde sich beim FS um keine eigenständige Erkrankungsform, sondern vielmehr um eine Extremform der üblichen c.P. handeln (RUDERMAN et al. 1968).

Die Vergrößerung des Organs geht hauptsächlich auf eine Expansion der sinusoidalen „roten Pulpa" zurück, in der histologischen Übersicht sind Arterien und Trabekel weit auseinandergerückt. Zumeist zeigt das sinusoidale Gewebe keine Zeichen einer Phagozytose-Überfunktion, wenn überhaupt, so wird eine Leukophagozytose weit seltener festgestellt als Erythrophagozytosezeichen (BARNES et al. 1970; LASZLO et al. 1978). Der diesbezügliche Widerspruch zu Hypothesen der Neutropenie-Entstehung beim FS und zu Untersuchungen mittels ^{111}Indium-markierter Granulozyten wird offensichtlich und bleibt ungeklärt. Während BARNES et al. (1970) eine Sinuszell-Hyperplasie als regelmäßig auftretend beschreiben, wird diese bei LASZLO et al. (1978) in Abrede gestellt. Übereinstimmend finden sich histopathologische Äquivalente einer Stimulation des humoralen Immunsystems: Beträchtliche Hyperplasien von Lymphfollikeln, Ausbildung von Keimzentren, Plasmazell- und Immunoblastenanhäufungen im Sinusbereich, vereinzelt finden sich extramedulläre Hämatopoeseherde (ATKINSON et al. 1981; BARNES et al. 1970; FLEMING et al. 1976; LASZLO et al. 1978; NIEDERLE et al. 1976; RAU 1978b).

Das periarterielle, als „thymusabhängig" geltende lymphoide Gewebe ist – ebenfalls im Gegensatz zu bestehenden pathogenetischen Theorien – nicht hyperplastisch. Während interzelluläre Amyloidablagerungen praktisch nie gefunden werden und zwiebelschalenartige perivaskuläre Fibrosen fehlen, zeigen die Follikelarterien hyaline Veränderungen sowie endotheliale Hyperplasie (BARNES et al. 1970). Letzteres wird bei LASZLO et al. (1978) und FLEMING et al. (1976) bestritten.

In der ursprünglichen Beschreibung des FS wurden die normale Größe und Konsistenz der Leber ausdrücklich betont (FELTY 1924). Mit zunehmender Zahl der beobachteten Erkrankungsfälle wurden jedoch auch zunehmend Vergrößerung und Induration des Organs beschrieben (BARNES et al. 1971; BLENDIS et al. 1970a; DEVRED u. JAMES 1977; MOORE et al. 1971; RAU 1978a, b), schließlich hat SIENKNECHT (SIENKNECHT et al. 1977) die Häufigkeit einer Lebervergrößerung im Rahmen des FS mit 68% angegeben. Das histologische Korrelat der biochemisch feststellbaren, mäßigen Transaminasen u/o Alkalische Phosphatase-Erhöhungen sowie der pathologischen Leberfunktionsteste (RAU 1978a) ist naturgemäß schwer zu beurteilen soferne Leberblindpunktionen vorliegen. Es sind aus diesem Grund die verschiedensten histologischen Beschreibungen in die Literatur eingegangen: Leberzirrhosen (RITLAND 1973), „ikterische, chronisch-dystrophische Hepatitis", Verfettung und Rundzellinfiltration in den Periportalfeldern, lymphozytäre Infiltration der Sinusoide mit Kupferzellschwellung und Fibrosierung der Periportalfelder (RAU 1978a; SCHNITZER 1976; SIENKNECHT et al. 1977), leukozytäre Periportalfeldinfiltration, Nekrosen um die Zentralvenen mit leukozytärer Infiltration, Parenchymdegeneration sowie wolkige Trübung des Hepatozyten-Zytoplasmas kamen dabei zur Darstellung (BLENDIS et al. 1970a; RAU 1978a).

Als Pathogenese dieser zahlreichen Formen der Leberbeteiligung wurde nicht nur ein infektallergisches Geschehen, also eine Organmanifestation der Grundkrankheit angesehen, sondern auch mit der Polyarthritis nicht zusammenhängende Zweiterkrankungen diskutiert (BLENDIS et al. 1970a; RAU 1978a).

Die Leberhistologie im Rahmen des FS fand in dem Augenblick mehr Beachtung, als sich Anzeichen einer portalen Hypertension häuften und Todesfälle nach Ösophagusvarizenblutungen auftraten (BLENDIS et al. 1978; DECOUX u. ACHORD 1980; KLOFKORN et al. 1976; SMYTH 1976; SWEENEY 1975; THORNE et al. 1982). Im Zuge dessen wurde eine, von P.E. STEINER (1959) erstmals beschriebene Veränderung (STEINER 1959), die nodulär-regenerative Hyperplasie (NRH), wiederholt beobachtet:

Im Zentrum diffus auftetender, etwa der Größe eines Läppchens entsprechender, außerhalb der ursprünglichen Organfeinstruktur liegender Knötchen finden sich große, helle, teilweise doppelkernige Hepatozyten, die zirkulär von zunehmend komprimierten, an der Knötchenperipherie atrophischen, zunehmend eosinophilen Leberzellen mit teilweise pyknotischem Kern umgeben werden (HARRIS et al. 1974; RAU 1978a). Im Bereich dieser Knoten fehlt kollagenes Bindegewebe. Der Charakter von regenerativen Knötchen wird aus der irregulären Anordnung der Zellplatten sowie aus Doppelkernigkeit und hervorspringenden Nukleolen ersichtlich (BELAICHE et al. 1978; BLENDIS et al. 1974; GUARDA u. HALES 1981; HARRIS et al. 1974; RAU 1978a; STROMEYER u. ISHAK 1981; THORNE et al. 1982; WECHSLER et al. 1979).

Die ursächliche Beziehung dieser Leberveränderung zum FS ist ungeklärt, es ist aber bemerkenswert, daß die nodulär-regenerative Hyperplasie bei c.P.-Patienten nur in Ausnahmefällen vorkommt (HARRIS et al. 1974) und daß sie bei drei Mitgliedern einer Familie, die ein FS aufwiesen, nachweisbar war (BLENDIS et al. 1976). WARNLESS und Mitarbeiter (WANLESS et al. 1981) beobachteten das gemeinsame Auftreten von nodulär-regenerativer Hyperplasie und Makroglobulinämie und vermuteten in dieser Assoziation einen pathogenetischen, auf Gefäßveränderungen begründeten Zusammenhang. Nach anderer Meinung sollte der zunehmende Blutstrom in der Milz für die präsinusoidale Hypertension verantwortlich sein und in weiterer Folge die NRH verursachen. Durch die knötchenbedingte Gefäßkompression würde dieser Mechanismus verstäkt (REISMAN et al. 1977).

Angesichts der beim FS in ausgeprägtem Ausmaß bestehenden Neutropenie wären Veränderungen der KM-Histologie naheliegend:

Bei den meisten Patienten findet sich kein Beweis für eine kompensatorische, granulopoetisch betonte Markhyperplasie und auch eine Markhypoplasie ist die Ausnahme (DANCEY u. BRUBAKER 1979; ROSENTHAL et al. 1974). In den Differentialmarkbildern zeigt sich eine Verschiebung zu unreifen neutrophilen Vorläuferzellen („Reifungsarrest") (LASZLO et al. 1978; ROSENTHAL et al. 1974). Dies wird als Hinweis darauf gewertet, daß der postmitotische Zellpool im Rahmen einer beschleunigten Zellfreisetzung aus dem KM quantitativ vermindert vorliegt. Bei kaum einem der bisher untersuchten Patienten fand sich morphologisch eine Veränderung der Verhältnisse von Myelo- zu Erythropoese, bei keinem der bisher untersuchten Patienten war bisher eine kompensatorische Zunahme der errechneten KM-Masse an PMN bzw. deren Vorläuferzellen festzustellen (JOYCE et al. 1980). KM-Funktionsteste haben jedoch gezeigt, daß im Rahmen des Krankheitsbildes die Granulozytenreserven des KM vermindert sind (KIMBALL et al. 1973).

Im Gefolge der histologischen, an immunpathogenetischen Hypothesen geknüpften Milzveränderungen finden auch die feinstrukturellen Charakteristika der im Rahmen des Krankheitsbildes häufig vergrößerten Lymphknoten Beachtung. Hierbei zeigt sich das Bild einer benignen, follikulären Hyperplasie, wobei histologisch gegenüber der c.P. keinerlei Unterscheidungsmerkmale auffallen (BARNES et al. 1971; RAU 1978a).

Man glaubt, daß im Rahmen der rheumatischen Erkrankung die Niere von pathologischen Veränderungen verschont bliebe und schreibt etwaig auftretende

Proteinurien den Komplikationen der Grundkrankheit wie beispielsweise Harnwegsinfektionen zu, oder hält sie für die Sekundärerscheinung der medikamentösen Therapie.

Bei SIENKNECHT et al. (1977) schieden 39% der FS-Patienten (n = 34) mehr als 500 mg Eiweiß/24 Std. aus, wobei für die Proteinurie klinisch keinerlei Ursachen nachgewiesen werden konnten. Histologisch lag bei 2 dieser Patienten eine fokale Glomerulonephritis, bei einem Patienten eine Nephrosklerose vor. Inwieweit die Proteinurie glomerulär, durch die Ablagerungen von IK, oder tubulär, im Gefolge einer interstitiellen Nephritis aufgetreten war, konnte nicht beantwortet werden. Die Antwort dieser Frage bedarf einer quantitativ größeren pathologischen und immunfluoreszenzoptischen Untersuchung.

Die erwähnten Lungenfibrosen unterscheiden sich nicht von den Veränderungen bei c.P., sie treten nur deutlich häufiger auf (SIENKNECHT et al. 1977).

h) Therapie

Über den natürlichen Krankheitsverlauf des FS ist – im Hinblick auf Gelenksveränderungen, extraartikuläre und hämatologische Erkrankungsmerkmale sowie speziell über die Infektanfälligkeit – wenig bekannt (FERGUSON u. POLLEY 1975; LASZLO et al. 1978; LUTHRA u. HUNDER 1975; THORNE u. UROWITZ 1982). Die Grunderkrankung sollte in der gleichen Weise behandelt werden, als würde die chronische Polyarthritis ohne die Symptomatik eines FS vorliegen (HOWELL 1981; PINALS 1981). Zusätzlich steht jedoch im Vordergrund therapeutischer Bestrebungen der Versuch, die Neutropenie und die chronische Infektanfälligkeit günstig zu beeinflussen.

Die Bedeutung der verschiedenen therapeutischen Maßnahmen muß dabei sehr vorsichtig beurteilt werden, da Spontanremissionen gelegentlich vorkommen (FERGUSON u. POLLEY 1975; FOHRMAN et al. 1980; LUTHRA u. HUNDER 1975) und die Patienten manchmal trotz ausgeprägter Neutropenie lange Zeit asymptomatisch bleiben (FERGUSON u. POLLEY 1975).

Als vorerst wirkungsvollste konservative Therapieform bietet sich zur Neutropenie-Korrektur die orale Lithium-Karbonat-Verabreichung in der Tagesdosis von 3 × 300 mg an (ALCALAY et al. 1977; BALDESSARINI u. LIPINSKI 1975; BONTOUX et al. 1976; CASE 1982; DEVRED u. JAMES 1977; GUPTA et al. 1975, 1976; JOYCE u. CHERVENICK 1980; KAPLAN 1976; NIEDERLE et al. 1976; POINTUD et al. 1976; RAPON et al. 1976; ROBINSON et al. 1980; YASSA et al. 1980). Der gewünschte Effekt stellt sich mehrheitlich innerhalb einer Woche ein, er persistiert nicht, wenn das Medikament abgesetzt wird (FERGUSON u. POLLEY 1975). Die Behandlung mit Lithium-Karbonat sollte den Krankheitsphasen akuter Granulozytopenien und Infektionen vorbehalten bleiben (BONTOUX et al. 1976; SCHAPIRA et al. 1977). In einem Fall eines splenektomierten Patienten war die Polychemotherapie eines zum FS hinzukommenden Malignoms durch die Vorbehandlung mit Lithium-Karbonat überhaupt erst möglich (O'NEILL et al. 1968).

Goldtherapie und D-Penicillamin, in der üblichen, bei unkomplizierter c.P. angewendeter Dosierung haben sich ebenfalls als wirkungsvolle Maßnahme zur Korrektur der FS-Neutropenie sowie bei rezidivierendem Fieber, Infektanfälligkeit und Hautulcerationen erwiesen (BACON 1978; DEVRED u. JAMES 1977; FERGUSON u. POLLEY 1975; GOWANS u. SALAMI 1973; HURD et al. 1974; KAPROVE 1981; LUTHRA et al. 1981; PERCY 1981; SPIVAK 1977). Nach BACON (BACON

1978) würden Nephropathien im Zusammenhang mit D-Penicillamin beim FS häufiger als bei der c.p. beobachtet werden: Durch Einflußnahme auf die Immunantwort würde der Charakter zirkulierender IK in der Form geändert, daß deren Voraussetzungen für eine Ablagerung in der Niere leichter erfüllt werden würde. Diese Beobachtung fand in anderen Untersuchungen klinisch keine Bestätigung (DEVRED u. JAMES 1977; FOHRMAN et al. 1980; JAFFE 1975; PINALS 1981; SPIVAK 1977).

Auch der therapeutische Einfluß von Immunsuppressiva beim FS wurde untersucht (KAPROVE 1981), und HURD et al. (1974) stellten eine quantitative Abnahme phagozytierter IK bei Cyclophosphamid-behandelten FS-Patienten fest. Mit einer Tagesdosierung von 100 mg wurde dieser Effekt auch klinisch bestätigt (WIESNER et al. 1977), doch muß diese Therapie solange als experimentell angesehen werden bis kontrollierte Studien ihre Bedeutung für die Korrektur von Neutropenie u/o Infektanfälligkeit näher definieren.

Mehrmals wiederholte Plasmapheresen konnten eine Verbesserung des klinischen Zustandsbildes beim FS bewirken, eine Neutropenie bleibt dabei jedoch unbeeinflußt (BACON 1978; FOHRMAN et al. 1980) und die Anwendung von Granulozytenkonzentraten bei septischer Krise ist theoretisch sicherlich naheliegend, aus Gründen der Histoinkompatibilität jedoch meist nicht zielführend (CULVER u. ROBINON 1978).

Als Ergänzung der Therapie beim FS erwies sich die Androgenbehandlung, beispielsweise mit Testosteronoenanthat oder Testosteronpropionat. Als Anfangsdosierung werden 600–800 mg wöchentlich i.m. empfohlen. Nach 4 Wochen sollte die Dosis stufenweise reduziert werden, als Dauertherapie haben sich 50–300 mg/Woche bewährt (FERGUSON u. POLLEY 1975; KATZ 1978; WIMER u. SLOAN 1973). Die Testosteronlangzeitbehandlung hat therapeutisch zweierlei Effekte: Sie bewirkt nicht nur die beschleunigte Reifung hämatopoetischer Stammzellen, sondern hat zudem auf bestimmte lymphoide Strukturen hemmenden und entdifferenzierenden Einfluß, auch lympholytische Eigenschaften wurden beschrieben (SLOAN 1973). Auch wenn sich diese Therapie durch fehlende Risiken von Seiten hämatologischer Nebenwirkungen auszeichnet, so ist ihre Anwendbarkeit naturgemäß dadurch eingeschränkt, daß die betroffenen Patienten mehrheitlich weiblichen Geschlechts sind (FERGUSON u. POLLEY 1975; SLOAN 1973). Die Therapie ist zudem nicht unwidersprochen und zeigte in einer neueren Studie keinen günstigen Effekt (FOHRMAN et al. 1980).

Die Therapie mit Kortikosteroiden hat die in sie gesetzten Erwartungen im Hinblick auf eine Verbesserung der hämatologischen Parameter beim FS nicht erfüllt (CROSBY 1973). Berichte über gute Therapieerfolge blieben die Ausnahme (FERGUSON u. POLLEY 1975; PENEGELLY 1966; ROBERTSON et al. 1974) und auch hierbei war der therapeutische Effekt zumeist auf die Verbesserung der Anämie beschränkt. Die Kortikosteroid-induzierte Reduktion der retikuloendothelialen Hyperplasie hat man auch „medikamentöse Splenektomie" genannt. Ganz im Gegensatz dazu steht die Wirkung der lokalen u/o systemischen Kortikosteroidtherapie im Rahmen schwerwiegender Komplikationen des FS (z.B. bei Perikarditis etc., ZEMAN u. SCOVERN 1977).

Die konservative und operativ-orthopädische sowie die physikalische Therapie entspricht – soweit es die viszeralen Befunde zulassen – der der chronischen Polyarthritis.

Unter Beachtung empirisch erarbeiteter Indikationen gilt die Splenektomie als wirkungsvollste therapeutische Maßnahme beim FS. Ihre Rechtfertigung beruht auf der Tatsache, daß trotz ausstehender, zweifelsfreier Beweise, die Milz als zentraler Faktor der Neutropenieentstehung gilt (BOONE u. EVANS 1973;

COLLIER u. BRUSH 1968; CROSBY 1972; GREEN u. FROMKE 1966; KHAN u. KUSHNER 1977; LASZLO et al. 1978; LOGUE u. BLUMFELDER 1982; O'NEILL et al. 1968; RILEY u. ALDRETTE 1975; SANDUSKY et al. 1968). Die Splenektomie sollte bestimmten klinischen Situationen vorbehalten bleiben: Infektionen, die mit profunden Leukopenien einhergehen und einer medikamentösen Therapie nicht zugänglich sind; hämolytische Anämien; ausgeprägte Thrombozytopenie; persistierendes, hohes Fieber; portale Hypertension und ausgeprägte Hautulcerationen (DEVRED u. JAMES 1977; SPIVAK 1977). Eine KM-Lymphozytose gilt als Kontraindikation für die Splenektomie, da erfahrungsgemäß eine Verbesserung der Neutropenie dabei nicht zu erwarten ist und zudem eine, die Neutropenie mitverursachende Zweiterkrankung angenommen werden muß (MOORE et al. 1971).

In einer Untersuchung an 15 splenektomierten FS-Patienten (BLUMENFELDER et al. 1981) zeigte sich bei 5 kein therapeutischer Effekt; bei 6 Patienten war im Hinblick auf rezidivierende Infektionen und hämatologische Parameter ein Teilerfolg zu verzeichnen; 4 Patienten wiesen eine komplette Remission der nichtarthritischen Krankheitsparameter auf. Durch Alter, Geschlecht, Ausmaß der Milzvergrößerung, präoperative Neutropenie, Anämie u/o Thrombopenie sowie durch die Konzentration des an Granulozyten gebundenen IgG konnte der Operationserfolg nicht vorhergesagt werden. Im Gegensatz dazu war mit einem Erfolg der Splenektomie um so eher zu rechnen, je höher die präoperativen Serumaktivitäten an PMN-bindendem IgG waren. Diese Beobachtungen wurden von anderen Arbeitsgruppen – auch zahlenmäßig – bestätigt (JOYCE u. CHERVENICK 1980; KAPLAN 1976). Nach DEVRED (DEVRED u. JAMES 1977) beeinflußt die Splenektomie bei 20–30% der Patienten mit FS die Granulozytopenie nicht, dennoch zeigen die chronisch rezidivierenden Infekte dabei einen leichteren klinischen Verlauf (CROSBY 1972, 1973). Ausgesprochen selten findet sich als Ursache eines Splenektomie-Mißerfolgs eine traumatische Milzgewebsautotransplantation (FLEMING et al. 1976).

Eine Remission der rheumatischen Synovitis ist nach Splenektomie ebenfalls beobachtet worden (GREEN u. FROMKE 1966; KHAN u. KUSHNER 1977), der ursächliche Zusammenhang bleibt hier jedoch fragwürdig.

Literatur

Abdou NI, NaPombejara Ch, Balentine L, Abdou NL (1978) Suppressor cell-mediated neutropenia in Felty's syndrome. J Clin Invest 61:738–743

Adelson GL, Saypol DC, Walker AN (1982) Ureteral stenosis secondary to retroperitoneal rheumatoid nodules. J Urol 127:124–125

Alcalay M, Pechamjou C, Le Gall G, Bontoux D (1977) Traitement du syndrome de Felty par le carbonate de lithium. A propos de 4 cas. Sem Hop Ther 53:165–168

Alexander EL, Bias WB, Arnett FC (1981) The coexistence of rheumatoid arthritis with Reiter's syndrome and/or ankylosing spondylitis: a model of dual HLA-associated disease susceptibility and expression. J Rheumatol 8:398–404

Andreis M, Hurd ER, Lospalluto J, Ziff M (1978) Comparison of the presence of immune complexes in Felty's syndrome and rheumatoid arthritis. Arthritis Rheum 21:310–315

Atkinson J, Jost G, Bell E, Braciale T (1981) Rheumatoid arthritis with Felty's syndrome, hyperviscosity and immunologic hyperreactivity (clinicopathologic). Am J Med 70:89–100

Bacon PA (1978) Drug therapy and circulating immune complexes in rheumatoid arthritis. Rheumatol Rehabil [Suppl] 17:53–58

Bacon PA (1979) Zirkulierende Immunkomplexe bei Rheumatoiden Krankheiten. Therapiewoche 29:452–457

Bagby GC, Gabourel JD (1979) Neutropenia in three Patients with Rheumatic Disorders. Suppression of Granulopoiesis by Cortisol-sensitive Thymus-dependent Lymphocytes. J Clin Invest 64:72–82

Baldessarini RJ, Lipinski JF (1975) Lithium salts: 1970–1975. Ann Intern Med 83:527–533

Barnes CG, Turnbull AL, Roberts BV (1970) Felty's syndrome: a clinical and pathological survey of 21 patients (abstract). Ann Rheum Dis 29:688

Barnes CG, Turnbull AlL, Vernon-Roberts B (1971) Felty's syndrome. A clinical and pathological survey of 21 patients and their response to treatment. Ann Rheum Dis 30:359–374

Barnett EV, Ruderman M, Block KJ (1966) Felty's Syndrome: Occurrence of antinuclear antibodies and leukocyte agglutinins in 14 patients (abstr). Arthritis Rheum 9:846

Beickert A (1964) Das Felty-Syndrom: Serologische Befunde und nosologische Stellung. Dtsch Med Wochenschr 89:1702–1706

Beickert A (1971) Das Felty-Syndrom. Beitr Rheumatol 16:116–142

Belaiche J, Vesin P, Fischer D, Wechsler J, Franco D, Bismuth H, Cattan D (1978) Hyperplasie nodulaire regenerative hepatique au cours d'un syndrome de Felty avec hypertension portale. Gastroenterol Clin Biol 2:63–70

Birnie GG, Eadie AS, Hosie CJ, Lucie NP, Watkinson G (1982) ^{111}Indium-labelled white blood cells in the diagnosis of Felty's syndrome. J Clin Pathol 35:74–76

Bishop CR (1977) The neutropenia of Felty's syndrome. Am J Hematol 2:203–207

Blendis LM, Ansell ID, Jones KL, Hamilton E, Williams R (1970a) Liver in Felty's syndrome. Br Med J I:689:131–135

Blendis LM, Ramboer C, Williams R (1970b) Studies on the haemodilution anemia of splenomegaly. Eur J Clin Invest 1:54–64

Blendis LM, Parkinson MC, Shilkin KB, Williams R (1974) Nodular regenerative hyperplasia of the liver in Felty's syndrome. Q J Med 43:25–32

Blendis LM, Jones KL, Hamilton EB, Williams R (1976) Familial Felty's syndrome. Ann Rheum Dis 35:279–281

Blendis LM, Lovell D, Barnes CG, Ritland S, Cattan D, Vesin P (1978) Oesophageal variceal bleeding in Felty's syndrome associated with nodular regenerative hyperplasia. Ann Rheum Dis 37:183–186

Blumfelder T, Logue G (1981) Human IgG antigranulocyte antibodies: comparison of detection by quantitative antiglobulin consumption and by binding of ^{125}J staph protein A. Am J Hematol 11:77–84

Blumfelder TM, Logue GL, Shimm DS (1981) Felty's syndrome: effects of splenectomy upon granulocyte count and granulocyte-associated IgG. Ann Intern Med 94:623–628

Bontoux D, Alcalay M, Pechmajou Ch (1976) Traitment du Syndrome de Felty par le Carbonate de Lithium. Quatre Cas Nouv Presse Med 5:2954

Boone AW, Evans SJ (1973) Relapse of Felty's syndrome following splenectomy. J Maine Med Assoc 64:266–267

Bork K (1976) Rezidivierende Cheilitis, Stomatitis und Glossitis bei Felty-Syndrom. Med Welt 27:377–378

Brunner CM, Davis JS (1970) Characteristics of antinuclear factors in Felty's syndrome. Arthritis Rheumat 13:33–37

Bucknall RC, Davis P, Bacon PA, Jones JV (1982) Neutropenia in rheumatoid arthritis: studies on possible contributing factors. Ann Rheum Dis 41:242–247

Calabresi P, Edwards E, Schilling RF (1959) Fluorescent antiglobulin studies in leukopenia and related disorders. J Clin Invest 38:2091–2100

Case DC (1982) Utilizing lithium in a patient with Felty's syndrome. Blood 59:1108–1110

Catalano MA, Usselman JA, Vaughan JH (1980) Gastric volvulus and Felty's syndrome. Arthritis Rheum 23:261–263

Cline MJ, Golde DW (1978) Immune Suppression of Hematopoiesis. Am J Med 64:301–310

Cohnen G (1976) Felty-Syndrom. Med Monatsschr 30:51–54

Collier RL, Brush BE (1968) Hematologic disorder in Felty's syndrome, Prolonged benefits of splenectomy. Am J Surg 112:869–873

Cornwell CG, Zacharski LR (1974) Neuropenia, elevated rheumatoid factor, splenomegaly and absence of rheumatoid arthritis. Ann Intern Med 80:555–557

Crosby WH (1972) Splenectomy in hematologic disorders. N Engl J Med 286:1252–1254

Crosby WH (1973) What to treat in Felty's syndrome (Editorial). JAMA 225:1114–1115

Cryer PE, Kissane JM (1981) Rheumatoid Arthritis with Felty's Syndrome, Hyperviscosity and Immunologic Hyperreactivity. Am J Med 70:89–100
Culver J, Robinson K (1978) Exodontics in a patient with Felty syndrome: report of case. J Oral Surg 36:135–137
Dancey JT, Brubaker LH (1979) Neutrophil Marrow Profiles in Patients with Rheumatoid Arthritis and Neutropenia. Br J Haematol 43:607–617
DeCoux RE Jr, Achord JL (1980) Portal hypertension in Felty's syndrome. Am J Gastroenterol 73:315–318
Denko CW, Zumpft CW (1962) Chronic arthritis with splenomegaly and leukopenia. Arthritis Rheum 5:478–491
Devred C, James JM (1977) Le syndrome de Felty. Concours Med 99:695–702
Dinant HJ, Hissink Muller W, van den Berg-Loonen EM, Nijenhuis LE, Engelfriet CP (1980) HLA-DRw4 in Felty's syndrome (letter). Arthritis Rheum 23:1336
Dorsch CA, Gibbs CB, Stevens MB, Shulman LE (1969) Significance of nuclear immunofluorescent patterns. Ann Rheum Dis 28:313–319
Dubois EL (1976) Lupus Erythematosus. A Review of the Current Status of Discoid and Systemic Lupus Erythematosus and Their Variants, 2nd edn. University of Southern California Press, pp 470–475
Duckham DJ, Rhyne RL jr, Smith FE, Williams RC jr (1975) Retardation of colony growth of in vitro bone marrow culture using sera from patients with Felty's syndrome, disseminated lupus erythematosus (SLE), rheumatoid arthritis, an other disease states. Arthritis Rheum 18:323–333
Editorial (1971) Felty's Syndrome. Br Med J I:379–380
Editorial (1978) Felty's syndrome. Lancet I 8063:540–541
Elling P, Graudal H, Faber V (1968) Granulocyte-specific Antinuclear Factors in Serum and Synovial Fluid in Rheumatoid Arthritis. Ann Rheum Dis 27:225–233
Faber V, Elling P, Norup G, Mansa B, Nissen NI (1964) An antinuclear factor specific for leucocytes. Lancet I:344–345
Faber V, Elling P (1966) Leucocyte-specific anti-nuclear factors in patients with felty's syndrome, rheumatoid arthritis, systemic lupus erythematosus and other diseases. Acta Med Scand 179:257–267
Felty AR (1924) Chronic arthritis in the adult, associated with splenomegaly and leukopenia. A report of 5 cases of an unusual clinical syndrome. Bull Johns Hopk Hosp 35:16–20
Ferguson RH, Polley HF (1975) Treatment of the Complications of Rheumatoid Arthritis. Clin Rheum Dis 1:429–442
Fleming CR, Dickson ER, Harrison EG jr (1976) Splenosis: autotransplantation of splenic tissue. Am J Med 61:414–419
Fohrman DE, Müller MN, Ward JR (1980) Felty's syndrome: Long term followup and response to medical therapy. Arthritis Rheum 23:ARA 674
Franco AE, Schur PH (1971) Hypocomplementemia in rheumatoid arthritis. Arthritis Rheum 14:231–238
Freeman NS, Plezia RA (1975) Felty's syndrome. Oral Surg 40:409–413
Gabriel A Jr, Agnello V (1977) Detection of immune complexes: the use of radioimmunoassays with C1q and monoclonal rheumatoid factor. J Clin Invest 59:990–1001
Genth E (1981) Antinukleare Antikörper bei rheumatoider Arthritis. Therapiewoche 31:7150–7160
Gibofsky A, Winchester RJ, Patarroyo M, Fotino M, Kunkel HG (1978) Disease associations of the Ia-like human alloantigens. J Exp Med 148:1728–1732
Goetzl EJ (1976) Defective responsiveness to ascorbic acid of neutrophil random and chemotactic migration in Felty's syndrome and systemic lupus erythematosus. Ann Rheum Dis 35:510–515
Goldberg LS, Bacon PA, Bucknall RC, Fitchen J, Cline MJ (1980) Inhibition of human bone marrow-granulocyte precursors by serum from patients with Felty's syndrome. J Rheumatol 7:275–278
Goldberg J, Pinals RS (1980) Felty's syndrome. Semin Arthritis Rheum 10:52–65
Gomez Casal F, Soler Mantilla H, Abos Olivares E, Fuertes Palacio MA, Asin de Hungria J (1981) Sindrome de Felty sin esplenomegalia. Estudio de un peciente. Med Clin (Barc) 76:185–187
Gordon DA, Stein JL, Broder I (1973) The Extra-Articular Features of Rheumatoid Arthritis. A Systematic Analysis of 127 Cases. Am J Med 54:445–452
Gould DJ, Fenwick JD, Cunliffe WJ (1978) Acute laryngeal obstruction in Felty's syndrome. J Laryngol Otol 92:821

Gowans JDC, Salami M (1973) Response of rheumatoid arthritis with leukopenia to gold salts. N Engl J Med 288:1007–1008
Green RA, Fromke VL (1966) Splenectomy in Felty's syndrome. Ann Intern Med 64:1265–1270
Guarda LA, Hales MR (1981) Nodular Regenerative Hyperplasia of the Liver: Report of two Cases and Review of the Literature. J Clin Gastroenterol 3:157–164
Gupta RC, Robinson WA, Albrecht D (1975) Granulopoietic activity in Felty's syndrome. Ann Rheum Dis 34:156–161
Gupta RC, Robinson WA, Smyth CJ (1975) Efficacy of lithium in rheumatoid arthritis with granulocytopenia (Felty's syndrome). A preliminary report. Arthritis Rheum 18:179–184
Gupta RC, Laforce FM, Mills DM (1976) Polymorphonuclear leukocyte inclusions and impaired bacterial killing in patients with Felty's syndrome. J Lab Clin Med 88:183–193
Gupta RC, Robinson WA, Kurnick JE (1976) Felty's syndrome. Effect of lithium on granulopoiesis. Am J Med 61:29–32
Hanrahan EM Jr, Miller SR (1932) Effect of splenectomy in Felty's syndrome. JAMA 99:1247–1249
Hansen RM, Logue GL (1977) Granulocytes in Felty's syndrome (letter). Ann Intern Med 86:362–363
Harris M, Rash RM, Dymock IW (1974) Nodular, non-cirrhotic liver associated with portal hypertension in a patient with rheumatoid arthritis. J Clin Pathol 27:963–966
Hart FD (1970) Rheumatoid arthritis: extra-articular manifestations II. Br Med J II (712):747–752
Hess CE, Mohler DM, Ayers C (1971) Hemodynamic and metabolic changes associated with massive splenomegaly and dilutional anemia (abstract). Clin Res 19:39
Heyn J (1982) Non-articular Felty's syndrome. Scand J Rheumatol 11:47–48
Holbrook WP, Turner EP, MacIver JE (1979) Felty's syndrome. Br J Oral Surg 17:157–160
Hollingsworth JW, Saykaly RJ (1977) Systemic Complications of Rheumatoid Arthritis. Med Clin North Am 61:217–228
Howe GB, Swittenham KV, Currey HLF (1980) Polymorphonuclear Motility: Measurement by Computer-linked Image Analysis. Blood 56:696–700
Howe GB, Fordham JN, Brown KA, Currey HL (1981) Polymorphonuclear cell function in rheumatoid arthritis and in Felty's syndrome. Ann Rheum Dis 40:370–375
Howell DS (1981) Felty's Syndrome. In: Talbott JH (ed) Clinical Rheumatology, 2nd edn. Elsevier, New York Oxford, pp 83–84
Hurd ER, LoSpalluto J, Ziff M (1974) The rule of immune complexes in the production of the neutropenia of Felty's syndrome. J Rheumatol [Suppl] 1:105–108
Hurd ER, Cheatum DE (1976) Decreased spleen size and increased neutrophils in patients with Felty's syndrome. Effects of gold sodium thiomalate therapy. JAMA 235:2215–2217
Hurd ER, Andreis M, Ziff M (1977) Phagocytosis of immune complexes by polymorphonuclear leucocytes in patients with Felty's syndrome. Clin Exp Immunol 28:413–425
Hurd ER (1978) Presence of leucocyte inclusions in spleen and bone marrow of patients with Felty's syndrome. J Rheumatol 5:26–32
Hurd ER (1979) Extraarticular manifestations of rheumatoid arthritis. Semin Arthritis Rheum 8:151–176
Hurd ER, Chubick A, Jasin HE, Ziff M (1979) Increased C1q binding immune complexes in Felty's syndrome: comparison with uncomplicated rheumatoid arthritis. Arthritis Rheum 22:697–702
Husain M, Neff J, Daily E, Townsend J, Lucas F (1974) Antinuclear antibodies. Clinical significance of titers and fluorescence patterns. Am J Clin Pathol 61:59–65
Isomäki H, Koivisto O, Kiviniitty K (1971) Splenomegaly in Rheumatoid Arthritis. Acta Rheum Scand 17:23–26
Jaffe IA (1975) Penicillamine treatment of rheumatoid arthritis: Effect on immune complexes. Ann NY Acad Sci 256:330–334
Joyce RA, Chervenick PA, Boggs DR, Lalezari (1978) Immune suppression of neutrophil production in Felty's syndrome: effects of treatment. Blood [Suppl] 52:150–156
Joyce RA, Boggs DR, Chervenick PA, Lalezari P (1980) Neutrophil kinetics in Felty's syndrome. Am J Med 69:695–702
Joyce RA, Chervenick PA (1980) Effect of lithium on the release of colony stimulating activity (CSA) from blood leukocytes. Adv Exp Med Biol 127:79–84
Kaplan RA (1976) Lithium in Felty's syndrome (letter). Ann Intern Med 84:342
Kaprove RE (1981) Felty's syndrome: case report and rationale for disease-suppressant immunosuppressive therapy. J Rheumatol 8:791–796

Katz WA (1978) Rheumatic diseases. Diagnosis and management. Lippincott, Philadelphia Toronto, pp 398–399, 439

Khan MA, Kushner I (1977) Improvement of rheumatoid arthritis following splenectomy for Felty's syndrome. JAMA 237:1116–1118

Kimball HR, Wolff SM, Talal N, Plotz PH, Decker JL (1973) Marrow granulocyte reserves in the rheumatic diseases. Arthritis Rheum 16:345–352

Klofkorn RW, Steigerwald JC, Mills DM, Smyth CJ (1976) Esophageal varices in Felty's syndrome: A case report and review of the literature. Arthritis Rheum 19:150–154

Knapp W, Ludwig H, Menzel J, Steffen C (1974) Serologische Diagnostik bei der chronischen Polyarthritis und ihrer Sonderformen. In: Der heutige Stand der Rheumatologie in Forschung und Praxis. Tagung der Österreichischen Rheumaliga, Styria-Verlag, S 151–158

Laszlo J, Jones R, Silberman HR, Banks PM (1978) Splenectomy for Felty's syndrome. Clinicopathological study of 27 patients. Arch Intern Med 138:597–602

Leading Argicle (1970) Felty's syndrome and rheumatoid arthritis. Br Med J I:127–128

Lewis RB (1980) Felty's syndrome in blacks. Arthritis Rheum 23:377–378

Logue G (1976) Felty's syndrome: granulocyte-bound immunoglobulin G and splenectomy. Ann Intern Med 85:437–442

Logue GL, Kurlander R, Pepe P, Davis W, Silberman H (1978) Antibody-dependent lymphocyte-mediated granulocyte cytotoxicity in man. Blood 51:97–108

Logue GL, Silberman HR (1979) Felty's syndrome without splenomegaly. Am J Med 66:703–706

Logue GL, Huang AT, Shimm DS (1981) Failure of splenectomy in Felty's syndrome. The role of antibodies supporting granulocyte lysis by lymphocytes. N Engl J Med 304:580–583

Logue GL, Blumfelder TM (1982) Splenectomy in Felty's syndrome (letter). Ann Intern Med 96:124

Louie JS, Pearson CM (1971) Felty's syndrome. Semin Hematol 8:216–220

Luthra HS, Hunder GG (1975) Spontaneous remission of Felty's syndrome. Arthritis Rheum 18:515–517

Luthra HS, McDuffie FC, Hunder GG, Samayoa (1975) Immune complexes in sera and synovial fluids of patients with rheumatoid arthritis: radioimmunoassay with monoclonal rheumatoid factor. J Clin Invest 56:458–466

Luthra HS, Conn DL, Ferguson RH (1981) Felty's syndrome: response to parenteral gold. J Rheumatol 8:902–909

Martin E, Radi I (1970) Das Feltsyndrom. In: Schoen R, Böni A, Miehlke K (Hrsg) Klinik der rheumatischen Erkrankungen. Springer, Berlin Heidelberg New York, S 209–211

Masi AT, Medsger TA (1980) Epidemiology of the rheumatic diseases. In: McCarty DJ (ed) Arthritis and allied conditions, 9th edn. Lea & Febiger, Philadelphia

McDuffie FC (1978) Immune complexes in the rheumatic diseases. J Allergy Clin Immunol 62:37–43

Meyer O, Clauvel JP, Dresch C, Faille A, Seligmann M, Ryckewaert A (1982) Mechanismes et pronostic de la neutropenie du syndrome de Felty. 27 observations. Nouv Presse Med 11:1549–1552

Minchinton RM, Doyle DV, Waters AH (1982) Neutrophil surface-bound immunoglobulin – A feature of Felty's syndrome? Clin Lab Haematol 4:131–138

Mondorf VM, Lennert KA, Kolmer M (1970) Immunoglobulin synthesis in human spleen. In: Lennert KA, Harms D (eds) The spleen. Springer, Berlin, pp 162–165

Moore RA, Brunner CM, Sandusky WR, Leavell BS (1971) Felty's syndrome: long-term follow-up after splenectomy. Ann Intern Med 75:381–385

Mowat AG (1972) Hematologic abnormalities in rheumatoid arthritis. Semin Arthritis Rheum 1:195–219

Niederle N, Mohr R, Mohr HJ (1976) Felty-Syndrom. Med Welt 27:2145–2148

O'Neill JA Jr, Scott HW Jr, Billings FT, Foster JH (1968) The role of splenectomy in Felty's syndrome. Ann Surg 167:81–84

Pazdur R, Rossof AH (1981) Cytotoxic chemotherapy for cancer in Felty's syndrome: role of lithium carbonate. Blood 58:440–443

Penegelly CD (1966) Felty's syndrome. Good response to adrenocorticosteroids: possible mechanism of the anaemia. Br Med J II (52):886–888

Percy JS (1981) Gold in the treatment of Felty's syndrome. J Rheumatol 8:878–879

Permin H, Egeskjold EM (1982) IgE-anti IgG antibodies in patients with juvenile and adult rheumatoid arthritis including Felty's syndrome. Allergy 37:421–427

Pinals R (1981) Felty's syndrome. In: Kelley WN, Harris ED, Ruddy S, Sledge CB (eds) Textbook of Rheumatology, Chap 61. Saunders, Philadelphia London Toronto, pp 964–970

Pointud P, Clerc D, Allard C, Manigand G, Deparis M (1976) Essai de traitement du syndrome de Felty par le lithium. Sem Hop 52:1719–1720

Price TH, Cale DC (1978) The selective neutropenias. Clin Haematol 7:501–521

Pruzanski W, Armstrong M, Urowitz MB (1978) Heterogeneity of cold- and warm-reacting cytotoxins against lymphocytes, granulocytes, and monocytes in rheumatic diseases. Clin Immunol Immunopathol 11:142–156

Rapon S, Bussiere JL, Sauvezie B, Missioux D, Lipotaux R, Prive L (1976) treatment of Felty's syndrome by lithium. Nouv Presse Med 5:1756–1757

Rau R (1978a) Die Leber bei entzündlichen rheumatischen Erkrankungen. Steinkopf, S 68–74

Rau R (1978b) Leberbefunde beim Felty-Syndrom. Z Rheumatol 37:267–273

Reisman T, Levi JU, Zeppa R, Clark R, Morton R, Schiff ER (1977) Noncirrhotic portal hypertension in Felty's syndrome. Am J Dig Dis 22:145–148

Rekvig OP, Hannestad K (1977) Certain polyclonal antinuclear antibodies cross-react with the surface membrane of human lymphocytes and granulocytes. Scand J Immunol 6:1041–1049

Rich RR, Pierce CW (1974) Biological expressions of lymphocyte activation. III. Suppression of plaque-forming cell responses in vitro by supernatant fluids: from concanavalin A-activated spleen cell cultures. J Immunol 112:1360–1365

Rich RR, Rich SS (1976) Suppression of mixed lymphocyte reactions by alloantigen-activated spleen-localizing thymocytes. Cell Immunol 22:358–368

Riley SM, Aldrete JS (1975) Role of splenectomy in Felty's syndrome. Am J Surg 130:51–52

Ritland S (1973) Cirrhosis of the liver in Felty's syndrome. Scand J Rheumatol 2:29–32

Robertson JH, Crozier EH, Hollinger M (1974) Corticosteroid therapy in Felty's syndrome and its effect on hypersplenic rats. Br J Haematol 26:205–213

Roberts-Thomson PJ, Wernick RM, Ziff M (1981) Low molecular weight IgM in rheumatoid arthritis and other rheumatic diseases. Arthritis Rheum 24:795–802

Robinson WA, Entringer MA, Huber J, Gupta R (1980) In vivo and in vitro effects of lithium on granulopoiesis in human neutropenic disorders. Adv Exp Med Biol 127:281–291

Ropes MWG, Bennett A, Cobb S, Jaco R, Jessar RA (1959) Revision of diagnostic criteria for rheumatoid arthritis. Ann Rheum Dis 18:49–53

Rosenthal FD, Beeley JM, Gelsthorpe K, Doughty RW (1974) White-cell antibodies and the aetiology of Felty's syndrome. Q J Med 43:187–203

Rosenthal FD (1978) Felty's syndrome (letter). Lancet I/8065:662

Ruderman M, Miller LM, Pinals RS (1968) Clinical and serologic observationso on 27 patients with Felty's syndrome. Arthritis Rheum 11:377–384

Sandusky WR, Rudolf LE, Leavell BS (1968) Splenectomy for control of neutropenia in Felty's syndrome. Ann Surg 167:744–751

Schapira DV, Gordon PA, Herbert FA (1977) Reduction of infections in Felty's syndrome through use of lithium. Arthritis Rheum 20:1556–1557

Schnitzer B (1976) Sinusoidal hepatic infiltrates. Lancet II/7979:258

Scott JT (1978) Granulocyte-specific ANA. In: Copeman's textbook of the rheumatic diseases. Churchill Livingstone, Edinburgh London New York, S 177

Shapiro L, Buckingham RB (1981) Septic rheumatoid pericarditis complicating Felty's syndrome. Arthritis Rheum 24:1435–1437

Sienknecht CW, Urowitz MB, Pruzanski W, Stein HB (1977) Felty's syndrome. Clinical and serological analysis of 34 cases. Ann Rheum Dis 36:500–507

Slavin S, Liang MH (1980) Cell mediated autoimmune granulocytopenia in a case of Felty's syndrome. Ann Rheum Dis 39:399–402

Smyth CJ (1976) Oesophageal varices in Felty's syndrome. Arthritis Rheum 19:150–154

Spivak JL (1977) Felty's syndrome: an analytical review. Johns Hopkins Med J 141:156–162

Starkebaum G, Arend WP, Nardella FA, Gavin SE (1980a) Characterization of immune complexes and immunoglobulin G antibodies reactive with neutrophils in the sera of patients with Felty's syndrome. J Lab Clin Med 96:238–251

Starkebaum G, Singer JW, Arend WP (1980b) Humoral and cellular immune mechanisms of neutrophenia in patients with Felty's syndrome. Clin Exp Immunol 39:307–314

Starkebaum G, Stevens DL, Henry C, Gavin SE (1981) Stimulation of human neutrophil chemiluminescence by soluble immune complexes and antibodies to neutrophils. J Lab Clin Med 98:280–291

Stastny P (1977) HLA-D typing in rheumatoid arthritis. Arthritis Rheum 20:45–49
Stastny P (1978a) Association of the B-cell alloantigen DRw4 with rheumatoid arthritis. N Engl J Med 298:869–871
Stastny P (1978b) HLA-D and Ia antigens in rheumatoid arthritis and systemic lupus erythematosus. Arthritis Rheum 21:139–143
Stastny P (1980) Rheumatoid arthritis (Joint report). In: Terasaki PI (ed) Histocompatibility testing 1980. UCLA Tissue Typing Laboratory/LA, Calif, pp 681–686
Steiner PE (1959) Nodular regenerative hyperplasia. Am J Pathol 35:943–951
Streilein JW, Schoenvogel R, Frenkel EP (1974) Splenic modification of T-lymphocyte function. Blood 44:920
Stromeyer FW, Ishak KG (1981) Nodular transformation (nodular „regenerative" hyperplasia) of the liver. A clinicopathologic study of 30 cases. Hum Pathol 12:60–71
Sweeney EC (1975) Non-cirrhotic portal hypertension in Felty's syndrome. Ir J Med Sci 144:172–174
Termini TE, Biundo JJ Jr, Ziff M (1979) The rarity of Felty's syndrome in blacks. Arthritis Rheum 22:999–1005
Thorne C, Urowitz MB (1982) Long-term outcome in Felty's syndrome. Ann Rheum Dis 41:486–489
Thorne C, Urowitz MB, Wanless I, Roberts E, Blendis LM (1982) Liver disease in Felty's syndrome. Am J Med 73:35–40
Treves R, Raynal A, Dudognon P, Labrousse C, Desproges-Gotteron R (1981) Le syndrome de Felty. A propos d'un cas. Revue de la literature. Sem Hop (Paris) 57:593–597
Trigg ME, Geier MR, Merril CR (1975) Trapping of antigen in spleen. N Engl J Med I/292:214–215
Vincent PC, Levi JA, Macqueen A (1974) The mechanism of neutropenia in Felty's syndrome. Br J Haematol 27:463–475
Wanless IH, Solt LC, Kortan P (1981) Nodular regenerative hyperplasia of the liver associated with macroglobulinemia. A clue to the pathogenesis. Am J Med 70:1203–1209
Wechsler J, Belaiche J, Vesin P, Cattan D, Pinaudeau Y (1979) Etude anatomo-clinique d'un cas d'hyperplasie nodulaire regenerative du foie avec syndrome de Felty et hypertension portale. Ann Anat Pathol 24:325–336
Weisman MH, Zvaifler NJ (1976) Cryoimmunoglobulinemia in Felty's syndrome. Arthritis Rheum 1:103–110
Weisman MH, Zvaifler NJ (1980) Vasculitis in connective tissue diseases. Clin Rheum Dis 6:351–372
Wiesner KB, Shapiro RF, Bryan BL, Fuller C, Utsinger PD (1977) Immunosuppressive therapy in Felty's syndrome (letter). N Engl J Med 296:1172
Wiik A, Jensen E, Friis J (1974) Granulocyte-specific antinuclear factors in synovial fluids and sera from patients with rheumatoid arthritis. Ann Rheum Dis 33:515–522
Wiik A, Munthe E (1974) Complement-fixing granulocyte-specific antinuclear factors in neutropenic cases of rheumatoid arthritis. Immunology 26:1127–1134
Wimer BM, Sloan MM (1973) Remission of Felty's syndrome with long-term testosterone therapy. JAMA 223:671–673
Woodrow JC (1977) Histocompatibility antigens and rheumatic diseases. Semin Arthritis Rheum 6:257–276
Yassa R, Ananth J, Mendis T (1980) Lithium Salts in Leukopenic Disorders. NY State J Med 80:1076–1079
Zeman RK, Scovern H (1977) Intrapericardial steroids in treatment of rheumatoid pericardial tamponade. Arthritis Rheum 20:1289–1290
Zivkovic M, Baum J (1972) Chemotaxis of polymorphonuclear leucocytes from patients with systemic lupus erythematosus and Felty's syndrome. Immunol Commun 1:39–49

II. Juvenile chronische Arthritis (juvenile rheumatoide Arthritis)

Von

E. STOEBER und G. KÖLLE (†)

Mit 29 Abbildungen und 25 Tabellen

A. Nomenklatur und Klassifikation

Die verwirrende Zahl an Bezeichnungen für die nicht dem rheumatischen Fieber zugehörigen, chronisch-rheumatischen Erkrankungen im Kindesalter erklärt sich aus der Vielfalt der Erscheinungsformen beim Kind, unter denen die seropositive chronische Polyarthritis vom adulten Typ am seltensten vertreten ist. Zum gegenseitigen Verständnis und zur Zusammenarbeit ist die Kenntnis dieser verschiedenen Nomenklaturen des In- und Auslandes erforderlich. Im wesentlichen sind noch die unten[1] angeführten, synonymen Bezeichnungen anzutreffen.

Als Erfolg ist zu werten, daß heute allgemein anerkannt wird, daß innerhalb der chronischen rheumatischen Erkrankungen des Kindes zwischen den häufigeren, schleichend beginnenden, nicht fieberhaften Gelenkentzündungen und einer selteneren, akut beginnenden, hochfieberhaften Form mit ausgeprägter extraartikulärer, systemischer Miterkrankung unterschieden werden muß. In der deutschen Pädiatrie wurde diese Unterscheidung bereits seit vielen Jahrzehnten mittels der Bezeichnung *Morbus Still*, späterhin *Still-Syndrom* (KÖLLE 1975) für letztere Form durchgeführt, als Gegensatz zur *juvenilen, chronischen, nichtsystemischen Polyarthritis*. Die amerikanische Kinderrheumatologie glaubte dagegen bis vor Kurzem mit der universellen Zusatz-Bezeichnung „juvenile" zu *rheumatoid arthritis* die verschiedenen Erscheinungsformen der kindlichen Erkrankung hinreichend zu kennzeichnen, während man in England aus historischen Gründen (s.S. 214) an der Bezeichnung „*Still's disease*" als Oberbegriff für alle Formen chronisch rheumatischer Erkrankungen im Kindesalter festgehalten hatte.

Auch die nichtsystemische, chronische Arthritis stellt beim Kind kein einheitliches Krankheitsbild dar. Aus prognostischen wie therapeutischen Gründen hatte man zunächst begonnen, zwischen polyarthritischen sowie oligo (pauci) und monartikulären Beginn- und Verlaufsformen zu unterscheiden. Diese

---

1 *Synonyma für systemische juvenile chronische Arthritis*

Morbus Still, Still-Syndrom (Deutschland, z.T. übriges Europa und USA)
Systemic Still's disease (England), systemic juv. rheumatoid arthritis (USA)
Still's type rheumatoid arthritis (USA), early onset and acute onset juvenile rheumatoid arthritis (USA)

Synonyma für nichtsystemische, seronegative juvenile chronische Arthritis

Primär oder progredient chronische juv. Polyarthritis, Polyarthritis chronica infantilis (Deutschland)
Juvenile rheumatoid arthritis (USA und global)
Juvenile chronische Polyarthritis „sensu strictiori" (KÖLLE 1975)
Polyarthrite chronique évolutive, maladie de Charcot, arthrite chronique juvenile (Frankreich)
Still's disease (England)

Krankheitsformen unterscheiden sich durch Besonderheiten im Beginnalter und in der Geschlechtswendigkeit, durch bevorzugtes Vorkommen von Iridozyklitis sowie Sakroiliitis sowie durch ein differentes serologisches und immunserologisches Verhalten. Feststellung von antinuklearen Faktoren sowie HLA B27 Typisierung hat es ermöglicht innerhalb der oligarthritischen Gruppe heute zwei differente Typen unterscheiden zu können.

Diese Belange berücksichtigt eine neue, auf dem EULAR/WHO workshop on „The Care of Rheumatic Children" in Oslo (1977) beschlossene und inzwischen bereits über den europäischen Raum hinaus benützte Klassifikation, die unter dem Oberbegriff *juvenile chronische Arthritis* (j.c.A) heute 5 Verlaufsformen unterscheidet (s. Tabelle 9). In den USA wird die Bezeichnung „juvenile rheumatoide Arthritis" als Oberbegriff bevorzugt.

Verlaufsformen der juvenilen chronischen Arthritis (Oslo 1977)
1. Systemische j.c.A (Still-Syndrom) (meist polyartikulär)
2. Nichtsystemische, polyartikuläre, seronegative (kein 19S-IgM Rheumafaktor) j.c.A
3. Nichtsystemische mono, oligo (pauci)artikuläre j.c.A:
   Typ I (Frühtyp, mädchenwendig, chron. Iridozyklitis+, ANA+)
   Typ II (Spättyp, knabenwendig, Sakroiliitis, HLA B27+, evtl. späterer Übergang in Spondylitis ankylosans)
4. Polyartikuläre seropositive (19S-IgM Rh. Faktor+) Arthritis: adulter Typ

Die dieser Klassifikation entsprechende Nomenklatur wird den folgenden Artikeln zugrunde gelegt.

Über die Klassifizierung der sog. subakuten chronischen Arthritis sowie der Subsepsis allergica Wissler s.S. 231, 264, 265.

B. Vorkommen

Die juvenile chronische Arthritis und besonders das Still-Syndrom sind seltener als die adulte p.c.P. Exakte Zahlen sind schwer erhältlich, da – außer in sozialistischen Ländern – keine zentrale Überwachung rheumatischer Krankheiten besteht. Vergleichszahlen über die Häufigkeit der j.c.A. vor dem 2. Weltkrieg und vor der Entwicklung der modernen Rheumatologie sind äußerst spärlich. Die Schätzung, daß etwa 4% der chronisch-rheumatischen Erkrankungen des Erwachsenen das Kindesalter betreffen, ist wenig brauchbar: da in der ebenfalls nicht exakt bestimmbaren Zahl von p.c.P des Erwachsenen zum Teil auch degenerative oder pseudorheumatische Erkrankungsformen des Bewegungsapparates enthalten sein dürften, würde ein davon abgeleiteter Prozentsatz kindlicher, stets entzündlicher Erkrankungen eine zu hohe Erwartungszahl ergeben. J. BAUM (1978) gibt ein Verhältnis von 1,0 bis 4,0% (Uganda, Italien, USA, UK) kindlicher rheumatoider Arthritis zur rheumatoiden Arthritis des Erwachsenen an.

Auch bezogen auf gesunde Kinder unter 16 Jahren ergibt sich, besonders in älteren Angaben, eine recht differente Zahl an Erkrankungen mit juveniler chronischer Arthritis. Für England (Stadt- und Landbezirk Berkshire) gibt BYWATERS (1968) 6 Erkrankungsfälle auf je 10000 Schulkinder an; SURY (1952, Dänemark) 2,7 neue Erkrankungen auf 100000 Kinder unter 15 Jahren. Als realistisch wird heute (BAUM 1978) eine Häufigkeit von 0,1/1000 Kinder unter

16 Jahren angesehen, bei einer Schwankungsbreite in den USA, Finnland, Polen und England von 0,1–0,6/1000. In Europa liegt England mit 0,6/1000 Kinder an der Spitze der Häufigkeit an juveniler chronischer Arthritis.

Eine zeitlich auf das Jahr 1972 beschränkte Erkrankungszahl vermittelt eine sorgfältige französische Studie (RODARY et al. 1977): mittels einer Umfrage in allen französischen Kinderkliniken und -Abteilungen sowie Rheumakliniken mit Kinderbehandlung, die von 85% der Befragten beantwortet wurde, fanden sich 3 Neuerkrankungen an j.c.A. sowie 8 bereits bekannte Erkrankungen unter 100000 Kindern unter 15 Jahren. Eine Gemeinschaftsstudie deutscher Kinderkliniken (Tabelle 1) stellt die Häufigkeit von Aufnahmen an j.c.A. im Bezug auf die Gesamtklinikaufnahmen fest: an acht Kinderkliniken betrug die Zahl der Neuerkrankungen an j.c.A. aller Formen 0,053–0,074% der Gesamtneuaufnahmen aller Altersstufen in den Jahren 1936–1956. (KÖTTGEN und CALLENSEE 1959). Vergleichsweise schwankten an der Univ. Kinderklinik Mainz (Tabelle 1) die Neuaufnahmen an j.c.A. von 1956–1978 zwischen 0,092–0,110% der gesamten Aufnahmen, was im Durchschnitt an dieser Klinik eine jährliche Zahl von 3–4 Kindern mit j.c.A. bedeutet (B.K. JÜNGST, pers. Mitteilung 1979). Es dürfte sich in diesen Zahlen, verglichen mit den obigen, kaum eine echte Häufigkeitszunahme, sondern die bessere diagnostische Erfassung der rheumatischen Kinder spiegeln. Die juvenile chronische Arthritis ist heute sowohl in den entwickelten Industriestaaten Europas wie in den USA häufiger als das rheumatische Fieber. Über weitere, geographische und rassische Besonderheiten fehlen größere Studien: schwarze und orientalische Kinder sollen seltener als weiße erkranken. Untersuchungen bei nordamerikanischen Indianerpopulationen laufen (J. SCHALLER, J. BAUM, in Eular Bull. Nr. 3, Basle, „The Care of Rheumatic Children 1978"). Der Anteil an systemischen Erkrankungen nach Art des Still-Syndroms schwankt in den einzelnen Statistiken zwischen weniger als 20% bis zu 30% der Gesamtfälle an j.c.A. Hierfür dürften vermutlich nicht geographische oder epidemiologische, sondern eher institutionelle Gegebenheiten verantwortlich sein: Kleinkinder mit systemischer Erkrankung werden am häufigsten in Kinderkliniken oder Rheuma-Kinderkliniken aufgenommen, weniger in Einrichtungen mit gemischter Erwachsenen- und Kinderbelegung.

Tabelle 1. Relative Häufigkeit der juvenilen chronischen Polyarthritis (U. KÖTTGEN, W. CALLENSEE 1959; B.K. JÜNGST, Mainz, 1979)

	Neuerkrankungen in % der gesamten stationären Aufnahmen			
8 Univ.-Kinderkliniken Deutschlands				
1936–40	0,074%			
1941–45	0,072%			
1946–50	0,058%		Univ.-Kinderklinik	
1951–56	0,053%		Mainz	
	0,101%		1956–60	=ca. 3 Patienten/Jahr
	0,107%		1961–65	=ca. 3 Patienten/Jahr
	0,092%		1966–70	=ca. 3 Patienten/Jahr
	0,196%		1971–75	=ca. 7 Patienten/Jahr
	0,110%		1976–78	=ca. 5 Patienten/Jahr

C. Heredität

Auch bei juveniler chronischer Arthritis ist familiäre Erkrankung – ebenso wie beim Erwachsenen – nicht selten, wenn auch nicht so häufig und krankheitsspezifisch wie bei der juvenilen Spondylitis ankylosans (SCHILLING u. KÖLLE 1976). Eine englische Studie von 1962 über die familiäre Häufung von „Still's disease" wird zur Zeit nachkontrolliert, da in den folgenden Jahren mehrere der 93 Familienprobanden Spondylitis ankylosans entwickelten (ANSELL 1969). KÖLLE (1975) fand im Garmisch-Partenkirchener Krankengut bei 362 Kindern mit systemischer chronischer Arthritis (Still-Syndrom) 89mal (24,3%) Familienerkrankung bei Eltern, nahen Verwandten einschließlich Geschwistern; unter 510 Fällen nichtsystemischer juveniler Mon-, Olig- und Polyarthritis 141mal (27,5%). Die familiäre Krankheitsbeteiligung war bei den Kindern mit dem Bild der Subsepsis allergica, die meist einer systemischen Erkrankung vorausging noch größer, ebenso bei der subakuten Polyarthritis; ein signifikanter Unterschied ließ sich wegen der kleineren Fallzahlen nicht errechnen (ANSELL u. BYWATERS 1963; BEHREND 1963; BLÉCOURT 1963; KÖLLE 1975; KÖTTGEN u. CALLENSEE 1959).

Wir sahen 3 Geschwistererkrankungen unter gesamt 1654 Kindern mit chronischer Arthritis; in einem Fall war das ersterkrankte Mädchem mit 8 Jahren an amyloidbedingter Urämie nach schwerem Still-Syndrom gestorben. Der nach Auswanderung der Eltern in den USA geborene Bruder erkrankte etwa im gleichen Alter von 4 Jahren an einer schweren, chronischen Polyarthritis, die jetzt bereits mehrere Jahre besteht.

Eine Prager Studie nimmt anhand einer Untersuchung von 35 Familien von Probanden mit juveniler chronischer Arthritis einen polygenen Modus der Vererbung an. Chromosomale Untersuchungen ergaben keine erhöhte Aberrationsrate (HAWELKA et al. 1977/78). Ein Paar gesichert homozygote Zwillinge, die im Alter von 2 Jahren gleichzeitig an juveniler rheumatoider Arthritis (BAUM u. FINK) erkrankten, hatte keinen Rheumafaktor und zeigte einen ähnlichen Krankheitsverlauf. Die erbliche Komponente, die bei der seropositiven, erosiven Polyarthritis des Erwachsenen durch Studien an monozygoten Zwillingen gesichert wurde, ergibt insgesamt bei der seronegativen kindlichen Erkrankung entsprechend den bisher wenigen Untersuchungen ein weniger klares Bild. ANSELL beobachtete unter 11 monozygoten Zwillingen bei 5 Paaren Arthritis, d.h. häufiger als statistisch zu erwarten. Zwei dieser Paare zeigten HLA B 27 und Sakroiliitis, die übrigen 3, –Mädchen – nicht. Das Intervall der Erkrankung der konkordanten Zwillinge betrug 7 Monate bis 3 Jahre. Familien- und Zwillingsuntersuchungen mit HLA Typisierung (B. ANSELL, E. ALBERT) laufen (pers. Mittlg. 1981, s. S. 256).

D. Altersverteilung

Der früheste Beginn einer juvenilen chronischen Polyarthritis wurde von KELLEY (1960) mitgeteilt. Es handelte sich um einen Säugling, der am zweiten Lebenstag mit den Symptomen eines Still-Syndroms erkrankte, das schließlich

Tabelle 2. Alter bei Beginn der Erkrankung an Still-Syndrom sowie juveniler chronischer Arthritis (Poly-, Oligarthritis) (Rheumakinderklinik Garmisch-Partenkirchen)

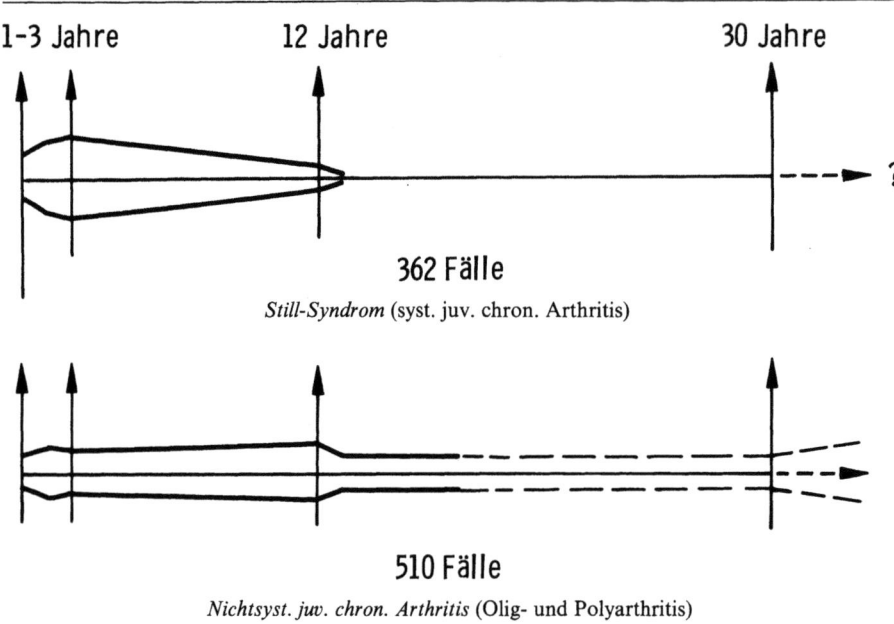

in deformierende Arthritis überging. Keine näheren Angaben! Frühe Erkrankungsfälle sind keineswegs eine Seltenheit, sondern für das Still-Syndrom charakteristisch. Erkrankungen im Säuglingsalter wurden bereits mehrfach beschrieben (EDSTRÖM u. GEDDA 1957; GOOD u. ROTSTEIN 1960; MÜLLER 1942; SAIRANEN 1958; STOEBER 1956; STOEBER u. KÖLLE 1956).

Eine schematisierte Kurve der Altersverteilung (Tabelle 2) zeigt, daß 51,7% aller Erkrankungsfälle an Still-Syndrom im Alter bis zu 4 Jahren auftraten, danach fällt die Morbiditätskurve kontinuierlich bis zum 14. Lebensjahr ab (KÖLLE 1975). Erkrankungen an chronischer nichtsystemischer Polyarthritis im Säuglingsalter sind vergleichsweise seltener. Erst jenseits des 10. Lebensjahrs zeigt sich ein Anstieg der Morbiditätskurve.

Diese eindrucksvolle Altersverschiebung zwischen dem Still-Syndrom und der chronischen Polyarthritis legt es nahe, im Still-Syndrom die „frühkindliche Verlaufsform" der chronischen Polyarthritis zu sehen und hieraus auf eine altersbedingte unterschiedliche Reaktionslage als pathogenetische Grundlage zu schließen. Die immerhin nicht geringe Zahl von Erkrankungsfällen an Oligarthritis sowie chronischer Polyarthritis in den ersten vier Lebensjahren zeigt uns jedoch, daß tiefer greifende pathogenetische Bedingungen für das unterschiedliche Krankheitsgeschehen verantwortlich sein müssen. Nur große Statistiken können allerdings ein wirklich verwertbares Bild der Altersverteilung bei Beginn der verschiedenen Erscheinungsformen der kindlichen chronischen Arthritis geben. Differente Rückschlüsse einzelner Untersucher können sich aus dieser Tatsache erklären lassen (SULLIVAN et al. 1975).

E. Geschlechtsverteilung

Die Geschlechtsverteilung der juvenilen chronischen Polyarthritis und des Still-Syndroms weist nicht die gleiche Bevorzugung des weiblichen Geschlechtes wie bei der adulten chronischen Polyarthritis ($\male:\female = 1:3$) auf. Wir fanden folgende Verteilung (KÖLLE 1975):

Still-Syndrom (syst. j.c.A.)	(362 Patienten)	$\male:\female = 1:1,28$
Juvenile chronische Polyarthritis	(510 Patienten)	$\male:\female = 1:1,64$
	872 Patienten	$\male:\female = 1:1,48$

Greifen wir ausschließlich die Fälle mit schwerstem Still-Syndrom (generalisierte viszerale Manifestationen) heraus, so zeichnet sich bei ihnen mit dem Verhältnis $\male:\female = 1:0,90$ sogar eine leichte Knabenwendigkeit ab.

Dieses Ergebnis entspricht der Zusammenstellung von STOEBER aus dem Jahr 1966. Bei einer Zusammenfassung eigener Krankheitsfälle mit Fällen aus der Literatur (BYWATERS 1958; EDSTRÖM u. GEDDA 1957; KÖTTGEN u. CALLENSEE 1959) ergab sich folgendes Verhältnis: $\male:\female = 1:1,46$.

F. Vorausgehende Krankheiten oder Schäden

Möglicherweise krankheitsauslösende Vorschäden sind wahrscheinlich sehr komplexer Natur. Für die Auslösung der adulten und juvenilen chronischen Polyarthritis wurden vorausgehende bakterielle und Virusinfektionen, daneben aber auch Traumen, Operationen und Impfungen verantwortlich gemacht (EDSTRÖM u. GEDDA 1957; FELLINGER u. SCHMID 1954; GLYNN 1967; KELLEY 1960; LEICHTENTRITT 1930/31; SCHOEN 1969; STOEBER 1966; TICHY 1971; TICHY et al. 1959; VOIT u. GAMP 1958; WESTERGREN 1955). Hierbei wurde allerdings die Latenzzeit sehr unterschiedlich und manchmal zu großzügig gehandhabt. In unseren Untersuchungen haben wir Vorschäden nur bei einer Latenzzeit von längstens vier Wochen anerkannt (KÖLLE 1975). An der Spitze der Vorschäden steht die Streptokokkeninfektion, liegt jedoch nicht wesentlich über der normalen Durchseuchung der gesunden Bevölkerung von 20% (SCHEIFFARTH u. BERG 1957). Eine Parallele zur Streptokokkenätiologie des rheumatischen Fiebers besteht somit nicht. Es ist lediglich anzuerkennen, daß die Streptokokkeninfektion gelegentlich eine chronische Polyarthritis bzw. ein Still-Syndrom auslösen kann.

Die anderen Vorschäden wie Staphylokokkeninfektion, für die WESTERGREN (1955) eine Frequenz von 62,9% angab, weitere bakterielle Infektionen, Masern, Windpocken, Röteln, banale Virusinfektionen, Enteritis, Trauma, Operationen, Impfungen und Fremdseruminjektionen treten in unserem Krankengut zahlenmäßig deutlich hinter der Streptokokkeninfektion zurück (Zwei Fälle mit Erkrankung nach Pockenimpfung wurden bereits als Impfschäden anerkannt.) Statistisch läßt sich für keinen dieser Vorschäden ein Kausalzusammenhang nachweisen, was am ehesten für eine Polyvalenz krankheitsauslösender Faktoren spricht. Mit Ausnahme des Traumas handelt es sich bei den genannten Vorkrankheiten um Einwirkungen, die das Immunsystem stimulieren und damit bei entsprechender Disposition den pathologischen Immunmechanismus in

Gang bringen können. Alle genannten vorausgehenden Schäden und Krankheiten sind auch als reaktivierende Faktoren bei einer latenten chronischen Arthritis zu beobachten.

G. Klinik

1. Systemische juvenile chronische Arthritis (Still-Syndrom, systemische juvenile rheumatoide Arthritis)

a) Extraartikuläre Symptome

In seiner Veröffentlichung „On a Form of Chronic Joint Disease in Children" berichtete STILL 1897 über 22 Kinder mit chronischer Polyarthritis, kombiniert mit mehr oder weniger ausgeprägten viszeralen Manifestationen. Es handelte sich also bei dieser noch kleinen Patientenzahl keineswegs um ein symptomatisch fest umrissenes Krankheitsbild, sondern um eine Streubreite möglicher zusätzlicher extraartikulärer Symptome im Beginn und Verlauf einer chronischen Polyarthritis. Bei der Auswertung eines großen Krankengutes findet sich jedoch eine Gesetzmäßigkeit der Erscheinungsformen. Das zeigt sich an einer Gegenüberstellung der extraartikulären Symptomatik der systemischen (Still-Syndrom) und der nichtsystemischen juvenilen chronischen Arthritis (Tabelle 3) (KÖLLE 1977).

Zu den charakteristischen Symptomen des Still-Syndroms rechnen wir heute den akuten Krankheitsbeginn mit hohem re- oder intermittierendem Fieber, Splenomegalie, Hepatomegalie, Lymphknotenschwellung, Karditis, Serositis, Leukozytose und das Erythema multiforme rheumatoides. Diese Kombination von Symptomen liegt nicht obligat in allen Krankheitsfällen vollständig vor, sondern es ergibt sich zwangsläufig eine Streubreite von Erscheinungsformen,

Tabelle 3. Extraartikuläre Symptome bei Still-Syndrom und j.c.A. (Garmisch-Partenkirchen, 1952–1977)

Extraartikuläre Symptome	Systemische j.c.A. (Still-Syndrom) 561 Patienten	Nichtsystemische juvenile chronische Poly-, Oligarthritis 1093 Patienten
Fieber: re-, intermittierend über 39° C	94,1%	–
Splenomegalie	52,4%	0,6%
Hepatomegalie	66,7%	5,6%
Lymphknotenschwellungen	64,9%	36,4%
Karditis	39,2%	4,6%
Serositis	13,7%	0,4%
Leukozytose	84,7%	33,3%
Erythema multiforme rheumatoides	53,5%	1,7%
Iridozyklitis	5,9%	11,1%

Tabelle 4. Differenzierung des Still-Syndroms: Extraartikuläre Symptome bei komplettem und inkomplettem Bild der systemischen j.c.A.

Extraartikuläre Symptome	Systemische j.c.A. (Still-Syndrom) „komplett" 243 Patienten	Systemische j.c.A. (Still-Syndrom) „inkomplett" 318 Patienten
Fieber: re-, intermittierend über 39° C	100%	89,8%
Splenomegalie	92,6%	22,7%
Hepatomegalie	87,7%	48,4%
Lymphknotenschwellungen	78,2%	52,9%
Karditis	51,4%	2,7%
Serositis	20,6%	7,4%
Leukozytose	92,6%	74,9%
Erythema multiforme rheumatoides	68,7%	40,7%
Iridozyklitis	4,9%	5,5%

die man weiter differenzieren kann in ein „komplettes" und ein „inkomplettes" Still-Syndrom (Tabelle 4) (KÖLLE 1977). Hierbei zeigt sich das Auftreten der vorgenannten extraartikulären Symptome beim kompletten Still-Syndrom hochsignifikant häufiger als beim inkompletten Still-Syndrom, während dieses die nichtsystemische chronische Poly- und Oligarthritis seinerseits signifikant übertrifft. Ob es sich beim inkompletten Still-Syndrom um Intermediärformen handelt, die ein Zeugnis ablegen, daß das Still-Syndrom und die juvenile chronische Polyarthritis letztlich doch einer Krankheitseinheit angehören, ist noch nicht geklärt. Hierfür sprechen mögliche Übergänge des Still-Syndroms im weiteren Krankheitsverlauf in das typische Bild der chronischen Polyarthritis, wie auch umgekehrt, allerdings wesentlich seltener, eine ursprünglich chronische Polyarthritis im Verlauf typische Krankheitsschübe eines Still-Syndroms bieten kann (KÖLLE 1975). Siehe diagnostische Kriterien S. 265.

Für die klinischen Belange ist es zweckmäßig das komplete und inkomplette Still-Syndrom zusammenzufassen, denn beide stehen sich prognostisch sehr nahe, besonders hinsichtlich der Amyloidose und Letalität, und fordern damit auch ein ähnliches therapeutisches Vorgehen.

α) Fieber

Akuter Krankheitsbeginn mit Fieber über 39° C ist für das komplette Still-Syndrom obligatorisch und auch für das inkomplette Still-Syndrom nahezu die Regel. Es ist charakteristisch, daß die Eltern oft den Krankheitsbeginn auf den Tag genau angeben können, da es sich meist um einen dramatischen Krankheitsbeginn handelt. Oft besteht Hyperpyrexie, und gelegentlich ist der Fieberanstieg von einem Schüttelfrost begleitet. Häufig hat das Fieber einen remittierenden Charakter und lenkt den Verdacht auf eine bakterielle Sepsis. In den übrigen Fällen findet man einen intermittierenden Fiebertyp mit freien Intervallen von einem bis mehreren Tagen. Blutkulturen bleiben stets steril. Demzufolge ist eine antibiotische Therapie selbst mit breitem Spektrum immer erfolglos, während die Behandlung mit Kortisonoiden in hoher Dosis zur raschen Entfieberung führt, was als diagnostischer Hinweis bewertet werden kann.

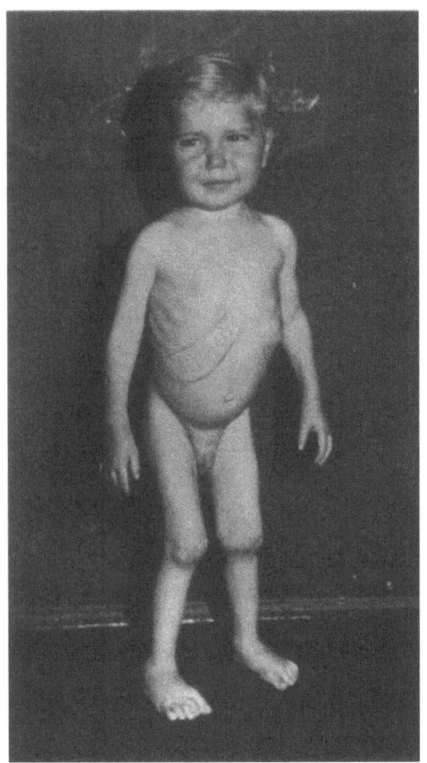

Abb. 1, a–c. Systemische j.c.A. (Still-Syndrom), 4 Jahre. Rasches Fortschreiten einer beidseitigen, zunächst nur klinisch feststellbaren Koxitis. Krankheitsbeginn im 3. Lebensjahr. **b, c.** Rö. Hüfte im 4. und 10. Lebensjahr. Femurkopf- und Pfannennekrose entwickelten sich innerhalb 6 Monaten. 7 Jahre mit kurzen Unterbrechungen Prednisonbehandlung. Mit 21 Jahren gehfähig, ohne Operation

β) Splenomegalie

Die Milzvergrößerung ist unterschiedlich im Ausmaß und der Dauer und steht in Abhängigkeit zur jeweiligen Entzündungsaktivität des Still-Syndroms. Auch eine große Milz kann sich unter einer hochdosierten Kortisonoid-Therapie innerhalb von drei Wochen zurückbilden. Im Beginn ist die Milzvergrößerung meist von weicher Konsistenz, bei längerem Bestehen wird sie derb und scharfrandig. Bei Wiederauftreten einer Splenomegalie nach mehrjährigem Krankheitsverlauf des Still-Syndroms und ohne gleichzeitige Zunahme der Krankheitsaktivität muß das Vorliegen einer Amyloidose in Betracht gezogen werden.

Pathologisch-histologische Befunde der Milz im Frühstadium des Still-Syndroms wurden bisher nicht beschrieben, da im frischen Krankheitsschub ungern Biopsien durchgeführt werden. Anläßlich einer im Frühstadium eines Patienten mit Still-Syndrom vorgenommenen Splenektomie wurden zwei unterschiedliche Veränderungen gefunden (KÖLLE 1976): ein hoher Zellgehalt an Plasmazellen und Granulozyten sowie eine extramedulläre Blutbildung. Letztere dürfte auf die beim Still-Syndrom übliche schwere Anämie und hohe Leukozytose zurückzuführen sein. Die Infiltration mit Plasmazellen und Granulozyten entspricht den histologischen Veränderungen im Synovialgewebe von Kindern mit chronischer Polyarthritis und Still-Syndrom. Es werden lymphoplasmazelluläre Infiltrationen, daneben aber auch granulozytäre Infiltrationen gefunden (BIERTHER u. SCHÄFER 1974).

γ) Hepatomegalie – Hepatopathie – Ikterus

Das Auftreten einer rheumatischen Hepatopathie bei adulter chronischer Polyarthritis wurde mehrfach diskutiert. Es lag nahe, daran zu denken, daß

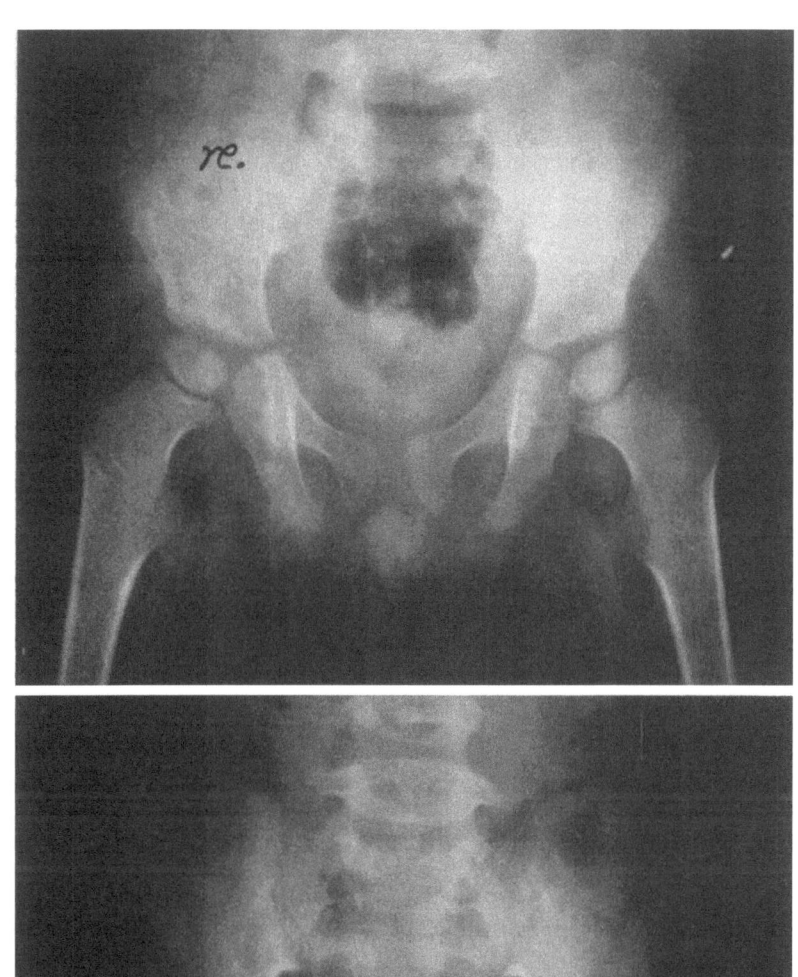

Abb. 1b, c

die Leber als Teil des RES am chronisch-rheumatischen Entzündungsprozeß beteiligt wird (VOIT u. GAMP 1958). Veränderungen der Serumlabilitäts- und Funktionsproben wurden in 15–60% der Fälle gefunden (LAINE et al. 1955; LÖVGREN 1953; VOIT u. GAMP 1958; WEBB et al. 1975). Autoptisch sowie bioptisch wurden makroskopisch perihepatische Verwachsungen, Verdickungen und Einziehungen der Kapsel und histologisch Fettleber, subchronische und chronische Hepatitis, zirrhotischer Abbau und Amyloidablagerungen nachgewiesen (BAGGENSTOSS u. ROSENBERG 1943; LÖVGREN 1953; SCHMENGLER 1952; TRUTSCHEL u. FRÖHLICH 1953), während andere Autoren bei ihren Biopsien keine pathologischen Befunde erheben konnten (LEFKOVITS u. FARROW 1955; MOVITT u. DARIS 1953).

Der Krankheitswert der bei adulter chronischer Polyarthritis festgestellten Funktionsstörungen und pathologischen Veränderungen scheint jedoch unerheblich (VOIT u. GAMP 1958) und nur der Leber-Amyloidose wird als einer charakteristischen Erkrankung Bedeutung beigemessen (BÖNI 1970; TAUBNER 1961).

Beim Kind mit chronischer Polyarthritis, vor allem systemischer Art, (Still-Syndrom), tritt die Leberbeteiligung in zwei unterschiedlichen Erscheinungsformen auf:

1. Hepatomegalie im frischen Krankheitsschub des Still-Syndroms: Sie schwankt nach Ausmaß und Dauer, ist von der Krankheitsaktivität abhängig und bildet sich unter der Kortisonoid-Therapie langsamer zurück als die Splenomegalie. Die Laborbefunde ergeben für die Hepatomegalie kein befriedigendes pathologisches Substrat. Die Transaminasen können leicht erhöht sein, sind es jedoch auch in Krankheitsfällen ohne Hepatomegalie nicht selten. Eine Erhöhung des Bilirubin-Spiegels liegt nicht vor.

Pathologisch-histologische Befunde wurden bei der Hepatomegalie ebenso wie bei der Splenomegalie nicht erhoben, da man in dieser Krankheitsphase ungern eine Biopsie durchführt, zumal es sich um ein subklinisches Geschehen handelt, mit dessen spontaner Rückbildung unter der Therapie gerechnet werden kann. Auch hier dürften lymphoplasmazelluläre und granulozytäre Infiltrationen vorherrschen. Obduktionsbefunde liegen nur nach mehrjährigem Krankheitsverlauf vor und entsprechen sekundären Veränderungen wie feintropfige Parenchymverfettung, chronische venöse Stauung, Cholostase und Amyloidose.

Eine nach mehrjährigem Krankheitsverlauf des Still-Syndroms (s.S. 244) und nach Abklingen der entzündlichen viszeralen Krankheitsphase wieder auftretende Hepatomegalie muß den Verdacht auf eine *Amyloidose* lenken, die durch eine Rektumbiopsie und evtl. Leberbiopsie gesichert werden kann.

2. Ikterus. Nicht selten tritt im Verlauf des Still-Syndroms interkurrent und unabhängig vom Vorliegen einer Hepatomegalie und der Entzündungsphase ein leichter bis mäßiger Ikterus auf (Tabelle 5) (KÖLLE 1975). Die Ursache des

Tabelle 5. Auftreten eines interkurrenten Ikterus bei systemischer und nichtsystemischer j.c.A. (KÖLLE 1975)

	Systemische j.c.A. (Still-Syndrom) 362 Patienten	Nichtsystemische j.c.A. 510 Patienten
Ikterus im Krankheitsverlauf	35 = 9,7%	2 = 0,4%

Juvenile chronische Arthritis (juvenile rheumatoide Arthritis) 219

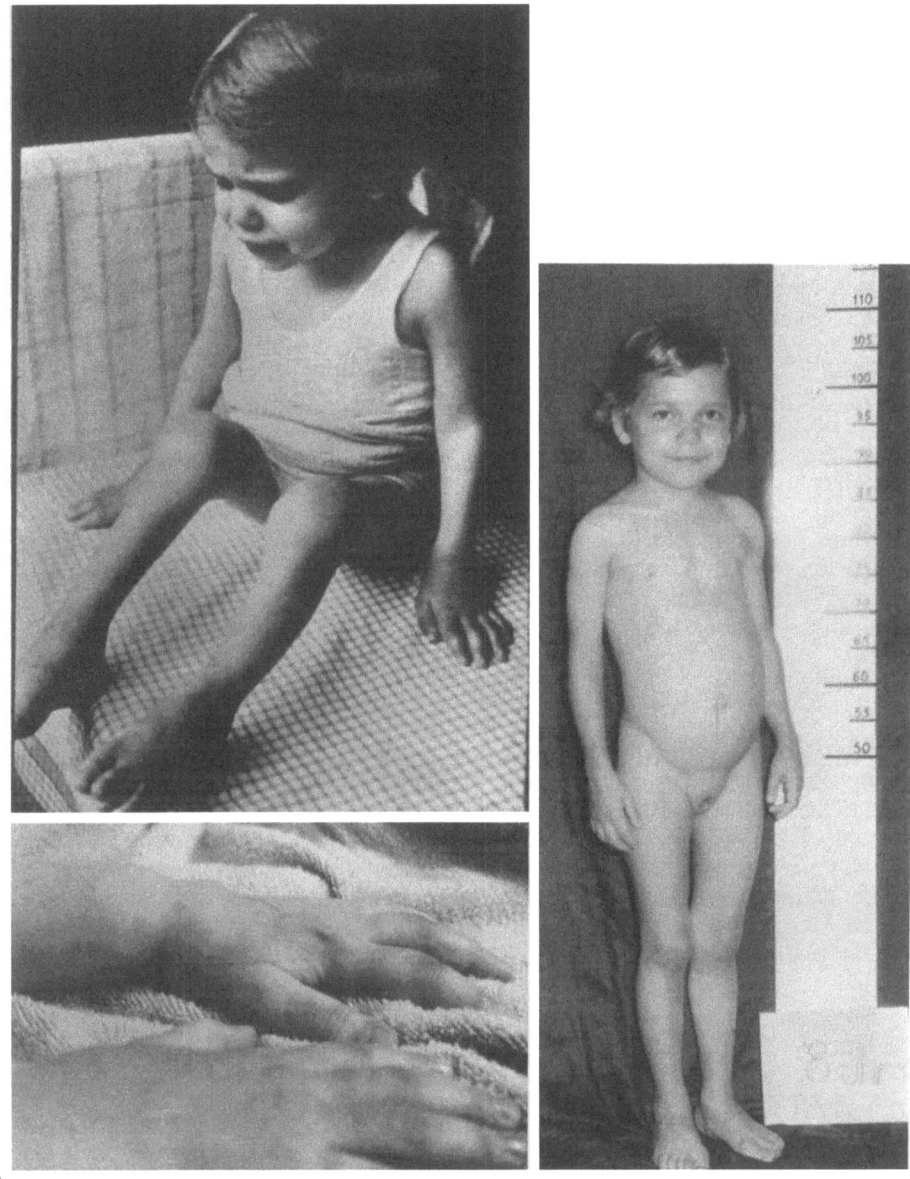

Abb. 2, a–c. Systemische j.c.A. (Still-Syndrom) im Alter von 4 Jahren. Anämie (**a, b**). Das Kind im Alter von 10 Jahren (**c**). Guter Gelenkbefund, Amyloidose. † mit 18 Jahren an Urämie

Ikterus ließ sich nur in einem Teil der Fälle klären: In 8 Fällen lag eine Hämolyse vor, in 4 Fällen wiesen Umgebungserkrankungen auf eine Hepatitis epidemica hin. Bei den restlichen 25 Patienten blieb die Genese unklar. Sieben Patienten erhielten vorausgehend Bluttransfusionen. Eine Serumhepatitis ist nicht ausgeschlossen, zumal Untersuchungen auf Australia-Antigen damals noch nicht möglich waren. In den verbleibenden 18 Fällen muß möglicherweise ein Zusammenhang mit der Grundkrankheit oder ihrer Therapie angenommen werden. Auffällig war, daß es bei 9 dieser Patienten im weiteren Verlauf zu Rezidiven des Ikterus kam.

Die Frage nach der Genese der beobachteten Ikterusfälle läßt sich nicht mehr beantworten. Der Verlauf war meist leicht mit entsprechend nur geringer Erhöhung des Bilirubin-Spiegels. Nur ein Fall ging in eine akute Leberatrophie mit letalem Ausgang über (Sektion verweigert). Bei einem Patienten entwickelte sich im Ausheilungsstadium des Still-Syndroms nach Absetzen der Therapie ein Subikterus mit chronischem Verlauf. Die Leberbiopsie gab keinen diagnostischen Hinweis.

Die Laborbefunde waren bei den Patienten wenig augenfällig. Die Transaminasen und Gamma-GT, das erst seit einigen Jahren untersucht werden konnte, waren nur leicht erhöht. RACHELEFSKY et al. (1976) fanden bei juveniler chronischer Polyarthritis ohne Vorliegen eines Ikterus in 73% der Fälle ebenfalls leicht erhöhte Transaminasen. Wir können in unserem Krankengut diese Befunde bestätigen. Andererseits muß gesagt werden, daß diese Patienten alle unter einer lange laufenden Therapie mit den verschiedensten symptomatischen Antirheumatika und Basismedikamenten stehen, die zu Erhöhungen der Transaminasen führen können. Auch von den Zytostatika, die ja bevorzugt beim Still-Syndrom eingesetzt werden, wird das berichtet (FYE u. TALAL 1976). So scheint es zweifelhaft, ob man bei den beobachteten Ikterusfällen eine eigenständige rheumatische Hepatopathie annehmen darf. Wahrscheinlich handelte es sich um toxische Sekundärphänomene im Sinne einer cholostatischen Hepatopathie.

δ) Lymphknotenschwellungen

Lymphknotenschwellungen sind auch bei der adulten chronischen Polyarthritis keine Seltenheit und wurden von einzelnen Autoren sogar in 50–75% der Fälle gefunden (MOTULSKY et al. 1952; VOIT u. GAMP 1958). Sie treten beim Kind in Abhängigkeit von der Krankheitsaktivität auf, bevorzugt submandibular, axillar, am Ellenbogen und inguinal. Sie sind meist bohnen- bis kirschgroß, können aber gelegentlich einen Durchmesser von 5 cm erreichen. Die gegen die Unterlage gut verschieblichen Lymphknoten haben eine mittelderbe Konsistenz.

Beim Kind mit seiner Tendenz zum Lymphatismus ist es oft nicht möglich, einen sicheren Kausalzusammenhang mit der Grundkrankheit zu interpretieren. Besonders bei den zervikalen Lymphknoten muß der Befund an den Tonsillen mit berücksichtigt werden. Lymphknoten in der Axilla und am Ellenbogen geben dagegen einen guten Hinweis auf eine rheumatisch bedingte Lymphadenopathie.

Histologisch finden sich Sekundärknötchen, die Plasmazellen und Germinoblasten enthalten im Sinne einer follikulären lymphatischen Hyperplasie, sowie ein Sinuskatarrh mit Schwellung der Sinusretothelien und Ansammlung von Granulozyten und einigen Mastzellen (LENNERT 1961; MOTULSKY et al. 1952). Diese Veränderungen sind nicht spezifisch für eine chronische Polyarthritis, sondern Ausdruck einer chronischen Immunleistung (FASSBENDER 1975).

ε) Karditis

Die Frage nach einer Herzbeteiligung wird seit den Untersuchungen von BAGGENSTOSS und ROSENBERG (1941) auch bei der adulten chronischen Polyarthritis diskutiert, wobei aber die Abgrenzung zu degenerativen Schäden bei Erwachsenen schwierig sein kann. Beim Kind besteht dieses Problem nicht, wenn auch gelegentlich ein kongenitales Vitium oder früheres rheumatisches Fieber auszuschließen ist.

STILL (1897) beschrieb an seinen Fällen erstmals eine *Perikarditis*. Sie kann in sehr unterschiedlichen Schweregraden auftreten (STOEBER 1966), weist aber in den meisten Fällen einen benignen Verlauf auf. Perikarditische Reibegeräusche werden oft durch einen Begleiterguß aufgehoben. Nicht selten handelt es sich nur um eine partielle Perikarditis, die sich klinisch stumm verhält und erst anläßlich einer Sektion aufgedeckt wird. Auch bei Erwachsenen mit chronischer Polyarthritis fanden sich bei Obduktionen in 25–50% der Fälle Zeichen einer aktiven oder durchgemachten Perikarditis, die klinisch nicht in Erscheinung getreten war (BYWATERS 1950; EGELIUS et al. 1955; SOKOLOFF 1953). Aber auch totale Perikarditiden blieben bei einigen unserer später verstorbenen Patienten mit Still-Syndrom ohne Reibegeräusch, weil sich reaktiv ein parietales und viszerales Narbenblatt mit einer dazwischen gelagerten Verschiebeschicht aus lockeren Bindegewebsbrücken mit eingelagerten Fettzellen gebildet hatte (FASSBENDER 1967). Unter 172 Kindern mit systemischer j.c.A. zeigten 1979/80, vor Einführung der Echokardiographie, 23 Kinder im Alter von 2,5–17,5 Jahren Zeichen entzündlicher Herzmitbeteiligung; 13 unter ihnen bereits beim 1. Krankheitsschub. Im EKG fanden sich oft erst nach wiederholten Ableitungen Veränderungen, überwiegend Erregungsrückbildungsstörungen (P. VOGEL 1981). Bei 20 von 55 Kindern mit j.c.A. wurde mit der Echokardiographie eine Perikarditis mit Erguß nachgewiesen, sie erwies sich als die empfindlichste Methode im Vergleich zur Elektrokardiographie und Röntgenuntersuchung zum Nachweis der Perikarditis. Perikarditis wurde besonders bei Kindern mit akuter, systemischer juveniler rheumatoider Arthritis, verbunden mit hoher BKS, Leukozytose und Anämie gefunden (BERNSTEIN et al. 1974).

Leichter nachweisbar ist die *Myokarditis*. Hierüber liegen bei der adulten chronischen Polyarthritis schon zahlreiche Beobachtungen vor (BARKIN 1952; EDSTRÖM u. GEDDA 1957; GOOD et al. 1961; GROKOEST et al. 1962; KÖTTGEN u. CALLENSEE 1959; LINDBERG 1964; MÜLLER 1942; SAIRANEN 1958; STOEBER et al. 1964). Eingehende Untersuchungen an Kindern mit Still-Sydrom und chronischer Polyarthritis im nicht aktiven Krankheitsstadium ergaben in 60% der Fälle EKG-Veränderungen in Form von Erregungsausbreitungs- und Rückbildungsstörungen, Innenschichtschaden, Repolarisationsstörungen und Linkshypertrophie (GRASER et al. 1966). Diese Veränderungen sind keineswegs flüchtig, sondern lassen sich über Wochen bis Monate, die Linkshypertrophie oft über Jahre nachweisen. Die Häufigkeit der EKG-Veränderungen nimmt mit der Ausbreitung viszeraler Manifestationen zu und zeigt bei den Fällen eines kompletten Still-Syndroms ihren Gipfel.

Obduktionen bei unseren Patienten zeigten, daß die EKG-Veränderungen in erster Linie Ausdruck einer interstitiellen Myokarditis waren. Es fanden sich im Myokard Ansammlungen von Lymphozyten, Plasmazellen und Histiozyten, gelegentlich in Nachbarschaft kleinerer Gefäße (FASSBENDER 1975).

Bei zwei Kindern mit Still-Syndrom, die an Herzinsuffizienz starben fand FASSBENDER (1975) fleckförmige Muskelfaseruntergänge, umlagert von wenigen ungeordneten Histiozyten, Lymphozyten und eosinophilen Granulozyten. Die typischen CP-Nekrosen mit zentraler Myokardnekrose und umgebender Fibroblastenpalisade, die bei Erwachsenen mit seropositiver chronischer Polyarthritis gefunden werden, sind bei der seronegativen systemischen juvenilen Arthritis (Still-Syndrom) nicht nachweisbar (FASSBENDER 1975).

Systolische Herzgeräusche über der Spitze sind beim Still-Syndrom ebenfalls keine Seltenheit und werden meist, soweit nicht mit Sicherheit ein akzidentelles Geräusch vorliegt, als Endokarditis gedeutet (EDSTRÖM u. GEDDA 1957; GROKOEST et al. 1962; KELLEY 1960). In 9 Fällen, in denen wir aufgrund des physikalischen Befundes eine Endokarditis vermuteten, konnte diese durch die Obduktion nicht bestätigt werden. Es fanden sich jedoch durch eine klappennahe Myokarditis bedingte ödematöse Verbreiterungen des subendokardialen Bindegewebes mit den oben beschriebenen Zellinfiltrationen. Nach FASSBENDER (1975) wird der linke Ventrikel im Bereich der Mitralklappe besonders oft durch eine interstitielle Myokarditis befallen. Es ist denkbar, daß diese klappennahen Veränderungen eine transitorische funktionelle Klappeninsuffizienz und damit den physikalischen Befund verursachen. Eine Endocarditis verrucosa analog dem rheumatischen Fieber gibt es nach allen bisherigen Erfahrungen beim Still-Syndrom nicht (FASSBENDER 1967, 1975; WEINTRAUB u. ZVAIFLER 1962). Anhaltende Herzgeräusche sollten bei Fehlen von Anzeichen einer Myokarditis den Verdacht auf ein kongenitales Vitium oder ein vorausgegangenes rheumatisches Fieber lenken. Zweiterkrankung an einem Still-Syndrom nach früherem rheumatischem Fieber wie auch umgekehrt wurden bereits beobachtet (KÖLLE 1975).

ζ) Vaskulitis

Periphere Gefäßerkrankungen mit Kältegefühl in den Akren und Raynaud-Phänomen, wie sie bei der adulten chronischen Polyarthritis zur Beobachtung kommen, sind bei der juvenilen chronischen Polyarthritis und beim Still-Syndrom eine seltene Komplikation (BYWATERS 1970; FASSBENDER 1975). Die rheumatische Vaskulitis der seropositiven adulten chronischen Polyarthritis scheint mit der Pathogenese der rheumatischen Grundkrankheit durch das Auftreten von Immunkomplexen verbunden (BYWATERS u. SCOTT 1963; CRUIKSHANK 1954; FASSBENDER 1969a, b, 1975; KULKA 1966; LEEB 1955; SCHMID et al. 1961; SCHOEN 1969; WILKINSON u. TORRANCE 1967). Eine allergische Genese, ausgelöst durch die medikamentöse Therapie, läßt sich jedoch nicht immer ausschließen.

Tritt bei einem Kind in Verbindung mit Arthralgien und evtl. auch Fieberschüben ein Raynaud-Phänomen auf, so ist an das Vorliegen einer Kollagenose wie Panarteriitis nodosa, Sklerodermie oder Sharp-Syndrom zu denken (s.S. 290).

In unserem Sektionsgut fanden sich drei Fälle eines Still-Syndroms mit einer *nekrotisierenden Arteriitis*. Nach FASSBENDER (1975) sind die Intimanekrosen (Abb. 3) nicht „entzündungsbedingt", sondern auf eine direkte Einwirkung von Immunkomplexen, für die das Vorliegen des Rheumafaktors eine Voraussetzung ist, zurückzuführen. Da bei der juvenilen chronischen Polyarthritis und beim Still-Syndrom in mehr als 80% IgM Rheumafaktoren nicht nachweisbar sind, kann sich hieraus das seltene Auftreten der Gefäßerkrankung erklären.

η) Serositis

Die Serositis bei chronischer Polyarthritis verläuft häufig subklinisch, so daß die statistischen Ergebnisse (Tabellen 3, 4) wesentlich unter der tatsächlichen Häufigkeit liegen dürften. Pleuraadhäsionen als Zeichen abgelaufener und klinisch nicht erkannter Pleuritis wurden sowohl bei der adulten chronischen Polyarthritis (BAGGENSTOSS u. ROSENBERG 1943; GRUENWALD 1948) als auch bei den juvenilen Verlaufsformen anläßlich von Sektionen als Nebenbefund gesehen (BYWATERS 1970; EDSTRÖM u. GEDDA 1957; FASSBENDER 1975). Es handelte sich dabei um eine fibrinöse Verlötung beider Pleurablätter mit unbedeutender funktioneller Behinderung.

Ähnlich verhält es sich mit der Peritonitis. Manche Fälle verlaufen wahrscheinlich subklinisch und werden nicht erfaßt. In einigen Fällen unseres Kran-

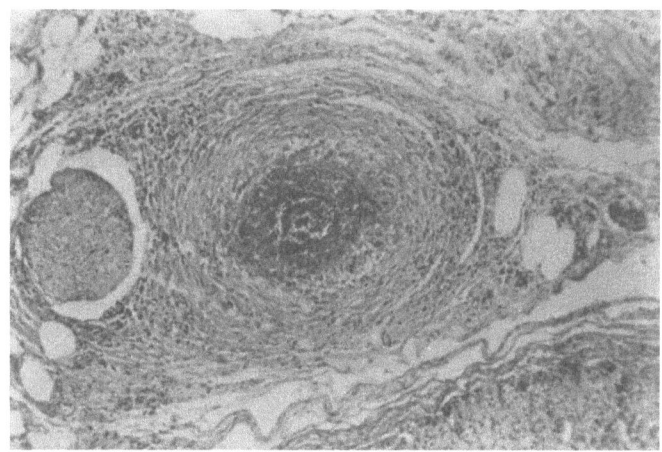

Abb. 3. Fibrinoide Nekrose u. nekrotisierende Arteriitis bei schwerer systemischer j.c.A. (Still-Syndrom). (Prof. FASSBENDER, Mainz)

kengutes entwickelte sich aber eine dramatische Ileus-Symptomatik, die zur Vornahme einer Probelaparotomie zwang. Es fand sich ein seröses Exsudat mit einzelnen Fibrinflocken. Insgesamt ist der Verlauf der Serositis gutartig. Serositis bei Subsepsis allergica s.S. 231.

ϑ) Pneumonie

Pulmonale Befunde, die im Verlauf eines Still-Syndroms gelegentlich auftreten, sind immer sekundärer Natur. Die Resistenzminderung unter der Kortisnoid-Langzeittherapie kombiniert mit Immunsuppressiva begünstigt das Auftreten von Bronchopneumonien. Auch eine Soorpneumonie wurde gesehen. Daß die seltenen interstitiellen plasmazellulären Pneumonien durch Pneumocystis carinii, wie sie bei der Therapie der Leukosen beschrieben wurden bedingt sind, ist auch für das Still-Syndrom zu diskutieren, konnte aber bisher noch nicht bestätigt werden.

ι) Nephropathie

Die Nierenbeteiligung hat für das Still-Syndrom eine verhängnisvolle Bedeutung, denn 35% der letal verlaufenen Fälle starben klinisch an einer Urämie (KÖLLE 1975). Hierbei ging mehr als die Hälfte der Fälle zu Lasten der Amyloidose (s.S. 244). Ob die restlichen Fälle, bei denen die Obduktionen jeweils eine Schrumpfniere als Folge einer interstitiellen Nephritis oder einer Glomerulitis ergaben, als eine echte rheumatische Nephropathie aufgefaßt werden dürfen, ist noch nicht erwiesen.

ANTTILA (1972) führte bei 165 Kindern mit chronischer Polyarthritis und Still-Syndrom die bisher umfassendsten Untersuchungen, darunter auch 57 Biopsien und 3 Autopsien durch. In 38,4% der Fälle fand er Nierenveränderungen, wobei sich glomeruläre, tubuläre und interstitielle Befunde teilweise überlagerten. In 2 Fällen lag eine Amyloidose vor, in 40 Fällen glomeruläre Prozesse, davon jedoch nur in 4 Fällen die für immunpathologische Vorgänge typische Verdickung der Basalmembran. In 21 Fällen fand ANTTILA tubuläre und in

10 Fällen interstitielle Veränderungen. Insgesamt ergab sich also ein breites Spektrum an Nierenbefunden, das sich nicht in ein einheitliches Bild einer spezifischen rheumatischen Nephropathie einfügen läßt. Vor allem läßt sich nicht abgrenzen, wieweit es sich bei den gefundenen Veränderungen nur um therapeutisch bedingte Schäden handelt. Es sei in diesem Zusammenhang an die häufige Mikrohämaturie durch die symptomatischen Antirheumatika, die transitorische Nephritis durch die Gold-Therapie, die Nephrose unter D-Penicillamin-Anwendung und die Begünstigung der Pyelonephritis durch die Resistenzminderung unter Kortisonoiden und Immunsuppressiva erinnert. Dennoch läßt sich noch nicht ausschließen, daß es analog der interstitiellen Myokarditis auch an den Nieren zu einer entsprechenden Entzündungsreaktion kommt.

κ) Blutveränderungen

Anämie: Auch bei der adulten chronischen Polyarthritis soll es in 30–70% der Fälle eine Anämie geben (SEIDEL u. SCHMIDT 1956; VOIT u. GAMP 1958), die aber im allgemeinen nur mäßige Grade um 10–11 g% Hb erreicht (BÖNI 1970). Beim aktiven Still-Syndrom ist die Anämie nahezu obligatorisch und weist wesentlich schwerere Grade auf. Tabelle 6 zeigt die Häufigkeit der Anämie beim Still-Syndrom und der nichtsystemischen juvenilen chronischen Polyarthritis (KÖLLE 1975), aufgeschlüsselt in Schweregrade.

Für das häufigere und schwerere Auftreten der Anämie beim Kind können zwei Gründe geltend gemacht werden: Das Still-Syndrom mit seiner besonders hohen Entzündungsaktivität und dem vielseitigen Organbefall hat den Charakter einer Systemkrankheit, die auch das hämatopoetische System mehr in Mitleidenschaft zieht. Berücksichtigt man nun, daß die juvenilen Verlaufsformen einen Organismus befallen, der seinem Wachstum entsprechend sein Blutvolumen und damit die darin enthaltenen korpuskulären Bestandteile vervielfachen muß (STOEBER u. KÖLLE 1965), so ist es denkbar, daß das hämatopoetische System dieser Belastung nicht mehr gerecht werden kann. Dessen ungeachtet sind an der Pathogenese der Anämie der chronischen Polyarthritis mehrere Faktoren beteiligt.

Im Vordergrund steht der Eisenmangel, der sich durch Eisenzufuhr nicht beheben läßt (HEILMEYER 1970; KÖLLE 1961; KÖLLE u. STOEBER 1960; MCCREA 1958). Hierbei handelt es sich wie bei der sog. Infektanämie um eine Umstellung des Eisenstoffwechsels mit einem gesteigerten Eisenabstrom aus dem Plasma

Tabelle 6. Anämie bei j.c.A. (KÖLLE 1975)

	Systemische j.c.A. (Still-Syndrom) 362 Patienten	Nichtsystemische juvenile chronische Poly-, Oligarthritis 510 Patienten
Anämie leichten Grades	34,3%	55,1%
Anämie mäßigen Grades	47,0%	14,5%
Anämie schweren Grades	13,3%	0,6%

Leichte Anämie: Hb: 12,7–10,4 g%; Ery.: 3,9–3,3 Mill./mm³
Mäßige Anämie: Hb: 10,3– 8,5 g%; Ery.: 3,2–2,8 Mill./mm³
Schwere Anämie: Hb: unter 8,5 g%; Ery.: unter 2,8 Mill./mm³

in das RES und die Umgebung des entzündeten peripheren Gewebes (HEILMEYER et al. 1958). Neben dieser Veränderung des Eisenstoffwechsels findet man bei der Infektanämie auch eine Störung im Porphyrinstoffwechsel mit Vermehrung des freien Erythrozytenprotoporphyrins und einer vermehrten Ausscheidung der Deltaaminolaevulinsäure und des Porphobilinogens im Harn (HEILMEYER et al. 1964). Diese Eisenverwertungsstörung gilt für die Infektanämie allgemein und ebenso für die Anämie bei chronischer Polyarthritis und Still-Syndrom (KÖLLE u. STOEBER 1960) und wird auch zu den symptomatischen Formen der sideroachrestischen Störungen gerechnet (MCGIBBON u. MOLLIN 1965), wobei allerdings durch die Eisenabwanderung keine Hypersiderämie, sondern eine Hyposiderämie vorherrscht.

Als zweite Störung ließ sich durch Überlebenszeitbestimmung transfundierter Spendererythrozyten in Fällen mit chronischer Polyarthritis und Still-Syndrom eine latente Hämolyse nachweisen (ALEXANDER et al. 1956; STOEBER u. KÖLLE 1960). Diese Befunde wurden später durch Überlebenszeitbestimmungen radiochrommarkierter Erythrozyten bei adulter chronischer Polyarthritis bestätigt (RICHMOND et al. 1961). Eine immunpathologische Genese der Hämolyse ließ sich nicht nachweisen, und es wurden extraerythrozytäre Ursachen verantwortlich gemacht (RICHMOND et al. 1961; STOEBER u. KÖLLE 1960).

Schließlich ergaben Knochenmarksuntersuchungen mit Bestimmung der Kernvolumenverteilungskurven der Erythroblasten eine Hemmung der Kernreifung (KÖLLE 1962).

An der Entstehung der rheumatischen Anämie sind also eine Eisenverwertungsstörung, hämolytische Vorgänge und eine relative erythropoetische Knochenmarksinsuffizienz beteiligt. Es handelt sich letztlich um den Typ der Infektanämie (HEILMEYER 1970), wobei der chronisch ablaufende rheumatische Entzündungszustand für den Schweregrad der Anämie besondere Bedeutung gewinnt (KÖLLE 1962a).

Leukozytose: Eine Leukozytose findet sich besonders beim Still-Syndrom in hohem Prozentsatz (Tabellen 3, 4). Sie kann in extremen Fällen Werte von 50000/mm^3 und mehr erreichen. Im Knochenmark herrscht in diesen Fällen eine mehr oder weniger ausgebreitete granulopoetische Hyperplasie vor (KÖLLE 1969). Auch der Mitoseindex ist meist erhöht.

Leukopenie wie beim Felty-Syndrom und beim Lupus erythematodes gehört nicht zum Bild des Still-Syndroms und stellt, abgesehen von Therapiefolgen, eine große Ausnahme dar. Immer sollte in diesen Fällen differentialdiagnostisch an eine Leukämie gedacht und eine Knochenmarkpunktion vorgenommen werden.

λ) Haut

Erythema multiforme rheumatoides („rh. (= rheum.) rash"): Erytheme findet man bei system. juv. chron. Arthritis (Still-Syndrom) signifikant häufiger als bei nichtsystemischer juveniler chronischer Poly- und Oligarthritis (Tabellen 3, 4). Sie zeigen sich an einzelnen Hautpartien oder auch generalisiert, meist jedoch nur flüchtig, ähnlich einem Rash, aber oft rezidivierend (Abb. 4). In einzelnen Fällen kann man das Auftreten des Erythems zu bestimmten Tageszeiten beobachten. Morphologisch ähnelt es dem Erythema exsudativum multiforme und unterscheidet sich deutlich von der zarten Girlandenform des Erythema anulare bei rheumatischem Fieber. Es bietet ein polymorphes Bild von diskreter bis intensiver Ausprägung, rubeoliform oder morbilliform, oft auch urtikariell erhaben. Es sind die gleichen Erytheme, die man bei der Subsepsis allergica findet, die

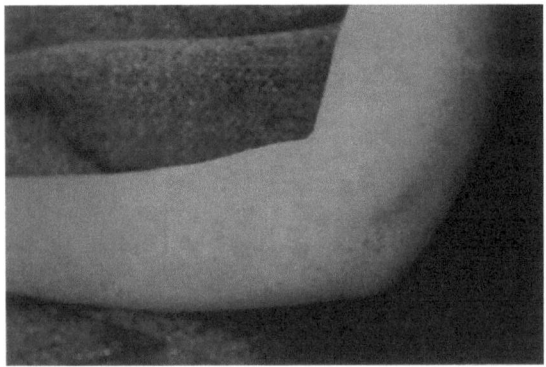

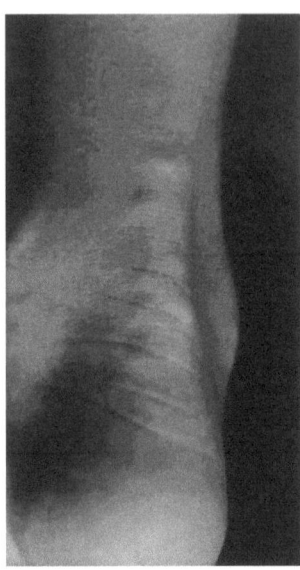

Abb. 4. Rheumatisches Exanthem (rheum. rash) bei systemischer j.c.A.

Abb. 5. Rheumatische Knötchen entlang der Achillessehne bei j.c.A.

ja dem Still-Syndrom nahe stehen dürfte (s.S. 231). Bei etwa der Hälfte der Kinder mit chronischer Polyarthritis und Still-Syndrom, mit und ohne Kortikosteroid-Behandlung, fällt Neigung zu Hämatomen und „blauen Flecken" bereits bei Mikrotraumen auf; der Rumpel-Leede ist meist positiv. Dem Licht ausgesetzte Extremitäten, besonders die Hände sowie die dorsalen Fingergelenksbereiche fallen besonders bei ACTH behandelten Kindern durch Hyperpigmentierung auf.

Subkutane Noduli: Auch die subkutanen Knötchen treten beim Still-Syndrom signifikant häufiger in Erscheinung als bei der nichtsystemischen chronischen Polyarthritis und entsprechen mit 19% etwa der Frequenz beim Erwachsenen (BÖNI 1970; FASSBENDER 1975; VOIT u. GAMP 1958). Früher wurden die subkutanen Noduli in erster Linie dem rheumatischen Fieber zugeschrieben, bei generalisierten Formen sprach man vom *Rheumatismus nodosus*. Heute findet man die Knötchen beim rheumatischen Fieber seltener als beim Still-Syndrom. Sie treten meist nicht im ersten Krankheitsschub, sondern erst im späteren Krankheitsverlauf in Erscheinung. Sie bevorzugen mechanisch exponierte Stellen, da eine Traumatisierung ihre Entstehung zu begünstigen scheint. Während aber beim Erwachsenen der Processus olecrani und die Ulnakante als Prädilektionsstellen gelten, sind es beim Kind die Köpfchen der Fingergelenke, vor allem der Mittel- und Endgelenke. Man findet sie ferner über dem Hand- und Kniegelenk, über den Dornfortsätzen, längs der Achillessehne und gelegentlich am Hinterhaupt. Die Knötchen sind teils gut verschieblich, teils auch mit dem Periost oder den Sehnen verwachsen. Sie sind im allgemeinen auch kleiner als beim Erwachsenen, über den Fingergelenken nur linsengroß. Nur ausnahmsweise erreichen sie Haselnußgröße. Die Noduli verschwinden meist nach einigen Wochen und rezidivieren bei Reaktivierungen der Grundkrankheit (Abb. 5).

Histologisch unterscheiden sich die subkutanen Noduli bei der seronegativen juvenilen chronischen Polyarthritis und beim Still-Syndrom grundlegend von den Knötchen bei seropositiver adulter chronischer Polyarthritis. Die typische CP-Nekrose, deren Auftreten an das Vorliegen des 19 S IgM Rheumafaktors gebunden ist (s. oben), fehlt. Man findet eine streifenförmige fibrinoide Einlagerung im kollagenen Gewebe, die nicht von der typischen Zellpalisade, sondern nur von unregelmäßig liegenden Bindegewebszellen umlagert ist (FASSBENDER 1975). Dieser Befund entspricht dem histologischen Bild der subkutanen Noduli des rheumatischen Fiebers.

Nicht selten begegnet man Kindern mit Noduli am Hinterhaupt oder einer der genannten Prädilektionsstellen, die keine Krankheitszeichen einer chronischen Arthritis bieten. Es handelt sich bei diesen Knötchen um ein *Granuloma anulare,* das differentialdiagnostisch immer in Betracht gezogen werden sollte. Eine Abklärung ist nur histologisch möglich.

μ) Iridozyklitis

Eine *Sonderform extraartikulärer Erkrankung* bei j.c.A. ist die rheumatische *Iridozyklitis.* Ihre *Domäne* sind zwar die *nichtsystemischen chron. rheum. Oligarthritiden des Kindes;* da sie aber vereinzelt bei allen Formen von j.c.A. vorkommen kann, muß vorwegnehmend auf sie hingewiesen werden (Tabellen 3, 4, 7, 9). Die Häufigkeit chronischer Iridozyklitis bei juveniler chronischer Arthritis (alle Gruppen!) beträgt weltweit 5–10% (RAJMANN et al. 1973; SCHALLER u. WEDGWOOD 1973; SCHALLER et al. 1974; SMILEY 1976).

Chronische Iridozyklitis: Es handelt sich um eine unauffällig beginnende, rezidivierende, heimtückische, leichte bis schwere Entzündung der Iris und des Ziliarkörpers, während die hinteren Augenabschnitte nur äußerst selten betroffen werden. Die Mehrzahl der Fälle zeigt keine äußerlich erkennbaren Frühsymptome, bzw. werden solche bei Kleinkindern leicht übersehen. In gut beobachteten Kollektiven fanden sich aber doch bei 44% der Kinder (CHYLAK 1979) eines oder mehrere der folgenden Frühsymptome in absteigender Häufigkeit: Augenrötung bei ziliarer Injektion, Reizmiosis, Pseudoptose, Augenschmerz, verminderte Sehkraft und Lichtscheu. Nur mit der Spaltlampe läßt sich das wichtigste Symptom der Iridozyklitis nachweisen: Trübung des Kammerwassers in der vorderen Augenkammer mit positivem Tyndallsymptom durch Eiweißpartikel, die im Wärmestrom im Kammerwasser zirkulieren. Es kommt zur Bildung von Präzipitaten an der Descemetmembran. In diesem Stadium, das lange stationär bleiben kann, läßt sich durch Frühtherapie (s.S. 274, 275) meist noch ein bleibender Schaden verhindern; es können sich jedoch auch rasch Synechien entwickeln. Meist handelt es sich um ein bis zwei Zipfelsynechien, die später vordere Linsentrübung zur Folge haben können und deshalb möglichst gesprengt werden sollten. Verhängnisvoll ist die zirkuläre hintere Synechierung des Pupillarsaumes, die Seclusio pupillae, mit Entwicklung einer Napfkucheniritis. Die resultierende Abflußstauung des Kammerwassers führt zum Sekundärglaukom und zur Cataracta complicata. In Verbindung mit der chronischen

Tabelle 7. Auftreten der Iridozyklitis bei den Verlaufsformen der j.c.A. (Garmisch-Partenkirchen, KÖLLE 1975)

	Nichtsystemische j.c.A. 1093 Patienten		Systemische j.c.A. (Still-Syndrom)
	Mon- und Oligarthritis 498 Patienten	Polyarthritis 595 Patienten	561 Patienten
Iridozyklitis	86 = 17,3%	35 = 5,9%	33 = 5,9%

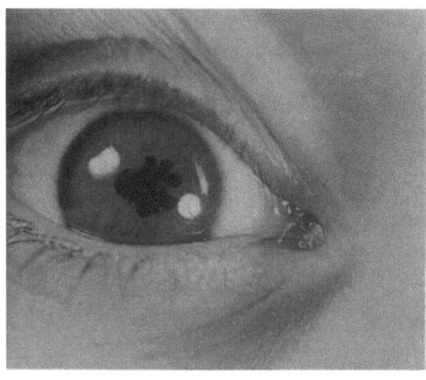

Abb. 6. „Kleeblatt-Iris" durch rheumatische chronische Iridozyklitis bei Oligarthritis. 10jähriges Mädchen, Beginn mit 3 Jahren

Iridozyklitis oder auch selbständig kann sich eine bandförmige *Keratopathie* durch horizontale Kalkablagerungen in der Bowman-Membran entwickeln. Sekundärglaukom und Phthisis bulbae sind Spätfolgen einer nicht rechtzeitig erkannten oder therapeutisch nicht beherrschten Iridozyklitis.

Unter 1 129 eigenen Patienten mit j.c.A. erkrankten 82 Kinder (7,3%), davon 7 bereits präarthritisch. Bei über der Hälfte der Kinder trat die Iridozyklitis nach 1–2 Jahren doppelseitig auf mit gleichzeitigem oder abwechselndem Befall, sowie jahrelang rezidivierendem Verlauf. Eine restitutio ad integrum wurde bei einer Beobachtungsdauer von 2–14 Jahren nur bei 38% der Kinder gesehen; 34% zeigten leichte, 26% schwere Defekte. Besonders die beim Kind früh auftretende Cataracta complicata hat eine schlechte Prognose. Die ungünstigen Verlaufsformen setzten sich folgendermaßen zusammen: Sekundärglaukom (8 Fälle), Cataracta complicata (17 Fälle, davon 12 mit Linsendiszision, Schwartenbildung an der Linsenvorderkapsel), Iritis plastica (9 Fälle), bandförmige Keratopathie (11 Fälle). Wegen Phthisis bulbae (3 Fälle) mußte bei einem 14jährigen Mädchen ein Auge enukliert werden; einseitige Amaurose (5 Fälle), beidseitige Amaurose (1 Fall) bzw. so hochgradiger Visusverlust, daß Blindenschule notwendig war (4 Fälle). ANA, die ca. 60% der Kinder mit chronischer Iridozyklitis zeigen, sind ein prognostisch äußerst wichtiger Hinweis auf okuläre Gefährdung; routinemäßige Kontrolle der vorderen Augenkammer mittels Spaltlampe wird bei diesen Kindern, meist mon- oder oligarthritischen weiblichen Kleinkindern, das weitere Schicksal des erkrankten Auges entscheiden. In einer Nachkontrolle von 40 permanent oligarthritischen Kindern (Rheuma- und Kinderklinik Garmisch), im Durchschnitt 15 Jahre nach Krankheitsbeginn, war – wohl infolge dieses Vorgehens in Klinik wie zu Hause – keines, das durch Iritisfolgen hinsichtlich Schul- und Berufsfähigkeit behindert war (STOEBER 1981).

Die Prognose der *Bandkeratopathie* hängt von Dichte und Ausmaß ab sowie der Tatsache, daß sich diese Störung in einem schwer entzündeten Auge abspielt.

J.T. CASSIDY (1979), USA, berichtet über 40 Kinder mit chronischer Uveitis von 1961–76: 8% heilten völlig ab, 55% hatten zur Zeit der Studie normales, 21% verringertes Sehvermögen; 5% waren unilateral, 11% total blind. Im Gegensatz dazu fand CHYLAK (1979), USA, bei 10jähriger Beobachtungszeit von 72 iridozyklitischen Augen nur bei 20% eine Sehkraft von weniger als 20/200, die übrigen waren normal.

Es besteht keine Beziehung zwischen der Schwere der Iridozyklitis und derjenigen der Arthritis, die in der Mehrzahl der Fälle günstig verläuft. Bei 90% der Erkrankungen besteht die Arthritis vor Auftreten der Iridozyklitis in einer

Dauer von wenigen Monaten bis zu 12 Jahren; gleichzeitiges Auftreten von Arthritis und Iridozyklitis ist also wesentlich seltener (CHYLAK 1979). Im Durchschnitt (25–50%) ist innerhalb der ersten 4 Jahre einer j.c.A. mit einem erhöhten Iridozyklitisrisiko zu rechnen und zwar bevorzugt bei jungen weiblichen Kindern mit nichtsystemischer, mono- oder oligartikulärer Erkrankung. Dreiviertel der Kinder mit Iridozyklitis gehören der oligartikulären Untergruppe der j.c.A. an mit einem weiblichen Überwiegen von 5:1 (CHYLAK 1977). Chronische Iridozyklitis bei systemischer und nichtsystemischer juveniler chronischer Polyarthritis ist, gegenüber der oligartikulären Gruppe ungewöhnlich, kommt aber doch vor: unter 362 Fällen mit Still-Syndrom der Rheumakinderklinik Garmisch-Partenkirchen fand KÖLLE (1975) bei 4,7% eine, z.T. komplizierte Iridozyklitis. Unter den 1093 Kindern mit nichtsystemischer j.c.A. (Poly-, Olig-, Monarthritis) zeigten in der Taplow-Unit/England 10%, in Garmisch 11,1% eine chronische Iridozyklitis (Tabellen 3, 4, 7).

Während keine Beziehung zwischen Disposition zu Iridozyklitis und Rheumafaktoren besteht, hat die Bestimmung der antinukleären Faktoren (ANA) und die HLA Typisierung in den letzten Jahren neue Gesichtspunkte in der Klinik der juvenilen rheumatischen Iridozyklitiden gebracht. Es hat sich gezeigt, daß die größte Gefahr, an chron. Iridozyklitis zu erkranken für kleine Mädchen mit einem Beginn der Oligarthritis vor dem 5. Lebensjahr im Verlauf der folgenden 3–4 Jahre besteht; diese Beobachtung kann heute durch Titerbestimmung der ANA noch mehr präzisiert werden. STILLMANN et al. (1978) fanden ein Iridozyklitis-Risiko von 95,7% für Mädchen mit j. chron. Oligarthritis mit Beginn vor dem 2. Lebensjahr und einem ANA Titer ab 1:20. Risiko-Kinder können hiermit erfaßt und kontrolliert werden. Einen ANA Titer von 1:160 oder mehr zeigten 31% der Iridozyklitispatienten, jedoch nur 9% der übrigen j.c.A.-Fälle. Bei 90 Kindern mit Iridozyklitis der Rheumakinderklinik Garmisch-Partenkirchen 1976–80 ergab sich ein weniger eindeutiges Bild (H. MICHELS, L. SCHUCHMANN 1981), besonders bei kombiniertem Vorliegen von ANA und HLA B27 bei Iridozyklitis. Eine Erhöhung des Iridozyklitisrisikos trifft nach CASSIDY (1979) bei selektivem IgA Mangel zu (s.S. 253). Bedeutung des Alpha-Antitrypsin bei Iridozyklitis: s.S. 261 (D. WAKEFIELD, 1982).

Akute Iridozyklitis: diese Form wird bei Sakroiliitis und juv. Spondylitis ankylosans beobachtet. ANA und IgM Rheumafaktor spielen keine Rolle, jedoch ist in ca. 75% der Fälle HLA B27 nachweisbar. Der Beginn ist akut mit einer meist erkennbaren Frühsymptomatik am Auge. Der 1. Schub wie auch die Rezidive, die seltener als bei der chronischen Iridozyklitis vorkommen, sprechen gut auf die lokale Therapie mit Kortikoiden und Mydriaticis an. Bevorzugt befallen sind Knaben (90%) im späteren Schulalter mit Oligarthritis der unteren Extremitäten, der Hüfte und der Iliosakralgelenke. 10–30% dieser Patienten erkranken an einem oder mehreren akuten iridozyklitischen Schüben; dies trifft auch für das *juv. Reiter-Syndrom* und die enteralen Arthritiden zu. Die Prognose der akuten Uveitis anterior der oligarthritischen Knaben ist günstig (SMILEY 1976); es ist wichtig, daß sie einer ankylosierenden Spondylitis auch vorausgehen kann.

Die rein klinische Definition „akut und chronisch" kann zu Schwierigkeiten führen, da auch eine chronische Iridozyklitis ganz akute Schübe zeigen kann, weshalb der HLA Typisierung besondere Bedeutung zukommt.

Als Folgerung aus den Erfahrungen der j.c.A. Klassifikation sowie der ANA und HLA Untersuchungen erweist es sich als entscheidend wichtig, alle Kinder der Oligarthritisgruppen routinemäßig mit der Spaltlampe zu kontrollieren.

Diese Vorsorge sollte in den ersten 4 Krankheitsjahren der Risikokinder monatlich durchgeführt werden, bei denen Altersstufe, Erkrankungsbeginn sowie Nachweis antinukleärer Faktoren bzw. HLA B27 für eine Gefahr, an Iridozyklitis zu erkranken, sprechen. Das äußerst vereinzelte Vorkommen von Iridozyklitis bereits vor Auftreten einer Oligarthritis spricht nicht gegen diese Forderung.

Die hintere *Linsenpoltrübung* bei Kortikosteroidbehandlung (systemisch wie auch nur lokal!) bedingt relativ selten eine starke Sehbehinderung, kann jedoch vereinzelt eine Kataraktoperation nötig machen (s.S. 281).

b) Verlauf des viszeralen Krankheitsbildes bei systemischer j.c.A. (Still-Syndrom)

Das Still-Syndrom verläuft im allgemeinen mit rezidivierenden hochfieberhaften, bedrohlichen Krankheitsschüben im Wechsel mit latenten Phasen, die nach einer therapeutisch herbeigeführten Remission erreicht werden. In älteren Berichten aus der Zeit vor der Kortison-Ära findet man noch die Angabe über einen oft gleichförmigen, hochaktiven, fieberhaften Krankheitsverlauf über Wochen und Monate (LEICHTENTRITT 1930/31; MÜLLER 1942; STILL 1897). Das Krankheitsbild hat sich offensichtlich unter dem Einfluß der Kortisonoid-Therapie gewandelt (KÖLLE 1975). Meist kommt es beim Reduzieren oder Absetzen der Kortisonoide zu neuen Krankheitsschüben. Manche Fälle verlaufen günstiger, die Remission hält auch nach dem Absetzen des Kortisons über längere Zeit an, bis durch einen neuen Vorschaden (s.S. 213) ein neuer Krankheitsschub ausgelöst wird. Nur in etwa 12% der Fälle kommt es nach einem, meist aber mehreren, durchaus bedrohlichen Krankheitsschüben schließlich zur völligen Inaktivierung des Krankheitsprozesses und damit zur Heilung. Selbst nach einer Krankheitsdauer von über 10 Jahren nach Beginn waren aber die Symptome rheumatischer Entzündungsaktivität bei Kindern mit systemischer j.c.A. (Still-Syndrom) noch hochsignifikant erhöht gegenüber denen mit nichtsystemischer Erkrankung (29,5% bzw. 11,2%, KÖLLE 1975).

In der Regel geht das Still-Syndrom, soweit es nicht letal verläuft oder ausheilt, früher oder später unter Abklingen der fieberhaften Krankheitsschübe und der viszeralen Symptome in das Bild der nichtsystemischen chronischen Polyarthritis oder Oligarthritis über. Auch eine restliche Monarthritis, meist des Kniegelenkes, wird als Endzustand nach jahrelanger aktiver systemischer j.c.A. beobachtet.

c) Artikuläre Manifestationen des Still-Syndroms

Im ersten Krankheitsschub kann die Gelenksymptomatik noch sehr dezent sein und sich nur in Form von Arthralgien bei Fieber äußern. Das betrifft vor allem die Krankheitsfälle, die mehr einen „subseptischen" Krankheitsbeginn bieten. In dieser Krankheitsphase fällt es schwer, zwischen einem Still-Syndrom und einer Subsepsis allergica Wissler zu differenzieren, und es bleibt nichts anderes übrig, als unter antiphlogistischer Therapie den weiteren Verlauf zu verfolgen. Mit dem fortschreitenden Verlauf des Still-Syndroms nimmt auch die Gelenksymptomatik zu. Es entwickelt sich eine meist symmetrische Polyarthritis mit destruktivem Verlauf wie bei der juv. chronischen nichtsystemischen Arthritis. Gelenksymptomatik und Verlauf (s.S. 233).

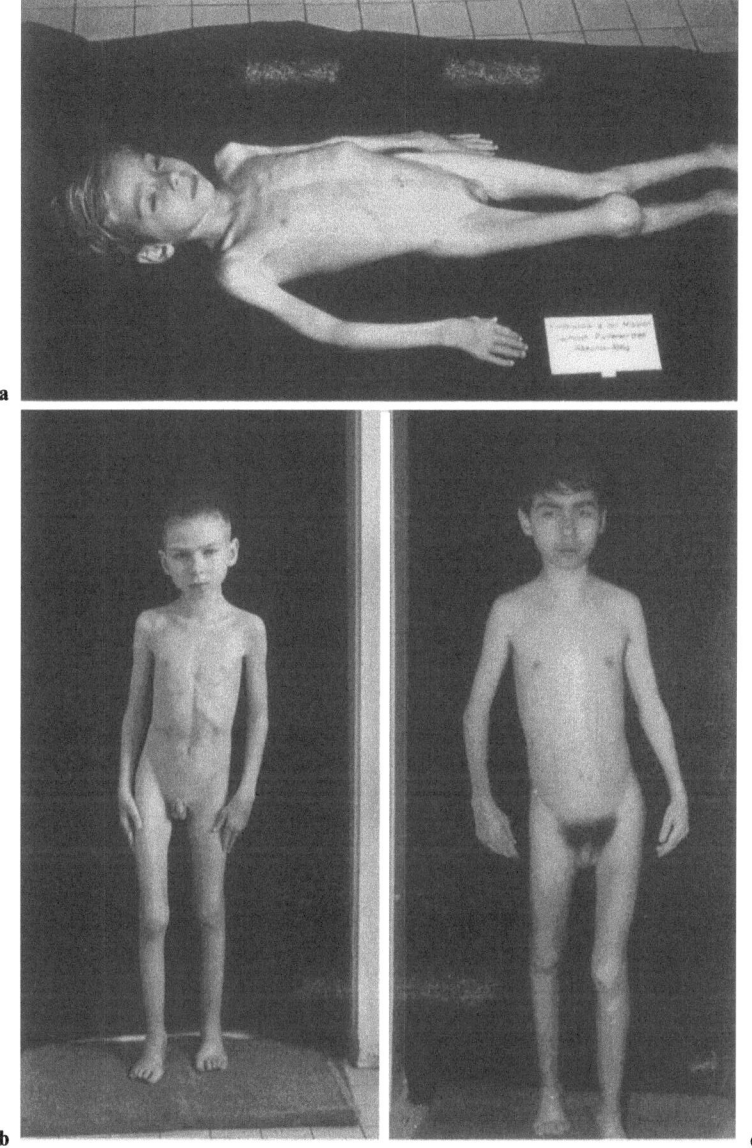

Abb. 7, a–c. Kachektische, spät behandelte systemische j.c.A., (Beginn mit 2 Jahren), im Alter von 7, 12 und 17 Jahren. Keine Kortikosteroide, Subluxation des re. Hüftgelenkes bei Beginn der Behandlung. Gelenkfunktion trotz zahlreicher Deformationen gut. † mit 30 Jahren an Nierenamyloidose

2. Subsepsis allergica (Wissler-Fanconi-Syndrom)

Eine in ihrer Beziehung zur j.c.A. und dem Still-Syndrom noch unklare Sonderform ist die Subsepsis allergica.

Ein durch Wochen bis Monate anhaltendes septiformes Fieber mit hoher Leukozytose (Extremwerte bis 80000/mm^3 wurden von CALABRO 1967 beobachtet), Neutrophilie und Linksverschiebung, obligatem allergischem Exanthem, das flüchtig ist und häufig rezidiviert, wird in den deutschsprachigen Ländern als Subsepsis allergica Wissler bezeichnet (WISSLER 1943, 1962). Die Blutkulturen bleiben immer steril. Vereinzelt wurden in den letzten Jahren auch in den angloamerikanischen Ländern entsprechende Krankheitsbilder bei Kindern und ganz vereinzelt auch bei Erwachsenen beschrieben (BYWATERS 1971). Der Verlauf der Subsepsis ist relativ günstig, auch nach mehreren Krankheitsschüben kann sie ausheilen. Es werden jedoch auch Fälle mit dramatischer Abdominalsymptomatik – wie beim Still-Syndrom – und Exitus an Myo-Perikarditis beschrieben (REDDEMANN u. BALKE 1975).

Die *Subsepsis allergica* kann nach einem oder mehreren Krankheitsschüben unter zunehmender Gelenksymptomatik in eine j.c.A. übergehen, was nach unseren Beobachtungen bei etwa der Hälfte der Kinder eintritt (KÖLLE 1975). Es ist deshalb umstritten, ob die Subsepsis allergica als eine Krankheit sui generis aufgefaßt werden darf. Wir glauben, daß es sich bei ihr um ein Äquivalent des Still-Syndroms handelt, das aber, solange nicht eine verstärkte, der chronischen Polyarthritis entsprechende Gelenksymptomatik vorliegt, wegen seiner günstigeren Prognose als eigenes Syndrom diagnostisch differenziert werden sollte (diff. Diagnose s.S. 266).

Eine Nachuntersuchung der 97 Fälle der Rheuma-Kinderklinik Ga-Pa ist noch nicht abgeschlossen.

3. Nichtsystemische, seronegative, juvenile chronische Arthritis (juvenile rheumatoide Arthritis)

a) Extraartikuläre Symptome

Die nichtsystemische juvenile chronische Polyarthritis stellt die größte Gruppe juv. chron. Arthritis und entspricht in ihrer Symptomatik und im Krankheitsverlauf weitgehend der adulten seronegativen chronischen Polyarthritis. Sie beginnt chronisch schleichend, meist afebril, gelegentlich mit leichtem Fieber um 38° C. Extraartikuläre und viszerale Manifestationen finden sich, verglichen mit dem Still-Syndrom, selten und dann meist nur monosymptomatisch (Tabelle 3). Das gelegentliche Auftreten einer Hepatomegalie, einer Karditis oder Leukozytose mäßigen Grades, sowie die relativ häufigen Lymphknotenschwellungen zeigen jedoch, daß es sich auch hier nicht um eine ausschließlich auf die Gelenke begrenzte Erkrankung handelt, sondern letztlich um eine Erkrankung des ubiquitären Bindegewebes. (Iridozyklitis s.S. 227)

b) Artikuläre Symptome

Im Gegensatz zur adulten chronischen Polyarthritis beginnen die chron. seronegativen Arthritiden beim Kind häufig an großen Gelenken mit zunächst asymmetrischem Auftreten. Bei der chronischen Polyarthritis sind bevorzugt die Kniegelenke zuerst betroffen, beim Still-Syndrom dagegen die Hand- und Fingergelenke. Relativ häufig kann die Krankheit auch an einem Hüft- oder oberen Sprunggelenk und an der HWS als Spondylitis cervicalis beginnen. Die typischen Zeichen der Arthritis (Schmerz, Schwellung, Überwärmung, Exsudat) müssen

Tabelle 8. Häufigkeit der Gelenkbeteiligung bei Still-Syndrom und j.c.A. (Garmisch-Partenkirchen, KÖLLE 1975)

	Systemische j.c.A. (Still-Syndrom) 362 Patienten	Nichtsystemische juvenile chronische Poly-, Oligarthritis 510 Patienten
Kiefergelenke	20,7%	9,4%
Halswirbelsäule (Spondylitis cervicalis)	59,9%	31,4%
Schultergelenke	57,2%	32,0%
Ellenbogengelenke	71,8%	46,3%
Handgelenke	83,4%	70,8%
Fingergelenke	69,9%	54,9%
Hüftgelenke	70,2%	54,3%
Kniegelenke	90,6%	85,7%
Obere Sprunggelenke	86,5%	74,7%
Untere Sprunggelenke	63,3%	48,2%

vor allem im Beginn keineswegs alle vorliegen. Oft ist zunächst die Arthralgie das einzige Zeichen, verbunden mit einer Schonung des Gelenkes; nicht selten tritt zuerst ein Exsudat bei völliger Schmerz- und Bewegungsfreiheit auf. Mit weiterer Ausbreitung der Polyarthritis stellt sich auch beim Kind die „Morgensteifigkeit" als charakteristisches Symptom ein. Kleinkinder sind freilich oft nicht in der Lage, dieses Symptom spontan anzugeben, sondern nur die sorgfältige Beobachtung des Bewegungsablaufes kann es aufdecken.

In unterschiedlichem Verlauf von Wochen, Monaten vereinzelt auch Jahren kommt es zur Ausbreitung der Arhritis auf weitere Gelenke, in einzelnen Fällen auf nahezu alle Gelenke. Obgleich die systemische j.c.A. (Still-Syndrom) häufig nur mit einer dezenten Gelenksymptomatik beginnt, sind im späteren Krankheitsverlauf prozentual signifikant mehr Gelenke betroffen als bei der primär chronischen Polyarthritis (Tabelle 8). Die Beteiligung der Knie-, Hand- und oberen Sprunggelenke steht bei beiden Verlaufsformen an der Spitze (KÖLLE 1975).

Die *pathologisch-histologischen Befunde* der Synovitis und ihrer Folgeerscheinungen wie mesenchymoide Transformation, Pannusbildung, Knorpel- und Knochenschädigung sowie Übergang in fibröse und ossäre Ankylose entsprechen weitgehend den von der adulten chronischen Polyarthritis bekannten Veränderungen. Nur die CP-Nekrose, deren Auftreten an das Vorliegen des 19-S IgM Rheumafaktors gebunden ist, fehlt. Einer weiteren Abklärung bedarf die Beobachtung, daß bei der juvenilen chronischen Polyarthritis im Synovialgewebe persistierende granulozytäre Infiltrationen vorherrschen (BIERTHER u. SCHÄFER 1974).

Gelenkpunktat: Das Gelenkpunktat bei juveniler chronischer Polyarthritis, systemisch wie nichtsystemisch, entspricht makroskopisch und in den meisten Laborbefunden der adulten chronischen Polyarthritis. Zwei Unterschiede sind jedoch hervorzuheben: Auch in der Gelenkflüssigkeit läßt sich bei den seronegativen Verlaufsformen des Kindes kein IgM Rheumafaktor nachweisen. Die Zellzahl ist andererseits höher als beim Erwachsenen. Nicht selten konnten bisher beim Kind 50000 und mehr Zellen, vorwiegend Granulozyten, gefunden werden, womit der Verdacht auf eine bakterielle Arthritis gegeben war. Die bakteriologischen Untersuchungen blieben stets steril. In 60–90% der Zellen handelt es sich um *Ragozyten*. Zu Beginn eines Krankheitsschubes enthalten diese vorwiegend nur bis zu vier kleinvakuolige Einschlüsse, im weiteren Verlauf findet man zunehmend mehr als vier und großvakuolige Einschlüsse. Bisher konnten bei Kindern in den Ragozyten weder Immunkomplexe noch Rheumafaktoren nachgewiesen werden. Ein Anhalt für ein immunpathogenetisches Geschehen ergibt sich im Gelenkexsudat jedoch aus dem Komplementverbrauch. In etwa der Hälfte der Fälle fanden wir ein deutlich vermindertes C3.

4. Seropositive juvenile chronische Arthritis (juvenile rheumatoide Arthritis)

Die Zahl der Kinder, die persistent den 19S IgM Rheumafaktor, nachgewiesen mit Waaler-Rose oder Latexfixationstest, aufweist, schwankt zwischen 2–11%; naturgemäß hängt sie davon ab, ob sich das rheumatische Krankengut der verschiedenen Zentren überwiegend aus kleineren Kindern oder Jugendlichen zusammensetzt. Nur große Untersuchungsreihen und gleiche Methodik der IgM Bestimmung und Titerhöhen können eine endgültige Zahl, bezogen auf die Gesamthäufigkeit der j.c.A. geben. Die seropositive Form beginnt bei Dreiviertel der Patienten jenseits des 10. Lebensjahres, häufig erst in der späteren Pubertätszeit; betroffen sind zu 90% ältere Mädchen (Ansell 1978).

Die Erkrankung verläuft maligner und therapieresistenter als die seronegativen, nichtsystemischen juvenilen Arthritiden und neigt weniger zu Remissionen: sie entspricht somit im wesentlichen der adulten, seropositiven Polyarthritis. Radiologische Veränderungen, besonders an den Händen erscheinen früh und können bereits innerhalb weniger Monate zu erosiven Veränderungen mit permanenter Deformierung führen. Relativ häufig, etwa bei einem Fünftel der seropositiven juvenilen chronischen Polyarthritis werden persistierende rheumatische Knoten an den Ellenbogen mit einem, dem Erwachsenen entsprechenden histologischen Bild gesehen.

5. Klinische Besonderheiten bei juvenilen chronischen Arthritiden

a) Besonderheiten der Arthritis beim Kind

Die Arthritis entspricht zwar in ihren Grundzügen der Arthritis des Erwachsenen. Bei der Sichtung eines großen Krankengutes fallen jedoch einige andersartige Erscheinungsformen auf, die man als Charakteristika der juvenilen Arthritis ansprechen muß. Sie lassen sich z.T. dadurch erklären, daß das noch im Wachstum begriffene kindliche Skelett anderen statischen Bedingungen unterliegt.

Halswirbelsäule: Eine Spondylitis cervicalis finden wir beim Kind auffallend häufig. Zunächst ist die Reklination eingeschränkt, dann folgen die Drehbewegungen. Der entzündliche Prozeß beginnt meist an den Zwischenwirbelgelenken C_2–C_4. Frühzeitig, nämlich nach 2–3 Krankheitsjahren kann es schon zur ossären Ankylosierung und damit zur Blockwirbelbildung kommen. Von allen betroffenen Gelenken sind es die Zwischenwirbelgelenke die am frühesten ankylosieren. Bei weiterem Fortschreiten werden auch die Gelenke des unteren Abschnitts der HWS betroffen, wobei meist ein Gelenk frei bleibt und die restliche Bewegungsfunktion übernimmt (Abb. 8). Hierbei kann sich dann – bei ca. 10% der Kinder – eine Subluxation entwickeln KÖLLE (1975), SCHILLING et al. (1963) halten bei fortgeschrittenen Fällen im frühen Erwachsenenalter folgende Symptomentrias für die juvenil erworbene *Spondylitis cervicalis* für pathognomisch:

Unterentwicklung oder Zerstörung einer oder mehrerer Bandscheiben,
Ankylose der Intervertebralgelenke und bandförmige Fusion der Wirbelbögen bzw. Verknöcherung der Bogenbänder,
Wachstumshemmung (-stillstand) der Wirbelkörper (Vertebralhypoplasie) und Dornfortsatzhypoplasien.

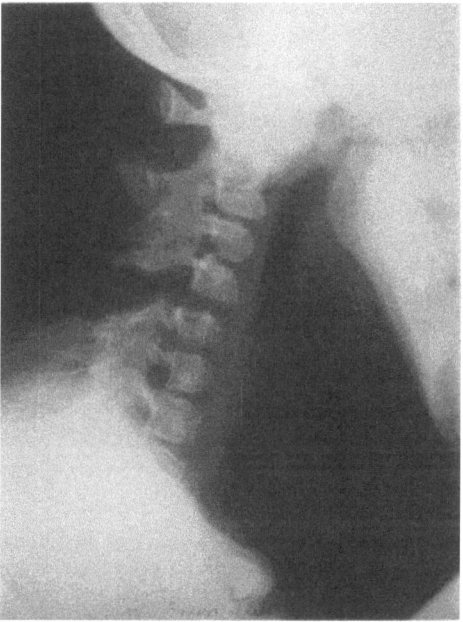

Abb. 8. Ankylose der Halswirbelsäule, 12 Jahre, ♂. Mit 2 Jahren an systemischer j.c.A. erkrankt, mehrfache schwere Deformationen

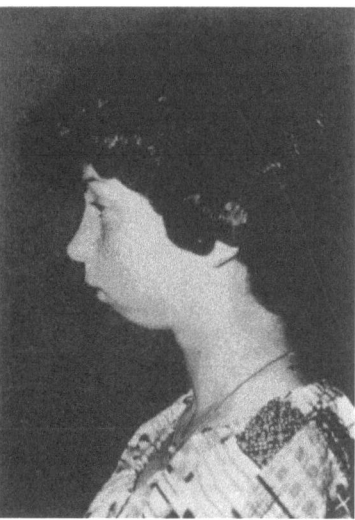

Abb. 9. C.B. Mikrognathie bei 16jährigem Mädchen mit ausgedehnter schwerer seronegativer juveniler chronischer Polyarthritis. Erkrankungsbeginn mit 10 Jahren

Zu beachten ist besonders die *Atlantoaxialarthritis,* die durch eine Lockerung oder Zerstörung des Ligamentum transversum atlantis zum Abgleiten des Atlas nach vorn – der atlantoaxialen Dislokation – und damit möglicherweise zu neurologischen Störungen führt (SCHILLING et al. 1963). Unter 84 Kindern mit seronegativer oder seropositiver j.c.A. wurde von A.L. MÄKELÄ et al. 1979 8mal (10%) eine atlanto-axiale Subluxation gefunden, darunter bei 53 Patienten mittels tomographischer Untersuchung. Der Abstand Atlas-Dens betrug mehr als 5 mm. Destruktive Veränderungen am Dens axis wurden 12mal nachgewiesen und die Veränderungen der oberen HWS je nach Ausprägung in Grade, 0 bis III klassifiziert.

Kiefergelenke: Die im frühen Kindesalter auftretende Mandibulararthritis geht mit einer Wachstumshemmung einher, woraus später in 10–20% der Fälle eine Mandibulahypoplasie resultiert (NORTH u. FINK 1970; SCHILLING et al. 1963). Schwere Grade der Retrogenie verleihen dem Patienten den Ausdruck eines Vogelgesichtes (Abb. 9). Röntgenologisch zeigten sich bei 249 finnischen Kindern mit rheumatoider Arthritis bei 29% röntgenologische Veränderungen im *Temporomandibulargelenk;* weniger als die Hälfte der betroffenen Kinder hatte auch klinische Befunde an diesem Gelenk (RONNING et al. 1974; MÄKELÄ et al. 1979).

Zervikale Vertebralhypoplasie und Mandibulahypoplasie gehören zu den Knochenwachstumsstörungen, die als Folge des verminderten Epiphysenwachstums bei juveniler chronischer Polyarthritis und Still-Syndrom in ausgeprägten Fällen unter dem Bild der Pseudo-Chondrodystrophia rheumatica vorkommen können (BUTENANDT et al. 1962; SÄNGER 1974; STOEBER 1966). Zu dieser Wachstumsstörung steht der entzündliche Wachstumsreiz bei asymmetrischem Verlauf der Arthritis am Hand- oder Kniegelenk in noch ungeklärtem Widerspruch (KÖLLE 1976; STOEBER 1966) (Abb. 20).

Sternoklavikulargelenke: Arthritis nicht häufig. Sie kann „Herzschmerz" vortäuschen.

Hand- und Fingergelenke: Die Beteiligung der Handgelenke ist beim Still-Syndrom mit 96% nahezu obligatorisch (KÖLLE 1975). Man findet ein charakteristisches Bild: Schwellung über der Dorsalseite der Handwurzel, Mittelhandatrophie und Schwellung der Fingergrund und -mittelgelenke.

Bei systemischer wie nichtsystemischer juveniler chronischer Polyarthritis findet man nicht selten auch eine Beteiligung der Fingerendgelenke, die beim Erwachsenen als ein Kriterium der Arthritis psoriatica gilt. Hierbei bilden sich dorsolateral am Gelenkspalt zwei Knötchen, die an Heberden-Knoten erinnern, diesen aber nicht gleichzusetzen sind, da es sich nicht um eine Polyarthrose sondern um eine Arthritis handelt.

Bei fortschreitendem Verlauf bilden sich sehr unterschiedliche Deformierungen. Am Handgelenk kommt es in Verbindung mit einer Verkürzung der Ulna leicht zu einer ulnaren Deviation, radiale und volare Deviationen sind seltener. An den Fingermittelgelenken entwickelt sich oft eine Beugekontraktur, die in eine Knopflochdeformität übergehen kann, während die Schwanenhalsdeformität ebenso wie die ulnare Deviation der Finger beim jungen Kind selten zu sehen sind.

Die *Karpalgelenke* sind die bei j.c.A. am häufigsten *ankylosierten Gelenke* (Abb. 11): nach einer mittleren Krankheitsdauer von 9 Jahren wurde – unabhängig von der Art der j.c.A. – bei 47 von 100 kontrollierten Kindern mit polyartikulärer j.c.A. röntgenologisch Karpalankylose gefunden, signifikant häufiger als beim Erwachsenen. Die Kinder mit Karpalankylose zeigten ebenfalls signifikant

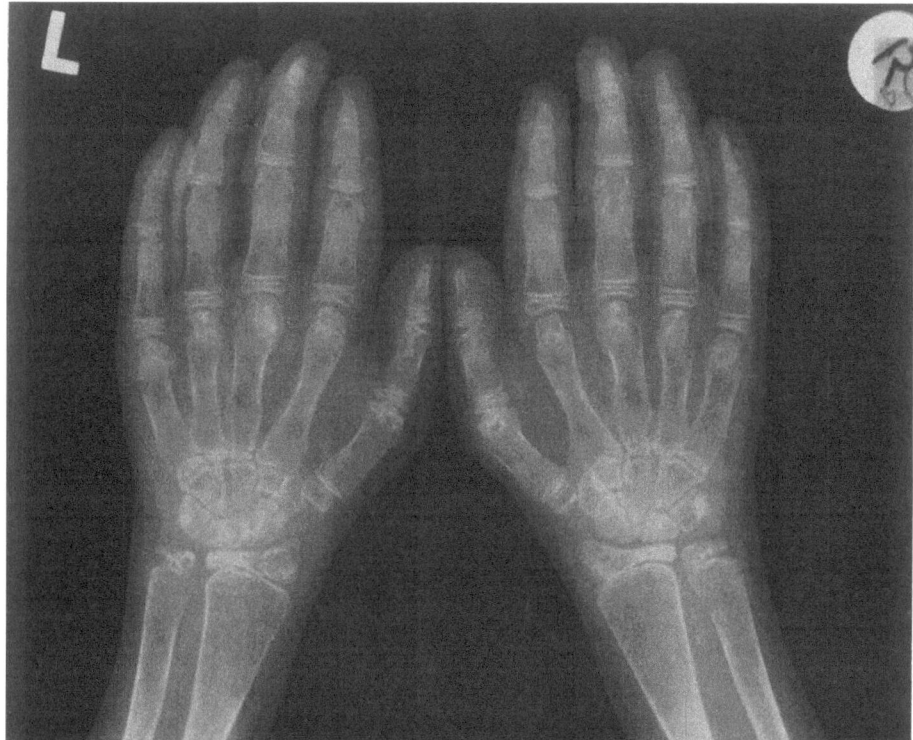

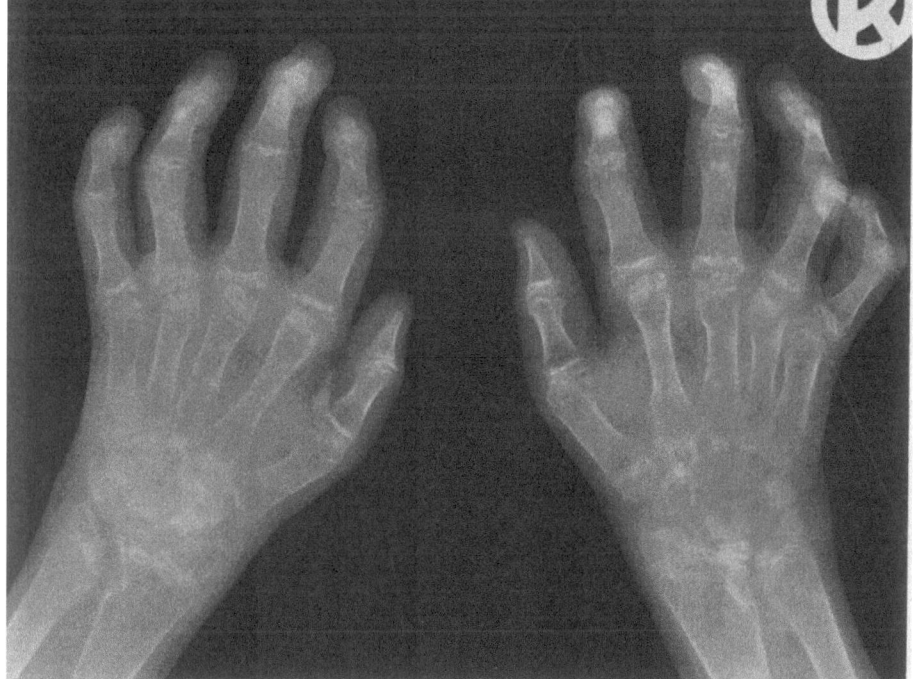

Abb. 10a, b. Seronegative j.c.A. bei einem Knaben im Alter von 8 Jahren (**a**). Rasche Progredienz der Osteolyse der Handwurzel und der Fingergelenke im Alter von 13 Jahren (**b**)

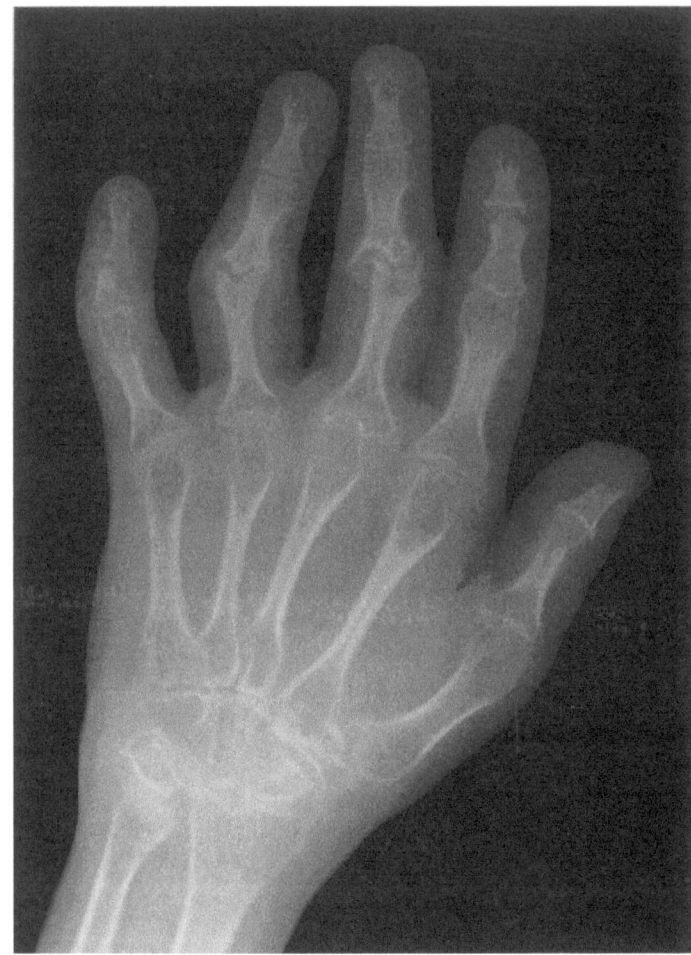

Abb. 11. 16jähriges Mädchen mit seronegativer juveniler chronischer Polyarthritis nach 6jähriger Erkrankungszeit. Ankylosierung der Handwurzel, Osteolyse der Phalangealgelenke

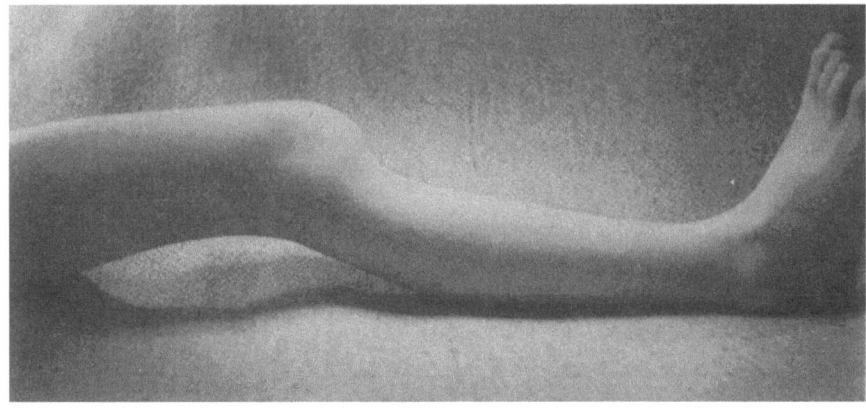

Abb. 12. Subluxation der Tibia bei j.c.A.

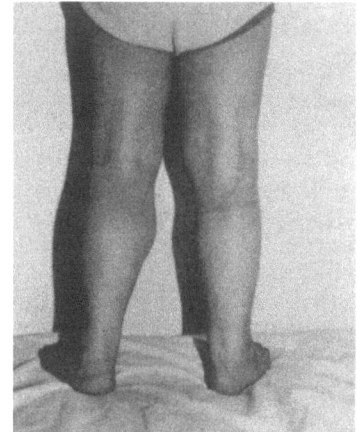
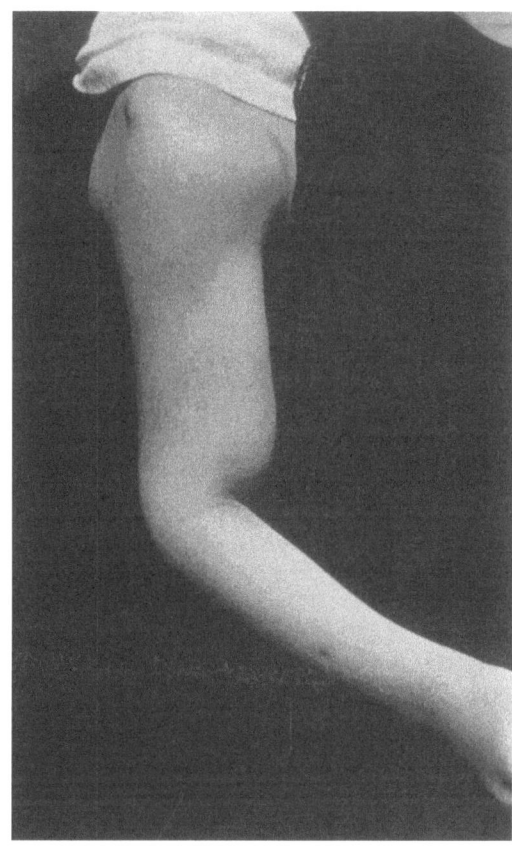

Abb. 13a, b. Bakerzysten ausgehend von Knie- und Schultergelenk bei 2 Kindern mit j.c.A.

häufiger eine zusätzliche Zervikalanyklose (JOSÉ A. MALDONADO-COCCO, OSVALDO GARCIA-MORTEO, ALBERTO J. SPINDLER, O. HÜBSCHER and S. GAGLIARDI. Arthritis and Rheum., No. 11, p 1251, 1980).

Kniegelenke: Bei Erkrankung im Kleinkindalter geht die Beteiligung der Kniegelenke oft mit einer *Subluxation der Tibia* nach dorsal einher (Abb. 12). Sie ist nicht an destruktive Prozesse gebunden, sondern erklärt sich mechanisch durch die noch zylindrische Rundung der Femurkondylen, die bei einer Schwäche des Quadrizeps und Schrumpfung an der hinteren Gelenkkapsel das Abgleiten erleichtert (KÖLLE 1962b; STOER u. STOEBER 1960).

Hüftgelenke: Ebenfalls bei Erkrankung im frühen Kindesalter entwickelt sich gelegentlich eine Subluxation der Hüftgelenke. Als Entstehungsursache wird eine exsudatbedingte Zunahme des Gelenkinnendrucks verantwortlich gemacht (VAINIO u. SAIRANEN 1955). Begünstigend wirkt die im frühen Kindesalter noch physiologische und krankheitsbedingt persistierende Valgusstellung. Leicht kommt es zur Dezentralisation des Femurkopfes und zur Subluxation mit Destruktionen des lateralen Pfannendachrandes und Pfannendachwanderung als weitere Folgen (KÖLLE 1962b, 1975).

Fußgelenke: Im aktiv entzündlichen Stadium der juvenilen chronischen Polyarthritis bietet der Patient oft einen kontrakten Plattfuß, der außerordentlich therapieresistent sein kann. Die späteren Fehlstellungen an den Füßen sind sehr variabel, man findet Hohlfuß, Spitzfuß, Sichelfuß, Klumpfuß und Hallux valgus, die operative Korrekturen benötigen (STOEBER 1966).

Tenosynovitis, Bursitis rheumatica (Baker-Zyste): Wie beim Erwachsenen entwickeln sich auch bei allen Formen der juvenilen chronischen Arthritis Entzündungen der Sehnen, Sehnenscheiden und Schleimbeutel (GAMP u. SCHILLING 1966; STOEBER 1966). Typische Lokalisationen sind die Sehnen der Hand- und Zehenstrecker, mit Schwellung über der Handwurzel, dem Radiusköpfchen sowie am Fußrücken. Besonders bei jungen Kindern ist primär nicht eine Fingergelenksynovitis sondern Entzündung der Beugesehnen mit polsterartiger Weichteilschwellung die Ursache früher Fingerbeugekontrakturen.

Gelegentlich findet man, besonders in Fällen mit hoher humoraler Entzündungsaktivität die als „Baker-Zyste" bezeichnete Bursitis rheumatica (BAKER 1885; HALL u. SCOTT 1966; RAJMANN 1966). Sie betrifft am häufigsten die Bursa gastrocnemica mit einer zystisch prallen Schwellung in der Poplitea (Abb. 13a), die sich bis in die Wade hinunterziehen kann. Meist besteht eine Kommunikation zur Kniegelenkshöhle. Eine seltenere Lokalisation ist die Bizepssehne mit zystischer Vorwölbung an der Volarseite des Oberarmes (Abb. 13b). Wir fanden Baker-Zysten in folgender Häufigkeit: Still-Syndrom: 4,4%, nichtsystemische chronische Polyarthritis: 0,6% der Fälle.

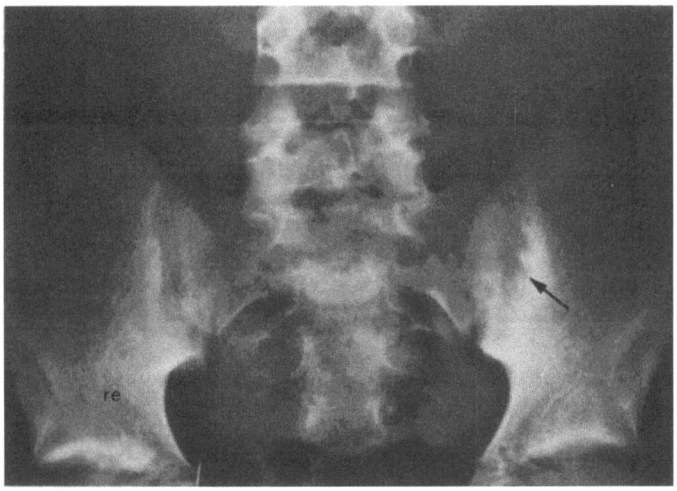

Abb. 14. Iliosakralarthritis (iliakale Konturenzähnelung besonders li.) bei 12jährigem Jungen mit juveniler Spondylitis ankylosans. Beginn mit 8 Jahren mit Knie- und Hüftarthritis. Mit 12 Jahren Kreuzschmerzen. Mit 24 Jahren Spondylitis ankylosans der HWS, BWS. Hohe BKS, fortschreitende Koxitis/Gonitis

Iliosakralgelenke: Die Iliosakralarthritis gilt beim Erwachsenen als Kriterium der Spondylitis ankylosans; beim Kind nahm man früher jedoch keine Beziehung der meist einseitigen Sakroiliitis zur Spondylitis an (ANSELL 1969; ANSELL und WOOD 1976; BYWATERS 1970). Die röntgenologische Beurteilung der Sakroiliitis am kindlichen Iliosakralgelenk ist schwierig, worauf die unterschiedlichen Häufigkeitsangaben beruhen dürften. Es finden sich großbogige, iliakale Resorptionen, Porose, iliakale Zähnelung und Randsklerosen, die als das „bunte Bild" der juvenilen Iliosakralarthritis (Abb. 14) bezeichnet werden (DIHLMANN 1974; SCHILLING u. KÖLLE 1976). Im Verlauf des Entzündungsprozesses kann es zum partiellen oder vollständigen Durchbau des Gelenkes, zur blanden Synostosierung kommen.

Langfristige Untersuchungen der letzten Jahre haben sichergestellt, daß die Sakroiliitis des Kindes überwiegend im Gefolge der nichtsystemischen, juvenilen *Oligo (Pauci) arthritis* auftritt, unter Bevorzugung der Hüfte, eines Kniegelenkes und evtl. zusammen mit einer Zervikalarthritis; diese Oligarthritisform befällt zu 90% Knaben im späteren Schulalter, im Durchschnitt ab 6.–10. Lebensjahr. Diese Gruppe, heute als Typ II der oligartikulären Untergruppe der j.c.A. bezeichnet, zeigt weder einen Rheumafaktor noch ANA, dagegen weisen 75–90% der Knaben das Histopatibilitätsantigen HLA B27 auf. Eine akute Iridozyklitis mit einer im Vergleich zur chronischen Iridozyklitis der jungen oligarthritischen Mädchen des Typ I (s. Tabelle 9) günstigen Prognose ist im Verlauf nicht selten.

Eine spinale Bewegungseinschränkung und lumbale Achsenskelettveränderung (lumbodorsale Diszitis) zeigt sich im Durchschnitt erst 6–10 Jahre nach Beginn der Oligarthritis, die bis dahin abgeklungen sein kann: in praxi also meist erst ab dem 20. Lebensjahr, so daß die Zugehörigkeit obiger Symptome zur juvenilen Spondylitis ankylosans nur im Verlauf gestellt werden kann (ANSELL 1978; WEDGEWOOD u. SCHALLER 1977). Ein weiteres Kriterium für eine Sakroiliitis als Frühform einer Spondylitis ankylosans stellt eine familiäre Belastung, – meist ein erkrankter Vater –, sowie eine *Kalkaneopathie* dar. Die Kenntnis eines möglichen bis sicheren Zusammenhanges der Sakroiliitis bei Oligarthritis juv. Typ II mit der Spondylitis ankylosans macht heute eine Überwachung und prophylaktische Frühtherapie bei dieser Gruppe möglich und sinnvoll.

b) Destruktiver Verlauf an den Gelenken

Es ist eine bekannte Beobachtung, daß es bei Kindern im Verlauf der chronischen Polyarthritis und des Still-Syndroms infolge des in jungen Jahren noch gut ausgebildeten Gelenkknorpels später zu röntgenologisch erkennbaren Destruktionen kommt als vergleichsweise beim Erwachsenen. Die Spätbefunde an den Gelenken sind statistisch gesichert beim Still-Syndrom quantitativ und qualitativ schlechter (KÖLLE 1975) (Tabelle 9).

Betrachtet man die Progression schwerer und schwerster Gelenkveränderungen in Prozent der Gesamtzahl an Destruktionen, so zeigt sich, daß beim Still-Syndrom nach mehr als 10 Krankheitsjahren ein steiler Anstieg erfolgt (Tabelle 19 u. 20). Es ist wahrscheinlich, daß dieser spätdestruktive Verlauf nicht nur krankheitsbedingt ist, sondern daß hierfür auch Langzeittherapie mit Kortisonoiden und ihren osteolytischen Schäden – der Steroid-Osteoarthropathie – verantwortlich zu machen ist (KÖLLE 1975).

c) Mon- und Oligarthritis

Die juvenile chronische Arthritis begann in 33,1% unserer 510 nichtsystemischen Fälle als *Monarthritis* und in 12,2% der 362 systemischen, wobei am häufigsten ein Kniegelenk betroffen war (KÖLLE 1975, 1977; VAINIO u. SAIRANEN 1955). Die Mindestgrenze zur Bewertung als Monarthritis bzw. monarthritischen

Krankheitsbeginn betrug 3 Monate. Im weiteren Verlauf von Monaten bis Jahren (längstes bisher beobachtetes Intervall 6 Jahre!) ging die Monarthritis in nahezu 80% in eine Polyarthritis über (KÖLLE 1975, 1977; SWANN 1976). Auch bei langer Krankheitsdauer ist jedoch die Tendenz zu Progression und destruktiven Veränderungen an den sekundär betroffenen Gelenken gering, während das zuerst betroffene Gelenk häufig schwere Veränderungen zeigt. Im Ganzen sind also die funktionellen Spätbefunde bei der juv. chron. Monarthritis günstiger als bei primär polyarthritischem Krankheitsbeginn.

In etwa 10% der eigenen Fälle von j.c.A. lag primär bereits eine *Oligarthritis* (2–4 Gelenke sind betroffen) vor (KÖLLE 1975, 1977). Der Verlauf zeichnet sich am Gelenk durch Benignität aus; nur knapp 25% der Fälle gingen in eine Polyarthritis über. Schwere Gelenkdestruktionen entwickelten sich nur in 6% der Fälle gegenüber 19% bei der Polyarthritis (KÖLLE 1975). Die in neuerer Zeit in der angloamerikanischen Nomenklatur eingeführte „extended oligarthritis" mit Beteiligung bis zu 8 Gelenken bei klinisch oligarthritischem Verlaufsbild macht statistische Vergleichsbeurteilung schwierig.

Über die exzessive Häufigkeit von Iridozyklitis bei juv. chron. Mon- und Oligarthritis s.S. 227.

Durch langfristige Verlaufsstudien sowie in neuerer Zeit durch die Bestimmung der ANA sowie die HLA Typisierung ließen sich innerhalb der *oligarthritischen Gruppe zwei differente Typen* herausschälen (s. Tabelle 9).

Die *Oligarthritisgruppe I* bevorzugt Knöchel, Knie, seltener einen Ellenbogen. Etwa 80% der Betroffenen sind kleine Mädchen im Vorschul- oder frühen Schulalter. Während diese Gruppe früher nur klinisch durch ihre spezifische Neigung – (wenigstens 25%) zur rezidivierenden chronischen Iridozyklitis auffiel, wurden jetzt – im Gegensatz zur oligarthritischen Gruppe Typ II – bei 60–80% der Kinder antinukleäre Antikörper ohne DNS Antikörper gefunden; außerdem kommen anscheinend nur bei ihr HLA-D Determinanten, DR5 und DRW8 (ALBERT 1981), ungewöhnlich häufig vor.

Die Oligarthritisgruppe Ty II betrifft überwiegend ältere Knaben bei einem mittleren Beginnalter von 8–10 Jahren, die einseitige Coxitis, Gonitis oder Arthritis der Zehengrundgelenke sowie differente Stadien von Sakroiliitis (s.S. 229) zeigen. 78% der Knaben dieser Gruppe sind Träger von HLA B27, das damit definitiv häufiger als bei allen anderen Formen von j.c.A. vorkommt, wogegen die ANA keine Häufung zeigen. 10–20% dieser Kinder erleiden im Verlauf ihrer Oligarthritis wenigstens eine akuten Schub von Iridozyklitis (s.S. 229). Es wird heute angenommen, daß die oligarthritische Gruppe Typ II eine Frühform der juvenilen Spondylitis ankylosans darstellt, aus der sich allerdings nicht zwangsläufig eine adulte Spondylitis entwickeln muß (s. Sakroiliitis S. 240). Entscheidend sind hier möglichst langfristige Verlaufsstudien. Eine 5 Jahres-Verlaufsstudie von 66 Kindern, die HLA typisiert wurden (HALL 1979) ergab folgendes Bild: 16 der 66 j.c.A. Fälle wiesen HLA B27 im frühen Stadium einer Oligarthritis 1974 auf. Von den 16, HLA B27 tragenden Patienten zeigten zu diesem Zeitpunkt nur 3 röntgenologisch eine Sakroiliitis ohne klinische Beschwerden. Die Studie wurde 1979 an 15, noch verfügbaren HLA B27 Trägern ergänzt: 8 der 15 HLA B27 Träger zeigte nun röntgenologisch eine Sakroiliitis vom Spondylitis ankylosans Typ, 3 unter ihnen hatten bereits eine Bewegungseinschränkung mit Rückenschmerzen. Nur 2 der Patienten ohne HLA B27 hatten ebenfalls Sakroiliitis entwickelt, keiner hatte dabei Beschwerden. In beiden Gruppen war es bei der Hälfte der Kinder zur Remission der peripheren Oligarthritis gekommen (A. HALL, Abstr. 874, IX. Europ. Kongreß f. Rheumatologie Wiesbaden 1979, Tabelle 9).

Tabelle 9. Subgruppen der j.c.A.

	systemisch	Polyartikulär	
		seronegativ	seropositiv
Häufigkeit	~20%	>30%	<10%
Geschlecht	60% ♂; 40% ♀	90% ♀	<90% ♀
Beginnalter	*frühe* Kindheit	*ganze* Kindheit	*späte* Kindheit, Pubertät
Gelenke symm. Befall	alle außer Sakroiliitis	alle außer Sakroiliitis	alle außer Sakroiliitis
19 S JgM Rh.F.	⊖	⊖	100%
ANA	⊖ – 20%	25–40%	⊖ – ?
Assoz. HLA Syst. BLocus DLocus	Bw35? ?	(B27) DR5? DW48?	– DR4
Iridozyklitis	selten	selten	⊖
Späterscheinungen	Deformierende Arthritis: 10–20% Letalität: ~15% Amyloidosehäufigkeit: 5–10%	Deformierende Arthritis: ~10–15%	Deformierende Arthritis: >50%

	Oligartikulär[a]	
	I Iridozyklitis Typ (Frühtyp)	II Sakroiliitis Typ (Spättyp)
Häufigkeit	~25%	~15%
Geschlecht	80% ♀	90% ♂
Beginnalter	Kleinkindalter	späteres Schulalter
Gelenke asymm. Befall häufig	große Gelenke	Hüftgürtel, untere Extremität, Ferse
19 S JgM Rh.F.	⊖	⊖
ANA	60–90%	⊖ – 25%
Assoz. HLA Syst. BLocus DLocus	Bw35? DR1, DR5	B27+++ DR1?
Iridozyklitis	>50% chronisch	20–30% akut
Späterscheinungen	Augenkomplikationen mit Defektheilungen bei bis 50%! Ein-, doppelseitige Blindheit nicht selten. Frühtherapie nötig! Dauer-Kontrolle nötig!	Besonders bei familiärer Belastung Übergang in Spondylitis ankylosans möglich. Häufigkeit: ?

[a] Die sog. *„extended pauci-oligarticular group"* paßt klinisch zur Oligarthritisgruppe Typ 1, kann jedoch – asymmetrisch – den Befall weiterer Gelenke (bis 8) zeigen. Untersuchungen über diese „extended pauciarticular group" dauern noch an. In den Tabellen der vorliegenden Arbeit wurde nur der Befall bis zu 4 Gelenken als oligartikulär einbezogen. (BREWER et al. 1973, 1977)

6. Komplikationen, Folgekrankheiten

a) Iridozyklitis s.S. 227, **b) Nephropathien** s.S. 223, **c) Hepatopathien** s.S. 218, **d) Pneumonie** s.S. 223, **e) Pseudotumor cerebri** s.S. 276)

f) Amyloidose

Sie ist die schwerwiegendste Folgekrankheit im Verlauf von juveniler chronischer Arthritis und kommt bevorzugt bei den langandauernden, schweren systemischen Verlaufsformen vor (Tabellen 10–12). Die statistischen Angaben über Amyloidosehäufigkeit hängen u.a. von der Beobachtungsdauer ab und sind außerdem nur vergleichbar, wenn sie durch Biopsie oder Autopsie gesichert sind. Anscheinend war die Amyloidose bei chronischer kindlicher Polyarthritis früher seltener: In einer 30 Jahre umfassenden katamnestischen Statistik der Münchener Universitätskinderklinik (MÜLLER 1942) über 34 Fälle mit chronischer Polyarthritis und Morbus Still wird nur über einen Patienten berichtet, der nach 17 Jahre langer, intermittierend aktiver Erkrankung einem Nierenversagen erlag. Eine konstante Proteinurie, das wichtigste klinische Symptom der Nierenamyloidose dürfte auch in den Zeiten vor der sog. modernen Rheumatologie nicht übersehen worden sein! Es ist anzunehmen, daß die Mehrzahl schwerer Fälle früher nicht so lange lebte, daß eine anhaltende Störung ihres Immunsystems mit Amyloidentstehung sich manifestieren konnte.

Nach den experimentellen Untersuchungen über Amyloidentstehung wurden Kortikosteroide als disponierender Faktor diskutiert (TEILUM 1964). Klinisch

Tabelle 10. *Amyloidose* bei syst. und nichtsystemischer j.c.A. Aufgliederung nach Grundkrankheit und Geschlecht (Kinderklinik und Rheuma-Kinderklinik Garmisch-Partenkirchen 1979, SCHUCHMANN.)

	Patienten mit Amyloidose			Gesamtzahl der s.j.c.A./j.c.A.-Patienten		
	systemische j.c.A.	j.c.A.	Gesamt	Systemische j.c.A.	j.c.A.	Gesamt
♂	18	5	23	293	632	925
♀	28	9	37	318	820	1138
Gesamt	46	14	60	611	1452	2063
% Häufigkeit der Amyloidose				7,5%	0,9%	2,9%

erscheint die Amyloidentstehung in der Pathogenese der chronichen Arthritis verankert zu sein, und keine direkte Therapiefolge darzustellen.

Klinische Zeichen: Bestehenbleiben oder Wiederauftreten einer Hepato-Splenomegalie trotz Rückgang der Entzündungsaktivität, Absinken der Serumalbumine mit Anstieg der Alpha 2-Globuline, Auftreten des C-reaktiven Proteins, Erhöhung von GOT, alkalischer Phosphatase sowie Proteinurie, evtl. Hypertonie, Ödeme.

Eine negative Rektumbiopsie muß Nierenamyloidose nicht ausschließen: bei anhaltender Nierensymptomatik muß deshalb eine Nierenbiopsie vorgenommen werden. Klinische wie bioptische Amyloidosezeichen können vorübergehend zurückgehen; Heilung ist bisher aber unbekannt. Überwiegend liegt eine Begleitamyloidose vom periretikulären Typ vor, die vor allem Nieren, Leber, Milz befällt. Vereinzelt sahen wir im eigenen Krankengut eine perikollagene Amyloidose in Herzmuskel und Reizleitungssystem (Abb. 29). Das Serumprotein SAA, das strukturell dem Amyloidfibrillenprotein AA entspricht wird bei juveniler chronischer Arthritis mit und ohne Amyloidose vermehrt gefunden, kommt aber auch bei anderen kindlichen, nicht zu Amyloid disponierenden Krankheiten vor. Seine quantitative Bestimmung kann deshalb bisher nicht für eine Frühdiagnose oder Auffinden von Risikopatienten benutzt werden, (G. HUSBY, Abstract 45, „The Care of Rheumatic Children" Eular 3, Basel, 1978)

Tabelle 11. *Krankheitsbeginn* von j.c.A. bzw. s.j.c.A. bei Patienten mit späterer Amyloidose. Aufgliederung nach Grundkrankheit und Geschlecht. Angaben in Jahren (Kinderklinik und Rheuma-Kinderklinik Garmisch-Partenkirchen 1952–1980, SCHUCHMANN)

	s.j.c.A. 611 Kinder	j.c.A. 1452 Kinder	Gesamt 2063 Kinder
♂	4,51 (n=18)	6,90 (n=5)	5,03 (n=23)
♀	3,84 (n=28)	5,84 (n=9)	33 (n=37)
Gesamt	4,10 (n=46)	6,22 (n=14)	4,60 (n=60)

Kontrolle (n. KÖLLE 1975). Durchschnittlicher *Krankheitsbeginn* der systemischen und nichtsystemischen j.c.A. (1952–1970, Rheuma-Kinderklinik Garmisch-Partenkirchen)

s.j.c.A. 162 Kinder	j.c.A. 510 Kinder
4,33 (n=162)	7,50 (n=510)

Tabelle 12. Durchschnittliche Dauer der *Amyloidose* vom Zeitpunkt der Diagnosestellung an. Aufgliederung nach verstorbenen und noch lebenden Patienten und Geschlecht, sowie nach Art der Grundkrankheit (s.j.c.A./j.c.A.). Angaben in Jahren (Kinderklinik und Rheuma-Kinderklinik Garmisch-Partenkirchen 1979, SCHUCHMANN)

Verstorbene Amyloidose-Patienten: 27

	s.j.c.A.	j.c.A.	samt
♂	1,42 (n=11)	2,10 (n=1)	1,48 (n=12)
♀	2,90 (n=10)	3,00 (n=5)	2,94 (n=15)
Gesamt	2,13 (n=21)	2,84 (n=6)	2,29 (n=27)
Streubreite	0–11,5	0–8	0–11,5

Lebende Amyloidose-Patienten: 33

	s.j.c.A.	j.c.A.	Gesamt
♂	7,32 (n=7)	7,21 (n=4)	7,28 (n=11)
♀	7,16 (n=18)	6,44 (n=4)	7,03 (n=22)
Gesamt	7,21 (n=25)	6,82 (n=8)	7,11 (n=33)
Streubreite	3,1–13,4	0,16–11,5	0,16–13,4

Amyloidose – Inzidenz, Sterblichkeit: Zwischen 1952–79 waren unter gesamt 2063 stationären Patienten (611 Kinder mit systemischer, 1452 mit nichtsystemischer j.c.A., Rheumakinderklinik Garmisch-Partenkirchen) 65 Fälle von Amyloidose aufgetreten, von denen 60 bioptisch oder autoptisch gesichert waren. Dies bedeutet – ohne Berücksichtigung der Subgruppen des j.c.A. – circa eine Amyloidoseinzidenz von 3%. Von 611 Kindern mit systemischer j.c.A. erkrankten 7,5% an Amyloidose, von den 1452 nichtsystemischen Patienten dagegen nur 0,9% (Tabellen 10–12). Polen berichtet über eine Inzidenz von ca. 10%, was durch eine zentrale Erfassung erklärbar sein dürfte. Laut Angaben aus den USA sei dagegen dort die Amyloidose bei juveniler chronischer Arthritis auffällig gering: nach Diskussionen der jüngsten Zeit beruht diese Angabe jedoch auf Schwierigkeiten der Randomisierung, nicht aber auf der reellen Zahl der betroffenen Patienten (J. BAUM, pers. Mitteilung 1979). Die Krankheitsdauer bis Auftreten der Amyloidose beträgt bei systemischer j.c.A. im Durchschnitt mindest 5,9 Jahre, bei der nichtsystemischen Form mindest 7,7 Jahre (SCHUCHMANN 1981). Die Prognose der kindlichen Amyloidose ist schlecht (STOEBER 1981); sie macht 1/3 der Gesamtsterblichkeit des Krankengutes der Rheumakinderklinik Garmisch-Partenkirchen aus. L. SCHUCHMANN et al. wiesen nach, daß die Erkrankung bei Knaben doppelt so schnell als bei Mädchen ad exitum führte. Bis 1979 starben 27 der 60 Kinder deren j.c.A. durch Amyloidose kompliziert war, meist im 2. oder beginnenden 3. Lebensjahrzehnt. 7 von 14 obduzierten Patienten starben an amyloidosebedingter Niereninsuffizienz mit Urämie bei Tubulusnekrose. Die übrigen zeigten Lungenaffektionen, Amyloidose des Herzmuskels und des Reizleitungssystems sowie Sepsis mit mehr oder minder ausgedehnter Amyloidose der Gefäße und sämtlicher Gewebe. Die durchschnittliche Überlebenszeit von Kindern mit j.c.A. und Amyloidose beträgt derzeit (SCHNITZER u. ANSELL 1977) unter Chlorambuciltherapie in einer englischen Studie 8,2 Jahre; sie ist in Deutschland kürzer; ein Teil der Patienten mit Nierenamyloidose steht unter Dialysetherapie.

Sepsis. An einem nicht beherrschbaren *Lyell-Phänomen* neben Amyloidnephrose und *abszedierender Myokarditis* starb im Alter von $15^1/_2$ Jahren einer unserer Patienten mit Still-Syndrom, das 14 Jahre lang aktiv und behandlungsbedürftig war (Langzeitkortikosteroidtherapie).

g) Tuberkulose

Wiederaufflammende *Tuberkulose* der Lunge, besonders bei Jugendlichen nach langer Kortikosteroid-Behandlung eines kindlichen Still-Syndroms, sowie Lymphknoten- und Wirbelkörpertuberkulose mit Senkungsabszeß kommen als Spätkomplikationen vor.

h) Varizelleninfektionen

Sie hinterlassen bei Kindern unter hormoneller oder immunosuppressiver Behandlung tiefe Narben, der Verlauf kann sehr schwer sein. Zweiterkrankungen in Form eines *Herpes zoster* sind relativ häufig.

i) Frakturen

Bereits nach Mikrotraumen der osteoporotischen Knochen, sind sie eine häufige Komplikation. BYWATERS (1970) hatte unter 216 Kindern mit „Still's disease", von denen zur Zeit der Fraktur 9 unter Kortikosteroiden standen, 21 Frakturen beobachtet. Im eigenen Krankengut von 322 Kindern mit vergleichsweise gleichlanger Beobachtungszeit betrug die Frakturhäufigkeit 9.

Kompressionsfrakturen der Wirbelsäule sind bei Langzeit-Kortikosteroid-Behandelten zu fürchten (ANSELL u. BYWATERS 1969). *Epiphysenlösungen,* meist am Kniegelenk, drohen bei Redressionsversuchen kontrahierter Gelenke.

j) Wachstumsstörungen

Lokales, vermehrtes Wachstum der Tibiaepiphyse am erkranktem Gelenk ist häufig s.S. 262, Abb. 20. Verfrühter Epiphysenverschluß wurde besonders bei Mädchen in der Präpubertätszeit für eine Wachstumsretardierung verantwortlich gemacht (ANSELL u. BYWATERS 1969). Wir sahen dies bei über 2000 klinisch oder ambulant kontrollierten Kindern mit chronischer Arthritis nur einmal bei einem $15^1/_2$ jährigen Mädchen mit nichtsystemischer Erkrankung. Solche Ereignisse führen jedoch nie zu einer Wachstumsretardierung unter der 3. Percentile, was allein eine schwere Form rheumatischen Kleinwuchses bedeutet.

Bereits in der Vorkortisonzeit, 1915/16, hat der Wiener Pathologe KIENBÖCK auf das, – allerdings extrem seltene –, Vorkommen „rheumatischer Zwerge"

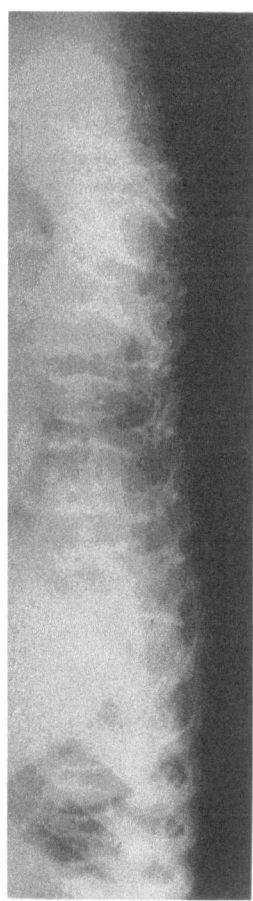

Abb. 15. Schwere Osteoporose, Keilwirbelbildung, 4 Jahre nach hochdosierter Prednisonbehandlung (0,5–2 mg/kg) bei hochaktiver systemischer j.c.A.

aufmerksam gemacht. Es besteht aber kein Zweifel, daß außer dieser primären Wachstumsretardierung, wie sie besonders beim frühbegonnenen, lange aktiv gebliebenen Still-Syndrom droht, heute die hochdosierte Kortikosteroid-Langzeittherapie eine schwere, zusätzliche Bedrohung des Wachstums darstellt. Aus einem Krankengut von 872 jugendlichen Rheumatikern beschreibt SÄNGER (1975) 146 Kinder, d.h. 17%, deren Wachstum im Verlauf der Erkrankung unter der 3. Percentile verlief. Bei 118 der 146 Kinder handelte es sich um Kortikosteroid-behandelte Patienten mit systemischer Erkrankung (Still-Syndrom), bei 28% um nichtsystemische chronische Polyarthritis, von denen 8 nie Kortikosteroide oder ACTH erhalten hatten, was für ein krankheitsbedingtes Wachstumsdefizit spricht. Von den 146 wachstumsretardierten Kindern konnten 84 langfristig, bis 16 Jahre, beobachtet werden: Knapp ein Drittel (27%) der unter der 3. Percentile retardierten Kinder konnten kein Wachstum in den unteren Normbereich mehr erreichen, wobei prozentual die Kinder mit Still-Syndrom am schlechtesten abschnitten (s. Tabellen 17, 23). Das Bild eines rheumatischen Zwerges unter Kortikosteroidbehandlung ist rein äußerlich wesentlich unerfreulicher als das des allein durch die rheumatische Grundkrankheit bedingten Minderwuchses, wie dies die Abb. 16, 17 zeigen (BUTENANDT 1977; BUTENANDT et al. 1976, 1962; SÄNGER 1974, 1976).

Der Versuch, entsprechend den Angaben von FRIEDMANN und STRANG durch ACTH – statt Kortikosteroiden – das Wachstum chronisch kranker Kinder, wie Asthmatiker und Rheumatiker, zu fördern, zeigte unter dem eigenen, wesentlich größeren Krankengut keinen überzeugenden Erfolg. Die Zahl der Kinder, deren schwere Erkrankung mit ACTH allein beherrschbar war, ist klein.

Pathologisch-anatomisches Bild. Die klinisch beobachtete Wachstumsstörung findet ihr morphologisches Korrelat in schweren Störungen an der Wachstumszone: Im Säulenknorpel der Epiphysen zeigte sich die Zahl der Knorpelzellen

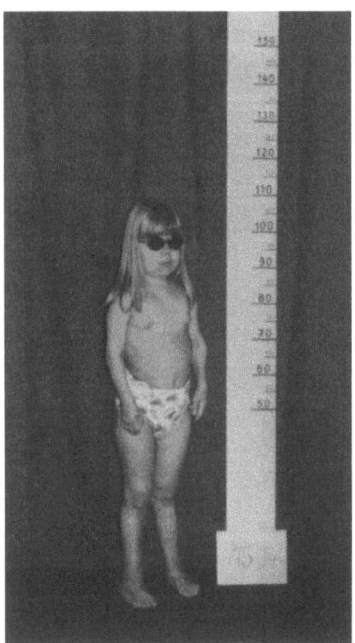

Abb. 16. Schwerer Minderwuchs bei 15jährigem Mädchen nach früh (3. Lebensjahr) begonnener systemischer j.c.A. (Still-Syndrom) und langjähriger Kortikosteroidbehandlung

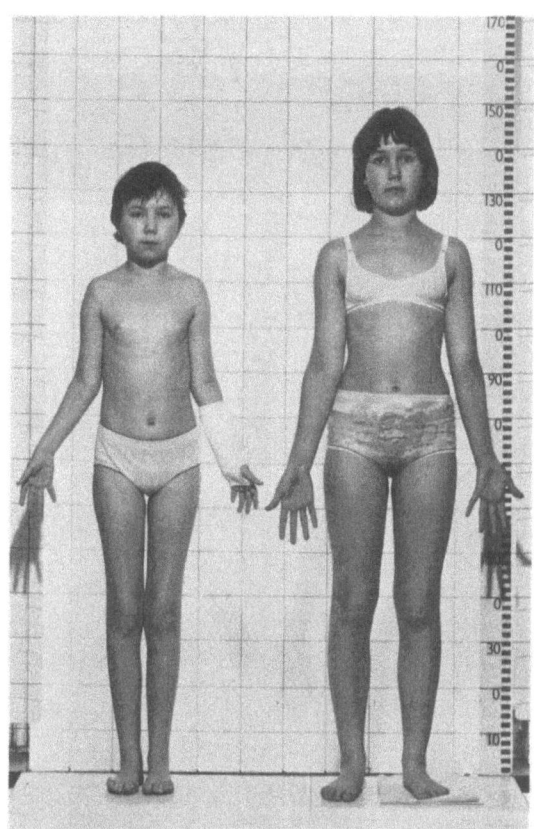

Abb. 17. Wachstumsretardierung durch nichtsyst. j.c.A. 13jährige monozygote Zwillinge, von denen nur einer (*links*) an lange aktiver j.c.A. im Alter von 3 Jahren erkrankte. Keine Kortikosteroidtherapie. Längen- und Reifungsrückstand gegenüber der Schwester. (Überlassen von B. ANSELL, Juv. Rheum. Unit Taplow, England.)

und der Zellen pro Säule vermindert; desgleichen sind die Bälkchen der primären Spongiosa vermindert, verkürzt und deformiert. Chondroklasie und Umbau der primären Spongiosabälkchen fehlen weitgehend. Die Grundsubstanz weist einen vermehrten, an der Knorpelgrenzfläche dystopen Kalkgehalt auf. Lokale entzündliche Reaktionen wurden nicht festgestellt. Sicher der Kortikosteroid-Therapie zur Last zu legen sind subchondrale Nekrosen (HILL 1976) (Abb. 19).

Die Wachstumsretardierung bei juveniler chronischer Polyarthritis und besonders Still-Syndrom ist, wie mehrfach nachgewiesen (BUTENANDT 1977; BUTENANDT et al. 1976), nicht durch eine verminderte Sekretion des *Wachstumshormons* verursacht, es sei denn, daß eine nachgewiesene, verminderte Wachstumshormonproduktion durch Therapie mit Kortikosteroiden oder ACTH bedingt war. Es hat sich jedoch gezeigt, daß unter bestimmten Umständen, nämlich bei abklingender Krankheitsaktivität, auslaufender Kortikosteroidtherapie sowie in der Phase beginnender Pubertät die Behandlung eines schweren Wachstumsrückstandes mit Wachstumshormon (HGH) erfolgversprechend ist. BUTENANDT behandelte 20 der obigen, schwer wachstumsretardierten Kinder mit 7,4–18,5 U HGH/m^2 wöchentlich: 5 Patienten zeigten auch weiterhin keine Wachstumsbeeinflussung. Bei den übrigen Kindern erhöhte sich die Wachstumsrate von 1,9 cm/Jahr auf 6,2 cm/Jahr innerhalb von 5–7 Monaten, was etwa dem Normalwachstum eines 6–12jährigen Kindes entspricht. 7 Kinder wurden länger behandelt: Sie zeigten eine Wachstumsrate von 2,2 auf 7,7 cm/Jahr und setzten ihr Wachstum während eines 2. Behandlungsjahres fort. Prognostisch günstig ist, wenn bei wachstumsretardierten Kindern ein noch niedriges Knochenalter vorliegt.

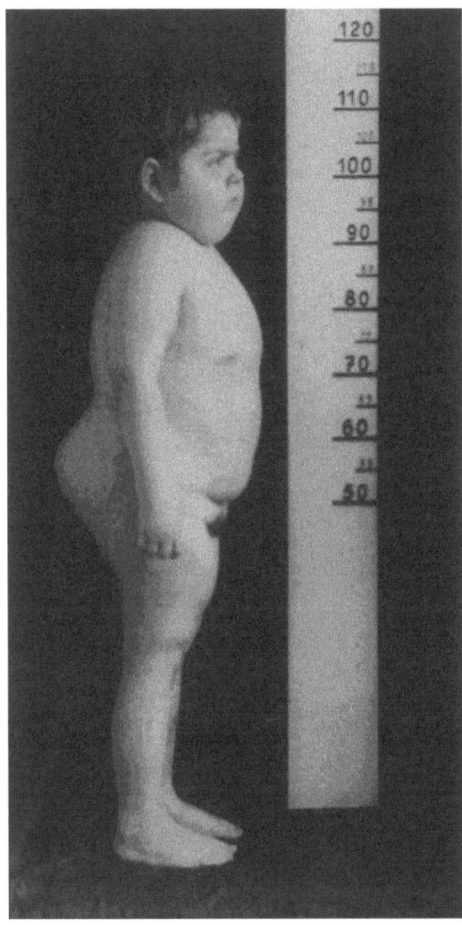

Abb. 18. 9jähriger Knabe mit systemischer j.c.A., Beginn mit $5^1/_2$ Jahren. Mastfettsucht unter hochdosierter Kortikosteroid/ACTH Behandlung. Gestorben mit 11 Jahren nach Magendarmblutungen. Keine Sektion

k) Sexuelle Entwicklung

Je nach Krankheitsaktivität und Dauer ist die Entwicklung der sekundären Geschlechtsmerkmale bei Mädchen und Jungen retardiert. Die Menarche setzt 1–4 Jahre verspätet ein und bleibt meist längere Zeit unregelmäßig. Bei Untersuchung von 101 Knaben von 11–24 Jahren waren die Testosteronwerte statistisch signifikant niedriger als bei einer gleichaltrigen Kontrollgruppe (LAZOWSKI 1978). Die sexuelle Aktivität und Tension war geringer. Es fand sich keine Abhängigkeit dieser Befunde von einer evtl. Kortikosteroid-Therapie.

l) Psyche

Etwa bis zu einem Alter von 12 Jahren machen sich Kinder mit chronischer Arthritis wenig Sorgen um ihren Zustand und ihre Zukunft: Sobald Fieber und Schmerzen nachlassen sind sie kindlich-fröhlich und in einer mehr folgsamen als aktiven Weise an der Therapie interessiert. Die geistige, kritische und u.U. auflehnende Pubertätsentwicklung ist bei früherkrankten Patienten mit schwerem Krankheitsverlauf ebenso retardiert wie die endokrine. Große psychi-

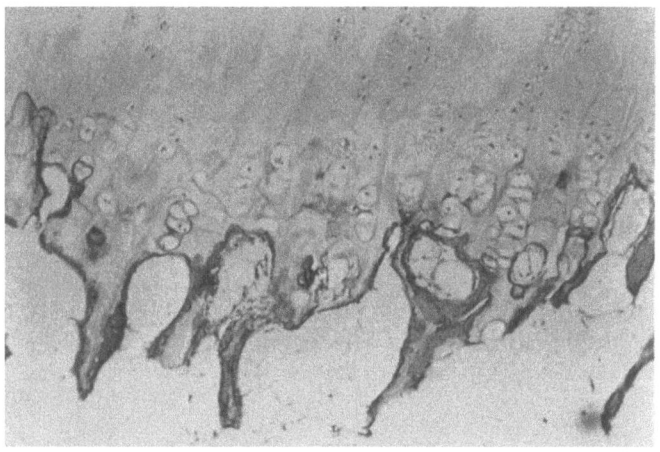

Abb. 19. Pseudozystische Knorpeldegeneration nach langjährigen Kortikosteroidgaben, bei schwerer systemischer j.c.A. (Still-Syndrom) mit Wachstumsstillstand. (Prof. FASSBENDER, Mainz)

sche Probleme, z.T. mit *depressiven Zügen,* treten ab dem Pubertätsalter dann auf, wenn ein erheblicher Kleinwuchs mit fehlender Tendenz zum Aufholen des Wachstums klar wird.

m) Zähne

Eine noch laufende norwegische Studie zeigte, daß eine Gruppe von 92 Kindern mit juveniler chronischer Arthritis mit einem Altersdurchschnitt von 12 Jahren gegenüber einer Vergleichsgruppe gesunder Kinder wesentlich häufiger Zahnprobleme zeigte: verringerte Mundöffnung, erhöhter Kariesbefall mit nachfolgendem Zahnverlust. Gefährdet sind besonders Kinder unter langjähriger Kortikosteroid-Behandlung; bei einem jetzt 16jährigen Mädchen eigener Beobachtung mußten nach 10jähriger Erkrankung im Latenzstadium sämtliche Zähne gezogen und durch Prothesen ersetzt werden.

H. Laboratoriumsbefunde

1. Aktivitätskriterien

Die *Blutkörperchensenkungsreaktion,* wenngleich unspezifisch, gilt auch heute noch als Kriterium der Aktivität einer j.c.A. sowie des Effektes einer Therapie. Dies trifft auch für das *C-reaktive Protein,* Erhöhung der *Alpha 2-Serumglobuline* sowie der *Immunglobuline* zu. Starke *Hypergammaglobulinämie* findet sich in den Phasen permanenter Krankheitsaktivität systemischer wie nichtsystemischer j.c.A. sowie beim Gamma-Typ der juvenilen Spondylitis ankylosans. Günstiger Krankheitsverlauf ist mit dem Fehlen erhöhter IgM Serumspiegel verbunden. C3 und die hämolytischen *Komplementkomponenten* sind in aktiven Phasen meist erhöht. Erhöhung des *Serum AA-Proteins* ist ebenfalls ein unspezifischer Aktivitätsindikator und nicht sicher für die Frühdiagnose einer Amyloidose bei j.c.A. verwendbar. s.S. 244, 245.

2. Blutbefunde

Starke *Leukozytose* mit Neutrophilie ist in Beginn und Reaktivierungsphasen der systemischen j.c.A. (Still-Syndrom, Wissler-Syndrom) charakteristisch; Werte über 15000 bis 85000! schwankend. Hypochrome *Anämie* findet sich ebenfalls unter den Symptomen hoher Krankheitsaktivität. Schwere anämische Krisen sind selten, kommen aber mit Ausnahme der oligarthritischen (pauciarticulären) Subgruppen zur Beobachtung.

Größere und technisch vergleichbare Untersuchungen über die Frage einer mangelhaften *T-Lymphozyten*-Suppressorzellaktivität und das Vorkommen von Auto-Antikörpern gegen T-Suppressorzellen bei juveniler chronischer Arthritis fehlen noch (STRELKAUSKAS et al. 1978). Die Studie einer nordischen Gruppe (DOBLOUG et al. 1982) über die Suppressorzellaktivität der peripheren Blutlymphozyten bei 20 Kindern mit j.c.A. (Concanavalin A-gemischte Lymphzytenkultur) ergab eine normale Suppressorzellaktivität, jedoch Proportionsveränderung der T-Zellsubpopulationen mit Verminderung der T-gammazellen. Über die Möglichkeit einer getrennten Beeinflussung der T- und B Zellen bei j.c.A. durch Immunosuppression sowie Stimulation ist noch nichts bekannt (CHATTOPATHAY u. NATVIG 1980).

3. Urinbefunde

Konstante Proteinurie ist das erste Zeichen einer Nierenamyloidose. Intermittierende Hämaturie bei j.c.A. ist am häufigsten Therapiefolge mit nichtsteroidalen Antirheumatika oder Basismedikamenten, kann aber auch auf eine Kollagenose, besonders system. L.E. hinweisen.

I. Immunologie

1. Immunglobuline

Maßgebliche Studien über Abweichung der Immunglobulinspiegel bei 200 Kindern mit j.c.A. im Vergleich zu alters- und geschlechtsgleichen Kontrollen (CASSIDY 1978a, b; CASSIDY et al. 1978; PETTY et al. 1977) bestätigen den Wert dieser Untersuchungen bei den verschiedenen Gruppen und Verlaufsphasen der j.c.A., falls die normalen biologischen Schwankungen berücksichtigt werden. Erhöhte Krankheitsaktivität und erhöhte IgG-Spiegel stimmen überein; sie kehrten bei Inaktivierung zur Norm zurück; die niedrigsten Immunglobulinspiegel wurden bei Oligarthritis und Uveitis gefunden. Die IgA Spiegel waren bei akuter Erkrankung, polyartikulärem Beginn sowie Komplikation mit Erosionen erhöht und blieben dies im Verlauf der Erkrankung.

Arthritiden in Verbindung mit *Hypogammaglobulinämien,* familiär (Bruton-Synovitis) oder nichtfamiliär, zeigen ein gegenüber der progredienten, chronischen Arthritis des Kindes meist leichteres Bild (MUNTHE 1978).

CASSIDY et al. (1978) beschreiben 29 Kinder (24 Knaben, 5 Mädchen), von denen 8 an familiärer, x-bezogener, 21 an nichtfamiliärer Hypogammaglobulinämie litten: Bei allen Patienten war schon vor dem 3. Lebensjahr rezidivierende Infektneigung auffällig. Aus beiden Gruppen zeigten jeweils

3 Kinder eine Oligarthritis, in einem Falle auch Uveitis. Die Arthritis trat trotz Gammaglobulinsubstitution mit 3–15 Jahren auf, zeigte keine Erosionen oder Knötchen. 2 Kinder bekamen septische Arthritis.

Einer von 3 Säuglingen mit Nezelofs Syndrom, einem lymphopenischen Immundefekt, entwickelte mit 2 Jahren eine schwere symmetrische Polyarthritis der großen und kleinen Gelenke, auffälligerweise auch der Wirbelsäule und der Mandibulargelenke. Keine Veränderung an der Kniesynovialis bei Nadelbiopsie. Arthritis weder durch Transferfaktor noch Thymustransplantat beeinflußbar. Tod mit 4 Jahren an Septikämie.

Über *isolierten IgA Mangel* mit Spiegel unter 0,01 mg/ml berichtet eine finnische Gruppe (PELKONEN et al. 1978) bei 20 Kindern mit j.c.A. In einem Falle war der IgA-Mangel bereits 3 Jahre vor Beginn der Arthritis aufgefallen. Die Genese des isolierten IgA-Mangels konnte nicht geklärt werden. Mangel der Komplementkomponente C2 soll nicht nur bei systemischem L.E., sondern auch bei j.c.A. Patienten und ihren Familien vermehrt vorkommen, z.T. kombiniert mit beeinträchtigter zellulärer Immunität und isoliertem IgA Mangel. Letzterer findet sich signifikant gehäuft bei mit Iridozyklitis verbundener j.c. Arthritis (MICHELS et al. 1982).

2. Immunkomplexe

Im Serum, nachgewiesen durch erhöhte C_{1q} Bindungsaktivität, werden I.K. bei ca. 20% der Kinder mit aktiver j.c.A. gefunden. Systemische j.c.A. zeigt die stärkste, Oligarthritis die geringste Häufigkeit an Immunkomplexvorkommen. (PERSON et al. 1978). Rossen et al. (1978) nehmen eine verminderte Clearance circulierender Immunkomplexe bei der systemischen Form an.

3. Synovia

Der Zellgehalt der Synovialflüssigkeit geht nicht konstant parallel mit der Aktivität einer j.c.A., noch spricht er allein sicher gegen eine infektiöse Arthritis: nicht entzündliche Ergüsse sollen nicht über $1.0 \times 10^9/l$ enthalten bei normalem Glukose- und Proteingehalt (lg/l). Die Ragozytenzahl- und Größe als Indikator einer Immunkomplexphagozytose in der Synovialflüssigkeit ist beim Kind nicht genügend untersucht. Die Komplementverminderung der Synovialflüssigkeit ist auch bei j.c.A. bekannt, scheint aber auf polyartikuläre Formen beschränkt. Bei pauciartikulärer j.c.A. ließen sich weder Immunkomplexvermehrung noch Komplementaktivation finden (MARTIN u. PACHMAN 1980).

Im Synovialgewebe von Kindern mit j.c.A. wurden IgG-Komplementkomplexe nachgewiesen, jedoch weniger IgM und IgA. Größere Mengen von IgG Globulin und IgG Komplementkomplexen in der Synovialmembran sollen eine schlechte Prognose für das betroffene Gelenk bedeuten; nordische Autoren (MUNTHE 1978, PAHLE 1978) leiten hieraus auch bei geringem klinischen und röntgenologischen Befund eine Indikation zur Frühsynovektomie ab.

4. Rheumafaktoren

Die Angaben über die Häufigkeit des Vorkommens signifikanter Titer bei Schafzellagglutination (Waaler Rose) oder Latexfixationstest zum Nachweis von 19 S IgM Rheumafaktoren im Serum von j.c.A. schwanken zwischen 5–20%; dies dürfte wesentlich von der Zusammensetzung des Krankengutes abhängen, da Seropositivität bei Kindern unter 7 Jahren und solchen mit systemischer j.c.A. am geringsten ist (s. Tabelle 9). Mit immunadsorbierenden Techniken lassen sich bei der Mehrzahl der 19 S IgM Rheumafaktor-negativen Kindern

IgG-IgG Antikörper nachweisen. Die Gründe für das Fehlen von 19 S IgM Rheumafaktoren in den frühen Altersstufen sind noch unbekannt. Seropositivität ist bei kindlichen Kollagenosen, wie juvenilem L.E. nicht selten. Die Wertigkeit des mittels Gelfiltration nachweisbaren, sog. „hidden IgM rheumatoid factor" (MOORE et al. 1980) ist bei j.c.A. noch nicht zu beurteilen: Als „hidden" Rheumafaktor-positiv werden Kinder bezeichnet, wenn ihr komplementfixierender IgM Anti-IgG Titer mehr als 1:16 in der angereicherten IgM Fraktion, nicht aber im Gesamtserum beträgt (Sephadex G-200). Ob kindliche Patienten mit „hidden rheumatoid factor" durch rasche Progredienz ihrer Arthritis gefährdet sind, wie dies für klassisch IgM Rheumafaktorpositive zutrifft, ist noch nicht geklärt.

Untersuchungen über *Antikörper gegen denaturiertes Kollagen Typ I und II* (Radioimmunassay) bei 88 Patienten mit j.c.A. zeigten, daß höhere Titer statistisch gesichert häufiger in klinisch aktiven Stadien gegenüber Kontrollen nachweisbar waren (STEFFEN et al. 1980).

5. Virale Antikörper

Der direkte Nachweis einer bakteriellen wie besonders einer lymphozytotropen viralen Genese, wie sie sich vor allem bei den Symptomen der systemisch beginnenden j.c.A. anbietet, ließ sich bisher nicht erbringen. In einem einzigen Falle wurde über Isolation von Rubellavirus aus der Gelenkflüssigkeit eines solchen Patienten berichtet (SMITH et al. 1981). Erhöhte Antikörpertiter gegen Rubellavirus wurden u.a. unter 51 Kindern mit j.c.A. bei fast 60% festgestellt (PETERSEN et al. 1976), ohne sich damit signifikant gegen eine entsprechende Kontrollgruppe zu unterscheiden. Jüngere Kinder mit einer kurzen Krankheitsanamnese zeigten öfters einen erhöhten AK Titer als ältere Fälle. Auch Kinder ohne Rubella AK-Titer im Serum können einen solchen in der Synovialflüssigkeit zeigen, ein Befund, der im vorliegenden Krankengut vergleichsweise für das Masernvirus nicht zutraf. Unterschiede der AK Titer bei j.c.A. Patienten und Kontrollen hinsichtlich Masern, Coxsackie B4, Herpes simplex und Poliovirus ergaben sich nicht. Die Zytomegalievirus AK-Titer werden in einer englischen Studie derzeit kontrolliert (B. ANSELL, persönl. Mitteilung 1982/83).

Die aus Blut- und Gelenkerguß von 18 Kindern mit systemischer sowie pauciartikulärer j.c.A. isolierten Lymphozyten akzeptierten eine in vitro Infektion mit Herpes simplex Virus normal, im Gegensatz zu Befunden bei adulter rheumatoider Arthritis (HOLLINGWORTH et al. 1983).

Die Häufigkeit, mit der die *Sekretion von IgM-anti IgG-Antikörpern* nach *Epstein-Barrinfektion* in *peripheren Blut B-Lymphozytenkulturen* induziert wurde, untersuchte eine amerikanische Forschergruppe an 40 Kindern der verschiedenen Subgruppen juveniler rheumatoider Arthritis (FONG et al. 1982).

Bei seronegativen Kindern mit systemischem oder pauciartikulärem Beginn oder solchen mit „hidden rheumatoid factor" fand sich kein Unterschied gegenüber altersentsprechenden Kontrollkindern. Bei gesunden Kontrollkindern wurde ein gradueller Anstieg der Häufigkeit von Rheumafaktor Precursor B-Zellen unter obigen Bedingungen altersgebunden zwischen Neonaten bis Jugendlichen gefunden.

Signifikant mehr IgM anti IgG-Precursorzellen als altersgleiche Kontrollgruppen zeigten Patienten mit seropositiver adulter wie juveniler polyartikulärer rheumatoider Arthritis, polyartikuläre seronegative juvenile wie adulte Patienten dagegen signifikant weniger, so daß bei ihnen ein Mangel an IgM anti IgG-produzierenden B-Zellen nach Epstein-Barrvirus-Infektion angenommen wurde.

Diese Befunde deuten darauf hin, daß die – relativ seltene – seropositive juvenile rheumatoide Arthritis (juv. chron. A.) die kindliche Variante der adulten Erkrankung darstellt und daß seronegative polyartikuläre rheumatoide Arthritiden bei Kind wie Erwachsenem verwandte Erkrankungen sind, die sich sowohl von der seropositiven wie den pauciartikulär oder systemisch beginnenden Subgruppen juveniler rheumatoider Arthritis unterscheiden.

Der Frage einer, anscheinend häufigen, Persistenz hoher Epstein-Barr „early antigen" Titer bei juveniler, vor allem systemisch beginnender chronischer Arthritis im Vergleich zu einer altersentsprechenden Kontrollgruppe wird in einer noch laufenden Studie derzeit nachgegangen. (H. ZUR HAUSEN, L. SCHUCHMANN, Garmisch-Partenkirchen 1983, pers. Mittlg.)

6. Antinukleäre Antikörper-ANA

Bei ca. 40% gruppenmäßig unselektierter Patienten mit j.c.A. werden antinukleäre Antikörper mit niedrigem oder leicht erhöhtem Titer nachgewiesen. IgG, IgM und komplementfixierende ANA überwiegen. Als signifikant gelten Spiegel (WHO Int. Standard Reference Serum) ab 25 µg/ml; homogene Anfärbung im Leberfluoreszenzbild. ANA spielen bei sonstigen Erkrankungen im Kindesalter keine Rolle, mit Ausnahme von Lupus erythematodes (Titer 1600 µg/ml und mehr) sowie Sklerodermie; diese Krankheiten lassen sich,

Tabelle 13. Antinukläre Antikörper (ANA,Titer ab 1:40) bei gesicherten Subgruppen von 100 Kindern mit j.c.A. (Kohortenstudie d. Rheumakinderklinik Garmisch-Partenkirchen)

Juvenile chronische Arthritis (juv. rheumatoide A.) gesamt	40%
System. j.c.A.	22,2%
Polyartikuläre j.c.A. ohne 19S IgM Rheumafaktor	27,6%
Polyartikuläre j.c.A. mit 19S IgM Rheumafaktor	0,0%
Oligarthritis frühkindlich (<6 Jahre), ♀ wendig (1–4 Gelenke)	91,3%
Oligarthritis spätkindlich (>6 Jahre) (Sakroiliitisgruppe), ♂ wendig (1–4 Gelenke)	27,2%

ebenso wie das „Mixed connective tissue"-Syndrom, durch ein geflecktes Leberfluoreszenzbild von j.c.A. unterscheiden. Somit ist praktisch der Nachweis von ANA differentialdiagnostisch wichtiger als der von Rheumafaktoren bei j.c.A.

DNA-Antikörper – beim Kind noch nicht standardisiert – fehlen bei den typischen Formen der j.c.A.; sie weisen auf lupoide Verlaufsphasen der j.c.A. bzw. bei hohem Spiegel auf juvenilen Lupus eryth. visc. hin. Prozentual am geringsten sind Vorkommen und Titerhöhe von ANA bei systemischer j.c.A., seropositiver polyartikulärer j.c.A. sowie bei der knabenwendigen Oligarthritis bei späterem Beginnalter. Im Gegensatz hierzu steht das auffällig häufige Vorkommen (60–100%) von IgG-ANA mit hohem Titer bei oligarthritischen weiblichen Kleinkindern mit Iridozyklitis, wobei der Nachweis von ANA bereits vor Auftreten der Augenkomplikation eine Risikoanzeige darstellt, (PERNIM u. KNUDSEN 1978) Tabellen 9, 13. Das Risiko wird noch verstärkt bei Kombination mit selektivem IgA-Mangel und positivem HLA B27 als übergeordnetem, prädisponierendem Faktor. Bei der chronischen Iridozyklitis des Kindes mit j.c.A. findet sich auch vermehrt HLA DR 5. (GLASS, 1980, SCHUCHMANN, MICHELS et al. 1982) (s.S. 228, 253, 261).

7. HLA-System

Die Untersuchungen über spezifische Assoziation verschiedener Subgruppen der juvenilen chronischen Arthritis (juv. rheumatoide Arthritis) mit bestimmten Allelen oder Allelkombinationen des HLA-Systems sind in den letzten Jahren weltweit angelaufen. Sie umfassen z.T. differente ethnische Gruppen wie auch die Familien der Patienten mit j.c.A. Wohl bedingt durch methodische Unterschiede wie durch zu kleine Patientenzahlen stimmen die Ergebnisse bisher nur partiell überein (SUCIN-TOCA 1980, STASTNY u. FINK 1979).

In einer englisch-australisch-deutschen Gemeinschaftsstudie (CLEMENS et al. 1983) wurden 12 Familien untersucht, in denen jeweils 2 Geschwister an j.c.A. litten, sowie 4 weitere Familien, in denen ein Elternteil und ein Kind sichere rheumatoide Arthritis zeigten. Von den 12 Geschwisterpaaren mit j.c.A. zeigten 10 Identität für beide HLA-Haplotypen, 2 Kinder nur einen. Diese Verteilung spricht für die Bedeutung zweier HLA-Haplotypen bei der Vererbung der Empfänglichkeit von j.c.A.

Eine Gesamtübersicht über die HLA-Frequenzen bei gesicherten Subgruppen von 100 Kindern mit j.c.A. gibt Tabelle 15; die dabei gefundenen Prozentzahlen für die Antigenfrequenzen können sich mit zunehmender Patientenzahl noch ändern.

Der in praxi wichtigste immungenetische Marker bei juveniler chronischer Arthritis ist derzeit das HLA B27: eine bisher verkannte Gruppe überwiegend männlicher, im späteren Schulalter erkrankter Oligarthritiker, die zu über 90% HLA B27 tragen, wurde in ihrer Beziehung zu Sakroiliitis und als mögliche Frühform der Spondylitis ankylosans aufgedeckt. Bei Kombination dieser Gruppe mit ANA scheint Komplikation mit Iridozyklitis häufiger (s.S. 255–257).

Wie oft ein Übergang bei dieser Gruppe zur Achsenskeletterkrankung erfolgt, ist noch nicht sicherzustellen.

Während eine Studie von ANSELL und HALL (England 1981) 10 Jahre nach Oligarthritisbeginn bei 50% dieser Knaben röntgenologisch Sakroiliitis, meist beidseitig fand, kontrolliert HÄFNER (Garmisch 1983) seit 3 Jahren 66, zu $^5/_6$ männliche Oligarthritiker, die bereits röntgenologisch eine Sakroiliitis aufwiesen; 60 zeigten HLA B27. Eine Beteiligung des Achsenskeletts, lumbal wie zervikal, wurde bisher röntgenologisch nicht festgestellt, im Gegensatz zu klinischen Beschwerden.

Da die Gesamthäufigkeit des HLA B27 Merkmals bei unselektierter j.c.A. ca. 40% beträgt, nur ein kleiner Teil jedoch der Sakroiliitisgruppe angehört, wird nach weiteren endogenen wie exogenen Faktoren zur Auslösung einer Spondylitis ankylosans im Jugendalter gefahndet.

Über die Bedeutung weiterer HLA B-Locus-Antigene mit möglicher Assoziation von HLA Bw35 und Bw8 zu febril beginnender, systemischer, polyartikulärer juveniler Arthritis gibt Tabelle 14 Auskunft. Unter den 14 Kindern letzterer Gruppe wiesen allerdings nur 10 eine erkennbare Arthritis auf. Bw35 wurde auch bei Erwachsenen mit „Still's disease", also systemischer chron. rh. Arthritis bevorzugt festgestellt und war hier mit einem relativ günstigen Verlauf, wie er dem sog. Wissler-Syndrom entspricht, verbunden (TERKELTAUF et al. 1981).

HLA DR4 wurde 1979 von STASTNY und FINK bei 70% erwachsener, seropositiver chronischer Polyarthritiker festgestellt, jedoch nur bei einem von 8 Kindern mit seropositiver Erkrankungsform. Nachuntersuchung an einer größeren Zahl seropositiver Kinder mit j.c.A. ergab ein exakteres Bild: CLEMENS et al. (1983) berichten über 52 Kinder mit chronischer, polyartikulärer Arthritis mit Beginn vor dem 16. Lebensjahr, die permanent einen IgM-Rheumafaktor zeigten. HLA DR4 war bei 60% dieser Kinder nachweisbar, dagegen nur bei 30%

Tabelle 14. Genfrequenz von HLA-B8, B27 und Bw35 bei 248 Kindern mit j.r.A. (juv. rheumatoide Arthritis, j. chron. A.) (D. GLASS, LITVIN 1980)

Subgruppen der j.r.A.	Zahl der Individuen	Verhältnis ♀:♂	HLA-B8			HLA-B27			HLA-Bw35		
			Genfreq.	RR[a]	χ^2	Genfreq.	RR	χ^2	Genfreq.	RR	χ^2
1 Kontrollen	283	–	0,11	–	–	0,04	–	–	0,09	–	–
2 JRA	248	1:2,2	0,17	1,67	7,98[b]	0,09	2,25	11,07[b]	0,10	1,13	0,35
3 8 oder <	126	1:3,1	0,15	1,44	2,77	0,06	1,50	1,40	0,15	1,75	6,62[c]
4 9 oder >	122	1:1,6	0,19	1,89	9,20[b]	0,12	3,00	17,36[d]	0,05	0,56	3,98[e]
5 Polyartikulär	82	1:3,1	0,17	1,67	4,40[e]	0,07	1,75	2,0	0,06	0,63	1,41
6 8 oder <	29	1:4,8	0,14	1,33	0,43	0,10	2,50	3,75	0,12	1,38	0,58
7 9 oder >	53	1:2,5	0,19	1,89	5,22[e]	0,06	1,50	0,55	0,03	0,33	0,37
8 Pauciartikulär	130	1:2,2	0,15	1,44	2,72	0,12	3,00	18,01[d]	0,10	1,13	0,21
9 8 oder <	73	1:3,9	0,14	1,33	0,86	0,06	1,50	1,19	0,14	1,63	2,84
10 9 oder >	57	1:1,2	0,16	1,56	2,14	0,20	6,33	39,05[d]	0,04	0,44	2,69
11 Systemisch	36	1:1,1	0,22	2,22	7,56[b]	0,03	0,75	0,28	0,17	2,14	4,21[e]
12 8 oder	24	1:1,2	0,17	1,67	1,43	0,02	0,50	0,46	0,19	2,43	4,76[e]
13 9 oder >	12	1:1,0	0,33	4,14	11,03[d]	0,04	1,00	0,0	0,13	1,50	0,34
14 Systemisch mit Polyarthritis[f]	14	1:1,5	0,19	1,89	1,27	0,04	1,00	0,02	0,14	1,63	0,88
15 Systemisch mit Pauciarthritis	18	1:1,0	0,07	0,86	0,24	0,03	0,75	0,15	0,29	4,33	13,09[d]

[a] RR = relative risk
[b] $P < 0,01$
[c] $P < 0,02$
[d] $P < 0,001$
[e] $P < 0,05$
[f] 4 Patienten mit systemischem Beginn zeigten keine erkennbare Arthritis!

der seronegativen polyartikulären Kontrollkinder mit j.c.A. und bei 27% gesunder Erwachsener. Es wird daraus geschlossen, daß generell zwischen Patienten mit seropositiver chronischer, rheumatoider Polyarthritis ungeachtet des Beginnalters *keine* genetische Differenz besteht, jedoch ein wesentlicher, auch genetisch markierter Unterschied zwischen seronegativen und seropositiven kindlichen wie adulten Erkrankungen. Dementsprechend ist auch der klinische Verlauf der seropositiven kindlichen j.c.A. schwerer, d.h. rasch destruktiv und progressiv, im Gegensatz zu den seronegativen Formen.

Signifikant häufiger als bei der norwegischen Kontrollbevölkerung, nämlich bei 9 von 17 Kindern mit seropositiver juv. rheumatoider Arthritis (53%, p < 0,025) fand auch HOYERAAL et al. (1981) HLA DR4, von dem er annimmt, daß es die Immunantwort gegenüber der Autoimmunglobulin G Produktion reguliert.

Das D-Locus Antigen TMO, (1979 STASTNY) bei knapp der Hälfte von Kindern mit persistierender pauciartikulärer rheumatoider Arthritis beschrieben, gilt als nahe verwandt mit HLA Dw 7 und 11.

Unter den HLA DR Antigenen kommt bereits bei gruppenmäßig unselektierten Kindern mit j.c.A. (Kohortenstudie Tabelle 15) HLA DR5, sowohl im Vergleich zur adulten c.P. wie gegenüber der Kontrollpopulation, auffällig vermehrt vor. Bei seronegativer j.c.A. betrug die Frequenz 31% (< 0,01 χ^2). Dieser Befund wird von verschiedenen Untersuchern bestätigt (STASTNY u. FINK 1979).

Tabelle 15. HLA-Muster bei gesicherten Subgruppen von 100 Kindern mit juv. chron. Arthritis (juv. rheumatoide Arthritis) (Kohortenstudie Rheuma-Kinderklinik Garmisch-Partenkirchen: L. Schuchmann, H. Truckenbrodt), Labor f. Gewebetypisierung der Univ.-Kinderpoliklinik München: S. Scholz u. E. Albert (1983)

		Zahl der Pat. Gesamt	♂	♀	HLA-A										W19						
					1	2	3	W23	9 W24	25	10 26	11	28	29	W30	W31	W32	W33	W34	W36	W43
HLA-typisierte j.c.A.-Subgruppen Gesamt		100	49	51	24	65	22	2	16	2	8	7	8	5	4	6	3	–	–	–	–
	%	–	–	–	24	65	22	2	16	2	8	7	8	5	4	6	3	–	–	–	–
Systemische j.c.A.		9	2	7	4	7	–	–	3	–	–	2	–	1	–	–	–	–	–	–	–
	%	–	–	–	44,4	77,8	–	–	33,3	–	–	22,2	–	11,1	–	–	–	–	–	–	–
Polyartikuläre j.c.A. RF negativ		29	14	15	7	17	5	–	5	2	2	2	3	2	1	3	3	–	–	–	–
	%	–	–	–	24,1	58,6	17,2	–	11,2	6,4	6,9	6,9	10,3	6,4	3,4	10,3	10,3	–	–	–	–
Polyartikuläre j.c.A. RF positiv		6	2	4	2	5	1	–	1	–	–	–	1	–	–	–	–	–	–	–	–
	%	–	–	–	33,3	93,3	16,7	–	16,7	–	–	–	16,7	–	–	–	–	–	–	–	–
Oligarthritis (1 bis 4 Gelenke)* frühkindliche Subgruppe, ♀ wendig Beginn bis c. 6a		23	4	19	5	16	8	–	3	–	2	1	2	–	3	2	–	–	–	–	–
	%	–	–	–	21,7	69,2	34,8	–	13	–	8,7	4,3	8,7	–	13	8,7	–	–	–	–	–
Oligarthritis (1 bis 4 Gelenke) Sakroiliitis Subgruppe, ♂ wendig Beginn ab c. 6a		33	27	6	8	20	8	9	4	–	4	2	2	2	–	2	2	3	–	–	–
	%	–	–	–	24,2	30,6	24,2	6,1	12,1	–	12,1	6,1	6,1	6,1	–	6,1	6,1	9,1	–	–	–
Durchschnittliche Antigenfrequenz einer mitteleuropäischen Kontrollpopulation. (Joint Report 1978, Albert et al. 1977)	%				27,5	45,3	21,9	4,5	18,2	3,7	7,2	11,5	7,7	7,4	4,7	5,4	8,8	3,3	1,2	0,2	0,0

* Der Begriff der Pauci=Oligarthritis umfaßt in vorliegender Tabelle exakt nur den Befall von 1–4 Gelenken. Die sog. *"extended pauciarticular group"*, die klinisch zu dieser Gruppe paßt, jedoch asymmetrisch den Befall weiterer Gelenke (bis 8) zeigen kann, wurde nicht einbezogen; vereinzelte Fälle dieser Art finden sich in der Gruppe der polyartikulären, RF negativen Polyarthritis (s. Tabelle 9)

Tabelle 15 (Fortsetzung)

	Zahl der Pat. Gesamt	♂	♀																		HLA-B														
				5		7	8	12		13	14	15		17		18	27	W16		W21		W22		W35	37	40	
				W51	W52			W44	W45			62	63	57	58			W38	W39	W49	W50	55	56			60	61
HLA-typisierte j.c.A.-Subgruppen Gesamt %				5 5	1 1	22 22	15 15	13 13	– –	3 3	1 1	6 6	– –	1 1	– –	4 4	41 41	3 3	1 1	1 1	2 2	1 1	2 2	14 14	1 1	13 13	5 5
Systemische j.c.A. %				– –	– –	3 33,3	2 22,2	1 –	– –	– –	– –	1 11,1	– –	1 –	– –	– –	– –	– –	– –	– –	– –	– –	– –	3 33,3	– –	3 33,3	1 11,1
Polyartikuläre j.c.A. RF negativ %				– –	– –	7 24,1	5 17,2	5 17,2	– –	1 3,4	– –	1 3,4	– –	1 –	– –	1 3,4	11 37,9	2 6,9	– –	– –	1 3,4	– –	– –	2 6,9	1 3,4	6 20,7	2 6,9
Polyartikuläre j.c.A. RF positiv %				2 33,3	– –	1 16,7	1 16,7	– –	– –	– –	– –	– –	– –	– –	– –	– –	2 33,3	– –	– –	– –	– –	– –	– –	– –	– –	1 16,7	– –
Oligarthritis (1 bis 4 Gelenke)* frühkindliche Subgruppe, ♀ wendig Beginn bis c. 6a %				1 4,3	1 4,3	6 26,1	3 13	5 21,7	– –	1 4,3	– –	1 4,3	– –	1 4,3	– –	2 8,7	4 17,4	1 4,3	– –	1 4,3	– –	– –	1 4,3	8 34,9	– –	1 4,3	1 4,3
Oligarthritis (1 bis 4 Gelenke) Sakroiliitis Subgruppe, ♂ wendig Beginn ab c. 6a %				2 6,1	– –	5 15,2	4 12,1	3 9,1	– –	1 3	1 3	3 9,1	– –	– –	– –	1 3	24 72	– –	1 3	– –	1 3	1 3	1 3	1 3	– –	2 6,1	1 3
Durchschnittliche Antigenfrequenz einer mitteleuropäischen Kontroll-population. (Joint Report 1978, ALBERT et al. 1977) %				13,9	2,9	16,8	15,7	20,7	2,2	5,6	5,8	10,4	1,0	6,2	2,2	11,2	7,7	5,0	4,1	4,5	2,5	4,4	1,1	18,2	3,0	6,7	3,3

Tabelle 15 (Fortsetzung)

	Zahl der Pat. Gesamt	♂	♀	HLA-B									HLA-C							HLA-DR								
				W41	W42	W46	W47	W48	W53	W54	W4	W6	W1	W2	W3	W4	W5	W6	1	2	3	4	5	W6	W7	W8	W9
HLA-typisierte j.c.A.-Subgruppen Gesamt				–	–	–	1	–	–	–	39	43	2	11	14	6	1	2	24	25	20	9	32	9	18	4	4
%				–	–	–	1	–	–	–	39	43	2	11	14	6	1	2	24	25	20	9	32	9	18	4	4
Systemische j.c.A.				–	–	–	–	–	–	–	–	3	–	1	4	3	1	2	1	4	2	–	2	1	2	–	–
%				–	–	–	–	–	–	–	–	33,3	–	11,1	44,4	33,3	11,1	22,2	11,1	44,4	22,2	–	22,2	11,1	22,2	–	–
Polyartikuläre j.c.A. RF negativ				–	–	–	–	–	–	–	13	12	–	2	6	–	–	–	4	7	5	2	9	1	7	–	1
%				–	–	–	–	–	–	–	44,9	41,4	–	6,9	20,7	–	–	–	13,8	24,1	17,2	6,9	3,1	3,4	24,1	–	3,4
Polyartikuläre j.c.A. RF positiv				–	–	–	1	–	–	–	2	2	–	–	–	–	–	–	–	2	2	1	3	–	1	–	–
%				–	–	–	16,7	–	–	–	33,3	33,3	–	–	–	–	–	–	–	33,3	33,3	16,7	50	–	16,7	–	–
Oligarthritis (1 bis 4 Gelenke)* frühkindliche Subgruppe, ♀ wendig Beginn bis c. 6a				–	–	–	–	–	–	–	9	12	–	3	2	3	–	–	8	3	4	1	10	5	3	2	1
%				–	–	–	–	–	–	–	39,1	52,2	–	13	8,7	13	–	–	34,8	13	17,4	4,3	43,5	21,7	13	8,7	43
Oligarthritis (1 bis 4 Gelenke) Sakroiliitis Subgruppe, ♂ wendig Beginn ab c. 6a				–	–	–	–	–	–	–	17	14	2	5	2	–	–	–	11	9	7	5	8	2	5	2	2
%				–	–	–	–	–	–	–	51,5	42,4	6,1	15,2	6,1	–	–	–	33,3	27,3	21,2	15,2	24	6,1	15,2	6,1	6,1
Durchschnittliche Antigenfrequenz einer mitteleuropäischen Kontrollpopulation. (Joint Report 1978, ALBERT et al. 1977)				2,0	0,6	–	0,9	1,0	1,7	0,0	65,3	83,1	8,1	10,0	19,1	22,7	11,7	15,1	13,3	25,1	20,4	18,3	19,5	4,3	23,4	5,4	2,2

HOYERAAL et al. (1981) finden HLA DR5 neben DR3 auch bei systemisch beginnender j.c.A. vermehrt; in der eigenen Studie sind die entsprechenden Werte nicht signifikant. Bei frühkindlicher Oligarthritis mit Iridozyklitis fällt eine Frequenzerhöhung von DR5 und Dw8 auf. Vermehrtes Vorkommen von DR5 wird, unabhängig von der Einteilung in Subgruppen, auch bei Nachweis von ANA bei j.c.A. beobachtet (SCHUCHMANN et al. 1983).

Ob auch Kinder mit chronischer Arthritis – entsprechend den Beobachtungen bei adulter c.P. – bei DR 3 Trägertum ein größeres Risiko zu Proteinurie bei Gold bzw. D-Penicillintherapie haben, muß an größerem Patientengut nachgeprüft werden (J.T. GRAN 1983).

Im Gegensatz zur Kontrollbevölkerung weisen die HLA B27 tragenden Kinder mit juveniler chronischer Arthritis gleichzeitig vermehrt HLA DR5 auf, was auf die Bedeutung von *zwei* differenten Markern bei j.c.A. hinweist. Die Tatsache, daß HLA B27 und DR5 sich häufig in Transposition, also auf differenten Haplotypen finden, paßt zu den Ergebnissen der Familienstudie (CLEMENS et al. 1983), die zeigte, daß beide Haplotypen zur Krankheitsmanifestation bei j.c.A. beitragen.

Untersuchungen über mit HLA gekoppelte Komplementkomponenten (Bf, C2, C4), Haptoglobulintypisierung sowie weitere HLA Locus Konstellationen mehrerer immunologischer Laboratorien sind noch nicht abgeschlossen und somit die mögliche Bedeutung von Marker-Kombinationen für die gesamten Subgruppen der juvenilen chronischen (rheumatoiden) Arthritis noch nicht definitiv geklärt. Zunehmend besteht die Erkenntnis, daß mehr als ein, dem HLA-System zugehöriges Gen an der Krankheitsempfänglichkeit, den Organmanifestationen und dem Verlauf der kindlichen Erkrankung beteiligt ist, wobei solchen Genen ein auslösender oder zusätzlicher Effekt zu den Genen anderer Chromosomen zukommen dürfte.

8. Proteinase Inhibitor System (Pi-System)

Alpha$_1$-Antitrypsinmangel wird bei juveniler chronischer Polyarthritis beobachtet (ARNAUD 1977). Ob die Kombination von Alpha$_1$-Antitrypsinmangel mit HLA B27, die bei adulter chronischer Polyarthritis zur Entstehung besonders schwerer Formen der rheumatischen Iridozyklitis disponiert (WAKEFIELD 1982), auch für das Kindesalter und hier besonders für HLA DR5-Träger zutrifft, ist noch nicht bekannt.

K. Röntgenbefunde

Die bei allen Formen von juveniler chronischer Arthritis auftretenden Röntgenbefunde an den Gelenken ähneln weitgehend denen bei adulter seronegativer chronischer Polyarthritis. Es sollen hier nur einige Besonderheiten besprochen werden.

Zu den Frühzeichen gehören auch beim Kind die Weichteilzeichen und die Kollateralphänomene (DIHLMANN 1973).

Weichteilzeichen: Entsprechend den äußerlich sichtbaren Gelenkschwellungen findet man an den Fingermittelgelenken eine spindelförmige Weichteilauftreibung. An den Fingergrund- und Zehengrundgelenken zeigt sich eine seitendifferente Metakarpuskopf-Distanzierung, an den Kniegelenken eine Verdichtung und Aufblähung des Recessus suprapatellaris und bei Kleinkindern eine Subluxation der Tibia nach dorsal. An den oberen Sprunggelenken wird eine Verdichtung und Vorwölbung des vorderen und hinteren Recessus erkennbar. An den Schulter- und Hüftgelenken ist auf eine Dezentralisation des Gelenkkopfes zu achten.

Kollateralphänomene: Sie zeigen sich beim Kind meist bereits nach wenigen Wochen in Form einer zunächst gelenknahen Osteoporose, die im weiteren Verlauf auch diffus auf das Skelett übergreifen kann. Ausgeprägte Fälle bieten ein strähnig zystisches Bild, das man besonders am Fußskelett finden kann.

Direktzeichen entwickeln sich beim Kind nach einem bis mehreren Jahren. Hierzu gehören: verstärkter Wachstumsreiz bei asymmetrischem Befall an Knie- und Handgelenken (Abb. 20) (diese Veränderung ist meist nach einem Jahr gut erkennbar), Ulna-Verkürzung, Usuren, besonders an den distalen Femurgelenkflächen (Zahnradphänomen), Usurierung im Bereich des Collum anatomicum des Schulterkopfes, Verlust der Grenzlamellen an den Metakarpal- und Metatarsalköpfchen, Usurierung des Femurgelenkkopfes und Verschmälerung der Gelenkspalten (DIHLMANN 1973).

An den Phalangen der Finger findet man nicht selten bei Erkrankung der Fingermittelgelenke eine Reizperiostitis, die zur Verdickung der Phalanx führt.

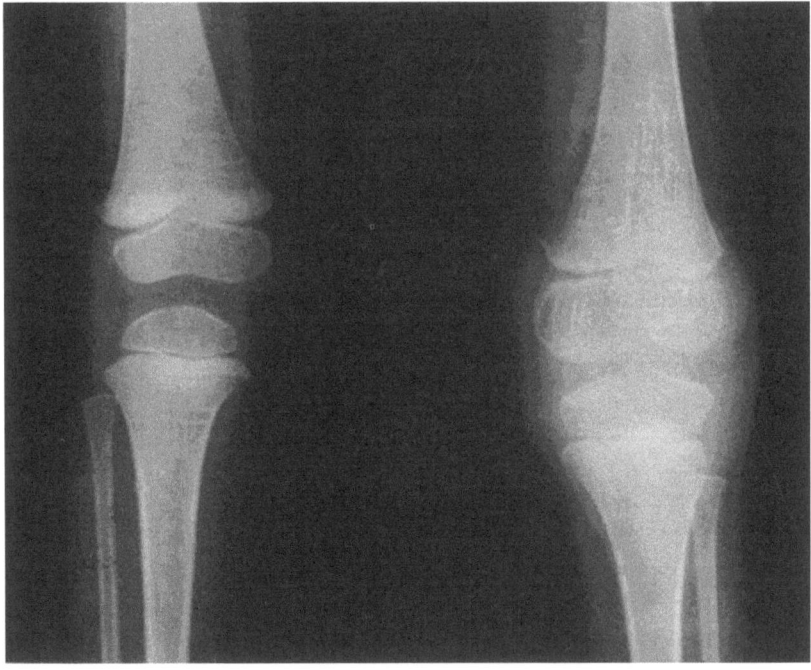

Abb. 20. Isolierte Wachstumsbeschleunigung der Tibiaepiphyse bei 3 Jahre persistierender juveniler chronischer Monarthritis eines Knies. Beginnende Valgusstellung

Die Beurteilung beginnender destruktiver Prozesse an den Femurkondylen der Kniegelenke ist beim Kleinkind außerordentlich schwierig und nicht immer mit Sicherheit möglich, da noch physiologisch eine Auflockerung der Gelenkflächen vorliegt.

Sekundärphänomene, bedingt vor allem durch Langzeittherapie mit Kortisonoiden, sind von den rheumatischen Prozessen zu unterscheiden. Hierzu gehören vor allem die Osteolyse der Carpalia mit Verkürzung der Handwurzel (Abb. 10, 11), die Humerus- und Femurkopfnekrose (Abb. 1b, c) und die schwere Osteoporose der Wirbelsäule mit Wirbelzusammenbruch und Keilwirbel (KÖLLE 1975, Abb. 15).

L. Stadieneinteilungen

Für die Beurteilung des Krankheitszustandes, des Krankheitsverlaufes wie auch eventueller Therapieerfolge ist es unerläßlich, auf Parameter zurückzugreifen, die einen entsprechenden Vergleich ermöglichen. Wir nehmen deshalb Stadieneinteilungen für die humorale Entzündungsaktivität, für die morphologisch-röntgenologischen Gelenkbefunde [modifiziert nach den sog. STEINBROCKER-Stadien (KÖLLE 1971, 1975; STEINBROCKER et al. 1949; STOEBER 1966; STOEBER u. KÖLLE 1960b)] und für die Gelenkfunktion vor!

Entzündungsaktivität

I. Hochaktives Stadium: Schlechter bis bedrohlicher AZ, BKS 60 mm/h und mehr, starke Dysproteinämie, stark positives CrP, schwere Anämie, Leukozytose, hohes Fieber, entzündliche Gelenksymptome.

II. Aktives Stadium: AZ reduziert, BKS über 20 mm/h, Dysproteinämie, CrP positiv, leichte bis mäßige Anämie, mäßige Leukozytose, entzündliche Gelenksymptome.

III. Latentes Stadium: AZ nicht beeinträchtigt, BKS unter 20 mm/h, Serumelektrophorese normal bis angedeutet pathologisch, CrP negativ, keine Anämie oder Leukozytose. Von entzündlichen Gelenksymptomen nur Spontan- und Bewegungsschmerz sowie mäßige Kapselschwellung.

IV. Inaktives Stadium: Außer evtl. verbliebenen Restschäden an den Gelenken kein pathologischer Befund mehr nachweisbar = Ausheilungsstadium. Patienten, die noch unter Kortisonoid-Therapie stehen, können nicht in das Stadium IV eingeordnet werden! Iridozyklitis ist ein Hinweis auf Aktivität.

Morphologische Stadien

Stadium I: Röntgenologisch keine Veränderung, Gelenkkonturen normal.

Stadium II: Röntgenologisch deutliche Osteoporose, beginnende Knorpel- und subchondrale Knochenveränderungen in Form von leichter Verschmälerung des Gelenkspaltes, leichter Aufrauhung der Gelenkfläche und kleinen zystischen Aufhellungen. Verbreiterung der Epiphyse infolge entzündlichen Wachstumsreizes.

Stadium III: Röntgenologisch deutliche Osteoporose, stark fortgeschrittene Knorpel- und Knochendestruktionen, Deformierungen, Subluxationen und Deviation.

Stadium IV: Ossäre Ankylosen, sonst wie Stadium III.

Funktionsstadien

Stadium I: Keine Funktionsbehinderungen, alle Bewegungen aktiv und passiv frei.

Stadium II: Bewegungen eines oder mehrerer Gelenke endphasig schmerzhaft und eingeschränkt. Keine Beeinträchtigung der alltäglichen Verrichtungen.

Stadium III: Aktive Bewegungen sind deutlich eingeschränkt und können passiv nur noch unvollständig unter Schmerzen erreicht werden. Gang hinkend. Die Funktionsausfälle können so weit kompensiert werden, daß keine Hilfsbedürftigkeit und nur mäßige Einschränkung der Alltagsbeschäftigung und Arbeitsfähigkeit besteht.

Stadium IV: Fortgeschrittene Funktionseinschränkungen und Kontrakturen, die auch passiv nicht zu überwinden sind. Gehen nur auf kürzeste Strecken und stark hinkend, evtl. zeitweilig auch nicht möglich. Starke Behinderung der Alltagsbeschäftigung, die eine partielle Hilfsbedürftigkeit bedingt.

Stadium V: Lokomotorik aufgehoben. Ankylosierung funktionell wichtiger Gelenke, die eine dauernde Pflegebedürftigkeit bedingt (Rollstuhl).

M. Diagnose

Da sich die diagnostischen Kriterien der American Rheumatism Organisation für die p.c.P. (rheumatoid arthritis) des Erwachsenen (ROPES et al. 1957) nicht für das vielgestaltige Krankheitsbild im Kindesalter übernehmen lassen, wurden modifizierte Kriterien entwickelt, von denen bisher nur die 1969 von ANSELL and BYWATERS veröffentlichten weite Verbreitung fanden. Sie lauten: „Disease must begin before age 16 (dies stellt ein empirisch bewährtes Alterslimit dar, d. Verf.), be present at least 3 month, involve at least 4 joints and, if only one, be supported by biopsy compatible with rheumatoid arthritis, provided other related diseases (either initially or at follow-up) are excluded". Eine große Liste solcher *Exklusionen* wurde in der Folgezeit aufgestellt, Tabelle 16b (BREWER et al., USA, 1973). An der Rheumakinderklinik Garmisch-Partenkirchen werden seit 1952 an über 2000 stationären Kindern die in Tabelle 16a angeführten diagnostischen Kriterien für die juvenilen Poly-Olig- und Monarthritiden mit gesonderten Zusatzkriterien für die systemische Verlaufsform, das Still-Syndrom benützt (STOEBER 1966, KÖLLE 1975).

Eine definitive Diagnose ist in manchen Fällen erst im Verlauf von 1–2 Jahren nach Krankheitsbeginn möglich.

Eine Anzahl kindlicher Arthritiden, als „subakute Arthritis" bezeichnet, läßt sich weder bei der Ersterkrankung noch bei Nachuntersuchungen den Exklusionen zuordnen, vermutlich weil die relative Geringfügigkeit der klinischen Befunde und ihr rasches Abklingen nicht dazu zwingt, alle Laboruntersuchungen auszuschöpfen. Im eigenen Krankengut betragen die *„subakuten Arthritiden"* 2%, d.i. 64 Kinder unter gesamt 2369 Aufnahmen rheumatischer Erkrankungen; die große Mehrzahl der Fälle dürften infektiöse oder postinfektiöse Arthritiden bzw. ein milde verlaufendes *rheumatisches Fieber* gewesen sein. Intermittierende Arthritiden nach Art des adulten *palindromischen Rheumatismus* sowie des *Hydrops intermittens* sind vereinzelt auch beim Kind und Adoleszenten zu sehen. Übergang in j.c.A. erfolgte nie. Die wichtigsten Exklusionen werden unter „Differentialdiagnose" besprochen. *Als diagnostische Kriterien mit einer Spezifität von 95–99% für die j.c.A. gelten die Arthritis der Mandibulargelenke, der Halswirbelsäule sowie der Befall von mehr als 8 Gelenken während wenigstens 8 Wochen* (SCHALLER et al. 1973).

Tabelle 16a. **Kriterien** für die nichtsystemische juvenile chron. Arthritis

Seronegativ:

1. Polyarthritis bereits bei Beginn oder innerhalb 3 Monaten auftretend, 12 Wochen anhaltend oder rezidivierend
2. Monarthritis und Oligarthritis (1–4 Gelenke), 12 Wochen anhaltend oder rezidivierend (hier besonders auf Exklusionen achten!) „Extended oligarthritis" s. Tabelle 9
3. Morgendliche Steifigkeit
4. Typische röntgenologische Veränderungen
5. Typische Befunde bei Synovialbiopsie (besonders bei Mon- und Oligarthritis!)
6. Iridozyklitis-Uveitis rheumatica
7. Subkutane Rheumaknötchen
8. Familiäre Rheumabelastung

Seropositiv:
9. 19S-IgM Rheumafaktor nachweisbar (Waaler-Rose-Test)

Zusatzkriterien für die systemische juvenile chron. Arthritis (Still-Syndrom)
1. Akuter Beginn
2. Initial oder re- und intermittierend hohes (um 39° C), evtl. septiformes Fieber
3. Milzschwellung
4. Lymphknotenschwellung
5. Leberschwellung
6. Erythema multiforme rheumaticum (rheumatic rash)
7. Myo-Perikarditis
8. Serositis (Pleura, Peritoneum)
9. Starke Leukozytose, initial und intermittierend

Die Symptome 1. und 2. zusammen mit Gelenkerscheinungen sind für die Diagnose Still-Syndrom obligat.

Tabelle 16b

Exklusionen

A.
I. Infektiöse Arthritiden, einschließlich Tuberkulose, sowie andere bakterielle, virale, fungale und mykoplasmale. Postinfektiöse Arthritiden s. C I
II. Arthropathien bei nicht spezifisch rheumatologisch-immunologischen Abnormalitäten, familiäres Mittelmeerfieber, chronisch aktive Hepatitis, hypertrophische Osteoarthropathie, Sarkoidose, villonoduläre Synovitis.
III. Arthropathien bei Blutkrankheiten (Hämophilie)
IV. Arthropathien bei Leukämie und Neuroblastom
V. psychogene Arthralgien

Tabelle 16b (Fortsetzung)

B.
Erkrankungen des Bindegewebes und Skelett-Muskelsystems
I. Dermatomyositis, Polymyositis, steroider Pseudorheumatismus
II. Sklerodermie.
III. System. lupus erythematosus
IV. Mixed connective tissue disease (Sharp-Syndrom)
V. Keratokonjunktivitis sicca (Sjögren-Syndrom)
VI. Vaskulitiden: anaphylaktische Purpura Schönlein-Henoch, Polyarteriitis, Serumkrankheit und andere allergische Reaktionen, Kawasaki-Syndrom
VII. Behçetsche Krankheit
VIII. Traumen, Epiphysenlösung, Perthes-Krankheit, Osteochondritis dissecans, Chondromalazie der Patella, gelenknahe Knochenzysten, Morbus Scheuermann, intermittierender Hydrops, Hypermobilitätssyndrom, Wachstumsschmerzen
IX. Progressive Pseudorheumatoid Arthropathy of Childhood

C.
I. postinfektiöse Arthritiden, einschließlich benigne Coxitis des Kleinkindes, Reiter Syndrom
II. Rheumatisches Fieber, Palindromic Rheumatism

Auch eine, nach Ausschluß obiger Erkrankungen als j.c.A. diagnostizierte Arthritis kann aber – was sich oft erst nach einer Intervall-Zeit feststellen läßt – eine andere, spezifische Erkrankung des weiteren, rheumatischen Formenkreises darstellen, nämlich:

D.
I. Spondylitis ankylosans
II. Arthritis psoriatica
III. Arthritiden bei intestinalen Erkrankungen (Colitis enteralis Crohn, Colitis ulcerosa)

N. Differentialdiagnose, Exklusionen

Das akute Beginnstadium der systemischen juvenilen Arthritis (Still-Syndrom) sowie besonders die olig- und monarthritischen Untergruppen erfordern am häufigsten differentialdiagnostische Erwägungen.

Differentialdiagnose gegenüber infektiösen Arthritiden: Zum Ausschluß einer *tuberkulösen Monarthritis,* meist des Kniegelenkes, ist Synovialbiopsie neben bakteriologischer Untersuchung und Tuberkulinprobe nötig. Eine prophylaktische Ruhigstellung unter der Annahme einer möglichen Tbc-Gonarthritis kommt auch heute noch immer vor; sie läßt ein kindliches Kniegelenk in erschreckend kurzer Zeit fibrös ankylosieren (cave zirkulären Gipsverband!) mit späterhin meist nur mehr partieller Mobilisierbarkeit.

Auch beim Kind ist vereinzelt eine *Sarkoidose* (Morbus Boeck) zu sehen mit diffuser Schwellung im Bereich der Finger, seltener der Zehenphalangen, die als Mon- oder Oligarthritis fehlgedeutet werden können. Uveitis und Erythema nodosum können auftreten.

Die *Osteomyelitis* (Staphylo-, Strepto-, Pneumo-, Meningokokken, Hämophilus influencae) des Kleinkindes kann plurifokal auftreten und mit reaktiven, sterilen Ergüssen am herdnahen Gelenk sowie septischen Fieberschüben differential-diagnostische Erwägungen erfordern, ebenso die seltene septische Sakroiliitis. *Gonokokken-Arthritis,* an die bei Jugendlichen gedacht werden kann, zeigt u.U. zunächst eine Polyarthralgie, bevor der Prozeß sich an einem Gelenk festsetzt.

Arthralgien, seltener Arthritis werden in Zusammenhang mit *viralen Erkrankungen* beobachtet und zwar in der prodromalen Phase, während der Erkrankung oder einige Tage nachher; Gelenkerguß kommt vor, wobei mononukleare Zellen in der Synovialflüssigkeit überwiegen. Unter den mit Arthritis verbundenen Viren sind beim Kind am häufigsten das *Rubella-, Mumps-, Epstein-Barr-,* weiterhin das *Windpockenvirus;* Untersuchungen über die Bedeutung von *Arboviren und Hepatitis-B (Australia-Antigen)* bei juv. chr. Arthritis laufen; weiterhin wird im Rahmen von Kohortenstudien sowie in klinischen Einzelfällen Chlamydia (Psittacosis-Lymphogranuloma-Trachomgruppe)- oder Pilzarthritis durch Coccidiosis untersucht. Die rel. seltene Mumpsarthritis mit Oligarthritis großer Gelenke kann mit Perikarditis verbunden sein. *Mononukleose, Zytomegalie, Hepatitis, Mykoplasma pneumoniae*-Infektionen können bei Fieber, Arthritis und allergischen Exanthemen sowohl rh. Fieber wie Still-Syndrom vortäuschen. *Malaria* und *viscerale Leishmaniose* können ebenfalls mit Arthralgien und Fieber gelegentlich Exklusionen darstellen; letztere fällt durch Leukopenie gegenüber dem Still-Syndrom auf (H. Suschke 1982).

Die *benigne Koxitis* (Coxitis fugax, transient synovitis of the hip) ist wahrscheinlich viraler Genese; sie kann ein- oder doppelseitig – häufiger bei Kleinkindern – eine schmerzhafte Bewegungseinschränkung hervorrufen und differentialdiagnostische Schwierigkeiten bereiten, – primäre Koxitis ist jedoch bei j.c.A. ungewöhnlich –; meist klingt sie nach einigen Tagen ab.

Postinfektiöse Arthritiden: Sie stellen in Kinderkliniken und Rheumakinderkliniken die häufigst vorkommenden Exklusionen bzw. Fehldiagnosen dar. Im eigenen Krankengut fanden sich unter 244, als nicht zur j.c.A. gehörig erkannten Arthritiden 162, d.h. 66,4% Fälle dieser Gruppe (Schuchmann et al. 1981). Auch heute noch ist das *rheumatische Fieber*, obwohl es in Europa selten geworden ist, die häufigste Fehldiagnose: bei 20% von 409 Kindern mit Still-Syndrom lautete die Erstdiagnose rheumatisches Fieber. Bei über 5% von 510 Kindern mit nichtsystemischer j.c.A., also ohne Fieber und mit schleichendem Beginn, wurde ein subakutes rheumatisches Fieber ohne Herzbeteiligung diagnostiziert und eine Penicillin- und Kortikosteroidtherapie eingesetzt. Da Therapie und Prognose beider Krankheiten unterschiedlich sind – die Prognose des Still-Syndroms wie auch der j.c.A. nichtsystemischer Natur ist schlechter als die der heute milden Verlaufsformen des rheumatischen Fiebers –, ist eine Abgrenzung wichtig.

Komplikationen einer Infektion mit *Yersinia enterocolitica* führen zu Arthritiden der großen Gelenke, zu Rückenschmerzen, Hüft- und Iliosakralarthritis, mit oder ohne allergische Hauterscheinungen und *Erythema nodosum*. Betroffen sind meist Schul- und Kleinkinder: über gehäuftes Vorkommen wird aus den nordischen Ländern berichtet, jedoch ist die Yersinia-Arthritis auch in Deutschland nicht selten. Septisches Fieber, Leukozytose, Bauchschmerzen mit Durchfall können vorausgegangen sein, eine stark erhöhte BKS bleibt länger bestehen; die Arthritis setzt sich an einem oder wenigen Gelenken fest, um sich nach ca. 1–6 Monaten zurückzubilden. Oft wird die Diagnose im Anfangsstadium versäumt und erfolgt erst im Verlauf der protrahierten Komplikationen mittels Kontrolle der Antikörperkinetik. Im eigenen Krankengut (L. Schuchmann 1980, pers. Mittlg.) wurde ein 12jähriger Junge mit Yersinia enterocolitica-Titererhöhung und inkomplettem *Reiter-Syndrom* mit bis jetzt 2 Jahre anhaltender Oligarthritis beobachtet.

Die Zunahme der *Salmonellen-* wie auch *Shigelleninfektionen* in Europa und Nordamerika macht auch die meist nach Ablauf auftretenden Arthropathien differentialdiagnostisch wichtig. Sie können mit Konjunktivitis und Urethritis einhergehen und dem *Reiter-Syndrom* ähneln; länger anhaltende Oligarthritis und Fieber lassen an rheumatisches Fieber oder Still-Syndrom denken. Das *Reiter-Syndrom* wird vereinzelt bei Knaben unter 16 Jahren, noch seltener bei Mädchen zu erwägen sein; die dysenterische Verlaufsform (siehe oben) soll beim Erwachsenen seltener als beim Kind vorkommen, wogegen bei letzterem die Urethritis unauffällig verlaufen kann und nur Dysurie oder leichte Leukozyturie beobachtet werden. Damit kann die Abgrenzung dieser „*Uroarthritis*" als selbständige Erkrankung problematisch werden. Die Arthritis kann Monate andauern; Iliosakralarthritis kann hinzukommen (IVESON et al. 1975).

Arthropathien, meist monartikulär, die j.c.A. vortäuschen kommen bei *Hämophilie* und *Sichelzellenkrankheit* vor. Affektionen der Synovialis bei *Hämangiom* (BEYER u. SÄNGER 1980) und *Synovitis villonodularis* zeigen blutige Ergüsse.

Leukämie, Neuroblastom: Die Fehldiagnose Still-Syndrom ist bei Kleinkindern mit unexakter Schmerzäußerung, noch rundlichen Gelenkkonturen, Fieber, hoher BKS, Milz, Leber-Lymphknotenschwellung und Anämie bei beginnender Leukämie ausgesprochen häufig. Wurden unter ersterer Diagnose bereits Kortikosteroide gegeben, so können die Leukämiezeichen partiell verschwinden und die Diagnose verzögern. Abgesehen von Knochenschmerzen können bei Leukämie auch hartnäckige, exsudative mon- oder oligartikuläre Synovitiden vorkommen. Neoplasmen des Knochens (Ewing-Sarkom, Neuroblastom) mit Metastase-Schmerzen können ebenfalls als rheumatisch fehlgedeutet werden.

Knaben mit X-chromosomal rezessiv vererbter *Agammaglobulinämie* (Typ Bruton) können eine Oligarthritis der großen Gelenke entwickeln, die sich klinisch von rheumatischen schwer unterscheiden läßt, zumal sie, selbst unter Gammaglobulinsubstitution, zu Rezidiven neigt. Arthralgien mit wochenlangen septischen Fieberschüben, Leukozytose, Hepatomegalie und sterilen Blutkulturen bei *septischer Granulomatose* führten bei einem 4jährigen Knaben zur Fehldiagnose Still-Syndrom. Die Diagnose wurde durch Probelaparatomie (Leberabszesse, Peritonitis mit Ileussymptomatik) und NBT-Phagozytosetest gestellt. Erreger: Staphyloc. aureus. Es handelt sich um einen X chromosal vererbbaren Enzymdefekt granulozytärer Leukozyten.

Familiäres Mittelmeerfieber: Bei Kindern des östlichen Mittelmeerraumes, oft solchen mit jüdischen Vorfahren aus dieser Gegend, kann diese Erbkrankheit unter den Exklusionen zur j.c.A. in Betracht kommen. Die Symptomatik ist, wenn sie bei jüngeren Kindern auftritt, zunächst der systemischen j.c.A. (etwa entsprechend dem inkompletten Still-Syndrom) ähnlich, mit hohem, intermittierendem Fieber, Abdominal- und Pleuraserositis sowie Arthritis, besonders von Hüfte und Knie. Während die Arthritis selten einen progredienten Verlauf nimmt, sind sekundär degenerative Gelenkveränderungen als Spätkomplikation häufig. Renale Amyloidose mit Urämie kommt familiär gehäuft vor.

Enzymopathien mit Gelenksymptomatik: Harnsäurediathese mit Tophi und Gelenksymptomatik, verbunden mit zentralnervösen Störungen, geistiger Retardierung, evtl. Selbstverstümmelung an Fingern und Lippen zeigt das *Lash-Nyhan Syndrom*. Auch sekundäre *Hyperurikämie* bei juveniler rheumatoider Arthritis und Kollagenosen ist beschrieben (KASTNER 1969), sowie Arthropathien bei *Chondrocalcinose* und *jugendlichem Diabetes,* meist am Tarsometatarsal- und oberem Sprunggelenk.

Vaskulitiden, allergische Erkrankungen mit Gelenksymptomatik: Flüchtige Arthritis, kleinfleckige, makulo-papulöse Exantheme, evtl. Nephritis und Darminfarkte kennzeichnen die im Kindesalter bekannte, – heute seltenere – *anaphylaktische oder rheumatoide Purpura Schönlein-Henoch.*

Das Exanthem, vorwiegend am Gesäß, Oberschenkel, Beinen, Melaena mit kolikartigen Bauchschmerzen, Hämaturie bei 50% und ein erhöhter Antistreptolysintiter ermöglichen die Diagnose. Chronische Glomerulonephritis kann eine Spätkomplikation darstellen.

Vaskulitiszeichen kommen im Kindesalter bei Lupus erythematodes (Nägel, Fingerkuppen, Handflächen), bei der Dermatomyositis und Wegener-Granulomatose vor, besonders aber bei *Peri(Poly)arteriitis nodosa.* Die lokal kutane Form geht mit einer, meist länger andauernden, nicht versteifenden Polyarthritis besonders der Knie- und Ellenbogen einher, zusammen mit einem schmerzhaften nodulären Exanthem oder Erythema nodosum ähnlichen größeren Knoten entlang der Schienbeine sowie Streckseiten der oberen Extremität. Die Diagnose ist meist nur mittels einer, oft auch erst mehrerer Biopsien eines Knötchens inklusive kleiner Arterie möglich. Die Prognose der kutanen Form, die nach Streptokokkeninfektionen auftreten kann, ist meist günstig. Bei viszeraler Beteiligung wird sie durch Ausmaß und Verteilung der erkrankten Gefäßgebiete (Koronararterien, Zentralnervensystem) bestimmt. Erhöhte IgE-Werte sowie niedriges Serumkomplement sprechen für immunpathogenetische Mechanismen. Alter: 6–16 Jahre. Die Klassifizierung der Polyarteriitiden ist bisher nicht befriedigend; die Frage, ob die frühkindliche Polyarteriitis, die ein ganz anderes Bild als die der älteren Kinder (siehe oben) zeigt, dem *Mukokutanen Lymphknoten-Syndrom* entspricht, bedarf weiterer Klärung. Unter 20 frühkindlichen Fällen mit Beginn unter 2 Jahren fanden ROBERTS und PETERMANN (1963) stets länger persistierendes Fieber, Exantheme sowie Husten, Konjunktivitis, zentralnervöse Erscheinungen bei einem Drittel. 2 zeigten Extremitätengangrän. Mittlere Krankheitsdauer bis zum Tod ca. 4 Wochen. Arteriitis nodosa der Koronararterien war bei 18 von 20 Kindern Todesursache, verbunden mit multiplen, thrombosierten Aneurysmen.

Typen der Polyarteriitis

1. frühkindliche (unter 2 Jahren) Form:
   Identisch mit dem mukokutanen Lymphadenopathie-Syndrom (Kawasaki-Syndrom?) s.S. 270.

2. Ältere Kinder, Adoleszenten:
   a) Kutane Form (Arthralgie, kutane und subkutane Knoten mit Lokalisation prätibial wie Erythema nodosum, aber auch an Oberschenkeln, Hüfte. Verbindung mit Streptokokkeninfektion.
   Kein oder mäßiges Fieber.
   Prolongierter, rezidivierender, meist gutartiger Verlauf.
   Histologie; nekrotisierende Arteriitis.

   b) Generalisierte Form: Fieber, Arthralgien, Myalgien, kutane, subkutane Knoten, polymorphe, purpuraartige Exantheme ohne Thrombozytopenie. Systemische Zeichen: Raynaud-Symptome, Herz, ZNS Beteiligung, Nephropathie mit Gefäßwandnekrosen und Glomerulonephritis. Schwereres Krankheitsbild als bei Erythema nodosum.

Als akut verlaufende Immunkomplexvaskulitis wird das akute, febrile *mukokutane Lymphknotensyndrom-Kawasaki-Syndrom* angesehen, das im Beginnstadium u.U. vom Still-Syndrom (systemische juven. chron. Arthritis) abgegrenzt werden muß. Es befällt bevorzugt männliche Kleinkinder, zeigt aber im Gegensatz zum Still-Syndrom Enanthem, Himbeerzunge, Palmar- und Plantarerythem sowie eitrige Konjunktivitis. Vor allem die zervikalen Lymphknoten sind geschwollen, aseptische Meningitis, Pyurie und Diarrhoe kommen vor. Nach einigen Krankheitstagen auffällige Schuppung an den vorausgehend geschwollenen Gelenken und Gliedmaßen. Verstorbene Kinder zeigten histologisch Koronarthrombose, entsprechend einer Polyarteriitis nodosa (CREMER 1979). Eine virale Infektion wird angenommen, ist aber nicht bewiesen. Kawasaki berichtete über rikettsiaartige Partikel in Haut und Lymphknoten. Ein *Erythema exsudativum multiforme* (STEVENS-JOHNSON Syndrom) muß ebenfalls differentialdiagnostisch bedacht werden.

Erscheinungsformen des Kawasaki-Syndroms

Hauptsymptome	*Zusätzliche Symptome*
Hohe Fieberzacken während 1–3 Wochen	Arthralgie
Konjunktivitis	Arthritis
Enanthem im Rachen	Pyurie
Palmar/Plantarerytheme	Diarrhoe
Feinfleckige Hauterytheme	
Zervikale Lymphknotenschwellung	

Komplikationen
Aseptische Meningitis, Koronarthrombose

Skelett- und Muskelerkrankungen nicht rheumatischer Natur: Traumen und mechanische Veränderungen am Gelenk oder gelenknahen Knochenbezirken sind häufig gegenüber rheumatischen Mon- oder Oligarthritiden abzugrenzen. Wir fanden bei einem Jungen mit mehrjähriger exsudativer Kniegelenksarthritis ein leukozytenreiches, steriles Gelenkpunktat, verursacht durch einen *penetrierenden Dorn*, der entfernt werden konnte. Ein *benignes Osteoblastom* kann bei gelenknaher Lokalisation leichte Beschwerden machen: *multiple Enchondromata* (Olliersche Krankheit) können im späteren Kindesalter zu Fingerverdickung und Fehlstellung führen. Wichtig ist früher Ausschluß *maligner Knochentumoren*.

Der *steroide Pseudorheumatismus* ist bei jungen Kindern selten. Wir sahen 2 Fälle mit gelenknahen Schmerzen der Quadrizepsmuskulatur bei einem 13jährigen, sensiblen Mädchen sowie einen 17jährigen Jungen nach Reduktion einer über 10 Jahre durchgeführten Urbasontherapie wegen Still-Syndrom. *Psychogene Oligarthropathie* im Gefolge von Enzephalitis oder gestörter Umweltbeziehung ist selten. Wir beobachteten eine hysterische Bewegungseinschränkung an Hüft- und Kniegelenken bei einem schwierigen Einzelkind, Arztsohn, 13 Jahre, die jahrelang fehlgedeutet worden war. Eine häufige Fehldiagnose in Anfangsstadien chronischer j.c.A. sind die sog. *Wachstumsschmerzen;* sie kommen weniger an Gelenken als am Schienbein, vorwiegend nachts und nach stärkerer Belastung, vor und betreffen meist sensible Kinder der Altersstufen 6–10 Jahre. Unter 213 Kindern, die dieser Schmerzen wegen untersucht wurden, fand sich je einmal rheumatisches Fieber und *Schlattersche Krankheit*, 3mal angeborene Herzfehler, 2mal Hilustuberkulose. Lordose, Pes planovalgus und Skoliose müssen ausgeschlossen werden, ebenso allgemeine Gelenkhypermobilität (BEIGHTON et al. 1983).

Arthritiden, die als eigene Krankheitsbilder in den weiteren *rheumatischen Formenkreis gehören sind:*

Arthritis psoriatica. Die A.ps. ist auch in großen Patientenreihen von j.c.A. selten; wir selbst sahen unter 1654 Kindern mit j.c.A. 3mal oligarthritische A.ps. sowie eine schwere, mutilierende Form: Generalisierte, erythroderme Psoriasis war bald nach Geburt aufgefallen, ab 4. Lebensjahr Nagel- und Gelenkbeteiligung, im 8. Lebensjahr waren alle Gelenke befallen. Mädchen überwiegen, familiäre Belastung ist häufig. Bei Schwellungen besonders der Finger, Zehenmittel- und Endgelenke („Wurstfinger"), evtl. Periostverdickung, muß nach Psoriasis beim Kind sowie in der Familie gesucht werden; die Gelenkveränderungen können der Psoriasis vorausgehen, auch Sakroiliitis und Spondylitis kommen vor. Die kindliche A.ps. verläuft in Schüben und setzt sich bis in das Erwachsenenalter fort. 40% der Patienten sind Träger des HLA B17 (Abb. 21). Eine primäre Keratokonjunktivitis sicca (*Sjögren-Syndrom*) ist im Kindesalter ungewöhnlich, kann sich jedoch an eine im späteren Kindesalter aufgetretene, chronisch progressive rheumatische Arthritis mit Noduli rheumatici anschließen.

Arthritis bei Enteritis regionalis-M. Crohn, Colitis ulcerosa. Erkrankungsbeginn selten vor dem 4. Lebensjahr. Die *Colitis ulcerosa* kann mit Fieber und Polyarthritis, seltener mit Erythema nodosum und Perikarditis einhergehen. Die blutigen Durchfälle sind diagnostisch entscheidend. Im klinischen Bild von 367 Kindern mit Morbus Crohn (HOLZSCHNEIDER et al. 1980) zeigte sich neben Durchfall und Bauchschmerzen bei über der Hälfte Fieber, sowie bei knapp 20% Gelenkschmerzen mit rezidivierender Synovitis. Die Arthritis begleitet meist das Intestinalleiden, kann aber auch die Erstmanifestation darstellen. Erythema nodosum und Iridozyklitis kommen vor. Bei Kindern mit M. Crohn wurden hohe Spiegel von Lipoid-A Antikörpern nachgewiesen; speziell Lipoid A, das aus Toxinen verschiedener Enterobakterien entsteht, kann antigen wirken. Sein Nachweis wird zwecks antibakterieller Therapie sowie zur Unterscheidung gegenüber Colitis ulcerosa empfohlen. Bei einer kleinen Zahl von M. Crohn Patienten, meist Knaben im späteren Schulalter mit Befall der unteren Extremität, überdauert die Arthritis die Darmerkrankung; sie können Träger von HLA B27 sein und später an Sakroiliitis und Spondylitis ankylosans erkranken.

Spondylitis ankylosans (Sakroiliitis): 10 der 66 von SCHILLING u. KÖLLE (1976) beschriebenen Fälle zeigten bereits im Alter von 10–12 Jahren Iliitis sakralis nach vorausgehender mehrjähriger Oligarthritis der Knie-, Hüft-, Zehengrund- oder Sprunggelenke, oder auch einer nur episodisch rezidivierenden Knie-Synovitis. Beginn im späteren Schulalter, männliches Geschlecht, Schübe von Iritis –, meist einseitig –, die gutartiger verlaufen als bei der chronischen Iridozyklitis der kleinen Mädchen mit ANA, Nachweis des Histokompatibilitätsantigens HLA B27 sowie familiäre Belastung –, meist des Vaters –, lassen eine differentialdiagnostische Abgrenzung oder Wahrscheinlichkeitsdiagnose gegenüber der j.c.A. zu (s.S. 227, Iridozyklitis, s. Immunologie). Diese ist wichtig, da die späte, etwa nach 10 Jahren zu erwartende Miterkrankung des Achsenskelettes eine vorbeugende physikomechanische Behandlung sinnvoll macht. Ca. 40% der Patienten zeigt eine, oft doppelseitige und schwere *Koxitis*. Sakroiliitis wie Spondylitis ankylosans werden vereinzelt auch bei Mädchen gesehen; Beginn im Kleinkindalter ist jedoch extrem selten. Während die Mehrzahl von Spondylitis ankylosans-Kindern keine systemischen Zeichen und erhöhte Entzündungsaktivität zeigt, verläuft der hochaktive, sog. *„Gamma-Typ"*, den man vereinzelt im Pubertätsalter sieht, fieberhaft; es besteht schwere Dysproteinämie mit Hypergammaglobulinämie über 30–40 rel-%, signifikante Vermehrung der IgG und IgA Immunglobuline und hypochrome Infektanämie. DNS Antikörper fehlen; Erytheme und Balanitis können Abgrenzung gegenüber *Reiter-Syndrom* und *Arthritis psoriatica* erfordern. Die Prognose ist dubiös.

O. Therapie

Das vielgestaltige Bild der kindlichen chronischen Arthritis, die besondere Alters- und Wachstumssituation sowie die Fälle, in denen eine frühkindliche Erkrankung bis ins Jugendalter hinein behandlungsbedürftig bleibt, bewirken, daß die Therapie, obgleich sie sich im wesentlichen der gleichen Behandlungsmöglichkeiten wie beim Erwachsenen bedient, teilweise mit differenten Überlegungen eingesetzt werden muß. Sie soll gleichzeitig folgende Punkte als Langzeitprogramm umfassen und baldmöglichst nach Diagnosestellung beginnen:

1. Neben medikamentöser antirheumatischer Therapie in allen aktiven, schwereren Fällen zusätzliche Basistherapie.
2. Physikalische, krankengymnastische und konservativ orthopädische Therapie einschließlich Lagerung.
3. Graduelle Schonung, Stärkung der Widerstandskraft durch ein günstiges Makro- und Mikroklima einschließlich altersgemäßer, kompletter Ernährung ohne KH-Mast. Tonsillektomie nach den im Kindesalter üblichen strengen Richtlinien.
4. Frühsynovektomie bei nicht systemischer Mon- oder Oligarthritis, besonders der Knie-, seltener der Hand-, oberen Sprunggelenke, evtl. Tenotomien. Beseitigung schwerer Fehlstellungen sowie Hüftgelenks- oder Fingerendoprothesen erst im latenten bis inaktiven Stadium.
5. Schule und Beschäftigungstherapie baldmöglichst nach Überwindung akuter Krankheitsphasen.
6. Regelmäßiger Kontakt mit dem Hausarzt sowie Augenarzt. Aufklärung der Familie über die Diagnose und evtl. Differentialdiagnose, Komplikationen bei den Subgruppen, Möglichkeiten der Therapie und ihre Gefahren sowie die Wichtigkeit der häuslichen Mitarbeit. Frühzeitige Berufsberatung bei Jugendlichen unter realistischer Einschätzung der Prognose und psychischer Lenkung der Patienten.
7. Balneotherapie erst nach Inaktivierung der Grundkrankheit.
8. Soziale Betreuung, Rheumaligen.

1. Medikamentöse Therapie

a) Antirheumatika

Prinzipiell sind die bisher beim Erwachsenen bekannten, nicht steroidalen Antirheumatika auch beim Kind anwendbar, man sollte sich jedoch auf diejenigen, mit denen bereits eine größere pädiatrische Erfahrung besteht, beschränken.

In den USA gelten noch immer (bis zu 85%) die Salicylate als Mittel der Wahl (KÖLLE 1966; SÄNGER 1975, 1980; STOEBER 1966; STOEBER u. KÖLLE 1956). Bei hohem Fieber kann es nötig sein, über den sonst üblichen Serumspiegel von 25 mg%, der etwa mit 60 mg/kg/Tag erreicht wird, hinauszugehen; Kortikosteroide können die Salicylatausscheidung beschleunigen. Salicylintoxikationen wurden bei 56% von 47 Aspirin-behandelten Kindern zwischen 3–15 Jahren bei Dosen von 90–120 mg/kg/Tag beschrieben (ANSELL 1976b; CALABRO u. MARCHESONO 1968; CALABRO 1967). Kleine Kinder klagen nicht über Salicylatnebenwirkungen, so daß es rasch zu Hyperventilation, respiratorischer Alkalose, Delirien, Koma sowie Hyperpyrexie kommen kann. Hepatotoxität, erhöhte Blutungsneigung sowie chronische Nephritis sind bekannt (MÄKELÄ u. YRJÄNÄ 1977/78; OROZCO-ALCALA u. BAUM 1974)[2]. Ohne diese Nebenwirkungen, aber vergleichsweise schwach antiphlogistisch ist *Salicylamid*. In seiner Wirkung zwischen *Salicylamid* und *Acetylsalicylsäure* steht die Suspension *Benorylat* (100 mg/kg), dessen antirheumatische Wirkung sich durch die Spaltprodukte *Salicylsäure* und *Paracetamol* erklärt (MÄKELÄ et al. 1980). Das in Deutschland bei rheumatischem Fieber und chronischer juveniler Arthritis früher bevorzugte *Aminophenazon* (Pyramidon) ist heute verlassen: Zwar sind primäre Überempfindlichkeitsreaktionen und Knochenmarksdepression nicht häufig, sie können aber schwer verlaufen und zwingen besonders in Verbindung mit Basistherapeutika zu erhöhter Vorsicht. Dies muß auch bei dem ebenfalls stark antiphlogistisch wirksamen *Phenylbutazon* (5–10 mg/kg), das beim Kind strumigen wirkt, berücksichtigt werden. Relativ wenig Nebenwirkungen bei ausreichend guter antirheumatischer Wirkung hat beim Kind *Indomethazin,* mit dem lange und große Erfahrung gesammelt werden konnte (SÄNGER 1975). 631 Kinder mit chronischer Arthritis im Alter von 2–16 Jahren wurden im Durchschnitt $1^1/_2$ Jahre, maximal 6 Jahre mit einer Dosis von durchschnittlich 2,5–3 mg/kg/Tag Indomethazin behandelt: Eine kleine Zahl meist junger Kinder verweigerte das Mittel oder erbrach: über die beim Erwachsenen bekannte morgenliche Benommenheit durch das Mittel klagen erst Jugendliche. In 17% der Fälle war die Wirkung sehr gut, in 25% ausreichend gut. Unter den neueren antirheumatischen Mitteln besteht bisher größere Erfahrung mit dem gut verträglichen und wirksamen 1,67/kg *Diclofenac* (Voltaren 2–3 mg/kg). Mit *Iboprufen* (20–30 mg/kg/Tag) werden in England (ANSELL 1976b) Kinder behandelt, denen Aspirin wegen Erbrechen oder persistierendem Nachweis okkulten Blutes im Stuhl sowie Anämie oder Leberschädigung entzogen wurde. In einer Doppelblindstudie gegenüber Aspirin an 18 Kindern mit juveniler chronischer Arthritis erwies sich *Naproxen* (20 mg/kg) als gleich wirksam, ohne daß Nebeneffekte bemerkt wurden (MÄKELÄ 1977/78). Noch im klinischen Versuch stehen beim Kind *Sulindac* (CALABRO 1977), *Tolmetin* (LEVINSON 1977), *Prolixan* und Piroxicam (Eular Nr. 3 Basle 1978, „The Care of Rheumatic Children" 51–59). Wichtig ist eine, für Kinder brauchbare Zubereitungsform, z.B. Saft.

b) Kortikosteroide

Häufiger als beim Erwachsenen wird beim Kind, besonders durch Nicht-Pädiater, eine Kortikosteroid-Therapie eingeleitet. Dies beruht einmal darauf, daß das Still-Syndrom mit seiner bedrohlichen Symptomatik wie Myo-Perikarditis, Serositiden und hohen Fieberschüben beim Erwachsenen kaum je vorkommt. Außerdem ist sowohl die juvenile chronische Arthritis wie das Still-

---

[2] Zur Frage eines kausalen Zusammenhanges zwischen Acetylsalizylsäuremedikation und Reye-Syndrom siehe: Special Report, Pediatrics **69**, 810 (1982)

Syndrom relativ selten, und der nicht speziell Erfahrene wird deshalb leichter einem fiebernden Kind, dessen Arthritis nicht gleich auf Antirheumatika genügend anspricht, Kortikosteroide verordnen; er stellt damit zunächst Eltern und Kind zufrieden! Einen häufigen Grund für den Einsatz von Kortikosteroiden stellt aber auch heute noch die Fehldiagnose rheumatisches Fieber dar.

Während die Kortikosteroide beim Abklingen des rheumatischen Fiebers meist leicht abgebaut werden können, führt dies bei systemischer j.c.A. in der Mehrzahl der Fälle zum Wiederauftreten der Fieberschübe sowie artikulärer und extraartikulärer Symptome, deren Bekämpfung u.U. noch höhere Dosen als vor dem Kortikosteroidabbau erfordern kann: Damit entsteht die gefürchtete, zu hoch dosierte Kortikosteroid-Langzeittherapie beim Kind. Die bisher größte Zusammenstellung über diese Frage ergibt folgendes Bild: Unter 1 293 Kindern, die zwischen 1952 und 1974 stationär in der Rheumakinderklinik Garmisch-Partenkirchen behandelt wurden, standen 61,3% unter Kortikosteroiden! Bei allen 408 Still-Patienten sowie über der Hälfte der Fälle mit chronischer Polyarthritis war die Kortikosteroid-Therapie bereits von den einweisenden Ärzten bzw. Kliniken angesetzt worden und erfüllte mit einer Therapiedauer von über einem halben Jahr schon die Kriterien der Langzeittherapie! Alternierende und zirkadiane Kortikosteroid-Gabe muß unbedingt eingehalten werden und läßt sich bereits von Anfang an, von Einzelfällen abgesehen, durchführen mit Hilfe von Antirheumatika sowie frühem Einsatz von Basistherapeutika (STOEBER 1975, 1976). Die Indikationen zur Kortikosteroid-Therapie beim Kind sind streng einzuhalten, s.S. 274, 275.

c) ACTH

Intramuskuläre Gaben von synthetischem ACTH haben alle früheren Behandlungsformen abgelöst. Die ACTH-Therapie kann in der Hand des Erfahrenen gegenüber den Kortikosteroiden einige Vorteile zeigen: Dies betrifft besonders das Vermeiden von NNR-Atrophie, die im Kindesalter mit der Häufigkeit von Infekten und Infektionskrankheiten besonders verhängnisvoll sein kann (RAYMANN et al. 1973). Das Reduzieren bzw. Absetzen der ACTH-Therapie gelingt erfahrungsgemäß leichter als bei Kortikosteroiden, ferner können mit kleinen Dosen von 0,1–0,3 ccm synthetischem ACTH (*Synacten, Cortrophine S*), 1–2mal/Woche gelegentlich durch Kortikosteroide nicht beeinflußbare Erscheinungen, besonders rezidivierende Fieberschübe, beherrscht werden. Die Dauertherapie mit ACTH birgt aber kaum geringere Gefahren als die mit Kortikosteroiden: Das Cushing-Syndrom ist stark, eine Hypertonie häufig; die Hoffnung, mit ACTH Wachstumsstörungen zu vermeiden (SÄNGER 1976), hat sich nicht erfüllt. Pseudotumor cerebri: s.S. 276.

d) Indikationen zur Kortikosteroidtherapie bei rheumatischen und verwandten Erkrankungen im Kindesalter

Dringende, z.T. *vitale* Indikation:
Myo-Perikarditis beim Still-Syndrom (zusammen mit Basistherapie)
Lokal nicht rasch beeinflußbare Iridozyklitis (evtl. mit Basistherapie *Azathioprin, Cyclophosphamid*)

Bedingte Indikation:
Rheumatisches Fieber (zusammen mit Penicillin-Therapie)

Still-Syndrom (system. j.c.A.) (zusammen mit Basistherapeutikum)
Kachexie bei juveniler chronischer Polyarthritis und Still-Syndrom (alternierend, zirkadianer Rhythmus, baldmöglichst Basistherapeutikum)
Kachexie bei juveniler Spondylitis ankylosans
Regionale Enteritis und Colitis ulcerosa
Kollagen-Krankheiten, Sharp-Syndrom
Postoperative Phase nach Synovektomie (ca. 6 Wochen, neben Basistherapeutikum)
Subsepsis hyperergica Wissler

Lokale Kortikosteroid-Anwendung:
Rheumatische Iridozyklitis (Kortikosteroid-Augentropfen und Salbenverbände (3–8mal Dexamethason-Augentropfen, 2,5% Hydrocortison Augensalbe mit Verband nachts. Kortikosteroid-Depots vermeiden!
Intraartikuläre Injektionen bei juveniler Olig- und Monarthritis (mit Basistherapeutikum als Anfangstherapie, sonst Synovektomie)
Bursitiden, Tendosynovitiden

e) Schäden der Kortikosteroid-Langzeittherapie beim Kind

Wird eine Prednisolon-Äquivalenzdosis von über 0,2 mg/kg/Tag länger als ein halbes Jahr verwendet, ist mit Schäden zu rechnen. Anfangsdosen von 2 mg/kg/Tag stellen auch beim frischen, schweren Still-Syndrom das Maximum dar. Baldmöglichst Abbau unter den üblichen Vorsichtsmaßnahmen (erst Abbau von $^1/_2$, weiterhin nur mehr von $^1/_4$ Tabletten pro Tagesdosis im Abstand von jeweils Tagen bis Wochen!) bis zur obigen Erhaltungsdosis. Die größte Erfahrung besteht mit Prednison/Prednisolon und Methylprednisolon. Fluocortulon hat einen geringeren katabolen Effekt bei guter Magenverträglichkeit: mg/äquivalent gegenüber Prednisolon eingesetzt, ist seine antiphlogistische Wirkung jedoch schwächer. Dexamethason ist nur bei der peroralen Behandlung der rheumatischen Iridozyklitis dem Prednisolon überlegen (RAJMANN et al. 1973). Ein *ungefährliches* Kortikosteroid gibt es auch im Kindesalter nicht! Retard- und zusammengesetzte Kortikosteroide enthaltende Medikamente sind auch beim Kind abzulehnen. Unter 1 654 Kindern mit Still-Syndrom und juveniler chronischer Polyarthritis starben im eigenen Krankengut (1952–1977) 85, die alle unter Kortikosteroid-Behandlung standen; sie setzen sich zusammen aus 76 Still-Patienten und 9 Kindern mit nichtsystemischer juveniler chronischer Polyarthritis. Bei 21,2% (18 Kinder) war die Kortikosteroid-Langzeittherapie mitentscheidend am letalen Ausgang durch septische Peritonitis bei symptomloser Appendizitis sowie nach gynäkologischen Operationen, viszerale Mykose, eitrige Meningitis, Knochentuberkulose (STOEBER 1966, 1975, 1976; STOEBER u. KÖLLE 1956).

Schwere Osteoporose mit Keilwirbelbildung, Wirbelzusammenbruch und Hüftkopfnekrosen sowie Wachstumsstillstand und Linsentrübung (s.S. 281) sind beim Kind die häufigsten Schäden der Kortikosteroid-Langzeittherapie (s. Abb. 1a–c und 15). Besonders in Kombination mit nichtsteroidalen Antirheumatika kommt es zu Magen-Darm-Ulzera und Perforation.

Beim Kind typisch ist der *Pseudotumor cerebri,* der sich meist in Spätphasen des Entzuges von Kortikosteroiden sowie ACTH zeigt, einhergehend mit Krämpfen, Bewußtlosigkeit und schwerer azidotischer Stoffwechselentgleisung; auch psychotische Zustände kommen vor und können längere Zeit andauern.

Das Bild der Kortikosteroid-Schäden im Kindesalter zeigt Tabelle 17, wobei es sich teilweise um Mehrfachschäden beim gleichen Patienten handelt (SCHWENK 1967; STOEBER 1976).

Tabelle 17. *Schäden* (inkl. letaler) bei 793 langfristig mit Kortikosteroiden und ACTH behandelten Kindern mit Still-Syndrom und juveniler chronischer Polyarthritis (STOEBER 1976)

Pseudotumor cerebri	11	(1,4%)
Magen-Darm-Ulzera	29	(3,6%)
Magen-Darm-Blutungen	54	(6,9%)
Schwere Osteoporose (Keilwirbelbildung)	77	(9,7%)
Steroidosteoarthropathie (Femurkopfnekrose u.a.)	16	(2,1%)
Wachstumsstillstand unter der 3. Percentile	146	(18,4%)
Kortikosteroid-Psychosen	3	(0,3%)
Subkapsuläre Linsentrübung	29	(3,6%)
	365 = 46% der Patienten	

f) Basistherapeutika

Die Vorstellungen über ihren Wirkungsmechanismus entsprechen denen beim Erwachsenen. Bei allen aktiven systemischen Fällen und nichtsystemischer juveniler chronischer Arthritis (Mon-, Oligarthritis je nach Schwere) ist nach Sicherung der Diagnose ein Basistherapeutikum neben Antirheumatica bzw. Kortikosteroid anzusetzen, wenn ein progredienter, schwerer Verlauf zu erwarten ist. Meist ist hierzu stationäre Kontrolle wünschenswert.

Gold. Pädiatrische Erfahrung besteht mit Natriumaurothiomalat (Mycrisin, Fosfocrisolo) und Aurothiomalat-Natrium (Tauredon), die sich in Löslichkeit und Goldgehalt unterscheiden. Die Dosierungsschemen haben im Verlauf der letzten 20 Jahre mehrfach gewechselt. (Siehe Compendia Rheum. 5, Eular, Basel, 1980.) Man neigt heute auch beim Kind – nach Testung der Goldtherapie im ersten Halbjahr – zu einer protrahierten Behandlung ohne exakte Begrenzung. Im Verlauf von ca. 2–3 Jahren wird eine Gesamtdosis Gold von 1,5– maximal 2 g erreicht. Ein gesicherter Erfolg tritt bei ca. 30% der Patienten ein, keiner bzw. ein fraglicher bei je weiteren 30%. Bei ca. 10% zwingen Nebenerscheinungen, die sich nicht von denen des Erwachsenen unterscheiden, zum Absetzen der Goldtherapie. Die toxischen und hämatologischen Nebenwirkungen machen Kontrollen vor und während der Behandlung nötig. Unter 219 Tauredon-behandelten Kindern zeigten sich bei 60 verschiedene Nebenwirkungen. Auffällig häufig traten unter HLA B27 tragenden Kindern Aphthen auf. (L. SCHUCHMANN 1981). Todesfälle sind sehr selten: BARDFELD und HAVELKA berichteten 1975 über eine nicht beeinflußbare Panmyelophthise nach 7 Monate langer Behandlung mit insgesamt nur 300 mg metallischem Gold. Besonnung soll vermieden werden. Hochfieberhafte, systemische Erkrankungen scheinen weniger auf eine Goldtherapie als aktive, nichtsystemische chronische Arthritiden zu reagieren. Die orale Goldtherapie mit Auranofin steht noch im Kontrollstadium: Nebenwirkungen wie Erfolg sind bisher (Garmisch Partenkirchen 1983) geringer als unter Tauredon.

D-Penicillamin. Aus einer kontrollierten Studie an 285 Kindern mit chronischer Polyarthritis ergibt sich bisher eine etwa gleiche Indikation und Wirksamkeit der Gold- und der D-Penicillamin-Basistherapie (SCHAIRER et al. 1976). Die Verträglichkeit des D-Penicillamin ist meist gut; Albuminurie bildet sich meist zurück, jedoch wird vereinzelt Nephrose beobachtet. D-Penicillamin, vereinzelt auch Gold, kann die Bildung antinukleärer Antikörper induzieren; bei kindlicher Iridozyklitis, die vermehrt ANA zeigen kann, wird es nicht eingesetzt. Die DNA-Reparatur bleibt durch D-Penicillamin unbeeinflußt.

Antimalariamittel. Sie werden ihrer schwächeren Wirksamkeit wegen seltener benützt (KÖLLE 1966). Unter 4 mg/kg/Tag *Resochin* sind korneale Einschlüsse und Retinopathie nicht zu befürchten, regelmäßige Kontrollen jedoch erforderlich. Eine Haarentfärbung bildet sich wieder zurück. Die Wirkung auf die sekundäre Amyloidose bei j.c.A. ist nicht überzeugend, die Beeinflussung der Hauterscheinungen des kindlichen Lupus erythematodes günstig. Hydroxychloroquin (*Quensyl*) ist weniger retinotoxisch.

Immunosuppressiva. Die Indikation zur immunosuppressiven Therapie muß beim Kind auf schwere, systemische Fälle, also das Still-Syndrom, beschränkt bleiben, das durch eine mögliche Kortikosteroid-Langzeittherapie bedroht ist und an sich eine ernste Prognose hat. Eine frühzeitige immunosuppressive Basistherapie kann Kortikosteroide einsparen. Meist werden Antimetaboliten (Azathioprin) mit antiphlogistischer Wirkung und Hemmung lymphozytärer Proliferation benützt und auf Alkylantien bei j.c.A. verzichtet.

Neben der Gefahr der Resistenzverminderung drohen – allerdings als seltene Komplikation – Agranulozytose und Panmyelophthise. Die Behandlung sollte unter klinischer Kontrolle in einer Dosis von 2–3 mg/kg/Tag eingesetzt und mindestens 1 Jahr beibehalten werden. Störung der Spermiogenese wurde bei mehrjähriger Gabe beobachtet (KÖLLE et al. 1972). Unter 321 Kindern, die von 1966–1976 nach und unter Azathioprin-Therapie beobachtet wurden, zeigte sich bei einem Drittel der Fälle eine eindeutig günstige Wirkung auf die rheumatische Aktivität bei gleichzeitiger Kortikosteroid-Reduktion auf eine Erhaltungsdosis von 0,2 mg/kg/Tag oder wenigstens auf 50% der Anfangsdosis. Bei ca. 50% der Fälle (STOEBER 1978) – bisher keine kontrollierte Studie – zeigt Azathioprin keine signifikante Besserung: Dies muß, besonders da über mögliche teratogene und kanzerogene Spätfolgen beim Kind noch wenig auszusagen ist, bei der Therapie mit Antimetaboliten, besonders aber mit Alkylantien im Kindesalter bedacht werden. Nach 18–27 Monate andauernder immunosuppressiver Behandlung mit Chlorambuzil (0,2 mg/kg) wurden unter 29 schweren, z.T. systemischen Fällen mit j.c.A. 2mal eine letale Myeloblastenleukämie, 1mal eine letale Form von Monoblastenleukämie beobachtet (PRIEUR 1979).

Gabe von Alkylantien (Cyclophosphamid) bei sekundärer Amyloidose im Gefolge von systemischer juveniler Polyarthritis verlängert die Überlebenszeit, ohne daß volle Klarheit über den Wirkungsmechanismus bei dieser Indikation besteht (ANSELL u. BYWATERS 1975; MUNTHE et al. 1976). Die Wirkung von Azathioprin bei rheumatischer Iridozyklitis ist nicht überzeugend. Es wird deshalb bei therapieresistenter, progredienter Iridozyklitis erfolgreich eine kürzere, mehrwöchentliche Cyclophosphamid-Therapie neben lokaler Kortikosteroid-Therapie benützt (WITMER 1976).

Mit dem *Kolchizin* als besondere Form antimetabolischer Therapie besteht bei j.c.A. keine Erfahrung; es wird beim familiären Mittelmeerfieber mit Amyloidose eingesetzt (ZEMER 1980).

Immunstimulation. Über eine Behandlung der j.c.A. mit *Thymusextrakt* (THX) liegen nur dubiöse Einzelbeobachtungen vor; die Therapie mit *Levamisol* bei Kindern mit systemischer chronischer Polyarthritis kann schwerste Nebenerscheinungen bei einer Dosis von 2,5–3,5–5 mg/kg, 3mal wöchentlich verabreicht, verursachen. Über mehrere Todesfälle nach hohem Fieber, Rash, Agranulozytosis, Enzephalitis wird berichtet (A.L. MÄKELÄ, A.M. PRIEUR Eular, Nr. 3, Basle 1978, „The care of rheumatic children", Oslo 1977). Über die Wirkung des hochgereinigten *Thymopoetin-Pentapeptid* (TP-5) bei j.c.A. laufen 1. Untersuchungen. *Plasmapherese* wurde vereinzelt angewandt (BREWER 1981, pers. Mitteilung). Die Wirkungsweise von *Transferfaktor* bei j.c.A. wurde an zwei kleinen Patientenkollektiven (ANTILLA 1977), dabei einmal in einer kontrollierten Studie (HOYERAAL 1977) geprüft. Eine Wirkung war weder klinisch noch bei sorgfältiger in vivo und in vitro Testung der zellulären Immunität festzustellen (s. Eular Nr. 3, Basle 1978, „The Care of Rheumatic Children", S. 66–68).

g) Sonstige medikamentöse Therapieformen

Pflanzliche Antirheumatika und *Homöopathika* wirken (eigene Erfahrung) bei aktiven kindlichen Erkrankungen nicht genügend stark antiinflammatorisch und analgetisch (RH 50 u.a.). Von der *Symbioselenkung* nach Prof. MOMMSEN sahen wir in 2 Fällen von Still-Syndrom zusammen mit vorsichtigem Kortikosteroid-Abbau Günstiges; in einem weiteren Fall fehlte jeglicher Einfluß auf den progredienten Krankheitsverlauf. Mit *Schlangengift* bestehen keine Erfahrungen beim Kind. *Gammaglobulin-Injektionen* sowie *Hyperimmunglobuline* sollten bei infektionsgefährdeten Kindern sowie als Ersatztherapie bei vorübergehender, sekundärer oder angeborener Hypo- bis Agammaglobulinämie gegeben werden. Die *Natriumfluorid-Therapie* der Steroid-Osteoporose war nach eigener Beobachtung nicht erfolgreich; ein Teil der Kinder vertrug die Dauer-Medikation schlecht.

Therapie mit *Wachstumshormon* (HGH) s.S. 249.

Die bei chronisch rheumatischen Kindern sehr häufigen *Zystopyelitiden* bedürfen intensiver medikamentöser Früh- und meist Dauerbehandlung.

2. Allgemeine Therapie

a) Physiotherapie

Ein chronisch krankes Kind wie das rheumatische braucht in aktiven Krankheitsphasen oder während einer Reduktion der Kortikosteroid-Therapie Ruhepausen von ca. 2 Stunden täglich bei ausreichender Nachtruhe. Es hat sich für das Allgemeinbefinden der Kinder als günstig erwiesen, wenn diese Ruhepausen z.T. als Freiluft-Liegekur ohne direkte Besonnung und unter entsprechendem Wärmeschutz erfolgen. Komplette Bettruhe – stets verbunden mit richtiger Lagerung zur Vermeidung von Kontrakturen – ist nur in fieberhaften Krankheitsphasen erforderlich sowie, kombiniert mit Zugbehandlung, bei stark schmerzhafter Arthritis der Hüftgelenke. Jede Hüft- z.T. auch Kniegelenksarthritis, selbst ohne röntgenologische Veränderungen, verlangt nach statischer Entlastung ohne allgemeine Bewegungseinschränkung. Dem kommt bei Kindern die Fortbewegung mittels Dreirad entgegen. Während die Zugbehandlung von Hüften und Kniegelenken während der Ruhepausen am Tag durchführbar ist, können nachts Liegeschalen zur Vermeidung von Fehlstellungen, besonders von Ulnardeviation und Beugekontraktion der Handgelenke, angelegt werden. Eine Zugbehandlung der HWS darf wegen der Gefahr einer atlantoaxialen Dislokation nur unter erfahrener Kontrolle erfolgen. Bauchlage mit verschiedenen unterstützenden Unterlagen beugt der Hüftgelenkskontraktion vor und stärkt die Rückenmuskulatur: die Kinder lernen rasch, sich in dieser Lage zu beschäftigen.

In den physiotherapeutischen Behandlungsplan, der individuell auf die Gelenksymptomatik, das Alter und die Kooperationsfähigkeit des Kindes abgestimmt wird, müssen die Eltern einbezogen werden, um die tägliche häusliche Behandlung neben einer krankengymnastischen Überwachung durchführen zu können. Vor den aktiven wie passiven Bewegungsübungen der Gelenke und den isometrischen Spannungsübungen der kontraktur-antagonistischen Muskeln ist lokale Erwärmung im Wasser, durch feucht-warme Packungen oder Paraffin-Fango zweckmäßig. Wickel mit verdünntem Alkohol, nach Art der Kneipp-Wickel, sowie besonders Eispackungen werden auf exsudative, stark entzündete Gelenke aufgelegt und gut toleriert. Die früher benützten Überwärmungsbäder bis 40° C Körperwärme werden heute kaum mehr angewandt.

b) Sport

Vor Entlassung eines Kindes oder besonders eines Jugendlichen mit chronischer Arthritis müssen die möglichen Sportarten besprochen werden: Während Schwimmen in Wasser von wenigstens 26° C regelmäßig durchgeführt werden sollte, ist Radfahren, Wandern, Ski-Langlauf nur zeitlich beschränkt möglich. Alle traumatisierenden Sportarten sind verboten; dies trifft meist auch für den Schul-Turnunterricht zu.

Die Teilnahme an Fahrten, Lagern, Camping, und Wettsport ist selbst bei leichterer Erkrankung nur individuell erlaubbar.

c) Diät

Eine effektive *Rheumadiät* (Bircher/Benner, Grandlsche Keimdiät u.a.) gibt es auch im Kindesalter nicht. Besonders bei Kindern unter Kortikosteroid-Therapie muß aber eine übermäßige Gewichtszunahme vermieden werden. Es empfiehlt sich eine Fett-, Mono- und Disacharid-eingeschränkte Ernährung mit reichlich Milcheiweiß, Fisch, magerem Fleisch, Obst und Gemüse.

d) Herdsanierung

Adenoide und Tonsillenherde werden unter dem Schutz von Breitbandantibiotika bei der im Kindesalter üblichen Indikation entfernt. Bei einzelnen, mit erhöhtem Antistreptolysintiter einhergehenden Frühfällen von chronischer Polyarthritis kann hiermit das Krankheitsgeschehen günstig beeinflußt werden; im allgemeinen bringt aber die Tonsillektomie keine entscheidende Besserung der Grundkrankheit.

Eiterprozesse der Haut, Ohren, Nebenhöhlen sollen raschestens zur Ausheilung gebracht werden, meist durch konservative, gelegentlich operative Behandlung.

e) Badebehandlung

Die kindliche chronische Arthritis und das Still-Syndrom sind in aktiven Stadien für jede kurmäßige Badebehandlung mit antirheumatisch wirksamen Substanzen nicht geeignet: Eine Anzahl der von uns stationär behandelten Kinder mußte wegen Reaktivierung nach Behandlung in verschiedenen Rheumabädern (Thermal-, Thermal-Solequellen, Moor, Radon), einschließlich Psammotherapie, aufgenommen werden. Für die zusätzliche Klimatherapie ist ein sonnenreiches, wind- und feuchtigkeitsarmes mittleres Höhenklima günstig. Verschickung rheumatischer Kinder in Kinderheime ist problematisch (STOEBER, 1978).

3. Chirurgische Therapie

Biopsie: Synovialbiopsie ist meist bei rheumatischer Monarthritis aus differentialdiagnostischen Gründen erforderlich. Längere Ruhigstellung nach der Biopsie wie auch der Synovektomie bedingt bei der kindlichen chronischen Arthritis die Gefahr rascher, fibröser Ankylosierung, so daß umgehende postoperative Gelenkmobilisierung nötig ist; z.T. wird beim Kind aus diesem Grund die Nadelbiopsie in Vollnarkose vorgezogen (CALABRO 1976).

Häufig muß eine Biopsie von Knötchen, Haut, Rektumschleimhaut sowie Niere durchgeführt werden, ohne beim Kind besondere Probleme zu bieten.

Frakturen: Bei der Behandlung von Frakturen bei j.c.A. muß die Tendenz zur Versteifung ruhiggestellter Nachbargelenke im Therapieplan mitberücksichtigt werden.

Synovektomie. Das Ergebnis ist bei der seronegativen mon- oder oligartikulären Arthritis der Kniegelenke im 1. Jahr postoperativ in 80–90% der Berichte gut, d.h. es besteht volle Gelenkbeweglichkeit. Spätere Nachuntersuchungen ergeben eine Anzahl von Rückfällen (ANSELL 1976a; BEYER 1977). Bei der seropositiven Erkrankung fanden ANSELL u. WOOD (1976) die Erfolgsrate 5 Jahre nach Synovektomie schlechter als bei der juvenilen, seronegativen Arthritis: Sie war von anfänglich 80% auf 60% gesunken. Die Hoffnung durch Synovektomie eine gleichzeitig bestehende Iridozyklitis günstig beeinflussen zu können, hat sich nicht erfüllt. Eine zeitliche Indikation zur Synovektomie (meist Kniegelenk, Sprunggelenk) beim Kind kann nicht starr festgelegt werden; es sollte die Reaktion auf eine medikamentöse und physiotherapeutische Behandlung von wenigstens 6–24 Monate abgewartet werden, zumal die Mon- und Oligarthritis des Kindes schon an sich eine relativ günstige Prognose hat und die Gefahr von Gelenkusuren weniger rasch als beim Erwachsenen droht. Durch komplette Entfernung der gesamten vorderen Synovia sowie der der beiden hinteren Recessi, verbunden mit umgehender, erfahrener postoperativer Übungstherapie ist es am Kniegelenk möglich, eine die Kinder belastende, postoperative Gelenkmobilisation in Narkose zu vermeiden. Während in der eingehenden Zusammenstellung von G.P. ARDEN u. B. ANSELL (1978, Academic Press London) über die chirurgische Behandlung der juvenilen chronischen Arthritis das Alter der Patienten mit Knie-Synovektomie im Mittel 20 Jahre (5–37) betrug, lag es in der Rheumakinderklinik Garmisch unter 256 seronegativen operierten Kindern zwischen 5 und 15 Jahren, sowie bei 3 Kindern zwischen $2^1/_2$ und 4 Jahren. Synovektomie bei so jungen Kindern ist nur bei engster Zusammenarbeit von Rheumatologen und sehr erfahrenen Krankengymnastinnen sinnvoll.

Unter den 256 Kniesynovektomien bei Kindern mit j.c.A., Steinbrockerstadium II–III in den Jahren 1972 bis 1980 wurde bei 92% freie Beweglichkeit erzielt, die Rezidivquote beträgt bisher 6,2%. 7 Resynovektomien waren nötig und erfolgreich (BEYER 1980). Eine Nachkontrolle der Spätresultate in Garmisch, die sich erfahrungsgemäß weniger günstig darstellen, ist in Vorbereitung (JAKUBOWSKI 1966; ANSELL 1976a; JAKUBOWSKI u. RUSZCZYNSKA 1970; JASTER 1975; VAINIO 1966). Zusammen mit der Kniesynovektomie ist bei Genu valgum, durch verstärktes Wachstum der Tibiaepiphyse des erkrankten Gelenkes bedingt, häufig ein „stapling" (Blountsche Klammerung) nötig; sie empfiehlt sich nur bis zum Alter von 12–13 Jahren.

Postoperative Gelenkergüsse treten in 10–20% auf und können durch Punktion und intraartikuläre Gabe wäßriger Kortikosteroid-Lösungen beherrscht werden. Arthritiden systemischer Natur nach Art des Still-Syndroms sind für Synovektomie weniger geeignet: Schwere Reaktivierung des gesamten Krankheitsbildes kommt nach dem Eingriff vor, so daß das Endresultat schlechter als vor der oder den Synovektomien sein kann. Vereinzelt, wenn sich im späteren Verlauf eines Still-Syndroms der Prozeß auf ein einzelnes, gut operables Gelenk fixiert hat, kann man unter Kortikosteroid-Gabe eine Synovektomie vornehmen.

Chirurgisch meist gut beeinflußbar sind Beuge- und Adduktionskontrakturen der Hüftgelenke. Gelenkersatz am Hüftgelenk ist mitunter schon Ende des 2., Anfang des 3. Jahrzehnts erforderlich, wenn durch starke Schmerzen Immobilität und Berufsunfähigkeit drohen.

Tenosynovektomie an den Hohlhand- und Fingerflexoren, z.T. wegen Knötchenbildung und schnellenden Fingers ist, wenn lokale Injektion (1–2 mal) von Kortikosteroiden nicht erfolgreich war, indiziert. Die chirurgische Behandlung schwerer Fingergelenksdeformierungen mit oder ohne künstliches Gelenk wird nicht vor dem 15.–17. Jahr empfohlen (ARDEN u. ANSELL 1978).

Die chemische Synovialektomie großer Gelenke mit Varicocid wurde beim Kind mit z.T. gutem Erfolg begonnen (OPPERMANN et al. 1975).

Operative Therapie der Cataracta complicata bei Uveitis anterior (Iridozyklitis). Intrakapsuläre Lensextraktion führt leicht zu Glaskörperschädigung mit Phthisis bulbae. Möglichst vollständige Entfernung der Linse unter Fortführung der antirheumatischen Therapie (Kortikosteroide, evtl. Immunsuppressiva, bes. Cyclophosphamid) durch mikrochirurgische Aspirationstechnik ist anzustreben. KANSKI (1978) berichtet über 30 Lensektomien mit einem Vitrektomie-Instrument, womit auch in Frühstadien weniger Komplikationen und bessere Resultate bei der Kataraktoperation der Kinder erzielt wurden.

Appendizitis. Bei Steroid-behandelten Kindern mit chronischer Polyarthritis oder Still-Syndrom muß bereits die *Verdachtsdiagnose Appendizitis* eine Operationsindikation darstellen, da es rasch zur asymptomatischen Perforation kommen kann.

P. Schule, Beschäftigung

Sobald die Diagnose einer chronischen Olig-, Polyarthritis bzw. eines Still-Syndroms gesichert ist, ist neben dem Therapieplan eine der wichtigsten Fragen, die Eltern, Ärzte und möglichst auch Lehrer zusammen lösen sollten, wie die schulische Weiterbildung des erkrankten Kindes erfolgen kann. Da die Dauer der Erkrankung meist nicht vorhersehbar sein kann, ist es sinnlos, die Frage des Schulunterrichtes bis zur „Heilung" oder bis zur Beendigung einer „Kur" hinauszuschieben; vielmehr muß gerade das chronisch-rheumatische Kind eine besonders gute schulische Ausbildung bekommen, um nicht später erwerbsunfähig zu sein. In leichteren Fällen ist Unterricht bei entsprechender Schonung sowie Teilbefreiung in der Normalschule möglich, besonders wenn ein kurzer Schulweg oder günstige Fahrgelegenheit besteht. Es ist sehr darauf zu achten, daß bereits in der Volksschule keine größeren Schullücken entstehen; dies um so mehr, als das rheumatische Kind ein normal begabtes Kind darstellt, durch Zeitverlust bei der Therapie oder Aufenthalt in Kliniken ohne Schule aber zu große Anforderungen gestellt werden. In schweren Fällen ist deshalb, abgesehen von den primär intensiveren Therapiemöglichkeiten und der Unterweisung des Kindes und seiner Familie, möglichst bereits bei der Ersterkrankung Verbringung in eine Spezialklinik für kindlichen Rheumatismus mit Klinikschule zweckmäßig. Erfahrungsgemäß sind rheumatische Kinder durch physikalische Therapie, Schule und Freizeitgestaltung so ausgefüllt, daß oft keine Zeit bleibt, die beim Erwachsenen bewährte Beschäftigungstherapie zu betreiben; um so mehr muß darauf geachtet werden, daß offensichtlich unzweckmäßige Bewegungen vermieden werden. Hinsichtlich Lagerung im Bett, z.B. Bauchlage bei Hüftkontraktur oder zur Stärkung der Rückenmuskulatur bei Wirbelosteoporose, gewöhnen sich Kinder meist rasch an Lesen, Schreiben oder Spielen in ungewohnter Lage oder mit Korrekturschienen.

Berufsfähigkeit: s. Prognose S. 285.

Q. Prognose

Statistiken über die Prognose der kindlichen chronischen Arthritiden müssen die Gelenksituation und das Aktivitätsstadium der Erkrankung zum Nachuntersuchungstermin, die Schul- und Berufsfähigkeit sowie die Sterblichkeit umfassen; sie sollten frühestens 10 Jahre nach Krankheitsbeginn erstellt werden. Da die verschiedenen Formen der Erkrankung beim Kind sich prognostisch different verhalten, können statistische Aussagen ohne Differenzierung von systemischer und nichtsystemischer chronischer Poly-, Olig- und Monarthritis kein exaktes Bild ergeben; sie sind außerdem nicht mit Statistiken vergleichbar, in denen diese Klassifikation nicht erfolgte (ANSELL u. BYWATERS 1959), zumal der Anteil der verschiedenen Subgruppen unter den Patienten der berichtenden Kinderkliniken, Rheumakinderkliniken oder Erwachsenenrheuma-Heilstätten mit Kinderabteilungen erheblich variiert. In neueren, größeren Statistiken aus Europa und den USA (CALABRO 1967; SCHALLER u. WEDGWOOD 1972) betragen die systemischen Fälle nach Art des Still-Syndroms 20–25% aller wegen chronischer Arthritis behandelten Kinder; im Krankengut der Rheumakinderklinik Garmisch-Partenkirchen (872 Kinder zwischen 1952 und 1970) betrug der Anteil der Still-Patienten dagegen 41,1% (KÖLLE 1975).

Da nichts über eine regional differente Disposition für systemische oder nichtsystemische Erkrankung bekannt ist, müssen die Unterschiede in der Zusammensetzung des Patientengutes im Charakter der jeweiligen Institution gesucht werden: In eine auf Kinder spezialisierte Rheumaklinik werden sowohl gezielt Problemfälle wie auch Kleinkinder eingewiesen, unter denen die prozentuale Häufigkeit des Still-Syndroms am größten ist. Konträr verhält sich das rheumatische Krankengut orthopädischer Anstalten sowie Erwachsenen-Rheumakliniken mit einem großen Anteil an Spätstadien deformierter kindlicher chronischer Arthritis. Nicht übersehen werden darf, daß die Kinderrheumatologie ein junges Fach ist und erst allmählich die Einweisungen von Früherkrankungen aller Formen juveniler chronischer Arthritiden in Spezialkliniken für Kinder zunehmen. Aus allen diesen Punkten erklären sich die z.T. stark unterschiedlichen Ergebnisse der Statistiken hinsichtlich der Prognose der kindlichen Erkrankung (BARKIN 1952; CALABRO u. MARCHESONO 1968; CALABRO 1967).

Eine Anzahl von Einzelheiten beeinflussen generell die Prognose einer juvenilen chronischen Arthritis jeglicher Gruppe.

An *günstigen Faktoren* sind zu nennen:
Oligarthritis, Fehlen des Rheumafaktors, mäßige Entzündungsaktivität.
Frühdiagnose und Frühbehandlung. (Die kinderrheumatologische Erfahrung des erstbehandelnden Arztes kann entscheidend sein! (ANSELL u. WOOD 1976; STOEBER 1981)
Möglichkeit zur multidisziplinären Behandlung durch Spezialisten.
Gewissenhaftigkeit der Eltern bei häuslicher Weiterbehandlung
Soziale Hilfen (Rheumaliga u.a.)

Ein *problematischer Faktor* in der Prognose der j.c.A. ist die Kooperationsfähigkeit des erkrankten Kindes. Das frühe Kindesalter, 1.–3. Lebensjahr, stellt einen Risikofaktor dar; ebenso problematisch kann das Pubertätsalter sein, da Jugendliche nach langjähriger Krankheit oft jegliche Kontrolle und Behandlung ablehnen, und damit Rückfälle provozieren. Ob die Prognose der j.c.A. bei Kindern, die aus einer Rheumatikerfamilie stammen, ungünstiger ist als ohne familiäre Belastung, ist noch nicht statistisch erfaßt.

Es ist irrig anzunehmen, daß das *Pubertätsalter* eo ipso eine prognostisch günstige Wende im Krankheitsverlauf einer kindlichen chronischen Arthritis systemischer oder nichtsystemischer Natur mit sich bringt; man sollte weder den Eltern noch den Kindern dementsprechende Hoffnungen machen.

Eine Kontrolle der *rheumatischen Entzündungsaktivität* von 238 Kindern über 10 Jahre nach Krankheitsbeginn (10,5–22 Jahre, im Durchschnitt 13,5 Jahre) zeigte (KÖLLE 1975), daß sich hochsignifikant mehr Kinder der systemischen Gruppe (Still-Syndrom) (29,5%), gegenüber 11,2% bei nichtsystemischer Erkrankung, noch in einem aktiven Krankheitsstadium befanden: Sie zeigten eine BKS über 20/1. Stunde, ein positives CRP, Dysproteinämie, Leukozytose und Anämie (Tabelle 18).

Unter insgesamt 872 Kindern bis zum Alter von 16 Jahren, die 1952–1970 stationär behandelt wurden, waren während dieses Zeitraumes von 362 Still-Patienten 12,2%, von 510 Fällen mit Poly-, Olig- oder Monarthritis 26,1% klinisch und biohumoral inaktiviert; sie standen aber noch z.T. unter ausklingender antirheumatischer Therapie, erhielten jedoch weder Kortikosteroide noch ein Basistherapeutikum. *Eine Inaktivierung ohne jegliche Therapie und mit einer Remissionsdauer von 4–5 Jahren fand KÖLLE jedoch nur bei 20 Kindern (5,5%) unter den 362 Still-Patienten sowie bei 33 (6,4%) der nichtsystemischen Gruppe!* (510 Kinder.)

Hinsichtlich der *morphologischen Endbefunde* (Steinbrocker Stadien) nach mehr als 10jähriger Krankheitsdauer (Tabelle 19) zeigte sich folgendes Ergebnis (KÖLLE 1975) unter 238 Kindern: Signifikant weniger Kinder mit Still-Syndrom, nämlich 28,4% der 95 Patienten, befanden sich im Steinbrocker-Stadium I–II (s.S. 263), gegenüber 47,5% der 143 Patienten mit nichtsystemischer Erkrankung. Hochsignifikant mehr Kinder der Still-Gruppe waren dagegen in Stein-

Tabelle 18. Entzündungsaktivität in Abhängigkeit von der Krankheitsdauer (KÖLLE 1975)

Aktivitätsstadien	Systemische j.c.A. (Still-Syndrom)	Nichtsystemische j.c.A. (poly, oligo, mono)
Krankheitsdauer über 10 Jahre	95 Patienten	143 Patienten
Aktiv	28 = 29,5% (hs)[a]	16 = 11,2%
Latent	48 = 50,5% (s)[b]	101 = 70,6%
Inaktiv	19 = 20,2%	26 = 18,2%

[a] hochsignifikant
[b] signifikant

Tabelle 19. Morphologische Befunde an den Gelenken in Abhängigkeit von der Krankheitsdauer (KÖLLE 1975)

Morphologische Stadien	Systemische j.c.A. (Still-Syndrom)	Nichtsystemische j.c.A. (poly, oligo)
Krankheitsdauer über 10 Jahre	95 Patienten	143 Patienten
I/II Steinbrocker-Stadium	27 = 28,4% (s)	68 = 47,5%
II–III Steinbrocker-Stadium	16 = 16,8%	37 = 25,9%
III Steinbrocker-Stadium	20 = 21,1%	19 = 13,3%
III–IV/IV Steinbrocker-Stadium	32 = 33,7% (hs)	19 = 13,3%

Tabelle 20. Funktionelle Befunde an den Gelenken in Abhängigkeit von der Krankheitsdauer (KÖLLE 1975)

Funktionsstadien	Systemische j.c.A. (Still-Syndrom)	Nichtsystemische j.c.A. (poly, oligo)
Krankheitsdauer über 10 Jahre	95 Patienten	143 Patienten
I/II	43 = 45,2% (s)	88 = 61,5%
III	38 = 40,0%	48 = 33,6%
IV	9 = 9,5%	7 = 4,9%
V	5 = 5,3%	–

brocker-Stadium III–IV oder IV, zeigten also mehr destruktiv-ankylosierende Veränderungen, schwere Osteoporose, Gelenkfehlstellungen und Muskelatrophie.

Die *funktionelle Gelenkprognose,* mehr als 10 Jahre nach Krankheitsbeginn, ist ebenfalls für Kinder mit systemischer Erkrankung (Still-Syndrom) ungünstiger (Tabelle 20). Unter der Gesamtgruppe von 143 Kindern mit chronischer Poly-, Olig- und Monarthritis ohne systemische Beteiligung waren 61,5% funktionell unbehindert, kein Kind war an den Rollstuhl gebunden und hilfsbedürftig; unter den 95 Kindern mit systemischer Erkrankung fanden sich dagegen nur 45,2% funktionell unbehinderte Kinder. Die Prognose der *morphologischen Befunde* bei *juveniler chronischer Oligarthritis,* die überwiegend nichtsystemisch beginnt und verläuft, wird allgemein günstiger als die der Polyarthritis bezeichnet.

In den wenigen Statistiken vor dem 2. Weltkrieg wird die Häufigkeit „völliger Verkrüppelung" mit 11–20% angegeben: ein besonders düsteres Bild aus der Sicht einer orthopädischen Klinik gibt BARKIN (1952). 20% Verkrüppelte oder Gestorbene unter 85 Kindern mit juveniler chronischer Polyarthritis gibt

Tabelle 21. Nachuntersuchungsbefunde bei juveniler chronischer Polyarthritis, 15 Jahre nach Krankheitsbeginn, in Beziehung zur Krankheitsdauer vor Überweisung in die Rheumaklinik Taplow (England) (ANSELL u. WOOD 1976)

Krankheitsbeginn vor Überweisung nach TAPLOW (Jahre)	Zahl der Kinder-Gruppen	Bewegungseinschränkung in %						
		keine	leicht	schwer	Rollstuhl	hilflos	tot	keine Information
−1 (früh)	95	61	23	6	0	0	7	2
>1 (spät)	148	29	34	24	3	2	7	1
Gesamtzahl der Kinder	243	42	30	17	2	1	7	1

EDSTRÖM (1958) an; 60% der Kinder waren ohne Defekt geheilt. Zum gleichen Resultat kommt in einer viel größeren finnischen Studie LAAKSONEN (1966).

In ihrer Nachuntersuchung von 243 Kindern 15 Jahre nach Krankheitsbeginn fanden ANSELL u. WOOD (1976) 42% völlig unbehinderte, 30% leicht behinderte und 20% schwerbehinderte Kinder, d.h. also, daß jedes 5. Kind eine ungünstige funktionelle Prognose hat (Tabelle 21). Die Autoren glauben, daß künftig mit frühzeitiger Erfassung der Patienten und einer noch differenzierteren antirheumatischen Therapie einschließlich chirurgischer, sich diese Prognose verbessern wird; bei Aufgliederung dieser Studie in Früh- und Spätbehandelte bestätigt sich ersteres (Tabelle 21).

15 Jahre nach Krankheitsbeginn waren nach ANSELL u. WOOD (Rheumazentrum Taplow, England) am häufigsten die Hand- und Fingergelenke, Hüfte und Kniegelenke die für das schlechte funktionelle Endergebnis maßgeblichen Gelenke. Wie eine vergleichende Zusammenstellung über die *Lokalisation* der *Gelenkdestruktionen* an 872 Kinder in einer Zusammenstellung von KÖLLE (Rheumakinderklinik Garmisch-Partenkirchen) zeigt, erkranken diese drei Gelenke bereits *primär* prozentual am häufigsten beim Kind schwer. Dabei fanden sich schwere Destruktionen an Knie- und Hüftgelenken bei Kindern mit Still-Syndrom wie auch seropositiver j.c.A. prozentual häufiger als bei nichtsystemischer juveniler Poly-, Olig- und Monarthritis (Tabelle 8); bei ersteren können sich krankheits- und kortisonbedingte Destruktionen partiell kombinieren.

Die *Schul-, Ausbildungs- und Berufsfähigkeit* ist bei den Patienten mit systemischer j.c.A. ab über 10jähriger Krankheitsdauer hochsignifikant ungünstiger als bei nicht systemischer Olig- und Polyarthritis (KÖLLE 1975) (Tabelle 22).

Hinsichtlich der Beurteilung der Ergebnisse wurde die in der Fußnote [3] angegebene Stadien-Einteilung vorgenommen.

---
[3] I. Unbehinderte Schul-, Ausbildungs- und Berufsfähigkeit bei freier oder leicht eingeschränkter Gelenkfunktion (Funktionsstadium I/II), die eine nur unbedeutende Anpassung der Berufswahl bedingt.

II. Eingeschränkte Schul-, Ausbildungs- und Berufsfähigkeit durch Krankheitsaktivität, Funktionsbehinderung (Funktionsstadium III) oder Einschränkung der Sehkraft durch Iridozyklitis und ihre Folgen. Sorgfältige Anpassung (Einschränkung des Schulunterrichts auf wichtigste Fächer) und funktionell ausgewählter Beruf ohne körperliche Belastung erforderlich.

III. Schul-, Ausbildungs- und Berufsfähigkeit stark behindert, besonders durch hohe Krankheitsaktivität, Gelenkfunktionsbehinderung oder Erblindung: Unterricht nur am Krankenbett oder in Klinikschule durchführbar, Anstalt für Körperbehinderte oder Blindenschule nötig, Erwerbsarbeit nur in behüteten Werkstätten möglich.

IV. Dauerhafte Schul- und Berufsunfähigkeit durch totale Körperbehinderung (Funktionsstadium V), evtl. kombiniert mit Erblindung (Tabelle 22, exkl. Todesfälle) (KÖLLE 1975).

Tabelle 22. Endergebnisse unter Berücksichtigung der Schul-, Ausbildungs- und Berufsfähigkeit bei systemischer (Still-Syndrom) und nichtsystemischer j.c.A. (KÖLLE 1975)

	Krankheitsdauer 1–10 Jahre		Krankheitsdauer über 10 Jahre	
	systemische j.c.A.	nichtsystemische j.c.A. einschließlich Oligarthritis	systemische j.c.A.	nichtsystemische j.c.A. einschließlich Oligarthritis
	251 Patienten	366 Patienten	111 Patienten	144 Patienten
I	160 = 63,7% (s)	304 = 83,1%	41 = 36,94% (hs)	93 = 64,6%
II	51 = 20,3%	54 = 14,8%	21 = 18,92%	35 = 24,3%
III	9 = 3,6%	6 = 1,6%	20 = 18,02% (s)	13 = 9,0%
IV	0	2 = 0,5%	13 = 11,7% (hs)	2 = 1,4%
V	31 = 12,4%	0	16 = 14,41% (hs)	1 = 0,7%

Stadien-Einteilung: s. Fußnote S. 285

Tabelle 23. Befund 10–22 Jahre (Mittel 15) nach Beginn der juvenilen chronischen Arthritis: 433 Kinder (Rheuma-Kinderklinik Garmisch-Partenkirchen, STOEBER, 1981)

Zahl der Kinder	209		184		40
	Systemische juv. chron. Polyarthritis %		Nichtsystemische juv. chron. Polyarthritis %		Permanente juv. chron. Oligarthritis %
Keine oder leichte Behinderung	43,0		54,3		82,5
Behinderung	29,6	0,5[a]	33,7	2,8[a]	17,5
Schwere Behinderung	13,4	3,8[a]	11,4	5,4[a]	⊖
Zwergwuchs	>10%		⊖		⊖
Sterblichkeit †	13,8		1,0		⊖

[a] Behinderung durch Augenkomplikationen

In Weiterführung der Untersuchungen von KÖLLE wurden 6 Jahre später 433 Kinder mit j.c.A. 10–22, im Mittel 15 Jahre nach Krankheitsbeginn hinsichtlich ihrer Behinderung kontrolliert. Nur eine permanent oligarthritische, nichtsystemische Gruppe von 40 Kindern zeigte zu 82,5% keine oder nur leichte Behinderung, während sich die Zahl der leicht, deutlich, und Schwerbehinderten in der Gruppe der Kinder mit systemischer j.c.A. (Still-Syndrom, 209 Patienten) nun nicht mehr signifikant von den nichtsystemischen Polyarthritikern (184) unterschied. Diese Verschiebung dürfte durch die hohe Spätsterblichkeit in der Still-Gruppe (29 Kinder = 13,8%) gegenüber 2 = 1% und 0% bei der nichtsystemischen polyarthritischen und oligarthritischen Gruppe bedingt sein (STOEBER 1981, Tabelle 23).

Die *Prognose der Wachstumsretardierung* bei j.c.A. ist düster (s.S. 246): Unter 209 Kindern mit systemischer juveniler chronischer Arthritis (Still-Syndrom), deren Krankheitsbeginn 10–22 Jahre, im Mittel 15 Jahre zurücklag, mußten im Alter von 11–20 Jahren 10% als auch dem Laien auffällige *Zwerge* bezeichnet werden. Alle hatten jahrelang unter Kortikosteroidtherapie gestanden. Bei einem Teil der Jugendlichen bestanden große sachliche wie psychische Schwierigkeiten einer Berufsfindung (STOEBER 1981), (Abb. 16–18).

Verheiratung. Unter 243 Patienten, die ANSELL u. WOOD (1976) 15 Jahre nach Erkrankung an systemischer und nichtsystemischer chronischer Polyarthritis untersuchten, hatten 68 Patientinnen geheiratet: obwohl die Scheidungsrate hoch lag, wurden 60, bisher gesunde Kinder geboren.
Prognose der Amyloidose: s.S. 244–246.

R. Sterblichkeit

Im Vergleich zu den Statistiken aus Europa und den USA bis etwa Ende des 2. Weltkrieges, die allerdings nur über kleine Patientenzahlen verfügen (EDSTRÖM u. GEDDA 1957; LEICHTENTRITT 1930/31; MÜLLER 1942), hat sich die Sterblichkeit der nichtsystemischen, juvenilen chronischen Polyarthritis, so wie vor allem die früher sehr hohe (30% und mehr) Sterblichkeit des Still-Syndroms mit Beginn der modernen Rheumatherapie verbessert. Durch den Einsatz von Antibiotika und Schutzimpfungen erliegen die oft kachektischen und anämischen, chronisch-rheumatischen Kinder heute nicht mehr so häufig wie früher infektiösen Begleit- oder „Kinderkrankheiten". Die Myo-Perikarditis, die in der Vorkortisonzeit innerhalb der ersten 5–10 Krankheitsjahre hauptsächlich die Letalität bedingte, steht nicht mehr an der Spitze der Todesursachen. Von entscheidender Bedeutung ist dagegen heute die *Spätletalität,* ab 10 Jahre nach Krankheitsbeginn. Sie wird bedingt durch *Folge*krankheiten, die im Verlauf der wesentlich längeren Überlebenszeit, besonders beim Still-Syndrom, auftreten. An ihrer Spitze steht heute in Europa die Sterblichkeit an Amyloidose, meist der Nieren in Form der Urämie (s.S. 223, 244).

Daß die Sterblichkeit der kindlichen Erkrankung auch heute noch hoch ist, geht aus einer Studie von ANSELL u. WOOD (1976) hervor, die 243 Kinder mit chronischer juveniler Polyarthritis 15 Jahre nach Krankheitsbeginn untersuchten: Die Autoren stellten fest, daß die Wahrscheinlichkeitsberechnung des Überlebens der Altersstufen 5–30 Jahre in Südengland, verglichen mit gesunden Vergleichspersonen, eine 10fach höhere Sterblichkeit der rheumatischen Personen aufdeckte.

Die Gesamtletalität der juvenilen chronischen Polyarthritis in den größeren europäischen Rheumazentren beträgt 4–7%, ohne Klassifikation der Erkrankung. Unter 2062 Kindern der Rheumakinderklinik Garmisch-Partenkirchen starben 90 Kinder zwischen 1952 und 1979, entsprechend 4,2%. CALABRO (1976) (USA) beobachtete bei 100 Kindern mit juveniler rheumatoider Arthritis nach 15jähriger Beobachtung nur 3 Verstorbene.

Wie zu erwarten – in der Mehrzahl der Letalitätszahlen bisher aber kaum berücksichtigt – ergeben sich völlig andere Aspekte, wenn man die Sterblichkeit *der systemischen Fälle,* also des *Still-Syndroms* getrennt berechnet. *Es zeigt sich, daß heute nahezu allein (ca. 90%) das Still-Syndrom für die Sterblichkeit verantwortlich* ist. Während es heute in den ersten 10 Krankheitsjahren auch bei systemischer juveniler chronischer Arthritis gelingt, die Sterblichkeit bei ca. 5% zu halten, steigt sie jenseits dieser Erkrankungsdauer, 11–22 Jahre kontrolliert, auf 13–14% an (Tabellen 24, 25).

Tabelle 24. Sterblichkeit unter 2062 Kindern mit chronischer Arthritis (Rheuma-Kinderklinik Garmisch-Partenkirchen 1952–1979)

Krankheitsdauer	1–5 Jahre 362 Kinder	5–10 Jahre 221 Kinder	über 10 Jahre 111 Kinder
Gestorben	18 = 4,9%	13 = 5,88%	16 = 14,4% (signifikant)

Tabelle 25. Letalität des Still-Syndroms in Abhängigkeit von der Krankheitsdauer (Rheuma-Kinderklinik Garmisch-Partenkirchen) (KÖLLE 1975)

	Zahl der Patienten	Gestorben	%
Systemische j.c.A. (Still-Syndrom)	611	84	13,7
Nichtsystemische juvenile chronische Oligo-, Polyarthritis	1451	6	0,4
Gesamtzahl	2062	90	4,2

Ursachen der Sterblichkeit

1. Schwere Symptome der rheumatischen Erkrankung selbst, besonders die interstitielle Myokarditis bei Still-Syndrom; sie kann auch heute noch das klinische Bild beherrschen.
2. Komplikationen durch Zweiterkrankungen, wie Hepatitis infectiosa, Varizellen, Tuberkulose, Appendizitis, Pneumonien, denen chronisch kranke Kinder leichter erliegen.
3. Folgekrankheiten, die im Charakter und langjährigen Verlauf der Erkrankung, besonders beim Still-Syndrom, liegen: vor allem Amyloidose und Nephropathien sowie die seltene Arteriitis necroticans.
4. Direkt oder indirekt therapiebedingte, letale Komplikationen, vor allem durch Kortikosteroid-Langzeittherapie sowie selten durch Antirheumatika und Basistherapeutika. Sie können sich heute, bei der langen Überlebensdauer gerade des Still-Syndroms, mit den Todesursachen aus allen Gruppen überschneiden.

In einer Nachuntersuchung von 243 Kindern mit juveniler chronischer Polyarthritis, 15 Jahre nach Krankheitsbeginn, von denen 21 verstorben waren stellt eine englische Studie 1976 folgende Todesursachen fest: 7mal infektiöse Zweiterkrankungen (Hepatitis infectiosa, Peritonitis, Pneumonie, z.T. durch Kortikosteroid-Thrapie mitverursacht), 7mal Amyloidose sowie je einmal Nebennierenrindennekrose, schwere Anämie und Pyelonephritis. In 4 Fällen Todesursache unbekannt (ANSELL u. WOOD 1976).

Unter 90 Todesfällen bei 2062 Kindern (Rheumakinderklinik Garmisch-Partenkirchen) fanden sich 2–24 Jahre nach Krankheitsbeginn außer dem Hauptletalfaktor Amyloidose und Urämie in 27 Fällen folgende, überwiegend durch Autopsie gesicherte Todesursachen: Perforation von Magen-Darm-Ulzera, Pseudotumor cerebri, eitrige und Soor-Meningitis, Osteomyelitis, Tbc. Senkungsabszeß, eitrige Myokarditis, Sepsis, Endocarditis lenta, viszerale Mycosis, Lyell-Syndrom, interstitielle Pneumonie und Panmyelophthisis. Die 90 Todesfälle betrafen bisher ausnahmslos Kinder, die unter Kortikosteroid, meist

Langzeittherapie, zusätzlich zur Hälfte unter Immunosuppressiva gestanden hatten. Es kann deshalb kein Vergleich über die Letalität mit oder ohne Kortikosteroide gemacht werden, zumal bisher keine gleichgroße Statistik über die besonders gefährdete systemische Krankheitsgruppe, das Still-Syndrom, existiert.

Es ist nach den Erfahrungen der letzten 25 Jahre sicher, daß die derzeitige Letalität der kindlichen Erkrankung nur dann wesentlich verbessert werden kann, wenn es gelingt die Amyloidosehäufigkeit zu senken und Therapieschäden durch Beachtung der Indikationskriterien und strenge Kontrollen zu vermindern.

S. Kollagenosen

Sie sind, besonders in Frühstadien, häufige Exklusionen.

Lupus erythematodes disseminatus (LED). Außer der genuinen Erkrankung kommt auch beim Kind medikamentös induzierter LED vor, am häufigsten nach Behandlung mit Antiepileptika. Die Polyarthralgien und Arthritiden können mehrere Gelenke hintereinander flüchtig befallen oder wie bei j.c.A. an einigen Gelenken persistieren. Gelenkschmerzen und Muskelschwäche sind am Abend nach Belastung stärker; Morgensteife fehlt. Beginn vor dem 5. Lebensjahr ist sehr selten, etwa die Hälfte der Patienten sind Mädchen im Pubertäts- und Adoleszentenalter (KORNREICH 1976). Mit Ausnahme der Erythematosus-Chorea unterscheidet sich die Klinik wie die Diagnose des kindlichen LED nicht von dem des Erwachsenen. Beteiligung des Zentralnervensystems wie der peripheren Nerven werden bei 20% der Patienten beobachtet. Die Prognose hängt von der Beteiligung der inneren Organe, besonders der Nieren ab. Allgemein scheint sich die Überlebensrate zu verbessern. Als Behandlungsprinzip gilt, die Krankheitsaktivität mit einer möglichst kleinen Kortikosteroiddosis, evtl. zusammen mit Chloroquin unter Kontrolle zu halten. Zytostatika scheinen bei schwerer renaler oder ZNS Erkrankung wirksam zu sein.

Die seltene *Sklerodermie* ist beim Kind vielgesichtig: lokale Sklerodermiebezirke (Abb. 27, 28), Pigmentation und Depigmentation, bandförmige Narbenbezirke, Sehnenkontrakturen, Knötchen entlang den Extensoren, narbige Versteifung großer und kleiner Gelenke kommen vor. Narbige Versteifung von Hüft-, Knie- und Sprunggelenk kann einseitig vorkommen und zu Hemiatrophie der unteren Extremität führen (ANSELL et al. 1976b).

Dermatomyositis. Die bekannten primären Erscheinungsformen der Erkrankung (Ödem und lilafarbenes Exanthem im Gesicht (Abb. 23, 24), Muskelschwäche, Ödem über erkrankten Muskelbezirken, Polymyositis, typische schuppende rötlichweiße Veränderungen über den Fingergelenken) machen die Diagnose gegenüber rheumatischen Erkrankungen rasch möglich. Bei der Hälfte der Patienten, am häufigsten Mädchen zwischen 4.–10. Lebensjahr, tritt die Erkrankung akut fieberhaft auf oder zeigt intermittierend akute Phasen. Es kann eine Vaskulitis bestehen, die zu Hautulzerationen, auch der Schleimhäute führen kann: Ulzerationen im Ösophagus, Magen-Darmtraktus mit abdomineller Symptomatik und Meläna kommen vor. Sekundäre Dermatomyositis kommt bei Hypogammaglobulinämie oder Leukämie vor (GOTOFF u. SMITH 1972). Persistiert die Krankheit, so kommt es zu ausgedehntem Muskelschwund, Kontrakturen und der gefürchteten *Kalzinose* (Abb. 25, 26b) mit Ulzerationen (Abb. 26a) der Haut.

Eine familiäre *Polyenchondrose*, die im Kleinkindalter unter dem Bild einer Polydermatomyositis, eines Morbus Scheuermann oder einer Erkrankung des rheumatischen Formenkreises beginnt wird als „*Progressive Pseudorheumatoid Arthropathy of Childhood*" in den letzten Jahren vereinzelt beschrieben. Die Erkrankung endet in therapeutisch nicht beeinflußbarer Früharthrose, Versteifung besonders in Hüften und Wirbelsäule, Kyphoskoliose sowie einem auffälligen Kleinwuchs. Klinische wie humorale Entzündungszeichen fehlen im Gegensatz zur juvenilen chronischen Arthritis und den Kollagenosen (J. Spranger et al. 1980).

Das „*Mixed connective tissue syndrome*" (*Sharp-Syndrom* 1969) zeigt überlappend oder hintereinander Symptome des L.E.D., der Sklerodermie, Dermato-Polymyositis wie der chronischen Polyarthritis; die Diagnose erfolgt durch Nachweis von Antikörpern gegen extrahierbares nukleäres Antigen. Der Beginn ist meist polyartikulär mit Neigung zu Fingerkontrakturen sowie Tendosynoviditen, besonders der Flexoren. An den Fingern finden sich Veränderungen nach Art der Sklerodaktylie sowie Raynaudsche Symptome. Muskelschmerzen, Hautveränderungen die der Dermatomyositis, einer Verbrühung, sowie besonders dem L.E.D. ähneln sowie multiple „rheumatische" Knötchen vervollständigen das vielgestaltige Erscheinungsbild. Lymphadenopathie, Hepatosplenomegalie, Perikarditis sowie vereinzelt Parotisschwellung wurden beobachtet. Die BKS ist erhöht, CRP nachweisbar, der IgM Rheumafaktor partiell vorhanden. Die Langzeitprognose scheint bei der im Kindesalter vorkommenden Nierenbeteiligung weniger günstig zu sein als beim Erwachsenen (Singson et al. 1977; Michels et al. 1980).

Abb. 21. Arthritis psoriatica universalis, mutilans

Abb. 22. 10jähriges Mädchen mit Lupus erythematodes disseminatus. Mit 15 Jahren nach Therapie mit Immunosuppressiva, kleinen Kortikosteroiddosen sowie Resochin symptomfrei

Abb. 23. Diskrete Dermatomyositis im Gesicht mit typischen Effloreszenzen (schuppend, rötlich/weiß) über den Fingergelenken. 6 Jahre, Beginn mit 3 Jahren. Mit 14 Jahren Inaktivität, volle Leistungsfähigkeit

Abb. 24. Dermatomyositis, $5^1/_2$jähriger Knabe, Beginn mit $4^1/_2$ Jahren. Mit 12 Jahren weiterhin diskrete Hautsymptomatik ohne sonstige Komplikationen: allg. Myopathie, Gesichtserythem. Th: Azathioprin, Deltacortril, ACTH

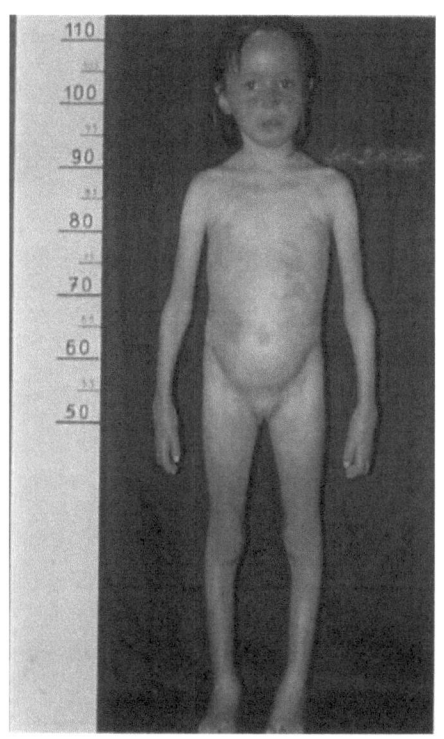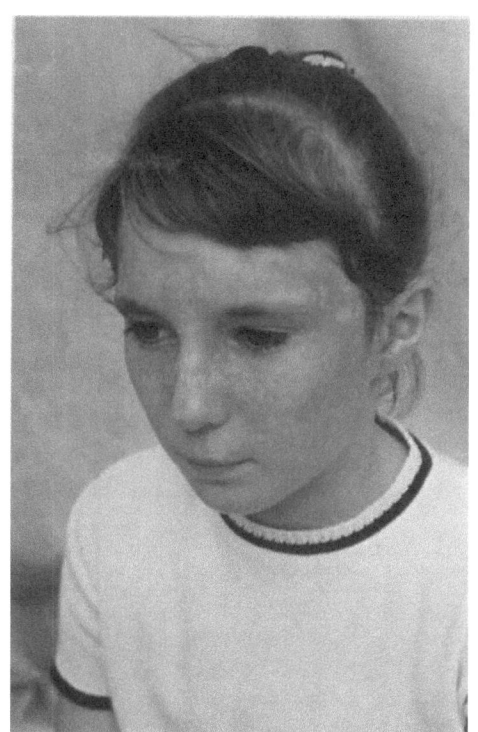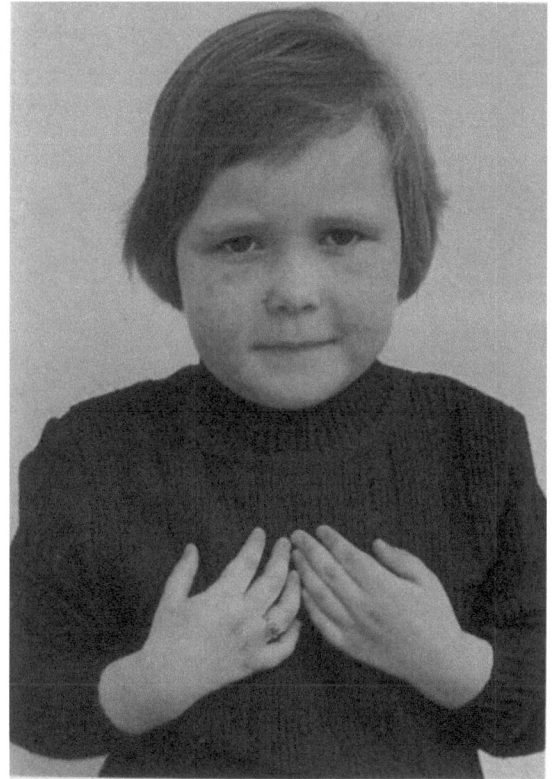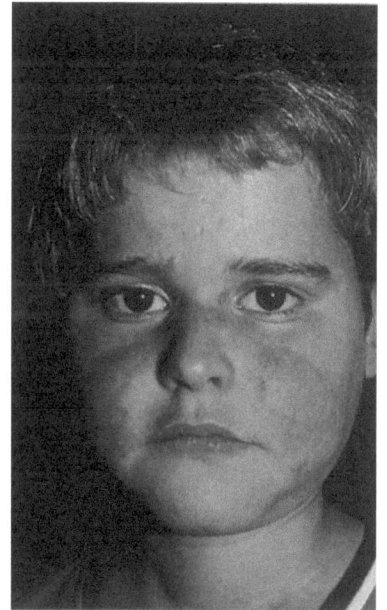

Abb. 21–24

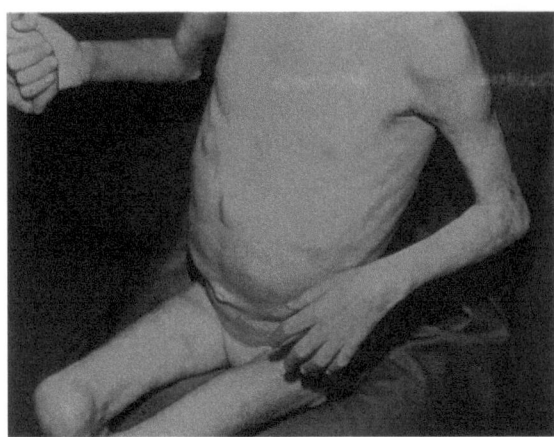

Abb. 25. Diffuse Kalzinose bei Dermatomyositis, Atrophie. $7^{1}/_{2}$-jähr. Mädchen, Gewicht 14,2 kg. Völlige Bewegungsunfähigkeit. Beginn mit 2 Jahren

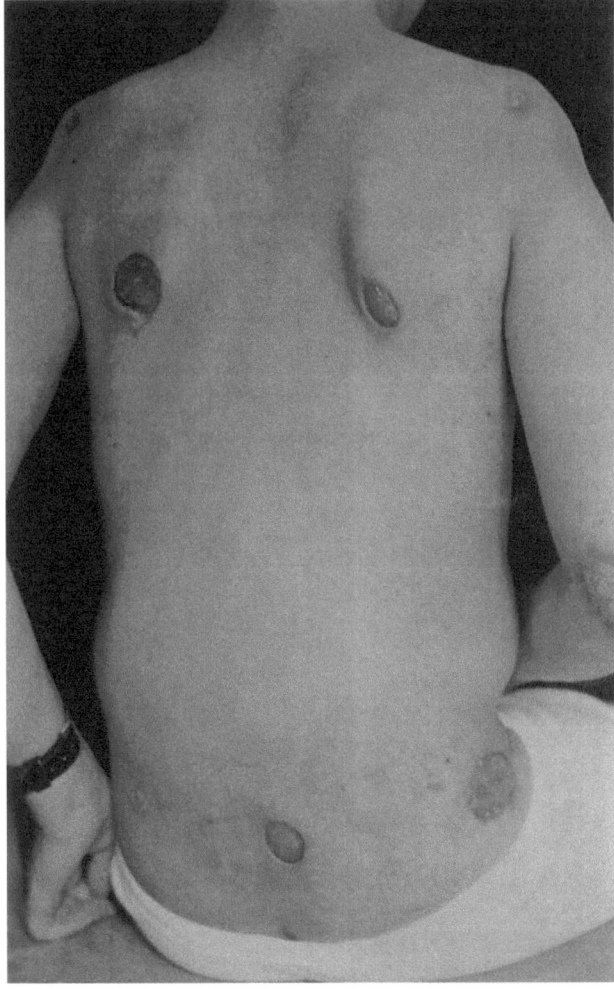

Abb. 26a. Flächenförmige Kalzinosis mit Ulzerationen. Ausgedehnte Dermatomyositis, 16jähriger ♂, nach 5jähriger Krankheitsdauer.

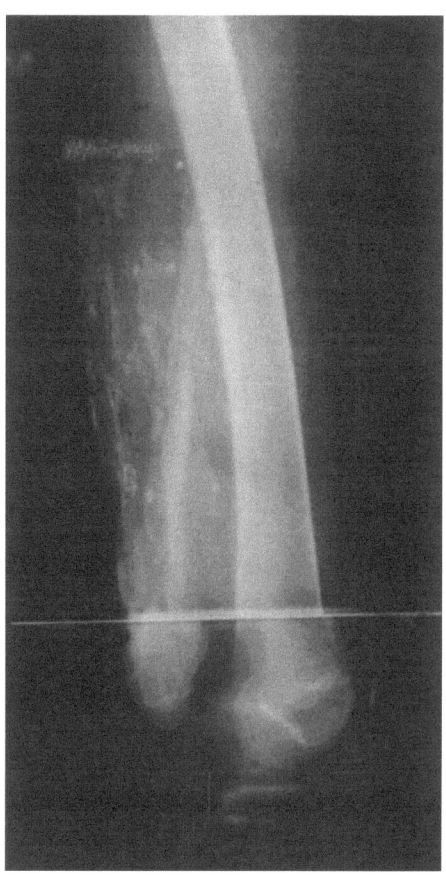

Abb. 26b. Flächenhafte subkutane Kalkplatten im Oberschenkelbereich des vorigen Patienten

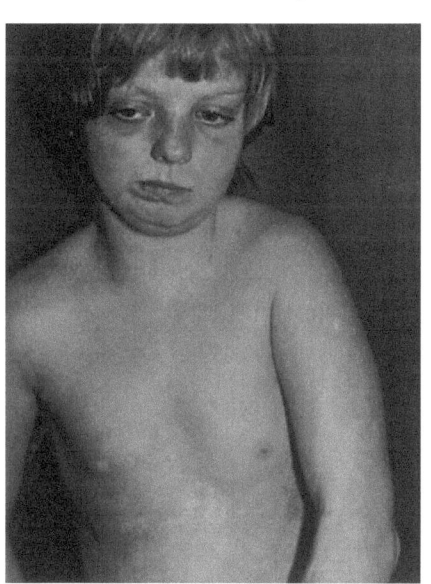
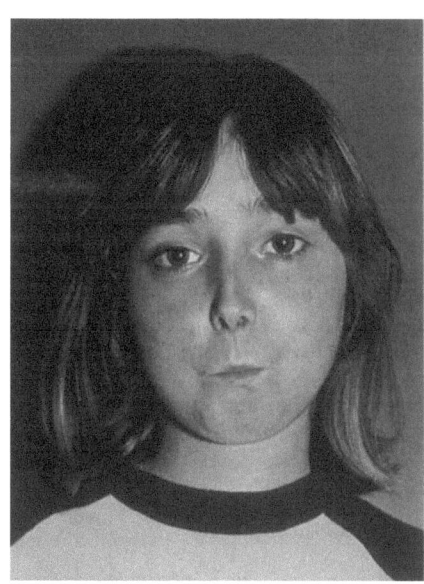

Abb. 27. Sklerodermie, 7 Jahre. Beginn mit ca. 6 Jahren mit Verhärtung im Bereich der linken Wange. Trotz immunosuppressiver Therapie, kleiner Kortikosteroiddosen u.a. langsame Progredienz

Abb. 28. 14jährige mit Sklerodermie im Mundbereich, alle Gelenke eingeschränkt, subkutane Kalkeinlagerungen. Beginn mit 5 Jahren

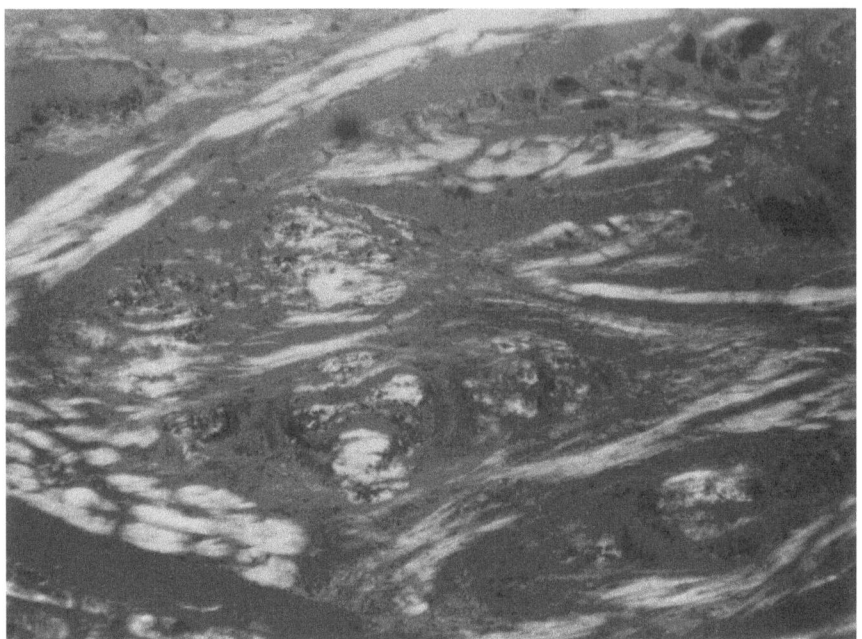

Abb. 29. Polarisationsaufnahme von Amyloidablagerungen in Faserbündeln des Reizleitungssystems eines 16jährigen Kindes mit systemischer j.c.A. (Prof. FASSBENDER, Mainz)

Literatur

Albert E, Rittner C, Scholz S, Kuntz B, Mickey MR (1977) Three point association of HLA-A,B,Bf Haplotypes deduced in 200 parents of 100 families. Scand J Immunol 6:459–464

Alexander WRM, Richmond J, Roy LMH, Duthie JJR (1956) Nature of anaemia in rheumatoid arthritis. II. Survival of transfused erythrocytes in patients with rheumatoid arthritis. Ann Rheum Dis 15:12

Ansell BM (1969) Still's disease followed into adult life. Proc R Soc Med 62:912

Ansell BM (1976a) Surgery in Still's disease. Juvenile chronic polyarthritis. Academic Press, London New York San Francisco

Ansell BM (1976b) Principles in the medical treatment of Still's disease in Still's disease. Juvenile chronic polyarthritis. Academic Press, London New York San Francisco

Ansell BM (1978) Chronic arthritis in childhood. Ann Rheum Dis 37:107

Ansell BM, Bywaters EGL (1959) Prognosis in Still's disease. Bull Rheum Dis 9:189

Ansell BM, Bywaters EGL (1963) Rheumatoid arthritis (Still's disease). Pediatr Clin Am 10:921

Ansell BM, Bywaters EGL (1975) Chlorambucil therapy in JPR complicated by amyloidoses (abstr). Scand J Rheumatol [Suppl] 8:11

Ansell BM, Hall A (1981) Probable Juvenile Spondylitis. Abstract 0697, XV. Internat Congress of Rheumatology Paris

Ansell BM, Lawrence JS (1959) A family study in Still's disease. Bull Rheum Dis 9:189

Ansell BM, Wood PHN (1976) Prognosis in juvenile chronic polyarthritis. Clin Rheum Dis 2/2: 397–412

Ansell BM, Hall MA, James DJ (1976a) Hl-A antigens in Still's disease. In: Jayson MIV (ed) Juvenile chronic polyarthritis. Academic Press, London New York San Francisco, p 116

Ansell BM, Nasch GA, Bywaters EGL (1976b) Skeroderma in childhood. Ann Rheum Dis 35:189

Anttila R (1972) Renal involvement in juvenile rheumatoid arthritis. A clinical and histopathological study. Acta Paediatr Scand 227
Arden GP, Ansell BM (1978) Surgical management of juvenile chronic polyarthritis. Academic Press, London
Arnaud P, Galbraith RM, Faulk WP, Ansell BM (1977) Increased frequency of the MZ phenotype of alpha 1 protease inhibitor in juvenile chronic polyarthritis. J Clin Invest 60:1442–1444
Baggenstoss AH, Rosenberg EF (1941) Cardiac lesions associated with chronic infectious arthritis. Arch Intern Med 67:241
Baggenstoss AH, Rosenberg EF (1943) Visceral lesions associated with chronic infectious (rheumatoid) arthritis. Arch Pathol Lab Med 35:503
Baker MW (1885) Formation of abnormal synovial cysts in connection with the joints. St Marth Hosp Rep 21:177
Bardfeld R, Havelka S (1975) Die Stellung der Goldtherapie im Behandlungsplan der juvenilen rheumatoiden Arthritis. Kinderaerztl Prax 12:536
Barkin RE (1952) The clinical course of juvenile rheumatoid arthritis. Bull Rheum Dis 3:19
Baum J, Fink Ch (1968) Juvenile rheumatoid arthritis in monozygotic twins. Arthritis Rheum 11:33 und (1978) In: Munthe E (ed) The care of rheumatic children. Eular No 3, Basle, p 139
Behrend T (1963) Epidemiologische Untersuchungen über chronisch-entzündliche Rheumatismusfolgen in der Bevölkerung und in Arthritikerfamilien. Z Rheumaforsch 22:379
Beighton P, Grahame R, Bird H (1983) Hypermobility of Joints. Springer, Berlin Heidelberg New York Tokyo
Bernstein B, Takahashi M, Hanson V (1974) Cardiac involvement in juvenile rheumatoid arthritis. J Pediatr 85:313
Beyer W (1977) Chirurgische Möglichkeiten bei Diagnose und Therapie der chronischen juvenilen Polyarthritis. Paediatr Prax 18:109
Beyer W, Sänger L (1980) Fehldiagnosen bei der juvenilen chronischen Arthritis. Act Rheumatol 5:75
Bierther M, Schäfer U (1974) Elektronenmikroskopische Untersuchungen des Synovialgewebes bei der juvenilen rheumatoiden Arthritis. Z Rheumatol 33:43
Bläker F, Fischer K (1976) Dermatomyositis und Autoantikörperanämie bei schwerem Antikörpermangelsyndrom. Monatsschr Kinderheilkd 8:453
Blécourt JJ (1963) Epidemiologische und Erblichkeitsuntersuchungen bei rheumatischen Erkrankungen im besonderen RA und Spondylitis ankylopoetica. Z Rheumaforsch 22:413
Böni A (1970) Die progredient chronische Polyarthritis. In: Schoen R, Böni A, Miehlke K (Hrsg) Klinik der rheumatischen Erkrankungen. Springer, Berlin Heidelberg New York, S 139
Braun HJ (1976) Amyloidosen. In: Vorlaender KO (Hrsg) Praxis der Immunologie. Thieme, Stuttgart, S 231
Brewer EJ, Bass JC, Cassidy JT, Patten BM, Rossen RJ, Templeton I (1973) Criteria for the classification of juvenile rheumatoid arthritis. Bull Rheum Dis 23:712
Brewerton DA (1976) HLA-B27 and the inheritance of susceptibility to rheumatic disease. Arthritis Rheum 19:656
Bujak JS, Aptekar RG, Decker IL (1973) Juvenile rheumatoid arthritis presenting in the adult as fever of unknown origin. Medicine 52:431
Butenandt O (1979) Rheumatoid arthritis and growth retardation in children. Treatment with human growth hormon. Eur J Pediatr 130:15
Butenandt O, Knorr D, Stoeber E (1962) Die Ursachen der Wachstumshemmung bei der rheumatoiden Arthritis (primär-chronischen Polyarthritis) im Kindesalter. Z Rheumaforsch 21:280
Butenandt O, Eder R, Clados-Kelch A (1976) Wachstumshormonbestimmungen bei Kindern mit rheumatoider Arthritis und Still-Syndrom. Verh Dtsch Ges Rheumatol 4:42
Bywaters EGL (1950) The relation between heart and joint disease including "rheumatoid heart disease" and chronic postrheumatic arthritis (Type Jaccoud). Br Heart J 12:101
Bywaters EGL (1958) Chronischer Rheumatismus im Kindesalter. Ann Nestlé 13:20
Bywaters EGL (1970) Juvenile chronische Polyarthritis (Stillsche Krankheit). In: Schoen R, Böni A, Miehlke K (Hrsg) Klinik der rheumatischen Erkrankungen. Springer, Berlin Heidelberg New York, 1970
Bywaters EGL (1971) Still's disease in the adult. Ann Rheum Dis 30:121
Bywaters EGL, Scott JT (1963) The natural history of vascular lesions in RA. J Chronic Dis 16:905
Calabro JJ (1976) Juvenile rheumatoid arthritis: a general review and report of 100 patients observed for 15 years. Semin Arthritis Rheum 5/3:257

Calabro JJ (1976) Surgical treatment of Still's disease, clinical features of Still's disease: a general review and report of 100 patients observed for 15 years. Juvenile chronic polyarthritis. Academic Press, London New York San Francisco

Calabro JJ (1978) Multicenter trial of sulindac in juvenile rheumatoid arthritis. In: Munthe E (ed) The care of the rheumatic children. Eular No 3, Basle, p 51

Calabro JJ, Marchesono JM (1968) The early natural history of juvenile rheumatoid arthritis. Med Clin North Am 52:567

Cassidy JT (1978a) Rheumatic diseases of childhood. Textbook of Paediatrics, Livingstone, London New York

Cassidy JT (1978b) Clinical correlations of Serum Immunglobulin concentrations in juvenile chronic arthritis, Abstract 34. Eular, Basel, no 3 Monograph series

Cassidy JT, Shillis JL, Brandon FB (1974) Viral antibody titers to tubella and rubeola in juvenile rheumatoid arthritis. Pediatrics 54:239

Cassidy JT, Magilavy DB, Petty EE, Tubergen DG (1978) The frequency of chronic arthritis patients with hypogammaglobulinaemia. Eular, Basel, Monograph Series, no 3, 149–150

Chattopathay C, Natvig JB (1980) Excessive Suppressor T-cell activity of the rheumatoid synovial tissues in x-linked hypogammaglobulinaemia. Scand J Immunol 11(4):455–459

Clemens LE, Albert E, Ansell BM (1983) (im Druck) HLA studies in IgM rheumatoid factor positive childhood arthritis. Ann Rheum Dis

Cremer HJ (1979) Akutes febriles mukokutanes Lymphadenopathiesyndrom in Deutschland. Paediatr Praxis 21:75

Cruikshank B (1954) The arteriitis of rheumatoid arthritis. Ann Rheum Dis 14:11

Dihlmann W (1973) Röntgen, Gelenke und Wirbelverbindungen, Bd III. Thieme, Stuttgart

Dobloug JH, Chattopadyay C, Ferre O, Hoyeraal HM, Natvig JB (1982) Con-A-induced suppressor cell activity and T-lymphocyte subpopulations in peripheral blood lymphocytes of patients with rheumatoid arthritis and juvenile rheumatoid arthritis. Scand J Immunol 13(4):367–373

Edström G (1958) Rheumatoid arthritis and Still's disease in children. A survey of 161 cases. Arthritis Rheum 1:497

Edström G, Gedda PO (1957) Clinic and prognosis of rheumatoid arthritis in children. Acta Rheum Scand 3:129

Egelius N, Göhle O, Jonsson E, Wahlgren F (1955) Cardiac changes in rheumatoid arthritis. Ann Rheum Dis 14:11

Eife GW, Eife RF, Brendel W (1979) The effect of antilymphocyte globulin (ALG) on human lymphocytes in vitro: Inhibition of lymphotoxin production as a sensitive indicator for ALG activity. Cell Immunol 46:35–47

Fabrinat MS, Chandor SB, Friou GJ (1973) Still's disease in adult: a cause of prolonged undiagnosed fever. JAMA 225:273

Fassbender HG (1967) Die Bedeutung visceraler Prozesse für Pathogenese und Nosologie der primär-chronischen Polyarthritis. Frankf Z Pathol 76:243

Fassbender HG (1969a) Zwei unterschiedliche Formen pathologisch-anatomischer Gewebsprozesse bei primär-chronischer Polyarthritis. Verh Dtsch Ges Rheumatol 1:223

Fassbender HG (1969b) Spezifische und unspezifische Strukturen entzündlich-rheumatischer Erkrankungen. Z Rheumaforsch 28:60

Fassbender HG (1975) Pathologie rheumatischer Erkrankungen. Springer, Berlin Heidelberg New York

Fellinger K, Schmid J (1954) Klinik und Therapie des chronischen Rheumatismus. Maudrich, Wien

Fink ChW (1978) In: Munthe E (ed) The care of the rheumatic children. Eular No 3, Basle, p 23

Friedmann M, Strang LB (1966) Effect of longterm corticosteroids and corticotropion on the growth of children. Lancet 7463:568

Fröscher W, Meyer J, Schlieter F (1973) Klinisch-morphologische Befunde beim Morbus Behçet. Dtsch Med Wochenschr 3:105

Fye K, Talal N (1976) Cytotoxische Arzneimittel zur Behandlung der rheumatoiden Arthritis. Internist 17:56

Gamp A, Schilling F (1966) Extraartikuläre Manifestationen der chronischen Polyarthritis am Bewegungsapparat, Sehnen-, Sehnenscheiden-, Schleimbeutelentzündung, subkutane Knoten. Z Rheumaforsch 25:42

Gibson D, Schur PH, Carpenter CB, Stillmann JS (1976) HL-A in juvenile rheumatoid arthritis. In: Jayson MIV (ed) Juvenile chronic polyarthritis. Academic Press, London New York San Francisco, p 128

Glass DN, Litvin DA (1980) Heterogeneity of HLA associations in systemic onset juvenile rheumatoid arthritis. Arthritis Rheum 23/7:796–799

Glynn LE (1967) Experimental model of rheumatoid arthritis. J Belge Rhumatol Med Phys 22:201

Goel KM, Longan RW, Barnard WP (1974) Serumimmunglobulin and beta 1C/beta 1A Globulin concentration in juvenile rheumatoid arthritis. Ann Rheum Dis 33:35

Good RA, Rotstein J (1960) Rheumatoid arthritis and agammaglobulinemia. Bull Rheum Dis 10:5

Good RA, Venters H, Page AR, Good TA (1961) Diffuse connective tissue diseases in childhood. With a special comment on connective tissue diseases in patients agammaglobulinemia. Lancet 81:192

Gotoff SP, Smith RD, Sugar O (1972) Dermatomyositis with cerebral vasculitis in a patient with agammaglobulinemia. Am J Dis Child 123:53

Gran JT, Husby G, Thorsby E (1983) HLA DR Antigens and gold toxicity. Ann of the Rheum Dis 42:63–66

Graser F, Kölle G, Berger H, Schenk W, Schultze-Rhonhof J (1966) EKG-Veränderungen bei Kindern mit rheumatoider Arthritis. Z Kinderheilkd 97:31

Grokoest AW, Snyder AJ, Schlaeger R (1962) Juvenile rheumatoid arthritis. Little Brown, Boston

Gruenwald P (1948) Visceral lesions in a case of rheumatoid arthritis. Arch Pathol Lab Med 46:59

Gschwend N (1968) Die operative Behandlung der progressiven chronischen Polyarthritis. Thieme, Stuttgart

Häfner R (1983) (in Vorbereitg.) Verlaufskontrolle HLA B27 positiver Kinder mit jcA und Sacroiliitis. Inaug Diss an der Ludwig Maximilian Universität München

Hall AP, Scott JT (1966) Synovial cysts and rupture of the knee joint in rheumatoid arthritis. Ann Rheum Dis 25:32

Hanson V (1976) Dermatomyositis scleroderma and polyarteriitis nodosa. In: Clinic in rheumatic diseases, vol 2/2. Saunders, London Philadelphia Toronto

Havelka St, Macuvowa H, Ivascova E, Hoza I, Bardfeld R (1975) HL-A antigens in juvenile rheumatoid arthritis (abstr). Scand J Rheumatol [Suppl] 18:30

Havelka St, Karfas I, Stloukalova St, Hoza I (1978) Introductory survey of genetic aspects of juvenile rheumatoid arthritis. In: Munthe E (ed) The care of the rheumatic children. Eular No 3, Basle, p 116

Heilmeyer L (1970) Die Hypochromanämien. In: Heilmeyer L (Hrsg) Blut und Blutkrankheiten. Springer, Berlin Heidelberg New York (Handbuch der Inneren Medizin, Bd II/2, S 59)

Heilmeyer L, Keiderling W, Wöhler F (1958) Der Eisenstoffwechsel beim Infekt und die Entgiftungsfunktion des Speichereisens. Dtsch Med Wochenschr 83:1965

Heilmeyer L, Clotten R, Heilmeyer L jr (1964) Die Störung der Bluthämsynthese mit besonderer Berücksichtigung der sideroachrestischen Anämien und erythropoetischen Porphyrien. Thieme, Stuttgart

Hertel E (1974) Indikation zur Synovektomie bei rheumatoider Arthritis im Kindesalter. Chir Prax 18:291

Hill K (1976) Krankheits- und therapiebedingte epiphysäre Knochenveränderungen beim Still-Syndrom. Verh Dtsch Ges Rheumatol 4:33

Hollingworth P, Appleford D, Ansell BM, Denman AM: Fate of herpes simplex virus in lymphocytes from blood and joint effusion of systemic an pauciarticular juvenile chronic arthritis. Ann Rheum Dis (1983, im Druck)

Holzschneider A, Kraeft H, Heigl F (1980) Morbus Crohn im Kindesalter. Der Kinderarzt 10:1358

Hoyeraal HA (1973) Impaired delayed hypersensivity in juvenile rheumatoid arthritis. Ann Rheum Dis 32:331

Hoyeraal H, Forland StS (1976) Cellular immunity in juvenile rheumatoid arthritis. In: Jayson MIV (ed) Juvenile chronic polyarthritis. Academic Press, London New York San Francisco, p 157

Hoyeraal H, Mellvye OJ (1976) Humoral immunity and the complement system in juvenile rheumatoid arthritis. In: Jayson MIV (ed) Juvenile chronic polyarthritis. Academic Press, London New York San Francisco, p 147

Hoyeraal HM, Forre O, Doublog JH, Thorsby E, Kass E (1981) HLA Antigens in juvenile rheumatoid arthritis patients: association between immunoglobulin M rheumatoid factor production and the HLA DR4 antigen (abstract). Paris, XVth Internat Congr of Rheumatology, p 673

Iveson JMI, Nanda BS, Hancock JAH, Pownall PJ, Wright V (1975) Reiter's disease in 3 boys. Ann Rheum Dis 34:364

Jakubowski S (1966) Prophylaktische Chirurgie der Gelenke und der Sehnenscheiden bei chronischer Polyarthritis. Orthopädie 13:806
Jakubowski S, Ruszczynska J (1970) Die operative Behandlung von Kindern mit primär chronischer Polyarthritis auf Grundlage des eigenen Materials. Beitr Orthop 17:754
Jaster D (1975) Synovektomie bei rheumatoider Arthritis im Kindesalter. Paediatr Grenzgeb 14:133
Joint Report from the Sixth Internat Histocompatility Workshop Conf, Oxford 1977. Histopatibility Testing 1977. Munksgaard, Copenhagen, pp 23–378
Kanski JJ (1978) Advances in cataract surgery. In: Munthe E (ed) The care of the rheumatic children. Eular No 3, Basle
Kastner CH (1969) Hyperuricämie, Gicht, cerebrale Schädigung beim Kind (Lesch-Nyhan-Syndrom). Z Kinderheilkd 107:1
Kawasaki T, Kosaki F, Okawa S, Shigematusi I, Yanagawa H (1974) A new infantile acute febrile mucocutaneous lymph node syndrome. (MLNS) prevailing in Japan. Pediatrics 54:271
Kelley VC (1960) Rheumatoid disease in childhood. Pediatr Clin North Am 7:435
Kienbock R (1915) Über infantile chronische Polyarthritis. Fortschr Röntgenstr 23:343 und (1916) 24:65
Kölle G (1961) Anaemia in rheumatoid arthritis in childhood. Minerva Med (Roma) II:247
Kölle G (1962a) Die Knochenmarksinsuffizienz bei rheumatoider Arthritis im Kindesalter. Z Rheumaforsch 21:185
Kölle G (1962b) Klinik und Therapie der rheumatoiden Arthritis (primär-chronische Polyarthritis) im Kindesalter. Kinderaerztl Prax 30:109
Kölle G (1966) Antirheumatica. In: Opitz H, Schmid F (Hrsg) Handbuch der Kinderheilkunde, Bd II/2. Springer, Berlin Heidelberg New York, S 377
Kölle G (1969) Knochenmarksschädigung bei immunsuppressiver Therapie der juvenilen rheumatoiden Arthritis und des Still-Syndroms mit Azathioprin. Dtsch Med Wochenschr 94:2268
Kölle G (1971) Rheumadiagnostik im Kindesalter. Diagnostik 4:7
Kölle G (1975) Die juvenile rheumatoide Arthritis (juvenile chronische Polyarthritis) und das Still-Syndrom. Rheuma-Forum 4, Braun, Karlsruhe
Kölle G (1976) Juvenile rheumatoide Arthritis und verwandte Kollagenkrankheiten. Klinische Aspekte. Monatsschr Kinderheilkd 124:779
Kölle G (1977) Classification and nomenclature based on 1800 in-patients. In: The care of rheumatic children. Eular/WHO workshop, Oslo
Kölle G, Stoeber E (1960) Die Anämie bei rheumatoider Arthritis (primär-chronischer Polyarthritis) im Kindesalter. II. Blutbild, Blutfarbstoffwechsel und Eisenstoffwechsel bei Kindern mit rheumatoider Arthritis. Z Rheumaforsch 19:331
Kölle G, Stoeber E, Schöntag W (1972) Immunsuppressiva zur Basisbehandlung viszeraler Formen der kindlichen rheumatoiden Arthritis. Med Klin 17:603
Köttgen U, Callensee W (1959) Statistische Untersuchungen zum kindlichen Rheumatismus. Steinkopff, Darmstadt
Kornreich H (1976a) Systemic lupus erythematosis in childhood. Saunders, London Philadelphia Toronto
Kornreich H (1976b) Systemic lupus erythematosus in childhood. Clin Rheum Dis 2:429
Kulka JP (1966) Vascular derangement in rheumatoid arthritis. In: Modern trends in rheumatology, vol I, No 100. Butterworth, London, p 49
Kyle RA, Pierre EV, Bayrd ED (1974) Primary amyloidosis and acute leukemia associated with melphalan therapy, B 100.44:333
Laaksonen AL (1966) A prognostic study of juvenile rheumatoid arthritis. Acta Paediatr Scand 166
Laine V, Holopainen T, Koskinen H (1955) Liver function tests in rheumatoid arthritis. Acta Rheum Scand 1:184
Lamber JR, Ansell B, Stephenson E, Wright V (1976) Psoriatic arthritis in childhood. Clin Rheum Dis 2:339
Leeb A (1955) Röntgendiagnostik peripherer Durchblutungsstörungen bei rheumatischen Erkrankungen. Z Rheumaforsch 14:65
Lefkovits A, Farrow J (1955) The liver in rheumatoid arthritis. Ann Rheum Dis 14:162
Leichtentritt B (1930/31) Rheumatische Erkrankungen im Kindesalter. In: Dietrich E, Hirsch M (Hrsg) Rheuma-Jahrbuch. Breslau, S 1
Leichtentritt B (1957) Gedanken zum Still'schen Symptomenkomplex. Kinderaerztl Prax 25:464

Lennert K (1961) Cytologie und Lymphadenitis. In: Uehlinger E (Hrsg) Handbuch der speziellen pathologischen Anatomie und Histologie, Bd 1/3. Springer, Berlin Göttingen Heidelberg

Lewinson JE (1976) First ARA conference on the rheumatic diseases in childhood. Park City, Utah

Lindbjerg IF (1964) Juvenile rheumatoid arthritis. A follow-up of 75 cases. Arch Dis Child 39:576

Lövgren O (1953) Rheumatoid arthritis and the liver. Ann Med Intern Fenn 42:42

Mäkelä AL (1978) A double blind study of Naproxen and Aspirin in patients with juvenile rheumatoid arthritis. In: Munthe E (ed) The care of rheumatic children. Eular No 3, Basle, p 53

Mäkelä AL, Yrjänä T, Lempiäinen M (1978) Benorylate in the treatment of children with juvenile rheumatoid arthritis. In: Munthe E (ed) The care of the rheumatic children. Eular No 3, Basle, p 53

Mäkelä AL, Mäkinen E, Lorenz K, Rikalainen H (1979) Veränderungen der Halswirbelsäule bei juveniler rheumatoider Arthritis, H 4. RöFö 131:420

Mäkelä AL, Yrjänä T, Heikkilang PK (1980) Toxic encephalopathy with hyperamnonaemia during high-dose salicylate therapy. Acta Neurol Scand 61:146

Marget W, Schüssler P, Kruis S, Weinzierl M, Rindfleisch G (1976) Is the pathogenesis of Crohn's disease similar to that of juvenile recurrent nephritis? Infection 2:110

Marmion BP, Mackay JM (1977) Rheumatoid arthritis and the virus hypothesis. In: Glynn LE, Schlumberger HD (eds) Bayer-Symposium, vol 6, Experimental models of chronic inflammatory diseases. Springer, Berlin Heidelberg New York

Martin Ch, Pachman LM (1980) Synovial fluid in seronegative juvenile rheumatoid arthritis: Studies of immunglobulins, complement and Macroglobulin. Arthritis Rheum 23/11:1256–1262

McCrea PC (1958) Marrow iron examination in the diagnosis of iron deficiency in rheumatoid arthritis. Ann Rheum Dis 17:89

McGibbon BH, Mollin DL (1965) Sideroblastic anaemia in man: observations on seventy cases. Br J Haematol 11:59

Michels H, Schuchmann L (1980) Das Sharp-Syndrom (MCTD), eine besondere Form der Kollagenose im Kindesalter. Klin Paediatr 192:389

Michels H, Schuchmann L, Truckenbrodt H, Renz K (1982) Die rheumatische Iridocyclitis im Kindesalter-Differenzierung nach klinischen und immunologischen Gesichtspunkten. Klin Paediat 194 (1982):104–108

Moore TL, Dorner RW, Weiss T, Baldassare A, Zuckner J (1980/81) Hidden 19S IgM rheumatoid factor in juvenile rheumatoid arthritis. Pediatr Res 14:1135–1138, Arthritis Rheum 24:1283–1290

Motulsky AG, Weinberg S, Rosenberg E, Saphir OJ (1952) Lymph nodes in rheumatoid arthritis. Arch Intern Med 90:660

Movitt E, Daris A (1953) Liver biopsy in rheumatoid arthritis. Ann J Med Sci 226:516

Müller G (1942) Über die chronischen, nicht rheumatischen Polyarthritiden des Kindesalters. Inaug Dis, München

Munthe E (1972) Anti IgG antinuclear antibodies in juvenile rheumatoid arthritis. Scand J Rheumatol 1:161

Munthe E (1978) Arthritis in Bruton's disease, Abstract 44. Eular, Basel, Monograph series, No 3

Munthe E, Pahle JA (1976) Value of immunological studies of synovial membranes in foreseeing destructions and deformities in juvenile rheumatoid arthritis. In: Jayson MIV (ed) Juvenile chronic polyarthritis. Academic Press, London New York San Francisco

Munthe E, Blichfeldt P, Kass E (1976) Clinical improvement and regress of amyloidosis in children with rheumatoid arthritis on combined treatment with Azathioprine (Imurek) and Prednisone. In: Jayson MIV (ed) Still's disease: juvenile chronic polyarthritis. Academic Press, London New York San Francisco

Norcross BM, Lockie LM, McLeod CC (1958) In: Talbott JH, Lockie LM (eds) Progress in arthritis. Grune&Stratton, New York London

North AF, Funk ChW (1970) Sarcoid arthritis in children. Am J Med 38:449

Oppermann J, Lorenz K, Pester F (1971) Okuläre Manifestationen bei juveniler Rheumatoid-Arthritis. Dtsch Gesundheitswesen 26:2183

Oppermann J, Metzke H, Wenzel L (1975) Indikationsstellung und Ergebnisse der chemischen Synovialektomie mit Varicocid bei Kindern mit juveniler Rheumatoid-Arthritis. Kinderaerztl Prax 9:391

Orozco-Alcala JJ, Baum J (1974) Treatment of juvenile chronic arthritis, a world survey. J Rheumatol 1:187

Pachmann L, Jayanetra P, Rothberg RM (1973) Rheumatoid sera and soluble complexes: nitroblue tetrazolium dye test and hexose monophosphate shunt activation. Pediatrics 52:823

Pahle J (1978) Synovectomy of the knee in JCA, Abstract 74. Eular, Basel, Monograph series, No 3

Pelkonen P, Savilahti E, Mäkelä AL (1978) Ig A deficiency in juvenile chronic arthritis, Abstract 41. Eular, Basel, Monograph Series, No 3

Pernim H, Knudsen JV (1978) Antinuclear antibodies in juvenile chronic arthritis. Acta Paediatr Scand 67(2):181–188

Person D, Brewer EJ, Rossen RD (1978) Immuncomplexes and antinuclear antibodies in sera from patients with juvenile chronic arthritis, Abstract 31. Eular, Basel, Monograph Series, No 3

Petersen E, Burger A, Stoeber E (1976) Stellt die rheumatoide Arthritis des Kindes eine Spätkomplikation der Röteln dar? Verh Dtsch Ges Rheumatol 4:21–25

Petersen EE, Burger A, Stoeber E (1976) Stellt die rheumatische Arthritis eine Spätkomplikation der Röteln dar? Verh Dtsch Ges Rheumatol 4:21

Petty R, Cassidy JT, Sullivan DB (1977) Serologic studies in juvenile rheumatoid arthritis: A review. Arthritis Rheum 20:260

Prieur AM, Balafrey M, Griscelli C, Mozziconacci P (1979) Résultats et risques a lang terme des traitements immunosuppresseurs dans l'arthrite chronique juvénile. Rev Rhum 46/2:85

Rachelefsky GS, Kar NC, Coulson A, Sarkissian E, Stiehm ER, Paulus HE (1976) Serum enzyme abnormalities in juvenile rheumatoid arthritis. Pediatrics 58:730

Rajmann E (1966) Arm- und Kniezysten bei Kindern mit Morbus Still und rheumatoider Arthritis. Z Rheumaforsch 25:350

Rajmann E, Knorr D, Stoeber E, Kölle G (1973) Bestimmung des Plasmacortisons bei ACTH behandelten Kindern mit Morbus Still und rheumatoider Arthritis. Z Kinderheilkd 114:69

Rajmann E, Steidler I, Kölle G, Stoeber E (1973) Iridocyclitis bei Kindern mit rheumatoider Arthritis und Still-Syndrom. Med Klin 68:1548

Reddemann H, Balke H (1975) Das akute Abdomen beim Wissler-Fanconi-Syndrom. Kinderaerztl Prax 12:529

Richmond J, Alexander WRM, Potter JL, Duthie JJR (1961) The nature of anaemia in rheumatoid arthritis. V. Red cell survival measured by radioactive chromium. Ann Rheum Dis 20:133

Roberts FB, Peterman GH (1963) Polyarteriitis nodosa in infancy. Pediatr 63:519

Rodary C, Hyem F, Mozziconacci P (1977) Essai d'enquête concernant l'incidence de l'arthrite chronique juvénile en France (année 1972). Ann Pédiatr 24:423

Ronning A, Valiaho ML, Laaksonen AL (1974) The involvement of the tempomandibular joint in juvenile rheumatoid arthritis. Scand J Rheumatol 3:89

Ropes MW, Bennet GA, Cobb S, Jacox R, Jessar R (1957) Diagnostic criteria for rheumatic arthritis. Ann Rheum Dis 16:118

Rosen FS (1974) Primary immunodeficiency. Pediatr Clin North Am 21:533

Rossen RD, Brewer EJ, Person AD, Templeton JW, Lidsky MD (1978) Circulating immuncomplexes and antinuclear antibodies in juvenile rheumatoid arthritis. Arthritis Rheum 20:1485–1490

Runge LA, Allison AC (1972) Growth of rubella virus in cultures of synovial cells from rheumatoid arthritis. Arthritis Rheum 15:85

Rynes R (1976) Intraarticular activation of complement system in juvenile rheumatoid arthritis. Arthritis Rheum 2:161

Sänger L (1974) Klinische Verlaufsuntersuchungen der Wachstumsretardierung von Kindern mit rheumatoider Arthritis und Still-Syndrom. Monatsschr Kinderheilkd 122:331

Sänger L (1975) Therapie der juvenilen chronischen Polyarthritis. Dtsch Med Wochenschr 40:2043

Sänger L (1976) Klinische Studie über schwere Wachstumsretardierung bei juveniler rheumatoider Arthritis und Still-Syndrom. Verh Dtsch Ges Rheumatol 4:42

Saffner B (1977) Primäre Defektimmunopathien. Internist 18:248

Sairanen E (1958) On rheumatoid arthritis in children. Acta Rheum Scand [Suppl 2]

Schairer H, Stoeber E, Kölle G (1976) Vorläufige Befunde einer kontrollierten Studie über Gold und D-Penicillamin-Therapie der kindlichen rheumatoiden Arthritis. Verh Dtsch Ges Rheumatol 4:54

Schaller J (1976) The inflammatory bowel disease in children. In: Clinics in rheumatic diseases, vol 2/2. Saunders, London Philadelphia Toronto, p 156

Schaller J, Wedgwood EJ (1973) Juvenile rheumatoid arthritis: a review. Pediatrics 50:940

Schaller J, Johnson G, Holborow E, Ansell B, Smiley WK (1974) The association of antinuclear antibodies with the chronic iridocyclitis of juvenile rheumatoid arthritis (Still's disease). Arthritis Rheum 17:409

Schaller J, Johnson GD, Holborow EJ (1976) Histocompatibility antigens in childhood-onset arthritis. J Pediatr 88:926

Scheiffarth H, Berg G (1957) Die klinische Bedeutung der Antistreptolysin-Reaktion. Dtsch Med Wochenschr 82:1690

Schierz G, Stoeber E, Meigel W, Unckel F, Kölle G (1968) Der Rheumafaktor bei juveniler rheumatoider Arthritis und bei Morbus Still. Münch Med Wochenschr 46:2684

Schilling F, Kölle G (1976) Juvenile und adoleszente Spondylitis ankylopoetica. Verh Dtsch Ges Rheumatol 4:57

Schilling F, Vorlaender KO (1974) Der Gamma-Typ der Spondylitis ankylosans. Verh Dtsch Ges Inn Med 80:1418

Schilling F, Schacherl M, Bopp A, Gamp A, Haas JP (1963) Veränderungen der Halswirbelsäule (Spondylitis cervicalis) bei der chronischen rheumatischen Polyarthritis und bei der Spondylitis ankylopoetica. Radiologe 3:483

Schilling F, Schacherl M, Rosenberg R (1969) Die juvenile Spondylitis ankylopoetica. Dtsch Med Wochenschr 94:473

Schmengler FE (1952) Über rheumatische Hepatopathien. Medizinische 1553

Schmid FR, Cooper NS, Ziff M, McEwen C (1961) Arteriitis in rheumatoid arthritis. Am J Med XXX:56

Schnitzer TJ, Ansell BM (1977) Amyloidosis in juvenile chronic polyarthritis. Arthritis Rheum 20:245

Schoen R (1969) Polyarthritis chronica progressiva. Der Rheumatismus, Bd 41. Steinkopff, Darmstadt

Scholz S, Albert G (1983) Genetic considerations and approaches for the analysis of HLA-disease associations, ersch in Immunol Review. Moeller, Stockholm

Schuchmann L (1980) Juvenile chronic arthritis and selective IgA deficiency. Abstract W14/10, S. 340. 11. Congr of Europ Academy of Allergy and Immunology, Vienna

Schuchmann L, Michels H, Renaud M, Renz K (1981) Die Amyloidose – eine gefürchtete Folgekrankheit der juvenilen chronischen Arthritis (JCA). Klin Paediatr 193:67

Schuchmann L, Albert A, Truckenbrodt H (1983) (in Vorbereitg) HLA-Muster bei gesicherten Subgruppen von 100 Kindern mit juveniler chronischer Arthritis. Klin Pädiatr

Schur P (1976) Cellular immunity on patients with juvenile rheumatoid arthritis. In: Jayson MIV (ed) Still's disease. Juvenile chronic polyarthritis. Academic Press, London New York San Francisco, p 197

Schwenk D (1967) Linsenveränderungen bei rheumatischen Kindern bei langfristiger Corticosteroidtherapie. Z Rheumaforsch 26:155

Seidel K, Schmidt G (1956) Blutbild und Knochenmarkbefunde bei rheumatischen Krankheiten. Münch Med Wochenschr 98:224

Sharp G, Irvin W, Holman H, Tant E (1969) A distinct rheumatic disease syndrome associated to a particular nucleoantigen. Clin Res 17:359

Sherman Fong J, Miller J, Moore TL, Tsoukas CD, Vaughan JH, Carson D (1982) Frequencies of Epstein-Barr virus-inducible IgM-Anti IfG B lymphocytes in normal children and children with juv rheumatoid arthritis, vol 25. Arthritis Rheum 8:959–965

Singson BH, Kornreich HK, Koster-King K (1977) Mixed connective tissue disease in children. Arthritis Rheum 20:359

Smiley WK (1976) The eye in juvenile chronic polyarthritis. In: Ansell BM (ed) Rheumatic disorders in childhood. Clin Rheum Dis 2/2:413

Smith MF, Haycock GB, Grahame R (1981) Rubella and juvenile chronic arthritis. Arch Dis Child 56:310–311

Sokoloff L (1953) The heart in rheumatoid arthritis. Am Heart J 45:635

Spranger J, Schilling F (1980) Progressive Pseudorheumatoid Arthropathy of Childhood. 16. Workshop for Pediatric Research. Europ J Paediatr 133

Stastny D, Fink W (1977) Different association of HLA-D antigens with adult and juvenile rheumatoid arthritis. Proceedings of the 14th International Congress of Rheumatology, abstr 181, p 59

Stastny P, Fink CW (1979) Different HLA-D associations in adult and juvenile rheumatoid arthritis. J Clin Invest 63(1):124–130

Stefani F, Rothemund E, Anzil AP (1971) Beitrag zur Neuropathologie des Behçet (morphologische Befunde bei einem Kind). Arch Psychiatr Nervenkr 214:80

Steffen C, Saenger L, Menzel J (1980) Demonstration of antibodies to denaturated type I and type II collagen in juvenile rheumatoid arthritis, Still' syndrome and controls by 14C collagen radioimmunassay. Scand J Rheumatol 9(2):69–72

Steinbrocker O, Traeger CH, Battermann R (1949) Therapeutic criteria in rheumatoid arthritis. JAMA 140:659

Still GF (1897) On a form of chronic joint disease in children. Med Chir Trans 80:47

Stoeber E (1966) Chronische Polyarthritis (rheumatoide Arthritis) einschließlich Morbus Still. In: Opitz H, Schmid F (Hrsg) Handbuch der Kinderheilkunde, Bd III. Springer, Berlin Heidelberg New York, S 204

Stoeber E (1975) Corticosteroid treatment of juvenile chronic polyarthritis over 22 years. Eur J Pediatr 121:141

Stoeber E (1976) Erfolg und Schäden der Cortisonoid-Therapie bei kindlicher chronischer Polyarthritis und ihren Sonderformen, eine 20 Jahresübersicht. Verh Dtsch Ges Rheumatol 4:26

Stoeber E (1978) Longterm treatment with Azathioprine in systemic juvenile chronic arthritis and iridocyclitis. In: Munthe E (ed) The care of rheumatic children. Eular No 3, Basle, p 168

Stoeber E (1981) Prognosis in juvenile chronic arthritis, follow-up of 433 chronic rheumatoid children. Eur J Pediatr 135:225

Stoeber E, Kölle G (1956) Klinik und Therapie der primär-chronischen Polyarthritis im Kindesalter. Med Klin 51:2197

Stoeber E, Kölle G (1960) Die Anämie bei rheumatoider Arthritis (primär-chronischer Polyarthritis). I. Die Überlebenszeit transfundierter Spender-Erythrocyten bei Kindern mit rheumatoider Arthritis. Z Rheumaforsch 19:103

Stoeber E, Kölle G (1960) Die Nebennierenrindenhormonbehandlung der rheumatoiden Arthritis und ihrer Syndrome. Eine Sechs-Jahresübersicht. Z Rheumaforsch 19:231

Stoeber E, Kölle G (1965) Die Anämie bei rheumatoider Arthritis im Kindesalter. Monatsschr Kinderheilkd 113:453

Stoeber E, Schenck W, Kölle G (1964) Rheumafaktor, Antistreptolysintiter und Karditis der kindlichen rheumatoiden Arthritis. In: Graser F (Hrsg) Die erworbenen Herzkrankheiten im Kindesalter. Schatthauer, Stuttgart, S 81

Stoer G, Stoeber E (1960) Die Subluxation der Kniegelenke bei der primär-chronischen Polyarthritis (rheumatoide Arthritis) im Kindesalter. Monatsschr Kinderheilkd 108:246

Strelkauskas AJ, Callery RT, Dowel MC, Boret J, Schlossman V (1979) Direct evidence for loss of human suppressor cells during active autoimmune disease. Proc Natl Acad Sci USA 75(10):5150–5155

Suciu-Foca N (1980) Predisposition to juvenile arthritis: Genetic aspects. Report of the 18th Ross Conference on Pediatric Research. Colombus Ohio, Ross Laboratories, pp 72–74

Sullivan D, Cassidy JT, Petty RE (1975) Pathogenic implications of age of onset in juvenile rheumatoid arthritis. Arthritis Rheum 18:251

Sury B (1952) Rheumatoid arthritis in children. A clinical study. Thesis. Munksgaard, Copenhagen

Suschke HJ (1982) Problempatienten in der Rheumasprechstunde. Paed. prax. 26:109–14

Svejcar J (1969) Staphylococcal aetiology of rheumatoid arthritis. XII Congressus rheumatologicus internationalis, abstr Nr. 665. Praga

Swann M (1976) Monarthritis. In: Ansell BM (ed) Rheumatic disorders in childhood. Clin Rheum Dis 2/2:369

Taubner A (1961) Zur Bedeutung der perkutanen Leberbiopsie bei der primär chronischen Polyarthritis. Z Rheumaforsch 20:192

Teilum G (1964) Pathogenesis of amyloidosis (the two-phase-cellular theory). Acta Pathol Microbiol Scand 61:21

Terkeltaub R, Esdaile JM, Déray F, Harth M, Lister J, Lapointe N, Cooperating Centers (1981) HLA-Bw35 and prognosis in adult still's disease. Vol 24. Arthritis Rheum 12:1469–1472

Tichy H (1971) Zur Morphologie der rheumatoiden Arthritis. In: Tichy H, Seidel K (Hrsg) Beiträge zur Rheumatologie, Bd 16. VEB Volk und Gesundheit, Berlin, S 9

Torrigiani G, Roitt JM (1973) Elevated IgG-antiglobulins in patients with seronegative rheumatoid arthritis. Lancet I:14

Trutschel W, Fröhlich D (1953) Leberveränderungen bei rheumatischen Krankheiten. Münch Med Wochenschr 95:1251

Vainio K (1966) Indications and contraindications for surgery in rheumatoid arthritis. Rheumatism 22:10

Vainio K, Sairanen E (1955) Über die Hüftgelenkluxation bei rheumatoider Arthritis. Z Orthop 86:217
Vogel P, Truckenbrodt H (1981) Zur Klinik der Peri- und Myokarditis beim Still-Syndrom. 30. Tagung der Süddeutschen Kinderärzte, Garmisch-Partenkirchen
Voit K, Gamp A (1958) Der Rheumatismus. Thieme, Stuttgart
Wakefield D, Breit S, Clark P, Penny R. (1982) Immungenetic factors in inflammatory eye disease. Arthr Rheum 25, No. 12:1431-1434
Wakefield J, Breit S, Clark P, Penny R (1982) Immunogenetic factors in inflammatory eye disease. Arthritis/Rheum. 25, Vol. 2:1431-1434
Webb J, Whaley K, MacSween RNM, Nuki G, Dick WC, Buchanan WW (1975) Liver disease in rheumatoid arthritis und Sjögren's syndrome. Ann Rheum Dis 34:70
Webster AD, Loewi G, Dourmashkin D, Golding DN, Ward DJ, Asherson GL (1976) Polyarthritis in adults with hypogammaglobulinaemia and its rapid response to immunoglobulin treatment. Br Med J 4:1314
Wedgwood RI, Schaller I (1977) The pediatric arthritides. Hosp Pract 83-97
Weintraub AM, Zvaifler NJ (1962) Rheumatoid heart, a clinical as well as pathologic entity. Arthritis Rheum 5:307
Westergren A (1955) Zur Bedeutung von Infektionen bei rheumatischen Gelenkkrankheiten. Wien Z Inn Med 36:377
Wilkinson M, Torrance WN (1967) Clinical background of rheumatoid vascular disease. Ann Rheum Dis 26:475
Wissler H (1943) Über eine besondere Form sepsisähnlicher Krankheiten (Subsepsis hyperergica). Monatsschr Kinderheilkd 94:51
Wissler H (1962) Subsepsis allergica. Ergeb Inn Med Kinderheilkd 23:202
Witmer R (1976) Uveoartikuläres Syndrom der Kinder. Verh Dtsch Ges Rheumatol 4:18
Zemer D, Pras M, Shemer Y, Sohar E, Gafni J (1980) Daily prophylactic colchicine in familial mediterranean fever. Excerpta Medica, p 580

III. Die Arthritis villonodularis pigmentosa

Von

F.J. Wagenhäuser

Mit 7 Abbildungen und 2 Tabellen

1. Begriff, Synonyma, Allgemeines

Die Arthritis (Synovitis) villonodularis pigmentosa (A.v.p.) ist eine chronische, gutartige, ätiologisch ungeklärte Erkrankung von Gelenken, Bursen und Sehnenscheiden. Sie ist charakterisiert durch eine teils zottige, teils knotige, stark hämosiderinhaltige expansive Proliferation synovialer Gewebe. Das histologische Bild ist an sich typisch, aber sehr variabel und weist Merkmale sowohl eines blastomatösen (sarkomartigen) als auch eines chronisch-entzündlichen Prozesses auf. Obwohl das Krankheitsbild bereits seit etwa 120 Jahren in seiner Symptomatik bekannt ist (Chassaignac 1852; Simon 1865), erstaunt es daher nicht, daß es unter sehr zahlreichen, unterschiedlichen *Synonyma* erwähnt und beschrieben wurde (Tabelle 1). Es ist das Verdienst von Jaffé et al. (1941), diese Sonderform der Synovitis nicht nur treffend beschrieben, sondern auch als nosologische Einheit erkannt zu haben. Von diesen Autoren stammt denn auch die inzwischen allgemein akzeptierte, deskriptive Bezeichnung „villonoduläre pigmentierte Synovitis". 1958 hat Uehlinger die Darstellung von Jaffé wesentlich erweitert und ergänzt und die typischen Krankheitserscheinungen herausgearbeitet. Da die Synovialisproliferation mit ihrem Fortschreiten später alle gelenknahen Strukturen, insbesondere den Knochen mit einbezieht, hat die Arbeitsgemeinschaft „Klassifikation" der Deutschen Gesellschaft für Rheumatologie in ihrer Klassifikation der Erkrankungen des Bewegungsapparates (1974) für das Krankheitsbild die Bezeichnung „Arthritis" villonodularis pigmentosa gewählt. Obwohl die ätiopathogenetischen Deutungen noch nicht zu Ende sind, neigen nicht nur Jaffé, sondern auch andere Kenner der Materie dazu, die A.v.p. mehr als einen entzündlichen denn als einen tumorösen Prozeß unbekannter Ätiologie zu interpretieren, weshalb auch Termini, wie Fibroxanthom, Xanthogranulom, benignes Synovialom usw., die den Geschwulstcharakter betonen, weniger gebräuchlich sind.

Die früher eher spärliche *Literatur* über die A.v.p. hat sich in den letzten Jahren offenbar dank besserer Kenntnis des Krankheitsbildes und vereinheitlichter Nomenklatur beträchtlich vermehrt (s. Literaturverzeichnis). Hervorzuheben sind als *Übersichtsreferate* mit reichhaltigen Literaturangaben vor allem die Arbeiten von Ankerhold (1970), Ankerhold u. Torklus (1973), Torklus (1962), Gaubert et al. (1974), Granowitz et al. (1976) und Schmitt (1980).

Die *Häufigkeit* der A.v.p. ist schwierig zu schätzen, da dieses Krankheitsbild bis heute statistisch nicht einheitlich erfaßt wurde. Nach allgemeiner klinischer Erfahrung scheint es sich zunächst um eine eher seltene Krankheit zu handeln, andererseits fand Clark (1951) die typische villonoduläre Synovitis in einer Häufigkeit von 0,9% aller Gelenkerkrankungen. Es ist durchaus möglich, daß mit besserer Kenntnis der klinischen, radiologischen und histologischen Diagnostik immer mehr Fälle klar erfaßt wurden, die früher unter der Rubrik „unklare Arthritis" liefen.

Tabelle 1. Übersicht über die Synonyma der Arthritis villonodularis pigmentosa. (Nach ANKERHOLD 1973)

Pigmentierte villonoduläre Synovitis (pigmented villonodular Synovitis) (JAFFÉ et al. 1941)
Sarcoma articulare (SIMON 1865; WEIR, ANNADALE, TURNER 1894)
Diffuses Sarkom (BLUMENTHAL 1905)
Riesenzellsarkom (KOENIG 1881; LABOURGET, CASSAET 1890; FERRÉ 1888)
Sarcoma gigantocellulare (FRITSCH 1908)
Sarcoma haemosidericum, hämosiderinführendes Sarkom (fibrohaemosiderinic Sarcoma) (SPIESS 1913)
Xanthomatöses, angiomatöses Riesenzellsarkom (KIRCH 1922)
Sarcoma fusocellulare (EICHENHORST 1928)
Sarcoma à myéloplaxes (PAQUET u. GROSS 1928)
Xanthoma articulare sive tendinosum (DOWD 1912; MOSER 1909; LEBERT 1845)
Xanthomatöser Riesenzelltumor (VON ALBERTINI 1928; ASCHOFF, KAMMER 1928; TARGETTI 1897)
Riesenzell-Granulom (FLEISSIG 1913)
Riesenzell-Fibrohämangiom, gutartige Riesenzellgeschwulst, Riesenzell-Histiozytom (MORAIS 1943/44)
Benign giant-cell synovioma (STEWART 1948; WRIGHT 1949)
Gutartiges Riesenzellsynovialom (CHASSAIGNAC 1852; SPENCER-WELLS 1857)
Tumeurs myéloides (HEURTEAUX 1891)
Myeloma articulare sive tendinosum (HEURTEAUX 1891)
Myeloxanthoma articulare (DOR 1898; BELLAMY 1901)
Myeloplaxom (SACERDOTE 1904)
Fibroma xanthomatosum (JUMPERTZ 1923)
Fibröses Xanthom (TOUTON, GESCHICKTER, COPELAND 1949)
Fibröses myeloides Synovialxanthom (JONES et al. 1969)
Synoviales Xanthom (GALLOWAY et al. 1940)
Xanthoma tuberosum multiplex (ROHLEDERER 1957)
Pigmentiertes Xanthogranulom (HULTBERG et al. 1956; FRIEDMAN et al., 1940)
Benignes Synoviom (ZWAHLEN 1935; STEWART 1948; GROSS 1950; BENNETT et al. 1950; SANDERBUND 1954; MINEAR 1951)
Benignes Synovialom (KING 1931; GEILER 1961; BÖHME 1968)
Synovitis hyperplastica pigmentosa (SCHINZ et al. 1952)
Arthrosynovitis exsudativa hyperplastica (ZANOSI 1958)
Primäre Xanthomatose (GALLOWAY et al. 1940)
Villous arthritis of the knee joint (Arthritis villosa) (DOWD 1912)
Sklerosierendes Hämangiom (FOSTER 1947)
Gutartiger, polymorphzelliger Tumor der Synovialmembran, chronische hämorrhagische Synovitis, histiozytärer Gelenktumor (RUBENS-DUVAL 1955)

Eine besondere *Geschlechtsprädilektion* scheint nicht zu bestehen. Unter dem von GAUBERT et al. (1974) statistisch ausgewerteten Krankengut von 441 Fällen fanden sich 205 Männer und 236 Frauen.

Das bevorzugte *Manifestationsalter* variiert nach Gelenklokalisation und Form der A.v.p. Am Kniegelenk zeigt die diffuse Form einen Erkrankungsgipfel bereits nach dem 20. Lebensjahr, die zirkumskripte Synovitis hingegen eine erhöhte Erkrankungsfrequenz erst nach dem 30. Lebensjahr (ANKERHOLD et al. 1974). Beim Hüftgelenkbefall jedoch ist eine deutliche Verschiebung der Manifestationsfrequenz in das Lebensalter zwischen 30 und 60 Jahren festzustellen (GAUBERT et al. 1974; VAN REUS 1972). Dies dürfte aber auch darin begründet sein, daß die klinische und radiologische Manifestation am Hüftgelenk im Vergleich zur Kniegelenkerkrankung bedeutend längere Zeit benötigt, bis sie diagnosereif wird. Die Zeit, die zwischen Beginn der Beschwerden und gesicherter histologischer Diagnose verstreicht, ist dementsprechend nicht nur im Einzelfall außerordentlich variabel, sondern beim Hüftgelenkbefall auch grundsätzlich viel länger. Zwischen erstmaliger subjektiver Manifestation und gesicherter Diagnose können Monate bis Jahre verstreichen [eingehende statistische Analysen finden sich bei ANKERHOLD et al. (1974) und GAUBERT et al. (1974) sowie SCHMITT (1980)]. Für den Kliniker ist es aber bedeutungsvoll zu wissen, daß die A.v.p. grundsätzlich in jedem Lebensalter auftreten kann. Auch Kinder können davon betroffen sein (HAEUSERMANN u. TORKLUS 1972; BOBECHKO 1968).

2. Klinische Formen

Nach der *Lokalisation* lassen sich zunächst zwei Typen abgrenzen: die *artikuläre* und die rund zehnmal seltenere *extraartikuläre Manifestation*. Beim *extraartikulären Typ* sind vor allem Schleimbeutel befallen (Bursitis villonodularis pigmentosa), die mit der Gelenkhöhle kommunizieren, eine Abgrenzung gegenüber den artikulären Formen ist dann oft problematisch. Die Tenosynovitis villonodularis pigmentosa befällt mit Vorliebe die Sehnenscheiden an der Hand; sie kann ebenfalls kombiniert mit einer Arthritis villonodularis auftreten und ist nicht so leicht von den xanthomatösen Riesenzellgeschwulsten und den sarkomatösen Tumoren der Sehnenscheiden zu unterscheiden (BENNETT 1947; BLISS u. REED 1968; CHARACHE 1942; DECKER u. OWEN 1954; MINEAR 1951; JONES et al. 1969).

Es lassen sich ferner zwei *Wuchsformen* unterscheiden: die *diffuse Form*, bei der die ganze Synovialis flächenhaft erfaßt wird, und die *zirkumskripte Form*, welche die Synovialis nur in einem umschriebenen Bezirk befällt. Die lokalisierten Formen sind selten und finden sich fast ausschließlich am Kniegelenk mit Bevorzugung des vorderen Kompartiments (Abb. 1) (GRANOWITZ u. MANKIN 1967). GAUBERT et al. (1974) fanden unter 266 Fällen mit A.v.p. 193 diffuse gegenüber 73 zirkumskripten Wachstumsformen.

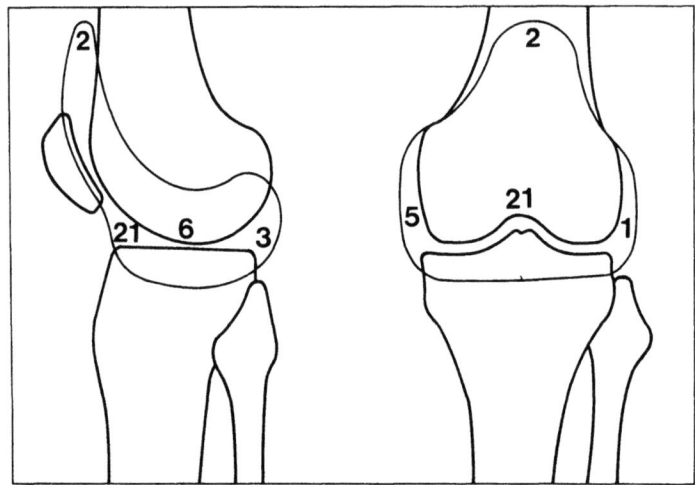

Abb. 1. Lokalisationshäufigkeit der zirkumskripten Form der Synovitis villonodularis. (Nach GAUBERT et al. 1974.) Auffällig häufig ist das vordere Kompartiment betroffen.

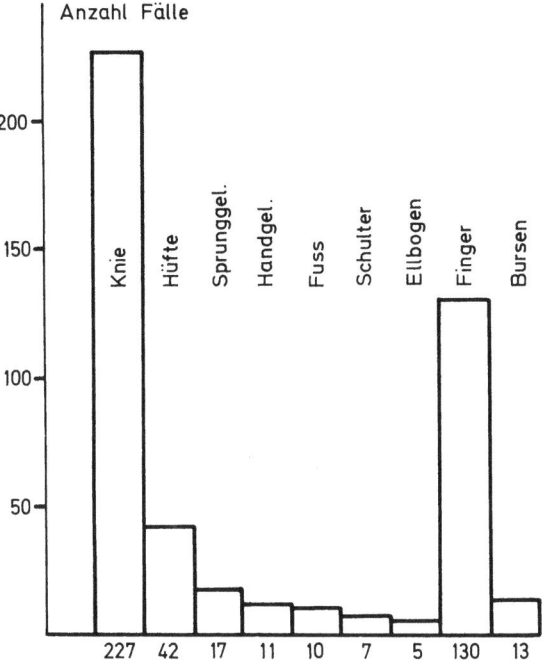

Abb. 2. Häufigkeit der topographischen Lokalisation der Arthritis villonodularis pigmentosa bei 462 Fällen. (Nach GAUBERT et al. 1974)

Die *artikuläre Erkrankung* zeigt ein sehr charakteristisches *Gelenkbefallmuster*. Die A.v.p. ist weit überwiegend eine *monartikuläre Erkrankung*. Bilaterale Formen sind sehr selten (GAUBERT et al. 1974; DELANEAU 1960; GEHWEILER u. WILSON 1969), polyartikuläre Formen sind eine Rarität (JIMENEZ-DIAZ et al. 1967; LESZCZYNSKI et al. 1975). Die Gelenke der unteren Extremitäten sind besonders prädestiniert. In allen kasuistischen Mitteilungen und statistischen Analysen springt der bevorzugte Befall der Kniegelenke in die Augen. Abbildung 2 zeigt die Häufigkeit der verschiedenen Gelenklokalisationen nach der Statistik von GAUBERT et al. (1974). In dieser Arbeit finden sich ebenso wie in derjenigen von GRANOWITZ et al. (1976) gute statistische Übersichten über die Lokalisationshäufigkeit, wie sie aus den zahlreichen kasuistischen Mitteilungen hervorgeht. Auffällig ist auch der relativ häufige, meist monartikuläre, selten polyartikuläre Befall der Fingergelenke, die ein besonderes differentialdiagnostisches Problem darstellen (DAVIS et al. 1975; GEHWEILER u. WILSON 1969). Wenn die A.v.p. auch bevorzugt das Kniegelenk befällt, so gilt für den Kliniker doch die absolute Regel, daß bei jeder unklaren Arthritis jedweden Gelenkes diagnostisch an eine A.v.p. gedacht werden muß.

3. Pathologie

Abgesehen von den klassischen Beschreibungen JAFFÉS (1941, 1972) und UEHLINGERS (1958) finden sich eingehende Darstellungen der Pathologie der A.v.p. vor allem bei ANKERHOLD et al. (1974), Byars et al. (1968), GEILER (1961),

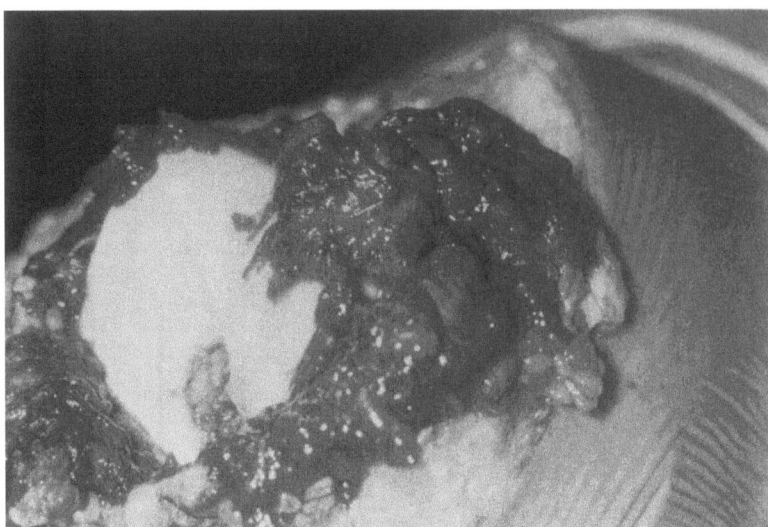

Abb. 3. Operationssitus einer Synovitis villonodularis pigmentosa des Kniegelenkes mit der charakteristischen, tumorähnlichen, expansiven Synovialisproliferation und der typischen bräunlich-roten Verfärbung

HÜBNER (1961), KLEIN et al. (1974) und SCHMITT (1980). Über das Resultat elektronenmikroskopischer Untersuchungen berichten ebenfalls KLEIN et al. (1974) sowie GAUCHER et al. (1976b) und WYLLIE (1969).

Das *makroskopische Bild* wird allgemein durch eine allmählich zunehmende, braungelbe Hypertrophie der Synovialzotten, ihre Umformung zu plumpen, aneinander klebenden Knoten und eine derbe braune Verdickung der gesamten Gelenkinnenhaut bestimmt. Sowohl bei der diffusen wie bei der viel selteneren zirkumskripten Form der villonodulären Synovitis ist die Synovialmembran in wechselndem Ausmaß in den Krankheitsprozeß einbezogen. Übergänge von der diffusen zur umschriebenen Form werden von SHAFER u. LARMON (1951) für möglich gehalten. Das recht komplexe Bild der beträchtlich verdickten, rotbraun verfärbten und mit graugelben Flecken durchsetzten Synovialmembran erinnert an ein tumoröses Wachstum (Abb. 3). Die typische Verfärbung der Synovialis tritt bereits sehr früh auf, wobei das Kolorit zwischen graubraun und rot bis tief schokoladenbraun schwankt. Allgemein sind die Verfärbungen in den großen Gelenken intensiver als in den kleinen, insbesondere in den mechanisch stärker belasteten. Es bestehen keine gesicherten Zusammenhänge zwischen Verfärbungsintensität und Dauer der Erkrankung. Am ausgeprägtesten sind die typischen strukturellen und farblichen Veränderungen meist am Kniegelenk. Schon JAFFÉ et al. (1941) haben einen Verlauf an der Synovialmembran mit allen Übergängen von den rein villösen über die villonodulären bis zu den rein nodulären Veränderungen beschrieben.

Im *Frühstadium* finden sich an der Synovialmembran lange dünne, stark durchblutete Zotten, die zur Verschmelzung neigen. Im weiteren Verlauf treten kurze, plumpe Zotten auf, welche die Übergangsformen zu den Knoten darstellen. Diese Knoten sind im Durchmesser bis zu 2 cm groß und stehen einzeln oder traubenartig gruppiert, sie sind entweder sessil oder dann mit einem mehr oder weniger langen Stil versehen und von braungelber oder graugelber Farbe. Zu Beginn der Erkrankung kommt es durch Fibrinauflagerungen zu Wandverdickungen und höckrigen Unregelmäßigkeiten der inneren Gelenkmembranfläche. Nach ANKERHOLD (1973) begünstigt die relativ vermehrte Durchblutung vermutlich eine Exsudation in das Gelenklumen und ermöglicht kleinere Blutaustritte schon bei minimaler Strapazierung. Durch die Fibrinausschwitzungen verdicken sich die Zotten weiterhin und werden plumper und knotiger. Zugleich steigt auch ihre Verletzbarkeit durch die Gelenkbeanspruchung, wodurch es zu weiteren Blutaustritten kommt und möglicherweise die pathogenetischen Vorgänge unterhalten werden. Durch Resorption der Blutaustritte kommt es zu dem braungelben bis braungrauen oder schokoladefarbenen Kolorit.

Im *späteren Erkrankungsstadium* tritt das expansive Wachstum der villonodulären Gewebsmassen in den Vordergrund. Die wuchernden Synovialmassen brechen in die umgebenden Weichteile, in den Knorpel und schließlich auch in den Knochen ein (MCMASTER 1960), wo es damit zu den charakteristischen mehrkammrigen, traubenförmig angeordneten Zystenbildungen kommt. Diese spielen für die radiologische Diagnostik eine wesentliche Rolle (s. Abb. 5, 7).

Das *histologische Bild* der villonodulären Synovitis (Abb. 4a–c) variiert in Einzelheiten außerordentlich stark, und zwar nicht nur nach Dauer und Verlauf der Krankheit. Am gleichen Gelenk lassen sich auch recht unterschiedliche Befunde verschiedener Synovialregionen erkennen. Die Zotten des Frühstadiums sind lang und dünn und bestehen z.T. nur aus einer doppelten Reihe mesothelialer Deckzellen. Das Stroma ist erheblich proliferiert, aber sehr locker und enthält viele dünnwandige Gefäße. Die zahlreichen, oft sehr dicht beieinander liegenden Histiozyten zeigen eine runde spindelige oder polyedrische Form und können Hämosiderin enthalten. In anderen Histiozyten lassen sich doppelbrechende Lipide nachweisen, diese Zellen besitzen ein helles schaumiges Plasma („Schaumzellen"). In den mesothelialen Deckzellen kann ebenfalls Hämosiderin nachgewiesen werden. Vereinzelt finden sich vielkernige Riesenzellen. Dabei handelt es sich nach KLEIN et al. (1974) nicht um Fremdkörperriesenzellen, wie v. TORKLUS (1962) annahm, sondern durchweg um synoviale Zellen. Das Stratum capillare kann besonders ausgedehnt grobschollige Siderinmassen aufweisen, wobei die Siderinschollen z.T. die Gefäßwandstrukturen überdecken (KLEIN et al. 1974). Manchmal sind die Gefäße mäßig fibrosiert, einzelne Gefäße sind auch von lockeren lymphozytären Infiltraten umgeben. Zahlreiche Leukozyten sowie eosinophile Granulozyten im histologischen Bild weisen auf den Entzündungscharakter hin. Im Stroma finden sich ferner runde oder ovale Epitheloidzellen mit klarem Protoplasma und exzentrisch angeordneten runden und ovalen Kernen mit intakter Kernmembran, mehreren Nukleolen oder einem gut sichtbaren Chromatinnetz. Sehr typisch sind herdförmig betonte Zellinfiltrationen und Massierungen kapillärer Blutgefäße innerhalb der synovialen Hyperplasie. Zwischen den Zotten liegt oft zusammengesintertes Fibrin.

Die in späteren Krankheitsstadien auftretenden Knoten besitzen ein stellenweise erheblich fibrosiertes, z.T. auch hyalinisiertes Stroma. Die Gefäßwände sind dann vermehrt verdickt, die Gefäßlumina reduziert oder sogar gänzlich obstruiert. Fibrosierung und Hyalinisierung nehmen in dem Maße zu, in dem der Gefäßreichtum abnimmt. In den Knoten finden sich teils zellarme, teils an Histiozyten reiche Gebiete. Vielkernige Riesenzellen und Schaumzellen sind in späteren Stadien zahlreicher als im Anfangsstadium, hingegen ist in den Knoten eher weniger Hämosiderin anzutreffen. Mit zunehmendem Fortschreiten des Krankheitsbildes geht der villöse Charakter zugunsten der vermehrt auftretenden nodulären Strukturen mehr und mehr verloren, und die Histomorphologie erinnert weitgehend an das Bild eines gutartigen Riesenzelltumors (MITTELMEIER 1960).

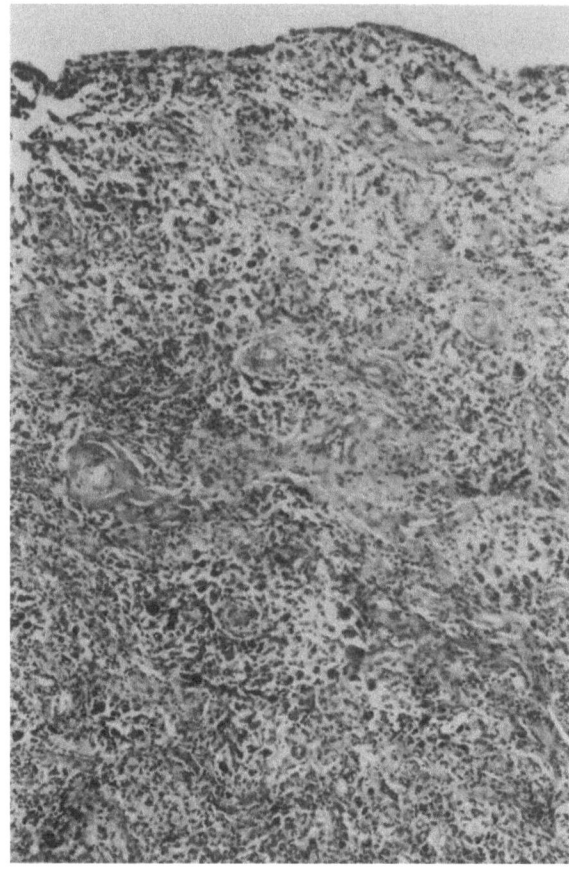

a

Abb. 4a–c. Histologisches Bild einer Synovitis villonodularis pigmentosa: charakteristischer Befund der „hyperplastischen Entzündung", proliferierendes Stroma mit Gefäßknäueln und dichten Zellinfiltrationen von Phagozyten mit Hämosiderin („Pigmentzellen") und Lipoiden („Schaumzellen"), mehrkernigen Riesenzellen sowie Plasmazellen, Lymphozyten und Granulozyten (Einzelheiten vgl. Text). (Präparat: Prof. M. AUFDERMAUR, Pathologisches Institut, Kantonsspital Luzern)

Die seltenere und fast ausschließlich am Kniegelenk (Abb. 1) auftretende *umschriebene Form* der Synovitis villonodularis pigmentosa ist durch einen sessilen oder gestielten Knoten gekennzeichnet, der häufig an der Verbindungsstelle der Synovialis mit den Menisken inseriert (FRAIRE u. FECHNER 1972). Selten werden mehrere Knoten gefunden. Die histologische Struktur dieser Knoten entspricht derjenigen der diffusen Wachstumsform.

Nach KLEIN et al. (1974) zeigen *raster- und transmissionselektronenmikroskopische Untersuchungen,* daß sich die plump-zottige bis knotige Umwandlung der Synovialmembran bis in die feinstrukturellen Dimensionen fortsetzt. Neben einer plumpen Abrundung der Synovialzellen und deren Siderosomenbesatz fallen außergewöhnliche grobschollige Siderinaggregate im subsynovialen Bindegewebe auf. Die Siderinaggregate können bis zum Endothel der Lymph- und Blutkapillaren verfolgt werden. Wie andere Autoren (UEHLINGER 1958; HUTH et al. 1973; ANKERHOLD 1973; ANKERHOLD et al. 1974 u.a.) betonen auch KLEIN et al. (1974), daß das feingewebliche Bild der Synovitis villonodularis in keiner

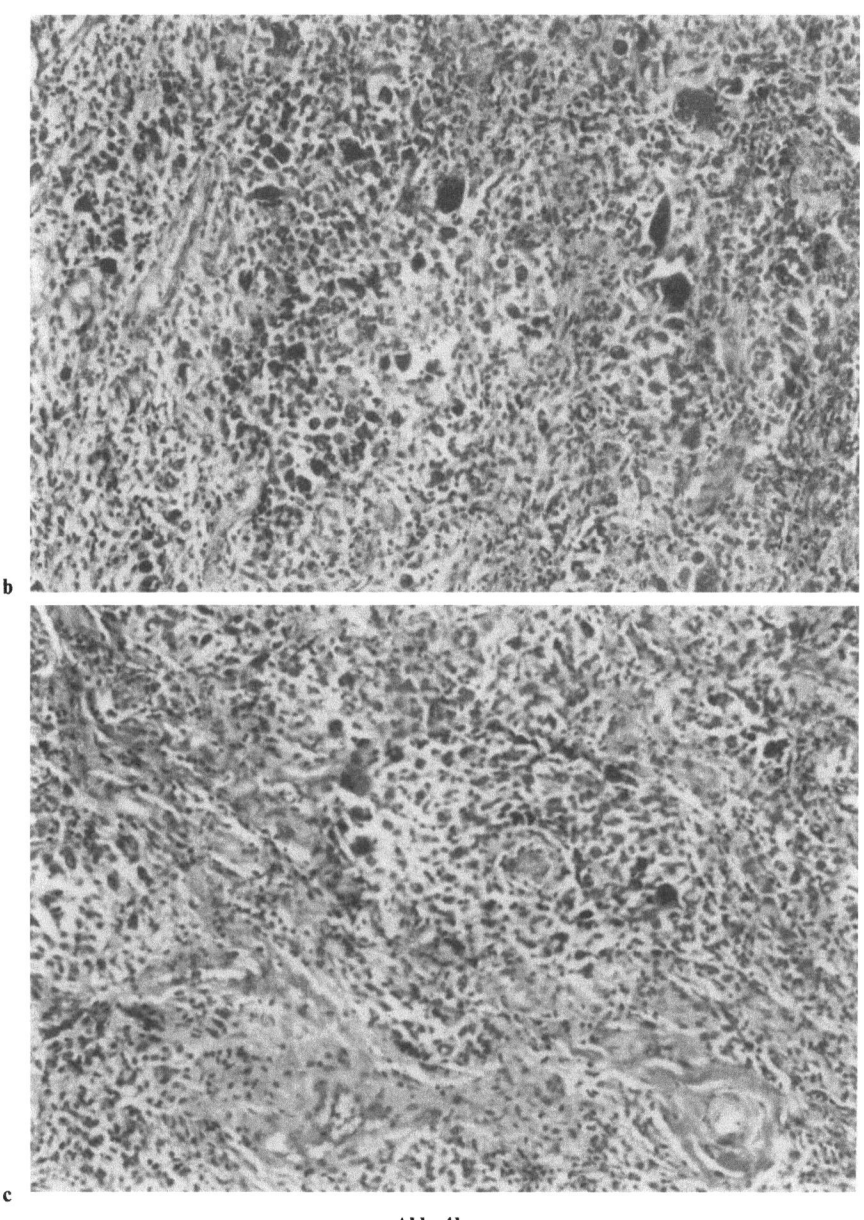

Abb. 4b, c

Weise vergleichbar ist mit den Reaktionen bei entzündlich-rheumatischen Arthritiden oder posttraumatischen Arthrosen. Der Gehalt an Siderosomen ist innerhalb der gelenkauskleidenden Zellschicht eher geringer als bei einer posttraumatischen Arthropathie, hingegen kommen im Stratum capillare und im angrenzenden subsynovialen Bindegewebe ungewöhnlich dichte und grobschollige Siderinaggregate vor. Diese tiefer liegenden, bereits von JAFFÉ et al. (1941, 1972), UEHLINGER (1958) sowie HIPP (1967) hervorgehobenen Siderinmassen erscheinen als Kondensate des von den gelenkauskleidenden Zellen nach basal abgegebenen Siderins. Nach KLEIN et al. (1974) lassen sie sich darüber hinaus durch einen interzellulären Transport des intraartikulär anfallenden Blutfarbstoffes erklären, wofür auch frühere experimentelle Untersuchungen sprechen (SIGURDSON 1930; HUTH u. LANGER 1965, 1972; GHADIALLY u. ROY 1969). Diese Autoren sahen nach intraartikulären Blutinjektionen im Tierversuch vergleichbare Siderinmassen und sprechen von „compound siderosomes". Auch GAUCHER et al. (1976) betonen aufgrund ihrer elektronenmikroskopischen Untersuchungen die Bedeutung der artikulären Hämorrhagie für die Auslösungsvorgänge einer A.v.p. und weisen wiederum darauf hin, daß die gefundenen Veränderungen niemals identisch sind mit denen einer rheumatischen Arthritis. Ebenso sind GAUCHER et al. (1976a) der Ansicht, daß die Siderinablagerungen in der villonodulös proliferierenden Synovitis sehr wahrscheinlich durch eine Resorption von intraartikulären Hämorrhagien zustande kommen.

4. Ätiopathogenese

Ätiologie und Pathogenese der A.v.p. sind immer noch nicht geklärt. Eine gute Übersicht über diese gesamte Problematik geben die Arbeiten von GRANOWITZ et al. (1976) sowie SCHMITT (1980).

In zahlreichen hypothetischen Überlegungen wird vor allem immer wieder die *traumatische,* die *entzündliche,* die *neoplastische* und die *metabolische Ätiologie* der A.v.p. diskutiert. Eine lokale Fettstoffwechselstörung in der Synovialis, wie sie HIROHATA (1968) als Ursache postulierte, scheint äußerst unwahrscheinlich. Schon JAFFÉ et al. (1941) sowie UEHLINGER (1958) schrieben der Lipidansammlung in den Synovialgeweben keine ursächliche Bedeutung zu, sondern interpretierten sie als Entzündungsreaktion. Experimentell konnten übrigens durch intraartikuläre Cholesterolinjektionen niemals villonoduläre Synovitiden erzeugt werden.

Verfechter einer Tumor-Theorie sind vor allem STEWART (1948), WRIGHT (1951) sowie GESCHICKTER und COPELAND (1949). Die letzteren Autoren vertreten die Theorie, daß die villonoduläre Synovitis aus einer tumorösen Proliferation von Osteoklasten entstehe, und WRIGHT (1951) beurteilte das Krankheitsbild als echten Tumor, den er daher folgerichtig als „benignes Synovialom" bezeichnete, und der seiner Ansicht nach ein Potential für eine maligne Entartung darstellte. Es ist aber aus der Literatur kein eindeutiger Fall bekannt, der maligne entartete. Leider konnten NILSONNE und MOBERGER (1969) bei Nachuntersuchungen von 10 Fällen umgekehrt feststellen, daß aufgrund einer Fehlinterpretierung des sarkomähnlichen histologischen Bildes irrtümlicherweise ein maligner Prozeß fehldiagnostiziert wurde, was in 5 Fällen sogar zu einer unnötigen Amputation führte. LICHTENSTEIN (1955, 1972) sowie ACKERMANN u. DEL REGATO (1971) gingen der Frage einer möglichen *malignen Entartung* der Synovitis villonodularis besonders intensiv nach und kommen ebenfalls zum Schluß, daß noch nie nachweisbar eine maligne Entartung dieses pseudotumorösen Prozesses aufgetreten sei. Auch in der großen Übersichtsstatistik von GAUBERT et al. (1974) fehlen Fälle mit Anzeichen maligner Entartung.

Daß ein entzündlicher Prozeß wahrscheinlich die Hauptursache der A.v.p. darstellt, wurde schon von JAFFÉ et al. (1941) sowie UEHLINGER (1958) hervorgehoben. Tatsächlich spricht das histologische Bild sehr für eine entzündliche Ursache. Damit ist aber noch nicht geklärt, wodurch diese Entzündung ausgelöst wird. Ein bakterielles oder virales Agens konnte nie nachgewiesen werden. Über die Isolation einer myxovirusähnlichen Struktur bei einem Patienten mit A.v.p. existiert nur eine einzige Mitteilung (MOLNAR et al. 1971).

Die Rolle einer traumatischen Gelenkschädigung in der Pathogenese der A.v.p. wird seit langem immer wieder diskutiert, wobei nach Meinung zahlreicher Autoren wiederholte intraartikuläre Blutungen durch Gelenktraumatisierung als kausale Noxe für die spätere villonoduläre Synovialis-Veränderung wirksam seien. Nach BERMANN (1965) soll als Folge wiederholter Gelenkverletzungen eine Synovialis-Angiomatose entstehen, aus der wiederum die gesteigerte Tendenz zur Hämorrhagie, zur synovialen Hämosiderinablagerung und Zellxanthomatose resultiert. Unmittelbare Folge dieses Vorganges sei die Proliferation des Gewebes im Sinne einer gutartigen Resorptionsgeschwulst, mit der die villonoduläre Synovitis im histologischen Bild tatsächlich große Ähnlichkeiten aufweist (v. TORKLUS 1962). ANKERHOLD (1973) weist aber seinerseits darauf hin, daß sich das histologische Bild einer Resorptionsgeschwulst doch in wesentlichen Punkten von demjenigen einer A.v.p. unterscheide, und daß eine typische durch einmalige oder wiederholte Traumatisierung entstandene Resorptionsgeschwulst stets eine Rückbildungstendenz beibehalte und niemals verdrängend-produktiv unter Einbeziehung anliegender Skelettabschnitte weiterwachse.

Analysiert man die klinisch möglichen Zusammenhänge von Traumatisierung und Entstehung einer A.v.p. (ANKERHOLD 1973; ANKERHOLD et al. 1974; GAUBERT et al. 1974), so erheben sich berechtigte Zweifel an einer ätiologischen Verbindung zwischen angeschuldigtem Trauma und Entstehung der Synovitis villonodularis. In der Mehrzahl der Fälle liegen Monate bis Jahre oder Jahrzehnte zwischen Trauma und späterer A.v.p.-Manifestation, aus den Literaturangaben sind Intervalle von einem Monat bis zu 20 Jahren zu entnehmen. Berücksichtigt man die Häufigkeit der geringfügigen und schweren traumatischen Kniegelenksläsionen, so spricht die relative Seltenheit der A.v.p. gegen eine ätiologische Verbindung zu einem auslösenden Trauma. Auch weisen GRANOWITZ et al. (1976) wohl zu Recht auf die Tatsache hin, daß Patienten mit Blutergelenken nie eine Synovitis villonodularis entwickeln.

Leider liefern auch Tierversuche keine sicheren Hinweise. KEY (1929) gelang es bei Hunden, durch intraartikuläre Injektionen von Blut hyperplastische Villi zu erzeugen, histologisch fand er aber nie Riesen- oder Schaumzellen. McCOLLUM et al. (1966) injizierten über eine Zeitspanne von 6 Monaten entweder Blut oder Kochsalzlösung in Hundegelenke und konnten die histologisch auftretenden Veränderungen in der Synovialis nicht voneinander unterscheiden. Nur 5 von 12 Tieren zeigten Veränderungen, die einer Synovitis villonodularis ähnlich waren, und davon hatten 3 intraartikuläre Kochsalzinjektionen bekommen. SINGH et al. (1969) benutzten als Tiermodell Rhesusaffen, denen sie intraartikulär kolloidales Eisen, Eigenblut oder Eigenplasma injizierten. Die Blutinjektionen verursachten nur geringfügige Synovialveränderungen, die Eiseninjektionen hingegen lösten einer Synovitis villonodularis ähnliche Veränderungen aus, aber wiederum ließen sich histologisch nur sehr selten Riesenzellen und in keinem Fall Schaumzellen nachweisen. YOUNG u. HUDACEK (1954) erzeugten laut ihrem Bericht bei Hunden ebenfalls A.v.p.-ähnliche Veränderungen durch intraartikuläre Blutinjektionen, anderen Forschern gelang es nicht, mit der gleichen Methode die gleichen Veränderungen zu verursachen.

Der Beweis, daß wiederholte Blutungen tatsächlich am Anfang der Ursachenkette der A.v.p. stehen, ist somit immer noch nicht erbracht. In der neueren Literatur wird auf jeden Fall eine wesentliche Mitwirkung traumatischer Gelenkschädigungen in der Pathogenese der pigmentierten villonodulären Synovitis

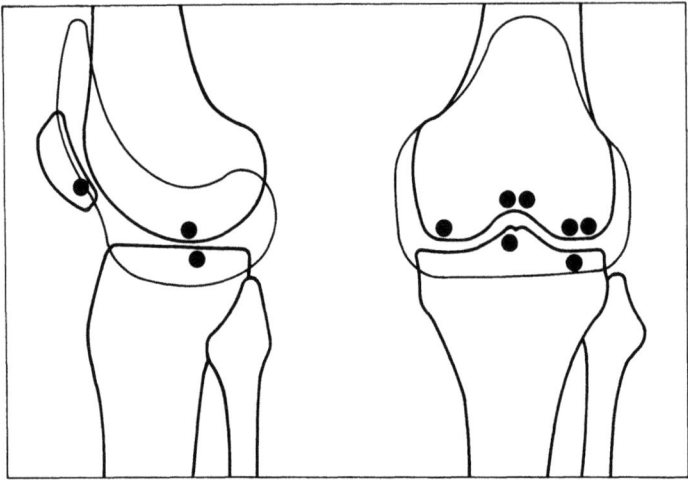

Abb. 5. Charakteristische Topographie der ossären zystischen Läsionen am Kniegelenk bei fortgeschrittener Arthritis villonodularis

immer mehr bezweifelt. Auch weisen KLEIN et al. (1974), obwohl sie eine traumatische Induktion für wahrscheinlich halten, zu Recht darauf hin, daß der grobfaltige synoviale Umbauprozeß nicht aus einer posttraumatischen entzündlichen Reaktion abgeleitet werden kann, und daß auch die ungewöhnlich dichten subsynovialen Siderinmassen als pathogener Faktor des Membranumbaues nicht in Frage kommen. Als entscheidende Kausalfaktoren drängen sich vielmehr konstitutionelle bzw. endogene Faktoren auf, mit anderen Worten, hinter dem ganzen Krankheitsbild, das offensichtlich ein eigenständiges nosologisches Geschehen darstellt, steht offenbar eine anlagebedingte besondere Reaktionsform des synovialen Gewebes. Die mögliche Rolle *immun-pathologischer Faktoren* wurde praktisch noch nicht erforscht, obwohl die Untersuchungen von KINSELLA et al. (1975) Hinweise dafür geben, daß bei Patienten mit A.v.p. möglicherweise Störungen der humoralen und zellulären Immunität bestehen. Die Untersuchungsergebnisse sind aber noch zu bestätigen und zu erweitern.

Die möglichen Entstehungsmechanismen der *gelenknahen Skelettbeteiligung* geben ebenfalls immer wieder zu Diskussionen Anlaß. Schon LEWIS (1947), UEHLINGER (1958) und BÖHME (1968) haben die Beteiligung der gelenknahen Skelettabschnitte bei der A.v.p. beschrieben. SMITH u. PUGH (1962) sowie SCHAJOWICZ u. BLUMENFELD (1968) weisen auf ihre radiologischen Merkmale hin, mit der Pathogenese dieses Symptoms befaßten sich vor allem CHUNG u. JANES (1965) sowie SCOTT (1968), PANTAZOPOULOS et al. (1975) u.a. Der Skelettbefall zeigt sich in kleinen subkortikal liegenden, rundlichen bis ovalen, teilweise gekammerten Zysten, die von einem sklerotischen Saum umgeben sind und meist myxomatös-fibröse, degenerativ veränderte Synovialmassen mit teilweiser amorpher Struktur enthalten. Die blasigen Defekte sind oft traubenförmig um einen zentralen Stamm angeordnet und treten gewöhnlich zuerst in der Gegend der Epiphysenfuge oder der Knorpel-Knochen-Grenze auf (LARMON 1965). Am Kniegelenk sind sie pfefferkorn- bis erbsengroß und liegen bevorzugt in den Femurkondylen, seltener in der Fossa intercondylaris oder im Tibiakopf (Abb. 5). Auch die Binnenseite der Patella kann arrodiert werden (DE BRUIN u. ROCKWOOD 1966). Am Ellbogengelenk findet man die rundlichen Knochende-

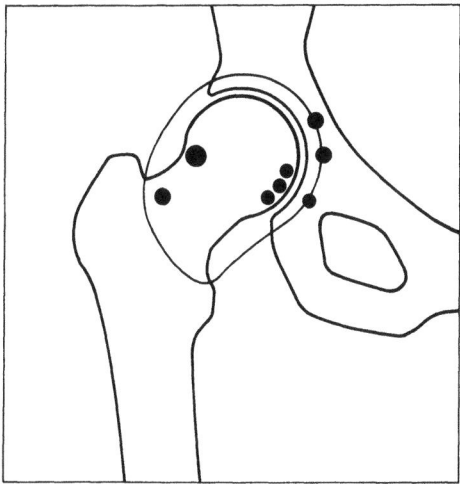

Abb. 6. Typische Lokalisationen der Osteolysen bei Arthritis villonodularis des Hüftgelenkes

fekte zunächst an der proximalen Ulna, am Hüftgelenk vorwiegend im Bereich der Gelenkpfanne, aber auch im Hüftkopf (Abb. 6). An den Fingergelenken kommt es zu Aufhellungen in den Phalangen im Sinne von ausgedehnten intraossären Defekten oder auch zu flachen Usurierungen (DAVIS et al. 1975) (Abb. 7). Typischerweise sind die zystischen Defekte jeweils von einem dünnen sklerotischen Saum, aber nicht von einer Demineralisation umgeben.

Nachdem CARR et al. (1954) die bei der Synovitis villonodularis des Hüftgelenkes auftretenden Knochenzysten als erste nicht als Nebenbefund, sondern als Symptom dieser Erkrankung gedeutet hatten, vertraten BREIMER u. FREIBERGER (1958) die Auffassung, daß durch einen erhöhten intraartikulären Druck zuletzt eine Knorpel- und Kortikalisarrosion erfolge und dann das proliferierende Synovialgewebe in die Spongiosa eindringe und sich dort ausbreite. Dies würde für eine gewisse Aggressivität des Synovialgewebes sprechen. Auch BESSLER u. RÜTTIMANN (1963) sowie RANDELLI (1964) deuten die Skelettbeteiligung pathogenetisch ähnlich. In gewissen Fällen kann der Skeletteinbruch zu schweren Destruktionen führen, die eine chirurgische Behandlung fordern. ATMORE et al. (1956) erwähnen sogar einen Fall, bei dem die vollständige Destruktion eines Kniegelenkes zur Amputation führte.

Im Gegensatz zur Annahme einer aggressiven Verlaufsform der Synovitis villonodularis entwickelten CHUNG u. JANES (1965) andere Vorstellungen über die Pathogenese der Knochenbeteiligung. Nach ihnen erfolgt die Ausbreitung der Erkrankung innerhalb der Knochen durch verdrängendes Wachstum entlang der intraossal präformierten Gefäßlumina. Die proliferierenden Synovialgewebe verursachen zusammen mit dem Gelenkerguß eine Erhöhung des intraartikulären Druckes. Durch diesen Druck bilden sich subkortikal zunächst kleinzystische osteoporotische Gebiete, in denen die Spongiosa zu einem fibromyxoiden Gewebe degeneriert. Bricht die Wand der Zyste ein, so kann das proliferierende Synovialgewebe druckpassiv in die Hohlraumbildung einbrechen. MCMASTER (1960) nimmt an, daß eine Expansion derartiger Synovialmassen auch durch die chondroossale Schranke möglich sei. SCOTT (1968) sieht die Hauptursache der Entstehung der Knochenläsion nicht in der intraartikulären Druckerhöhung,

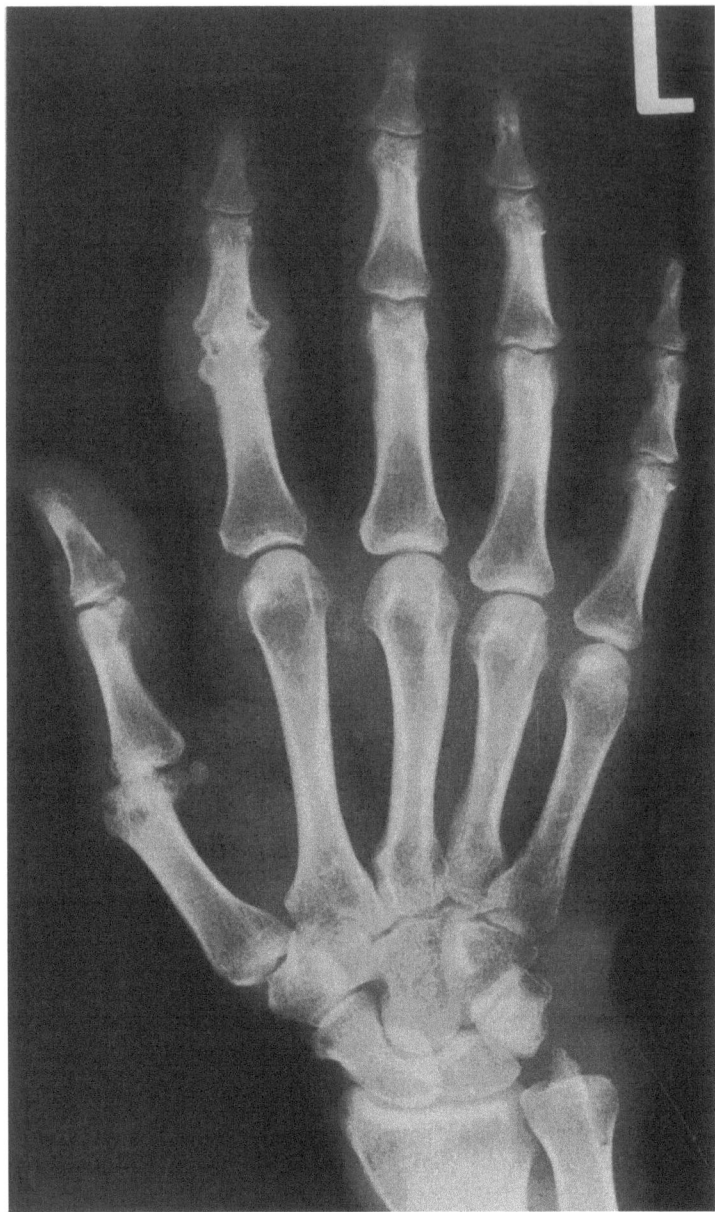

Abb. 7. Röntgenbefund bei Synovitis villonodularis des Daumengrundgelenkes und des Mittelgelenkes am Zeigefinger. Usurähnliche, zystische Veränderungen, längliche Knochenarosion an der Mittelphalanx des Zeigefingers bei fehlender kollateraler Demineralisation. Ausgedehnte, wegen des Hämosiderins sehr schattendichte Weichteilverdickung, besonders am Mittelgelenk des Zeigefingers. Ausgeprägte sekundäre Arthrose. Die Diagnose einer A.v.p. wurde histologisch gestellt

sondern ausschließlich in der langsamen Ausbreitung entlang der im Knochen präformierten Gefäßkanäle.

Warum im Einzelfall eine ossäre Beteiligung gefunden wird oder nicht, ist nach den Untersuchungen von ANKERHOLD et al. (1974) nur vom Zeitfaktor abhängig. In einer außerordentlich sorgfältigen statistischen Analyse konnten diese Autoren nachweisen, daß eine eindeutige Relation zwischen der Erkrankungsdauer und dem Auftreten der Skelettbeteiligung besteht. Die Knochenveränderungen stellen ein Spätsymptom der pigmentierten villonodulären Synovitis dar, die Entwicklungsdauer der Knochenläsion scheint vom Sitz der Erkrankung unabhängig zu sein. Da die beobachteten Knochenläsionen als Spätsymptom der Krankheit aufzufassen sind, ist nach Ansicht dieser Autoren die Annahme einer aggressiveren Verlaufsform für die Entstehung der Knochenläsionen nicht mehr erforderlich. Sie weisen zu Recht auf die Bedeutung des Zeitfaktors als Parameter im Krankheitsgeschehen der A.v.p. hin und betonen die Wichtigkeit einer frühzeitigen Diagnosestellung und rechtzeitig eingeleiteten Therapie, um die Entstehung von Läsionen gelenknaher Skelettanteile zu verhindern.

5. Diagnose

Die A.v.p. ist ein lokal begrenztes pathologisches Geschehen und verursacht damit weder Allgemeinsymptome noch pathologische Laborbefunde, insbesondere geben weder hämatologische noch serologische Untersuchungen Hinweise auf das Vorliegen der Krankheit. Die Diagnose muß rein klinisch, radiologisch und vor allem histologisch gestellt werden.

Die *klinische Symptomatik* ist sehr uncharakteristisch. Ganz allgemein besteht am häufigsten das Bild einer chronischen, wenig entzündlichen Monarthritis, in anderen Fällen steht die pseudotumoröse Verdickung des Gelenkes im Vordergrund. *Subjektiv* klagen die Patienten oft auffällig lange über geringe Beschwerden, der Prozeß kann überhaupt lange Zeit beschwerdefrei verlaufen, andererseits sind auch vorübergehende Schmerzattacken möglich. Meist wird ein nur intermittierend auftretender leichter bis mittelschwerer Bewegungsschmerz geäußert. Funktionelle Störungen treten erst in fortgeschrittenen Stadien auf, relativ selten kommt es zu einer Gelenksperre oder Einklemmungserscheinungen. Das erkrankte Gelenk kann wie bei einer torpiden Arthritis leicht überwärmt sein. Mit zunehmender Ausdehnung des Prozesses sind die *Gelenkkonturen* mehr und mehr verstrichen, bei der *Funktionsprüfung* kann man zeitweilig einen Anschlag gegen elastischen Widerstand spüren. *Palpatorisch* fühlt sich die Gelenkkapsel bei der Synovitis villonodularis eher derbelastisch und tumorös an im Gegensatz zur weichen, schwammigen rheumatischen Synovitis bei der chronischen Polyarthritis. Eine ausgesprochene Druckempfindlichkeit fehlt. Am Kniegelenk können vorübergehend akute, schmerzhafte funktionelle Störungen auftreten, die eine Verwechslung mit einer Meniskopathie möglich machen, dies ist vor allem bei den zirkumskripten Wachstumsformen der Fall. Die Diagnose dieser Formen ist meist schwieriger und hängt von ihrer Lokalisation ab. Wenn die lokalen nodulären Veränderungen relativ oberflächlich liegen, können sie evtl. leicht palpabel sein.

Ein führendes Symptom der A.v.p. ist der *Gelenkerguß*. Er ist sehr oft – aber nicht obligat – hämorrhagisch, ein einfacher Hydrarthros ist sogar relativ häufig, besonders am Kniegelenk (GAUBERT et al. 1974). Ein hämorrhagisches Punktat ist selbstverständlich auch keineswegs beweisend für eine Synovitis villo-

Tabelle 2. Differentialdiagnose des hämorrhagischen Gelenkpunktates

- Traumatisiertes Gelenk
- Arthrose (aktiviert, traumatisiert)
- Antikoagulantien-Therapie
- Hämophilie
- Neuropathische Arthropathie
- Synovitis villonodularis pigmentosa
- Synovialom und andere Tumoren (benigne – maligne)

nodularis pigmentosa und kommt bei zahlreichen anderen Gelenkerkrankungen vor (Tabelle 2) (WAGENHÄUSER 1977). Das Punktat weist niemals Veränderungen auf, die für eine A.v.p. spezifisch wären, seine diagnostische Bedeutung ist daher gering (HLAVACEK u. PAPILKA 1971).

Die *Röntgendiagnostik* liefert meist erst in fortgeschritteneren Stadien diagnostische Hinweise. Die dichten umschriebenen Weichteilschwellungen, die sich infolge der Hämosiderin-Anreicherung noch verstärkt schattengebend darstellen, sind selbstverständlich unspezifisch und kommen auch bei anderen Synovitiden vor. Verkalkungen fehlen in diesen Weichteilschatten, aber auch dies ist bei anderen Synovitiden und verschiedensten Gelenktumoren ebenso der Fall.

Von wesentlicher diagnostischer Bedeutung sind die ossären Veränderungen mit den beschriebenen Usuren und Zysten. Abbildungen 5 und 6 geben eine Übersicht über die häufigsten Lokalisationen dieser Osteolysen am Knie- und am Hüftgelenk. Wie bereits aufgeführt, zeigt der angrenzende Knochen im Gegensatz zu entzündlich-rheumatischen Gelenkaffektionen keine pathologischen Veränderungen, insbesondere keine Demineralisation oder Osteopenie, auch Periostreaktionen fehlen. In sehr fortgeschrittenen Fällen können die Symptome einer zunehmenden Gelenkdestruktion auftreten oder dann die Zeichen einer sekundären Arthrose (Abb. 7). Wie schon ausgeführt und betont, sind Osteolysen stets ein sicheres Symptom einer bereits stark fortgeschrittenen A.v.p., man soll deshalb dieses diagnostische Leitsymptom nicht abwarten. Dies gilt besonders für das Hüftgelenk, hier ist häufig als erstes Röntgenzeichen eine umschriebene, unregelmäßig geformte Aufhellung mit zarter Randsklerosierung in der Nähe des Kapselansatzes am Oberschenkelhals zu erkennen, ein Befund, der zwar typisch, aber nicht spezifisch und damit vieldeutig ist (DIHLMAN 1973).

Es wurde bereits darauf hingewiesen, daß an den Fingergelenken neben den usurähnlichen und zystischen Veränderungen Knochenarrosionen im Bereich der Phalangen charakteristisch sind (Abb. 7). Am Schultergelenk ist die Diagnose radiologisch schwierig zu stellen, verdächtig sind randständige, als Usuren und Destruktionen imponierende zystische Osteolysen, die natürlich diagnostisch vieldeutig sind. Am Ellbogengelenk sind ebenfalls Osteolysen (z.B. im Olekranon) nebst lappigen Weichteilverdichtungen bei fehlender kollateraler Demineralisation radiologisch verdächtig. Die gleiche morphologische Symptomatik gilt für die Sprunggelenke.

Die *Xeroradiographie* erweitert das diagnostische Spektrum nicht wesentlich, sie stellt höchstens die Ausdehnung und Intensität der Weichteilverdichtungen besser dar. Mit Hilfe der Luft- oder CO_2-*Arthrographie* stellt sich die Erweiterung des Gelenkbinnenraumes deutlich dar, besser ist das zottig-knotige Synovialisbild bei der Verwendung der Doppelkontrastmethode nachweisbar (KELIKIAN u. LEWIS 1949).

Die *histologische Untersuchung* liefert die sichersten diagnostischen Beweise. Punkt-, Stich- oder Saugbiopsien sind für die diagnostische Untersuchung ungenügend (ANKERHOLD 1973). Das ausgiebige Untersuchungsmaterial muß entweder durch eine Probeexzision oder mit Hilfe einer Arthroskopie gewonnen werden, die am Kniegelenk technisch kein großes Problem mehr darstellt. Am Kniegelenk läßt sich die Diagnose zudem oft bereits arthroskopisch mit Sicherheit stellen.

6. Differentialdiagnose

Im frühen Stadium stellt die A.v.p. mit ihren uncharakteristischen Beschwerden und klinischen Befunden eine Menge differentialdiagnostischer Probleme. Es können hier unmöglich alle Gelenkaffektionen aufgezählt werden, die differentialdiagnostisch erwogen werden müssen. An der Spitze steht selbstverständlich die Abgrenzung gegenüber den rheumatischen Arthritiden und den chronisch aktivierten Arthrosen, hier muß das ganze differentialdiagnostische Vorgehen mit Hilfe von Klinik, Labor- und Röntgenuntersuchungen durchgespielt werden (WAGENHÄUSER 1969, 1973). Jede ungeklärte länger dauernde Monarthritis stellt sicher eine Indikation für eine Probebiopsie dar, die im Fall der A.v.p. entscheidend ist. Differentialdiagnostisch muß selbstverständlich auch an chronische traumatische Gelenkschäden jeglicher Art gedacht werden, Meniskopathien, Meniskuszysten, freie Gelenkkörper sowie Ligamentschäden können ja ähnliche klinische Symptome verursachen. Dies gilt auch für die Chondromatose und Osteochondrosis dissecans sowie das intraossäre Ganglion. Die differentialdiagnostischen Erwägungen, die aufgrund des hämorrhagischen Punktates anzustellen sind, wurden bereits erwähnt (Tabelle 2). Das intraartikuläre Lipom kann im Arthrogramm Befunde verursachen, die einer A.v.p. sehr ähnlich sind.

Außerordentlich schwierig kann die differentialdiagnostische Abgrenzung gegenüber den bösartigen Synovialomen sein. Das maligne Synovialom verursacht in den frühen Stadien radiologisch oft auch nur eine Weichteilanschwellung, später kommt es zu osteolytischen Prozessen, die meist mit einer Demineralisation der Umgebung einhergehen. Pleomorphe, örtliche Kalkschatten in den Weichteilschwellungen sind immer außerordentlich verdächtig auf ein malignes Synovialom und fehlen bei der A.v.p. Die radiologische Differentialdiagnose zwischen A.v.p. und malignem Synovialom ist außerordentlich schwierig und zeitweilig unmöglich (DIHLMANN 1973), in allen Zweifelsfällen muß so rasch wie möglich eine Probeexzision vorgenommen werden, um die Diagnose aufgrund des histologischen Befundes zu erzwingen.

Selbstverständlich kann die A.v.p. kombiniert mit anderen Gelenkleiden, z.B. Arthrosen, metabolischen und traumatischen Arthropathien usw., vorkommen, wobei sich dann zwei Krankheitsbilder überlagern. Von REGINATO et al. (1974) wurden 5 Fälle mit einer Kombination von A.v.p. und chronischer (rheumatischer) Polyarthritis beschrieben. Es handelt sich dabei aber offenbar um eine äußerst seltene Koinzidenz.

7. Therapie

Eine medikamentöse *Kausalbehandlung* der A.v.p. ist z.Z. nicht möglich.

Lokale Maßnahmen können subjektiv eine vorübergehende Besserung herbeiführen, beeinflussen aber die Progredienz des Leidens nicht, dies gilt besonders auch für intraartikuläre Behandlungen. Von den meisten Autoren wird als momentanes Therapiemittel der Wahl die *Synovektomie* angesehen (ANKERHOLD

1973; Granowitz et al. 1976; Gaubert et al. 1974). Eine präoperative *Röntgenbestrahlung* ist überflüssig, eine alleinige Bestrahlungsbehandlung wird von Friedman u. Schwartz (1957) sowie Greenfield u. Wallace (1950) positiv bewertet, während andere Autoren dieser Therapieart aufgrund eigener Erfahrungen und statistischer Auswertungen anderer Publikationen sehr skeptisch gegenüberstehen oder sie sogar ablehnen (Ankerhold 1973; Granowitz et al. 1976; Gaubert et al. 1974; Kuhns u. Morrison 1946).

Möglicherweise hat die Therapie ihre Berechtigung bei Patienten, die aus irgendwelchen Gründen nicht operabel sind, oder bei denen nach einer Synovektomie ein Rezidiv auftritt. Umstritten und zweifelhaft ist zum jetzigen Zeitpunkt auch noch die zuverlässige therapeutische Wirkung der *Synoviorthese,* insbesondere mit Radioisotopen (Gaubert et al. 1974), obwohl über ermutigende Frühergebnisse berichtet wurde (D'Eshougues et al. 1975). Weitere Ergebnisse und Langzeitbeobachtungen sind hier noch abzuwarten.

Alle Befürworter der Synovektomie, die sich auf ein großes statistisches Material stützen können, sind sich darin einig, daß eine *Rezidivgefahr* besteht, insbesondere wenn die Synovektomie nicht vollständig war. Allerdings lassen sich die Erfolgsstatistiken nur schlecht vergleichen (ausführliche Darstellung bei Gaubert et al. 1974 und Granowitz et al. 1976), so daß die effektive Häufigkeit der Rezidive und die zeitlichen Intervalle zwischen operativer Behandlung und ihrem Auftreten sehr stark variieren und nicht einmal zuverlässige Durchschnittsdaten angegeben werden können. Trotz dieser Rezidivgefahr, die als eher klein eingeschätzt werden muß, bleibt der therapeutische Wert der Synovektomie bei der A.v.p. vorerst unbestritten. Ähnlich wie bei der rheumatischen chronischen Polyarthritis kann auch hier die „Frühsynovektomie" dem Patienten zahlreiche spätere stabilisierende oder rekonstruktive chirurgische Eingriffe ersparen, die bei sehr fortgeschrittenen, stark ossär destruierenden Formen von A.v.p. indiziert sind.

Literatur

Ackermann LV, Regato JA del (1971) Cancer: diagnosis, treatment and prognosis. Mosby, St Louis
Ankerhold J (1970) Pigmentierte villonodulare Synovitis. Z Orthop (Verhandlungsband), 57. Kongr, 98
Ankerhold J (1973) Die Rolle der Weichteilverletzungen des Kniegelenkes in der Ätiologie der pigmentierten villonodulären Synovitis. Z Orthop 111:381
Ankerhold J, Torklus D von (1973) Pigmentierte villonoduläre Synovitis. Fortschr Med 91:1307
Ankerhold J, Torklus D von, Jacques W (1974) Der Zeitfaktor bei der pigmentierten villonodulären Synovitis der Gelenke. Z Orthop 112:382
Arbeitsgemeinschaft „Klassifikation" der Deutschen Gesellschaft für Rheumatologie (1974) Klassifikation der Erkrankungen des Bewegungsapparates. Z Rheumatol [Suppl 3] 33:193–221
Atmore WG, Dahlin DC, Ghormley RK (1956) Pigmented villonodular synovitis. A clinical and pathologic study. Minn Med 39:196
Bennett GA (1947) Malignant neoplasms originating in synovial tissues (synoviomata): a study of thirty-two specimens registered at the Army Institute of Pathology during the war-time period 1941–1945. J Bone Joint Surg 29:259
Bermann AM (1965) Pigmento-villöse Synovitis. Arch Pathol (Moskau) 27:48
Bessler W, Rüttimann A (1963) Die Röntgensymptome der Synovitis villosa des Kniegelenkes. Fortschr Röntgenstr 99:343
Bliss BO, Reed RJ (1968) Large cell sarcomas of tendon sheath. Malignant giant cell tumors of tendon sheath. Am J Clin Pathol 49:776
Bobechko WP (1968) Childhood villonodular synovitis. Can J Surg 11:480
Böhme PE (1968) Die pigmentierte villonoduläre Synovitis. Chir Prax 12:581

Breimer CW, Freiberger RH (1958) Bone lesions associated with villonodular synovitis. AJR 79:618
Bruin JA de, Rockwood CA Jr (1966) Pigmented villonodular synovitis: invasion of bone involving knee joint. South Med J 59:466
Byars PD, Cotton RE, Thomson AD, Deacon OW, Lowy M, Newman PH, Sissons HA (1968) The diagnosis and treatment of pigmented villonodular synovitis. J Bone Joint Surg [Br.] 50:290
Carr CR, Berley V, Davis WC (1954) Pigmented villonodular synovitis of the hip joint. J Bone Joint Surg [Am.] 36:1007
Charache H (1942) Tumors of tendon sheaths. Arch Surg 44:1038
Chassaignac CME (1852) Cancer de la gaine des tendons. Gas Hop Civ Milit 47:185
Chung SMK, Janes JM (1965) Diffuse pigmented villonodular synovitis of the hip joint. J Bone Joint Surg [Br] 50:290
Clark WS (1951) Pigmented villonodular synovitis. N Engl J Med 245:112
Davis S, Lawton G, Lowy M (1975) Pigmented villonodular synovitis: bone involment of the fingers. Clin Radiol 26:357
Decker JP, Owen PJ (1954) An invasive giant cell tumor of tendon sheath in the foot. Bull Ayer Clin Lab 4:43
Delaneau J (1960) La synovite villo-nodulaire. Revue générale et présentation de deux nouveaux cas, dont l'un est bilatéral. Thèse Doct Méd (Paris)
D'Eshougues JR, Delcambre B, Delbart Ph (1975) Synovite villo-nodulaire hémo-pigmentée et synoviorthèse radio-isotopique. Lille Med 20:438
Dihlmann W (1973) Röntgen: Gelenke, Wirbelverbindungen. Thieme, Stuttgart
Eichbaum F (1931) Zur Frage des Geschwulstcharakters gutartiger Kniegelenkstumoren. Bruns Beitr Klin Chir 152:184
Fraire AE, Fechner RE (1972) Intraarticular localized nodular synovitis of the knee. Arch Pathol 93:473
Friedman M, Schwartz EE (1957) Irradiation of pigmented villonodular synovitis. Bull Hosp Joint Dis 18:19
Galloway JDB, Broders AC, Ghormley RK (1940) Xanthoma of tendon sheats and synovial membranes: clinical and pathologic study.
Gaubert J, Mazabraud A, Verdié JC, Cheneau J (1974) Les synovites villo-nodulaires hémo-pigmentées des grosses articulations. Rev Chir Orthop 60:265
Gaucher A, Faure G, Netter P, Pourel J, Duheille J (1976a) Application de la microscopie électronique à balayage (M.E.B.) à l'évaluation de la teneur en fer de la membrane synoviale humaine. Sem Hop Paris 52:1543
Gaucher A, Faure G, Netter P, Pourel J, Serot JM, Lefakis P, Duheille J (1976b) Synovite villonodulaire pigmentée de la hanche: Ultrastructure et aspects en microscopie électronique à balayage. Rev Rhum 43:357
Gehweiler JA, Wilson JW (1969) Diffuse biarticular pigmented villonodular synovitis. Radiology 93:845
Geiler G (1961) Die Synovialome. Morphologie und Pathogenese. Springer, Berlin Göttingen Heidelberg
Geschickter CF, Copeland MD (1949) Tumors of bone, 3rd edn. Lippincott, Philadelphia, pp 686, 706
Ghadially FN, Roy S (1969) Ultrastructure of synovial joints in health and disease. Butterworths, London
Granowitz SP, Mankin HJ (1967) Localized pigmented villonodular synovitis of the knee. Report of five cases. J Bone Joint Surg [Am] 49:122
Granowitz SP, D'Antonio J, Mankin HL (1976) The pathogenesis and long-term end results of pigmented villonodular synovitis. Clin Orthop 114:335
Greenfield MM, Wallace KW (1950) Pigmented villonodular synovitis. Radiology 54:350
Haeusermann UV, Torklus D von (1972) Diagnostische Aspekte der pigmentierten villo-nodulären Synovitis im Kindesalter. Z Kinderchir 11:346
Hipp E (1967) Synovitis villosa pigmentosa, Diagnose und Differentialdiagnose. Z Orthop 103:80
Hirohata K (1968) Light microscopic and electron microscopic studies of individual cells in pigmented villonodular synovitis and bursitis (Jaffé). Kobe J Med Sci 14:251
Hlavacek V, Popilka, J (1971) Synovitis villosa chronica, posttraumatica. Acta Chir Orthop Traumatol Cech 30:37
Hübner L (1961) Beiträge zur Klinik der pigmentierten villonodulären Synovitis. Z Orthop 94:103

Huth F, Langer E (1965) Elektronenmikroskopische Untersuchungen der Aufnahme von Myofer durch die Synovialmembran. Beitr Pathol 131:435

Huth F, Soren A, Klein W (1972) Structure of synovial membrane in rheumatoid arthritis. Curr Top Pathol 56:55

Huth F, Soren A, Rosenbauer A, Klein W (1973) Fine structural changes of the synovial membrane in arthrosis deformans. Virchows Arch [Pathol Anat] 359:201

Jaffé HL (1972) Metabolic, degenerative and inflammatory diseases of bones and joints. Lea & Febiger, Philadelphia

Jaffé HL, Lichtenstein L, Sutro CJ (1941) Pigmented villonodular synovitis. Arch Pathol 31:731

Jimenez-Diaz J, Fernandez-Criado M, Navarra V, Oliva H, Gonzalez Felipe JU, Culceras A (1967) Sur une forme polyarticulaire de synovite villo-nodulaire pigmentaire. Rev Rhum 34:11

Jones FE, Soule EH, Coventry MD (1969) Fibrous xanthoma of synovium (giant cell tumor of tendon sheath, pigmented nodular synovitis). A study of one hundred and eighteen cases. J Bone Joint Surg 51:76

Kelikian HE, Lewis K (1949) Arthrograms. Radiology 52:465

Key JA (1929) Experimental arthritis, the reaction of joints to mild irritants. J Bone Joint Surg 11:705

Kinsella TD, Vasey F, Ashworth MA (1975) Perturbations of humoral and cellular immunity in a patient with pigmented villonodular synovitis. Am J Med 58:444

Klein W, Schlösser HW, Rosenbauer KA, Huth F (1974) Beitrag zur Morphologie der Synovitis villosa pigmentosa. Z Orthop 112:392

Kuhns JG, Morrison SL (1946) Twelve years experience in roentgenotherapy for chronic arthritis. N Engl J Med 235:399

Larmon WA (1965) Pigmented villonodular synovitis. Med Clin North Am 49:141

Leszczynski J, Huckell JR, Percy JS, Lentle BC (1975) Pigmented villonodula synovitis in multiple joints. Ann Rheum Dis 34:269

Lewis RR (1947) Roentgendiagnosis of pigmented villonodular synovitis and synovial sarcoma of the knee joint. Radiology 49:26

Lichtenstein L (1955) Tumors of synovial joints, bursae and tendon sheats. Cancer 8:816

Lichtenstein L (1972) Bone tumors. Mosby, St. Louis, pp 410–417

McCollum DE, Musser AW, Rhangos WC (1966) Experimental villonodular synovitis. South Med J 59:966

McMaster PE (1960) Pigmented villonodular synovitis with invasion of bone. J Bone Joint Surg [Am] 42:1170

Minear WL (1951) Xanthomatous joint tumors. J Bone Joint Surg [Am] 33:4451

Mittelmeier H (1960) Geschwülste des Sehnengleitgewebes. Z Orthop 93:385

Molnar Z, Stern WH, Stoltzner GH (1971) Cytoplasmic tubular structures in pigmented villonodular synovitis. Arthritis Rheum 14:784

Nilsonne U, Moberger G (1969) Pigmented villonodular synovitis of joints: histological and clinical problems in diagnosis. Acta Orthop Scand 40:448

Pantazopoulos Th, Stavrou Z, Kehayas G, Hartofilakidis-Garofalidis G (1975) Bone lesions in pigmented villonodular synovitis. Acta Orthop Scand 46:579

Randelli G (1964) Sulla arthrosinovite villo-nodulare pigmentosa. Arch Orthop 77:291

Reginato A, Martinez V, Schumacher HR, Torres J (1974) Giant cell tumor associated with rheumatoid arthritis. Ann Rheum Dis 33:333

Rens FJ van (1972) Pigmented villonodular synovitis of the hip joint. Acta Orthop Belg 38:221

Santon DA de, Wilson PD (1939) Xanthomatous tumors of joints. J Bone Joint Surg 21:531

Schajowicz F, Blumenfeld I (1968) Pigmented villonodular synovitis of the wrist with penetration into the bone. J Bone Joint Surg [Br] 50:312

Schmitt HJ (1980) Nosologische Stellung der „villonodulären Synovitis". Rheumaforum Nr. 8. G. Braun, Karlsruhe

Scott PM (1968) Bone lesions in pigmented villonodular synovitis. J Bone Joint Surg [Br] 50:306

Shafer SJW, Larmon A (1951) Pigmented villonodular synovitis. Surg Gynecol Obstet 92:574

Sigurdson A (1930) The structure and function of articular synoviae membranes. J Bone Joint Surg 12:603

Simon G (1865) Exstirpation einer sehr großen, mit dickem Stiele angewachsenen Kniegelenkmaus mit glücklichem Erfolge. Arch Klin Chir 6:573

Singh R, Grewal DS, Chakrauati RN (1969) Experimental production of villonodular synovitis in the knee and ankle joints of rhesus monkeys. J Pathol 98:137

Smith JH, Pugh DG (1962) Roentgenographic aspects of articular pigmented villonodular synovitis. AJR 87:1146

Stewart MJ (1948) Benign giant-cell synovioma and its relation to "exanthoma." J Bone Joint Surg [Br] 30:522

Torklus D von (1962) Die Synovitis villosa pigmentosa des Kniegelenkes. Arch Orthop Unfallchir 54:174

Uehlinger R (1958) Die Bedeutung des Sehnengleitgewebes für die Funktion der Gelenke. Verh Dtsch Orthop Ges 91:285

Wagenhäuser FJ (1969) Die Arthrose in der Differentialdiagnose entzündlicher rheumatischer Erkrankungen. Therapiewoche 19:289

Wagenhäuser FJ (1973) Die klinische Differentialdiagnostik zwischen Arthrose und chronischer Arthritis. Schweiz Rundschau Med 62:272

Wagenhäuser FJ (1977) Die Untersuchung der Synovialflüssigkeit. Lab Med 5:86

Wright CJE (1951) Benign giant-cell synovioma; an investigation of 85 cases. Br J Surg 38:257

Wyllie JS (1969) The stromal cell reaction of pigmented villonodular synovitis; an electron microscopic study. Arthritis Rheum 12:205

Young JM, Hudacek AG (1954) Experimental production of pigmented villonodular synovitis in dogs. Am J Pathol 30:799

IV. Transitorische Coxitis

Von

P. OTTE

Das Krankheitsbild hat keine einheitliche Bezeichnung. Im deutschen Schrifttum ist es registriert als flüchtige Coxitis, Coxitis fugax, transitorische Synovitis des kindlichen Hüftgelenkes und Reizhüfte. Die meisten Englisch sprechenden Autoren benutzen die Bezeichnung transient oder transitory synovitis of the hip in children. Daneben findet man: irritable hip und observation hip.

In der ersten Beschreibung (BRADFORD 1912) wird eine Erkrankung des kindlichen Hüftgelenkes geschildert, deren Symptome innerhalb weniger Wochen ohne sich später einstellende Schäden verschwinden und nicht wieder auftreten. Inzwischen existieren Nachuntersuchungen mit Berichten über Spätbefunde, die das Moment des Transitorischen zumindest teilweise in Frage stellen (s. weiter unten).

1. Ätiologie und Pathogenese

Die Ätiologie der Erkrankung ist unbekannt. Keine der allgemeinpathologischen Kategorien von Krankheitsursachen hat sich wahrscheinlich machen lassen. Die Annahme eines ursächlichen Traumas (TODD 1925) ist in den letzten Jahrzehnten nicht mehr ernsthaft diskutiert worden. Zusammenhänge mit einer Allergie (EDWARDS 1952) konnten trotz entsprechend ausgerichteter Therapie (ROTHSCHILD et al. 1956) statistisch nicht gesichert werden (HARDINGE 1970).

Die überprüften Möglichkeiten einer direkten und indirekten infektiösen Ätiologie reichen von der Annahme schwach virolenter Staphylokokkenstämme (FAIRBANK 1926) im Gelenk bis zur Auswirkung eines „focus of infection" (MILLER 1931). Der Nachweis einer simultanen Streptokokkenerkrankung gelang bei SPOCK (1959) nur in 8%, bei MOYSON (1971) auf keinem Rachenabstrich von 18 Fällen. TUDOR (1960) begründete die in 118 Fällen angewandte antibiotische Medikation mit der Annahme einer Antikörperreaktion gegen irgendeinen Keim (mild antibody reaction to some bacterium). Der Nachweis einer Virusinfektion gelang nicht (BLOCKEY u. PORTER 1968). Zuletzt konnte unter Anwendung serologischer und bakteriologischer Methoden HARDINGE (1970) an einem Kollektiv von 65 Patienten gegenüber einem vergleichbaren Kollektiv mit Tibiafrakturen zu folgender Schlußfolgerung gelangen: Es ist nicht möglich, einen Zusammenhang mit einer Infektion durch Staphylokokken oder Streptokokken, mit Allergie oder mit Virusinfektionen herzustellen und auch nicht mit einem Trauma.

Es gibt keine Hinweise dafür, daß der gesamte Prozeß über eine entzündliche Reaktion der Synovialis hinausgeht.

Die aus Röntgenbildern abgeleiteten Befunde einer Kapselschwellung sowie von Ödemen der gelenknahen Muskulatur (Glutaeus minimus, psoas und obturator internus) (DREY 1953; HERMEL u. SKLAROFF 1954) beruhen offenbar auf einer Täuschung durch asymmetrische Projektion (BROWN 1975). Relativ selten wurden Punktate gewonnen. Sie waren uneinheitlich in ihren makroskopischen Eigenschaften (klar, trüb oder sanguinolent) und daher ohne Informationswert (ADAMS 1963; VANDEPUTTE et al. 1971). Die in einem Fall (ADAMS 1963) durchgeführte Biopsie ergab lediglich die Zeichen einer unspezifischen Entzündung.

Im Hinblick auf die von mehreren Autoren bei Nachuntersuchungen festgestellten Formveränderungen der Hüftgelenke sind dem Krankheitsbild auch Wachstumsstörungen zuzuordnen. Es handelt sich um eine Vergrößerung des Caput femoris (MCMURRAY 1947), für die eine Hypervaskularisation im Zusammenhang mit der Synovitis verantwortlich gemacht wird (VALDERRAMA 1963; NACHEMSON u. SCHELLER 1969). HOLENSTEIN (1966) konnte auch eine Verbreiterung des Schenkelhalses feststellen. Bei ACKERMANN und OTTO (1970) war die Hüftkopfvergrößerung schon wenige Jahre nach der Erkrankung feststellbar. Auch NEURATH (1974) veröffentlicht eine Coxa magna 3 Jahre nach „Reizhüfte". Es muß hinzugefügt werden, daß die röntgenologischen Spätveränderungen von diskretem Umfang sind (TILLMANN 1967) und zudem nicht mit teilweise festgestellten Bewegungseinschränkungen korrelieren. Gelenkspaltverschmälerungen und Randwülste treten zahlenmäßig ganz in den Hintergrund, sind ebenfalls nur schwach ausgeprägt und können nicht zur Charakterisierung des Krankheitsbildes im Sinne einer obligaten Gelenkknorpelschädigung herangezogen werden.

Aus mehreren Gründen liegt der Gedanke einer pathogenetischen Beziehung zum M. Perthes nahe. Hierbei sind zwei Möglichkeiten ins Auge zu fassen, nämlich die Synovitis als Folge einer abortiven Hüftkopfnekrose (temporäre und reversible Zirkulationsstörung) oder die Synovitis als Ursache einer Ischämie der Hüftkopfepiphyse (Kompression der lateralen Epiphysengefäße durch den gesteigerten Binnendurck des Exsudats). ADAMS (1963) macht auf die auffallend übereinstimmende Altersverteilung im Kollektiv der transitorischen Synovitis und des M. Perthes aufmerksam. Nicht ganz so deutlich ist das Überwiegen der Knaben. Wichtigstes Argument ist die Entwicklung eines manifesten M. Perthes nach vorangegangener transitorischer Synovitis des Hüftgelenkes. SPOCK (1959) fand diesen Verlauf in der Literatur in 1,5% der Fälle. KEMP und BOLDERO (1966) separieren aus ihrem M. Perthes-Krankengut eine Gruppe, die über eine leichte Lateralisation des Hüftkopfes, dem Röntgenzeichen (s. unten) der transitorischen Synovitis, nicht hinausgehen. Es werden ohne Zahlenangaben auch Patienten erwähnt, die als observation hip symptomfrei entlassen und mit einem manifesten M. Perthes wieder aufgenommen wurden. Das Phänomen der Hüftkopflateralisation führen die Autoren auf eine Schwellung des Pulvinar-Fettgewebes zurück.

Die ebenfalls gänzlich ungeklärte Ätiologie des M. Perthes paßt in die Betrachtung der Gemeinsamkeiten hinein.

2. Epidemiologie

Angaben über die Morbidität liegen nicht vor. Ein ungefährer Anhalt ergibt sich aus der Aufstellung von HARDINGE (1970) aus dem Royal Liverpool Childrens Hospital, wo innerhalb von 10 Jahren 257 Fälle mit transitorischer Synovitis registriert wurden, gegenüber 823 Patienten mit einer Tibiafraktur im selben Zeitraum. Im Nuffield Orthopedic Centre in Oxford (VALDERRAMA 1963) konnten im Zeitraum von 1950 bis 1960 durchschnittlich 12 Kinder pro Jahr beobachtet werden. In der Orthopädischen Universitätsklinik in Göteborg wurde die Diagnose jährlich über 30mal von 1945 bis 1947 gestellt (NACHEMSON u. SCHEL-

LER 1969). Andernorts sind die Kollektive wesentlich kleiner: Orthopädische Universitäts-Klinik in Lausanne mit 34 Fällen in ca. 30 Jahren (HOLENSTEIN 1966), Orthopädische Klinik der Medizinischen Akademie in Dresden mit 21 Kindern innerhalb von 9 Jahren (FRANZ 1969).

Das mittlere Erkrankungsalter liegt bei 7 Jahren, der Gipfel jedoch meist um das 5. Lebensjahr, so bei VALDERRAMA (1963) und HARDINGE (1970). Die Ausdehnung der Kollektive auf Kinder bis zum 15. Lebensjahr verschiebt das Durchschnittsalter und läßt gleichzeitig Zweifel an der Zugehörigkeit dieser Spätfälle zum typischen Krankheitsbild der transitorischen Synovitis aufkommen. Einen Hinweis in dieser Richtung gibt die Beobachtung, daß sich die röntgenologisch nachweisbaren Spätfolgen vorwiegend bei den Erkrankungen nach dem 7. Lebensjahr eingestellt haben.

Das hier möglicherweise hereinspielende Krankheitsbild der präpuberalen Entwicklungsphase ist von JONES (1971) als Chondrolyse der Adoleszenten beschrieben worden. Bei dieser ätiologisch völlig unklaren Coxitisform kommt es durch einen sich nach einjähriger Dauer selbst limitierenden Verlauf mit relativ leichter Symptomatik zu einer gleichmäßigen Gelenkspaltverschmälerung und gleichzeitig auch zu einer Vertiefung der Pfanne und vorzeitiger Fusion des subkapitalen und Trochanter-Fugenknorpels. Gemeinhin ist die Chondrolyse am Hüftgelenk mit einer Epiphysenlösung vergesellschaftet und gilt als eine Komplikation derselben mit auffallender Häufung bei der schwarzen Bevölkerung (MAURER u. LARSEN 1970; OROFINO et al. 1960; LOWE 1970). Außerdem wechselt in diesen Fällen die Präponderanz der Jungen zur Seite der Mädchen. Die idiopathische Chondrolyse (ohne Hüftkopfepiphysenlösung) wurde von DUNCAN et al. (1975) im Verhältnis 5:8 überwiegend bei schwarzen Patienten beobachtet. Es ist aber nicht zu verkennen, daß die 1952 von IMHÄUSER beschriebenen „zur Versteifung führenden Hüfterkrankungen in der Pubertät" in dieselbe Kategorie gehören, wobei sich überdies pathogenetische Beziehungen zur Protrusio acetabuli vermuten lassen. Die letzte zusammenfassende Darstellung von MANKIN et al. (1975) ist mit einer prospektiven immunologischen Studie an 34 Patienten mit Epiphysenlösungen im Bereich des Stadtteils Ost-Harlem in New York City verbunden. Während alle nur denkbaren klinischen und laborchemischen Daten gegenüber einer Kontrollgruppe unauffällig waren, ergab sich eine signifikante Erhöhung der Serum-IgB- und -IgA-Spiegel im Gesamtkollektiv der Epiphysenlösungen und eine Steigerung von IgM in der Gruppe der 9 ausschließlich nicht weißen (black und hispanic) Patienten. Auch die C3 Komplement-Komponente war im Gesamtkollektiv der Epiphysenlösungen signifikant erhöht. Die Autoren empfehlen aufgrund dieser Befunde in geeigneten Fällen der Möglichkeit einer Autoimmunreaktion gegen Knorpelbestandteile nachzugehen, die durch autolytischen und anderen Abbau frei werden. Daß dies mit einer Epiphysenlösung kombinierte Phänomen, erstmals 1931 von WALDENSTRÖM beschrieben, unter solchen Gesichtspunkten näher untersucht werden muß, zeigen auch die 4 Fälle von Coxite laminaire ankylosante juvénile von GUIVARCH (1972).

3. Pathologie und Pathophysiologie

Mit Ausnahme des oben erwähnten Biopsiebefundes sind keine morphologischen Untersuchungen bekannt geworden. Der blande Verlauf und die rasche Remission der Symptome machten selbst diagnostisch indizierte Eingriffe unnötig. Die Pathophysiologie hat lediglich ein Modell dafür zu liefern, daß eine kurz dauernde Synovitis mit dem chondralen Wachstum des Hüftkopfes interferiert. Die Annahme einer die Knorpelproliferation oder enchondrale Ossifikation alterierenden Milieuänderung paßt zu den Erfahrungen mit analogen Phänomenen, z.B. stimuliertes metaphysäres Wachstum in Nachbarschaft eines entzündlichen Knochenherdes.

Die Synovitis selbst läßt sich nur in einem Teil der Fälle als symptomatisch bei bakteriellen oder viralen Infekten des Rachenraumes oder der oberen Luftwege deuten. Alle Interpretationen als Sekundärphänomen scheitern an der Tatsache des monoartikulären Befalls und der spezifischen Lokalisation (OTTE 1967). Schließlich steht die Häufigkeit in Frage kommender Infekte in keinem Verhältnis zu der relativen Seltenheit der transitorischen Synovitis (MILLS 1964). Auf der Suche nach einer das Hüftgelenk auszeichnenden Besonderheit ist neben den morphologischen und biomechanischen Verhältnissen nur auf die in allen Lebensaltern manifest werdende Gefährdung der Hüftkopf-Zirkulation hinzuweisen. Für die Klassifikation bleiben jedoch vorerst die Zeichen der blanden Entzündung maßgeblich. Als sog. flüchtige Coxitis hat die transitorische Synovitis demnach ihren Platz unter den Sonderformen idiopathischer Entzündungen der Gelenke.

4. Klinik

Die Vorgeschichte ist uncharakteristisch. Sie enthält nach übereinstimmender Mitteilung aller Autoren sowohl Traumen unterschiedlichster Größenordnungen, überstandene Infekte, mit großer Häufigkeit aber auch überhaupt keinen Anhaltspunkt. Der Krankheitsbeginn ist oft akut. Die Kinder klagen ohne ersichtliche Ursache über Schmerzen, die oft im Oberschenkel oder gar im Knie lokalisiert werden. Den Eltern fällt ein hinkender Gang auf und die Unlust zum Laufen.

Die Untersuchung ergibt eine schmerzhafte Bewegungseinschränkung des Hüftgelenkes mit einer Schonhaltung, die entweder eine Kombination aus Beugung, Außenrotation und Abspreizung darstellt (Entlastung der unter Druck stehenden Gelenkkapsel) oder aber die muskulär-reflektorische Schonhaltung in Beugung, Außenrotation und Adduktion. Im letzteren Fall ist die Abspreizung und die Innenrotation schmerzhaft gehemmt. Die Beugekontraktur wird sichtbar, wenn man das Kind unter dem Gesäß anhebt.

Die Palpation des Hüftgelenkes löst in der Leistenbeuge Druckschmerz aus.

Die Körpertemperatur kann leicht erhöht sein, ebenso wie die BSG. Das Blutbild liefert keine Anhaltspunkte, auch darüber hinaus gibt es keine diagnostisch verwertbaren Laboruntersuchungen.

Entscheidend ist der Röntgenbefund zum Ausschluß andersartiger Erkrankungen (s. 5.). Positive Röntgenzeichen sind umstritten. DREY (1953) hat einige Weichteilbefunde angegeben: Das Verschwinden oder Verschwimmen der periartikulären Muskelsepten als Zeichen einer vom Gelenk auf den Glutaeus minimus übergreifenden Schwellung, das Ileopsoas-Zeichen, in Form einer konvexen Vorwölbung seiner Kontur unter dem Schenkelhals und das schon von HEFKE u. TURNER (1942) beschriebene Obturator-Zeichen, eine ebenfalls als Ödem interpretierte verstärkte Vorwölbung des Weichteilschattens im kleinen Becken. Einige Autoren sahen in einer Verdickung des unmittelbar dem Gelenk anliegenden Schattens das Zeichen einer Kapselschwellung (FERGUSON 1954; HERMEL u. ALBERT 1962; ADAMS 1963).

Der Wert der genannten Weichteilsymptome wird offenbar durch die systematische Untersuchung von BROWN (1975) hinfällig, weil es sich nachweisbar auch beim verbreiterten Kapselschatten lediglich um Projektionsphänomene handelt. Das an einer Coxitis erkrankte Bein liefert denselben Befund wie ein normales Hüftgelenk in Außenrotation und Abduktion.

Ähnlich verhält es sich mit dem Röntgensymptom der Lateralisation des Hüftkopfes, einer vergrößerten Distanz zwischen der Köhlerschen Tränenfigur und der medialen Kante der Schenkelhalsmetaphyse. Dies von WALDENSTRÖM (1938) angegebene Frühzeichen des M. Perthes ist auch als charakteristische und einzige Veränderung der „observation-hip" angeführt worden (KEMP u. BOLDERO 1966). EYRING et al. (1965) haben an 1000 Fällen einen Grenzwert ermittelt und betrachten eine Distanz von über 11 mm oder eine Differenz gegenüber der kontralateralen Seite von 2 mm als pathologisch. Demgegenüber stellen PAPADOPULOS und MALAHIAS (1973) fest, daß auch dieses Röntgensymptom ein radiologischer Artefakt ist. Ihre Untersuchungen haben ergeben, daß bei asymmetrischer Lagerung der Spalt auf der Seite der Drehung gesetzmäßig breiter erscheint. Die Autoren lassen aber die Deutung als indirekten Ausdruck einer Hüftschonung gelten, gewissermaßen als Dokumentation einer Ausweichbewegung zur Vermeidung der Hyperextension des Beines auf dem harten Röntgentisch.

Über szintigraphische Untersuchungen bei diesem Krankheitsbild liegen keine Mitteilungen vor.

5. Differentialdiagnose

Grundsätzlich sind bei einer schmerzhaften Affektion der Kinderhüfte eine bakterielle Coxitis, ein M. Perthes, eine Epiphysenlösung oder eine periartikuläre Affektion differentialdiagnostisch in Betracht zu ziehen. Die Coxitis tuberculosa ist dem Verlauf nach eine chronische Entzündung, deren synovitische Form röntgenologisch längere Zeit über die Inaktivitäts- und Entzündungsatrophie nicht hinausgeht. Bei epiphysären oder metaphysären Herden verläuft der Prozeß längere Zeit latent und manifestiert sich zumeist erst durch eine sympathische Synovitis oder durch die Perforation in die Gelenkhöhle. Das Röntgenbild zeigt dann, bestätigt durch Schichtaufnahmen, bereits fortgeschrittene osteolytische Destruktionen. Die Säuglingscoxitis ist primär eine Osteomyelitis im Bereich der Kopfepiphyse oder Schenkelhalsmetaphyse. Es kommt rasch zu Röntgenveränderungen, wobei im Frühstadium die Subluxation bei regulär ausgebildeter Pfanne Verdacht erregen muß. Das Schwinden des Hüftkopfkerns durch Osteolyse ist im klinischen Rahmen nicht mit einer verspäteten Ossifikation bei Hüftdysplasie verwechselbar. Entscheidende Hinweise bieten die Entzündungsparameter (Fieber, Blutbild und BSG). Die Punktion unter Bildwandlerkontrolle ermöglicht neben der mikrobiologischen Untersuchung auch eine Synoviaanalyse, zumindest die Bestimmung der Zellzahl. Bei anhaltenden Krankheitszeichen muß nach einigen Wochen der Entschluß zur Biopsie gefaßt werden. Eine vorangehende Chemotherapie kann aber auch diese Maßnahme wertlos machen.

Auch bei rasch abklingender Symptomatik muß durch Röntgenkontrollen ein M. Perthes ausgeschlossen werden. Mit einer ausreichend erkennbaren Struktur- oder Formstörung kann nach 3 Monaten gerechnet werden (Darstellung des Gelenkes in 2 Ebenen!). Bei den Kindern über 10 Jahren kommt eine abortiv verlaufende Epiphysenlösung in Betracht. Man achte auf eine Doppelkontur am Schenkelhals (OTTE 1962), Erweiterung des Fugenspaltes und Verminderung der Epiphysenhöhe. Die Aufnahme in Lauenstein-Projektion ist unerläßlich.

Theoretisch kommt bei länger anhaltender Symptomatik auch eine monartikulär verlaufende juvenile Polyarthritis in Betracht. Bei 43 Fällen juveniler CP (GROEKOST et al. 1962) erfolgte die monoarthritische Erstmanifestation nur zweimal am Hüftgelenk. Nach KÖLLE (1975) ist allerdings der Beginn an den Hüft- oder Schultergelenken durchaus keine Seltenheit.

Auch extraartikulär liegende Störungen können eine schmerzhafte Motilitätsstörung unterhalten. Abgesehen von den gutartigen, röntgenologisch gut entdeckbaren Tumoren des proximalen Femurendes ist an eine Osteochondrose des Trochanter major (MANDL 1922) zu denken. Der Schmerz wird in Richtung Oberschenkel und Knie projiziert. Ein lokaler Druckschmerz findet sich am oberen Pol und an der Rückseite des Rollhügels, beim Gehen und Stehen fällt ein typisches Hüfthinken oder ein positives Trendelenburg-Zeichen auf. Das Röntgenbild zeigt eine Elongierung des oberen Pols der Trochanterapophyse, einen hornartigen Fortsatz oder ein separates Ossikel (HALL 1958; TOROK 1968; OTTE 1973).

6. Therapie

Dem Prinzip der Schonung und Entlastung genügt bereits die Bettruhe. Im Hinblick auf die Pluripotenz der Symptomatik bei noch nicht abgeschlossener Differentialdiagnose empfiehlt sich die Immobilisation durch Extension, besonders beim Vorliegen einer Kontraktur oder stärker ausgeprägten Bewegungseinschränkung. Bei Zweifeln an der Diagnose ist sogar ein Beckenbeingips angebracht, mit dem die therapeutischen Anforderungen auch eines M. Perthes und einer spezifischen Coxitis abgedeckt sind. Von Nachteil ist lediglich die sich einstellende Atrophie, die dann nicht mehr als Kennzeichen eines chronisch-entzündlichen Prozesses gewertet werden kann.

Die medikamentöse Therapie ist symptomatisch und auf die Entzündung oder entzündliche Reaktion der Synovialis gerichtet (Antirheumatika). Die physikalische Behandlung beschränkt sich auf Maßnahmen zur Verhütung einer Fehlstellung und zur Wiederherstellung der freien Beweglichkeit.

Literatur

Ackermann HJ, Otto G (1970) Die transitorische Synovitis des kindlichen Hüftgelenkes. Beitr Orthop 17:469–475

Adams JA (1963) Transient synovitis of hip in children. J Bone Joint Surg [Br] 45:471–476

Blockey NJ, Porter BB (1968) Transient synovitis of hip: virologic investigation. Br Med J 4:557–558

Bradford EH (1912) Synovitis of the hip. Am J Orthop Surg 9:254

Brown I (1975) A study of the "capsular" shadow in disorders of the hip in children. J Bone Joint Surg [Br] 57:175–179

Drey L (1953) A roentgenographic study of the transitory synovitis of the hip joint. Radiology 60:588–591

Duncan JW, Schrantz JL, Nasca RS (1975) The bizarre stiff hip. JAMA 231:382–385

Edwards EG (1952) Transient synovitis of the hip joint in children. Report of 13 cases. JAMA 148:30–34

Eyring EJ, Bjornson DR, Peterson CA (1965) Early diagnostic and prognostic science in Legg-Calvé-Perthes disease. Am J Roentgenol 93:382–387

Fairbank HAT (1926) Discussion on non-tuberculous coxitis in the young. Br Med J 2:828–834

Ferguson AB (1954) Synovitis of the hip and Legg-Perthes disease. Clin Orthop 4:180–188

Franz R (1969) Zur flüchtigen Coxitis des Kindesalters. Beitr Orthop 16:425–428
Groekost AW, Snyder AI, Schlaeger R (1962) Juvenile rheumatoid arthritis. Little, Brown & Boston
Guivarch D (1972) La coxite laminaire ankylosante juvénile. OUEST Med 5:413–418
Hall TD (1958) Osteochondritis of the greater Trochanter. J Bone Joint Surg [Am] 40:644–646
Hardinge K (1970) The etiology of transient synovitis of the hip in childhood. J Bone Joint Surg [Br] 52:100–107
Hefke H, Turner V (1942) Obturator sign on diagnosis of septic arthritis and tuberculosis of the hip. J Bone Joint Surg 24:857–869
Hermel MB, Albert SM (1962) Transient synovitis of the hip. Clin Orthop 22:21–26
Hermel MB, Sklaroff DM (1954) Roentgen changes in transient synovitis of the hip joint. Arch Surg 68:364
Holenstein P (1966) Nachkontrollen bei der transitorischen Synovitis des kindlichen Hüftgelenks. Z Orthop 101:392–397
Jones BS (1971) Adolescent chondrolysis of the hip joint. S Afr Med J 45:196–202
Kemp HS, Boldero JL (1966) Radiological changes in Perthes' disease. Br J Radiol 39:744–760
Kölle G (1975) Die juvenile rheumatoide Arthritis und das Still-Syndrom. In: Rheuma-Forum 4. Braun, Karlsruhe
Lowe HG (1970) Necrosis of articular cartilage after slipping capital femoral epiphysis. J Bone Joint Surg [Br] 52:108–118
Mandl F (1922) Die „Schlattersche Krankheit" als „Systemerkrankung". Beitr Klin Chir 126:707–713
Mankin HJ, Sledge CB, Rothschild S, Eisenstein A (1975) Chondrolysis of the hip. In: The hip. Proc of the IIIrd Open Scientific Meeting of the Hip Society. Mosby, St Louis, pp 127–135
Maurer RC, Larsen IJ (1970) Acute necrosis of cartilage in slipped capital femoral epiphysis. J Bone Joint Surg [Am] 52:39–50
McMurray B (1947) Report of six cases of coxa magna following synovitis of the hip joint. Br J Radiol 20:477–481
Miller OL (1931) Acute transient epiphysitis of the hip joint. JAMA 96:575–579
Mills KL (1964) Transitory synovitis of the hip in children. Postgrad Med J 40:190–192
Moyson F (1971) La hanche irritable. Acta Belg Paediatr 25:258–268
Nachemson A, Scheller S (1969) A clinical and radiological follow-up of transient synovitis of the hip. Acta Orthop Scand 40:479–500
Neurath F (1974) Die kindlichen Reizgelenke als Präarthrose. Z Orthop 112:563–565
Orofino C, Innis JJ, Lowrey CW (1960) Slipped capital femoral epiphysis in negroes. J Bone Joint Surg [Am] 42:1079–1083
Otte P (1962) Der röntgenologische Gelenkspalt im weiteren Verlauf der Epiphysenlösung. Verh Dtsch Orthop Ges 49:269–272
Otte P (1967) Das Krankheitsbild der „flüchtigen Coxitis". Z Rheumaforsch 26:474–481
Otte P (1973) Die entzündlichen Erkrankungen des Hüftgelenkes. In: Praktische Orthopädie, Bd 4. Vordruckverlag, Bruchsal, S 227–248
Papadopulos JS, Malahias GL (1973) Hüftgelenkspaltbreite: Ist der Seitenvergleich für Diagnostik auswertbar? Arch Orthop Unfallchir 77:44–51
Rothschild HB, Russ JD, Wassermann GF (1956) Corticotropin in the treatment of transient synovitis of the hip in children. J Pediatr 49:33–36
Spock A (1959) Transient synovitis of the hip joint in children. Pediatrics 24:1042–1049
Tillmann K (1967) Spätfolgen der flüchtigen Coxitis. Z Rheumaforsch 26:321–328
Todd EW (1925) Discussion on differential diagnosis of non-tuberculous coxitis in children and adolescents. Proc R Soc Med 18:31
Torok G (1968) The trochanteric osteochondritis. Clin Orthop 57:213–220
Tudor RB (1960) Hip synovitis in children. Lancet 80:51–52
Valderrama JA de (1963) The "observation hip" syndrome and its late sequelae. J Bone Joint Surg [Br] 45:462–470
Vandeputte L, Mulier JG, Mulier F (1971) Transient synovitis of the hip joint in children. Acta Orthop Belg 37:186–193
Waldenström CH (1938) The first stages of coxa plana. J Bone Joint Surg 20:559–566
Waldenström CH (1931) On necrosis of the joint cartilage by epiphyseolysis capitis femoris. Acta Chir Scand 67:936–946

V. Der palindrome Rheumatismus

Von

G. BARTL

HENCH (1940) und HENCH u. ROSENBERG (1941) beschrieben 34 Fälle eines Krankheitsbildes aus dem rheumatologischen Formenkreis, das sie palindromen Rheumatismus nannten. Die Einzelsymptome wurden folgendermaßen angegeben: „Viele Attacken einer Arthritis oder Periarthritis, afebril, manchmal auch einer Paraarthritis, einhergehend mit Schmerzen, Schwellung, Rötung und Funktionseinschränkung." Sie zeigten eine Verwandtschaft mit früher beschriebenen Krankheitsbildern der „angioneural arthrosis", dem allergischen Rheumatismus und der rheumatoiden Arthritis auf. Die Wahl des Ausdrucks „palindromer Rheumatismus" geht auf einen Rat der Altphilologen (HENCH 1941) zurück, die damit ausdrücken wollten, daß es sich um eine Krankheit handelt, die durch ständiges Zurück- bzw. Wiederkommen gekennzeichnet ist. Schon in den Hippokratischen Schriften soll das Wort „Palindrom" gebraucht worden sein, dort allerdings beim rezidivierenden Erysipel und bei Abszessen. Beschreibungen des Krankheitsbildes sind selten. KEITEL (1976) nennt eine Zahl von 250 beschriebenen Fällen (RENIER u. BREGEON 1970; KEITEL 1976). In Spezialabteilungen für Rheumatologie soll auf 500–1000 Neuvorstellungen ein Fall vorkommen (MATTINGLY 1966).

Zur *Ätiologie* liegen keine überzeugenden Studien, aber stets wiederholte Meinungen vor. Schon HENCH u. ROSENBERG (1941) vermuteten eine allergische Diathese als Ursache der Gelenkschwellungen. Gestützt wurde dies durch das Vorhandensein anderer allergischer Manifestationen. Dagegen sprachen das Fehlen einer familiären Belastung mit allergischen Krankheiten und das Fehlen positiver Haut- oder Provokationstests. Auch Therapieversuche mit Antihistaminika waren meist erfolglos. Eine infektiöse Genese konnte bis heute nicht nachgewiesen werden. Häufiger wird der Verdacht geäußert, es handele sich um eine Sonderform der chronischen Polyarthritis (MATTINGLY 1966; RENIER u. BREGEON 1970; WILLIAMS u. SHELDON 1971). Dagegen spricht das annähernd ausgeglichene Verhältnis im Befall der Geschlechter (HENCH u. ROSENBERG 1941; MATTINGLY 1966) und die Tatsache, daß das Kindes- und Greisenalter offensichtlich nicht von der Erkrankung betroffen sind, wie das bei der chronischen Polyarthritis vorkommt.

Klinisch imponiert der palindrome Rheumatismus ziemlich oft – manchmal in wenigen Minuten bis zu einer Stunde auftretend – mit Gelenkschwellungen, die in 90% monoartikulär sind. Häufig ist das gleiche Gelenk befallen, der Ort der Schwellung kann jedoch auch von Anfall zu Anfall wechseln. Bevorzugt betroffen ist ein einzelnes Gelenk der Finger, das Handgelenk, eine Schulter, ein Knie, ein Zehengelenk oder ein Ellbogengelenk. Selten findet sich der Befall anderer Gelenke, z.B. der Kiefergelenke oder eines Sternoklavikulargelenks. Von späteren Untersuchern wird darauf hingewiesen, daß die Fingergelenke in der Häufigkeit nicht an erster Stelle zu nennen sind (MATTINGLY 1966).

Übereinstimmend wird berichtet, daß die Anfälle bevorzugt in den späten Nachmittagsstunden beginnen, etwa in der Zeit von 16.00 bis 19.00 Uhr. Die

Zahl der Attacken pro Jahr reicht von einigen wenigen bis zu 200. Von 34 Patienten aus der Untersuchung von HENCH u. ROSENBERG (1941) erlebten 30 in 7 Krankheitsjahren 164 Attacken, also ca. 23 Attacken pro Jahr.

Nur selten sind mehrere Gelenke gleichzeitig betroffen. Die Dauer der Anfälle beschränkt sich in der Regel auf wenige Stunden – bis zu 3 oder 4 Tagen. Wenige weisen eine Attackendauer von 1–3 Wochen auf. In Einzelfällen werden im Verlauf des Lebens mehrere tausend Attacken erlebt. Das Alter der Patienten reicht von 13–68 Jahren (HENCH u. ROSENBERG 1941), die Mehrzahl der mitgeteilten Fälle betrifft Personen im Alter von 20–50 Jahren, mit einem Gipfel bei 30 und 50 (KEITEL 1976).

Die Rötung der Haut ist oft nur gering, die Schwellung mäßig. Die Funktionseinschränkung wird vom Patienten als beträchtlich erlebt und kann sogar Bettruhe erforderlich machen. Die Heftigkeit des Schmerzes schwankt von Patient zu Patient und kann auch von Anfall zu Anfall unterschiedlich sein. Neben den Gelenkschwellungen treten in zeitlichem Zusammenhang paraartikulär rote Schwellungen von ca. 2,5–3,8 cm Durchmesser auf (HENCH u. ROSENBERG 1941; CAIN 1944). Diese paraartikulären Symptome halten nur 6–24 Stunden an. Die Zahl paraartikulärer Anfälle ist geringer als die der arthritischen. Drei der Fälle von HENCH u. ROSENBERG (1941) hatten kleine intra- oder subkutane Knötchen von 3–8 mm Durchmesser, meist an den Fingern oder der Handfläche.

Pathologische *Laborbefunde* sollen während eines Anfalls auftreten können: eine Senkungsbeschleunigung bis zu 40 mm/h und eine relative Lymphozytose im Blutbild (HENCH 1940; HENCH u. ROSENBERG 1941). Obligat sind auch diese Befunde nicht. Eine Erhöhung der Fettsäuren im Blut wurde von den Erstbeschreibern gesehen, in der Wertigkeit blieb dies bisher ungeklärt. Das Serum-Cholesterin wird als normal angegeben (MATTINGLY 1966). Zweifel an der Diagnose sind angebracht, wenn der „Rheumafaktor" oder antinukleäre Faktoren nachweisbar sind. Untersucher, die diese Meinung nicht teilen, haben bei Katamnesen meist eine höhere Zahl von Fällen, die sich als chronische Polyarthritis oder Lupus erythematodes erweisen (MATTINGLY 1966; RENIER u. BREGEON 1970; WILLIAMS et al. 1971; WAJED u. BROWN 1977). Dies um so mehr als spätere Arbeiten (WARD u. OKOKIRO 1959, zit. nach MATTINGLY 1966 und EHRLICH 1979) zeigen konnten, daß sich von ursprünglich 140 Fällen von palindromem Rheumatismus 50 im Verlauf zu einer chronischen Polyarthritis, 3 zu einem Lupus erythematodes und 3 zu einer Gicht entwickelten. MATTINGLY (1966) selbst mußte in 10 von 20 Fällen die Diagnose revidieren, bei denen es sich um chronische Polyarthritiden niedriger Aktivität handelte.

Histologische Untersuchungen von Probeexzisionen sind spärlich mitgeteilt. MOLNAR et al. (1972) beschreiben nach der Exzision aus dem Ellbogengelenk das Bild einer chronischen Synovialitis mit wenig Granulationsgewebe, aber einer dickeren Schicht aus Histiozyten und Lymphozyten. Im rauhen endoplasmatischen Retikulum fanden sie Tubuli mit einem Durchmesser von 200–220 Å. Ähnliche Befunde sollen bei Patienten mit Lupus erythematodes und in lymphoiden Zellen aus der Milz bei hämolytischer Anämie gesehen worden sein.

Nadelaspirationsbiopsien während des akuten Stadiums zeigen eine Invasion von polymorphkernigen Leukozyten. Nach dem Abklingen sollen Rundzellen (Lymphozyten) vorherrschen und im erscheinungsfreien Intervall ist kein auffälliger Befund zu erheben (HENCH u. ROSENBERG 1941; RENIER u. BREGEON 1970; MOLNAR et al. 1972; EHRLICH 1979).

Außer der bestehenden Weichteilschwellung zeigt das Röntgenbild keine Veränderungen, auch nicht nach jahrelangem Verlauf.

Interessant sind familiäre und berufliche Probleme zum Zeitpunkt der Mani-

festation. ZANDER (1975) charakterisierte die an palindromem Rheumatismus erkrankten Patienten und Patientinnen mit der Bezeichnung „Kronprinz" oder „Kronprinzessin" und konnte feststellen, daß die Erkrankung in Situationen auftrat, die durch folgende Trias zu charakterisieren sind:
1. Plötzliches Sistieren einer überdurchschnittlichen sportlichen Betätigung;
2. berufliche Doppelbelastung bei Verausgabungstendenzen;
3. diese beiden Bedingungen sollen den Boden für die dritte drohende Gefahr schaffen: die des aggressiven Durchbruchs gegen den „Herrscher".

Die untersuchten Patienten zeigten zwangsneurotische und/oder hysterische Charakterzüge. Bereits HENCH u. ROSENBERG (1941) betreuten eine Patientin, die ein Baby adoptierte und "quit worrying about herself" und geheilt war.

Die *Differentialdiagnose* umfaßt in erster Linie die chronische Polyarthritis, die Gicht und den Lupus erythematodes. Auch den „Hydrops intermittens" und die seronegativen Oligoarthritiden und anderen Polyarthritisformen sind zu bedenken. Vor zu großen Irrtümern schützt sich, wer die Diagnose erst nach jahrelangem klinischen Verlauf stellt und dann noch in seine diagnostischen Überlegungen einbezieht, daß es sich lediglich um ein Syndrom handelt, das in einem Drittel bis zur Hälfte der Fälle in einer Krankheit endet, die dem lange vor Beschreibung des palindromen Rheumatismus bekannten Formenkreis zugehört. SCHATTENKIRCHNER (persönliche Mitteilung, 1981) meint, es sei weitaus ehrlicher und vernünftiger, eine unklare Arthritis auch einmal so zu benennen, als „im Topf" des palindromen Rheumatismus die ungeklärten Fälle zu sammeln.

Durch adäquate *Therapie* kann in den meisten Fällen ein Sistieren der Anfälle erreicht werden. Der Diagnose gingen und gehen meist eine Reihe therapeutischer Versuche voraus, die Desensibilisierung, Tonsillektomie und mannigfache diätetische Maßnahmen umfassen können (HENCH u. ROSENBERG 1941; MATTINGLY 1966). Wegen des anfallsartigen Charakters der Erkrankung und der allergieähnlichen zeitlichen Abläufe und klinischen Begleiterscheinungen werden manchmal Colchicin oder Antihistaminika gegeben. Sie können in Einzelfällen effektvoll sein. Ein fast sicherer Erfolg ist mit nichtsteroidalen Antirheumatika zu erzielen (BYWATERS u. ANSELL 1969), wobei meist während des Anfalls hohe Dosierungen gegeben werden, im Intervall mit niedrigerer Dosierung gelegentlich weiterbehandelt wird. Seit 1948 wurde wiederholt über die Wirksamkeit einer Goldtherapie berichtet (RENIER u. BREGEON 1970). Auch MATTINGLY (1966) sowie RENIER u. BREGEON (1970) fanden eine Goldtherapie wirksam; diese Feststellung erscheint jedoch zweifelhaft – mußten doch von MATTINGL 20 Fällen später 10 als chronische Polyarthritiden klassifiziert werden. RENIER u. BREGEON (1970) nennen die Goldtherapie gar „une thérapeutique de base du rhumatisme palindromique". Sie berichten auch von einer brillanten Wirkung der Kortikosteroide im Anfall, auch bei lokaler Instillation ins Gelenk. Nach Beendigung der Goldtherapie soll es zu Rückfällen kommen. HUSKISSON (1976) behandelte in 6 Fällen mit D-Penicillamin, diese Patienten hatten im darauffolgenden Jahr keine neuen Anfälle. Alle therapeutischen Empfehlungen sind mit Einschränkungen zu betrachten, da kontrollierte Studien an größeren Populationen der Häufigkeit und Natur der Krankheit zufolge fehlen (EHRLICH 1979).

Die *Prognose* des palindromen Rheumatismus ist bezüglich der Heilung des Patienten von seinen Attacken mit Zurückhaltung zu sehen. Was eine Verkrüppelung wie bei der chronischen Polyarthritis anbetrifft, ist sie als gut zu bezeichnen. In Einzelfällen soll später ein Malignom diagnostiziert worden sein (Bronchialkarzinom, multiples Myelom).

Literatur

Bywaters EGL, Ansell B (1969) The rarer arthritic syndromes. In: Copeman's (ed) textbook of the rheumatic diseases. Churchill Livingstone, Edinburgh London New York

Cain JC (1944) Palindromic rheumatism. JAMA 125:1037–1038

Ehrlich GE (1979) Palindromic rheumatism. In: Carty DJ (ed) Arthritis and allied conditions. A textbook of rheumatology. Lea & Febiger, Philadelphia

Hench PS (1940) An oft recurring disease of joints. JAMA 115:2207–2208

Hench PS, Rosenberg EF (1940) Palindromic rheumatism: A "new", oft-recurring disease of joints (arthritis, peri-arthritis, para-arthritis) apparently producing no articular residues: Report of thirty-four cases (its relationship to "angioneural arthroses", "allergic rheumatism" and rheumatoid arthritis). Staff Meetings of the Mayo Clinic 17:808–815

Huskisson EC (1976) Treatment of palindromic rheumatism with D-penicillamine. Br Med J 2/6042:979

Keitel W (Hrsg) (1976) Palindromer Rheumatismus (intermittierender Rheumatismus, Hench-Rosenberg-Syndrom). In: Differentialdiagnostik der Gelenkerkrankungen. VEB, Jena, S 54, 55

Mattingly S (1966) Palindromic rheumatism. Ann Rheum Dis 25:307–317

Moll W (Hrsg) (1958) Palindromic-Rheumatismus. In: Klinische Rheumatologie. Karger, Basel New York, S 175–177

Molnar Z, Metzger A, McCary D Jr (1972) Tubular structures in endothelium in palindromic rheumatism, vol 5. Arthritis Rheum 15:553–556

Renier JC, Bregeon Ch (1970) Le rhumatisme palindromique. Actual Rhumatol 7:18–27

Wajed MA, Brown DL (1977) Palindromic rheumatism. Clinical and serum complement study. Ann Rheum Dis 36:56

Williams MH (1971) Palindromic rheumatism. Clinical and immunological Studies. Ann Rheum Dis 30/4:375–380

Zander W (1975) Zum Problem der spezifischen Syndrombildung bei psychosomatischen Krankheitsbildern (Beiträge zur Psychosomatik rheumatischer Erkrankungen). Z Psychosom Med Psychoanal 22:150–168

VI. Arthritis bei Reiter-Syndrom

Von

W. MIEHLE

Im Rahmen des Reiter-Syndroms[1] entwickeln sich akute und chronische Arthritiden mit betontem Befall der Gelenke der unteren Extremitäten, aber auch Polyarthritiden aller anderen Gelenke. Der „klassische" Fall umfaßt die Symptomentrias: Urethritis – Polyarthritis – Konjunktivitis. Diese Trias wird im europäischen Raum oft zur Uropolyarthritis („inkomplettes Reiter-Syndrom") reduziert, im angelsächsischen Bereich nicht selten zu einer Tetrade aufgestockt: Im letzteren Fall kommen Haut- und Schleimhauterscheinungen wie Balanitis circinata, Reiter-Dermatose, Stomatitis oder Keratoderma blenorrhagicum dazu.

Die Symptome des Reiter-Syndroms treten in zwei epidemiologischen Hauptformen auf: der epidemischen, postdysenterischen und der sporadischen Form, die man überwiegend nach (spezifischen/unspezifischen) Urethritiden findet.

Ätiologisch/pathologisch scheint im Augenblick folgender Weg denkbar: Durch die von einer Ersterkrankung „präparierte" Eintrittspforte, Darm oder Urethra, tritt ein noch unbekannter Erreger (vermutlich Chlamydia) in den Körper ein. Zwei bis drei Wochen nach der Erstinfektion kommt es zur initialen Symptomatik, die meist aus Konjunktivitis oder Urethritis, seltener aus der Polyarthritis besteht.

Zur Manifestation scheint – wie ein in 80–90% der Fälle nachgewiesenes HLA-B27 beweist – auch eine entsprechende genetische Disposition nötig zu sein.

Neben der Mehrzahl der Fälle, die akut beginnen und sich dann in Zeiträumen von 4–6 Monaten selbst limitieren, gibt es das chronische Reiter-Syndrom mit seinen Manifestationen an den Sakroiliakalgelenken und an der Wirbelsäule, das im Spätstadium kaum oder nicht vom Bild der Spondylitis ankylosans zu unterscheiden ist.

---

[1] (s. ausführliche Abhandlung in: Handbuch d. inn. Medizin, Bd. VI/2C, Springer, Berlin-Heidelberg-New York, S. 654–713)

VII. Arthritis psoriatica

Von

W. MIEHLE

Abschnitt 4 von W. MOHR

Mit 25 Abbildungen und 7 Tabellen

1. Definition und Nomenklatur

Bereits ALIBERT (1818) und BOURDILLON (1888) beschrieben das gleichzeitige Vorkommen von Arthritis und Psoriasis, betrachteten allerdings ebenso wie noch die Autoren der nächsten Jahrzehnte die Arthritis psoriatica (A.ps.) nicht als Krankheitseinheit. Zu dieser Ansicht neigten erst die Autoren der letzten Jahre (COSTE et al. 1958, MOLL u. WRIGHT 1973); dennoch gibt es eine gültige Definition der A.ps. bis heute noch nicht. Es finden sich viele Versionen: eine Arthritis, die auf die distalen Interphalangealgelenke beschränkt und mit Psoriasis vergesellschaftet ist; eine atypische Arthritis, eine atypische Psoriasis begleitend; eine Arthritis, verknüpft mit einer Psoriasis, mit gleichzeitigem Aufflakkern und Schwinden beider Symptome; eine lange Zeit bestehende Arthritis, der eine Psoriasis folgt; eine schwere destruierende Arthritis mit Psoriasis; eine Psoriasis, die mit einer erosiven Arthritis verbunden ist – kein Rheumafaktor ist nachweisbar –; das zufällige Zusammentreffen von Psoriasis und Arthritis. Die *Summe der krankheitsspezifischen Eigenheiten* – Seronegativität, spezifisches HLA-Muster, Wirbelsäulenbeteiligung, Gelenkbefallmuster, Haut- und Nagelveränderungen – grenzt gegenüber anderen Arthritiden ab und erlaubt folgende Definition:

Von *rheumatologischer Seite* aus ist die A.ps. eine chronische Systemerkrankung, die eine seronegative Polyarthritis mit einer Psoriasis der Haut oder Nägel verknüpft, die der Arthritis meist vorangeht, seltener gleichzeitig mit ihr auftritt und ihr noch seltener folgt. Die Polyarthritis, erosiv destruierend, befällt mit Vorliebe die distalen Interphalangealgelenke der Finger und Zehen; die Beteiligung des Stammskeletts in Form einer Arthritis der Iliosakralgelenke und in Form von Wirbelkörperaffektionen ist häufig. Von *dermatologischer Seite* aus wird die nosologische Wesenseinheit von Psoriasis und Polyarthritis postuliert. Da es sich aus dieser Sicht um eine Knochen- und Gelenkbeteiligung gleicher Ätiopathogenese handelt und die Diagnose immer über die Psoriasis erfolgt, wird die Krankheit „Osteoarthropathia psoriatica" genannt (HOLZMANN et al. 1979).

Synonyma: Psoriasis arthropatica, psoriatische Arthropathie, Arthropathia psoriatica, psoriatische Arthritis, Psoriasisarthritis, Psoriasis bei rheumatoider Polyarthritis, Psoriasis arthritica, psoriatic arthritis, psoriatic arthropathy, rhumatisme psoriasique.

2. Ätiologie und Pathogenese

Weder die Ursachen der c.P. noch die der Psoriasis sind hinreichend bekannt. Die *chronische Polyarthritis* tritt familiär gehäuft auf (STECHER 1957, BÖNI 1966).

Man hält sie für eine Autoimmunerkrankung. Die *Psoriasis* entsteht auf genetischer Basis: Sie wird mit einer Penetranz von 60% einfach autosomal dominant vererbt; weitergegeben wird die stoffwechselmäßige Bereitschaft zu psoriatischen Reaktionen (KEINING u. BRAUN-FALCO 1969). Exogene und/oder endogene auslösende Faktoren der Psoriasis können sein: Infekte, speziell Tonsillitiden; starke Sonnenexposition; Traumata. Ein polyätiologisches Auslösen wird für möglich gehalten. Auch neurotrope, metabolische, endokrine, allergische und autoimmunologische Einwirkungen werden diskutiert. Viele Patienten reagieren in psychischem Rahmen traumatisch (COSTE 1970). HOLZMANN und HOEDE (1972) halten die A.ps. für die mesenchymale Maximalvariante der Psoriasis. In der Verwandtschaft von A.ps.-Kranken fand sich häufig eine c.P. (BAKER et al. 1963a). 31% der Männer und 12% der Frauen aus einem A.ps.-Kollektiv berichteten über Gelenkbeschwerden bei Familienmitgliedern; die Hälfte der über Schmerzen Klagenden hatte auch eine Psoriasis (MOLIN 1973). Es bestehen *deutliche Querverbindungen zwischen c.P. und Psoriasis.*

Wegen der gesicherten Vererbung der Psoriasis und der engen Verbindung zur Arthritis liegt der Gedanke an genetische Faktoren nahe. *Stammbaumforschung* BAUER u. VOGL 1931, WRIGHT 1969), *Zwillingsbeobachtungen* (THEISS et al. 1969) und *Familienuntersuchungen* (THEISS et al. 1969a, 1970, MOLL 1971) haben diesen Verdacht verstärkt. Dagegen halten CATS (1971) sowie MEDGER (1974) das Auftreten der Arthritis und der Psoriasis beim selben Patienten für ein zufälliges Zusammentreffen zweier Krankheiten. Nach der Meinung von VILAGHY und KREBS (1970) vererbt sich das Syndrom Psoriasis arthropathica im Gegensatz zur Hautkrankheit allein nicht. Sie betrachten die Gelenkveränderungen bei Psoriasis arthropathica als Folge einer gesteigerten Expressivität des psoriatischen Gens. Die Beobachtungen von BAKER et al. (1963b), THEISS et al. (1970) sowie MOLL u. WRIGHT (1973a) lassen den Schluß zu, daß die A.ps. wie die unkomplizierte Psoriasis genetisch verankert ist. Ein festgelegtes Vererbungsmuster ist jedoch noch nicht gefunden worden; diese Tatsache deutet auf eine polygenetische Übertragung; eine *multifaktoriell-genetische und die Umgebung betreffende Faktoren implizierende Genese ist wahrscheinlicher als eine polygenetische, nur die genetischen Faktoren berücksichtigende.* MATHIES (1974) glaubt an eine erbliche Komponente der A.ps. KOLLATH (1972) schildert das besonders häufige Auftreten der Psoriasis in denselben Familien und ein verstärktes Vorkommen von Psoriasis und A.ps. in Familien von A.ps.-Erkrankten. In Familienstudien (MARCUSSON et al. 1976a) wird die genetische Beziehung zwischen Psoriasis und Arthritis beschrieben. Noch nicht entschieden ist, ob Haut- und Gelenksymptome Ausdruck verschiedener phänotypischer Erscheinungen des gleichen Gensatzes oder verschiedener, aber eng miteinander verknüpfter Gene sind. MOLL (1971) schildert in einer kontrollierten Studie über 100 Familien von A.ps.-Patienten, daß bei den Verwandten ersten Grades eine Arthritis 50mal häufiger als in der Allgemeinbevölkerung vorkomme. MOLL u. WRIGHT (1973a) untersuchten Verwandte ersten Grades von 88 A.ps.-Kranken: Sie fanden eine Psoriasis in 21%, eine seronegative Polyarthritis in 11%, eine erosive Polyarthritis in 2%, eine Sakroiliitis in 7% und eine Sp.a. in 6%. LAWRENCE (1967) berichtet von 12% Polyarthritikern und 7% Psoriasis-Erkrankten unter 81 Verwandten ersten Grades von Patienten mit einer A.ps. *Intrafamiliäre Studien* (BAKER et al. 1963a, THEISS et al. 1969a) haben gezeigt, daß Angehörige von Probanden oft an Psoriasis und/oder Arthritis leiden. Die Wahrscheinlichkeit einer Erkrankung von Probandengeschwistern bei der Spondylitis psoriatica liegt für eine Psoriasis zwischen 10,5 und 14,5%, für die Arthritis zwischen 7,8 und 10,8% und für die Psoriasis und/oder Arthritis zwischen 15,5 und 21,1%. Die Möglichkeit einer Erkrankung an Psoriasis, Arthritis oder

Tabelle 1. HLA-Antigenmuster bei Arthritis psoriatica

Autoren	HLA-B 27		HLA-B 13		HLA-BW 17		HLA-W 16	
	A.ps. (%)	Kontr. (%)	A.ps. (%)	Kontr. (%)	A.ps. (%)	Kontr. (%)	A.ps. (%)	Kontr. (%)
Brewerton und James (1975)	37	4	8	4	25	9	–	1,7
Metzgar et al. (1975)	28	6	7	4	22	9	17	6
Schattenkirchner et al. (1976)	26	6,9	20	6,8	34	7,5	30	4,2

A.ps. erreicht bei Eltern und Geschwistern von A.ps.-Patienten 21–25% (Theiss et al. 1969a). Dieselben Autoren halten ein dominantes Gen mit 32–53% Penetranz oder eine multifaktorielle Vererbung mit Schwellenwerteffekt für möglich.

Auch die A.ps. gehört neben anderen Leiden (Spondylitis ankylosans, Reiter-Syndrom) zu den Erkrankungen des rheumatischen Formenkreises mit einer spezifischen Korrelation zu HLA-Antigenen (Tabelle 1). Diese Antigene determinieren möglicherweise die Immunantwort; das Vorhandensein und die Funktion eines Antigenmusters im Rahmen der A.ps. werden als weiterer Beweis endogener Disposition betrachtet.

Genetische und Umweltfaktoren sind für die Entwicklung des Krankheitsbildes verantwortlich. Eine *traumatische Auslösung* – bei genetisch prädisponierten Menschen – nehmen u.a. Miller et al. (1971) sowie Moll und Wright (1973a) an. Bei Psoriatikern ohne arthritische Zeichen beschrieben Buckley und Raleigh (1959) Akroosteolysen, die einem Schlag auf den Finger folgten. Zumindest z.T. könnte ein traumatisches Auslösen die asymmetrische periphere Lokalisation der befallenen Gelenke erklären. Auch ließe sich derart der hohe Nagelbefall der A.ps. gegenüber der unkomplizierten Psoriasis begründen. Auf die Bedeutung von *Fokalinfektionen* weisen Krstic et al. (1969) hin. Diese Infektionen korrelieren mehr mit der psoriatischen Komponente und mit der Kombination beider Krankheiten als mit der Arthritis allein. Die Haut als Ausgangsort und/oder Herd wird ebenfalls diskutiert. Tzonchev et al. (1973) halten eine *infektallergische-autoimmunologische* Genese für möglich. Von Brallsford (1953) und Weddell et al. (1965) werden *neurotrope* Effekte, ähnlich wie beim Diabetes mellitus, für die Auslösung verantwortlich gemacht. *Abnorme Kapillargefäße*, die durch ihre Defekte die Synovialis beeinflussen, halten Ross (1964) und Lawrence (1967) für mögliche verursachende Faktoren.

Zusammenfassend läßt sich feststellen, daß für die Psoriasis eine sichere genetische Disposition besteht, die für die A.ps. wahrscheinlich, bei der rein arthritischen Komponente aber nicht bewiesen ist. Dennoch kann man diese genetische Disposition im Zusammenhang mit anderen auslösenden Faktoren, exogenen oder endogenen, für eine multifaktorielle Ätiologie der A.ps. verantwortlich machen.

3. Epidemiologie

a) Morbidität

Die Psoriasis findet sich in der Bevölkerung zwischen 0,25 und 2,0% (Wagenhäuser 1969, Mathies 1974); die Häufigkeit entzündlicher Gelenkerkrankungen liegt zwischen 0,3 und 1% (Stecher 1957) und 3 und 5% (Behrend

u. BEHREND 1971). In Psoriasis-Kollektiven kann man Gelenkerscheinungen in 3,5–7% (HELLGREN 1969, SIGLER 1974) und 5–10% (KREBS 1962) aufspüren. Bei chronischen Arthritiden besteht eine Psoriasisbeteiligung von 2,6–5% (FEHR 1964, 1965; TESAREK et al. 1967). Im Rahmen der seropositiven Arthritiden fand man in 1,2–2,0% eine Psoriasis (BAKER 1966c). BAKER et al. (1963b) stellten bei 407 seropositiven chronischen Polyarthritikern eine Psoriasis in 2% fest; in ihrer ersten Serie von 104 seronegativen c.P.-Fällen fanden sie 10% und bei einer weiteren von 124 seronegativen c.P.-Fällen 20%. MOGAN und ATWATER (1968) beschreiben bei 216 seropositiven Polyarthritikern in 2,7% eine Psoriasis, bei 144 seronegativen Polyarthritikern in 12,5%. *Die überdurchschnittliche Koinzidenz von Psoriasis und Polyarthritis bezieht sich also ausschließlich auf das Zusammentreffen von seronegativen Polyarthritiden mit der Psoriasis.* Die Morbidität der A.ps. wird mit einer starken Schwankungsbreite angegeben. Sie reicht von 0,4–32% (BAKER 1966a). Eine Frequenz von etwa 7% bedeutet das mittlere Maß, bezogen auf das Vorkommen von Gelenkveränderungen bei gleichzeitiger Psoriasis; die neudefinierte Entität der A.ps. ist allerdings nicht berücksichtigt. Die Morbidität der A.ps. im krankheitsspezifischen Sinne liegt nach THEISS et al. (1969a) bei 0,14–0,04%, nach CAZALIS (1975) bei 0,1%; die der Spondylitis psoriatica ist zehnmal niedriger (THEISS et al. 1969a, b).

b) Geschlechtsverteilung

Die meisten Autoren vertreten die Meinung, daß Männer und Frauen gleich von der A.ps. betroffen werden. TIEDEMANN (1951) und GERTLER (1970) sprechen von einem Überwiegen der Männer (im Verhältnis 3:1). Dagegen sehen BAKER et al. (1963a) ein Erkrankungsverhältnis von 5,5:1; ARENDT (1966) von 2:1 zugunsten der Frauen. MATHIES (1974) beobachtete eine Verteilung von 1:1,43 Männer/Frauen.

c) Manifestationsalter

Nach ENGLEMAN (1972) vermag sich die A.ps. in jedem Alter zu zeigen. Nach KONSTANTINOVIC (1968) werden die meisten Fälle vor dem 30. Lebensjahr akut; CAZALIS (1975) spricht von einem mittleren Manifestationsalter von 40 Jahren. FEHR (1967a) und MATHIES (1974) legen den Gipfel der Manifestation für die Psoriasis zwischen das 20. und 40. Lebensjahr; für die Arthritis liegt er zwischen dem 30. und 50. (FEHR 1967a) sowie 20. und 40. Lebensjahr (HOLZMANN u. HOEDE 1972, MATHIES 1974). WOOD (1968) berichtet über einen früheren Beginn der A.ps. bei Frauen im Gegensatz zu Männern, KORST (1969) beobachtete, daß die A.ps. in jüngerem Alter auftritt als die c.P.; dagegen hat nach SIGLER (1974) die A.ps. das gleiche Manifestationsalter wie die c.P.

4. Pathologische Anatomie [1]

Der entzündliche Gelenkprozeß bei der A.ps. erfaßt primär das Gelenkkapselgewebe und kann sekundär Knorpel und Knochen mit einbeziehen (MEDGER

---

[1] Manuskript von W. Mohr abgeliefert 27.1.77.

1974). Szintigraphische Untersuchungen führten aber auch zu der Vermutung, daß möglicherweise Synovialis und Knochen gleichzeitig betroffen sein können (HOLZMANN et al. 1974).

a) Zellen der Gelenkflüssigkeit

In der Gelenkflüssigkeit kommt es zur absoluten Zunahme der Zellzahl. Nach SIGLER (1974) liegt die durchschnittliche Zellzahl zwischen 5000 und 40000 Leukozyten/mm^3; JASANI et al. (1969) berichten über Zellzahlen, die zwischen 500 und 11700/mm^3 lagen und GANGL et al. (1969) kommen auf eine mittlere Zellzahl von 5170/mm^3. Die im Exsudat vorhandenen Zellen bestehen vorwiegend aus neutrophilen Granulozyten (SIGLER 1974). Der Frage nach der Häufigkeit der Ragozyten, die jedoch keine Spezifität für die Ätiologie eines Gelenkergusses haben (vgl. BENEKE u. MOHR 1973), wurde von verschiedenen Untersuchern mit unterschiedlichen Ergebnissen nachgegangen. HEMMER und GAMP (1968) berichten über das vereinzelte Vorkommen von Ragozyten, GANGL et al. (1969) fanden im Durchschnitt 7% Ragozyten und PELTIER et al. (1967) ermittelten bei 2 Fällen 11 bzw. 60% Ragozyten. STIEHL und HÄNTZSCHEL (1971) korrelierten die Häufigkeit der Ragozyten mit der Aktivität des entzündlichen Prozesses und fanden im akuten Stadium 68%, im subakuten 44% und im inaktiven Stadium keine Ragozyten mehr.

Die Frage nach der Natur der intrazytoplasmatischen Einschlüsse in den Ragozyten wurde von verschiedenen Autoren untersucht. KRASSININE et al. (1966) konnten in den Ragozyten keine Immunglobuline nachweisen. RAWSON et al. (1965) fanden dagegen IgG und IgM; auch STIEHL et al. (1971) berichten, daß in den Synovialflüssigkeitszellen IgG, IgA, IgM und Antigen-Antikörper-Komplexe vorhanden sind. Untersuchungen von GHOSE et al. (1975) zeigen, daß Einschlüsse von Immunglobulinen in den neutrophilen Granulozyten (IgG, IgM und C3) vorkommen können.

b) Gelenkkapselgewebe

Die morphologischen Veränderungen am Gelenkkapselgewebe können sich in einer Proliferation, einer entzündlich-zellulären Infiltration und einer Fibrinexsudation äußern.

Während FASSBENDER und SCHILLING (1976) nur eine geringfügige Proliferation der Membrana synovialis beschreiben, konnte im eigenen Material in den meisten Fällen eine villöse Hyperplasie des Kapselgewebes beobachtet werden (Tabelle 2, Abb. 1). In ähnlicher Weise beschreibt SHERMAN (1952) das Nebeneinander von villöser Hyperplasie und fibröser Kondensation der Gelenkkapsel.

Die Synovialzellschicht ist in den meisten Fällen hyperplastisch (Tabelle 2, Abb. 2) und kann in unterschiedlichem Maße mehrkernige synoviale Riesenzellen aufweisen (Tabelle 2, Abb. 2). Fibrinauflagerungen sind in frühen Stadien der Erkrankung nachweisbar (FASSBENDER 1975); sie können aber auch nach längerer Krankheitsdauer noch vorhanden sein (FASSBENDER u. SCHILLING 1976, FASSBENDER 1975). Auch Nekrosen der Synovialzellschicht können zu allen Zeitpunkten der Erkrankung angetroffen werden. Gar nicht selten sind neutrophile Granulozyten vorhanden, die die Synovialzellschicht durchwandern.

Die entzündlich-zellulären Infiltrate in dem Stratum synoviale setzen sich aus Lymphozyten, Plasmazellen und neutrophilen Granulozyten zusammen.

Tabelle 2. Zusammenstellung der morphologischen Veränderungen an Gelenkkapselgewebe, Knorpel und Knochen bei Patienten mit unterschiedlich lang dauernder Arthritis psoriatica

E-Nr.	96/75	3498/76	908/75	3503/76	127/75	82/75	43/75	3454/76	81/75	1114/75	3517/76	702/75	70/75	72/75	4411/72
Alter der Patienten (Jahre)	71	30	43	13	33	58	31	45	24	52	55	64	50	55	53
Geschlecht	f.	f.	m.	f.	f.	m.	m.	m.	f.	f.	f.	f.	f.	f.	m.
Dauer der Psoriasis (Jahre)	10	13		9	11	30	15		8	11					
Dauer der Arthritis (Jahre)	3	5	5	6	7	7	7		11	11	12	13			
Villöse Hyperplasie	+	0	+	+	+	+		0	+	0	+	0	0	0	0
Synovialzellschicht															
Hyperplasie	+	+	+	+	+	+		+	+	+	0	0	0	+	+
Riesenzellen	+	+	0	+	+	+		0	+	0	0	0	0	0	+
Fibrinauflagerungen	+	+	0	0	+	+		+	+	+	+	0	+	+	+
Nekrosen	+	+	0	0	+	+		+	+	+	+	0	+	0	0
Stratum synoviale															
Lymphozyteninfiltrate	+	+	+	+	+	+		+	+	+	+	0	0	+	0
Plasmazellinfiltrate	+	+	+	+	+	0		0	+	0	+	0	0	+	+
Lymphfollikel	+	0	+	+	+	+		0	+	0	0	0	0	+	+
Neutrophile Granulozyteninfiltrate	+	+	0	0	+	0		+	+	+	0	0	0	+	0
Fibroblastenproliferation	+	+	0	0	0	+		0	+	+	0	0	0	0	0
Fibrose	+	0	0	+	0	+		+	+	+	0	+	+	0	+
Knorpel- u. Knochensequester	0	0	0	+	0	0		+	0	+	+	0	0	0	+
Perivaskuläre Fibrose	+	+	0	+	0	+		+	+	+	+	0	+	+	+
Stratum fibrosum															
Entzündliche Infiltrate	+	0	0	0	0	0		+	+	0	0	0	0	0	+
Knorpel und Knochen															
Arthrotischer Knorpel	0		+					0	0	0	+	0	+		+
Pannus mit Knorpelabbau	+		+					+	0	+	+	+			0
Pannus mit Knochenabbau	+		0					+	0	0	+	+	0		0

Aus Tabelle 2 geht hervor, daß in fast sämtlichen Fällen sowohl in proliferierten Zotten als auch in Partien der flach gestalteten Gelenkkapsel entzündliche Infiltrate vorkommen. Diese bestanden in vielen Fällen aus diffusen Lymphozyteninfiltraten, mehr oder weniger durchsetzt mit Plasmazellen oder reinen plasmazellulären Infiltraten (Abb. 3). In einzelnen Fällen konnten Lymphfollikel beobachtet werden, die nach BAUER et al. (1941) auch Keimzentren aufweisen können. Die Infiltrate aus neutrophilen Granulozyten, die ebenfalls zu unterschiedlichen Krankheitsdauer-Zeiten vorhanden sein können (Abb. 4), können als Zeichen der Floridität des entzündlichen Prozesses gewertet werden. Diese Befunde stehen im Gegensatz zu den Mitteilungen von BIERTHER et al. (1973) und FASSBENDER (1975), die nur über sehr gering ausgeprägte lymphozytäre und plasmazelluläre Infiltrate berichten. Eine großherdige Fibroblastenproliferation, wie man sie häufiger bei der c.P. sieht (AUFDERMAUR 1972), konnte im eigenen Material nur in einzelnen Fällen beobachtet werden (Tabelle 2). Als morphologischer Ausdruck des verstärkten Knorpel- und Knochenabbaus können im Gelenkkap-

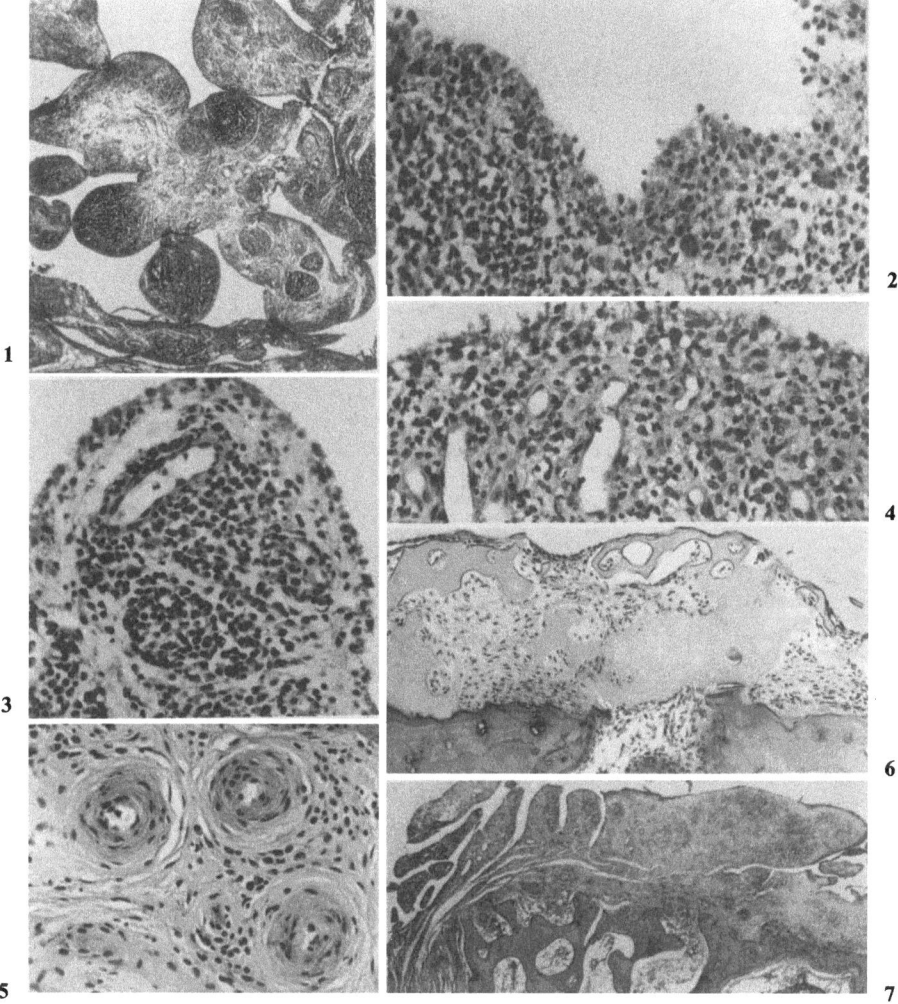

Abb. 1. Villöse Hyperplasie der Membrana synovialis mit lymphoplasmazellulären Infiltraten (E 96/75). HE. Vergrößerung × 14

Abb. 2. Riesenzellen in der verbreiterten Synovialzellschicht (E 96/75). HE. Vergrößerung × 220

Abb. 3. Plasmazellinfiltrate in der Membrana synovialis (E 3517/76). HE. Vergrößerung × 220

Abb. 4. Neutrophile Granulozyten in der Synovialzellschicht und in der Membrana synovialis (E 3517/76). HE. Vergrößerung × 220

Abb. 5. Perivaskuläre Fibrose der Gefäße der Membrana synovialis (E 4411/72). HE. Vergrößerung × 220

Abb. 6. Invasion des Pannus in den hyalinen Knorpel (E 702/75). HE. Vergrößerung × 85

Abb. 7. Pannus über der knöchernen Deckplatte nach völliger Knorpeldestruktion (E 96/75). HE. Vergrößerung × 14

selgewebe auch inkorporierte Knorpel- und Knochensequester vorliegen (Tabelle 2).

Hervorgehoben wird bei der A.ps. immer wieder, daß das proliferierte synoviale Gewebe zu frühzeitigen Fibrosierungen neigt (COSTE 1970, FASSBENDER 1975). Im eigenen Material konnte eine deutliche Fibrose der Membrana synovialis bei Fällen mit längerer Krankheitsdauer gefunden werden. Entsprechend der verstärkten Fibroseneigung des Gelenkkapselgewebes werden bei diesem Fibroseprozeß auch die Blutgefäße mit einbezogen. SHERMAN (1952) und FASSBENDER (1975) beschreiben dann um die Blutgefäße Ringe aus kollagenen Fasern (Abb. 5). Dabei ist allerdings zu bedenken, daß die Gefäße des Gelenkkapselgewebes, insbesondere die Kapillaren, schon im frühen Lebensalter zu einer Sklerosierung neigen; zum anderen kann es in einzelnen Fällen schwierig sein, solche Gefäßveränderungen von arteriovenösen Anastomosen abzugrenzen (ELMORE et al. 1963). Im Stratum fibrosum werden nur selten entzündliche Infiltrate gesehen. Von FASSBENDER und SCHILLING (1976) wird hervorgehoben, daß es in dieser Gelenkkapselregion häufig zu Knochenbildungen kommen kann.

c) Abgrenzung der A.ps. gegen andere entzündliche Gelenkerkrankungen

Ein morphologisches Substrat, durch das eine klare Abgrenzung der A.ps. von anderen entzündlichen Gelenkerkrankungen möglich wäre, ist bis heute nicht gefunden worden (SHERMAN 1952, ROSENBERG 1958, MATHIES 1970a, MOLL u. WRIGHT 1973b, PHELIP 1974). Dies wird jedoch verständlich, wenn man bedenkt, daß die Synovialmembran als relativ unkompliziertes Gewebe nur eine geringe Breite der pathologischen Reaktionsmöglichkeiten hat (SHERMAN 1951). Es wird von einzelnen Autoren (COSTE u. SOLNICA 1966c, COSTE 1970, FASSBENDER u. SCHILLING 1976, FASSBENDER 1975) darauf hingewiesen, daß bei der A.ps. insbesondere eine stärkere Fibrose der Blutgefäßwandungen auftritt und daß nur wenige entzündlich-zelluläre Infiltrate vorliegen. GARDNER (1972) stellt jedoch fest, daß auch solche strukturellen Befunde bei der chronischen Polyarthritis erhoben werden können. Auch wenn es nur wenige morphologische Beobachtungen über das Gelenkkapselgewebe und den Knorpelabbau bei der A.ps. gibt, ist aus diesen Befunden doch abzulesen, daß die histologischen Veränderungen weitgehend denen der chronischen Polyarthritis gleichen (VILANOVA u. PINOL 1951, OBIDITSCH-MAYER et al. 1968, SIGLER 1974). Auch Ähnlichkeiten mit der postinfektiösen Arthritis wurden beschrieben (OBIDITSCH-MAYER et al. 1968). GARDNER (1965) erwähnt, daß die schweren strukturellen Veränderungen an den Füßen zwar die A.ps. auszeichnen, daß aber eine histologische Abgrenzung von der chronischen Polyarthritis nicht möglich ist.

d) Evolution des pathologischen Gelenkprozesses

Nach FASSBENDER (1975) beginnt die Entzündung mit einer Fibrinexsudation auf das Kapselgewebe. Es muß geschlossen werden, daß es hier, ähnlich wie bei der chronischen Polyarthritis, zur Ausbildung eines proliferierenden Gelenkkapselgewebes kommt, das dann mit dem Gelenkknorpel Kontakt aufnimmt und diesen zerstört. Diese Knorpelresorption beginnt an den Rändern der artikulierenden Gelenkflächen (SHERMAN 1952). Da sich das Granulationsgewebe auch entlang des Schaftes der Knochen erstreckt, wird hier die Kortikalis ebenfalls arrodiert (SHERMAN 1952). Faktoren, die den Knorpelabbau begünstigen, sind in Enzymaktivitäten der Synovialflüssigkeit (relativ hohe Aktivität der sauren Phosphatase: GANGL et al. 1969, JASANI et al. 1969) sowie in den lysosomalen Enzymen der neutrophilen Granulozyten zu sehen. Diese Enzyme sind fähig, die Proteoglykane des Knorpels zu lösen; dann folgt, wie bei der chronischen Polyarthritis, der invasive Pannus mit kollagenolytischen Enzymen (HARRIS et al. 1970); dadurch wird die komplette Destruktion des Gelenkes mit fibröser Ankylose eingeleitet (Abb. 6, 7). Die Annahme, daß der A.ps. lediglich degenerative Veränderungen zugrunde liegen, wie BIERTHER et al. (1973) aufgrund elektronenmikroskopischer Untersuchungen schließen, scheint eher unwahrscheinlich.

5. Klinik

a) Prodromi, allgemeine Krankheitszeichen

Prodromalzeichen sind seltener als bei der c.P. Der Arthritis können lange Jahre andauernde *Arthralgien* vorangehen, daneben vage klinische Zeichen wie vasomotorische Störungen, Myalgien, Neuralgien, Parästhesien der Extremitäten, aber auch Symptome eines Raynaud-Syndroms. Schmerzen im Bereich der Halswirbelsäule oder tiefe Kreuzschmerzen können vor den Beschwerden der peripheren Gelenke auftreten; Fieber ist selten. *Subkutane Knoten fehlen* (FEHR 1967a, COPEMAN 1970). Im Rahmen der A.ps. kommen weniger Sehnenscheidenentzündungen vor als bei der c.P. Eine Daktylitis findet sich in 23% aller Fälle (ROBERTS et al. 1976).

b) Psoriasis

α) Haut

1–5% aller Psoriatiker haben eine A.ps. (KEINING u. BRAUN-FALCO 1969). Die Psoriasis ist oft verbunden mit Arthralgien, die nicht mit der eigentlichen Arthritis verwechselt werden dürfen. Die Psoriasis im Rahmen der A.ps. ist von der Psoriasis ohne Gelenkbefall nicht zu unterscheiden. Es kommen alle Formen vor; dennoch sprechen KORTING und DENK (1974) von einer atypischen Psoriasis (inverse Lokalisation, Pustelbereitschaft, Erythrodermie) mit oft intertriginöser Lokalisation bei gleichzeitiger Arthritis. Häufiger als bei der Psoriasis vulgaris ohne Arthritis besteht Juckreiz. Die *Psoriasis vulgaris* (Abb. 8) hat eine erythematosquamöse Grundeffloreszenz. Am Anfang steht ein kleiner roter Fleck, der sich später mit silberglänzenden trockenen Schuppen bedeckt; abgekratzte Schuppen sehen aus wie das Geschabe einer Stearinkerze (Kerzenphänomen). Die verschiedenen Erscheinungsformen teilen sich in die Psoriasis follicularis, die Psoriasis punctata oder guttata. Wird die Psoriasis universell, spricht man von einer psoriatischen Erythrodermie. Prädilektionsstellen sind mechanisch beanspruchte Körperregionen wie Ellbogen, Kniegelenke, der Haarboden, die Kreuzbeingegend, die Schienbeine. Wie bereits erwähnt, werden auch intertriginöse Gebiete angegriffen: die Nabelgegend, die Leisten, die Rima ani, die Achselhöhlen, interdigital oder submammär. Die Hohlhand- und Fußsohlenpsoriasis sind ebenfalls häufig, auch die Psoriasis glandis. Eine entzündliche Vari-

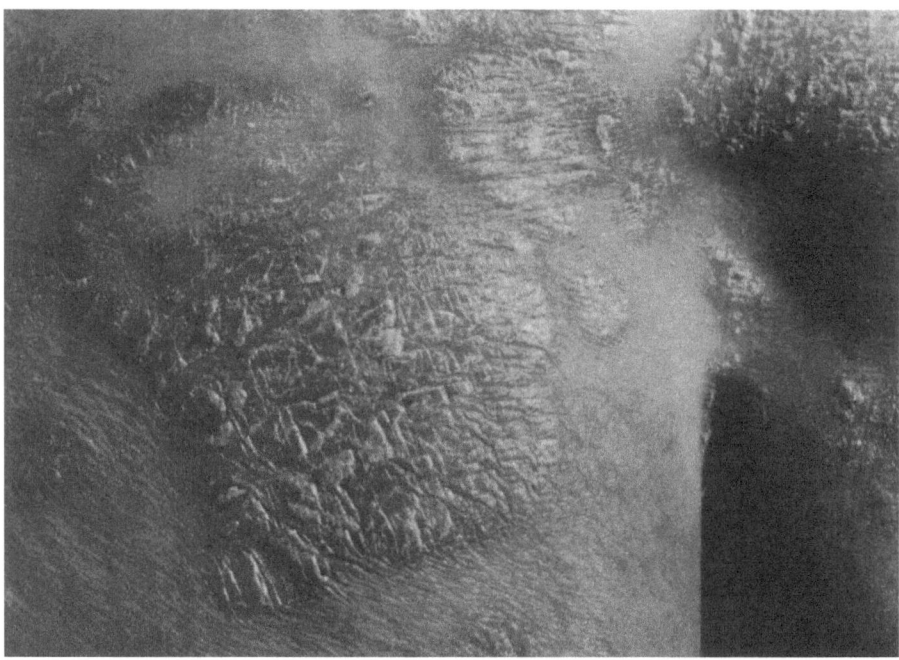

Abb. 8. Typische Psoriasis vulgaris. I.M., 46 Jahre, seit 20 Jahren Psoriasis. Scheibchenförmige landkartenartige Erytheme, von trockenen silbrigen Schuppen bedeckt. Es besteht kein Juckreiz

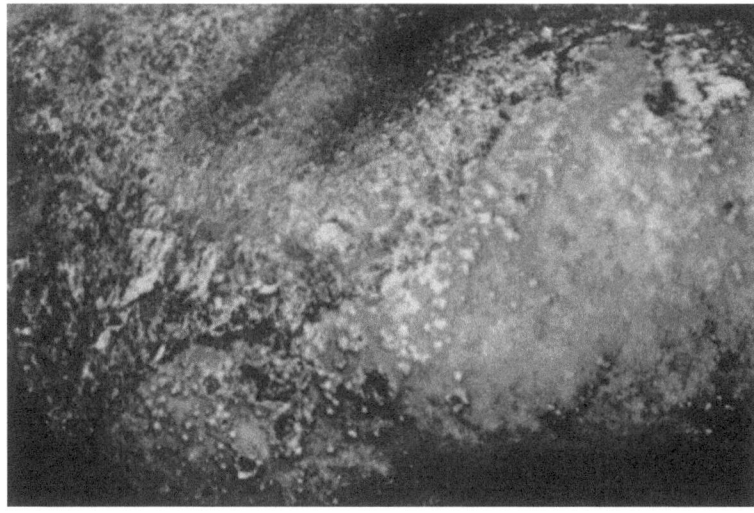

Abb. 9. Psoriasis pustulosa Typ Zumbusch. Exsudative Maximalvariante der Psoriasis vulgaris. Ausbildung von Schuppenkrusten, verbunden mit intensiver Abschuppung. Daneben Aufschießen weißgelblicher Pusteln, die zu größeren Herden konfluieren können. Eine starke Beeinträchtigung des Allgemeinzustandes mit Fieber und Schüttelfrost ist möglich. (Aus Daniel 1976)

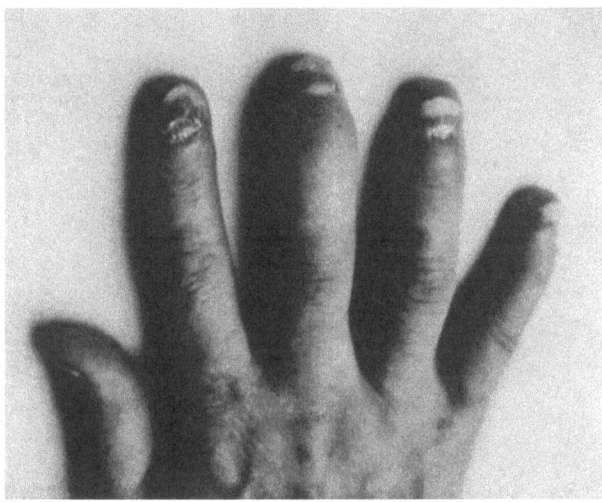

Abb. 10. Fingerendgelenkbefall bei Arthritis psoriatica mit deutlichen korrelierten psoriasiformen Nagelveränderungen. H.E., 37jähriger Mann, gesicherte Arthritis psoriatica (Beobachtung von H. MATHIES)

ante der Psoriasis vulgaris ist die Psoriasis exsudativa, die sich auch zu einer Psoriasis pustulosa (Abb. 9) entwickeln kann. Diese Pusteln können konfluieren. Als besonders schwere Verlaufsform kennt man die psoriatische Erythrodermie; der Krankheitsverlauf zeigt eine Rötung und Schuppung der gesamten Haut. Fieber und ein schwer beeinträchtigtes Allgemeinbefinden mit Störungen des Eiweiß-/Elektrolyt- und Wasserhaushaltes sind typisch.

β) Nägel

Gerade die *Nägel* sind im Rahmen der A.ps. oft verändert. Tüpfelnägel, psoriatische Krümelnägel, psoriatische Ölflecke, Rillenbildungen, meist in Form von Querrillen, kommen vor; auch die völlige Nagelzerstörung ist möglich. Die Psoriasis zeigt sich oft einzig an den Nägeln. Die Zahlen über die Häufigkeit des Befalls gehen auseinander (Tabelle 3): Etwa in 80% der Fälle beobachteten WRIGHT (1959a), BAKER et al. (1964) und COPEMAN (1970) Nagelveränderungen; COSTE und SOLNICA (1966b) sowie COSTE (1970) nennen dagegen nur 40%. Bei der Psoriasis ohne Arthritis sieht man Symptome an den Nägeln in 15–30% (MOLL u. WRIGHT 1973b). Die Arthritis ist häufiger mit der Nagelpsoriasis als mit anderen psoriatischen Hautveränderungen gekoppelt. Beziehungen zwischen befallenen Nägeln und den ihnen anhängenden distalen Interphalangealgelenken bejaht WRIGHT (1957, 1959a), (Abb. 10).

c) Gelenke

Das klinische Bild der Arthritis bietet Synovialschwellung, Erguß, Erythem und Bewegungseinschränkung. Die Schwellung kann mit akuter Rötung oder einer leichten lividen Verfärbung verknüpft sein; die Haut über den befallenen Gelenken glänzt und kann gespannt sein. Selten findet sich eine lokale Tempera-

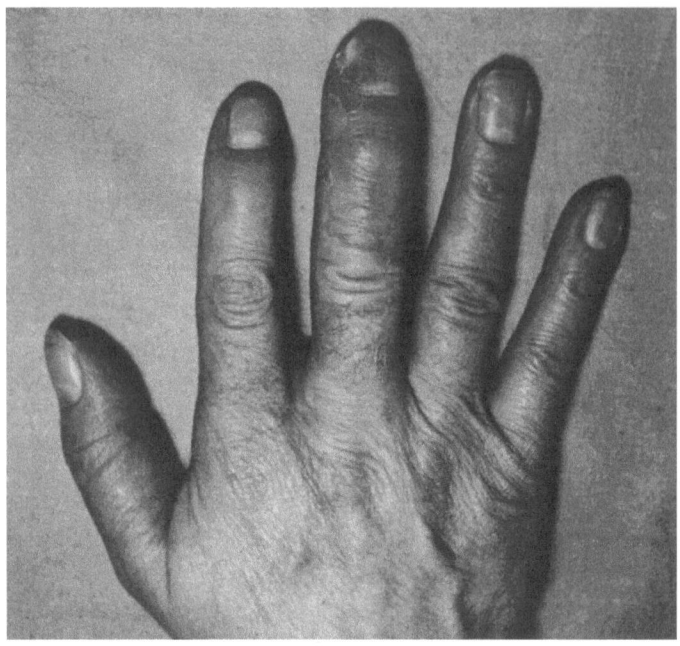

Abb. 11. L.P., 42 Jahre, klassischer Wurstfinger (Finger III der rechten Hand) (Beobachtung von H. MATHIES)

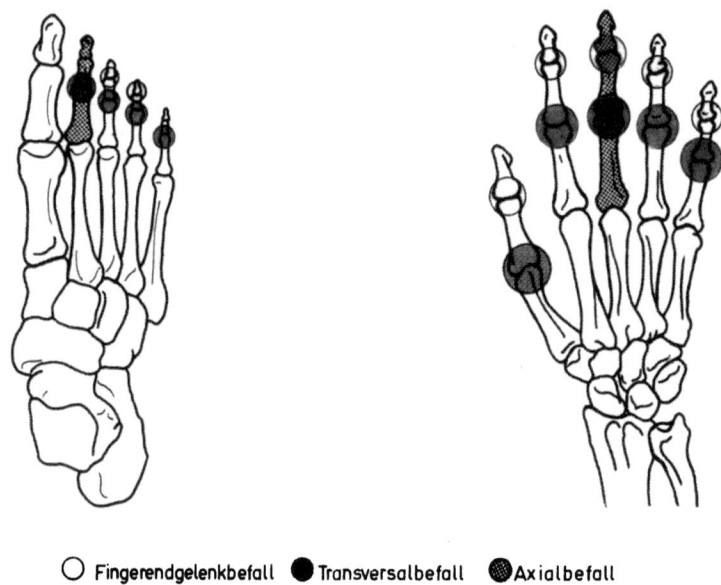

○ Fingerendgelenkbefall ● Transversalbefall ◉ Axialbefall

Abb. 12. Möglicher Gelenkbefall bei der Arthritis psoriatica. Fingerendgelenkbefall oft vereinzelt; Transversalbefall; Axialbefall: Die Gelenke eines Fingers oder eines Zehs sind im Strahl befallen (Wurstfinger, Wurstzehen)

tursteigerung. Die Gelenke sind druckempfindlich; oft läßt sich ein periartikuläres Ödem ertasten. Morgensteifigkeit mit Funktionseinbuße und späterem Funktionsgewinn im Laufe des Tages mit dem Gefühl der „Lösung" sind üblich. Der Beginn der Arthritis kann sich schleichend, akut oder subakut zeigen. Die meisten Fälle beginnen *akut, schubförmig* (ENGLEMAN 1972, MASON 1973). Nach COSTE und SOLNICA (1966b) ist der Ausbruch in 64% olig-, in 18% mon- und in 12% polyarthritisch. FEHR und BÖNI (1971) sprechen von einem mon-/oligarthritischen Anfang in 66% aller Fälle. Grundsätzlich können alle Gelenke angegriffen werden. Im Gegensatz zur chronischen Polyarthritis ist der Befall meist nicht gleichmäßig: *Die Asymmetrie ist typisch.* Oft werden zunächst nur einzelne Gelenke betroffen; erst deutlich später kommen andere dazu. FEHR (1967) berichtet von symmetrischem Befall in 10%. Ein Verteilungsmuster, das nicht von dem der c.P. unterscheidbar ist, schildern FEHR und BÖNI (1971) in 6%. Nach WRIGHT (1961) wird die Krankheit meist im Bereich der distalen Interphalangealgelenke eingeleitet. Die Beteiligung der Endgelenke im Zehen- und/oder Fingerbereich ist am häufigsten. Nach MASON (1973) werden die distalen Interphalangealgelenke der Zehen bevorzugt. Die Mehrzahl der Autoren spricht allgemein von einem Befall der Finger- und Zehenendgelenke, so WRIGHT (1959a und b), WRIGHT und MOLL (1971). Genauere Zahlen geben TESAREK und STREDA (1968) mit 78,5%, SIGLER (1974) mit 20–70%, FEHR (1967a, 1971) mit 46–55%, LITTLE et al. (1975a) mit 46%. Auch die proximalen Interphalangealgelenke werden angegriffen. Sind das Metakarpophalangealgelenk und die beiden dazugehörenden Interphalangealgelenke gleichzeitig betroffen, spricht man vom *Befall im Strahl,* der vor allem im Fall einer begleitenden Sehnenscheidenentzündung zum Bild des *Wurstfingers* (sausagelike digit) (Abb. 11) oder der *Wurstzehen* führt. Erwähnenswert ist der Transversalbefall, die Entzündung aller distalen oder proximalen Interphalangealgelenke einer Hand (DIHLMANN 1973) (Abb. 12). STADELMANN und SCHILLING (1981) beschreiben folgende Typeneinteilung der A.ps., die sie nach Durchsicht von 524 gesicherten Diagnosen herausarbeiteten: 6% waren eine A.ps. sine Psoriasis, in 15% bestand eine rezidivierende Form, in 39% eine chronische Form der A.ps., 13% zeigten eine chronische Polyarthritis mit Psoriasis und in 27% fanden sie eine Spondylitis psoriatica.

d) Zusammenhänge zwischen Arthritis und Psoriasis

α) Topographisch

Die enge Beziehung zwischen entzündeten distalen Interphalangealgelenken und den entsprechenden Nägeln wird von vielen Autoren bejaht (Tabelle 3). ARENDT (1966) findet das gemeinsame Auftreten von schwerer Nagelpsoriasis und Befall der Fingerendgelenke in 90% seiner Fälle. Man nimmt an, daß die Nagelpsoriasis die benachbarten Endgelenke angreift. Die kapillare Durchblutungsstörung an den Psoriasisherden bestimmt die Lokalisation der Arthritis. Spekulativ erscheinen Zusammenhänge zwischen Psoriasisherden der Lumbosakralgegend und einer Sakroiliitis, sowie zwischen Psoriasisherden der Kopfhaut und einer Beteiligung der Halswirbelsäule (COSTE u. SOLNICA 1966b).

β) Zeitlich

Das mögliche Intervall zwischen dem Auftreten der beiden Hauptsymptome beträgt minimal 1 Jahr (KREBS 1962), maximal 23 Jahre (MATHIES 1974); im

Tabelle 3. Korrelation von Nagelveränderungen bei bestehender Arthritis; Differentialdiagnose der Nagelveränderungen; typische Nagelveränderungen bei Arthritis psoriatica

Autoren	Häufigkeit der Nagelveränderungen (%)	Beziehung der Nagelveränderungen zu Arthritis der distalen Interphalangealgelenke	
WRIGHT (1959)a	80	+ +	*Nagelveränderungen DD:*
BAKER et al. (1964)	83	(+)	Trauma;
COSTE und SOLNICA (1966)b	40	+ +	Pilzinfektionen, bakterielle Infektionen,
FEHR (1967)a	80–90	+ +	Lichen planus,
COPEMAN (1970)	80	+ +	Dermatitis:
COSTE (1970)	40	+ + +	können zu ähnlichen
LAMBERT et al. (1976) (Arthritis ps. im Kindesalter)	71	+ +	Veränderungen führen wie die Psoriasis.

Typische Nagelveränderungen:

Am Nagel:

Tüpfelung,

Krümelnägel,

partielle/totale weiße Nagelflecken (Leukonychie),

Reil-Beau-Linien (Querfurchen)

Am Nagelbett:

Subunquale Keratose,

gelb-grüne Nagelbettverfärbung,

partielle (häufig), totale (selten) Ablösung der Nagelplatte vom Nagelbett (Onycholyse)

Mittel liegt es bei 10 Jahren (KREBS 1962, FEHR 1967a). Folgende Prozentzahlen (Tabelle 4) geben die Verteilung des Beginns wieder: *Synchron* begannen Arthritis und Psoriasis nach LOYAU (1958) in 50%, nach WRIGHT (1959a) in 36%, bei DUNCAN et al. (1965) in 20–40%, bei MATHIES (1974) in 15%, bei ROBERTS et al. (1976) in 10%. Auch COPEMAN (1970) und MOSKOWITZ (1975) beschreiben das gleichzeitige Auftreten dieser beiden Symptome, das sich nach den Untersuchungen von MOLIN (1973) wiederum sehr selten zeigt. Die *Psoriasis bestand* bei LOYAU (1958), BAKER et al. (1963a) sowie MOLIN (1973) in 64–77% *vor der Arthritis,* bei MATHIES (1974) in 54%, bei ROBERTS et al. (1976) in 74%. MOLIN (1973), MATHIES (1974), SCHACHERL (1974) und ROBERTS et al. (1976) diagnostizierten eine Arthritis psoriatica, *ohne daß zu diesem Zeitpunkt eine Psoriasis vorlag,* in 10–31% aller Fälle (Tabelle 4). In der Mehrzahl tritt die Arthritis also nach der Psoriasis auf. Da aber in einem nicht unerheblichen Prozentsatz die Arthritis vor der Psoriasis beginnt, muß ein entsprechendes klinisches Befallmuster der Gelenke dazu führen, nach einer versteckten Psoria-

Tabelle 4. Zeitliche Korrelation zwischen Arthritis und Psoriasis

Autoren	Jahr	Fallzahlen	Psoriasis		Nach Arthritis (%)
			vor (%)	simultan (%)	
Dawson und Tyson	1938	29	81	15	4
Vilanova und Pinol	1951	128	70	23	7
Krebs	1962	21	85	5	10
Baker et al.	1963a	55	58	22	20
Fehr	1964	45	76	18	6
Mathies	1974	56	54	15	31
Roberts et al.	1976	94	74	10	16

sis zu suchen, auf eine Psoriasis zu warten oder nach einer Psoriasis in der Verwandtschaft zu fragen.

γ) Korrelation bei Schüben, Heilung, Verlauf, Schwere der Psoriasis

Nach HOLZMANN und HOEDE (1972) ist eine gleichzeitige Exazerbation der Psoriasis und Arthritis die Regel. MATHIES (1974) fand in 66% aller Fälle eine Konkordanz von Schüben, während für den Rest keine gegenseitige Beziehung der Schwere und des Verlaufs der Erscheinungen festgestellt werden konnte. KREBS (1962) beobachtete in 62% aller Fälle simultane Exazerbationen und Remissionen an Gelenken und Haut, COSTE (1970) in 50%; eine gleichzeitige Verschlechterung von Arthritis und Psoriasis sahen FARBER et al. (1968) in 16%. BAKER und RYAN (1968) untersuchten 104 Patienten mit generalisierter, pustulöser Psoriasis; 32% hatten eine Polyarthritis oder litten unter einer Beteiligung der Wirbelsäule. Es besteht eine positive Korrelation zwischen der Schwere der Psoriasis und dem Vorkommen der Arthritis (COPEMAN 1970, LITTLE et al. 1975a, b). Auch MOLIN (1973) berichtet über eine bedeutungsvolle Beziehung zwischen der Häufigkeit der Arthritis und den schweren Formen der Psoriasis. Der Verlauf der Psoriasis war bei gleichzeitiger Arthritis ernster als im Vergleich zu Psoriasisformen ohne Gelenkbeschwerden. Statistisch bedeutsam war die Relation zwischen dem Grad der Schwere der Psoriasis und dem der erosiven Veränderungen an den peripheren Gelenken. Eine schwere Psoriasis war oft mit erheblichen Veränderungen der Sakroiliakalgelenke verbunden. Nach MASON (1973) tritt die A.ps. besonders bei wellenförmigem Verlauf der Psoriasis auf.

e) Wirbelsäulenbeteiligung

Meist sind es milde und bland verlaufende Affektionen, die im Gegensatz zur Sp.a. weitaus weniger Beschwerden verursachen und bei Männern und Frauen in gleichem Prozentsatz vorkommen. Das röntgenologische Bild ähnelt dem der Sp.a. Man sieht vom Wirbelkörper durch einen feinen Spalt getrennte, zarte Verknöcherungen, die den Intervertebralraum bogig überbrücken und häufig solitär und oligotrop, selten multilokulär sind (SCHILLING 1974). Prozentuale Angaben über eine Spondylitis als Begleitbild der A.ps. schwanken – MOLL und WRIGHT (1973b) finden 5%, AVILA et al. (1960) 9%, SCHILLING (1974) über 10%, Sharp (1957) 16%, Sundaram und Patton (1975) 17%, Metzgar et al. (1975) bis zu 58%. Beschwerden im LWS- und HWS-Bereich können den peripheren Gelenkschmerzen vorangehen (Jaffe 1972). Diese Wirbelsäulenschmerzen können Warnsignale sein; ebenso wie bei der c.P. und bei der Sp.a. kommen atlantoaxiale Subluxationen vor (Sharp u. Purser 1971, Peterson u. Silbiger 1967). Parasyndesmophyten und Syndesmophyten ohne Beteiligung der Iliosakralgelenke schildern Tesarek und Streda (1968) in 14%. Als die dem Stamm nächsten Gelenke sollen die Iliosakralgelenke (wenn auch nicht ganz korrekt) im Wirbelsäulenkapitel beschrieben werden: Ihr Krankheitsbild ist von dem der Sp.a. nicht zu unterscheiden. Bilaterale, symmetrische Erosionen sind das charakteristische röntgenologische Symptom der psoriatischen Sakroiliitis. Auch diese Form der „Wirbelsäulenbeteiligung" verläuft blander und milder als im Rahmen der Sp.a.: Die Iliosakralgelenksbeteiligung wird von Jajic (1968), McEwen et al. (1971), und Killebrew et al. (1973) beschrieben. Der Prozentsatz liegt zwischen 20 und 50% (Wright 1961, Schilling 1974, Mathies 1974).

f) Extraartikuläre und extravertebrale Manifestationen

Mathies (1974) beschreibt *Fersenschmerzen* in 37,5%. Nach seiner Beobachtung war eine *Iritis* in 5,4% gegeben, allerdings nur bei Patienten mit einer Beteiligung der Wirbelsäule. Lambert und Wright (1976) schlüsseln in ihrer Arbeit auf: Eine Iritis zeigte sich bei gleichzeitiger Iliosakralgelenksarthritis in 15%, bei Arthritis der Iliosakralgelenke und Spondylitis in 18%, bei rein peripherer Arthritis in 6%. Roberts et al. (1976) sprechen von 12–25% Iritiden. Während Mathies (1974) *Konjunktivitiden* in 12,5% und Lambert und Wright (1976) in 19,6% aller Fälle schildern, verneinen Harkness (1950) und King und Mason (1969) das Vorkommen von Iritis und Konjunktivitis bei der A.ps. Cazalis (1975) betont, daß es *keine spezifische pulmonale und kardiale Manifestation der A.ps. gebe*. Über das Vorkommen renaler Amyloidose berichten Moise et al. (1965), über einen Fall gastrointestinaler Amyloidose Ferguson und Downie (1968). Weiter beschreiben eine *Amyloidose* Missen und Taylor (1956), Bienestock et al. (1963), Manigand et al. (1967). Sönnichsen et al. (1966) sahen bei elektromyographischen Untersuchungen verkürzte oder polyphasische Potentiale. Sönnichsen und Wätzig (1971) objektivierten bei A.ps. Fälle einer *Myositis*. Sie schildern den Schwund der Myofibrillen bis zur völligen Auflösung des Sarkomers; sie folgern, daß diese Muskelveränderungen eine spezifische Myositis darstellen. Holzmann (1976) fand eine primäre Stoffwechselmyopathie, die die Erhöhung muskelspezifischer Enzyme ebenso einschloß wie pathologische elektromyographische und bioptische Befunde. Recordier et al. (1969) unterscheiden paraatrophische, proximal lokalisierte oder generalisierte *Muskelstörungen*. Sie stellen eine Abnahme der muskulären Lacticodeshydrogenase bei gleichzeitigem Anstieg dieses Enzyms im Serum fest.

g) Arthritis psoriatica im Kindesalter

Die juvenile A.ps. wird von Lambert et al. (1976) als eine entzündliche, seronegative Gelenkerkrankung geschildert, die vor dem 16. Lebensjahr beginnt und mit einer Psoriasis verknüpft ist, die dem Beginn der Arthritis vorangehen oder im Verlauf der folgenden 15 Jahre auftreten kann. Sie untersuchten 43 Patienten mit diesen Kriterien. Wie bei der adulten Form zeigte sich der Beginn meist akut, in der Hälfte der Fälle monartikulär, die großen Gelenke der Extremitäten bevorzugend; polyartikulär wurden meist die kleinen Gelenke der Hände angegriffen (distale Interphalangealgelenke). Die Halswirbelsäule war in 21% betroffen; in etwa 33% gab es Sehnenscheidenentzündungen, meist im Bereich der Flexoren der Hand. Iridozyklitiden werden in 9%, subkutane Knoten nie beschrieben. Auffallend ist die hohe Frequenz (71%) des Nagelbefalls, der den Hautmanifestationen vorangehen kann. Wachstumsstörungen sind ein hervorstechendes Zeichen der juvenilen Arthritis psoriatica. In 6 von 37 Fällen ließen sich antinukleäre Faktoren, jeweils streng mit einer Iritis korrelierend, nachweisen. Die radiologischen Veränderungen teilen sich in zwei Gruppen: in die Gruppe der Wachstumsabnormitäten und die Gruppe der durch die entzündlichen Gelenkbeschwerden verursachten Veränderungen. In 12 Fällen fand sich eine Sakroiliitis; 9 Patienten zeigten die Symptome einer Spondylitis. In Übereinstimmung mit FARBER und CARLSEN (1966) beobachteten LAMBERT et al. (1976) ein Überwiegen des weiblichen Geschlechtes im Verhältnis von 3:1. Sie glauben, daß die jugendliche A.ps. eine Krankheit sui generis ist. Ihrer Meinung nach gibt es zwei Formen: eine nicht von der juvenilen chronischen Arthritis zu unterscheidende und eine andere, dem typischen Muster der Erwachsenen-A.ps. entsprechende. SINGSEN (1977) schlägt vor, eine juvenile A.ps. nur dann zu diagnostizieren, wenn sich entweder ein bevorzugter Befall der distalen Interphalangealgelenke zeigt, eine Arthritis mutilans vorliegt oder die Iliosakralgelenke befallen sind.

h) Röntgen [2]

Die Röntgendiagnostik wird geprägt vom für diese Krankheit typischen Gelenkbefallmuster, den entzündlichen Veränderungen an den Gelenken und einer Reihe spezifischer Prozesse (Protuberanzen, Zeichen von Osteolyse und osteoplastärer Aktivität gleichzeitig nebeneinander; Periostitis, mutilierende Arthritis). Anfangs können Röntgenzeichen am Knorpel und/oder Knochen fehlen. Wurstfingerähnliche Weichteilschatten sind zur Abgrenzung gegenüber den spindelförmigen Schwellungen der c.P. hilfreich; die früheste am Knorpel/Knochen sichtbare Röntgenmanifestation ist nach KATZ et al. (1971) eine unscharfe Erosion an der Phalangenbasis (Abb. 13).

Die *distalen Interphalangealgelenke der Füße und Zehen* werden in 19–34% der Fälle (WRIGHT 1961, BAKER et al. 1963b, FEHR 1967a) angegriffen. SCHACHERL und SCHILLING (1967) fanden bei Männern in 65%, bei Frauen in 37% die Erkrankung der Fingerendgelenke. Neben dem *isolierten Befall* einzelner Endgelenke, der proximalen Interphalangealgelenke oder auch seltener großer Gelenke kennt man im Bereich der Finger und der Zehen den *Transversaltyp*, das Muster mehrerer oder aller distaler Interphalangealgelenke, und den *Axialtyp*, den Befall im Strahl: Alle Interphalangeal- und das Metakarpophalangealgelenk eines Fingers sind entzündet. Die Angriffspunkte liegen vorwiegend *asymmetrisch* (STEINBACH u. JENSEN 1976). Gelenkspaltverschmälerungen, eine „Pseudovergrößerung" des Gelenkzwischenraumes durch subchondrale ossäre Erosionen (AVILA et al. 1960), in den Epiphysen der Phalangen gelegene Pseudozysten (COSTE 1970), subchondrale Knochenzysten (PETRES et al. 1970), Usuren,

---

[2] Die Röntgenbilder 13, 14, 16, 17, 18 und 19 verdanke ich Herrn Dr. W. MEYTHALER, Chefarzt der Röntgenabteilung des Rheumazentrums Bad Abbach. Ihm verdanke ich auch die freundliche Beratung bei der Gestaltung des Röntgenkapitels.

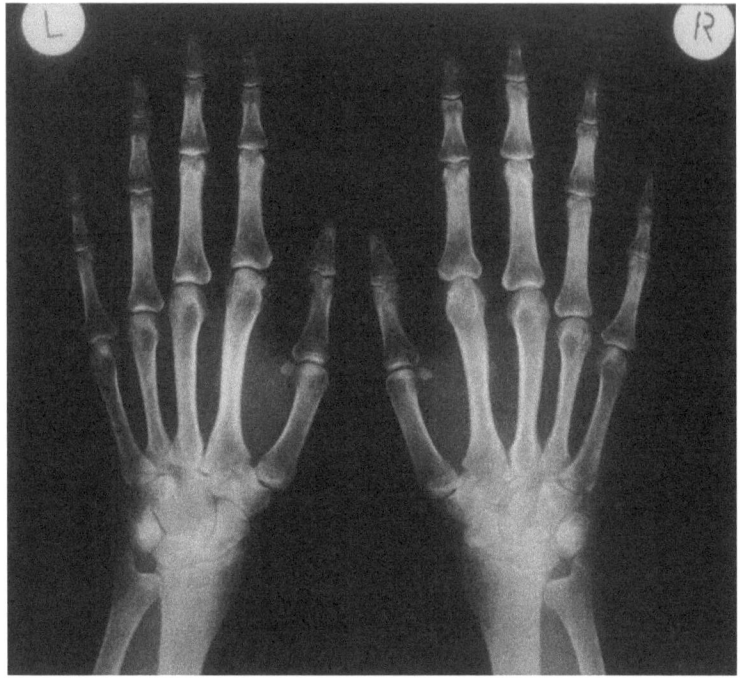

Abb. 13. H.R., 37jährige Patientin, gesicherte Hautpsoriasis. Isolierte Weichteilschwellung in Höhe des Fingergrundgelenks II rechts

marginale Erosionen und osteophytische Proliferationen (*Protuberanzen*), die ein becherförmiges Bild oder das Bild eines Pilzes ergeben, zeigen sich besonders an den distalen Interphalangealgelenken der Hände und Füße. DIHLMANN (1973) berichtet über periostitische Knochenanlagerungen an den Phalangenseiten, -köpfchen und -basen, die kleine Knochenappositionen und zarte Periostproliferationen sind. Bei meist fehlender Osteoporose ist das proliferative Moment manchmal primär; der Knochenanbau an Basis und Köpfchen der Phalangen setzt früh ein (SCHACHERL u. SCHILLING 1967). Besonders eindrucksvoll sind die Verdickungen der Phalangenbasen, die *Kolbenphalangen*. FORRESTER und KIRK-PATRICK (1976) schildern einen Fall, dessen *Periostitis* bereits eine Woche nach Aufnahme in das Krankenhaus röntgenologisch objektiviert wurde. Periostale Prozesse können sich auch in einer Periarthropathia humeroscapularis und einer „Epikondylitis" äußern. Daneben sind besonders an Stellen einer Verbindung von Bändern, Kapseln und Muskeln mit dem Knochen (STEINBACH u. JENSEN 1976) solche Veränderungen beschrieben: Ansatzossifikationen im Bereich der Sehnenscheiden, der Fingerbeugen, an den Phalangen, Sehnenansatzossifikationen auch am Trochanter major, am Becken und im Bereich des Fersenbeines, an der dorsalen und plantaren Kalkaneusoberfläche, an der Patella, am distalen Teil der Klavikula sind möglich (*Enthesopathie*). Über eine Usurierung der Tuberositas phalangis distalis berichten FEHR und BÖNI (1971) in 18% ihrer Fälle. Sie fanden diese Usurierung an den Zehen zweifach häufiger als an den Fingern. Die Frage einer gelenknahen, bandförmigen Osteoporose

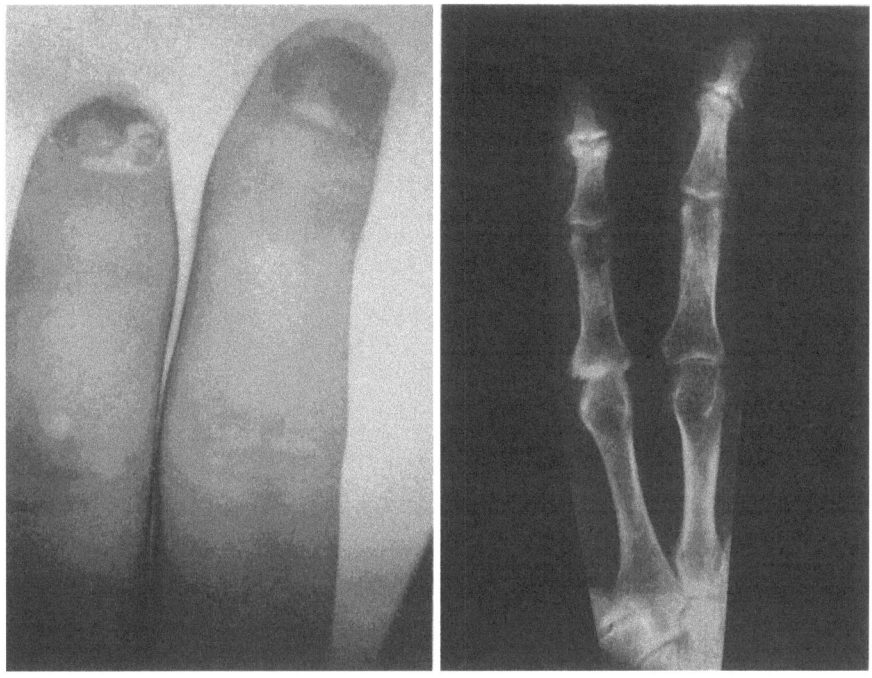

Abb. 14a, b. H.E., 33 Jahre, gesicherte Arthritis psoriatica, Finger II und III der rechten Hand. **a** regellose Deviationen an den Fingerendgelenken, an Finger II psoriatische Nagelveränderungen. **b** Mittelschwere destruierende Arthritis im Bereich der Fingerendgelenke II und III sowie des Fingergrundgelenks des Fingers II. Deutliche Protuberanzen, Zerstörung der Gelenkkontur, Nebeneinander von arthritischer Destruktion und knöcherner Ankylose

wird in der Literatur weitgehend übereinstimmend beantwortet: Wegen der ausgeprägten und sich oft wiederholenden Schubremissionen entwickelt sich meist *keine oder eine nur wenig ausgeprägte Osteoporose* (SCHACHERL u. SCHILLING 1967, FEHR u. BÖNI 1971, STEINBACH u. JENSEN 1976, HARVIE et al. 1976). Die Neigung der A.ps. zur Periostproliferation kann eine vorhandene Osteoporose maskieren. Besonders charakteristisch ist ein *Nebeneinander von Knochenan- und -abbau.* COSTE et al. (1958) sowie FEHR (1964) schildern *osteolytische Reaktionen,* die durch ihr zerstörerisches Wirken an der Basis und am Köpfchen eine Gelenkspalterweiterung hervorrufen können. Manchmal werden durch Osteolyse der Metatarsalia/Metacarpalia die distalen Enden so zugespitzt, daß sie wie abgelutscht wirken. Im Bereich der Finger- und Zehenendgelenke führt dieser Prozeß zur Resorption der Epiphyse. Beim Übergreifen auf die Diaphyse kann es über das bleistiftartige Verdünnen bis zum Verschwinden der ganzen Phalanx kommen *(pencil-to-pencil joints; pencil-in-cup joints:* Abb.15). Eine Phalangenresorption beobachteten AVILA et al. (1960) in 14% der Fälle sowie FEHR (1967b) in 18%.

Im Rahmen der A.ps. ist die *Mutilation* häufig. Die knöcherne Ankylose an den distalen und proximalen Interphalangealgelenken entwickelt sich nach AVILA et al. (1960) in 18% aller Fälle, nach FEHR und BÖNI (1971) in 24%; STEINBACH und JENSEN (1976) bemerkten diese Ankylose besonders bei der *Arthritis mutilans* (Abb. 16) mit *begleitender Spondylitis.* Zu betonen sind die röntgenologischen Besonderheiten der Arthritis mutilans der A.ps. gegenüber der

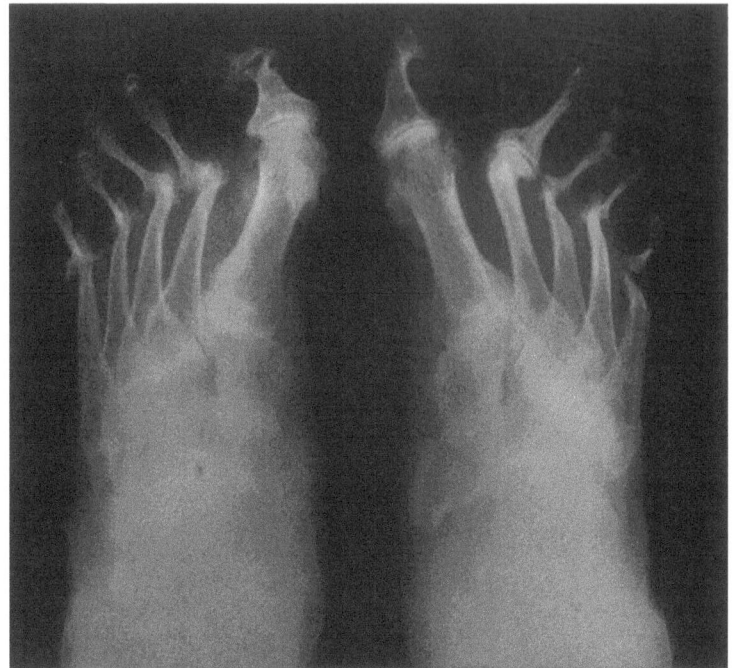

Abb. 15. A.A., gesicherte Arthritis psoriatica, mutilierende Prozesse

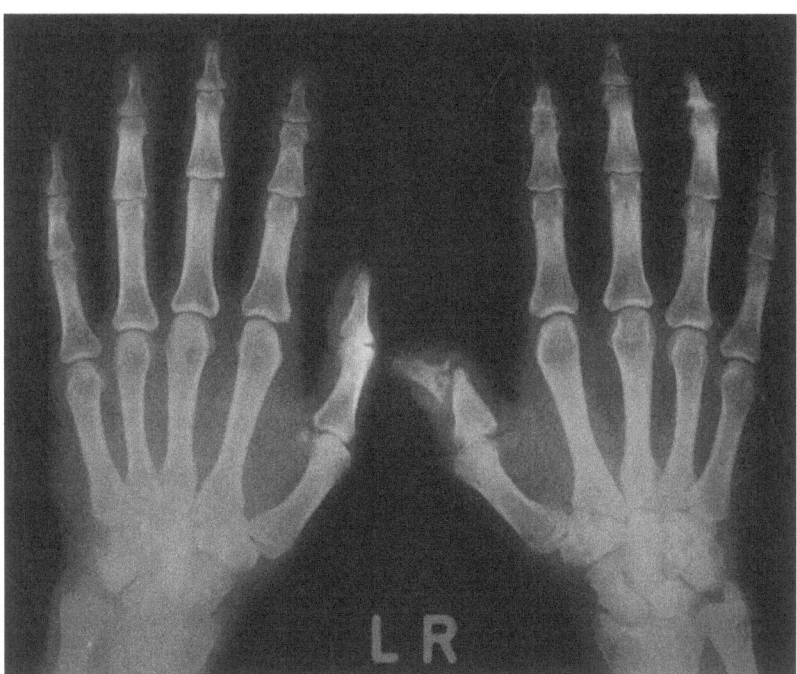

Abb. 16. Arthritis mutilans. Mutilierende Veränderungen im Fingerendgelenk I rechts. Protuberanzenbildung am Endgelenk IV rechts mit partieller Ankylosierung. Zarte Protuberanzenbildung an der Basis des Fingerendgelenks IV rechts; dort auch spiculaeähnliche Ausziehungen. Zeichen einer beginnenden Akroosteolyse. Wellige Knochenappositionen am distalen Radiusschaft

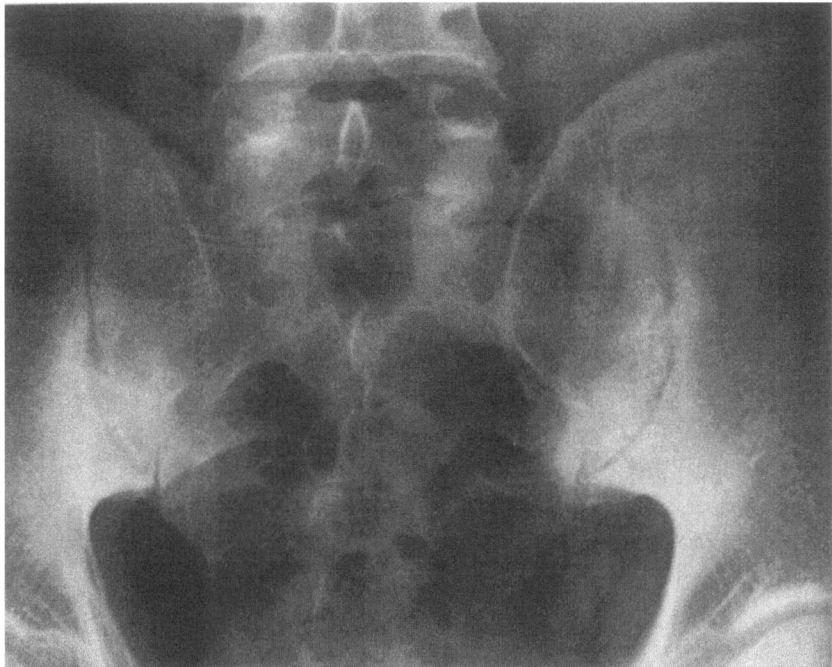

Abb. 17. P.I., 52 Jahre, gesicherte Arthritis psoriatica. Deutliche Spaltverschmälerung beider Iliosakralgelenke mit erheblich vermehrter, flächenhafter, umgebender subchondraler Sklerosierung. Verdacht auf rechtsseitige Sakroiliitis, wobei die Sekundärarthrose im Vordergrund steht. Isoliert gelegener Parasyndesmophyt in Höhe LWK $^3/_4$ rechts paravertebral

Form der c.P. Immer ist sie mit einer besonders schweren Psoriasis verknüpft; in 75% besteht gleichzeitig eine Sakroiliitis; Männer und Frauen werden in gleichem Ausmaß befallen. Der Endzustand bietet das Bild einer Destruktion mit subtotaler oder totaler Luxation der Phalangen, regellosen Deviationen und knöchernen Ankylosen. Die *Beteiligung der Iliosakralgelenke* im Rahmen der A.ps. ist bekannt; nach FEHR und BÖNI (1971) doppelseitig in 41%, einseitig in 15%. KILLEBREW et al. (1973) beschreiben *bilaterale symmetrische Erosionen* in 62%. LITTLE et al. (1975b) eruierten bei 62% ihrer Patienten mit schwerer Psoriasis Veränderungen der Iliosakralgelenke. Nach LASSUS et al. (1964) sind diese Gelenke in 14,2%, nach SCHILLING (1974) in 10%, nach HARVIE et al. (1976) in 50%, nach FEHR (1967a) in 50% und nach JAJIC (1968) in 84% befallen. Es zeigen sich destruierende und sklerosierende Zeichen. Oft beginnt die Entzündung einseitig (Abb. 17); sie ist schon wenige Monate nach dem ersten Schub röntgenologisch erkennbar. Eine hohe Beteiligung der Iliosakralgelenke ist zum einen vom langen Krankheitsverlauf abhängig und findet sich auf der anderen Seite besonders im Rahmen der Arthritis mutilans. *Viele dieser Arthritiden der Iliosakralgelenke verlaufen symptomlos und unbemerkt.*

Die *Spondylitis psoriatica* im Verlauf einer A.ps. zeigt die bei der Sp.a. erscheinenden Syndesmophyten (STEINBACH u. JENSEN 1976, HARVIE et al. 1976), daneben die *Parasyndesmophyten,* stierhornförmige Knochenspangen, die engen Kontakt mit nur einem Wirbelkörper haben (DIHLMANN 1973) (Abb. 18). Sie finden sich vor allem an der unteren BWS und im LWS-Bereich im Gegensatz zu den meist im BWS-Abschnitt lokalisierten Syndesmophyten. Auch paraspinale Knochenneubildungen ohne Verbindung zum Wirbelkörper werden geschil-

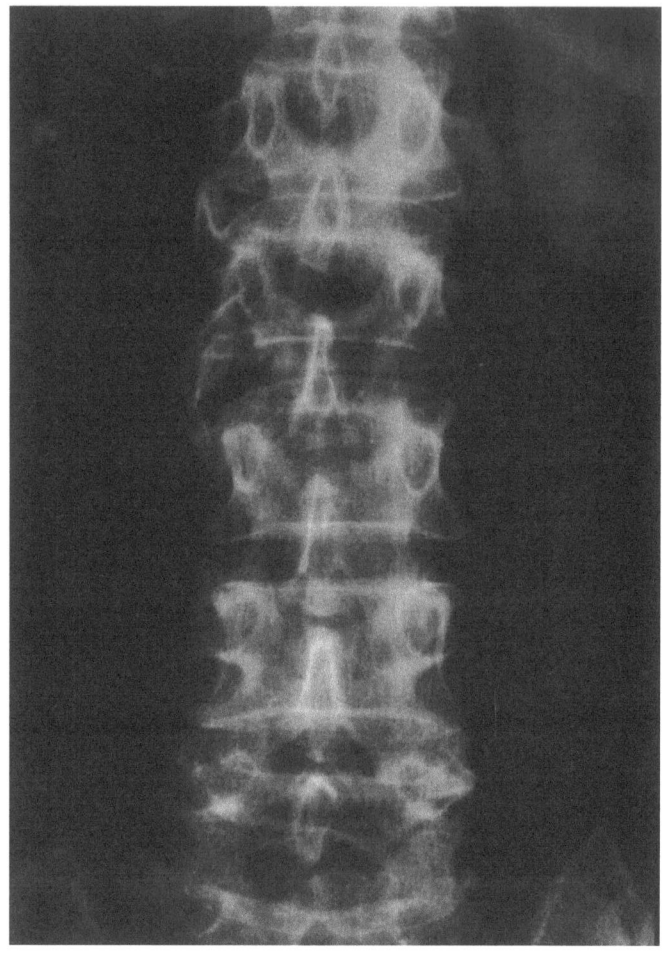

Abb. 18. P.a., 59 Jahre, fortgeschrittene Arthritis psoriatica mit regellosen Deviationen im Bereich der Zehengelenke. Typische Parasyndesmophyten im LWS-Bereich, LWK 2/LWK 3, Stierhorn-Form, vom Wirbelkörper ausgehend (keine Verknöcherung des äußeren Anteils des Anulus fibrosus)

dert (BYWATERS u. DIXON 1965, SCHILLING u. SCHACHERL 1967, SUNDARAM u. PATTON 1975, STEINBACH u. JENSEN 1976). An der Halswirbelsäule entwickelt sich manchmal eine Intervertebralarthritis (KAPLAN et al. 1964). Die *atlantoaxiale Subluxation* ist nach KILLEBREW et al. (1973) für die A.ps. mit gleichzeitiger Spondylitis typisch (Abb. 19). Kastenwirbelbildungen werden kaum beobachtet. 10–30% aller Fälle bieten eine *Spondylitis* (WRIGHT 1961, PETERSON u. SILBIGER 1967, MOLL 1974).

i) Isotopendiagnostik

Die Gelenkszintigraphie ist in der Entdeckung subklinischer Arthritiden empfindlicher als die gewöhnlichen, standardisierten Röntgenaufnahmen. Bei

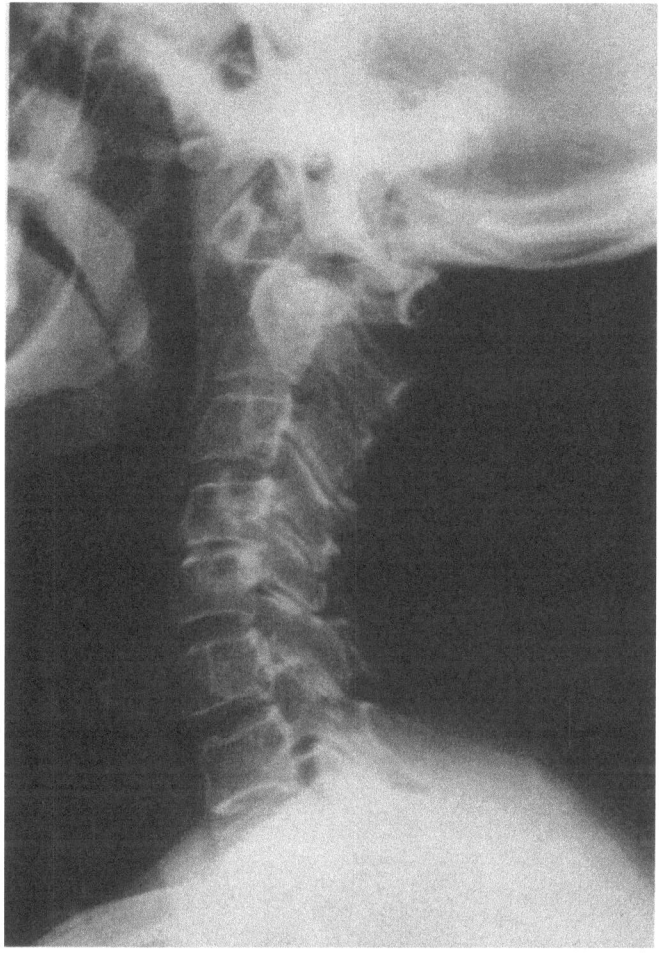

Abb. 19. Sch.J., 23 Jahre, atlantoaxiale Dislokation bei Arthritis psoriatica (Normwert für Erwachsene zwischen Fläche des vorderen Atlasbogens und der Vorderwand des Dens axis, gemessen auf der Höhe der mittleren Atlasebene, 3 mm; bei Kindern 2–5 mm)

der Auswertung von Knochenszintigrammen sollte jedoch immer das Röntgenbild mit berücksichtigt werden (EVERETTE u. SQUIRE 1973). HOLZMANN et al. (1978) führten bei 40 Psoriatikern Ganzkörper-Skelett-Szintigraphien durch. Bei 3 dieser Patienten fanden sich neben pathologisch verstärkten Aktivitätsanreicherungen im Bereich verschiedener Gelenke diffus verstärkte Aktivitätsanreicherungen in der Schädelkalotte. Nach Ansicht der Autoren weisen diese Befunde auf eine generalisierte ossäre Proliferationstendenz der Psoriasis hin. Analog zur Spondylitis ankylosans, bei der es bis heute noch nicht gelungen ist, die für diese Erkrankung typischen Syndesmophyten mit deutlichen Nukleidmehranreicherungen zu korrelieren (BÜLL et al. 1974), gibt es auch für die Parasyndesmophyten bisher noch keine entsprechenden Ergebnisse. Nuklearmedizinische Methoden können zur Verbesserung der Frühdiagnostik beitragen. Man kann sie als Screening-Methode vor Röntgenuntersuchungen einsetzen, in der

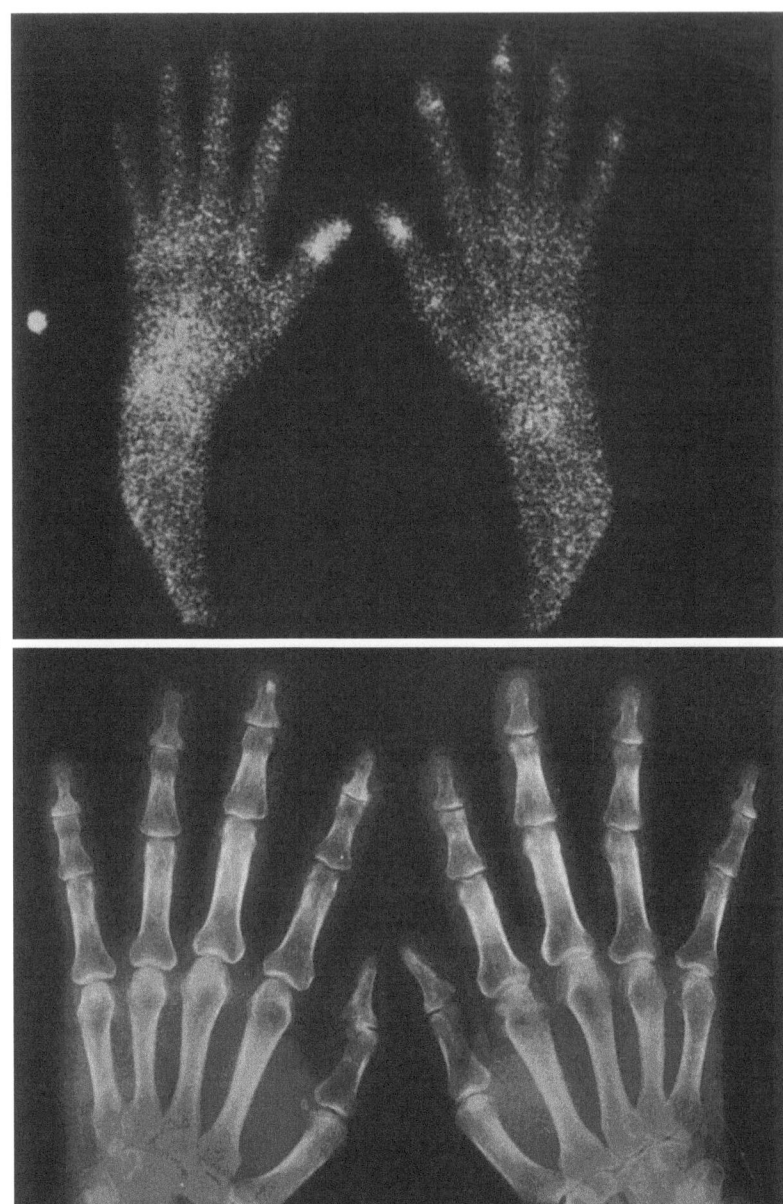

Abb. 20a, b. K.I., 58 Jahre, gesicherte Arthritis psoriatica. **a** Deutliche Mehrspeicherung im Gamma-Kamera-Bild in den Fingerendgelenken I, II, III und V rechts sowie I links, fragliche Mehrspeicherung II links. **b** Für die Arthritis psoriatica typische Veränderungen im Fingerendgelenk I rechts und links. Die Aktivitäten, die das Gamma-Kamera-Bild zeigt, stimmen gut mit der zu objektivierenden Klinik überein. Im Röntgenbild nur Übereinstimmungen im Bereich der beiden Daumenendgelenke (Beobachtung von U. BÜLL und MÜLLER-FASSBENDER)

Beurteilung der augenblicklichen Krankheitsaktivität nützen und auch für Verlaufskontrollen und zur Überwachung der Therapie (besonderer Vorteil: geringe Strahlenbelastung) verwenden. Allerdings: nur Röntgenbild und Szintigramm gemeinsam haben eine hohe diagnostische Treffsicherheit (Abb. 20 a + b). Nuklearmedizinische Untersuchungen allein erlauben nie eine artspezifische Diagnostik.

k) Laborchemische Untersuchungen

Meist ist die Blutsenkungsgeschwindigkeit nur wenig erhöht. Phasenspezifisch zeigen sich in der Elektrophorese die entsprechenden Verschiebungen. SCHATTENKIRCHNER (1970) schildert erhöhte ASL-Titer am Anfang der A.ps. in 22,9% seiner Fälle. Eine mäßige hypochrome Anämie, weniger ausgeprägt als die der c.P., kann bestehen. Während der Entzündungsphasen ist manchmal das C-reaktive Protein nachweisbar. Da die Psoriasis oft einen erhöhten Purinmetabolismus verursacht, findet man einen *erhöhten Harnsäurespiegel* nicht selten (EISEN u. SEEGMILLER 1961, COPEMAN 1970); allerdings scheint ein erhöhter Harnsäurespiegel für die A.ps. nicht charakteristisch zu sein (LAMBERT u. WRIGHT 1976). TAPANES et al. (1972) beobachteten einen normalen Anti-IgG-Spiegel; PETRES und MAJERT (1968) eruierten bei milder A.ps. erniedrigte IgM-Spiegel, erhöhte dagegen bei schwerem Verlauf der Erkrankung. *Der Rheumafaktor ist nicht nachweisbar.* Ist er vorhanden, so doch nicht häufiger als in gesunden Referenzkollektiven. Eine Fluktuation, das passagere Vorhandensein des Rheumafaktors, scheint, wenn auch nur in geringem Prozentsatz, möglich. SÖNNICHSEN und BARTHELMES (1971) fanden regelmäßig muskuläre Antikörper. Auffallend ist das fast *vollständige Fehlen von antinukleären Faktoren* (BARTHELMES et al. 1968, SÖNNICHSEN 1969). LAMBERT et al. (1977) sahen nur 7% antinukleäre Antikörper – etwa genauso viel wie bei Gesunden. SANY und CLOT (1980) fanden einen Anstieg von IgA, einen Abfall von IgM und niedrige Konzentrationen von Immunkomplexen. Spiegel zirkulierender Immunkomplexe fanden LAURENT et al. (1981) im Plasma von Psoriatikern (47%) und von Patienten mit A.ps. (58%).

Wie bei anderen rheumatischen Erkrankungen (Reiter-Syndrom, Spondylitis ankylosans) hat sich die Entdeckung des *HLA-Systems* für die Diagnose als sehr wertvoll erwiesen. Es finden sich eine Reihe gehäuft auftretender HLA-Antigene: das HLA 13, 17 und das HLA-B 27 (SEIGNALET et al. 1974, METZGAR et al. 1975, SCHATTENKIRCHNER et al. 1976) sowie HLA 16 (SANY et al. 1975, SCHATTENKIRCHNER et al. 1976). BREWERTON und JAMES (1975) untersuchten 69 Patienten mit A.ps.; 47 litten unter einer rein peripheren Gelenkbeteiligung; von diesen waren 23% HLA-B 27-positiv. 22 der 69 Patienten zeigten gleichzeitig eine Spondylitis/Sakroiliitis: von diesen wiederum waren 63% HLA-B 27-positiv. METZGAR et al. (1975) eruierten bei ihren Patienten insgesamt 28% positives HLA-B 27. Die rein peripheren Arthritiden wiesen 18%, die gleichzeitig mit Spondylitis korrelierenden 35% positives HLA-B 27 auf (Tabelle 5). Im Rahmen der rein peripheren Form der A.ps. beobachteten ROUX et al. (1974) das HLA-B 27 in 0%, TERASAKI (zitiert nach SANY et al. 1975) in 17,6%, HORS (zitiert nach SANY et al. 1975) in 6,8% positiv. ROUX et al. (1974), TERASAKI und HORS (zitiert nach SANY et al. 1975) sprechen von einer zentralen Form der A.ps. unter Beteiligung der Iliosakralgelenke und der Wirbelkörper; sie finden hier das HLA-B 27 in 37,5–34,7 und 50% positiv. SANY et al. (1975) betonen, daß die Entdeckung der HLA-B 16, 13 und 17 ein gutes Argument für eine zentrale Form der A.ps. sei. Sie untersuchten 61 Patienten mit einer

Tabelle 5. Vorkommen von HLA-B 27 bei Arthritis psoriatica in Abhängigkeit von der Mitbeteiligung der Iliosakralgelenke und der Wirbelkörper

	Autoren	Fallzahl	HLA-B 27 ⊕ (%)
Arthritis psoriatica: nur peripherer Gelenkbefall	Brewerton und James (1975)	47	24
	Lambert et al. (1976)	54	9
	Karvonen et al. (1974)	17	24
	McClusky et al. (1974)	8	0
	Sany et al. (1976)	57	14
	Metzgar et al. (1975)	17	18
	Amor et al. (1974)	28	7
	Schattenkirchner et al. (1976)	50	13
Arthritis psoriatica mit peripherem Gelenkbefall und Iliosakralgelenkarthritis	Lambert et al. (1976)	9	78
	Brewerton und James (1975)	11	36
	Amor et al. (1974)	12	50
	Sany et al. (1976)	12	25
	Schattenkirchner et al. (1976)	50	66
Arthritis psoriatica mit peripherem Gelenkbefall, Iliosakralgelenkarthritis und Parasyndesmophyten (Spondylitis)	Medsger et al. (1974)	8	87,5
	Karvonen et al. (1974)	19	58
	McClusky et al. (1974)	6	100
	Lambert et al. (1976)	28	60
	Brewerton und James (1975)	11	80
	Metzgar et al. (1975)	23	35
	Seignalet et al. (1975)	54	48

A.ps.: In der Gruppe der nur peripheren Arthritiden war das HLA-B 27 in 11,6%, bei Arthritis der Iliosakralgelenke in 11,1% und bei zusätzlicher Spondylitis in 22,2% positiv. Die ersten beiden Typen der A.ps. scheinen gleichem genetischem Terrain zu entwachsen und werden von Sany et al. (1975) als periphere A.ps. bezeichnet, im Gegensatz zur zentralen Variante. Für die Patienten mit HLA-B 27-positivem Befund war das mittlere Alter zu Beginn der Psoriasis 26,2 Jahre, 30,5 Jahre für die B 17-positiven Kranken und 23 Jahre für jene mit HLA 13-positivem Muster. Ohne diese drei Antigene betrug die durchschnittliche Erstmanifestation 37 Jahre. Diese Untersuchungen bestätigen die Beobachtung von Svejgaard et al. (1974), die berichten, daß die Träger von HLA 17 und HLA 13 zu Anfang der Psoriasis im Mittel 22,3 Jahre alt waren. Eastmond und Woodrow (1977) errechneten für den Psoriatiker, der gleichzeitig HLA-B 27-positiv war, ein erhöhtes Risiko, sowohl eine periphere Arthritis als auch eine ankylosierende Spondylitis zu entwickeln.

l) Synovia/Synovialis

Das Synovialzellbild bietet Zeichen eines entzündlichen Ergusses: Die Leukozytenzahl liegt gewöhnlich über 4000 Leukozyten/mm^3, im Durchschnitt über 10000 und erreicht in extremen Fällen 50000/mm^3. Makrophagen können vorhanden sein. Das Zellbild des Ergusses unterscheidet sich nicht von dem der c.P. (Abb. 21). Trotz der oft erhöhten Serumharnsäure lassen sich keine Kristalle im Erguß finden. Treuhaft und McCarty (1971) maßen PO_2-, PCO_2-, pH-Laktat- und Pyruvatspiegel in der Synovia, im Verlauf entzündlicher Gelenkerkrankungen – so bei der A.ps. – fanden sie erniedrigte Werte. Die extrazelluläre saure Phosphatase, die Beta-Glukuronidase sind ebenso wie die LDH deutlich

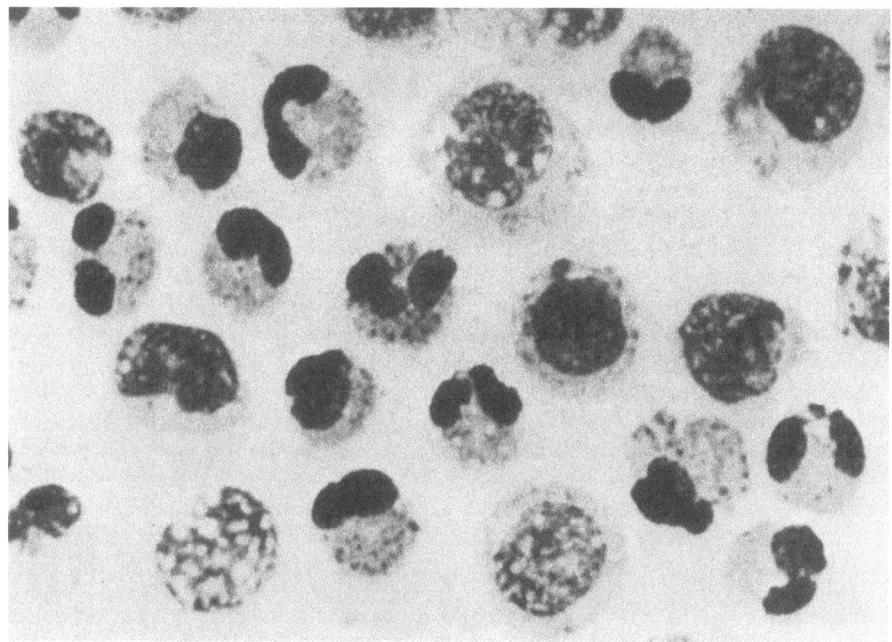

Abb. 21. Man findet bei der Arthritis psoriatica vorwiegend Zellen lokalen/synovialen Ursprungs. Hier zellreicher Ausstrich: Neben Granulozyten gibt es eine große Anzahl von Zellen lokalen/synovialen Ursprungs (Monozyten, Retikulumzellen). (Aus DÜRRIGL 1976)

erhöht. Auch Albumine und Globuline finden sich vermehrt. Das Vorhandensein von Fibrinogen erklärt sich aus der erhöhten Permeabilität der Blutgefäße, die die entzündete Synovialis versorgen. Im Vergleich zur c.P. wird in den Ergüssen der A.ps. nur ein geringer Anstieg der lysosomalen Enzyme nachgewiesen. McSWEEN et al. (1968) untersuchten Gelenkergüsse und Seren von 8 A.ps.-Patienten: Weder im Serum noch in der Gelenkflüssigkeit fanden sie antinukleäre Faktoren. Auch der Rheumafaktor war stets negativ. Der Gelenkprozeß ist meist durch eine geringfügige torpide Synovialitis mit Fibrinexsudation gekennzeichnet. Wo Fibrinmassen liegen, ist die synoviale Deckzellschicht von der darunterliegenden Schicht abgehoben. Histiozyten und Fibroblasten der Deckzellschicht degenerieren. Im Stratum synoviale sind die Gefäße zirkulär von Kollagenbündeln umgeben. Fibroblasten, Histiozyten und Perizyten haben in Gefäßnähe ihre morphologische Vielgestaltigkeit verloren (BIERTHER et al. 1973); vereinzelte Plasmazellen werden beobachtet. *Knochenabbau durch Osteoklasten wird begleitet von kapsulärer und periostaler Neubildung von Knochensubstanz durch dichte Osteoblastenketten.* Man entdeckt Lakunen mit mehreren Osteoklasten, die subperiostal den Knochen annagen; das Resultat einer solchen Osteoklasie ist die extraartikulär liegende *unregelmäßig gezackte Kortikalis-Kontur* (FASSBENDER u. SCHILLING 1976).

m) Verlauf

Die Entwicklung zeigt sich launenhafter als die bei der c.P. *Große Schub- und Remissionsbereitschaft sind für die A.ps. typisch.* Dem ersten, meist akuten

Schub kann eine lange Remission folgen. In der Folge werden andere Gelenke angegriffen; diese Rückfälle erfolgen Gelenk für Gelenk, ohne Symmetrie. Remissionen dauern manchmal mehrere Jahre. In diesen Phasen kann die systemische Entzündungsaktivität völlig verschwinden. Schübe entwickeln sich nicht als Anfall, sondern brauchen ca. 5–7 Tage (MATHIES u. WAGENHÄUSER 1976). Die Dauer des Rezidivs, die Schwere, die Lokalisation und das Ausmaß der Gelenkbeteiligung bei erneuten Schüben sind im Rahmen der A.ps. oft unberechenbare Größen. Es gibt Verlaufsformen, in denen Schübe ineinander übergehen und schließlich konsequent zur Invalidität führen. Häufiger aber verschwindet ein entzündlicher Schub entweder von selbst, oder der Längsschnitt der Krankheit wird von langen Remissionsintervallen durchsetzt. Während die Gelenkentzündungen im Bereich der Wirbelsäule nur selten schwere Deformationen (sieht man von der atlantoaxialen Subluxation ab) und Bewegungsverschlechterungen mit sich bringen, kann die Arthritis an den peripheren Gelenken, verläuft sie unter den Zeichen der *Arthritis mutilans,* charakteristische und die Bewegung sehr einschränkende Veränderungen bieten. Die Arthritis mutilans (nach MOLL u. WRIGHT 1973b, kommt sie in 5% aller Fälle vor) zeigt im Terminalstadium meist atypische Deviationen und regellose Dislokationen. Daneben werden in etwa 4% osteolytische Prozesse beschrieben, die zum charakteristischen Bild der Sklerodaktylie, zu den Teleskopfingern, zur Opernglashand, oder zur main en lorgnette führen. Eine Atrophie der Haut mit Fältelungsverlust begleitet oft die Ankylose der Fingergelenke und führt zu einem sklerodermieähnlichen Bild.

6. Diagnose

Die Schwierigkeiten der Diagnose einer A.ps. liegen in den einzelnen Komponenten der Erkrankung: der Arthritis, der Psoriasis und der Spondylitis. Das gleichzeitige Vorkommen von Arthritis und Psoriasis, akzentuiert durch verschiedene Besonderheiten, ist meist Voraussetzung. Da aber in einem Prozentsatz von Fällen die Arthritis vor der Psoriasis erscheint, *ist die Kombination Arthritis und Psoriasis nicht unerläßlich für die Diagnose.* Außerdem gibt es einen Teil gelenksymptomatisch typischer Fälle, die nie eine Psoriasis aufweisen (*Arthritis psoriatica sine psoriasis*). Das Verhältnis Männer zu Frauen liegt bei 1:1, kontrastiert also deutlich zu anderen Gelenkleiden. Meist beginnt die Erkrankung *akut* bis subakut mit Schwellungen und livider Verfärbung der Haut über den betroffenen Gelenken. Ein polyartikulärer Befall ist sehr selten; *in der überwiegenden Zahl beginnt die A.ps. mon-/oligartikulär,* am häufigsten am Kniegelenk. Die Finger- und Zehenendgelenke werden früh angegriffen. Das Verteilungsmuster der Gelenke ist charakteristisch: Es werden nur *einzelne Gelenke* betroffen; daneben kennt man den *Befall im Strahl (Axialbefall, der zum Bild des Wurstfingers und der Wurstzehen führt) und den Transversalbefall.* Im Zusammenhang mit einer dieser Gelenkkonstellationen vervollständigt eine gesicherte Psoriasis die Diagnose (Tabelle 6). Die für eine Psoriasis vulgaris typischen Kennzeichen sind *Kerzenphänomen, letztes Häutchen, Phänomen des blutigen Taues. Prädilektionsstellen* sind der behaarte Kopf, die Streckseiten der Ellbogen und der ventrale Rumpf. Die Suche erstreckt sich auf retroauriculäre Stellen, den Nabelbereich oder den Gehörgang. *Nagelveränderungen* als einzige Erscheinungen der Psoriasis sind möglich. In einem hohen Prozentsatz vorkommend sind sie von diagnostischer Relevanz. Typisch sind Tüpfelnägel, rillige Nägel, Ölflecken usw. Eine topographische Korrelation zwischen Arthritis und Psoriasis zeigt sich manchmal: Erkranken distale Interphalangealgelenke, zeigen

Tabelle 6. Diagnostische Hinweise für die Arthritis psoriatica. In der Mehrzahl der Fälle Arthritis- und Psoriasis-Vorkommen gemeinsam. Voraussetzung für Diagnose. Männer/Frauen 1:1

I. Gelenke

Akuter bis subakuter Beginn; mon-/oligartikulär; häufig Kniegelenke; asymmetrisch; früher Befall von Finger/Zehengelenken;
Befall nur vereinzelter Gelenke;
Befall im Strahl (Axial) oder Transversalbefall. Wurstfinger; Wurstzehen.

II. Psoriasis

Gesichert: Kerzenphänomen, Phänomen des blutigen Taues, letztes Häutchen.
Prädilektionsstellen: behaarter Kopf, Streckseite Ellbogen, ventraler Rumpf. Aber auch: retroaurikulär, Nabel, Gehörgang. Nagelveränderungen (oft einzige Manifestation der Psoriasis): Tüpfelnägel, Ölflecken usw.

III. Zusammenhänge Arthritis/Psoriasis

a) zeitlich: meist Psoriasis vor Arthritis, wenn nach Psoriasis, dann:
– nochmaliges Suchen,
– Fragen nach Psoriasis in Verwandtschaft,
– Arthritis psoriatica sine Psoriasis.

b) räumlich: Nagelveränderungen und dazugehörende DIP-Gelenke, „Iliosakralpsoriasis" bei Sakroiliitis.

IV. Sonstiges

Klinik: keine Rheumaknoten; Fersenschmerzen, Iritis, regellose Deviationen, remissionsreicher Verlauf, Beteiligung von Wirbelsäule und Iliosakralgelenken.

Röntgen: appositionelle und destruierende Prozesse gleichzeitig: periostale Prozesse.

Labor: Rheumafaktor negativ, Harnsäure manchmal erhöht, unspezifische Entzündungszeichen phasengerecht. HLA-Muster (13, 16, 17, 27).
Synovia: Ragozyten (nicht pathognomisch), Erhöhung der lysosomalen Enzyme, sonst Muster wie bei c.P.

---

die dazugehörenden Nägel psoriatische Veränderungen. Auch sind Fälle beschrieben, in denen – bei gleichzeitig bestehender Sakroiliitis – die Psoriasis in der Sakroiliakalregion lokalisiert ist (MATHIES 1970a). *Rheumaknoten schließen eine A.ps. aus.* Ein häufiges Frühzeichen ist der *Fersenschmerz;* daneben kann anamnestisch und klinisch eine *Iritis* bestehen. Der Verlauf der Gelenkerkrankung ist *remissionsreich.* Die an Händen und Füßen entstehenden Deviationen sind *regellos.* Die Beteiligung der Iliosakralgelenke und der Wirbelsäule ist häufig. Röntgenologisch fällt das *Nebeneinander von appositionellen und destruierenden Prozessen* auf. Auch periostitische Veränderungen sind typisch. An der Wirbelsäule finden sich *Parasyndesmophyten.* Die Iliosakralgelenke zeigen ein oft nicht von der Sp.a. zu unterscheidendes Bild. *Immer ist der „Rheumafaktor" negativ,* eine zufällige Koinzidenz (bei 4–6% der Fälle ist der „Rheumafaktor" nachweisbar) führt nicht zu einem Zweifel an der sonst gesicherten Diagnose. Abhängig von der Ausdehnung des Hautbefalls kann die Harnsäure erhöht sein; alle unspezifischen Entzündungszeichen (BKS, C-reaktives Protein, Entzündungsglobuline) verhalten sich phasengerecht. Erwähnenswert ist ein für die A.ps. offenbar typisches *HLA-Muster:* HLA 13, HLA 17 und HLA-B 27 sind häufig. In der *Synovia* zeigen sich Ragozyten; die lysosomalen Enzyme sind mäßig erhöht. Das Zell- und Enzymmuster gleicht dem der chronischen Polyarthritis und erlaubt keine krankheitsspezifische Aussage.

7. Differentialdiagnose

Wichtig für die Differentialdiagnose sind der Gelenkbefall, die Hautsymptomatik und die häufige Beteiligung des Achsenskelettes.

Aus welchen Gemeinsamkeiten der *chronischen Polyarthritis* und der A.ps. erwachsen Schwierigkeiten? Nicht nur die distalen Interphalangealgelenke, sondern auch und gerade am Anfang können alle anderen Gelenke im Rahmen der A.ps. erkranken; in einem kleinen Prozentsatz fehlt die Psoriasis; ein Teil der c.P.-Fälle bleibt seronegativ, ein anderer ist anfangs seronegativ, um später rheumafaktorpositiv zu werden. Es gibt klassische chronische Polyarthritiden mit einer gleichzeitig vorhandenen Psoriasis. Nicht zuletzt findet sich die seltene Koinzidenz von A.ps. und c.P. Trotz dieser Ähnlichkeiten grenzen jedoch eine Fülle trennender Faktoren ab (Tabelle 7). Die c.P. zeigt den polyartikulären Befall im Gegensatz zum olig-/monartikulären der A.ps. Der Anfang der c.P. kommt meist schleichend; die A.ps. beginnt akut bis subakut. Oft ist die c.P. mit Fieber und einem sehr schlechten Allgemeinzustand verbunden – ein bei der A.ps. seltenes Bild. Die geringere Morgensteifigkeit, der bessere Faustschluß unterscheiden die beiden Krankheiten zusätzlich. Den Axialbefall, die Wurstfinger und Wurstzehen kennt die c.P. nicht. Ihr Gelenkbefallmuster ist symmetrisch, nur selten werden distale Interphalangealgelenke befallen. Der Ulnardeviation mit typischen Veränderungen wie Knopfloch- und Schwanenhalsdeformität der c.P. steht die regellose, asymmetrische Deviation einzelner Gelenke im Rahmen der A.ps. gegenüber (Tabelle 7). Die Geschlechtsverteilung der A.ps. zeigt ein Verhältnis von 1:1; die c.P. erfaßt dagegen überwiegend Frauen (3 bis 4:1). Auch im Verlauf gibt es deutliche Unterschiede: Progredienz, Schubhaftigkeit, schwerer Verlauf bei der c.P. – launenhafter, remissionsreicher Verlauf bei der A.ps. Rheumaknoten mit der für die c.P. typischen Histologie schließen eine A.ps. aus. Osteolysen, periostale Appositionen fehlen der c.P. Die A.ps. bezieht häufig die Iliosakralgelenke und die Wirbelsäule in den Krankheitsprozeß ein (Spondylitis psoriatica). Ein bestimmtes HLA-Muster der A.ps. hat im Krankheitsbild der c.P. kein Pendant. Der Rheumafaktor (bei der c.P. in etwa 80% aller Fälle positiv) ist für die A.ps. in 95% negativ. Antinukleäre Faktoren fehlen der A.ps., treten aber im Rahmen der c.P. in 20% auf. Die BKS, wie alle anderen unspezifischen Entzündungszeichen, ist bei beiden Krankheiten phasenabhängig erhöht. Die c.P. hat keine psoriasiformen Veränderungen der Haut.

Meist beginnt die A.ps. akut mit Schwellung und Rötung eines Gelenks. Besonders der Befall im Strahl (z.B. bei der Großzehe) macht dann die Symptomatik der einer *Arthritis urica* ähnlich. Ein weiterer Berührungspunkt beider Krankheiten ist die erhöhte Harnsäure. Diese Erhöhung, beruhend auf dem gesteigerten Zell-Turnover des Psoriatikers und abhängig vom Ausmaß des Psoriasisbefalls (Hyperurikämie, immer wenn mehr als 90% der Haut befallen sind, nur in 10% der Fälle, wenn weniger als 40% der Haut befallen sind; EISEN u. SEEGMILLER 1961), trägt zur weiteren Verwirrung bei. Psoriasiforme Hautveränderungen am behaarten Kopf, der Analregion oder anderen Stellen des Körpers und das deutlich unterschiedliche Röntgenbild erleichtern eine Abgrenzung auch bei polyartikulärer Gicht. Beweisend für eine Arthritis urica sind neben einer erhöhten Harnsäure Harnsäurekristalle in der Synovia oder in einem Tophus. Nur in seltenen Fällen ist Kolchizin zur Klärung der Diagnose nötig.

Die *Fingerpolyarthrosen* (HEBERDEN, BOUCHARD) (Abb. 22) zeigen am Beginn aufschießende, rote, weiche Schwellungen im Bereich der distalen und proximalen Interphalangealgelenke der Finger. Nur selten werden die Zehen befallen.

Tabelle 7. Differentialdiagnose zwischen chronischer Polyarthritis und Arthritis psoriatica

	Chronische Polyarthritis	Arthritis psoriatica
Anamnese	Sehnenscheidenentzündung	Weniger
	Hyperhydrosis palmaris	Fehlt
	Fieber, Gewichtsabnahme	Weniger
	Morgensteifigkeit	Weniger
	30–50 Jahre	20–40 Jahre
	Männer/Frauen: 1/4	Männer/Frauen: 1/1
	Kaum Arthralgien	Arthralgien
Klinik	Beginn meist schleichend	Beginn oft akut
	Polyartikulär	Mon-/oligarthritisch
	Progressiv	Launisch; remissionsreich
	Distale Interphalangealgelenke sehr selten	Distale Interphalangealgelenke oft
	Knopfloch-, Schwanenhalsdeformationen; ulnare Deviation	Wurstfinger/-zehen
	Iliosakralgelenkbeteiligung sehr selten	Iliosakralgelenkbeteiligung möglich
	Wenn WS, dann HWS (bis zu 40%)	Parasyndesmophyten, bei häufigem WS-Befall
	Iritis selten	Iritis häufiger
	Hautveränderungen fehlen	Psoriasis (Haut/Nägel)
Labor	Rheumafaktor positiv Keine HLA-Signifikanz	Rheumafaktor negativ HLA-Muster: 13, 16, 17, 27
	Rheumaknoten (spezifische Histologie)	Fehlen
Röntgen	Spindelförmige Weichteilauftreibungen	Auch im Röntgenbild Wurstfinger
	Osteoporose	Kaum Osteoporose
	Schwund der subchondralen Gelenklamelle; Usuren, Zysten, Gelenkspaltverschmälerung	Oft Befall der distalen Interphalangealgelenke mit osteolytischen Prozessen und Knochenappositionen sowie Periostproliferationen nebeneinander
	Mutilation selten	Neigung zur Mutilation
	Befall d. HWS	Parasyndesmophyten, auch Syndesmophyten, Iliosakralgelenkveränderungen

Das Prädilektionsalter ist in das sechste Dezennium verschoben. Die Geschlechtsverteilung Mann zu Frau liegt bei 1:4. Die Gesamterkrankungen steigen im 7. Lebensjahrzehnt auf 53% an (SCHILLING u. SCHACHERL 1972). Klinisch steht die Empfindlichkeit der angegriffenen Gelenke gegenüber Kälte im Vordergrund. Symmetrischer Befall bei Fingerpolyarthrose, die gut erhaltenen Hautfalten im Fingerendgelenkbereich, fehlende Entzündungszeichen, fehlende Hautveränderungen, Bursitiden – Tendopathien – Muskelatrophien der kleinen

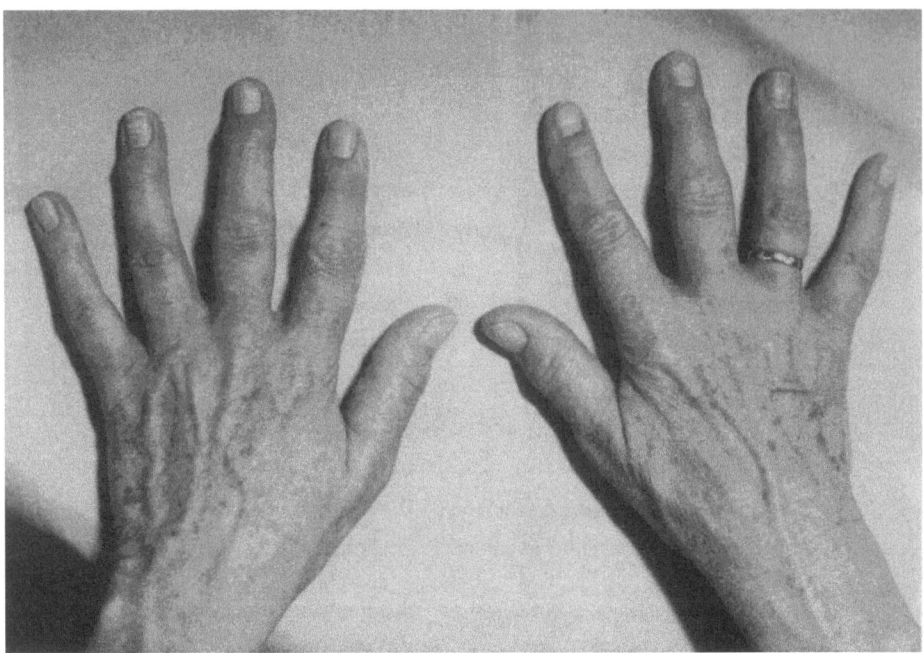

Abb. 22. Fingergelenkpolyarthrose. Heberden-Knötchen an den Fingerendgelenken II, III, IV links sowie II und III rechts. Bouchard-Veränderungen an den Fingermittelgelenken II, III links sowie vor allem III rechts

Handmuskulatur – sowie ein deutlich anderes Röntgenbild machen die Differentialdiagnose leicht.

Das *Reiter-Syndrom* und die A.ps. können sehr ähnliche Hautveränderungen verursachen. Das Keratoderma blennorrhagicum der Fußsohlen ist oft nicht von der pustulösen Psoriasis an dieser Stelle zu unterscheiden. Nagelveränderungen und eine Iritis kommen bei beiden Krankheiten vor. Beiden ist häufig eine nur sehr schwer trennbare Beteiligung am Achsenskelett (Abb. 23) eigen: paravertebrale Ossifikationen und entzündliche Veränderungen der Iliosakralgelenke. Eine genaue Anamnese (Urethritis, gleich welcher Genese; Dysenterien; die Konjunktivitis muß oft erfragt werden), differente Röntgenbilder (beim Reiter-Syndrom keine Osteolyse), die Klinik (beim Reiter-Syndrom fast nie distale Interphalangealgelenke, dagegen bevorzugt Gelenke der unteren Extremitäten) (Abb. 24a b) und Laborbefunde (HLA-B 27 beim Reiter-Syndrom in 70–90% vorhanden) erlauben die Differentialdiagnose. Die A.ps. bietet keine Balanitis circinata und keine Mundschleimhautulzerationen. Noch immer sind die Diskussionen um enge Verbindungen zwischen diesen Krankheitsbildern – dazu kommen noch die Sp.a., die Spondylitiden bei Colitis ulcerosa und Enteritis regionalis – lebhaft.

Wegen des häufig akuten Beginns der A.ps. ist eine Abgrenzung gegen den *Streptokokkenrheumatismus (rheumatisches Fieber)* nötig. Hier entwickeln sich subkutane Knoten mit anderer Histologie als die der c.P.; daneben ein Erythema marginatum/anulare, vorwiegend im Stamm und den Extremitäten. Das Gesicht ist immer frei. Auftauchen und Verschwinden des Erythems sind innerhalb weniger Stunden möglich. Der ASL ist hoch, der Rheumafaktor negativ; vorwiegend

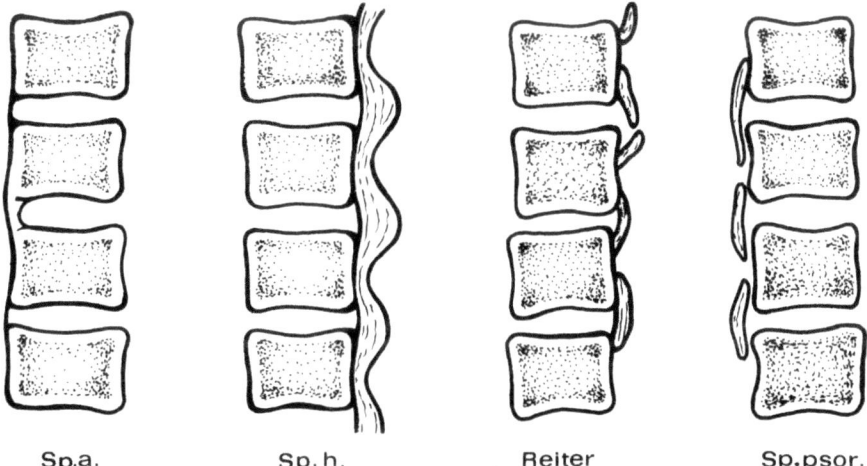

Abb. 23. Differentialdiagnose des Wirbelkörperbefalls bei verschiedenen Erkrankungen. Spondylitis ankylosans: typische Syndesmophyten – meist beginnend als Verknöcherung des äußersten Anteils des Anulus fibrosus, Wachsrichtung vertikal. Spondylosis h.: gußartiges Verknöcherungsband, manchmal mit Pseudozysten. Reiter-Syndrom: stierhornförmige, vom Wirbelkörper ausgehende Parasyndesmophyten – auch paraspinale Ossifikationen ohne Verbindung zum Wirbelkörper sind möglich. Spondylitis psoriatica: meist vom Wirbelkörper ganz oder durch einen Spalt getrennte feinbogige Ossifikationen

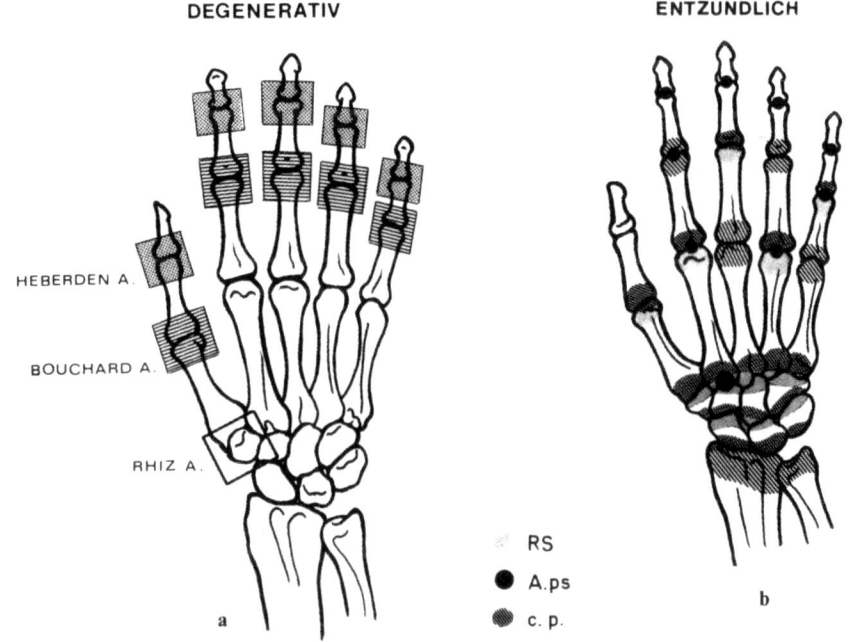

Abb. 24a, b. Differentialdiagnose des Gelenkbefalls. **a** Degenerative Erkrankungen: Heberden-Arthrose, Bouchard-Arthrose, Rhiz-Arthrose. **b** Entzündliche Fingergelenkerkrankungen: im Rahmen einer Arthritis psoriatica, eines Reiter-Syndroms, einer chronischen Polyarthritis

die großen Gelenke werden befallen. In der Anamnese findet sich meist eine Angina oder andere streptokokkenbedingte Erkrankung.

Das Nebeneinander einer *Sp.a.* und einer Psoriasis kann zu differentialdiagnostischen Schwierigkeiten führen. Beide Erkrankungen sind seronegativ, bilden keine Rheumaknoten und befallen die Iliosakralgelenke und die Wirbelsäule. Während die Veränderungen an den Iliosakralgelenken manchmal schwer zu unterscheiden sind, lassen sich verschiedene paravertebrale Ossifikationen an der Wirbelsäule differenzieren (Abb. 23). Anders als im Rahmen der Sp.a. entbehrt die Wirbelsäulenbeteiligung der A.ps. der Progredienz. Der Befall der Wirbelsäule ist oft bland, schmerzlos und schränkt die Beweglichkeit weniger ein. Hauptsächlich werden beide Krankheiten durch das Gelenkbefallmuster unterschieden: Distale Interphalangealgelenke sind im Verlauf der Sp.a. nahezu nie befallen; entsprechend gibt es dort auch keine röntgenologischen Veränderungen.

Da die meisten *Kollagenosen* mit Hautveränderungen und Gelenkbeschwerden (Arthralgien, Arthritiden) verbunden sind, ist besonders hier eine Unterscheidung nötig. Die *Sklerodermie,* die im Hautbindegewebe nach einer ödematösen Phase zu einer Verhärtung der Haut führt, die in Atrophie mit Verlust der Hautanhangsgebilde ausläuft, bietet ein blau-violettes oder fliederfarbenes Erythem (Abb. 25). Im röntgenologischen Bild neigt sie ebenfalls zur Usurierung der Endphalangen, jedoch bilden sich keine knöchernen Ankylosen. Der *Lupus erythematodes* zeigt das typische schmetterlingsförmige Erythem im Gesicht. Der meist symmetrische Befall trifft den Hals, die Brust und die Extremitäten. Im Nagelbereich finden sich Veränderungen. Abgrenzend gegenüber der A.ps. wirken die hohe Quote viszeraler Beteiligungen und die die Diagnose des LE bestimmenden Laboruntersuchungen (LE-Faktor, antinukleäre Faktoren). Diese Argumente gelten auch für die restlichen Kollagenosen, die *Dermatomyositis* und die *Panarteriitis nodosa.*

Die Gonokokkenarthritis ist eine infektiöse Arthritis. Kleine erythematöse Maculae, Vesikel und Pusteln bilden im weiteren Verlauf eine zentrale Nekrose; alle Erscheinungsbilder können nebeneinander vorhanden sein. Der spezifische Erregernachweis und die entsprechenden Komplementbindungsreaktionen erleichtern die Differentialdiagnose. Auch die *Gelenktuberkulose* wird durch den Erregernachweis bewiesen. *Symptomatische Arthritiden* manifestieren sich oft an großen Gelenken, olig-/monarthritisch, der Rheumafaktor ist negativ, eine genaue Anamnese (primäre Erkrankung) kann hilfreich sein. Arthralgien/Arthritiden im Rahmen einer *B-Hepatitis* werden oft begleitet von urtikariellen, juckenden Veränderungen, Petechien, makulopapulösen Stellen sowie zarten erythematösen Knötchen. Häufig sind *Tumoren (paraneoplastisches Syndrom)* begleitet von Arthralgien oder passageren Arthritiden, die auch nach Bestrahlung auftreten können. Gewichtsabnahme, eine hohe Blutkörperchensenkung, Anämie, eine hohe Gamma-Zacke in der Elektrophorese liefern neben dem entsprechenden Bild eines Primärtumors Hinweise. Ein *Steven-Johnson-Syndrom* wird von hohem Fieber, Stomatitis, Genitalulzerationen sowie einem bullösen Hauterythem, das überall am Körper zu finden ist, begleitet. Gelenkbeteiligungen finden sich im Rahmen einer *Bang-Erkrankung,* einer *Toxoplasmose* sowie bei *Parasiten,* z.B. bei einem *Bandwurm* (MATHIES 1970b). Die *Reflexdystrophien (Sudeck-Syndrom, Schulter-Arm-Syndrom)* zeigen eine diffuse, teigige Verschwellung des Handrückens, die manchmal nur einzelne Finger oder aber die ganze Hand erfaßt. Die Verwechslungsmöglichkeit mit den charakteristischen Wurstfingern der A.ps. ist gegeben. Diese makroskopische Ähnlichkeit ist der einzige Berührungspunkt beider Krankheitsformen. Alle typischen Eigenschaften der A.ps. fehlen den Reflexdystrophien.

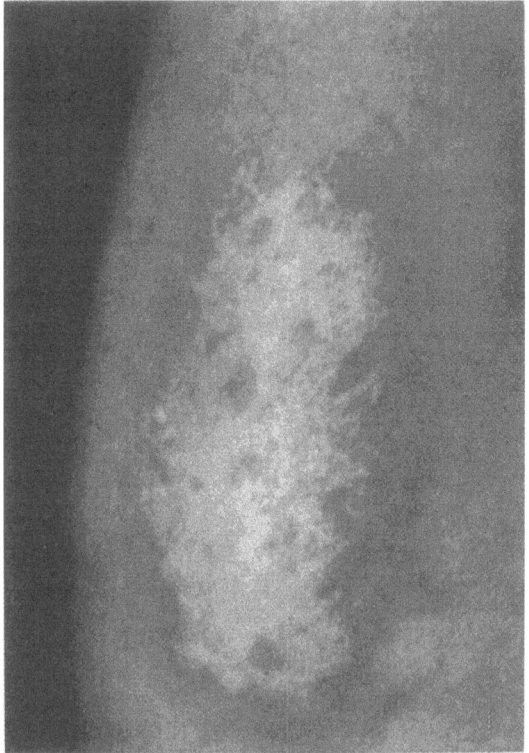

Abb. 25. Herdförmig zirkumskripte Sklerodermie. Fleckförmiges, peripher fortschreitendes entzündliches Erythem, das zentral unter allmählicher Ausbildung einer plattenartigen elfenbeinfarbigen Induration abblaßt und nur noch als fliederfarbener Randsaum (lilac erythem) die Aktivität des Prozesses anzeigt. (Aus DANIEL 1976)

8. Therapie

Die Psoriasis und die Polyarthritis als Krankheitsbilder sind per se zu behandeln. Nur wenige Therapieformen vermögen beide Krankheiten gleichzeitig positiv zu beeinflussen.

a) Arthritis

α) Physikalische Therapie

Die Prinzipien der *physikalischen Therapie* unterscheiden sich nur wenig von denen der c.P. Schonende, aktive Gelenkgymnastik ist wichtig; die Anwendungen richten sich nach dem Stadium der Erkrankung. Selbst in akuteren Phasen sollen passive Durchbewegungsübungen gemacht werden. Die Balneotherapie bietet theoretisch den Vorteil, zugleich ein Hilfsmittel für Haut- und Gelenkkrankheiten zu sein. Wirksam sind Thermalbäder, radioaktive Quellen, Schwefelbäder und Schwefelgasbäder. Vermieden werden sollten Solebäder, da sie eine zu starke Reizwirkung auf die Haut entwickeln. Massagen, Wärmeapplikationen, Bewegungstherapie im Wasser unterliegen in ihren Indikationsvorschriften der jeweiligen Situation.

β) Medikamentöse Therapie

Steroidfreie Antirheumatika sollten immer die Therapie einleiten. Es bieten sich hier (u.a.) an: Indometacin, Diclofenac, Fenbufen oder Piroxicam. Phenylbutazon soll bei Spondylitis psoriatica besonders wirksam sein (COSTE 1970). Dem Indometacin schreiben verschiedene Autoren einen besonders guten Einfluß sowohl auf die Haut als auch auf die Gelenke zu. Kortison muß im Rahmen der A.ps. zurückhaltender eingesetzt werden als bei der c.P. Nach manchen Beobachtungen erschöpft sich die Wirkung des Kortisons an der Haut schneller als an den Gelenken. Da die A.ps. einen sehr launischen Verlauf hat, kommt es manchmal nach dem Absetzen längerer „Kortisonkuren" zu Remissionen (COSTE 1970). Neben dieser günstigen Reaktion besteht auch die Möglichkeit des *Kortisonentzugsyndroms;* die Psoriasis kann auf Kortisonentzug mit einem heftigen Schub, einer Erythrodermie und der Entwicklung einer generalisierten Blasenbildung reagieren. Den fluorierten Steroiden wird ein hoher Wirkungsgrad zugeschrieben. Nach COSTE (1970) ist die Überlegenheit des Triamcinolons jedoch nicht eindeutig. Intraartikuläre Kortisongaben können schmerzlindernd und beweglichkeitsfördernd wirken. Die Nebenwirkungen einer kontinuierlichen, hochdosierten Steroidtherapie müssen hier nicht aufgezählt werden; zu beachten bleibt, daß, da meist die Psoriasis mit einer kortisonhaltigen Salbe behandelt wird, *durch die großen Hautareale eine zusätzliche Resorptionsmöglichkeit besteht.*

Die Meinungen über die *Goldtherapie* gehen auseinander. GOLDING (1971) und OPPOLZER et al. (1976) lehnen den Einsatz von Goldsalzen ab; sie befürchten schwere Schübe der Psoriasis. Daneben besteht die Gefahr, daß eine allergische Goldreaktion zu einer lebensbedrohenden, generalisierten hämorrhagischen Diathese führt. Allgemein wird das Risiko der Verschlimmerung unter einer Goldtherapie betont. Eine Ausbreitung der Herde und eine Umwandlung in eine pustulöse Psoriasis sowie die Entwicklung zu einer psoriatischen Erythrodermie werden befürchtet. WRIGHT (1959b) spricht von der möglichen Aufdeckung oder Ausbreitung der Psoriasis durch eine Goldtherapie. Die meisten Autoren wenden der erwiesenen Erfolge wegen die Goldtherapie allerdings an, halten aber eine strenge Beobachtung für nötig (z.B. FEHR u. BÖNI 1971, SIGLER 1974). An Medikamenten steht ein Auro-Thiopolypeptid mit 13% Goldgehalt (Auro-Detoxin), Aurothioglukose (Aureotan) mit 50% Goldgehalt sowie Natriumaurothiomalat mit 46% Goldgehalt (Tauredon) zur intramuskulären Applikation zur Verfügung. In neuerer Zeit gibt es auch ein oral applizierbares Gold (Auranofin). Bei starken Herd- oder Allgemeinreaktionen kann man vorübergehend auf die nächstkleinere Dosis zurückgehen oder eine Injektionspause einschalten. Eine Goldtherapie fordert der möglichen Nebenwirkungen wegen anfangs den stationären Aufenthalt des Patienten. Gilt diese Regel schon für den Therapiebeginn bei der c.P., wird sie bei der A.ps. durch die Psoriasis noch verstärkt. Engmaschige Kontrollen des Urins, des Blutbildes und bestimmter Enzyme (GOT, GPT, Gamma-GT, alkalische Phosphatase usw.) sind nötig. Ein weiteres, für die c.P. als Basistherapeutikum eingesetztes Medikament, ist das Chloroquin-Hydroxychloroquin (Resochin). Es kann eine Dermatitis und neue Schübe der Psoriasis oder massive Exazerbationen auslösen; die Nebenwirkungen sind dosisabhängig. Die bekannten Gefahren des Chloroquins/Hydroxychloroquins bedeuten für viele Autoren eine prinzipielle Kontraindikation für diese Antimalariamittel. Andere befürworten das Mittel, da die Nebenwirkungen von der

Dosierung abhängig und bei einer Reihe von Patienten nicht auftreten. Der Erfolg ist allerdings geringer als bei der c.P. Gegen einen Einsatz von Antimalariamitteln sprechen sich u.a. SIGLER (1974), MOSKOWITZ (1975) sowie OPPOLZER et al. (1976) aus. Unter strenger Beobachtung und bei entsprechender Begrenzung der Dosis (100–200 mg/die) halten COSTE (1970), FEHR und BÖNI (1971) diese Therapie für vertretbar. Wichtig sind augenfachärztliche Untersuchungen in Abständen von mindestens 6 Monaten, um der bekanntesten Nebenwirkung der chloroquinbedingten Retinopathie vorzubeugen.

In den Vordergrund getreten ist die Therapie mit Substanzen aus der Reihe der *Zytostatika* und *Immunsuppressiva,* vor deren Einsatz immer bedacht werden muß, daß bei nur sehr schmaler Indikationsbreite die Langzeitwirkung noch nicht endgültig erforscht ist. Nur ernste, aggressiv/progressive und auf die übrige Therapie nicht ansprechende Fälle sollten Ziel dieser Mittel sein. Außerdem dürfen weder die Leber, die Niere noch das blutbildende System vorgeschädigt sein. Auch wird eine solche Therapie eine Ultima ratio für Patienten im gebärfähigen Alter darstellen. Eine weitere Voraussetzung ist die Kontrolle von Serumparametern, Blutbildern und dem Urinstatus. Cyclophosphamid (Endoxan), ein Zytostatikum aus der Stickstofflostgruppe wurde mit gutem Erfolg von MALDYK und CHWALINSKA-SADOWSKA (1968, 1970) angewandt. Das Immunsuppressivum Azathioprin (Imurek) setzten FELDGES und BARNES (1974) erfolgreich ein. BAUM (1973) schildert Erfolge mit 6-Mercaptopurin (Purinetol). Am häufigsten erprobt und auch Mittelpunkt der theoretischen Überlegungen ist der Folsäureantagonist Amethopterin (Methotrexat), da die Proliferation der Epidermiszellen der Schuppenflechte durch Mitosehemmung infolge Folsäuremangel gebremst ist; auch besteht die Hoffnung, daß die Arthritis sich dadurch bessert. Allerdings sind gerade hier die Nebenwirkungen wie Knochenmarksdepressionen, Stomatitiden, Anorexien und Erbrechen besonders groß. Die Lebertoxizität ist zwar dosisabhängig, aber so groß, daß OPPOLZER et al. (1976) eine Leberbiopsie in halb- bis einjährigen Abständen fordern. Der Einsatz dieses Mittels muß die erhebliche Lebertoxizität mit vielleicht irreversiblen Veränderungen auf der einen, den chronisch-aggressiv mutilierenden arthritischen Vorgängen auf der anderen Seite gegenüberstellen. BAILIN et al. (1975) untersuchten 205 von 224 seit 1958 mit Methotrexat behandelter Patienten: Wichtigste Spätkomplikation war der Leberschaden; es gab keine Zunahme irgendeiner Krebsform. Verschiedene Dosierungsmöglichkeiten sind erarbeitet worden: täglich kleine Gabe oder die einmalige, orale wöchentliche Dosis (SCHULZE u. SÖNNICHSEN 1974). Das Medikament kann auch wöchentlich einmal intravenös oder intramuskulär verabreicht werden (VAN SCOTT et al. 1964). Das Hauptaugenmerk sollte man auf die potentiellen Leberschäden, die Schäden am hämatopoetischen System und am genetischen Apparat richten (WEINSTEIN u. FOST 1971). Über Erfolge mit Methotrexat berichten BLACK et al. (1964) und OPPOLZER et al. (1976). Nach KERSLEY (1968) besserte sich die Psoriasis in 80%, die Arthritis in 50% aller Fälle. Auch FEHR (1967b) schildert die Wirksamkeit des Methotrexat in besonders schweren Fällen. BAHOUS und ROSENTHAL (1981) und BRACKERTZ (1980) berichten über positive Ergebnisse in der Therapie der A.ps. mit aromatischem Retinoid. Sie dosierten mit 25 mg/die. MÜLLER und GRAF (1981) schildern Erfolge mit Cyclosporin A, das auf die Psoriasis sehr gut, auf die die Psoriasis begleitende Arthritis in manchen Fällen ebenfalls gut wirkt. Der noch häufig auftretenden Nebenwirkungen wegen soll das Medikament allerdings mit großer Zurückhaltung eingesetzt werden.

Chemische und Radioisotopen-Synoviorthesen haben sich zur Ausschaltung von Synovialitiden in Gelenken, die einer sonst gut ansprechenden medikamentösen Therapie trotzen, bewährt. Die der chemischen Synoviorthese (Osmiumtetroxyd, Varicocid u.a.) überlegene Radioisotopen-Synoviorthese ist bisher noch an eine untere Altersgrenze von 40 Jahren gebunden: Diese Überlegung beruht auf der Unkenntnis genetischer Langzeitwirkungen. Je nach Penetrationstiefe setzt man ^{198}Au, ^{90}Y Citrat, ^{90}Y Resin, ^{186}R, ^{169}Er sowie ^{224}Ra ein. Eine Kniegelenkssynoviorthese wird mit tiefpenetrierendem ^{90}Y durchgeführt. Als Nebenreaktionen können sich Strahlensynovialitiden, Gewebsnekrosen, allgemeine Strahlenreaktionen, Müdigkeit und Übelkeit entwickeln. Gute Ergebnisse zeigen sich in Frühstadien und am Kniegelenk (im Verhältnis z.B. zum Handgelenk). Die Vorteile der Synoviorthese sind einfache Technik, kurze Krankenhausaufenthalte, geringe Kosten und Durchführung ohne Narkose. Auch ist die operative Synovektomie – nach Versagen der Synoviorthese immer noch möglich.

γ) Operative Therapie

Die *Synovektomie* hat einen positiven Einfluß auf die operierten Gelenke. Umstritten ist noch der Einfluß der Synovektomie auf das allgemeine Krankheitsgeschehen. Daneben drängt sich die Frage nach einer Rezidivsynovialitis auf. Es besteht allerdings noch keine Einigung über eine genaue Difinition. Da sich in der Mehrzahl der Fälle die Krankheit mit medikamentöser Therapie beherrschen läßt, lehnen FEHR und BÖNI (1971) eine Frühsynovektomie ab; jedoch ist die Rolle und der Stellenwert der Frühsynovektomie vom einzelnen Fall abhängig. *Funktionsverbesserungen durch Stabilisierungen (Arthrodesen) oder mobilisierende (partielle oder totale Gelenkresektion) Operationen müssen in jedem Fall gesondert gesehen werden.* Für den *Gelenkersatz* stellen sich die gleichen Indikationen wie im Rahmen der c.P. Gerade da die A.ps. die Haut *und* Gelenke befällt, verlangt sie eine spezifische, präoperative Vorbereitung. Das ständige Schwitzen und die Hautaffektion bewirken Schuppung, Detritus und letztlich Hautmazeration; die Anfälligkeit für Infektionen wird größer. Sorgfältige Hautpflege gehört also zur präoperativen Behandlung genauso wie die enge psychische Führung durch Arzt und Pflegepersonal: psychische Reaktionen als auslösender Teil von Schüben bei der Psoriasis sind bekannt. Im Fall einer präoperativen Kortisontherapie sollte diese postoperativ zunächst weitergeführt werden.

b) Psoriasis

Die Therapie der Psoriasis muß davon ausgehen, daß die Heilung im Augenblick nicht – ein Freisein von Symptomen dagegen möglich ist. *Empfehlenswert ist es, Provokationsfaktoren auszuschalten:* dazu zählen Alkohol, die Psyche (eine „psycho-vegetative Distanzierung" mit geringfügiger Sedierung ist von fraglichem Wert) und Herde wie z.B. Tonsillen. Für eine örtliche Therapie gilt die Faustregel: *Je stärker der Eruptionsdruck der Psoriasis, desto vorsichtiger die örtliche Behandlung* (KEINING u. BRAUN-FALCO 1969). Als gut entschuppend hat sich Acidum salicylicum erwiesen. Die eigentliche antipsoriatische Therapie besteht aus Teeren (Ichtho-Bad), 1,8-Dihydroxyanthranol (Cignolin), Quecksilbersalzen und lokal anzuwendenden Salben wie fluorierte Kortikoide (Diprosone) beinhalten. Amethopterin (Methotrexat) und Azathioprin (Imurek) als auch gegen die Psoriasis wirkende Medikamente sind wie schon die Glukokortikoide, das aromatische Retinoid und Cyclosporin A bereits im Kapitel über die Behandlung der Arthritis aufgeführt worden. Die selektive ultraviolette Phototherapie (SUP) arbeitet mit UV-Strahlen, die im Grenzbereich von UVA und UVB wirksam sind. Die systemische Photochemotherapie besteht aus einer

Kombination langwelligen UV-Lichts mit einer maximalen Reaktion zwischen 330 und 360 mm und der lokalen/oralen Verabreichung von 8-Methoxypsoralen und Methoxypsoralen (PUVA). Das Psoralenpräparat wird je nach Körpergewicht dosiert. Der Einfluß auf die Psoriasis ist erwiesen, die Wirkung auf die Arthritis wird zum Teil verneint (MARTIN 1976), zum Teil bejaht (PERLMANN et al. 1978). Bei der Thermalsole/Phototherapie handelt es sich um die Verbindung von Sonnenlicht mit Meerbädern (Totes Meer). Dabei baden die Patienten täglich in gesättigtem Salzwasser, in dem sie etwa 20 Minuten verweilen. Noch in nassem Zustand erfolgt anschließend die UV-Bestrahlung.

9. Prognose

Die Prognose der A.ps. ist besser als die der chronischen Polyarthritis. Sie verursacht, meist nicht so progredient, weniger Schmerz und entwickelt weniger Bewegungseinschränkungen. VILANOVA und PINOL (1951) beschrieben einen günstigen weiteren Verlauf der A.ps., wenn sie auf die kleinen Gelenke beschränkt bleibt. 30–50% aller Fälle bleiben olig-/monartikulär. Nach FEHR (1967a) führten 80% aller A.ps.-Patienten zwischen den Schüben ein nahezu normales Leben, nach WRIGHT (1961) waren es 47%. Eine ausgedehnte, generalisierte pustulöse Psoriasis oder Erythrodermie, ebenso eine Arthritis mutilans beeinflussen die Prognose ungünstig. Die Zahl der betroffenen Gelenke spielt ebenfalls eine Rolle. Verschlechternd wirkt auch eine Beteiligung der Iliosakralgelenke und der Wirbelsäule.

Die Therapie, vor allem das balneo-physikalisch-gymnastische Einwirken auf die Gelenkbeweglichkeit und die Eindämmung der Entzündung durch verschiedene Medikamente beeinflußt die Prognose in den meisten Fällen günstig; andererseits kann sich die Therapie auch negativ auswirken (Kortison, Amethopterin). Die im Bild anderer rheumatischer Erkrankungen wesentlichen viszeralen Komplikationen spielen – ausgenommen die sehr seltene Amyloidose – für die Prognose der A.ps. keine Rolle. Noch FAWCITT (1950) und PILLSBURY et al. (1956) stellten sowohl für den Beruf als auch für den täglichen Lebensablauf sehr schlechte Voraussagen. Dieser Meinung widersprechen ROBERTS et al. (1976): 97% ihrer Patienten arbeiteten mit geringeren Unterbrechungen als 12 Monaten. Ihren jahrelangen Beobachtungen nach gab es, abgesehen von der Gruppe der mutilierenden Arthritiden, kaum eine Verschlechterung des Gelenkstatus. Sie untersuchten den Tod von 18 A.ps.-Patienten. Nach ihrer Ansicht trat der Tod bei drei der Kranken als Folge der Grundkrankheit oder deren Behandlung ein: Einmal beobachteten sie eine Magenblutung wegen einer immunsuppressiven Therapie einer exfoliativen Psoriasis; zweimal eine Bronchopneumonie als Folge der durch die Arthritis verursachten Unbeweglichkeit. REED und WRIGHT (1966) stellten in ihrer Todesursachenstatistik in nahezu 50% aller Fälle als Ursache die Kortisontherapie fest.

Zusammenfassend und abschließend läßt sich feststellen, daß durch die große Remissionsbereitschaft der A.ps. sowie die Tatsache, daß in diesen Remissionsphasen die systemische Aktivität sehr oft auf Null sinkt, die Prognose der A.ps. insgesamt als wesentlich günstiger einzuschätzen ist als die der chronischen Polyarthritis. Ausgenommen von dieser Beurteilung sind die 5%, die unter einer Arthritis mutilans leiden sowie jene Fälle, die (seltenen) viszerale Manifestationen entwickeln oder aber die durch eine Dislokation im atlantoaxialen Bereich gehandikapt sind.

Literatur

Alibert HL (1818) Précis théorique et practique sur les maladies de la peau, vol 2. Caille & Ravier, Paris, p 21
Arendt W (1966) Die sog Arthropathia psoriatica. Z Aerztl Fortbild (Jena) 60/16:944–953
Aufdermaur M (1972) Die Synovialis bei der progredient chronischen Polyarthritis. Dtsch Med Wochenschr 97:448–453
Avila R, Pugh DG, Slocumb CH, Vinkelmann RK (1960) Psoriatic arthritis: a roentgenologic study. Radiology 75:691–702
Bahous I, Rosenthal M (1981) Aromatisches Retinoid in der Behandlung der Psoriasis-Arthritis. Verh Dtsch Ges Rheumatol 7:306–310
Bailin PL, Tindall JP, Roenigh HH Jr, Hogan MD (1975) Ist die Methotrexat-Behandlung bei Psoriasis krebserzeugend? Eine retrospektive Analyse. JAMA 232:359–362
Baker H (1966a) Epidemiological aspects of psoriasis and arthritis. Br J Dermatol 78:249
Baker H (1966b) The relationship between psoriasis, psoriatic arthritis and rheumatoid arthritis. An epidemiological, clinical and serological study. J Dermatol 78:249
Baker H, Ryan JT (1968) Generalized pustular psoriasis. Br J Dermatol 80:771–793
Baker H, Golding DN, Thompson M (1963a) Psoriasis and arthritis. Ann Sintern Med 58:909–925
Baker H, Golding DN, Thompson M (1963b) Atypical polyarthritis in psoriatic families. Br Med J II:348
Baker H, Golding DN, Thompson M (1964) The nails in psoriatic arthritis. Br J Dermatol 76:549–554
Baker M (1966c) Prevalence of psoriasis in polyarthritic patients and their relatives. Ann Rheum Dis 25:229–234
Barthelmes N, Sönnichsen N, Kluge K (1968) Zur Problematik des immunologischen Nachweises antinukleärer Faktoren bei Psoriasis arthropathica. Dermatol Wochenschr 154/35:817–821
Bauer J, Vogl A (1931) Psoriasis und Gelenkleiden. Klin Wochenschr 10:1700
Bauer W, Bennet GA, Zeller JW (1941) The pathology of joint lesions in patients with psoriasis and arthritis. Trans Assoc Am Physicians 56:349–352
Baum J (1973) Treatment of psoriatic arthritis with 6-mercapto-purine. Arthritis Rheum 16:139
Behrend T, Behrend H (1971) Untersuchungen über Ätiologie und Pathogenese von Erkrankungen des rheumatischen Formenkreises bei Arbeitnehmern. Arbeitsmedizin 6:192
Beneke G, Mohr W (1973) Zytologie der Gelenkflüssigkeit. Verh Dtsch Ges Pathol 57:108–117
Bienestock H, Ehrlich E, Freyberg RH (1963) Rheumatoid arthritis of the cricoarythenoid joint: a clinico-pathological study. Arthritis Rheum 6:48–63
Bierther M, Streit W, Wessinghage D (1973) Feinstrukturelle Veränderungen der Synovialis bei Arthropathia psoriatica. Z Rheumaforsch 32:202–211
Black RL, O'Brien WM, Scott EJ van, Auerbach R, Eisen AZ, Bunim JJ (1964) Methotrexate therapy in psoriatic arthritis: double-blind study on 21 patients. JAMA 189:743–747
Böni A (1966) Heredität rheumatischer Krankheiten. In: Rheumatismus in Forschung und Praxis, Bd 3. Ursache der rheumatischen Krankheiten, Huber, Bern Hamburg, S 31
Bourdillon C (1888) Psoriasis et arthropathies. Thèse, Paris
Brackertz D (1980) Chronische Polyarthritis, Eular, Basel, p 202
Brailsford JF (1953) The radiology of bones and joints, 4th edn. Churchill, London
Brewerton DA, James DCO (1975) The histocompatibility antigen (HLA 27) and disease. Semin Arthritis Rheum 4:191–207
Buckley WR, Raleigh RL (1959) Psoriasis with acro-osteolysis. N Engl J Med 261:539
Bywaters EG, Dixon AS (1965) Paravertebral ossification in psoriatic arthritis. Ann Rheum Dis 24:313–331
Cats A (1971) Psoriasis and arthritis. In: Farber EM, Cox AJ (eds) Psoriasis. Proceedings of the International Symposium Standford University, 1971. Stanford, California. Stanford University Press, p 127
Cazalis P (1975) Le vrai visage du rhumatisme psoriasique. In: L'actualité rhumatologique de Seze S, Ryckewaert A, Kahn M-T, Vitale C (eds) Expansion scientifique, Paris, pp 20–30
Copeman WSC (1970) In: Copeman WSC (ed) Textbook of the rheumatic diseases, 4th edn. Livingstone, Edinburgh London, pp 12–18
Coste F (1970) Psoriasis-Arthritis. In: Schoen R, Böni A, Miehlke K (Hrsg) Klinik der rheumatischen Erkrankungen. Springer, Berlin Heidelberg New York, S 240–255

Coste F, Solnica J (1966a) La polyarthrite psoriatique. Rev Fr Etud Clin Biol 11:578–599
Coste F, Solnica J (1966b) Polyarthritis psoriatica. In: Hauss WH, Gerlach U (Hrsg) Der Rheumatismus, Rheumatismus und Bindegewebe. Steinkopff, Darmstadt, S 90–127
Coste F, Solnica J (1966c) La polyarthrite psoriasique. Rev Fr Etud Clin Biol 11:578–599
Coste F, Francon J, Touraine R, Loyau G (1958) Polyarthrite psoriasique. Rev Rhum 25:75
Daniel F (1976) Praktische Dermatologie. Byk-Essex
Dawson MH, Tyson TL (1938) Psoriasis arthropathica. With observations on certain features common to psoriasis and Rheumatoid Arthritis. Trans Assoc Am Physicians 53:303
Dihlmann W (1973) Gelenk – Wirbelverbindungen. In: Glauner R (Hrsg) Röntgen Wer? Wie? Wann? Bd 3. Thieme, Stuttgart, S 61–95
Dryll A, Cazalis P, Debeyre N, Seze S de (1975b) Etude prospective de 50 cas de rhumatisme psoriasique sans atteinte des sacro-iliaques et sans facteur rhumatoide appariés à 50 cas de polyarthrite rhumatoide. Presse Med 4:
Dürrigl Th (1976) Die Untersuchung von Gelenkpunktaten. Karger, Basel
Duncan H, Oberg D, Eyler WR (1965) Psoriatic arthritis. Henry Ford Hosp Med Bull 13:173–181
Eastmond CJ, Woodrow JC (1977) The HLA system and the arthropathies associated with psoriasis. Ann Rheum Dis 36:112–120
Eisen AZ, Seegmiller JE (1961) Uric acid metabolism in psoriasis. J Clin Invest 40:1486
Elmore SM, Malmgren RA, Sokoloff L (1963) Sclerosis of synovial blood vessels. J Bone Joint Surg [Am] 45:318–326
Engleman EP (1972) Psoriatic arthritis and Reiter's syndrome. Postgrad Med 51:79–84
Everette J Jr, Squire LF (1973) Exercises in diagnostic radiology. C Nuclear radiology. Saunders, Philadelphia London Toronto
Farber EM, Carlsen RA (1966) Psoriasis in childhood. Calif Med 105:415–420
Farber EM, Bright DR, Nall ML (1968) Psoriasis. A questionnaire survey of 2,144 patients. Arch Dermatol 98:248–259
Fassbender HG (1975) Pathologie rheumatischer Krankheiten. Springer, Berlin Heidelberg New York
Fassbender HG, Schilling F (1976) Morphologie der Arthritis psoriatica und deren pseudoguttöse Verlaufsform. Verh Dtsch Ges Rheumatol 4:221–228
Fawcitt J (1950) Bone and joint changes associated with psoriasis. Br J Radiol 23:440
Fehr K (1964) Studie über die Psoriasis-Arthritis. Med Diss Univ Zürich
Fehr K (1965) Beziehungen zwischen Psoriasis und Arthritis im Syndrom Psoriasis – Arthritis. In: Zinn WM (Hrsg) Aktuelle Rheumaprobleme. Zollikofer, St Gallen, S 320
Fehr K (1967a) Die Psoriasis Arthritis. Dtsch Med Wochenschr 92:2178
Fehr K (1967b) Le rhumatisme psoriasique. Folia Rheum 15:7–16
Fehr K, Böni A (1971) Die Psoriasis-Arthritis. Praxis 60:1322–1329
Feldges DH, Barnes OG (1974) Treatment of psoriatic arthropathy with either azathioprine or methotrexate. Rheumatol Rehabil 13:120–124
Ferguson A, Downie WW (1968) Gastrointestinal amyloidosis in psoriatic arthritis. Ann Rheum Dis 27:245–248
Fletscher E, Rose FC (1955) Psoriasis spondylitica. Lancet I:695
Forrester DM, Kirkpatrick J (1976) Periostitis and pseudoperiostitis. Radiology 118:597–601
Gangl A, Horak W, Richter H, Thumb N, Weidinger P (1969) Die Synovialflüssigkeit bei verschiedenen rheumatischen Erkrankungen. Wien Z Inn Med 50:382–390
Gardner DL (1965) Pathology of the connective tissue diseases. Arnold, London
Gardner DL (1972) The pathology of rheumatoid arthritis. Arnold, London
Gertler W (1970) Systemische Dermatologie und Grenzgebiete, Bd II. Thieme, Leipzig, S 813
Ghose T, Woodbury JFL, Ahmad S, Stevenson B (1975) Immunopathological changes in rheumatoid arthritis and other joint diseases. J Clin Pathol 28:109–117
Golding DN (1971) Rheumatische Erkrankungen. Thieme, Stuttgart
Good AE (1965) Reiters disease and ankylosing spondylitis. Acta Rheum Scand 11:305
Gschwendt N, Winer J, Böni A, Busse W, Dybowski R, Zippel J (1976) Die operative Synovektomie. Z Rheumatol 35:32–66
Harkness AH (1950) In: "Non-gonococcal urethritis". Livingstone, Edinburgh
Harris ED, DiBona DR, Krane SM (1970) A mechanism for cartilage destruction in rheumatoid arthritis. Trans Assoc Am Physicians 83:267–276

Harvie JN, Lester RS, Little AH (1976) Sacroiliitis in severe psoriasis. Ann J Roentgenol 127:679–684

Hellgren L (1969) Association between rheumatoid arthritis and psoriasis in total population. Acta Rheum Scand 15:316

Hemmer P, Gamp A (1968) Ragozyten in der Synovia bei Arthritiden und Arthrosen: Klinische Beobachtung. Z Rheumaforsch 27:261–269

Hill AGS (1961) Sacro-iliiac joint in adult rheumatoid arthritis and psoriatic arthropathy. Ann Rheum Dis 20:247

Hoede H, Holzmann H, Eissner D, Hahn K, Schmiebach H, Wolf R, Hüse R (1976) Über die Häufigkeit von Gelenkbeteiligungen bei Psoriasis. Verh Dtsch Ges Rheumatol 4:229–231

Holzmann H (1976) Neue Aspekte der Psoriasis-Krankheit. Med Welt 27:1918–1922

Holzmann H, Hoede N, Eissner D, Hahn K (1979) Die psoriatische Osteoarthropathie. Der Hausarzt 7:343–348

Holzmann H, Hoede N (1972) Das Psoriasis Problem in heutiger Sicht. Hippokrates 43/1:73–94

Holzmann N, Hoede N, Morschec B (1973) Organmanifestationen der Psoriasis-Krankheit. Med Welt 14/24:523–527

Holzmann H, Hoede N, Eissner D, Hahn K, Hülse R (1974) Joint involvement in psoriasis. Arch Dermatol Forsch 250:95–107

Jaffe HL (1972) Metabolic, degenerative, and inflammatory diseases of bones and joints. Psoriatic arthritis, Urban & Schwarzenberg, München Berlin Wien, pp 817–823

Jajic I (1968) Radiological changes in the sacro-iliac joints and spine of patients with psoriatic arthritis and psoriasis. Ann Rheum Dis 27:1–6

Jasani MK, Katori M, Lewis GP (1969) Intracellular enzymes and kinin enzymes in synovial fluid in joint diseases. Ann Rheum Dis 28:497–512

Kaplan D, Plotz CM, Nathanson L, Frank L (1964) Cervical spine in psoriasis and in psoriatic arthritis. Ann Rheum Dis 23:50–56

Karvonen J, Lassus A, Sievers V, Tülikainen A (1974) HL-A antigens in psoriatic arthritis. Ann Clin Res 6:304–307

Keining K, Braun-Falco O (1969) Dermatologie und Venerologie, 2. Aufl. Lehmann, München

Kersley GD (1968) Amethopterin (Methotrexate) in connective tissue disease – psoriasis and polyarthritis. Ann Rheum Dis 27:64–66

Killebrew K, Gold RH, Sholkoff SD (1973) Psoriatic spondylitis. Radiology 108:9–16

King AJ, Mason RM (1969) "Reiter's disease". In: Copeman WS (ed) Textbook of the rheumatic diseases, 4th edn. Livingstone, Edinburgh London, p 380

Kollath JM (1972) Das klinische Bild der seronegativen chronischen Polyarthritis im Vergleich zu dem der Arthritis psoriatica. Diss München

Konstantinovic MS Les caractéristiques de l'arthritis psoriatica. Publication en collaboration avec J Foussereau à la Réunion de la Fil du Sud-Quest Bordeaux, 1967, Réunion de Paris, seance du 11 Jan 1968

Korst van der JK (1969) Psoriasis and arthritis. A review of recent literature. Folia Med Need 12:181–189

Korting GW, Denk R (1974) Arthropathien und Myopathien. In: Dermatologische Differentialdiagnose, Schattauer, Stuttgart New York, S 52–53

Krassinine G, Kahan A, Amor B, Delbarre F (1966) Étude, par immunofluorescence, des inclusions caractéristiques du ragocyte synovial. CR Acad Sci (Paris) 263:801–803

Krebs A (1962) Über Psoriasis Arthropathica. Schweiz Med Wochenschr 92/2:

Krebs A, Hess M, Bütler R (1963b) Vergleichende immunelektrophoretische Untersuchungen bei Psoriasis arthropathica, Psoriasis vulgaris und primär chronischer Polyarthritis. Schweiz Med Wochenschr 93:492–495

Krstic A, Zivkovic M, Janjatovic T (1969) Die Bedeutung der Fokalinfektion bei Psoriasis vulgaris und der Psoriasis arthropatica. Hautarzt 20:274–276

Kuzell WC, Schaffarzick RW, Naugler WE, Gaudin G, Mankle EA (1953) Phenylbutazone, further clinical evaluation. Arch Intern Med 92:646–661

Lambert JR, Wright V (1976) Eye inflammation in psoriatic arthritis. Ann Rheum Dis 35:354

Lambert JR, Ansell BM, Stephenson E, Wright V (1976) Psoriatic arthritis in childhood, In: Clinics of rheumatic diseases, vol 2, no 2. Saunders, London Philadelphia Toronto

Lambert JR, Scott G, Wright V (1977) Psoriatic arthritis and antinuclear factor. Br Med Dermatol 96:11–14

Laurent MR, Panayi GS, Shepherd P (1981) Circulating immun complexes, serum immunoglobulins, and acute phase proteins in psoriasis. 40:66–69
Lawrence JS (1967) In Discussion following "Microcirculatory studies of the skin in the investigation of seronegative polyarthritis". Thompson M, Holti G (eds) 6th European Congress of Rheumatology, Lisbon, pp 29–39
Little H, Harvie JN, Lester RS (1975a) Psoriatic arthritis in severe psoriasis (Dept Med Radiol, Sunnybrook Med Ctr Toronto, Ont) Can Med Assoc J 30:317–319
Little H, Harvie JN, Lester RS (1975b) Psoriatic arthritis in severe psoriasis. Can Med Assoc J 112:317–319
Loyau G (1958) La polyarthrite psoriasique. Thèse, Paris
Maldyk H, Chwalinska-Sadowska H (1968) Results of treatment with Endoxan of the psoriatic arthropathy and of rheumatoid arthritis. Rheumatologia 6:111
Maldyk H, Chwalinska-Sadowska H (1970) Die Ergebnisse der Endoxantherapie bei Arthropathia psoriatica und rheumatoider Arthritis. Med Welt 6:236–240
Manigand G, Levillain R, Jmbert J-C, Deparis M (1967) Polyarthrite psoriasique et amylose. Sem Hop Paris 43:3303–3306
Marcusson J, Elman A, Möller E, Thyresson N (1976a) Psoriasis, sacro-iliitis and peripheral arthritis occurring in patients with the same HLA haplotype. A preliminary family report and a hypothetical explanation of the interaction between MHS products. Tissue Antigens 8:131–138
Marcusson J, Möller E, Thyresson N (1976b) Penetrance of HLA-linked psoriasis predisposing gene(s). A family investigation. Acta Derm Venerol (Stockh) 56:453–463
Martin JS (1976) ref In: Licht der Hoffnung für Psoriatiker. Selecta 13:1212–1224
Mason M (1973) Psoriasis – Arthropathie, Einführung in die klinische Rheumatologie. Huber, Bern Stuttgart Wien
Mathies H (1969) Klinische Differentialdiagnostik entzündlich-rheumatischer Erkrankungen. Der prakt Arzt. Österr Monatsschr Allgemeinmed 6:62–78
Mathies H (1970a) Arthritis psoriatica. Bericht über die Arbeitstagung in Puerto de la Cruz (Teneriffa) vom 30.11. bis 6.12.1969. Z Rheumaforsch 29:55–58
Mathies H (1970b) Symptomatische Arthritiden. Med Klin Wochenschr Klin Prax 29/30:1351–1355
Mathies H (1974) Arthritis psoriatica. Acta Med Austriaca 1:3–12
Mathies H, Wagenhäuser FJ (1976) Merkmale der wichtigsten rheumatischen Erkrankungen. Eular, Basel
McClusky OE, Lordon RE, Arnett FC (1974) HLA-27 in Reiters syndrome and psoriatic arthritis: a genetic factor in disease susceptibility and expression. J Rheumatol 1:263
McEwen C, Ditata D, Lingg C (1971) Ankylosing spondylitis and spondylitis accompanying ulcerative colitis, regional enteritis, psoriasis und Reiter's disease. Arthritis Rheum 14:291–318
McSween RNM, Dalakos TG, Jasani MK, Boyle JA, Buchanan WW, Goudie RB (1968) A clinico-immunological study of serum and synovial fluid antinuclear factors in rheumatoid arthritis and other arthritides. Clin Exp Immunol 3:17–24
Medger J (1974) Gelenkveränderungen bei Psoriasis. Beitr Orthop Traumatol 21:11–15
Medsger TA, Rodnan GP, Birnbaum N, Porter P (1974) HLA-antigen 27 and psoriatic spondylitis. 7:323
Metzgar AL, Morris RI, Bluestone R, Terasaki PI (1975) HLA-W 27 in psoriatic arthropathy. Arthritis Rheum 18:111–115
Miller JL, Soltani K, Tourtellottee CD (1971) Psoriatic acroosteolysis without arthritis. J Bone Joint Surg [Am] 53:371
Missen GAK, Taylor JD (1956) Amyloidosis in rheumatoid arthritis. J Pathol Bact 71:179–192
Mogan ES, Atwater EC (1968) A comparison of patients with seropositive and seronegative rheumatoid arthritis. Med Clin North Am 52:533
Moise R, Asch L, Imbs JL (1965) Rhumatisme psoriasique et amylose. Strasbourg Med 16:245–253
Molin L (1973) Psoriasis. Acta Derm Venerol [Suppl 72] (Stockh) 53:7–125
Moll JMH (1971) A family study of psoriatic arthritis. Thesis, University of Oxford
Moll JM (1974) Psoriatic spondylitis: Clinical radiological and familial aspects. Proc R Soc Med 67:46–50
Moll JMH, Wright V (1973a) Familial occurrence of psoriatic arthritis. Ann Rheum Dis 32:181
Moll JMH, Wright V (1973b) Psoriatic arthritis. Semin Arthritis Rheum 3:55–78

Moskowitz RW (1975) Clinical rheumatology. Lea & Febinger, Philadelphia
Müller W (1976) Intraartikuläre Therapieformen. Vortrag anl Basler Fortbildungskurse für Rheumatologie, 11.–13.11.1976
Müller W, Graf U (1981) Die Behandlung der Psoriasis-Arthritis mit Cyclosporin A, einem neuen Immunsuppressivum. Schweiz Med Wochenschr 111:408–413
Obiditsch-Mayer J, Thumb N, Gangl A, Beilhack H (1968) Ergebnisse der Trocar-Gelenkbiopsie. Verh Dtsch Ges Inn Med 74:1046–1049
Oppolzer R, Diem E, Wolf G (1976) Zur Differentialdiagnose und Therapie der Psoriasis-Arthritis. Z Hautkr 51/4:131–142
Peltier AP, Delbarre F, Krassinine G (1967) Haemolytic complement level and ragocyte (RA cell) concentration in synovial fluid. Ann Rheum Dis 26:528–531
Peterson CC jr, Silbiger ML (1967) Reiter's syndrome and psoriatic arthritis: their roentgen spectra and some interesting similarities. Am J Roentgenol 101:860–871
Petres J, Majert P (1968) Immunelektrophorese bei psoriatischer Arthropathie. Arch Klin Exp Dermatol 232:398
Petres J, Kluempert A, Majert P (1970) Zur Differentialdiagnose der psoriatischen Arthropathie auf Grund röntgenmorphologischer Befunde. Hautarzt 21:26–32
Phelip X (1974) Le rhumatisme psoriasique. Sem Hop Paris 50:1293–1296
Pillsbury DM, Shelley WB, Kligman AM (1956) Dermatology. Saunders, Philadelphia, p 728
Plenk HD (1950) Psoriatic arthritis. Report of a case. Am J Roentgenol 64:635
Rawson AJ, Abelson NM, Hollander JL (1965) Studies on the pathogenesis of rheumatoid joint inflammation. Ann Intern Med 62:281–284
Recordier AM, Serratrice G, Roux H, Aquaron R, Dubios-Gambarelli D, de Bisschop G, Baret J (1969) Les atteintes musculaires au cours du psoriasis arthropathique. Rev Rhum Mal Osteoartic 3:91–104
Reed WB, Wright V (1966) Psoriatic arthritis. In: Hill AGS (ed) Modern trends in rheumatology. Butterworths, London, pp 375–383
Roberts MET, Wright V, Hill AGS, Mehra AC (1976) Psoriatic arthritis, follow up study. Ann Rheum Dis 35:206–212
Rosenberg EF (1958) The problem of arthritis and psoriasis. Ill Med J 114:201–211
Ross JB (1964) The psoriatic capillary: its nature and value in the identification of the unaffected psoriatic patient. Br J Dermatol 76:511
Roux H, Mercier J, Maestracci D, Recordier HN (1974) Histocompatibilité HLA et rhumatisme psoriasique. Marseille Med 4:189–192
Sany J, Seignalet J, Goilhou JJ, Serre H (1975) HLA et rhumatisme psoriasique. Rev Rhum 42:7–9, 451–460
Sany J, Clot J (1980) Immunological abnormalities in psoriatic arthropathy. J Rheumatol 7:4:438–444
Seignalet J, Clot J, Gnilhan JJ, Duntze F, Maynadier J, Levy RM (1974) HL-A antigens and some immunological parameters in psoriasis. Tissue Antigens 4:59–68
Sharp J (1957) Differential diagnosis of ankylosing spondylitis. Br Med J I:875–978
Sharp J, Purser DW (1971) Spontaneous atlanto-axial dislocation in ankylosing spondylitis and rheumatoid arthritis. Ann Rheum Dis 20:47–77
Sherman MS (1951) The non-specifity of synovial reactions. Bull Hosp Joint Dis 12:110–125
Sherman MS (1952) Psoriatic arthritis. Observations on the clinical, roentgenographic, and pathological changes [Am.]. J Bone Joint Surg 34:831–852
Shlionsky H, Blake EG (1936) Arthritis psoriatica: report of a case, Ann Intern Med 10:537
Sigler JW (1974) Psoriatic arthritis. In: Hollander JL, McCarthy DJ Jr (eds) Arthritis and allied conditions. Lea & Febiger, Philadelphia, pp 724–735
Silberstein EB, Francis MD, Tofe AJ (1975) Distribution of 99m Tc-Su diphosphonate and free 99m Tc-pertechnatate in selected soft and hard tissue. J Nucl Med 16:58–61
Singsen BH (1977) Psoriatic arthritis in childhood. Arthritis Rheum [Suppl] 20/2:410
Sönnichsen N (1969) Vergleichende immunologische Untersuchungen bei Lupus erythematodes, primär chronischer Polyarthritis und Psoriasis arthropathica. Allerg Asthma 15:1–11
Sönnichsen N, Barthelmes H (1971) Untersuchungen zum Nachweis muskulärer Antikörper bei verschiedenen Dermatosen unter besonderer Berücksichtigung der Psoriasis.
Sönnichsen N, Wätzig V (1971) Elektronenmikroskopische Untersuchungen der Muskulatur bei Psoriasis arthropathica. Dermatol Monatsschr 157:326–329

Sönnichsen N, Apostoloff G, Krell L (1966) Immunologische und klinische Untersuchungen bei Psoriasis. Dtsch Geswesen 21:973

Sundaram M, Patton JT (1975) Paravertebral ossification in psoriasis and Reiter's disease. Br J Radiol 48:628–633

Svejgaard A, Staub-Nielsen L, Svejgaard E, Kissmeyer-Nielsen F, Hjortshoj A, Zachariae H (1974) HLA in psoriasis vulgaris and in pustular psoriasis. Population and family studies. Br J Dermatol 90:1–10

Schacherl M (1974) Radiologische Differentialdiagnose rheumatischer Erkrankungen und der Gicht an Händen und Füßen (3). Chir Prax 18:377–387

Schacherl M, Schilling F (1967) Röntgenbefunde an den Gliedmaßengelenken bei Polyarthritis psoriatica. Z Rheumaforsch 26:442–450

Schattenkirchner M (1970) Zur Symptomatologie der Arthritis psoriatica. Med Klin 65:(29) 1360–1362

Schattenkirchner M, Schürer W, Diem K, Scholz S, Albert ED (1976) Die Bedeutung der Histokompatibilitätsantigene (HLA-Antigene) für die Rheumatologie. Act Rheumatol 1:23–34

Schilling F (1974) Spondylitis ankylosans, die sogenannte Bechterew'sche Krankheit und ihre Differentialdiagnose. In: Diethelm L (Hrsg) Handbuch der Medizinischen Radiologie, Bd VI/2: Röntgendiagnostik der Wirbelsäule. Springer, Berlin Heidelberg New York, S 452–689

Schilling F, Schacherl M (1967) Röntgenbefunde an der Wirbelsäule bei Polyarthritis psoriatica und Reiter-Dermatose: Spondylitis psoriatica. Z Rheumaforsch 26:450

Schilling F, Schacherl M (1972) Banale und destruierende Polyarthrose. Z Rheumaforsch [Suppl 2] 31:247

Schmiedbach H, Hahn K, Einer D, Wolf R, Morsches B, Holzmann H (1976) Zur Therapie der Arthritis psoriatica mit Demoplas. Med Klin 71:2248–2253

Schulze P, Sönnichsen N (1974) Weitere Erfahrungen mit der kombinierten Langzeitbehandlung der Psoriasis Arthropathica mit Antimetaboliten und Steroiden. Dermatol Monatsschr 160:643–649

Stadelmann ML, Schilling F (1981) Typeneinteilung der Arthritis psoriatica. Verh Dtsch Ges Rheumatol 7:423–426

Stecher RM (1957) Das Problem der Vererbung bei Gelenkerkrankungen. Doc Rheum (Geigy) 12: Basel

Steinbach H, Jensen S (1976) Psoriatic arthritis. Semin Arthritis Rheum 5/2:197–200

Stiehl P, Häntzschel H (1971) Die Bedeutung zytologischer Synovialbefunde für die Frühdiagnose, Differentialdiagnose und Aktivitätsbeurteilung von Gelenkerkrankungen. Z Gesamte Inn Med 26:573–581

Stiehl P, Rosenkranz M, Gay S, Geiler G (1971) Immunzytochemische und immunelektrophoretische Untersuchungen der Synovia bei Rheumatoidarthritis. Wiss Z Friedr-Schiller-Univ, Jena, Math-Nat R 20:401–405

Tapanes FJ, Rawson AJ, Hollander JL (1972) Serum antiimmunoglobulin in psoriatic arthritis as compared with rheumatoid arthritis. Rheumatology 15:153–156

Tesarek B, Streda A (1968) Veränderungen an der Wirbelsäule bei der psoriatischen Arthritis und bei gleichzeitigem Vorkommen der Bechterew'schen Krankheit und Psoriasis. Z Rheumaforsch 27:95–102

Tesarek B, Lenoch F, Streda A, Houba V (1967) Klinische und röntgenologische Befunde bei der seronegativen Polyarthritis. VI. Europ Kongreß Rheumatolog, Lissabon

Theiss B, Böni A, Wagenhäuser FJ, Schnyder UW, Fehr K (1969a) Intrafamiliäre Untersuchungen bei Psoriasis-Arthritis. Z Rheumaforsch 28:403

Theiss B, Böni A, Wagenhäuser F, Schnyder UW, Fehr K (1969b) Psoriasis-Spondylarthritis. Z Rheumaforsch 28:93

Theiss B, Schnyder UW, Böni A (1970) Intrafamiliäre immunochemische Untersuchungen bei Psoriasis-Arthritis und Psoriasis-Spondylarthritis. Arch Klin Exp Dermatol 239:70

Treuhaft PS, McCarty DJ (1971) Synovial fluid pH, lactate, oxygen and carbon dioxide partial pressure in various joint diseases. Arthritis Rheum 14/4:475–484

Tzonchev V, Seidel K, Dimitrov M, Herrmann K (1973) Rheumatismus im Röntgenbild. Fischer, Jena S. 22

Van Scott EJ, Auerbach R, Weinstein GD (1964) Parenteral methotrexate for psoriasis. Arch Dermatol 89:550

Vilaghy I, Krebs A (1970) Untersuchungen über die Vererblichkeit des Syndroms Psoriasis arthropathica. Dermatologica 140:209–213

Vilanova Y, Pinol J (1951) Psoriasis arthropathica. Rheumatism 7:197–208

Wagenhäuser R (1969) Die Rheumamorbidität. Eine klinisch-epidemologische Untersuchung. Huber, Bern Stuttgart Wien

Wagenhäuser FJ (1967) Sonderformen der progredient chronischen Polyarthritis. In: Belart W (Hrsg) Rheumatismus in Forschung und Praxis, Bd IV: Diagnose und Differentialdiagnose rheumatischer Krankheiten. Huber, Bern Stuttgart, S 15–32

Weddell G, Cowan MA, Palmer E, Ramaswamy S (1965) Psoriatic skin. Arch Dermatol 91:252

Weinstein G, Fost P (1971) Methotrexate for psoriasis: a new therapeutic schedule. Arch Dermatol 103:33

Weinstein GD (1973) Psoriasis-liver-methotrexate interactions (cooperative study). Arch Dermatol 108:36

Wood PHN (1968) Age and rheumatic diseases. 26. Excerpta Med Int Congr Ser 148:

Wright V (1957) Psoriasis and arthritis. Br J Dermatol 69:1

Wright V (1959a) Psoriatic arthritis. Arch Dermatol 80:27

Wright V (1959b) Rheumatism and psoriasis. A re-evaluation. Am J Med 27:454–462

Wright V (1961) Psoriatic arthritis. A comparative radiographic study of rheumatoid arthritis and arthritis associated with psoriasis. Ann Rheum Dis 20:123–132

Wright V (1969) Psoriatic arthritis. In: Copeman WSC (ed) Textbook of the rheumatic diseases, 4th edn. Livingstone, Edinburgh, pp 632–633

Wright V, Moll JM (1971) Psoriatic Arthritis. Bull Rheum Dis 21:627–632

VIII. Arthritis bei intestinalen Grundkrankheiten

Von

G. KLEIN

Im Lauf der letzten 5 Jahrzehnte wurden zwei Darmerkrankungen eingehender beschrieben, die mit Gelenkbeteiligung einhergehen können. Es sind dies die *Colitis ulcerosa* (C.u.) und die *Ileitis regionalis* (M. Crohn). Sowohl aus klinisch-röntgenologischer Sicht wie auch von histologischer Seite zeigt sich eine beachtliche Überschneidung der Befunde bei Colitis ulcerosa und Crohnscher Krankheit, und meist erlauben nur kumulative Befunde, besonders Lokalisations-, Ausdehnungs- und Häufigkeitsgrade, eine Differentialdiagnose (SCHACHTER et al. 1970). Daß die mit diesen Darmerkrankungen verbundenen Gelenkaffektionen nicht unabhängig auftreten und mit der jeweiligen Darmerkrankung nicht rein zufällig zusammentreffen, geht aus ihrer größeren Häufigkeit, welche die Durchschnittshäufigkeit von 1,5–2,5% (SOREN 1966a) der rheumatischen Gelenkentzündung übersteigt, wie auch aus der Verschiedenheit ihrer Lokalisation und ihres Ablaufes hervor. Die Gelenksymptome bei C.u. und Ileitis regionalis haben viele gemeinsame Züge, doch bestehen auch unterschiedliche Merkmale beider Gelenkaffektionen (SOREN 1966a, SOREN 1981).

1. Arthritis bei Colitis ulcerosa

Seit 1929 weiß man aufgrund eines größeren Beobachtungsgutes von BARGEN, daß sich eine Arthritis bei C.u. als Komplikation entwickeln kann, wobei über die Art dieser Arthritis lange Zeit weitgehende Unklarheit bestand. 1936 haben HENCH et al. hervorgehoben, daß die im Verein mit C.u. auftretende Arthritis wahrscheinlich in ursächlichem Zusammenhang mit der Darmerkrankung steht, und traten für eine Abgrenzung von der progredient chronischen Polyarthritis ein. Trotzdem wurden die mit C.u. und auch Enteritis regionalis vergesellschafteten Arthritiden lange Zeit als Fälle von chronischer Polyarthritis bei diesen Darmaffektionen aufgefaßt bzw. wurde auf die differentialdiagnostischen Schwierigkeiten hingewiesen (SHORT et al. 1957).

Erst die Einführung der Agglutinationsproben zur Bestimmung des Rheumafaktors brachte eine Wende mit sich, da man nun erkannte, daß sich die Arthritiden bei C.u. und Enteritis regionalis sero-negativ verhielten. Diese Tatsache bewog viele Autoren zu einer näheren Charakterisierung dieser Arthritisform, und so wurden viele detaillierte Studien über den Gelenkbefall bei beiden Darmerkrankungen mitgeteilt (KIRSNER et al. 1957, BYWATERS u. ANSELL 1958, DAFFNER u. BROWN 1958, MCEWEN et al. 1962, 1971, FERNANDEZ-HERLIHY 1959, FORD u. VALLIS 1959, CORNES u. STECHER 1961, ANSELL u. WIGLEY 1964, WRIGHT u. WATKINSON 1965a, b, 1966, SOREN 1966a, HAMMER et al. 1968, HASLOCK 1973, SOREN 1981).

1963 wurde die Arthritis bei C.u. bzw. Enteritis regionalis weltweit als besonderes Krankheitsbild anerkannt (PFENNINGER 1963, BLUMBERG et al. 1964, DEK-

KER et al. 1964, CAROIT et al. 1965, RUHL u. SOKOLOFF 1965, WRIGHT u. WATKINSON 1965a, CAROIT 1966, DEICHER u. AREND 1966). Es wurde auch wiederholt darauf hingewiesen, daß bei diesen Darmaffektionen nicht nur periphere Arthritiden vorkommen können, sondern auch entzündliche Veränderungen der Iliosakralgelenke bis zum Vollbild des M. Bechterew in Erscheinung treten (STEINBERG u. STOREY 1957, BYWATERS u. ANSELL 1958, ACHESON 1960, ZVAIFLER u. MARTEL 1960, ANSELL u. WIGLEY 1964, PORRINI et al. 1964, WRIGHT u. WATKINSON 1965b, JALAN et al. 1970, JAYSON et al. 1970, JAYSON u. BOUCHIER 1968, SOREN 1981). Die Häufigkeit von Gelenksymptomen bei C.u. beträgt nach verschiedenen Literaturangaben 10–23% (SOREN 1966a, 10,4%; SOREN 1981, 10,8%. WRIGHT u. WATKINSON 1965a, 11,5%; HAMMER et al. 1968, 12,4%; KLEIN 1972, 14,2%; BYWATERS u. ANSELL 1958, 15%; FERNANDEZ-HERLIHY 1959, 17%, GREENSTEIN et al. 1976, 23%).

a) Ätiopathogenese

Die Ätiologie der C.u. ist vorläufig noch ungeklärt. Sie wurde als Avitaminose, Virusinfektion, allergisch-hyperergische Entzündung und sogar als psychosomatische Erkrankung gedeutet. Das meist kurze Intervall, das bei der Mehrzahl der Patienten mit Gelenkaffektionen bei Colitis ulcerosa vorliegt, sowie die Tatsache, daß die C.u. auch mit langwierigen Abszessen einhergehen kann, schließen die Möglichkeit nicht aus, daß Abszesse als fokale Infekte wirken und für eine Streuung von Bakterien oder Bakterientoxinen verantwortlich sind (SOREN 1966a). Dafür, daß die Gelenkveränderungen offensichtlich nicht rheumatischer Natur im Sinne der chronischen Polyarthritis aufzufassen sind, spricht die Lokalisation, das klinische Bild und der Verlauf der Gelenkaffektion, der geringe Prozentsatz an bleibenden Schädigungen an den Gelenken, die mangelnde Neigung zu fortschreitender Deformierung sowie der negative Ausfall der Rheumafaktorbestimmung in 94% der Fälle (SOREN 1966a). Bei den von SOREN beschriebenen 8 Fällen mit erhöhtem Antistreptolysintiter dürfte eine zusätzliche Infektion mit β-hämolysierenden Streptokokken vorgelegen haben. Als weitere Erklärung in ätiopathogenetischer Hinsicht wurde ein direkter Zusammenhang der Darmerkrankung mit der Arthritis insofern diskutiert, als beide Teile eines Krankheitsbildes mit gemeinsamen ätiologischen Faktoren darstellen. Dagegen spricht jedoch die relativ geringe Koinzidenz einer Arthritis mit der Darmerkrankung. Die Gelenkaffektion könnte aber auch deshalb Folge der C.u. sein, weil Substanzen aus der Darmwand (Antigene) in den Blutstrom gelangen und zu immunbiologischen Vorgängen in der Synovialis führen (SCHOEN 1969). Die auffällige Parallelität (in 60–70%) zwischen der Exazerbation der *Colitis* und dem Auftreten bzw. Rezidiv der Gelenksaffektion scheint diese Annahme zu unterstützen (FERGUSON 1979, SOREN 1981). Im klinischen Bild hat man vielfach Erscheinungen gefunden, die große Ähnlichkeit mit jenen Organprozessen zeigen, die in das Gebiet der Autoimmunerkrankungen einzureihen sind. Dies hat dazu geführt, daß für die C.u. – gestützt auf eine Reihe klinisch-serologischer und morphologischer Kriterien – auch ein immunpathologisches Konzept diskutiert wird (HARRISON 1967, STEFFEN 1968, KLEIN 1971, VORLAENDER 1976).

Im Tierexperiment gelang es, mit Hilfe des Arthus-Schwarzmann-Phänomens den Nachweis einer Antigen-Antikörper-Reaktion am Kolon zu führen und am Kaninchendarm Veränderungen wie Hyperämie, Blutung und Thrombenbildung in den Gefäßen der Kolonwand zu erzeugen, die dem Erscheinungsbild der menschlichen C.u. ähnlich sind. Wenn es auch nicht möglich war, die

Chronizität des Krankheitsbildes und die Rezidivneigung, die für die humane C.u. charakteristisch sind, zu imitieren, so scheint doch der Beweis erbracht, daß das Kolon als Ort einer Überempfindlichkeitsreaktion anzusehen ist. Hieraus könnte die Hypothese abgeleitet werden, daß bereits geringfügige Reize in der Dickdarmschleimhaut eine bis dahin unterschwellige immunologische Reaktion auszulösen imstande sind (STEFFEN 1968). Unter der Voraussetzung, daß Kolongewebe das Antigen enthält, haftet der gegen dieses Antigen gerichtete Antikörper aus dem Serum des Kolitiskranken durch eine Antigen-Antikörper-Reaktion am Dickdarmgewebe. Als Gamma-Globulin läßt sich dieser Antikörper mit Hilfe von Fluoreszein-markiertem Anti-Gamma-Globulin darstellen, das sich an den Antigen-Antikörper-Komplex anlagert. Unter Verwendung des Antiglobulin-Konsumptionstestes gelang in Seren bei Patienten mit C.u. der Nachweis zirkulierender Antikörper gegen Antigene der Dickdarmschleimhaut (STEFFEN 1968, KLEIN 1971). Bei Untersuchungen mit Hilfe der Immunfluoreszenztechnik konnte gezeigt werden, daß es sich bei diesen Antikörpern um Autoantikörper handelt, da sie mit dem Kolon-Antigen der Patienten selbst in Reaktion treten (STEFFEN 1968). Auch BLÄKER et al. (1968) weisen darauf hin, daß Autoantikörperreaktionen bei C.u. vermutlich eine Rolle spielen, und begründen dies damit, daß Glukokortikoide die Darm- und Allgemeinsymptome dramatisch zu bessern vermögen. Mit Hilfe der Immunfluoreszenzmethode gelang der Nachweis, daß das verantwortliche Antigen im Zytoplasma der Schleimhautepithelien des Kolons gelegen sein muß (KOFFLER 1962, KLAVIUS 1963, zit. nach KLEIN 1971). Bei Untersuchungen mit der passiven Hämagglutination, Immunfluoreszenz und der Kollodiumpartikelreaktion traten in 56% der Seren mit C.u. positive Resultate auf, allerdings kann das quantitative Ausmaß der positiven Resultate nicht mit dem Umfang des Krankheitsprozesses im Kolon und mit dem Schweregrad der Kolitis in Korrelation gebracht werden (STEFFEN 1968).

PERLMANN et al. (1963, 1967, 1973, zit. nach VORLAENDER 1976) konnten nachweisen, daß man Antikörper gegenüber koloneigenem Antigen durch Antigene des Kolistammes O 14 zu absorbieren vermag, also eine partielle Antigengemeinschaft mit bakteriellen Antigenen von Kolibakterien zu bestehen scheint.

Die Frage, ob Autoantikörper für Gewebsschäden verantwortlich sein können, ist aufgrund neuerer experimenteller Untersuchungen zu verneinen (VORLAENDER 1976). Besondere Bedeutung kommt offensichtlich zellulären Immunmechanismen zu. Es scheint heute gesichert zu sein, daß zirkulierende Lymphozyten von Patienten mit ulzeröser Kolitis einen zytotoxischen Effekt auf humane Kolonzellen von Erwachsenen und Feten ausüben, wobei diese Zytotoxizität nach Kolektomie verschwindet und durch Antilymphozytenserum unterdrückt werden kann. Auch konnte gezeigt werden, daß Homogenate von menschlicher fetaler Kolonschleimhaut eine Migrationshemmung mononukleärer Zellen bewirken, die mit dem Grad der Aktivität der Erkrankung zunimmt. So erlaubt eine Vielzahl von Beobachtungen die Schlußfolgerung, daß vor allem zelluläre immunpathologische Reaktionen für die chronisch progressive Verlaufsform der C.u. relevant sein können, während im Einzelfall Lymphotoxine aus sensibilisierten Zellen in der Pathogenese eine Rolle spielen können. Wahrscheinlich ist, daß diese Immunphänomene durch infektiöse Antigeneinwirkung entstehen (VORLAENDER 1976). Inwieweit ein Immunmangel von sekretorischem IgA und somit ein insuffizienter „Mukosablock" Voraussetzung für das Zustandekommen auslösender Antigeneinwirkungen ist, kann bislang nicht entschieden werden (VORLAENDER 1976). Die Tatsache, daß nur wenige Menschen in unterschiedlichem Ausmaß auf ubiquitäre Darmkeime reagieren, deutet auf eine genetische Prägung der Colitis ulcerosa hin (ALMY u. SHERLOCK 1966; VORLAENDER 1976). Eine familiäre Disposition wird heute als sicher angenommen. Die Unterschiede in der immunpathologischen Konzeption könnten durch gewisse Unterschiede in der genetischen Prädisposition mitbedingt sein. Bei C.u. läßt sich häufiger als in Kontrollgruppen HLA 11 bei Verminderung von HLA 3 nachweisen, während bei M.Crohn gegenüber Kontrollkollektiven eine Vermehrung von HLA-B 8 bei Verminderung von HLA 9 gefunden wird (VORLAENDER 1976).

Ein eigenartiges Phänomen wurde von POLCAK et al. (1967a) mitgeteilt, nämlich daß das Serum von Patienten mit C.u. nach lokaler Einwirkung eine kapillarmikroskopisch nachweisbare Reaktion an Mesenterialgefäßen der Ratte zeigt, wobei eine umschriebene Vasokonstriktion, Blutzellaggregation und Strömungsbeeinträchtigung bis zur Prästase eintreten kann. Die durch einen chemisch noch nicht identifizierbaren Faktor hervorgerufenen vaskulären Erscheinungen wurden von POLCAK et al. (1967a) P-Phänomen genannt. Interessanterweise hat sich herausgestellt, daß dieser biologische Test nicht nur bei C.u. (POLCAK et al. 1967a, 1970) positiv ausfällt, sondern auch bei Krankheiten, für die ein immunpathogenetisches Konzept angenommen wird (CHLUD 1969, 1973, KOTZ et al. 1969, MAIROSE et al. 1970, 1971). Obwohl diese Ergebnisse prinzipiell mit immunpathologischen Vorgängen bei C.u. vereinbar wären, konnten MAIROSE et al. (1971) an einem großen Kollektiv zeigen, daß ein positives P-Phänomen zwar in 73% von autoimmunologisch bedingten Krankheiten auftritt, dieses aber auch bei sicher *nicht* immunologisch bedingten Erkrankungen in 48% reproduzierbar ist.

b) Klinik

Wenngleich auch im Verein mit Colitis ulcerosa verschiedene Gelenkaffektionen beobachtet wurden, so wird heute ein besonderer Arthritistyp, der durch bestimmte Merkmale gekennzeichnet ist, als sog. Kolitis-Arthritis anerkannt. Bezüglich der Geschlechtsverteilung nimmt diese Erkrankung eine Mittelstellung zwischen chronischer Polyarthritis und ankylosierender Spondylitis ein. Weibliche Kranke weisen vorwiegend eine periphere Arthritis auf, bei Männern dominiert eher eine Iliosakralarthritis bzw. Spondylitis im Sinne des M. Bechterew. Klinisch manifestiert sich diese Arthritis vorzugsweise zwischen dem 25. und 45. Lebensjahr, wobei sie so gut wie immer erst nach der Kolitis in Erscheinung tritt (WRIGHT u. WATKINSON 1965a). Die Rezidive dieser Gelenkentzündung oder die Neuaffektion anderer Gelenke steht in 80% der Fälle in einem unverkennbaren zeitlichen Zusammenhang mit der Exazerbation der Kolitis (SOREN 1966a). In der Regel werden gleichzeitig nur wenige und bevorzugt größere Gelenke befallen. Am häufigsten sind dies die Knie- und Sprunggelenke, aber auch Fingermittelgelenke, Ellbogen-, Schulter-, Hand-, Fingergrundgelenke, Hüftgelenke und Zehengelenke können betroffen sein (GOLDING 1966, SCHOEN 1969, SOREN 1981). In seltenen Fällen ist auch eine Mitbeteiligung der Kiefer- und Sternoklavikulargelenke möglich (ENDERLIN 1970, SOREN 1981).

Interessant erscheint die Tatsache, daß initiale Gelenkattacken in etwa der gleichen Häufigkeit bei C.u. gefunden werden, gleichgültig ob die Darmerkrankung erst weniger als 6 Monate oder bereits mehr als 10 Jahre besteht (WRIGHT u. WATKINSON 1965a). Die als mono- oder polyartikuläre akute Synovitis auftretende Gelenkattacke kann kurzdauernd sein, Tage bis Wochen oder seltener mehr als 2 Monate anhalten. In manchen Fällen kann der Verlauf Ähnlichkeit zum rheumatischen Fieber zeigen, und da die Arthritis gut auf Salizylate anspricht, ist auf die differentialdiagnostische Abgrenzung gegenüber einem akuten Streptokokkenrheumatismus zu achten (BYWATERS u. ANSELL 1958). Bei Befall mehrerer Gelenke, wobei solche der unteren Extremität bevorzugt werden, wird meist eine asymmetrische Lokalisation beobachtet (WRIGHT u. WATKINSON 1965a). In leichteren Fällen von mäßiger Kapselschwellung ist ein vollständiger Rückgang der Gelenkentzündung zu erwarten. Ein grundlegender Unterschied zur chronischen Polyarthritis besteht – abgesehen vom fehlenden Rheumafaktor – auch darin, daß in über 70% wieder eine normale Gelenkfunktion erreicht wird (SOREN 1966a, SOREN 1981).

Im allgemeinen findet sich eine Korrelation zwischen lokalen und systemischen Komplikationen und den Gelenkveränderungen, während eine solche Abhängigkeit in bezug auf eine evtl. auftretende Spondylitis nicht besteht (WRIGHT u. WATKINSON 1965a). Hochakute Kolitiden pflegen anfangs meist ohne Gelenkbeteiligung zu bleiben, doch sind frische Schübe häufig der auslösende Faktor. Besonders bei Frauen fällt eine enge Korrelation der Remissionen von Kolitis und Arthritis auf. Bevorzugt sind tiefsitzende Proktokolitiden mit perianaler Entzündung, großen Blutungen und Pseudopolypenbildung. Eine auffallende Beziehung besteht auch zu Schleimhautentzündung im Mund, Uveitis und Hauterscheinungen wie Erythema nodosum (in 25% der Fälle), Pyoderma gangraenosum und Unterschenkelgeschwüren (WRIGHT u. WATKINSON 1965a, SCHOEN 1969, STRUPPE u. HOEDER 1969). YOUNG (1966) konnte Finger-Clubbing in 9% beobachten und wies darauf hin, daß das Vorhandensein von Trommelschlegelfingern bei C.u. im Gegensatz zur bisherigen Auffassung eher eine Seltenheit ist.

Pathohistologisch bietet die Synovitis bei den arthritischen Formen ein unspezifisches Bild mit Hyperplasie der Synovialiszellen und lymphoplasmozytären Infiltraten (ENDERLIN 1970). In schweren Fällen kann sich ein Pannusgewebe entwickeln, und ein Übergreifen des entzündlichen Granulationsgewebes auf Knorpel, subchondrales Knochengewebe und paratikuläre Weichteile kann zu Destruktionen in diesen Bereichen führen (MIEHLKE u. WESSINGHAGE 1976). Auch SOREN (1966a) wies auf die chronische Synovitis mit beträchtlicher Zottenbildung, stellenweiser Hypertrophie der Synovialis, mäßiger Hyperämie der Kapillaren und kleinen Venen, Ödem und diffuser Infiltration der Subsynovialis mit Lymphozyten, Histiozyten und Plasmazellen hin.

Radiologisch lassen sich oft außer einer Weichteilschwellung keine Veränderungen nachweisen (WRIGHT u. WATKINSON 1965a, SOREN 1981), bei länger dauernden Gelenkschüben kann sich eine Osteoporose entwickeln (ENDERLIN 1970). In seltenen Fällen gelangen kleine Usuren des subchondralen Knochengewebes zum Nachweis, schwere Gelenkdestruktionen und Subluxationen sind eine Rarität (BYWATERS u. ANSELL 1958, FORD u. VALLIS 1959, CLARK et al. 1971).

Die spondylitische Form kann in das Vollbild der Spondylitis ankylopoetica münden, wobei sie dann von dieser nicht mehr zu trennen ist (ACHESON 1960, ANSELL u. WIGLEY 1964, BYWATERS u. ANSELL 1958, MCBRIDE et al. 1963, STEINBERG u. STOREY 1957, WILKINSON u. BYWATERS 1958, WRIGHT u. WATKINSON 1965b).

Labormäßig steht die Höhe der Blutsenkung in Abhängigkeit von der Aktivität der Darmaffektion und der Arthritis, das C-reaktive Protein findet sich im akuten Schub als hochpositiv, Agglutinationsteste zum Nachweis des Rheumafaktors fallen stets negativ aus, der Antistreptolysintiter ist normal (SOREN 1981). Der Antiglobulin-Konsumptionstest (nach STEFFEN) mit Kolonhomogenat zum Nachweis zirkulierender Antikörper kann in 50–60% der Fälle positiv ausfallen (mit Thymuszellkernen als Antigen in etwa 20–30%) (STEFFEN 1968, KLEIN 1971). Ferner findet sich eine mehr oder weniger starke Leukozytose bei gegenüber Vergleichskollektiven meist niedrigerer Erythrozytenzahl (VORLAENDER 1976). Das P-Phänomen läßt sich bei allen unbehandelten Fällen von C.u. erzeugen (POLCAK et al. 1967b, POLCAK 1970, CHLUD 1969, 1973, MAIROSE et al. 1971).

In der *Differentialdiagnose* der Kolitis-Arthritis müssen Krankheitsbilder berücksichtigt werden, bei denen klinisch ebenfalls eine Kombination von Arthritis mit einer Darminfektion im Bereich der Möglichkeit liegt. So ist ein rheumatisches Fieber auszuschließen, da auch bei diesem neben Fieber profuse Durchfälle das klinische Bild beherrschen können. In der Regel bringt jedoch eine sorgfältige Anamnese und die Erhöhung des Antistreptolysintiters diagnostische Klarheit. Die Diagnose eines M. Reiter sollte in zweifelhaften Fällen durch Untersuchung des Urethralabstriches erhärtet werden. Auch bei dieser Krankheit kann sich ja bekanntlich die Arthritis im Anschluß an eine fieberhafte Darminfektion mit Diarrhö manifestieren. Bei der progredient chronischen Polyarthritis erleichtern fast immer – abgesehen vom Verlauf – die serologische Konstellation (positiver Rheumafaktorbefund) und der radiologische Befund die Differentialdiagnose. Bisweilen muß auch eine infektiös-metastatische Arthritis durch Analyse des Gelenkpunktates, einschl. bakteriologischer Untersuchungen ausgeschlossen werden. Schwierig kann mitunter die Abtrennung einer symptomatischen Arthritis bei Malignom im Bereich des Intestinaltraktes werden, in solchen Fällen bringt erst die Abklärung des Intestinalbefundes diagnostische Sicherheit. Eventuell sind auch symptomatische Arthritiden bei Infektionskrankheiten, bei denen zunächst Darmsymptome im Vordergrund stehen, in die Differentialdiagnose einzubeziehen.

c) Therapie

Im Vordergrund der Behandlung steht die Therapie der Darmaffektion mit konservativen oder chirurgischen Maßnahmen. Die ursprüngliche Auffassung, daß eine Besserung der arthritischen Symptome nur durch eine Kolektomie herbeigeführt werden könne, ist sicherlich nicht ganz richtig, da Gelenkschmerzen auch nach operativen Eingriffen am Darm persistieren können, in vielen Fällen können freilich längere Remissionen erzielt werden (WRIGHT u. WATKINSON 1965a, SOREN 1966a). Während die periphere Arthritis durch eine chirurgische Intervention am Darm oft günstig beeinflußbar ist, bleibt die Spondylitis, die der Kolitis auch vorangehen kann, therapierefraktär (WRIGHT u. WATKINSON 1965a, b). Die Indikation zur Kolektomie muß jedoch stets im Hinblick auf das Ausmaß und die Schwere der C.u. und nicht im Hinblick auf die Arthritis gestellt werden (GOLDING 1971). In gewissen Fällen sind die Darmsymptome bei C.u. durch eine Thymektomie ganz wesentlich zu bessern (CESNIK u. SCHMID 1971). Die Autoren fanden in 3 von 8 Fällen in der operativ entfernten Thymusdrüse Lymphfollikel, wie sie sonst nur bei ausgesprochenen Autoimmunerkrankungen vorkommen. Die konservative Therapie der Arthritis bei C.u. beschränkt sich im allgemeinen auf symptomatische Maßnahmen in Form von nicht-steroidalen Antirheumatika (SOREN 1981), auch ACTH-Präparate können verabreicht werden. Die Gabe von Pyrazolonderivaten, Salizylaten, Naproxen und Diclofenac ist wegen der Darmaffektion kontraindiziert, da schon die physiologische intestinale Blutausscheidung deutlich zunimmt (UTHGENANNT u. TIMM 1976). In manchen Fällen ist die intraartikuläre Gabe von Kortikosteroiden zur Beherrschung der akuten Arthritis angebracht. Unter der Annahme eines immunpathogenetischen Konzeptes wurde der Antimetabolit Azathioprin mit z.T. relativ guten Erfolgen in die Therapie der C.u. eingesetzt (BOWEN et al. 1966, BLÄKER et al. 1968, BLÄKER 1973, MÜLLER-WIELAND 1973, VORLAENDER 1976), allerdings existieren unseres Wissens bisher keine Mitteilungen hinsichtlich der Wirkung dieser Substanz auf eine die Kolitis begleitende Arthritis.

2. Arthritis bei Ileitis regionalis (M. Crohn)

Die Ileitis regionalis (M. Crohn) ist eine unspezifische granulomatöse Darmentzündung mit unbekannter Ätiologie (SCHIER 1970, SOREN 1981) und kann ähnlich wie die C.u. mit artikulären Symptomen einhergehen. Hinsichtlich der Häufigkeit der Koinzidenz dieser Darmerkrankung mit Gelenkbefall existieren unterschiedliche Angaben. VAN PATTER et al. (1954) berichteten über das Vorkommen einer Arthritis in 4,5% unter 600 Patienten mit Ileitis regionalis der Mayo-Klinik. CROHN und YARNIS (1958) ermittelten eine Häufigkeit von 2,3%, DAFFNER und BROWN (1958) 6%, SOREN (1966b) 7,5%, SOREN (1981) 9,4%, CORNES und STECHER (1961) 10,7%, GREENSTEIN et al. (1976) 14%, ANSELL und WIGLEY (1964) 15,4%, HASLOCK (1973) 20,7%, und HAMMER et al. (1968) fanden eine Koinzidenz sogar in 22,2%. FORD und VALLIS (1959) sind der Auffassung, daß eine Ähnlichkeit mit der bei C.u. vorkommenden Arthritis besteht und stehen damit in Einklang mit der Ansicht von BYWATERS und ANSELL (1958).

a) Ätiopathogenese

Die Aufeinanderfolge von Darmerkrankung und Gelenkentzündung läßt einen ätiologischen Zusammenhang zwischen beiden Symptomen als sehr wahrscheinlich erscheinen. Bei der Enteritis regionalis scheinen allergische Reaktionen gegenüber nutritiven und vielleicht auch bakteriellen Antigenen häufiger als bei C.u., insbesondere bei akuten Verlaufsformen, verantwortlich zu sein. Eigentliche Immunreaktionen finden sich bei beiden Erkrankungen, häufiger aber bei C.u. Wenngleich eine endgültige ätiologische Klärung noch aussteht, so könnte für die Ätiopathogenese jedoch angenommen werden, daß die Darmaffektion durch eine vorläufig noch ungeklärte Infektion (SOREN 1981) oder durch Autoimmunprozesse verursacht wird, die sich auch auf die Gelenke auswirken, oder aber es werden toxische Substanzen aus dem Darm mit dem Blutstrom an die Gelenke herangebracht. Die Parallelität zwischen Exazerbationen der Ileitis regionalis und dem Neuauftreten oder Schüben von Gelenkentzündung legt die Annahme nahe, daß vom erkrankten Darm produzierte Substanzen in die Blutbahn gelangen und im Gelenk eine Antigen-Antikörper-Reaktion ausgelöst wird, welche die Entzündung hervorruft bzw. unterhält. Der entzündliche Prozeß klingt ab, wenn der Zustrom toxischer Substanzen versiegt oder vermindert wird, und flackert auf, wenn toxische Produkte erneut in die Gelenke gelangen (SOREN 1966a, SOREN 1981).

Ähnlich wie bei C.u. hat man auch bei Ileitis regionalis die gleichen Krankheiten beobachtet, deren immunpathologische Grundlagen diskutiert werden, wie eine Arthritis, die Entwicklung eines Erythema nodosum und Komplikationen im Sinne einer Iritis oder Iridozyklitis (VORLAENDER 1976). Interessant erscheint die Beobachtung, daß bei M.Crohn in 67% Antikörper gegen Kolonschleimhaut nachweisbar sind (STEFFEN 1968). Zugunsten immunpathologischer Reaktionen bei dieser Darmaffektion würde auch die von WILLOUGHBY et al. (1971) durchgeführte erfolgreiche Therapiestunde mit Azathioprin sprechen. Andererseits existieren aber gewisse Bedenken gegen eine Immunkonzeption, da Hinweise dafür existieren, daß Lymphozyten von Patienten mit dieser Erkrankung nach Stimulation mit Phythämagglutinin gegenüber Lymphozyten von Kontrollpersonen eine verminderte Reaktionsbereitschaft zeigen. Dies muß daran denken lassen, daß sogar eine Verminderung der immunologischen Infektabwehr vorliegen könnte. Ebenso wie für die C.u. darf eine familiäre Disposition für die Crohnsche Krankheit angenommen werden, und die Reaktion auf ubiquitäre Darmkeime, nur bei gewissen Fällen, deutet auf eine genetische Prägung hin, wenngleich noch viele offene Fragen bestehen (ALMY u. SHERLOCK 1966, JACOBY u. JAYSON 1974). Jedenfalls fällt bei Ileitis regionalis eine Vermehrung von HLA-B 8 bei Verminderung von HLA-B 9 gegenüber Kontrollprobanden auf (VORLAENDER 1976).

SEHA et al. (1973) konnten bei Enterocolitis regionalis in 38% aller Fälle bei Erwachsenen Retikulin-Antikörper nachweisen, ein Ergebnis, das sich bei einem Vergleich mit 434 Kontrollpersonen (1,4% Retikulin-Antikörper) als statistisch signifikant erwies. Die prozentuale Häufigkeit der Retikulin-Antikörper liegt zwar deutlich unter jener, die bei Zöliakie von Kindern gefunden wird, immerhin findet sich aber doch in einem Drittel aller klinischen Erkrankungen ein Sensibilisierungstyp, wie er neben Gluten-Unverträglichkeit auch für die einheimische Sprue diskutiert worden ist.

Die Diskussion um die Ätiopathogenese des M.Crohn ist bisher noch nicht abgeschlossen (SOREN 1981).

b) Klinik

Eine eindeutige Geschlechtsbevorzugung hinsichtlich des Auftretens einer Arthritis existiert offensichtlich nicht (HASLOCK 1973), und der Altersgipfel für die Erstmanifestation liegt um das 20.–40. Lebensjahr (SOREN 1966b, HASLOCK 1973). Prinzipiell können Gelenkbeschwerden, meist von polyartikulärem Charakter, Wochen, Monate oder Jahre nach Beginn der Darmerkrankung auftreten (ANSELL u. WIGLEY 1964, HASLOCK 1973, SOREN 1966a, 1966b, 1981). Die Gelenksymptomatik bei Ileitis regionalis ist ähnlich jener der C.u., gelegentlich können die artikulären Symptome der eigentlichen Darmerkrankung auch vorausgehen, während bei C.u. die Arthritis i.allg. der Colitis nachfolgt. Mitunter kann die Arthritis bei M.Crohn an die chronische Polyarthritis erinnern (HOULI u. REZEK 1965), meist jedoch findet sich eine mehr oder minder akute Form der Arthritis (HASLOCK 1973).

Dem klinischen und röntgenologischen Bild nach entspricht die Gelenkaffektion bei Enteritis regionalis einer Synovitis. Die Normalisierung der Gelenkfunktion und die fehlenden radiologischen Veränderungen, selbst nach mehrjähriger Dauer der Gelenkerkrankung, weisen darauf hin, daß sich die entzündlichen Veränderungen auf die Gelenkkapsel beschränken und der Knorpel unversehrt bleibt; dies wurde auch intraoperativ bei Durchführung von Synovektomien beobachtet (SOREN 1966a). Histologische Untersuchungen an operativ entfernter Synovialis zeigen, daß diese aus lockerem Bindegewebe, teilweise in Zotten angeordnet, besteht. Das subsynoviale Gewebe erscheint ödematös aufgelockert und mit Lymphozyten, Plasmazellen und Histiozyten lose infiltriert. Die therapeutisch leichte Beeinflußbarkeit durch konservative Maßnahmen und die Rückbildungsfähigkeit der Kapselveränderungen bei M.Crohn unterscheidet u.a. diese Gelenkaffektion von derjenigen bei Colitis ulcerosa. Obwohl die Gelenkbeschwerden der Darmaffektion vorausgehen können, kann ihre Manifestation auch nach Wochen oder Monaten, manchmal auch erst nach Jahren einsetzen (ANSELL u. WIGLEY 1964, SOREN 1966a, b, HASLOCK 1973, SOREN 1981). Bevorzugt betroffen werden die Kniegelenke (SOREN 1966, HOULI u. REZEK 1965, HASLOCK 1973), aber auch die proximalen Interphalangealgelenke (ANSELL u. WIGLEY 1964, HASLOCK 1973) und Sprunggelenke (SOREN 1966a), während Ellbogen-, Hand- und Schultergelenke nur selten und die Hüftgelenke so gut wie gar nicht befallen werden (ANSELL u. WIGLEY 1964, SOREN 1981).

Klinisch zeigen die erkrankten Gelenke diffuse Druckempfindlichkeit oder Kapselschwellung mit lokaler Überwärmung und umschriebener Druckschmerzhaftigkeit, wobei jedoch kaum eine Einschränkung der Beweglichkeit vorliegt (SOREN 1981). Während in Kniegelenken mitunter Ergüsse auftreten können, werden an Hand- und Sprunggelenken periartikuläre Ödeme beobachtet. Röntgenologisch finden sich keine Veränderungen des Gelenkspaltes oder der angrenzenden Epiphysen.

Im allgemeinen besteht eine Abhängigkeit im Aufflackern und Abklingen der Gelenkentzündung vom Zustand der Darmerkrankung insofern, als die meisten Exazerbationen der Darmerkrankung von Schüben aktiver Synovitis, Rezidiven früherer Gelenkentzündungen oder dem Auftreten frischer Gelenkattakken begleitet sind (SOREN 1966a, SOREN 1981).

Labormäßig ist die Blutsenkung stets erhöht, der Rheumafaktor im Serum negativ und der Antistreptolysintiter normal, antinukleäre Faktoren sind nicht nachweisbar (ANSELL u. WIGLEY 1964, SOREN 1966a, SOREN 1981). Obwohl HLA-B 13 bei M. Crohn häufiger nachweisbar ist, hat sich der Unterschied gegenüber einem Vergleichskollektiv gesunder Probanden als nicht signifikant erwiesen. In manchen Fällen gelingt auch der Nachweis von HLA-B 27, wobei der Zusammenhang zwischen diesem immunologischen Parameter und der Spondylitis bzw. Sakroileitis bei M. Crohn unklar ist, da Fälle mit Ileitis regionalis bekannt sind, die HLA-positiv sind und keine Spondylitis aufweisen, andererseits aber Patienten mit M. Crohn und ankylosierender Spondylitis HLA-B 27-negativ sein können (JACOBY u. JAYSON 1974). VORLAENDER (1976) weist auf eine Vermehrung von HLA-B 8 bei Verminderung von HLA-B 9 hin.

c) Therapie

Die Behandlung der Arthritis bei Ileitis regionalis beschränkt sich i. allg. auf die Gabe symptomatisch wirksamer Antirheumatika, evtl. auch von ACTH-Präparaten. Die Prognose der Gelenkaffektion wird weitgehend vom Verlauf der Darmerkrankung bestimmt, und die Gelenkentzündung hat eine ausgesprochene Tendenz zur Ausheilung ohne Residuen. Als immunsuppressives Medikament kann evtl. Azathioprin (IMUREK) eingesetzt werden, das bei akuten Schüben mitunter gut wirksam ist (MÜLLER-WIELAND 1973, VORLAENDER 1976).

3. Arthritis bei intestinaler Lipodystrophie (M. Whipple)

Die Whipplesche Lipodystrophie ist eine sehr seltene Erkrankung des Lipoidstoffwechsels, deren auffallendstes klinisches Merkmal eine Diarrhö ist (in 80,4% nach KELLY u. WEISINGER 1963). Die Darmaffektion ist durch spezifische histologische Veränderungen gekennzeichnet. Es finden sich Xanthomzellen in der Mukosa und Submukosa des Jejunums, ferner in den mesenterialen und retroperiotonialen Lymphgefäßen und Lymphknoten. Die Whipplesche Erkrankung ist oft mit peripherer Arthritis, manchmal auch mit Spondylitis verknüpft, wobei vorwiegend Männer im erwachsenen Alter erkranken. KELLY und WEISINGER (1963) ermittelten eine Inzidenz von peripherer Arthritis in 67,3%, wobei in 28,7% der Fälle gleichzeitig eine Spondylitis bestand.

Klinik: Neben einfachen flüchtigen Arthralgien können anfallsweise Arthritiden auftreten, die nur wenige Stunden anhalten, sich aber mehrmals pro Woche wiederholen können. Die Arthritis, die sich in schmerzhafter Rötung und Schwellung der peripheren Gelenke äußert, ist meist polyartikulärer Natur, mitunter kann sie auch als Oligo- oder Monarthritis mit Bevorzugung eher der großen Gelenke in Erscheinung treten (KELLY u. WEISINGER 1963, HOULI u. REZEK 1965, SCHOEN 1969, LENOCH 1970). In vereinzelten Fällen treten Gelenkerscheinungen auf, die klinisch und radiologisch Ähnlichkeit mit der chronischen Polyarthritis aufweisen können (SMITH 1962). Mit den peripheren Gelenkaffektionen kann eine Spondylitis mit Sakroileitis kombiniert und nicht von der ankylosierenden Spondylitis zu unterscheiden sein (KELLY u. WEISINGER 1963, CAUGHY u. BYWATERS 1963). Die Gelenksymptome können lange vor der klinischen Manifestation der Darmaffektion bestehen (DRUBE 1959).

HOULI u. REZEK (1965) berichteten über einen Fall, bei dem eine bilaterale Sakroileitis neben peripherer Arthritis sogar 5 Jahre vor den klinischen Darmerscheinungen und der bioptischen Sicherung der Whippleschen Erkrankung bekannt war. Nach Angaben von MEYER-LEDDIN (1963) treten bei etwa 60% der Kranken rheumatische Gelenkbeschwerden vor der Manifestation abdomineller Symptome auf. In solchen Fällen bleibt die Diagnose i. allg. so lange ungeklärt, bis eine Biopsie der Jejunum-Schleimhaut diagnostische Klarheit schafft.

Eine Osteoporose ist keine häufige Begleiterscheinung (LENOCH 1970), obwohl Veränderungen im Kalzium- und Phosphorstoffwechsel bekannt sind. Eine Osteomalazie bei M. Whipple könnte durch ungenügende Aufnahme von Kalzium und Phosphor infolge intestinaler Resorptionsstörung entstehen, da der Lymphstrom im Mesenterium behindert ist (BARTELHEIMER 1970). Eine mäßige Hypokalzämie wird in etwa einem Drittel der Fälle beobachtet, eine Hyperphosphatämie ist wesentlich seltener (SCHOEN 1969). Für die Diagnose der Whippleschen Erkrankung ist lediglich der histologische Befund des bioptischen Materials aus der Jejunum-Schleimhaut oder evtl. einer peripheren Lymphdrüse relevant. Spezifische Laboruntersuchungen existieren nicht. Die Blutsenkung ist meist erhöht, in der Elektrophorese besteht mitunter eine α_2- und β-Globulinvermehrung. Bei Befall der Wirbelsäule gleichen die Veränderungen jenen der ankylosierenden Spondylitis (KELLY u. WEISINGER 1963, CAUGHY u. BYWATERS 1963).

Therapie. Bisher hat sich die Verabreichung von Antibiotika und Kortikosteroiden bewährt (LENOCH 1970). Wegen der infolge der chronischen Diarrhö auftretenden Hypokaliämie sollte eine Kaliumsubstitution erfolgen.

4. Symptomatische (reaktive) Arthritiden bei enteralen Infektionen

Als symptomatische bzw. reaktive Arthritiden (früher als Rheumatoide bezeichnet) sind Gelenkerkrankungen zu bezeichnen, bei denen die Gelenkmanifestation mögliches Symptom einer allergischen Reaktion auf irgendeine Noxe ist. Es kann sich um Erreger (Bakterien, Viren, Protozoen) oder Parasiten, um körpereigenes pathologisches Gewebe (Tumoren) sowie um unbelebte Noxen (Fremdserum, Nahrungsmittel, Chemikalien etc.) handeln (MATHIES 1970). SCHILLING (1970) definiert die symptomatische Arthritis als mon- bis oligartikuläre sterile Gelenkentzündung, die fakultative Begleiterscheinung einer nichtrheumatischen Grundkrankheit ist, mit infektiöser oder nicht-infektiöser Ätiologie mit toxischer, allergischer oder immunologischer Pathogenese und Ausheilung meist ohne Dauerschaden. Die Tatsache, daß es nur in einem verhältnismäßig geringen Prozentsatz aller Infektprozesse gelingt, pathogene Mikroorganismen im erkrankten Gelenk nachzuweisen, hat die Frage nach einem besonderen pathogenetischen Erklärungsprinzip aufgeworfen. Erfahrungen der experimentellen und klinischen Allergieforschung zeigen, daß mono- und polyartikuläre Entzündungsprozesse durch belebte und unbelebte pathogene Faktoren (Allergene) entstehen, und in der klinischen Medizin besteht prinzipiell die Konzeption, daß bei der Entwicklung solcher entzündlichen Gelenkerkrankungen der Sensibilisierung eine pathogenetisch entscheidende Bedeutung zukommt. Das Vorkommen extraartikulärer Symptome macht es wahrscheinlich, daß diese

Erscheinungen insgesamt auf eine gemeinsame infektionsallergische Pathogenese zu beziehen sind (SCHEIFFARTH 1967). Die para- und postinfektiöse symptomatische Arthritis ist eine akut oder subakut verlaufende, meist polyartikuläre Komplikation, die prinzipiell bei jeder Infektion auftreten kann, also ein unspezifisches Syndrom, das nicht mit der Absiedelung des Erregers in den befallenen Gelenken einhergeht, obgleich es sekundär die Grundlage für eine solche Absiedelung abgeben kann (HÖRING 1970).

Klinisch entsprechen die symptomatischen Arthritiden meist polyartikulären und plötzlich auftretenden Arthralgien, wobei sich auch eine Schwellung, seltener Rötung oder Ergußbildung entwickeln kann. Gewöhnlich treten im Rahmen solcher Arthritiden auch Allgemeinerscheinungen wie Fieber, Tachykardie, Kopfschmerzen und Appetitlosigkeit auf.

Pathohistologisch lassen sich in der Synovialkapsel monolymphozytäre Infiltrate nachweisen. Die Synovia ist eher zähflüssig und kann Agglutinine gegen den Erreger der entsprechenden Krankheit in mäßiger Titermenge enthalten, wobei die Erreger selbst im befallenen Gelenk nicht nachweisbar sind. Die Prognose symptomatischer Arthritiden ist im allgemeinen gut. Bei diesen Arthritiden handelt es sich somit um allergische Reaktionen der Synovialis, die in der Regel nicht zu bleibenden Veränderungen führen. Als auslösende Ursache kommen aber nicht nur infektiöse, sondern mitunter auch nicht-infektiöse Noxen wie z.B. Tumoren des Pankreas oder Magendarmkarzinome in Frage (MATHIES 1974).

Als infektiöse Ursachen von seiten des Darmkanals sind Salmonellosen, Brucellosen, die enterale Yersinia- und Coxsackie-Infektion, Shigellosen und die Amöbenruhr anzusehen. Im Zeitalter des Massentourismus muß zunehmend auch mit dem Vorkommen seltenerer Darminfektionen gerechnet werden, die bisher mehr oder minder unbekannt waren. Möglicherweise wird deshalb in Zukunft für den Rheumatologen eine Konfrontation auch mit eher seltenen Infektionen und den damit verbundenen Arthritiden nicht ausbleiben.

a) Arthritis bei Salmonelleninfektion (Typhus, Paratyphus A, B)

Die Arthritis bei Salmonelleninfektionen ist eine seltene Begleiterscheinung dieser Infektionskrankheiten (DAVID u. BLACK 1960). SAPHRA und WASSERMANN (1954) beobachteten für S. choleraesius in 2,4% eine Inzidenz für eine Gelenkaffektion und konnten später für alle Salmonelleninfektionen eine Häufigkeit von 0,24% angeben (SAPHRA u. WINTER 1957), während VARTIAINEN und HURRI (1964) eine Koinzidenz von 1,9% ermittelten. WARREN (1970) beobachtete eine Gelenkbeteiligung in 2,4%, wobei Infektionen mit S. enteritidis (9,5%) häufiger als solche mit S. typhi-murium (2,5%) vorkamen. Die Häufigkeit der Gelenkbeteiligung bei S. enteritidis erscheint hoch und entspricht vermutlich nicht der wahren Inzidenz. Aufgrund dieser Beobachtungen wurde in Erwägung gezogen, daß Salmonelleninfektionen in unklaren Fällen von Arthritiden und bei Reiterscher Erkrankung ohne Urethritis ursächlich eine Rolle spielen könnten (SCHILLING 1970, OLHAGEN 1970). Bei der Entstehung des Reiter-Syndroms bestanden ja seit jeher Zusammenhänge auch mit enteralen Infekten. So sind auch Shigellosen neben dem Auftreten von Arthritiden in Europa und dem Mittleren Osten interessant, weil sie mitunter das Erscheinungsbild eines Reiter-Syndroms hervorrufen können, wobei die Zusammenhänge zwischen beiden Krankheitsbildern noch ungeklärt sind (HARTMANN 1974). In den USA gelang es in einer

Reihe von Fällen mit M. Reiter, Mykoplasmen oder Bedsonien bzw. Chlamydien nachzuweisen (SCHACHTER et al. 1966). Die postdysenterische Reitersche Krankheit ist sicherlich nur eine ätiologische Form dieses Syndroms, das eine Zweitkrankheit nach verschiedenen, bisher noch nicht bekannten Infekten darstellt, wobei jedoch der enterale Infektmodus gegenüber dem genitalen zurücktritt (SCHILLING 1970).

Klinisch handelt es sich bei dem Gelenkbefall im Rahmen einer Salmonelleninfektion um mon- oder polyartikuläre Gelenkentzündungen, die meist steril sind, in seltenen Fällen aber purulenten Charakter annehmen können. DAVID und BLACK (1960) teilten mit, daß in 52 von 83 Arthritis-Fällen Salmonellen aus der Synovialflüssigkeit gezüchtet werden konnten, wobei in 21 Fällen eine purulente Synovia vorlag, während BERGLÖF (1963) die Salmonellenarthritis als aseptische, asymmetrische Polyarthritis beschreibt. VARTIAINEN und HURRI (1964) fanden stets eine sterile Synovia bei mono- und polyartikulären Befall, wobei letzterer an das Bild eines akuten Streptokokkenrheumatismus erinnerte. Unter den 7 von WARREN (1970) beobachteten Fällen befand sich nur einer mit purulenter Monoarthritis, während die restlichen 6 Fälle das Bild einer aseptischen Arthritis mit mäßiger Vermehrung polymorphkerniger Zellen boten.

Die Laboruntersuchungen zeigen neben einer mäßig beschleunigten Blutsenkung (WARREN 1970), die aber in der 1. Stunde mitunter 100 mm erreichen kann (VARTIAINEN u. HURRI 1964), eine Leukopenie mit relativer Lymphozytose und Aneosinophilie (GROSS 1965), aber auch Leukozytosen bis 17000 wurden beobachtet (WARREN 1970). BERGLÖF (1963) weist auf die Anämie hin, die bei allen seinen Fällen vorhanden war. Untersuchungen von Blut, Harn und Stuhl sind äußerst wichtig. Meist erlaubt die serologische und bakteriologische Differenzierung des Erregers die genaue Abgrenzung einer Salmonellenarthritis gegenüber anderen Infektionen. Mitunter gelingt der Nachweis von Salmonellen in der Synovialflüssigkeit (DAVID u. BLACK 1960, WARREN 1970).

Die *Behandlung* der Gelenkentzündung bei Salmonelleninfektion deckt sich mit der der Infektionskrankheit als solcher (Antibiotika, Bettruhe), zusätzlich können Antiphlogistika bzw. Antirheumatika erforderlich sein. Sollte eine Spondylitis mit heftigen Schmerzen auftreten, so ist eine absolute Ruhigstellung der Wirbelsäule angezeigt (GROSS 1965).

b) Yersinia-Arthritis

Bei den nach enteritischen Infekten auftretenden Arthropathien kommen als Erreger bekanntlich Coxsackie-Viren, Shigellen und Salmonellen in Betracht, und seit einigen Jahren spielen auch Yersinien (Yersinia enterocolitica, Yersinia pseudotuberculosis) als ursächliche Erreger eine gewisse Rolle. Die Yersinia-Arthritis wurde erstmals in Finnland beobachtet (AHVONEN et al. 1969) und ihre Häufigkeit im Rahmen dieser Darminfektion mit etwa 30% angegeben (AHVONEN 1972, SIEVERS et al. 1972). KNAPP et al. (1975) beobachteten unter 108 Yersinia-Fällen bei 5 Patienten arthritische Symptome und SCHILLING (1976) gab eine exakte Beschreibung der Yersinia-Arthritis ausgehend von 4 selbst beobachteten Fällen mit Oligo- und Polyarthritis. Aus neueren Untersuchungen von KNAPP (1981) geht hervor, daß signifikante Agglutinin-Titer gegen Yersinia enterocolitica und Yersinia pseudotuberculosis bei 7,2% bzw. 2,3% von gezielt untersuchten 22004 Patienten ermittelt werden konnten. Ein Erregernachweis gelang in 4,1% von insgesamt 3668 Stuhlproben und Lymphknoten. Von 1593 bzw. 507 Patienten mit signifikanten Agglutinintitern gegen Yersinia enterocolitica oder Yersinia pseudotuberculosis hatten 18,8% bzw. 7,5% eine reaktive seronegative Arthritis.

Infektionen mit Yersinia enterocolitica und Yersinia pseudotuberculosis manifestieren sich beim Menschen in unterschiedlicher Häufigkeit vornehmlich unter den Primärsymptomen einer akuten Enteritis oder Enterokolitis mit und ohne Fieber, einer operativ meist unbestätigten Appendizitis mit den bioptischen Befunden einer mesenterialen Lymphadenitis oder akuten terminalen Ileitis und wesentlich seltener, vor allem bei resistenzgeminderten Personen, als Septikämie. Zu den häufigsten Komplikationen einer enteralen Yersiniose gehören reaktive Mono- und Polyarthritiden und ein Erythema nodosum. Yersinia-Infektionen werden in Europa vor allem durch Yersinia enterocolitica O-Gruppe I und V, seltener durch Yersinia pseudotuberculosis Typ I bis V ausgelöst (KNAPP 1981).

Eine eindeutige Geschlechts- und Altersbevorzugung scheint nicht zu bestehen, wenngleich diese Erkrankung bei jüngeren Männern etwas häufiger vorzukommen scheint. Die Inkubationszeit ist unbekannt, die Ansteckungsfähigkeit belegt und ein familiäres Vorkommen beschrieben (AHVONEN u. ROSSI 1970). Eine sichere Information über den Infektmodus existiert noch nicht. Wahrscheinlich ist dieser oralalimentär, es fallen anamnestisch aber auch Racheninfekte auf (LAITINEN et al. 1972, SCHILLING 1976). Bisherige Erfahrungen lenken den Verdacht auf eine genetische Disposition, da ein hochsignifikant gehäuftes Vorkommen des HLA-B 27 beobachtet wurde (AHO et al. 1975, SCHILLING 1976, HERRLINGER 1981). Nicht geklärt ist die Frage, inwieweit die HLA-B 27-negativen Fälle, die anscheinend gehäuft zusätzlich ein Erythema nodosum zeigen, eine anderswertige, eventuell eigenständige Reaktionsform darstellen (HERRLINGER 1981). Das Vorkommen des Histokompatibilitätsantigens bei Spondylitis ankylopoetica und M. Reiter ist ja seit vielen Jahren bekannt. Offensichtlich können auch Yersinia-Infekte unter dem Bild eines M. Reiter verlaufen (AHVONEN u. SIEVERS 1969), sodaß sich vielleicht über die Yersinia-Infektion neue Aspekte des Zusammenhanges zwischen Darminfektion und Arthritis ergeben könnten. Über die differentialdiagnostischen Schwierigkeiten von Arthritiden im Gefolge von enteritischen Infekten, vor allem hinsichtlich inkompletter Formen der Reiterschen Krankheit wurde bereits vor über 15 Jahren hingewiesen (SCHILLING et al. 1965).

Der akuten Arthritis gehen in der Regel wenige Tage oder 1 bis 3 Wochen uncharakteristische abdominelle Beschwerden oder für eine akute Darmerkrankung sprechende Symptome voraus. Nach Beobachtungen von HERRLINGER (1981) waren gastrointestinale Symptome anamnestisch nur in etwa der Hälfte der Fälle zu eruieren. Beide Erregerarten führen zur Entzündung der großen und kleinen Gelenke, wobei häufig bilateral, nur selten symmetrisch, vor allem Knie-, Fuß-, Hand-, Zehen- und Fingergelenke befallen werden. Wesentlich seltener sind Ellbogen-, Schulter-, Sternoklavikular- und Kiefergelenke betroffen (LAITINEN et al. 1972, SCHILLING 1976, HERRLINGER 1981, KNAPP 1981). Grundsätzlich kann aber auch eine Polyarthritis mit symmetrischem Befall der kleinen Gelenke in Erscheinung treten, wobei das Krankheitsbild dann Ähnlichkeit mit der chronischen Polyarthritis aufweisen kann (SCHILLING 1976). Kreuz-, Becken-, Muskel- und Fersenschmerzen weisen auf eine Mitbeteiligung der Hüft- und Ileosakralgelenke bzw. auf tendoostitische Reizzustände hin (SCHILLING 1976, KNAPP 1981). HERRLINGER (1981) beobachtete bei einigen Patienten radiologische Veränderungen an den Ileosakralgelenken wie bei Spondylitis ankylosans. Die Dauer der arthritischen Symptome liegt bei den meisten Patienten zwischen 1 bis 6 oder 9 Monaten, doch wurden in Einzelfällen wesentlich längere Zeiten bekannt (WINBLAD 1975, KNAPP 1981).

Die Arthritis, die nach dem Sistieren der Diarrhö sofort oder erst nach Tagen oder Wochen einsetzt, entspricht einer hochfloriden Synovialitis mit starker Schwellung, Schmerz und gelegentlich auch Rötung. Sie ist exsudativ und steril, bisweilen findet sich ein Erguß im Kniegelenk, der punktierbar ist. Die Synovia-Analyse ergibt eine muzinarme, zell- und eiweißreiche Gelenkflüssigkeit, eine große Zahl von segmentkernigen Leukozyten, jedoch keine RA-Zellen. Auch die hohe Enzymaktivität weist auf eine floride Entzündungssituation hin und der Yersinia-Agglutinationstiter liegt über dem des Blutserums. Eine Tenosynovitis, Bursitis oder subkutane Knoten gehören nicht zum Krankheitsbild der Yersinia-Arthritis. Die Synovitis heilt schließlich meist ohne Hinterlassung von Dauerschäden aus, auch röntgenologisch kommt es zu keinen Veränderungen am Gelenk (HERRLINGER 1981). Langzeitstudien lassen jedoch neuerdings den Übergang einer akuten Yersinia-Arthritis in chronische Verlaufsformen nicht mehr ausschließen (KNAPP 1981).

Das Auftreten einer flüchtigen Myokarditis ist bekannt, im EKG können reversible Störungen der Erregungsrückbildung oder Verlängerungen der Überleitungszeit vorkommen (AHVONEN et al. 1971, AHVONEN 1972). Das Herz bleibt radiologisch unauffällig, doch werden vorübergehende frühsystolische Geräusche beobachtet. Folgeerscheinungen im Sinne eines Herzklappenfehlers sind nicht bekannt (AHVONEN et al. 1971), auch andere viszerale Organmanifestationen mit Ausnahme eines gelegentlich auftretenden Leberparenchymschadens und vereinzelt entzündlichen Augenveränderungen sind bisher nicht beobachtet worden (HERRLINGER 1981).

Labormäßig fällt eine hohe Blutsenkung, Alpha-2-Globulinvermehrung in der Elektrophorese und ein positives C-reaktives Protein auf. Eine Leukozytose (mit Linksverschiebung und toxischen Granulationen, oft ohne Lymphopenie, teilweise mit ausgeprägter Lymphozytose) ist meist vorhanden, jedoch nicht obligat (ANLAUF et al. 1967), außerdem findet sich eine hypochrome Anämie. Transaminasenanstiege, Gamma-GT-Erhöhung, Anstieg der alkalischen Phosphatase (HERRLINGER 1981) und IgM-Erhöhung sowie Subikterus wurden beschrieben (ZILLESSEN et al. 1975). Rheumafaktoren und antinukleäre Faktoren fehlen stets. Der Nachweis des HLA-B 27 gelingt in etwa 80% der Fälle. Von großer Bedeutung für die ätiologische Abgrenzung der enteralen Yersiniosen und ihrer immunpathologischen Komplikationen ist der Antikörper-Nachweis. Er ist spätestens 1 bis 2 Wochen nach Auftreten der Primärsymptome zu veranlassen. Signifikante Agglutinin-Titer sind bei Infektionen mit Yersinia enterocolitica in der Regel erst 3 bis 7 Tage, nach Infektionen mit Yersinia pseudotuberculosis dagegen schon mit Auftreten der ersten abdominellen Krankheitssymptome nachweisbar. Zwei Antikörper-Titerbestimmungen im Abstand von 8 bis 10 Tagen erleichtern beim Nachweis eines vierfachen Titeranstiegs, im Einzelfall auch eines entsprechenden Titerabfalls, die ätiologische Aussage. Gleichzeitig mit dem Auftreten der sekundären Gelenk- und Hauterscheinungen ist somit bei den meisten Patienten ein Nachweis signifikanter Antikörpertiter zu erwarten. Als signifikant gelten bei Ausschluß von Spontan-Agglutinationen und serologischen Kreuzreaktionen allein mit OH-Antigenen nachgewiesene Agglutinin-Titer ab 1:160 oder gleichzeitig mit O und OH-Antigenen erfaßte Titer ab 1:40 (O-Ag) und 1:80 (OH-Ag) (KNAPP et al. 1973, KNAPP 1981). Die Methode der Wahl für den Antikörper-Nachweis ist bei Verdacht einer enteralen Yersiniose wie bei einer Salmonellose oder Brucellose die Widal-Reaktion oder Röhrchen-Agglutination, obwohl ihr Ersatz durch andere Methoden wiederholt empfohlen wurde. Auf Grund langjähriger Erfahrungen empfiehlt KNAPP (1981) weiterhin den Antikörper-Nachweis mit O und OH-Antigenen von Yersinia enterocolitica O-Gruppe I und V und mit OH-Antigenen von Yersinia pseudotuberculosis Typ I bis VI in der Widal-Reaktion durchzuführen.

Die Therapie mit Antibiotika kommt für die arthritische Phase meist zu spät, nachdem die enterale Krankheit auch ohne medikamentösen Einsatz innerhalb von 2 bis 3 Wochen abgeklungen ist. Gelenkbeschwerden können jedoch, wie erwähnt, noch mehrere Monate anhalten (AHVONEN et al. 1971, KNAPP 1981). Grundsätzlich sind die Yersinia-Erreger gegen Tetrazykline, weniger gegen Penicilline empfindlich (ZILLESSEN et al. 1975). Zur Behandlung der Arthritis sind in der Regel Antirheumatika erforderlich, allerdings erlaubt die vorangegangene Darmerkrankung selten eine adäquate hohe Dosierung. Deshalb kann die Applikation von Kortikosteroiden in Form einer kurzfristigen Stoßtherapie erforderlich werden, obgleich eine orale oder parenterale Steroidtherapie i. allg. vermieden werden soll. Eine intraartikuläre Kortisongabe ist hingegen erlaubt und des öfteren von Vorteil.

c) Arthritis bei Amöbiasis

Arthralgien, aber auch Arthritiden mit Ergußbildung werden noch bei einer anderen Darminfektion, nämlich der Amöbiasis beobachtet (HÖRING 1950, LYON 1958, ADAMS u. MAEGRAITH 1960, WILMOT 1962, ELSDON-DEW 1965). Dabei muß keineswegs charakteristischer Durchfall bestehen, so daß zunächst in manchen Fällen eine rheumatische Polyarthritis angenommen wird. Wird die Diagnose durch biologische, allenfalls durch histologische Untersuchung (Koloskopie mit Biopsie) gesichert, so darf die konservative Behandlung mit Metronidazol (Flagyl) bzw. Ornidazol (Tiberal) nebst symptomatischen Maßnahmen (Flüssigkeits- und Elektrolytzufuhr) versucht werden. Bei entsprechender Behandlung der Grundkrankheit klingt die Arthritis ab (HARTMANN 1974).

d) Coxsackie-Arthritis

Die symptomatische Coxsackie-Arthritis ist durchaus keine seltene Erkrankung und bei genauer Erhebung der Anamnese kann meist eine vorausgegangene, oft auch nur kurz dauernde Darmstörung eruiert werden, da das Coxsackie-Virus zu den Enteroviren zählt. Es ist heute noch unbekannt, ob die Viren vielleicht auch direkt in das Gelenk gelangen können. Klinisch präsentiert sich die Arthritis als akute Erscheinung mit Befall weniger, meist großer Gelenke unter Bevorzugung der unteren Extremitäten, mitunter tritt auch eine Myo- und Perikarditis mit EKG-Veränderungen und subjektiven Beschwerden auf (MATHIES 1970, 1974). So kann zumindest anfänglich die differentialdiagnostische Abgrenzung gegenüber einem akuten Streptokokkenrheumatismus Schwierigkeiten bereiten, um so mehr dann, wenn einer unbedeutenden Antistreptolysintitererhöhung (erhöhter Normaltiter nach früher einmal durchgemachten Streptokokkeninfekten) fälschlich ein diagnostischer Wert beigemessen wird. Im allgemeinen fehlt jedoch eine Angina in der Anamnese und der serologische Nachweis Komplement-bindender Antikörper deckt die Erkrankung auf. Serologisch konnte MATHIES (1970) die Typen A7 und A9 nachweisen. Eine Coxsackie-Infektion kann, auch ohne eine symptomatische periphere Arthritis hervorzurufen, zu einer Karditis führen (ZÖLLNER u. LYDTIN 1967).

5. Symptomatische Arthritis bei Brucellose

Obwohl die Brucellose keine Erkrankung des Intestinaltraktes ist, jedoch mit gastro-intestinalen Störungen und Lebermitbeteiligung einhergehen kann, soll die im Verein mit der Brucellose auftretende Gelenkbeteiligung der Vollständigkeit halber hier besprochen werden. Wie bei verschiedenen anderen Infektionen entstehen die Mehrzahl osteoartikulärer Schäden bei Brucellose dadurch, daß die Brucellae auf dem Blutweg in das Knochenmark der langen Röhrenknochen und in die Wirbelspongiosa gelangen und sich dort ansiedeln (metastatische Brucellose). Von dieser abzugrenzen ist das Krankheitsbild des Pseudorheumatismus brucellaris (*Brucellarheumatoid*), das eine Gewebsreaktion auf Brucella-bedingte Noxen ohne Bakterienansiedelung darstellt. Die Gelenkbrucellose wird häufiger von der Brucella melitensis (Ziege, Schaf) hervorgerufen als von der Brucella suis oder der Brucella abortus. Interessant erscheint eine Bevorzugung des männlichen Geschlechts, die sicherlich mit einer beruflich bedingten Exposition (Viehhalter, Hirten) in Zusammenhang zu bringen ist. MATHIES (1970) berichtete über einen Fall jahrelang persistierender Polyarthritis der großen Gelenke mit erhöhtem Bang-Antikörper-Titer bei einer medizinisch-technischen Assistentin. Die Häufigkeit einer Gelenkmanifestation bei Brucellose liegt bei 86% (BARCELO 1970). Das Auftreten einer *symptomatischen Arthritis* im Rahmen einer Brucellose ist in etwa 45% der Fälle gleichzeitig mit Fieber innerhalb der ersten zwei Wochen zu erwarten, die Gelenkmanifestation kann sich jedoch auch später, nach Wochen oder Monaten etablieren. Das klinische Bild der Gelenksymptomatik ist mannigfaltig, in einfachen Fällen bestehen multiple Gelenkschmerzen (Polyarthralgien) wechselnder Lokalisation, wobei Gelenkergüsse vermißt werden. Diese Erscheinungen können nach Tagen oder Wochen abklingen, oder aber sich mit flüchtigen Arthritiden kombinieren. Auch akute Formen, die das Bild eines akuten Streptokokkenrheumatismus vortäuschen, können auftreten. Man findet aber auch Gelenkveränderungen, die als echte Osteoarthritis anzusehen sind und deren Pathogenese mit jeder der übrigen Osteitiden und Osteoperiostitiden identisch ist. Diese werden durch die Ansiedelung der Brucella in den Gelenkgeweben ausgelöst, wo dann wie im Knochen Läsionen auftreten können, die sich entweder vollkommen zurückbilden oder Dauerschäden mit verschiedenen anatomischen und funktionellen Veränderungen verursachen. Formen mit manifesten Knochen- und Gelenkläsionen im Sinne echter *metastatischer Osteoarthritiden* können in unterschiedlichen Phasen der Krankheit auftreten. Entweder präsentiert sich eine solche Arthritis brüsk mit starken Ergußerscheinungen und Verklebungen, oder sie verläuft subakut mit geringeren entzündlichen Erscheinungen, die an eine Tuberkulose denken lassen. Grundsätzlich können sich sowohl bei akuten als auch bei chronischen Gelenkprozessen destruktive Veränderungen etablieren.

Eine Sakroileitis tritt bei 50% der Fälle beidseitig auf und ist überwiegend bei Männern zu finden. Obwohl sie frühzeitig beginnen kann, kommt sie gewöhnlich während der einzelnen Fieberschübe zum Vorschein, entweder als Einzelsymptom oder im Verein mit Polyarthralgien und Arthritis. Diese Lokalisation kann flüchtig sein oder ein solches Ausmaß erreichen, daß sie den Patienten zeitweilig invalidisiert. Klinisch ist die Sakroileitis durch lokalisierte Schmerzen mit nächtlichen Exazerbationen, beim Stehen und insbesonders beim Belasten des Beines der betroffenen Seite gekennzeichnet. Im allgemeinen sind die Handgriffe zur Untersuchung der Sakroiliakalregion sehr aufschlußreich. Röntgenologisch beobachtet man eine Rarefizierung der periartikulären Knochensubstanz; der Spalt erscheint unscharf und ist unregelmäßig begrenzt. Im weiteren

Verlauf kann es zu einer variablen Sklerose, einer fortschreitenden Verschmälerung des Gelenkspaltes bis zur Ankylose kommen (BARCELO 1970, MERGOLD 1963).

Die Coxitis tritt meist isoliert oder in Kombination mit Sakroileitis oder Spondylitis in akuter, subakuter oder chronischer Form auf und verursacht mitunter auch Dauerschäden am Hüftgelenk. Wenngleich es Fälle mit völliger Wiederherstellung gibt, kann über eine Verschmälerung des Gelenkspaltes eine Arthrose begünstigt werden. Radiologisch zeigt sich auch eine Osteoporose, welche die Femurepiphyse und den Pfannenrand betrifft (BARCELO 1970).

Labormäßig besteht meist eine mäßig beschleunigte Blutsenkung, anfänglich findet sich eine Leukozytose mit Linksverschiebung, später eine Leukopenie mit relativer Lymphozytose. Die Sicherung der Diagnose gelingt durch den kulturellen Nachweis von Brucellae im Blut. Die Agglutinationen auf Brucellae sind erst bei einem Titerergebnis oberhalb von 1:80 als sicher positiv anzusehen, und es ist zu beachten, daß falsche positive Agglutinationen auf Brucellae bei Typhus, Paratyphus, Cholera und Tulärmie vorkommen können. Negative Agglutinationen bei kulturell gesicherter Brucellose oder positiver Agglutination nur in sehr hohen Verdünnungen sind auf blockierende Antikörper zurückzuführen (GROSS 1965).

Therapeutisch sollte wie bei Befall der Wirbelsäule Bettruhe eingehalten und eine konsequente antibiotische Therapie durchgeführt werden. Bewährt hat sich die Kombination von Tetrazyklin oral mit Streptomyzin intramuskulär, wobei die Behandlung 3 Wochen über die Entfieberung hinaus fortzusetzen ist. Brucellae können nach Abklingen der Krankheitssymptome im retikuloendothelialen System weiterleben, was zu Rückfällen führt. Die durch Knochen- und Gelenkprozesse verursachten Schmerzen sprechen relativ schlecht auf Analgetika an. In einzelnen Fällen können, falls die Gabe symptomatisch wirksamer Antirheumatika nicht den gewünschten Erfolg bringt, Kortikosteroide verabreicht werden, allerdings stets in Kombination mit Antibiotika. Die gemeinsame Applikation von Antibiotika und Kortisonoiden führt zwar zu einer raschen Entfieberung und Verminderung der Letalität, andererseits vergrößert sich jedoch die Rezidivgefahr. Die Behandlung mit Antirheumatika und Antibiotika kann durch eine intravenöse Vakzine-Therapie ergänzt werden. Chirurgische Maßnahmen sind i. allg. kontraindiziert (GROSS 1965).

Literatur

Acheson ED (1960) An association between ulcerative colitis, regional enteritis and ankylosing spondylitis. QJ Med 29:489–494

Adams ARD, Maegraith BG (1960) Clinical tropical diseases. Blachwell, Oxford

Aho K, Ahvonen P, Alkio P, Lassus A, Sairanen E, Sievers K, Tiilikainen A (1975) HLA-27 in reactive arthritis following infection. Ann Rheum Dis [Suppl] 34:29–33

Ahvonen P (1972) Human Yersiniosis in Finland. Ann Clin Res 4:39–48

Ahvonen P, Rossi T (1970) Familial occurrence of Yersinia enterocolitica infection and acute arthritis. Acta Paediatr Scand [Suppl] 206:121–122

Ahvonen P, Sievers K (1969) Yersinia enterocolitica infection associated with Brucella agglutinins. Acta Med Scand 185:121–125

Ahvonen P, Sievers K, Aho K (1969) Arthritis associated with Yersinia enterocolitica infection. Acta Rheum Scand 15:232–253

Ahvonen P, Hiisi-Brummer L, Aho K (1971) Electrocardiographic abnormalities and arthritis in patients with Yersinia enterocolitica infection. Ann Clin Res 3:69–75

Almy TP, Sherlock P (1966) Genetic aspects of ulcerative colitis and regional enteritis. Gastroenterology 51:757–766
Anlauf M, Walther C, Bianchi L, Obrecht P (1967) Zur klinischen Differentialdiagnose der Lymphadenitis mesenterialis. Med Klin 62:1669–1676
Ansell BM, Wigley RAD (1964) Arthritic manifestations in regional enteritis. Ann Rheum Dis 23:64–72
Barcelo P (1970) Rheumatoid bei Brucellosen. In: Schoen R, Böni A, Miehlke K (Hrsg) Klinik der rheumatischen Erkrankungen. Springer, Berlin Heidelberg New York, S 255–261
Bargen JA (1929) Complications and sequelae of chronic ulcerative colitis. Ann Intern Med 3:332–352
Bartelheimer H (1970) Differentialdiagnose ossärer Erkrankungen. In: Schoen R, Böni A, Miehlke K (Hrsg) Klinik der rheumatischen Erkrankungen. Springer, Berlin Heidelberg New York, S 562–576
Berglöf FE (1963) Arthritis and intestinal infection. Acta Rheum Scand 9:141–148
Bläker F (1973) Grundlagen der immunsuppressiven Therapie bei gastroenterologischen Erkrankungen. Kassenarzt 12:1873–1877
Bläker F, Schäfer KH, Wallis H (1968) Neue Erkenntnisse über Vorkommen, Ätiologie, Pathogenese und Therapie der Colitis ulcerosa im Kindesalter. Monatsschr Kinderheilkd 12:116–125
Blumberg BS, Bunim JJ, Calkins E, Pirrani CL, Zvaifler NJ (1964) ARA nomenclature and classification of arthritis and rheumatism (tentative). Arthritis Rheum 7:93–97
Bowen GE, Irons GV, Rhodes JB, Kirsner JB (1966) Early experiences with Azathioprine in ulcerative colitis. JAMA 195:460–464
Bywaters EGL, Ansell BM (1958) Arthritis associated with ulcerative colitis. Ann Rheum Dis 17:169–183
Caroit M (1966) Les manifestations articulaires de la rectocolite hémorrhagique. In: Seze S de (Hrsg) L'actualité rhumatologique, Heft 3. L'Expansion Scientifique Francaise, Paris, S 20–24
Caroit M, d'Anglejan G, Paolaggi JB (1965) Les manifestations articulaires de l'entérite régionale (maladie de Crohn). In: L'actualité rhumatologique, Heft 2. L'Expansion Scientifique Francaise, Paris, S 41–64
Caughy DE, Bywaters EGL (1963) The arthritis in Whipple's syndrome. Ann Rheum Dis 22:327–334
Cesnik H, Schmid KO (1971) Über Lymphfollikel im Thymus bei Colitis ulcerosa. Langenbecks Arch Chir 328:128–138
Chlud K (1969) Das P-Phänomen bei progressiv chronischer Polyarthritis (pcP) und Kollagenosen, Heft 17. Wien Med Wochenschr 119:325–327
Chlud K (1973) Das P-Phänomen: Klinisch-therapeutische Konsequenzen, Heft 15. Therapiewoche 23:1257–1262
Clark RL, Muhletaler CA, Margulies StI (1971) Colitis-Arthritis. Radiology 101:585–594
Cornes JS, Stecher M (1961) Primary Crohn's disease of the colon and rectum. Gut 2:189–196
Crohn BB, Yarnis H (1958) Regional ileitis, 2nd edn. Grune & Stratton, New York
Daffner JE, Brown CH (1958) Regional enteritis: clinical aspects and diagnosis in 100 patients. Ann Intern Med 49:580–594
David JR, Black RL (1960) Salmonella arthritis. Medicine (Baltimore) 39:385–391
Decker JL, Bollet AJ, Duff JF, Shulman LE, Stollerman GH (1964) Primer on the rheumatic diseases. JAMA 190:127–140, 425–444, 509–530, 741–751
Deicher H, Arend P (1966) Formen der Arthritis bei chronischen Darmerkrankungen. In: Hauss WH, Gerlach U (Hrsg) Rheumatismus und Bindegewebe. Steinkopff, Darmstadt, S 133
Drube HC (1959) Die Whipplesche Krankheit. Ergeb Inn Med Kinderheilkd (NF) 10:605–609
Elsdon-Dew R (1965) Amöbiasis – echt und iatrogen. Med Klin 38:1521–1525
Enderlin M (1970) Arthritis bei colitis ulcerosa und enteritis regionalis. In: Schoen R, Böni A, Miehlke K (Hrsg) Klinik der rheumatischen Erkrankungen. Springer, Berlin Heidelberg New York, S 276–279
Ferguson RH (1979) Enteropathic arthritis. In: McCarthy D.L. Arthritis and Allied Conditions (Lea u. Febiger, Philadelphia 1979
Fernandez-Herlihy L (1959) The articular manifestations of chronic ulcerative colitis. N Engl J Med 261:259–265
Ford DK, Vallis DG (1959) The clinical course of arthritis associated with ulcerative colitis and regional ileitis. Arthritis Rheum 2:526–536
Golding DN (1971) Rheumatische Erkrankungen, 2. Aufl. Thieme, Stuttgart

Greenstein AJ, Janowitz HD, Sachar D (1976) The extraintestinal complications of Crohn's disease and ulcerative colitis. Medicine, 55:401–406

Gross D (1965) Infektiöse Spondylitiden. Folia Rheumatol. Documenta Geigy 4:1–16

Hammer B, Ashurst P, Naish J (1968) Diseases associated with ulcerative colitis and Crohn's disease. Gut 9:17–28

Harrison WJ (1967) Immunological factors in ulcerative colitis. Hosp Med 2:147–155

Hartmann MG (1974) Arthritiden bei Infektionskrankheiten. Verh Dtsch Ges Rheumatol [Suppl 3] 33:59–66

Haslock I (1973) Arthritis and Crohn's disease. Ann Rheum Dis 32:479–486

Hench PS, Bauer W, Fletcher AA, Christ D, Hall F (1936) The problem of rheumatism and arthritis. Ann Intern Med 10:754–909

Herrlinger JD (1981) Yersinia-Arthritis. Verh Dtsch Ges Rheumatol 7:382–385

Höring FO (1950) Exotische Krankheiten. Thieme, Stuttgart

Höring FO (1970) Rheumatoide und Infektionskrankheiten. In: Schoen R, Böni A, Miehlke K (Hrsg) Klinik der rheumatischen Erkrankungen. Springer, Berlin Heidelberg New York, S 128–131

Houli J, Rezek J (1965) Articular diseases in ulcerative colitis, regional ileitis and Whipple's disease. Acta Rheum Scand 11:291–298

Jacoby RK, Jayson MIV (1974) HLA-B 27 in Crohn's disease. Ann Rheum Dis 33:422–424

Jalan KN, Prescott RJ, Walker RJ, Sircus W, McManus JPA, Card WI (1970) Arthropathy, ankylosing spondylitis and clubbing of fingers in ulcerative colitis. Gut 11:748–754

Jayson MIV, Bouchier AD (1968) Ulcerative colitis with ankylosing spondylitis. Ann Rheum Dis 27:219–224

Jayson MIV, Salomon PR, Harrison WJ (1970) Inflammatory bowel disease in ankylosing spondylitis. Gut 11:506–510

Kelly JJ, Weisinger BB (1963) The arthritis in Whipple's disease. Arthritis Rheum 6:615–627

Kirsner JB, Sklar M, Palmer WL (1957) The use of ACTH, cortisone, hydrocortisone and related compounds in the management of ulcerative colitis. Am J Med 22:264–274

Klein G (1972) Beteiligung des Gastrointestinaltraktes bei rheumatischen Erkrankungen. Aerztl. Praxis 24:3163–3164

Klein W (1971) Neue Aspekte in Pathogenese und Therapie der Colitis ulcerosa. Wien Med Wochenschr 39:676–678

Knapp W (1975) Die Symptomatologie und humanmedizinische Bedeutung von Infektionen mit Yersinia enterocolitica. – Vortragsreferat. Münch Med Wochenschr 117:966

Knapp W (1981) Yersinia-Arthritis. Münch med Wschr 123, Nr. 49:1903–1907

Knapp W, Lysy J, Knapp Ch, Stille W, Goll U (1973) Enterale Infektionen beim Menschen durch Yersinia enterocolitica und ihre Diagnose. Infection 1:113–125

Koffler D, Minokeritz S, Rothmann W, Gerlach J (1962) Immunocytochemical studies in ulcerative colitis and regional ileitis. Am J Pathol 41:733–745

Kotz R, Chlud K, Friza B (1969) Das P-Phänomen in der Synovialflüssigkeit. Z Rheumaforsch 28:425–429

Laitinen O, Tuuhea J, Ahvonen P (1972) Polyarthritis associated with Yersinia enterocolitica infection. Ann Rheum Dis 31:34–39

Lenoch F (1970) Stoffwechselbedingte Gelenkerkrankungen. In: Schoen R, Böni A, Miehlke K (Hrsg) Klinik der rheumatischen Erkrankungen. Springer, Berlin Heidelberg New York, S 449–462

Lyon E (1958) Amöbiasis und Allergie. Allerg Immunol (Leipz) 4:289–296

Mairose UB, Tolk J, Földi E, Wolf E (1970) Die Bedeutung des P-Phänomens bei der chronischen Polyarthritis. Vortrag, 19. Jahrestagung der Vereinigung Süddeutscher Orthopäden, Baden-Baden

Mairose UB, Altwein JE, Schäfer R, Wolf E (1971) Das P-Phänomen bei Immun- und Nichtimmunkrankheiten. Med Welt 22:330–333

Mathies H (1970) Symptomatische Arthritiden. Med Klin 65:1351–1355

Mathies H (1974) Beteiligung des Magen-Darm-Kanals bei rheumatischen Erkrankungen. Therapiewoche 24:2928–2931

McBride JA, King JM, Baiki AG, Crean GP, Sircus W (1963) Ankylosing spondylitis and chronic inflammatory diseases of the intestines. Br Med J 2:483–486

McEwen C, Lingg C, Kirsner JB, Spencer JA (1962) Arthritis accompanying ulcerative colitis. Am J Med 33:933–941

McEwen C, Di Tata D, Lingg C, Porini A, Good A, Rankin Th (1971) Ankylosing spondylitis and spondylitis accompanying ulcerative colitis, regional enteritis, psoriasis, and Reiter's disease. A comparative study. Arthritis Rheum 14:291–318

Mergold DP (1963) Klinisches Bild und Diagnose der Sacroileitis bei Brucellose, Heft 9. Sov Med 27:51–59

Meyer-Leddin HJ (1963) Zum klinischen Bild der Whipple-Erkrankung (Lipodystrophia intestinalis). Med Klin 58:2048–2054

Miehlke K, Wessinghage D (1976) Entzündlicher Rheumatismus, 3. Aufl. Springer, Berlin Heidelberg New York

Müller-Wieland K (1973) Die Beeinflussung von gastroenterologischen Erkrankungen durch Immunsuppressiva; Enteritis regionalis und Colitis ulcerosa. Kassenarzt 12:1878–1882

Olhagen B (1970) The intestine and rheumatism. Acta Rheum Scand 16:177–183

Patter WN van, Dockery JA, Feldmann WH, Mayo WH, Waugh JM (1954) Regional enteritis. Gastroenterology 26:347–350

Pfenninger A (1963) Rectocolite hémorrhagique et rhumatisme. Med Hyg 21:156–161

Polcak J (1970) Das P-Phänomen. Wien Med Wochenschr 120:270–271

Polcak J, Vacek L, Skalova M (1967) The reactivity of mesenteric vessels of rats with the sera of ulcerative colitis patients. Am J Proctol 18:401–405

Polcak J, Vokurka V, Skalova M (1967b) Immunologische Phänomene in Familien mit Colitis ulcerosa. Gastroentologia (Basel) 107:164–167

Porrini A, McEwen C, di Tata D, Poppel M, Lingg C (1964) A roentgenologic and clinical study of ankylosing spondylitis and spondylitis accompanying in ulcerative colitis, psoriasis, Reiter's disease. Arthritis Rheum 7:338–339

Ruhl MJ, Sokoloff L (1945) A thesaurus of rheumatology. Arthritis Rheum 8:97–182

Saphra I, Wassermann M (1954) Salmonella cholerae-suis. Am J Med Sci 228:535–531

Saphra I, Winter JW (1957) Clinical manifestations of salmonellosis in man. N Engl J Med 256:1128–1134

Schachter J, Barnes MG, Jones JP, Engleman EP, Meyer KF (1966) Isolation of Bedsonia from joints of patients with Reiter's syndrome. Proc Soc Exp Biol Med 122:283–291

Schachter H, Melvin J, Goldstein J, Rappaport H, Fennessy JJ, Kirsner JB (1970) Ulcerative and granulomatous colitis – validity of differential diagnostic criteria. A study of 100 patients treated by total colectomy. Ann Intern Med 82:841–851

Scheiffarth F (1967) Die symptomatischen Polyarthritiden. In: Diagnose und Differentialdiagnose rheumatischer Krankheiten. Huber, Bern Stuttgart, S 32–41

Schier J (1970) Diagnostische und therapeutische Probleme bei der Enteritis regionalis. Therapiewoche 20:3227–3234

Schilling F (1970) Die symptomatischen Arthritiden. Die Heilkunst 83/8:1–6

Schilling F (1976) Yersinia-Arthritis. Dtsch Med Wochenschr 101:1515–1519

Schilling F, Gamp A, Schacherl M (1965) Das Reiter-Syndrom und seine Beziehungen zur Spondylitis ankylopoetica. Z Rheumaforsch 24:342–353

Schoen R (1969) Polyarthritis chron progressiva. Steinkopff, Darmstadt

Seha PP, Frey L, Holborow EJ (1973) Antireticulin antibody, incidence and diagnostic significance. Gut 14:311–315

Short CL, Bauer W, Reynolds W (1957) Rheumatoid arthritis. Harvard University Press Cambridge, Mass

Sievers K, Ahvonen P, Aho K (1972) Epidemiological aspects of Yersinia arthritis. Int J Epidemiol 1:45–46

Smith CJ (1962) Whipple's disease. Arthritis Rheum 56:96–102

Soren A (1966a) Gelenkentzündungen bei Darmerkrankungen. Wien Klin Wochenschr 78:96–99

Soren A (1966b) Joint affections in regional ileitis. Arch Intern Med 117:78–84

Soren A (1981) Joint inflammations as complications in intestinal inflammations. Z Rheumatol 40:1–5

Steffen C (1968) Allgemeine und experimentelle Immunologie und Immunpathologie. Thieme, Stuttgart

Steinberg VL, Storey G (1957) Ankylosing spondylitis and chronic inflammatory lesions of the intestines. Br Med J 2:1157–1162

Struppe A, Hoeder N (1969) Über nodöse Erytheme an den Unterschenkeln bei Colitis ulcerosa. Med Welt 20:2745–2746

Uthgenannt H, Timm H (1976) Der Einfluß von Voltaren auf die gastrointestinale Blutausscheidung. Therapiewoche 18:74–76
Vartiainen J, Hurri L (1964) Arthritis due to Salmonellen typhimurium. Acta Med Scand 175:771–780
Vorlaender KO (1976) Praxis der Immunologie. Thieme, Stuttgart
Warren CPW (1970) Arthritis associated with Salmonella infections. Ann Rheum Dis 29:483–487
Wilkinson M, Bywaters EGL (1958) Clinical features and course of ankylosing spondylitis. Ann Rheum Dis 17:209–228
Willoughby JMT, Kumar PJ, Beckett J, Dawson AM (1971) Controlled trial with Azathioprine in Crohn's disease. Lancet II:944–950
Wilmot AJ (1962) Clinical amoebiasis. Blackwell, Oxford
Winblad S (1975) Arthritis associated with Yersinia enterocolitica infections. Scand J Infect Dis 7:191–195
Wright V, Watkinson G (1965a) The arthritis of ulcerative colitis. Br Med J 2:670–675
Wright V, Watkinson G (1965b) Sacro-ileitis and ulcerative colitis. Br Med J 2:675–680
Wright V, Watkinson G (1966) Articular complications of ulcerative colitis. Am J Proctol 17:107–115
Young JR (1966) Ulcerative colitis and finger-clubbing. Br Med J 1:278–279
Zillessen E, Rehn K, Hunstein W (1975) Enterale Yersiniose. Med Klin 70:1655–1659
Zöllner N, Lydtin H (1967) Über ein gehäuftes Auftreten pathologischer Herzbefunde bei Coxsackie-Infektionen Erwachsener. Dtsch Med Wochenschr 92:2049–2056
Zvaifler NJ, Martel W (1960) Spondylitis in chronic ulcerative colitis. Arthritis Rheum 3:76–87

IX. Die Gelenk-, Knochen- und Muskelmanifestation der Sarkoidose

Von

H. Behrend

Mit 25 Abbildungen und 9 Tabellen

1. Historisches

Die erste Beschreibung von Knochenveränderungen bei Lupus pernio stammt von dem Prager Dermatologen Kreibich (1904). Bereits 1902 hatte Kienböck die gleichen Veränderungen beobachtet, sie jedoch der Syphilis zugerechnet. Kreibich belegte mit für die damalige Zeit ausgezeichneten Röntgenbildern die Miterkrankung der Knochen, die 1918 von Schaumann histologisch bestätigt und aufgrund einer Arbeit von Jüngling (1919) mit dessen Namen verbunden als Ostitis tuberculosa multiplex cystica bekannt wurde. Durch diese Namensgebung brachte er seine Überzeugung zum Ausdruck, daß die Tuberkulose als wahrscheinlichste Ursache anzusehen sei. Fleischner änderte 1924 den Begriff „cystica" in „cystoides", da es sich nicht um echte Zysten, sondern nur um zystenartige Veränderungen handelt, die durch Granulombildung hervorgerufen werden. Eine ausführliche Darstellung der Ostitis multiplex cystoides (Jüngling) geben Bürgel u. Bierling (1973) im *Handbuch der medizinischen Radiologie*. Über das gesamte Krankheitsbild des Morbus Besnier-Boeck-Schaumann s. bei Löffler u. Behrens (1956) in diesem Handbuch sowie bei Schermuly u. Behrend (1978) in *Handbuch der medizinischen Radiologie*.

Während die beiden ersten von Jüngling beobachteten Fälle ohne sarkoidale Hautmanifestationen einhergingen, hat Fleischner (1924) aus der vorwiegend dermatologischen Literatur eine große Zahl von Knochenveränderungen an Händen und Füßen zusammengestellt, bei denen gleichzeitig Hautveränderungen bestanden. Jüngling (1928) faßte die wichtigsten bis 1928 veröffentlichten Knochenläsionen, die mit Lupus pernio oder einem Boeckschen Miliarlupoid einhergingen, tabellarisch zusammen. In einem Fall beschrieb er einen letalen Ausgang an Lungentuberkulose bei gleichzeitig bestehender fistelnder Spondylitis tuberculosa. In einem anderen Fall beobachtete er, daß sich nach Überimpfung von steril aus dem Zeigefinger eines Patienten entnommenem granulomatösem Gewebe bei einem Meerschweinchen eine typische Tuberkulose entwickelte, an der das Versuchstier zugrunde ging.

Gleichzeitig wies er auf die häufige familiäre und persönliche Belastung durch eine vorangegangene Tuberkulose bei seinen Fällen hin. Inzwischen ist längst bekannt, daß die Sarkoidose keine echte tuberkulöse Erkrankung darstellt. Wir haben keinen Zweifel daran, daß in der frühen Zeit der ersten Fallberichte auch atypisch verlaufende Tuberkuloseformen vereinzelt als Sarkoidosen interpretiert wurden, obwohl das histologische Bild der Epitheloidzellgranulome ohne Verkäsung bekannt und die negative Tuberkulinreaktion nach Pirquet sowie das Fehlen von Tuberkelbazillen im histologischen Präparat bei vielen Patienten nachgewiesen war.

Schaumann (1918, 1926) gab den ersten Bericht über die pathologisch-anatomischen Veränderungen und wies auch bereits auf einen Befall der Sehnenscheiden hin. Fleischner (1924), Jüngling (1928), Nielsen (1934), Holt u.

OWENS (1949) sowie STEIN et al. (1956) beschrieben detailliert die röntgenologischen Befunde der Knochenbeteiligung. Von zahlreichen Autoren wurden knöcherne Veränderungen gehäuft bei gleichzeitiger Hautbeteiligung, insbesondere bei Lupus pernio, beobachtet (MARTENSTEIN 1924; KISSMEYER 1932; GRAVESEN 1942; GILG 1955; STEIN et al. 1956; JAMES 1959), was bei späteren Untersuchungen nicht bestätigt werden konnte. Während die meisten Autoren keine besondere Häufigkeit von Knochenmanifestationen der Sarkoidose bei gleichzeitig bestehender Hyperkalzämie feststellten und folglich keine positive Korrelation zwischen Hyperkalzämie und Knochenbeteiligung nachweisen konnten (SCADDING 1967, BALTZER et al. 1970), berichtete JAMES (1973) über eine Hyperkalzämierate von 23% bei Knochenbefall. Die Häufigkeit von Hyperkalzämien, bezogen auf alle Sarkoidosepatienten, liegt nach TAUPITZ (1970) zwischen 15 und 35%, nach WINNACKER et al. (1968) zwischen 13 und 18%. BALTZER et al. (1970, 1971a, b) beobachteten allerdings bei 17 Patienten mit Knochenzysten unter 338 Sarkoidosekranken weder eine Hyperkalzämie noch eine Erhöhung des Serumphosphors oder der alkalischen Phosphatase. Von SCHROEDER et al. (1971) wurden Hyperkalzämien bei 57,6% aller Fälle berichtet. Es ist jedoch fraglich, ob ein Serumkalziumwert, der nur knapp über der Normgrenze liegt, schon als erhöht betrachtet werden darf, was natürlich auch von der angewandten Methode abhängig ist. Häufiger als Hyperkalzämien sind bei genauer Bilanzierung Hyperkalziurien festzustellen (TRANSBØL u. HALVER 1967; WINNACKER et al. 1968; THOMAS 1969; MILLER et al. 1971, 1972; LEBACQ 1972). Ursache der Hyperkalzämie ist eine gesteigerte enterale Resorption.

2. Ätiologie

Die Frage nach der Ätiologie, die das zentrale Problem der Sarkoidose darstellt, ist seit der ersten Beschreibung der Krankheit noch unbeantwortet. Trotz aller Gegensätzlichkeiten in den verschiedenen Auffassungen besteht aber bei fast allen Autoren darin Übereinstimmung, daß die Erkrankung durch das Zusammenwirken endogener und exogener Faktoren hervorgerufen wird (KALKOFF 1955a, b, 1966).

Im Vordergrund der wissenschaftlichen Diskussion über die Ätiologie stehen heute im wesentlichen noch 3 Theorien:

1. Die Mehrheit der Autoren vertritt die These, daß die Sarkoidose ein polyätiologisches Syndrom ist, das durch zahlreiche belebte oder unbelebte Stoffe bei anlagebedingter, besonderer Reaktionsbereitschaft ausgelöst werden kann.

2. Einige Autoren halten die Sarkoidose für eine selbständige, also eigenständige Erkrankung, die durch ein bisher noch unbekanntes spezifisches Agens ausgelöst wird. Auch sie postulieren eine besondere Reaktionsbereitschaft des Organismus.

3. Die Arbeitshypothese der tuberkulösen Genese wird in neuerer Zeit nicht mehr diskutiert. Eine nicht unwichtige Rolle in den Überlegungen über die Ätiologie der Sarkoidose und deren mögliche Zusammenhänge mit der Tuberkulose spielten die klinischen Beobachtungen von sog. Übergangs- und Zwischenformen.

Eine interessante Arbeitshypothese über die Ätiologie der Sarkoidose, die sich auf die Untersuchungsergebnisse von MANKIEWICZ (1961, 1963a–c, 1966) stützt, entwickelte KALKOFF (1970). Danach besteht beim Sarkoidosekranken ein genetisch bedingtes Unvermögen, humorale Mykobakteriophagen-Antikörper zu bilden, weil er Mykobakteriophagen nicht als fremd empfindet. Das ermöglicht eine lysogene Konversion von Mykobakterien durch Mykobakteriophagen. Die Auseinandersetzung des Organismus mit diesem neu entstandenen Mikroorganismus induziert die Sarkoidose. Sie ist demnach eine Krankheit, die sich grundsätzlich von der Tuberkulose unterscheidet, obwohl ätiologisch Mykobakterien eine Rolle spielen.

Eine nicht weniger interessante Hypothese stellten HANNGREN et al. (1974a, b) auf. Nach ihren Untersuchungen soll eine Virusinfektion zu einer Depression der T-Zell-Funktion führen, ohne die Funktion der B-Zellen zu beeinflussen. Daraus würde eine abgeschwächte Tuberkulinreaktion bei normaler humoraler Antikörperbildung resultieren. Eine sich anschließende tuberkulöse Infektion oder eine BCG-Impfung könnte dann infolge der Depression der T-Zell-Funktion eine atypische Immunantwort insofern auslösen, daß anstatt einer normalen Reaktion der T-Zellen jetzt die B-Zell-stimulierende Eigenschaft der Tuberkuloproteine dominieren würde. Die Autoren begründen mit dieser Theorie die Veränderungen der Immunglobuline im Stadium I und führen das Erythema nodosum auf eine Antigen-Antikörper-Komplement-Reaktion zurück, bei der ein Überwiegen der B-Zell-Aktivität vorliegt. Auch Fieber und Arthralgien bei der akuten Erkrankung erklären sich durch die B-Zell-Stimulation. Die Generalisation der Erkrankung könnte dadurch ihre Erklärung finden, daß nach einer tuberkulösen Infektion Tuberkuloproteine (nicht Bazillen) im ganzen Körper verteilt sind. Das Epitheloidzellgranulom ohne Nekrose wäre die Folge der Stimulation der Makrophagen-Aktivität, jedoch ohne eine Transformation der T-Zellen zu „Killer-Zellen", was sonst Nekrosen verursachen würde. Unter der Voraussetzung, daß diese Hypothese zutrifft, würde sich auch erklären lassen, warum keine Tuberkelbazillen nachweisbar und Tuberkulostatika unwirksam sind, warum ein Effekt der Kortikoid-Therapie beobachtet wird, warum Schwierigkeiten bestehen, die Sarkoidose auf das Tiermodell zu übertragen, und schließlich würde sich auch die Erklärung für die Differenzen in den epidemiologischen Daten zwischen Tuberkulose und Sarkoidose und in der Sarkoidose-Epidemiologie zwischen verschiedenen Ländern, Altersgruppen und sozialen Gruppen ergeben.

Aus historischen Gründen sei an dieser Stelle auf GRÜNEBERG (1955) verwiesen, der hinsichtlich der tuberkulösen Ätiologie der Sarkoidose die Mitwirkung eines Zweitinfektes in Erwägung zog und erörterte, daß nur im Zusammenwirken einer Virusinfektion mit Tuberkelbazillen eine Boecksche Erkrankung auftreten und beim Rückgang der Virusinfektion ein Übergang in eine Tuberkulose erfolgen könne.

3. Pathogenese und Pathologie

Gleichermaßen umstritten wie die Ätiologie und damit letztlich noch unbekannt ist die Pathogenese, die naturgemäß mit der Frage nach der Ätiologie und nach dem Grund der überschießenden Mesenchymreaktion zusammenhängt. Die Eintrittspforte des ätiologischen Faktors ist bis heute nicht mit Sicherheit nachzuweisen. Ebenso ist über den zeitlichen Ablauf des entzündlichen Prozesses bisher nichts Sicheres bekannt. Die bei Krankheitsbeginn nahezu mit Regelmäßigkeit zu beobachtende initiale Vergrößerung der tracheobronchialen Lymphknoten rechtfertigt die Annahme, daß die Lunge die primäre Eintrittspforte für den vermutlichen Erreger ist, die dieser auf dem Luftweg erreicht

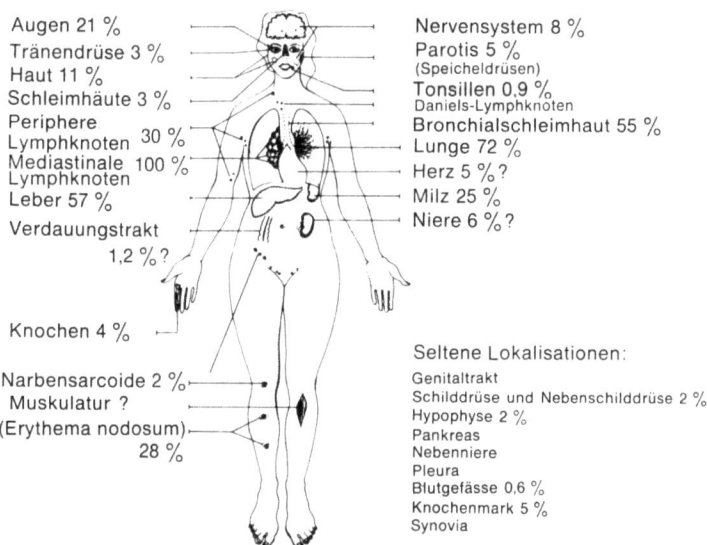

Abb. 1. Lokalisation der Sarkoidose und Häufigkeit der verschiedenen Organmanifestationen bei 451 Patienten

(HARTWEG 1951 b). Andererseits dürfte hier aber schon der Beginn einer Generalisation vorliegen, da sich bereits zu diesem frühen Zeitpunkt bei über 50% der Fälle weitere Organherde nachweisen lassen (UEHLINGER 1955; FRESEN 1958; BEHREND 1969). Die Sarkoidose nimmt offensichtlich in den Hiluslymphknoten ihren Anfang und breitet sich von hier aus in die Lunge und andere Organsysteme auf dem Lymphweg und hämatogen aus. Sie kann im Prinzip in allen Organen auftreten, obwohl bestimmte Organe bevorzugt werden (Abb. 1). Dieses Verhalten erklärt die Vielfalt der Krankheitserscheinungen, unter denen die Erkrankung auftritt.

Das feingewebliche Bild der Sarkoidose ist das Resultat eines entzündlichen Prozesses, der durch meist miliare, unterschiedlich dicht in Gruppen stehende Granulome gekennzeichnet ist. Charakteristisch für die Sarkoidose ist die oft generalisiert auftretende epitheloidzellige Granulomatose, weshalb auch von einer Reaktionskrankheit bzw. einer Systemerkrankung des mesenchymalen Gewebes gesprochen wird.

Nach UEHLINGER (1955) sind bei ordnender anatomischer Gliederung 3 Grundformen der Sarkoidose zu unterscheiden:

1. Die lokalisierte lymphonoduläre Form mit ausschließlichem Befall der tracheobronchialen Lymphknoten;
2. die lymphonodulär-pulmonale Form, die durch hilifugale, perivaskuläre und peribronchiale lymphogene Ausbreitung aus der ersten Form hervorgeht;
3. die lymphonodulär-hämatogene Form mit Metastasierung ausschließlich in die Lungen oder in die Lungen und in die extra-pulmonalen Organe.

Anatomisch ist die Sarkoidose als eine epitheloidzellige Granulomatose mit Hauptlokalisation im retikuloendothelialen System zu definieren. „Während Ätiologie und Pathogenese umstritten sind, ist das einzig allgemein anerkannte Grundelement das histomorphologische Substrat in Gestalt des miliaren epitheloidzelligen Granuloms; sein Nachweis bringt anatomisch-pathologischerseits die Diagnose einer Sarkoidose in Vorschlag. Seine Lokalisation und sein Schick-

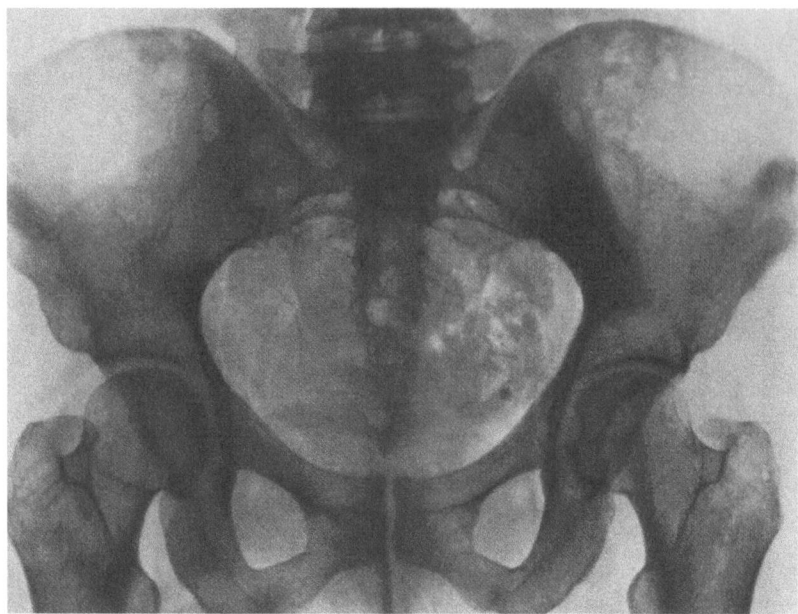

Abb. 2. Osteosklerotische Beckensarkoidose. Massive, bandförmige Spongiosklerose im medialen Drittel beider Darmbeinschaufeln, links ausgeprägter als rechts. Münzengroße spongiosklerotische Herde im Beckenkamm und in beiden unteren Schambeinästen. (Aus UEHLINGER u. WURM 1976)

sal bedingen gegebenenfalls Komplikationen oder Spätschäden" (GUSEK 1969). Aufgrund des Reaktionsbildes ist das epitheloidzellige Granulom der Sarkoidose in den Formenkreis der chronisch-produktiven Entzündungen einzuordnen. Es unterscheidet sich gegenüber dem tuberkulösen Granulom durch einige histologische und zytologische Besonderheiten und durch sein anderes Schicksal. Ausführliche Abhandlungen zur speziellen pathologischen Anatomie der einzelnen Organe finden sich bei LONGCOPE u. FREIMAN (1952), UEHLINGER (1955, 1958, 1961, 1964, 1971, 1972), LÖFFLER u. BEHRENS (1956), FRESEN (1958), GIESE (1960), LENNERT (1961), MOHR (1965), LESCH u. KOCH (1982). Ausführliche Darstellungen zur Histologie, Zytomorphologie, formalen Pathogenese der hyalinen Transformation und zur Histochemie sowie zur vergleichenden Zytologie des Sarkoidgranuloms finden sich bei GUSEK (1964, 1965, 1966/67, 1968, 1969), GUSEK u. BEHREND (1971, 1972), GUSEK et al. (1969).

Der pathologisch-anatomische Grundprozeß im Bereich des Skelettsystems ist gekennzeichnet durch Verdrängung der Spongiosa durch Granulationsgewebe. Er beginnt in der Metaphyse. Die epitheloidzelligen Granulome finden sich zunächst zwischen den Trabekeln im Knochenmark, wo sie toleriert werden, oder es kommt zu einer Rarefikation der Trabekel durch Resorption. Gleichzeitig werden auch Granulome in den Haversschen Kanälen beobachtet. SCHAUMANN hat 1918 und 1936 die Verdrängung und Zerstörung des Knochenmarks eingehend beschrieben. Reaktive Osteosklerosen bei Sarkoidose des Knochenmarks sind wesentlich seltener als reaktive Osteoporosen und Osteolysen, während Mischformen extrem selten sind (UEHLINGER u. WURM 1976). Bei dem von UEHLINGER und WURM (1976) beobachteten Fall einer osteosklerotischen Beckensarkoidose (Abb. 2) „liegt der Osteosklerose eine Akkretion von Tafel-,

Sichel- und Haversschen Ringosteonen an das Spongiosagerüst zugrunde" (Abb. 3a–d). „Die Akkretionsflächen sind durch langgezogene, gestreckte und geschweifte Zementlinien gekennzeichnet." UEHLINGER und WURM folgern aus der glattgestreckten Form der Kittlinien, daß der Knochenakkretion kein osteoklastärer Knochenabbau vorausgeht, sondern daß die Umbaubilanz von Anfang an positiv ist. „Die enge örtliche Bindung von Sarkoidgranulom, Spongiosklerose und Spongiolyse läßt den Schluß zu, daß die Anregung zu diesem Strukturwandel von den Sarkoidgranulomen des Knochenmarks ausgeht" (UEHLINGER u. WURM 1976).

Fast immer steht die Osteolyse im Vordergrund, gelegentlich von einem verdichteten reaktiven Randsaum umgeben, der differentialdiagnostisch gegen einen malignen Prozeß sprechen kann (Abb. 4) (BERK u. BROWER 1964), vor allem in der Ausheilungsphase. Die Gelenke selbst bleiben bei diesem Prozeß i.allg. frei. Gelenknahe Veränderungen können gelegentlich auf die Gelenkstrukturen übergreifen. Zu Periostreaktionen (außer bei Kindern) und zur Sequesterbildung kommt es nicht.

Bei der sarkoidalen Synovialitis lassen sich feingeweblich epitheloidzellige Granulome nachweisen. Daneben beobachtet man gelegentlich eine mehr diffuse, nicht spezifische entzündliche Komponente mit Infiltrationen von Lymphozyten, Leukozyten und Plasmazellen sowie eine Proliferation von Fibroblasten (s. dazu auch SOKOLOFF u. BUNIM 1959).

4. Häufigkeit

Die Angaben über die Häufigkeit der Knochen- und Gelenkbeteiligung schwanken erheblich und sind abhängig von den Untersuchungsmethoden und wohl auch von dem jeweiligen besonderen Interesse des Untersuchers. Nach der Literatur liegt die Häufigkeit knöcherner Veränderungen zwischen 2,2% (COWDELL 1954) und 63% (LEBACO u. RUELLE 1966) und die sarkoidaler Zysten zwischen 5 und 25% (BALTZER et al. 1970) bzw. 1,4 und 28% (JAMES 1973). Weitere Angaben dazu s. bei LÖFFLER u. BEHRENS (1956) sowie bei SCADDING (1967). Für die großen Differenzen gibt es mehrere Erklärungen. Früher wurden vorwiegend solche Fälle beobachtet, die mit klinischen Symptomen, insbesondere mit Hautveränderungen wie Lupus pernio u.a., kombiniert waren. Knochenbefall ist bei fortgeschrittenen und chronischen Erkrankungen häufiger als beim akuten Verlauf der Sarkoidose oder bei solchen Kranken, bei denen die Diagnose zufällig, z.B. durch eine Röntgenreihenuntersuchung, gestellt wird. Die Differenzierung in akute und chronische Verlaufsform, wie sie JAMES (1973) für die Therapieentscheidung vorgeschlagen hat, ist auch für Angaben zur Häufigkeit des Knochenbefalls sinnvoll.

In eigenen Untersuchungen wurden beim Löfgren-Syndrom 6% „Zysten" gefunden. Damit ist keineswegs bewiesen, daß es sich um sarkoidale Zysten handelt. In einer vergleichenden Studie konnten BALTZER et al. (1970, 1971a, b) bei 338 Sarkoidosekranken nur 4% Zysten am Handskelett nachweisen, dagegen bei einer Kontrollgruppe von 342 Personen 8% (Tabelle 1). Deshalb ist die Frage aufzuwerfen, ob es sich bei den Sarkoidosekranken immer um echte sarkoidale Zysten handelt. Es ist bekannt, daß eine Vielzahl von Ursachen, z.B. gehäufte Mikrotraumen u.a., zur Zystenbildung führen können. In den Handwurzelknochen finden sich zuweilen kleine zystenartige Aufhellungen von der Größe eines Glasstecknadel- oder Streichholzkopfes, die von einem kleinen

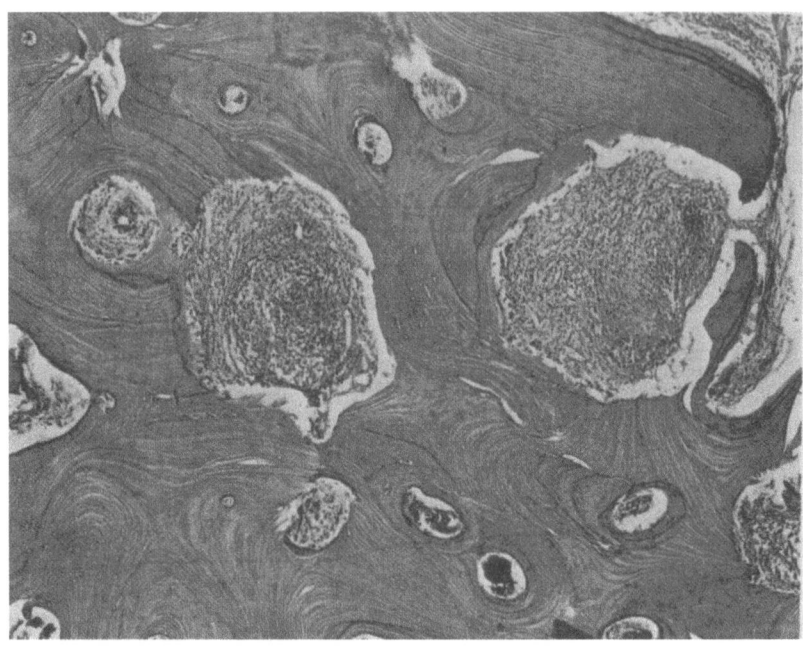

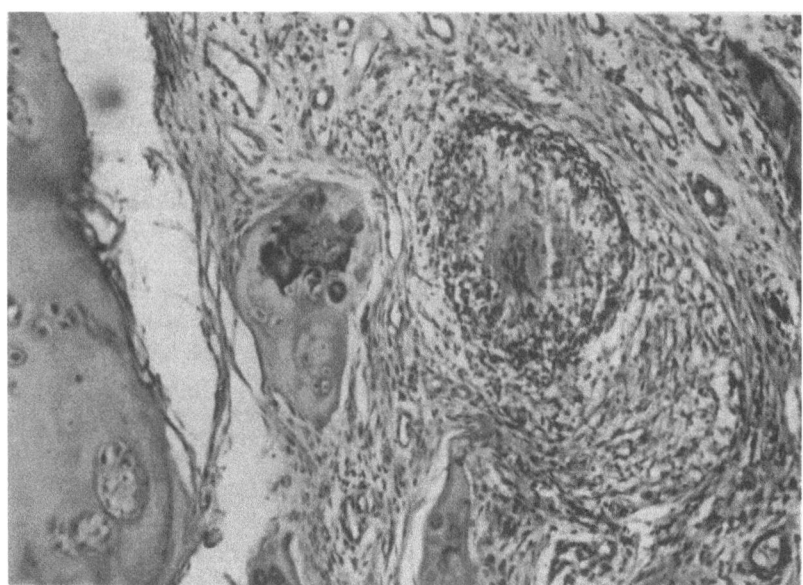

Abb. 3a. Sklerosierende Beckensarkoidose. Durch Osteoklasten ausgestanzte Kavernen mit eingekreisten Epitheloidzellgranulomen (MB. 2083/70, Path. Inst. Zürich). (Aus UEHLINGER u. WURM 1976.)
b. Sklerotische Beckensarkoidose mit Epitheloidzellgranulom (MB. 2083/70, Path. Inst. Zürich). (Aus UEHLINGER u. WURM 1976)

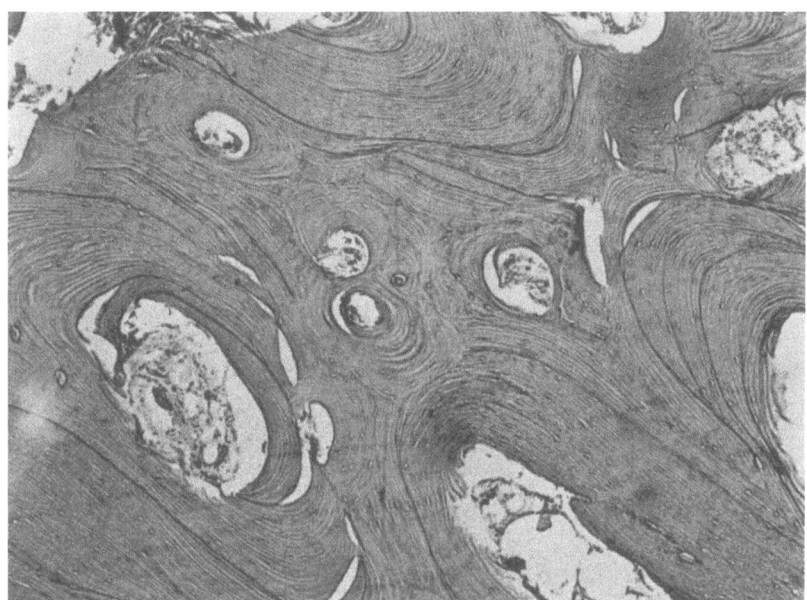

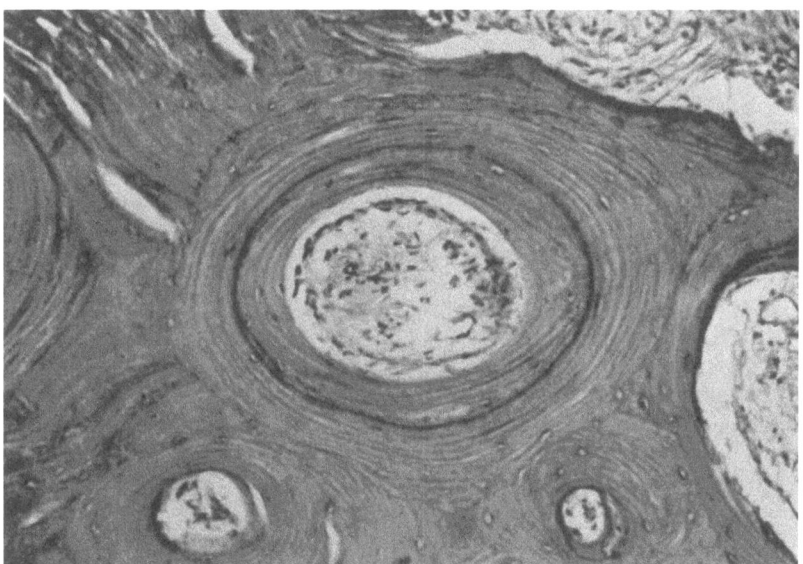

Abb. 3c. Spongiosklerose des Beckens bei Skelettsarkoidose. Verstärkung der Knochenbälkchen durch Anlagerung von ring- und sichelförmigen Osteonen (MB 2083/70, Path. Inst. Zürich). (Aus UEHLINGER u. WURM 1976.) **d.** Skelettsarkoidose mit Spongiosklerose. Beckenkamm: Einengung der Haversschen Kanäle durch im Querschnitt ring- und sichelförmige Osteone. Bemerkenswert die glattgezogenen durchgehenden Kittlinien (MB 2083/70, Path. Inst. Zürich.) (Aus UEHLINGER u. WURM 1976)

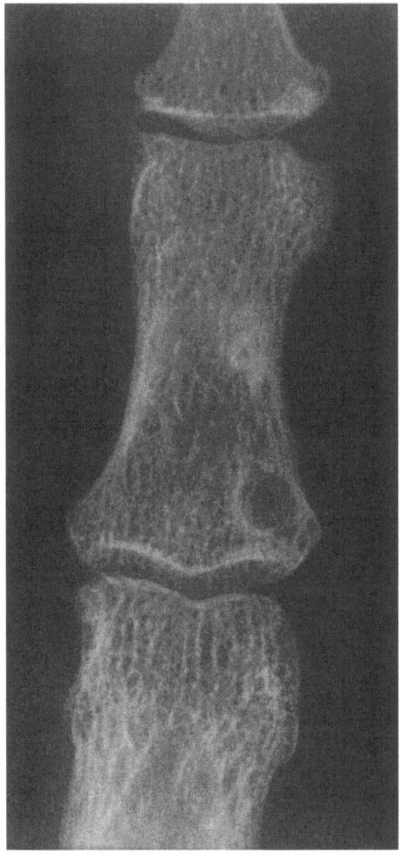

Abb. 4. Rundlicher Aufhellungsbezirk an der Basis des Fingermittelgliedes III mit Verdichtungssaum. Typische Ostitis cystoides multiplex Jüngling

Sklerosesaum umgeben sind. Histologisch handelt es sich um umschriebene Markfibrosen, die als Knochenmarknarben angesehen werden (KÖHLER u. ZIMMER 1967). BUGNION (1951; zit. nach BÜRGEL u. BIERLING 1973) nennt mehrere Ursachen: 1. Zysten durch Herniation der Synovialmembran in das Knochengewebe, 2. nekrobiotische Pseudozysten infolge von Gefäßstörungen, 3. arthrotisch randständige Form der Zysten.

Oft handelt es sich auch nur um orthograd abgebildete Gefäßkanäle. Bei größeren „Zysten" kann es sich um Blutungszysten oder nekrotische Herde handeln oder um solitäre Enchondrome und traumatische Epithelzysten. Bei Sarkoidosepatienten ohne Auslese kann man bis zu 5% Zysten im Handskelett feststellen (BOUVIER et al. 1972). Sie gehen in der Regel ohne klinische Beschwerden einher und werden i. allg. nur bei einer systematischen Durchuntersuchung entdeckt. Eine Probeexzision ist zumeist nicht indiziert. Systematische Röntgenuntersuchungen aller Skelettbereiche ohne strenge Indikation sind niemals durchgeführt worden und werden sich auch in der Zukunft nicht durchführen lassen. Für die Diagnostik der Sarkoidose spielt die Ostitis cystoides Jüngling sicher keine nennenswerte Rolle mehr.

MAYOCK et al. (1963) berichten nach Analyse der einschlägigen Literatur über eine echte Gelenkbeteiligung bei 12% von 145 Sarkoidosepatienten. KAPLAN (1963) fand bei 9 von 23 Patienten (39%) Symptome einer Arthritis. In

Tabelle 1. Häufigkeit von Knochenzysten der Hände bei Sarkoidose und bei einer Kontrollgruppe

	Männer		Frauen		Gesamt	
	n	%[a]	n	%[a]	n	%[a]
Sarkoidose	149	2,8	189	5,9	338	4,4
Kontrollen	158	6,6	184	9,4	342	8,0

Altersverteilung

Alter/Jh.	Männer				Frauen			
	Knochenzysten			Erwartungswert	Knochenzysten			Erwartungswert
	n	Pos.	%		n	Pos.	%	
15–24	19	0	0	0,95	19	0	0,0	0,0
–34	54	3	5,6	0,0	47	1	2,1	2,3
–44	37	1	2,7	3,0	43	1	2,3	4,3
–54	20	0	0,0	1,0	48	6	12,4	7,7
55+	19	1	5,6	3,2	32	4	12,5	5,4
15+	149	[5]	2,8[a]	[8,2]	189	[12]	5,9[a]	[19,7]

[a] Prozentualer Durchschnittswert

seiner Literaturübersicht weist er auf 95 gut dokumentierte Fälle mit Gelenkbefall hin. Gleichzeitig betont er, daß genaue Angaben über die Häufigkeit der Arthritis bei Sarkoidose nicht vorliegen, da i. allg. nur die mehr dramatischen und persistierenden Verläufe mitgeteilt werden. Die Gelenkbeteiligung ist bei der Sarkoidose oft nur gering ausgeprägt und passager und wird deshalb leicht übersehen. Sind die Symptome deutlicher ausgeprägt und bestehen sie über längere Zeit fort, werden sie nicht selten als rheumatisches Fieber oder chronische Polyarthritis verkannt. Bei eigenen Untersuchungen fanden wir bei 96 von 123 Patienten (78%) mit akuter Sarkoidose eindeutige Symptome einer Gelenkbeteiligung (Synovialitis?), über die im weiteren Verlauf noch zu berichten sein wird.

5. Lokalisation

Am häufigsten werden osteolytische Prozesse in den kleinen Knochen der Hände und Füße, besonders in den Endphalangen, beobachtet (PAUTRIER 1940; LEITNER 1949; LÖFFLER u. BEHRENS 1956; SCADDING 1967). Schon frühzeitig wurde über Herde in den langen Röhrenknochen berichtet (BLOCH 1907; NIKKERSON 1937; JORDON u. OSBORNE 1937; REISNER 1944; LONGCOPE u. FREIMAN 1952), im Nasenbein, im Kieferknochen und im Schädel (KLINGMÜLLER 1907; FLEISCHNER 1924; HUDELO et al. 1925; JÜNGLING 1928; NIELSEN 1934; HERSKOVITS 1937; GRAVESEN 1942; POSNER 1942; POE 1943; KALMAN u. MALLETT 1954; BLATT et al. 1958; TEIRSTEIN et al. 1961; OLSEN 1963; LEHMANN 1963; NÕU 1965; TURNER u. WEISS 1969; BONAKDARPOUR u. AEGERTER 1971). BONAKDAR-

Tabelle 2. Sarkoidose der Wirbelkörper

Autor	Alter	Geschlecht	Lokalisation, Wirbelsäule	Sonstige Skelettmanifestation	Stadium der Lungensarkoidose	Therapie, Erfolg
Rodman et al. (1959)	33 J.	m	Th 11 + 12		II	Kürettage, Fusion 11./12. BWK, Kortikoide, Heilung
Gobbar et al. (1961)	35 J.	w	Th 11	(Arthralgien)	II	Kortikoide, Heilung
Zener et al. (1962)	33 J.	w	Th 9 – L 2		II	Part. Rückbildung ohne Therapie
Berk u. Brower (1964)	24 J.	m	L 1–5	Mittelglied 5. Finger, Os ilium	II	Spontanheilung nach 18 Monaten
Brun et al. (1966)	34 J.	w	Th 6–8	Os ilium re.	II	Kortikoide, part. Rückbildung
Jaquot et al. (1967)	24 J.	m	L 3–5	Os ilium, re. Kniegelenk, re. Hüfte	II	Kortikoide, Phenylbutazon, part. Rückbildung
Podesta et al. (1967)	41 J.	m	Th 9 + 10	Hände	II	Kortikoide, Antibiotika
Bloch et al. (1968)	15 J.	m	Th 11 + 12	Phalangen, Os ilium et ischii	I	Stat. Befund trotz Kortikoide
Young et al. (1972)	23 J.	m	C 2 + 5 Th 6, 8–10 L 3–5	Os ilium, li. Keilbeinflügel, 5. Rippe	I	Stationär
Baldwin et al. (1974)	24 J.	m	Th 8	6. Rippe		Kortikoide, Rückbildung

Pour u. Aegerter (1971) teilen einen gleichzeitigen Befall des knöchernen Beckens und der Oberschenkelknochen mit. Uehlinger u. Wurm (1976) stellen in einer schönen Übersicht über die Skelettsarkoidose die Sklerose des medialen Drittels der Darmbeinschaufeln als besonders charakteristisch bei der seltenen Lokalisation im Becken heraus, auf die Longcope und Freiman bereits 1952 aufmerksam machten.

Durch Sternalpunktion wiesen Dressler (1938), Gormsen (1948), Larsson u. Franzen (1952) u.a. epitheloidzellige Granulome im Knochenmark nach. Uehlinger u. Wurm (1976) fanden in Beckenkammbiopsien bei Patienten mit generalisierter Sarkoidose häufig Sarkoidgranulome. Über Veränderungen an den knöchernen Rippen berichten Nickerson (1937), Hollister u. Harrell (1941) sowie Rubin u. Pinner (1944). Obwohl die durch Sarkoidose bedingten Veränderungen der Wirbelsäule aus Autopsiebefunden schon lange bekannt sind, werden Wirbelsäulenveränderungen während des Lebens nur selten diagnostiziert (Tabelle 2) (Rodman et al. 1959; Gobbar et al. 1961; Zener et al. 1962; Berk u. Brower 1964). Bouvier et al. (1972) haben 8 Fälle von Wirbelsäulenbefall aus der Literatur zusammengestellt. Die Zwischenwirbelscheiben können dabei beteiligt und erniedrigt sein. Eine winkelige Kyphose durch Zusammenbruch des 11. Brustwirbelkörpers wurde von GOBBAR et al. (1961) beschrieben. Bei den von ROBERT (1949) sowie FOURESTIER u. ROBERT (1949) publizierten Wirbelsäulenveränderungen ist mangels histologischer Befunde die Sarkoidose nicht zu beweisen.

Die Arthritis der akuten Sarkoidose (Löfgren-Syndrom) betrifft am häufigsten die Fuß-, Knie- und Handgelenke (Abb. 19). Bei sarkoidalen Knochenherden kann durch Einbruch der Granulome in das benachbarte Gelenk auch das Gelenk selbst betroffen werden, wie dies vereinzelt im Bereich der Interphalangealgelenke, aber auch anderer Gelenke beobachtet wird. Ein einheitliches Befallsmuster ist wegen des relativ seltenen Vorkommens bisher nicht bekannt. Die chronische sarkoidale Arthritis, die in den meisten Fällen eine Synovialitis ist, kann sowohl in den großen als auch in den kleinen Gelenken auftreten. Relativ selten führt sie zu beträchtlichen Gelenkdeformierungen und -zerstörungen.

6. Röntgenbefund

Aus röntgenologischer Sicht treten die osteolytischen Prozesse oft multipel, gelegentlich in strikt symmetrischer Anordnung vorwiegend in den Epi- und Metaphysen auf (Abb. 5a, b). Eine wesentliche perifokale Sklerose wird nicht beobachtet, höchstens eine geringe Verdickung am Zystenrand in der Ausheilungsphase (Abb. 4). Besonders betroffen sind die Phalangen der Finger und Zehen, seltener die Handwurzelknochen. Nach früheren Angaben sollen Hände und Füße gleich häufig befallen sein. In eigenen Untersuchungen (BALTZER et al. 1970, 1971a, b) konnten wir diese Beobachtung nicht bestätigen. DIEHLMANN (1973) hat die Röntgenbefunde bei Sarkoidose an der Hand zeichnerisch recht einprägsam dargestellt (Abb. 6). BLOCH (1907, 1916) beschreibt Arrosionen der Metacarpalia II und III sowie des distalen Ulnaendes. Nach MCBRINE u. FISHER (1975) sind fleckige Akrosklerosen bei Sarkoidose bemerkenswert häufig.

Bereits JÜNGLING (1928) hat versucht, verschiedene Typen der Knochenmanifestation zu unterscheiden und sie bestimmten Stadien zuzuordnen. Beim Typ BI ist die Hantelform der Phalangen nicht mehr deutlich dargestellt. Die Diaphyse ist aufgetrieben. Der Markraum und die Kompakta gehen diffus in Form wabiger Strukturen ineinander über (Abb. 5a: Fingergrundglied 2 links, Fingermittelglied 2 rechts). Die Waben entstehen durch den Abbau und die Verdrängung der Spongiosabälkchen und können mehrere Millimeter groß werden. Die Kompakta wird so dünn, daß sie einbrechen kann.

Hiervon trennt JÜNGLING einen zweiten diffusen Typ C ab. Dieser zeigt eine feinfleckige Aufhellung und eine Gitterstruktur der Spongiosa (Abb. 7). Die Kompakta ist dabei verschmälert. Dieser Typ ist nach HANTSCHMANN (1939) Ausdruck eines besonders torpiden Verlaufs.

Typ BII weist am häufigsten in den Köpfchen der Phalangen lokalisierte rundliche bis kartenherzförmige, wie mit einem Locheisen ausgestanzte Aufhellungen auf. Die Diaphyse kann dabei völlig normal aussehen.

Typ BI soll nach JÜNGLING dem Anfangsstadium, Typ BII dem Ausheilungsstadium entsprechen. In praxi sieht man aber häufiger Formen, die zwischen den charakteristischen Typen einzuordnen sind. In Einzelfällen kann es zu groben Zerstörungen kommen (Abb. 8, Köpfchen Metacarpus 2; Abb. 9, Grundglied der Großzehe).

JAMES (1973) schlägt eine der Jünglingschen Einteilung vergleichbare Unterscheidung vor. Auf einer didaktisch hervorragenden Ausstellung auf dem

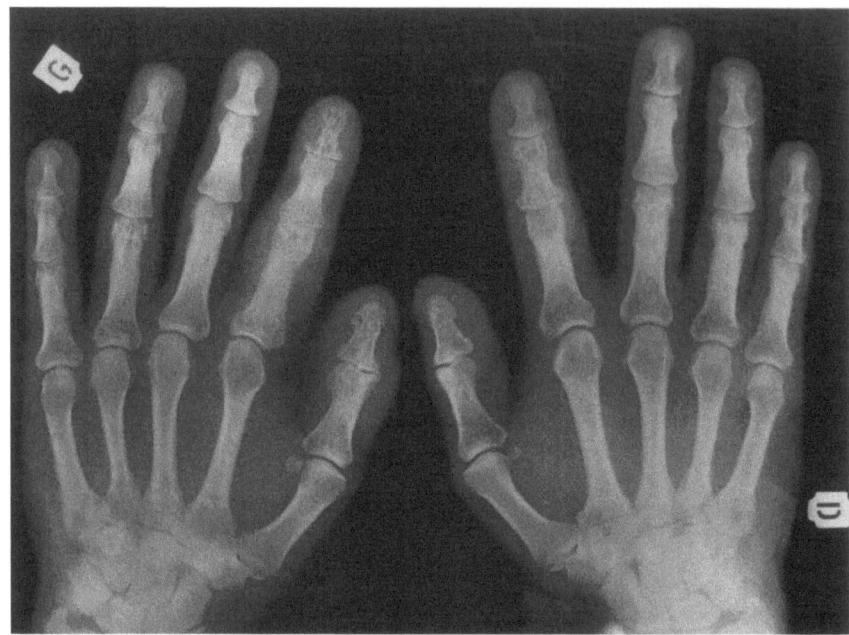

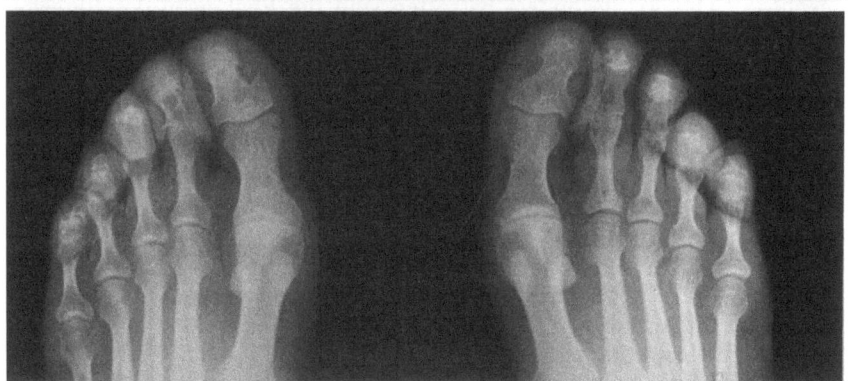

Abb. 5a. Diffus-feinwabige Form (Typ B I nach JÜNGLING) an der Grundphalanx 2 links und Mittelphalanx 2 rechts sowie Gitterstruktur mit feinfleckiger Aufhellung (Typ C nach JÜNGLING) in der Endphalanx 2 links. **b.** Übergang von der diffus-feinfleckigen über die zystoide Form der Ostitis cystoides (JÜNGLING) zu groben Zerstörungen an der Mittelphalanx 2 links

XIII. Internationalen Kongreß für Radiologie vom 15.–20.10.73 in Madrid hat er die von ihm vorgeschlagenen Verlaufsformen anhand von eigenen Beobachtungen über 10 Jahre hin mit guten Beispielen belegt. Er unterscheidet:

1. Eine permeative Knochenveränderung: Röntgenologisch ist sie an der diffusen Entkalkung und Rarefizierung der Spongiosa zu erkennen. Die Kortikalis kann verdünnt sein, ist aber erhalten (Abb. 8, Grundglied 4. Strahl).

2. Eine Zystenbildung: also Zerstörung der Spongiosa (Abb. 10).

3. Nekrosen (Abb. 8, Köpfchen Metacarpus 2; Abb. 9, Grundglied der Großzehe): Bei Sequestrationen muß differentialdiagnostisch an eine Tuberkulose gedacht werden.

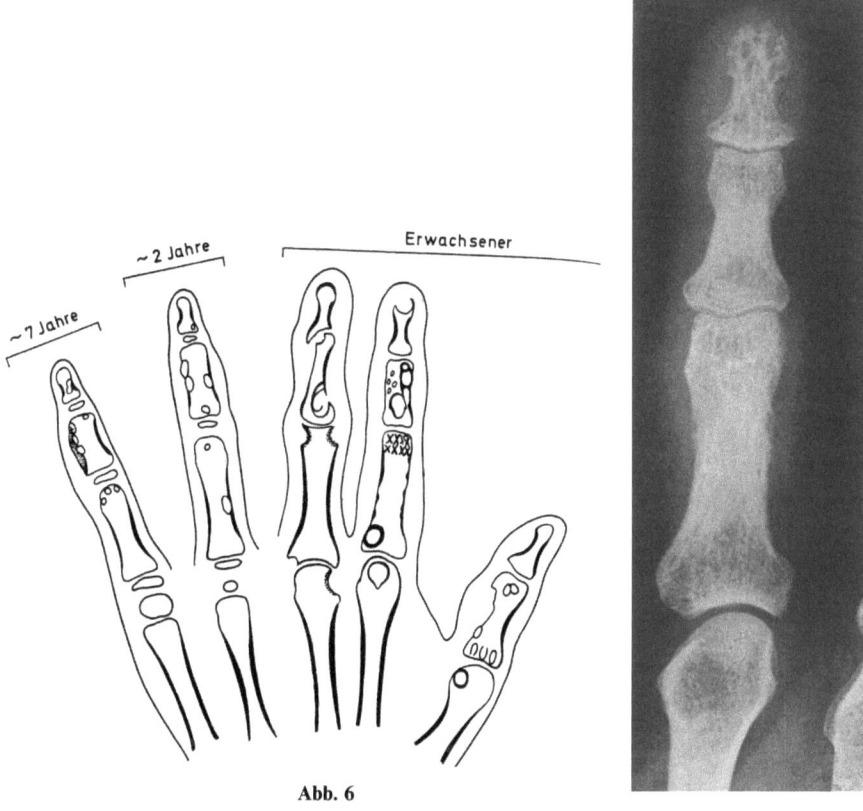

Abb. 6. Sarkoidoseröntgenbefunde an der Hand. Die primär-ossären und die primär-synovialen Veränderungen sind hier nebeneinander wiedergegeben, obwohl das gleichzeitige Auftreten dieser Sarkoidosezeichen viel eher die Ausnahme als die Regel ist. Röntgenzeichen der (seltenen) chronischen Sarkoidosepolyarthritis werden am Metakarpophalangeal- und proximalen Interphalangealgelenk 3 wiedergegeben. Ossäre Röntgenzeichen: Zystische oder kartenherzartige, scharf begrenzte Aufhellungen vorwiegend in den gelenknahen Knochenabschnitten, bei Kindern häufiger als bei Erwachsenen auch diaphysär. In das Gelenk einbrechende Zysten können dort Zerstörungen hervorrufen (s. distales Interphalangealgelenk 3). Auch am Nagelfortsatz lösen größere Epitheloidzellgranulome (Akro-)Osteolysen (2. Finger) aus. Randständige Zysten können zu ausgedehnten Defekten (Daumengrundglied) führen oder bei Kindern auch zu einer periostalen Reaktion (Mittelphalanx 5). Bei diffusem Befall (Grund-, Mittelglied 2) werden der Schaft aufgetrieben, wabig strukturiert, die Kompakta verdünnt und manchmal die Spongiosa netzförmig umgebaut (Grundglied 2 distal). Die Weichteilschwellung umgibt dann den Schaft. (Aus DIEHLMANN 1973)

Abb. 7. Diffus-feinfleckige Aufhellung mit Gitterstruktur der Spongiosa (Typ C nach JÜNGLING) in der Fingergrundphalanx

Weisen bei einer bekannten Sarkoidose Steifigkeit, Schmerzen, Rötung und Schwellungen auf eine Knochenbeteiligung hin, findet man röntgenologisch nicht selten größere Destruktionsherde.

Die Sarkoidose der Wirbelkörper verursacht fleckige oder grobsträhnige Osteosklerosen, die häufig mit umschriebenen Osteolysen in Form bis kirschgro-

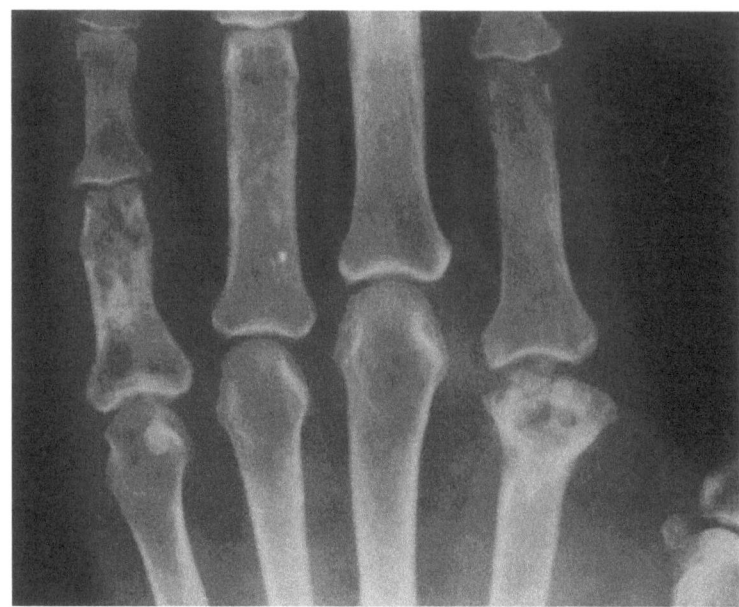

Abb. 8. Ausschnittsaufnahme der rechten Mittelhand. An der Grundphalanx des 4. Strahls findet sich eine diffuse, permeative Veränderung der Knochenstruktur; in der Grundphalanx des 5. Strahls erkennt man die konfluierenden zystischen Veränderungen und am Köpfchen des 2. Strahls nekrotische Veränderungen mit groben Zerstörungen

Tabelle 3. Sarkoidose des knöchernen Beckens (Aus UEHLINGER u. WURM 1976)

Autor	Alter	Geschlecht	Skelettlokalisation:				
			Becken	Schädel	Phalangen	Restl. Skelett	Besonderheiten
BRUN et al. (1966)	34 J.	w	Os ilium re.	–	–	BWS	–
BLOCH et al. (1968)	15 J.	m	Os ilium et ischii		Mehrere Phalangen	BWS	–
BONAKDARPOUR et al. (1971)	29 J.	w	Ganzes Becken: fleckige Osteosklerose	–	Nagelphal. 3. Finger li.	Femora bds.: massive Schaftverdickung	–
YOUNG et al. (1972)	23 J.	m	Os ilium: fleckige Sklerose	–	–	Keilbeinflügel u. 5. Rippe re.	–
LIN et al. (1973)	36 J.	m	Ganzes Becken: großfleckige Osteosklerose	Kalotte: fleckige Sklerosen	–	Rippen: fleckige Sklerose	–
UEHLINGER u. WURM (1976)	40 J.	w	Ganzes Becken: konfluierende fleckige Sklerose	–	–	–	Löfgren-Syndrom

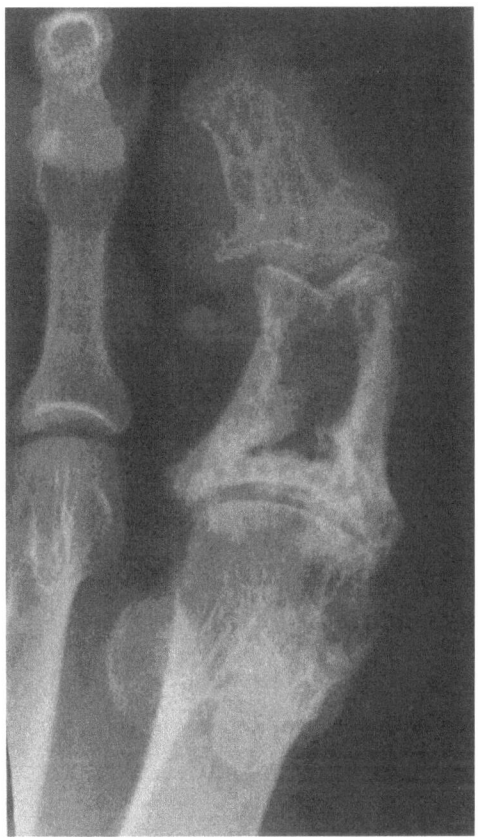 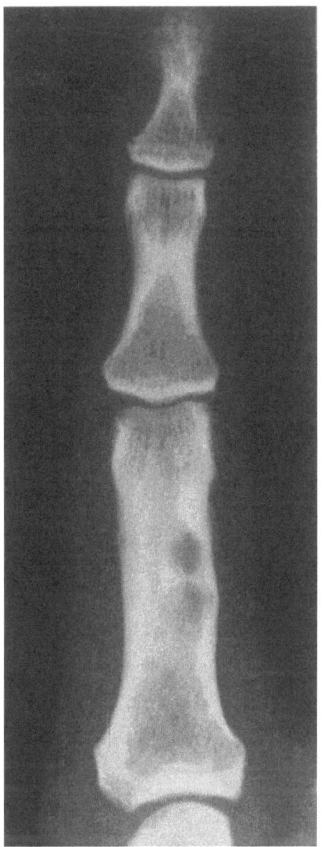

Abb. 9   **Abb. 10**

Abb. 9. Nahezu völlige Zerstörung der Zehengrundphalanx 1 im Bereich der Spongiosa, Verdichtung der Kortikalis, Einbruch im Bereich des Köpfchens infolge Ostitis cystoides multiplex (JÜNGLING). Gleiche Patientin wie Abb. 8

Abb. 10. Umschriebene Zystenbildung in der Fingergrundphalanx. (Aufnahme: Prof. M. BOUVIER, Service de Rhumatologie, Hôpital des Charpennes, Villeurbanne–Lyon. (Aus BOUVIER et al. 1972)

ßer Lochdefekte kombiniert sind, wodurch es zu Destruktionen der Wirbelkörper kommen kann (BALDWIN et al. 1974; GOBBAR et al. 1961) (Abb. 11a, b).

Die Röntgenbefunde bei Sarkoidose der Beckenknochen sind pathognomonisch (UEHLINGER u. WURM 1976). Sie sind gekennzeichnet durch eine symmetrische, mehr flächenhafte Osteosklerose im medialen Drittel und eine mehr grobfleckige Osteosklerose und Osteolyse im lateralen Drittel des Os ilium beiderseits sowie in den Sitz- und Schambeinen (Tabelle 3). Diagnostische Schwierigkeiten im Hinblick auf die Abgrenzung einer Sakroiliitis bei Spondylitis ankylosans oder Tuberkulose dürfte es kaum geben (Abb. 2, 12a, b).

Bei Sarkoidose des Schädels sind Os frontale und Os parietale bevorzugt befallen, wobei osteolytische, lochartige Defekte vorherrschen, die meist in Gruppen gelegen sind (TEIRSTEIN et al. 1961, BOUVIER et al. 1972; LIN et al. 1973) (Abb. 13a, b, 14).

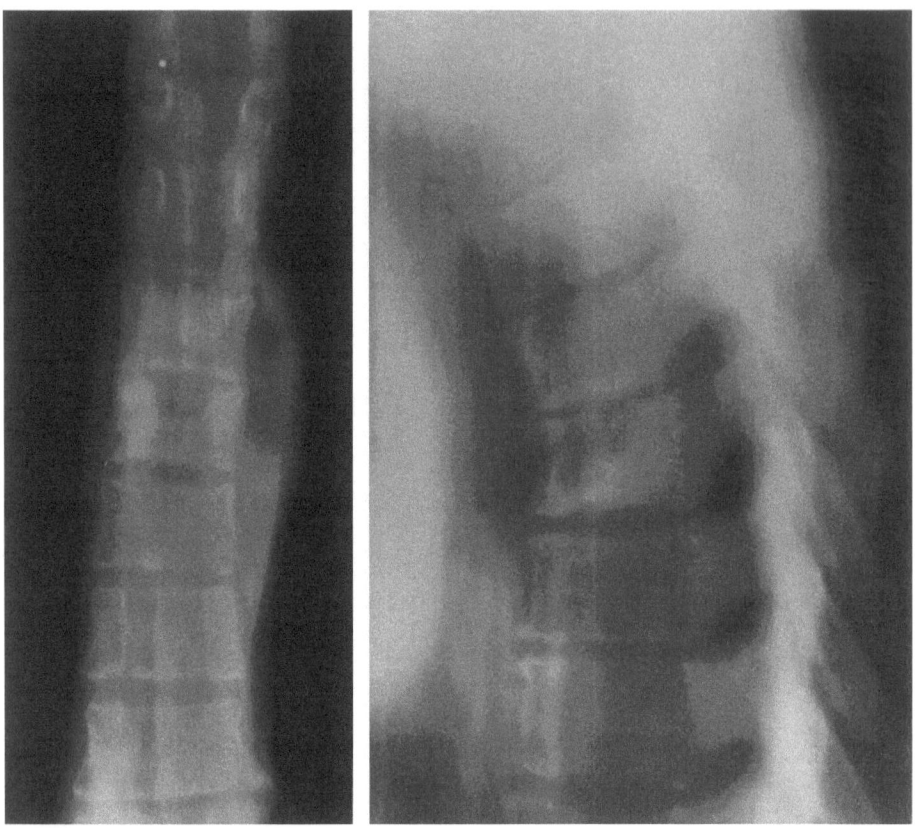

Abb. 11a u. b. Tomographie der Brustwirbelsäule in 2 Ebenen: Destruktion eines Wirbelkörpers durch umschriebene Osteolysen, kombiniert mit fleckiger und grobsträhniger Osteosklerose infolge einer Sarkoidose der Wirbelkörper mit Erniedrigung der Zwischenwirbelscheibe. (Aus Bouvier et al. 1972)

7. Klinik, Laboratoriumsbefunde, Alters- und Geschlechtsdisposition

Zwei Verlaufsformen sind zu unterscheiden:
Die akute Sarkoidose, auch als Löfgren-Syndrom bezeichnet, setzt mit heftigen klinischen Erscheinungen ein.

Die chronische Verlaufsform beginnt fast immer unbemerkt und nimmt einen schleichenden Verlauf. Sie ruft zuweilen uncharakteristische Allgemeinsymptome hervor. In einem hohen Prozentsatz wird sie nur rein zufällig entdeckt.

Bei der akuten Sarkoidose ist die BSG als Ausdruck der akuten Entzündung stets erhöht, oft zwischen 40 und 100 mm in der 1. Stunde. Häufig findet man eine mäßige Leukozytose, nicht selten mit einer Eosinophilie bis zu 10% und einer relativen Lympho- und Monozytose. Das Serumeiweißbild zeigt eine akutentzündliche Konstellation (Tabelle 4). Der Titer des Angiotensin-Converting-Enzyme (ACE, Angiotensinase I) ist bei der akuten Sarkoidose meist nicht pa-

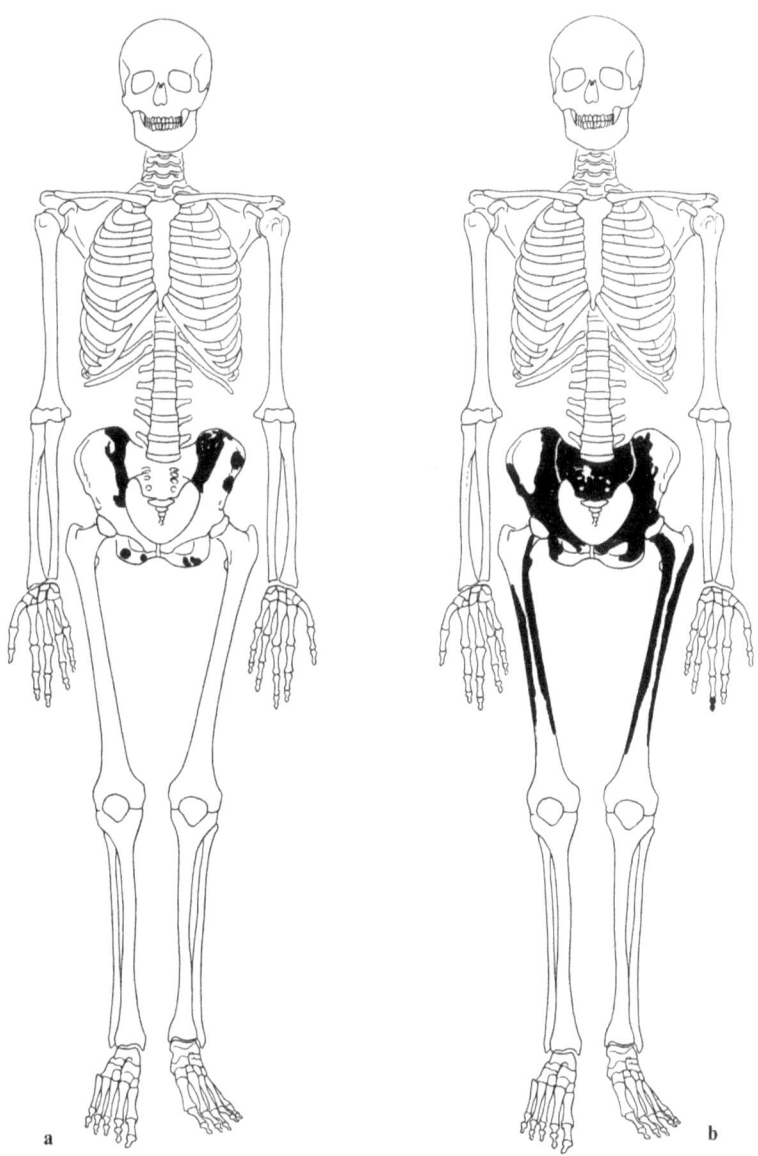

Abb. 12a. Sklerosierende Sarkoidose des Beckens. B. WILTRUD, 40 Jahre. **b.** Polyostische sklerosierende Skelettsarkoidose. 29jährige Negerin. Fall von BONAKDARPOUR u. AEGERTER (1971). (AUS UEHLINGER u. WURM 1976)

thologisch erhöht (WURM 1981). Für die chronische Sarkoidose gibt es keine charakteristischen Laboratoriumsbefunde. Die BSG kann mäßig beschleunigt sein. Häufig sind die Gammaglobuline vermehrt.

Die Tuberkulinreaktion ist bei der chronischen Verlaufsform bei etwa 77% der Kranken negativ, bei der akuten Verlaufsform aber nur bei 68% (Abb. 15a, b). Wegen der bei Sarkoidose zuweilen bestehenden Unsicherheit der rein kli-

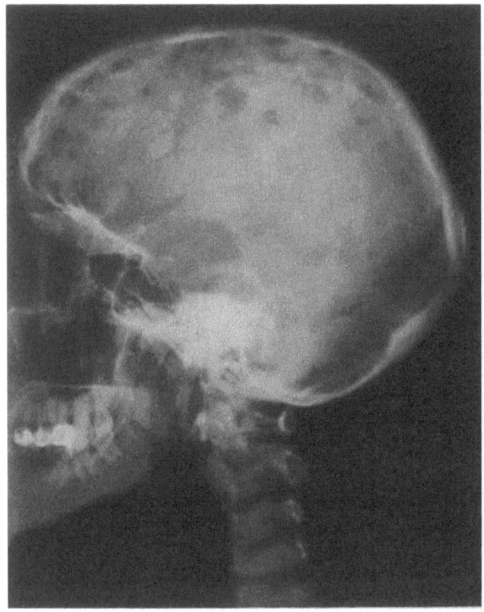
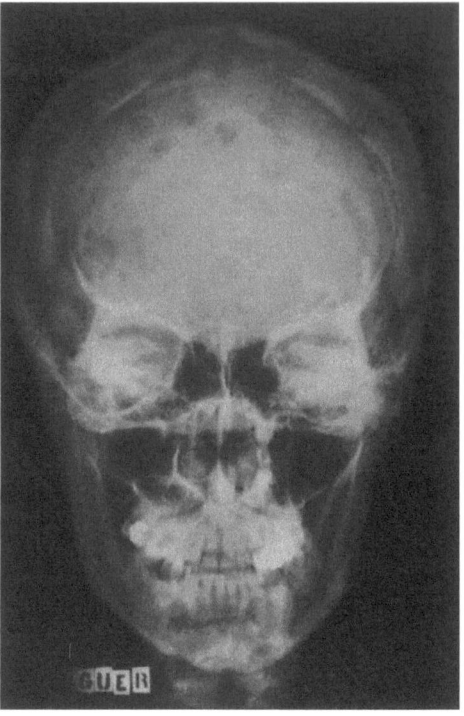

Abb. 13a, b. Multiple osteolytische, lochartige Defekte, die an einzelnen Stellen peripher von einer Osteosklerose begrenzt werden. Sarkoidose des Schädelknochens, die differentialdiagnostisch an einen metastatischen Prozeß bzw. an ein Plasmozytom denken läßt. (Aus BOUVIER et al. 1972)

Tabelle 4. Laboratoriumsbefunde bei akuter Sarkoidose (Löfgren-Syndrom)

BSG erhöht (zwischen 40 und 120 mm in 1. Std.)		
Oft Leukozytose (bis 13000/mm^2)		
Meist Eosinophilie (4–10%)		auch im Knochenmark
Häufig Lympho- und Monozytose (bis 12%)		
Elektrophorese:	α_1-, α_2- und β-Globulin-Vermehrung	
Bakteriologie:	Tbc-Kultur und Tierversuch (Magensaft, Sputum, Bronchialsekret, exzid. Gewebe)	negativ
Immunologie:	CRP-Reaktion	positiv
	Antistreptolysin-Titer	nicht erhöht
	Waaler-Rose-Titer	nicht erhöht
	Latex-Test	negativ
	Antinukleäre Faktoren	negativ
	Angiotensin-Converting-Enzyme	Titer meist normal
	Tuberkulinreaktion	positiv bei 32%
	Kveim-Test	positiv bei 87%
Histologie:	Epitheloidzellgranulome mit wenigen Riesenzellen vom Langhans-Typ, ohne oder mit nur geringer Nekrobiose	

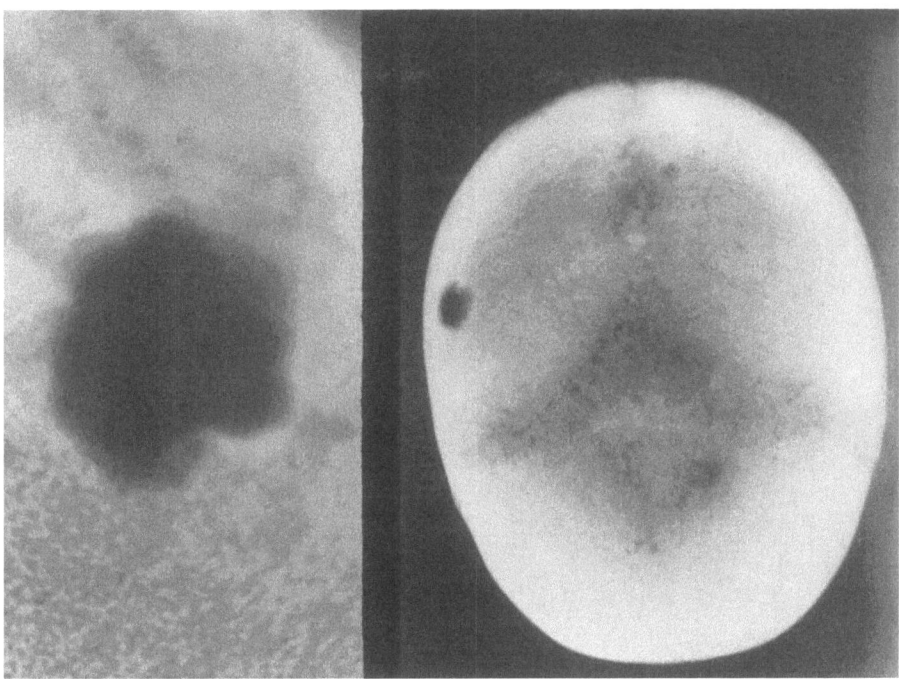

Abb. 14. Autopsiebefund; osteolytischer, lochartiger Defekt an der linken Parietalseite des Schädels bei histologisch gesicherter Sarkoidose. (Aufnahme: Dr. LAGIER, Genf. Aus BOUVIER et al. 1972)

Tabelle 5a. Histologische Ergebnisse der Kveim-Reaktion bei Sarkoidose (Antigen Marburg 1,2 + 3)

Sarkoidose	n	Positiv	Fragl. pos.	Negativ
Stadium I und II	161	138 = 86%	10 = 6%	13 = 8%
Stadium I und II bei Kortikoid-Medikation > 5 mg	46	3 = 7%	5 = 10%	38 = 83%
Stadium der Lungenfibrose	39	2 = 5%	3 = 8%	34 = 87%
Gesamt	246	(143 = 58%)	(18 = 7%)	(85 = 35%)

Tabelle 5b. Histologische Ergebnisse der Kveim-Reaktion bei verschiedenen Erkrankungen und bei Gesunden

Diagnose	n	Positiv	Fragl. pos.	Negativ	
				n	%
Gesunde	32			32	100
Tuberkulose	69		1	68	98,6
Morbus Crohn	5			5	100
Morbus Hodgkin	6			6	100
Kollagenosen	9			9	100
Andere Krankheiten	44			44	100

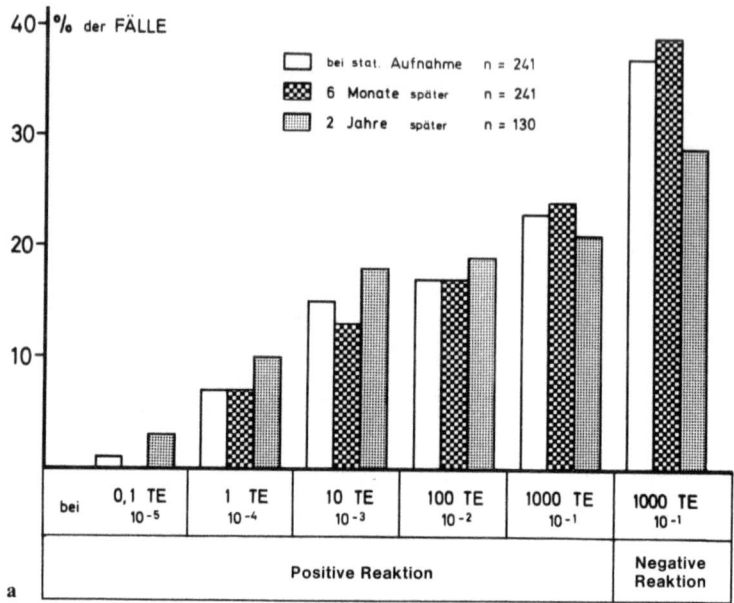

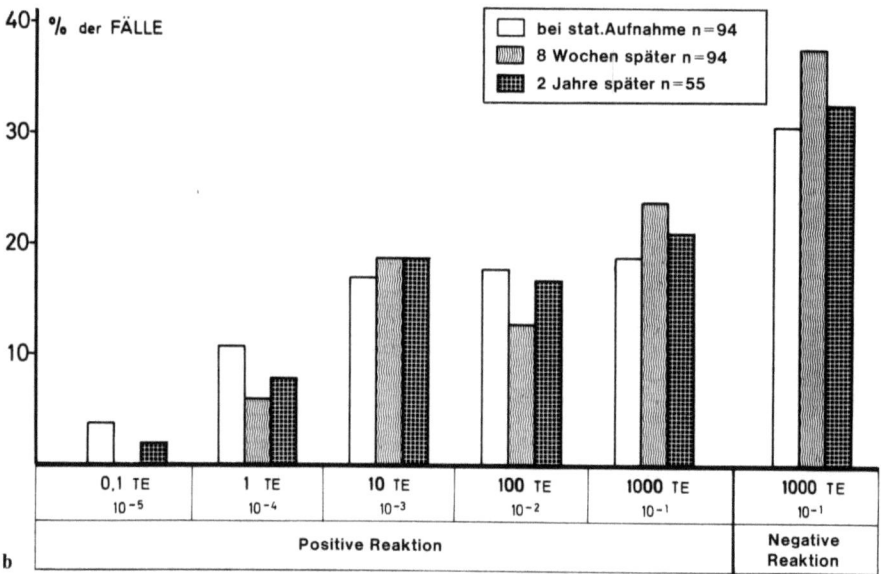

Abb. 15a. Ergebnisse der Tuberkulinreaktion bei Patienten mit chronischer Sarkoidose bei Aufnahme in die Klinik sowie 6 Monate und 2 Jahre später. **b.** Ergebnisse der Tuberkulinreaktion bei Patienten mit akuter Sarkoidose (Löfgren-Syndrom) bei Aufnahme in die Klinik sowie 8 Wochen und 2 Jahre später

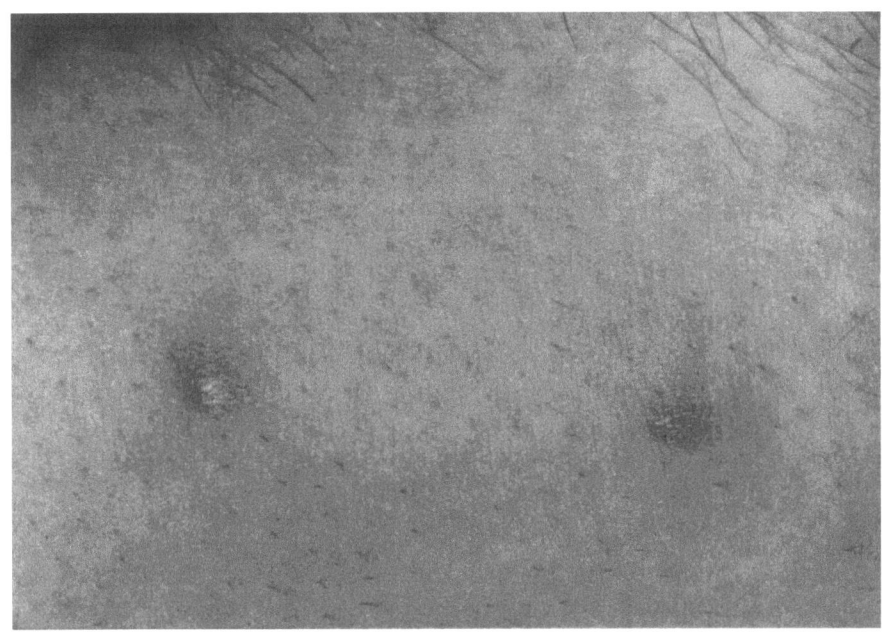

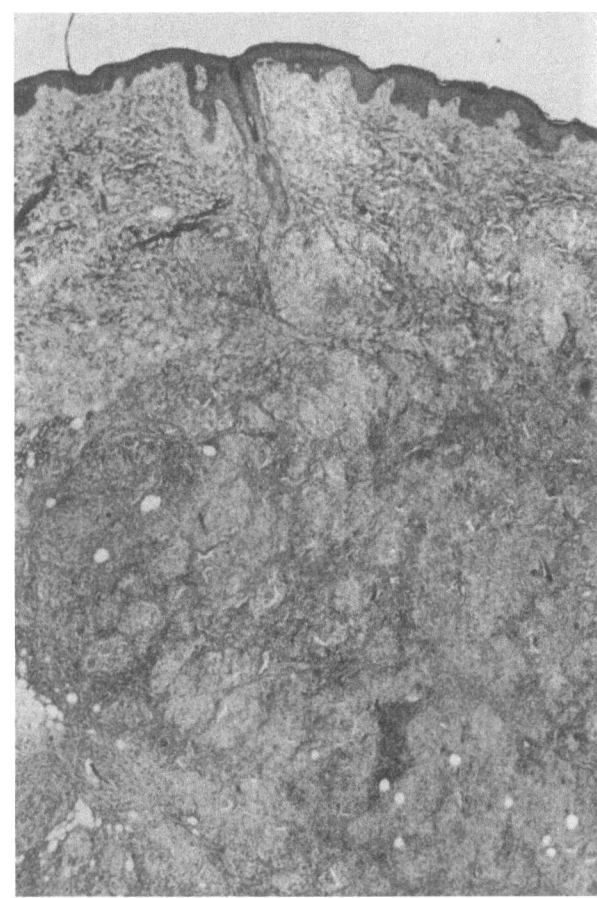

Abb. 16a. Makroskopischer Befund einer Kveim-Reaktion 6 Wochen nach intrakutaner Injektion von zwei unterschiedlich stark konzentrierten Kveim-Antigenen. **b.** Histologisch positive Kveim-Reaktion. Epitheloidzellige Granulome im mittleren und unteren Korium. HE

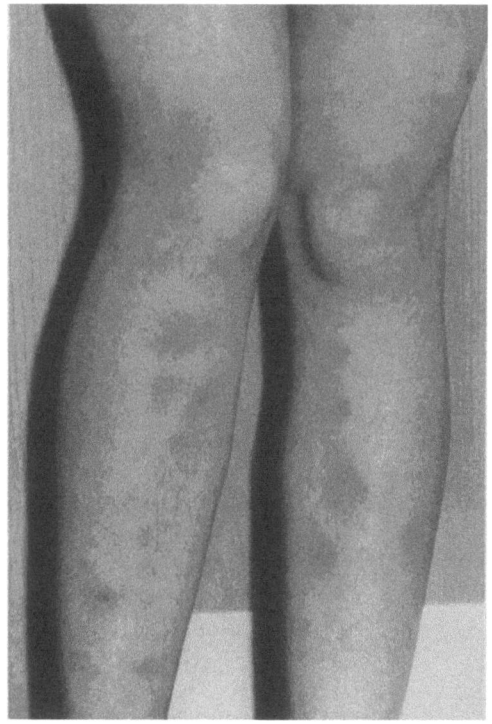

Abb. 17. Typisches Erythema nodosum an den unteren Extremitäten

nischen und röntgenologischen Diagnostik ist eine histologische Sicherung der Diagnose durch bioptische Untersuchungsmethoden (Leberpunktion, Bronchialschleimhautbiopsie, transbronchiale Lymphknotenbiopsie, Mediastinoskopie usw.), durch broncho-alveoläre Lavage (RUST et al. 1982) oder durch den für Sarkoidose spezifischen Kveim-Hauttest (BEHREND u. RUPEC 1977) anzustreben (Abb. 16a, b, Tabellen 5a, b). Ob der In-vitro-Kveimtest (BECKER et al. 1972; BECKER 1974; JONES WILLIAMS et al. 1972, 1974; DOUWES u. HANKE 1976) bei weiterer Verbesserung der Technik eine Alternative gegenüber dem Hauttest ist, dessen Ergebnis erst nach 6 Wochen vorliegt, wird durch weitere Untersuchungen noch zu belegen sein.

Die Leitsymptome der akuten Sarkoidose sind Erythema nodosum (Abb. 17) und/oder Arthralgien (Arthritis) und fast immer doppelseitige, extrem selten einseitige Hiluslymphome. Bei rd. 50% der Kranken mit akuter Sarkoidose wird zunächst die Fehldiagnose „entzündliche rheumatische Gelenkerkrankung" gestellt (Tabelle 6). Die akute Sarkoidose zeigt in der Tat viele Züge einer rheumatischen Gelenkerkrankung (BEHREND et al. 1967). Wiederholt auftretende schmerzhafte Gelenkschwellungen lassen an eine atypische seronegative chronische Polyarthritis denken. Die typische seropositive chronische Polyarthritis kommt differentialdiagnostisch weniger in Betracht. Die Rheumaserologie (Waaler-Rose-Reaktion, Latex- und Antistreptolysin-Titer) ist in der Regel negativ. Im Gegensatz zu einzelnen Berichten der Literatur haben wir bei unseren Untersuchungen nicht mehr positive Waaler-Rose- und Latex-Titer gefunden, als nach epidemiologischen Studien in dieser Bevölkerung zu erwarten waren. Die positiven Titer korrelierten nicht mit den Gelenksymptomen. Da an der

Tabelle 6. Einweisungsdiagnosen von 126 Kranken mit akuter Sarkoidose (Löfgren-Syndrom)

	n	%
Sarkoidose	30	24
Chronische Polyarthritis	57	45
rheumatisches Fieber	4	3
Erythema nodosum	8	
Tuberkulose	5	
Allergie	6	28
Lymphogranulomatose	3	
Andere Krankheiten	13	

akuten Sarkoidose überwiegend Frauen im 3. Lebensjahrzehnt erkranken und mehrere Gelenke betroffen werden, spielt die Arthritis urica als Fehldiagnose keine wesentliche Rolle. Ohne klinische Hinweise für eine Arthritis urica fanden wir den Harnsäurespiegel bei beiden Verlaufsformen der Sarkoidose auffallend oft (14%) erhöht. Andere Autoren stellten sogar bei mehr als 50% ihrer Sarkoidosekranken eine Hyperurikämie fest (LÖFGREN 1955; LÖFGREN u. NORBERG 1959; CHETRICK 1963; KURTZMAN 1965; ZIMMER u. DEMIS 1966), was möglicherweise auf erhöhten Zellzerfall zurückzuführen ist.

Bei der akuten Sarkoidose ist die Gelenksymptomatik dem Rheumatoid bei gewissen Infektionskrankheiten und bei der Serumkrankheit sowie der Arthritis bei rheumatischem Fieber ähnlich. Koinzidenz von Sarkoidose und chronischer Polyarthritis kommt bei etwa 2–3% der chronischen Verlaufsform vor. Von 411 unserer Patienten mit Sarkoidose hatten 2 außerdem eine gleichzeitige Arthritis urica und 2 weitere eine Spondylitis ankylosans. Die Koinzidenz von Sarkoidose und Gicht beschreiben u.a. auch CHETRICK (1963) und KURTZMAN (1963), die mit Psoriasis FARMER u. WINKELMANN (1960), die mit Psoriasis und Gicht KAPLAN u. KLATSKIN (1960).

Abweichend von der chronischen Verlaufsform (Abb. 18a) werden von der akuten Sarkoidose überwiegend Frauen im 3. Lebensjahrzehnt betroffen (Abb. 18b). Die Krankheit beginnt bei einem Drittel der Patienten mit einem katarrhalischen Infekt oder mit einem Rachenkatarrh, der serologisch von einem Streptokokken-Infekt abzugrenzen ist. Fast immer setzt die Erkrankung stürmisch ein. Die Allgemeinsymptome sind Fieber, allgemeine Abgeschlagenheit, Appetitverlust, z.T. auch Übelkeit. Es stellen sich schmerzhafte Gelenkschwellungen unterschiedlicher Lokalisation ein und bei etwa der Hälfte der Kranken auch Kreuzschmerzen. In der Regel tritt außerdem ein Erythema nodosum auf (COSTE u. CHABOT 1953).

Als Ursache für „rheumatische" Beschwerden bei der Sarkoidose sind in der Reihenfolge der Häufigkeit zu nennen:
1. Gelenkschmerzen, Gelenkschwellungen und Kreuzschmerzen, die bei 80% der Patienten mit akuter Verlaufsform auftreten;
2. ein flächenhaftes Erythema nodosum, das über einem Gelenk lokalisiert ist;
3. „rheumatische" Beschwerden bei der Ostitis cystica multiplex Jüngling oder bei sonstiger Skelettmanifestation;
4. die Synovialitis bzw. Arthritis der chronischen Verlaufsform;
5. Myalgien bei sarkoidaler Myositis.

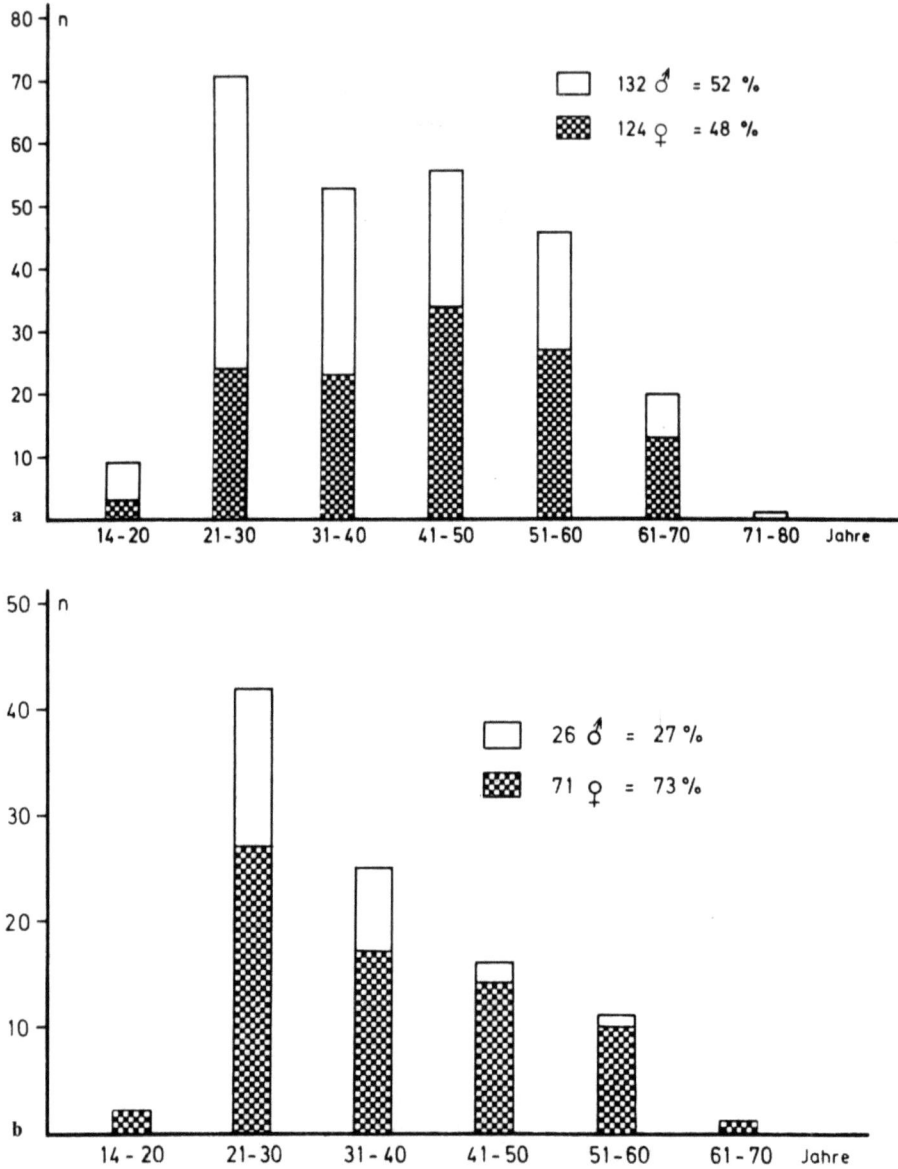

Abb. 18a. Geschlecht und Alter zum Zeitpunkt der Diagnosestellung bei chronischer Sarkoidose (256 Patienten) **b.** Geschlecht und Alter zum Zeitpunkt der Diagnosestellung bei akuter Sarkoidose (97 Patienten)

Zu 1. und 2.: Abbildung 19 zeigt Lokalisation und Häufigkeit der Gelenkbeschwerden beim Löfgren-Syndrom. Die unterschiedlich stark ausgeprägten Gelenkschmerzen gehen i. allg. der Gelenkschwellung voraus und nehmen insbesondere bei körperlicher Belastung zu. Sie treten am häufigsten vor dem Erythema nodosum, aber auch gleichzeitig damit oder vereinzelt nach dessen Ausbruch

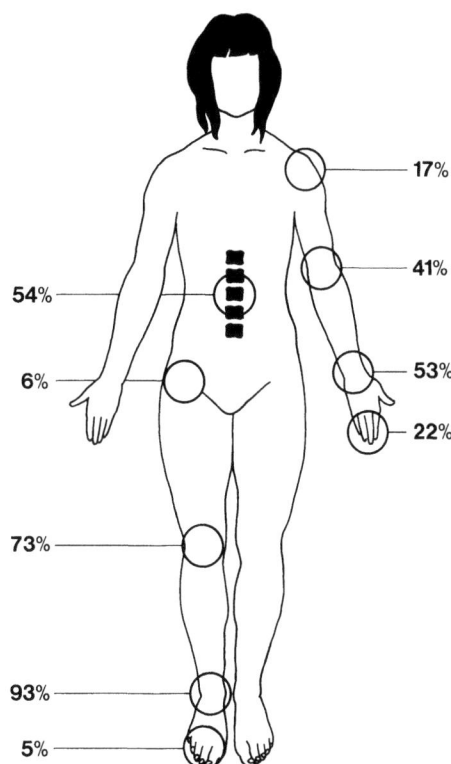

Abb. 19. Lokalisation der bei 96 von 123 Patienten mit akuter Sarkoidose aufgetretenen Arthralgien und ihre Häufigkeit

in Erscheinung. Die großen Gelenke, vor allem die Fußgelenke, sind am häufigsten betroffen, und zwar meistens symmetrisch und fast immer mehrere gleichzeitig. Schmerz und Schwellung nur eines Gelenkes oder einseitige Arthralgien sind Ausnahmen. Mitunter werden Gelenkschwellungen, die auffallend gerötet sind und sich heiß anfühlen, durch ein flächenhaftes Erythema nodosum vorgetäuscht, das über einem Gelenk lokalisiert ist. Dies ist häufig der Fall im Bereich der Fußgelenke. Bei der Untersuchung wird man feststellen, daß die Entzündung das Gelenk nicht zirkulär umgreift, sondern ihm nur als besonders derbe flächenhafte Schwellung anliegt. Dabei ist der von der Schwellung freie Teil des Gelenks nicht druckschmerzhaft und die Beweglichkeit des Gelenks selbst ist nicht schmerzhaft eingeschränkt. Bei Befall der Fußgelenke findet sich oft ein ausgedehntes kissenartiges Ödem der Fußrücken und der Unterschenkel. Röntgenologisch zeigen die betroffenen Gelenke in diesem Stadium keine krankhaften Veränderungen. Es war lange Zeit nicht geklärt, ob die Arthritis des Löfgren-Syndroms, die, wenn auch selten, mit einem mehr oder minder stark ausgeprägtem Gelenkerguß einhergehen kann, eine echte sarkoidale Synovialitis ist oder ob die Arthralgien ebenso wie das Erythema nodosum als allergisch-hyperergische Reaktion und damit nicht als echte Gelenkmanifestation aufzufassen sind. Für letztere Annahme sprach die schnelle, oftmals spontane Rückbildung der Veränderungen. Inzwischen konnte jedoch bei etlichen Fällen von Löfgren-Syndrom durch Probeexzision aus der Gelenkkapsel bewiesen werden, daß die Arthritis bei der akuten Sarkoidose auf eine granulomatöse sarkoidale Synovialitis zurückzuführen ist, was wir aufgrund eigener Untersuchungen bestätigen kön-

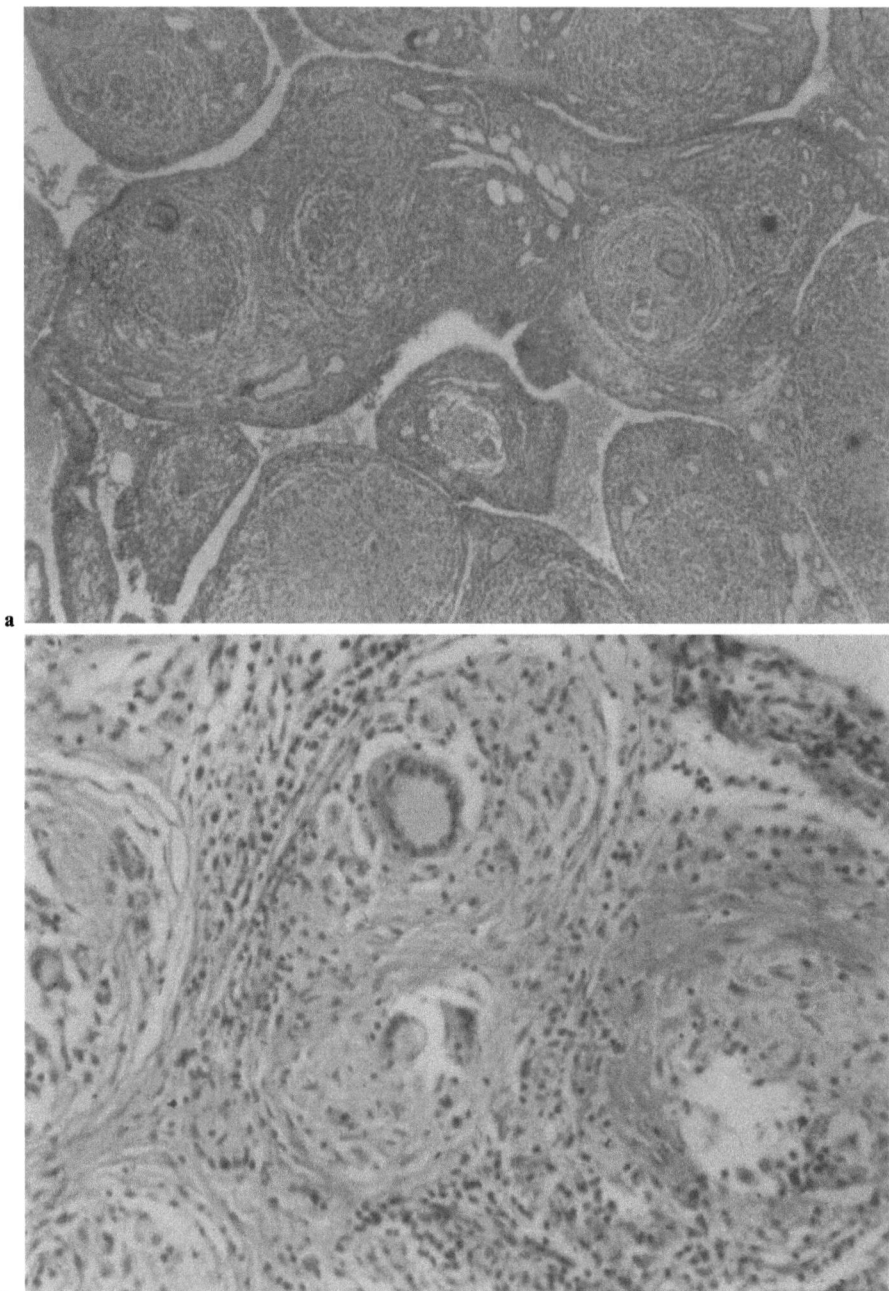

Abb. 20a. Epitheloidzellige Granulome mit einzelnen Riesenzellen vom Langhans-Typ in der Synovia des Kniegelenks. **b.** Epitheloidzellgranulom mit Riesenzelle in der Synovia des Kniegelenks. Gleicher Patient wie Abb. 20a u. 22

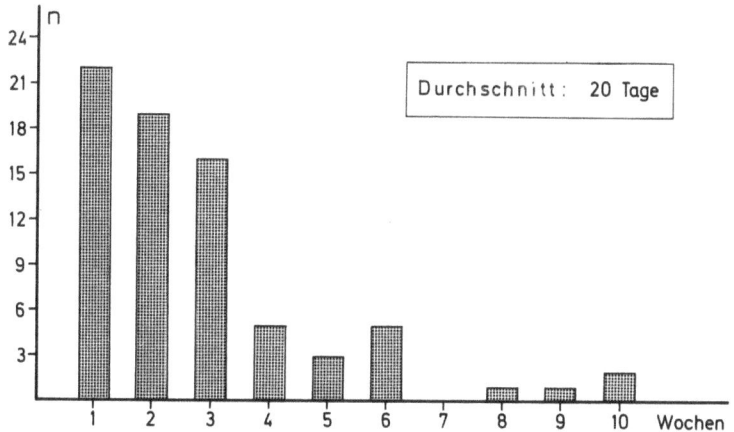

Abb. 21. Dauer der Arthralgien bei 74 Patienten mit akuter Sarkoidose (Löfgren-Syndrom)

nen (Abb. 20a, b). WATSIN u. CAHEN (1973) wiesen bei einer Patientin mit Löfgren-Syndrom eine polyzystische erosive Sarkoidose des Olekranons bei synovialer Sarkoidose des Ellenbogengelenks nach. Bei zwei eigenen Patienten mit Löfgren-Syndrom konnte durch Probeexzision eine sarkoidale Synovialitis des Kniegelenks bestätigt werden.

Um so mehr erstaunt es, daß diese Gelenkbeschwerden bei der akuten Sarkoidose ohne Behandlung i. allg. im Verlauf von durchschnittlich 3 Wochen zurückgehen; nur in wenigen Fällen dauern sie bis zu 6 Wochen und länger an (Abb. 21). Außer Gelenkschmerzen sind gelegentlich Schmerzen in der Muskulatur und vor allem im Bereich der Sehnenansätze zu beobachten. Diese Erscheinungen sind wahrscheinlich aber zu trennen von der echten Beteiligung der Muskulatur, über die noch zu sprechen sein wird.

Zu 3.: Bei der chronischen Verlaufsform der Sarkoidose ist die klinische Symptomatik im Bereich der Gelenke und der Knochen von der Lokalisation und der Ausdehnung der knöchernen Veränderungen abhängig. In den meisten Fällen bestehen keine Symptome (ISRAEL u. SONES 1958); so verläuft vor allem die Ostitis cystoides Jüngling klinisch meist stumm. Sie bevorzugt das 2. und 3. Lebensjahrzehnt, kommt bei beiden Verlaufsformen aber auch in höheren Altersgruppen vor und wird vereinzelt auch bei Kindern beobachtet (WEYERS 1956; BEHREND 1972a, b; BAŠIČEVIĆ et al. 1972). Treten jedoch Gelenksteifigkeiten, stärkere Schmerzen, Rötung oder Gelenkschwellungen auf, so deuten diese auf größere Destruktionsherde hin. So findet sich bei stärkeren Veränderungen im Bereich der Phalangen und der Metacarpalia eine mehr oder weniger stark ausgeprägte Weichteilschwellung, die mitunter eine livide Verfärbung zeigt. Bei Prozessen in den Fingerendgliedern läßt sich vereinzelt eine Nageldystrophie nachweisen. Bei stärkeren Weichteilschwellungen und vor allem dann, wenn der Prozeß in Gelenknähe sitzt, können intermittierende oder anhaltende Schmerzen auftreten. Gröbere knöcherne Veränderungen mit Resorption der befallenen Knochenanteile führen zu Deformitäten und selten zu pathologischen Frakturen.

Eine polyostotische sklerosierende Sarkoidose des Stammskeletts und beider Oberschenkelknochen sowie einer Spongiosklerose der Nagelphalanx beobachteten BONAKDARPOUR u. AEGERTER (1971). POSNER (1942) beschreibt die Erkrankung eines im Alter von 28 Monaten verstorbenen Mädchens mit polyostotischer osteolytischer Sarkoidose der Schädelkalotte, des Humerus, des Femurs und der Tibia bei miliarer Sarkoidose.

BRUN et al. (1966) berichteten über eine Sarkoidose der Wirbelsäule und der Iliosakralgelenke unter dem Bild eines tuberkulösen Abszesses. YOUNG u. LAMAN (1972) beobachteten eine Sarkoidose der Halswirbelsäule. Die klinischen Erscheinungen einer Sarkoidose der Wirbelkörper äußern sich zunächst als intermittierende, später andauernde, meist nicht ausstrahlende Rücken- oder Kreuzschmerzen mit Druckschmerz der erkrankten Wirbelkörper. Objektiv findet sich mitunter eine Achsenabweichung. Kompressionserscheinungen des Rückenmarks sind extrem selten. Bevorzugt betroffen sind die untere Brustwirbelsäule und die Lendenwirbelsäule.

Bei der Sarkoidose des knöchernen Beckens führen selbst ausgeprägte Befunde nur selten zu intermittierenden und zunehmenden Schmerzzuständen. Histologisch lassen sich ossäre Veränderungen viel häufiger als röntgenologisch nachweisen, zumal sich Prozesse, die nicht zu einer größeren Osteolyse oder Osteosklerose führen, der röntgenologischen Abbildung entziehen. Es wurde bereits erwähnt, daß keine Korrelation zwischen Serumkalziumspiegel, Phosphatase-Aktivität und Knochenmanifestation besteht.

Ein einheitliches Befallsmuster der Sarkoidose der langen Röhrenknochen ist bislang noch nicht aufzustellen. UEHLINGER und WURM (1976) unterscheiden eine hämatogene Schaftsarkoidose und eine erosive Sarkoidose im Insertionsgebiet der Gelenkkapseln bei granulomatöser Sarkoidarthritis. Auf eine Erosion des Ulnaköpfchens bei Sarkoidose der Handwurzelgelenke hat BLOCH bereits 1907 hingewiesen, und auch NIELSEN berichtete 1934 schon über artikuläre Erosionen.

Zu 4.: Bei der chronischen Verlaufsform der Sarkoidose sind Manifestationen im Bereich der Gelenkkapseln und der Gelenke, die auf hämatogenem oder lymphogenem Weg von der Krankheit erreicht werden, Seltenheiten. Dabei kann die Gelenksymptomatik ganz im Vordergrund des Krankheitsbildes stehen, zumal die Arthritis mitunter zu erheblichen Gelenkdestruktionen führt. Die klinische Symptomatik läßt dann durchaus an eine rheumatoide Arthritis denken (Abb. 22). Aufschluß über die wahre Natur der Erkrankung gibt die Probeexzision.

TUREK (1953) konnte bei einer seit Jahren bestehenden schmerzhaften intermittierenden Schwellung des linken Sprunggelenks mit Druckempfindlichkeit des Gelenkspalts und eingeschränkter Beweglichkeit eine polyzystische Osteolyse des tibialen Malleolus und eine granulomatöse Synovialitis durch Arthrotomie nachweisen. Erosion und Destruktion des Malleolus dürften von der synovialen Sarkoidose ihren Ausgang genommen haben.

Wenn die Sehnenscheiden befallen werden, treten häufiger Schmerzen auf als bei Knochenmanifestationen. Über ein Karpaltunnelsyndrom infolge Sarkoidose berichten SHAMBAUGH et al. (1964). Mutilierende Formen der Ostitis cystoides, die der Arthritis psoriatica ähneln können, beobachteten FLEISCHNER (1924), NIELSEN (1934), HOLT u. OWENS (1949), LONGCOPE u. FREIMAN (1952) sowie DELEU u. TYTGAT (1964).

Es hat nicht an Versuchen gefehlt, eine Stadieneinteilung der Gelenkveränderungen bei den verschiedenen Verlaufsformen der Sarkoidose zu erstellen (PAVELKA et al. 1969; ANHOLT u. ROBERTS 1965; KAPLAN 1963). Wegen des besonderen Interesses, das die Gelenkbeteiligung der Sarkoidose im Rahmen der

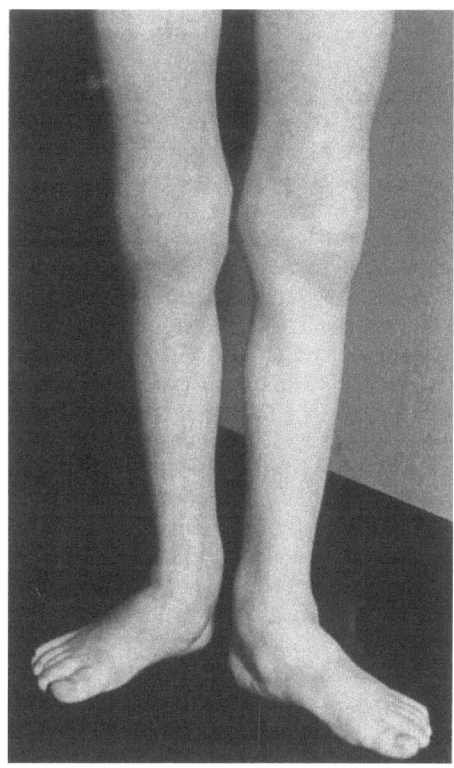

Abb. 22. 5jähriger Junge mit Schwellung beider Fuß- und Kniegelenke infolge histologisch gesicherter sarkoidaler Synovialitis und Myositis

Rheumatologie findet, sei die von SCADDING (1967) vorgeschlagene Einteilung in 4 Gruppen dargestellt:

1. *Febrile Arthropathie mit und ohne Erythema nodosum beim Löfgren-Syndrom.* Da früher nur in wenigen Fällen Synovialbiopsien durchgeführt wurden, wobei sich keine sarkoidalen, sondern zumeist nur unspezifische Infiltrationen nachweisen ließen (FERGUSON u. PARIS 1958; BOUVIER et al. 1972), war eine echte Manifestation der Sarkoidose in dieser Gruppe zunächst nicht angenommen worden. Durch neuere Untersuchungen konnte jedoch bestätigt werden, daß auch in diesem Stadium der Erkrankung bereits epitheloidzellige Granulome in der Gelenkinnenhaut nachzuweisen sind.

2. *Rekurrierende febrile Arthralgie,* über die MOREAU (1949) und RIDLEY (1957) berichteten. Wir möchten diese Form der ersten Gruppe zuordnen in der Überzeugung, daß es sich hierbei um milde verlaufende Rezidive der akuten Verlaufsform handelt. Wir werden in dieser Meinung dadurch bestärkt, daß die zwei von MOREAU beschriebenen Fälle einmal beim ersten und einmal beim zweiten Schub ein Erythema nodosum hatten.

3. *Begleitende Gelenkbeteiligung bei Knochenmanifestation.* Liegen die Granulome in den Köpfchen der Fingerglieder und ist der Prozeß ausreichend groß, kann ein Einbruch in das Gelenk und dadurch eine Mitbeteiligung auch des Gelenks selbst erfolgen. Dabei werden gelegentlich Erosionen im Bereich der Interphalangealgelenke beobachtet (MOYER u. ACKERMAN 1950). Solche Befunde führen wegen ihrer Ähnlichkeit mit der chronischen Polyarthritis mitunter zu

differentialdiagnostischen Schwierigkeiten, zumal eine seltene Koinzidenz beider Erkrankungen vorkommt.

4. *Chronische sarkoidale Arthritis.* Bei dieser Form der Gelenkbeteiligung stehen Schwellungen und Schmerzen in den betroffenen Gelenken im Vordergrund des klinischen Bildes. Die Erkrankung kann über mehrere Jahre schubweise verlaufen und die großen und kleinen Gelenke einbeziehen. In den meisten der berichteten Fälle lag eine Synovialitis mit bioptischem Nachweis epitheloidzelliger Granulome vor. Röntgenologische Veränderungen an den Gelenken wurden nur vereinzelt beobachtet (s. dazu PAVELKA et al. 1969; Behrend 1972a, b; BAŠIČEVIĆ et al. 1972). In wenigen Fällen können schwere Gelenkdeformierungen und -zerstörungen auftreten, die operative Maßnahmen erforderlich machen (BEHREND 1972a, b; DJURIC 1974, 1975).

Bei vielen der früher berichteten tuberkulösen Rheumatismen (Morbus Poncet, Poncet-Rheumatismus) dürfte es sich um Sarkoidarthritiden gehandelt haben (KAPLAN 1963). Bei Kindern kann die chronische Arthritis der Sarkoidose einen Morbus Still imitieren. Über Arthritiden bei Kindern berichten BURMAN und MAYER (1936), ZWEIFEL (1946), CASTELLANOS u. GALAN (1946), SOKOLOFF u. BUNIM (1959), PUTKONEN et al. (1965), BAUTISTA (1970), NORTH (1970).

Weitere Literatur zur Gelenksarkoidose: MYERS et al. (1952), TUREK (1953), KNUTSSON (1959), KAPLAN (1960), CAMUS u. RAMEAUX-VAREILLE (1960), WILLIAMS (1961), MASSIAS u. PAOLAGGI (1963), GUÉRIN (1963), KAPLAN (1963), BIANCHI u. KEECH (1964), DAVIS u. DAVIS (1964), ANHOLT u. ROBERTS (1965), KOZICKA-POLAKOWA (1965), HENDRIX (1966), GUMPEL et al. (1967), SCADDING (1967), BEHREND H. u. BEHREND T. (1969), BALTZER et al. (1971a, b), BJARNASON et al. (1973), DJURIĆ u. BAŠIČEVIĆ (1974), BEHREND u. BEHREND (1979), BEHREND (1980), SCHMID, BEHREND u. MANZEL (1980).

Zu 5.: Die Erkrankung der Muskulatur im Rahmen der Sarkoidose ist bei der rheumatologischen Differentialdiagnostik ebenfalls von gewisser Bedeutung. Die Angaben über einen Befall der quergestreiften Muskulatur differieren erheblich. Nachdem in früheren autoptischen Untersuchungen bei 1,2% der Obduktionen positive histologische Befunde erhoben wurden und LÖFFLER und JACCARD (1948) noch der Ansicht waren, daß der Muskelbefall außerordentlich selten sei, wiesen MYERS et al. (1952), POWELL (1953) und WALLACE et al. (1958) darauf hin, daß fast in der Hälfte der Fälle die quergestreifte Muskulatur mitbetroffen ist. UEHLINGER (1955) nimmt aufgrund bioptischer Untersuchungen bei 20–25% der Fälle einen Muskelbefall an.

In frühen Stadien der Erkrankung findet sich histologisch das Bild einer interstitiellen Myositis mit typischen epitheloidzelligen Granulomen (Abb. 23a, b). Klinisch macht die mehr oder weniger ausgeprägte Polymyositis oft keine Erscheinungen. Im weiteren Verlauf kann es aber durch die chronische Entzündung zu einem Untergang der Muskulatur, u.U. zu einer hochgradigen Muskelatrophie und letztlich zu einer Myosklerose mit Ersatz des Muskelgewebes durch Narben und Fettgewebe kommen (Abb. 24). In diesem Stadium ist das histologische Bild von einer Myositis anderer Genese oft nicht mehr zu unterscheiden (HERRMANN u. RECKEL 1969; JERUSALEM u. IMBACH 1970; ERBSLÖH u. DIETEL 1959). Diese Muskelatrophien werden durch herdförmige Sarkoidoseinfiltrationen (epitheloidzellige Granulome) des Muskelinterstitiums mit sekundärem Untergang der Muskelfasern hervorgerufen; sie können aber auch Folge einer Beteiligung peripherer Nerven sein (BOCK et al. 1966).

Das klinische Bild der Sarkoidmyopathie kann mit einer mehr oder weniger ausgeprägten diffusen myogenen Parese verlaufen, mit Tonusverminderung oder

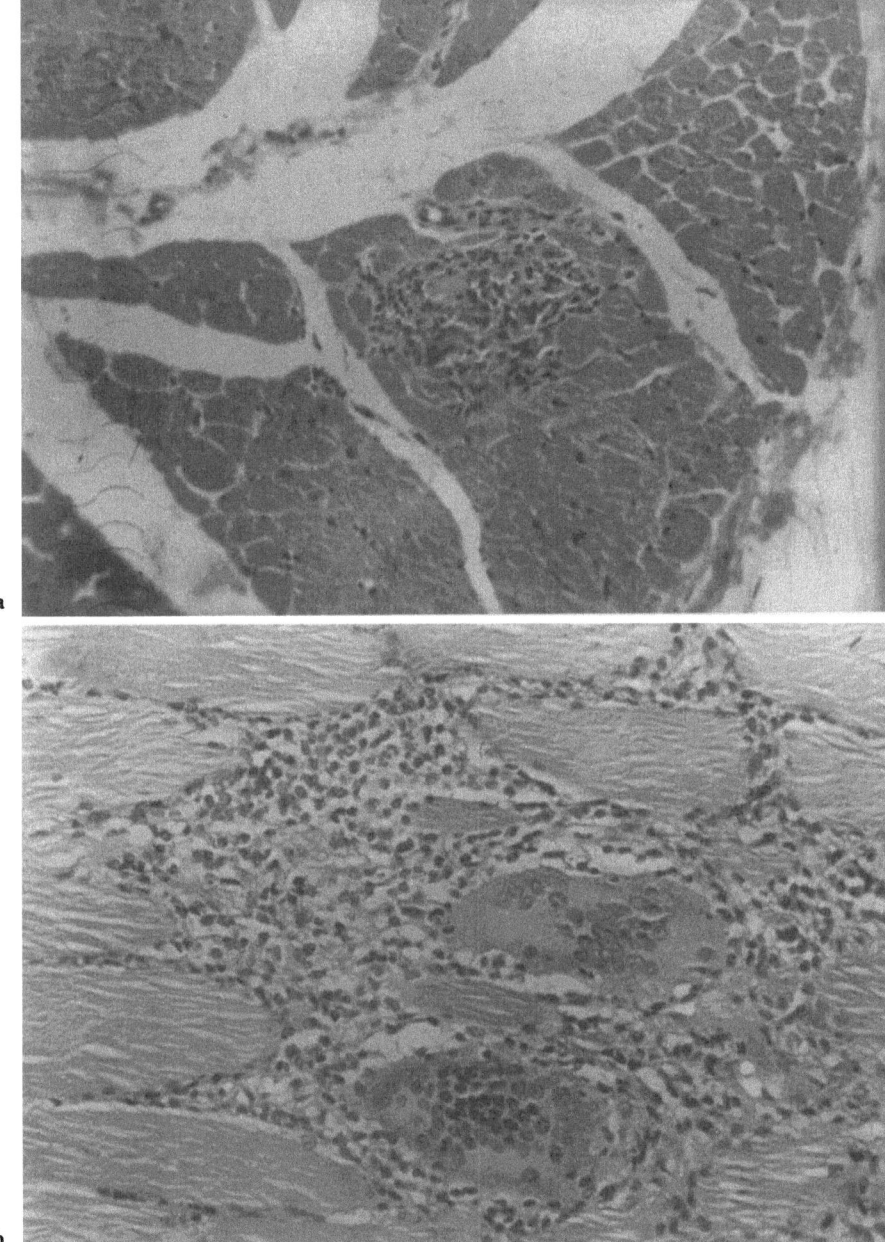

Abb. 23a. Epitheloidzellgranulom in der Wadenmuskulatur. Gleicher Fall wie Abb. 22. **b.** Epitheloidzellgranulom mit Riesenzellen in der Muskulatur des Unterschenkels

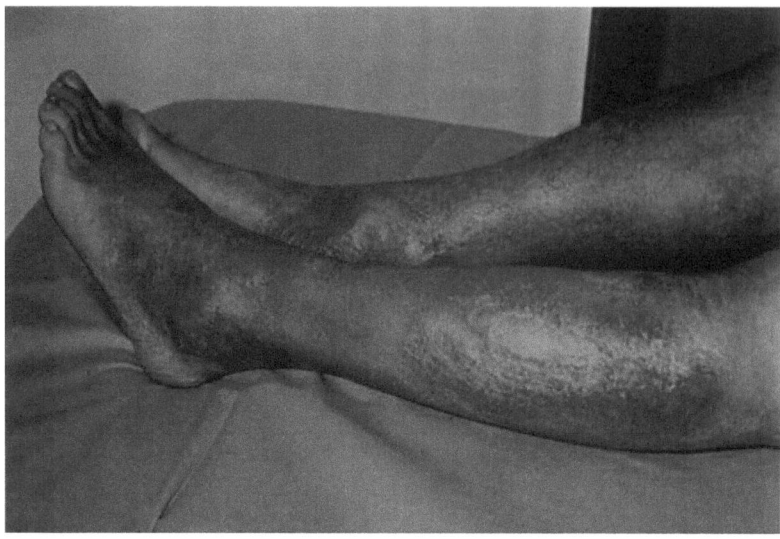

Abb. 24. Klinischer Aspekt bei histologisch gesicherter chronischer sarkoidaler Myositis, Muskelatrophie, beginnende Myosklerose

Muskelverhärtung, mit spontanen oder bei der Palpation auftretenden Muskelschmerzen und, wenn auch selten, mit Muskelkrämpfen. Auch das Bild einer Pseudohypertrophia musculorum kann vorgetäuscht werden. In den meisten Fällen jedoch führt die Absiedlung epitheloidzelliger Granulome in der Muskulatur nicht zu Symptomen. Oft werden die Granulome nur durch routinemäßig durchgeführte Biopsien nachgewiesen. Elektromyographische Untersuchungen sind bei ausgedehntem Befall in der Diagnostik hilfreich, wenn die Sarkoidose durch Muskelbiopsie bestätigt wird. Vereinzelt wird eine Neigung zu Kontrakturen beschrieben. Sehr selten ist eine Miterkrankung der Sehnen und Bänder (SOKOLOFF u. BUNIM 1959). Von der Muskelsarkoidose ist die granulomatöse Myositis anderer Genese abzugrenzen (JERUSALEM u. IMBACH 1970).

CROMPTON und MACDERMOT (1961) berichten über den autoptischen Befund einer Muskelsarkoidose mit Nachweis epitheloidzelliger Granulome in den Endomysialsepten, was darauf hinweist, daß der anfänglich interstitielle granulomatöse Prozeß sekundär auf das Muskelparenchym übergreift. In ausgeprägten Fällen läßt sich eine Hypo- oder Areflexie feststellen. Die diagnostische Bedeutung einer Probeexzision aus symptomfreier Muskulatur ist im Hinblick auf eine positive histologische Ausbeute gering gegenüber den modernen bioptischen Untersuchungsmethoden wie Bronchobiopsie, Leberbiopsie und Mediastinoskopie. Sie kann aber diagnostisch weiterführen, wenn andere Untersuchungsmethoden keinen Erfolg haben. Bei muskulärer Beteiligung mit klinischer Symptomatik ist die Muskelbiopsie eo ipso unerläßlich. Prädilektionsstellen für die Entnahme sind die Schultermuskeln, die Wadenmuskulatur sowie die Muskulatur des Oberarms.

Weitere Literatur zur Muskelbeteiligung: MUCHA u. ORZECHOWSKI (1919, 1921), PAUTRIER (1939), LEITNER (1949), MORIN et al. (1953), POWELL (1953), MAURICE (1955), BAMMER (1958), WALLACE et al. (1958), HARVEY (1959), KRYGER u. RONNOV-JESSEN (1959), BRUN (1961), CROMPTON u. MACDERMOT (1961), OZER et al. (1961), DYKEN (1962), RITHFELD u. FOLK (1962), OSTADAL et al. (1963), WEISSENBACH et al. (1963), HINTERBUCHNER u. HINTERBUCHNER (1964), BERGOUIGNAN u. ARNE (1964), ANDERSSON u. HAGA (1965), LEBACQ (1964), SCADDING (1967), SILVERSTEIN u. SILTZBACH (1969), VITAL et al. (1970), RUDOLF (1971), DOUGLAS (1972), HUBAULT et al. (1972), DOUGLAS (1974).

8. Therapie

Die Gelenkmanifestationen sind bei der Sarkoidose meist nicht das vorherrschende therapeutische Problem. Sie ist eine Systemerkrankung, die fast immer mehrere Organsysteme befällt. Die Behandlung muß sich deshalb auf die im Vordergrund des klinischen Krankheitsbildes stehende Organbeteiligung konzentrieren. Die Indikation zur medikamentösen Therapie ist von der Organmanifestation und von der Verlaufstendenz der Erkrankung abhängig. Bei der noch unbekannten Ätiologie der Sarkoidose ist eine kausale, auf den Krankheitserreger ausgerichtete Therapie in Analogie zur chronischen Polyarthritis bislang nicht möglich. Die Therapie der Wahl sind bei der chronischen und, wenn erforderlich, auch bei der akuten Verlaufsform der Erkrankung nach wie vor Glukokortikoide. Bei der akuten Sarkoidose (Löfgren-Syndrom) können auch die sog. Antirheumatika (Antiphlogistika) eingesetzt werden. Sie wirken schmerzstillend und führen zu einer schnellen Rückbildung der Arthralgien bzw. der Arthritis und des Erythema nodosum. Da an dieser Stelle nur die Therapie der Gelenk- und Skelettmanifestation dargestellt werden soll, wird bezüglich der Indikation zur Kortikoid-Therapie und ihrer Dosierung auf die einschlägige Literatur verwiesen (GIRONÉS 1963; ITALIA et al. 1964; SVANBORG 1964; SHEVCHENKO 1965; KUMSCHICK et al. 1967; HEINE u. SCHÜRMEYER 1967; KOTLER et al. 1967; WURM 1967, 1968; JAMES 1969; EMIRGIL et al. 1969; JAMES u. BAILEY 1969; BEHREND u. BEHREND 1971; TURIAF u. BATTESTI 1972; GRABNER 1973; EWERT 1973; JAMES 1974; JOHNS 1974; JOHNS et al. 1974; MIKAMI 1974; SELROOS et al. 1974; ISRAEL et al. 1974; REFVEM 1974; SCHERMULY u. BEHREND 1978; BEHREND u. BEHREND 1978; WURM 1982, 1983).

Die früher übliche tuberkulostatische Therapie hat sich bei der Sarkoidose als nutzlos erwiesen. Bei den seltenen Übergangsfällen einer Sarkoidose in eine Tuberkulose, bei einer Tuberkulose in der Anamnese und bei positiver Tuberkulinallergie sollte jedoch bei Kortikoid-Langzeittherapie eine präventive Chemotherapie mit INH erfolgen. Die Heilstättenbehandlung der Sarkoidose, die in Deutschland lange Jahre in Tuberkuloseheilstätten durchgeführt wurde, ist überholt.

Akute Formen der Sarkoidarthritis heilen unter symptomatischer Therapie aus. Bei der chronischen Gelenkerkrankung ist eine Spontanremission zwar möglich, doch sind wegen der teilweise erheblichen Schmerzzustände medikamentöse Maßnahmen notwendig. Im allgemeinen spricht die Arthritis auf eine adäquate antiphlogistische Therapie, u.a. auch mit Salizylaten, gut an. Ist die Arthritis stärker ausgeprägt, beeinträchtigt sie die Beweglichkeit und bessert sie sich nicht auf symptomatische Maßnahmen, wird man Kortikoide einsetzen. Sind diese kontraindiziert oder ohne Erfolg angewendet worden, kann ein Behandlungsversuch mit Oxyphenbutazon (Tanderil), 4 × 100 mg täglich, unternommen werden. JAMES et al. (1967, zit. nach JAMES 1969) zeigten in einer kontrollierten Blindstudie, daß sich Oxyphenbutazon als gleichermaßen wirksam wie Prednisolon erwiesen hat. WURM (1974b) berichtet über einen Therapieversuch mit Lampren und Azapropazone bei Lungensarkoidose. Von anderen Autoren wird dem Chloroquin (SILTZBACH u. TEIRSTEIN 1964; LEVY 1964; JAMES 1969; dort weitere Literatur) und dem Kolchizin eine Wirksamkeit bei der Sarkoidose, insbesondere auch beim Lupus pernio, zugeschrieben. Eine Bestätigung der günstigen Wirkung dieser Präparate, insbesondere auf die Gelenksymptomatik, steht aus.

Bei der chronischen, mit Gelenkdestruktion einhergehenden sarkoidalen Arthritis kann in Ausnahmefällen, besonders bei Kortikoidintoleranz oder Kortikoidresistenz, die Anwendung von Immunsuppressiva unter Beachtung der üblichen Kautelen indiziert sein. Bei der Lungensarkoidose haben sich Cyclophosphamid und 6-Mercaptopurin als wirksam erwiesen. Bei der progredienten Lungenfibrose im Gefolge einer Sarkoidose wurde Cyclophosphamid und Azathioprin von MEIER-SYDOW et al. (1970) mit Erfolg gegeben (s. auch STÄUBLI 1963; ISRAEL 1971; SHARMA et al. 1971). Auch die Kombination von Kortikoiden mit Immunsuppressiva bzw. Zytostatika hat sich gelegentlich bewährt (DIERKESMANN et al. 1974).

In jüngster Zeit wurde auch D-Penicillamin bei der Lungenfibrose der Sarkoidose eingesetzt (DIERKESMANN et al. 1974). Ob D-Penicillamin wie bei der chronischen Polyarthritis gleichfalls einen günstigen Einfluß auf die Sarkoidarthritis hat, ist noch nicht erwiesen. Das Fibrosestadium der Sarkoidose geht häufig mit einer obstruktiven Ventilationsstörung einher. Wegen der meist begleitenden bakteriellen Bronchitis sind Immunsuppressiva und Zytostatika kontraindiziert. Eine Therapie mit D-Penicillamin in Kombination mit Kortikoiden ist in diesen Fällen auch dann vorzuziehen, wenn es um die Behandlung einer gleichzeitig bestehenden Sarkoidarthritis geht (SMILEY et al. 1967; RUIZ-TORRES 1968a, b; GROSS 1972; HOFFMAN et al. 1972; BEHREND 1977a). Über Dauer und Dosierung der Therapie s. DIERKESMANN et al. (1974). Kontrollierte Therapiestudien bei der Sarkoidose liegen zur Zeit noch nicht vor.

9. Prognose

Richtungsweisend für Verlauf und Prognose der Sarkoidose ist die Organbeteiligung im Einzelfall und die frühzeitige Stellung der Diagnose, damit zum richtigen Zeitpunkt ggf. eine Therapie eingeleitet werden kann.

Wenn man die zahlreichen Berichte der Literatur unter Einschluß der eigenen Ergebnisse in einer schematischen Darstellung zusammenfaßt, so ergibt sich über den Krankheitsverlauf und die Prognose der Allgemeinerkrankung Sarkoidose das aus Tabellen 7, 8 und Abb. 25a–d ersichtliche Bild, das die möglichen

Tabelle 7. Beobachtungszeitdauer bei 548 Sarkoidosekranken, deren Krankheitsverlauf in Abb. 25a–d dargestellt ist

2–5 Jahre	44 Patienten
5–10 Jahre	147 Patienten
10–20 Jahre	305 Patienten
> 20 Jahre	52 Patienten
	548 Patienten

Durchschnittliche Beobachtungsdauer: 11,6 Jahre

Tabelle 8. Stadium der Sarkoidose bei Erstfeststellung der Diagnose bei 548 Patienten, deren Krankheitsverlauf (Prognose) in Abb. 25a–d dargestellt ist

Stadium I	278	(davon 75 mit akutem Beginn)
Stadium II	218	
Stadium III	52	
Gesamt	548	303 Frauen
		245 Männer

Verlaufsrichtungen der Erkrankung aufzeigt. Aus der therapeutischen Aktivität oder Inaktivität des Behandelnden können Abweichungen in den angegebenen Prozentzahlen resultieren.

Bei der akuten Verlaufsform kommt es, bezogen auf den Röntgenbefund des Thorax, im Verlauf von 6–24 Monaten zu rd. 60% Spontanremissionen (Abb. 25a). Bei der chronischen Verlaufsform im Stadium I (Abb. 25b) liegt diese Rate mit etwa 30% deutlich niedriger. Die Prognose ist i.allg. günstig, wenn die Erkrankung frühzeitig erkannt und, soweit nötig, rechtzeitig und konsequent behandelt wird. Bei ungenügender oder zu spät einsetzender Behandlung, aber vereinzelt auch trotz fachgerechter Therapie, ist bei 20–25% der Kranken mit einem Übergang in Stadium II (Abb. 25c) mit einem chronisch-progredienten Verlauf und einem Ansteigen der Komplikationsrate (weitere Organmanifestationen, Zunahme der Lungenveränderungen bis zur ausgeprägten Fibrose) zu rechnen (Abb. 25d). Die extrathorakalen Organherde bilden sich i.allg. mit den Lungenherden zurück, doch kann die Skelettsarkoidose und insbesondere die als Spätmanifestation der chronischen Verlaufsform auftretende Gelenksarkoidose die Normalisierung des Lungenbefundes überdauern.

Die Arthralgien bei der akuten Sarkoidose sind i.allg. von kurzer Dauer. Die Prognose ist gut. Mitunter können die Gelenkbeschwerden jedoch Wochen bis Monate andauern, insbesondere wenn keine medikamentöse Therapie durchgeführt wird. Bei der akuten Arthritis im Rahmen des Löfgren-Syndroms, die schubweise poly- oder seltener monartikulär verläuft und die u.U. nach mehreren Schüben zu Deformitäten führen kann, ist die Prognose mit Vorsicht zu stellen. Ungünstig ist die Prognose bei der chronischen Sarkoidarthritis, wenn sich schwerere Deformitäten und Gelenkdestruktionen entwickelt haben. Die Gelenksymptomatologie steht dann ganz im Vordergrund der Systemerkrankung. Die Prognose der Knochenmanifestation ist günstig. In vielen Fällen treten Spontanheilungen ein. Nur selten werden operative Maßnahmen notwendig. Zystenartige Veränderungen lassen sich oft auch nach der Ausheilung röntgenologisch noch nachweisen. Histologisch findet sich dann eine mit fibrösem Bindegewebe ausgekleidete Höhlenbildung. Die Heilung der Knochen- und Gelenksarkoidose kann in jeder Phase der Erkrankung einsetzen und zu vollständiger Restitution oder zur Defektheilung führen. Bei der zu spontaner Heilung neigenden Ostitis multiplex verschwinden bei einer restitutio ad integrum die als wabige Struktur erkennbaren Knochenaufhellungen und es treten wieder reguläre Knochenstrukturen auf. Gleichzeitig stellt sich die äußere Form des Knochens wieder her. Kompakta und Markraum lassen sich wieder deutlich voneinander differenzieren. Auch bei einer Defektheilung kann sich die Außenform des Knochens wieder herstellen, gleichzeitig kommt es aber zu einer Abrundung und Glättung der röntgenologisch nachweisbaren Aufhellungen mit Ausbildung eines schmalen Grenzsaumes (BÜRGEL u. BIERLING 1973).

Bei Miterkrankung der Haut ist die Prognose etwas ungünstiger als bei der Augenbeteiligung, da Hautherde oft über Jahre hin persistieren. Durch respiratorische und kardiopulmonale Insuffizienz, die sich aufgrund der Lungenfibrose entwickeln, wird die Prognose naturgemäß zweifelhaft bzw. ungünstig beeinflußt. Nach eigenen Erfahrungen, die sich mit den Angaben der Literatur decken, liegt die Letalität, auf die Gesamtzahl der Krankheitsfälle bezogen, zwischen 5 und 10% (Abb. 25d). Sie ist überwiegend auf respiratorische Insuffizienz und Rechtsherzversagen bei Cor pulmonale zurückzuführen (Tabelle 9), abgesehen vom letalen Ausgang bei der seltenen Myokardose und infolge ZNS-Beteiligung. Durch eine Schwangerschaft wird die Prognose i.allg. nicht ungünstig beeinflußt (s. SCHERMULY u. BEHREND 1978, S. 298). Nach unseren Beobach-

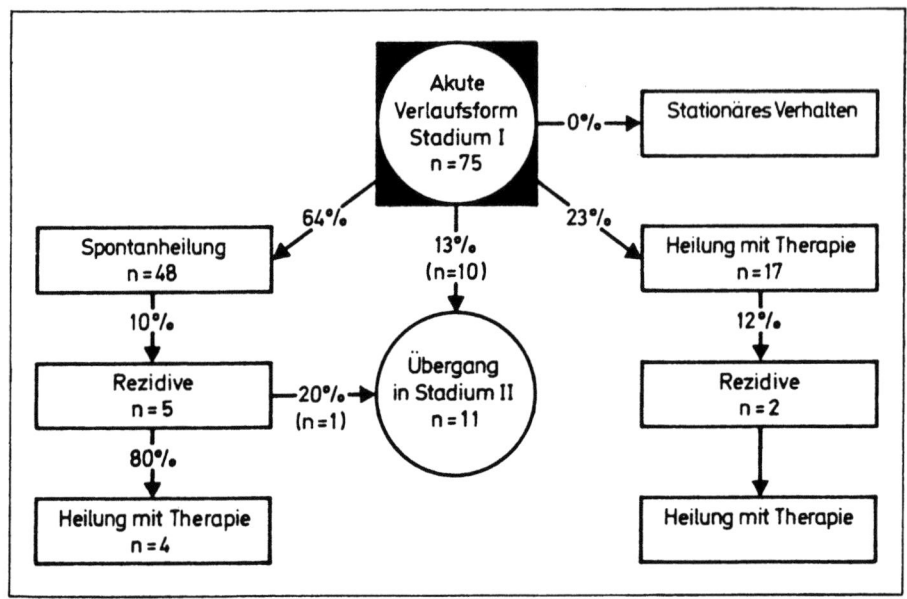
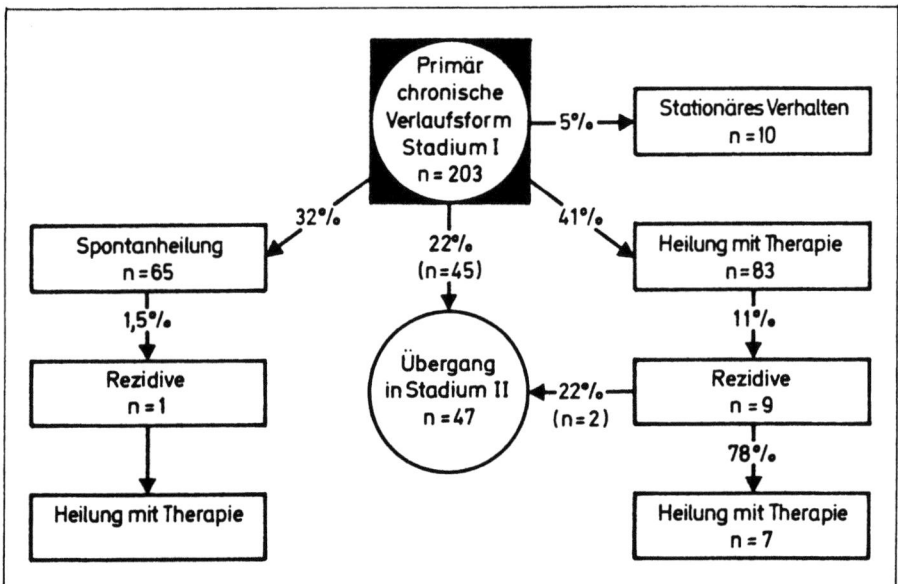

Abb. 25a. Prognose des Stadiums I der akuten Verlaufsform (Löfgren-Syndrom) der Sarkoidose.
b. Prognose des Stadiums I der primär-chronischen Verlaufsform der Sarkoidose

tungen, die in Übereinstimmung mit den Angaben der Literatur stehen, ist dabei die spontane Rückbildungsrate eher höher. Allerdings kann es nach der Entbindung in einzelnen Fällen zu Rezidiven kommen.

Die mittlere Krankheitsdauer bei der chronischen Verlaufsform beträgt 2–3 Jahre. Wesentlich kürzere Verläufe kommen durchaus vor. Andererseits wer-

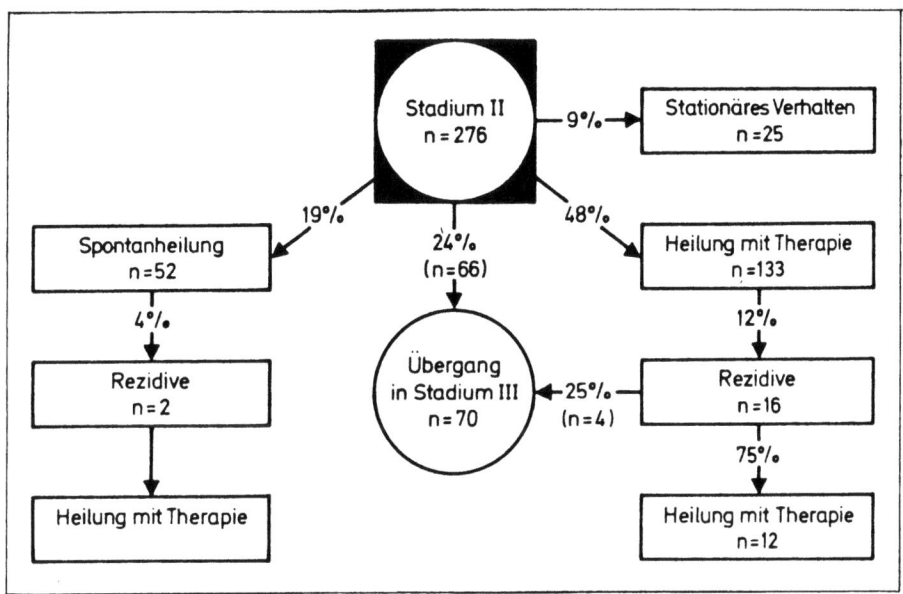

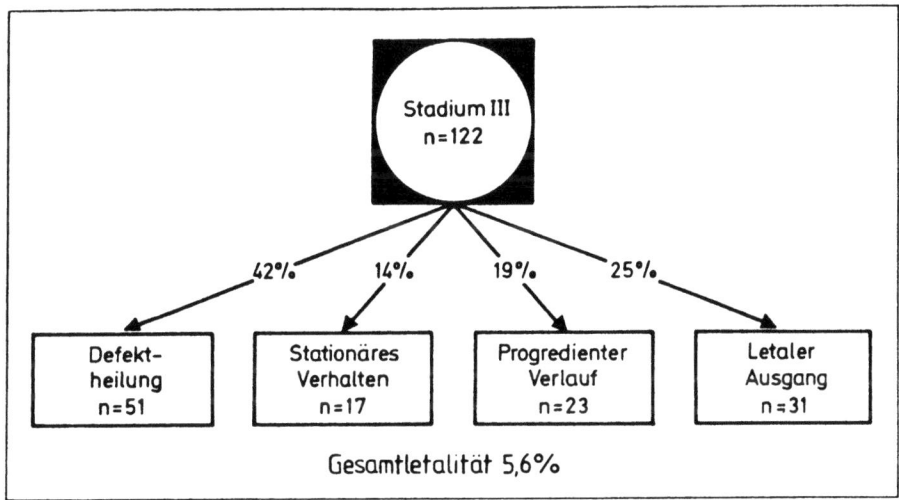

Abb. 25c. Prognose der Sarkoidose des Stadiums II (s. Text). d. Prognose der Sarkoidose des Stadiums III (s. Text)

den aber auch Verläufe über viele Jahre bis zu Jahrzehnten hin beobachtet. Die Rezidivneigung ist nach spontaner Rückbildung gering (Abb. 25a, b). Nach therapeutischer Heilung treten Rezidive häufiger auf. Nicht selten sind sie dann auf einen zu kurzen Behandlungszeitraum oder auf ungenügende Dosierung zurückzuführen. Interessant ist in diesem Zusammenhang die Feststellung von WURM et al. (1958, 1965), daß bei Rezidiven der Röntgenbefund nach Charakter, Lokalisation und Ausdehnung der Herdbildung das gleiche Muster zeigt wie vor der Remission. Vereinzelt wird die Meinung geäußert, daß nach Spontanremissionen keine Rezidive zu befürchten sind, was wir aufgrund eigener

Tabelle 9. Todesursachen bei 31 Sarkoidosekranken (= 5,6%)

Altersgruppen	Frauen	Männer
20–29 J.		1[a]
30–39 J.		3[b]
40–49 J.	3	3[c]
50–59 J.	8[d]	8
60–69 K.	3	2
Gesamt	14	17

Kardiopulmonale Insuffizienz 27 Pat.
[a] Hämoptoe (Sarkoidose III) 1 Pat. ♂
[b] Portale Hypertension (Ösophagus-Varizenblutung) 1 Pat. ♂
[c] Plötzlicher Herztod (Myokard-Sarkoidose) 1 Pat. ♂
[d] ZNS 1 Pat. ♀

und Fremdbeobachtung nicht bestätigen können (Literatur zu Verlauf und Prognose: STUBBE 1949; HARTWEG 1951a; TURIAF 1963; ROELFSEMA et al. 1965; REISNER 1967; HANNUKSELA et al. 1970; WALKER u. JAMES 1972; CARLENS et al. 1974; STORK et al. 1974; TACHIBANA et al. 1974; TEIRSTEIN u. SILTZBACH 1974; TURIAF et al. 1974; VISKUM u. THYGESEN 1974; WURM 1974a; YAMAMOTO et al. 1974; BEHREND 1977b, BEHREND 1979; REUSCH 1982; WURM 1983).

Literatur

Andersson R, Haga T (1965) Clinically manifest muscular sarcoidosis. Nord Med 74:1198–1199
Anholt LM, Roberts RH (1965) Sarcoidosis and polyarthritis. Can Med Assoc J 93:293–297
Baldwin DM, Roberts JG, Croft HE (1974) Vertebral sarcoidosis. A case report. J Bone Joint Surg 56:629
Baltzer G, Behrend H, Behrend T, Dombrowski H (1970) Zur Häufigkeit zystischer Knochenveränderungen (Ostitis cystoides multiplex Jüngling) bei der Sarkoidose. Dtsch Med Wochenschr 95:1926–1929
Baltzer G, Behrend H, Behrend T, Dombrowski H (1971a) Sulla frequenza di alterazioni ossee cistiche nella sarcoidosi (Osteite cistica multipla di Jüngling). Medicina Tedesca 7:88–92
Baltzer G, Behrend H, Dombrowski H, Behrend T (1971b) On the relative importance of Jüngling's disease in sarcoidosis. In: Levinsky L, Macholda F (eds) Proc V. Internat Conf on Sarcoidosis, pp 604–606. Praha, Universita Karlova
Bammer H (1958) Ein Fall von Sarkoid der Skelettmuskulatur unter dem Bilde einer progressiven Muskeldystrophie. Verdacht auf Morbus Besnier-Boeck-Schaumann. Nervenarzt 29:422–425
Bašičević V, Goldman St, Behrend H, Djurić B (1972) Sarcoidosis of the locomotor apparatus in a five year old Child. In: Gallopin Y (ed) Rapports Symp Européen de la Sarcoidose. Hallwag, Bern
Bautista A (1970) Childhood sarcoidosis involving joints and kidneys. Am J Dis Child 119:259–266
Becker F-W (1974) Die Anwendung eines in vitro Kveim-Test-Systems (direkte Leukozyten-Migrations-Technik) in der Diagnostik der Sarkoidose. Dissertation, Hannover
Becker F-W, Krull P, Deicher H, Kalden JR (1972) The leucocyte migration test in sarcoidosis. Lancet I:120–123
Behrend H (1969) Die Klinik und Diagnostik der Sarkoidose. Internist 10:293–304

Behrend H (1972a) Les formes extra-pulmonaires de la sarcoidose. Schweiz Rundschau Med (Praxis) 61:615–624
Behrend H (1972b) „Rheumatische" Beschwerden bei Sarcoidose. Therapiewoche 22:2538–2541
Behrend H (1977a) Zur Therapie der Sarkoidose im Stadium III mit D-Penicillamin. Z Erkr Atmungsorgane 149:173–178
Behrend H (1977b) Die Prognose der verschiedenen Verlaufsformen der Sarkoidose unter Berücksichtigung der Erkrankungsstadien. Z Erkr Atmungsorgane 149:179–183
Behrend H (1978) Therapie der Sarkoidose. Int Welt 1:372
Behrend H (1979) Die Prognose der Sarkoidose. Int Welt 2:419
Behrend H (1980) Rheumatologische Symptomatik bei Gelenk-, Knochen- u. Muskel-Sarkoidose. Verh Dtsch Ges Rheumatol 6:173
Behrend H, Behrend T (1969) Arthralgien und Arthritis bei Sarkoidose. In: Proc XII Internat Congr Rheumatology. Abstract No 333. Geigy, Basel
Behrend H, Behrend T (1978) Therapie der Sarkoidose. Int Welt 1:372–382
Behrend H, Behrend T (1979) Die Gelenk-, Knochen- und Muskel-Sarkoidose in der Differentialdiagnose der Rheumatologie. IX. Europ Kongr f Rheumatol 1979, Abstract-Bd S 107, Nr 453
Behrend H, Rupec M (1977) Die Aussagekraft der Kveim-Reaktion in der Diagnostik der Sarkoidose. Z Erkr Atmungsorgane 149:122–128
Behrend H, Behrend T, Wilckens M (1967) Zur Differentialdiagnose des Erythema nodosum. Z Rheumaforsch 26:65–73
Behrend T, Behrend H (1969) Das Löfgren-Syndrom in der Rheumatologie. Dtsch Med J 20:332–336
Bergouignan M, Arne L (1964) Muscular localisation during Besnier-Boeck-Schaumann sarcoidosis. Toulouse Med 65:63–70
Berk RN, Brower TD (1964) Vertebral sarcoidosis. Radiology 82:660–663
Bianchi FA, Keech MK (1964) Sarcoidosis with arthritis. Ann Rheum Dis 23:463–479
Bjarnason D, Forrester DM, Swezey RL (1973) Destructive arthritis of the large joints. A rare manifestation of sarcoidosis. J Bone Joint Surg [Am] 55:618
Blatt N, Alexandru U, Athanasiu M, Muresan I, Popovici V (1958) Orbital bone involvement in Besnier-Boeck-Schaumann sarcoid. Am J Ophthalmol 54:407–414
Bloch B (1907) Beitrag zur Kenntnis des Lupus pernio. Mh Prakt Derm 45:177–184
Bloch B (1916) Boeck'sches Sarkoid mit Beteiligung der Knochen und der Schleimhaut des harten Gaumens. Schweiz Med Wochenschr 46:275–276
Bloch S, Movson IJ, Seedat YK (1968) Unusual skeletal manifestations in a case of sarcoidosis. Clin Radiol 19:226
Bock HE, Gayer J, Müller G, Nieth H (1966) Morbus Boeck in der Differentialdiagnose degenerativer Muskelerkrankungen. Med Welt 17:984–986
Bonakdarpour WL, Aegerter EE (1971) Osteosclerotic changes in sarcoidosis. Am J Roentgenol 113:646–649
Bouvier M, Queneau P, Brun J (1972) Les formes ostéoarticulaires de la sarcoidose. Schweiz Rundschau Med (Praxis) 61:631–646
Brun A (1961) Chronic polymyositis on the basis of sarcoidosis. Acta Psychiatr Scand 36:515–523
Brun J, Pozzetto H, Buffat JJ, Soustelle J, Vauzelle JL, Patin R (1966) Sarcoidose vertébrale et sacro-iliaque avec image pseudo-abcès pottique. Guérison par corticothérapie. Presse Méd 74:511–516
Bürgel E, Bierling G (1973) Ostitis multiplex cystoides (Jüngling). In: Diethelm L, Heuck F, Olsson O, Ranniger K, Strnad F, Vieten H, Zuppinger A (Hrsg) Handbuch der medizinischen Radiologie, Bd V/2: Röntgendiagnostik der Skeleterkrankungen. Springer, Berlin Heidelberg New York, S 178–183
Burman MS, Mayer L (1936) Arthroscopic examination of the knee joint: report of cases observed in the course of arthroscopic examinations, including instances of sarcoid and multiple polypoid fibromatosis. Arch Surg 32:846–874
Camus JP, Rameaux-Vareille (1960) Polyarthrite chronique au cours d'une sarcoidose de Besnier-Boeck-Schaumann. Rev Rhum Mal Osteoastic 27:419–422
Carlens P, Holmgren A, Svanborg N, Widström O (1974) Course and prognosis in pulmonary sarcoidosis – A ten-year clinical and cardiopulmonary follow-up study. In: Iwai K, Hosoda Y (eds) Proc VI. Internat Conf on Sarcoidosis. University of Tokyo Press, pp 473–479
Castellanos A, Galan E (1946) Sarcoidosis (Besnier-Boeck-Schaumann disease): report of a case in a child, simulating Still's disease. Am J Dis Child 71:513–529

Chetrick A (1963) Coexistent sarcoidosis, erythema nodosum and gout. JAMA 186:950–952
Coste F, Chabot J (1953) Polyarthralgies febrile, premieres manifestations d'une sarcoidose de Besnier-Boeck-Schaumann. Rev Rhum Mal Osteoartic 20:154–157
Cowdell RH (1954) Sarcoidosis: with special reference to diagnosis and prognosis. QJ Med 23:29–55
Crompton MR, MacDermot V (1961) Sarcoidosis associated with progressive muscular wasting and weakness. Brain 84:62–74
Davis PL, Davis MS (1964) Not all arthritis is rheumatoid. Clin Med 71:833–837
Deleu J, Tytgat H (1964) Mutilating sarcoidosis of the bones. Belg T Geneesk 20:16–27
Diehlmann W (1973) Gelenke – Wirbelverbindungen. Thieme, Stuttgart
Dierkesmann R, Cegla UH, Meier-Sydow J, Kroidl UR (1974) Zur Therapie der diffusen Lungenfibrose (einschließlich Prophylaxe von Entstehung und Progredienz). Internist 15:386–390
Djurić B (1974) Sarcoidosis (Morbus Besnier-Boeck-Schaumann) u sap Vojvodini s Posebnim osvrtom na intratorakalnu lokalizaciju. Dissertation, Novi Sad (Jugoslawien)
Djurić B (1975) Sarcoidosis. Stampa: Odeljenje za rehabilitaciju Instituta za grudne bolesti i tuberkulozu Srem. Kamenica, Novi Sad (Jugoslawien)
Djurić B, Bašičević V (1974) Clinic of sarcoidosis in children. In: Iwai K, Hosoda Y (eds) Proc VI. Internat Conf on Sarcoidosis. University of Tokyo Press, pp 512–514
Douglas AC (1972) Symptomatic sarcoidosis of skeletal muscle. In: Gallopin Y (eds) Rapports Symp Européen de la Sarcoidose. Hallwag, Bern
Douglas AC (1974) Symptomatic sarcoidosis of skeletal muscle. In: Iwai K, Hosoda Y (eds) Proc VI. Internat Conf on Sarcoidosis. University of Tokyo Press, pp 386–389
Douwes FR, Hanke R (1976) Der Leukozytenmigrations-Inhibitions-Test in der Diagnostik des Morbus Boeck. Verh Dtsch Ges Inn Med 82:1819–1823
Dressler M (1938) Über einen Fall von Splenomegalie, durch Sternalpunktion als Boeck'sche Krankheit verifiziert. Klin Wochenschr 17:1416–1417
Dyken PR (1962) Sarcoidosis of the skeletal muscle. A case report and review of the literature. Neurology (Minneap) 12:643–651
Emirgil C, Sobol BJ, Williams MH (1969) Long-term study of pulmonary sarcoidosis. The effect of steroid therapy as evaluated by pulmonary function studies. J Chronic Dis 22:69–86
Erbslöh F, Dietel, W (1959) Über exogene Spätmyopathien. I. Die Polymyositis granulomatosa Boeck. Arch Psychiat Nervenkr 199:215–234
Ewert EG (1973) Therapie der Sarkoidose (Morbus Boeck). Klinikarzt 2:7–13
Farmer FL, Winkelmann RK (1960) Psoriasis in association with sarcoidosis. Report of a case. Arch Dermatol 81:983–986
Ferguson RH, Paris J (1958) Sarcoidosis: a study of 29 cases, with a review of splenic, hepatic, mucous-membrane, retinal and joint manifestations. Arch Intern Med 101:1065–1084
Fleischner F (1924) Die Erkrankung der Knochen bei Lupus pernio und Boeck's Miliarlupoid. Ostitis tuberculosa multiplex cystoides (Jüngling). Fortschr Röntgenstr 32:193–218
Fourestier M, Robert F (1949) Un cas de la maladie de Besnier-Boeck-Schaumann à localisation vertebrale. J Radiol Electrol 30:361–362
Fresen O (1958) Die gestaltliche Betrachtung des Morbus Boeck. Ergeb Ges Tuberk-Forsch 14:603–649
Giese W (1960) Die Boeck'sche Krankheit (Morbus Boeck). In: Kaufmann E, Staemmler M (Hrsg) Lehrbuch der speziellen pathologischen Anatomie, Bd II/3. De Gruyter, Berlin, S 1837–1843
Gilg I (1955) Klinische Untersuchungen zur Sarkoidose: Therapie und Verlauf. Bog Tryfkfri, Kobenhaven
Girones R (1963) Pulmonary sarcoidosis. With special reference to the current methods of diagnosis and treatment (Spanisch). Med Clin (Barcelona) 41:364–383
Gobbar JE, Gilmer WS, Carrol DS, Clark GM (1961) Vertebral sarcoidosis. JAMA 178:1162–1163
Gormsen H (1948) The occurrence of epitheloid cell granuloma in human bone marrow, with special reference to the diagnostic value of sternal puncture in Boeck's sarcoid and differential diagnosis of sarcoidosis, miliary tuberculosis and brucellosis. Acta Med Scand [Suppl] 213:154–164
Grabner W (1973) Kortikoid-Langzeitbehandlung. Fortschr Med 91:517–522
Gravesen PB (1942) Lymphogranulomatosis benigna. Kommission hos Andelsbog-trykkeriet 225. Odense (Denmark)
Gross K (1972) Therapeutische Beeinflussung der Bindegewebswucherung bei Lungenfibrosen durch D-Penicillamin. Med Klin 67:1034–1037
Grüneberg Th (1955) Dermatologische Studien, Bd 28. Barth, Leipzig

Guerin C (1963) Les manifestations articulaires de la sarcoidose de Besnier-Boeck-Schaumann. Rev Rhum Mal Osteoartic 30:843–845

Gumpel JM, Johns CJ, Shulman LE (1967) The joint disease of sarcoidosis. Ann Rheum Dis 26:194–205

Gusek W (1964) Histologische und vergleichende elektronenmikroskopische Untersuchungsergebnisse zur Zytologie, Histogenese und Struktur des tuberkulösen und tuberkuloiden Granuloms. Med Welt 54:850–866

Gusek W (1965) Histologie und elektronenmikroskopische komparative Zytologie tuberkulöser und epitheloidzelliger Granulome. Fortschr Tuberk-Forsch 14:97–156

Gusek W (1966/67) Vergleichende Cytologie und Histogenese des Sarkoidosegranuloms. Arch Klin Exp Dermatol 227:24–53

Gusek W (1968) Pathologie der Sarkoidose. In: Kongressbericht. 10. Wiss Tag Norddtsch Ges Tuberk u Lungenkrankh 1967. Hansisches Verlagskontor, Lübeck, S 103–122

Gusek W (1969) Pathologische Anatomie der Sarkoidose. Internist 10:389–400

Gusek W, Behrend H (1971) The Kveim-Granuloma – a comparative study on formal genesis and electronmicroscopical structure. In: Levinsky L, Macholda F (eds) Proc V. Internat Conf on Sarcoidosis. Universita Karlova, Praha, pp 124–126

Gusek W, Behrend H (1972) Komparative Formalgenese, Histologie und Ultrastruktur des Kveim-Granuloms. In: Kongreßbericht. 12. Wiss Tag Norddtsch Ges Tuberk u Lungenkrankh 1971. Hansisches Verlagskontor, Lübeck, S 164–173

Gusek W, Schulz K-H, Behrend H (1969) Zellmorphologie des Kveim-Granuloms. Verh Dtsch Ges Pathol 53:517–521

Hanngren Å, Biberfeldt G, Carlens E, Hedfors E, Nilsson BS, Ripe E, Wahren B (1974a) Is sarcoidosis due to an infectious interaction between virus and Mycobacterium? In: Iwai K, Hosoda Y (eds) Proc VI. Internat Conf on Sarcoidosis. University of Tokyo Press, pp 8–11

Hanngren Å, Hedfors E, Nilsson BS, Ripe E (1974b) Sarcoidosis – an immunological reaction with disturbed T/B cell ratio. In: Iwai K, Hosoda Y (eds) Proc VI. Internat Conf on Sarcoidosis. University of Tokyo Press, pp 636–638

Hannuksela M, Salo OP, Mustakallio KK (1970) The prognosis of acute untreated sarcoidosis. Ann Clin Res 2:57–61

Hantschmann L (1939) Über torpide sklerosierende Tuberkulosen mit eigenartigem großzelligen histologischen Befund (Typ Besnier-Boeck, Schaumann, Mylius-Schürmann). Ergeb Ges Tuberk-Forsch 9:1–68

Hartweg H (1951a) Über die Todesursachen bei Morbus Boeck. Med Welt 20:1604–1606

Hartweg H (1951b) Zur Frage der formalen Pathogenese der Boeckschen Krankheit. Dtsch Med Wochenschr 76:1144–1146

Harvey JC (1959) A myopathy of Boeck's sarcoid. Am J Med 26:356–363

Heine F, Schürmeyer E (1967) Über die Behandlung der Sarkoidose mit Chloroquin. Beitr Klin Tuberk 134:285–294

Hendrix JZ (1966) Abnormal skeletal mineral metabolism in sarcoidosis. Ann Intern Med 64:797–805

Herrmann E, Reckel K (1969) Die Sarcoidose des Nervensystems und die Sarkoid-Myopathie. Internist 10:385–389

Herskovits E (1937) Atypische Lokalisation der Ostitis tuberculosa multiplex cystica. Röntgenpraxis 9:45–47

Hinterbuchner CN, Hinterbuchner LP (1964) Myopathic syndrome in muscular sarcoidosis. Brain 87:355–366

Hoffman L, Blumenfeld OO, Mondshine RB, Park SS (1972) Effect of DL-Penicillamine of fibrous proteins of rat lung. J Appl Physiol 33:42–46

Hollister WF, Harrell GT (1941) Generalized sarcoidosis of Boeck accompanied by tuberculosis and streptococcal bacteremia; a clinico-pathologic study with autopsy and animal inoculations. Arch Pathol Lab Med 31:178–188

Holt JF, Owens WI (1949) The osseous lesions of sarcoidosis. Radiology 53:11–30

Hubault A, Amouroux J, Atra E (1972) Les attaintes musculaires de la sarcoidose. Schweiz Rundschau Med (Praxis) 61:853–860

Hudelo A, Montlaur Leforestier (1925) Lymphogranulomatose de Schaumann (lupus pernio) à forme anormale. Bull Soc Franç Derm Syph 32:109–112

Israel HL (1971) Effects on chlorambucil and methotrexate in sarcoidosis. In: Levinský L, Macholda F (eds) Proc V. Internat Conf on Sarcoidosis. Universita Karlova, Praha, pp 632–634

Israel HL, Sones M (1958) Sarcoidosis: clinical observation on 160 cases. Arch Intern Med 102:766–776

Israel HL, Fouts DW, Beggs RA (1974) A controlled trail of prednisone treatment of sarcoidosis. In: Iwai K, Hosoda Y (eds) Proc VI. Internat Conf on Sarcoidosis. University of Tokyo Press, pp 529–532

Italia R, Forti P, Lops M (1964) Current trends in the therapy of sarcoidosis (in ital Sprache). G Ital Tuberc 18:18–23

Jacquot F, Mazare Y, Grunwald D, Phelip X, Micoud M (1967) Maladie de Besnier-Boeck-Schaumann avec manifestations ostéo-articulaires. Présentation d'une observation et discussion diagnostique. Rev Lyon Med 16:397

James DG (1959) Dermatological aspects of sarcoidosis. QJ Med 28:109–124

James DG (1969) Therapie der Sarcoidose. Internist 10:316–320

James DG (1973) Wiss Ausstellung (Knochenmanifestationen der Sarcoidose). XIII. Internat Congr Radiology, Madrid 1973

James DG (1974) Drugs for the treatment of sarcoidosis. In: Iwai K, Hosoda Y (eds) Proc VI. Internat Conf on Sarcoidosis. University of Tokyo Press, pp 644–646

James DG, Bailey A (1969) Management of sarcoidosis. Geriatrics 24:140–146

Jerusalem F, Imbach P (1970) Granulomatöse Myositis und Muskelsarkoidose. Dtsch Med Wochenschr 95:2184–2189

Johns CJ (1974) Treatment of sarcoidosis (summary statement). In: Iwai K, Hosoda Y (eds) Proc VI. Internat Conf on Sarcoidosis. University of Tokyo Press, pp 648–649

Johns CJ, Zachary JB, Riley MC, Brahim S, Ball WC (1974) Long-term study of corticosteroids in pulmonary parenchymal sarcoidosis. In: Iwai K, Hosoda Y (eds) Proc VI. Internat Conf on Sarcoidosis. University of Tokyo Press, pp 539–546

Jones Williams W, Pioli E, Jones DJ, Dighero M (1972) The Kmif (Kveim-induced macrophage migration inhibition factor) test in sarcoidosis. J Clin Pathol 25:951–954

Jones Williams W, Pioli E, Jones DJ, Calcraft B, Johnson AJ, Dighero H (1974) In vitro Kveim-induced macrophage inhibition factor, KMIF-Test, in sarcoidosis, Crohn's disease and tuberculosis. In: Iwai K, Hosoda Y (eds) Proc VI. Internat Conf on Sarcoidosis. University of Tokyo Press, pp 44–50

Jordon JW, Osborne ED (1937) Besnier-Boeck's disease: report of two cases of extensive involvement. Arch Dermatol 35:663–684

Jüngling O (1919–1921) Ostitis tuberculosa multiplex cystica (eine eigenartige Form der Knochentuberkulose). Fortschr Röntgenstr 27:375–383

Jüngling O (1928) Über Ostítis tuberculosa multiplex cystoides, zugleich ein Beitrag zur Lehre von den Tuberkuliden des Knochens. Bruns Beitr Klin Chir 143:401–475

Kalkoff KW (1955a) Zur Ätiologie des Morbus Boeck und zur Abgrenzung seines Formenkreises. Zentralbl Haut-Geschlechtskr 18:1–9

Kalkoff KW (1955b) Zur Ätiologie des Morbus Boeck. Beitr Klin Tuberk 114:1–17

Kalkoff KW (1966) Einführung, Geschichte und Definition der Sarkoidose. Arch Klin Exp Dermatol 227:10–16

Kalkoff KW (1970) Definition und Ätiologie der Sarkoidose. Dtsch Med Wochenschr 95:505–509

Kalman SI, Mallett SP (1954) Aberrant gland and sarcoidosis in the maxilla: report of a case. J Oral Surg 12:63–66

Kaplan H (1960) Sarcoid arthritis with a response to colchicine. Report of two cases. N Engl J Med 263:778–781

Kaplan H (1963) Sarcoid arthritis. A review. Arch Intern Med 112:924–935

Kaplan H, Klatskin G (1960) Sarcoidosis, psoriasis and gout: syndrome or coincidence? Yale J Biol Med 32:335–352

Kienböck R (1902) Zur radiographischen Anatomie und Klinik der tuberkulösen Erkrankung der Fingerknochen, „spina Ventosa", namentlich der nicht nach außen perforierenden Form, nebst Differentialdiagnose gegen Syphilis. Z Heilkunde 23:186–202

Kissmeyer A (1932) La maladie de Boeck: sarcoides cutanées bénignes multiples. Masson, Paris

Klingmüller V (1907) Über Lupus pernio. Arch Dermatol Syph (Berl) 84:323–339

Knutsson F (1959) Skeletal changes in sarcoidosis. Acta Radiol (Stockh) 51:429–432

Köhler A, Zimmer EA (1967) Grenzen des Normalen und Anfänge des Pathologischen im Röntgenbild des Skeletts. Thieme, Stuttgart

Kotler MN, Zwi S, Goldman HI (1967) Pulmonary function in sarcoidosis and the effect of steroid treatment. S Afr Med J 41:625–629

Kozicka-Polakowa I (1965) A contribution on the arthritic changes in sarcoidosis based on an observed case. Reumatologia (Warsz) 3:81–87

Kreibich C (1904) Über Lupus pernio. Arch Dermatol Syph (Berl) 71:3–16 u. Tafel III

Kryger J, Ronnov-Jessen V (1959) Myopathy in Boeck's sarcoid. Acta Rheum Scand 5:314–322

Kumschick H, Siegenthaler W, Rhomberg F (1967) Katamnestische Untersuchungen zur Corticosteroidtherapie der pulmonalen Form der Boeckschen Sarkoidose. Schweiz Med Wochenschr 97:1407–1414

Kurtzman NA (1963) Coexistent sarcoidosis and gout. Lancet I:195

Larsson LG, Franzen S (1952) Sternal puncture in sarcoidosis. Acta Radiol (Stockh) 37:59–64

Lebacq E (1964) La sarcoidose de Besnier-Boeck-Schaumann. Maloine, Paris

Lebacq E (1972) Anomalies rénales anatomiques et fonctionelles et perturbations du métabolisme calcique dans la sarcoidose. Schweiz Rundschau Med (Praxis) 61:628–630

Lebacq E, Ruelle M (1966) Les manifestations articulaires de la sarcoidose. Rev Rhum Mal Osteoartic 33:611–616

Lehmann R (1963) Zur Frage der Knochenveränderungen beim Morbus Boeck. Radiol Diagn (Berl) 4:539–546

Leitner StJ (1949) Der Morbus Besnier-Boeck-Schaumann. Schwabe, Basel

Lennert K (1961) Handbuch der speziellen pathologischen Anatomie und Histologie, Bd I/3A: Cytologie und Lymphadenitis. Springer, Berlin Göttingen Heidelberg

Lesch R, Koch HK (1982) Die Sarkoidose aus der Sicht des Pathologen. Internist 23:304–313

Levy L (1964) Chloroquine therapy of sarcoidosis: hazards of a limited trial. Am Rev Respir Dis 89:105

Lin S-R, Levy W, Go EB, Lee I, Wong EK (1973) Unusual osteosclerotic changes in sarcoidosis, simulating osteoblastic metastases. Radiology 106:311

Löffler W, Behrens W Jr (1956) Morbus Boeck. In: Mohr L, Staehelin R (Hrsg) Handbuch der inneren Medizin, Bd IV/3, Teil II. Springer, Heidelberg Berlin Göttingen, S 464–548

Löffler W, Jaccard G (1948) Morbus Besnier-Boeck-Schaumann. Bibl Tuberc 2:295–362

Löfgren S (1955) Das bilaterale Hiluslymphdrüsensyndrom (BHL) als Anfangsstadium der Sarkoidose. Beitr Klin Tuberk 114:75–86

Löfgren S, Norberg R (1959) Metabolic aspects of sarcoidosis. Acta Tuberc Scand [Suppl] 45:40–43

Longcope WT, Freiman DG (1952) A study of sarcoidosis; based on a combined investigation of 160 cases including 30 autopsies from the Johns Hopkins Hospital and Massachusetts General Hospital. Medicine (Baltimore) 31:1–132

Mankiewicz E (1961) Mycobacteriophages isolated from persons with tuberculous and nontuberculous conditions. Nature 191:1416–1423

Mankiewicz E (1963a) Morphological and biological properties of a strain of a chromogenic acid-fast bacteria and of the plage-immune variant. J Gen Microbiol 24:63–68

Mankiewicz E (1963b) In vitro susceptibility of M. tuberculosis and of atypical acid-fast bacteria to ethionamide. Can Med Assoc J 83:1381–1382

Mankiewicz E (1963c) On the etiology of sarcoidosis. Can Med Assoc J 88:593–595

Mankiewicz E (1966) Die Bedeutung lysogener Mykobakterien für die Ätiologie der Sarkoidose. Arch Klin Exp Dermatol 227:63–77

Martenstein H (1924) Sarkoid Boeck and Lupus pernio. Arch Dermatol Syph (Berl) 147:70–99

Massias P, Paolaggi JB (1963) Manifestations osseuses et articulaires de la sarcoidose de Besnier-Boeck-Schaumann. France Méd 26:249–259

Maurice PA (1955) La participation de la musculature à la maladie de Besnier-Boeck-Schaumann; étude anatomo-clinique portant sur 13 cas. Helv Med Acta 22:16–42

Mayock RL, Bertrand P, Morrison CE, Scott JH (1963) Manifestations of sarcoidosis. Analysis of 145 patients with a review of 9 series selected from the literature. Am J Med 35:67–89

McBrine CS, Fisher MS (1975) Acrosclerosis in sarcoidosis. Radiology 115:279

Meier-Sydow J, Schmidt W, Schnabel KH, Beck B, Best H, Zegla U, Dierkesmann R, Hügel E, Wessling I (1970) Die immunsuppressive Therapie von Lungenerkrankungen. Verh Dtsch Ges Inn Med 76:107–111

Mikami R (1974) Prednisolone treatment of sarcoidosis. In: Iwai K, Hosoda Y (eds) Proc VI. Internat Conf on Sarcoidosis. University of Tokyo Press, pp 650–655

Miller B, Schaumlöffel E, Baltzer G, Behrend H, Kessler GF (1971) Investigation of calcium metabolism in sarcoidosis by isotope methods. In: Levinský L, Macholda F (eds) Proc V. Internat Conf on Sarcoidosis. Universita Karlova, Praha, pp 319–322

Miller B, Schaumlöffel E, Baltzer G, Behrend H (1972) Investigation of calcium metabolism in sarcoidosis by isotop methods. In: Gallopin Y (ed) Rapports Symp Européen de la Sarcoidose. Hallwag, Bern, pp 164–168

Mohr H-J (1965) Pathologie der Sarkoidose (Morbus Boeck). In: Hoppe R (Hrsg) Sarkoidose. Schattauer, Stuttgart, S 1–21

Moreau R (1949) Formes articulaires de la maladie de Besnier-Boeck-Schaumann. Bull Acad Nat Méd (Paris) 133:89–91

Morin M, Lafon J, Graveleau J (1953) Paralysie du grand dentele au cours d'une maladie de Besnier-Boeck-Schaumann. Bull Soc Méd Hôp (Paris) 69:807–808

Moyer JH, Ackermann AJ (1950) Sarcoidosis: a clinical and roentgenological study of 28 cases. Am Rev Tuberc 61:299–322

Mucha V, Orzechowski K (1919) Ein Fall von tuberkulöser Dermatomyositis (typus Boeck). Wien Klin Wochenschr 32:25–30

Mucha V, Orzechowski K (1921) Ein Fall von tuberkulöser Dermatomyositis (typus Boeck). Arch Dermatol Syph (Berl) 137:330–335

Myers GB, Gottlieb AM, Mattman PE, Eckley GM, Chason JL (1952) Joint and skeletal muscle manifestations in sarcoidosis. Am J Med 12:161–169

Nickerson DA (1937) Boeck's sarcoid: report of six cases in which autopsies were made. Arch Pathol Lab Med 24:19–29

Nielsen J (1934) Recherche radiologiques sur les lesions des os et des poumons dans les sarcoides de Boeck. Bull Soc Franç Dermatol Syph 41:1187–1218

North AF (1970) Sarcoid arthritis in children. Am J Med 48:449–456

Nõu E (1965) Sarcoidosis with skull lesions. Acta Tuberc Scand 46:147–152

Olsen TG (1963) Sarcoidosis of the skull. Radiology 80:232–235

Ostadal A, Cernahorsky J, Prasil K (1963) Contribution to the diagnosis of laten forms of muscle sarcoidosis. Cesk Neurol 26:210–212

Ozer FL, Johnson WA, Waggener JD (1961) Muscular sarcoidosis: a case with "tumor formation". Lancet I:22–24

Pautrier LM (1939) Les lésions musculaires de la maladie de Besnier-Boeck-Schaumann. Ann Dermatol Syph (Paris) 10:97–103

Pautrier LM (1940) Une nouvelle grande reticulo-endotheliose. La maladie de Besnier-Boeck-Schaumann; ses manifestations cutanées, ganglionnaires, pulmonaires, osseuses, oculaires, glandulaires, viscerales, nasales, nerveuses. Masson, Paris

Pavelka K, Farner C, Böni A, Wagenhäuser FI (1969) Gelenksarkoidose. Z Rheumaforsch 28:340–350

Podesta HA, Lasala FG, Garcia Dadoni LRA, Silberman F (1967) Enfermedad de Besnier-Boeck-Schaumann con excepcional localisation vertebral. Prensa Med Argent 54:212

Poe DL (1943) Sarcoidosis of the jaw: a new disease of the mandible. Am J Orthodont 29:52–56

Posner I (1942) Sarcoidosis: case report. J Pediatr 20:486–495

Powell LW (1953) Sarcoidosis of the skeletal muscle. Report of 6 cases and review of the literature. Am J Clin Pathol 23:881–889

Putkonen T, Virkkunen M, Wagner O (1965) Joint involvement in sarcoidosis with special reference to the coexistance of sarcoidosis and rheumatoid arthritis. Acta Rheum Scand 11:53–61

Refvem O (1974) Long-term corticosteroid treatment of pulmonary sarcoidosis. In: Iwai K, Hosoda Y (eds) Proc VI. Internat Conf on Sarcoidosis. University of Tokyo Press, pp 547–550

Reisner D (1944) Boeck's sarcoid and systemic sarcoidosis. A study of 35 cases. Am Rev Tuberc 49:289–307, 437–462

Reisner D (1967) Observations on the course and prognosis of sarcoidosis. With special consideration of its intrathoracic manifestations. Am Rev Respir Dis 96:361–380

Reusch G (1982) Klinik der Sarkoidose. Internist 23:314–324

Ridley CM (1957) Sarcoidosis with an unusual arthritis. Proc R Soc Med 50:609–610

Rithfeld B, Folk EE (1962) Sarcoid myopathie. JAMA 179:903–905

Robert F (1949) Les manifestations osseuses de la maladie de Besnier-Bock-Schaumann (la maladie de Perthes-Jüngling). Sem Hop Paris 25:2327–2330

Rodman T, Funderburk EE, Myerson RM (1959) Sarcoidosis with vertebral involvement. Ann Intern Med 50:213–218

Roelfsema J, Buytendijk J, Maesen F (1965) Apropos of the course and prognosis of Besnier-Boeck-Schaumann disease. Poumon Coeur 21:147–156

Rubin EH, Pinner M (1944) Sarcoidosis: one case report and literature review of autopsied cases. Am Rev Tuberc 49:146–169

Rudolf G (1971) Die Muskelsarkoidose in der Differentialdiagnose neuromuskulärer Erkrankungen. Dtsch Med Wochenschr 96:1605–1607

Ruiz-Torres A (1968a) Über den Mechanismus der D-Penicillamin-Wirkung auf den Kollagenstoffwechsel. Arzneim Forsch 18:594–597

Ruiz-Torres A (1968b) Wirkung der chronischen Penicillaminverabfolgung auf das Kollagen. Verh Dtsch Ges Inn Med 74:597–600

Rust M, Schneider M, Kronenberger H, Nerger K, Schultze-Werninghaus G, Meier-Sydow J (1982) Broncho-alveoläre Lavage bei Sarkoidose und exogen-allergischer Alveolitis. Spezifität, Sensitivität und Aktivitätsbeurteilung. Verh. Dtsch Ges inn Med 88:415–418

Scadding JG (1967) Sarcoidosis. Eyre & Spottiswoode, London

Schaumann J (1918) Etudes histologiques et bactériologiques sur les manifestations médullaires du lymphogranulome bénin. Ann Dermatol Syph (Paris) 7:385–398

Schaumann J (1926) Notes on the histology of the medullary and osseous lesions in benign lymphogranuloma and especially on their relationship to the radiographic picture. Acta Radiol (Stockh) 7:358–364

Schaumann J (1936) Lymphogranulomatosis benigna in the light of prolonged clinical observations and autopsy findings. Br J Dermatol 48:399–446

Schermuly W, Behrend H (1978) Sarkoidose. In: Diethelm L, Heuck F, Olsson O, Strnad F, Vieten H, Zuppinger A (Hrsg) Handbuch der medizinischen Radiologie, Bd IX/5a: Röntgendiagnostik der oberen Speise- und Atemwege, der Atemorgane und des Mediastinums. Springer, Berlin Heidelberg New York, S 249–422

Schmid F, Behrend H, Manzel H-J (1980) Klinische Untersuchungen zur Kiefergelenkbeteiligung bei chronischer Polyarthritis. Verh Dtsch Ges Rheumatol 6:53

Schröder K-J, Leonhardt P, Zochert J (1971) Katamnestische Untersuchungen über Sarkoidoseerkrankungen im Bezirk Leipzig. Z Erkr Atmungsorgane 135:169–182

Selroos O, Niemistö M, Riska N (1974) A follow-up study of treated and untreated early pulmonary sarcoidosis. In: Iwai K, Hosoda Y (eds) Proc VI. Internat Conf on Sarcoidosis. University of Tokyo Press, pp 525–528

Shambaugh GE, Cirksena WJ, Newcomer KL (1964) Carpal tunnel syndrome as manifestation of sarcoidosis. Arch Intern Med 114:830–833

Sharma O, Hughes DTD, James DG, Naish P (1971) Immunosuppressive therapy with azathioprine in sarcoidosis. In: Levinský L, Macholda F (eds) Proc V. Internat Conf on Sarcoidosis, Universita Karlova, Praha, pp 635–637

Shevchenko AR (1965) Clinical aspects and therapy of patients with Boeck-Besnier-Schaumann syndrome (in Russian). Vrach Delo 7:135–137

Siltzbach LE, Teirstein AS (1964) Chloroquine therapy in 43 patients with intrathoracic and cutaneous sarcoidosis. Acta Med Scand [Suppl 425] 176:302–306

Silverstein A, Siltzbach LE (1969) Muscle involvement in sarcoidosis. Asymptomatic myositis and myopathy. Arch Neurol 21:235–241

Smiley DJ, Johnson RL, Ziff M (1967) Effect of D-Penicillamine on pulmonary function in patients with progressive systemic sclerosis. Arthritis Rheum 10:313–314

Sokoloff L, Bunim JJ (1959) Clinical and pathological studies of joint involvement in sarcoidosis. N Engl J Med 260:841–847

Svanborg N (1964) The therapy of sarcoidosis. Acta Med Scand [Suppl 425] 176:295–296

Stäubli C (1963) Zur Behandlung der Sarkoidose mit Cytostatica. Med Thorac [Suppl] 20:122–124

Stein GN, Israel HL, Sones M (1956) A roentgenological study of skeletal lesions in sarcoidosis. Arch Intern Med 97:532–536

Stork WJ, Greenberg SD, Bedrossian CWM (1974) Fatal sarcoidosis. In: Iwai K, Hosoda Y (eds) Proc VI. Internat Conf on Sarcoidosis. University of Tokyo Press, pp 462–472

Stubbe W (1949) Zur Diagnose und Prognose der Boeck-Besnier-Schaumannschen Erkrankung im Rahmen der Tuberkulose. Beobachtungen an 18 eigenen Fällen. Beitr Klin Tuberk 102:446–486

Tachibana T, Aratake K, Okada S, Matsuda M, Kato S, Naito M, Akiyama Y (1974) Clinical course of patients with sarcoidosis with hepatic lesions. In: Iwai K, Hosoda Y (eds) Proc VI. Internat Conf on Sarcoidosis. University of Tokyo Press, pp 382–385

Taupitz A (1970) Zur Genese der Kalziumstoffwechselstörung bei verschiedenen Krankheitsbildern. I. Sarkoidose. Med Welt 21:134–139

Teirstein AS, Siltzbach LE (1974) Sarcoidosis with accurately dated onset – A study of 100 patients with initial erythema nodosum. In: Iwai K, Hosoda Y (eds) Proc VI. Internat Conf on Sarcoidosis. University of Tokyo Press, pp 453–455

Teirstein AS, Wolf BS, Siltzbach LE (1961) Sarcoidosis of the skull. N Engl J Med 265:65–68

Thomas GO (1969) Hypercalciuria in sarcoidosis treated with inorganic phosphates. Br Med J II:96–98

Transbøl I, Halver B (1967) Relation of renal glycosuria and parathyroid function in hypercalcemic sarcoidosis. J Clin Endocrinol Metab 27:1193–1196

Turek SL (1953) Sarcoid disease of the bone at the ankle joint. J Bone Joint Surg [Am] 35:465–468

Turiaf J (1963) Evolution-pronostic-traîtement de la sarcoidose médiastinopulmonaire. Med Thorac [Suppl] 20:82–98

Turiaf J, Battesti J-P (1972) Traitement de la sarcoïdose par les dérivés de la cortisone. Schweiz Rundschau Med (Praxis) 61:647–653

Turiaf J, Battesti JP, Georges R, Saumon G (1974) General prognosis on mediastino-pulmonary sarcoidosis at stage II. In: Iwai K, Hosoda Y (eds) Proc VI. Internat Conf on Sarcoidosis. University of Tokyo Press, pp 456–461

Turner OA, Weiss SR (1969) Sarcoidosis of the skull. Report of a case. Am J Roentgenol 105:322–325

Uehlinger E (1955) Die pathologische Anatomie des Morbus Boeck. Beitr Klin Tuberk 114:17–45

Uehlinger E (1958) Pathologische Anatomie und Klinik des Morbus Boeck (Sarkoidose). Regensburger Jahrb Ärztl Fortbild 6:385–392

Uehlinger E (1961) The morbid anatomy of sarcoidosis. Am Rev Respir Dis 84:6–13

Uehlinger E (1964) The sarcoid tissue reaction. The origin and significance of inclusions bodies. Differential diagnosis with particular delineation from tuberculosis. Acta Med Scand [Suppl 425] 176:7–13

Uehlinger E (1971) Limits of possibility of the histological diagnosis of sarcoidosis. In: Levinský L, Macholda F (eds) Proc V. Internat Conf on Sarcoidosis. Universita Karlova, Praha, pp 133–135

Uehlinger E (1972) Über Sarkoidose: Verlauf und histologische Befunde. Schweiz Rundschau Med (Praxis) 61:581–587

Uehlinger E, Wurm K (1976) Skelettsarkoidose – Literaturübersicht und Fallbericht. Fortschr Röntgenstr 125:111–122

Viskum K, Thygesen K (1974) Prognosis of intrathoracic sarcoidosis. In: Iwai K, Hosoda Y (eds) Proc VI. Internat Conf on Sarcoidosis. University of Tokyo Press, pp 480–484

Vital Cl, Vallat JM, Bergougnan M, Martin-Bruno F (1970) Les localisations musculaires de la maladie de Besnier-Boeck-Schaumann. A propos de six observations. Bordeaux Méd 3:925–948

Walker AN, James DG (1972) The course, prognosis and management of sarcoidosis. Rev Med Suisse Romande 92:353–366

Wallace SL, Lattes R, Malia JP, Ragan C (1958) Muscle involvement in Boeck's sarcoid. Ann Intern Med 48:497–511

Watsin RC, Cahen I (1973) Pathologic fracture in long bone sarcoidosis. Report of a case. J Bone Joint Surg [Am] 55:613

Weissenbach R, Kurc D, Basset F, Coste F (1963) Muscular sarcoidosis. Rev Rhum Mal Osteoartic 30:813–817

Weyers H (1956) Über Ostitis multiplex cystoides im frühen Kindesalter. Fortschr Röntgenstr 85:316–320

Williams MJ (1961) Sarcoidosis presenting with polyarthritis. Ann Rheum Dis 20:138–143

Winnacker JL, Becker KL, Katz S (1968) Endocrine aspects of sarcoidosis. N Engl J Med 278:427–434, 483–492

Wurm K (1967) Therapie und Metaphylaxe der Sarcoidose. Monatsschr Tuberk-Bekämpf 10:57–88

Wurm K (1968) Therapie der Sarkoidose. Radiologe 8:135–137

Wurm K (1974a) Prognosis of sarcoidosis. In: Iwai K, Hosoda Y (eds) Proc VI. Internat Conf on Sarcoidosis. University of Tokyo Press, pp 485–487

Wurm K (1974b) Results of treatment with Lampren and Prolixan (Azapropazone) in sarcoidosis. In: Iwai K, Hosoda Y (eds) Proc VI. Internat Conf on Sarcoidosis. University of Tokyo Press, pp 521–524

Wurm K (1981) Sarkoidose-Diagnostik. Dtsch Med Wochenschr 106:1356–1357

Wurm K (1982) Therapie der Sarkoidose. Internist 23:348–355

Wurm K (1983) Sarkoidose. Thieme, Stuttgart

Wurm K, Reindell H, Heilmeyer L (1958) Der Lungen-Boeck im Röntgenbild. Thieme, Stuttgart

Wurm K, Reindell H, Doll E (1965) Klinik und Ätiologie der Sarkoidose. In: Hoppe R (Hrsg) Sarkoidose. Schattauer, Stuttgart, S 23

Yamamoto M, Kawazoe D, Shimokata K, Fujii K (1974) Factors relating to the course of sarcoidosis. In: Iwai K, Hosoda Y (eds) Proc VI. Internat Conf on Sarcoidosis. University of Tokyo Press, pp 488–491

Young DA, Laman ML (1972) Radiodense skeletal lesion in Boeck's sarcoid. Am J Roentgenol 114:553

Zener JC, Alpert M, Klainer LM (1962) Vertebral sarcoidosis. Arch Intern Med 111:696–702

Zimmer JG, Demis DJ (1966) Associations between gout, psoriasis and sarcoidosis. Ann Intern Med 64:786–796

Zweifel E (1946) Gleichzeitiges Vorkommen eines Boeckschen Sarkoid mit einer primären chronischen Polyarthritis (beginnendes Sjögren Syndrom). Helv Paediatr Acta 1:475–484

X. Arthritis bei M. Behçet

Von

E. GUNDEL

Die Darstellung der im Verlauf des Behçet-Syndroms auftretenden Arthritisformen erfolgt im Zusammenhang mit den übrigen Krankheitserscheinungen im Beitrag „Kutaneo-uveales Syndrom (Behçet)".[1] Wichtig ist bei diesen auch nur als Arthralgien auftretenden Gelenkbeteiligungen, daß weder eine zeitliche Gesetzmäßigkeit innerhalb des Ablaufs der übrigen Krankheitserscheinungen gegeben ist noch eine nach der Lokalisation an großen oder kleinen Gelenken.

---

1 (s. ausführliche Abhandlung in: Handbuch d. inn. Medizin, Bd. VI/2C, Springer, Berlin Heidelberg New York, 1983, S. 858–867

XI. Symptomatische Arthritiden

Von

E. GUNDEL

Synonyma: Der zur Kennzeichnung der Ähnlichkeit mit der rheumatischen Gelenkentzündung im deutschen Schrifttum vielfach verwendete Begriff *Rheumatoid* sollte wegen der internationalen Verwechslungsmöglichkeiten (s. „rheumatoide Arthritis") vermieden werden. Wegen anderweitiger Manifestationen wurde auch der Begriff *symptomatischer Rheumatismus* verwendet (s. MATHIES 1970), die Klassifikation fordert aber Beschränkung auf die Gelenkaffektion. *Allergische Arthritis.*

1. Definition

Die in der jetzt gültigen Nomenklatur gewählte Bezeichnung *symptomatische Arthritis* soll herausstellen, daß die Arthritis nicht die eigentliche Krankheit ist, sondern gewissermaßen Projektion eines anderen Grundleidens. Die Arthritis oder Arthralgie ist somit für die zugrundeliegende Krankheit symptomatisch oder eines der möglichen Symptome. Als Grundleiden kommen verschiedene Infektionen mit Krankheitserregern, maligne Tumoren, allergisierende Chemikalien einschließlich Arzneien mit ihren Auswirkungen in Betracht, so daß von parainfektiöser oder paraneoplastischer oder toxisch-allergischer Arthritis usw. gesprochen werden kann. Der Organismus kann als sensibilisiert gegenüber bakteriellen oder sonstigen Antigenen angesehen werden (VOIT u. GAMP 1958). Das Gelenkgeschehen ist oftmals nur flüchtig und kann sich mono-, oligo- oder multiartikulär manifestieren. Es handelt sich um eine allergische Reaktion der Synovialis, die Synovia ist also keimfrei. MATHIES (1970, 1971 b) betont noch die Unterscheidung primärer Arthritiden als wesentlicher Manifestation von sekundären Arthritiden als nur möglicher Symptomatik einer Grundkrankheit.

Die nach dieser Definition klassische symptomatische Arthritis, der Streptokokkenrheumatismus (rheumatisches Fieber) wird wegen seiner besonderen Bedeutung an anderer Stelle (GRASER, Handbuch d. inn. Medizin, Bd. VI/2C, S. 619 ff.) abgehandelt, ebenso das Reiter-Syndrom mit seiner Arthritis (MIEHLE, S. 335). Die auf septisch-metastatischem Wege entstehenden *Gelenkinfektionen* mit Erregernachweis, auch *Infektarthritis* genannt, gehören also definitionsgemäß nicht hierher und werden deshalb im nächsten Beitrag behandelt (ENGEL, S. 465 ff.).

2. Ätiologie und Pathogenese

In zahlreichen Fällen kann die Ursache einer symptomatischen Arthritis sehr genau angegeben werden, wenngleich die der Krankheitsmanifestation zugrundeliegenden pathogenetischen Mechanismen noch weitgehend unklar sind. Die größte Wahrscheinlichkeit haben immunologische Vorgänge für sich (LENOCH 1969). Der Stand der Kenntnisse verhält sich gewissermaßen umgekehrt wie bei der klassischen chronischen Polyarthritis, für die eine Vielzahl pathogenetischer Einzeldaten und Zusammenhänge erforscht ist, dagegen die letzte

Krankheitsursache trotz vieler hinweisender Details noch als ungeklärt gelten muß. Theoretisch könnte jedes Agens auf „toxischem" oder „allergischem" Weg zur mittelbaren Ursache einer symptomatischen Arthritis werden. Folgt man der von der Arbeitsgemeinschaft der Deutschen Gesellschaft für Rheumatologie 1971 erarbeiteten Nomenklatur und Klassifikation der Erkrankungen des Bewegungsapparates, wie sie als Berliner Entwurf von MATHIES u.a. auf der 15. Tagung 1973 in Hamburg vorgelegt wurde (BARTHELHEIMER et al. 1974), so ergibt sich folgende Gliederung.

a) Infektiös, aber ohne Erregernachweis

α) Bakteriell

Ähnliche oder gleiche Krankheitserreger, die für metastatische Gelenkinfektionen verantwortlich sind, können auch symptomatischen Arthritiden zugrunde liegen.

„Jeder Infekt kann eine metastatische Arthritis oder ein Infektrheumatoid verursachen" (WAGENHÄUSER 1975). So ist als ein Beispiel für eine solche, mutmaßlich toxisch oder allergisch-hyperergisch zustande kommende Gelenkmanifestation einer Tuberkulose der M. Poncet anzusehen. Das nicht so seltene „Scharlach-Rheumatoid" ist ein Beispiel für durch Streptokokken mittelbar verursachte arthritische Erscheinungen (Rheumatismus scarlatinosus). Meningokokken- und Pneumokokkeninfektionen können in nicht sehr häufigen Fällen ebenso wie eine Gonorrhö (s. auch Spondylodiszitis) verantwortlich sein und am Beginn eines Krankheitsprozesses entsprechende diagnostische Schwierigkeiten bereiten. Auch tierexperimentell sind z.B. Zusammenhänge der Arthritis mit Streptokokkeninfektionen überprüft worden (SVARTZ 1973). MATHIES (1970) berichtet über einen chronifizierten Arthritisfall bei einer M. Bang-Brucellose nach Art der chronischen Polyarthritis und Spondylitis mit Antikörper-Persistenz. Die jeweilige Grundkrankheit braucht in diesen Fällen nicht einmal ausgeprägt zu sein, voranzugehen oder zu folgen. Auch beim Maltafieber ist eine Arthralgie bekannt. (An die sog. Spondylitis brucellosa ist in diesem Zusammenhang zu erinnern.) Hier sind Salmonellosen (Typhus) und Shigellosen (Ruhr) mit ihren Gelenkaffektionen zu erwähnen ebenso wie manche Verläufe der Lues, insbesondere im Stadium II und III, und Leptospirosen.

β) Viral

Am bekanntesten scheinen Arthritiden im Verlauf von Varizellen und von Infektionen mit Coxsackie-Virus zu sein, wobei die oft gleichzeitige Myokarditis und Perikarditis als weitere Organmanifestation zu erwähnen sind (MATHIES 1970, 1971a). Im Prodromalstadium, also in der noch anikterischen Phase einer infektiösen Hepatitis (berücksichtigt man die Inkubationszeit von 3 Wochen bis zu 6 Monaten, so ergeben sich weitere Schwierigkeiten) können arthritische bzw. arthralgische Zustände als Einzelsymptom auftreten; und dies zudem noch möglicherweise mit serologisch nachweisbaren Rheumafaktoren in einem sehr frühen Krankheitsstadium. Mumps (HENOCQ u. MENIBUS 1972) und Röteln neigen gleichfalls zu arthritischen Komplikationen. Die Bemühungen um die Klärung der etwaigen viralen Genese der chronischen Polyarthritis (s. NEUMARK 1974) gehören nicht in diesen Problemkreis, ebensowenig die mykoplasmatische Ätiologie.

γ) Mykotisch

In der Phase eines Hautmykids sind gelegentlich arthritische Zustände zu beobachten, deren Ursache analog der dermatologischen Generalisation gedeutet werden muß (Erregernachweis am primären Befallsort, Pilzkulturen!).

δ) Parasitär

Relativ häufig tritt eine symptomatische Arthritis im Verlauf einer erworbenen Toxoplasmose auf. Dieses Beispiel steht neben der Amöbiasis für eine Protozoeninfektion. – Einen langwierigen polyarthritischen Verlauf kann eine Bandwurmkrankheit nehmen. Auch hier sind Allergene als mittelbar auslösende Ursache von Alterationen der Synovialis anzusehen. In Zukunft wird durch den starken Reiseverkehr auch mit einer Zunahme exotischer Infektionen als ätiologischer Faktor zu rechnen sein.

b) Nicht infektiös oder parasitär

α) Fremdallergene

Eine allergische oder anaphylaktische Arthritis ist bei der sog. Serumkrankheit nach Impfungen und Bluttransfusionen mit oligo- oder multiartikulärem Befall bekannt. Ursache ist eine unbelebte Noxe, die ähnlich der Urtikaria auch zu anderen Krankheitserscheinungen wie nach Tetanus- und Diphtherieserum führen kann. Es handelt sich also um Heterosensibilisierungsprozesse (BAENKLER 1976b). An das Beispiel von Arthralgien nach Vakzination sei gleichfalls erinnert. Der Hydrops articulorum intermittens dürfte mit seinen plötzlichen serösen und meistens das Kniegelenk betreffenden Ergüssen hier einzuordnen sein. Mutmaßlich handelt es sich nicht um ein eigenständiges Krankheitsbild. Chemikalien, wie sie in verschiedenen Kosmetika Verwendung finden, sind als exogene Allergene nicht zu vergessen, sogar Anstrichfarben (MATHIES 1970) kommen ursächlich in Betracht.

β) Eigenallergene

Charakteristisches Beispiel hierfür sind die bei den verschiedensten (epithelialen) Malignomen oftmals als Frühsymptom auftretenden Mono- und Oligoarthritiden. Sie sind am treffendsten die paraneoplastischen Arthritiden zu nennen und von besonderer Akuität. Schubweise Verschlimmerungen nach intensiver Therapie (Bestrahlung) weisen auf den pathogenetischen Zusammenhang mit Tumorzerfallsprodukten hin (MATHIES 1970). Über hochinteressante Zusammenhänge zwischen Karzinom und Arthritis hat STRANDBERG (1974) berichtet.

Pankreasneoplasien (tryptische Enzyme!) scheinen besondere Beziehungen zu Gelenkmanifestationen zu haben. An das oft schwer erkennbare Plasmozytom sei erinnert, wenn eine hartnäckige Arthralgie ursächlich nicht zu klären ist, die Sarkoidose nur erwähnt. Naturgemäß bevorzugt bei pulmonalen und bronchialen Tumoren ist die Entstehung der hypertrophischen Osteoarthropathie zu berücksichtigen, die aber keine durch Sensibilisierung entstandene oder allergische Ursache hat, sondern mit hypoxämischen Vorgängen in Zusammenhang steht (GUNDEL 1974). Sie ist differentialdiagnostisch abzugrenzen, chronisch, und nicht reversibel. Gleichfalls bei Lungentumoren sind bevorzugt die auch bei anderen Malignomen möglichen paraneoplastischen Polyneuromyopathien klinisch wie pathogenetisch zu berücksichtigen (RASENACK 1975). Autosensibilisierungsprozesse, die für Nephropathien bevorzugt verantwortlich sind, verursachen bei generalisiert ablaufender Immunkomplexkrankheit gleichfalls Arthritiden (BAENKLER 1976a). Leukosen und Lymphoblastosen führen bei Kindern gerne zu Arthritiden großer Gelenke (SCHALLER 1972). Selbstverständlich sind unter die durch Eigenallergene erzeugten Arthritiden oder Arthralgien auch die bei der myeloischen oder lymphatischen Leukose vorkommenden Arthropathien einzureihen, ferner solche, wie sie im Verlauf der Lymphogranulomatose (Hodgkin) auftreten können (MEYER 1972). Dabei kommen akute ebenso wie chronische Leukämien in Betracht. BACH (1973) hat erneut auf Arthropathien bei verschiedenen Gammopathien neben den vorerwähnten Blutkrankheiten aufmerksam gemacht und die Agammaglobulinämie sowie die Paraproteinämien ursächlich besonders herausgestellt. Wenn auch der Mechanismus im einzelnen nicht erklärt werden kann, sind die Proteinanomalien gewiß ursächlich verantwortlich für diese gelegentlich zu beobachtenden Vorgänge.

γ) Chemikalien (Arzneien)

Streng genommen sind die Medikamente als Chemikalien unter die Fremdallergene (s. unter 2b) einzureihen (SANDERS 1969; SCHILLING 1976), sollen aber hier besonders herausgestellt werden. Bevorzugt scheinen zusätzlich zu den Arthritiden oder Arthralgien noch verschiedene Hautmanifestationen aufzutreten, auch andere Erscheinungen innerer Organe, die CHLUD (1972) von „iatrogenen Rheumatismen" sprechen ließen. In Betracht kommen vielfältige Substanzen, die z.T. weit verbreitet therapeutisch eingesetzt werden, wie Sulfonamide, Hydralazin, Methylalanin und Hydantoin, eine Reihe von Antibiotika, z.B. Penicillin, Chloramphenicol (BOCK u. KAUFMANN 1963; RAUSCH 1974), und sogar die antirheumatisch oder aus völlig anderer Indikation eingesetzten Kortisonoide mit bevorzugtem Befall neuer oder verschlimmerten Formen bereits betroffener Gelenke an der oberen Extremität einschließlich Myopathien (KAISER 1973).

δ) Andere

Es werden noch der Vollständigkeit halber die Arthritiden bzw. Arthralgien erwähnt, die beim sog. periodischen Fieber auftreten können, ferner die Wirkung von *Ätiocholanolon* bzw. Ätianolon. Hierbei handelt es sich um ein Reduktionsprodukt des Testosteron und der Nebennierenrinden-Steroide, das zeitweilig vermehrt im Blut auftritt und mit dem Harn ausgeschieden wird. Es hat pyrogene Wirkung. Beziehungen zur „periodischen Fieberkrankheit" werden in Betracht gezogen (KAISER 1973). Es treten intermittierende Arthralgien, ein abdominales Syndrom mit peritonitischen Erscheinungen, allgemeine Entzündungssymptomatik mit Wechsel von Leukopenie und Leukozytose, auch passagere Splenomegalie auf (SCHILLING 1966). Hier ist also die ursächliche Noxe durchaus bekannt, der Pathomechanismus muß aber als ungeklärt gelten.

3. Epidemiologie

Mit einigen Unterschieden – u.a. auch durch die verschiedene Häufigkeit und Schwere der jeweiligen Grundkrankheiten – sind die symptomatischen Arthritiden seltene Vorkommnisse. Diese reichen von der gelegentlichen und ganz flüchtigen Arthralgie in einem oder wenigen Gelenken bis zum schweren, rückfälligen oder anhaltend hartnäckigen Arthritisfall. Eine epidemiologische Gesetzmäßigkeit läßt sich nicht erkennen. Berücksichtigt man beispielsweise den hohen Durchseuchungsgrad der Bevölkerung mit Toxoplasmose-Protozoen, dann erstaunt einerseits die offenbar große Zahl stummer oder blander Infektionen und andererseits die im Verhältnis hierzu seltene symptomatische Arthritis, lediglich bei der frisch erworbenen Form ist sie relativ häufig. Der Befund von 20% erhöhtem Antistreptolysin-0-Titer wie bei Gesunden läßt die Konstruktion einer ursächlichen Beziehung zum Streptokokkenrheumatismus nicht zu (LOHNES 1967). Die Allergisierung kann durch jeden potentiellen Schadstoff erfolgen, so daß epidemiologische Zahlenangaben nicht möglich sind (VOIT u. GAMP 1958). Die Häufigkeitsangaben liegen für die nach Impfungen und bei Infektionskrankheiten auftretenden Arthritiden zwischen 0,5 und 10% der Fälle, die Altersverteilung zeigt erwartungsgemäß eine Bevorzugung der jüngeren Lebensjahre (HARTMANN 1974).

4. Pathologie und Pathophysiologie

Dieser Teil ist rasch abgehandelt, da die morphologischen Veränderungen einer serösen oder gelegentlich serofibrinösen Synovitis als Reaktion der Synovialmembran auf einen toxischen und/oder allergischen Reiz sehr uniform und geringfügig sind. Dies zeigt das bioptische Material, und die in den meisten Fällen kurzfristigen Krankheitsabläufe am jeweils betroffenen Gelenk verursachen nur vorübergehende Funktionseinbußen. Diese allerdings mögen je nach Auswirkung der Grundkrankheit – in aller Regel aber nicht wegen der Gelenkbeteiligung – recht schwerwiegender Natur sein.

5. Klinik

Wie bereits angemerkt wurde, ist die symptomatische Arthritis (oder auch nur Arthralgie) durch den Befall nur einzelner oder weniger und zumeist nur großer Gelenke unter Aussparung der Hüftgelenke gekennzeichnet. In den meisten Fällen handelt es sich um einen alsbald (in wenigen Tagen) abklingenden, also passageren Prozeß vor (Hepatitis) oder während der Grundkrankheit, der nur in sehr seltenen Fällen chronisch werden und somit andauern oder rezidivieren kann.

a) Symptome und Diagnose

Nach MATHIES (1973) gehört zu den charakteristischen *klinischen Merkmalen* der relativ plötzliche und oft sehr schmerzhafte Befall mit Schwellung oder auch nur heftiger Arthralgie. Weiterhin ist die Asymmetrie hervorzuheben. Unter Umständen können andere hinweisende allergische Symptome der Haut wie Erythema nodosum (bei bakteriellen Infektionen und Arzneimittelallergie), Erythema exsudativum multiforme (bei Medikamentenunverträglichkeit, Brucellose und Listeriose) oder Purpura auftreten, dagegen ist eine Urtikaria selten.

Das Exanthem bei einem „Medikamenten-Rheumatoid" kann später als die Gelenkschmerzen auftreten, bereitet also diagnostische Schwierigkeiten. Neben den Auswirkungen der Polysynovitis helfen weitere Symptome wie der Pseudo-Erythematodes diagnostisch weiter (CHLUD 1972) und Myopathien (KAISER 1973). Dennoch gibt es wenige oder keine weiteren Eigentümlichkeiten des klinischen Erscheinungsbildes, die dem Arzt die Diagnose erleichtern könnten, wenn nicht die verursachende Grundkrankheit mit ihren Symptomen führend ist.

Die Grundkrankheit ist auch verantwortlich für die zusätzlichen Parameter, wie die *Labordaten* mit zumeist erheblicher allgemeiner Entzündungssymptomatik. Hierzu gehören Blutsenkungsbeschleunigung, positives C-reaktives Protein, Dysproteinämie u.a. Auch treten Fieber und gelegentlich sogar Schüttelfrost auf (MATHIES 1970). Mit Ausnahme der Arthritis bei der Hepatitis ist der fehlende Nachweis von Rheumafaktoren im Serum ein wichtiges Unterscheidungsmerkmal von der chronischen Polyarthritis.

Zur Einordnung in ein Grundkrankheitsbild kann wie hierbei die *zeitliche Beziehung* bedeutsam sein. Beim Scharlach treten harmlose und flüchtige multiartikuläre Erscheinungen auf, die bereits nach 3–5 Tagen abklingen, beim Typhus tritt der Arthrotyphus zu Beginn, bei der Ruhr eine seröse Gelenkentzündung in der Rekonvaleszenz, im II. und III. Stadium der Lues wird Polyarthritis luetica acuta oder mit Befall einzelner Gelenke eine Arthrolues tardiva gesehen, bei der Tuberkulose eine akute Arthritis mit Befall kleiner distaler Gelenke und die chronische protrahierte Form mit Versteifungsneigung (Poncet). Multiartikuläre und monartikuläre Formen finden sich bei der latenten Gonorrhö in serofibrinöser Form, bei Meningokokkeninfektionen finden sich seröse Entzündungen großer Gelenke (BROGLIE 1954).

Röntgenologisch ist nach DIHLMANN (1973) ein pathologischer Befund nicht zu erwarten. Die bei Befall der proximalen oder distalen Interphalangealgelenke auftretende spindelförmige Anschwellung der Weichteile ist „visuell allerdings nicht minder deutlich als auf der Röntgenaufnahme." Virusbedingte Arthritiden haben gelegentlich Wachstumsstörungen der artikulierenden Knochen erkennen lassen. *Bioptisch* kann eine uncharakteristische Synovitis bestehen, die einen serösen oder seltener serofibrinösen Erguß verursacht. Das Punktat ist obligat steril im Gegensatz zur Infektarthritis (WAGENHÄUSER 1975).

Schließlich führen die *Antikörper*nachweise und Komplementbindungsreaktionen auf die Fährte der zutreffenden Infektionskrankheiten. Kombinationen mit anderen Manifestationen (z.B. Coxsackie-Infektionen mit Myo- und Perikarditis) können ebenfalls diagnostisch weiterhelfen (MATHIES 1970). Es wurde bereits hervorgehoben, daß die infektiöse Hepatitis dadurch eine besondere Schwierigkeit bei der Diagnostik darstellt, daß die Arthritis bereits im anikterischen Prodromal- oder Frühstadium auftreten kann und in bis zu einem Drittel der Hepatitisfälle serologisch ein Antigammaglobulin nachzuweisen ist, das wie der Rheumafaktor reagiert (MÜLLER 1962; MATHIES 1970). GEROK (1973) hebt den Rheumafaktorennachweis in bis zu einem Viertel der Fälle von chronisch-aggressiver Hepatitis hervor. Die sog. Serumarthritis ist – wenn nur daran gedacht und danach gefragt wird – anamnestisch zu eruieren. Bei Immunkomplexkrankheiten nach Heterosensibilisierungsprozessen klärt der Nachweis von IgG-Antikörpern durch Präzipitation oder von IgE-Antikörpern mit dem Radioimmunassay den Zusammenhang.

Die paraneoplastische Arthritis dürfte wieder besondere diagnostische Schwierigkeiten bereiten, wenn das Grundleiden nicht bekannt ist, hat aber gelegentlich als Hinweis zur Diagnostik und zur Auffindung des malignen Prozesses geführt. Zu diesem Zeitpunkt ist die Prognose meistens bereits infaust (GALL et al. 1974). Neben durch verschiedene Arzneimittel iatrogen ausgelösten polyarthritischen Vorgängen (CHLUD 1972) ist zu bedenken, daß erhebliche Schmerzen am gesamten Bewegungsapparat und mit „Muskelrheumatismus" auch beim Absetzen einer Kortisonoid-Therapie als sog. Kortisonentzugssyndrom auftreten können.

b) Differentialdiagnostik

Ergeben sich aus all diesen Befunden und Einzeldaten auch wichtige Hinweise, so ist die differentialdiagnostische Einkreisung der symptomatischen Arthritiden doch keinesfalls einfach. Das subjektive und objektive Befallsmuster der Gelenke ist von anderen Arthritisformen, insbesondere von der chronischen Polyarthritis grundsätzlich verschieden, wobei es naturgemäß wieder Ausnahmen gibt. Da die serologische Konstellation zu Beginn meist noch nicht typisch ist, wird die Abgrenzung zusätzlich erschwert. Hier sei auch wieder an die von MATHIES (1970, 1971 b) betonte Unterscheidung der *primären* Gelenkerkrankung (Arthritis oder Arthralgie bleiben *einzige* Manifestation der Krankheit) von der *sekundären* erinnert (Arthritis oder Arthralgie begleiten die Grundkrankheit nur als *eine unter mehreren* Manifestationen).

Die vielfältigen ursächlich in Betracht kommenden Infektionskrankheiten und Expositionen gegenüber anderen, auch beruflich bedingten belebten und unbelebten Noxen machen eine besonders sorgfältige und gezielte Anamnese erforderlich, wobei manchmal nur wichtig ist, daß eine bestimmte Möglichkeit (z.B. der Beruf) überhaupt nur bedacht wird. Ferner engen die serologischen Untersuchungen, Antikörpertiter, Komplementbindungsreaktionen die Diagnose ein, wenn auch bei manchen (z.B. Toxoplasmosereaktionen) sog. anamnestische Reaktionen ohne aktuell-diagnostischen Wert vorkommen. Der Nachweis der Rheumafaktoren oder von genauso reagierendem Antigammaglobulin vor Auftreten oder bei Bestehen einer Hepatitis läßt in *oligoarthritischen Frühstadien* am Vorliegen einer chronischen Polyarthritis zweifeln, da dieser Befund und die Lokalisation atypisch sind, und muß die Leberdiagnostik veranlassen (MATHIES 1970, 1971 b). Bedeutsam ist die oft überaus schwere Suche nach dem Primärtumor, wenn überhaupt ein Neoplasma ursächlich vermutet wird. In den meisten bekannt gewordenen Fällen waren es allerdings Malignome mit bereits infauster Prognose, wenn eine Arthritis oder Arthralgie Anlaß zu weiterer gezielter Suche nach dieser Ursache waren.

Dennoch werden manchmal bei dem oft flüchtigen und – wie hervorgehoben – gelegentlich einzigen arthralgischen Erscheinungsbild die differentialdiagnostischen Fragen gar nicht zu klären sein. Diese Flüchtigkeit aber ist in den meisten durch infektiöse Noxen verursachten Fällen mit Ausnahme der Tuberkulose und der Brucellose charakteristisch. Bei malignen Tumoren und den Leukosen ist im Gegensatz dazu und in Abhängigkeit von Stadium oder Progredienz des Grundleidens mit längerer, bis mehrmonatiger Verlaufsdauer zu rechnen. Juvenile Arthritis ist bei den Kindern differentialdiagnostisch abzugrenzen. SCHALLER (1972) hebt hervor, daß bei keinem der von ihr und in der bekannten Literatur beschriebenen Fälle kindlicher Leukose eine hypertrophische Osteoarthropathie oder sekundäre Gicht vorgekommen ist, wie sie im Erwachsenenalter aus bekannter Genese beobachtet werden. Demgegenüber wurden aber verschiedentlich Rheumafaktoren und antinukleäre Faktoren nachgewiesen.

6. Therapie

Aus allen Ausführungen ergibt sich, daß die symptomatische Arthritis selbst i. allg. keiner besonderen Behandlung bedarf. Die Beschwerdefreiheit und Symptomlosigkeit kann spontan eintreten – wie bei günstigen Verlaufsformen. Sobald die Grundkrankheit – etwa die bakterielle oder die parasitäre Infektion – ermittelt ist, hat die mit Erfolg betriebene gezielte *kausale* Behandlung auch die Beseitigung der symptomatischen Arthritis zur Folge. Das Schicksal arthritischer oder arthralgischer Manifestationen bei infauster Grundkrankheit hängt naturgemäß von deren Verlauf ab. Die Therapie kann hier nur eine *symptomatische* unter Verwendung der bewährten Antirheumatika sein. Basistherapeutika werden nicht einzusetzen sein. Ist für die Grundkrankheit eine Kortisonoid-Medikation indiziert, so kommt diese zumeist auch der Arthritis-Symptomatik zugute.

Physikalische Maßnahmen sind üblicherweise bei den kurzen Verlaufsformen nicht erforderlich, können aber bei den seltenen Fällen mit protrahiertem Verlauf in Form von richtiger Lagerung, vorsichtigen passiven und aktiven Bewegungsübungen sowie unterstützt durch schonende Streichmassage sinnvoll werden. Thermische Therapie, etwa mit Packungen, erübrigt sich i. allg. Die jeweilige Indikation ist von der Grundkrankheit abhängig und bedarf hier keiner Erörterung im einzelnen.

7. Verlauf und Prognose

Die symptomatischen Arthritiden sind entweder flüchtig und rasch vorübergehend, gelegentlich nur als Arthralgien aufzufassen und klingen mit der erfolgreich kausal behandelten Grundkrankheit ab; oder sie nehmen den bei infauster Prognose der Grundkrankheit geschilderten langwierigen und hartnäckigen Verlauf. Dann ist – gemäß der Grundkrankheit – auch die Prognose der Arthritis ungünstig. Rezidivneigung besteht in aller Regel nicht. Bezüglich des eigentlichen arthritischen Befundes ist besonders der an kleinen Gelenken sich abspielende Poncet-Rheumatismus mit Deformierung und Ankylosierung prognostisch ungünstig (VOIT u. GAMP 1958). Weitere Einzelheiten des Verlaufs bei bestimmten Arthritisformen finden sich im Abschnitt 5.

8. HLA-B27-assoziierte symptomatische (reaktive) Arthritiden

Wie die Spondylitis ankylosans (s. dort) und das Reiter-Syndrom (s. dort) als definierte eigenständige Erkrankungen in fast allen Fällen das HLA (Human Leucocyte Antigen) B27 als vererbtes prädisponierendes Antigen (Histokompatibilitätsantigen) aufweisen, fiel auf, daß auch bei bestimmten symptomatischen Arthritiden das HLA-B27 einen prädisponierenden Faktor für eine bestimmte Erscheinungs- und Verlaufsform darstellt. Es handelt sich in erster Linie um eine Darminfektion mit entsprechenden Keimen (Yersinien, Salmonellen, Shigellen, Campylobacter jejuni und fraglich auch Brucellen, Chlamydien und Mykoplasmen), die bei Vorhandensein des HLA-B27 durch eine Beteiligung des Achsenskeletts bei ansonsten peripherer Arthritis gekennzeichnet sind. Bei der peripheren Arthritis handelt es sich meist um eine nichtsymmetrische Oligoarthritis mit bevorzugter Lokalisation in Knie- und Sprunggelenken, bei der fakultativen Wirbelsäulenlokalisation um meist flüchtige Kreuzschmerzen, teils mit auch röntgenologisch feststellbarer Sakroiliitis. Es sind aber auch chronisch-rezidivierende Verläufe möglich.

Man bezeichnet heute häufig diese Erkrankungen als „seronegative, HLA-B27-assoziierte Spondylarthritiden" und faßt sie in einer Gruppe zusammen mit der Spondylitis ankylosans und dem Reiter-Syndrom und mit bestimmten Verläufen (mit Wirbelsäulenbeteiligung) der Arthritis psoriatica, dem Morbus Crohn und der Colitis ulcerosa. Wir können den Bemühungen nicht folgen, dieser Gruppe eine Eigenständigkeit in der Klassifikation zuzubilligen. Es handelt sich lediglich um eine mögliche, HLA-B27-induzierte zusätzliche Symptomatik an der Wirbelsäule und auch den Augen (Konjunktivits, Iritis) bei den verschiedensten Erkrankungen. Dabei sind allerdings die Spondylitis ankylosans und das Reiter-Syndrom eigenständige definierte Krankheitsbilder. Die Seronegativität (nicht nachweisbarer Rheumafaktor) ist aber keinesfalls ein Kriterium von differentialdiagnostischer Bedeutung. Die Seronegativität ist für die in Frage kommenden Erkrankungen selbstverständlich, aber auch zahlreiche andere Krankheitsbilder, auch chronische Polyarthritiden, sind seronegativ, ohne daß eine Beziehung zum positiven HLA-B27 besteht.

Literatur

Bach GL (1973) Arthropathien bei Erkrankungen des Blutes. Der Kassenarzt 13:357–362
Baenkler HW (1976a, 1976b, 1976c) Immunologisch bedingte Erkrankungen, Folge 1 und Folge 2 sowie Folge 7. Fortschr Med 94:680–682; 801–808; 1602–1605
Bartelheimer H, Ott VR, Rothenberger W, Schoen R (Hrsg) (1974) Rheumatoide Arthritis, klinische Osteologie, Rheuma-Therapie. Verh Dtsch Ges Rheumatol 3:180–221
Berden JHM, Mutjens HL, Dutte LBA van de (1979) Reactive arthritis associated with Campylobacter jejuni enteritis. Br Med J 1:380–381
Bock HE, Kaufmann W (1963) Das Bild der rheumatischen Krankheiten aus der Sicht des Klinikers. In: Arbeit und Gesundheit. Thieme, Stuttgart. Zit b Lohnes H (sd), S 258–259
Bontoux D (1978) Gelenkmanifestationen der Yersiniosen. In: Kaiser H, Delbarre F (Hrsg) Infektion und Rheumatismus. Symposion München 1978. Kramer-Druck, Bielefeld, S 79–86
Brackertz D (1981) Genetik und Rheumatologie. Z Rheumatol 40:103
Brewerton DA, Hart FD, Nicholls A, Caffrey M, James DCO, Sturrock RD (1973) Ankylosing spondylitis and HL-A27. Lancet 1:904
Broglie M (1954) Krankheiten des Stütz- und Bewegungsapparates. In: Dennig H (Hrsg) Lehrbuch der inneren Medizin, 3. Aufl. Thieme, Stuttgart, S 445–448
Calin A, Fries JF (1975) Striking prevalence of ankylosing spondylitis in "healthy" W27 positive males and females. N Engl J Med 293 (17):835
Canoso JJ, Saini M, Hermas JA (1978) Whipple's disease and ankylosing spondylitis. Simultaneous occurence in HLA-B27 positive male. J Rheumatol 5:79
Ceulaer KJ de, Linden JP von der, Cats A (1977) "Sausage-like" toes (dactylitis) and HLA-B27. J Rheumatol [Suppl] 3:66
Chlud K (1972) „Rheumatische" Beschwerden als Folge medikamentöser Maßnahmen. In: Miehlke K (Hrsg) Fehldiagnose „Rheumatismus." Braun, Karlsruhe, S 12–18
Dihlmann W (1973) Röntgen, Gelenke-Wirbelverbindungen. Thieme, Stuttgart, S 91–92
Dilsen N, Konice M, Övül C (1981) Familial Mediterranean lever (periodic disease) as one of the major causes of secondary ankylosing spondylitides in Turkey (abstr XV). Intern Congress of Rheumatology, Paris
Ebringer RW, Candell DR, Cowling P, Ebringer A (1978) Sequential studies in ankylosing spondylitis. Association of Klebsiella pneumoniae with active disease. Ann Rheum Dis 37:146
Gall EP, Didizian NA, Park Y (1974) Acute monarticular arthritis following patellar metastasis. A manifestation of carcinoma of the lung. JAMA 229:188–189
Gerok W (1973) Chronisch-aggressive Hepatitis. Z Allgemeinmed 49:1581–1585
Gundel E (1974) Hypertrophische Osteo-Arthropathie. Aerztl Prax XXVI:2668–2669
Hartmann MG (1974) Arthritiden bei Infektionskrankheiten. Verh Dtsch Ges Rheumatol 3:59–66

Henocq A, Menibus CD (1972) Le rheumatisme ourlien. Ann Pediatr 19:321–323
Kaiser H (1973) Cortisonderivate in Klinik und Praxis, 6. Aufl. Thieme, Stuttgart
Keat AC, Scott JT, Ridgway GL, Maini RN, Pegrum GD (1979) Sexually acquired reactive arthritis. Ann Rheum Dis [Suppl 1] 38:52
Knapp W (1980a) Yersiniosen als Ursache von entzündlichen Gelenkerkrankungen. Therapiewoche 30:7073–7082
Knapp W (1980b) Enterale Yersiniosen. Dtsch Aerztebl H 26:1671–1676
Krüger K, Kellerer G, Schattenkirchner M (1981) HLA-B27-positive Oligoarthritis und ihr Verlauf. Verh Dtsch Ges Rheumatol 7:374
Krüger K, Schattenkirchner M (1981) Die seronegativen Spondarthritiden. Akt Rheumatol 6:162–168
Laitinen O, Leirisalo M, Skylv G (1977) Relation between HLA-B27 and clinical features in patien- with Yersinia arthritis. Arthritis Rheum 20:1121
Lassus A (1975) Circinate erosive balanitis. Ann Rheum Dis [Suppl] 34:55
Lenoch F (1969) Bei welchen rheumatologischen Krankheiten kommt die immunologische Ätiologie in Betracht? Z Gesamte Inn Med [Suppl] 24:136–139
Lohnes H (1967) Das ABC des Rheumatismus, 2. Aufl. Alma Mater, Konstanz
Marsal L (1981) Yersinia enterocolitica arthritis in Southern Sweden. A four-year follow-up study. Brit Med J 283:101–103
Mathies H (1970) Symptomatische Arthritiden. Med Klin 65:1351–1355
Mathies H (1971a) Ätiologische und pathogenetische Faktoren bei von der chronischen Polyarthritis differentialdiagnostisch abzugrenzenden Polyarthritiden. Wiss Z Friedrich-Schiller-Univ Jena, Math-Nat R 20:495–497
Mathies H (1971b) Differentialdiagnose entzündlicher Gelenkerkrankungen. Z Allgemeinmed 47:211–217
Mathies H (1973) Die Frühdiagnostik und ihre Bedeutung für die Prävention rheumatischer Gelenkerkrankungen. Lebensversicherungsmedizin 25:16–22
Meyer W (1972) Tumoren und rheumatische Erkrankungen. Der Kassenarzt 12:119–128
Moll JMH, Haslock I, Macrae IF, Wright V (1974) Associations between ankylosing spondylitis, psoriatic arthritis, Reiter's disease, the intestinal arthropathies and Behçet's syndrome. Medicine (Baltimore) 53:343
Müller W (1962) Die Serologie der chronischen Polyarthritis. Springer, Berlin Göttingen Heidelberg
Neumark T (1974) Welche Bedeutung für die Ätiologie bzw. Pathogenese der rheumatoiden Arthritis haben infektiöse Agentien. Verh Dtsch Ges Rheumatol 3:14–17
Rasenack U (1975) Die paraneoplastische Polyneuromyopathie. Med Klin 70:2066–2068
Rausch F (1974) Fallgruben bei der Rheumatismus-Diagnostik. Luitpold-Werk, München
Sanders HJ (1969) Arthritis und drugs; the ongoing quest to reveal its causes. II. Ind Med Surg 38:290–308
Schaller J (1972) Arthritis as a presenting manifestation of malignancy in children. J Pediatr 81:793–797
Schaller JG (1979) The seronegative spondylathropathies of childhood. Clin Orthop Rel Res 143:76
Schattenkirchner M, Schürer W, Diem K, Scholz S, Albert ED (1974) Die Histokompatibilitätsantigene bei rheumatischen Krankheiten. Verh Dtsch Ges Rheumatol 4:368
Schattenkirchner M, Krüger K, Herzer P (1980) B27-positive Krankheiten, ein neues Konzept in der Rheumatologie. Munch Med Wochenschr 122:1725–1728
Schilling F (1966) Kasuistische Mitteilung über die „Periodische Krankheit" mit Aetiocholanolon-Fieber – zugleich ein Beitrag zur antipyretischen Wirkung von Indometacin. In: Hoffmann HF, Heister R (Hrsg) Die Entzündung. Urban & Schwarzenberg, München Berlin Wien, S 340–341
Schilling F (1976) Arzneimittelbedingte rheumatologische Syndrome. Krankenhausarzt 49:377–382
Schlosstein L, Terasaki PI, Bluestone R, Pearson CM (1973) High association of an HL-A antigen, W27, with ankylosing spondylitis. N Engl J Med 288:704
Strandberg B (1974) Rheumatoid arthritis and cancer arthritis. Scand J Rheumatol [Suppl] 1–14
Svartz N (1973) Etiologia dell' artrite reumatoide. G Clin Med 54:833–843
Voit K, Gamp A (1958) Der Rheumatismus. Enke, Stuttgart
Wagenhäuser FJ (1975) Frühstadien entzündlich-rheumatischer Leiden. (Vortrag. 7. Fortbildungstagung über aktuelle Rheumaprobleme, München 16.11.74.) In: Mathies H (Hrsg) Aktuelle Rheumaprobleme. Banaschewski, München-Gräfelfing, S 48–60
Wright V (1980) Relationships between ankylosing spondylitis and other spondarthritides. In: Ankylosing spondylitis. Moll, Edinburgh London Melborne New York, p 42

XII. Gelenkinfektionen

Von

J.-M. Engel

Mit 4 Abbildungen und 5 Tabellen

1. Definition

Als *infektiöse Arthritis* oder *Gelenkinfektion* wird das Eindringen von Bakterien, Viren und Pilzen – also lebenden Mikroorganismen – in ein Gelenk bezeichnet. Diese echten Gelenkinfektionen sind von para- und postinfektiösen Arthritiden symptomatischer oder infektions-allergischer Art unbedingt abzugrenzen, wie sie im Verlauf viraler oder bakterieller Allgemeininfektionen begleitend auftreten können. Ein Nachweis von Erregern im Gelenk oder seiner unmittelbaren Nachbarschaft ist in diesen Fällen nicht möglich. Die Definition einer infektiösen Arthritis setzt eine unmittelbare Invasion von Mikroorganismen in das Gelenk voraus. Im angelsächsischen Schrifttum ist oft keine genaue Abgrenzung zwischen *infectious arthritis* (= Arthritis im Zusammenhang mit Infektionskrankheiten) und *septic arthritis* (Gelenkinfektionen im eigentlichen Sinne) gegeben.

2. Pathogenese

Grundsätzlich kann jeder in ein Gelenk eingedrungene Erreger eine lokale Infektion auslösen. Ob sich nach Eindringen des Erregers eine infektöse Arthritis entwickelt, ist jedoch abhängig von der Virulenz des Mikroorganismus und der spezifischen Abwehrlage des betroffenen Menschen. Obwohl theoretisch alle Mikroorganismen eine Gelenkinfektion hervorrufen können, sind es in der Praxis nur relativ wenige Keime, insbesondere Kokken, die als auslösende Erreger beobachtet werden. Spontanes Auftreten von Gelenkinfektionen bei ansonsten gesunden Personen kommt zwar vor, ist aber sehr viel seltener als eine Gelenkinfektion bei Kranken mit entsprechender Disposition durch die Krankheit oder therapeutische Maßnahmen. Entsprechend der klinischen Beobachtung begünstigen folgende Faktoren das Auftreten einer Gelenkinfektion:
Gelenktropismus der Erreger,
Allgemeininfektion mit Bakteriämie/Virämie,
Krankheitsdisposition des Patienten.

a) Gelenktropismus

Der Gelenktropismus bestimmter Erreger kann bis heute nur vermutet werden; ein Beweis steht immer noch aus, obwohl die Übersicht der im Zusammenhang mit Gelenkinfektionen beobachteten Keime nur ein bestimmtes Spektrum zeigt (Tabelle 1).

Tabelle 1. Häufigkeit der wichtigsten Erreger von Gelenkinfektionen (in Prozent). (Zusammengestellt nach Russell u. Ansell 1972; Siame et al. 1979; Brackertz 1980a, b; Rosenthal et al. 1980)

Erreger	Erwachsene	Kinder
Grampositive Keime	45	60
Staphylococcus aureus	35–40	40–45
Staphylococcus epidermis		
Streptococcus pyogenes	5–10	15–25
Diplococcus pneumoniae	5–10	5–10
Micrococcus		
Enterococcus Gruppe D	1–5	1–5
Gramnegative Keime	45	35
Escherichia coli		
Proteus		
Pseudomonas		
Haemophilus influenzae	< 1	10
Klebsiella pneumoniae		
Serratia		
Aeromonas		
Neisseria gonorrhoeae	30–50	< 1
Anaerobier	< 5	1
Bacteroides		
Clostridien		
Mykobakterien	< 1	< 1
Pilze	< 1	< 1
Viren	< 1	< 1

Insbesondere bei der hämatogenen Gelenkinfektion scheinen Keime wie *Staphylokokken, E. coli, Haemophilus influenzae* überproportional vertreten. Inwieweit hier Zusammenhänge mit Immunmechanismen bestehen, die ein Eindringen der Keime in bestimmte Gelenke begünstigen, muß derzeit noch offenbleiben.

Anders bei den traumatischen oder iatrogenen Gelenkinfektionen: Hier hat jeder Keim der Umwelt oder der Körperoberfläche die gleiche Chance, in ein Gelenk eingeschleppt zu werden. Ob es danach zu einer infektösen Arthritis kommt, wird überwiegend von der Abwehrlage des Organismus und den örtlichen Wundverhältnissen bestimmt, weniger von der Art des eingedrungenen Erregers.

α) Hämatogene Gelenkinfektion

In den meisten Fällen entstehen infekiöse Arthritiden auf dem Weg der hämatogenen Aussaat der Erreger bei meist weit entfernt liegendem primären Infektionsherd mit allgemeiner Bakteriämie oder Virämie. Auslösende, streuende Herde können in der Haut, im Magen-Darm-Trakt, in den Nieren und Harnwegen oder im Bereich der Geschlechtsorgane liegen. Ein unmittelbarer zeitlicher Zusammenhang mit einem akuten Entzündungsgeschehen im Bereich des primären Infektionsherdes ist allerdings nicht zwingend. Darauf sollte bei der Anamnese geachtet werden, die bei Verdacht auf eine infektiöse Arthritis die Frage nach einer Infektion/Abszeß anderer Lokalisation enthalten muß.

Bei der hämatogenen Aussaat gelangen die Erreger in die subsynovialen Bindegewebsschichten und können, nach Aus- und Durchbrechen der Kapillarendothelien, direkt in die Gelenkhöhle gelangen. Das Fehlen einer bindegewebigen Sperrschicht zwischen Gefäßbett und Gelenkhöhle begünstigt den Übertritt von Mikroorganismen aus der Blutbahn. Daneben könnte aber auch eine Rolle spielen, daß im Rahmen der allgemeinen Infektion Immunmechanismen in Gang gesetzt werden, die zu einer Zerstörung der Kapillarendothelien des Stratum synoviale führen, Mechanismen wie sie auch im Rahmen einer chronischen Polyarthritis vorkommen. Durch die so vorgeschädigten Kapillaren können dann die Keime aus der Blutbahn in die Gelenkhöhle eindringen.

Sehr viel seltener erfolgt die Gelenkinfektion über die innerhalb des Bereichs der Gelenkkapsel gelegenen Anteile der Metaphyse der angrenzenden Knochen. Dieser Mechanismus scheint vor allem für die bei Säuglingen und Kindern häufigere Infektion des Hüftgelenks eine Rolle zu spielen. Hier liegt ein Teil des Schenkelhalses innerhalb der Gelenkkapsel; transepiphysäre Blutgefäße ziehen entlang des Schenkelhalses zum Femurkopf. Ob hierüber eine besondere Eintrittspforte für Erreger besteht oder ob sich hier nur sekundär entzündliche Veränderungen abspielen, kann anhand der vorliegenden Befunde nicht entschieden werden. Ein möglicher Infektionsweg geht jedoch sicher über metaphysäre Knochenanteile (VEAL 1935; OLDHAM 1937; WILKENS et al. 1960; POLLIS 1975; FLATMAN 1975; NUSSBAUM et al. 1975; MURRAY et al. 1976; WEISSMANN 1976; ALMQUIST 1970; BORELLA et al. 1963; GRANOFF u. NANKERVIS 1975; GREENWOOD 1970; GRISTINA et al. 1974; HUTTO u. AYUB 1975; NELSON u. KOONTZ 1966; NEWMAN et al. 1979; PALMER u. ELLMANN 1978; TUAZON u. HILL 1974; WARD u. ATCHESON 1977).

β) Traumatische Gelenkinfektion

Bei offenen oder geschlossenen Verletzungen des Gelenks oder gelenknaher Anteile der Extremitäten können Keime von außen in die Gelenkhöhle eindringen und eine Infektion hervorrufen. Der Zusammenhang zum vorausgegangenen Trauma liegt meist auf der Hand. Nur selten gibt es hier differentialdiagnostische Schwierigkeiten.

Problematischer können dagegen sekundäre Gelenkinfektionen sein, die im Anschluß an Verletzungen in der weiteren Umgebung des Gelenkes infolge Durchwanderns der Erreger auftreten, wenn ein Abszeß oder eine Fistel in die Gelenkhöhle einbricht. Auch eine hämatogene oder lymphogene Aussaat der Erreger ist hier möglich.

γ) Iatrogene Gelenkinfektion

Bei iatrogenen Gelenkinfektionen ist der Infektionsweg ebenfalls meist klar erkennbar: Durch diagnostische oder therapeutische Maßnahmen am Gelenk werden Keime von außen in die Gelenkhöhle eingebracht und rufen dann eine Entzündung hervor. Hierbei können wiederum alle Keime gleichermaßen wahrscheinlich als Erreger in Frage kommen. Allerdings sind in diesen Fällen häufiger resistente Hospitalkeime nachweisbar, die dann später therapeutische Probleme aufwerfen.

Der Infektionsweg iatrogener Gelenkinfektionen umfaßt Gelenkpunktionen, Arthrographien, Arthroskopien, Gelenkoperationen und endoprothetischen Gelenkersatz. Strengste Asepsis ist eine Grundvoraussetzung, diesen Infektionsweg zu vermeiden. Jedoch bleibt auch unter Beachtung aller Sterilitätskautelen ein gewisses Restrisiko immer bestehen, das möglicherweise in der Person des Patienten und seiner Grunderkrankung sowie seiner allgemeinen Abwehrlage begründet ist (EFTHEKAR 1977).

Tabelle 2. Prädisponierende Faktoren für Gelenkinfektionen

Extraartikuläre Infektionen/Sepsis	
Vorbestehende Gelenkerkrankungen	z.B. Arthritis urica Arthrosen chronische Polyarthritis Endoprothesen Traumen
Vorbestehende systemische Erkrankungen	z.B. Diabetes mellitus Leberzirrhose Malignome (insbesondere Lymphome)
Vorausgehende medikamentöse Therapie	z.B. Kortikosteroide Immunsuppressiva Antibiotika
Sonstige angeborene/erworbene Störungen	z.B. des Immunsystems (humoral und/oder zellulär) des Komplementsystems der Granulozytenfunktion der Phagozytose der Chemotaxis
Drogensucht (insbesondere Heroin-Injektionen)	

b) Disposition des Patienten

Auftreten und Verlauf infektiöser Arthritiden werden nicht nur von der Virulenz und dem Gelenktropismus der Erreger oder durch den Infektionsweg beeinflußt, sondern auch durch eine Reihe von Faktoren, die in der allgemeinen Disposition des Patienten liegen. Chronisch Kranke mit Neoplasien, insbesondere Patienten mit Lymphomen, Leukosen, Diabetes mellitus und Leberzirrhose haben wesentlich häufiger septische Arthritiden als primär gesunde Personen. Auch Alkoholismus und Drogenkonsum scheinen das Auftreten von Gelenkinfektionen zu begünstigen. Gleiches gilt für eine Therapie mit Kortikosteroiden oder Immunsuppressiva. Systemische rheumatische Erkrankungen wie die chronische Polyarthritis oder Lupus erythematodes stellen eine weitere Prädisposition dar. Inwieweit hier die erforderliche Therapie (medikamentös oder chirurgisch) eine Rolle spielt, oder ob diese Erkrankungen per se einen begünstigenden Faktor darstellen, muß derzeit noch offenbleiben. Sicher stellen Vorerkrankungen der Gelenke und des Immunsystems auch allein einen Risikofaktor für Gelenkinfektionen dar. Schwierig ist in diesen Fällen die differentialdiagnostische Beurteilung. Durch die präexistenten Gelenkveränderungen bei entzündlich-rheumatischen Erkrankungen oder bei der Arthritis urica wird das sich überlagernde Bild einer septischen Arthritis zunächst verschleiert. Die Diagnose einer infektiösen Arthritis wird dann erst verhältnismäßig spät gestellt. Aus diesem Grund sollte nie versäumt werden, bei jeder diagnostischen Gelenkpunktion auch eine bakteriologische Untersuchung durchzuführen. Mit dem Nachweis von Harnsäurekristallen oder positivem Rheumafaktor sollte man sich keinesfalls zufriedengeben. Darum ist insbesondere bei monartikulären Arthritiden großer Gelenke an die Möglichkeit einer primären oder sekundären septischen Arthritis zu denken (Tabelle 2) (LYON u. NEVINS 1979; BRACKERTZ 1980a, b; HUNTER u. PLUMMER 1980; ROSENTHAL et al. 1980; BAGDADE et al. 1974; BORGMEIER u. KALOVIDRIS 1980; DOUGLAS et al. 1964; DUFFY et al. 1976; BUNN 1957; HESS u. MARTIN 1971; KELLGREN et al. 1958; KARTEN 1969; MILLS et al. 1957; MITCHELL et al. 1976; ROBITAIUE et al. 1976; SCOTT u. HARRISON 1976).

c) Lokale Pathogenese

Nach Eindringen von Mikroorganismen in ein Gelenk setzen alle Mechanismen der körpereigenen Abwehr ein mit allen Reaktionen der Infektabwehr im Sinne einer Entzündung. Bei besonderer Prädisposition (genetischer Art?) kann u.U. ein sich selbst perpetuierender entzündlicher Prozeß entstehen, der auch bei bereits sterilem Gelenkpunktat für einige Zeit weiterläuft. Letztlich noch nicht entschieden ist aber, ob in diesen Fällen ein arthritischer Immunprozeß weitergeht oder ob sich nicht doch noch Keime in Knorpel und gelenknahen Knochenanteilen oder in der Synovialis festgesetzt haben.

Tierexperimentelle Untersuchungen mit Injektionen von Staphylokokkus aureus in Kaninchengelenke deuten darauf hin, daß durch die Infektion bereits innerhalb der ersten 24 Stunden erhebliche Strukturveränderungen des Gelenkknorpels auftreten. Andere Untersuchungen konnten zeigen, daß in infizierten und nicht infizierten Kniegelenken von Kaninchen noch 4 Wochen nach Ausheilung der Infektion IgG und IgM immunfluoreszensmikroskopisch im Gelenkknorpel nachweisbar sind. Waschungen des infizierten Gelenks sofort nach der Infektion führen zwar zu einer geringeren Zerstörung der Knorpeloberfläche im mikroskopischen und makroskopischen Bild; die endgültige Zerstörung des Gelenkknorpels nach Ausheilen der Entzündung durch antibiotische Therapie ist jedoch gleich der beim nicht gespülten Gelenk.

Es ist zu vermuten, daß die durch die Infektion geschädigten Chondrozyten nicht mehr in der Lage sind, Knorpelmatrix in ausreichender Menge zu produzieren, obwohl in der ersten Phase nach der Entzündung noch ausreichend Kollagen-Netzwerk vorhanden ist. Das spätere Fehlen von Matrixsubstanz führt dann zu einer verzögerten Knorpelzerstörung. Daneben scheint für das Ausmaß der Infektion und der nachfolgenden Gelenkdestruktion auch die Blutversorgung eine Rolle zu spielen. Störungen der ossären und synovialen Mikrozirkulation können sich auf den Verlauf und das Reparationsstadium der Gelenkinfektion negativ auswirken (LACK 1959; ZIFF et al. 1960; ROY u. BHAWAN 1975; DANIEL et al. 1976; PALMER 1976; PALMER u. ELLMANN 1978; BODEL u. HOLLINGSWORTH 1966; COLE u. CASSELL 1979; CURTIS u. KLEIN 1963; MOWAT u. BAUM 1971; SUBIMAL u. BHAWAN 1975).

3. Klinisches Bild

Infektiöse Arthritiden zählen zu den *rheumatologischen Notfällen,* die unmittelbar diagnostiziert und behandelt werden müssen, soll eine dauernde Schädigung des betroffenen Gelenks vermieden werden.

Das infizierte Gelenk ist gerötet, überwärmt, geschwollen und außerordentlich schmerzhaft. Je nach Stadium der Entzündung können diese lokalen Entzündungszeichen auch gering ausgeprägt sein oder sich zunächst der klinischen Beobachtung völlig entziehen: beispielsweise an der Hüfte, wo ein Weichteilmantel die Schwellung und Überwärmung verbergen kann. Auch an den Iliosakralgelenken können klinische Infektionszeichen zunächst gering ausgeprägt sein. In diesen Fällen ist der vom Patienten geschilderte Schmerz das klinische Leitsymptom.

Das Befallmuster der infektiösen Arthritis zeigt zumeist eine mon-, seltener eine oligartikuläre Manifestation. Polyarthritischer Befall ist eine Rarität. Allerdings kann die Infektion in einem Gelenk initial durchaus von Polyarthralgien infolge unspezifischer Mitreaktion begleitet sein. Dies scheint häufiger bei Gonokokken- und Meningokokken-Arthritis der Fall zu sein (EICHNER u. DELLE 1970; BRANDT et al. 1974; GARCIA-KUTZBACH u. MASI 1974; BAITCH 1962; COHEN u. KIM 1966; CUTLER 1938; HEBERUNG 1941; SPIRA u. KABINS 1976.

Bei Erwachsenen manifestiert sich eine Gelenkinfektion in der Mehrzahl am Kniegelenk; andere große Gelenke wie Hüfte, Schulter, Sprunggelenke und Handgelenke sind häufiger betroffen als die kleinen Gelenke (Abb. 1). Aber auch in den Gelenken der Wirbelsäule, ja in jedem Gelenk können sich Infektionen abspielen. An der Wirbelsäule dominiert jedoch die Spondylitis, wobei die Infektion dann sekundär auf die kleinen Wirbelbogengelenke übergreifen kann. Klinische Zeichen sind hier neben dem Klopf- und Stauchungsschmerz über dem betroffenen WS-Abschnitt ein lokaler Spontanschmerz, eine Verspannung der paravertebralen Muskulatur und – bei Infektion im LWS-Bereich – eine Verspannung der Psoas-Muskulatur mit Beugestellung des Oberschenkels.

Infektionen der Iliosakralgelenke treten meist unilateral auf. Sie können akut und subchronisch verlaufen. Bei den akuten Fällen dominieren neben dem lokalen Schmerz Allgemeinsymptome der Entzündung, die bei den subakuten Fällen fehlen können. Klinische Zeichen der IS-Infektion sind der lokale Druck- und Kompressionsschmerz sowie eine Schonhaltung des M. psoas mit Schmerzverstärkung bei Extension der Hüfte. Durch die Nachbarschaft großer Nervenstränge können sich die subjektiven Symptome durchaus in die Peripherie der unteren Extremitäten projizieren, ein differentialdiagnostisches Problem insbesondere bei subakut verlaufenden IS- und LWS-Infektionen (MÜLLER u. SCHILLING 1977).

An den Sternoklavikulargelenken können sich ebenfalls Infektionen abspielen, wenngleich ausgesprochen selten. Eine gewisse Häufung scheint bei Drogensüchtigen vorzukommen, die Heroin injizieren (GOLDIN et al. 1973), ohne daß hierfür eine pathogenetische Erklärung vorliegt (GLUSHAKOW et al. 1976; HERNANDEZ et al. 1976).

Neben dem lokalen Befund der Gelenkinfektion mit dem mehr oder weniger klassisch ausgeprägten Entzündungszeichen treten in den meisten Fällen allgemeine Entzündungssymptome bis hin zum Vollbild der Sepsis auf. Fieber, Schüttelfrost, Leukozytose, maximale BSG-Beschleunigung, erhebliches Krankheitsgefühl bis zur Schocksymptomatik können vorkommen. Hieraus ergibt sich eine Möglichkeit der differentialdiagnostischen Abgrenzung der infektiösen Arthritis von vorbestehenden systemischen entzündlich-rheumatischen Erkrankungen wie der rheumatoiden Arthritis, Psoriasis-Arthritis oder Polyarthrose. Bei sekundärem Auftreten einer Gelenkinfektion geben diese Allgemeinsymptome oder ihre akute Verschlechterung durchaus diagnostische Hinweise. Allerdings kommen auch subakute Verläufe infektiöser Arthritiden vor, die ohne wesent-

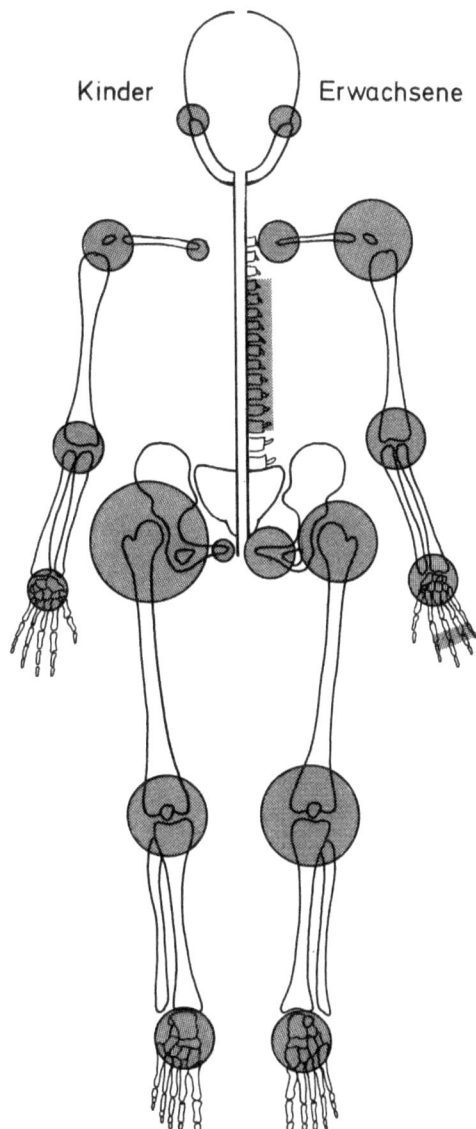

Abb. 1. Relative Häufigkeit des Gelenkbefalls der infektiösen Arthritis bei Kindern und Erwachsenen. (Zusammengestellt nach RUSSELL u. ANSELL 1972; QUENENEAU et al. 1977; HOFMAN et al. 1978; SIAME et al. 1979; ROSENTHAL et al. 1980)

liche lokale und allgemeine Entzündungssymptome einhergehen. In diesen Fällen muß bei klinischem oder anamnestischem Verdacht eine gezielte, weitergehende Diagnostik erfolgen (POLLACK et al. 1964; RONDIER et al. 1974; KELLY 1975; NEWMAN 1976; QUENEAU et al. 1977; BUSSIERE et al. 1978; SLAME et al. 1979; BRACKERTZ 1980a, b; ROSENTHAL et al. 1980; COBB et al. 1953; MIALL 1955; MORGANSTERN et al. 1976; MORREY et al. 1975; MYERS et al. 1969; RIMOIN u. WENNBERG 1966; STEWART et al. 1979; SMITH u. WARD 1966).

4. Diagnostik

a) Gelenkpunktion

Die definitive Diagnose einer Gelenkinfektion wird ausschließlich durch den Nachweis des Erregers aus dem Gelenkpunktat oder der Biopsie des Synovialgewebes gestellt. Aspiration des Ergusses und bakteriologische Untersuchung sind daher die wichtigsten diagnostischen Maßnahmen. Neben den Kulturen und Resistenzbestimmungen aus Synovia und Synovialis sollten gleichzeitig auch Blutkulturen angelegt werden, um eine Septikämie nachzuweisen. Es versteht sich von selbst, das Gelenkpunktat außerdem auf die üblichen Parameter zu untersuchen, um Zellzahl, Viskosität, Glukosegehalt u.a. als differentialdiagnostische Hilfen heranziehen zu können (Tabelle 3).

Tabelle 3. Differentialdiagnostik infektiöse/symptomatische Arthritis. (In dieser Tabelle sind die wichtigsten differentialdiagnostischen Befunde zur Unterscheidung zwischen infektiöser und symptomatischer Arthritis zusammengestellt. Daneben treten bei beiden Erkrankungen natürlich noch zahlreiche andere Symptome und Befunde auf, die allerdings keine wichtigen Unterscheidungsmerkmale darstellen)

	Infektiöse Arthritis	Symptomatische Arthritis
Klinik		
Zeitlicher Zusammenhang mit allgemeinem Infekt	Uncharakteristisch	Para-/postinfektiös gebunden
Gelenkbefall	häufig mon- bis oligartikulär, bevorzugt: große Gelenke	eher polyartikulär; wandernd/wechselnd
Zusammenhang mit Abszeß anderer Lokalisation Trauma/Operation/Punktion „Abwehrschwäche"	ja	nein
Labor		
Gelenkpunktat		
Farbe	trüb/purulent	klar/leicht trüb
Viskosität	stark vermindert	normal
Zellzahl	hoch: >10 000	niedrig: <10 000
Zelltyp	Neutrophile 90%	Monozyten 90%
Keimnachweis	häufig positiv	nie
Glukose	niedrig <10 mg/dl	>60 mg/dl
Bakteriämie mit positiver Blutkultur	häufig	sehr selten
Röntgen	rasch progrediente Destruktionen	normal
Szintigraphie	Speicherung in Früh- und Spätphase	Speicherung in Frühphase
Thermographie		
Temperaturerhöhung	uncharakteristisch meist massiv	uncharakteristisch eher gering

Routinemäßig ist eine Gram- und Ziehl-Neelsen-Färbung des Punktatmaterials durchzuführen, um Hinweise für die einzusetzenden Antibiotika zu erhalten. Als technisch aufwendigeres Verfahren kann die Counterimmunelektrophorese der Synovia differentialdiagnostische Hinweise liefern, die bereits innerhalb von Stunden vorliegen (DORFF et al. 1975; MERRITT et al. 1976). Begrenzt wird diese Technik nur durch die verfügbaren monovalenten Antiseren, deren Spektrum aber von der Industrie ständig erweitert wird. Heute umfaßt das verfügbare Spektrum bereits Antiseren gegen Pneumokokken, Meningokokken, H. influenzae und Hepatitis-B-Virus. Besonderen Wert hat diese Methode bei Patienten, die bereits mit Antibiotika vor- oder anbehandelt sind. In diesen Fällen sind die entsprechenden Erreger vielleicht nicht mehr in der Kultur anzüchtbar, während die CIE das Persistieren des entsprechenden Antigens aber noch nachweist.

Die laborchemischen Untersuchungen müssen neben der BSG mindestens auch ein weißes Blutbild mit Differentialblutbild einschließen. Hier ist neben der massiven bis exzessiven Senkungsbeschleunigung meist eine Leukozytose mit Linksverschiebung nachweisbar. Ein Fehlen dieser Blutbildveränderungen schließt eine infektiöse Arthritis – insbesondere bei chronisch Kranken – keineswegs aus.

b) Röntgen

Radiologisch nachweisbare Veränderungen einer Gelenkinfektion sind in den ersten 2–3 Wochen nach Infektionsbeginn höchstens diskret oder fehlen völlig. Auch Schichtaufnahmen zeigen nur selten einen pathologischen Befund. Erst mit Fortschreiten der Infektion ist mit einem Auftreten radiologischer Veränderungen zu rechnen. Diese umfassen bei vorher intaktem Gelenk zunächst eine Weichteilschwellung und Gelenkspalterweiterung, gefolgt von gelenknaher Osteoporose, Gelenkspaltverschmälerung durch Knorpelzerstörung und schließlich subchondrale Osteolysen. Diese radiologischen Zeichen sind jedoch unspezifisch. Sie werden durchaus auch bei anderen Gelenkaffektionen beobachtet (Abb. 2).

Eine radiologische Frühdiagnostik ist nur angezeigt bei tiefliegenden, der äußeren Untersuchung schlecht zugänglichen Gelenken (Hüfte, Iliosakralgelenk, Wirbelgelenke). Eine Indikation zu Röntgenaufnahmen in der Frühphase der Infektion besteht nur darin, einen Ausgangsbefund zu erheben für spätere Vergleiche mit Aufnahmen nach Abklingen der Entzündung. Unmittelbare diagnostische Hinweise auf eine Gelenkinfektion lassen sich aus Röntgenaufnahmen in der Frühphase einer infektiösen Arthritis nicht gewinnen.

An der Wirbelsäule zeigen Röntgenbilder meist erst nach mehreren Wochen bis Monaten einen entsprechenden Befund. Hier sind Röntgenaufnahmen jedoch bereits bei dem Verdacht auf Wirbelsäulen- oder Wirbelgelenkinfektionen gerechtfertigt, weil die Infektion oft sehr schleichend beginnt und dramatische, akute Ereignisse selten sind. Daher liegen bei der ersten Aufnahme oft schon röntgenologisch sichtbare Veränderungen vor (Abb. 3), die als Verschmälerung des Zwischenwirbelraumes, unscharf konturierte Wirbelkanten bis zu Osteolysen imponieren. Oft sind Tomographien in seitlicher oder a.-p.-Projektion erforderlich, um die Diagnose zu sichern. Gleiches gilt auch für die IS-Gelenke, die in der Mehrzahl einseitig befallen sind: Im Beginn erscheint röntgenologisch der Gelenkspalt verbreitert, die Gelenkkonturen sind unscharf. Mit fortschreitender Entzündung sind auch Osteolysen zu erkennen. Die reaktiven Veränderungen nach abgelaufener Infektion zeigen alle Zeichen einer Reparation mit

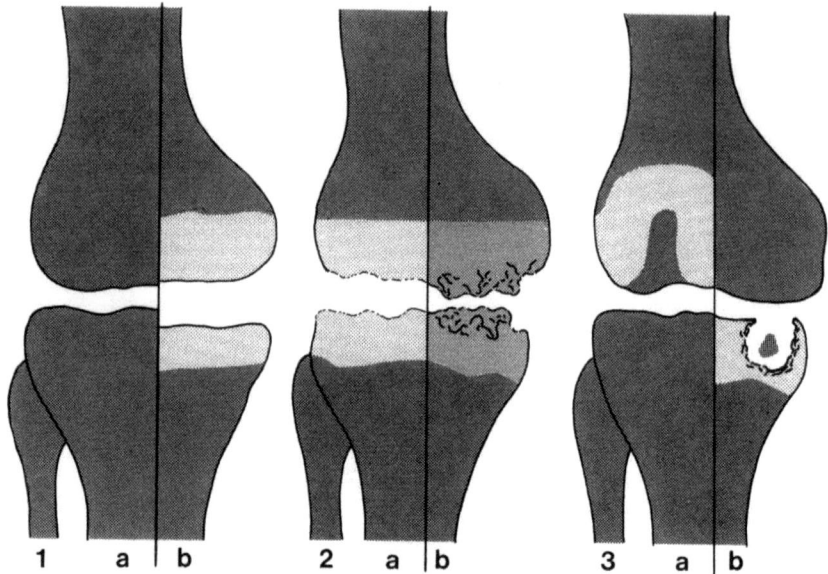

Abb. 2. Radiologische Zeichen der infektiösen Arthritis. *1a* Frühstadium: relativer Normalbefund; *1b* Frühstadium: gelenknahe, diffuse Osteoporose, relative Gelenkspaltverbreiterung (Erguß); *2a* florides Stadium: Osteoporose, Zerstörung der Grenzlamelle; *2b* Spätstadium: Zerstörung der Gelenkflächen, Gelenkspaltverschmälerung, Arthrose, Reparation; *3a* tuberkulöse Infektion, Frühstadium: keilförmiger Herd in gelenknaher Osteoporosezone; *3b* tuberkulöse Infektion, Spätstadium: Granulom mit zentraler Verkalkung, Zerstörung der Gelenkfläche, hyperostotischer Randsaum

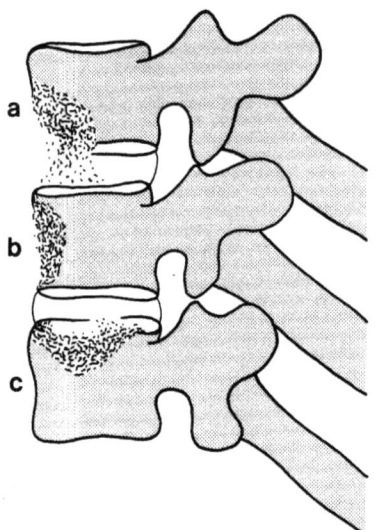

Abb. 3. Röntgenzeichen der Spondylitis. *a* Septische Spondylitis anterior mit Spondylodiszitis; *b* tuberkulöse Spondylitis, primär die Wirbelvorderkante befallend; *c* Spondylodiszitis bei Spondylitis ancylosans mit Begradigung der Wirbelvorderkante

Abstützreaktionen, Blockwirbelbildung und Überbrückung, wenn das reaktive Narbengewebe sekundär Kalk einlagert (ARGEN et al. 1966; BUCHANAN u. BOYLE 1971; BONDIER et al. 1974; CHUNG u. POLLIS 1975; DELBARRE et al. 1975; GOLDENBERG u. COHEN 1976; WOLSKI 1976; BUSSIERE et al. 1978; BRACKERTZ 1980a, b).

c) Szintigraphie

Früher als im Röntgenbild werden Zeichen einer infektiösen Arthritis im Szintigramm deutlich. Es ist möglich, szintigraphisch zwischen Entzündungen der Gelenke und des Knochens (Osteomyelitis) zu unterscheiden. Unmittelbar nach Injektion des Radionuklids finden sich Anreicherungen in Weichteilen und Knochen. In den Spätaufnahmen zeigt nur der Knochen bei einer Osteomyelitis oder sekundärem Übergreifen der Infektion eine Nuklidanreicherung. Zur Szintigraphie der infektiösen Arthritis geeignete Radionuklide sind neben den Techmetium-Polyphosphonaten insbesondere Gallium-Isotope, die an Serumproteine gebunden sind und von segmentkernigen Leukozyten in die lysosomalen Granula aufgenommen werden. Gallium-Isotope scheinen sich daher noch spezifischer im Bereich von Gelenkinfektionen anzureichern als Polyphosphonate, die bei allen Umbauvorgängen im Bereich des Knochens gespeichert werden.

Die Szintigraphie ist besonders bei Entzündungen im Bereich der Wirbelsäule und IS-Gelenke geeignet sowie zur Frühdiagnostik einer Gelenkinfektion bei Kindern (Ross et al. 1974; Ferrannini u. Navalesi 1975; Trauner u. Connor 1975; Dunn et al. 1976; Majd u. Frankel 1976; Tight u. Warner 1976).

d) Thermographie

Gelenkinfektionen lassen sich thermographisch gut nachweisen, sofern das betroffene Gelenk nahe genug an der Körperoberfläche liegt. Schwierigkeiten bereiten lediglich Hüftgelenke, IS-Gelenke und die Wirbelsäule. Im Wärmebild der Infrarot-Thermographie imponiert eine Arthritis durch Erhöhung der maximalen Gelenktemperatur sowie durch eine Erhöhung des „Thermographie-Index", der mittleren Temperaturdifferenz zu einer gelenkspezifischen Standardtemperatur. Bei einer Arthritis infektiöser Ursache sind diese Temperaturwerte meist exzessiv erhöht, höher als bei Arthritiden anderer Genese. Allerdings ist eine differentialdiagnostische Unterscheidung aufgrund des thermographischen Bildes nicht möglich. Auch eine Arthritis urica oder eine hochakute rheumatoide Arthritis zeigen ein ähnliches thermographisch erfaßbares Wärmemuster. Allerdings ist die Thermographie zur Verlaufsbeobachtung gut geeignet, da ein Abfall der genannten quantitativen Parameter den Rückgang der Entzündung früher zeigt als alle anderen Methoden. Als nicht-invasives Untersuchungsverfahren kann die Thermographie beliebig oft wiederholt werden (Bird u. Ring 1978).

5. Therapie

a) Antibiotische Therapie

Die systemische Gabe von Antibiotika ist die Therapie der Wahl. Die antibiotische Behandlung ist um so erfolgreicher, je spezifischer sie ist und je eher sie einsetzt. Die besten Ergebnisse werden erzielt, wenn innerhalb kürzester Zeit eine Erreger-spezifische Therapie beginnt. Dann lassen sich in etwa 70% der Fälle Zerstörungen des betroffenen Gelenks weitestgehend vermeiden, wenngleich gewisse reaktive Veränderungen mit nachfolgender arthrotischer Deformierung nicht immer auszuschließen sind. Bei verzögertem Therapiebeginn sinkt

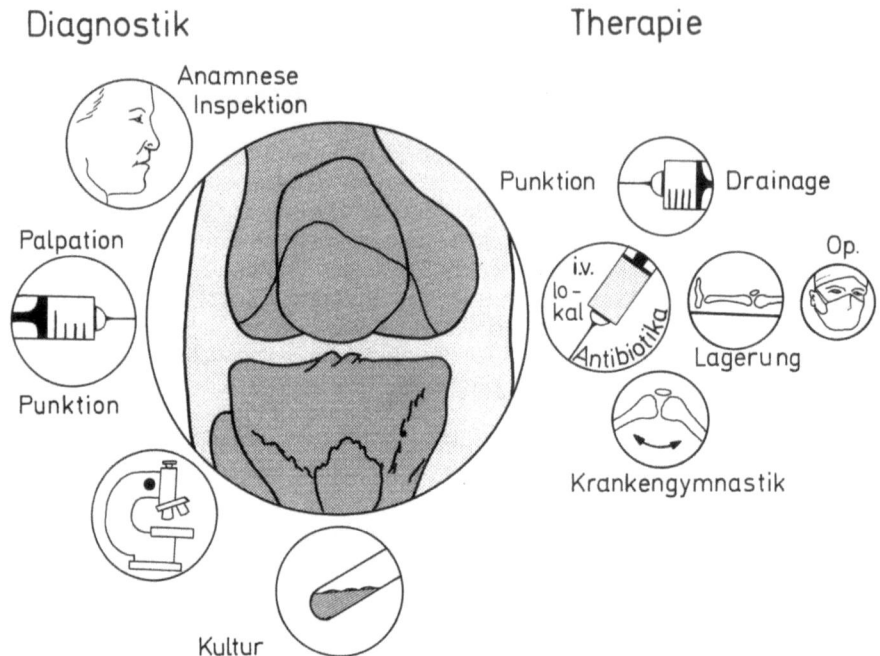

Abb. 4. Schematische Darstellung der Diagnostik und Therapie der infektiösen Arthritis

diese Erfolgsrate unter 30%. Zusätzlich ist die Erfolgsrate jedoch auch abhängig vom vorbestehenden Zustand des Gelenks, der allgemeinen Situation des Patienten und der Art des Erregers. Ein Maß für den Erfolg der antibiotischen Therapie kann die Leukozytenzahl im Gelenkpunktat sein, die mit dem Therapieerfolg zu korrelieren scheint: Gelingt es innerhalb der ersten 8 Tage, die Leukozytenzahl durch die antibiotische Therapie unter $10000/mm^3$ zu senken, ist eine völlige Wiederherstellung des Gelenks auf den vorbestehenden Zustand zu erwarten.

Für die Praxis bedeutet dies: Nach Auftreten erster Symptome einer infektiösen Arthritis muß initial eine antibiotische Therapie so schnell wie möglich, auch bereits vor bakteriologischer Identifizierung des Erregers, eingeleitet werden. Nach Vorliegen der bakteriologischen Untersuchung und Resistenzbestimmung kann dann auf die definitive Therapie mit dem geeigneten Antibiotikum umgestellt werden.

Die diagnostische Gelenkpunktion ist immer erforderlich. Die gleichzeitig obligate Gram-Färbung kann eine erste Information darüber bringen, ob eine Infektion mit grampositiven oder gramnegativen Keimen vorliegt. Damit kann aus der Palette der zur Verfügung stehenden Antibiotika – unter Berücksichtigung des klinischen Bildes und der anamnestischen Angaben sowie der wahrscheinlichen auslösenden Ursache – das geeignete Präparat ausgewählt werden.

Sind im mikroskopischen Präparat keine Keime nachweisbar, empfiehlt sich bei Erwachsenen als Ersttherapie ein Penicillinase-festes Penicillin, evtl. in Kombination mit einem Aminoglykosid, sofern es die Schwere der lokalen und allgemeinen Infektion erfordert. Bei Kindern ist ohne Hinweis auf den auslösenden Keim eine Infektion mit H. influenzae oder Penicillinase-produzierenden Staphylokokken antibiotisch blind abzudecken. Nach Erhalt der bakteriologischen

Tabelle 4. Antibiotische Therapie

Vor diagnostischer Gelenkpunktion möglichst *keine* Antibiotika

Vor Erhalt der Keimbestimmung aus Punktat/Biopsie nach mikroskopischem Befund/Gram-Färbung entscheiden:
bei Verdacht auf Infektion mit

grampositiven Keimen	Oxacillin/Ampicillin
gramnegativen Keimen	Carbenicillin
Gonokokken	Penicillin G/Erythromycin, Tetracycline
Anaerobiern	Ampicillin
Mykobakterien	Streptomycin, PAS, Isoniacid, Rifampicin
Pilzen	Amphotericin B

Nach Erhalt der Keimbestimmung und Resistenzprüfung geeignetes Antibiotikum auswählen, möglichst parenteral in hohen Dosen applizieren. Lokale Applikation nur bei komplizierten Fällen und schweren Verläufen erforderlich

Bei Therapieresistenz wiederholte Punktion und Keimbestimmung mit Resistenzprüfung. Antibiotikum ggf. umsetzen!

Ergebnisse und des Antibiogramms wird dann auf das spezifische Antibiotikum umgesetzt (Tabelle 4).

In der akuten Phase einer Gelenkinfektion muß das Antibiotikum parenteral in hoher Dosierung in kurzen Zeitabständen verabreicht werden, um adäquate Spiegel im Serum und in der Synovia zu erzielen. Es empfehlen sich Kurzinfusionen in 6stündigem Abstand. Eine intraartikuläre Gabe von Antibiotika ist fast niemals erforderlich, weil die meisten Antibiotika eine gute Synoviagängigkeit besitzen und die Gelenkkonzentrationen den Serumspiegeln nahezu parallel gehen. Allerdings ist die Passage der Synovialis abhängig von der Serumproteinbindung des Antibiotikums. Ampicillin mit geringerer Bindung an Serumproteine erreicht daher schneller therapeutische Konzentrationen in der Synovia (etwa 2 h) als etwa Nafcillin mit hoher Proteinbindung (≈ 4 h). Nur geringe Synovia-Konzentrationen lassen sich durch parenterale Gabe von Amphotericin B – indiziert ausschließlich bei Pilzinfektionen – erzielen. Daher sollte dieses Antibiotikum, wenn nach Resistenzprüfung indiziert, tunlichst auch intraartikulär verabreicht werden, zumal Pilzinfektionen durchaus hartnäckiger und therapieresistenter sind als Infektionen mit anderen Erregern.

Die Knochengängigkeit der Antibiotika ist bei Gelenkinfektionen nicht in allen Fällen wichtig. Nur bei sekundärer Infektion angrenzender Knochen, bei Gelenkinfektionen nach Gelenktraumen oder Gelenkoperationen einschließlich endoprothetischem Gelenkersatz sind Antibiotika mit guter Knochengängigkeit auszuwählen. Hier muß allerdings eine kritische Anmerkung gemacht werden: Die Bestimmungen der Knochengängigkeit sind aus methodischen Gründen mit einer gewissen Vorsicht zu betrachten. Sicher scheint zu sein, daß sehr viele Antibiotika eine gute Knochengängigkeit im Bereich des spongiösen Knochens besitzen, während in der Knochenkompakta stets eine nur geringe Konzentration von Antibiotika nachgewiesen werden kann (Tabelle 5).

Die systemische antibiotische Therapie muß bis mindestens 14 Tage nach vollständigem Abklingen aller lokalen und systemischen Entzündungszeichen fortgeführt werden, um einen Übergang in chronische Infektionen oder ein Wiederaufflackern der Infektion zu vermeiden. Bei Infektionen mit Problemkeimen, mit Staphylokokken und gramnegativen Erregern ist empfehlenswert, die antibiotische Therapie für 4–6 Wochen über das Verschwinden der klinischen Symptome hinaus fortzuführen. In diesen Fällen kann zur Rezidivprophylaxe

Tabelle 5. Knochengängigkeit von Antibiotika. Zu beachten ist, daß die Knochengängigkeit kein absolutes Kriterium für den Einsatz eines Antibiotikums darstellt. Die Synovia-Spiegel der meisten Antibiotika entsprechen etwa den Serumspiegeln, in Abhängigkeit von der Plasma-Eiweißbindung. (Zusammengestellt nach LOPITAUX et al. 1978)

Antibiotika mit *guter* Knochengängigkeit bei oraler/ parenteraler Applikation	*Antibiotika* mit *ausreichender* Knochengängigkeit bei oraler/ parenteraler Applikation
Methicillin	Oxacillin
Cephalosporine (Cefaloridin, Cefalozin)	Fusidinsäure (?)
Lincomycin	Trimetoprim
Clindamycin	Gentamycin
Rifampicin	Tobramycin

auch auf eine orale Gabe übergegangen werden. Im akuten Stadium ist eine orale Gabe eines Antibiotikums nicht zu empfehlen, da Probleme mit der Resorption und der Compliance des Patienten auftreten können. Auch sind schwerkranke Patienten mit Gelenkinfektionen kaum in der Lage, orale Antibiotika einzunehmen, ganz abgesehen von der Zerstörung der Darmflora bei oraler Antibiotikagabe.

Bei Gelenk- und Knocheninfektionen gilt die Grundregel jeder antibiotischen Therapie ganz besonders: Es ist ausreichend hoch und ausreichend lange zu behandeln. Nur dadurch läßt es sich vermeiden, resistente Keime in schwer erreichbarer Lokalisation zu züchten (HEYL 1941; ORY et al. 1945; HIRSH et al. 1946; CHARTIER et al. 1959; WARD et al. 1960; ARGEN et al. 1966; DRUTZ et al. 1967; PLOTT u. ROTH 1970; BACIOCCO u. ILES 1971; NELSON 1971; PARKER u. SCHMID 1971; RUSSELL u. ANSELL 1972; GOLDENBERG et al. 1974, 1975; MARSH et al. 1974; RONDIER et al. 1974; KELLY 1975, 1977; POPLACK u. JACOBS 1975; SERSTOCK u. ZINNEMAN 1975; BISLA u. TABER 1976; GOLDENBERG u. COHEN 1976; PARKER et al. 1976; QUENEAU et al. 1977; BUSSIERE et al. 1978; LOPITAUX et al. 1978; ZEIN et al. 1978; SIAME et al. 1979; BRACKERTZ 1980a, b; ROSENTHAL et al. 1980; BOWERS et al. 1973; CHOU et al. 1971; DEE u. KOSIN 1978; GUMP u. LIPSON 1968; LEVINE et al. 1972; RAPP et al. 1966; SCHMID u. PARKER 1969; SCHMID 1972; SMILACK et al. 1976).

b) Punktion und Drainage

Die nach der ersten, diagnostischen Gelenkpunktion persistierenden oder rezidivierenden Flüssigkeits- und Eiteransammlungen im Gelenk führen durch den erhöhten intraartikulären Druck und die Enzymaktivitäten der Leukozyten zu Zerstörungen des Gelenkknorpels. Erhöhter intraartikulärer Druck und erhöhte Eiweißkonzentrationen in der Synovia behindern außerdem den Übertritt des parenteral verabreichten Antibiotikums in das Gelenk (LACK 1959; ZIFF et al. 1960; CURTIS u. KLEIN 1963).

Eine intraartikuläre Druckentlastung des Gelenks ist daher erforderlich, sobald erneut Flüssigkeitsansammlungen in der Gelenkhöhle auftreten. Die purulenten Gelenkergüsse lassen sich in den meisten Fällen durch wiederholte Punktion- und Nadelaspiration, ggf. auch kombiniert mit mehrfacher Kochsalzspülung, ausreichend entleeren. Nur in seltenen Fällen ist eine offene Gelenkdrainage in Form einer Saug-Spülung erforderlich. Die von GOLDENBERG u. COHEN (1976) und BRACKERTZ (1980b) vorgelegten Ergebnisse sprechen eher gegen eine offene chirurgische Gelenkdrainage; allerdings mit einer Ausnahme: Infektionen des Hüftgelenks, insbesondere bei Säuglingen und Kleinkindern. Das Hüftgelenk ist mit Nadelaspiration nur schlecht zu erreichen. Außerdem besteht aufgrund der anatomischen Situation des Hüftgelenks stets die Gefahr, daß durch die intraartikuläre Druckerhöhung eine Kompression der nutritiven Blutgefäße mit nachfolgender Hüftkopfnekrose eintritt (Samulson et al. 1958; MORREY et al. 1975, 1976; NELSON u. KOONTZ 1966).

Eine Indikation zur chirurgischen Intervention ist in den Fällen gegeben, in denen die Gelenkinfektion nach offenen Verletzungen aufgetreten ist. Nach Debridement und Wundversorgung ist zumindest bei stark verschmutzten Wunden oder ausgedehnter Weichteil- und Knochenzertrümmerung bereits primär eine Spüldrainage anzulegen. Bei Infektionen nach Gelenkoperationen (rekonstruktive Eingriffe oder Endoprothesen) muß nach der individuellen Situation über einen chirurgischen Eingriff, ggf. mit Entfernung der Endoprothese, entschieden werden (BALLARD et al. 1975; BRACKERTZ 1980a, b).

Bleibt eine gezielte, spezifische antimikrobielle Therapie in ausreichender Dosierung in Kombination mit wiederholten Gelenkpunktionen und Kochsalzspülungen weitgehend erfolglos, besteht die Gefahr eines Übergangs der akuten in eine chronische Gelenkinfektion. Dann ist zu entscheiden, ob eine Saug-Spül-Drainage noch ausreichend ist oder eine Arthrotomie mit Synovektomie erfolgen muß. Bei dieser Entscheidung spielt auch die Art des Erregers eine Rolle: So erfordern Pilzinfektionen, tuberkulöse und septisch verlaufende Arthritiden mit Staphylokokken und gramnegativen Bakterien häufiger eine chirurgische Intervention, wenn die initiale konservative und parenterale Therapie erfolglos bleibt.

Je nach Ursache und Verlauf der Gelenkinfektion kann die ganze Palette chirurgischer Maßnahmen von Arthrotomien und Synovektomien über Debridement und Arthrodese bis hin zur Amputation notwendig werden. Die Entscheidung hierüber sollte in enger Zusammenarbeit des Internisten/Rheumatologen und Chirurgen fallen (THOMPSON 1976; BRACKERTZ 1980a, b).

c) Begleitende Therapie

α) Weitere medikamentöse Therapie

Im akuten Stadium einer Gelenkinfektion mit schwerer Beeinträchtigung des Allgemeinbefindens, Fieber und starken Schmerzen sind neben der Gabe von Antibiotika auch Analgetika, Antipyretika und Antiphlogistika erforderlich; über die Indikation sowie Dauer und Höhe dieser Medikation muß anhand des Einzelfalls entschieden werden. Dies gilt auch für die Behandlung einer parallel vorliegenden Grunderkrankung. Inwieweit eine infektionsbegünstigende medikamentöse Therapie mit Kortikosteroiden oder Immunsuppressiva abgesetzt werden kann oder fortgeführt werden muß, hängt vom Erfolg der antibiotischen Therapie und dem Verlauf der Erkrankung sowie dem Gesamtzustand des Patienten ab (BRACKERTZ 1980a, b; ROSENTHAL et al. 1980; BALLARD et al. 1975; DELBARRE et al. 1976).

β) Physikalische Therapie

Zum Erhalt und zur Wiederherstellung der vollen Gelenkfunktion hat die physikalische Therapie den gleichen Stellenwert wie die antibiotische Medikation. Im akuten Stadium der Entzündung ist das Gelenk durch sachgerechte Lagerung ruhigzustellen. Extremitätengelenke können auf einer Schiene fixiert werden. Wichtig ist hier vor allem die Druckentlastung des Gelenks, um zusätzliche Knorpelschäden zu vermeiden. Allerdings müssen Extremitätengelenke mindestens einmal täglich passiv voll durchbewegt werden. Ein lokaler antiphlogistischer Effekt läßt sich durch kalte Aufschläge/Kompressen und eine Kryotherapie erreichen, die neben dem antiphlogistischen auch einen deutlichen analgetischen Effekt besitzt.

Mit fortschreitendem Abklingen der Infektion kann zunehmend von passiver auf aktive Übungsbehandlung übergegangen werden. Dabei stehen zunächst unbelastete Bewegungsübungen im Vordergrund, die trocken, später auch im Bewegungsbad ausgeführt werden können. Ein isometrisches Muskeltraining kann die Bewegungsübungen begleiten. Zur vollen Wiederherstellung der Gelenkfunktion steht dann die ganze Palette physikalischer, krankengymnastischer Maßnahmen zur Verfügung.

6. Infektionen mit speziellen Erregern

a) Gonokokken

Eine Gonokokken-Arthritis kommt in allen Altersgruppen vor, ist naturgemäß jedoch bei Erwachsenen häufiger als bei Kindern. Sie entsteht durch hämatogene Ausbreitung der Erreger von der primären Infektionsstelle; die Häufigkeit liegt bei 2–3$^0/_{00}$ der Gonorrhöe-Erkrankungen. Das typische klinische Bild zeigt Fieber, Hautausschlag und Polyarthralgien. Erst nach einigen Tagen kommt es zum Auftreten einer Arthritis in einem oder mehreren Gelenken, bevorzugt einseitig in großen Gelenken, Knie- und Sprunggelenk, seltener Schulter und Ellbogen. Aus diesen Gelenken kann dann auch ein Erregernachweis geführt werden. Allerdings erfordern die Gonokokken spezielle Nährböden für Transport und Anzüchtung. Bei klinischem Verdacht auf eine Gonokokken-Infektion sollten daher die entsprechenden Nährmedien eingesetzt und einer möglichst raschen Untersuchung im bakteriologischen Labor zugeführt werden. Parallel dazu sind genitale, orale und anale Abstrich-Untersuchungen empfehlenswert.

Zur Behandlung der Gonokokken-Arthritis hat sich Ampicillin (3,5 g oral) in Kombination mit Probenecid (1 g) bewährt. Parenterale Gaben von Penicillin G in üblicher, hoher Dosierung intravenös oder intramuskulär sind ebenfalls effektiv. Allerdings sind in jüngster Zeit vermehrt Penicillin-resistente Gonokokken-Stämme isoliert worden. In diesen Fällen ist nach initialer Behandlung mit Penicillin G entsprechend der Resistenztestung auf ein geeignetes Antibiotikum umzustellen. Bei rechtzeitig einsetzender, gezielter antibiotischer Therapie läßt sich eine Destruktion des oder der befallenen Gelenke in den meisten Fällen verhindern (GELFAND et al. 1975; LAWTON u. GAAFAR 1975; GANTZ et al. 1976; HANDSFIELD et al. 1976; JACOBS 1976; MORELLO et al. 1976; PERCIVAL et al. 1976; STOLLERMAN 1976; TRENTHAM et al. 1976; HANOSFIELD 1975; HOLMES et al. 1971; KEISER et al. 1968; KNAPP u. HOLMES 1975; SCHERER u. BRAUN-FALCO 1976; SCHOOLNIK et al. 1976).

b) Meningokokken

Neisseria meningitidis kann auf der Basis von Agglutinations-Reaktionen in drei Hauptgruppen (A, B, C) sowie in Untergruppen X, Y und Z eingeteilt werden, die sich in Häufigkeit des Vorkommens und Pathogenität durchaus unterscheiden. Im gesamten Spektrum der möglichen Keime sind Gelenkinfektionen durch Meningokokken jedoch eher selten. Das klinische Bild ist dem der Gonokokken-Infektion zum Verwechseln ähnlich. Lediglich die mikrobiologische Differenzierung erlaubt eine Unterscheidung. Die Therapie ist ebenfalls vergleichbar: Penicillin und Sulfadiazin sind Antibiotika der Wahl. Bei rechtzeitigem Therapiebeginn ist meist eine folgenlose Ausheilung zu erzielen (KOPPES u. ARNETT 1975; YEE et al. 1975; YOUNG u. MORTON 1975; BYEFF u. SUSKIEWICA 1976; HAMMERSCHLAG u. BAKER 1976; DIXON et al. 1972; PINALS u. ROPES 1964).

c) Andere gramnegative Keime

Gelenkinfektionen mit gramnegativen Keimen außer mit Gonokokken und Meningokokken sind relativ selten. Sie gewinnen jedoch zunehmend Bedeutung dadurch, daß gramnegative Erreger relativ resistent gegen die gängigen Antibiotika sind. Unter den iatrogenen Infektionen nach Gelenkeingriffen finden sich häufiger gramnegative Erreger. Die relative Antibiotikaresistenz mancher gramnegativer Keime begünstigt einen Übergang in eine chronische Infektion mit nachfolgender progredienter Gelenkzerstörung.

Bei Kindern überwiegt eine Infektion mit Haemophilus influenzae, während bei Erwachsenen vorwiegend E. coli oder koliforme Bakterien mit fast 25% der Fälle die wichtigsten Erreger darstellen. Drogensüchtige scheinen häufiger gramnegative Infektionen, insbesondere des Sternoklavikulargelenks, aufzuweisen. Vereinzelt wird über Infektionen mit Serratia und Pseudomonas berichtet. Sehr selten sind Salmonellen-Arthritiden.

Wegen der relativen Resistenz der gramnegativen Keime ist eine sorgfältige Wahl des Antibiotikums zu treffen. Bei Pseudomonas-Infektionen empfiehlt sich die Kombination Aminoglykosid+Carbenicillin (WARREN 1970; TINDEL u. CROWDER 1971; DORWART et al. 1973; GOLDIN et al. 1973; GOLDENBERG et al. 1974; RAFF u. DANNAHER 1974; ROSS et al. 1974; COLE et al. 1975; GIFFORD et al. 1975; MAYER et al. 1976; NEWMAN 1976; PALMER 1976; PALMER et al. 1976; BAYER et al. 1977; MURPHY 1977; SEN et al. 1977; ROSENTHAL et al. 1980; BLIZNAU u. RAMSEY 1976; BORGMEIER u. KALOVIDOURIS 1980; CHMEZ u. ARMSTRONG 1976; DONOVAN et al. 1976; Editorial LANCET 1974; GRANOFF u. NANKERUIS 1975; HARLOW 1975; JOHNSON u. PANKEY 1976; WARREN 1970).

d) Grampositive Kokken

In der Häufigkeit der nicht durch Gonokokken oder gramnegative Erreger verursachten Gelenkinfektion stehen grampositive Kokken ganz im Vordergrund. Besonders bei traumatisch bedingten infektiösen Arthritiden sind grampositive Erreger häufiger nachzuweisen. Staphylokokken, Streptokokken und Pneumokokken stellen die wichtigsten Erreger von Gelenkentzündungen in dieser Gruppe dar. Keim-Identifikation durch Anzüchtung aus dem Gelenkpunktat und gezielte antibiotische Therapie – in erster Linie Penicillin – entsprechen den Standardmaßnahmen. In den meisten Fällen kommt es zu einer folgenlosen Ausheilung, sofern eine rechtzeitige und adäquate Therapie durchgeführt wird (COLE et al. 1975; DELBARRE et al. 1975; COY et al. 1976; KAUFMANN et al. 1976; MURRAY et al. 1976; NEWMAN 1976; WOLSKI 1976; HOUSTON et al. 1980).

e) Clostridien

Gelenkinfektionen mit Clostridien stehen immer in unmittelbarem oder mittelbarem Zusammenhang mit einer Gelenkverletzung. Die hämatogene Ausbreitung ist die Ausnahme. Charakteristisch für Infektionen mit Clostridien ist die Gasbildung. Die Therapie muß neben der Gabe geeigneter Antibiotika auch chirurgische Maßnahmen mit Debridement und eine Sauerstoff-Überdruckbehandlung umfassen. Gelenkinfektionen mit Clostridien sind eine Rarität. Die aufmerksame klinische Beobachtung und schnell einsetzende spezifische Therapie bieten die einzige Überlebenschance für den Patienten (KORN et al. 1976; RENNE et al. 1976; ZIMENT et al. 1969).

f) Tuberkulose

Gelenkinfektionen im Rahmen einer Tuberkulose werden heutzutage immer seltener. Man sollte allerdings stets auch an eine Tuberkulose denken und im Zweifelsfall zur differentialdiagnostischen Abklärung entsprechende bakteriologische Untersuchungen des Gelenkpunktats veranlassen. Häufiger als periphere Gelenkinfektionen sind im Rahmen der Tuberkulose Infektionen der Iliosakralgelenke und der Wirbelsäule.

Der Verdacht auf eine tuberkulöse Arthritis wird immer dann erhoben werden, wenn bei der Gelenkpunktion Anzeichen auf eine bakterielle Infektion hinweisen (hohe Leukozytenzahl, niedriger Glukosegehalt, geringe Viskosität), ohne daß ein Nachweis einer bakteriellen Infektion im Gram-Präparat oder in der bakteriologischen Kultur geführt werden kann.

Das klinische Bild der tuberkulösen Arthritis zeigt meist eine Monarthritis, wie sie auch im Rahmen systemisch entzündlich-rheumatischer Erkrankungen vorkommen kann. Daher sind Zellkultur und histologische Untersuchung des Synovialgewebes auf Tuberkulose zur differentialdiagnostischen Abklärung erforderlich. Die Treffsicherheit der Synovial-Histologie liegt bei 90–95%. Ein Synovial-Ausstrich mit Ziehl-Neelsen-Färbung besitzt eine Treffsicherheit von ungefähr 20%, während die Synovial-Kultur im Tierversuch in etwa 80% der Fälle positiv ist.

Die Therapie besteht in einer adäquaten tuberkulostatischen Medikation (Mehrfachkombination) in Verbindung mit den üblichen konservativen Maßnahmen. Im Gegensatz zu anderen infektiösen Arthritiden ist eine operative Behandlung mit lokaler Ausräumung häufiger erforderlich, vor allen in schweren Fällen mit ausgedehnter Infektion des angrenzenden Knochens. Bei einer Infektion des Hüftgelenks ist eine frühzeitige offene chirurgische Behandlung erforderlich. Um ein Fortschreiten der Entzündung mit zunehmender Zerstörung der gelenknahen Knochenanteile zu vermeiden, sind häufige Röntgen-Kontrollen und eine rechtzeitige Entscheidung zur chirurgischen Intervention erforderlich. Eine tuberkulöse Arthritis führt nur selten zur restitutio ad integrum. Häufig bleiben mehr oder minder ausgedehnte Gelenkdestruktionen bis hin zur Ankylose zurück (BRASHEAR u. WINFIELD 1975; FLATMAN 1975; DE VELASCO POLO u. CORADIN 1975; RISKA 1976; WALLACE u. COHEN 1976; DAVID-CHAUSSÉ et al. 1978; STUART 1976).

Extrem selten sind Infektionen mit anderen Mykoplasmen. Die Differentialdiagnose erfolgt in der bakteriologischen Kultur. Eine Resistenzprüfung zur Auswahl des geeigneten Antibiotikums ist immer erforderlich. Der Verlauf und die Prognose sind vom Zeitpunkt der Diagnosestellung und des Therapiebeginns mehr abhängig als von der Art des Erregers (PARKER u. IRWIN 1975; CHEATUM et al. 1976).

g) Syphilis

Knochen- und Gelenkinfektionen mit Treponemen sind heute fast ebenso selten wie tuberkulöse Infektionen am Bewegungsapparat. Man sollte jedoch keineswegs die Syphilis aus den differentialdiagnostischen Überlegungen ausklammern. Dies gilt insbesondere dann, wenn der Verdacht oder Nachweis einer Gelenkinfektion mit Gonokokken besteht. In diesen Fällen sollten die entsprechenden Lues-Seroreaktionen parallel zum Versuch eines Erregernachweises aus dem Gelenkpunktat durchgeführt werden. Die antibiotische Therapie orientiert sich an dem üblichen Schema für Syphilis. Die Prognose für das Gelenk ist abhängig vom Zeitpunkt der Diagnose (BUCHANAN u. BOYLE 1971).

h) Pilze und Hefen

Gelenkinfektionen mit Pilzen und Hefen sind sehr selten. Überwiegend besteht eine unmittelbare Eintrittspforte in das Gelenk durch eine offene Gelenkverletzung oder Wunde in Gelenknähe. Hämatogene Gelenkinfektionen mit Pilzen kommen in weniger als 20% der Fälle mit disseminierter Pilzinfektion vor. Insgesamt liegt die Häufigkeit unter 1%. Die Diagnostik umfaßt den kulturellen Nachweis auf speziellen Nährböden sowie eine mikroskopische Untersuchung des Gelenkpunktats bzw. der Synovialbiopsie.

Pilzinfektionen sind ausgesprochen hartnäckig und persistieren oft über Monate und Jahre. Therapie der Wahl ist Amphotericin B, üblicherweise intravenös, ggf. mit lokaler Instillation. Zusätzlich ist häufig eine chirurgische Intervention mit Entfernung des infizierten Gewebes, eine Synovialektomie, Resektionsplastik oder Arthrodese, ganz selten auch eine Amputation erforderlich.

Eine Candida-Arthritis ist eine seltene Komplikation einer disseminierten Candidiasis. Sie kann aber auch als primäre Gelenkinfektion vorkommen. Häufiger Erreger ist Candida albicans, seltener Candida tropicalis. In fast allen Fällen liegt eine systemische Grunderkrankung vor, die selbst oder durch die erforderliche Medikation (Immunsuppressiva, Kortikosteroide) eine generalisierte Candida-Infektion begünstigt. Differentialdiagnostische Probleme können sich ergeben, wenn der Erregernachweis aus dem Gelenkpunktat oder der Biopsie nicht gelingt. Die Abgrenzung einer Candida-Gelenkinfektion und einer reaktiven Arthritis kann gelegentlich Schwierigkeiten bereiten (BUCHANAN u. BOYLE 1971; POPLACK u. JACOBS 1975; SERSTOCK u. ZINNEMAN 1975; CHAND u. LALL 1976; MARMOR u. PETER 1976; MORREY et al. 1976; PITTARD et al. 1976; WINTER et al. 1976).

i) Viren

Bei Virus-bedingten Gelenkaffektionen handelt es sich zumeist um eine begleitende, unspezifische Arthritis und Arthralgien, die im Verlauf von Virusinfektionen begleitend auftreten. Damit steht bei Virusinfektionen die symptomatische Arthritis ganz im Vordergrund. Der Virusnachweis aus dem Gelenkpunktat ist in diesen Fällen nicht möglich. Mit Abklingen der allgemeinen Virusinfektion verschwindet auch die Gelenksymptomatik. Bevorzugt werden die großen Gelenke befallen, weniger häufig die kleinen Hand- und Fingergelenke. Das Gelenkpunktat zeigt als charakteristische Veränderung eine Zunahme der Monozyten, während eine Erhöhung der Granulozyten wie bei einer bakteriellen Infektion fehlt. Die Viskosität ist hoch, bei geringem Proteingehalt der Synovia. Bei Röteln, Mumps und Hepatitis werden Gelenkschwellungen beobachtet, die im Zusammenhang mit der Erkrankung stehen, jedoch nicht als Gelenkinfektionen im eigentlichen Sinne bezeichnet werden können. Daher werden diese Art von Arthritiden überwiegend der Gruppe der symptomatischen Arthritis zuzuordnen sein; allerdings sind vielleicht auch die Virus-Nachweismethoden aus dem Gelenkpunktat noch nicht differenziert genug, um mit letzter Sicherheit auch Virus-bedingte infektiöse Arthritiden nachweisen zu können. Daß Viren eine Osteomylitis oder Arthritis hervorrufen können, zeigt das Beispiel der Osteomylitis variolosa im Rahmen einer Pockenerkrankung. Diese tritt mit 1–6wöchiger Latenzzeit auf. Allerdings dürfte dieser Erkrankung mit Ausrottung der Pocken (laut Erklärung der WHO aus dem Jahre 1979/80) zunächst keine Bedeutung mehr zukommen (BUCHANAN u. BOYLE 1971).

7. Zusammenfassung

Infektiöse Arthritiden zählen zu den rheumatologischen Notfällen. Diagnostik und Therapie einer Gelenkinfektion erfordern sehr viel Erfahrung. Die differentialdiagnostische Abgrenzung richtet sich zunächst nach dem klinischen Bild und der Anamnese. Es muß sich dann immer eine diagnostische therapeutische Gelenkpunktion anschließen, um eine gezielte antibiotische Therapie durchführen zu können. Wegen des oftmals schweren septischen Krankheitsbildes ist – zumindest initial – eine stationäre Behandlung unumgänglich. Über die Indikation zur chirurgischen Intervention sollte frühzeitig im Konsil zwischen Internisten/Rheumatologen und Chirurgen/Orthopäden entschieden werden.

Die systemische antibiotische Therapie sowie die lokalen physikalischen Maßnahmen müssen über das akute Krankheitsstadium und über das Abklingen der Infektion hinaus fortgeführt werden, um ein gutes Ergebnis zu erzielen. Im Gegensatz zu den meisten anderen entzündlich-rheumatischen Erkrankungen führen die Gelenkinfektionen – eine rechtzeitige Diagnose und adäquate Therapie vorausgesetzt – nur sehr selten zu chronischen Gelenkschäden. Dennoch ist jede Gelenkinfektion zumindest als präarthrotische Deformität anzusehen. In den meisten Fällen ist bei ausreichender Nachbehandlung eine völlige Wiederherstellung der Gelenkfunktion möglich (HOWARD et al. 1976; ARTHRITIS REVIEW 1976; BRACKERTS 1980a, b).

Literatur

Almquist EE (1970) The changing epidemiology of septic arthritis in children. Clin Orthop 68:96
Argen RJ, Wilson CH, Wood P (1966) Suppurative arthritis, clinical features of 42 cases. Arch Intern Med 117:661
Arthritis Review (1978) Arthritis Rheum 21
Baciocco FA, Iles RL (1971) Ampicillin and kanamycin concentrations in joint fluid. Clin Pharmacol Ther 12:858
Bagdade EA, Root RK, Bulger RJ (1974) Impaired leukocyte function in patients with poorly controlled diabetes. Diabetes 23:9
Baitch A (1962) Recent observations of acute suppurative arthritis. Clin Orthop 22:157
Ballard A et al. (1975) Functional treatment of pyogenic arthritis of adult knee. J Bone Joint Surg [Am] 57:1119–1123
Bayer AS, Chow AW, Louie JS, Guze LB (1977) Sternoarticular pyarthrosis due to Gram-negative bacilli. Arch Intern Med 137:1036–1040

Bird HA, Ring EF (1978) Thermography and radiology in the localization of infection. Rheumatol Rehabil 17:103–106

Bisla RS, Taber TH (1976) Coccidioidomycosis of bone and joints. Clin Orthop 121:196–204

Bliznak J, Ramsey J (1976) Emphysematous septic arthritis due to E. coli. J Bone Joint Surg [AM] 58:138–139

Bodel PT, Hollingsworth JW (1966) Comparative morphology respiration, and phagocytic function of leukocytes from blood and joint fluid in rheumatoid arthritis. J Clin Invest 45:580–589

Borella L, Gooban JE, Summit RL (1963) Septic arthritis in childhood. J Pediatr 62:742

Borgmeier PJ, Kalovidouris AE (1980) Septic arthritis of the sternomanubrial joint due to Pseudomonas pseudomallei. Arthritis Rheum 23:1057–1059

Bowers WH, Wilson FC, Greene WB (1973) Antibiotic prophylaxis in experimental bone infections. J Bone Joint Surg [Am] 55:795–807

Brackertz D (1980a) Infektiöse Arthriden. Klinikarzt 9:666–675

Brackertz D (1980b) Infektiöse Arthritiden. Therapiewoche 30:6919–6929

Brandt KD, Cathcart ES, Cohen AS (1974) Gonococcal arthritis, clinical features correlated with blood, synovial fluid and genitourinary cultures. Arthritis Rheum 17:503

Brashear HR, Winfield HG (1975) Tuberculosis of the wrist: a report of ten cases. South Med J 68:1345–1349

Buchanan WW, Boyle JA (1971) Clinical rheumatology. Blackwell, Oxford

Bunn P (1957) Pyarthritis. Its treatment and role of adrenal steroids in its pathogenesis. Trans Am Clin Climatol Assoc 69:9

Bussiere JL, Lopitaux R, Sirot J, Unzel R, Rampon S (1978) Infections ostéo-articulaires: Choix et surveillance de l'antibiothérapie. Rev Rhum Mal Osteoartic 45:259–268

Byeff PD, Suskiewica L (1976) Meningococcal arthritis. JAMA 235:2752

Chand K, Lall KS (1976) Cryptococcosis (torulosis, European blastomycosis) of knee joint. Case report with review of literature. Acta Orthop Scand 47:432–435

Chartier Y, Martin WJ, Kelly PG (1959) Bacterial arthritis: experiences in the treatment of 77 patients. Ann Intern Med 50:1462

Cheatum DE, Hudman V, Jones SR (1976) Chronic arthritis due to Mycobacterium intracellulare. Sacroiliac, knee, and carpal tunnel involvement in a young man and response to chemotherapy. Arthritis Rheum 19:777–781

Chmez H, Armstrong D (1976) Acute arthritis caused by Aeromonas ryelsophilia: clinical and therapeutic aspects. Arthritis Rheum 19:169–172

Chou A, Hecht R, Winters R (1971) Gentamycin and carbenecillin penetration into the septic joint. N Engl J Med 285:178

Chung SM, Pollis RE (1975) Diagnostic pitfalls in septic arthritis of the hip in infants and children. Immediate recognition is essential to safeguard the joint and femoral head from destruction. Clin Pediatr 14:758–767

Cobb S, Anderson AB, Bauer W (1953) Length of life and cause of death in rheumatoid arthritis. N Engl J Med 249:553

Cohen AS, Kim IC (1966) Acute suppurative arthritis. In: Hill AGS (ed) Modern trends in rheumatology, vol 1. Appleton-Century-Crofts, New York, pp 347–361

Cole BC, Bassell GH (1979) Mycoplasma infections as models of chronic joint inflammation. Arthritis Rheum 22:1375–1381

Cole WG, Elliot BG, Jensen H (1975) The management of septic arthritis in childhood. Aust NZJ Surg 45:178

Colin MJ, Weissmann G (1976) Disseminal gonococcal infection and tenosynovitis from an asymptomatically infected intrauterine contraceptive device. New Engl J Med 294:589–599

Curtis PH, Klein L Jr (1963) Destruction of articular cartilage in septic arthritis. In vitro studies. J Bone Joint Surg [Am] 45:797

Coy JT et al. (1976) Pyogenic arthritis of sacro-iliac joint: long-term follow-up. J Bone Joint Surg [Am] 58:845–849

Cutler CW Jr (1938) Acute osteomyelitis of femur with septic arthritis. Clin North Am 18:549

Daniel D et al. (1976) Lavage of septic joints in rabbits-effects of chondrolysis. J Bone Joint Surg [Am] 58:393–395

David-Chaussé J, Dehais J, Bullier R, Chabellard JP (1978) Les ostéo-arthritides et synovites tuberculeuses à foyers multiples. Rev Rhum Mal Osteoartic 45:463–468

Dee TH, Kosin F (1978) Gentamycin and tobramycin penetration into synovial fluid. Antimicrob Agents Chemother 12:548–549

Delbarre F et al. (1975) Pyogenic infection of the sacro-iliac joint: report of thirteen cases. J Bone Joint Surg [Br] 57:819–825
Delbarre F et al. (1976) Pharmacokinetic study of ketoprofen (19.583 R.P.) in man using the tritiated compound. Scand J Rheumatol [Suppl] 14:45–52
Dixon LM, Hess RJ, Smith AE (1972) Meningococcal arthritis. Milit Med 137:425–427
Donovan TL, Chapman MW, Harrington KD, Nagel DA (1976) Serratia arthritis. Report of seven cases. J Bone Joint Surg [Am] 58:1008
Dorff GJ, Ziolkowski JS, Rytel MW (1975) Detection by counterimmunoelectrophoresis of pneumococcal antigen in synovial fluid from septic arthritis. Arthritis Rheum 18:613–615
Dorwart BB, Abrutyn E, Schumacher HR (1973) Serratia arthritis. JAMA 225:1642–1643
Douglas GW, Levin RH, Sokoloff L (1964) Infectious arthritis complicating neoplastic disease. N Engl J Med 270:299–302
Drutz DJ, Schaffner W, Hillman JW, Koenig MG (1967) The penetration of penicillin and other antimicrobials into joint fluid. Three case reports with a reappraisal of the literature. J Bone Joint Surg [Am] 49:1415
Duffy J et al. (1976) Polyarthritis, polyarteriitis and hepatitis. Br J Med 55:19–37
Dunn EJ et al. (1976) Pyogenic infections of sacro-iliac joint. Clin Orthop 118:113–117
Editorial (1974) Gram negative infective polyarthritis. Lancet II:203–204
Eftekhar NS (1977) The infected total hip. Am Acad Orthop Surg Instruct Course Lect 26:66–74
Eichner HJ, Delle JJ (1970) Meningococcal arthritis: report of two cases. Arthritis Rheum 13:272
Ferrannini E, Navalesi R (1975) Suppurative spondylitis with pelvic abscess: localization by Gallium scanning. J Nucl Biol Med 19:39–44
Flatman JG (1975) Hip disease with referred pain to the knee. JAMA 234:967–968
Gantz NM et al. (1976) Gonococcal osteomyelitis. an unusual complication of gonococcal arthritis. JAMA 236:2431–2432
Garcia-Kutzbach A, Masi AT (1974) Acute infections agent arthritis (IAA): a detailed comparison of proved gonococcal and other blood-borne bacterial arthritis. J Rheumatol 1:93
Gelfand SG, Masi AT, Garcia-Kutzbach A (1975) Spectrum of gonococcal arthritis: evidence for sequential stages and clinical subgroups. J Rheumatol 2:83–90
Gifford DB, Pakakis M, Irler D, Swezy R (1975) Septic arthritis due to Pseudomonas in heroin addicts. J Bone Joint Surg [Am] 57:631
Glushakow AS, Carlson D, Palma AF de (1976) Pyarthrosis of the manubriosternal joint. Clin Orthop 114:214–215
Goldenberg DL, Cohen AS (1976) Acute infectious arthritis: a review of patients with nongonococcal joint infections (with emphasis on therapy and prognosis). Am J Med 60:369–377
Goldenberg DL, Brandt KD, Cathcart ES, Cohen AS (1974) Acute arthritis caused by Gram-negative bacilli: a clinical characterization. Medicine (Baltimore) 53:197–208
Goldenberg DL, Brandt KD, Cohen AS, Cathcart ES (1975) Treatment of septic arthritis. Arthritis Rheum 18:83–90
Goldin RH, Chow AW, Edwards JB, Louie JS, Guze LB (1973) Sternoclavicular septic arthritis in heroin users. N Engl J Med 289:616–618
Granoff DM, Nankervis GA (1975) Infectious arthritis in the neonate caused by Haemophilus influenzae. Am J Dis Child 129:730–733
Greenwood BM (1970) Polyarthritis in Western Nigeria. III. Other forms of polyarthritis. Ann Rheum Dis 29:56
Gristina AG, Rovere GO, Shoji H (1974) Spontaneus septic arthritis complicating rheumatoid arthritis. J Bone Surg [Am] 56:1180
Gump DW, Lipson RL (1968) The penetration of cephalothin into synovial and other body fluids. Curr Ther Res 10:583
Hammerschlag MR, Baker CJ (1976) Meningococcal osteomyelitis: report of 2 cases associated with septic arthritis. J Pediatr 88:519–520
Handsfield HH (1975) Disseminated gonococcal infection. Clin Obstet Gynecol 18:131–142
Handsfield HH, Weisner PJ, Holmes KK (1976) Treatment of the gonococcal arthritis-dermatitis syndrome. Ann Intern Med 84:661–667
Harlow M, Chung SMK, Plotkin SA (1975) Hemophilus influenzae septic arthritis in infants and children. Clin Pediatr 14:1146–1149
Heberling JA (1941) A review of two hundred and one cases of suppurative arthritis. J Bone Joint Surg 23:917–921

Hernandez LA, Watson JD, Sturrock RD (1976) Septic arthritis of the sternoclavicular joint complicated by fistula formation. Rheumatol Rehabil 15:292–294
Hess RJ, Martin JH (1971) Pyarthrosis complicating gout. JAMA 218:592
Heyl JT (1941) Sulphathiezole in treatment of war wounds. Proc R Soc Med 34:782
Hirsh HL, Pefter HL, O'Neil CB (1946) Study of diffusion of penicillin across serous membranes of joint cavities. J Lab Clin Med 31:535
Hofmann GS, Myers RL, Stark FR, Thoen CO (1978) Septic arthritis associated with Mycobacterium avium. J Rheumatol 5:199–209
Holmes KK, Counts GU, Beaty HN (1971) Disseminated gonococcal infection. Ann Intern Med 79:979–993
Houston BD, Crouch ME, Finch RG (1980) Streptococcus Milleri septic arthritis in a patient with R.A. J Rheumatol 7:89–92
Howard JB, Highgenboten CL, Nelson JD (1976) Residual effects of septic arthritis in infancy and childhood. JAMA 236:932–935
Hunter T, Plummer FA (1980) Infectious arthritis complicating systemic Lupus erythematosus. CMA-Journal 122:791–793
Hutto JH, Ayoub EM (1975) Streptococcal osteomyelitis and arthritis in a neonate. Am J Dis Child 129:1449–1451
Jacobs JF (1976) Suppurative gonococcal arthritis. JAMA 235:1357
Johnson SM, Pankey GA (1976) Eikenella corrodens osteomyelitis, arthritis, and cellulitis of the hand. South Med J 69:535–540
Karten I (1969) Septic arthritis complicating rheumatoid arthritis. Ann Intern Med 70:1147–1158
Kauffman CA, Watanakunakorn C, Phair JP (1976) Pneumococcal arthritis. J Rheumatol 3:409–419
Keiser H et al. (1968) Clinical forms of gonococcal arthritis. N Engl J Med 279:234–240
Kellgren JH, Bell J, Fairbrother RW, Barnes KL (1958) Suppurative arthritis complicating rheumatoid arthritis. Br Med J 1:1193–1200
Kelly PJ (1975) Bacterial arthritis in the adult. Orthop Clin North Am 6:973–981
Kelly PJ (1977) Infections of bones and joints in adult patients. Am Acad Orthop Surg Instruct Course Lect 26:3–13
Kelly PJ, Martin WJ, Coventry MH (1970) Bacterial (suppurative) arthritis in the adult. J Bone Joint Surg [Am] 52:1595
Knapp JS, Holmes KK (1975) Disseminated gonococcal infections caused by Neisseria gonorrhoeae with unique nutritional requirements. J Infect Dis 132:204–218
Koppes GM, Arnett EC (1975) Group Y meningococcal arthritis: case report. Milit Med 140:861–862
Korn JA, Bilbert MS, Siffert RS (1976) Clostridium welchii arthritis. J Bone Joint Surg [Am] 57
Lack CH (1959) Chondrolysis in arthritis. J Bone Joint Surg [Br] 41:384ff.
Lawton WD, Gaafar HA (1975) Gonorrhea screening program in New York State. Health Lab Sci 12:335–340
Levine AS, Graw RS, Young RC (1972) Management of infections in patients with leukemia and lymphoma: current concepts and experimental approaches. Semin Hematol 9:141
Lopitaux R, Brussiere JL, Sirot J (1978) Pénétration essense des antibiotiques. Rev Rhum Mal Osteoartic 45:193–203
Lyon LJ, Nevins MA (1979) Carcinoma of the colon presenting as pyogenic arthritis. JAMA 241:2060
Majd M, Frankel RS (1976) Radionuclide imaging in skeletal inflammatory and ischemic disease in children. Am J Roentgenol 126:832–841
Marmor L, Peter JB (1976) Candida arthritis of knee joint. Clin Orthop 118:133–135
Marsh DC, Matthew EB, Persellin RH (1974) Transport of gentamycin into synovial fluid. JAMA 228:607
Mayer JW, Horatius RJ de, Messner RP (1976) Serratia marcescens-caused arthritis with negative and positive birefringent crystals. Arch Intern Med 136:1323–1326
Merritt K et al. (1976) Counter immunoelectrophoresis in diagnosis of septic arthritis caused by Hemophilus influenzae. J Bone Joint Surg [Am] 58:414–415
Miall WE (1955) Rheumatoid arthritis in males: an epidemiological study of a Welsh mining community. Ann Rheum Dis 14:150
Mills LC, Boylston BF, Greene JA, Moyer JH (1957) Septic arthritis as a complication of orally given steroid therapy. JAMA 164:1310
Mitchell WS, Brooks PM, Stevenson RD, Buchanan WW (1976) Septic arthritis in patients with rheumatoid disease: a still underdiagnosed complication. J Rheumatol 3:124–133

Morello JA, Lerner SA, Bohnhoff M (1976) Characteristics of atypical Neisseria gonorrhoeae from disseminated and localized infections. Infect Immun 13:1510–1516

Morganstern S, Seery W, Borschuk S (1976) Septic arthritis secondary to vesico-acetabular fistula. J Med 116:116–117

Morrey BF, Bianco AJ, Rhodes KH (1975) Septic arthritis in children. Orthop Clin North Am 6:923–934

Morrey BF, Bianco AJ, Rhodes KH (1976) Suppurative arthritis of hip in children. J Bone Joint Surg [Am] 58:388–392

Mowat AJ, Baum J (1971) Chemotaxis of polymorphonuclear leukocytes from patients with rheumatoid arthritis. J Clin Invest 50:2541–2549

Müller W, Schilling F (Hrsg) (1977) Differentialdiagnose rheumatischer Erkrankungen. Aesopus, München

Murphy ME (1977) Primary pyogenic infection of sacroiliac joint. NY State J Med 77:1309–1311

Murray HW, Fialk MA, Roberts RB (1976) Candida arthritis. A manifestation of disseminated candidiasis. Am J Med 60:587–595

Myers AR, Miller LM, Pinals RS (1969) Pyarthrosis complicating rheumatoid arthritis. Lancet II:714–716

Nelson JD (1971) Antibiotic concentrations in septic joint effusions. N Engl J Med 284:349

Nelson JD, Koontz WC (1966) Septic arthritis in infants and children. A review of 117 cases. Pediatrics 38:966

Newman JH (1976) Review of septic arthritis throughout the antibiotic era. Ann Rheum Dis 35:198–205

Newman JH, Waycott S, Cooney LM Jr (1979) Arthritis due to listeria monocytogenes. Arthritis Rheum 22:1139–1140

Nussbaum M, Scalettar H, Shenker IR (1975) Gonococcal arthritis-dermatitis (GADS) as a complication of gonococcaemia in adolescents. Clin Pediatr 14:1037–1040

Oldham JB (1937) Acute suppurative arthritis as complication of varicose ulceration. Lancet II:576

Ory EM, Meads M, Brown B (1945) Penicillin levels in serum and in some body fluids during systemic and local therapy. J Lab Clin Med 30:800

Palmer DW (1976) Septic arthritis in sickle-cell thalassemia: Pathophysiology of impaired response to infection. Arthritis Rheum 18:339–345

Palmer DW, Ellmann MH (1978) Septic arthritis and Reiter's syndrome in sicklecell disorders. Case reports and implications for management. South Med J 69:902–904

Parker MD, Irwin RS (1975) Mycobacterium kansasii tendinitis and fasciitis: report of a case treated successfully with drug therapy alone. J Bone Joint Surg [Am] 57:556–559

Parker RH, Schmid FR (1971) Antibacterial activity of synovial fluid during therapy of septic arthritis. Arthritis Rheum 14:96–104

Parker RH, Birbara C, Schmid FR (1976) Staphylococci and staphylococcal diseases: passage of nafcillin and ampicillin into synovial fluid. Zentralbl Bakteriol [B] [Suppl 5] 1:115–1123

Percival A et al. (1976) Penicillinase-producing gonococci in Liverpool. Lancet II:1379–1382

Pinals RS, Ropes MW (1964) Meningococcal arthritis. Arthritis Rheum 7:241

Pittard WB III, Thullen JD, Fanaroff AA (1976) Neonatal septic arthritis. J Pediatr 88:621–624

Plott MA, Roth H (1970) Penetration of clindamycin into synovial fluid. Clin Pharmacol Ther 11:570

Pollack N, Spinner M, Richmann R (1964) Hematogenous pyogenic spondylitis. NY State J Med 64:2870

Poplack DG, Jacobs SA (1975) Candida arthritis treated with Amphotericin B. J Pediatr 87:898–990

Queneau P, Jouot AY, Deplante JP, Bouvier M, Lejenne E (1977) Ostéo-arthrits infectieuses non tuberculeuses de l'adulte (Spondylodiscites exceptées) en milieu rhumatologique. Rev Rhum Mal Osteoartic 44:253–262

Raff MJ, Dannaher CL (1974) Hemophilus influenzae septic arthritis in adults. J Bone Joint Surg [Am] 56:408–412

Rapp GF, Griffith RS, Hebble WM (1966) The permeability of traumatically inflamed synovial membrane to commonly used antibiotics. J Bone Joint Surg [Am] 48:1534

Renne JW, Tanowitz HB, Chulay JD (1976) Septic arthritis in an infant due to Clostridium ghoni and Hemophilus parainfluenzae. Pediatrics 57:573–574

Rimoin DL, Wennberg JE (1966) Acute septic arthritis complicating chronic rheumatoid arthritis. JAMA 196:617–621

Riska EB (1976) Spinal tuberculosis treated by antituberculosis chemotherapy and radical operation. Clin Orthop 119:148–158
Robitaille EA, Cockburn C, James DCA (1976) HLA frequencies in less common arthropathies. Ann Rheum Dis 35:271–273
Rondier J, Delrieux F, Evrard J, Cayla C, Menkes CJ, Amor B, Delbarre F (1974) Les sacro-iliites infectieuses à germes banales. Rev Rhum Mal Osteoartic 41:11–24
Rosenthal J, Bole GG, Robinson WD (1980) Acute nongonococcae infectious arthritis. Arthritis Rheum 23:889–897
Ross GN, Baraff LJ, Quismorio FP (1974) Serratia arthritis in heroin users. J Bone Joint Surg [Am] 57:1158
Roy S, Bhawan J (1975) Ultrastructure of articular cartilage in pyogenic arthritis. Arch Pathol 99:44–47
Russell AS, Ansell BM (1972) Septic arthritis. Ann Rheum Dis 31:40–44
Samilson RL, Bersani RA, Watkins MB (1958) Acute suppurative arthritis in infants and children: the importance of early diagnosis and surgical drainage. Pediatrics 21:798
Scherer R, Braun-Falco O (1976) Alternative pathway complement activation: a possible mechanism inducing skin lesions in benign gonococcal sepsis. Br J Dermatol 95:303–309
Schmid FR (1972) Principles of diagnosis and treatment of infectious arthritis. In: Hollander JL, McCarty DJ (eds) Arthritis and allied conditions. Lea & Febiger, Philadelphia
Schmid FR, Parker RH (1969) Ongoing assessment of therapy in septic arthritis. Arthritis Rheum 12:529–534
Schoolnik GK, Buchanan TM, Holmes KK (1976) Gonococci causing disseminated gonococcal infection are resistant to bactericidal action of normal human sera. J Clin Invest 58:1163–1173
Scott JE, Harrison DH (1976) Septic arthritis in association with primary lymphoedema. Acta Orthop Scand 47:676–679
Sen MK, MacCartney IL, Nochfri E (1977) Septic arthritis due to Aeromonas hydrophilia infection. Br J Clin Pract 31:166–167
Serstock DS, Zinneman HH (1975) Pulmonary and articular sporotrichosis: report of two cases. JAMA 233:1291–1293
Siame JL, Thevenon A, Delcambre B (1979) Les arthrites à pyogènes de l'adulte. Lille Med 24:683–688
Smilack JD, Goldberg MA (1975) Bone and joint infection with Arizona hawansii. Am J Med Sci 270:503–507
Smilack JD, Flittie WH, Williams TW Jr (1976) Bone concentrations of antimicrobial agents after parenteral administration. Antimicrob Agents Chemother 9:169–171
Smith WS, Ward RM (1966) Septic arthritis of the hip complicating perforating of abdominal organs. JAMA 195:1148
Spira TJ, Kabins SA (1976) Yersinia enterocolitica septicaemia with septic arthritis. Arch Intern Med 136:1305–1308
Stewart IM, Swinson DR, Hardinge K (1979) Pyogenic arthritis presenting as a ruptured popliteal cyst. Ann Rheum Dis 38:181–182
Stollerman GH (1976) Penicillin-sensitive gonococci and polyarthritis. JAMA 236:2433–2434
Stuart D (1976) Local osteo-articular tuberculosis complicating closed fractures. J Bone Joint Surg 58:248–249
Subimal R, Bhawan J (1975) Ultrastructure of articular cartilage in pyogenic arthritis. Arch Pathol 99:44
Thompson GR (1976) Diagnosis and treatment of septic arthritis. Hosp Med 6:32–50
Tight RR, Warner JF (1976) Skeletal involvement in secondary syphilis detected by bone scanning. JAMA 235:2324–2325
Tindel JR, Crowder JG (1971) Septic arthritis due to Pseudomonas aeruginosa. JAMA 218:559–561
Trauner DA, Connor JD (1975) Radioactive scanning in diagnosis of acute sacroiliac osteomyelitis. J Pediatr 87:751–753
Trentham DE, McCravey JW, Masi AT (1976) Low-dose penicillin for gonococcal arthritis: a comparative therapy trial. JAMA 236:2410–2412
Tuazon CV, Hill R, Sheagren JN (1974) Microbiologic study of heroin and injection paraphernalia. J Infect Dis 129:327
Veal JR (1935) Acute suppurative arthritis. New Orleans Med Surg J 87:549

Velasco Polo G de, Coradin CC (1975) Tuberculosis of the hip: treatment with closed irrigation and suction using streptomycin. Clin Orthop 110:154–156

Vries RRP de et al. (1977) In vitro responsiveness to vaccinia virus and HLA. N Engl J Med 297:692–696

Wallace R, Cohen AS (1976) Tuberculous arthritis. A report on two cases with review of biopsy and synovial fluid findings. Am J Med 61:277–282

Ward JA, Cohen AS, Bauer W (1960) The diagnosis and therapy of acute suppurative arthritis. Arthritis Rheum 3:522

Ward JR, Atcheson SG (1977) Infectious arthritis. Med Clin North Am 61:313

Warren CPW (1970) Arthritis associated with salmonella infections. Ann Rheum Dis 29:483–487

Wilkens RF, Healey LA, Decker JL (1960) Acute infectious arthritis in the aged and chronically ill. Arch Intern Med 106:354

Winter WG et al. (1976) Coccidioidal arthritis and its treatment. J Bone Joint Surg [Am] 57:1152–1157

Wolski KP (1976) Staphylococcal and other Gram-positive coccal arthritides. In: Schmidt FR (ed) Clinics in rheumatic diseases. Saunders, London Philadelphia Toronto

Yee NM, Katz M, Neu HC (1975) Meningitis, pneumonitis, and arthritis caused by Neisseria meningitis groupy. JAMA 232:1354–1355

Young EJ, Morton GL (1975) Meningococcal arthritis simulating gonococcemia. South Med J 68:636–638

Zein N, Ganuza C, Kusher J (1978) Significance of serum C-reactive protein elevations in patients with systematic Lupus erythematosus. Arthritis Rheum 21:605

Ziff M, Bribetz HJ, Lospalluto J (1960) Effect of leukocyte and synovial membrane extracts on cartilage mucoprotein. J Clin Invest 39:405ff.

Ziment L, Davis A, Finegold SM (1969) Joint infection by anaerobic bacteria: a case report and review of literature. Arthritis Rheum 12:627–637

B. Gelenkerkrankungen mit heterogenen entzündlichen und nichtentzündlichen Komponenten (Arthropathien)

I. Arthropathia urica

Von

M. SCHATTENKIRCHNER

Mit 14 Abbildungen und 3 Tabellen

Definition: Die Arthropathia urica ist ein Teil der klinischen Manifestationen der Gicht, die ihrerseits die Folge einer Hyperurikämie, d.h. einer Erhöhung der Harnsäurekonzentration in den Extrazellulärräumen des Organismus ist. Die Arthropathia urica kommt in zwei Formen vor, einer akuten (Gichtanfall) und einer chronischen Form (chronische Gichtarthritis). Die begriffliche Abtrennung der Gelenksymptomatik durch den Terminus Arthropathia urica aus dem Krankheitsbild der Gicht entspricht einer Klassifikation der Erkrankungen des Bewegungsapparates, welcher der heute gültige symptomatologische Rheumabegriff zugrunde liegt (Arbeitsgemeinschaft „Klassifikation und Nomenklatur 1971/75" der Dtsch. Ges. f. Rheumatologie (1978)).

Wenngleich im Rahmen der Rheumatologie die Gelenksymptomatik aus diagnostischen und differentialdiagnostischen Gründen sehr bedeutsam ist, so kann bei der Besprechung der Gichtarthropathie nicht auf die gesamte Darstellung der Gicht als Krankheit in ihren wichtigen Aspekten verzichtet werden.

A. Geschichte

Die Gicht ist eine der am längsten bekannten Krankheiten. Treffende Beschreibungen gichtischer Gelenkaffektionen gehen über 2000 Jahre zurück. HIPPOKRATES (460–357 v.Ch.) kannte die Nosologie der Gicht sehr genau. Er unterschied den Gichtanfall von anderen akuten Arthritiden. Seine Benennung für diese Krankheit war ἄβατος πούς = gehunfähiger Fuß. Damit charakterisierte er die beiden wichtigsten Kennzeichen des Gichtanfalles: die Lokalisation an der unteren Extremität und die Gehunfähigkeit des betroffenen Beines. Eine akute Arthritis an einer unteren Extremität, die so schmerzhaft ist, daß man nicht mehr auftreten kann, ist mit großer Wahrscheinlichkeit eine akute Gichtarthritis. Von HIPPOKRATES soll auch der Begriff der Monarthritis stammen. Es darf auch heute noch als Leitsatz gelten, daß jede akute Monarthritis (vor allem beim Mann) in erster Linie auf Gicht verdächtig ist. HIPPOKRATES wird auch der Begriff Podagra, Gonagra, Cheiragra zugeschrieben, die den damaligen Vorstellungen der Pathogenese des Gelenkleidens Rechnung tragen. Agra bedeutet die Falle, in der sich unter bestimmten Bedingungen pathologisch wirksame humorale Substanzen (Phlegma) verfangen können.

GALEN (131–200 n.Ch.) hat die Vererblichkeit der Gicht erkannt und die Tophi beschrieben. Der Begriff Gicht stammt vermutlich aus dem Mittelalter. Die eindrucksvollste klinische Beschreibung der Gicht, die wir aus der Geschichte kennen, ist die von THOMAS SYDENHAM (1683), der 34 Jahre lang selbst an dieser Krankheit litt. Im Jahre 1776 beschrieb SCHEELE (Zit. n. TALBOTT 1967) Harnsäure als Bestandteil eines Nierensteines, im Jahre 1779 berichtete

WOLLASTON, der Hauptbestandteil des Tophus sei „a neutral compound consisting of lithic acid (uric acid)". Schließlich entdeckte GARROD im Jahre 1848 die Hyperurikämie als Ursache der Gicht, im Jahre 1854 führte er den berühmten „Fadentest" ein (1859). Weitere Meilensteine in der Gichtforschung waren der Beginn der Erforschung des Harnsäurestoffwechsels durch EMIL FISCHER (1907) im Jahre 1898, die erste Bestimmungsmethode der Harnsäure im Blut durch FOLIN u. DENIS im Jahre 1913, die ersten Erfolge bei der Entdeckung von Enzymdefekten bei einzelnen besonderen Arten von Hyperurikämie in neuester Zeit (SEEGMILLER et al. 1967).

Zur Therapie der Gicht seien nur die wichtigsten Punkte angeführt. Kolchizin wird in der Therapie des Gichtanfalls seit über 1 500 Jahren verwendet. TALBOTT et al. (1951) sowie GUTMAN u. YÜ (1951) haben im Jahre 1950 das erste wirksame und verträgliche Uricosuricum Probenecid in die Therapie eingeführt. Seit dem Jahr 1963 schließlich kennen wir durch die Untersuchungen von RUNDLES et al. den Xanthinoxydasehemmer Allopurinol in der Therapie der Gicht.

Die Geschichte der Gicht, auch wenn sie nur in Schlaglichtern geschildert wird, wäre unvollständig, würde man nicht einige Namen berühmter Männer der Geschichte nennen, die an der Gicht gelitten haben. Unter diesen Persönlichkeiten finden sich große Herrscher und Feldherren wie Alexander d. Große, Kublai Khan, Karl d. Große, von Wallenstein, Friedrich d. Große, Dichter, Künstler und Wissenschaftler wie Charles Darwin, Martin Luther, Horace Walpole, Francis Bacon, Johann Wolfgang v. Goethe und Ärzte wie Thomas Sydenham, Julius Cohnheim und Fernand Widal. Die Erklärung, warum vorwiegend Berühmtheiten als Gichtpatienten genannt werden, könnte sein, daß in früheren Zeiten ein hoher Lebensstandard, der für eine Gichtmanifestation Voraussetzung ist, nur in höchsten sozialen Schichten gegeben war, zum anderen, daß der heute erwähnte Zusammenhang von Hyperurikämie mit Intelligenz und Ehrgeiz hier seine Bestätigung findet und natürlich auch, daß biographische Überlieferungen nur aus entsprechenden gesellschaftlichen Bereichen vorhanden sind. Für die aus allen sozialen Schichten kommenden Gichtpatienten unserer Zeit ist es jedenfalls tröstlich und schmeichelhaft, so berühmte Leidensgenossen zu wissen.

B. Epidemiologie der Hyperurikämie und Gicht

1. Häufigkeit

Die der Gicht zugrunde liegende metabolische Störung zeigt sich in einer Hyperurikämie. Man spricht auch von der familiären Hyperurikämie, weil eine Vererbung der Hyperurikämie und Gicht eine gesicherte Tatsache ist. Die Gicht ist bei Verwandten ersten Grades eines Gichtpatienten 20mal häufiger als in der Durchschnittsbevölkerung. Die Überlegung, daß der Hyperurikämie eine Enzymstörung zugrunde liegen muß, die wiederum genetisch verankert ist, hat dazu geführt, daß GARROD Jr. im Jahre 1931 die Gicht zu den „inborn errors of metabolism" rechnete. Heute wissen wir, daß eine familiäre Hyperurikämie nicht auf einen einzigen Stoffwechselfehler zurückzuführen ist, sondern daß es viele Fehlermöglichkeiten im Harnsäurestoffwechsel geben kann und, wie neueste Untersuchungen zeigen, auch in Wirklichkeit gibt.

Da aber nicht nur endogene bzw. genetische Ursachen, sondern auch exogene Faktoren in der Entstehung einer Vermehrung der Harnsäure im Plasma eine Rolle spielen, stellt die Epidemiologie der Hyperurikämie und Gicht ein komplexes Problem dar.

Die wichtigsten Fakten seien im folgenden dargestellt.

2. Normalwertbereich, Einfluß des Geschlechts und Alters

Eine Verteilung der Serumharnsäure in einer Normalbevölkerung stellt Abb. 1 dar. Der mittlere Wert für die Harnsäure beim männlichen Geschlecht ist höher als der beim weiblichen Geschlecht. Es zeigt sich dabei, wie schwierig es ist, einen Normalwertbereich festzulegen bzw. die Grenze zur Hyperurikämie zu definieren. Es kann dies nach statistischen Zahlen einer Untersuchung einer Normalbevölkerung geschehen. Hier wird man sehen, daß der Normalwertbereich wie der Mittelwert für Frauen und Männer verschieden ist. Eine weitere Definitionsmöglichkeit ist die pathophysiologische. Verschiedentlich wird angegeben, daß bei einem Harnsäurewert über 6,5 mg% eine Ausfällung und damit eine Reaktion des Organismus eintreten könne. Es gibt jedoch keine für diese Angabe klinisch-experimentell beweisenden Daten. Um nach dieser Definition einen Unterschied für einen oberen Grenzwert (kritischen Wert) bei den Ge-

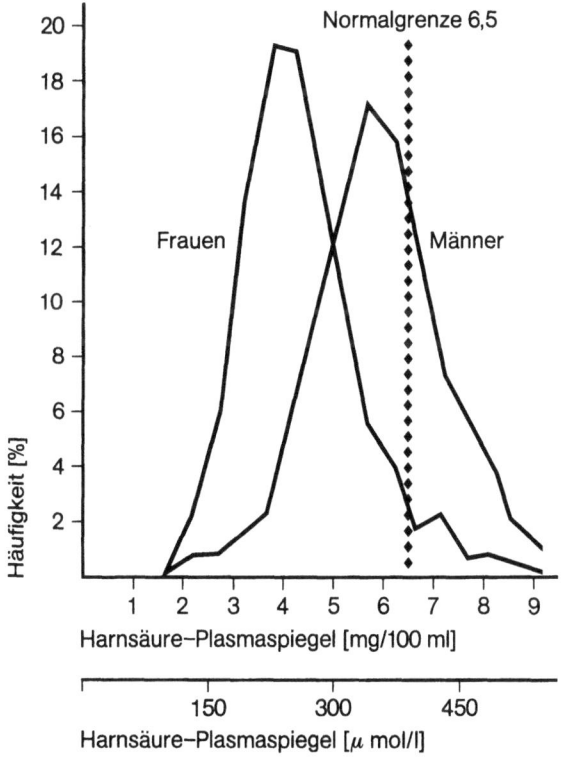

Abb. 1. Häufigkeitsverteilung der Serumharnsäurekonzentration in Süddeutschland 1971. (Nach GRIEBSCH u. ZÖLLNER 1973, aus LÖFFLER 1980)

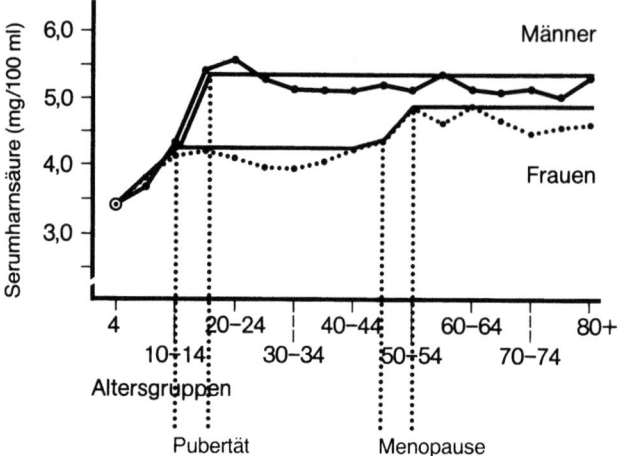

Abb. 2. Alters- und Geschlechtsabhängigkeit der Serumharnsäurekonzentration (Tecumseh-Studie; nach MIKKELSEN et al. 1965). (Aus LÖFFLER 1980)

schlechtern festzustellen, müßte zudem der Einfluß des Geschlechtes auf die gichtische Entzündung pathophysiologisch bekannt sein.

Eine dritte Definition des Grenzwertbereiches ist die klinisch-empirische. Danach müßte man als normal jene Bereiche bezeichnen, die mit einer möglichst langen Gesundheit bzw. einer möglichst hohen Lebenserwartung verbunden sind (ZÖLLNER 1980b). Diese Auskunft könnten jedoch nur sehr lange dauernde prospektive Studien ergeben.

Der Einfluß des Alters und des Geschlechtes auf den Harnsäurewert im Plasma erkennt man aus Abb. 2 (LÖFFLER 1980). Bei beiden Geschlechtern sind die Werte in der Kindheit nieder. Beim männlichen Geschlecht erreichen die mittleren Werte in der Pubertät die Höhe, die während des gesamten Lebens vorhanden ist. Beim weiblichen Geschlecht werden die höchsten Werte, die dann für den Rest des Lebens gelten, erst in der Menopause erreicht. Wenn man damit rechnet, daß bei einer Anlage zur Hyperurikämie beim Manne nach der Pubertät, bei der Frau nach dem Klimakterium pathologische Werte erreicht werden und eine gewisse Latenzzeit bis zur ersten Manifestation der Gicht vergeht, dann wird plausibel, daß beim Mann die Gicht nach dem 20. Lebensjahr, bei der Frau erst nach dem 50. Lebensjahr auftritt. Vermutlich ist die Wirkung der Sexualhormone die Erklärung für die Unterschiede im Harnsäuregehalt des Plasmas bei den beiden Geschlechtern.

3. Rassische Unterschiede

Rassische Unterschiede sind bei hereditären Störungen prinzipiell denkbar. Untersuchungen der Serumharnsäure bei verschiedenen ethnischen Gruppen in den einzelnen Erdteilen haben ergeben, daß Unterschiede besonders dann erkennbar werden, wenn Veränderungen in den ursprünglichen Gewohnheiten eingetreten sind. So läßt sich z.B. feststellen, daß ausgewanderte Filipinos in Nordamerika höhere Harnsäurewerte haben als die dort lebende kaukasische

Bevölkerung. Filipinos, die in ihrer Heimat unter ursprünglichen Verhältnissen leben, haben normale Werte bzw. Werte, die denen der Kaukasier in Nordamerika entsprechen (DECKER u. LANE 1959). Man vermutet, daß bei den Filipinos ein genetisch determinierter tubulärer Defekt relativ häufig vorkommt, der unter ursprünglichen Lebensbedingungen nicht zur Geltung kommt, bei der purinreichen Ernährung in Nordamerika aufgrund einer Harnsäureausscheidungsstörung zu einer Hyperurikämie und zu einem größeren Gichtrisiko führt (HEALEY u. BAYANI-SIOSON 1971).

4. Ernährung, Übergewicht

Schon im Altertum war es bekannt, daß vegetarisch lebende Völker von der Gicht verschont bleiben und daß die Gicht bei Völkern, die in Üppigkeit leben, häufig ist. Ein gutes Beispiel hierfür ist auch die Zunahme der Gicht nach dem Ende des 2. Weltkrieges in Europa. Eine besondere Bedeutung dürfte die vermehrte Zufuhr von Eiweiß und Purinen haben. Umgekehrt kann die Reduktion dieser Stoffe in der Nahrung eine Erniedrigung der Serumharnsäure bewirken. In dem Einfluß der Ernährung auf die Häufigkeit von Hyperurikämie und Gicht zeigt sich beispielhaft die Wechselwirkung von genetischen und exogenen Faktoren bei der Gicht. Der Einfluß kann qualitativ (Eiweiß, Purine) oder quantitativ (vermehrte Kalorieneinnahme, Übergewicht) sein. In der Regel kommen beide Faktoren zusammen. Etwa 10 kg Übergewicht bei einem Patienten bedeutet eine Vermehrung von 1,0 mg% Harnsäure im Serum gegenüber dem Normalgewicht (KŘIŽEK 1966). Es ist auch erwiesen, daß chronischer Alkoholgenuß die Serumharnsäure erhöht. Dafür gibt es zwei Gründe. Einmal bedeutet Alkohol eine vermehrte Kalorienzufuhr (Übergewicht), zum anderen führt Alkohol zu einer verminderten Harnsäureausscheidung der Niere.

5. Sozialer Status, Beruf

In verschiedenen Studien in den Vereinigten Staaten von Amerika wurde eine Beziehung zwischen Hyperurikämie und Gicht und dem sozialen Status bzw. dem Beruf untersucht. Bei Universitätsprofessoren und Wissenschaftlern z.B. wurden höhere Werte gefunden als bei Angestellten, bei Angestellten höhere Werte als bei Arbeitern. Es läßt sich aus mehreren derartigen Untersuchungen eine positive Korrelation zwischen Serumharnsäure und Intelligenz, Unternehmungslust und Führungsqualitäten ableiten (DUNN et al. 1963).

C. Physiologie und Pathologie der Harnsäurebildung und Harnsäureausscheidung

Harnsäure ist beim Menschen das Endprodukt des Purinstoffwechsels, während bei den anderen Säugern ein weiterer Abbau zu dem sehr gut wasserlöslichen Allantoin erfolgt. Der Verlust des weiteren Abbaus der Harnsäure ist die phylogenetische Ursache dafür, daß der Mensch an Gicht erkranken kann.

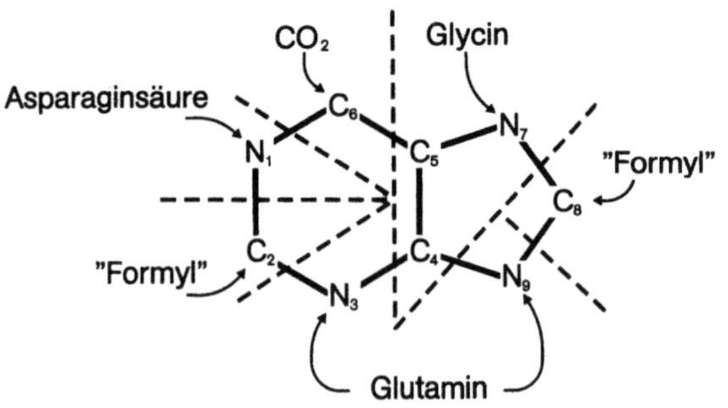

Abb. 3. Herkunft der Atome des Purinringes. (Nach WYNGAARDEN u. KELLEY 1972, aus GRÖBNER 1980)

So wird einerseits die Menge der gebildeten Harnsäure und andererseits die Fähigkeit, sich der Harnsäure durch Ausscheidung zu entledigen, zu den entscheidenden Faktoren für die Entstehung der Gicht.

1. Harnsäurebildung im Organismus

Der Körper ist in der Lage, Purinkörper, welche als wichtige Bestandteile der Koenzyme des Energiestoffwechsels (ATP), aber auch der meisten anderen Koenzyme fungieren und zusammen mit den Pyrimidinen wesentliche Bestandteile der Desoxyribonukleinsäure und Ribonukleinsäuren sind, aus einfachen Bausteinen (Glyzin, Formiat, Kohlendioxyd, Glutamin und Aspartat) selbst zu synthetisieren (Abb. 3) (GRÖBNER 1980).

Eine Schlüsselsubstanz in der Biosynthese der Purinbasen (Adenin, Guanin, Hypoxanthin, Xanthin), Nukleoside (Purinbase + Ribose), Nukleotide (Nukleoside + Phosphat), Nukleinsäuren (Komplexe von Nukleotiden) und von Nukleoprotein (Verbindung von Protein mit Nukleinsäuren) ist das 5-Phosphoribosyl-Pyrophosphat (PRPP). PRPP entsteht aus Ribose-5-Phosphat und ATP unter Vermittlung des Enzyms PRPP-Synthetase. Der nächste wichtige Schritt in der Purinsynthese ist die Umwandlung von PRPP in 5-Phosphoribosylamin, indem an die Stelle der Pyrophosphatgruppe die Aminogruppe des Glutamins tritt. Das hierzu nötige Enzym ist die PRPP-Amidotransferase (Abb. 4) (GRÖBNER 1980). Die Regulation der Purinsynthese bis zu dieser Stufe wird von der intrazellulären Konzentration von PRPP, der Aktivität der Glutamin-Phosphoribosylpyrophosphat-Amidotransferase und der intrazellulären Konzentration der im weiteren Verlauf der Synthese entstehenden Purinnukleotide bewerkstelligt. Zunächst entsteht das Purinnukleotid Inosinsäure (Inosin-5-monophosphat, IMP). Aus IMP, dem zentralen Nukleotid von Hypoxanthin, kann dann auch Adenylsäure (AMP) oder Guanylsäure (GMP) entstehen. AMP und GMP sind Bestandteil der Nukleinsäuren und Nukleoproteide. Nukleinsäuren aus purinhaltigen Nahrungsmitteln oder aus dem eigenen Zellstoffwechsel werden zu den entsprechenden Nukleotiden depolymerisiert. Phosphatasen spalten sie in Nukleoside und Phosphorsäure. Nukleoside wiederum werden durch Nukleosid-Phosphorylase zu freien Basen umgewandelt.

Die freien Basen (Adenin, Guanin, Hypoxanthin und Xanthin) können wieder zu Nukleotiden resynthetisiert werden. Diesen Vorgang nennt man Reutilisa-

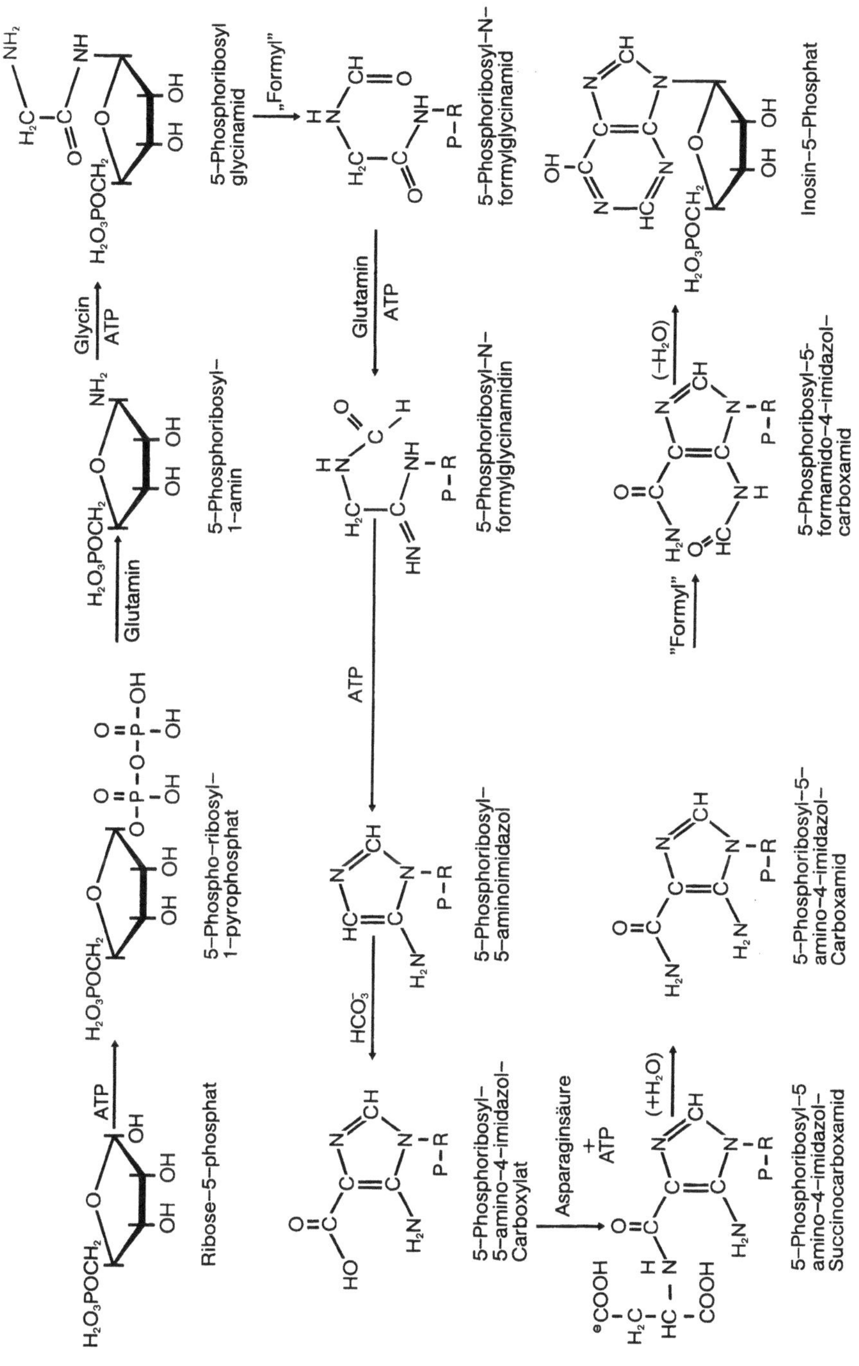

Abb. 4. Purinsynthese. (Nach WYNGAARDEN u. KELLEY 1972, aus GRÖBNER 1980)

tion. Dazu ist eine Phosphoribosyl-Transferase-Reaktion erforderlich, bei der freie Basen in Gegenwart von PRPP direkt zu Ribonukleotiden werden. Es können als Zwischenprodukte auch zunächst Ribonukleoside entstehen (Abb. 5).

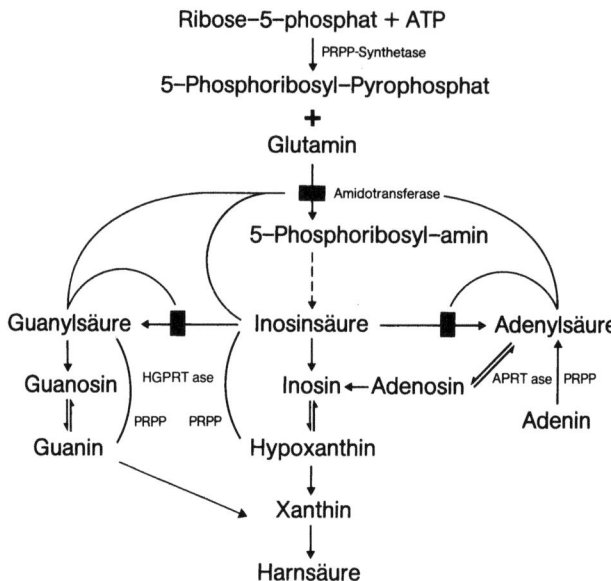

Abb. 5. Schematische Darstellung des Purinstoffwechsels und seiner Regulation. (Aus GRÖBNER 1980)

Im Rahmen der Reutilisation von Purinen spielen die Enzyme Hypoxanthin-Guanin-Phosphoribosyltransferase (HGPRTase) und Adeninphosphoribosyltransferase (APRTase) eine wichtige Rolle. Ein Fehlen von HGPRTase hat eine stark beschleunigte Purinsynthese und eine ausgeprägte Hyperurikämie zur Folge. Dem Lesch-Nyhan-Syndrom, einer geschlechtsgebundenen Erbkrankheit bei Kindern, liegt diese Störung zugrunde. Eine verminderte Aktivität von HGPRTase kann auch bei erwachsenen Gichtpatienten vorkommen. Auch ein Mangel an APRTase wurde bei erwachsenen Gichtpatienten beschrieben. Hier handelt es sich vermutlich um ein zufälliges Zusammentreffen, eine vermehrte Purinsynthese bei APRT-Mangel ist nicht bekannt.

Die aus dem Abbau der selbst synthetisierten Purine entstehende Harnsäure nennt man die endogene Harnsäurequote. Die aus dem Abbau der in der Nahrung zugeführten Purine gebildete Harnsäure stellt die exogene Harnsäurequote dar. Beide Anteile liegen unter physiologischen Verhältnissen bei etwa 350 mg pro die. Während die endogene Harnsäurebildung bei vermehrtem Zellumsatz, etwa bei einer Polyzythämie oder Leukämie, zunimmt, kann die exogene Harnsäurebildung durch Zufuhr zellkernreicher Nahrung vermehrt werden. Damit es zu einer ausgeprägten Hyperurikämie und zur gichtischen Manifestation in einem solchen Zusammenhang kommt, muß noch in der Regel eine genetische Voraussetzung gegeben sein. Diese besteht in einer Regulationsstörung im Purinstoffwechsel bzw. in einer Einschränkung der tubulären Harnsäuresekretion.

2. Renale und enterale Harnsäureausscheidung

Etwa 80% der täglich gebildeten Harnsäure wird durch die Niere ausgeschieden; 20% der auszuscheidenden Harnsäure wird in den Magen-Darmkanal sezerniert (Speichel, Magensaft, Galle, Pankreas und Duodenalsaft) und dort bakteriell abgebaut.

Die renale Harnsäureausscheidung ist das Resultat von glomerulärer Filtration, tubulärer Rückresorption, tubulärer Sekretion und abermaliger tubulärer Rückresorption. Dabei ergibt sich beim Gesunden eine Harnsäureclearance von $8,7 \pm 2,5$ mg/min. ZÖLLNER (1960) hat gezeigt, daß bei den meisten Gichtpatienten eine Störung der Harnsäuresekretion nachgewiesen werden kann. Die renale Harnsäureausscheidung kann durch Milchsäure, β-Hydroxybuttersäure, Benztraubensäure, Azetessigsäure verringert werden. So wird eine erhöhte Plasmaharnsäurekonzentration nach körperlicher Belastung, nach Alkoholgenuß, während des Fastens und beim Diabetiker erklärt.

D. Pathogenese der Arthropathie

1. Gichtanfall

Die Bedeutung der kristallinen Harnsäure in der Pathogenese der akuten gichtischen Entzündung ist heute unumstritten. Schon GARROD hat im Jahre 1859 vermutet, daß der Ausfall von Harnsäurekristallen das entscheidende Moment des Gichtanfalls sei. Im Jahre 1899 konnte FREUDWEILER zeigen, daß Gichtanfälle durch Injektion von Natriumurat-Mikrokristallen auftreten. MCCARTY u. HOLLANDER lenkten in einer Studie über die Gelenkflüssigkeit im Jahre 1961 erneut das Interesse auf Natriumuratkristalle im Gelenkerguß bei Gichtanfällen.

Eine wesentliche Rolle im Rahmen der Reaktion auf den Ausfall von Harnsäurekristallen in der Gelenkinnenhaut und in der Gelenkflüssigkeit spielen polymorphkernige Leukozyten, welche in die Synovialis massiv infiltrieren und in der Gelenkflüssigkeit in extrem großen Zahlen während des Gichtanfalles nachzuweisen sind. Nach SEEGMILLER u. HOWELL (1962) phagozytieren die Leukozyten Harnsäurekristalle, es kommt zum Anstieg der Milchsäureproduktion aufgrund der gesteigerten Aktivität der Leukozyten, der erhöhte Laktatgehalt führt zum Abfall des pH-Wertes und zum weiteren Ausfall von Harnsäurekristallen. Aus den phagozytierenden Leukozyten werden lysosomale Enzyme frei, welche aufgrund hydrolysierender Eigenschaften Gelenkstrukturen zerstören können.

Wie KELLERMEYER (1968) nachwies, sind Harnsäurekristalle in der Lage, den Hagemann-Faktor zu aktivieren. Darauf folgt eine vermehrte Gefäßpermeabilität, eine Aktivierung chemotaktischer Substanzen und Mobilisierung von Leukozyten. Möglicherweise greifen auch Serumkomplementfaktoren (NAFF u. BYERS 1973) sowie Prostaglandine (ROSENTHALE et al. 1972) als Entzündungsmediatoren in den Ablauf ein.

2. Chronische Gicht

Die Arthropathie bei der chronischen Gicht ist ausgezeichnet durch irreversible Veränderungen an den Gelenkstrukturen. Prinzipiell führen bei der Gicht zwei Wege zu irreversiblen Gelenkveränderungen: rezidivierende akute Entzündungen von immer längerer Dauer und in kürzer werdenden Intervallen können zu trophischen Störungen des Gelenkknorpels und anderer Gelenkstrukturen führen, so daß regressive bzw. degenerative Veränderungen entstehen. Klinisch und röntgenologisch resultiert das Bild einer Arthrose. Zum anderen führen meist gleichzeitig kristalline ebenso wie amorphe Harnsäureablagerungen zu chronischen Entzündungen und einer Fremdkörperreaktion des Gewebes. Harnsäure lagert sich besonders gerne im Knorpel, im Epiphysenbereich des Knochens und periartikulären Gewebe ein. Eine Erosion des Knorpels und subchondralen Knochens ist die Folge von Harnsäureablagerungen (Tophi). Neben einer ziemlich unspezifischen Arthrose sind also die gelenknahen und gelenkzerstörenden Tophi sehr charakteristische Kennzeichen der chronischen Gichtarthropatie.

E. Das klinische Bild der Arthropathia urica

1. Der akute Gichtanfall

Der akute Gichtanfall ist meist die erste und eindrucksvollste Manifestation der Gicht, deren natürlicher Verlauf nach BRUGSCH (1930) sowie ZÖLLNER (1959) in vier Stadien eingeteilt werden kann: die asymptomatische Hyperurikämie, der akute Gichtanfall, die interkritische Gicht und die chronische, tophöse Gicht.

Der Gichtanfall zeigt sich in einer hochakuten Monarthritis, meist an einem Gelenk der unteren Extremitäten, die innerhalb von Stunden entsteht und zu ihrem Höhepunkt kommt und auch ohne Therapie im Laufe von 4–14 Tagen wieder völlig abklingt. Die Gelenkschmerzen werden als unerträglich geschildert.

a) Klinische Symptomatik

α) Prodromalsymptome

Im allgemeinen überfällt der Gichtanfall sein Opfer in voller Gesundheit. Es kommt gelegentlich vor dem Anfall zu geringen gastrointestinalen Beschwerden. THOMAS SYDENHAM (1683) verfaßte nach 34jährigem Gichtleiden die berühmteste Beschreibung des Gichtanfalls. Er schreibt: „Der Gelenkanfall tritt plötzlich und beinahe ohne alle vorhergegangene Vorausempfindung auf. Der Kranke leidet lediglich einige Tage vorher an Leibesverstopfung und Appetitlosigkeit, Auftreibung des Leibes. Einen Tag vor Ausbruch des Gichtanfalles stellt sich auf unnatürliche Weise der Appetit wieder ein."

Wir müssen uns bei der Frage nach den Prodromalerscheinungen des Gichtanfalls auf historische Schriften berufen. In unseren heutigen Anamnesen wird darauf kaum mehr eingegangen. Dank der modernen Therapiemöglichkeiten ist der Gichtanfall für einen Patienten heute meistens nur noch ein singuläres Ereignis.

β) Alters- und Geschlechtsverteilung

Nach GRAHAME u. SCOTT (1970) befällt die Gicht vorwiegend Männer im mittleren Lebensalter. BABUCKE u. MERTZ (1973) stellten jedoch eine deutliche Vorverlagerung des Gipfels der Erstmanifestation der Gicht als Gelenkerkrankung gegenüber früher fest. Insgesamt erleiden von den Männern, die das 65. Lebensjahr erreichen, nach HALL et al. (1967) 2,8% einen Gichtanfall. Frauen werden in weniger als 10% der gesamten Erkrankungen und fast ausschließlich jenseits des Klimakteriums betroffen (GRAHAME u. SCOTT 1970).

γ) Auslösende Momente des Gichtanfalls

Alle Einflüsse, welche den Plasmaharnsäuregehalt kurzfristig erhöhen, können einen Gichtanfall auslösen. Einer Einteilung der anfallauslösenden Momente nach ZÖLLNER (1970) liegt diese Hypothese zugrunde:

1. Vermehrte Purinzufuhr: Festessen (große Fleischmengen, Fleischextrakt, Innereien).
2. Verminderte Harnsäureausscheidung: Alkohol, natriuretisch wirkende Arzneimittel, ketogene Kostformen (fette Mahlzeiten), Ketoazidose (Diabetes, Fastenkuren, Nulldiät), erhöhter Milchsäurespiegel im Blut, Applikation von Penicillin. Alle diese Substanzen hemmen die tubuläre Ausscheidung der Harnsäure.
3. Vermehrte endogene Harnsäurebildung: schneller Zellzerfall, Röntgenbestrahlung oder Zytostatikabehandlung von Leukämien und Karzinomen, Anämien während der Regeneration, Operationsperiode, Bluttransfusionen.
4. Vermehrte Harnsäurebildung durch Adrenalinausschüttung oder Anregung der Nebennierenrinde: Infekte, Operationen, Traumata, ungewohnte körperliche Anstrengung, psychischer Streß.
5. Unbekannter Auslösemechanismus: Blei, Ergotamin, Thiamin, Insulin.

Seit der Einführung wirksamer harnsäuresenkender Medikamente (Probenecid, insbesondere jedoch Allopurinol), häuften sich die Beobachtungen von Gichtanfällen in den ersten Wochen und Monaten der Therapie. Diese Gichtanfälle treten bei normalen oder sogar niedrigen Plasmaharnsäurewerten auf, so daß heute als anfallauslösend jede abrupte Änderung des Plasmaharnsäuregehaltes angesehen wird.

Es ist strittig, ob bzw. auf welchem Wege noch andere Einflüsse gichtanfallauslösend sein können.

Jahreszeitliche Einflüsse (Frühjahrs- und Herbstgipfel) auf die Häufigkeit der Anfälle werden meist verneint (TALBOTT 1967; ZÖLLNER 1960).

Über die Bedeutung des Mikrotraumas bei sportlichen und beruflichen Betätigungen als auslösender und lokalisierender Faktor (BRICOUT 1935; MUGLER 1971) finden sich in den letzten Jahren keine Berichte mehr.

Ein beliebtes Diskussionsthema im Zusammenhang mit dem Problem der Anfallauslösung ist das der verschiedenen Alkoholika. Es ist nicht geklärt, ob Wein oder Bier oder gebrannte Getränke oder bestimmte Sorten wie z.B. roter Burgunder stärker oder weniger stark anfallauslösend sind. Vermutlich reduziert sich das Problem auf die Gesamtmenge an Alkohol und die Art und Menge von Speisen, die zusätzlich zu den jeweiligen Getränken zugeführt werden.

GUTMAN u. YÜ (zit. nach TALBOTT u. YÜ 1976) haben eine retrospektive Studie an 374 Patienten mit Gichtanfällen durchgeführt (Tabelle 1). Nach der ersten Attacke konnten 65% der Patienten keinen auslösenden Faktor angeben. Bei rezidivierenden Anfällen reduzierte sich die Zahl auf 24%. Die häufigsten auslösenden Momente waren psychischer Streß und Essen und Trinken.

δ) Bevorzugte Lokalisationen

Der Gichtanfall ist pathologisch-anatomisch eine kristallinduzierte Synovitis. Er kann also prinzipiell alle Synovialis-ausgekleideten Räume betreffen. Neben

Tabelle 1. Auslösende Ursachen bei Gichtanfällen. Retrospektive Studie an 374 Patienten mit Gicht (GUTMAN u. YÜ, Zit. nach TALBOTT u. YÜ 1976)

	Erstattacke		Insgesamt	
		%		%
Kein erkennbares auslösendes Moment	241	65	92	24
Psychischer Streß	16	4	127	34
Physische Belastung	45	12	9	2
Essen, Trinken	50	13	131	35
Infektion, Medikamente, Operation	22	6	19	5

Tabelle 2. Reihenfolge des Gelenkbefalls bei der Gicht (Angaben in Prozent). Nach MARSHALL u. SCHATTENKIRCHNER 1976)

	Nach SCHILLING (1971) (n = 200)			Nach BABUCKE u. MERTZ (1973) (n = 90: 82 Männer, 8 Frauen)		
	Erstanfall	Später		Gesamt	Männer	Frauen
Großzehengrundgelenk	46	74		72	74	50
Übriger Fuß	35	73		10	11	0
Kniegelenk	22	56		3,3	3,7	0
Hände	7	15		10	6,1	50
Ellbogengelenk		2		2,2	2,4	0
Schultergelenk				1,1	1,2	0
Hüftgelenk		unter 1				
			Weitere Unterteilung			
			Sprunggelenk	9	9,8	0
			Handgelenk	6,7	6,1	12,5
			Fußwurzel	4,5	4,9	0
			Fingergelenk	3,3	0	40
			Übrige Zehengelenke	1,1	1,2	0
			Daumengrundgelenk	0	0	0
Beginn monartikulär	62		Erstattacke monartikulär	85		
bi- bis polyartikulär	38		bi- bis polyartikulär	15		

den Gelenken sind gelegentlich auch Bursen betroffen (Bursitis olecrani, akute Bursitiden im Kniegelenks- und Achillessehnenbereich). Von den Gelenken sind die der unteren Extremitäten bevorzugt. Diese Bevorzugung wird mit Orthostase erklärt (MUGLER 1971). Beim Großzehengrundgelenk muß auch eine besondere mechanische Belastung mitberücksichtigt werden.

In etwa zwei Drittel bis über vier Fünftel der Fälle beginnt die Gicht als Monarthritis. Der erste Anfall ist in der Hälfte bis drei Viertel der Fälle im Großzehengrundgelenk lokalisiert (Tabelle 2).

Gelegentlich kann bei einem Gichtanfall die Arthritis eines Gelenkes innerhalb von Tagen durch die eines anderen abgelöst werden. Das sollte bei der Interpretation von Literaturangaben einer Monarthritis oder einer bi- oder olig-

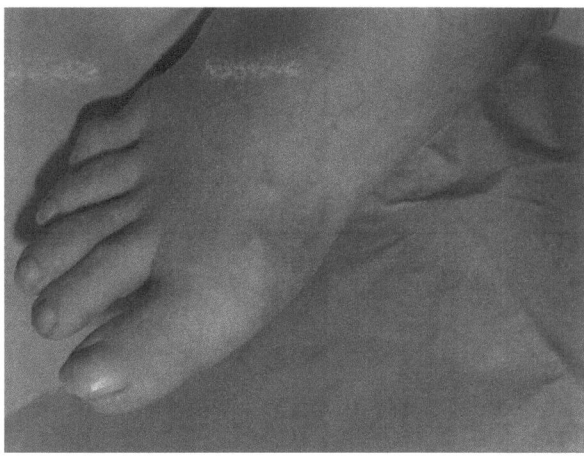

Abb. 6. Typische Podagra

artikulären Ausprägung beim Gichtanfall berücksichtigt werden. Bei Frauen in der Menopause sind relativ häufig die Finger betroffen (ZÖLLNER 1967).

ε) Gelenkbefunde

Das akute Gichtgelenk hat nicht selten die Züge eines septischen Prozesses. So sind gelegentliche chirurgische Interventionen unter der Verdachtsdiagnose Phlegmone erklärbar. Das betroffene Gelenk kann innerhalb weniger Stunden stark anschwellen, es wird heiß, bläulich bis düster rot, extrem schmerzhaft und sehr druck- und berührungsempfindlich. Der Patient kann im Fall einer Mittelfuß- oder Zehengrundgelenksarthritis den Schuh nicht anziehen. Er kann, wie schon SYDENHAM (1683) beschrieb, nicht das Gewicht der Bettdecke auf dem entzündeten Gelenk ertragen und er leidet unter den Erschütterungen einer im Zimmer umhergehenden Person. Das entzündliche Ödem überschreitet die Gelenkgrenzen und ist ausgeprägter als bei jeder anderen Arthritis. Die Haut ist gespannt und glänzend. Die oberflächlichen Venen treten hervor. Beim Abklingen der Symptome kann ein eindellbares Ödem (pitting edema) beobachtet werden. Die Haut über der Läsion wird dünn und lose. Es tritt gelegentlich ein ausgeprägter Juckreiz auf, es kommt zu Hautdesquamation im Gelenksbereich. Nach dem Anfall ist das betroffene Gelenk wieder voll beweglich und belastbar (Abb. 6).

ζ) Allgemeinbefunde

Die akute Arthritis ist gelegentlich von einer Störung des Allgemeinbefindens begleitet. Es kann zu Fieber, Schüttelfrost, Tachykardie, Verdauungsstörungen, Anorexie und Kopfschmerzen kommen.

η) Laborbefunde

Bei etwa 98% der Patienten kann während des Gichtanfalls eine Hyperurikämie nachgewiesen werden. Ziemlich regelmäßig tritt eine Leukozytose, eine Beschleunigung der Blutkörperchensenkungsgeschwindigkeit, eine Vermehrung des c-reaktiven Proteins und der α_2-Globuline auf. Im Urin findet sich gelegentlich eine Spur Eiweiß. Die Entzündungszeichen und die Proteinurie verschwin-

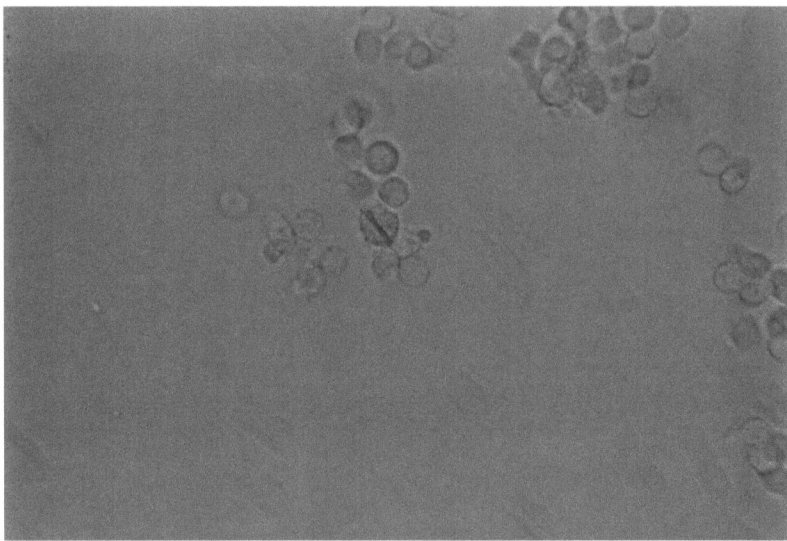

Abb. 7. Ausstrich eines Gelenkpunktats bei einem akuten Gichtanfall. Nadelförmiges Harnsäurekristall, phagozytiert durch einen polymorphkernigen Leukozyten

den nach Abklingen des Gichtanfalls wieder. Ein Weiterbestehen der Proteinurie und einer erhöhten Blutkörperchensenkungsgeschwindigkeit würde für das Vorliegen einer Gichtniere sprechen. Der Rheumafaktor und antinukleäre Faktoren sind nicht nachzuweisen.

Gelegentlich muß zur Sicherung der Gichtarthritis eine Gelenkpunktion und Untersuchung der Synovia durchgeführt werden. Das Gelenkpunktat ist trübe, milchig, die Viskosität ist vermindert. Es findet sich eine Leukozytose von 15000–50000 Zellen/mm^3. Die Leukozyten sind überwiegend segmentkernige Granulozyten. Rundzellige Leukozyten sind nur vereinzelt im Ausstrich zu finden. Im polarisierten Licht lassen sich negativ-doppelbrechende, nadelförmige Kristalle erkennen, die z.T. durch Granulozyten phagozytiert sind. Dabei liegen kleinere Kristalle intrazellulär, größere überragen den Zellkörper des Granulozyten (Abb. 7).

θ) Röntgenveränderungen

Im Stadium des akuten Gichtanfalls finden sich röntgenologisch keine bzw. keine spezifischen Veränderungen. Der häufigste Befund ist ein völlig normales Gelenk, am Großzehengrundgelenk findet man gelegentlich die Zeichen einer Arthrose mit geringer Gelenkspaltverschmälerung, subchondraler Sklerose und Randkantenausziehungen. Diese Veränderungen können altersphysiologisch oder die Folge rezidivierender Entzündungsschübe sein. Wenn Destruktionen bzw. Tophi gelenknah oder im Bereich der Sesambeinchen am Großzehengrundgelenk, also „gichttypische" Veränderungen, zu sehen sind, ist per definitionem das Stadium der chronischen, tophösen Gicht erreicht.

b) Diagnose des Gichtanfalls

Die Diagnose des akuten Gichtanfalls wird in erster Linie klinisch gestellt. Weitere diagnostische Kriterien sind das prompte Ansprechen auf eine ord-

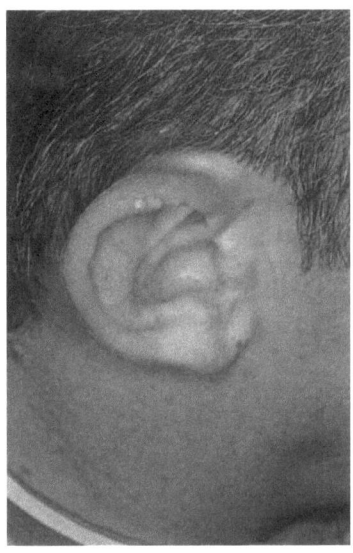

Abb. 8. Hirsekorngroße Tophi an der Helix der Ohrmuschel bei einem Patienten mit zweijähriger Anamnese von Gichtanfällen

nungsgemäß durchgeführte Kolchizinbehandlung, die Hyperurikämie und die Identifizierung von Harnsäurekristallen in der Gelenkflüssigkeit.

Die *klinischen Charakteristika des Gichtanfalls* sind: hochakute mit unerträglichen Schmerzen einhergehende Monarthritis. Die Häufigkeitsangaben eines bi- bis polyartikulären Anfalls schwanken bei einzelnen Autoren von 44% (WALLACE et al. 1977) bis zu 6%, eine Zahl, die HADLER et al. (1974) bei einer Untersuchung von 1830 Patienten gefunden haben. Der Beginn ist plötzlich, die Gelenkentzündung kommt innerhalb weniger Stunden zum Höhepunkt und klingt innerhalb von 4–14 Tagen wieder ab. Ein Gichtanfall im Kniegelenk kann mehrere Wochen dauern, bis er abklingt. Es kann bei dieser Lokalisation vor allem ein Hydrops für längere Zeit zurückbleiben. Die Lokalisation ist in der Reihenfolge der Häufigkeit: Großzehengrundgelenk, Sprunggelenk, Kniegelenk, Mittelfußgelenk. Der Lokalbefund besteht aus einer deutlichen Rötung und Überwärmung, einer extremen Palpationsempfindlichkeit, einer Einschränkung der passiven und aktiven Beweglichkeit. Betroffen ist der Mann im jungen bis mittleren Lebensalter, selten die Frau nach der Menopause.

Eine Familienanamnese für Gicht wird in 16% (WALLACE et al. 1977) bis 36% (GRAHAME u. SCOTT 1970) bzw. 42% (GUTMAN u. YÜ zit. nach TALBOTT u. YÜ 1976) der Patienten gefunden. Eine Harnsteinanamnese dürfte nach YÜ u. GUTMAN (1967) sowie eigenen Beobachtungen bei einem Viertel der Patienten zu eruieren sein.

Weichteiltophi finden sich bei Patienten während des ersten Gichtanfalls in der Regel nicht. Trotzdem sollten bei der klinischen Untersuchung eines Patienten mit Verdacht auf Gicht routinemäßig die Hauptlokalisationen für Weichteiltophi, die Ohrmuscheln, Bursa olecrani und die Sehnenscheiden an der Streckseite der Finger untersucht werden (Abb. 8).

Das prompte und nahezu regelmäßige *Ansprechen des Gichtanfalls auf Kolchizin* und die selektive Wirkung des Kolchizins bei der Gichtarthritis ließen einen Behandlungsversuch bei einer akuten Arthritis mit Kolchizin zu einem diagnostischen Test werden (LOCKIE 1939). Wie jedoch spätere Untersuchungen ergeben haben, besitzt der Kolchizintest keine absolute Spezifität und keine vollständige Sensitivität (Ansprechquote). Eine Einschränkung des diagnostischen Wertes des Kolchizintests ist natürlich darin zu sehen, daß im Falle eines klassischen Gichtanfalls von seiner Anwendung zwar eine klare Antwort zu erwarten ist, die Diagnose jedoch ohne ihn gesichert werden kann, und daß im Falle einer atypischen bzw. fraglichen Gichtarthritis bzw. bei langsamer Entwicklung der Arthritis und dadurch eines verzögerten Einsatzes des Kolchizins relativ häufig mit einem „falsch-negativen" Ausfall des Tests gerechnet werden muß.

Die *Feststellung einer Hyperurikämie* ist von großer diagnostischer Bedeutung. Sie hat zwei wichtige Voraussetzungen, erstens eine zuverlässige Methode der Harnsäurebestimmung, zweitens die Festlegung des Normalwertbereiches. WALLACE et al. (1978) fanden bei 7,8% einer Gruppe von 167 Gichtpatienten, deren Serumharnsäurewerte unter Berücksichtigung aller möglicher verfälschender Einflüsse bestimmt worden waren, zu keinem Zeitpunkt der Beobachtung eine Hyperurikämie. Andererseits stellten sie in Vergleichsgruppen mit chronischer Polyarthritis (197 Patienten) in 10,2%, mit Pseudogicht (97 Patienten) in 17,5% und mit eitriger (septischer) Arthritis (87 Patienten) in 18,3% eine Hyperurikämie fest. Unsere Zahlen für normourikämische Gichtpatienten liegt bei 2%. Es muß jedoch unbestritten bleiben, daß die Sensivität des Symptoms Hyperurikämie für die Gichtdiagnose nicht optimal ist. Wir finden Hyperurikämien relativ häufig außer bei den oben genannten Krankheiten auch bei der Arthritis psoriatica, dem Morbus Reiter, der Spondylitis ankylosans. Es ist also auch die Spezifität des Symptoms Hyperurikämie ebenfalls nicht sehr hoch.

Da es neben der methodischen Abweichung bei der Serumharnsäurebestimmung auch eine Reihe meist passagerer Einflüsse auf den Serumgehalt an Harnsäure gibt, wie Antirheumatika, Nahrung, Alkohol, Fasten, darf ein einzelner Harnsäurewert nur mit Vorsicht bewertet werden. Um diagnostische Schlüsse ziehen zu können, empfehlen wir die Bestimmung von mindestens drei Harnsäurewerten, die in Abständen von 1–2 Wochen möglichst ohne Beeinflussung durch Medikamente oder ohne besondere Ernährungsformen gewonnen worden sind.

Der Nachweis von Harnsäurekristallen in den polymorphkernigen Leukozyten der Gelenkflüssigkeit mit Hilfe des Polarisationsmikroskops ist ein weiteres diagnostisches Kriterium für die akute Gichtarthritis. Er gilt nach MCCARTY u. HOLLANDER (1961) als spezifisch. WALLACE et al. (1977) fanden in der Synovia-Analyse von 91 Patienten mit Pseudogicht, von 71 Patienten mit chronischer Polyarthritis und von 84 Patienten mit eitriger Arthritis in keinem einzigen Fall Harnsäurekristalle und erachten dieses Kriterium ebenfalls für absolut spezifisch. Sie fanden die charakteristischen negativ-doppelbrechenden Harnsäurekristalle allerdings nur bei 76 von 90 Patienten mit akuter Gicht.

c) Differentialdiagnose des Gichtanfalls

Die Differentialdiagnose des Gichtanfalls ist die Differentialdiagnose der akuten Mon- oder Oligarthritis. Differentialdiagnostische Probleme bereiten gelegentlich auch mit Schmerzen verbundene Zustände von Schwellungen, Rötungen und Überwärmungen, die ihren Ursprung außerhalb eines Gelenks haben, wenn sie an einer für eine Gichtarthritis sehr typischen Lokalisation auftreten.

So kann eine *Phlegmone* am medialen Vorfuß oder Fußrücken mit ihrem Aussehen täuschend einer akuten Gicht ähnlich sehen. Eine genaue Inspektion der Haut zwischen den Zehen und dem Nagelbereich ist notwendig, um eine mögliche Eintrittspforte für infektiöse Keime zu erkennen. Wie bei der Gicht ist im Falle einer Phlegmone eine starke lokale Schmerzhaftigkeit festzustellen, die Gelenke können jedoch sowohl aktiv als auch passiv ohne besondere Schmerzen langsam bewegt werden.

Eine *Bursitis* an der Medialseite eines Großzehengrundgelenks, hervorgerufen durch mechanische Irritation, kann sehr schmerzhaft sein. Ihre Ausdehnung ist jedoch sehr deutlich abgegrenzt. Das Großzehengrundgelenk ist von plantar und von der Kleinzehenseite her sowohl nach dem Aspekt als auch nach der Palpation unauffällig. Etwas schwieriger kann die Differentialdiagnose bei einem plötzlich auftretenden, sehr schmerzhaften Zustand mit Bewegungseinschränkung im Großzehengrundgelenk sein, wenn ein *Trauma* vorausgegangen ist, z.B. eine Stoß- oder Torsionsverletzung bei Barfußlaufen oder Ballspielen. Ein Trauma ist manchmal als auslösender Faktor für den Gichtanfall anzunehmen. Traumata am Vorfuß geschehen auch manchmal unter Alkoholeinfluß, so daß dann bei einem solchen, meist nächtlichen, „Fehltritt" noch ein zweiter möglicherweise auslösender Faktor für die Gichtarthritis zu erwägen ist.

Eine Stoßverletzung kann am Großzehengrundgelenk bei der sehr häufigen *Großzehengrundgelenksarthrose* starke Schmerzen bewirken. In diesem Falle erfährt man in der Anamnese, daß schon längere Zeit Schmerzen im Großzehengrundgelenksbereich beim Abrollen in weichen Schuhen oder beim Gasgeben bzw. Bremsen im Auto bestehen und daß die Beweglichkeit des Großzehengrundgelenkes abgenommen hat. Andererseits kann bei einer Vorgeschichte rezidivierender gichtischer Synoviriden am Großzehengrundgelenk eine Arthrose (sekundäre Arthrose) mit dem klinischen Bild eines Hallux rigidus entstehen. So kann übrigens auch ein nicht begründeter Zweifel an der Effektivität einer laufenden Gichtbehandlung im Zusammenhang mit späteren Großzehengrundgelenksschmerzen aufkommen. Nach MERTZ (1982) besteht jedoch keine kausale Beziehung zwischen Hyperurikämie bzw. Gicht und der Hallus-rigidus-Arthrose.

Praktisch alle rheumatischen Krankheiten können mit einer Mon- oder Oligarthritis beginnen, die zwar sehr akut sein kann, jedoch meist nicht anfallsartig ist, d.h. zum Maximum ihrer Schwellung und Schmerzhaftigkeit nicht innerhalb weniger Stunden bis maximal eines Tages gelangt. Ausnahmen sind die Pseudogicht, wie der Name zum Ausdruck bringt, und der palindrome Rheumatismus.

Das *rheumatische Fieber* hat in den letzten 20 Jahren einen deutlichen Verlaufswandel erfahren. Es ist heute nahezu ausgestorben. In den wenigen noch auftretenden Fällen ist das Fieber oft nicht vorhanden, eine klinisch erkennbare Karditis fehlt ebenfalls häufig. Mon- oder Oligarthritiden sind häufiger als Polyarthritiden. Der ziemlich sichere Ausschluß eines rheumatischen Fiebers mit Hilfe der Serologie (Antistreptolysintiter) bereitet jedoch keine Schwierigkeiten.

Die *chronische Polyarthritis* beginnt vorwiegend bei jüngeren Individuen oft als akute Mon- oder Oligarthritis. Der Rheumafaktor, ein für die fortgeschrittene klassisch ausgeprägte Krankheit charakteristischer Befund fehlt in einem solchen Fall fast immer. Oft ergeben sich erst im Verlauf der Arthritis die entscheidenden diagnostischen Kriterien.

Eine Monarthritis ist oft auch im Zusammenhang mit einem *Lupus erythematodes disseminatus* vorhanden. Die in jedem Fall einer Arthritis-Abklärung notwendige Untersuchung auf antinukleäre Faktoren läßt jedoch diese Krankheit ohne Schwierigkeiten erkennen oder ausschließen.

Schwieriger kann die Differentialdiagnose gegenüber einer *Arthritis psoriatica* sein. Die Arthritis psoriatica ist gekennzeichnet durch einen schubartigen

Verlauf und einen asymmetrischen, oft monartikulären Gelenkbefall. Es sind auch die Zehen häufig befallen. Der Lokalbefund bei der Arthritis psoriatica ist klinisch durch eine diffuse, über die Gelenksgrenzen hinausgehende Schwellung charakterisiert, oft sind Sehnenansätze und Periost in den Entzündungsprozeß mit einbezogen. Es bestehen starke Schmerzen, die Arthritis kann sich auch sehr schnell entwickeln, so daß der im französischen Sprachgebrauch übliche Begriff „pseudo-gouteuse" als Charakterisierung dieser Manifestation einer Arthritis plausibel wird. Die Serumharnsäure ist in Abhängigkeit von Ausdehnung und Aktivität der Hautpsoriasis gelegentlich grenzwertig hoch oder deutlich erhöht. Es muß auch erwogen werden, daß es eine Koinzidenz von Gicht und Psoriasis vulgaris geben kann.

Eine Reihe weiterer *seronegativer (Rheumafaktor-negativer) Arthritiden* können ebenfalls differentialdiagnostische Schwierigkeiten gegenüber einer Gicht bereiten. Zu ihnen ist der *M. Reiter,* die peripheren Arthritiden bei der *Spondylitis ankylosans,* die sog. *reaktiven Arthritiden* nach Infekten mit Salmonellen, Shigellen, Yersinien und die *Arthritiden bei entzündlichen Darmkrankheiten* (M. Crohn, Colitis ulcerosa) zu rechnen. In dieser Gruppe finden wir sehr häufig akute, sehr schmerzhafte Mon- oder Oligarthritiden, vorwiegend der unteren Extremitäten. Der M. Reiter und die Spondylitis ankylosans sind außerdem Krankheiten, die vorwiegend das männliche Geschlecht betreffen. Für die Differentialdiagnose des Zehengelenksbefalls, der besonders beim M. Reiter und der Yersinia-Arthritis häufig auftritt, kann folgende Regel aufgestellt werden: Eine Arthritis eines anderen Zehs als des Großzehs spricht gegen eine akute Gicht; ein Befall der kleinen Zehen kommt bei der Gicht nur in einem späteren Stadium gelegentlich vor. Für die Diagnose bzw. den Ausschluß der erwähnten Rheumafaktor-negativen Arthritiden ist eine anamnestische Befragung bzw. klinische Untersuchung auf eine Reihe von Beschwerden und Erscheinungen erforderlich, die im einzelnen in Tabelle 3 aufgeführt sind. Mit Ausnahme der Arthritiden

Tabelle 3. Aufstellung wichtiger, durch gezielte Anamnesefragen bzw. genaue klinische Untersuchungen zu erhebender Symptome in der Differentialdiagnose der akuten Mon- oder Oligarthritis. (Nach SCHATTENKIRCHNER 1980)

Augenveränderungen	
Konjunktivitis (flüchtig)	M. Reiter
Iritis (Uveitis anterior)	Spondylitis ankylosans, Rezidiv eines M. Reiter, Sarkoidose (selten)
Episkleritis (akute)	Gicht
Hautveränderungen	
Erythema nodosum	Sarkoidose-Arthritis (Löfgren-Syndrom) Arthritis bei Kolitis, reaktive Arthritis
Psoriasis vulgaris	Arthritis psoriatica
Keratoderma blenorrhagicum	Morbus Reiter
Schleimhautveränderungen	
Urethritis mit Ausfluß (spezifisch oder unspezifisch)	M. Reiter
Balanitis circinata	
Ulzera am Gaumen	
Durchfälle	M. Reiter Arthritis bei Kolitis, reaktive Arthritis bei Infekt mit Yersinien, Shigellen, Salmonellen

bei chronisch-entzündlichen Darmkrankheiten weisen die genannten Krankheiten eine sehr hohe Assoziation zu dem Histokompatibilitätsantigen HLA-B27 auf, was ebenfalls diagnostisch gewertet werden kann.

Die *Arthritis bei der akuten Sarkoidose* ist aus zwei Gründen in die differentialdiagnostischen Überlegungen mit einzubeziehen: Sie betrifft sehr häufig, gelegentlich auch einseitig das Sprunggelenk oder das Kniegelenk, sie ist sehr akut, der Lokalbefund zeigt eine Arthritis mit ausgeprägter periartikulärer Schwellung. Das meist entscheidende differentialdiagnostische Kriterium ist ein Erythema nodosum und das Röntgenbild einer bihilären Lymphadenopathie. Die Sarkoidose-Arthritis tritt häufiger beim weiblichen Geschlecht und oft im Anschluß an eine Geburt auf. In einem solchen Fall braucht selbstverständlich ein Gichtanfall differentialdiagnostisch nicht erwogen zu werden. Zu erinnern ist auch an die Ansprechbarkeit der Sarkoidose-Arthritis auf Kolchizin (KAPLAN (1960).

Selbstverständlich muß differentialdiagnostisch auch immer wieder eine Form der *eitrigen Arthritis*, welche die großen und mittelgroßen Gelenke betrifft, erwogen werden. Eine diagnostisch anderweitig nicht zu klärende Monarthritis erfordert jedoch eine diagnostische Gelenkpunktion. Die dann in jedem Fall durchzuführende bakteriologische Untersuchung des Gelenkpunktats läßt das Vorliegen einer eitrigen Arthritis ausschließen bzw. sichern.

Der *Hydrops genus (intermittens)*, eine rein deskriptive Diagnose, kann manchmal deswegen differentialdiagnostische Schwierigkeiten bereiten, weil nach dem Abklingen des akuten Gichtanfalls am Kniegelenk ein fast schmerzloser Hydrops für mehrere Wochen zurückbleibt. Die Frage nach der Entwicklung und dem Ablauf der Kniegelenksschwellung ist daher von entscheidender differentialdiagnostischer Bedeutung. Beim Hydrops genus kommt es oft innerhalb von Stunden zu einer Gelenksschwellung. Die Schmerzen sind jedoch meist nur geringfügig. Häufig klagt der Patient nur über Druckgefühl und Bewegungseinschränkung. Entzündungszeichen sind weder am Gelenk noch humoral vorhanden. Ein Gelenkbefall des Kniegelenkes bei der Gicht ist in der Regel wie jede Gichtarthritis zunächst sehr schmerzhaft.

Ähnlich ist es beim *palindromen Rheumatismus*. Er ist gekennzeichnet durch ein anfallartiges Auftreten von sehr schmerzhaften Mon- oder Oligarthritiden. Häufig beginnt der Gelenkanfall am Nachmittag und entwickelt sich innerhalb weniger Stunden zum Höhepunkt. Befallen werden vorwiegend asymmetrisch große, aber auch kleine Gelenke. Immunologische Veränderungen bzw. Entzündungszeichen im Serum werden nicht gefunden. Nach HENCH u. ROSENBERG (1941) besteht häufig eine Lymphozytose im peripheren Blutbild. Beim palindromen Rheumatismus beobachtet man wie beim Hydrops genus gelegentlich einen Übergang in eine chronische Polyarthritis oder ein völliges Verschwinden nach einigen Jahren. Wenn palindromer Rheumatismus und Gicht differentialdiagnostisch zur Debatte stehen, wird zwangsläufig eine Gelenkpunktion durchgeführt. Nicht immer läßt sich jedoch Gelenkflüssigkeit gewinnen. Außerdem wird aus Mangel an anderen diagnostischen Möglichkeiten auch der Kolchizintest angewandt, der jedoch nur selten eine befriedigende Antwort gibt.

Die *Pseudogicht* oder auch *Arthritiden* bei röntgenologisch festgestellter *Chondrokalzinose* haben klinisch sehr viel mit der Arthritis urica gemeinsam. Es handelt sich um regelrechte Anfälle. Befallen werden allerdings vorwiegend die großen Gelenke. Männer und Frauen im mittleren und höheren Lebensalter sind mit gleicher Häufigkeit betroffen. Bei Verdacht auf Pseudogicht sind Röntgenaufnahmen der Kniegelenke und Handgelenke in zwei Ebenen und der LWS in seitlicher Sicht von großem diagnostischem Wert. Sehr häufig findet sich im Bereich des Gelenkspaltes ein zarter Schleier als Zeichen einer Knorpelverkalkung. Im Kniegelenk und Radiokarpalgelenk findet man gelegentlich, auch ohne daß ein Befall des Gelenkes vorliegt, eine Verkalkung des Meniskus bzw. Faserknorpels. Im Bereich der LWS lassen sich gelegentlich Verkalkungen in den Intervertebralräumen (Diskusverkalkungen) nachweisen. Bei einem Teil der Fälle wird ein Hyperparathyreoidismus oder eine Hämochromatose festzustellen sein. Die einzige sichere diagnostische Klärung geschieht durch eine Gelenkpunktion. Der Nachweis von positiv-doppelbrechenden Kalziumpyrophosphatkristallen unter dem Polarisationsmikroskop, welche von Granulozyten phagozytiert werden, ist für die Diagnose der Pseudogicht spezifisch.

2. Die chronische Gichtarthropathie

Die chronische Gichtarthropathie ist in der Regel eine Spätmanifestation der Gicht, also eine Manifestation der chronischen Gicht bzw. der chronischen tophösen Gicht. Entsprechend der Stadieneinteilung nach BRUGSCH (1930) spricht man auch von der chronischen polyartikulären Gicht.

Während die akute Gicht als Kristall-induzierte Synovitis aufzufassen ist und morphologisch keine Veränderungen an den Gelenken hinterläßt, geht die chronische Gichtarthropathie mit morphologischen Veränderungen an den Gelenkstrukturen einher, welche durch tophöse Ablagerungen bedingt sind. Die pathologisch-anatomischen Veränderungen (s. Abschnitt D) sind durch röntgenologische Untersuchungen erfaßbar. Wenn also „gichttypische" Röntgenveränderungen zu erkennen sind, liegt das Stadium der chronischen Gicht vor.

Die bei der chronischen Gichtarthropathie am häufigsten betroffenen Gelenke sind das meist in einem frühen Stadium rezidivierend befallene Großzehengrundgelenk (Abb. 9), die Ellbogengelenke (Abb. 11), Fingergelenke (Abb. 10) und Kniegelenke (Abb. 12). Seltener kommt es zur Beteiligung der Wirbelsäule (WALLMÜLLER-STRYCKER et al. 1981), der Sakroiliakalgelenke, Akromioklavikulargelenke, Sternoklavikulargelenke, Schulter- oder Kiefergelenke (TALBOTT u. YÜ 1976). Der Befall ist ziemlich regellos, meist finden sich gleichzeitig Tophi

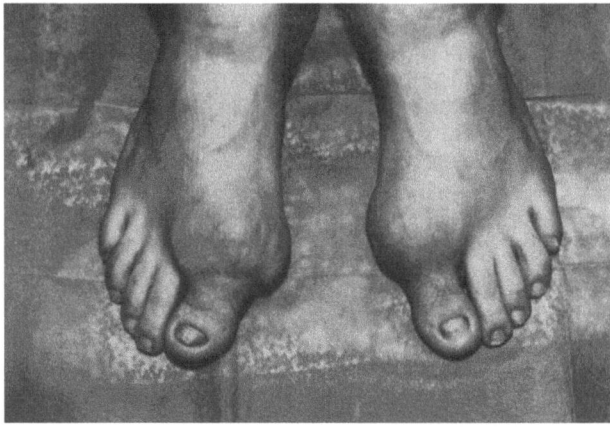

Abb. 9. Chronische Gichtarthropathie mit ausgeprägten Gelenktophi im Bereich beider Zehengrundgelenke. (Prof. Dr. G. BACH, Bayreuth)

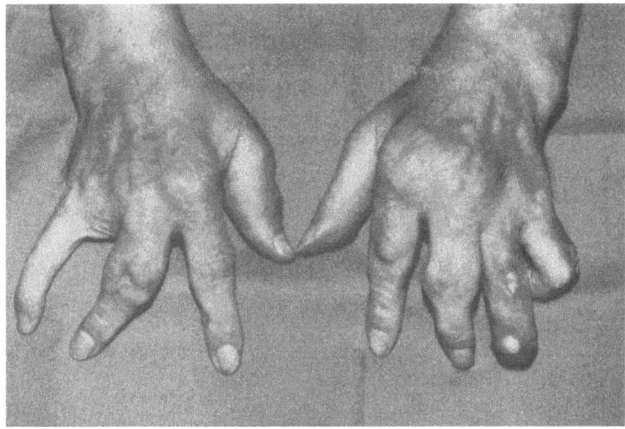

Abb. 10. Exzessive chronische Gicht an beiden Händen mit regellosem Befall verschiedener Fingergrund-, -mittel- und -endgelenke. Massive Tophi im Gelenkbereich subkutan und im Sehnenscheidenbereich. Zustand nach Ulzeration von Tophi. Verlust des 4. Fingers rechts aufgrund superinfizierter ulzerierter Tophi. (Prof. Dr. G. BACH, Bayreuth)

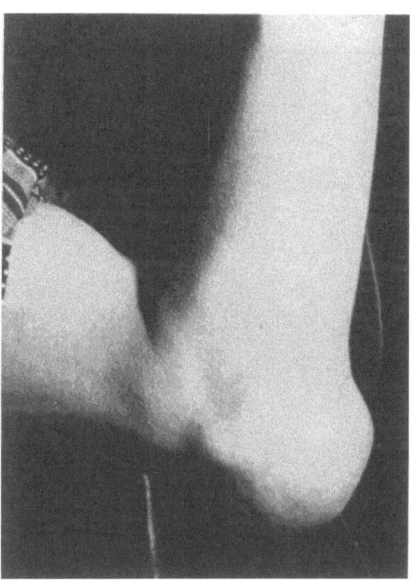

Abb. 11. Chronische Gichtarthropathie mit ausgeprägter Bursitis über dem Ellbogen und Beteiligung des Ellbogengelenkes. (Prof. Dr. N. ZÖLLNER, München)

subkutan, im Sehnenbereich, z.T. sogar mit Exulzerationen. Es kommt schubartig zu attackenartiger Verstärkung der Gelenkbeschwerden. Die Gelenkfunktionen sind meist trotz massiven Befalls erstaunlicherweise wenig beeinträchtigt. Gelenkversteifungen kommen fast nie vor.

Im Röntgenbild zeigen sich zystische Aufhellungen, gelenknahe Destruktionen (Abb. 13). Manchmal sind ganze Gelenke oder Phalangealknochen durch Knochentophi ersetzt (Abb. 14). Sehr häufig sieht man im Röntgenbild auch die Konturen der Weichteiltophi, weil sie neben Harnsäure auch geringe Mengen von Kalziumsalzen enthalten.

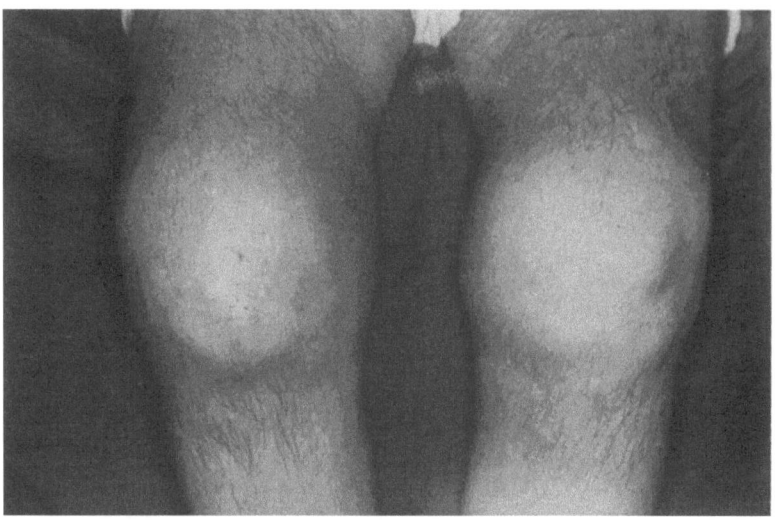

Abb. 12. Beteiligung beider Kniegelenke bei einer chronischen Gichtarthropathie

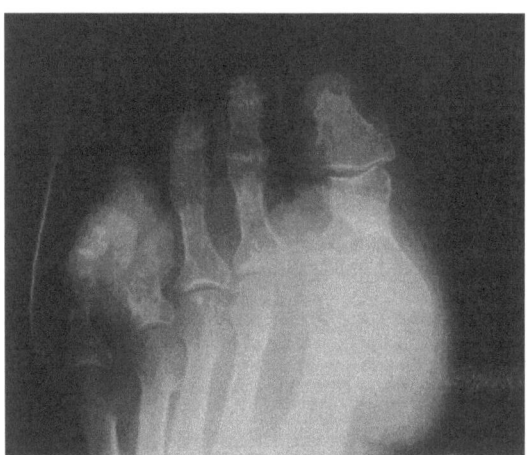

Abb. 13. Röntgenbild eines Vorfußes bei chronischer Gichtarthropathie mit großem Tophus im Großzehengrundgelenksbereich, welcher das gesamte Gelenk zerstört hat. Knochentophus auch in der Grundphalanx des 4. Zehes. (Prof. Dr. G. Bach, Bayreuth, u. Prof. Dr. F. Schilling, Bad Kreuznach)

Vor Einführung der Urikosurika und des Allopurinol entwickelten schicksalhaft etwa 50–60% der Gichtpatienten klinisch oder röntgenologisch nachweisbare Ablagerungen von tophösem Material, entsprechend Manifestationsalter bei Beginn der Krankheit, Schweregrad der Krankheit und Lebenserwartung (Committee of the Am. Rheum. Assoc. 1973). Nach Gamp (1965) dauerte es bis zur Entwicklung einer chronischen Gicht bei der Mehrzahl der beobachteten Fälle mehr als 7 Jahre, ein Drittel der Fälle erreichte dieses Stadium schon nach 5 Jahren Krankheit. Aber auch heute sehen wir erstaunlicherweise immer noch vereinzelt Patienten mit exzessiver chronischer Gicht (Abb. 10). Als Erklärung hierfür läßt sich fast immer eine inkonsequente Behandlung eruieren, denn die Diagnose einer chronischen Gichtarthritis, die sich an eine jahrelange Episode von Gichtanfällen angeschlossen hat, bietet in der Regel keine Probleme.

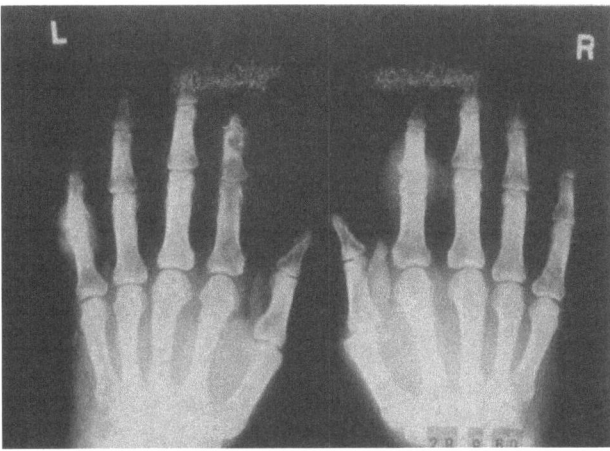

Abb. 14. Röntgenbild beider Hände d.v. bei einer chronischen Gichtarthropathie einer älteren Frau. Tophi und Destruktionen im Fingerendgelenksbereich II links. Im Weichteilschatten ausgeprägte Gelenktophi im Fingermittelgelenksbereich II rechts und V links

Von verschiedenen Autoren wurde immer wieder die Frage aufgeworfen, ob es Gichtarthritiden gäbe, die von Anfang an polyartikulär und chronisch verlaufen. GRAFE (1953) hat für diese Formen den Begriff primär-chronische Gicht geprägt. Auch SCHILLING (1969) sowie MERTZ (1971) kennen solche Verlaufsformen und bezeichnen sie als atypische Gichtformen. Man sollte jedoch auch für solche atypischen Verlaufsformen die diagnostischen Kriterien einer chronischen Gicht, die von GAMP (1965) aufgestellt worden sind, zur Anwendung bringen:
1. äußerlich sichtbare Tophi,
2. röntgenologisch nachweisbare Knochentophi,
3. klinisch manifeste Arthritis urica.

Während MELLINGHOFF u. GROSS (1962) angeben, 20% aller Fälle mit chronischer Gicht hätten einen primär-chronischen Verlauf, können sich LÖFFLER und KOLLER (1955) nicht erinnern, einen einzigen derartigen Fall gesehen zu haben. Auch BÖNI (1965) hat bei all seinen Fällen mit chronischer Gicht ein Vorstadium mit akuten Anfällen eruieren können. GAMP (1965) hat bei 160 Fällen von Gicht nur einmal einen sicheren primär-chronischen Verlauf gesehen. HENCH berichtete 1928 über zwei Fälle von primär-chronischer Gicht unter 100 Gichtpatienten (1951).

Würde man von der o.g. Definition einer chronischen Gicht abweichen und allein einen als Hyperurikämie deklarierten Harnsäurewert im Plasma und eine sonst nicht erklärbare chronische Arthropathie als Kriterien einer chronischen Gichtarthritis bzw. Arthropatia urica chronica gelten lassen, so würde man die Grenzen in ein nebulöses diagnostisches Feld eröffnen. Das geschieht heute allzu oft. Die Gicht wird generell überdiagnostiziert. In der therapeutischen Konsequenz einer unkritischen medikamentösen Senkung der Plasmaharnsäure könnte man eine Parallele zur lange Zeit geübten „Fokalsanierung" bei einer Vielzahl rheumatischer Beschwerdezustände sehen. Etwa 10% aller Patienten mit chronischer Polyarthritis haben nach TALBOTT u. YÜ (1976) eine Hyperurikämie. Zum Teil dürfte diese auch durch die Gabe von Antirheumatika, welche die Harnsäureausscheidung beeinflussen, bedingt sein. Bei den oft übergewichtigen Arthrotikern dürfte dieser Anteil noch höher liegen. Auch bei der Spondylitis ankylosans (RAUCH-JANSSEN u. POHL 1980) sowie beim Morbus Reiter werden häufiger erhöhte Plasmaharnsäurewerte gefunden als in der Normalbevölkerung.

Das Zusammentreffen einer chronischen Gicht und einer chronischen Polyarthritis ist sehr selten. Nach WALLACE et al. (1979) gibt es bis heute nur fünf oder sechs sichere Fälle einer Koexistenz dieser beiden Krankheiten, obwohl dies sehr häufig zu erwarten wäre. Wahrscheinlich schließen sich diese beiden Krankheiten gegenseitig aus.

F. Therapie der Gicht

1. Therapie des Gichtanfalls

Die vom Patienten als unerträglich geschilderten Schmerzen eines Gichtanfalls erfordern eine beherzte, innerhalb von Stunden wirksam werdende medikamentöse Behandlung. WALLACE et al. (1967) fordern als Kriterium des Erfolges einer Anfallsbehandlung eine Beseitigung der Beschwerden bzw. eine entscheidende Besserung innerhalb von 48 h nach Behandlungsbeginn und ein Anhalten des Erfolges über mehr als eine Woche.

Sehr entscheidend für den raschen Behandlungserfolg beim Gichtanfall ist der frühzeitige Einsatz der medikamentösen Therapie. WALLACE (1961) hält einen Verzug der Behandlung von nur wenigen Stunden schon für wesentlich entscheidend bezüglich der Dauer bis zum Wirkungseintritt. Dies gilt insbesondere für den Einsatz des Kolchizins, das seine Wirkung im wesentlichen auf die Granulozytenfunktion bei der Kristallphagozytose ausübt, die nach den heutigen pathogenetischen Vorstellungen des Gichtanfalls am Anfang der entzündlichen Reaktionen steht.

a) Kolchizin

Kolchizin wird wahrscheinlich schon anderthalb Jahrtausende zur Behandlung des Gichtanfalls verwendet (HARTUNG 1954). Auch GARROD (1859) wies vor über hundert Jahren auf die große therapeutische Sicherheit und die Spezifität dieser Substanz hin. Auch heute darf Kolchizin noch als das Mittel der Wahl beim akuten Gichtanfall gelten. Seine Ansprechquote liegt nach Angaben der Literatur zwischen 75 und 95%. Seine Spezifität ist sehr hoch.

Nebenwirkungen treten bei der Kolchizintherapie des Gichtanfalls zwar häufig auf, sie sind z.T. auch lästig, beim richtigen Vorgehen jedoch nie gefährlich. Bekannt sind vor allem die gastrointestinalen Nebenwirkungen wie Durchfälle, Übelkeit, Inappetenz, Bauchschmerzen. Bei der meist kurzfristigen Behandlung sind Schädigungen des Knochenmarks, Blutungen, Neuritiden und Haarausfall nicht zu befürchten. Eine echte Überempfindlichkeit auf Kolchizin ist wohl eine Rarität (MCLEOD u. PHILIPS 1947).

Bei einer Dauergabe von Kolchizin in Dosen von 1–2 mg tgl. über mehrere Monate, die heute zu Beginn einer harnsäuresenkenden Therapie zur Prophylaxe von Rezidivattacken zu empfehlen ist, sind bisher keine ernsten Nebenwirkungen beobachtet worden. Sie kann auch bei Gichtpatienten mit Leberschäden durchgeführt werden.

Die von uns empfohlene Dosierung beim *Gichtanfall* lautet: in den ersten vier Stunden der Behandlung 4 mg insgesamt, also jede Stunde 1 mg, anschließend stündlich 0,5 mg. Es wird dann im allgemeinen fortgefahren bis zur eindeutigen Besserung oder bis zum Eintritt nicht mehr tolerierbarer Nebenwirkungen von Seiten des Gastrointestinaltraktes oder bis zum Erreichen einer Gesamtdosis von 8 mg in den ersten 24 Stunden. Im Falle einer Besserung wird dann schrittweise in den darauffolgenden Tagen reduziert. Zur Verhütung bzw. zur Behandlung von Durchfällen kann gleichzeitig ein symptomatisch wirksames Medikament verabreicht werden.

Die wichtigste Indikation des Kolchizins dürfte heute in der *Gichtanfallprophylaxe* zu sehen sein. Hierzu ist eine tägliche Dosis von $2 \times 1/2$ mg ausreichend.

b) Nichtsteroidale Antirheumatika

Grundsätzlich sind alle nichtsteroidalen Antirheumatika zur Behandlung des Gichtanfalls geeignet. Im allgemeinen sind allerdings 2–3fach höhere Tagesdosen als in der Behandlung anderer arthritischer Krankheiten erforderlich. Besondere Bedeutung in dieser Gruppe von Medikamenten haben Phenylbutazon (KUZELL et al. 1955) und Indometacin (SMYTH et al. 1963) erreicht (Näheres über nichtsteroidale Antirheumatika s. Abschnitt F.1.a).

c) Kortikosteroide und ACTH

Bei sog. inveterierten Gichtanfällen oder bei Kontraindikationen gegen Kolchizin oder nichtsteroidalen Antirheumatika kann es notwendig sein, Kortikosteroide oder ACTH anzuwenden. Kortikosteroide können u.U. auch intraartikulär appliziert werden. Die Wirkung ist prompt und zuverlässig. Die Dosis bei einer systemischen Behandlung beträgt 50 mg Prednisolon am 1. Tag und absteigende Dosen an den darauffolgenden Tagen oder eine intramuskuläre Injektion eines Depot-ACTH-Präparates an zwei aufeinanderfolgenden Tagen. Die gleichzeitige Durchführung einer Kolchizinprophylaxe in einer Dosis von 1–2 mg täglich ist dabei dringend zu empfehlen, da es sonst nach Abklingen der Hormonwirkung häufig zu Rezidivattacken kommt.

d) Dauertherapie

Das Ziel der Dauertherapie ist die lebenslange Herstellung einer Normourikämie. Nach ZÖLLNER (1980a) sollte der Plasmaharnsäurewert auf etwa 5,5 mg% eingestellt werden. Die Normourikämie ist auch die Voraussetzung für die Normalisierung des Harnsäurepools des Organismus im Laufe von Monaten bis Jahren und damit für eine lebenslange Rezidivfreiheit und für die Verhinderung von Gichtkomplikationen. Die Prognose quoad vitam der frühzeitig erkannten und mit den heutigen Möglichkeiten konsequent behandelten Gicht ist sehr gut.

Prinzipiell gibt es drei Möglichkeiten, die Harnsäure im Plasma und im gesamten Organismus zu vermindern:
1. Einschränkung der Purinzufuhr (diätetische Behandlung),
2. Hemmung der Harnsäurebildung aus den Purinen (Xanthinoxydasehemmer),
3. Vermehrung der Harnsäureausscheidung (Urikosurika).

In den letzten Jahren wurde fälschlicherweise der diätetischen Behandlung zu geringe Bedeutung beigemessen. Die Tatsache, daß die Gicht während des vergangenen Krieges zur vergessenen Krankheit wurde und sich in den darauf folgenden 20 Jahren verzwanzigfacht hat, verdeutlicht den Wert diätetischer Maßnahmen bei dieser Krankheit. Eine Reduktion des Körpergewichtes um 10 kg ohne besondere Einschränkung der Purinzufuhr bewirkt schon eine Reduzierung der Serumharnsäure um 1 mg% (KRIŽEK 1966). Eine Reduzierung der purinreichen Nahrung auf ein vertretbares Maß sowie des Alkoholgenusses kann eine deutliche weitere Senkung des Serumharnsäuregehaltes bewirken. Nach ZÖLLNER (1980a) kommt für Patienten mit Harnsäureausgangswerten bis 8,5 mg% ausschließlich die Diätbehandlung in Frage.

Im Falle der Notwendigkeit einer medikamentösen Behandlung gilt heute Allopurinol als das Mittel der Wahl. Allopurinol und sein Oxydationsprodukt Oxypurinol hemmen das Enzym Xanthinoxydase, welches in den letzten beiden Stufen der Harnsäuresynthese eine Rolle spielt. Therapeutisch sind Dosen von 200–1 000 mg täglich je nach Ausgangswert der Harnsäure erforderlich. Oxypurinol hat eine sehr lange Plasmahalbwertszeit. Deswegen ist eine einmalige tägliche Einnahme der gesamten Allopurinoldosis möglich; Retardpräparationen sind nicht erforderlich.

Im Falle einer Unverträglichkeit von Allopurinol sind Urikosurika (Probenecid, Sulphinpyrazon, Benzbromaronum) indiziert. Da Urikosurika die tubuläre Rückresorption der Harnsäure hemmen, kommt es zu einer verstärkten Harnsäureausscheidung durch die Niere. Bei Gefahr von Harnsäuresteinbildung muß dies berücksichtigt werden. Es ist in jedem Falle zu empfehlen, zumindest in den ersten Monaten einer harnsäuresenkenden Therapie mit Urikosurika zum Zwecke einer Steinprophylaxe den Harn medikamentös zu neutralisieren. Die notwendigen Tagesdosen für die einzelnen Urikosurika sind: Probenezid, 1–3 g tgl., Sulphinpyrazon, 150–400 mg tgl., Benzbromaronum, 50–100 mg tgl. Kombinationspräparate von Allopurinol und einem Urikosurikum sind abzulehnen, weil in der Regel jeder Vertreter der beiden Substanzen für sich allein die gewünschte Wirkung erzielen kann und das Risiko zumindest von dosisunabhängigen Nebenwirkungen bei der Gabe von zwei Substanzen größer ist als bei einer Monotherapie. Die Nebenwirkungsgefahren der harnsäuresenkenden Therapie sind jedoch insgesamt gering.

Zu Beginn jeder harnsäuresenkenden Therapie kann es zu Rezidivattacken kommen, deswegen empfiehlt es sich, für die ersten sechs Monate täglich 1 mg Kolchizin zusammen mit der harnsäuresenkenden Therapie zu verabreichen.

In Fällen größerer äußerer Tophi kann gelegentlich eine *operative Therapie* sinnvoll sein. Im allgemeinen gibt es dabei keine Schwierigkeiten bei der Wundheilung. Der Harnsäurepool des Organismus wird z.T. dadurch erheblich entlastet. Es kommt aber auch unter der konservativen Behandlung regelmäßig im Laufe von Monaten bis Jahren zur Rückbildung von tophösen Ablagerungen. *Physikalische Maßnahmen* bei der selten gewordenen chronischen Gichtarthritis mit Beschwerden auf dem Boden degenerativer Gelenkveränderungen sind als zusätzliche Behandlung heute nur noch gelegentlich erforderlich.

Literatur

Arbeitsgemeinschaft „Klassifikation und Nomenklatur" der Deutschen Ges f Rheumatologie (1978) Klassifikation der Erkrankungen des Bewegungsapparates von 1971/75. In: Compendia Rheumatologica, Bd 4. Eular, Basel

Babucke G, Mertz DP (1973) Wandlungen in Epidemiologie und klinischem Bild der primären Gicht zwischen 1948 und 1970. Dtsch Med Wochenschr 96:183–188

Böni A (1965) Gelenkveränderungen bei Harnsäuregicht im Stoffwechsel und degenerativer Rheumatismen. Steinkopff, Darmstadt

Bricout C (1935) L'influence du traumatisme local dans le déterminisme des crises de goutte ou du rhumatisme goutteux. Congrès de la goutte et de l'acide urique (Kongressbd) 242–244, Vittel

Brugsch T (1930) Die Gicht. In: Lehrbuch der inneren Medizin. Urban & Schwarzenberg, Wien

Committee of the American Rheumatism Association (1973) Primer on the rheumatic diseases. Supplement to gout. JAMA 224:757–766

Decker JL, Lane JL (1959) Gouty arthritis in Filipinos. N Engl J Med 261:805–808

Dunn JP, Brooks GW, Mausner J, Rodnan GP, Cobb S (1963) Social class gradient of serum uric acid levels in males. JAMA 185:431–437

Fischer E (1907) Untersuchungen in der Puringruppe. Springer, Berlin

Folin O, Denis W (1913) A new (colorimetric) method for the determination of uric acid in blood. J Biol Chem 13:469–475

Freudweiler M (1899) Experimentelle Untersuchung über das Wesen der Gichtknoten. Dtsch Arch Klin Med 63:266–335

Gamp A (1965) Gelenkveränderungen bei Harnsäuregicht. In: Stoffwechsel und degenerativer Rheumatismus. Steinkopff, Darmstadt

Garrod AB (1859) The nature and treatment of gout and rheumatic gout. Walton & Maberly, London

Garrod AE (1931) The inborn factors in disease: An essay. Oxford University Press (Clarendon), London New York

Grafe E (1953) Die Gicht. Dtsch Med Wochenschr 78:867–871

Grahame R, Scott JT (1970) Clinical survey of 354 patients with gout. Ann Rheum Dis 29:461–468

Griebsch A, Zöllner N (1973) Normalwerte der Plasmaharnsäure in Süddeutschland. Vergleich mit Bestimmungen vor zehn Jahren. Z Clin Chem Clin Biochem 11:346–349

Gröbner W (1980) Harnsäurebildung im Körper. In: Zöllner N (Hrsg) Hyperurikämie und Gicht, Bd 1. Springer, Berlin Heidelberg New York

Gutman AB, Yü T-F (1951) Benemid in chronic gouty arthritis. Trans Assoc Am Physicians 64:279–288

Hadler NM, Franck WA, Bress NM, Robinson DR (1974) Acute polyarticular gout. Am J Med 56:715–719

Hall AP, Barry PE, Dawber TR, McNamara PM (1967) Epidemiology of gout and hyperuricemia. A long-term population study. Am J Med 42:27–30

Hartung EF (1954) History of the use of colchicine and related medicaments in gout. Ann Rheum Dis 13:190–200

Healey LA, Bayani-Siosen PSP (1971) A defect in the renal excretion of uric acid in Filipinos. Arthritis Rheum 14:721–726

Hench PS (1951) Gout and gouty arthritis. In: Cecil-Loeb, textbook of medicine, 9th edn. Saunders, Philadelphia

Hench PS, Rosenberg EF (1941) Palindromic rheumatism. Proc Mayo Clin 16:808–813

Kaplan H (1960) Sarcoid arthritis with response to colchicine. N Engl J Med 263:778–781

Kellermeyer RW (1968) Hageman factor and acute gouty arthritis. Arthritis Rheum 11:452–459

Křížek V (1966) Serum uric acid in relation to body weight. Ann Rheum Dis 25:456–458

Kuzell WC, Schaffarzick RW, Naugler EW, Koets P, Mankle EA, Brown B, Camplin B (1955) Some observations on 520 gouty patients. J Chron Dis 2:645–669

Lockie LM (1939) A discussion of a therapeutic test and a provocative test in gouty arthritis. Ann Intern Med 13:755–760

Löffler W (1980) Harnsäurekonzentration in Serum und Gewebe. In: Zöllner N (Hrsg) Hyperurikämie und Gicht, Bd 1. Springer, Berlin Heidelberg New York

Löffler W, Koller F (1955) Die Gicht. In: Handbuch der Inneren Medizin, 4. Aufl Bd 7/II. Springer, Berlin Göttingen Heidelberg

Marshall M, Schattenkirchner M (1976) Der akute Gichtanfall. In: Zöllner N, Gröbner W (Hrsg) Handbuch der Inneren Medizin, 5. Aufl Bd VII/3: Gicht. Springer, Berlin Heidelberg New York

McCarty DJ, Hollander JL (1961) Identification of urate crystals in gouty synovial fluid. Ann Intern Med 54:452–460

McLeod JG, Philips L (1947) Hypersensitivity to colchicine. Ann Rheum Dis 6

Mellinghoff CH, Gross RH (1962) Erfahrung über die Gicht, insbesondere über die uricosurische Therapie mit Anturan. Z Rheumaforsch 21:42–46

Mertz DP (1971) Gicht, 1. Aufl Thieme, Stuttgart

Mertz DP (1982) Hallux-rigidus-Arthrose und Gicht. Fortschr Med 100:446–448

Mugler A (1971) Gicht und Trauma. Münch Med Wochenschr 113:617–621

Naff GB, Byers PH (1973) Complement as a mediator of inflammation in acute gouty arthritis. I Studies on the reaction between human serum complement and sodium urate crystals. J Lab Clin Med 81:747–760

Rauch-Janssen A, Pohl W (1980) Sekundäre Hyperuricaemie und Gicht – Komplikationen der Spondylitis ankylosans. Verh Dtsch Ges Rheum 6:460–463

Rosenthale MW, Dervinis A, Kassarich J, Sinler S (1972) Prostaglandins and anti-inflammatory drugs in the dog knee joint. J Pharm Pharmacol 24:149–154

Rundles RW, Wyngaarden JB, Hitchings GH (1963) Effects of a xanthine oxidase inhibitor on thiopurine metabolism, hyperuricemia and gout. Trans Assoc Am Physicians 76:126–140

Schattenkirchner M (1980) Diagnose des akuten Gichtanfalls. In: Zöllner N (Hrsg) Hyperurikämie und Gicht, Bd 2. Springer, Berlin Heidelberg New York

Scheele KW (1776) Examen chemicum calculi urinarii. Leipzig, Opuscula 2:73; zit nach Talbott JH (1967) Die Gicht. Hippokrates, Stuttgart

Schilling F (1969) Differentialdiagnose der Gicht, atypische Gicht und Pseudogicht. Therapiewoche 19:245–260

Seegmiller JE, Howell RR (1962) The old and the new concepts of acute gouty arthritis. Arthritis Rheum 5:616–623

Seegmiller JE, Rosenbloom FM, Kelley WN (1967) An enzyme defect associated with a sex-linked human neurological disorder and excessive purine synthesis. Science 155:1682–1684

Smyth CJ, Velayos EE, Amoroso L (1963) A method for measuring swelling of hands and feet. Part II: Influence of a new antiinflammatory drug, indomethacin, in acute gout. Acta Rheum Scand 9:306–322

Sydenham Th (1683) Opuscula omnia. Tractatus de podagra et hydrope. Kettilby G, London (Deutsch in: K Südhoff (Hrsg) Klassiker der Medizin. Barth, Leipzig 1910)

Talbott JH (1967) Die Gicht. Hippokrates, Stuttgart

Talbott JH, Yü LF (1976) Gout and uric acid metabolism. Thieme, Stuttgart

Talbott JH, Bishop C, Norcross BM (1951) The clinical and metabolic effects of Benemid in patients with gout. Trans Assoc Am Physicians 64:372–377

Wallace DJ, Klinenberg JR, Morhaim D, Berlanstein C, Biren C, Gallis G (1979) Coexistent gout and rheumatoid arthritis. Case report and literature review. Arthritis Rheum 22:81–86

Wallace SL (1961) Colchicine: clinical pharmacology. Am J Med 30:439–448

Wallace SL, Bernstein D, Diamond H (1967) Diagnostic value of colchicine therapeutic trial. JAMA 199:525–528

Wallace SL, Robinson H, Masi AT, Decker JL, McCarty DJ, Yü T-F (1977) Preliminary criteria for the classification of acute arthritis of gout. Arthritis Rheum 20:895–900

Wallace SL, Robinson H, Masi AT, Decker JL, McCarty DJ, Yü T-F (1978) Selected data on primary gout. Bull Rheum Dis 29:992–995

Wallmüller-Strycker A, Walther B, Gröbner W, Zöllner N (1981) Zwei seltene neurologische Komplikationen bei Gicht. Verh Dtsch Ges Rheumatol 7:412–413

Wollaston WH (1779) On gout and urinary concretions. London Phil Trans 87:386; zit nach (1973) Primer on the rheumatic diseases. Supplement to JAMA 224:757–766

Yü T-F, Gutman AB (1967) Uric acid nephrolithiasis in gout. Predisposing factors. Ann Intern Med 67:1133–1139

Zöllner N (1959) Gicht. Dtsch Med Wochenschr 84:920–924

Zöllner N (1960) Moderne Gichtprobleme. Ätiologie, Pathogenese, Klinik. Ergeb Inn Med Kinderheilkd 14:321–389

Zöllner N (1967) Diagnostische Maßnahmen bei Gicht. Dtsch Med Wochenschr 92:115–118

Zöllner N (1970) Die Gicht. In: Schoen R, Böni A, Miehlke K (Hrsg) Klinik der rheumatischen Krankheiten. Springer, Berlin Heidelberg New York

Zöllner N (1980a) Zur Frage der Frühdiagnose der Gicht. Therapiewoche 30:5092–5097

Zöllner N (Hrsg) (1980b) Hyperurikämie und Gicht, Bd 2: Diagnose und Differentialdiagnose der Gicht. Springer, Berlin Heidelberg New York

II. Arthropathien bei weiteren metabolischen und ernährungsbedingten Störungen

1. Arthropathie bei Chondrokalzinose

Von

P. Schneider

Mit 11 Abbildungen und 11 Tabellen

Synonyma: Chondrocalcinosis articularis; Gelenkchondrokalzinose, Pseudogicht; Pyrophosphat-Arthropathie; englisch: calcium pyrophosphate dihydrate (CPPD) crystal deposition disease, pseudogout syndrome, pyrophosphate arthropathy, pyrophosphate synovitis; französisch: chondrocalcinose articulaire, arthropathie lors de chondrocalcinose

Die *Chondrokalzinose* (Chk) läßt sich als metabolische Systemerkrankung definieren, die durch Ablagerung von Kalziumpyrophosphatdihydrat-(CPPD-) Kristallen im fibrösen und hyalinen Knorpel sowie Kapselbandapparat der Gelenke und der Wirbelsäule mit und ohne klinische Folgen gekennzeichnet ist. Von einer *primären* (idiopathischen) Form, deren seltene hereditär-familiäre Ausprägung in einigen Erbstudien dokumentiert ist und die meist eine sporadische, im späten Erwachsenenalter zunehmende Manifestation aufweist, kann eine *sekundäre* (symptomatische) Form der Chk abgegrenzt werden, die man in Verbindung mit gewissen endokrin-metabolischen Affektionen (z.B. Hyperparathyreoidismus, Hämochromatose, Hypothyreose u.a.) beobachtet (s. Tabelle 1). Ursache und Entstehung der mikrokristallinen Imprägnation des Knorpels sind bislang ungeklärt.

Erste radiologische und histologische Berichte über Verkalkungen in Menisken und hyalinem Knorpel der Kniegelenke, die mit Wahrscheinlichkeit auf eine Chk deuten, erschienen in den 20er

Tabelle 1. Nosologische Klassifikation der Chondrokalzinose

Primäre (idiopathische) *Chondrokalzinose* Hereditäre (familiäre) Form	*Sekundäre* (symptomatische) *Chondrokalzinose*
	Hyperparathyreoidismus
Tschechoslowakei	Hämochromatose
Chile	Uratgicht
Holland	Hypothyreose
Frankreich	Ochronose
	Morbus Wilson
Sporadische (idiopathische) Form	Hypophosphatasie
	Alter

Jahren (PEARSON u. DAVIN 1921; ISHIDO 1923; WERWATH 1928; BUCHHOLZ 1929; ISRAELSKI u. POLLACK 1930). MÜLLER (1933) und WOLKE (1935) beschrieben polyartikuläre und vertebrale Knorpelverkalkungen, die den klinischen, röntgen- und histomorphologischen Beobachtungen entsprechen, deren nosologische Einheit ZITNAN und SITAJ seit 1957 im Begriff *Chondrocalcinosis articularis* individualisierten (ZITNAN u. SITAJ 1963, 1966, 1976; ZITNAN et al. 1963). Die Identifizierung von CPPD-Mikrokristallen bei Chk gelang zuerst 1962 MCCARTY et al., die in Analogie zur Uratgicht zunächst den klinischen Terminus *Pseudogicht-Syndrom* einführten, um in der Folgezeit ihr pathogenetisches Konzept einer *Kristallablagerungskrankheit* und der *kristallinduzierten Arthropathie (Synovitis)* experimentell zu belegen (MCCARTY u. GATTER 1964; MCCARTY et al. 1966; MCCARTY u. PEPE 1972; MCCARTY u. KOZIN 1975; MCCARTY 1966, 1972, 1976, 1977). Die wegweisenden Arbeiten aus der Tschechoslowakei und den USA wurden in den letzten zwei Jahrzehnten durch zahlreiche systematische Studien aus dem französischen (RAVAULT et al. 1959, 1961, 1965; SERRE et al. 1965; DE SÈZE et al. 1966, 1969; u.a.; *Literaturübersicht* bei RADI et al. 1970; HUBAULT u. TUBIANA 1977 und SANY et al. 1977a), angloamerikanischen (BOCHER et al. 1965; CURREY et al. 1966; MOSKOWITZ u. KATZ 1964a, b, 1967; REGINATO et al. 1970; RUSSELL et al. 1970; BJELLE 1972; RESNICK et al. 1977; u.a.; *Literaturübersicht* bei MCCARTY 1977) und vereinzelt dem deutschen Sprachraum (ASSHOFF et al. 1967; PAVELKA et al. 1969; SCHILLING 1969, 1971a, b; MOHR et al. 1974; ZEIDLER u. LUSKA 1974, 1976) ergänzt, die auch die Beziehungen zwischen Chk und anderen Krankheiten betreffen (*Literaturübersicht* bei HAMILTON 1976; SANY et al. 1977a, b).

Die klinische Manifestation der Chk umfaßt Bilder anfallsartiger Mon-, selten Oligarthritiden (Pseudogicht), chronischer Arthropathien ohne oder mit akut entzündlichen Exazerbationen und einer vor allem im hohen Alter möglichen destruktiven Verlaufsform sowie einer häufig symptomarmen Spondylopathie (s.S. 201 Bd. C).

a) Ätiologie, Pathogenese

Ursache und Entstehung der Präzipitation von CPPD-Kristallen im Knorpel sind bisher nicht geklärt (MCCARTY 1976). Unbeantwortet ist die Frage, ob die Mikrokristallisation Grund oder Folge einer Stoffwechselalteration von Chondrozyten und/oder der Knorpelmatrix ist. In-vitro-Befunde aus Synovia, Knorpelinkubaten und Chondrozytenkulturen lassen eine ursächliche Störung des Metabolismus von anorganischem Pyrophosphat (iPP) intra- und extrazellulär im Knorpelgewebe wahrscheinlich sein (RUSSELL et al. 1970; MCCARTY et al. 1971; HOWELL et al. 1975, 1976a, b, 1979; LUST et al. 1976; RUSSELL 1976). MCCARTY (1972) postuliert einen Mangel an anorganischer Pyrophosphatase (iPPase). Hiermit korrelieren die Beobachtung von GOOD u. STARKWEATHER (1969), die in der Gelenkflüssigkeit von Chk-Kranken eine verminderte iPPase-Aktivität der Glucose-6-phosphotransferase fanden, und Ergebnisse von HOWELL et al. (1976b, 1979), die im Vergleich mit normalem und arthrotischem Gelenkknorpel erniedrigte Werte für alkalische Phosphatasen und ein extrem niedriges Verhältnis von Pyrophosphatase zu alkalischer Phosphatase sowie hohes von AMPase zu alkalischer Phosphatase im Tibiaknorpel-Eluat bei Chk zeigen. JACOBELLI et al. (1978) konnten keinen Unterschied der synovialen iPPase-Aktivität zwischen Patienten mit familiärer oder sporadischer Chk und Kontrollen nachweisen und folgern, daß der hypothetische Enzymdefekt lokal auf Gelenkgewebe begrenzt sei und nicht in der Synovia erscheine. Tabelle 1 zeigt den Versuch einer nosologischen Klassifikation der Chk (SCHNEIDER 1978).

Systemische, laborchemisch faßbare Änderungen im Mineralstoffwechsel und anderen metabolischen Bereichen wurden bei der hereditär-familiären Chk, für die man eine autosomale Genaberration diskutiert, nicht gefunden. Infolge unzureichender Familienstudien bei der sporadischen Form, die den höchsten Prozentsatz an Manifestationen der Chk stellt, lassen sich vermutlich der hereditären Form zugehörige, vor allem heterozygote Fälle nur schwer bestimmen (McCarty 1977).

Die überzufällige Koinzidenz von Chk und gewissen, teils erblichen *endokrin-metabolischen Krankheiten* verweist die Pathogenese der CPPD-Kristallisation auf die Möglichkeiten einer direkten Stoffwechselinteraktion oder einer phänotypischen Ausprägung der Chk durch die Begleitstörung (s. Tabellen 3, 4). Für die Chk bei *Hyperparathyreoidismus* (16,9%; s. Tabellen 5, 6), *Hämochromatose* (33,0%; s. Tabelle 7) und *M. Wilson* (11,7%; Feller u. Schumacher 1972) nimmt man eine lokale CPPD-Anhäufung aus der Beobachtung an, daß in vitro Ca^{++}-, Fe^{++}- und Cu^{++}-Ionen bei neutralem pH die iPPase-Aktivität menschlicher Erythrozyten hemmen (McCarty u. Pepe 1972). Ein Einfluß des Parathormons auf den Pyrophosphatmetabolismus wird diskutiert, da erhöhte PTH-Serumwerte nicht nur bei Hyperparathyreoidismus, sondern auch bei Chk mit Normokalzämie oder mit Hämochromatose nachweisbar waren (Phelps u. Hawker 1973; McCarty et al. 1974). Das gehäufte Vorkommen von Chk bei *Uratgicht* (6,7%; s. Tabellen 8, 9) läßt einen wechselseitigen Einfluß von Urat- und CPPD-Kristallablagerung vermuten (Good u. Rapp 1967; Stockman et al. 1980). Der Effekt der Harnsäure auf den Pyrophosphatstoffwechsel ist nicht geklärt. Die Assoziation von Chk und *Ochronose* (alkaptonurische Arthropathie) ist bisher mit 6 genauen Falldokumentationen belegt (Bywaters et al. 1970; Steiger u. Lagier 1972; Reginato et al. 1973; Rynes et al. 1975). Die Kristallpräzipitation erfolgt wahrscheinlich in der Umgebung von mit ochronotischem Pigment beladenen, degenerativ veränderten Chondrozyten. Pathogenetisches Interesse beansprucht vor allem die Erstbeschreibung von O'Duffy (1970) über eine Kombination von Chk mit *Hypophosphatasie*. Der angeborene Mangel alkalischer Phosphatasen, die auch eine iPPase-Aktivität zeigen (Russell 1965, 1976), bei dieser seltenen autosomal rezessiven Enzymopathie läßt hier Befunde einer erhöhten renalen Pyrophosphatausscheidung und artikulärer CPPD-Depots verstehen. Bei der primären Chk liegen die Konzentrationen von iPP im Urin und alkalischer Phosphatase in Serum und Synovia im Normbereich. Mehrere Berichte seit 1975 verweisen auf die überzufällige Assoziation von Chk und *Hypothyreose* (Dorwath u. Schumacher 1975; May et al. 1977; Sany et al. 1977a, b; Dux et al. 1979). Sany et al. (1977b) fanden eine Chk in 2,1% von 138 Fällen einer Hypothyreose. Pseudogichtanfälle wurden zumeist nach Beginn der Hormonsubstitution beobachtet. Für die Pathogenese der Kristallpräzipitation werden im Gefolge der Hormonstörung physikochemische Änderungen der Knorpelgrundsubstanz mit Zunahme von Hyaluronaten und eine Beeinflussung des Pyrophosphatmetabolismus diskutiert. Die überzufällige Koinzidenz beider Erkrankungen ist nicht unbestritten (Menkes et al. 1979). Die signifikante Frequenzzunahme der Chk im *hohen Alter*, besonders ab dem 9. Dezennium (23,1%: Mémin et al. 1978; 27,6%: Ellman u. Levin 1975; 32%: Delauche et al. 1977) (s. Tabelle 2), die beim Vergleich entsprechender Altersgruppen ohne Chk nicht mit einer größeren klinischen Arthrosehäufigkeit korreliert, führte zur Überlegung, ob nicht regressive Veränderungen im Altersknorpel per se die CPPD-Kristallisation begünstigen (McCarty 1976).

Neuere kontrollierte Studien lassen entgegen früheren Berichten keine signifikante Korrelation zwischen Chk und *Diabetes mellitus* oder Chk und *Morbus Paget* (Boussina et al. 1975) erkennen. Schmied et al. (1971) fanden in vergleichbaren Altersstufen über 60 Jahren eine Chk bei 5,7% der Diabetiker und 2,2% der Nichtdiabetiker. Auch das Vorkommen von Chk bei *chronischer Polyarthritis* (3,1%) und umgekehrt (3,2%) ist nicht überzufällig (Sany et al. 1977a).

Tabelle 2. Vorkommen der Chondrokalzinose

Autoren (Jahr)	Anatomische Untersuchungen Fallzahl (n)	Nachweis von CPPD-Kristallen in %
	Kniegelenke (Menisken)	
Bennett et al. (1942)	63	4,1
McCarty et al. (1966)	215	3,2
Lagier u. Baud (1968)	320	6,2
Aufdermaur u. Lentzsch (1979)	1060	2,0
Lagier et al. (1979)	5000	1,6
	Zwischenwirbelscheibe	
Lagier u. Wildi (1979)	1000	3,1
Mohr et al. (1979)	2000	4

Autoren (Jahr)	Röntgenologische Untersuchungen Patienten (n)	Durchschnittsalter (Jahre)	CPPD-Verkalkungen in %
Bocher et al. (1965)	455	80	7,0
Serre et al. (1965)	1859	–	0,79
Solnica (1965)	1383	–	0,57
Zinn et al. (1969)	131	65	4,6
Cabanel et al. (1970)	360	>60	6,1
Schmied et al. (1971)	52 (Diabetiker)	66	5,7
	45 (Nichtdiabetiker)	61	2,2
Ellman u. Levin (1975)	58	82,6	27,6
Delauche et al. (1977)	62	85,1	32
Léonard et al. (1977)	272	76	15,8
Mémin et al. (1978)	108	88,4	23,1

Eine definitive Beziehung der Chk mit dem *HLA-System* ist nicht gesichert, obwohl eine Kombination familiärer Fälle mit dem Haplotyp HLA-A2Bw35 vermutet wurde (Nyulassy et al. 1976). Reginato et al. (1979) konnten keinen signifikanten Unterschied in der Verteilung von HLA-A- und HLA-B-Antigenen zwischen Patienten mit familiärer Chk und Gesunden in Chile finden.

Trotz ihrer Heterogenität ist den Affektionen, die mit einer Chk einhergehen, die Beeinflussung des Bindegewebsstoffwechsel gemeinsam; wahrscheinlich stellt das CPPD-Kristall nur „the final common pathway" (McCarty 1972) der zahlreichen Möglichkeiten dieser Stoffwechselstörung dar.

b) Epidemiologie, Heredität

Das Vorkommen von Chk in einer unausgewählten Allgemeinbevölkerung ist bis auf die Mitteilung von Lawrence (1965, zit. nach Currey et al. 1966) über 5 Fälle unter 1 619 Personen über 34 Jahren nicht bekannt. Die in Tabelle 2 aufgeführten Prozentangaben röntgenologischer Studien zeigen eine Spannweite, in der sich die Prävalenz der Chk im Greisenalter ausdrückt. Nach

Tabelle 3. Häufigkeit von Begleiterkrankungen bei 1226 Patienten mit Chondrokalzinose (Sammelstatistik rheumatologischer Universitätskliniken in Frankreich 1977). (Nach SANY et al. 1977a)

Begleiterkrankungen	Fallzahl	%
Hyperparathyreoidismus	49	3,9
Hämochromatose	22	1,7
Uratgicht	50	4
Hyperurikämie (708 Patienten)	74	10,4
Chronische Polyarthritis	36	2,9
Hypothyreose	11	0,8
Diabetes mellitus	68	5,5
Osteochondromatose	4	0,3
Neurogene Arthropathien	5	0,4
Morbus Paget	25	2
Alkaptonurie (Ochronose)	0	0
Morbus Wilson	0	0

Tabelle 4. Häufigkeitsverteilung von Begleiterkrankungen bei sekundärer Chondrokalzinose (132 von 1226 Chk-Patienten: 10,7%; SANY et al. 1977a)

Begleiterkrankungen	Fallzahl	%
Uratgicht	50	37,8
Hyperparathyreoidismus	49	37,1
Hämochromatose	22	16,6
Hypothyreose	11	8,3

Tabelle 5. Häufigkeit der Chondrokalzinose bei Hyperparathyreoidismus

Autoren (Jahr)	Hyperparathyreoidismus Fallzahl	Chondrokalzinose in %
BYWATERS et al. (1963)	19	57,8
VIX (1964)	21	9,5
RAVAULT et al. (1965)	20	5
LIÈVRE u. KURC (1966)	50	14
BLOCH-MICHEL et al. (1966)	12	8,3
RYCKEWAERT et al. (1966)	25	24
DOODS u. STEINBACH (1968)	91	17,5
GENANT et al. (1973)	65	6,1
MALLETTE et al. (1974)	57	8,7
GLASS u. GRAHAME (1976)	35	40
Gesamt	395	16,9

MCCARTY (1977) haben ca. 5% der Erwachsenenbevölkerung beim Tod CPPD-Depots in den Kniegelenken. Er gibt ein annäherndes Verhältnis von einem Patienten mit Arthropathie bei Chk zu 2 Fällen klinischer Uratgicht an. Es besteht keine geographische oder ethnische Bevorzugung der Chk. Ein signifikanter Geschlechtsunterschied gilt nicht als gesichert, auch wenn im hohen Alter Frauen wegen des größeren Anteils am Untersuchungsgut mehrerer Serien (Bo-

Tabelle 6. Häufigkeit des Hyperparathyreoidismus bei Chondrokalzinose

Autoren (Jahr)	Chondrokalzinose Fallzahl	Hyperparathyreoidismus in %
GATTER u. MCCARTY (1963)	30	6,6
TWIGG (1964, zit. nach SANY et al. 1977a)	18	11,1
SOLNICA et al. (1966)	36	11,1
CURREY et al. (1966)	35	5,7
SKINNER u. COHEN (1969)	18	5,5
MCCARTY (1972)	238	7,1
TALON et al. (1973)	32	3,1
SANY et al. (1977b)	140	2,1
Gesamt	547	5,8

Tabelle 7. Häufigkeit der Chondrokalzinose bei Hämochromatose

Autoren (Jahr)	Fallzahl Hämochromatose (primäre und sekundäre Formen)	Chondrokalzinose in %
DE SÈZE et al. (1964)	24	29,1
DELBARRE (1964)	6	25
SANY (1965)	16	6,25
DU LAC et al. (1967)	17	17,6
HAMILTON et al. (1968)	32	37,5
DORFMANN (1968)	32	34
DORFMANN et al. (1969)	54	24
DYMOCK et al. (1970)	63	39,6
Gesamt	244	33,0

CHER et al. 1965; BENSASSON et al. 1975a, b; LÉONARD et al. 1977 u.a.) häufiger betroffen erscheinen; die Verteilung Mann/Frau beträgt 1,48/1 nach MCCARTY (1972). In einer Untersuchung über 1226 Fälle von Chk beziffern SANY et al. (1977a) die Häufigkeit der sekundären Form auf 10,7%. Eine Zusammenstellung der Literaturangaben über das wechselseitige Vorkommen von Chk mit Hyperparathyreoidismus, Hämochromatose, Gicht und weiteren Krankheiten findet sich in den Tabellen 3–9.

Vier ausführliche Familienstudien dokumentieren bisher die hereditäre Form der Chk, für die ein autosomal dominanter Erbmodus anzunehmen ist (Tabelle 10). Nur in der tschechoslowakischen Serie wurde eine Korrelation mit dem Haplotyp HLA-A2Bw35 des HLA-Systems gefunden.

c) Pathologie

Die Kristallablagerungen im hyalinen Gelenk- und Faserknorpel sowie Gelenkkapselgewebe bei Chk lassen sich durch Analyse in der Röntgenstreukammer (Röntgenstrahlenbeugung) definitiv als Kalziumpyrophosphatdihydrat-(CPPD-)Kristalle ($Ca_2P_2O_7 \cdot 2\,H_2O$) identifizieren (LAGIER et al. 1966;

Tabelle 8. Häufigkeit der Chondrokalzinose bei Uratgicht

Autoren (Jahr)	Fallzahl Uratgicht	Chondrokalzinose in %
Dodds u. Steinbach (1966)	31	32,2
Good u. Rapp (1967)	43	9,3
N'Guon (1969)	140	5
Rech (1970)	100	13
Sany et al. (1977a)	311	2,8
Stockman et al. (1980)	138	5,8
Gesamt	763	6,7

Tabelle 9. Häufigkeit der Uratgicht bei Chondrokalzinose

Autoren (Jahr)	Chondrokalzinose Fallzahl	Uratgicht in %
Currey et al. (1966)	35	8,5
De Sèze et al. (1966)	45	0
Skinner u. Cohen (1969)	18	5,5
Webb (1970, zit. nach Sany et al. 1977a)	17	5,8
Radi et al. (1970)	45	11,1
Rech (1970)	44	15,9
McCarty (1972)	238	5
Moskowitz u. Garcia (1973)	43	2,3
Bensasson et al. (1976)	37	5,4
Sany et al. (1977a)	1226	3,8
Gesamt	1748	4,6

Tabelle 10. Kennzeichen der hereditär-familiären Chondrokalzinose

Populationsgruppe Fallzahl	Erbmodus	Männliche Vererbungsform	Verlaufsform der Arthropathie	Beziehung zu HLA-System	Metabolische Begleitaffektion
Slowakei: 24 (Valsik et al. 1963; Zitnan u. Sitaj 1976)	?	nein	schwer	HLA-A2 Bw35	nein
Chile: 47 (Reginato 1976; Reginato et al. 1979)	autosomal dominant	ja	schwer	nein	nein
Holland: 22 (van der Korst et al. 1974, 1976)	autosomal dominant	ja	leicht	nein	nein
Elsaß: 33 (Gaucher et al. 1977b)	autosomal dominant	ja	leicht	nein	nein

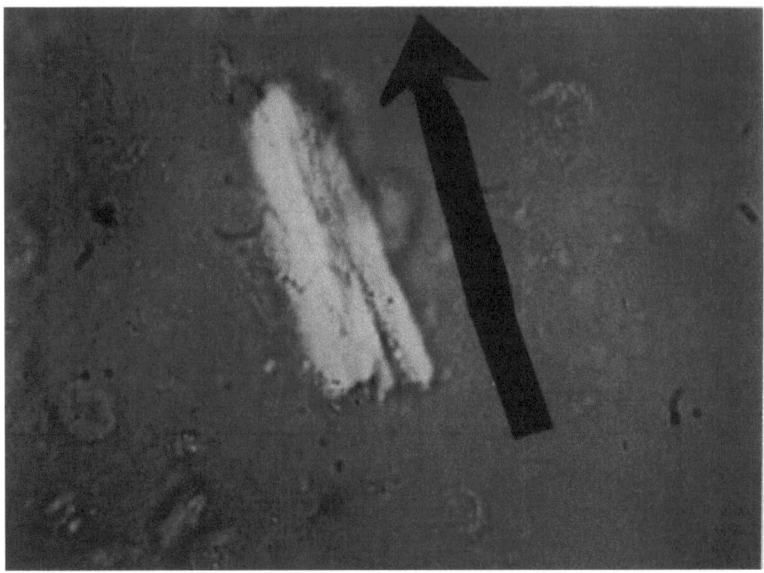

Abb. 1. Kalziumpyrophosphatdihydrat-(CPPD-)Kristall im polarisierten Licht. Parallel zur Kompensatorachse erscheint das Kristall in seiner Längsachse blau. Polarisator und Analysator im Winkel von 45° zueinander

McCarty 1972; Mohr et al. 1974). Daneben wurden auch Kalziumhydrogenphosphatdihydrat-($CaHPO_4 \cdot 2\ H_2O$-)Kristalle gelegentlich beobachtet (McCarty et al. 1966; Moskowitz et al. 1971; Gaucher et al. 1977a). Im Polarisationsmikroskop mit Kompensator wirken die 3–15 µ großen, stäbchenförmigen (monokline Form) oder rhomboiden (stabilere trikline Form) CPPD-Kristalle gegenüber den stark negativ doppelbrechenden, nadelförmigen Uratkristallen schwach positiv doppelbrechend und erscheinen mit ihrer Längsachse parallel zur Kompensatorachse blau (Abb. 1) (Gatter 1974, 1977).

Die meist symmetrischen, oligo- oder polyartikulären Kalksalzdepots gehen im allgemeinen mit morphologischen Veränderungen einer chronisch degenerativen Arthropathie einher, die am häufigsten in Knie- und Hüftgelenken fortgeschritten sind. Mikrokristalle in der Gelenkhöhle induzieren mengenabhängig eine auch experimentell reproduzierbare (McCarty 1972) akute Entzündungsreaktion (Pseudogichtanfall). Makroskopisch erscheinen im chronischen Stadium die Gelenkstrukturen von diffusen, weißlichen Kalkinkrustationen durchsetzt, die besonders in Arealen erosiver Gelenkknorpelläsionen und aufgefaserter Menisken hervortreten. In der Gelenkbelastungszone ist häufig der kalzifizierte Knorpel bis zum eburnisierten subchondralen Knochen geschwunden (Abb. 2). Die akute Synovitis zeigt ein milchig-trübes, fibrinöses, an Kristallphagozytosen in Granulozyten reiches Exsudat und eine hyperämisch-ödematöse Synovialis mit dichter Zellinfiltration vorwiegend polymorphkerniger Leukozyten (Reginato et al. 1970).

Histologisch sieht man die Kristallpräzipitate, die sich mit Hämatoxylin-Eosin-Färbung deutlich basophil und bei der Kossa-Reaktion schwarz anfärben, als umschriebene Herde ohne zelluläre Reaktion in der Intermediärzone und den oberflächlichen Schichten von histochemisch normalem oder degenerativem Gelenkknorpel in der Umgebung von Fibrillationen. Benachbarte Knorpelzellen

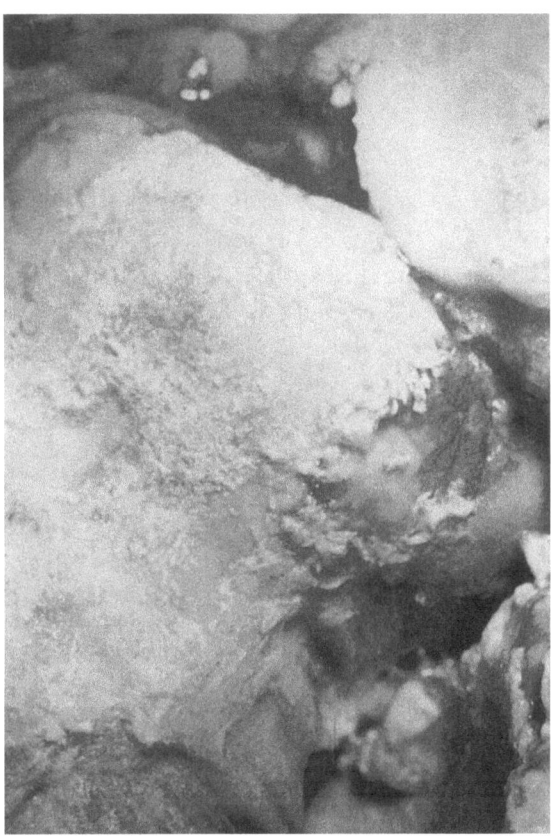

Abb. 2. Kniearthropathie bei Chondrokalzinose. Milchig-flokkige Kalkinkrustation des kondylären Gelenkknorpels, der in intakten Arealen glatt und perlmutterfarben erscheint. Hyperämisch-ödematös verdickte Synovialis[1]

erscheinen häufig intakt und zeigen rasterelektronenmikroskopisch keine intrazellulären Mikrokristalle (MOHR et al. 1974; SCHUMACHER 1968, 1976). Am Faserknorpelgewebe (Menisken, Disken) kommen analoge Veränderungen vor allem entlang Spaltbildungen vor (Abb. 3). Während akut und subakut entzündlicher Phasen zeigt die Synovialmembran eine Proliferation der Deckzellen und Infiltrate von polymorphkernigen Leukozyten und mononukleären Zellen, in denen polarisationsmikroskopisch phagozytierte CPPD-Kristalle nachweisbar sind. Elektronenoptisch erkennt man Kristalle in Phagosomen phagozytierender Synovialdeckzellen (SCHUMACHER 1976). Im chronischen Verlauf werden im Zottenstroma und in tieferen Schichten der Synovialis Kristallablagerungen angetroffen, die entweder von einer entzündlichen Fremdkörperreaktion mit mehrkernigen Riesenzellen, deren Zytoplasma basophile kristalline Einschlüsse enthält, sowie von mononukleären Rundzellinfiltraten umgeben sind oder ohne zelluläre Reaktion in fibrotischem hyalinisiertem Bindegewebe liegen (Abb. 4–6). Die extraartikuläre Manifestation von CPPD-Kristallen wurde von GERSTER et al. (1977) bei Chk-Patienten mit linearen Verkalkungen in Achilles- und Quadrizepssehne sowie Plantarfaszie polarisationsoptisch und kristallographisch gesichert.

---

1 Abbildungen 2–6 mit freundlicher Genehmigung von Prof. Dr. W. MOHR, Abteilung Pathologie der Universität Ulm

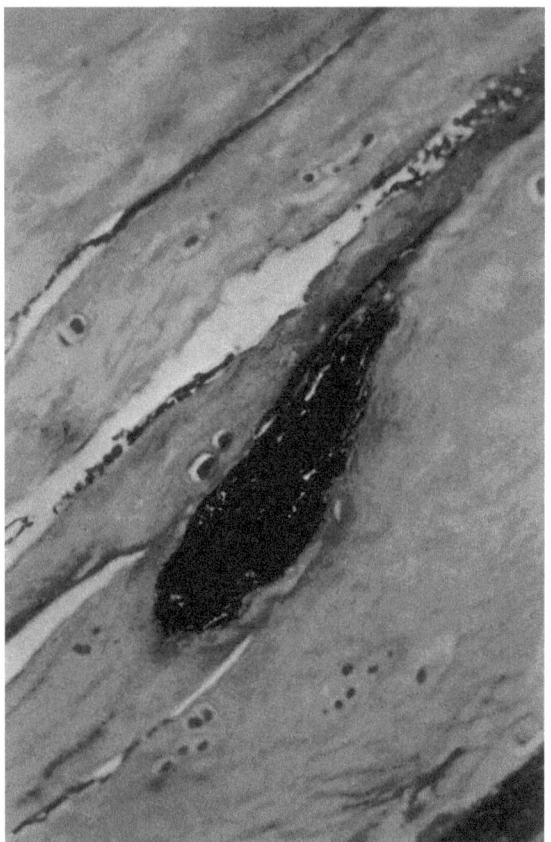

Abb. 3. Kniemeniskusgewebe. CPPD-Depot (Kossa-positive Ablagerungen) im Faserknorpel ohne umgebende zelluläre Reaktion. Kossa-Reaktion. ×220

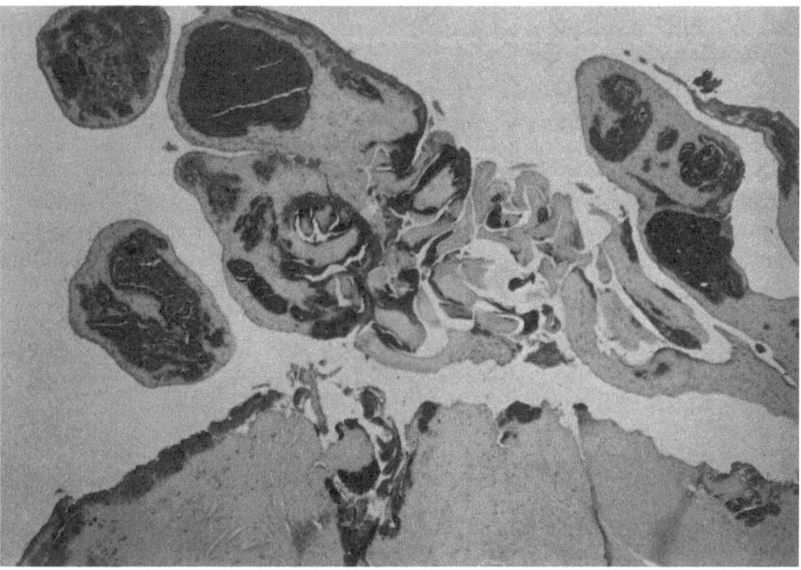

Abb. 4. Gelenkkapselgewebe. CPPD-Kristalldepots unterschiedlicher Größe im Stroma der Synovialzotten. Hämatoxylin-Eosin. ×35

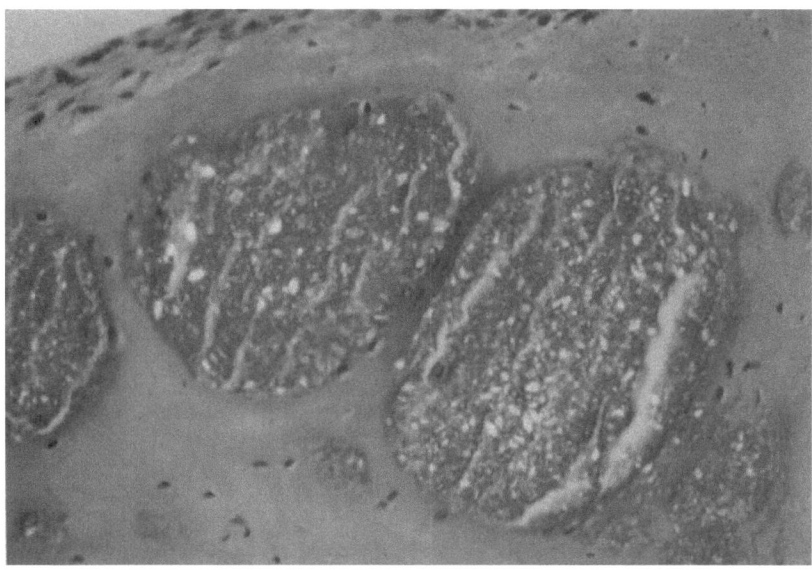

Abb. 5. Gelenkkapselgewebe. Synovialis mit Kristalldepots im polarisierten Licht, Kristalle blau aufleuchtend. Leichte Deckzellenproliferation. Hämatoxylin-Eosin. ×220

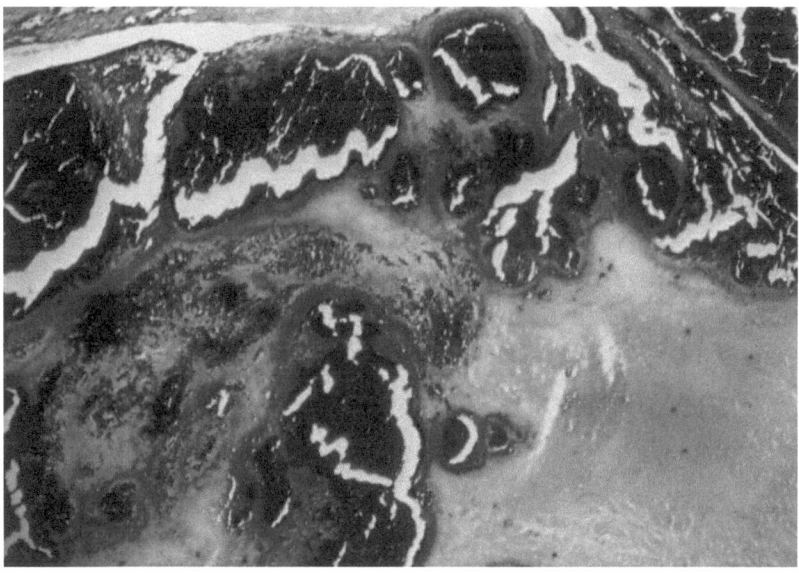

Abb. 6. Gelenkkapselgewebe. Kristallbeete im hyalinisierten Stratum fibrosum ohne zelluläre Reaktion der Synovialis. Kossa-Reaktion. ×220

d) Pathophysiologie

Welche biochemischen Vorgänge speziell im Pyrophosphatstoffwechsel die CPPD-Kristallisation im Knorpel induzieren, ist nicht gesichert. Vermutlich initiale Kristallaggregate treten um Knorpelzellhöfe in der Intermediärzone auf und erscheinen elektronenoptisch in einer feinkörnigen, glykosaminoglykanreichen (intensive Färbung mit Rutheniumrot) Matrix zwischen Kollagenfasern eingebettet (SCHUMACHER 1976). Die Plasmakonzentration und renale Ausscheidung von anorganischem Pyrophosphat (iPP) sowie die Pyrophosphataseaktivität der Erythrozyten liegen bei Chk-Patienten im Normbereich (PFLUG et al. 1969; MCCARTY et al. 1970; RUSSELL et al. 1970), der Plasmawert beträgt nach RYAN et al. (1979a, b) 2,20 µmol $\pm$ 0,22 ohne signifikanten Unterschied zu dem bei Gesunden und Arthrosekranken. Die Befunde machen eine systemische Störung des iPP-Metabolismus unwahrscheinlich (ALTMAN et al. 1973). Die signifikante Erhöhung von iPP in der Synovia, die bei chronischer Chk-Arthropathie ausgeprägter ist als im Pseudogichtanfall, aber auch in Fällen von Uratgicht und Arthrose gefunden wurde (ALTMAN et al. 1973; SILCOX u. MCCARTY 1974), läßt eine *lokale Störung* im Sinne einer *Überproduktion oder Minderung des Abbaus von iPP* diskutieren. LUST et al. (1976) fanden in Chondrozytenkulturen eines Chk-Kranken bei Vergleich mit Arthrosekranken und Gesunden eine erhöhte intrazelluläre iPP-Konzentration, HOWELL et al. (1976b, 1979) eine Erniedrigung alkalischer Phosphatasen und ein extrem niedriges Verhältnis von Pyrophosphatase zu alkalischer Phosphatase im Gelenkknorpeleluat bei Chk. Diese Einzelbeobachtungen bedürfen einer umfassenderen experimentellen Überprüfung. Arthrotischer Gelenkknorpel zeigt gegenüber normalem Erwachsenenknorpel in vitro eine erhöhte iPP-Produktion (HOWELL et al. 1976a). Zwischen dem Arthrosegrad gemäß Röntgenkriterien und der iPP-Konzentration der Synovia besteht eine positive Korrelation. Nach SCHUMACHER (1976) und HOWELL et al. (1979) könnte eine Chondrozytenerkrankung, möglicherweise über Vermittlung membrangebundener Enzyme der Zelloberfläche wie der Adenylzyklase (cAMP; RUSSELL 1976), die Produktion von iPP und Matrixsubstanzen verändern und dadurch die CPPD-Kristallisation auslösen.

In-vivo-Studien von MCCARTY et al. (1979a, b) über die Clearance isotopenmarkierter (^{169}Yb, ^{45}Ca und ^{85}Sr) synthetischer trikliner CPPD-Kristalle in normalen Kaninchengelenken und arthrotischen Humangelenken mit Chk zeigten, daß die Clearance-Halbzeit der injizierten Kristalldosis beim Menschen zwischen 32–99 Tagen lag und im Kniegelenk der Kaninchen bei einer Kristallgröße von 20–50 µ 16–19 Tage betrug; die Clearance-Rate war deutlich von der Kristallgröße abhängig.

Die In-vitro-Beobachtung, nach der für die CPPD-Kristallisation erheblich höhere Konzentrationen von iPP als jene, die gewöhnlich in der Chk-Synovia vorkommen, erforderlich sind (175 mmol/l iPP bei 0,5 mmol/l Mg^{++} und pH 7,4), läßt auch HEARN u. RUSSELL (1980) annehmen, daß in vivo die inzipiente Kristallnukleation im Knorpel abläuft.

Die Freisetzung von CPPD-Kristallen aus intraartikulären Depots in die Gelenkhöhle induziert eine akut entzündliche Reaktion (*Kristallsynovitis*). Die Frage, ob Kristalle in einer mit Kalzium und iPP übersättigten Synovialflüssigkeit in vivo neu entstehen, ist ungelöst. Klinische und experimentelle Befunde stützen die Hypothese (MCCARTY 1976), daß Änderungen im thermodynamischen Gleichgewicht zwischen CPPD-Kristallen und Ca^{++} und P$_2$O$_7^{-4}$ die Kristallausschüttung (Autoinjektion) in den Gelenkspalt bewirken. Ein transienter Abfall von Ca^{++} und die Chelatbindung von P$_2$O$_7^{-4}$ erhöhen die Lösbarkeit

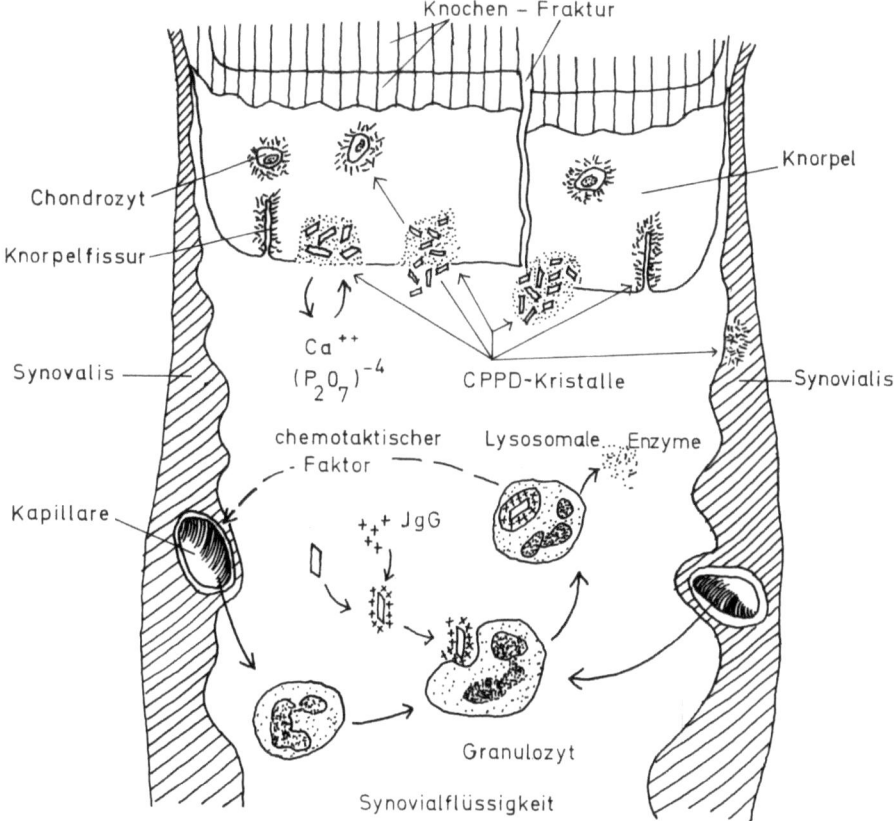

Abb. 7. Pathogenese der mikrokristallinen CPPD-Synovitis

von CPPD-Kristallen aus der Matrix und werden für die Inokulation der akuten Synovitis verantwortlich gemacht, die nach Kniegelenkslavage mit Na-EDTA und Mg^{++}-haltigen Pufferlösungen bei Chk-Patienten auftrat (BENNETT et al. 1976). Pseudogichtanfälle, die nach Operationen, speziell Parathyreoidektomie, aber auch im Gefolge von okklusiven Gefäßkrankheiten und Saluretikagabe gehäuft vorkommen, korrelieren zeitlich mit einer passageren relativen Erniedrigung des Plasmakalziums (BILEZIKIAN et al. 1973; O'DUFFY 1976). Als weitere Auslösemechanismen der Kristallfreisetzung werden mechanische Alterationen der Knorpelarchitektur infolge Trauma, Fehlbelastung, Mikrofrakturen des subchondralen Knochens (BENNETT et al. 1974), eine enzymatische Degradation und metabolische Störungen der Knorpelmatrix diskutiert, so für Pseudogichtanfälle bei pyogener Arthritis, nach Hormonsubstitution bei Chk mit Hypothyreose (MCCARTY 1976) oder im Gefolge einer Eisentherapie (DOHERTY u. DIEPPE 1981). Intrasynovial werden die wahrscheinlich mit Protein, vor allem mit IgG besetzten CPPD-Kristalle von polymorphkernigen Leukozyten und Monozyten phagozytiert, die Rezeptoren für die Fc-Anteile der Immunglobuline besitzen (Abb. 7).

Nach MCCARTY u. KOZIN (1975) stellt der Abbau der Proteinhülle durch Enzyme im Phagolysosom die über Wasserstoffbindungen vermittelte membranolytische Eigenschaft der Kristalle wieder her; sie führt zur Lyse der Phagolysosomen mit Freigabe hydrolytischer Enzyme in das Zytoplasma und das extrazelluläre Milieu bei Zellautolyse. CPPD-Kristalle zeigen im Vergleich mit Uratkristallen in vitro eine schwächere und langsamere Membranolyse, wahrscheinlich wegen ihres größeren Formats (SCHUMACHER et al. 1975), sowie eine geringere Proteinabsorption (KOZIN u. MCCARTY 1976). Analog zum Gichtanfall induzieren Kristalle und lysosomale Enzymfreisetzung bei der akuten CPPD-Synovitis durch Vermittlung des Hageman-Faktors die Aktivierung von Entzündungsmediatoren des Gerinnungs-, Komplement-, Plasmin- und Kininsystems, wobei keines der Systeme allein unerläßlich für die Entzündungsreaktion zu sein scheint. Ein niedermolekularer chemotaktischer Faktor wird nach CPPD-Kristallphagozytose aus polymorphkernigen Leukozyten freigesetzt (PHELPS 1970a, b; TSE u. PHELPS 1970). Die Anwesenheit dieser Zellen ist für den akuten Entzündungsablauf unabkömmlich, der durch experimentelle Leukopenie gehemmt werden kann (PHELPS u. MCCARTY 1966).

Wahrscheinlich werden phagozytierte Kristalle schließlich in der Synovialis inaktiviert. Die Progredienz der chronischen Arthropathie scheint mit zunehmender Matrixdegeneration und Untergang von Chondrozyten im Umfeld größerer Kristalldepots teilweise zusammenzuhängen.

e) Klinik, Diagnose, Differentialdiagnose

α) Klinisches Bild

Die meist symmetrische olig- oder polyartikuläre CPPD-Kristallablagerung ist klinisch asymptomatisch und nur im Röntgenbild faßbar, solange die Knorpelarchitektur intakt bleibt und keine Kristallinjektion des freien Gelenkraums erfolgt. Da sie gewöhnlich von einer progredienten Knorpeldegeneration und einer kristallinduzierten akuten oder chronischen Synovitis begleitet wird, ist es verständlich, daß die klinische Ausprägung der Arthropathie bei Chk ein variables Spektrum und die Kombination degenerativer und entzündlicher Symptome enthalten und folglich die Symptomatik häufiger akuter und chronischer Gelenkaffektionen wie der Gicht, chronischen Polyarthritis und Arthrose nachahmen kann (MCCARTY 1977).

Der Zeitpunkt der Erstmanifestation und der klinische Verlauf sind in Abhängigkeit von der Ausdehnung der Knorpelverkalkungen bei der familiären und sporadischen Form der Chk unterschiedlich. Zumeist mit rezidivierenden Pseudogichtanfällen beginnt die familiäre polyartikuläre Chk am häufigsten in der 3. und 4. Lebensdekade der Patienten und bietet oft einen schweren und progredienten Verlauf (REGINATO et al. 1970; ZITNAN u. SITAJ 1976). Arthritische Erstsymptome erscheinen bei Kranken mit familiärer oligartikulärer Form oder sporadischer Chk überwiegend im 6. und 7. Lebensjahrzehnt; unter 238 Fällen gibt MCCARTY (1972) ein Durchschnittsalter von 57 Jahren (Altersbreite 30–90 Jahre) bei klinischem Beginn an. Eine signifikante Geschlechtsbevorzugung ist nicht gesichert. Nicht alle Gelenke mit radiologisch nachweisbarer Knorpelverkalkung entwickeln eine entsprechende klinische Symptomatik, die zwischen akut entzündlichen Episoden und chronischen Arthralgien wechseln kann. Bei später Erstmanifestation sind progressive und invalidisierende Gelenkveränderungen mit Ausnahme der destruierenden Verlaufsform (Typ F) selten. Das Ausmaß der radiologischen Symptome und der klinischen Erscheinungen kann in der Häufigkeitsverteilung des Gelenkbefalls differieren. Die manifeste Arthropathie bevorzugt meist symmetrisch große Gelenke und befällt fast immer die Kniegelenke; der Häufigkeit nach folgen Sprung-, Hand-, Ellbogen-, Hüft-,

Schultergelenke und seltener Metakarpo-, Metatarsophalangealgelenke sowie proximale Interphalangealgelenke (ZITNAN u. SITAJ 1976). Sternoklavikular- und Kiefergelenke können ebenso wie periartikuläre Sehnenansätze gelegentlich betroffen sein. Chronischer Fersenschmerz und akut rezidivierende Tendinitis achillea bei bioptischem CPPD-Nachweis wurden von GERSTER et al. (1977) beschrieben, Verkalkungen im Ohrknorpel von REGINATO (1976) erwähnt. Bezüglich der axialen Manifestation s. Spondylopathie bei Chk (S. 201, Bd. VI/2 C). Die Variabilität des klinischen Bilds läßt nach MCCARTY (1972, 1977) 6 *Verlaufsformen* (Typ A–F) unterscheiden, die häufig Übergänge ineinander aufweisen können.

Typ A – *Pseudogicht*. Bei rd. 25% der Patienten, vorzugsweise Männern, bietet die Chk eine gichtähnliche Symptomatik, die durch anfallsartige akute Mon-, selten Oligarthritiden meist großer Gelenke, in über die Hälfte der Kniegelenke mit Spontanremissionen und symptomfreien Intervallen charakterisiert ist. Die Intensität der akuten Entzündungszeichen erreicht ihr Maximum in 12–36 Stunden, ist aber allgemein geringer als jene der Uratgicht. Hochentzündliche Attacken können mit schmerzarmen Episoden von Gelenkschwellungen variieren. Der manchmal fieberhafte Pseudogichtanfall wird oft durch Operationen (u.a. Parathyreoidektomie), akute Gefäßverschlüsse, Saluretikainjektionen und posttraumatisch ausgelöst (O'DUFFY 1976) und endet nach durchschnittlich 9 Tagen (Dauer 1 Tag bis 4 Wochen) in einer interkritischen Phase. Der Befall des Großzehengrundgelenks kommt ausnahmsweise vor (Pseudopodagra; REGINATO et al. 1970; MCCARTY 1977) und verweist eher auf die Kombination der Chk mit Uratgicht (s. Tabellen 8, 9). Etwa 20% der Patienten mit Chk haben eine Hyperurikämie (MCCARTY 1976). Die diagnostische Klärung des arthritischen Anfalls erfordert in jedem Fall dieser Konstellation die Kristallanalyse im Gelenkpunktat. Anfälle neigen zu Rezidiven in gleichen Gelenken.

Typ B – *Chronische Polyarthritis-ähnliche Arthropathie* („pseudo-rheumatoide" Arthritis). Eine symmetrisch polyartikuläre Manifestation mit mehrmonatigen entzündlichen Schüben, in die kleine periphere Gelenke einbezogen sind, wird bei etwa 5% der Fälle beobachtet und initial als chronische (rheumatoide) Polyarthritis (c.P.) oft mißdeutet (MOSKOWITZ et al. 1971). Angaben über reduziertes Allgemeinbefinden, Spontanschmerz und Morgensteifigkeit der Gelenke sowie Befunde von chronisch-entzündlichen Synovialverdickungen, schmerzhafter Einschränkung der Gelenkmotilität, Beugekontrakturen und einer BSG-Erhöhung verleiten zur Fehldiagnose der c.P. um so mehr, als ca. 10% der Chk-Patienten positive Tests eines in der Regel niedertitrigen Rheumafaktors zeigen (MCCARTY 1976). Röntgenbild und Kristallnachweis erlauben die diagnostische Abgrenzung. Positive Rheumafaktoren werden in gleichem Prozentsatz auch bei der Uratgicht gefunden. Eine überzufällige Kombination von Chk und c.P. ist nicht bekannt. Progressive Gelenkdeformierungen und Ankylosen wurden bei familiärer Chk beschrieben (REGINATO et al. 1970).

Typ C und D – *Arthroseähnliche Arthropathie* („Pseudo-Arthrose"). Etwa 50% der Chk-Träger entwickeln eine progrediente degenerative Arthropathie, die sich in den klinischen Merkmalen nicht von der mechanischen Symptomatik der genuinen Arthrose unterscheidet (Typ D), in der Hälfte jedoch von anfallsartig oder episodisch entzündlichen Exazerbationen überlagert ist (Typ C). Diese Verlaufsformen kommen häufiger bei Frauen vor und betreffen mit Belastungsschmerz, derber Kapselverdickung, Krepitation und Flexionskontrakturen gewöhnlich bilateral der Reihenfolge nach Knie-, Hand-, Hüft-, Schulter-, Ellbogen- und Sprunggelenke (McCarty 1977). Symmetrisch polyarthrotische Symptome vor allem an oberen Extremitäten verleiten zum Verdacht einer Chk. Gerster et al. (1979) beschrieben ein Karpaltunnelsyndrom bei 8 von 22 Chk-Kranken mit chronischer Arthropathie der Handgelenke. Verläufe mit initialer Pseudogicht münden nicht selten in eine Typ C-Arthropathie.

Typ E – Klinisch *asymptomatische Arthropathie.* Nicht alle Gelenke mit nachweisbarer CPPD-Ablagerung entwickeln eine klinische Manifestation, wenn der Verlauf eine kompensierte Knorpelarchitektur gewährt, während der gleiche Patient in anderen Gelenken akute oder chronische Symptome bieten kann. Wahrscheinlich ist dieser Verlaufstyp häufiger, als Literaturangaben von 5–11% annehmen lassen (Menkes et al. 1976; Okazaki et al. 1976; McCarty 1977).

Typ F – *Destruierende Arthropathie* („pseudoneuropathische" Arthropathie). Ähnlichkeiten mit den neuropathischen Charcot-Gelenken weist eine destruierende Verlaufsform der Chk auf, die ohne neurologische Begleitstörung in den letzten Jahren gehäuft beschrieben wurde (Robinson 1971; Menkes et al. 1973, 1976; Richards u. Hamilton 1974; Gerster et al. 1975a–c, 1976; Villiaumey et al. 1975, 1977). Überwiegend bei Frauen tritt sie in 13,5–37% der Fälle fast ausschließlich im 7.–9. Dezennium auf und zeigt bei drei Viertel der Chk-Kranken eine mon- oder oligartikulären Befall der Knie-, Schulter-, Hüft-, Hand- und Sprunggelenke gemäß Häufigkeitsverteilung. Intensivierung des oft blanden mechanischen Schmerzsyndroms und progredienter, häufig invalidisierender Funktionsverlust kennzeichnen die Gelenksymptomatik, die sich mit intermittierenden pseudogichtigen, teilweise hämorrhagischen Ergüssen, Fehlstellungen und Instabilität durchschnittlich in 1–3 Jahren ausprägt.

β) Röntgenbefunde

In olig- oder polyartikulärer, meist bilateral-symmetrischer Verteilung lassen sich Kalzifikationen zuerst im Faserknorpel, nachfolgend im hyalinen Gelenkknorpel erkennen. An den Menisken in Y-förmiger Konfiguration, erscheinen sie als *körnig-streifige Verdichtungen* in *Gelenkdisken,* Symphyse und Labra glenoidalia, während sie in *parallelem Verlauf* zur *subchondralen Gelenkkontur* eine von dieser abgegrenzte, lineare oder feinpunktierte Zeichnung aufweisen, die häufig auf Profilaufnahmen gut dargestellt ist (Abb. 8) (McCarty u. Haskin 1963). Nach der Mehrzahl der Statistiken (Übersicht bei Genant 1976; Resnick et al. 1977) zeigt die Häufigkeit des Gelenkbefalls folgende Verteilung: Kniegelenke, Symphyse, Handwurzel, Hüft-, Schultergelenke (einschließlich Akromioklavikulargelenke), Ellbogen-, Sprunggelenke, Metakarpo- und Metatarsophalangealgelenke, Interphalangealgelenke. Obwohl qualitativ gleich, ist die Gelenkverkalkung bei familiärer Chk gewöhnlich ausgedehnter und intensiver als bei sporadischer Chk.

Die progrediente Arthropathie ist durch zunehmende, partielle oder globale Gelenkspaltverschmälerung, subchondrale Sklerose und Pseudozysten sowie Abflachung und Verplumpung der Gelenkkonturen („squaring"; Martel et al. 1970) mit marginaler Osteophytose charakterisiert. Neben dieser *degenerativen* Röntgenmorphologie werden *Erosionen der Grenzlamelle, subchondrale Mikrogeoden* und Fragmentationen als typische Elemente für die *metabolische Arthropathie* beschrieben (de Sèze et al. 1969; Dihlmann 1973; Hubault 1976), die eine Unterscheidung von der einfachen Arthrose anbieten können, insbesondere wenn in fortgeschrittenem Stadium Knorpelverkalkungen weniger oder nicht mehr nachweisbar sind. Periartikuläre und kapsuläre Kalkherde vorwiegend

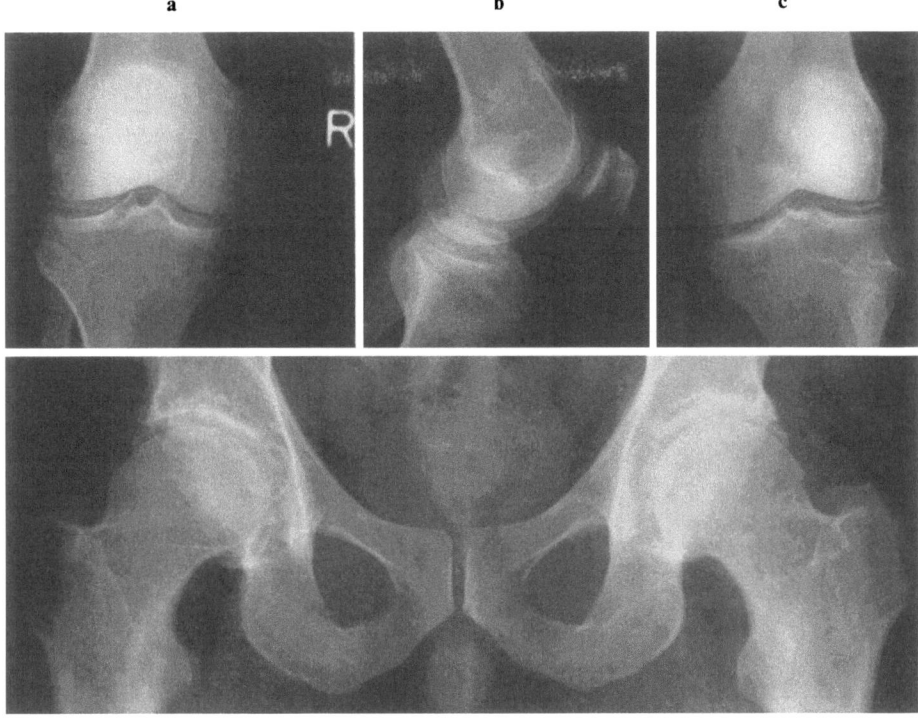

Abb. 8a–d. Kniegelenk rechts. a.-p. **a**, links a.-p. **c** und seitlich **b**, Symphyse und beide Hüftgelenke **d**: Band- und streifenförmige intraartikuläre Verkalkungen parallel zur subchondralen Epiphysenkontur. 45jähriger Patient mit polyartikulärer Chk (G.J./73)

der Hüft-, Schulter- und Ellbogengelenke beobachtet man in ihm mehr als in der Frühphase, an den Kniegelenken häufig eine synoviale Chondromatose und freie Gelenkkörper (Abb. 9 u. 10). Auch ohne Nachweis artikulärer Kalzifikationen begründen die Konstellation und das Befallmuster der Röntgenmerkmale, vor allem bei Lokalisation im Radiokarpal- und Trapezonavikulargelenk (UTSINGER et al. 1975; BENSASSON et al. 1975a, b, 1976), den Verdacht der Chk-Arthropathie und die Suche nach CPPD-Kristallen.

Oft extensive epiphysäre Osteonekrosen, Fragmentationen und Amputationen häufig eines Tibiaplateaus, Humerus- oder Femurkopfes mit Deformierungen und reparativem Knochenumbau und -anbau prägen die destruierende Verlaufsform (GERSTER et al. 1976; VILLIAUMEY et al. 1977) (Abb. 11).

γ) Laboratoriumsbefunde

Die *primäre* Chk bietet keine pathognomonischen *Serum*veränderungen; bei der sekundären Form sind die Kennzeichen der Grundkrankheit maßgeblich. Der Kalziumphosphorstoffwechsel enthält keine systemischen Abweichungen; die Serumkonzentration von anorganischem Pyrophosphat (2,20 µmol ± 0,22; RYAN et al. 1979a, b) und des Parathormons ist normal (LÉONARD et al. 1977). Ein Komplementverbrauch besteht nicht. Eine Hyperurikämie wird bei etwa 20%, ein positiver Rheumafaktor bei 10% der Chk-Kranken angetroffen. Bezie-

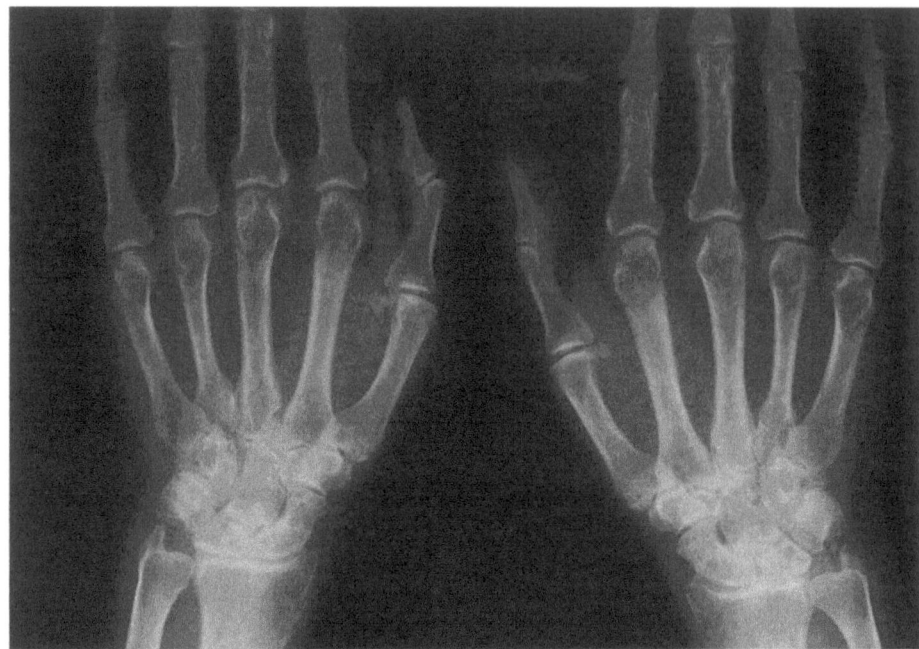
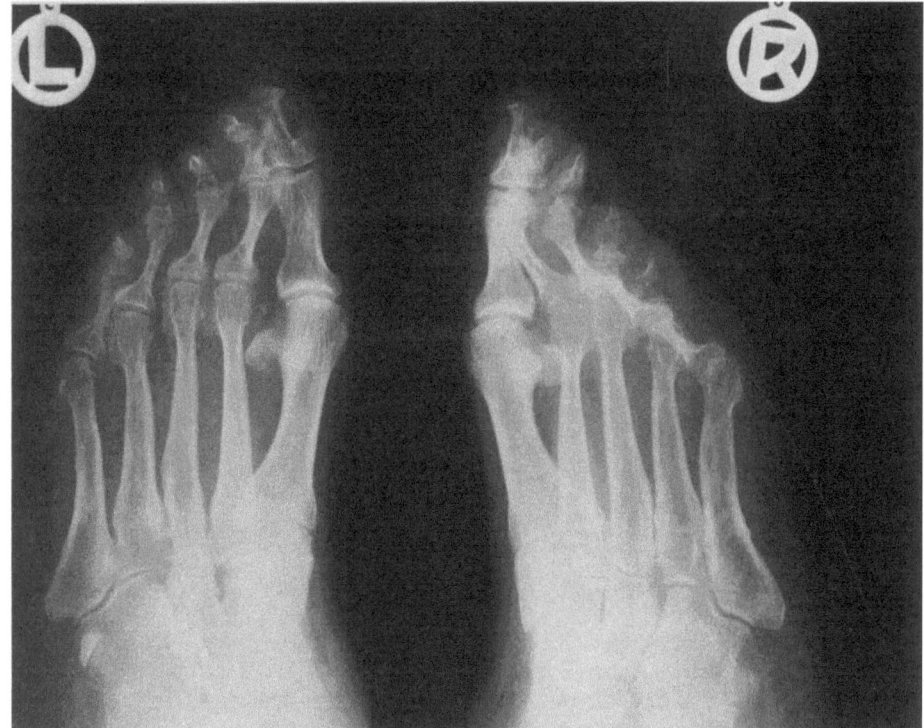

Abb. 9a, b. Beide Hände a.-p. **a** und Vorfüße seitlich **b**: Lineare und schollige Verkalkungen in Knorpel und Gelenkkapsel von Radiokarpal-, Interkarpal-, Finger-, Tarsal- und Zehengelenken. Metabolisch-subchondrale Arthropathie vor allem an Radiokarpalgelenk und Fingergrundgelenken II und III links. 59jährige Patientin mit polyartikulärer Chk (F.M./79)

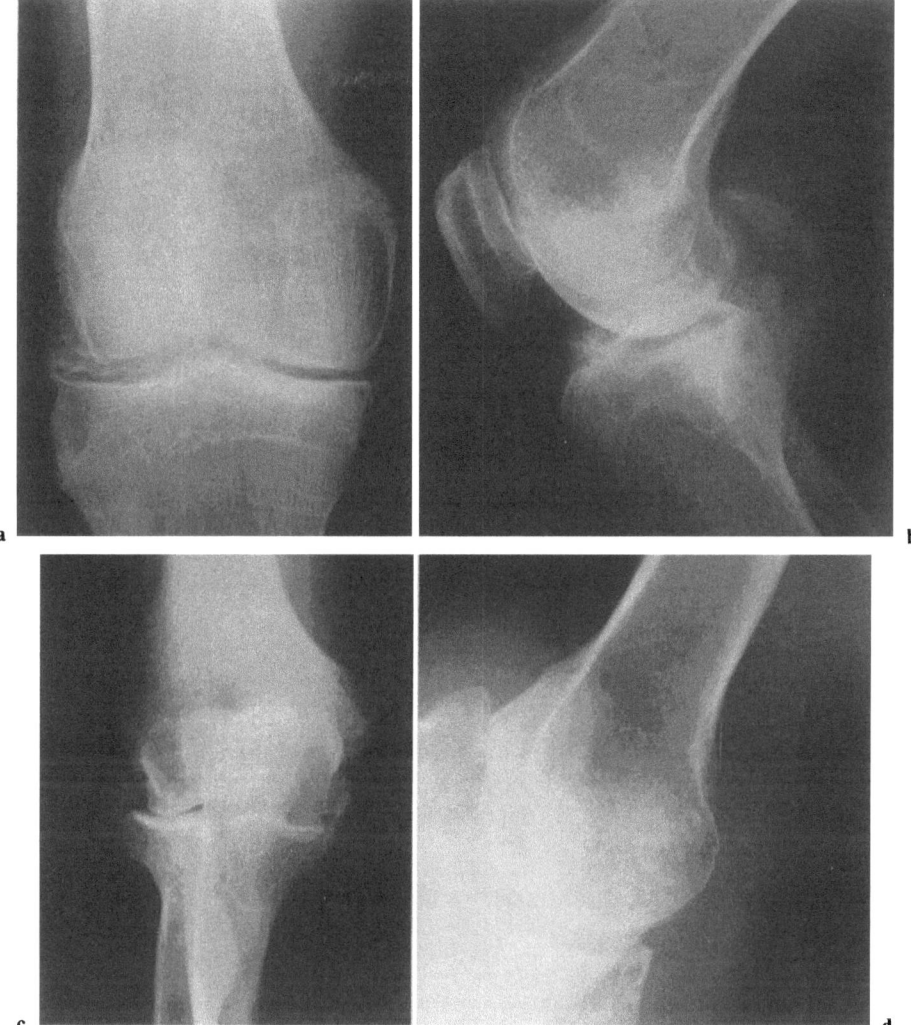

Abb. 10a–d. Rechtes Kniegelenk a.-p. **a** und seitlich **b**, Ellbogengelenk rechts a.-p. **c** und linke Schulter **d**: Fortgeschrittene metabolisch-degenerative Arthropathie mit Chk. Kapsuläre und periartikuläre Kalkimprägnation. 60jähriger Patient mit polyartikulärer Chk (Ö.S./77)

hungen zum HLA-System sind bisher nicht gesichert. Der Pseudogichtanfall zeigt als systemische Reaktion der akuten Entzündung eine BSG-Erhöhung, Leukozytose mit Linksverschiebung und Zunahme der Akute-Phase-Proteine. Humorale Aktivitätszeichen fehlen gewöhnlich bei der chronischen Arthropathie oder sind gering und episodisch.

Die akut entzündliche *Synovialflüssigkeit* erscheint milchig-trüb, minderviskös und enthält durchschnittlich über 20000 Leukozyten/mm^3 mit einem Anteil von mehr als 80% polymorphkernigen Zellen, die zahlreiche Kristallphagozytosen aufweisen. Die CPPD-Mikrokristalle sind im Vergleich mit den meist nadelförmigen Uratkristallen plumper, stäbchenartige oder rhomboide Gebilde, die sich jedoch von diesen nur polarisationsoptisch definitiv unterscheiden lassen; schwach positiv doppelbrechend, erscheinen sie mit ihrer Längsachse parallel

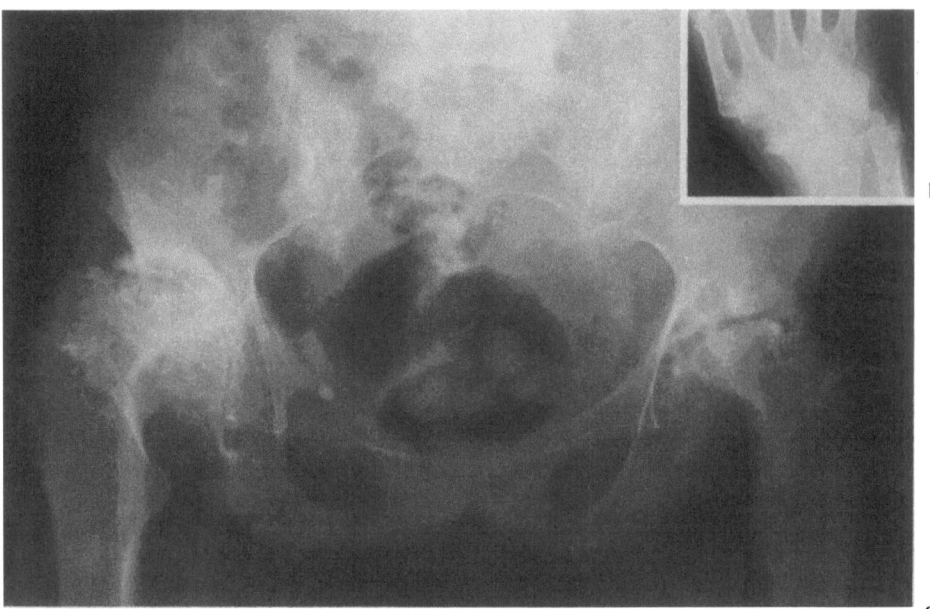

Abb. 11a, b. Beckenübersicht **a** und linke Handwurzel im Ausschnitt **b**: Destruktiv-mutilierende Chk-Coxopathie mit Valgusstellung und Amputation des linken Hüftkopfes. Erosive Läsionen auch am linken Radiokarpalgelenk. 76jährige Patientin mit oligartikulärer Chk (S.K./79)

zum Kompensator blau, während die stark doppelbrechenden Uratkristalle in gleicher Ausrichtung gelb aufleuchten (s. Abb. 1). Die chronische Arthropathie zeigt meist eine Synovia von degenerativem Typ (HÜTTL 1970), in der intra- oder häufiger extrazelluläre Kristalle schwer auffindbar sein können; abhängig von Intensität und Dauer entzündlicher Phasen unterliegen Aussehen, Zellzahl (1 500–20 000/mm^3) und Kristallgehalt großen Schwankungen. Die Konzentration von anorganischem Pyrophosphat ist in nichtentzündlicher Synovia um das 4–8 fache der Norm erhöht (ALTMAN et al. 1973; RUSSELL 1976).

δ) Diagnose

Die Diagnose der Chk-Arthropathie wird durch das Röntgenmerkmal *typischer* intraartikulärer Verkalkungen und/oder die Identifizierung von CPPD-Kristallen gesichert (MCCARTY 1972; Tabelle 11). Isolierte Meniskusverkalkungen, die auch posttraumatisch und bei Kniearthrose vorkommen, erhalten nur mit dem Nachweis einer weiteren Lokalisation der Chk diagnostische Bedeutung. Als Suchmethode haben sich Röntgenaufnahmen der Knie, Hände, Beckenübersicht und Schultern bewährt. Der Abgrenzung einer sekundären Chk dient die orientierende Diagnostik möglicher Grundstörungen (s. Tabelle 1; Kalziumphosphorstoffwechsel, Serum-Eisen, -Kupfer, Thyroxin).

ε) Differentialdiagnose

Die Variabilität der klinischen Manifestationen erfordert eine diagnostische Unterscheidung der Chk-Arthropathie vom heterogenen Spektrum akuter, subakuter und chronischer Mon- oder Polyarthritiden, degenerativer und neuropathischer Arthropathien, die im allgemeinen durch Befunde der polyartikulären

Tabelle 11. Diagnostische Merkmale der Arthropathie bei Chondrokalzinose

- Definitive Identifizierung der CPPD-Kristalle in Synovia oder Synovialis (Punktion, Biopsie) durch Röntgenstrahlenbeugungsanalyse (Röntgenstreukammer) oder Infrarotspektrophotometrie
- Nachweis der CPPD-Kristalle als schwach positiv doppelbrechende, monokline (stäbchenförmige) oder trikline (rhomboide), z.T. phagozytierte Kristalle im kompensierten polarisierten Licht (Polarisationsmikroskopie)
- Radiologischer Nachweis typischer intraartikulärer Kalzifikationen (Punktförmige oder lineare Verkalkungen in Faserknorpel, Gelenkknorpel – parallel zur subchondralen Grenzlamelle – und Gelenkkapsel, besonders mit bilateral-symmetrischer Verteilung)
- Akute, meist anfallsartige Monarthritis, seltener Oligarthritis vor allem der Kniegelenke oder anderer großer Gelenke
- Chronische (progrediente), häufig bilaterale Arthropathie (überwiegend degenerativer Symptomatik) vor allem der Knie-, Hand- und Hüftgelenke mit oder ohne akut entzündliche Exazerbationen

Knorpelverkalkung einfach ist. Die Abklärung einer akuten Monarthritis besonders des Knie- und Handgelenks erlaubt eine definitive Differenzierung zwischen *Pseudogicht- und Uratgichtanfall sowie pyogener Arthritis* nur durch das polarisationsoptisch verschiedene Verhalten phygozytierter CPPD- oder Uratkristalle und einen Erregernachweis im Gelenkpunktat. Das Großzehengrundgelenk, in dem die akute Arthritis urica bei über 50% der Fälle beginnt, ist nur ausnahmsweise Sitz der Pseudogicht. Der Befall von Hüft- und Schultergelenken läßt eine *akute Periarthropathia humeroscapularis* bzw. *coxae* abgrenzen. Eine akut oder subakut mono- oder polyarthritische Symptomatik verlangt auch den Ausschluß eines *Streptokokkenrheumatismus,* eines floriden Beginns der *chronischen (rheumatoiden) Polyarthritis* (c.P.) und *Arthritis psoriatica,* des *Fiessinger-Leroy-Reiter-Syndroms,* einer Gelenkmanifestation der *Spondylitis ankylosans,* vor allem bei Kniesynovitis, und *symptomatischer Arthritiden.* Polytope periartikuläre Weichteilverkalkungen, die Hydroxyapatitkristalle enthalten, kennzeichnen die *Peritendinitis (Polyperiarthritis) calcarea* (SCHILLING 1976; *Hydroxyapatit*-Rheumatismus, AMOR et al. 1977a, b; BAHOUS u. MÜLLER 1979), deren rezidivierende periartikuläre und artikuläre Entzündungsreaktionen die Differentialdiagnose erweitern.

Die *c.P.* zeigt im Vergleich mit der chronischen Chk-Arthropathie von Hand- und Fingergelenken eine gelenknahe Demineralisation sowie progressive, usurierend-deformierende Veränderungen. Die Unterscheidung von genuinen *Arthrosen* vor allem großer Gelenke kann in Spätstadien der Chk-Arthropathie mit Untergang der Knorpelkalzifikation schwierig sein und ist oft nur durch bioptischen Nachweis der CPPD-Kristalle möglich. Der arthrotische Reizerguß erreicht gemeinhin nicht die Entzündungsakuität des Pseudogichtanfalls. Primär degenerative Läsionen entwickeln sich an Gelenken der oberen Extremitäten mit Ausnahme der Fingerpolyarthrose relativ selten. Die oft konstante Indolenz und der intensivere osteolytisch-osteosklerotische Gelenkumbau lassen die *neuropathischen Arthropathien* (Tabes, Syringomyelie) von der *destruierenden* Verlaufsform der *Chk* und primären Arthrose besonders der Hüftgelenke (LEQUESNE u. AMOUROUX 1970; LEQUESNE et al. 1977) abgrenzen. Eine Kombination beider Erkrankungen ist bekannt (JACOBELLI et al. 1973; RONDIER et al. 1977).

f) Therapie

Therapeutische Möglichkeiten, die Entstehung und Progredienz der CPPD-Kristallablagerungen hemmen, sind klinisch nicht gesichert. Versuche mit intraartikulärer Gabe von Natrium-EDTA und Magnesiumsulfat, die in vitro die Löslichkeit von CPPD-Kristallen stark erhöhen, waren unwirksam und lösten Pseudogichtanfälle aus (BENNETT et al. 1976). Ergebnisse über den mineralisationsblockierenden Effekt von Diphosphonaten (Ethidronat) bei Chk liegen bisher nicht vor. Die Therapie von Grundkrankheiten, z.B. Parathyreoidektomie bei Hyperparathyreoidismus, Phlebotomie bei Hämochromatose, ist ohne sicheren Einfluß auf radiologischen und klinischen Verlauf der sekundären Chk (DORFMANN et al. 1969; PRITCHARD u. JESSOP 1977).

Der *symptomatischen Behandlung* des Pseudogichtanfalls und akut entzündlicher Exazerbationen der Chk-Arthropathie dienen Entlastungspunktion der Gelenke, nichtsteroidale Antirheumatika, gelegentlich die systemische oder intraartikuläre Gabe von Steroiden; Kolchizin erweist sich im Gegensatz zur Uratgicht häufig unwirksam. Kälteapplikationen sind vorteilhaft. Die chronischen Verlaufsformen erfordern allgemein die gleichen medikamentösen und physikotherapeutischen Verfahren, die sich im Behandlungskonzept der Arthrosen bewährt haben.

Literatur

Altman RD, Muniz O, Pita C, Howell DS (1973) Microanalysis of inorganic pyrophosphate (PPi) in synovial fluid and plasma. Arthritis Rheum 16:171–178

Amor B, Cherot A, Delbarre F (1977a) Le rhumatisme à hydroxyapatite (la maladie des calcifications tendineuses multiples). I. Étude clinique. Rev Rhum Mal Ostéoartic 44:301–308

Amor B, Kahan A, Cherot A, Delbarre F, Rabaud M, Aubouy G (1977b) Le rhumatisme à hydroxyapatite (la maladie des calcifications tendineuses multiples). II. Étude microscopique-antigène HLA-arthrite expérimentale. Rev Rhum Mal Ostéoartic 44:309–316

Asshoff H, Böhm P, Schoen E, Schürholz K (1967) Klinik der hereditären Chondrocalcinosis articularis. Dtsch Med Wochenschr 92:349–357

Aufdermaur M, Lentzsch S (1979) Die Chondrocalcinose (Pseudogicht) des Kniegelenkmeniskus. Dtsch Med Wochenschr 104:1166–1171

Bahous I, Müller W (1979) Hereditäre Periarthropathia calcarea generalisata. IX. Europ Kongreß für Rheumatologie, Abstract 244, Wiesbaden

Bennett GA, Waine H, Bauer W (1942) Changes in the knee joints at various ages. Commonwealth Fund, New York, p 30, 39

Bennett RM, Mall JC, McCarty DJ (1974) Pseudogout in acute neuropathic arthropathy. A clue to pathogenesis? Ann Rheum Dis 33:563–567

Bennett RM, Lehr JH, McCarty DJ (1976) Crystal shedding and acute pseudogout: an hypothesis based on a therapeutic failure. Arthritis Rheum 19:93–97

Bensasson M, Dorfmann H, Perez-Busquier R, Solnica J, Mery C, Kahn MF, Sèze S de (1975a) Étude radiographique de la main dans 50 cas de chondrocalcinose articulaire primitive. Comparaison avec une série de 100 témoins. Rev Rhum Mal Ostéoartic 42:3–11

Bensasson M, Perez-Busquier M, Sèze S de (1975b) Les formes destructives de la chondrocalcinose articulaire. L'actualité rhumatologique 1974. Expansion Scientifique, Paris, pp 11–19

Bensasson M, Marco JY di, Sèze S de (1976) Devenir de la chondrocalcinose articulaire. Nouv Presse Med 5:141

Bilezikian JB, Aurbach GD, Connor JB, Pachas WN, Aptekar R, Wells SA, Freijanes J, Decker JL (1973) Pseudogout after parathyroidectomy. Lancet I:445–446

Bjelle AO (1972) Morphological study of articular cartilage in pyrophosphate arthropathy (chondrocalcinosis articularis or calcium pyrophosphate dihydrate crystal deposition disease). Ann Rheum Dis 31:449–456

Bloch-Michel H, Richet G, Gorins A, Genuyt J, Bion P (1966) Chondrocalcinose articulaire diffuse au cours d'un hyperparathyroïdisme primaire. Bull Soc Méd Hôp Paris 117:485–495

Bocher J, Mankin HJ, Berk RN, Rodnan GP (1965) Prevalence of calcified cartilage in elderly persons. N Engl J Med 272:1093

Boussina I, Gerster C, Epiney J, Fallet G (1975) A study of the incidence of articular chondrocalcinosis in Paget's disease of bone. Scand J Rheum 5:33–35
Buchholz H (1929) Knie-Meniskusverkalkung im Röntgenbild. Röntgenpraxis 1:888–891
Bywaters EGL, Dixon ASJ, Scott JT (1963) Joint lesions of hyperparathyroidism. Ann Rheum Dis 22:171–187
Bywaters EGL, Dorling J, Sutor J (1970) Ochronotic densification. Ann Rheum Dis 29:563
Cabanel G, Phelip X, Gras JP, Verdier JM (1970) Fréquence des calcifications méniscales et leur signification pathologique. Rhumatology 7:255–262
Currey HLF, Key JJ, Mason RM, Swettenham KV (1966) Significance of radiological calcification of joint cartilage. Ann Rheum Dis 25:295–306
Delauche MC, Stehle B, Cassou B, Verret JM, Kahn MF (1977) Fréquence de la chondrocalcinose radiologique après 80 ans. Rev Rhum Mal Ostéoartic 44:556–557
Delbarre F (1964) Les manifestations ostéo-articulaires de l'hémochromatose. Presse Med 72:2973–2978
Dihlmann W (1973) Gelenke – Wirbelverbindungen. Thieme, Stuttgart
Dodds WJ, Steinbach HL (1966) Gout associated with calcification of cartilage. N Engl J Med 275:745–749
Dodds WJ, Steinbach HL (1968) Primary hyperparathyroidism and articular cartilage calcification. Am J Roentgenol 104:884–892
Doherty M, Dieppe PA (1981) Acute pseudogout: "Crystal shedding" or acute crystallization? Arthritis Rheum 24:954–957
Dorfmann H (1968) Manifestations articulaires de l'hémochromatose. Thèse Médicale, Paris
Dorfmann H, Solnica C, Menza C di, Sèze S de (1969) Les arthropathies des hémochromatoses, Résultats d'une enquête prospective portant sur 54 malades. Sem Hop Paris 45:516–523
Dorwath BB, Schumacher HR (1975) Joint effusions, chondrocalcinosis and other rheumatic manifestations in hypothyroidism. A clinico-pathologic study. Am J Med 59:780–790
Dux S, Pitlik S, Rosenfeld JB (1979) Pseudogouty arthritis in hypothyroidism. Arthritis Rheum 22:1416–1417
Dymock IW, Hamilton EB, Laws JW, Williams R (1970) Arthropathy of haemochromatosis: Clinical and radiological analysis of 63 patients with iron overload. Ann Rheum Dis 29:469–476
Ellman MH, Levin D (1975) Chondrocalcinosis in elderly persons. Arthritis Rheum 18:43–47
Feller R, Schumacher HR (1972) Osteoarticular changes in Wilson's disease. Arthritis Rheum 15:259–266
Gatter R (1977) Use of the compensated polarizing microscope. Clin Rheum Dis 3:91–103
Gatter RA (1974) The compensated polarized ligth microscope in clinical rheumatology. Arthritis Rheum 17:253–255
Gatter RA, McCarty DJ (1963) Pseudogout syndrome. A clinical analysis of 30 cases. Arthritis Rheum 6:271
Gaucher A, Faure G, Netter P, Pourel J, Duheille J (1977a) Identification des cristaux observés dans les arthropathies destructrices de la chondrocalcinose. Rev Rhum Mal Ostéoartic 407–414
Gaucher A, Pourel J, Faure G, Netter P, Peterschmitt J, Cromer R (1977b) Les chondrocalcinoses articulaires diffuses héréditaires. Rev Rhum Mal Ostéoartic 44:589–597
Genant HK (1976) Roentgenographic aspects of calcium pyrophosphate dihydrate crystal deposition disease (pseudogout). Arthritis Rheum 19:307–328
Genant HK, Heck LL, Lanzl LH (1973) Primary hyperparathyroidism. A comprehensive study of clinical, biochemical and radiographic manifestations. Radiology 109:513–524
Gerster JC, Cosendai A, Vischer TL, Fallet GH (1975a) Arthropathies destructrices liées à la chondrocalcinose articulaire diffuse (à propos de 16 cas). Rhumatology 27:335
Gerster JC, Vischer TL, Boussina I, Fallet GH (1975b) Joint destruction and chondrocalcinosis in patients with generalized osteoarthrosis. Br Med J 4:684
Gerster JC, Vischer TL, Fallet GH (1975c) Destructive arthropathy in generalized osteoarthritis with articular chondrocalcinosis. J Rheumatol 2:265
Gerster JC, Vischer TL, Boussina I, Fallet GH (1976) Fréquence de la chondrocalcinose et des arthropathies destructrices dans l'arthrose généralisée. Rhumatology 28:177–181
Gerster JC, Baud CA, Lagier R, Boussina I, Fallet GH (1977) Tendon calcifications in chondrocalcinosis: A clinical, radiologic, histologic, and crystallographic study. Arthritis Rheum 20:717–722
Gerster JC, Lagier R, Schneider C, Boivin G, Saudan Y (1979) Carpal tunnel syndrome in chondrocalcinosis. IXth Euop Congress of Rheumatology, Abstract 241, Wiesbaden

Glass JS, Grahame R (1976) Chondrocalcinosis after parathyroidectomie. Ann Rheum Dis 35: 521–525
Good AE, Starkweather WH (1969) Synovial fluid pyrophosphate phosphohydrolase in pseudogout, gout and rheumatoid arthritis (abstract). Arthritis Rheum 12: 298
Good EA, Rapp R (1967) Chondrocalcinosis of the knee with gout and rheumatoid arthritis. N Engl J Med 277: 286–290
Hamilton E (1976) Diseases associated with CPPD deposition disease. Arthritis Rheum 19: 353–357
Hamilton E, Williams R, Barlow KA (1968) The arthropathy of idiopathic haemochromatosis. Q J Med 37: 171–182
Hearn PR, Russell RGG (1980) Formation of calcium pyrophosphate crystals in vitro: implications for calcium pyrophosphate crystal deposition disease (pseudogout). Ann Rheum Dis 39: 222–227
Howell DS, Muniz O, Pita JC, Enis JE (1975) Extrusion of pyrophosphate into extracellular media by osteoarthritic cartilage incubates. J Clin Invest 56: 1473–1480
Howell DS, Muniz O, Pita JC, Enis JE (1976a) Pyrophosphate release by osteoarthritis cartilage incubates. Arthritis Rheum 19: 488–494
Howell DS, Muniz O, Pita JC, Arsenis Ch (1976b) Preliminary observations on phosphatases in articular cartilages. Arthritis Rheum 19: 495–498
Howell DS, Tenenbaum J, Muniz O, Good A, Schumacher HR (1979) Possible pathogenesis of calcium pyrophosphate deposition disease (CPPD). IXth Europ Congress of Rheumatology, Abstract 237, Wiesbaden
Hubault A (1976) Arthropathies métaboliques. Données récentes dans la maladie de Wilson et l'ochronose. L'actualité rhumatologique, 1975. Expansion Scientifique, Paris, pp 11–24
Hubault A, Tubiana M (1977) Physiopathologie de la chondrocalcinose articulaire. Rev Rhum Mal Ostéoartic 44: 733–744
Hüttl S (1970) Synovial effusion I. Acta Rheumatol Balneol Pistiniana 5, Piestany
Ishido B (1923) Über den Kniegelenksmeniskus. Virchows Arch [Pathol Anat] 244: 429–438
Israelski M, Pollack H (1930) Über Kalkablagerungen in den Kniegelenken und Intervertebralscheiben. Bruns Beitr Klin Chir 150: 476–489
Jacobelli S, McCarty DJ, Silcox DC, Mall JC (1973) Calcium pyrophosphate dihydrate crystal deposition in neuropathic joints. Four cases of polyarticular involvement. Ann Intern Med 79: 340–347
Jacobelli S, Kettlun AM, Sapaghagar M (1978) Inorganic pyrophosphase activity of the synovial fluid. Kinetic and clinical study. Arthritis Rheum 21: 447–452
Korst JK van der, Geerards J (1976) Articular chondrocalcinosis in a dutch pedigree. Arthritis Rheum 19: 405–409
Korst JK van der, Geerards J, Driessens FCM (1974) A hereditary type of idiopathic articular chondrocalcinosis. Survey of a pedigree. Am J Med 56: 307–314
Kozin F, McCarty DY (1976) Protein absorption to monosodium urate, calcium pyrophosphate dihydrate, and silica crystals. Relationship to the pathogenesis of crystal-induced inflammation. Arthritis Rheum 19: 433–438
Lac Y du, Deloux G, Denil R (1967) Arthropathies et chondrocalcinoses au cours des hémochromatoses. Rev Rhum Mal Ostéoartic 34: 758–769
Lagier R, Baud CA (1968) Pathological calcifications of the locomotor system. Position of articular chondrocalcinosis. In: Milhaud G, Owen M, Blackwood HJJ (eds) 5th European Symposium on Calcified Tissues, Bordeaux 1967. Sedes, Paris, pp 109–113
Lagier R, Wildi E (1979) Fréquence de la chondrocalcinose dans une série de 1000 disques intervertébraux excisés chirurgicalement. Rev Rhum Mal Ostéoartic 46: 303–307
Lagier R, Baud CA, Buchs M (1966) Crystallographic identification of calcium deposits as regards their pathological nature, with special reference to chondrocalcinosis. In: Fleish HV, Blackwood HJ, Owen M (eds) 3rd European Symposium on Calcified Tissues, Davos 1965. Springer, Berlin Heidelberg New York, pp 158–182
Lagier R, Baud CA, Schönbörner A (1979) Calcium pyrophosphate dihydrate (CaPPD) and hydroxyapatite (HA) deposits in pathology. IXth Europ Congress of Rheumatology, Abstract 238, Wiesbaden
Léonard A, Solnica J, Cauvin M, Houdent G, Mallet E, Brunelle Ph, Deshayes P (1977) Chondrocalcinose: étude de sa fréquence radiologique et de ses rapports avec l'arthrose. Étude du taux de parathormone. Rev Rhum Mal Ostéoartic 44: 559–564
Lequesne M, Amouroux J (1970) La coxarthrose destructive rapide. Presse Med 78: 1435–1439
Lequesne M, Galetti F, Sèze S de (1977) L'atteinte de la hanche dans 72 cas de chondrocalcinose articulaire. Rev Rhum Mal Ostéoartic 44: 547–554

Lièvre JA, Kurc D (1966) Les manifestations articulaires de l'hyperparathyroïdisme primitif. J Belge Rhumatol Med Phys 21:351–360

Lust G, Nuki G, Seegmiller JE (1976) Inorganic pyrophosphate and proteoglykan metabolism in cultured human articular chondrocytes and fibroblasts. Arthritis Rheum 19:479–487

Mallette LE, Bilezikian JP, Heath EA, Aurbach BD (1974) Primary hyperparathyroidism: clinical and biochemical features. Medicine 53:127–146

Martel W, Champion CK, Thompsen G, Carter TL (1970) A roentgenologically distinctive arthropathy in some patients with the pseudogout syndrome. Am J Roentgenol Radium Ther Nucl Med 109:587–605

May V, Glowinski J, Nezri M (1977) Chondrocalcinose et hypothyroïdie. (2 cas). Rev Rhum Mal Ostéoartic 44:667–670

McCarty DJ (1965) The inflammatory reaction to microcristalline sodium urate. Arthritis Rheum 8:726–735

McCarty DJ (1966) Crystal deposition disease – calcium pyrophosphate. In: Hill AGS (ed) Modern trends in rheumatology. Appleton-Century-Crofts, New York, pp 287–302

McCarty DJ (1972) Pseudogout – articular chondrocalcinosis. Calcium pyrophosphate crystal deposition disease. In: Hollander JL, McCarty DJ (eds) Arthritis and allied conditions 8th edn. Lea & Febiger, Philadelphia, pp 1140–1160

McCarty DJ (1976) Calcium pyrophosphate dihydrate crystal deposition disease – 1975. Arthritis Rheum [Suppl] 19:275–285

McCarty DJ (1977) Calcium pyrophosphate dihydrate crystal disease (pseudogout syndrome) – clinical aspects. Clin Rheum Dis 3:61–89

McCarty DJ, Gatter RA (1964) Pseudogout syndrome (articular chondrocalcinosis). Bull Rheum Dis 14:331–333

McCarty DJ, Haskin M (1963) The roentgenographic aspects of pseudogout (articular chondrocalcinosis): an analysis of 20 cases. Am J Roentgenol 90:1248–1257

McCarty DJ, Kozin F (1975) An overview of cellular and molecular mechanisms in crystal induced inflammation. Arthritis Rheum 18:757–764

McCarty DJ, Pepe PF (1972) Erythrocyte neutral inorganic pyrophosphatase in pseudogout. J Lab Clin Med 79:277–284

McCarty DJ, Kohn NN, Faires JS (1962) The significance of calcium phosphate crystals in the synovial fluid of arthritic patients: the pseudogout syndrome. I. Clinical aspects. Ann Intern Med 56:711–737

McCarty DJ, Hogan JM, Gatter RA, Grossman M (1966) Studies on pathological calcifications in human cartilage. I. Prevalence and types of crystal deposits in the menisci of two hundred fifteen cadavers. J Bone Joint Surg [Am] 48:309–325

McCarty DJ, Pepe PF, Solomon D, Cobb J (1970) Inhibition of human erythrocyte pyrophosphatase activity by calcium, cupric and ferrous ions (abstract). Arthritis Rheum 13:336

McCarty DJ, Solomon SD, Warnock M (1971) Inorganic pyrophosphate concentrations in the synovial fluid of arthritic patients. J Lab Clin Med 78:216–229

McCarty DJ, Silcox DC, Coe F (1974) Diseases associated with calcium pyrophosphate dihydrate crystal deposition. A controlled study. Am J Med 56:704–714

McCarty DJ, Palmer DW, Halverson PB (1979a) Clearance of calcium pyrophosphate dihydrate crystals in vivo. I. Studies using ^{169}Yb labeled triclinic crystals. Arthritis Rheum 22:718–727

McCarty DJ, Palmer DW, James C (1979b) Clearance of calcium pyrophosphate dihydrate crystals in vivo. II. Studies using triclinic crystals doubly labeled with ^{45}Ca and ^{85}Sr. Arthritis Rheum 22:1122–1131

Mémin Y, Monville Cl, Ryckewaert A (1978) La chondrocalcinose après 80 ans. Rev Rhum Mal Ostéoartic 45:77–82

Menkes CJ, Simon F, Chouraki L, Ecoffet M, Amor B, Delbarre F (1973) Les arthropathies destructrices de la chondrocalcinose. Rev Rhum Mal Ostéoartic 40:115–123

Menkes CJ, Simon F, Delrieu F, Forest M, Delbarre F (1976) Destructive arthropathy in chondrocalcinosis articularis. Arthritis Rheum 19:329–348

Menkes CJ, Luton JP, Job C, Chanzy MO, Bricaire H, Delbarre F (1979) Hypothyroidism and chondrocalcinosis. IXth Europ Congress of Rheumatology, Abstract 239, Wiesbaden

Mohr W, Hersener J, Wilke W, Weinland G, Beneke G (1974) Pseudogicht (Chondrokalzinose). Z Rheumatol 33:107–129

Mohr W, Oehler K, Hersener Y, Wilke W (1979) Chondrocalcinose der Zwischenwirbelscheiben. Z Rheumatol 38:11–26

Moskowitz RW, Garcia F (1973) Chondrocalcinosis articularis (pseudogout syndrome). Arch Intern Med 132:87–91

Moskowitz RW, Katz D (1964a) Chondrocalcinosis coincidental to other rheumatic disease. Arthritis Rheum 7:332

Moskowitz RW, Katz D (1964b) Chondrocalcinosis (pseudogout syndrome): a family study. JAMA 188:867–871

Moskowitz RW, Katz D (1967) Chondrocalcinois and chondrocalsynovitis (pseudogout syndrome). Am J Med 43:322–334

Moskowitz RW, Harris BK, Schwartz A, Marshall G (1971) Chronic synovitis as a manifestation of calcium crystal deposition disease. Arthritis Rheum 14:109–116

Müller P (1933) Über Meniskusverkalkung im Kniegelenk. Zentralbl Chir 60:2055–2056

N'Guon C (1969) Contribution à l'étude de l'association chondrocalcinose articulaire diffuse et goutte (à propos de 5 cas). These Medicale, Paris

Nyulassy S, Stefanovic J, Sitaj S, Zitnan D (1976) HL-A System in articular chondrocalcinosis. Arthritis Rheum 19:391–393

O'Duffy JD (1970) Hypophosphatasia associated with calcium pyrophosphate dihydrate deposits in cartilage. Arthritis Rheum 13:381–388

O'Duffy JD (1976) Clinical studies of acute pseudogout attacks: comments on prevalence, predispositions, and treatment. Arthritis Rheum 19:349–352

Okazaki T, Saito T, Mitomo T, Siota Y (1976) Pseudogout: Clinical observations and chemical analysis of deposits. Arthritis Rheum 19:293–305

Pavelka K, Farner C, Böni A, Pylkkänen PO (1969) Beitrag zur Frage der sekundären Chondrokalzinose (Chondrokalzinotisches Syndrom). Z Rheumaforsch 28:270–280

Pearson K, Davin AG (1921) On the sesamoids of the knee joint. Biometrika 13:133–175

Pflug M, McCarty DJ, Kiwahara F (1969) Basal urinary pyrophosphate excretion in pseudogout. Arthritis Rheum 12:228–231

Phelps P (1970a) Appearance of chemotactic activity following intraarticular injection of monosodium urate crystals: effect of colchicin. J Lab Clin Med 76:622–631

Phelps P (1970b) Polymorphnuclear leukocyte motility in vitro. IV. Colchicine inhibition of chemotactic activity formation after phagocytosis of urate crystals. Arthritis Rheum 13:1

Phelps P, Hawker CD (1973) Serum parathyroid hormon levels in patients with calcium pyrophosphate crystal deposition disease (chondrocalcinosis, pseudogout). Arthritis Rheum 16:590–596

Phelps P, McCarty DJ (1966) Crystal induced inflammation in canine joints. II. Importance of polymorphnuclear leukocytes. J Exp Med 124:115–125

Pritchard MH, Jessop JD (1977) Chondrocalcinosis in primary hyperparathyroidism. Influence of age, metabolic bone disease, and parthyroidectomy. Ann Rheum Dis 36:146–151

Radi I, Amor B, Brouilhet H, Delbarre F, Martin E (1970) Chondrocalcinose articulaire primaire. Ses rapports avec le sexe des malades, l'âge des patients au début de l'affection, le diabète. Rev Rhum Mal Ostéoartic. 37:263–279

Ravault P, Vignon G, Lejeune E, Maîtrepierre J (1959) La chondrocalcinose articulaire diffuse. Rev Lyon Med 8:1095–1101

Ravault P, Vignon G, Lejeune E, Maîtrepierre J, Gauthier J (1961) La chondrocalcinose articulaire diffuse (à propos de 6 observations personnelles). J Méd Lyon 42:65–98

Ravault P, Lejeune E, Maîtrepierre J, Gauthier J, Bouvier M, Bertrand JN (1965) La chondrocalcinose articulaire diffuse. Marseille Méd 102:775–785

Rech G (1970) Association dyspurinie-chondrocalcinose articulaire. Thèse Médicale, Paris

Reginato AJ (1976) Articular chondrocalcinosis in the chiloe islanders. Arthritis Rheum 19:395–404

Reginato A, Valenzuela F, Martinez F, Passano G, Daza S (1970) Polyarticular and familial chondrocalcinosis. Arthritis Rheum 13:197–213

Reginato AJ, Schumacher HR, Martinez VA (1973) Ochronotic arthropathy with calcium pyrophosphate crystal deposition. Arthritis Rheum 16:705–714

Reginato AJ, Schiapachasse V, Zmijewski CM, Schumacher HR, Fuentes C, Galdamez M (1979) HLA Antigens in chondrocalcinosis and ankylosing chondrocalcinosis. Arthritis Rheum 22:928–932

Resnick D, Niwayama G, Goergen TG, Utsinger PD, Shapiro RF, Haselwood DH, Wiesner KB (1977) Clinical, radiographic and pathologic abnormalities in calcium pyrophosphate dihydrate deposition disease (CPPD): Pseudogout. Radiology 122:1–15

Richards AJ, Hamilton EBD (1974) Destructive arthropathy in chondrocalcinosis articularis. Ann Rheum Dis 33:196–203

Robinson RG (1971) Calcium pyrophosphate crystal synovitis with articular chondrocalcinosis. 1:153–159

Rondier J, Cayla J, Guiraudon C, Charpentier Y le (1977) Arthropathie tabétique et chondrocalcinose articulaire. Rev Rhum Mal Ostéoartic 44:671–674

Russell RGG (1965) Excretion of inorganic pyrophosphate in hypophosphatasia. Lancet II:461–464

Russell RGG (1976) Metabolism of inorganic pyrophosphate. Arthritis Rheum 19:465–478

Russell RGG, Bisaz S, Fleisch H, Currey HLF, Rubinstein HM, Dietz AA, Boussina I, Micheli A, Fallet G (1970) Inorganic pyrophosphate in plasma, urine and synovial fluid of patients with pyrophosphate arthropathy (chondrocalcinosis, or pseudogout). Lancet II:899–902

Ryan LM, Kozin F, McCarty DJ (1979a) Quantification of human plasma inorganic pyrophosphate. I. Normal values in osteoarthritis and calcium pyrophosphate dihydrate crystal deposition disease. Arthritis Rheum 22:886–891

Ryan LM, Kozin F, McCarty DJ (1979b) Quantification of human plasma inorganic pyrophosphate. II. Biologic variables. Arthritis Rheum 22:892–895

Ryckewaert A, Solnica J, Lanham C, Sèze S de (1966) Les manifestations articulaires de l'hyperparathyroïdisme. Presse Med 74:2599–2603

Rynes RI, Sosman JL, Holdsworth DE (1975) Pseudogout in ochronosis. Report of a case. Arthritis Rheum 18:21–25

Sany J (1965) La chondrocalcinose articulaire diffuse. Thèse Médicale, Montpellier

Sany J, Rosenberg F, Bataille R, Serre H (1977a) Chondrocalcinoses secondaires et associées. Rev Rhum Mal Ostéoartic 44:565–577

Sany J, Rosenberg F, Serre H, Mirouze J (1977b) Chondrocalcinose et hypothyroïdie. Rev Rhum Mal Ostéoartic. 44:579–584

Schilling F (1969) Differentialdiagnose der Gicht, atypischen Gicht und Pseudogicht. Therapiewoche 19:245–260

Schilling F (1971a) Klinik und Therapie der Gicht und deren Abgrenzung von der Pseudogicht. In: Schettler G, Boecker W (Hrsg) Fettsucht – Gicht. Thieme, Stuttgart, S 139–160

Schilling F (1971b) Zur Differentialdiagnose und Anfallstherapie der Gicht und der Pseudogicht. Arzneim Forsch 21:1856–1857

Schilling F (1976) Die Differentialdiagnose der Gicht. In: Zöllner N, Gröbner W (Hrsg) Gicht. Handbuch der Inneren Medizin, 5. Aufl, Bd VII/3. Springer, Berlin Heidelberg New York, S 300–301

Schmied P, Rossum P van, Gabey R (1971) Étude radiologique sur la fréquence de l'association entre la chondrocalcinose et le diabète. Schweiz Med Wochenschr 101:272–276

Schneider P (1978) Chondrokalzinose (Pseudogicht). Eular Bull 7:53–54

Schumacher HR (1968) The synovitis of pseudogout. Electron microscopic observations. Arthritis Rheum 11:426–435

Schuhmacher HR (1976) Ultrastructural findings in chondrocalcinosis and pseudogout. Arthritis Rheum 19:413–425

Schuhmacher HR, Fishbein P, Phelps P, Tse R, Krauser R (1975) Comparison of sodium urate and calcium pyrophosphate crystal phagocytosis by polymorphnuclear leucocytes. Effects of crystal size and other factors. Arthritis Rheum 18:783–792

Serre H, Simon L, Sany J (1965) A propos de la chondrocalcinose articulaire diffuse. Les circonstances étiologiques d'après 30 cas personnellement observés. Rev Rhum Mal Ostéoartic 32:424–430

Sèze S de, Hubault A, Welfling J, Kahn MF, Solnica J (1964) Les arthropathies de hémochromatoses. Hémochromatose et chondrocalcinose articulaire. Leur place dans le cadre des arthropathies métaboliques. Rev Rhum Mal Ostéoartic 31:477–485

Sèze S de, Ryckewaert A, Hubault A, Kahn MF, Mitrovic D, Solnica J (1966) Les chondrocalcinoses articulaires. Sem Hôp Paris 42:2461–2471

Sèze S de, Hubault A, Kahn MF, Solnica J (1969) A propos des formes polyarthritiques de la chondrocalcinose articulaire diffuse. Discussion nosologique. Les arthropathies métaboliques. Rev Rhum Mal Ostéoartic 36:724–727

Silcox DC, McCarty DJ (1974) Elevated inorganic pyrophosphate concentrations in synovial fluids in osteoarthritis and pseudogout. J Lab Clin Med 83:518–531

Skinner M, Cohen AS (1969) Calcium pyrophosphate dihydrate crystal deposition disease. Arch Intern Med 123:636–644

Solnica J (1965) Les chondrocalcinoses articulaires. Le syndrome de pseudogoutte. Thèse Médicale, Paris

Solnica J, Hubault A, Kahn MF, Ryckewaert A, Sèze S de, Rerat C, Berthou J (1966) Les chondrocalcinoses articulaires. Étude clinique, biologique, cristallographique et étiologique (à propos de 36 observations personnelles). Rev Rhum Mal Ostéoartic 33:93–99

Steiger U, Lagier R (1972) Combined anatomical and radiological study of the hip in alcaptonuric arthropathy. Ann Rheum Dis 31:369–373

Stockman A, Darlington LG, Scott JT (1980) Frequency of chondrocalcinosis of the knees and avascular necrosis of the femoral heads in gout: a controlled study. Ann Rheum Dis 39:7–11

Talon JP, Fondimare A, Houdent G, Deshayes PP (1973) Chondrocalcinose articulaire et hyperparathyroïdisme primitif. Rhumatology 25:309–312

Tse RI, Phelps P (1970) Polymorphnuclear leukocyte motility in vitro. V. Release of chemotactic activity following phagocytosis of calcium pyrophosphate crystals, diamond dust, and urate crystals. J Lab Clin Med 76:403

Utsinger PD, Resnick D, Zvaifler NJ (1975) Wrist arthropathy in calcium pyrophosphate dihydrate deposition disease. Arthritis Rheum 18:485–491

Valsik J, Zitnan D, Sitaj S (1963) Articular chondrocalcinosis. Setion II. Genetic study. Ann Rheum Dis 22:153–157

Villiaumey J, Larget-Piet B, Menza CP di, Rotterdam M (1975) Caractères symptomatiques et évolutifs des destructions articulaires observées au cours de la chondrocalcinose. Rev Rhum Mal Ostéoartic. 42:263–273

Villiaumey J, Larget-Piet B, Avouac B (1977) Les formes destructrices de la chondrocalcinose articulaire. Ann Méd Interne (Paris) 128:861–866

Vix AV (1964) Articular and fibrocartilage calcification in hyperparathyroidism. Associated hyperuricaemia. Radiology 83:468–471

Werwath K (1928) Abnorme Kalkablagerungen innerhalb des Kniegelenkes. Ein Beitrag zur Frage der primären Meniskopathie. Fortschr Röntgenstr 37:169–171

Wolke K (1935) Über Meniskus- und Gelenkknorpelverkalkungen. Acta Radiol (Stockh) 16:577–588

Zeidler H, Luska G (1974) Das klinische und radiologische Bild der Chondrocalcinose. Verh Dtsch Ges Inn Med 80:1421–1423

Zeidler H, Luska G (1976) Klinik und Radiologie der primären Chondrokalzinose. Z Rheumatol [Suppl 4] 35:362–367

Zinn WM, Currey HLF, Lawrence JS (1969) The prevalence of chondrocalcinosis. XII. Congr Rheumatol Internat, Abstract 779, Prag

Zitnan D, Sitaj S (1957) Calcification multiple du cartilage articulaire (étude clinique et radiologique). IXe Congrès International des Maladies Rhumatismales, Vol II. Toronto, p 291

Zitnan D, Sitaj S (1963) Chondrocalcinosis articularis. Section I. Clinical and radiological study. Ann Rheum Dis 22:142–152

Zitnan D, Sitaj S (1966) Chondrocalcinosis articularis, Acta Rheumatol. Balneol Pistiniana 2, Piestany

Zitnan D, Sitaj S (1976) Natural course of articular chondrocalcinosis. Arthritis Rheum 19:363–390

Zitnan D, Sitaj S, Hüttl S, Skrovina B, Hanic F, Markovic O, Trnavska Z (1963) Articular chondrocalcinosis. Section III. Physiopathological study. Section IV. Discussion. Section V. Summary. Ann Rheum Dis 22:158–170

2. Arthropathie bei Hämochromatose

Von

P. Schneider

Mit 1 Abbildung und 2 Tabellen

Synonyma: Bronzediabetes, Pigmentzirrhose; englisch: arthropathy of haemochromatosis: französisch: arthropathie de l'hémochromatose; diabète bronzé.

Die *Hämochromatose* (H.) ist durch eine chronische Eisenüberladung verschiedener parenchymatöser und mesenchymaler Gewebe gekennzeichnet, die am stärksten Leber, Pankreas, Herz und endokrine Organe betrifft. Von der *primären, idiopathischen H.*, die in familiärer Häufung wahrscheinlich Folge einer genetischen Störung des Eisenstoffwechsels, besonders der Eisenabsorption mit intermediär dominanter Vererbung ist, werden die *sekundären Hämosiderosen* abgegrenzt, die bei Leberzirrhose unterschiedlicher, vor allem alkoholischer Genese, hämolytischen und chronisch-refraktären Anämien und gehäuften Transfusionen vorkommen. Hepatomegalie infolge Pigmentzirrhose, bronzene Hautpigmentierung, Diabetes mellitus und Kardiomyopathie bestimmen das klinische Bild; bei 20–50% der Kranken zeigt es auch Veränderungen am Bewegungsapparat, die sich als *chronische Polyarthropathie, Chondrokalzinose* (Pseudogicht) und *Osteoporose* äußern können. Die Gelenksymptomatik tritt durchschnittlich in der 6. Lebensdekade auf; etwa zwei Drittel der artikulären Manifestationen beginnen in der Zeitspanne von einem Jahr bis zu zwei Jahrzehnten nach dem Erstsymptom der H., ein Drittel kommt vor oder gleichzeitig mit diesem vor. Ihre Ausprägung umfaßt die Kombination und Variation progredienter degenerativer und akut entzündlicher Phänomene. Für die Diagnostik sind Röntgenmorphologie und bioptische Sicherung der H. maßgeblich. Die Aderlaßtherapie beeinflußt nicht Manifestationen und Verlauf der Arthropathie (A.).

Trotz einiger Hinweise auf artikuläre Symptome und Eisenablagerung in der Literatur der von Trousseau 1865 als „Diabète bronzé" erstbeschriebenen H. (Sheldon 1935; Finch u. Finch 1955) wurde die A. bei H. erst 1964 von Schuhmacher als nosologische Einheit erkannt. Auf die Osteoporose machten Delbarre (1960) und Nobillot (1961) aufmerksam. Seither konnten Rheumatologen vor allem französischer und angloamerikanischer Arbeitsgruppen die morphologische Individualität der Gelenkveränderungen bestätigen, deren Verwandtschaft mit jenen bei idiopathischer Chondrokalzinose, Ochronose und Morbus Wilson zur Klassifikation der „metabolischen Arthropathie" und „Arthropathie souschondrale" (Hubault u. de Sèze) führte (Delbarre 1960, 1964; de Sèze et al. 1964, 1966; Serre et al. 1965, 1966; du Lac et al. 1967; Dorfmann 1968; Dorfmann et al. 1969a, b; Hamilton et al. 1968; Schuhmacher 1964, 1972a, b, 1976; Dymock et al. 1970; Hubault 1976, 1977; Pawlotsky et al. 1979).

a) Ätiologie, Pathogenese

Das gehäufte familiäre Auftreten und der Nachweis von erhöhtem Serumeisen, Lebersiderose und vermehrter Eisenabsorption bei Verwandten lassen als Ursache der idiopathischen H. eine genetisch hereditäre Störung des Eisenstoffwechsels annehmen, obwohl auch eine exzessive alimentäre Eisenaufnahme besonders in Fällen mit verstärktem Alkoholkonsum diskutiert wurde (STROH-MEYER 1973). Definitive pathogenetische Faktoren der abnormen Eisenresorption sind nicht gesichert. Das Speichereisen ist als Hämosiderin in Knochen, Gelenkknorpel und Synovialmembran intrazellulär nachweisbar. Die Beziehung zwischen Eisen und Pathogenese der A.H. und Chondrokalzinose (Chk) bei H. ist hypothetisch. Der Befund von vergleichbaren Gelenkveränderungen und Chk bei sekundärer Hämosiderose infolge hereditärer Sphärozytose, Thalassämie und gehäufter Transfusionen legt einen direkten oder indirekten Effekt der Eisenüberladung nahe (BARRY et al. 1968; DYMOCK et al. 1970; ABBOTT u. GRESHAM 1972; SELLA u. GOODMAN 1973). Eine Korrelation zwischen Eisengehalt der Synovialis, der Leber, der Menge des Gesamtkörpereisens und Stadium der Aderlaßtherapie wurde von WALKER et al. (1972) gefunden, während sie zwischen histologischen Veränderungen der Synovialis und klinischen sowie röntgenologischen Befunden der A. nicht bestand. Es erscheint möglich, daß intrazellulär aggregiertes Eisen zusammen mit oder ohne zusätzliche Faktoren Syntheserate und Strukturstoffwechsel von Proteoglykanen und Kollagen alteriert. Ferri-Ionen können durch irreversible Oxidation von Askorbinsäure und sekundäre Abnahme der Hydroxylierung von Prolin die Kollagenbildung vermindern (BRIGHTON et al. 1970). Auch die Freisetzung lysosomaler Enzyme aus Knorpel- und Synovialdeckzellen ist denkbar (SCHUHMACHER 1972a). Alle Vorgänge sind geeignet, Knorpel- und subchondrales Knochengewebe zu schädigen und so regressive Läsionen herbeizuführen. Histomorphometrische Befunde von Beckenkammspongiosa, die bei H. eine Zunahme der osteoklastären Resorptionsfläche, Abnahme des Trabekelvolumens und Schwankungen des Osteoiddickeindex (häufiger Hypo- als Hyperosteoidose) zeigten, und erhöhte Serumwerte des Parathormons bei der Hälfte der Untersuchten lassen PAWLOTSKY et al. (1979) vermuten, daß ein normokalzämischer Hyperparathyreoidismus für eine Osteoklastose der subchondralen Knochenplatte verantwortlich sei; sie fanden eine signifikante Korrelation zwischen Serumeisenspiegeln über 190 µg/dl und gesteigertem Knochenabbau, der als Pathogenese einer subchondralen knöchernen Primärläsion der A.H. bewertet wird, auf die radiologische Frühzeichen verweisen (WARDLE u. PATTON 1969; DYMOCK et al. 1970). Die pathogenetische Bedeutung erniedrigter Serumwerte von 25-OH-Cholekalziferol bei einigen Untersuchten ist offen. Die Literatur enthält auch Kasuistiken über die Kombination von A.H. und Hypoparathyreoidismus (VACHON et al. 1970; SHERMAN et al. 1970; DE SÈZE et al. 1972).

Die Ablagerung von Kalziumpyrophosphatdihydrat-Kristallen bei der *Chk* der *H.* wird mit der Beobachtung in Zusammenhang gebracht, daß in vitro Fe^{++}-Ionen die Pyrophosphataseaktivität in Erythrozyten deutlich hemmen (MCCARTY u. PEPE 1972, s.S. 523). Der Nachweis erniedrigter 17-Ketosteroide im Urin läßt einen Androgenmangel für die Pathogenese der histomorphometrisch gesicherten *Osteoporose* annehmen (DELBARRE 1960; PAWLOTSKY et al. 1979). Definitive Beziehungen der H. zum HLA-System sind bisher nicht bekannt; ein gehäuftes Vorkommen der HLA-Antigene A 3, B 7 und B 14 wurde berichtet (SIMON et al. 1975; PAWLOTSKY et al. 1979; FEHR 1980; SCHATTEN-KIRCHNER et al. 1980).

b) Epidemiologie

Die idiopathische H. ist ein seltenes Leiden; abhängig von geographischen Bedingungen wird ihre Häufigkeit mit 0,0001–0,01% der Bevölkerung beziffert (STROHMEYER 1973). Sie kommt vor allem in Weinbaugebieten Frankreichs und

Tabelle 1. Häufigkeit osteoartikulärer Manifestationen der Hämochromatose

Autoren (Jahr)	Hämo-chromatose	Arthropathie (klinisch und radiologisch manifest)		Chondrokalzinose		Osteoporose	
	n	n	%	n	%	n	%
SCHUHMACHER (1964)	25	7	28	1	4	6/23	26
DELBARRE (1964)	6	3	50	2	33	3	50
DE SÈZE et al. (1964)	24	8	33	7	29		
DU LAC et al. (1967)	17	6	35	3	17	8	47
DORFMANN (1968)	54	22	44	13	24		
HAMILTON et al. (1968)	32	16	50	12	37,5		
WARDLE u. PATTON (1969)	14	14		3/13	23	7	50
DYMOCK et al. (1970)	63	35	55	24	31		
PAWLOTSKY et al. (1979)	28	11	39	9	32	8	28

bei Bantunegern vor. Osteoartikuläre Manifestationen werden bei 20–55% der Kranken beobachtet (Tabelle 1) und betreffen Männer etwa 6–13mal häufiger als Frauen. Wahrscheinlich ist der Erbgang intermediär dominant, nach FEHR (1980) und SCHATTENKIRCHNER et al. (1980) autosomal rezessiv.

c) Pathologie

Die Hämosiderindepots sind in der Synovialmembran, in Chondrozyten und Osteozyten der subchondralen Knochenzone als Pigmentgranula nachweisbar, die bei Hämatoxylin-Eosin-Färbung goldbraun aussehen und sich mit Berliner-Blau- oder Perlscher Eisenfärbemethode dunkel anfärben. Die Eisenablagerungen erscheinen hauptsächlich in proliferierenden Synovialdeckzellen des B-Typs, die elektronenoptisch ein dilatiertes, rauhes endoplasmatisches Retikulum zeigen; Kalziumpyrophosphatkristalle wurden in Vakuolen der Deckzellen und feinkörnigem Material an der Oberfläche der Synovialis gefunden, ohne daß Eisen den Kristallen angelagert war (SCHUHMACHER 1972a, b, 1976). Eisengranula liegen seltener in Zellen und Makrophagen tieferer Synovialisschichten, wo sie vor allem nach Gelenkblutungen auftreten. Weitere histomorphologische Synovialisveränderungen bei der A.H. sind unspezifisch und bestehen in leichter Deckzellproliferation, Zottenbildung, inkonstanten, gewöhnlich geringen chronisch-entzündlichen Zellinfiltraten und Fibrose (WALKER et al. 1972). Der Gelenkknorpel zeigt degenerative Läsionen und weißliche kristalline Einlagerungen, die als Kalziumpyrophosphat identifiziert wurden (MITROVIC et al. 1966; HAMILTON et al. 1968). Die Kristalle können eine akute Synovitis induzieren, deren Pathophysiologie und Morphologie im Kapitel Arthropathie bei Chk (S. 521) beschrieben sind.

d) Klinik, Diagnose, Differentialdiagnose

α) Klinisches Bild

Die Gelenkveränderungen der H. äußern sich klinisch in einer zumeist *progredienten, chronischen Polyarthropathie (A.)*, die gewöhnlich im 5. und 6. Lebensjahrzehnt beginnt und vorwiegend von einer degenerativen Symptomatik geprägt ist. In der großen Untersuchungsreihe von DYMOCK et al. (1970) hatten die Kranken bei Beginn der A. ein Alter zwischen 39 und 74, durchschnittlich von 56 Jahren, zwei Drittel entwickelten die A. 1–24 Jahre nach dem Erstsymptom der H., ein Drittel vor oder gleichzeitig mit diesem. Die Inzidenz der A. ist häufiger bei Erstmanifestation der H. nach als vor dem 50. Lebensjahr. Finger- und Handgelenke, Knie, Hüften und Schultern sind oft betroffen. Typisch ist der frühzeitige, symmetrische Befall der Metakarpophalangeal- und proximalen, seltener distalen Interphalangealgelenke insbesondere des Zeige- und Mittelfingers, die eine Verbreiterung der knöchernen Konturen und meist geringe, derbe Kapselverdickung zeigen, mehr bei Druck und Bewegung als spontan kontinuierlich schmerzhaft sind und ihre Funktionskapazität nur mäßig und mählich einbüßen. Die Morgensteifigkeit ist kurzzeitig, eine Ulnardeviation kommt nicht vor. Auch an den großen Gelenken überwiegen mit oder ohne langsame Progredienz degenerative Symptome mit mechanischem Schmerztyp und Krepitation, nicht selten auf alternierende Arthralgien begrenzt. In 10–20% der Fälle kann die Hüftbeweglichkeit deutlich eingeschränkt sein. Die degenerative Polyarthropathie ist bei einem Viertel bis einem Drittel der Patienten durch *mon- oder oligartikuläre Episoden akut,* seltener subakut *entzündlicher Zeichen* überlagert, die als *Pseudogicht*anfälle oder protrahiert über viele Wochen remittierend verlaufen und oft auch Erstmanifestation klinisch latenter Gelenke sind. Knie und Hände sind bevorzugte Lokalisation; Ruheschmerz, weiche, überwärmte Synovialschwellung und Erguß werden beobachtet. Der häufige Nachweis von Kalziumpyrophosphatkristallen im entzündlichen Gelenkpunktat läßt die arthritischen Phänomene vorrangig einer Kristallsynovitis der Chk bei H. zuordnen. Häufigkeitsverteilung und klinische Auswirkung der röntgenologisch verifizierbaren Knorpelverkalkungen in Gelenken gleichen den Befunden der idiopathischen Chk (DORFMANN et al. 1969b). Etwa 10% der H.-Kranken zeigen eine klinisch asymptomatische Chk (DYMOCK et al. 1970). Ausprägung und Verlauf der klinischen A. mit oder ohne Chk sind im Einzelfall nicht differenzierbar. Die *Osteoporose* betrifft vor allem Hände und Stammskelet ohne klinische Eigenheit. Subkutane Knoten an Ellbogen und Knie, die histologisch Eisenablagerungen in Histiozyten eines nichtverkäsenden Granuloms zeigten, Tendopathia achillea und Tenosynoviopathie der Hände wurden als *extraartikuläre Manifestationen* beschrieben (ANGEVINE u. JACOX 1974; BENSEN et al. 1978).

β) Laboratoriumsbefunde

Sie unterscheiden sich nicht von den Befunden, die die H. ohne osteoartikuläre Veränderungen kennzeichnen: Erhöhtes Serumeisen, Abnahme der totalen Eisenbindungskapazität bei starker Erniedrigung des freien ungesättigten Anteils, abnorme Steigerung der renalen Eisenelimination im Desferrioxamin-Test (>4 mg im 6-Stunden-Urin nach 500 mg Desferal i.m.; STROHMEYER 1973); Serumferritin sowie Resorption und renale Exkretion von radioaktiv markiertem Kobalt sind erhöht (VALBERG et al. 1972; CARTWRIGHT et al. 1979; FEHR 1980). Pathologische Glukosetoleranz, meist geringe Vermehrung lebertypischer Enzym- und Funktionsparameter, Verminderung der 17-Ketosteroide im 24-Stunden-Urin, abnorme EKG-Befunde, besonders Arrhythmien verweisen auf die entsprechende Organschädigung. Im Blutausstrich sind mit Berliner-Blau-Reaktion Siderozyten erkennbar. Die BSG und Akute-Phase-Proteine können in entzündlichen Episoden der A.H. leicht erhöht sein. Nicht selten zeigt die Harnsäure subnormale Serumwerte. Der Nachweis eines niedertitrigen Rheumafaktors in 8–9% der Fälle (DORFMANN 1968; HAMILTON et al. 1968) ist unspezifisch und nicht häufiger als in einer gleichaltrigen Allgemeinbevölkerung. Die *Syno-*

viaanalyse ergibt nichtentzündliche Befunde außer in Pseudogichtanfällen, wo Leukozytenzahlen über $10^4/\text{mm}^3$ mit mehr als 70% Granulozyten und polarisationsoptisch teilweise phagozytierte Kalziumpyrophosphatkristalle gefunden werden. Der Eisenspiegel entspricht dem des Serums.

γ) Röntgenbefunde

Als Frühzeichen werden ovoide *kleinzystische Aufhellungen* des *subchondralen Knochens* und *Rarefizierung* sowie *Konturdefekte* der *Grenzlamelle,* die an den Epiphysen der Metakarpophalangeal- und Interphalangealgelenke vor allem des 2. und 3. Fingers auftreten, bewertet (WARDLE u. PATTON 1969, DYMOCK et al. 1970; DIHLMANN 1973a; TWERSKY 1975), sie zeigen sich auch in den Karpalknochen und Radiokarpalgelenken. *Irreguläre Verschmälerung* des *Gelenkspalts, Denivellierung der Kortikalis*kontur, subchondrale *Spongiosaverdichtung,* Verbreiterung und Umformung der Gelenkkonturen und *marginale Osteophytose* kennzeichnen in variabler Ausgestaltung und Kombination fortgeschrittene Erkrankungsstadien. Die Veränderungen sind unter dem Begriff „arthropathie souschondrale" in der französischen Rheumatologie individualisiert (DE SÈZE u. HUBAULT 1964, 1969, 1975, 1977), der die erosiv-kleinzystischen und inhomogen sklerosierenden Epiphysenläsionen betont (Abb. 1).

Randständige Konturunschärfe und Usuren, die typisch für frühe Direktzeichen (DIHLMANN 1973b) der chronischen Polyarthritis sind, gehören nicht zum Bild der metabolischen Arthropathie (DYMOCK et al. 1970). Das Ausmaß der Röntgenbefunde korrespondiert nicht mit der Ausprägung klinischer Symptome (DORFMANN et al. 1969b). Die Verschmälerung führt meist nicht zum Verlust des Gelenkspalts, grobe Destruktionen sind ungewöhnlich, während subchondrale Knochenfragmentationen vorkommen können. Die subchondrale A.H. betrifft außer den Händen vor allem Hüft- und Schultergelenke. Osteophyten können im Verhältnis zu den übrigen Veränderungen gering ausgeprägt sein.

Granulöse oder lineare Kalkverdichtungen im Gelenkspalt, typisch in parallelem Verlauf mit den Gelenkkonturen, bezeichnen die *Chk,* die der Häufigkeit nach Knie- und Handgelenke, Symphyse, Hüften und Schultern befällt und sich zuerst in den faserknorpeligen Anteilen (Menisken, Discus triangularis carpi, labra glenoidalia) ausprägt. Sie kommt bei ca. einem Drittel der H.-Kranken vor (s. Tabelle 1), von denen etwa 10% die Chk ohne klinische Symptomatik und zusätzliche Röntgenbefunde einer A. aufweisen (DYMOCK et al. 1970). Extraartikuläre Weichteilverkalkungen der Knöchel und *kalzifizierende Fibroosteopathien* an Ferse und Becken wurden berichtet (DYMOCK et al. 1970; ANGEVINE u. JACOX 1974), ebenso aseptische Nekrosen des Femur- und Humeruskopfes (JAFFRES u. LAUNAY 1966; SERRE u. SIMON 1966; DORFMANN 1968) und Periostosen (NICOLINO u. LUCCIANI 1967).

Die an Stammskelet und Händen vorrangige *Osteoporose* zeigt sich in einer diffusen Kalzipenie. Eine juxtaartikuläre Demineralisation wie bei der chronischen Polyarthritis ist unüblich.

δ) Diagnose

Klinische Symptomatik und Röntgenmorphologie der A.H. entbehren genügender Kriterien, um ohne Nachweis der Eisenüberladung extralokomotorischer Organe eine definitive Diagnose zu erlauben (Tabelle 2). Die Serumeisenbestimmung erweist sich für jede Arthropathie vor allem ungeklärter Genese maßgeblich, um den Verdacht zu äußern; pathologische Serumwerte über 180 μg/dl (31,5 μmol/l) lassen mit einer radiologisch oder klinisch-kristallin manifesten Chk die Diagnose wahrscheinlich sein, die durch den histologischen Nachweis

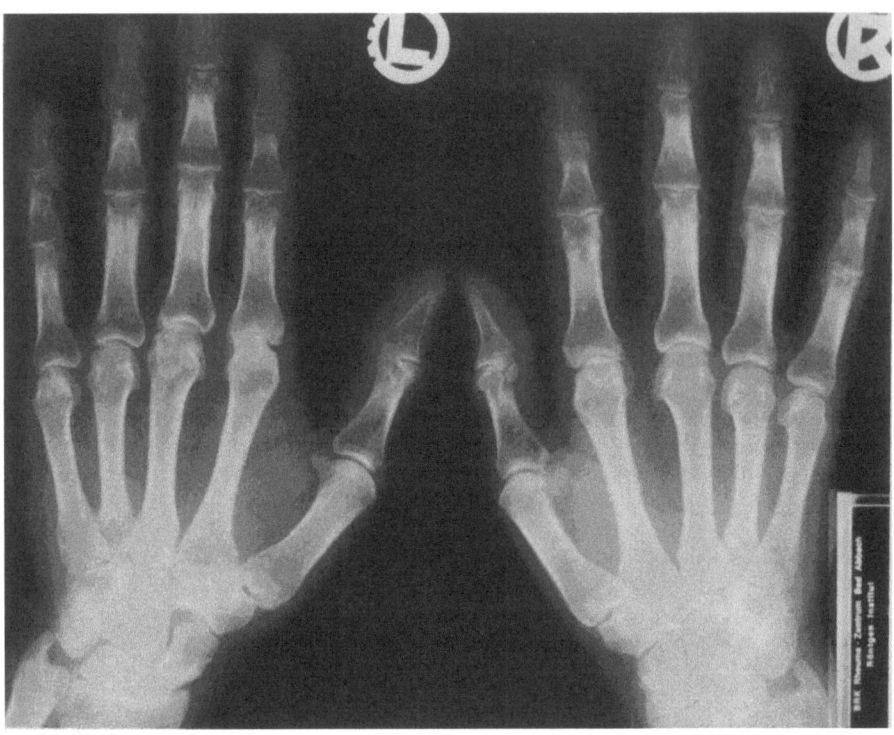

Abb. 1 a–c. Beide Hände dorsovolar; Übersicht **a** und Ausschnitt der Handwurzel **b** und der Fingergrundgelenke **c** rechts. *Arthropathie* bei *Hämochromatose*. Einschmälerung und subchondrale Strukturverdichtung beider Radiokarpalgelenke. Irreguläre, teils erodierte Epiphysenkontur und Verschmälerung der Metakarpophalangealgelenke, vor allem am II. und III. Finger. Vereinzelt kleinzystisch-ovoide subchondrale Strukturläsionen in den Metakarpalköpfchen. Proximale und distale Interphalangealgelenke weitgehend intakt. Bild einer „Arthropathie souschondrale". 40jähriger Patient mit idiopathischer Hämochromatose und schmerzhafter derber Verdickung der Fingergrundgelenke (B.H. 6/82)

der parenchymatösen exzessiven Eisenspeicherung (Leber- und Magenbiopsie) gesichert wird, selbst wenn klinische Symptome des extralokomotorischen Organbefalls unauffällig oder noch nicht entwickelt sind (GORDON u. LITTLE 1973; SIMON et al. 1974). Ein Anstieg des Serumferritins deutet bei Homozygotie auf eine erhebliche präklinische oder klinisch manifeste Eisenüberladung, während es bei heterozygoten Merkmalsträgern normal (obere Grenze: Männer 300 ng/ml, Frauen 200 ng/ml) ist, die jedoch erhöhte Werte der Absorption und renalen Exkretion von radioaktiv markiertem Kobalt (Kobalttest) aufweisen (FEHR 1980).

ε) Differentialdiagnose

Das Muster des symmetrischen Gelenkbefalls besonders der Hände führt zur diagnostischen Abgrenzung einer *chronischen* (rheumatoiden) *Polyarthritis* (c.P.), der *Arthritis psoriatica* (A.ps.) und systemischen *Interphalangealarthrose*. A.H. und c.P. können gemeinsam auftreten (SCHUHMACHER 1972a). Es ist nicht ausgeschlossen, daß die als extraartikuläre Manifestationen der H. beschriebenen subkutanen Knoten und Tenosynoviopathien (ANGEVINE u. JACOX 1974;

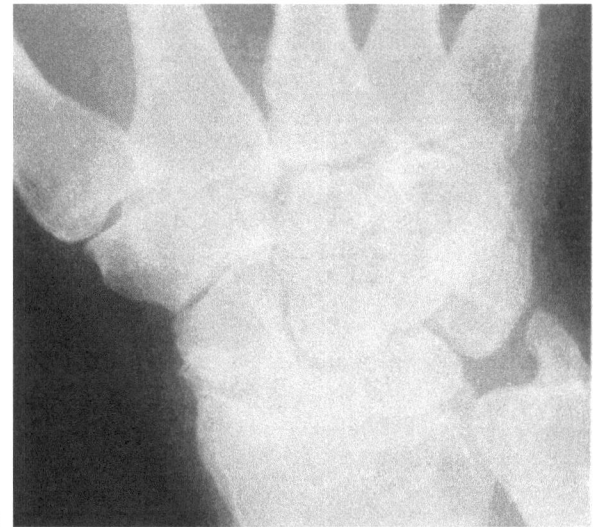

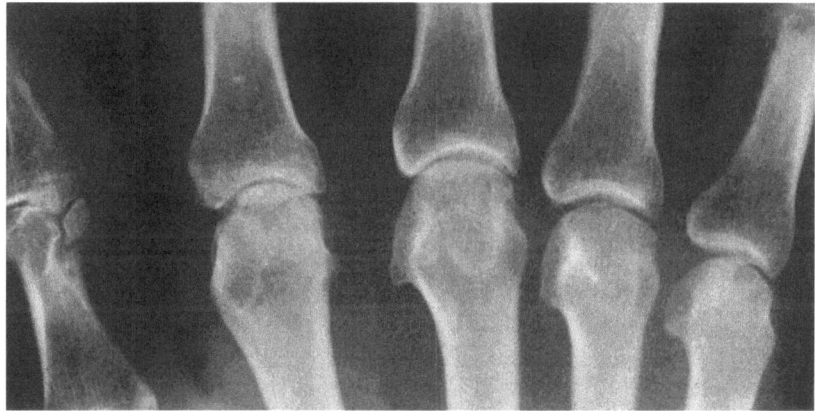

Abb. 1 b, c

BENSEN et al. 1978) Ausdruck einer durch die H. möglich modifizierten seronegativen c.P. sind. Die c.P. zeigt als primär chronisch-polysynovitische Krankheit entzündliche Symptomatik, weiche Kapselschwellungen und destruktiv-deformierenden Gelenkumbau, der sich bei A.H. gewöhnlich nicht einstellt; Serumeisen und Gesamteisenbindungskapazität sind zumindest in prozeßaktiven Phasen regelmäßig erniedrigt.

Auch wenn Hautläsionen fehlen, bieten klinische Ausprägung und der kennzeichnende Röntgenbefund syntroper, erosiv-proliferativer osteoartikulärer Veränderungen eine einfache Unterscheidung der A.ps. Die Fingerpolyarthrose prägt sich mit knotig-wulstigen, häufig reaktiv synovitischen Gelenkauftreibungen (Heberden, Bouchard) an Fingerend- und -mittelgelenken und Daumenwurzel aus, während Metakarpophalangealgelenke seltener und geringer miterkranken.

Isolierte mono- oder bilaterale *Arthrosen* großer Gelenke erfordern den orientierenden Ausschluß einer H., deren A. per se von ihnen nicht unterscheidbar sein kann. Diese Notwendigkeit gilt vor allem der *Chk* mit und ohne *Arthropathie; sekundäre* symptomatische *Formen* lassen sich durch Bestimmung mög-

Tabelle 2. Diagnostische Merkmale der Arthropathie bei Hämochromatose

- *Extralokomotorische* Organmanifestationen der Hämochromatose
  - Bronzene Hautpigmentierung, Pigmentzirrhose, Diabetes mellitus, Kardiomyopathie, Endokrinopathie, z.B. Befunde eines Hypogonadismus
- Symmetrische *chronische Polyarthropathie*
  - Bevorzugter Befall der Metakarpophalangeal- und proximalen, seltener distalen Interphalangealgelenke, der Knie- und Hüftgelenke
  - Überwiegende degenerative Symptomatik mit mechanischem Schmerzrhythmus
- Mon- oder polyartikuläre *Chondrokalzinose* mit oder ohne klinisch und/oder radiologisch manifeste Arthropathie (einschließlich vertebraler Manifestation)
  - Nach der Häufigkeit Befall von Knie, Handwurzel, Symphyse, Hüfte und Schulter
  - Akut oder subakut arthritische Pseudogichtepisoden
  - Überwiegend degenerative Arthropathie mit oder ohne Pseudogichtepisoden
- *Röntgenbefunde*
  - „Subchondrale" Arthropathie (zystische Primärläsion, Rarefizierung und Erosivität der epiphysären Grenzlamelle, umschriebene Spongiosaverdichtung)
  - Verschmälerung und Irregularität des Gelenkspalts, Osteophytose, Chondrokalzinose; Deformierung, Sklerose und Fragmentation subchondraler Knochenareale
  - Osteoporose
- *Laboratoriumsbefunde*
  - Erhöhtes Serumeisen (>28 µmol/l) und Serumferritin (obere Normgrenze: Männer 300 ng/ml, Frauen 200 ng/ml), Abnahme der Gesamteisenbindungskapazität, ungesättigte freie Eisenbindungskapazität im Serum stark erniedrigt; pathologischer Desferrioxamin- oder Differential-^{59}Ferrioxamin-Test, Radiokobalt-Test (auch bei Heterozygotie) pathologisch
  - Synovia von degenerativem oder entzündlichem Muster mit fakultativen polarisationsoptisch verifizierbaren CPPD-Kristallen extra- und intrazellulär
- *Histologie*
  - Bioptischer quantitativer Nachweis der Eisenüberladung in Leberparenchym (Männer >400 mg, Frauen >250 mg Eisen/100 g Leberfeuchtgewicht), Magenmukosa und Synovialis. Sideroblasten und Siderozyten mit Berliner-Blau-Färbung
  - CPPD-Kristallphagozytose in entzündlicher Synovia und Kristalldepots in Gelenkknorpel und Synovialis

licher Grundstörungen von der häufigeren *primären* Chk differenzieren. Systemische metabolische *Osteopathien* (Hyperparathyreoidismus, Vitamin-D-Stoffwechselstörungen u.a.) sind hierbei ebenso wie für die *Osteoporose* bei H. zu beachten.

e) Therapie

Die protrahierte *Aderlaßbehandlung* der H. ist bislang Methode der Wahl. Obwohl unter ihr eine Eisenentladung der Synovialis nachweisbar ist (DYMOCK et al. 1970), bleibt sie ohne günstigen Einfluß auf Manifestation und Verlauf der Arthropathie, während Funktionsbesserungen viszeraler Organe in Abhängigkeit von der Gewebeschädigung beobachtet werden (SCHUHMACHER 1972a). Auch nach Normalisierung des Körpereisens kann sich eine A.H. entwickeln. Effekte ergänzender Maßnahmen wie Desferrioxamin und hochdosierte Pankreasfermente auf die H. sind beschrieben, auf die A.H. nicht bekannt. Die

Therapie osteoartikulärer Manifestationen ist symptomatisch; Schmerz und entzündliche Reaktionen werden mit *nichtsteroidalen Antirheumatika* beeinflußt. Glukokortikoide sind nicht indiziert, individuell kann besonders bei protrahierten Pseudogichtanfällen eine intraartikuläre Steroidgabe hilfreich sein. Die vorrangige *Physikotherapie* orientiert sich am Behandlungskonzept degenerativer Gelenkleiden und bewertet wesentlich dosierte *aktive Bewegungsübungen* der *entlasteten* Gelenke. Schwere Veränderungen der Hüft- und Kniegelenke machen gelegentlich arthroplastische Eingriffe notwendig. Für die Osteoporose wurde eine Substitution mit Androgenen empfohlen (DELBARRE 1960, 1964).

Literatur

Abbott DF, Gresham GA (1972) Arthropathy in transfusional siderosis. Br Med J 1:418–419
Angevine CD, Jacox RF (1974) Unusual connective tissue manifestations of hemochromatosis. Arthritis Rheum 17:477–485
Barry M, Scheuer PJ, Sherlock S, Ross CF, Williams R (1968) Hereditary spherocytosis with secondary haemochromatosis. Lancet II:481
Bensen WG, Laskin CA, Little HA, Fa GA (1978) Hemochromatotic arthropathy mimicking rheumatoid arthritis. A case with subcutaneous nodules, tenosynovitis and bursitis. Arthritis Rheum 21:844–848
Brighton CT, Bigley EC, Smolenski BI (1970) Iron induced arthritis in immature rabbits. Arthritis Rheum 13:849–857
Cartwright GE, Edwards CQ, Kravitz K, Skolnick M, Amos DB, Johnson A, Buskjaer L (1979) Hereditary hemochromatosis. Phenotypic expression of the disease. N Engl J Med 301:175
Delbarre F (1960) L'ostéoporose des hémochromatoses. Sem Hop Paris 36:3279–3284
Delbarre F (1964) Les manifestations ostéo-articulaires de l'hémochromatose. Presse Med 72:2973–2978
Dihlmann W (1973a) Osteoarthropathie bei idiopathischer Hämochromatose. In: Gelenke – Wirbelverbindungen. Thieme, Stuttgart, S 103–105, 144, 246, 302
Dihlmann W (1973b) Arthritische Direktzeichen. In: Gelenke – Wirbelverbindungen. Thieme, Stuttgart, S 14
Dorfmann H (1968) Manifestations articulaires de l'hémochromatose. Thèse Médicale, Paris
Dorfmann H, Solnica J, Dimenza C, Sèze S de (1969a) Les arthropathies des hémochromatoses. Résultats d'une enquête prospective portant sur 54 malades. Sem Hop Paris 45:516–523
Dorfmann H, Solnica J, Mitrovic D, Dreyfus P (1969b) Veränderungen an Knochen und Gelenken bei der Hämochromatose. Münch Med Wochenschr 111:1396–1401
Dymock IW, Hamilton EB, Laws JW, Williams R (1970) Arthropathy of haemochromatosis: clinical and radiological analysis of 63 patients with iron overload. Ann Rheum Dis 29:469–476
Fehr J (1980) Diagnostische Maßnahmen bei Hämochromatose. Dtsch Med Wochenschr 105:978–979
Finch SC, Finch CA (1955) Idiopathic haemochromatosis. An iron storage disease. Medicine (Baltimore) 34:381–430
Gordon DA, Little HA (1973) The arthropathy of hemochromatosis without hemochromatosis. Arthritis Rheum 16:305–313
Hamilton E, Williams R, Barlow KA, Smith PM (1958) The arthropathy of idiopathic haemochromatosis. Q J Med 37:171–182
Hubault A (1976) Arthropathies métaboliques. Données récentes dans la maladie de Wilson et l'ochronose. L'actualité rhumatologique 1975. Expansion Scientifique, Paris, pp 11–24
Hubault A, Tubiana M (1977) Physiopathologie de la chondrocalcinose articulaire. Rev Rhum Mal Ostéoartic 44:733–740
Jaffres R, Launay G (1966) Ostéonécrose aseptique bilatérale des hanches chez un malade atteint d'hémochromatose. Rev Rhum Mal Ostéoartic 33:269–272
Lac Y du, Deloux G, Denil R (1967) Arthropathies et chondrocalcinoses au cours des hémochromatoses. Rev Rhum Mal Ostéoartic 34:758–769
McCarty DJ, Pepe PF (1972) Erythrocyte neutral inorganic pyrophosphatase in pseudogout. J Lab Clin Med 79:277–284

Mitrovic D, Mazabraud A, Jaffres R, Kerbat G, Amouroux J, Solnica J, Sèze S de (1966) Étude histologique et histochimique des lésions articulaires de la chondrocalcinose survenant au cours d'une hémochromatose. Arch Anat Pathol 14:264–270

Nicolino J, Lucciani JM (1967) A propos des ostéo-arthropathies des hémochromatoses idiopathiques. Diabète 15:196–200

Nobillot A (1961) Les ostéoporoses des hémochromatoses. Thèse Médicale Paris

Pawlotsky Y, Lancien Y, Roudier G, Hany Y, Louboutin JY, Ferrand B, Bourel M (1979) Histomorphométrie osseuse et manifestations ostéo-articulaires de l'hémochromatose idiopathique. Rev Rhum Mal Ostéoartic 46:91–99

Schattenkirchner M, Fischbacher L, Giebner U, Albert ED (1980) Die Arthropathie bei der idiopathischen Hämochromatose. Dtsch-Schweiz Kongreß für Rheumatologie, Abstract, S 115, Konstanz

Schumacher HR (1964) Hemochromatosis and arthritis. Arthritis Rheum 7:41–50

Schumacher HR (1972a) Hemochromatosis. In: Hollander JL, McCarty DJ (eds) Arthritis and allied conditions, 8th edn. Lea & Febiger, Philadelphia, pp 1168–1174

Schumacher HR (1972b) Ultrastructural characteristics of the synovial membrane in idiopathic haemochromatosis. Ann Rheum Dis 31:465–473

Schumacher HR (1976) Ultrastructural findings in chondrocalcinosis and pseudogout. Arthritis Rheum 19:413–425

Sella EJ, Goodman AH (1973) Arthropathy secondary to transfusion hemochromatosis. J Bone Joint Surg [Am] 55:1077–1081

Serre H, Simon L (1966) Chondrocalcinoses articulaires diffuses secondaires. Med Hyg (Genève) 24:1294–1295

Serre H, Simon L, Sany J (1965) A propos de la chondrocalcinose articulaire diffuse. Les circonstances étiologiques d'après 30 cas personnellement observés. Rev Rhum Mal Ostéoartic 32:424–430

Serre H, Mirouze J, Pages A, Simon L, Jaffiol C, Mary P (1966) Chondrocalcinose de l'hémochromatose. Documents Nouveaux Diabète 14:33–37

Sèze S de, Hubault A, Welfling J, Kahn MF, Solnica J (1964) Les arthropathies des hémochromatoses. Hémochromatose et chondrocalcinose articulaire. Leur place dans le cadre des arthropathies métaboliques. Rev Rhum Mal Ostéoartic 31:477–485

Sèze S de, Hubault A, Kahn MF, Welfling J, Jaffres R, Mitrovic D, Solnica J (1966) Les arthropathies des hémochromatoses. Sem Hop Paris 42:2472–2482

Sèze S de, Hubault A, Kahn MF, Solnica J (1969) A propos des formes polyarthritiques de la chondrocalcinose articulaire diffuse. Discussion nosologique. Les arthropathies métaboliques. Rev Rhum Mal Ostéopartic 36:724–727

Sèze S de, Hioco D, Hubault A, Solnica J, Rouaud JP, Degavre D (1972) A propos d'une observation d'hémochromatose arthropathique associée à une hypoparathyroïdie. Rev Rhum Mal Ostéoartic 39:50–54

Sheldon JH (1935) Haemochromatosis. Oxford University Press, London

Sherman LA, Pfeferbaum A, Brown EB (1970) Hypoparathyroidism in a patient with long standing iron storage disease. Ann Intern Med 73:259–261

Simon L, Claustre J, Blotman F (1974) Hémochromatoses révélées par une symptomatologie ostéoarticulaire. J Méd Montpellier 9:340–344

Simon M, Pawlotsky Y, Bourel M, Fauchet R, Genetet B (1975) Hémochromatose idiopathique, maladie liée à l'antigène tissulaire HLA A 3. Nouv Presse Med 4:1432

Strohmeyer G (1973) Hämochromatose. In: Hornborstel H, Kaufmann W, Siegenthaler W (eds) (Hrsg) Innere Medizin in Klinik und Praxis Bd IV. Thieme, Stuttgart, S 17–158

Twersky J (1975) Joint changes in idiopathic hemochromatosis. Am J Roentgenol Radium Ther Nucl Med 129:139–144

Vachon A, Vignon G, Chatin B, Pansu D, Chapuy NC (1970) Insuffisance parathyroïdienne des hémochromatoses. Rev Lyon Méd 19:543–552

Valberg LS, Sorbie J, Corbett WEN, Ludwig J (1972) Cobalt test for the detection of iron deficiency anemia. Ann Intern Med 77:181

Walker RJ, Dymock IW, Ansell ID, Hamilton EBD, Williams R (1972) Synovial biopsy in haemochromatosis arthropathy. Histological findings and iron deposition in relation to total body iron overload. Ann Rheum Dis 31:98–102

Wardle EN, Patton JT (1969) Bone and joint changes in haemochromatosis. Ann Rheum Dis 28:15–23

3. Arthropathie bei Morbus Wilson

Von

P. Schneider

Mit 1 Tabelle

Synonyma: Arthropathie bei hepatozerebraler (hepatolentikulärer) Degeneration; englisch: arthropathy of Wilson's disease (hepatolenticular degeneration); französisch: arthropathie de la maladie de Wilson (dégénérescence hépatolenticulaire)

Der *Morbus Wilson* (MW) ist eine seltene, autosomal rezessiv vererbbare Krankheit des Kupferstoffwechsels, die durch abnorme Kupferspeicherung vor allem in Gehirn, Leber, Nieren, Pankreas, endokrinen und anderen Organen gekennzeichnet ist, mit zunehmenden Läsionen und Funktionsstörungen der Organe klinisch manifest wird und wahrscheinlich auf einer fehler- oder mangelhaften Synthese von Zäruloplasmin beruht. Neben den diagnostisch führenden Symptomen (Parkinson-Syndrom, Kayser-Fleischer-Kornealring, Leberzirrhose, renale Tubulopathie) zeigen 30–75% der Kranken variable Veränderungen am Bewegungsapparat, die sich als *Skelettdemineralisation* (Osteopenie/Osteoporose), *chronische Arthropathie* vorwiegend degenerativer Symptomatik mit oder ohne *Osteochondropathia dissecans, paraartikuläre Kalzifikationen* und *progrediente Spondylopathie* (s.S. 220, Bd.C) meist in der 2.–4. Lebensdekade äußern. Unbestritten bei den extralokomotorischen Organschäden, ist der therapeutische Effekt von D-Penicillamin auf die Entwicklung osteoartikulärer Manifestationen nicht gesichert.

Warnock (1952) machte zuerst auf die Osteoporose bei MW aufmerksam, Boudin u. Pépin (1959), Finby u. Bearn (1958) beschrieben erstmalig Gelenkveränderungen. In den letzten 2 Jahrzehnten bestätigten besonders klinische und radiologische Arbeiten die Eigenständigkeit der Arthropathie (Finby u. Bearn 1958; Rosenoer u. Michell 1959; Walshe 1962; Boudin et al. 1963, 1964; Mindelzun et al. 1970; Feller u. Schumacher 1972; Kaklamanis u. Spengos 1973; Pépin u. Haguenau 1974; Golding u. Walshe 1977), Hubault (1976) u. de Sèze et al. (1964, 1969) verweisen unter dem Begriff „metabolische (subchondrale) Arthropathie" auf deren morphologische Gemeinsamkeiten mit den Arthropathien bei Chondrokalzinose, Hämochromatose, Ochronose, Hyperparathyreoidismus und hohem Alter.

a) Ätiologie, Pathogenese

Die abnorme Kupferspeicherung ist Folge einer positiven Kupferstoffwechselbilanz, die wahrscheinlich durch die fehler- oder mangelhafte Synthese des Transportglobulins Zäruloplasmin in der Leberzelle bedingt ist; vermutlich führt das genetisch fixierte Fehlen einer Peptidase zur gestörten Konversion des fetalen Zäruloplasmin D in das Zäruloplasmin C, das zu 80% beim gesunden Erwachsenen vorliegt (Lange 1973).

Die Pathogenese der osteoartikulären Veränderungen ist ungewiß. In der Synovialis war Kupfer mit der Rubeansäure-Färbung nicht nachweisbar. Experimentell zeigten Ratten nach kurzzeitiger Kupferüberladung keine Veränderungen an Knochen und Gelenken (Wolff 1960). In Analogie zur Arthropathie bei Hämochromatose wird für die degenerative Gelenkschädigung ein Einfluß des Kupferüberschusses auf Stoffwechselvorgänge des Knorpels und subchondralen Knochens angenommen (FELLER u. SCHUMACHER 1972; SCHUMACHER 1972; HUBAULT 1976). Als weiteren disponierenden Faktor der frühzeitigen Degeneration bewerten GOLDING u. WALSHE (1977) eine pathologische Gelenkhypermobilität, die sie bei 28% ihrer Patienten fanden. Ionisiertes Kupfer hemmt in vitro die erythrozytäre Pyrophosphatase-Aktivität bei Kranken mit Chondrokalzinose (MCCARTY u. PEPE 1972); dieser Effekt dient als Hypothese für den radiologischen Nachweis einer Chondrokalzinose bei MW, ohne daß die Kalkablagerungen als Kalziumpyrophosphatkristalle identifiziert wurden (BOUDIN et al. 1964; FELLER u. SCHUMACHER 1972). Die Beziehungen zwischen Osteopenie, Leberzirrhose, Nierenerkrankung und endokriner Störung des Knochenstoffwechsels durch die Kupferüberladung sind nicht geklärt. Beobachtungen von Rachitis und Osteomalazie bei MW wurden auf die renale Tubulusschädigung zurückgeführt (FINBY u. BEARN 1958; MORGAN et al. 1962; CAVALLINO u. GROSSMAN 1968). Entwicklung und Verlauf der Arthropathie zeigen keine Korrelation mit der Osteopenie und dem Ausmaß zerebraler und viszeraler Organläsionen.

b) Epidemiologie, Heredität

Der MW kommt ubiquitär vor und zeigt einen rezessiv autosomalen Erbmodus. Die Häufigkeit der Genanomalie wird auf 1:500 bis 1:2000 der Gesamtbevölkerung geschätzt (BEARN u. KUNKEL 1956; SICOT 1974); auf die Manifestation wirkt sich eine hohe Konsanguinitätsrate aus. Das Auftreten klinischer Veränderungen am Bewegungsapparat betraf 75% der 32 Kranken von GOLDING u. WALSHE (1977). Eine Gelenksymptomatik erscheint bei ca. 15–40% der Patienten (Tabelle 1).

Tabelle 1. Häufigkeit osteoartikulärer Manifestationen bei Morbus Wilson

Autoren (Jahr)	M. Wilson	Arthropathie klinisch und/oder radiologisch manifest	Osteopenie	Spondylopathie
	n	n	n	n
FINBY u. BEARN (1958)	20		7 (Osteomalazie)	
MINDELZUN et al. (1970)	38	15	33	
FELLER u. SCHUMACHER (1972)	17	5	9	4
KAKLAMANIS u. SPENGOS (1973)	7	5		
PÉPIN u. HAGUENAU (1974)	28	4		
GOLDING u. WALSHE (1977)	32	14	21	6

c) Pathologie

Die Synovialis zeigt keine spezifischen Veränderungen; die Bildung von Mikrozotten, leichte Deckzellenproliferation, Gefäßvermehrung, geringe chronisch-entzündliche Zellinfiltrate und Fibrose wurden beobachtet (FELLER u. SCHUMACHER 1972; KAKLAMANIS u. SPENGOS 1973). Mit Rubeansäure-Färbung war Kupfer nicht nachweisbar. Kalziumpyrophosphatkristalle wurden nicht gefunden. Histochemische Untersuchungen von Gelenkknorpel und subchondralem Knochen liegen nicht vor.

d) Klinik, Diagnose, Differentialdiagnose

α) Klinisches Bild

Die *chronische Arthropathie* (A.) äußert sich im 2.–4. Lebensjahrzehnt mit intermittierender *degenerativer Symptomatik* zumeist an Knien, Hüften, Hand- und Fingergrundgelenken sowie Ellbogen. Intensität des mechanischen Schmerzcharakters, Steifigkeitsgefühl und Progredienz der Bewegungseinschränkung sind gewöhnlich nur leicht ausgeprägt. Die Gelenkkonturen und periartikuläre Gewebsanteile können verbreitert, verdickt und druckdolent sein. Knie- und Handgelenke zeigen oft grobe Krepitation, die auf freie Gelenkkörper mit oder ohne dissezierende *Osteochondropathie* verweisen kann. *Chondromalacia patellae* und Femoropatellararthropathie werden häufig gefunden (FELLER u. SCHUMACHER 1972). Als auffälligen Befund vermerken GOLDING u. WALSHE (1977) in ihrem Krankengut eine Gelenkhypermobilität; sie diskutieren deren mögliche ursächliche Beziehung zur Langzeittherapie mit D-Penicillamin, das bei 5 Patientinnen ein *Lupus-erythematodes-ähnliches Syndrom* mit akut polyarthritischen Schüben und positiven antinukleären Immunphänomenen induzierte. Die A. kann selten vor neurologischen Symptomen auftreten. Pathologische *Frakturen* im Zusammenhang mit der klinisch im allgemeinen latenten *Osteopenie* sind beschrieben.

β) Röntgenbefunde

Marginale Knochenfragmente und *Konturirregularitäten* werden relativ häufig an den Hand-, proximalen Finger- und den Kniegelenken gefunden und sind wahrscheinliche Folge *osteochondrotischer Dissektionen,* deren Vollbild gelegentlich an Femurkondylen, Tibia und Ellbogen ausgeprägt ist (MINDELZUN et al. 1970; SCHUMACHER 1972; DIHLMANN 1973). *Subchondrale Verdichtungs*zonen mit oder ohne *kleinzystische Aufhellungen* und Randosteophyten, Unschärfe und *Erosivität* der epiphysären *Grenzlamelle* und unregelmäßige *Gelenkspaltverschmälerung* bezeichnen in unterschiedlicher Kombination die Röntgenmorphologie der metabolischen („subchondralen") Arthropathie (HUBAULT 1976; DE SÈZE 1969), die von den genuinen Arthrosezeichen unterscheidbar sein kann. *Periartikuläre Verkalkungen* und produktive *Fibroostosen* an Ellbogen, Trochanteren, Ferse und weiterer Lokalisation werden ebenfalls beobachtet. Eine *Chondrokalzinose* an Knie- und Schultergelenken berichteten BOUDIN et al. (1964) sowie FELLER u. SCHUMACHER (1972). Mäßige Zeichen der *Osteopenie* vor allem an Händen, Füßen und Becken sind bei etwa zwei Drittel der Kranken erkennbar. Loosersche Umbauzonen und metaphysäre Veränderungen können auf eine renale Osteomalazie (Rachitis) hinweisen.

γ) Laboratoriumsbefunde

Die A. ist ohne spezifische Befunde; die Synoviaanalyse zeigt eine unauffällige oder degenerative Konstellation. Diagnostisch maßgebliche Zeichen des gestörten Kupferstoffwechsels sind Hypo- oder Azäruloplasminämie, erniedrigtes Serumkupfer (<70 µg/100 ml), erhöhte Kupferelimination im Urin, speziell im Provokationstest mit D-Penicillamin ($>1{,}5$ µg/24 h) und vermehrtes Leberkupfer. Hyperphosphaturie, Hyperaminoazidurie, Glukosurie und Hypourikämie können Folge einer renalen Tubulopathie sein.

δ) Diagnose

Weder Klinik und Röntgenmorphologie noch ihre Kombination mit extralokomotorischen Symptomen erlauben eine definitive Diagnose der A. bei MW ohne biochemische Sicherung der erblichen Kupferstoffwechselstörung. Mit einem modifizierten Radiokupfertest (^{64}CuCl$_2$) ist eine präklinische Früherkennung und Differenzierung des homozygoten MW und heterozygoter Merkmalsträger möglich (WESCH et al. 1980).

ε) Differentialdiagnose

Gemeinsamkeiten in klinischer und röntgenologischer Symptomatik erfordern die Abgrenzung der A. bei MW von den Arthropathien bei *Hämochromatose, Ochronose* (Alkaptonurie), primärer und sekundärer *Chondrokalzinose, Hyperparathyreoidismus, Xanthomatosen* (Hyperlipoproteinämien) und anderen Thesaurismosen; sie ist gewöhnlich durch Klärung der ursächlichen Stoffwechselveränderungen gegeben.

e) Therapie

Eine Besserung gestörter viszeraler und zerebraler Organfunktionen unter Langzeitgabe von *D-Penicillamin,* das durch Kupferchelatierung die Stoffwechselbilanz negativiert, ist gesichert. Die frühe Behandlung von Kranken, die nur biochemische Abweichungen der Kupferstoffwechselerkrankung aufweisen, ermöglicht die Prävention klinischer Manifestationen (STERNLIEB u. SCHEINBERG 1968). Kaliumsulfid und kupferarme Kost senken die intestinale Absorption von Kupfer. Es ist nicht sicher belegt, ob die präventive Dauermedikation die Inzidenz osteoartikulärer Symptome vermindert. Die manifeste A. wird durch D-Penicillamin nicht beeinflußt und mit symptomatischen Maßnahmen behandelt. Der günstige Effekt der Dauertherapie auf die extralokomotorische Symptomatik schließt die mögliche Entwicklung einer A. nicht aus.

Literatur

Bearn AG, Kunkel HG (1956) Wilson's disease. Ergeb Inn Med Kinderheilkd 7:147
Boudin G, Pépin B (1959) Dégénérescence hépato-lenticulaire. Masson, Paris
Boudin G, Pépin B, Hubault A (1963) Les arthropathies de la maladie de Wilson. Soc Med Hop Paris 114:617–622
Boudin G, Pépin B, Hubault A (1964) Les arthropathies de la maladie de Wilson. Rev Rhum Mal Ostéoartic 31:594–598
Cavallino R, Grossman H (1968) Wilson's disease presenting with rickets. Radiology 90:493–494
Dihlmann W (1973) Osteoarthropathie des Morbus Wilson. In: Gelenke – Wirbelverbindungen. Thieme, Stuttgart, S 105–108, 144, 175, 303
Feller ER, Schumacher R (1972) Osteoarticular changes in Wilson's disease. Arthritis Rheum 15:259–265
Finby N, Bearn AG (1958) Roentgenographic abnormalities of the skeletal system in Wilson's disease (hepatolenticular degeneration). Am J Roentgenol Radium Ther Nucl Med 79:603–611
Golding DN, Walshe JM (1977) Arthropathy of Wilson's disease: Study of clinical and radiological features in 32 patients. Ann Rheum Dis 36:99–111
Hubault A (1976) Arthropathies métaboliques. Données récentes sur la maladie de Wilson et l'ochronose. L'actualité rhumatologique 1975. Expansion Scientifique, Paris, pp 11–24

Kaklamanis P, Spengos M (1973) Osteoarticular changes and synovial biopsy findings in Wilson's disease. Ann Rheum Dis 32:422–427

Lange J (1973) Hepatozerebrale Degeneration (Morbus Wilson). In: Hornborstel H, Kaufmann W, Siegenthaler W (Hrsg) Innere Medizin in Klinik und Praxis, Bd IV. Thieme, Stuttgart, S 17–164

McCarty DJ, Pepe PF (1972) Erythrocyte neutral inorganic pyrophosphatase in pseudogout. J Lab Clin Med 79:277–284

Mindelzun R, Elkin M, Scheinberg IH, Sternlieb I (1970) Skeletal changes in Wilson's disease: a radiological study. Radiology 94:127–132

Morgan HG, Stewart WK, Lowe KG, Stowers JM, Johnstone JH (1962) Wilson's disease and the Fanconi syndrome. Q J Med 31:361–384

Pépin B, Haguenau M (1974) Aspects neurologiques de la maladie de Wilson. Concours Med 96:3998–4007

Rosenoer VM, Michell RC (1959) Skeletal changes in Wilson's disease (hepatolenticular degeneration). Br J Radiol 32:805–809

Schumacher R (1972) Wilson's disease. In: Hollander JL, McCarty DJ (eds) Arthritis and allied conditions 8th edn. Lea & Febiger, Philadelphia, pp 1174–1177

Sèze S de, Hubault A, Kahn MF, Solnica J (1960) A propos des formes polyarthritiques de la chondrocalcinose articulaire diffuse. Discussion nosologique. Les arthropathies métaboliques. Rev Rhum Mal Ostéoartic 36:724–727

Sèze S de, Hubault A, Welfling J, Kahn MF, Solnica J (1964) Les arthropathies des hémochromatoses. Rev Rhum Mal Ostéoartic 31:479–485

Sicot Ch (1974) La maladie de Wilson. Concours Med 96:3990–3994

Sternlieb I, Scheinberg IH (1968) Prevention of Wilson's disease in asymptomatic patients. N Engl J Med 278:352

Walshe JM (1962) Wilson's disease: the presenting symptoms. Arch Dis Child 37:253–255

Warnock CG (1952) Hepatolenticular degeneration (Wilson's disease): report of 5 cases with commentary. Ulster Med J 21:155–171

Wesch H, Przuntek H, Feist D (1980) Morbus Wilson: Rasche Diagnose und Differenzierung heterozygoter und homozygoter Anlageträger mit $^{64}CuCl_2$. Dtsch Med Wochenschr 105:483–488

Wolff SM (1960) Copper deposition in the rat. Arch Pathol 69:217–223

4. Arthropathie bei Osteochondropathia endemica (Kaschin-Beck)

Von

P. Schneider

Synonyma: Osteoarthrosis deformans endemica, Morbus Kaschin-Beck; Urover Krankheit; englisch: Kaschin-Beck disease, Urov disease; französisch: maladie de Kashin-Beck, maladie de l'Ourov.

Die *Osteochondropathia endemica* Kaschin-Beck (e.O.) läßt sich als polyepimetaphysäre dystrophische Wachstumsstörung kennzeichnen, die wahrscheinlich durch vasopressorische und chondrotoxische Substanzen in mit dem Pilz *Fusarium sporotrichiella* kontaminierten Getreidekörnern alimentär bewirkt wird und progrediente degenerative Veränderungen peripherer kleiner und großer Gelenke sowie der Wirbelsäule zur Folge hat. Die symmetrische, *chronisch deformierende Polyarthropathie* kommt in Endemiegebieten Ostsibiriens, Nordkoreas und der Mandschurei vor, in denen die Ernährung infolge lokaler Klimafaktoren pilzinfizierte Getreideprodukte aufweist, beginnt schleichend im Schulkindalter und entwickelt ein klinisches Bild, dessen Symptomatik Merkmale einer generalisierten Arthrose und eine Verkürzung sowie Verplumpung peripherer Extremitätenabschnitte bietet; jedes der 3 Stadien, die die Progression der Gelenkerkrankung einzuteilen erlaubt, zeigt eine diagnostisch bedeutsame Röntgenmorphologie. Die Elimination der alimentären Noxe kann frühe Läsionen reversibel, den Verlauf der Arthropathie günstig beeinflussen und hat die Morbidität seither verringert.

Die Krankheit wurde in der kosakischen Bevölkerung, die an Zuflüssen des Amurs, besonders im Urover Gebiet siedelte, während der geologischen Erforschung Sibiriens entdeckt und von Kaschin 1859 zuerst beschrieben. 1906 publizierte das Ärztepaar Beck die Ergebnisse mehrjähriger endemisch-klinischer Studien unter dem Namen „Osteoarthritis deformans endemica". Dobrovolsky (1925, 1929) bezeichnete sie als „Urover Krankheit" und „Osteochondritis endemica". Die Hypothese von Schipatschev 1923 (zit. nach Camus 1960) über einen Zusammenhang des Leidens mit Veränderungen des endemisch geernteten Getreides wurde nach Einrichtung der Urover Forschungsstation 1929 durch zahlreiche Arbeiten russischer Autoren belegt, die die Getreideverseuchung mit dem Pilzstamm Fusarium sporotrichiella nachweisen und im Tierexperiment ähnliche epi-metaphysäre und artikuläre Veränderungen durch alimentäre Mykotoxikose erzeugen konnten, wie sie bei Kaschin-Beckscher Krankheit auftreten (Sergievsky 1925, 1948; Rubinstein 1950; Perckel 1957; Nesterov 1964). Ein abnormer Eisengehalt der Nahrung wurde von japanischen Autoren, die die Krankheit in der Mandschurei erforschten, ursächlich vermutet (Aiiso u. Hayashi 1936; Hiyeda 1939).

Die folgende Darstellung bezieht sich vor allem auf die Ausführungen von Nesterov (1964).

a) Ätiologie, Pathogenese

Unter verschiedenen Konzepten, die Ursache und Entstehung der Arthropathie bei endemischer Osteochondropathie Kaschin-Beck (A.e.O.) mit Infektionen, Vitaminmangel, endokrinen Störungen, radioaktivem Einfluß, Wasser- und Bodenvergiftung durch Blei, Eisen oder andere Metalle zu erklären suchten, ist die *alimentär-mykotoxische Ätiologie* durch klinisch-epidemiologische und experimentelle Daten belegt (KASHIN 1861; SERGIEVSKY 1948; PERCKEL 1957; NESTEROV 1964).

Vergleichbare Umwelt- und Klimafaktoren (mittlere Jahrestemperatur −3,3° C; LENOCH 1970) in den Endemiegebieten korrelieren mit dem Vorkommen des Pilzstamms *Fusarium sporotrichiella* und seiner Kontamination von Gräsern und Getreide. Im Mehl pilzinfizierten Getreides sind toxische Substanzen nachweisbar; wahrscheinlich entsprechen sie z.T. toxischen Aminen aus dem Abbau von Getreideproteinen. Sie können die epi-metaphysären Blutgefäße verengen und die Trophik von enchondraler Ossifikation und des Gelenkknorpels stören (FLORENSOV 1954). Die alimentäre chronische Intoxikation führt während des Wachstums kurzer und langer Röhrenknochen infolge der Gefäßalteration zu *fokalen aseptischen Nekrosen* und progressiven *dystrophischen* Veränderungen des epi- und metaphysären Knochenknorpelgewebes. Die kleinen Knochen, die durch enchondrale Ossifikation entstanden sind, werden in einer späteren Phase als die Röhrenknochen von diesen krankhaften Prozessen ebenso erfaßt. Epi- und Metaphysen unterliegen einem kontinuierlichen Umbau und Formveränderungen, die durch Inkongruenz der Gelenkflächen, Struktur- und Trophikstörung des Gelenkknorpels die Voraussetzungen zur Entwicklung einer chronisch degenerativen Arthropathie geben. Folge des dystrophischen Vorgangs an den Epiphysenscheiben ist die Verzögerung oder der Stillstand des Längenwachstums, die sich in Verkürzung und Verplumpung der distalen Extremitätenknochen äußern. Die Progredienz der Arthropathie läßt sich funktionsmechanischen und lokalen metabolischen Störungen zuordnen, die für die Pathogenese der Arthrosekrankheit maßgeblich sind (FASSBENDER 1975).

b) Epidemiologie

Die Krankheit kommt endemisch in bestimmten Regionen Ostsibiriens (Zuflußgebiet des Amur), der Mandschurei und Nordkoreas vor, deren unwirtliche Umwelt- und Klimabedingungen sich ähneln. Beide Geschlechter sind gleich betroffen. BECK (1906) fand um die Jahrhundertwende unter 3153 untersuchten Personen im Urover Gebiet eine Inzidenz von 31,9%. Nach Aufklärung der mykotoxischen Genese, Ausschaltung der Noxe aus der Nahrung durch Einsatz reinen Getreides und Verbesserung der Lebensumstände erscheint die Morbidität deutlich rückläufig (NESTEROV 1964).

c) Pathologie

Pathologische Befunde am wachsenden Skelett treten nur in Bereichen mit hyalinem Knorpel und enchondraler Verknöcherung auf. Erste dystrophische Läsionen entwickeln sich im Lebensalter zwischen 7 und 15 Jahren. Sie zeigen sich in deutlicher Verschmälerung und Rarefizierung der Zone primärer Verkalkung an den Epi- und Metaphysen, einer nachfolgenden Erweiterung und irregulären Sklerosierung. Mit fortschreitendem Prozeß verschwindet die primäre Verkalkungszone und höhlenartige Defekte des degenerativ veränderten metaphysären Knochengewebes entstehen, mit denen Auswüchse des deformierten Epiphysenknochens in Verbindung treten können. Während und nach vorzeitigem Abschluß des enchondralen Wachstums erscheinen regressive Läsionen des Gelenkknorpels, destruktive und reparativ-sklerosierende Veränderungen der subchondralen, deformierten epi-metaphysären Knochenplatte und Knochenumbau an Gelenkrändern; ihre Wechselbeziehung bewirkt den chronisch degenerativen Gelenkumbau, der mit Verformung, Dislokation und progredienter Funktionseinbuße einhergeht (TURNER 1935; DONSKOW 1948; FLORENSOV 1954).

Die experimentelle Verfütterung von mit Fusarium sporotrichiella kontaminiertem Getreide oder die Zugabe von Histamin, Tryptamin, Tyramin, Kadaverin oder Putreszin zum Futter bei weißen Ratten und Hunden vermag dystrophische und degenerative Alterationen der enchondralen Wachstumszonen und Gelenkstrukturen zu erzeugen, die der Pathomorphologie der A.e.O. vergleichbar sind (RUBINSTEIN 1949, 1950).

d) Klinik, Diagnose, Differentialdiagnose

α) Klinisches Bild

Die Krankheit beginnt schleichend, oft asymptomatisch oder mit uncharakteristischen Gelenkbeschwerden, Muskelschwäche und eingeschränkter physischer Belastbarkeit im Schulkindalter. Je früher sie sich beim Kind manifestiert, um so intensiver sind Progression und Funktionsminderung der deformierenden Gelenkerscheinungen. Ihr Schweregrad und das Patientenalter lassen 3 sukzessive Stadien einteilen.

Schmerzen von mechanischer Rhythmik, Steifigkeit, rasche Ermüdbarkeit der Gelenke und Muskelbeschwerden sind häufig nur leichte Klagen des *1. Stadiums,* in dem symmetrische, druck- und bewegungsschmerzhafte, derbe Gelenkverdickungen, zuerst und meistens aller Fingergelenke, der Hand- und Sprunggelenke, geringer an Knien und Ellbogen, und benachbarte Muskelatrophie nachweisbar sind. Entzündliche Phänomene fehlen ebenso wie Synovialergüsse, frühzeitige Krepitation ist typisch. Bewegungseinschränkung und Verformung betroffener Gelenke sind gewöhnlich geringfügig.

Das *2. Stadium* ist durch Intensitätszunahme der degenerativen Symptomatik und Erweiterung des zentripetalen Gelenkbefalls gekennzeichnet. Es bietet das Bild der vollständig entwickelten deformierenden Polyarthropathie. Der mechanische Schmerzcharakter und die funktionelle Einbuße werden konstant und begrenzen verstärkt die Arbeitsfähigkeit. Die Kranken vermerken Verkürzung und Verplumpung der Finger, Hände, Vorarme, Füße und Unterschenkel, die sich in dem Maß der Gelenkdeformierungen ausbilden. Akute Gelenkschmerzen und Bewegungssperre verweisen auf die häufige Einklemmung freier Gelenkkörper.

Im *3. Stadium* ist die Funktionskapazität der Gelenke, unter denen auch die Hüftgelenke betroffen sein können, weitgehend reduziert und von einer ausgedehnten Muskelatrophie begleitet. Kontrakturen, kaum jedoch Ankylose, und Dislokationen werden zusammen mit Abnahme der Körperlänge und verkürzten Extremitäten beobachtet und bedingen zumeist Invalidität. Dieses Progressionsstadium ist oft in der 3.–4. Lebensdekade schon erreicht.

Die A.e.O. verläuft per se ohne extralokomotorische Organmanifestationen.

β) Laboratoriumsbefunde

Die Krankheit zeigt keine spezifischen Befunde. Veränderungen des Blutbilds, der BSG und des Kalziumphosphorstoffwechsels wurden nicht gefunden (NESTEROV 1964).

γ) Röntgenbefunde

Am wachsenden Skelett zeigen die Metaphysen der Phalangen als Hinweis der gestörten enchondralen Verknöcherung eine verbreiterte, unregelmäßige Kontur mit bogiger oder angulärer Deformierung und Sklerose, die Epiphysenkerne Verformungen, Fragmentationen, umschriebene Resorption oder fokale Verdichtungen mit erweiterten Gelenkräumen. Auch die Knochenkerne der Karpalia und Tarsalia sind oft deformiert, fragmentiert und verdichtet (CAMUS 1969).

Den epi-metaphysären Umformungen folgen beim Erwachsenen neben der Verkürzung der Röhrenknochen Zeichen des progredienten polyarthrotischen Umbaus: irreguläre Verschmälerung des Gelenkspalts, Verbreiterung, z.T. Glättung der knöchernen Gelenkflächen mit subchondraler Sklerosierung und zystischen Aufhellungen, marginale Osteophyten, Fehlstellungen und Achsenabweichungen. Ausmaß und Kombination dieser Veränderungen ergeben sich aus dem Verhältnis von epiphysärer Schädigung und funktioneller Beanspruchung der befallenen Gelenke (ROKCHLIN 1938; DIHLMANN 1973).

δ) Diagnose und Differentialdiagnose

Die endemische Manifestation sichert die diagnostische Bewertung der klinischen Symptomatik und typischen Röntgenmorphologie. Mehr theoretisches und pathogenetisches Interesse beansprucht die Abgrenzung sekundärer degenerativer Gelenkveränderungen, die als Folge kongenitaler oder erworbener *Osteochondrodysplasien* und *Entwicklungs-* oder *Wachstumsstörungen* des *Skeletts* auftreten können; *spondylo-epiphysäre Dysplasien, polyepiphysäre Dysplasien*, vor allem Typ Léri-Silfersjköld, und *aseptische Epiphysennekrosen* im Bereich der Metakarpo- und Interphalangealgelenke (Morbus Dieterich und Morbus Thiemann) und weiterer Lokalisationen sowie infolge Kälteschadens seien dabei erwähnt (CAMUS 1960, 1969; DIHLMANN 1973).

e) Therapie

Die Elimination der alimentären Noxe durch Einfuhr reinen Getreides und Verbesserung der regionalen Kornernte und -lagerung konnte in Ostsibirien die Inzidenz von Neuerkrankungen senken (NESTEROV 1964).

Die Therapie der irreversibel-manifesten Krankheitsformen und progredienten Arthropathie umfaßt symptomatisch medikamentöse, physikotherapeutische und operative Maßnahmen, die im Behandlungskonzept der Arthrose bewährt sind.

Literatur

Aiiso M, Hayashi N (1936) Pathologic-anatomical studies of Kashin-Beck disease. J Orient Med 25:49

Beck EB (1906) To the problem of disforming endemic osteoarthritis in the Baikal area. Russian Physician 3:74–75

Beck EB (1906) To the problem of osteoarthritis deformans endemica in the Baikal area, PhD dissertation. Medical Military Academy, St Petersburg

Camus J-P (1960) La maladie de Kashin-Bek. Presse Med 68:175–176

Camus J-P (1969) Les enseignements d'une dystrophie polyépiphysaire endémique. Presse Med 77:659–660
Dihlmann W (1973) Gelenke – Wirbelverbindungen. Thieme, Stuttgart, S 28 ff, S 108
Dobrovolsky LO (1925) The Urov disease (endemic osteochondritis). News Endocrinol I, I/3, M:171–187
Dobrovolsky LO (1929) The Urov disease (endemic osteochondritis) News Endocrinol 3:II
Donskov VA (1948) To the problem of histology of the Urov disease. Medical Bulletin, Irkutsk
Fassbender HG (1975) Pathologie rheumatischer Erkrankungen. Springer, Berlin Heidelberg New York, S 298
Florensov AA (1954) Pathomorphological changes in joints of the Urov disease according to the operation material. In: Problems of traumatology and orthopedy, Part 3. Irkutsk, pp 44–50
Hiyeda K (1939) Cause of Kashin-Beck disease. Jpn J Med Sci Pathol 4:91
Kashin NJ (1859) The description of endemic and other disease, prevailing in the Urov-river area. The records of physico-medical scientific society attached to the Moscow University, Jan 3
Kashin NJ (1861) The information of spreading of goitre and cretinism within the limits of the Russian empire. Moscow Medical Newspaper 5–7:39–51
Lenoch F (1970) Osteoarthrosis deformans endemica, Kaschin-Becksche Krankheit. In: Schoen R, Böni A, Miehlke K (Hrsg) Klinik der rheumatischen Erkrankungen. Springer, Berlin Heidelberg New York, S 461
Nesterov AI (1964) The clinical course of Kashin-Beck disease. Arthritis Rheum 7:29–39
Perckel NB (1957) The toxicity of some forms Fusarium sporotrichiella, picked from grains of Eastern Siberia. Probl Nutrition 16:64–69
Rokchlin DG (1938) To the problem of geographical prevalence of the Beck disease and rudimentary Beck's changes, (Part 2 M-L), News Roentgenol Radiol 21:S 62–71
Rubinstein YI (1949) Experimental food micotoxical enchondral dystrophy (to etiology of Kashin-Beck disease). Hygiene Sanitation 12:35–39
Rubinstein YI (1950) Experimental food micotoxical enchondral dystrophy (to etiology and pathogenesis of Kashin-Beck disease). In: Jubilee session of the Institute for Nutrition of AMS of the USSR, M, p 84
Sergievsky FP (1925) Clinical classification of the Urov disease. Kazan Med J NI
Sergievsky FP (1948) The Urov Kashin-Beck disease. Chita
Turner GI (1935) About the Kashin-Beck disease. Orthop Traumatol (Kcharkov) 4:10

5. Die alkaptonurische Ochronose

Von

G. Lanzer, G. Klein, H. Hofmann und F. Rainer

Mit 7 Abbildungen

a) Definition

Unter Ochronose versteht man eine pathologische Pigmentierung von Bindegewebsanteilen, die bei Patienten auftritt, welche an Alkaptonurie leiden. Es handelt sich hierbei um eine autosomal rezessiv vererbte Stoffwechselerkrankung (Lichtenstein u. Kaplan 1954), bei der die normalerweise in Leber (La Du u. Zannoni 1955) und Niere (Zannoni et al. 1962) lokalisierte Homogentisinsäure-Oxydase fehlt. Dadurch kommt es im Abbauweg der aromatischen Aminosäuren Phenylalanin und Tyrosin nach der p-Hydroxy-Phenylbrenztraubensäure-Oxydation zu einem Abbaustopp und zum Homogentisinsäure-Aufstau.

Dieses Stoffwechselintermediärprodukt wird anfänglich nahezu quantitativ in Mengen von 3 g/die (Steiger 1963) bis maximal 24 g/die (Rischel 1960) ausgeschieden. Es ist dabei entweder unverändert, oder liegt als Lakton bzw. Äthylester vor (Schreier 1973). Bei einer Plasmaclearance von rd. 400 ml/min (Neuberger et al. 1947) wird vor allem der renale Ausscheidungsweg genützt (Schreier 1973), doch reicht seine Kapazität – von Ausnahmen abgesehen (Jesserer 1979) – nicht völlig aus, und es kommt zur Aufspeicherung eines chemisch veränderten Homogentisinsäure-Derivates (Dihlmann et al. 1970; Schreier 1973) in Form eines bräunlich bis braunschwarzen Pigmentes, das mit Melanin, Lipofuszin und hämatogenen Farbstoffen nichts gemeinsam hat und sich histochemisch mit Nilblau A, Kresylviolett und Masson-Trichrom färbt (Sitaj u. Lagier 1973). Dieses Pigment lagert sich in den bradytrophen Anteilen der mesenchymalen Gewebe ab und verursacht so das Krankheitsbild der Ochronose. Die Homogentisinsäure-Anreicherung im Harn ergibt das führende klinische Symptom der Erkrankung. Durch die polymerisierende Homogentisinsäure-Oxydation tritt nach längerer Luftexposition oder nach Alkalizusatz eine kennzeichnende braunschwarze Urinverfärbung auf (O'Brien et al. 1963), wobei dieses „Alkapton" mit dem im Gewebe abgelagerten Pigment nicht identisch ist (Schreier 1973).

b) Historischer Rückblick

Die Erstbeschreibung eines derartigen Patientenurins erfolgte bereits 1584 durch Scribonius, in den Folgejahren kam es dann zu mehrfacher Wiedererwähnung (Schenk 1609; Marcet 1823; Garrod 1909; Cervenansky et al. 1959). Bödecker beschrieb im Jahr 1861, daß bei Reaktion mit dem Patientenharn zwar alkalische Kupferlösungen (Fehling-Reagenz) wie beim Diabetes mellitus reduziert werden, daß aber Wismut-Hydroxyd (Nylander-Reagenz) keine Veränderung erfährt. Der Autor schloß daraus, daß es sich bei der im Harn vorliegenden, stark reduzierenden Substanz nicht um Glukose handeln könne und beobachtete darüber hinaus erstmals das Nachdunkeln des Harn beim Stehen an der Luft. Auffallend war auch die Tatsache, daß der Harn nach Zusatz von Alkali rasch annähernd sein Eigenvolumen an Sauerstoff aufnahm und sich schwarz verfärbte („Alkapton"). WOLKOW u. BAUMANN (1891) identifizierten die 2,5-Dihydroxyphenyl-Essigsäure als jene Substanz, welche diese Farbveränderungen hervorrief, und wegen der strukturellen Verwandtschaft zur Gentisinsäure wurde sie „Homogentisinsäure" genannt.

Diesen chemischen Untersuchungen parallel gingen pathologisch-anatomische Beobachtungen, und VIRCHOW fand 1866 an den Knorpelteilen einer männlichen Leiche Veränderungen „als ob sie geradezu in gewöhnliche Dinte eingetaucht worden wären". VIRCHOW beschrieb auch das Vorhandensein einer ausgeprägten Arthrosis deformans und hielt das Pigment für Hämatin, welches sich sekundär im Gefolge entzündlicher Schübe in den Gelenken abgelagert hatte. Da sich dieses Pigment unter dem Mikroskop gelb darstellte, nannte er diese Krankheit „Ochronose" ($\dot{\omega}\chi\rho\acute{o}\varrho$ = ocker $\nu\acute{o}\sigma o\varrho$ = Krankheit).

Erst 1902 wurde von H. ALBRECHT der Zusammenhang zwischen Ochronose und Alkaptonurie erkannt, und zwei Jahre später gelang es OSLER (1904), diese Krankheit erstmals an einem lebenden Patienten zu diagnostizieren. Aufbauend auf den Arbeiten von NEUBAUER (1909), welcher den Tyrosinmetabolismus aufklärte, war es GARROD (1908, 1909), der den biochemischen Defekt, der dieser Krankheit zugrunde liegt erkannte. Eine Bestätigung dieser Erkenntnisse erfolgte durch LA DU et al. (1958) fast 50 Jahre später mittels radiochemischer Methoden.

Längere Zeit hielt man zwei Vererbungsformen, nämlich eine autosomal rezessive und eine dominante Transmission für möglich (O'BRIEN et al. 1963), doch haben genauere genetische Untersuchungen (MILCH 1961) gezeigt, daß in jenen Familien, die Beispiel dominanter Vererbung waren, ein hohes Ausmaß an Konsanguinität eine Irreführung bewirkte und nur ein autosomal rezessiver Erbgang vorkommt. Bisher wurden rd. 800 Träger dieser Anomalie publiziert (SCHREIER 1973), wobei in der Gesamtheit der Anteil der männlichen Patienten zwar rd. 60% ausmacht (O'BRIEN et al. 1963), aber im Rahmen großer Einzelstudien (HALL et al. 1950; SITAJ u. URBANEK 1956; NOWAK 1957; ABE et al. 1960; MILCH 1961) ein bevorzugtes Auftreten der Erkrankung beim männlichen Geschlecht nicht sicher nachzuweisen ist (O'BRIEN et al. 1963). Was die Häufigkeit der Erkrankung betrifft, so hat STERN (1956) einen Bevölkerungsanteil von 0,2% an heterozygoten Trägern errechnet. Die meisten Erkrankungsbeobachtungen wurden im mitteleuropäischen Raum gesammelt (SEITZ 1954; SITAJ u. URBANEK 1956; O'BRIEN et al. 1963; KOLAR u. KRIZEK 1968), doch konnten daraus bisher keine epidemiologischen Wertigkeiten abgeleitet werden, weil überall dort, wo eine Anhäufung von Alkaptonurie bzw. Ochronose vorlag, auch das Ausmaß an Konsanguinität überdurchschnittlich hoch war (O'BRIEN et al. 1963; KOLAR u. KRIZEK 1968). Außerdem stoßen epidemiologische Studien auch auf diagnostisch begründete Unsicherheitsfaktoren (KOLAR u. KRIZEK 1968), so daß Angaben über das Vorkommen der Erkrankung zwischen 3–5 zu 2 Mill. (SCHREIER 1973), 1 zu 1 Mill. (STEIGER 1963) und 1 zu 10 Mill. (KOLAR u. KRIZEK 1968) schwanken. An Alkaptonurie erkranken alle Rassen aus allen Erdteilen (O'BRIEN et al. 1963) und selbst an einer ägyptischen Mumie wurde diese Erkrankung festgestellt (SIMON u. ZORAB 1961). Bei etwa 50% der Betroffenen kommt es zur klinisch relevanten ochronotischen Arthropathie (EISENBERG 1950), wobei die Diagnose der Alkaptonurie und Ochronose keine Schwierigkeiten bereitet, wenn man an diese seltene Erkrankung denkt. Alkaptonurie für sich allein ist symptomlos (O'BRIEN et al. 1963), und die erwähnte Verfärbung des Harns geht nur bei längerem Stehenlassen an der Luft im alkalischen Milieu vor sich, so daß nur wenige Patienten diese Verfärbung auch tatsächlich wahrnehmen (GALDSON et al. 1952).

c) Laborchemische Nachweismethoden

1. Die Zugabe einer Lauge (z.B. 2N NaOH) und kurzes Schütteln bewirkt eine sofortige Farbveränderung.
2. Die Reduktionsproben nach Trommer, Benedict und Fehling erbringen bei einer Ausscheidung von mehr als 2 g/die (SITAJ u. LAGIER 1973) schon bei Zimmertemperatur ein positives Ergebnis, bei geringerer Ausscheidung muß das Reaktionsgemisch erwärmt werden; die Nylander-Reaktion ist immer negativ (DIHLMANN et al. 1970).
3. Weitere Nachweismethoden, die sich die Reduktionsfähigkeit von Homogentisinsäure zunutze machen, basieren auf der Verwendung von Silber, Phosphormolybdän-Säure und Jod. Auch wurde die Homogentisinsäure-Oxidation mittels Peroxidase als Katalysator beschrieben (LA DU u. ZANNONI 1963) (O'BRIEN et al. 1963).
4. Einige Tropfen einer 1%igen Eisen-(III)-chloridlösung ($FeCl_3$) bewirken eine vorübergehende blaugrüne Verfärbung (DIHLMANN et al. 1970), die rasch in Braun umschlägt.
5. Als zuverlässige Nachweismethode der Homogentisinsäure in qualitativer und quantitativer Hinsicht gilt die Papierchromatographie, die vor allem dann notwendig wird, wenn bei einer Ausscheidung dunkel verfärbten Urins differentialdiagnostische Abgrenzungen notwendig werden (DIHLMANN et al. 1970).
6. Eine enzymatische, spektrophotometrische Nachweismethode geht auf SEEGMILLER et al. (1961) zurück, wobei gereinigte Homogentisinsäure-Oxydase verwendet wird. Diese oxydiert die Homogentisinsäure zu Maleylacetatessigsäure, deren charakteristische Absorption bei 330 nm gemessen und mit Hilfe vorher erstellter Eichkurven interpretiert wird. Diese Methode ist sehr empfindlich und erfaßt Mengen ab 1 µg/dl.

d) Klinik

Im allgemeinen ist die Ochronose bis ins Erwachsenenalter symptomlos (RIESCHEL 1960; O'BRIEN et al. 1963), lediglich die Urin- und Wäscheverfärbungen sind die einzigen auffallenden Krankheitshinweise. Auch die Röntgenuntersuchungen der Wirbelsäule und der peripheren Gelenke erbringen lange Zeit keine pathologischen Veränderungen. Treten schon im Kindesalter Sklerapigmentationen auf, so ist dies eine Rarität (W. ALBRECHT 1954; SITAJ u. URBANEK 1956), ebenso wie ochronotische Rückenschmerzen im frühen Erwachsenenalter (EISENBERG 1950; KLAUS et al. 1961). Eine ausgeprägte Ochronose im Kindesalter wurde bisher nur bei einem 11jährigen Knaben beschrieben, der an den Folgen eines Nierenversagens bei mißgebildeten polyzystischen Nieren gestorben war (ARCANGELI 1959). Für diese frühe Manifestation der Ochronose war aber wahrscheinlich nicht nur der Enzymdefekt allein verantwortlich, sondern auch die mit der eingeschränkten Nierenfunktion verbundene, außerordentlich hohe Homogentisinsäure-Anflutung (O'BRIEN et al. 1963). Ansonsten führt die Anreicherung des schwarz gefärbten, polymerisierten Homogentisinsäure-Autoxydationsprodukts in den mesenchymalen Geweben erst nach der 3. Lebensdekade zu klinisch nachweisbaren Pigmentationen, die in ihrer Gesamtheit als Ochronose bezeichnet werden (KOLAR u. KRIZEK 1968). Auch bei den im eigenen Krankengut beobachteten Erkrankungsfällen entwickelten sich erst nach dem 35. Lebensjahr sichtbare Pigmentablagerungen und subjektive Beschwerden an Wirbelsäule und peripheren Gelenken sowie entsprechende radiologische Veränderungen am Skelettsystem.

e) Pathogenese

Warum Knorpel, Nuclei pulposi, Sehnen, Skleren, Herzklappen und Gefäßintima die bevorzugten Einlagerungslokalisationen darstellen, hat GREILING (1957) näher untersucht. Er kam zu folgender Erklärung: Die mesenchymalen Gewebe enthalten als Grundsubstanz saure Mukopolysaccharide, Chondroitinschwefelsäure und Hyaluronsäure, wobei Hyaluronidase als „spreading factor" Chondroitinschwefelsäure und Hyaluronsäure depolymerisiert und so in den bradytrophen Geweben die Porengröße des Chondroitinschwefelsäure-Eiweißgels verändert und eine diffusionsregulierende Wirkung ausübt. Oxydationsprodukte der Hyaluronsäure üben auf die Hyaluronat- und Chrondroitinsulfatglykanohydrolase eine ausgeprägte Hemmwirkung aus, und wenn Homogentisinsäure in die verschiedenen Gewebe diffundiert, so kann sie dort, wo eine gute Kapillarisation besteht, entlang den Konzentrationsgefällen wieder hinausdiffundieren (DIHLMANN et al. 1970). Sie blockiert sich aber den Rückweg aus den bradytrophen Geweben dadurch, daß ihre inzwischen an Konzentration angewachsenen Oxydationsprodukte die Mukopolysaccharidasen hemmen, auf deren depolymerisierende und diffusionsfördernde Wirkung sie für ihre Rückdiffusion angewiesen ist. Wegen der geringen Enzymkonzentrationen in den gefäßlosen Geweben (DELBRÜCK 1963) wird die von GREILING (1957) vertretene Hypothese nur als Ochronose-verursachender Teilfaktor angesehen (O'BRIEN et al. 1963) und auch andere ätiopathogenetische Mechanismen für die Pigmentablagerungen diskutiert. So könnten auch Enzyme des Energiestoffwechsels, die ja im Knorpel ebenfalls vorkommen, durch das polymerisierte Oxydationsprodukt der Homogentisinsäure gehemmt werden, wobei sich eine Änderung der Membrandurchlässigkeit ergibt, welche bei der Störung der Rückdiffusion die Pigmentablagerungen zusätzlich begünstigen könnte (DIHLMANN et al. 1970). Die Reaktionsmechanismen, die derartigen Enzymhemmungen zugrunde liegen, dürften ähnlich geartet sein wie die von MILCH und MURRAY (1961) nachgewiesene Adsorption dieser Homogentisinsäure-Oxydationsprodukte an Kollagen. Diese Reaktion, die einen weiteren Teilaspekt der pathologischen Pigmentablagerungen liefert, besteht in der Verknüpfung von Kollagenpolypeptidketten mit den Homogentisinsäure-Oxydationsprodukten und ist der Tannierung von Kollagen durch Chinone vergleichbar. In diesem Zusammenhang nehmen LA DU u. ZANNONI (1955) eine chemische Reaktion der Proteinsulfhydrylgruppen nach dem Mechanismus der 1,4-Addition mit Benzochinonessigsäure an, und STONER u. BLIVAISS (1967) postulieren eine ähnliche Reaktion mit den Aminogruppen des Glycins; letztlich aber ist der Mechanismus, der Homogentisinsäure in Form des ochronotischen Pigments im Bindegewebe anreichert, unaufgeklärt (O'BRIEN et al. 1963). Das Ausmaß der Pigmentablagerung ist sehr unterschiedlich und reicht von ausgeprägten Skleren- und Hautverfärbungen im Kindesalter (W. ALBRECHT 1954; ARCANGELI et al. 1959) bis zu völligem Fehlen äußerlich sichtbarer Pigmentierung bis ans Lebensende der Patienten (O'BRIEN et al. 1963; JESSERER 1979).

Aus der Hemmung der am Energiestoffwechsel des Knorpels beteiligten Enzyme leitet sich die Entstehung der Knorpeldegeneration ab (DIHLMANN et al.

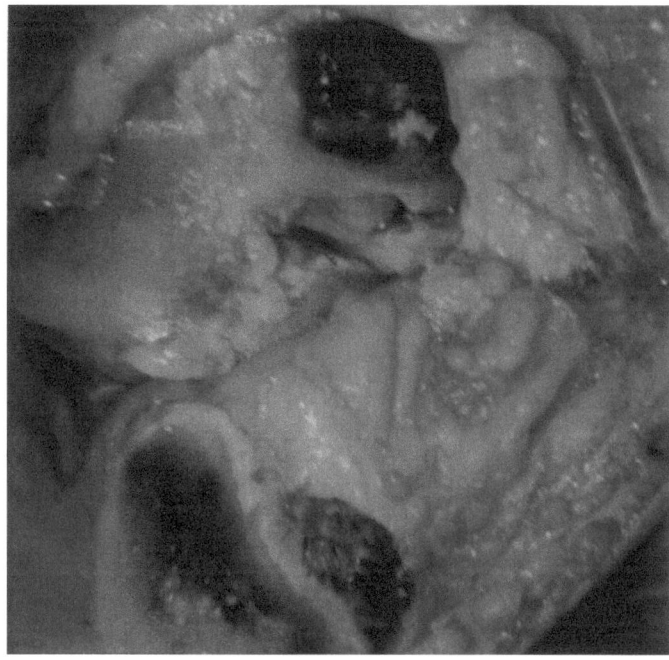

Abb. 1. 44jährige Patientin mit ochronotischer Spondylo- und Arthropathie. Operationsphoto des linken Kniegelenkes während der Synovektomie: deutlich sichtbare Einlagerung von ochronotischem Pigment im Gelenkknorpel. (Photo: Prof. Dr. A. Titze, Graz)

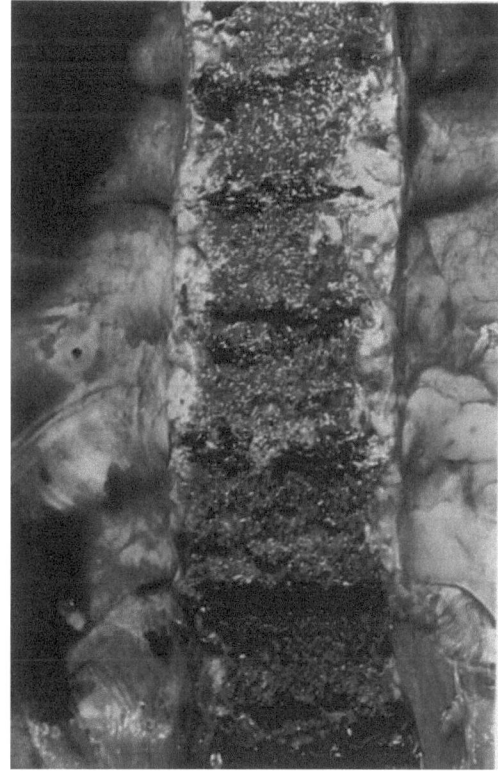

Abb. 2. 56jährige Patientin mit Ochronose (obduziert 1977). Wirbelsäule im Th12- und L1-L5-Bereich: Zwischenwirbelkörper stark verschmälert, blauschwarze Verfärbung (ochronotisches Pigment), beginnende Blockwirbelbildung

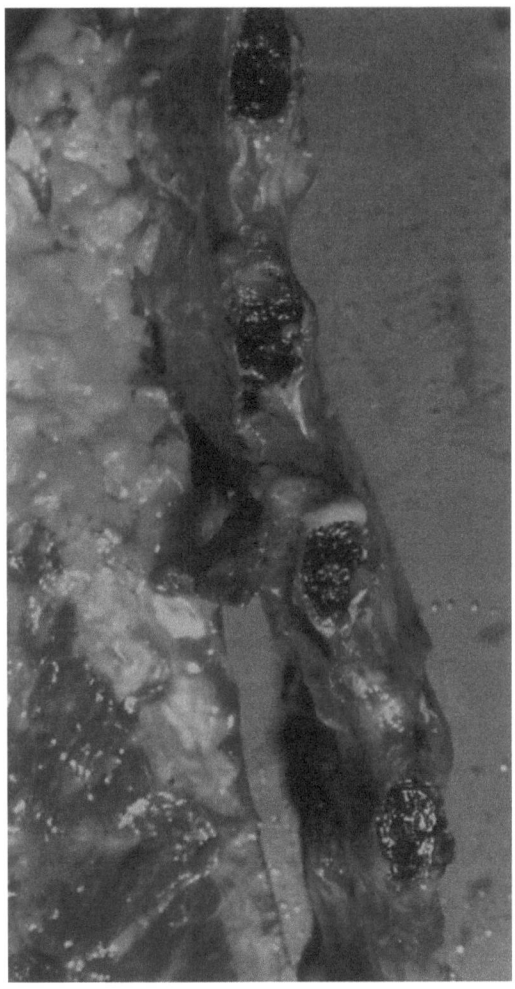

Abb. 3. Dieselbe Patientin wie Abb. 2. Blick auf Knorpel-Knochen-Grenze am Sternum: tintenschwarze Einlagerungen im knorpeligen Anteil

1970). Über die Atmungskettenphosphorylierung kann im Rahmen der Krankheit kein ATP gebildet werden, da aufgrund der Hemmung der Laktat-Dehydrogenase (LDH), Glutamat-Dehydrogenase und Malat-Dehydrogenase kein reduziertes Nikotinamid-adenin-dinukleotid (NADH$_2$) gebildet werden kann. Durch die Hexokinasehemmung wird die ATP-Bildung über die Glykolyse ebenfalls verhindert, und damit werden alle jene enzymatischen Reaktionen gehemmt, die ATP benötigen. Dies sind im Knorpel vor allem die Kollagen- und Chondroitinsulfatsynthese, so daß das Stoffwechselgleichgewicht zu den Abbauvorgängen hin verschoben wird und degenerative Veränderungen ihren Lauf nehmen. In diesem Zusammenhang konnten GREILING u. STUHLSATZ (1969) bei Arthrosen des Kniegelenks im Knorpel einen verminderten Gehalt an Chondroitsulfat nachweisen. Im Zusammenwirken von lokalen, durch das eingelagerte ochronotische Pigment bedingten Stoffwechselveränderungen und statisch-mechanischen Beanspruchungen an Gelenkknorpeln, Menisken, Disken und Sehnen kommt es nach langjähriger Latenz schließlich zu progredient-degenerativer, sekundär

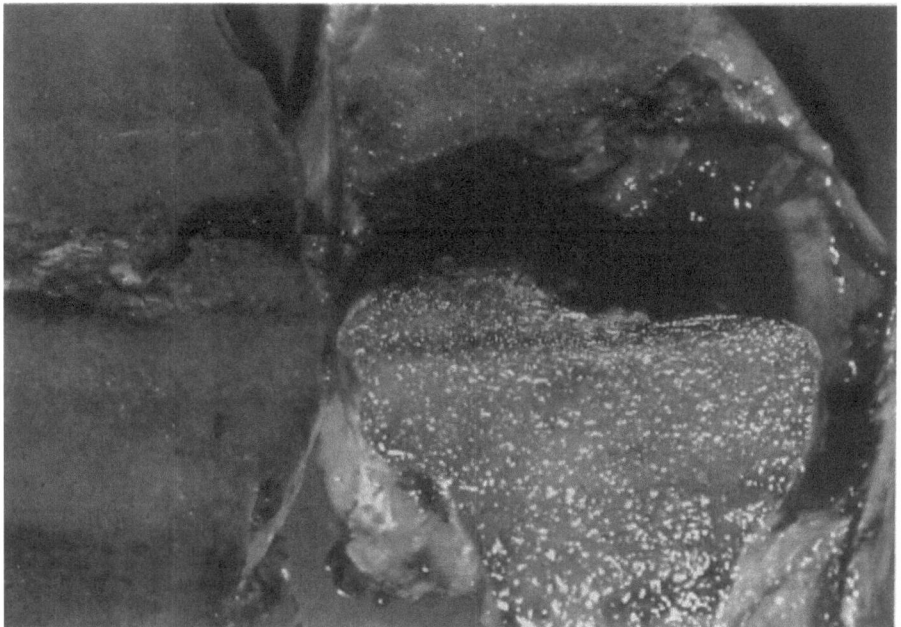

Abb. 4. Dieselbe Patientin wie Abb. 2. Sagittaler Schnitt durch das Kniegelenk: deutliche schwarze Verfärbung der Synovialis und der knorpeligen Gelenkanteile

entzündlicher (OTT 1956; DIHLMANN et al. 1970) alkaptonurischer Arthropathie (Osteoarthrosis deformans alkaptonurica), ankylosierender Spondylopathie mit Chondrose bzw. Osteochondrose und an Sehnen und Bändern zu kalzifizierender Fibroostose (Abb. 1–5).

f) Ochronose und Skelettsystem

α) Ochronotische Spondylopathie

Im Rahmen der fortschreitenden Diskusdegeneration entwickelt sich eine polysegmentäre oder gleichmäßige Verschmälerung des Diskusraumes (SCHREIER 1973), die zu einer Lockerung des „Junghans-Bewegungssegmentes" (bestehend aus Diskus, Zwischenwirbelgelenken, Foramina intervertebralia und den Räumen zwischen den Processus spinosi) führt und so die statisch-dynamische Gleichgewichtsstörung der Wirbelsäule verursacht (SITAJ u. LAGIER 1973). Durch Subluxationen entstehen für die intervertebralen Gelenke unphysiologische Bedingungen, wobei sekundäre Muskelspasmen und die Blockierung einzelner Bewegungssegmente schließlich zu Schmerzepisoden führen.

Die Krankheitsbeschwerden zeigen in der Mehrzahl der Fälle einen schleichenden Beginn, der Schwerpunkt der Frühsymptome liegt in der Wirbelsäule, und initiale Krankheitsmanifestationen an den peripheren Gelenken sind eher Ausnahmeerscheinungen (SITAJ u. LAGIER 1973). Meist sind es Steifigkeitsgefühl und Schmerzen in der Kreuz-Lenden-Region, die bei Männern zwischen dem 37. und 41. Lebensjahr, bei Frauen zwischen dem 49. und 53. Lebensjahr einset-

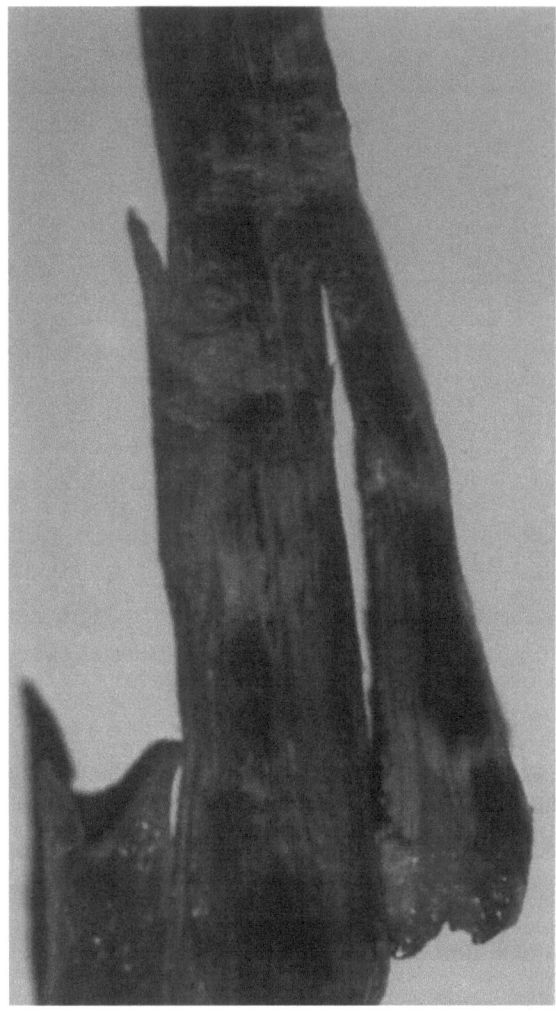

Abb. 5. Achillessehne, streifenförmig mit ochronotischem Pigment durchsetzt

zen (STEIGER 1963; KOLAR u. KRIZEK 1968). Hierbei handelt es sich nicht so sehr um einen Ruhe- und Nachtschmerz, wie z.B. beim Morbus Bechterew, als vielmehr um Schmerzen, die nach mechanisch-statischer Wirbelsäulenbeanspruchung auftreten und manchmal von Kältegefühl und Parästhesien begleitet sind (SITAJ u. LAGIER 1973). Eine Milderung der Schmerzen erreicht der Patient durch eine leicht vorgebeugte Schonstellung (O'BRIEN et al. 1963) sowie durch Ruhe und Wärmeanwendung; dementsprechend sind die Patienten nach der Nachtruhe auch meist beschwerdefrei. Allmählich wird dieser chronische oder episodische Bewegungsschmerz von Beschwerden abgelöst, die sich von einer progredienten Fehlstellung und Versteifung der oberen LWS, später der unteren BWS und schließlich der gesamten Wirbelsäule ableiten (SCHUMACHER u. HOLDSWORTH 1977).

Es ist auffallend, daß Patienten mit Ochronose stets nur unter-mittelgroß sind, wobei sich ihre Körpergröße mit steigendem Lebensalter weiterhin vermin-

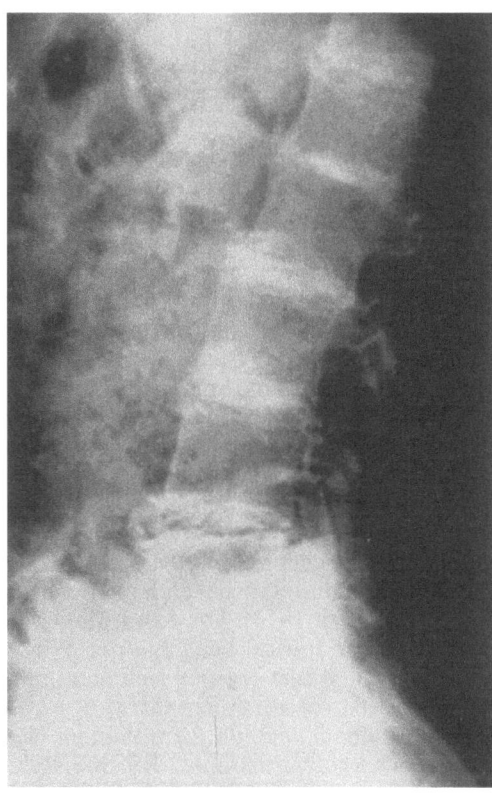

Abb. 6. Dieselbe Patientin wie Abb. 1. Schlierenförmige, horizontale Verkalkungen im thorakalen und lumbalen Bandscheibenbereich bei fortgeschrittener Osteoporose

dert (JESSERER 1979). Physiologische Wirbelsäulenkrümmungen unterliegen einer Abflachung bzw. Verstärkung, und in fortgeschrittenen Stadien findet man eine Entlordosierung bis Kyphosierung der LWS, eine Hyperkyphose der oberen BWS und schließlich Ankylose der betroffenen Abschnitte. Ferner kommt es zur Atrophie der Rückenmuskulatur, so daß die Abgrenzung von einer Spondylitis ankylosans bei klinischer Untersuchung kaum noch möglich ist (SCHNEIDER 1977). Diesem Befund liegen charakteristische Veränderungen zugrunde. So findet man ausgeprägte Sklerosierungen der Wirbelsäulenabschlußplatten mit Randwucherungen an den Wirbelkanten und die mehrschichtigen horizontalen schlierenförmigen Kalkablagerungen („Strickleiterwirbelsäule") werden als pathognomonische Merkmale aufgefaßt (Abb. 6) (SEITZ 1954; KLAUS et al. 1961; KLEIN et al. 1979). Die ochronotische Bandscheibe ist hart, brüchig und empfänglich für Kalziumsalzimprägnation (SITAJ u. LAGIER 1973); als Frühzeichen werden fleckige bis streifige Kalkherde in den zentralen Bereichen der lumbalen Zwischenwirbelräume gefunden wobei die im Röntgenbild unsichtbaren ochronotischen Pigmentdepots an den Randpartien liegen (KLAUS et al. 1961). Schreitet die Diskusdegeneration fort, verlieren die Zwischenwirbelräume mehr und mehr an Transparenz, verkalken homogen und verschmälern sich (SITAJ u. LAGIER 1973), wobei in seltenen Fällen diese Verschmälerungen auch allein auftreten können (SCHUHMACHER u. HOLDSWORTH 1977). Parallel dazu kommt es zum Auftreten des sog. „Vakuumphänomens", das im Rahmen der Ochronose einen sehr großen diagnostischen Wert besitzt, weil es bei keinem anderen

Krankheitsbild mit derartiger Regelmäßigkeit vorkommt (KOSTKA et al. 1965). Anatomische Grundlage für dieses röntgenologische Zeichen ist eine dehiszente Fissur der Bandscheibe, die durch Gase derselben Zusammensetzung, wie wir sie im Blut finden, gefüllt ist (KNOX u. EDWARDS 1955). Dieses Symptom äußert sich als luftdichter, in verschiedensten Formen und Begrenzungen vorkommender Aufhellungsstreifen in der Bandscheibe. Zur gleichen Zeit entstehen im Deckplattenbereich der anliegenden Wirbelkörper unregelmäßige Verdichtungen, manchmal auch – als Äquivalent sekundärer Knochenreaktionen oder intraspongiöser Diskushernien – pseudozystische Aufhellungen. Die Deckplatten zeigen wellenförmige, oft aufgesplitterte oder doppelt-konturierte Verformungen, und schließlich entwickeln sich breite, subchondrale Verdichtungen, die wegen der parallel auftretenden ausgeprägten, immobilisationsbedingten (O'BRIEN et al. 1963) Osteoporose besonders deutlich hervortreten (KLAUS et al. 1961). Diese subdiskale Spongiosasklerose ist wie die Zuspitzung der Wirbelkörperränder und die manchmal ausgeprägte Osteophytose als Ausdruck reaktiver und reparativer Knochenumbau- und -abbauvorgänge zu werten und leitet sich von der Resorption kalzifizierter Bandscheibenmassen ab (KLAUS et al. 1961; SCHREIER 1973; SITAJ u. LAGIER 1973). Die Verdichtungen gehen manchmal so weit, daß sie an eine Paget-Osteitis erinnern (CERVENANSKY et al. 1959). Als sekundäre Knochenreaktionen betrachtet man auch hyperostotische Knochenformationen mit überbrückenden Knochenneubildungen im BWS-LWS-Bereich (SITAJ u. LAGIER 1973). Die Resorption von Diskusfragmenten führt aber auch zu knöcherner Fusion benachbarter Wirbelkörper (SCHREIER 1973; LAGIER u. SITAJ 1974) und hier ergeben sich nicht nur Retro- und Anterolisthese, sondern auch Wirbelkörpertorsionen (SITAJ u. LAGIER 1973). Im Lendenbereich verknöchern manchmal auch die Längsbänder (KLAUS et al. 1961), was dem Bild einer sog. „Zuckergußwirbelsäule" bei Spondylosis hyperostotica ähnelt, und Klaus et al. weisen zusätzlich auf das häufige Vorkommen von Verknöcherungen im ileolumbalen Bandapparat hin. Das Fehlen jeglicher Synostosen im Bereich der Sakroiliakalgelenke, als differentialdiagnostische Abgrenzung gegenüber dem Morbus Bechterew, wird einhellig und mehrfach betont (KLAUS et al. 1961; SCHREIER 1973; SITAJ u. LAGIER 1973). Die röntgenologischen Zeichen bilden sich gewöhnlich in lumbozervikaler Richtung aus (SCHREIER 1973), wobei bei Befall der HWS trotz eingeschränkter Dorsalflexion des Kopfes im Vergleich zur Spondylarthritis ankylopoetica eine bemerkenswerte Beweglichkeit erhalten bleibt (SITAJ u. LAGIER 1973). Auch die Atemexkursionen des Brustkorbes bleiben bei der ochronotischen Spondylopathie im Gegensatz zur Bechterew-Erkrankung erhalten. Die Veränderungen an den kleinen Wirbelgelenken stellen sich verhältnismäßig spät ein (KLAUS et al. 1961) und umfassen dann wie die Veränderungen an den Ileosakralgelenken und an der Symphyse exzentrische Gelenkspaltverschmälerungen, subchondrale Sklerose, Zysten sowie Osteophytenbildung (SCHREIER 1973; LAGIER u. SITAJ 1974). Es ist naheliegend, daß die in ihrem Aufbau so schwer geschädigten Bandscheiben zum Prolaps neigen, was zu Lumbalgien oder radikulären Symptomen führen kann. Diese Veränderungen sind allerdings späteren Krankheitsstadien vorbehalten (SCHUHMACHER u. HOLDSWORTH 1977) und treten als Erstmanifestation nur in 20% der Fälle auf (STEIGER 1963; KOLAR u. KRIZEK 1968; SITAJ u. LAGIER 1973).

β) Ochronotische Veränderungen an den peripheren Gelenken

Etwa 10 Jahre nach den Vertebralmanifestationen setzen i. allg. auch an peripheren Gelenken Beschwerden ein (O'BRIEN et al. 1963; SITAJ u. LAGIER

1973). Mit abnehmender Häufigkeit sind Knie- und Schultergelenke, schließlich Hüftgelenke befallen, während die kleinen peripheren Gelenke so gut wie nie betroffen sind (O'BRIEN et al. 1963; SCHNEIDER 1977). Die schmerzhaften Veränderungen der peripheren Gelenke gewinnen im weiteren Krankheitsverlauf immer mehr an Bedeutung und können schließlich zu schweren funktionellen Störungen bis zur Invalidität führen (SITAJ u. LAGIER 1973). Bei Frauen präsentiert sich die ochronotische Arthropathie meist in milderer Verlaufsform, wobei das Kniegelenk am häufigsten betroffen ist, während Schulter- und Hüftgelenke nur halb so oft in Mitleidenschaft gezogen werden (SCHREIER 1973). Die subjektiven Beschwerden sind ursächlich zurückzuführen auf Knorpel- und Knochenveränderungen (Abb. 4) sowie auf regressive Folgeerscheinungen in den paraartikulären Geweben im Sinne einer akuten oder chronischen Periarthropathie. Auch sekundär entzündliche Veränderungen der Synovialmembran spielen eine Rolle (O'BRIEN et al. 1963; DIHLMANN et al. 1970; SITAJ u. LAGIER 1973), ferner können osteochondromatöse Veränderungen durch ihr Loslösen als Corpora libera den Bewegungsablauf der Gelenke behindern (OSLER 1904; SCHNEIDER 1977). Manchmal finden sich ausgeprägte Fibroostosen im Bereich von Beckenkamm, Schultern, Trochanteren, Patellae und Fersen (SCHREIER 1973). Klinisch ergibt sich das Bild einer progredienten Arthrose mit Start- und Ermüdungsschmerz, Krepitation und schmerzhafter Bewegungseinschränkung, Weichteilverhärtung sowie Muskelatrophien (O'BRIEN et al. 1963; SCHNEIDER 1977; SCHUHMACHER u. HOLDSWORTH 1977). Das Kniegelenk zeigt eine Neigung zur Valgusstellung und ein deutliches Extensionsdefizit (SITAJ u. LAGIER 1973). In rd. 30% der Fälle kommt es zur Ausbildung eines Kniegelenksergusses, der wie die Synovialflüssigkeit der Arthrose, der Gruppe der nichtentzündlichen, irritativ-degenerativen Ergüsse zuzurechnen ist (HÜTTL et al. 1966), wobei in Zellen des Gelenkpunktates ochronotische Pigmenteinlagerungen gefunden werden können (JESSERER 1979). Das Viskositätsverhalten der Synovia zeigt, daß die Hyaluronsäure hier in physiologisch minderwertiger, wenig polymerisierter Form vorliegt: HÜTTL et al. (1966) vermuten in diesem Zusammenhang eine Synovioblasteninsuffizienz.

Röntgenologisch findet man am Kniegelenk meist eine asymmetrische Gelenkspaltverschmälerung, zugespitzte Gelenkränder und Randexostosen sowie eine subchondrale Sklerose, die von zystoiden Aufhellungen unterbrochen sein kann (SITAJ u. LAGIER 1973). Osteochondromatöse Veränderungen sowie Verkalkungen der Sehnenansätze, der Kapsel und interstitieller Muskelgewebsanteile können das Bild vervollständigen (SCHUHMACHER u. HOLDSWORTH 1977). Pigmentablagerungen in Form einer „exogenen" Ochronose (FISCHBERG 1924; BERRY 1932) kommen heute praktisch nicht mehr vor.

Während vor dem 50. Lebensjahr eine schwere Coxopathie eine Ausnahme ist, werden bei Patienten jenseits dieses Alters im fortgeschrittenen Stadium auch die Hüftgelenke befallen (STEIGER u. LAGIER 1972). Vor allem die Innenrotation und Abduktion erweist sich als eingeschränkt (SITAJ u. LAGIER 1973), und die rasche Progredienz führt schließlich zur völligen Ankylose. Röntgenologisch lassen sich Strukturverdichtungen und Sehnenansatzverkalkungen mit Ossifikationen (ochronotische Enthesiopathie) am oberen Rand des Azetabulums und der Trochanteren nachweisen, ferner Gelenksspaltverschmälerung und Exostosenbildung, und schließlich treten Usuren des subchondralen Knochens und Osteolyseherde auf (STEIGER u. LAGIER 1972; SITAJ u. LAGIER 1973). Mitunter finden sich auch ischämische Nekrosen im Bereich des Femurkopfes und der Gelenkpfanne (SITAJ u. LAGIER 1973). Die schmerzhaften Episoden bei Schultergelenkbefall erinnern an eine Periarthritis humeroscapularis, wobei sich Abduktion und Innenrotation als besonders eingeschränkt erweisen. Durch die Ossifikation des Sehnenansatzes des Musculus triceps brachii entsteht an der Tuberositas infraarticularis eine axtförmige Verformung des Humeruskopfes (SITAJ u. LAGIER 1973), und auch am Schultergelenk finden sich radiologisch subchondrale Knochenverdichtungen, Exostosen und zystoide Aufhellungen. Neben diesen Veränderungen besteht auch die Neigung zu Verknöcherung straffen Bindegewebes (BRUNNER 1929), und diese zeigt sich manchmal auch in einer mehr oder weniger ausgeprägten Enostosis frontalis interna (JESSERER 1979).

g) Extraartikuläre Ochronosemanifestationen

Sie treten an Haut, Augen, Ohren, Larynx, kardiovaskulären Strukturen und im Urogenitaltrakt in Erscheinung (O'BRIEN et al. 1963). In der Haut werden die Pigmentgranula nicht nur in den Zellen der Dermis und der Schweißdrüsen, sondern auch in der Basalmembran eingelagert (LICHTENSTEIN u. KAPLAN 1954). In weit fortgeschrittenen Krankheitsstadien beobachtet man dadurch an Stellen vermehrten Schweißdrüsenvorkommens einen leichten bräunlichen oder bläulichen, meist nicht sehr auffälligen Farbton (O'BRIEN et al. 1963). Das ochronotische Pigment kann auch in den äußeren Augenstrukturen eingelagert werden, wobei die Skleraverfärbung klinisch natürlich besonders auffällt. Es wurden umfassende Studien über die Augenveränderungen bei Ochronose durchgeführt (SALLMANN 1926; SMITH 1942; SEITZ 1954) und Einlagerungen in Kornea, Konjunktiva und Tarsalplatten beschrieben, jedoch wesentliche funktionelle Störungen nie beobachtet. Kommen Kornealpigmentationen vor, so sind diese recht charakteristisch, gleichen dünnen Öltropfen und treten räumlich bei 9 und 3 Uhr auf (SMITH 1942). Die bläuliche Verfärbung der Ohrknorpel ist eines der ersten Ochronosezeichen und erscheint gewöhnlich in der 4. Lebensdekade (O'BRIEN et al. 1963). Die Ohrmuschel ist steif (SCHREIER 1973) und schmerzt schon bei leichter Manipulation (E. MARTIN et al. 1950; FÜRST 1954; W.J. MARTIN et al. 1955). Bioptisch zeigen sich Knorpeldegenerationen, Kernphtyse und diffuse Pigmenteinlagerungen (LICHTENSTEIN u. KAPLAN 1954), das Cerumen ist manchmal pechschwarz (O'BRIEN et al. 1963). Über Ohrensausen und Hörverminderung im Bereich tiefer Töne klagen 30% der Patienten (FÜRST 1954), völlige Taubheit ist aber selten (O'BRIEN et al. 1963), und der Vestibularapparat bleibt unversehrt. Pathologisch-anatomisches Äquivalent dieser Veränderungen sind Pigmenteinlagerungen im Bereich der Mittelohrknochen (BRUNNER 1929). Autopisch ist die ochronotische Pigmentation von Larynx und Trachealknorpel stets ausgeprägt und auffallend (LICHTENSTEIN u. KAPLAN 1954; MOHR u. RICHTER 1975), doch klinisch asymptomatisch (SITAJ u. LAGIER 1973). Mitunter wurden Heiserkeit (GOLDBER 1929) und Atemnot (O'BRIEN et al. 1963) im Rahmen einer Ochronose beschrieben. Die kardiovaskulären Läsionen der Ochronose umfassen diffuse bläulich-schwarze Pigmentationen von Herzklappen (Abb. 7), Endokard und Gefäßintima (O'BRIEN et al. 1963), außerdem kommt es zu ausgeprägten Einfärbungen arteriosklerotischer Plaques und von Arealen myokardialer Fibrosen (LICHTENSTEIN u. KAPLAN 1954). Die Pigmenteinlagerungen in den Herzklappen bleiben in der Regel symptomlos, können aber bei Umformung der Aortenklappen positive Auskultationsbefunde verursachen (Cardiopathia ochronotica), so daß die differentialdiagnostische Abgrenzung gegenüber einer Aortenstenose erforderlich werden kann (RIESCHEL 1960; GOULD et al. 1976). Verschiedentlich wurde die Vermutung geäußert, die Ochronose würde einen beschleunigenden Einfluß auf den arteriosklerotischen Prozeß

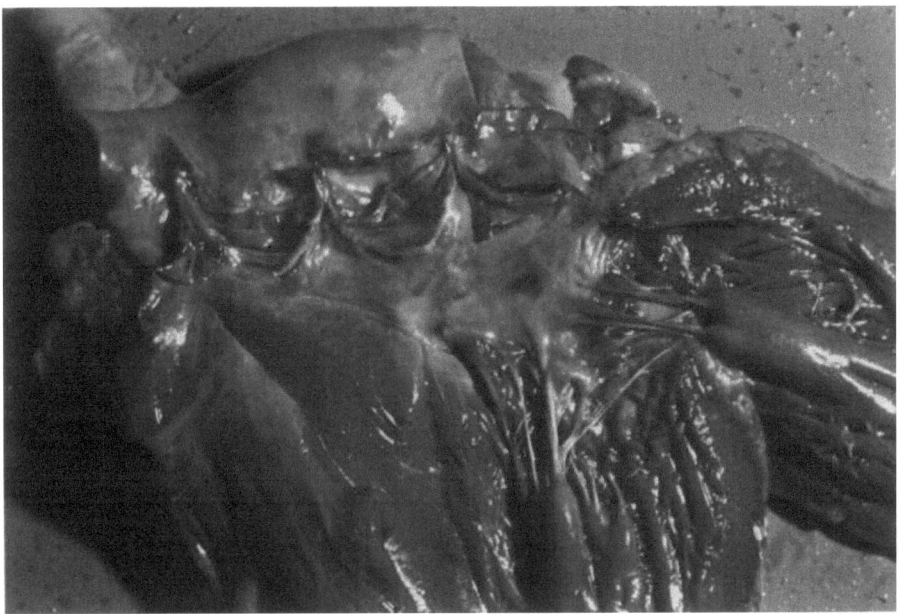

Abb. 7. Schwarze Pigmentablagerungen bei Ochronose im vorderen Segel der Mitralklappe

nehmen, doch konnten O'BRIAN et al. (1963) sowie KOLAR und KRIZEK (1968) dies eindrucksvoll widerlegen. Auch die Vermutung, daß Homogentisinsäure-Derivate auf das Gerinnungssystem hemmend einwirken würden, konnte nicht bestätigt werden (RIESCHEL 1960).

Komplikationen im Bereich des Urogenitaltraktes sind besonders bei Männern zu beobachten (O'BRIEN et al. 1963) und Prostatasteine bei Patienten ab dem 50. Lebensjahr praktisch immer nachweisbar (BAUER 1928-30; LICHTENSTEIN u. KAPLAN 1954). Offensichtlich verursacht das alkalische Prostatasekret hier eine besonders rasche Polymerisation der Homogentisinsäure und begünstigt so die Entstehung von Steinbildungszentren. Neben Cholelithiasis (STEIGER 1963) findet sich eine Nephrolithiasis besonders in der 5. und 6. Lebensdekade und tritt in etwa 60% der Fälle bei beiden Geschlechtern in gleicher Häufigkeit auf (LICHTENSTEIN u. KAPLAN 1954). Die röntgenologisch schattengebenden Steine (KOLAR u. KRIZEK 1968) erreichen eine ansehnliche Größe, sind schwarz, porös und weich und enthalten gewöhnlich Kalzium als Phosphat- oder Oxalat-Verbindung (BAUER 1930). Da die Homogentisinsäure in polymerisiertem Zustand ihre reduzierenden Eigenschaften verliert, sind die Homogentisinsäure-Tests hier negativ (MARTIN et al. 1955). Ochronotische Pigmentablagerungen im renalen Parenchym, besonders im Tubulusepithel, führen klinisch zu keiner wesentlichen Nierenfunktionsstörung (O'BRIEN et al. 1963), ein Umstand, der zu den autopisch gefundenen, ausgeprägten Verfärbungen stark im Gegensatz steht (LICHTENSTEIN u. KAPLAN 1954). Die pathologisch-anatomisch feststellbaren Pigmentablagerungen in Schilddrüse, Pankreasinseln, Kupffer-Sternzellen, Makrophagen und Hautbindegewebszellen haben ebenfalls klinisch keine Bedeutung (MOHR u. RICHTER 1975).

Durch Zunahme der Homogentisinsäure-Ausscheidung im Harn nach Gabe von Phenylalanin und Tyrosin kann die Diagnose der Ochronose erhärtet und durch spektrographische Identifizierung der Homogentisinsäure gesichert werden (SEEGMILLER et al. 1961). Letzteres ist vor allem zur Erfassung von abortiven Formen der Erkrankung und zur Abgrenzung einer solchen von röntgenologisch ähnlichen Veränderungen am Bewegungsapparat von Bedeutung. In voller Ausprägung der Anomalie ist ihre Erkennung nicht schwierig und eine Verwechslung mit anderen degenerativen oder entzündlichen Arthropathien und Spondylopathien kaum möglich (JESSERER 1979).

h) Therapie

Eine kausale Therapie der Alkaptonurie scheitert an der Unmöglichkeit, das fehlende Enzym dem Patienten zuzuführen. Zwar ist die Homogentisinsäure-Oxydase in sehr reiner Form und auch in ausreichender Quantität verfügbar (KNOX u. EDWARDS 1955; LA DU u. ZANNONI 1955), jedoch würde ihre Zufuhr aufgrund der Fremdantigeneigenschaften eine Antikörperantwort hervorrufen und so zur Enzyminaktivierung führen. Möglicherweise gelingt es in Zukunft, ein synthetisches Produkt herzustellen, welches das fehlende Enzym ersetzt, doch wurde ein derartiges Katalysat bisher noch nicht entwickelt (O'BRIEN et al. 1963). Die Limitierung des Homogentisinsäure-Anfalles durch eine phenylalanin- und tyrosinarme Diät wurde zwar beschrieben (HOLDSWORTH et al. 1967), ist aber – vor allem auf längere Sicht – nicht durchführbar. Wie GALDSTON et al. (1952) nachweisen konnten, haben auch große Dosen von Nikotinsäure, Thiamin, Riboflavin, Pyridoxin, Pantothensäure und Vitamin K_2 keinen wie immer gearteten Effekt auf den Tyrosinmetabolismus, auch gereinigte Leberextrakte, Insulin und Nebennierenrindenextrakte sind im Hinblick auf die Homogentisinsäure-Ausscheidung ohne Einfluß. Diese Ausscheidung bleibt auch bei erhöhter Flüssigkeitszufuhr unbeeinflußt und Versuche, die tubuläre Ausscheidung durch Acetazolamid oder Probenecid zu fördern, scheiterten bisher (DELBRÜCK 1963). Vitamin C vermag – ohne den maßgebenden Enzymdefekt selbst zu beeinflussen – aufgrund seiner autoxydativen Wertigkeit die Polymerisation der Homogentisinsäure zu hemmen und damit die Entwicklung der Ochronose zu verzögern. Die Aufrechterhaltung einer entsprechend hohen Vitamin-C-Konzentration im Gewebe durch eine geeignete Diät und medikamentöse Maßnahmen ist deshalb möglicherweise prophylaktisch von Nutzen (JESSERER 1979). Grundsätzlich bleiben die therapeutischen Maßnahmen bei ochronotischer Arthropathie und Spondylopathie auf die Linderung der Schmerzen im Bereich des Bewegungsapparates beschränkt (KOLAR u. KRIZEK 1968). Besserungen können mit Analgetika, nicht-steroidalen Antirheumatika, evtl. mit lokalen Kortikoidinfiltrationen und balneophysikalischen Maßnahmen erreicht werden, während sich die systemische Kortikoidtherapie ebensowenig bewährt hat wie die Röntgenbestrahlung besonders betroffener Gelenke (O'BRIEN et al. 1963). Bei ausgeprägten Hüft- und Kniegelenkveränderungen sind häufig Meniskotomie, Synovektomie oder endoprothetische Gelenkversorgung erforderlich, wodurch frühe Invalidität verhindert werden kann. Im Hinblick auf die Prognose sei erwähnt, daß die ochronotische Arthropathie zwar progredient fortschreitet, die Lebenserwartung der Erkrankten jedoch nicht einschränkt (GALDSTON et al. 1952; O'BRIEN et al. 1963). Die Todesursachen der Patienten mit Ochronose unterscheiden sich nicht von denen der Allgemeinbevölkerung: kardiovaskuläre Erkrankungen, Karzinome und Infektionskrankheiten (O'BRIEN et al. 1963) rangieren an vorderster Stelle.

Literatur

Abe Y, Oshima N, Hatanaka R, Amako T, Hirohata R (1960) Thirteen cases of alkaptonuria from one family tree with special reference to osteo-arthrosis alkaptonurica. J Bone Joint Surg [Am] 42:817

Albrecht H (1902) Über Ochronose. Z Heilkd 23:366

Albrecht W (1954) Beitrag zur Alkaptonurie im Kindesalter. Arch Kinderheilkd 148:51

Arcangeli A, Colloridi V, Chiarini M (1959) Una eccezionale associazione morbosa congenita: rene policistico ed alcaptonuria con ochronose. Arch Ital Pediatr Pueric 20:66

Bauer O (1930) Über Steinbildungen in den Harnwegen bei Ochronose (Lithiasis ochronotica). Mitt Grenzgeb Med Chir 41:451

Berry JL (1932) Exogenous ochronosis, clinical report of a new case. Lancet II:1157

Bödeker C (1861) Das Alkapton, ein Beitrag zur Frage: Welche Stoffe des Harns können aus einer alkalischen Kupferoxydlösung Kupferoxydul reduzieren? Ann Chem Pharmacol 117:98

Brunner H (1929) Über die Veränderungen des Schläfenbeines bei der Ochronose. Monatsschr Ohrenheilkd 63:997

Cervenansky J, Sitaj S, Urbanek T (1959) Alkaptonuria and ochronosis. J Bone Joint Surg [Am] 41:1169

Delbrück A (1963) Enzymverteilungsmuster gefäßloser Gewebe. Klin Wochenschr 41:488

Dihlmann W, Greiling H, Kisters R, Stuhlsatz HW (1970) Biochemische und radiologische Untersuchungen zur Pathogenese der Alkaptonurie. Dtsch Med Wochenschr 95:839

Eisenberg H (1950) Alkaptonuria, ochronosis, arthritis and ruptured intervertebral disc complicated bei homologous serum reaction. Arch Intern Med 86:79

Fischberg EH (1924) Über die Carbolochronose. Virchows Arch [Pathol Anat] 251:376

Fürst E (1954) Anzeichen von Alkaptonurie und Ochronose im Bereich der Gehörorgane. (Prejavy alkaptonurie a ochronozy na sluchovom organe.) Cesk Otolaryngol 3:5

Galdston M, Steele JM, Dobriner K (1952) Alcaptonuria and ochronosis: with a report of three patients and metabolic studies in two. Am J Med 13:432

Garrod AE (1908) The Croonian Lectures on inborn errors of metabolism, Lecture II: Alkaptonuria. Lancet II:73

Garrod AE (1909) Inborn errors of metabolism. Frowde, Hodder & Stoughton, London

Goldber SE (1929) Ochronosis: report of a case of carbolochronosis. Arch Intern Med 43:196

Gould L, Reddy CVR, De Palma D, De Martino A, Kalish PE (1976) Cardiac manifestations of ochronosis. J Thorac Cardiovasc Surg 72/5:788

Greiling H (1957) Beitrag zur Entstehung der Ochronose bei Alkaptonurie. Klin Wochenschr 35:889

Greiling H, Stuhlsatz HW (1967) Glykosaminoglykan-Peptide aus dem humanen Kniegelenkknorpel. Hoppe Seylers Z Physiol Chem 350:449

Hall WK, Hawkins KR, Child GP (1950) The inheritance of alkaptonuria in a large american family. J Hered 41:23

Holdsworth DE, Barry ML, Swyter JL (1967) Treatment of alcaptonuria an ochronotic arthritis with a low phenylalanine-low tyrosine diet (abstr). Arthritis Rheum 10:284

Hüttl S, Marcovic O, Sitaj S (1966) Der Gelenkerguß bei der ochronotischen Arthropathie. Z Rheumaforsch 25:169

Jesserer H (1979) Ochronose (Alkaptonurie). In: Praktische Rheumatologie. Österr Rheumaliga, Wien

Klaus E, Krizek V, Vranesic Z (1961) Die Ochronose der Wirbelsäule im Röntgenbild. ROEFO 95:242

Klein G, Lanzer G, Schneider G, Fladerer H (1979) Chondrocalcinose. Int Praxis 19:285

Knox WE, Edwards SW (1955) Homogentisate oxydase of liver. J Biol Chem 216:479

Kolar J, Krizek V (1968) Alkaptonurische Ochronose. Med Klin 63:1105

Kostka D, Sitaj St, Niepel G (1965) Die Prävalenz des Vakuum-Phänomens und seine pathognomonische Bedeutung bei der ochronotischen Diskopathie. RÖFO 102:62

La Du BN, Zannoni VG (1955) The tyrosine oxidation system of liver. II. Oxidation of p-hydroxyphenylpyruvic acid to homogentisic acid. J Biol Chem 217:777

La Du BN, Zannoni VG (1963) Oxidation of homogentisic acid catalysed by horse-radish peroxidase. Biochim Biophys Acta 67:281

La Du BN, Zannoni VG, Laster L, Seegmiller JE (1958) The nature of the defect in tyrosine metabolism in alcaptonuria. J Biol Chem 230:251
Lagier R, Sitaj S (1974) Vertebral changes in ochronosis. Ann Rheum Dis 33:86
Lichtenstein L, Kaplan L (1954) Hereditary ochronosis: pathologic changes observed in two necropsied cases. Am J Pathol 30:99
Marcet A (1823) Account of a singular variety of urine, which turned black soon after being discharged; with some particulars respecting its chemical properties. Trans R Med Chir Soc (Glasgow) 12:37
Martin E, Milhaud G, Courvoisier B, Lapine A (1950) Etude de l'alcaptonurie. Schweiz Med Wochenschr 36:981
Martin WJ, Underdahl LO, Mathieson DR, Pugh DG (1955) Alkaptonurie: report of 12 cases. Ann Intern Med 42:1052
Milch RA (1961) Studies of alcaptonuria: a genetic study of 58 cases occurring in eight generations of seven inter-related Dominican kindreds. Arthritis Rheum 4:131
Milch RA, Murray RA (1961) Studies of alcaptonuria: adsorption of homogentisic acid solutions on collagen chromatographic columns. Arthritis Rheum 4:268
Mohr W, Richter R (1975) Alkaptonische Ochronose. Med Welt 26:393
Neubauer O (1909) Über den Abbau der Aminosäuren im gesunden und kranken Organismus. Dtsch Arch Klin Med 95:211
Neuberger A, Rimington C, Wilson JMG (1947) Studies on alkaptonuria. II. Investigations of a case of human alcaptonuria. Biochem J 41:438
Nowak W (1957) Die Ochronose. Dtsch Med J 8:79
O'Brien WM, La Du BN, Bunim JJ (1963) Biochemical, pathologic and clinical aspects of alcaptonuria, ochronosis and ochronotic arthropathy. Review of world literature (1584–1962). Am J Med 34:818–838
Osler W (1904) Ochronosis: the pigmentation of cartilages, sclerotics and skin in alkaptonuria. Lancet I:10
Ott VR (1956) Röntgenologische Beobachtungen bei Ochronosis. Z Rheumaforsch 15:65
Rieschel G (1960) Das Krankheitsbild der Alkaptonurie. Munch Med Wochenschr 43:2094
Sallmann L (1926) Über die Augenpigmentierung bei endogener Ochronose. Z Augenheilkd 60:164
Schenck J (1609) Urine nigra in sanis quibusdam. In: Observationes Medicae, lib. III, p 558, Frankfort
Schneider P (1977) Alkaptonurische Arthropathie. Acta Rheumatol 2:183
Schreier K (1963) Die angeborene Stoffwechselanomalien. Thieme, Stuttgart, S 19
Schreier K (1973) Alkaptonurie. In: Hornbostel HW, Kaufmann W, Siegenthaler (Hrsg) Innere Medizin in Klinik und Praxis. Thieme, Stuttgart, S 17–96
Schuhmacher HR, Holdsworth DE (1977) Ochronotic arthropathy. I. Clinicopathologic studies. Arthritis Rheum VI/3:207
Scribonius GA (1584) De inspectione urinarum, p 50. Lemgo, Deutschland
Seegmiller JE, Zannoni VG, Laster L, La Du BN (1961) An enzymatic spectrophotometric method for the determination of homogentisic acid in plasma und urine. J Biol Chem 236:774
Seitz R (1954) Über die ochronotischen Pigmentierungen am Auge. Klin Monatsbl Augenheilkd 125:432
Simon G, Zorab PA (1961) The radiographic changes in alkaptonuric arthritis: a report on three cases (one an Egyptian mummy). Br J Radiol 34:384
Sitaj S, Lagier R (1973) Arthropathia ochronotica. Acta Rheum Baln Pistiniana 7:1–136
Sitaj S, Urbanek T (1956) Alkaptonuria. Rev Czech Med 2:288
Smith JW (1942) Ochronosis of the sclerae and cornea complicating alcaptonuria. JAMA 120:1282
Steiger U (1963) Ochronose. Z Rheumaforsch 22:367
Steiger U, Lagier R (1972) Combined anatomical and radiological study of the hip-joint in alcaptonuric arthropathy. Ann Rheum Dis 31:369
Stern C (1956) Principles of human genetics. San Francisco, Freeman
Stoner R, Blivaiss BB (1967) Preliminary report: reaction of quinone of homogentisic acids with biological amines. Arthritis Rheum 10:52
Virchow R (1866) Ein Fall von allgemeiner Ochronose der Knorpel und knorpelähnlicher Theile. Arch Pathol Anat 37:212
Wolkow Ma, Baumann E (1891) Über das Wesen der Alkaptonurie. Hoppe Seylers Z Physiol Chem 15:228
Zannoni VG, Seegmiller JE, La Du BN (1962) Nature of the defect in alcaptonuria. Nature 193:952

6. Arthropathien bei Xanthomatosen

Von

H. Kather und B. Simon

Xanthomatöse Arthropathien werden in der Mehrzahl der Fälle im Rahmen der Hyperlipoproteinämien beobachtet. Grundsätzlich kann jede essentielle Hyperlipoproteinämie, abgesehen vom Typ I, mit einer Arthropathie vergesellschaftet sein. Am häufigsten werden Gelenkbeteiligungen bei den Hyperlipoproteinämien vom Typ II und IV gefunden. Aber auch bei sekundären Hyperlipoproteinämien, beispielsweise im Rahmen einer biliären Zirrhose oder eines nephrotischen Syndroms, werden Gelenkbeteiligungen beobachtet (Layani et al. 1958). Drei große Gruppen von Arthropathien werden unterschieden: 1. Polyarthritiden mit eventueller Begleittendinitis, 2. Osteonekrosen, 3. mechanisch ausgelöste Gelenkfunktionseinschränkung durch Xanthome.

a) Polyarthritiden

Das Gros der Patienten leidet an einer Hyperlipoproteinämie Typ II (Kachadurian 1968; Fredrickson 1972). Eine solche Gelenkerkrankung scheint entgegen der ursprünglichen Annahme recht häufig zu sein. So fanden Kachadurian u. Uthmann (1973) in einem Kollektiv von 52 Patienten über 50% Polyarthritiden. Männer und Frauen erkranken gleich häufig (Glueck et al. 1968). Die polyarthritischen Phasen können in jedem Lebensalter auftreten (Kachadurian 1968; Glueck et al. 1968). In der Regel werden 3–5 arthritische Anfälle pro Jahr beobachtet (Rodnan et al. 1973). Schmerzfreie Intervalle bis zu 40 Jahren sind beschrieben (Glueck et al. 1968). Die Gelenkattacken dauern in der Regel 24–48 Std. an (Kachadurian 1968; Glueck et al. 1968). Am häufigsten werden die Gelenke der unteren Extremitäten befallen (Kachadurian 1968; Fredrickson 1972). Zehen und Fingergelenke sind seltener betroffen (Greiling et al. 1964; Glueck et al. 1968). Sowohl uni- als auch bilateraler Befall kommt vor (Glueck et al. 1968; Rodnan et al. 1973). Die Gelenke sind gerötet, deutlich geschwollen und ausgesprochen druckschmerzhaft (Kachadurian 1968; Glueck et al. 1968; Fredrickson 1972; Kachadurian u. Uthmann 1973). Die Funktion der Gelenke ist durch eine Begleittendinitis oft noch zusätzlich eingeschränkt. Am häufigsten ist dabei die Achillessehne betroffen (Glueck et al. 1968). Von Ausnahmen abgesehen (Greiling 1964) werden Gelenkspaltverengungen, Deformationen der Knorpeloberfläche oder Verkalkung der Synovia nicht beobachtet (Kachadurian 1968; Glueck et al. 1968). Allgemeine Entzündungszeichen sind nicht obligat (Kachadurian 1964, 1968; Greiling et al. 1964; Fredrickson 1972). Rheumafaktoren, C-reaktives Protein und LE-Faktoren sind negativ (Kachadurian 1968; Glueck et al. 1968). Der Antistreptolysintiter ist in der Regel nicht pathologisch verändert.

Die Pathogenese der hyperlipoproteinämischen Polyarthritiden ist nicht geklärt. Häufigste Fehldiagnose ist die Polyarthritis rheumatica (Rausen u. Adlersberg 1961; Kachadurian 1968). Andere Fehldiagnosen sind Gicht, Pseudogicht und unspezifische Bursitis der Achillessehne (McCarthy 1966; Dickenson et al. 1966).

Die Behandlung der hyperlipoproteinämischen Polyarthritis besteht in Ruhigstellung und Entlastung der betroffenen Gelenke. Da die Schmerzattacken in der Regel nur wenige Tage anhalten, liegen keine Angaben über die Effektivität einer antiphlogistischen Therapie vor (Glueck et al. 1968; Kachadurian 1968). Wesentlich ist die diätetische und medikamentöse Behandlung der Grundkrankheit (Rifkind 1973; Oster et al. 1976). Allerdings liegen unseres Wissens im bisherigen Schrifttum keine Untersuchungen vor, die zeigen, daß eine Normalisierung der Blutfette zu einer Verhinderung der polyarthritischen Gelenkaffektionen führt.

b) Osteonekrosen

Die Mehrzahl der nicht traumatisch bedingten osteonekrotischen Erkrankungen ist ätiologisch nicht geklärt (Reichelt 1969). Neuere Untersuchungen weisen auf die signifikante Häufung von Osteonekrosen im Rahmen der verschiedenen Hyperlipoproteinämien hin (Pohl 1971; Fischer u. Dietschi 1972; Zsernaviczky et al. 1974). So fanden Augustin et al. (1976) bei insgesamt 41 von 100 untersuchten Osteonekrose-Patienten eine Hyperlipoproteinämie. In über 50% der Fälle fanden die Untersucher dabei eine Hyperlipoproteinämie vom Typ IV. Die Betroffenen, meist Männer um das 40. Lebensjahr, klagen erst im fortgeschrittenen Stadium über belastungsabhängigen Schmerz oder Bewegungseinschränkung (Pohl 1971; Fischer u. Dietschi 1972). Am häufigsten ist der Hüftkopf betroffen, jedoch kann es auch zu aseptischen Knochennekrosen der Metaphysen der langen Röhrenknochen in beiden Femur- und Humerusköpfen kommen (Uehlinger 1964; Reichelt 1969; Zsernaviczky et al. 1974). Da in vielen Fällen weitere klinische Zeichen fehlen, ist die Diskrepanz zwischen subjektiven Beschwerden und röntgenologisch feststellbaren Knochendeformierungen auffallend groß (Mau 1966; v. Torklus 1967; Reichelt 1969; Pohl 1971).

Die Labordaten sind mit Ausnahme der Hyperlipoproteinämie und einer pathologischen Glukosetoleranz uncharakteristisch (Glueck et al. 1968; Hartmann 1971; Jones 1971; Pohl 1971; Zsernaviczky et al. 1974). In über 40% der Fälle besteht eine Hyperurikämie (Fredrickson 1972; Fischer u. Dietschi 1972; Zsernaviczky et al. 1974).

c) Mechanisch ausgelöste Gelenkfunktionseinschränkung durch Xanthome

In Abhängigkeit von der Höhe des Plasmacholesterinspiegels treten bei Hyperlipoproteinämien vom Typ II Xanthomata tendinosa auf. Diese bis eigroßen, normalerweise nicht schmerzhaften Xanthome sind in den Extensorsehnen von Hand- und Armmuskeln, den Achillessehnen, im Tibiaperiost und seltener in den Plantaraponeurosen der Füße lokalisiert (Fredrickson 1972). Näheres s. Kapitel über Xanthomatosen.

Je nach Größe und Sitz der Xanthome kann in seltenen Fällen durch Druck auf das periartikuläre Bindegewebe eine schmerzhafte Beeinträchtigung der Gelenkfunktion ausgelöst werden (Koch u. Lewis 1965; Kachadurian 1968). Operatives Eingreifen kann erforderlich werden.

Literatur

Augustin J, Klose G, Greten H, Puhl W, Niethard FU, Koderisch HO (1976) Stoffwechselerkrankungen und Osteonekrosen. Manuskript in Vorbereitung

Dickenson PH, Coutts MB, Woodward EP, Handler D (1966) Tendon achilles bursitis. J Bone Joint Surg [Am] 48:77–81

Fischer V, Dietschi C (1972) Die idiopathische Hüftkopfnekrose des Erwachsenen bei Hyperuricämie und Dyslipidämie. Munch Med Wochenschr 114:1937–1941

Fredrickson DS (1972) Disorders characterised by evidence of abnormal metabolism. In: Stanburry J, Wyngaarden J, Fredrickson DS (eds) The metabolic basis of inherited disease, 3rd edn. McGraw Hill, New York, 412–418

Glueck CJ, Levy RI, Fredrickson DS (1968) Acute tendinitis and arthritis. JAMA 206:2895–2897

Greiling H, Peter E, Schuler B (1964) Zur Pathogenese der hypercholesterinämischen Xanthomatose. Dtsch Med Wochenschr 40:1887–1891

Hartmann G (1971) The possible role of fat metabolism in idiopathic ischemic necrosis of femoral head. In: Zinn WM (ed) Idiopathic necrosis of the femoral head in adults. Thieme, Stuttgart, 176–182

Jones JP Jr (1971) Alcoholism, hypercortisonism, fat embolism and osseous avascular necrosis. In: Zinn WM (ed) Idiopathic necrosis of the femoral head in adults. Thieme, Stuttgart, 96–106

Kachadurian AK (1964) The inheritance of essential familial hypercholesterolemia. Am J Med 37:402–407

Kachadurian AK (1968) Migrotary polyarthritis in familial hypercholesterolemia (Type II hyperproteinemia). Arthritis Rheum 11:385–393

Kachadurian AK, Uthmann SM (1973) Experiences with the homocygeous cases of familial hypercholesterolemia. A report of 52 patients. In: Braun-Falco O, Keller CH, Zöllner N (eds) Xanthomatious formations and other tissue reactions to hyperlipidemias. Karger, Basel, München Paris London New York Sydney, 310–316

Koch HJ, Lewis JS (1956) Hyperlipemic xanthomatosis with associated osseous granuloma. N Engl J Med 255:387–389

Layani P, Durupt S, Lampert J (1958) Etude critique des xanthomatoses osseuses. Sem Hop Paris 34:30–41

Mau H (1966) Idiopathische Hüftkopfnekrose Erwachsener. Z Orthop 101:18–24

McCarthy DJ (1966) In: Hollander JL (ed) Arthritis. Lea & Febiger, Philadelphia, 84–89

Oster P, Schlierf G, Heuk CC, Greten H, Gundert-Remy U, Haase H, Klose G, Nothelfer N, Raetzer H, Schellenberg B (1976) Sitosterol in type II hyperlipoproteinemia. In: Greten H (ed) Lipoprotein metabolism. Springer, Berlin Heidelberg New York, pp 125–130

Pohl W (1971) Hüftkopfnekrose bei Hyperlipämie. Z Orthop 109:873–880

Rausen AR, Adlersberg D (1961) Idiopathic (hereditary) hyperlipemia and hypercholesteremia in children. Pediatrics 28:276–283

Reichelt A (1969) Die idiopathische Hüftkopfnekrose. Z Orthop 106:273–295

Rifkind BM (1973) Clinics in endocrinology and metabolism, vol 2. Saunders, London Philadelphia Toronto

Rodnan GP, McEwen C, Wallace SL (1973) Primer on the rheumatic disease. JAMA 224:769

Torklus D von (1967) Zur röntgenologischen Pathologie der primären Hüftkopfnekrose, Vortrag, 54. Tg Dtsch Ges Orthop Köln

Uehlinger E (1964) Aseptische Knochennekrosen. Schweiz Med Wochenschr 94:1527–1530

Zsernaviczky J, Torklus Dv, Wilke H, Frahm H (1974) Multiple Osteonekrosen bei Hyperlipoproteinämie, Typ IV. Z Orthop 112:1122–1118

7. Arthropathien bei Lipokalzinogranulomatose

Von

H. Kather und B. Simon

Die Lipokalzinogranulomatose ist eine seltene, vermutlich autosomal rezessiv vererbte Erkrankung (Fuhrmann 1967), die durch symmetrische Cholesterineinlagerungen in Schleimbeuteln, Muskeln, Sehnen und Periost mit nachfolgender Verkalkung und Nekrotisierung gekennzeichnet ist (Teutschländer 1935, 1941, 1949; Andreas 1949; Apak 1958; Korting u. Denk 1974). Ob es sich um eine Sonderform der Calcinosis universalis oder um ein eigenständiges Krankheitsbild handelt, ist nicht geklärt (Apak 1958; Reich 1963).

Bezüglich der Histologie verweisen wir auf das Kapitel über Lipokalzinogranulomatose in diesem Band. Die typische gelenknahe Lokalisation der Lipokalzinogranulome führt überwiegend (30%) zu mechanischen Funktionseinschränkungen der großen Gelenke (Andreas 1949; Teutschländer 1949; Apak 1958). Die schmerzlosen, gelenknahen Schwellungen weisen keine Zeichen entzündlicher Mitreaktion der Haut auf. Der Fistelbildung geht allerdings eine Rötung der druckatrophischen Haut voraus (Apak 1958). Die entstehenden Ulzerationen haben eine schlechte Heilungstendenz (Paucke 1935; Apak 1958; Reich 1963; Korting u. Denk 1974). Allgemeine Entzündungszeichen (Fieber, BKS-Beschleunigung, Leukozytose) fehlen in der Regel (Apak 1958; Traca et al. 1965). Die Rheumaserologie ist unauffällig. Auch LE-Faktor und C-reaktives Protein sind negativ (Andreas 1949; Apak 1958; Reich 1963; Korting u. Denk 1974). Röntgenologisch lassen sich periartikuläre drüsige Verschattungen nachweisen. Die Gelenke selbst sind unauffällig (Paucke 1935; Andreas 1949; Apak 1958; Traca et al. 1965). Daneben kommen in Einzelfällen Knochenzysten oder Epiphysenlösungen vor (Apak 1958; Jansen 1962), die außerordentlich schmerzhaft sein können und zu Spontanfrakturen Anlaß geben.

Die Diagnose wird histologisch gestellt (Batz 1942; Andreas 1949; Apak 1958). Die Abgrenzung gegenüber entzündlichen Gelenkerkrankungen, Autoimmunerkrankungen und der Gicht ergibt sich aus den normalen Laborparametern. Eine Abgrenzung gegenüber der Calcinosis universalis und der Kalkgicht ist schwierig und kann in fortgeschrittenen Fällen häufig unmöglich sein (Apak 1958).

Literatur

Andreas E (1949) Die Lipocalcinogranulomatose – eine neue Lipoidose. Med Klin 29:913–916
Apak S (1958) Lipocalcinogranulomatose (Teutschländersche Krankheit). Z Kinderheilkd 81:348–366
Batz F (1942) Dissertation, Heidelberg
Fuhrmann W (1967) Genetic aspects of lipidoses. In: Schettler G (ed) Lipids and lipidoses. Springer, Berlin Heidelberg New York, pp 490–528
Jansen HH (1962) Lipocalcinogranulomatosis Teutschländer. Zentralbl Allg Pathol 103:559

Korting GW, Denk R (1974) Dermatologische Differentialdiagnose. Schattauer, Stuttgart New York

Paucke A (1935) Calcinosis interstitialis universalis. Fortschr Röntgenstr 51:602–608

Reich H (1963) Das Teutschländer Syndrom. Hautarzt 14:462–468

Teutschländer O (1935) Über progressive Lipogranulomatose der Muskulatur. Klin Wochenschr 14:451–453

Teutschländer O (1941) Epithelkörperchen- und Knochenveränderungen bei fortschreitender Lipocalcinogranulomatose (Lipogranulomatosa progrediens). Klin Wochenschr 28:714–716

Teutschländer O (1949) Die Lipoido-Calcinosis oder Lipoidkalkgicht (Lipocalcinogranulomatose). Beitr Pathol 110:402–432

Traca G, Hennebert PN, Mazabraud A (1965) Considération sur un cas de lipocalcinogranulomatose. Presse Med 10:543–546

8. Arthropathie bei Diabetes mellitus

Von

H.-F. Kumor

Mit 1 Tabelle

Die Arthropathie bei Diabetes mellitus stellt eine seltene Folgeerkrankung des osteo-artikulären Apparates bei Patienten mit langjährigem insulinpflichtigen Diabetes mellitus dar, die überwiegend den Fußbereich und nur selten andere Gelenke befällt. Ursächlich wird in erster Linie die diabetische Neuropathie angeschuldigt.

Die Erstbeschreibung des Krankheitsbildes erfolgte 1936 durch den Amerikaner Jordan, der lokalisierte Skelettveränderungen im Sprunggelenkbereich einer 56jährigen Frau mit Diabetes mellitus beobachtete. Bailey und Root beschrieben 1942 17 eigene Fälle unter 20000 Diabetikern. Weitere Publikationen mit größeren Patientenzahlen stammen von Bloch-Michel et al. (1959) und Sinha et al. (1972).

In Frankreich haben besonders zwei Arbeitsgruppen über die diabetische Arthropathie gearbeitet: Boulet et al. (1954) und Azerad et al. (1961). Die erste deutschsprachige Beschreibung findet sich 1949 von Hindemith. Neben Klümper et al. (1968), Dinkel (1969) und Reinhardt (1974) haben sich in Deutschland vor allem Bartelheimer u. Kuhlencordt (1964) sehr ausführlich mit dem Krankheitsbild auseinandergesetzt.

a) Pathogenese

Die pathogenetischen Mechanismen sind nicht geklärt (Sinha et al. 1972; Wagenhäuser 1974; Pastan u. Cohen 1978). Die morphologische Gleichartigkeit mit den Charcot-Gelenken der Tabes und Syringomyelie ließ auf eine neurogene Ursache hinweisen (Bartelheimer u. Kuhlencordt 1971).

Von den meisten Autoren wird der diabetischen Neuropathie die entscheidende Rolle zugesprochen (Rodnan 1972; Kraft et al. 1975; Pastan u. Cohen 1978). Durch die Neuropathie kommt es zu einem Verlust der propriozeptiven und Schmerzempfindung in dem betroffenen Gelenksbereich. Durch Verlust des Warnschmerzes kommt es zu ständigen Mikro- und Makrotraumen und zu abnormer Hypermobilität und somit zur allmählichen Schädigung des Gelenks (Thumb 1978).

Die Neuropathie bewirkt offensichtlich einen Ausfall der Steuerung der Vorgänge im erkrankten Gelenk, so daß gleichzeitig Abbau, Neubildung und Regeneration entstehen. Bemerkenswerterweise sind in einzelnen beschriebenen Fällen keine Neuropathien nachweisbar gewesen (Bailey u. Root 1947), Azerad et al. (1961) zweifelt deswegen an der Neuropathie als alleiniger Ursache.

Mirouze (1964) meint, daß die pathophysiologischen Mechanismen vielfältiger Natur seien und sowohl der Neuropathie als auch der Angiopathie die entscheidende Rolle zukomme. Auch Wagenhäuser (1974) weist auf die mögliche Bedeutung von Gefäßfaktoren hin. Sicher besteht bei vielen langjährigen

Diabetikern eine Mikroangiopathie, über deren tatsächlichen Einfluß auf die Pathogenese einer diabetischen Arthropathie aber noch zu wenig bekannt ist.

Von CLOUSE u. GRAMM (1974) wurde eine avaskuläre Nekrose diskutiert. Andere Autoren fanden neben einer neuropathischen Affektion der postganglionären Segmente der sympathischen, sensorischen und motorischen Fasern eine Degeneration der Hinterhörner des Rückenmarks (SCHWARTZ et al. 1969; KRAFT et al. 1975).

Ischämie und Infektion sind nach überwiegender Ansicht nicht initial an den pathologischen Gelenkveränderungen beteiligt (COPLAND 1954; CLASSEN 1964; POGONOWSKA et al. 1967; SINHA et al. 1972).

b) Epidemiologie

Die Angaben über die Häufigkeit variieren: SINHA et al. fanden 1972 in ihrer Studie von 68 000 untersuchten Diabetesfällen 101 diabetische Arthropathien (1:680). ROBILLARD et al. fanden 1964 ein Vorkommen von 1:1100. FOCHEM (1971) sah die diabetische Arthropathie bei 2,4%, MARTIN (1952) gibt an, daß 1,2% der Diabetiker an einer Arthropathie erkranken.

Männer und Frauen werden etwa gleich betroffen (DINKEL 1969; SINHA et al. 1972). Nach DINKEL (1969) und HAUBRICH (1972) werden Patienten zwischen 30 und 60 Jahren befallen. Bei SINHA et al. (1972) waren zwei Drittel aller Patienten zwischen 50 und 60 Jahren.

c) Pathologie

Die pathologisch-anatomische Entwicklung der diabetischen Osteoarthropathie verläuft im wesentlichen wie die neurogener Arthropathien. Im Frühstadium sind die Veränderungen von denen einer Arthrose kaum zu unterscheiden.

FRIED (1970) bezeichnet das erste Stadium als osteochondronektorisches Stadium, in dem Gelenkknorpel zerstört und der subchondrale Knochen angegriffen wird und abbröckelt. Knorpel und Knochentrümmer können sich im Gelenk verteilen, in der Synovialis verankern und dort entweder aufgelöst oder aber zu Ossifikationszentren werden (WARREN et al. 1966). Knorpelkörper ossifizieren sehr bald enchondral (HORWITZ 1948).

Im zweiten Stadium, dem reaktiven Stadium, kommt es einerseits zu einer reaktiven enchondralen Ossifikation mit gelenknaher Sklerosierung und überschießenden Osteophyten. Zusätzliche Knochenneubildungen setzen heterotop in den Gelenkweichteilen und periartikulär ein (DIHLMANN 1971). Daneben bestehen gleichzeitig atrophische Vorgänge, die zur kompletten Osteolyse führen können und somit in Konkurrenz zur Neubildung treten.

In diesem Stadium bietet sich ein anarchisches Bild, das jedes von degenerativen oder entzündlichen Gelenkerkrankungen bekannte Maß überschreitet. Nach POGONOWSKA et al. (1967) und DINKEL (1969) überwiegt eindeutig Knochenabbau gegenüber hypertrophischen vom Periost ausgehenden osteoplastischen Vorgängen.

In einem dritten Stadium tritt eine gewisse Stabilisierung ein; die Osteolyse kommt zum Stillstand, lediglich periartikuläre Neubildungen können noch zunehmen. Sogar eine gewisse Regenerationsfähigkeit wird beschrieben (FOCHEM 1976).

Die *Synoviaanalyse* entspricht der eines unspezifischen Ergusses. Gelegentlich findet sich auch das Bild eines hämorrhagischen Ergusses, wohl in Zusammenhang mit intraartikulären Frakturen. Die Proliferation der Synovialis kann gering sein mit einzelnen rundzelligen Infiltraten, es kann sich jedoch auch das Bild einer chronisch villösen Synovitis entwickeln (WAGENHÄUSER 1974; THUMB 1978). MIROUZE konnte 1964 bioptisch nachweisen, daß die Knochenbälkchen atrophiert waren und eine Verminderung von Osteoblasten vorlag. Nach AZERAD et al. (1961) fand sich eine Rarefizierung der Spongiosa bei Osteoblasteninaktivität.

d) Klinik

Bevorzugte Lokalisation der diabetischen Arthropathie ist der Fuß. Nur wenige Beschreibungen über andere Lokalisationen sind bekannt:

So berichten FELDMANN u. BECKER (1969) und BLOCH-MICHEL et al. (1959) über einen Kniebefall.

Eine Seltenheit scheint der Befall des Hüftgelenks zu sein, der bisher von ANDERSCH et al. (1969) berichtet wurde.

Im Bereich der oberen Extremitäten beschrieb BERENYI et al. (1968) zuerst osteolytische Veränderungen bei einer 64jährigen Diabetikerin, bei der die distalen Enden von Radius und Ulna sowie die proximale Handwurzelreihe einer Hand größtenteils geschwunden waren. SCHWARZ et al. (1969) haben 6 weitere Fälle beschrieben, in denen Schultern und Ellenbogen verändert waren. CAMPBELL und FELDMANN (1975) haben 9 Diabetiker mit diabetischer Arthropathie im Bereich der oberen Extremitäten untersucht und Veränderungen der proximalen Interphalangealgelenke und der Schultern beobachtet.

ZUCKER und MARDER (1952) berichten über eine autoptisch gesicherte diabetische Spondylopathie. Dieser sehr seltene Fall wird auch von FELDMANN et al. (1974) beschrieben.

Bezüglich des Befalls im Fußgelenkbereich differieren die Angaben nicht sehr: In der Serie von SINHA et al. (1972) waren in 60% die Tarsal- und Tarsometatarsalgelenke, in 31% die Metatarsophalangealgelenke, in 9% das obere Sprunggelenk betroffen. Auch von KLÜMPER et al. (1968), DINKEL (1969), DIHLMANN (1973) und FOCHEM (1976) wird dem Vor- und Mittelfuß der häufigere Befall zugesprochen. HAUBRICH (1972) hingegen meint, die häufigste Lokalisation sei das obere Sprunggelenk. BLOCH-MICHEL et al. (1959) beobachteten auch relativ häufig den Befall des oberen Sprunggelenks, wobei 10 Fälle beschrieben wurden.

Die diabetische Osteoarthropathie verläuft normalerweise unilateral (RODNAN 1972), aber auch bilateraler Befall wurde beobachtet (DINKEL 1969; KRAFT et al. 1975). Der Beginn der Erkrankung ist durch eine allmähliche *schmerzlose* Schwellung der betroffenen Region gekennzeichnet, es entwickelt sich kein Fieber. Nur in wenigen Fällen kann sich eine gerötete, überwärmte Schwellung, die einer akuten Arthritis ähnelt, entwickeln, die allerdings auch völlig schmerzlos ist. Die Schwellungen können unterschiedlich lang von einigen Wochen bis zu mehreren Monaten bestehen (SINHA et al. 1972). Der weitere Verlauf mit Gelenkdeformierungen kann sich schleichend oder innerhalb weniger Monate entwickeln (NORMAN et al. 1968; KRAFT et al. 1975). Je nach Lokalisation des Gelenkbefalls kommt es zu typischen klinischen Bildern. Fortgeschrittene Osteolyse führt zu einer deutlichen Verkürzung der befallenen Knochen, so daß die Haut teleskopartig übereinandergeschoben wird. Der Fuß erhält durch die Verkürzung und gleichzeitig bestehende Schwellung das Aussehen eines „kubischen Fußes". Das Fußgewölbe wird durch fortschreitende Desintegration abgeflacht, es kommt zu Subluxationen und Luxationen. Insbesondere bei Befall des Tarsometatarsalgelenks bilden sich plantare oder dorsale knöcherne Prominenzen („rocker sole"). Eine abnorme Beweglichkeit ist Resultat der ossären und ligamentären Schädigung. Trotz dieser massiven Veränderungen besteht fast immer völlige Schmerzfreiheit. Es wurden Fälle beschrieben, in denen die destruktiven Vorgänge spontan zum Stillstand kamen (SINHA et al. 1972; FOCHEM 1976). In Einzelfällen konnte sogar eine Reparation dieser Veränderungen beobachtet werden (FEIEREIS 1964; GONDOS 1968). In der Regel schreiten Destruktion und Osteolysen jedoch fort.

Als nicht seltene Komplikation kann sich zusätzlich im Rahmen einer Infektion eine Osteomyelitis entwickeln (WAGENHÄUSER 1974; KRAFT et al. 1975). In der Umgebung der osteolytisch veränderten Gelenke finden sich noch kleine Fragmente der aufgelösten Knochen, die über eine Fistel nach außen gelangen (DIHLMANN 1973; LEVIN u. O'NEAL 1973). Einen anderen Eintrittsweg stellen trophische Ulzera oder Gangräne dar.

e) Röntgen

Das Röntgenbild der fortgeschrittenen diabetischen Osteoarthropathie ist charakteristisch. Schwierigkeiten bereitet jedoch die Frühdiagnose.

Im Frühstadium kann ein völlig unauffälliger oder ein einer Arthrose gleichender Befund vorliegen. Mit Fortschreiten der Erkrankung zeigen sich zunächst kleine gelenknahe Konturdefekte, z.B. der Grundphalangen und Metatarsusköpfchen von 1–5 mm Durchmesser (DIHLMANN 1973). Gewöhnlich setzt eine konzentrische Osteolyse in unmittelbarer Gelenknähe der Röhrenknochen ein. DINKEL (1969), KRAFT et al. (1975) und FOCHEM (1976) unterscheiden bei der Osteolyse zwei Formen: Die mutilierende und die destruierende Form.

Die mutilierende Form konzentriert sich auf die distalen Enden der Metatarsalknochen und auf die Grundphalangen. Sie führt zu einer Zuspitzung der Enden der Metatarsalia, die wie „abgelutscht" wirken. Die Konturen sind scharf und nicht arrodiert. DIHLMANN (1973) beschreibt dies als reaktionslose, glättende Osteolyse. Die Basen der Grundphalangen schwinden gleichmäßig unter Erhaltung ihrer Grundform, in weit fortgeschrittenen Stadien sind sie völlig absorbiert.

Die destruierende Form befällt vor allem die Fußwurzel, also die Tarsalia und Metatarsalia. Die Gelenkflächen sind unregelmäßig arrodiert, der Knochen wird vom Gelenkspalt her angegriffen und zerfällt mit Fragmentationen; Spontanfrakturen treten auf. DIHLMANN (1973) spricht von Knochenzerfall als Folge einer enormen Knochenbrüchigkeit. Röntgenologisch zeigt sich ein Bild des Zerbröckelns und Zerstampftwerdens. Daneben bestehen osteoplastische Erscheinungen mit Hyperostosen, periostalem Anbau, perossalen und paraartikulären Ossifikationen. Zusätzlich können sekundärarthrotische Veränderungen mit Osteophytenbildung an den destruierten Gelenken auftreten.

DINKEL (1969) meint, die mutilierende Form im Grundgelenkbereich dürfte fast so häufig sein wie die destruierende im Bereich der Fußwurzel. SINHA et al. (1972) fanden in der Hälfte bis zu drei Viertel der Fälle Zerstörung der Gelenkoberfläche, Fragmentationen und periostale Auflagerungen; in etwa einem Viertel aller Fälle Frakturen, Knochenresorptionen, „abgelutschte Metatarsalia" und Subluxationen.

α) Labor

Typische Laborveränderungen finden sich nicht bis auf die Diabetes-bedingten Befunde. Es besteht keine BKS-Beschleunigung, keine Leukozytose. Aussagekräftige Untersuchungen über das Vorkommen und den Zusammenhang mit Histokompatibilitätsantigenen liegen noch nicht vor.

β) Diagnose und Differentialdiagnose

Die Diagnose wird in der Regel nicht schwerfallen, wenn ein langjähriger, meist schlecht kontrollierter insulinpflichtiger Diabetes mellitus bekannt ist und die oben geschilderten klinischen Symptome auftreten. Die Röntgenuntersuchung beider Füße bzw. in sehr seltenen Fällen der anderen möglichen Gelenke wird die Diagnose sichern.

Eine neurologische Untersuchung sollte auch im Hinblick auf die Differentialdiagnose durchgeführt werden.

Die wichtigsten Differentialdiagnosen sind in Tabelle 1 aufgeführt.

Tabelle 1

Arthrose

Arthritiden:
- Chronische Polyarthritis
- Reiter-Syndrom
- Arthritis psoriatica
- Arthritis urica
- Akute Sarkoidose

Chondrokalzinose
Tuberkulose
Osteomyelitiden
Knochentumore
Reflexdystrophie

Andere neurogene Arthropathien: Lokalisation:

Tabes dorsalis   Knie, Hüfte, Sprunggelenke, LWS
Syringomyelie   Schultern, Ellenbogen, HWS
Kongenitale Analgesie   Oberes und unteres Sprunggelenk
Myelomeningocele
Lepröse Arthropathie
Spinale und periphere Nervenläsionen
Multiple Sklerose
Myelopathie bei perniziöser Anämie

Die wichtigsten differentialdiagnostischen Hinweise zu anderen neurogenen Arthropathien ergeben sich neben der neurologischen Grunderkrankung häufig aus der Lokalisation der betroffenen Gelenke (s. auch entsprechende Kapitel dieses Handbuches). Differentialdiagnostisch sollte auch noch an die Osteonekrose nach vorausgegangenen intraartikulären Steroidinjektionen gedacht werden.

f) Therapie

Eine ursächlich angreifende Therapie ist aufgrund der unbekannten pathogenetischen Vorgänge nicht möglich. Immer ist eine optimale Einstellung der diabetischen Stoffwechsellage notwendig. Die konservative Therapie hat vorwiegend das Ziel, das Gelenk vor weiterer Traumatisierung zu schützen und möglichst zu stabilisieren. Deswegen sollten gewichtsentlastende orthopädische Hilfsmittel eingesetzt werden. Zur zusätzlichen Entlastung wird Gehen an Unterarmstützen empfohlen. Die chirurgische Intervention ist umstritten. Arthrodesen haben bisher zu wenig Erfolg geführt. Die früher geübte lumbale Sympathektomie ist völlig aufgegeben worden.

Bei einer zusätzlichen Infektion ist selbstverständlich sofort eine gezielte antibiotische Therapie einzuleiten.

Literatur

Andersch H, Arzberger H, Köhler W (1969) Hyperostosis frontalis interna und diabetische Stoffwechsellage. Dtsch Gesundheitswes 24:1357–1361
Azerad E et al. (1961) Les ostéopathies du diabète. Le pied diabétique. IVe Congrès de la Fédération Internationale du Diabète, Genève
Bailey CC, Root HF (1947) Neuropathic joint lesions in diabetes mellitus. J Clin Invest 21:21
Bailey CC, Root HF (1947) Neuropathic foot lesions in diabetes mellitus. N Engl J Med 236:397
Bartelheimer H, Kuhlencordt F (1971) Skeletterkrankungen und Diabetes mellitus. In: Pfeiffer EF (Hrsg) Handbuch des Diabetes mellitus. München, Lehmann
Berenyi MR, Siegel MW, Schwarz GS (1968) Arthropathy of wrist in patient with diabetic neuritis. J Am Geriatr Soc 16:826–831
Bloch-Michel H, Chauchoix J, Cambier J (1959) Les arthropathies nerveuses du diabète. Etude clinique et radiologique. Presse Med 67:809
Boulet P, Mirouze J, Pelissier M (1954) Le pied diabétique. Sem Hop Paris 30:2393
Campbell L, Feldmann F (1975) Bone and soft tissue abnormalities of the upper extremity in diabetes mellitus. AJR 124:7–16
Classen JN (1964) Neuropathic arthropathy with ulceration. Am Surg 159:891
Clouse ME, Gramm HF (1974) Diabetic osteoarthropathy, clinical and roentgenographic observations in 90 cases. AJR 121:22–34
Copland WA (1954) Bone changes in diabetes. Proc R Soc Med 47:345
Dihlmann W (1971) Die neurogenen Osteoarthropathien. In: Lehrbuch der Röntgendiagnostik, 6. Aufl. Thieme, Stuttgart
Dihlmann W (1973) Osteoarthropathien. Gelenke-Wirbelveränderungen. Thieme, Stuttgart, S 37ff
Dinkel L (1969) Veränderungen des Fußskeletts bei Diabetes mellitus. ROEFO 110:223–234
Feiereis M (1964) Arthropathie bei Diabetes mellitus und Adie-Syndrom. Int Praxis 4:183–195
Feldmann MJ, Becker KL (1969) Multiple neuropathic joints including the wrist in a patient with diabetes mellitus. JAMA 209:1690–1692
Feldmann F, Johnson AM, Walter JF (1974) Acute axial neuroarthropathy. Radiology 111:1–16
Fochem K (1971) Zum Röntgenbild der Osteoarthropathia diabetica. Radiol Clin Biol 40:281–290
Fochem K (1976) Röntgenologische Aspekte des long-term Diabetes. Österr. Ärzteztg 11:724–729
Fried K (1970) Beitrag zum Verlauf und zur Pathogenese der neurotrophischen Osteoarthropathien. ROEFO 113:560
Gondos B (1968) Röntgen observations in diabetic osteopathy. Radiology 91:6–13
Haubrich R (Hrsg) (1972) Klinische Röntgendiagnostik innerer Krankheiten, Bd III/1. Springer, Berlin Heidelberg New York, S 258–263
Hindemith H (1949) Gelenkerkrankungen bei Diabetes. Dtsch Arch Klin Med 196:65
Horwitz T (1948) Bone and cartilage debris in the synovial membrane. J Bone Joint Surg 30:579
Jordan WR (1936) Neuritic manifestations in Diabetes mellitus Arch Int Med 57:307

Klümper A, Strey M, Weller S, Roth U, Müller-Berg H (1968) Neurogene Osteolysen bei Diabetes mellitus. ROEFO 108:221–233

Kraft E, Spyropoulos E, Finby N (1975) Neurogenic disorders of the foot in diabetes mellitus. AJR 124:17–24

Levin M, O'Neal LW (1973) The diabetic foot. Mosby, St Louis

Martin MM (1952) Charcot joints in diabetes mellitus. Proc R Soc Med 45:503

Mirouze J (1964) Les arthropathies diabétiques. Rheumatol Symp, Bad Nauheim, S 191–203

Norman A, Robbins H, Milgram JE (1968) Acute neuropathic arthropathy: rapid, severely disorganizing form of arthritis. Radiology 90:1159–1164

Pastan RS, Cohen AS (1978) The rheumatologic manifestations of diabetes mellitus. Med Clin North Am 62:829–839

Pogonowska MJ, Collins LC, Dubson HL (1967) Diabetic osteopathy. Radiology 89:265–271

Reinhardt K (1974) Die Arthropathia diabetica. Dtsch Med Wochenschr 99:98

Robillard R, Gagnon PA, Alorie R (1964) Diabetic neuroarthropathy. Can Med Assoc J 1:795

Rodnan G (1972) Neuropathic joint disease. In: Hollaender (ed) Arthritis and allied conditions, 8th edn. Lea & Febinger, Philadelphia

Schwarz GS, Berenyi MR, Siegel MW (1969) Atrophic arthropathy and diabetic neuritis. AJR 106:525–529

Sinha S, Munichoodappa S, Kozak GP (1972) Neuropathy in diabetes mellitus (Clinical study of 101 cases). Medicine 51:191

Thumb N (1978) Diabetische neuropathische Arthropathie und ihre Differentialdiagnose. EULAR Bull 7:77–80

Wagenhäuser FJ (1974) Die neuropathischen Arthropathien. Fortbildungskurse. Rheumatol 3:203–216

Warren S, Le Compte PM, Legg MA (1966) The pathology of diabetes mellitus, 4th edn. Lea & Febiger, Philadelphia

Zucker G, Marder MJ (1952) Charcot spine due to diabetic neuropathy. Am J Med 12:118–124

III. Arthropathien bei endokrinen Störungen

Von

F. HUSMANN

1. Einleitung

Arthropathien finden sich praktisch bei allen endokrinen Funktionsstörungen, wenn sie über einen ausreichend langen Zeitraum bestehen, entsprechend stark ausgeprägt sind und nicht bzw. nur unzureichend behandelt werden. Dabei ist es gleichgültig, ob eine Über- oder Unterfunktion einzelner endokriner Drüsen vorliegt oder ob nur eine Partialfunktion gestört ist, wie z.B. bei der Akromegalie. In allen Fällen ist die Arthropathie auf Störungen im Knochenauf- oder -abbau und/oder der Chondrogenese zurückzuführen.

Als Angriffspunkt endokriner Erkrankungen am Knochen- und Knorpelgewebe kommen in Betracht: Einwirkungen über den Wasser- und Mineralstoffwechsel (Resorption, Exkretion, Hydrationszustand, Ionenmilieu), den Protein-Metabolismus (Synthese- und Abbaustörungen), Hemmung oder Aktivierung verschiedener Enzymsysteme und damit Eingriffe in den Zellstoffwechsel der Osteoblasten und der Osteoklasten. Im Einzelfall überwiegt die eine oder andere Komponente, d.h. es steht gelegentlich die Mineral-, manchmal die Proteinstoffwechselstörung im Vordergrund.

Die ossale Reaktion auf unterschiedliche Noxen ist relativ monoton. Verschiedenartige Einwirkungen werden – zumindest bezüglich der Makrostruktur – gleichartig beantwortet. Bei den Erkrankungen des Endokriniums imponieren die ossalen Veränderungen überwiegend als Osteoporose oder Osteomalazie. Nur in Ausnahmefällen finden sich Hyperostosen mit Osteosklerose und Osteophytenbildungen. Die Osteoporose oder Osteomalazie mit ihren Komplikationen erstreckt sich dabei auch auf die gelenknahen Knochenanteile und bedingt oft schwerwiegende Arthropathien. Werden endokrine Erkrankungen bereits im frühen Kindesalter manifest, ist zusätzlich die Bildung der Knochenkerne gestört.

Der Monotonie der ossalen bzw. chondralen Veränderungen gehen die subjektiven Beschwerden parallel, die ebenso gleichförmig sind, wenn man von der Grundkrankheit absieht. Im Beginn bestehen zunächst Allgemeinbeschwerden wie Mattigkeit, Müdigkeit, gefolgt von Glieder- und Kreuzschmerzen. In den Extremitätenbereichen überwiegen radikulär ausstrahlende Schmerzen. Daneben ist häufig die gesamte Muskulatur der betroffenen Extremität druckempfindlich.

2. Arthropathien bei kongenitaler Hypothyreose

Die kongenitale Hypothyreose ist neben dem Diabetes mellitus die häufigste endokrine Erkrankung im Kindesalter. Als auslösende Ursachen einer Hypothyreose im Säuglings- und Kindesalter kommen in Betracht:

I. Primäre Hypothyreosen
   1. Athyreose, Hypoplasie oder ektopische Hypoplasie der Schilddrüse (Zungengrundstruma)
   2. Erworbene Hypothyreosen im Kindesalter
   3. Genetisch bedingte Störungen der Schilddrüsenhormonsynthese (Jodfehlverwertung)
      a) Jodinationsstörung
      b) Jodisationsstörung
      c) Kupplungsdefekt
      d) Dehalogenase-Insuffizienz
      e) Proteasemangel
      f) Abnorme Plasmajodopeptide
      g) Endorganresistenz
   4. Endemischer Kretinismus (Jodmangel)
II. Sekundäre oder hypophysäre Hypothyreose

Da die Hypothyreose im frühen Kindesalter relativ häufig ist und die Verhinderung schwerwiegender bzw. irreversibler Folgezustände in erster Linie von der Frühdiagnose abhängt, sollen die Symptome kurz skizziert werden. Das athyreote oder hypothyreote Neugeborene weist nur in seltenen Fällen Zeichen einer Hypothyreose auf. Gelegentlich fällt eine große Zunge oder ein aufgedunsenes, rötlich-zyanotisches Gesicht auf. Erst im Lauf der ersten Lebenswochen machen sich die Symptome eines allgemein herabgesetzten Stoffwechsels bemerkbar: auffallende Ruhe, großes Schlafbedürfnis, Trinkfaulheit, Schlaffheit der Muskulatur, Vorwölbung des Abdomens, zunehmende Obstipation sowie gelbliche, trockene, rauhe und dicke Haut. Die Gesichtszüge werden vom 2. Lebensmonat an plump, das Gesicht ist aufgedunsen. Mit zunehmendem Lebensalter bleiben die Kinder in der körperlichen und geistigen Entwicklung stark zurück und sind ungewöhnlich ruhig bis schwer apathisch. Der Kopf wird brachyzephal, der Nasenansatz breit, und die Augen stehen weit auseinander. Der Zahndurchbruch ist verspätet. Schmelzdefekte kommen häufig vor. Nicht selten entwickelt sich eine Schwerhörigkeit.

Am Skelett bildet sich ein Minderwuchs mit nahezu selektiver Hemmung der enchondralen Knochenbildung aus (BROMMER et al. 1974). Charakteristisch ist die Epiphysendysgenesie mit Anlage von multi- statt unizentrischen Epiphysenkernen (Osteochondropathia cretinoidea). Diese Störung ist meist im Bereich des Femurkopfes am stärksten ausgeprägt, wobei beide Seiten betroffen sind. Wird eine ausreichende Substitutionsbehandlung eingeleitet, kommt es zu einer Verkalkung des Femurkopfes mit persistierender Deformierung, so daß eine Coxa-vara-Stellung (Kretinenhüfte) resultiert. Im Bereich der HWS und LWS kommt es vielfach zu Plattenwirbelbildungen. Häufig weist der 2. LWK bereits im 2. Lebenshalbjahr eine keilförmige Deformierung mit dorsolumbaler Kyphose auf. Der Epiphysenfugenschluß ist verspätet. Im Bereich der Diaphysenenden finden sich vielfach starke Kalkeinlagerungen mit Bildung einer unregelmäßigen, aber scharf begrenzten präparatorischen Verkalkungszone. Gelegentlich kommen auch osteosklerotische Veränderungen und Weichteilverkalkungen vor.

Die Veränderungen am Skelettsystem entwickeln sich über eine Verminderung der Osteoblastenaktivität, eine Beeinträchtigung des Mukopolysaccharid-Stoffwechsels sowie über eine Einschränkung der Protein-Synthese. Die resultierende Osteopathie trägt die Zeichen einer Osteomalazie (PAHLKE et al. 1960). Der Knochen soll auch seine Empfindlichkeit gegenüber Parathormon und Vitamin D verlieren. Die Arthropathien sind dabei ausgelöst durch die in Gelenknähe stattfindenden ossalen Veränderungen, durch die Veränderungen der Diaphyse, durch die Epiphysendysgenesie und durch eine Störung der Knorpelbildung. Dabei reagiert der Chondrozyt der Epiphysenfuge am empfindlichsten auf das Fehlen der Schilddrüsenhormone (BROMMER et al. 1974). Nach den Untersuchungen von ASBOE-HANSEN (1966) werden zwar Mukopolysaccharide gebildet, jedoch ist die Schwefeleinlagerung durch eine Störung der Aktivität der Sulfotransferasen beeinträchtigt. Darüber hinaus weisen die gebildeten Mukopolysaccharide strukturelle Veränderungen auf, und die Relation der einzelnen Fraktionen weicht von der Norm ab (ASBOE-HANSEN 1966). Der Einbau von Chondroitinsulfat in den Knorpel findet nur in ungenügendem Maß statt.

Therapie: Die Behandlung der kongenitalen Hypothyreose besteht in einer konsequent durchgeführten Gabe von Schilddrüsenhormon. Je früher diese Behandlung einsetzt, um so weitgehender bilden sich die bereits bestehenden Veränderungen zurück und um so geringer sind die bleibenden Störungen. Das gilt sowohl für die Gelenk- und Knochenveränderungen als auch für die zerebralen Funktionsstörungen und die Schwerhörigkeit.

3. Arthropathien bei erworbener Hypothyreose

Generell sind bei der Hypothyreose alle Stoffwechselvorgänge verlangsamt, der Grundumsatz erniedrigt bei allgemeinem Schwächegefühl und Hypothermie. Die Haut im Bereich der Lider, Hand-, Fußrücken und Supraklavikulargruben ist ödematös geschwollen, bedingt durch eine Einlagerung von anomal zusammengesetzten Mukopolysacchariden. Die Haut ist kühl, trocken und weist eine Hyperkeratosis auf. Brüchige Nägel mit Rillenbildungen, spröde, glanzlose Haare, die leicht ausfallen und zur Alopezie führen, gehören mit zum Vollbild einer Hypothyreose. Auch die Schleimhäute sind trocken und rissig. Ähnliche Veränderungen an den Stimmbändern lassen die Stimme rauh und blechern klingen. Mukopolysaccharideinlagerungen in die Zunge bedingen eine Makroglossie. Das Herz ist dilatiert, bedingt durch Mukopolysaccharideinlagerungen in den Herzmuskel, verbunden mit degenerativen Veränderungen. Die Pulsfrequenz ist niedrig und steigt auch nach Belastung kaum an. In manchen Fällen besteht eine Hypertonie, vor allem mit Erhöhung des diastolischen Wertes bei verdickten Gefäßwänden (Gänsegurgelarterien). Im EKG findet sich eine Niedervoltage, bei der Vorhof- und Kammerendschwankungen fehlen können. Eine ausgeprägte Hypoperistaltik des Intestinaltraktes bedingt eine Obstipation und einen erheblichen Meteorismus. Die Kranken sind auffallend antriebsarm, interessenlos und lethargisch. Beim Beklopfen der Muskulatur bildet sich ein idiomuskulärer Wulst. Die Kontraktionsphase des Achillessehnenreflexes ist charakteristisch wurmförmig verzögert. Neben Neuralgien bestehen auch Parästhesien.

Am Skelettsystem kommt es über eine Verminderung der Osteoblastenaktivität, eine Beeinträchtigung des Mukopolysaccharid-Stoffwechsels sowie über eine Einschränkung der Proteinsynthese zu einer Osteopathie, wobei die Skelettveränderungen nicht so stark ausgeprägt sind wie bei der kongenitalen Hypothyreose. Die Skelettveränderungen verursachen jedoch oft genug so starke Beschwerden, daß sie für den Kranken der Anlaß sind, einen Arzt aufzusuchen. Dabei werden nicht nur Kreuz- und Rückenschmerzen, sondern auch Glieder- und Gelenkschmerzen angegeben. Diese Angaben in Verbindung mit der prallen, auf der Unterlage wenig verschieblichen Haut, lassen differentialdiagnostisch in erster Linie an eine Fibrositis denken, zumal durch die Einlagerung von Mukopolysacchariden in das Bindegewebe die Schmerzen auch periartikulär lokalisiert werden und zu einer Bewegungsbehinderung führen. Daneben bestehen echte Gelenkschmerzen, die auf degenerative Veränderungen des Gelenkknorpels und auf Änderungen der Zusammensetzung der Synovialflüssigkeit zurückzuführen sind.

Am Knochen findet sich eine Auflockerung der Ultrastruktur, aber kaum eine Rarefizierung und Verschmälerung der einzelnen Knochenbälkchen. Die Verteilung und Ausprägung der Osteoidsäume entspricht der Norm. Somit liegt bei der Hypothyreose eine kalzipenische Osteopathie mit den Zeichen einer Osteomalazie vor (PAHLKE et al. 1960). Diese Veränderungen am Skelettsystem sind nach REISERT (1966) nicht nur durch die Hypothyreose, sondern auch durch die Mitbeteiligung weiterer endokriner Organsysteme bedingt.

Die Therapie besteht in einer ausreichenden und konsequent durchgeführten Substitutionsbehandlung mit Schilddrüsenhormonen.

4. Arthropathien bei Hyperparathyreoidismus

Der primäre Hyperparathyreoidismus ist bedingt durch ein Adenom, Karzinom oder durch eine diffuse Hyperplasie der Parathyreoidea. Der sekundäre Hyperparathyreoidismus entwickelt sich regulativ infolge einer Hypokalzämie bei chronischen Nierenerkrankungen mit glomerulärer Insuffizienz oder bei intestinalen Erkrankungen mit Kalzium-Malabsorption, der tertiäre Hyperparathyreoidismus entwickelt sich aus dem sekundären, wobei die Parathormon-Sekretion autonom wird. Von einem quartären Hyperparathyreoidismus spricht man, wenn der primäre Hyperparathyreoidismus erfolgreich beseitigt wurde, nachdem bereits Nierenveränderungen und -schädigungen aufgetreten sind. Da die Nierenfunktionsstörung progredient verläuft und zur Insuffizienz führt, werden die restlichen Nebenschilddrüsen aktiviert und führen schließlich zum Hyperparathyreoidismus. Entwickelt sich auf dem Boden dieser Störung eine autonome Parathormon-Sekretion, spricht man von einem quintären Hyperparathyreoidismus (Klassifizierung nach KUHLENCORDT 1968).

Die Patienten klagen über unbestimmte Rücken-, Kreuz-, Hüft- und Beinbeschwerden. Bei den Gelenkbeschwerden stehen Schulter-, Kiefer- und Hüftgelenk im Vordergrund. Hinzu kommen nächtliche Knochenschmerzen. Das Allgemeinbefinden ist beeinträchtigt mit Kraftlosigkeit und Hinfälligkeit, bedingt durch die Abnahme der neuromuskulären Erregbarkeit. Die Hypotonie der glatten Muskulatur des Intestinaltraktes führt zu einer atonischen Obstipation mit Neigung zu Nausea, Erbrechen und Meteorismus. Häufig besteht eine Koinzidenz mit Ulcus pepticum. Die Hyperkalzämie verursacht eine Polyurie mit konsekutiver Polydipsie. Die daraus resultierende Polyurie kann zur Nephrokalzinose oder zur Nephrolithiasis führen.

Röntgenologisch findet sich zunächst eine Strukturauflockerung von Spongiosa, Kortikalis und Kompakta. Gleichzeitig entwickeln sich periostale und endostale Usurierungen, die durch den Knochenabbau durch Osteoklasten und eine zunehmende Entkalkung des Knochengewebes auch zum Verschwinden umschriebener Knochenareale führen können, besonders deutlich ausgeprägt an den Endphalangen der Finger. Diese Prozesse laufen auch an den Ansatzstellen der Sehnen und Bänder der Fingerknochen, des distalen Klavikulaendes, des Kalkaneus, der Symphyse und an den Iliosakralgelenken ab (HEUCK 1968).

Mit fortschreitendem Krankheitsverlauf tritt eine Transformation der Knochen auf mit grobsträhnigen Trabekelstrukturen der Spongiosa und Aufblätterung der Kompakta als Spongiosierung. Am Schädelknochen sind granuläre Strukturauflockerungen mit rundlichen Aufhellungen und fleckigen Verdichtungen nachweisbar.

Diese Vorgänge können in Verbindung mit einer Fibrodystrophie des Markes zu Riesenzelltumoren führen, die durch Hämorrhagien in „braune Tumoren" oder Zysten umgewandelt werden (Ostitis fibrosa generalisata Recklinghausen).

Mikroradiographisch finden sich Erweiterungen der Haversschen Kanäle und eine fortschreitende Entkalkung der Knochenmatrix. Dabei wird die Osteolyse durch eine zentrale periosteozytäre und eine marginale osteoklastäre Demineralisation eingeleitet. Daran schließt sich eine Kollagenolyse an mit Aufbrechen des Knochengewebes und Zerstörung (HEUCK 1968). In den Randzonen kann eine stärkere Mineralablagerung beobachtet werden.

Diese Befunde in Verbindung mit Kalkeinlagerungen im Kapselbandapparat der Gelenke und der Menisci erklären die Beschwerden der Patienten, insbesondere die Knochen- und Gelenkschmerzen. Die Therapie besteht in einer Behandlung des Grundleidens.

5. Arthropathien bei Akromegalie

Patienten mit Akromegalie klagen über Kopfschmerzen, Sehstörungen, Tieferwerden der Stimme, Leistungsminderung und Nachlassen von Libido und Potenz. Später treten psychische Störungen mit Kontaktarmut, Mangel an Initiative und eine Stimmungslabilität hinzu. Vielfach stehen Gelenkschmerzen unter Ruhe- und/oder Belastungsbedingungen im Vordergrund, die in Verbindung mit einer Muskelschwäche und Parästhesien zu einer erheblichen Beeinträchtigung des Allgemeinbefindens führen können.

Ausgelöst wird die Akromegalie durch eine vermehrte Produktion von Wachstumshormon, bedingt durch ein eosinophiles Adenom oder (seltener) durch eine Mischzellgeschwulst des Hypophysenvorderlappens.

Unter dem Einfluß des vermehrt gebildeten Wachstumshormons tritt eine langsame Größenzunahme der Akren ein: Unterkiefer (mit Verbreiterung der Zahnlücken, Oberbiß- und Kauschwierigkeiten), Augenbrauenwülste, Jochbeine, Hände, Füße sowie ein Knorpelwachstum der Rippen. Stirn- und Kieferhöhle sowie Processus mastoideus werden vermehrt pneumatisiert, während von außen ein appositionelles Knochenwachstum erfolgt. Nase, Ohren und Zunge wachsen, ebenso auch Leber, Herz und Magendarmkanal (Splanchnomegalie).

Am Skelettsystem kommt es unter dem Einfluß des vermehrt gebildeten Wachstumshormons zu einer Steigerung der Kollagenbildung und der Fibroblastenproliferation. Der Kollagenstoffwechsel ist insofern gestört, als mehr Chondroitinschwefelsäure als Hyaluronsäure gebildet wird. Die Ausscheidung an Hydroxyprolin im Urin steigt an und weist ebenfalls auf eine Störung im Kollagenstoffwechsel hin. Die Kalziumbilanz bleibt, trotz erhöhter Harnausscheidung, im allgemeinen normal. Durch eine Aktivierung der Osteoblasten kommt es zu Verknöcherungen der Bänder- und Sehnenansätze an den Extremitätenknochen mit Randzackenbildungen und Funktionsbehinderungen. Darüber hinaus wird auch das Knorpelwachstum der Gelenke angeregt, die Synovialmembran proliferiert, und gelegentlich treten Gelenkergüsse auf. Die resultierende Arthropathie verursacht somit eine Vielfalt von röntgenologisch faßbaren Gelenkveränderungen (DEQUEKER 1971), die verantwortlich sind für die teilweise sehr starken Gelenkbeschwerden von Patienten mit Akromegalie.

Neben den hyperostotischen finden sich am Skelettsystem auch porotische Veränderungen, die durch die Aktivierung der Osteoklasten durch das somatotrope Hormon bedingt sind. Die beschleunigte Synthese einzelner Bausteine des Stützgewebes ist gekoppelt mit einem beschleunigten Umsatz, wobei ein mangelhaftes Gleichgewicht zwischen den Faktoren besteht, die den Stoffwechsel anregen, und jenen Elementen, die seine Reifung steuern (REISERT 1966). Nach JESSERER (1963) tritt bei der beschleunigten Modellierung des Knochens keine eigentliche Osteoporose auf. Die Osteoporose ist lediglich durch eine Vergröberung der Strukturen erster und zweiter Ordnung vorgetäuscht. Werden durch das Hypophysenadenom weitere endorine Funktionsstörungen ausgelöst (Hypogonadismus, Hypothyreose, M. Addison), die ihrerseits Skelettveränderungen induzieren, können sich tiefgreifende Knochen- und Gelenkveränderungen entwickeln.

Die Therapie besteht in einer operativen Entfernung des Adenoms oder in einer Strahlenbehandlung.

6. Arthropathien bei sonstigen endokrinen Erkrankungen

Die sich bei der *Hyperthyreose* entwickelnde Osteopathie ist eine Mischform zwischen einer kalzipenischen Osteoporose und einer osteoblastischen osteofibrotischen Porose anzusehen (JESSERER 1963). Als eine der auslösenden Ursachen ist eine gesteigerte Ausscheidung von Kalzium und Phosphor bei unzureichender Resorption anzusehen. Bei ausreichendem Angebot an Kalzium, d.h. bei entsprechender Substitution, besteht eine gesteigerte Akkretion beider Elemente am Knochengewebe. Es kann daher nicht überraschen, wenn Hyperostosen, vor allem subperiostale Knochenneubildungen, bei der Hyperthyreose gefunden werden. Meist treten diese Neubildungen jedoch erst nach Einleitung einer zielgerichteten Behandlung auf. Die durch diese Veränderungen ausgelösten Kreuz- und Gelenkbeschwerden werden im allgemeinen von den Patienten nur auf direktes Befragen geäußert, da die Störungen von seiten des Herz-Kreislauf- und des Nervensystems, der Augen und des Intestinaltraktes als erheblich unangenehmer empfunden werden.

Bei der *Nebennierenrindeninsuffizienz* liegt eine verminderte Resorption von Knochenbausteinen aus dem Magendarmtrakt vor, eine Umkehrung der Kalium-Natrium-Relation und eine Hyperkalziämie, wobei das im Blut zirkulierende Kalzium aber nicht verwertet werden kann, so daß schließlich eine Mangel-Osteopathie resultiert. Der Mangel an Nebennierenrindenhormonen führt nach REISERT (1966) über Einschränkungen der biologischen Funktionen der Zellen zur Osteoporose, wobei aber die verminderte Nebennierenrindenhormon-Wirkung an den Osteoblasten und Osteoklasten schwerlich von den indirekten Faktoren, die zur Kachexie führen, getrennt werden kann. Die subjektiven Beschwerden, soweit sie auf die Osteoporose oder auf Veränderungen der Gelenkknorpel zurückzuführen sind, werden überlagert durch diffuse Schmerzen in der gesamten Muskulatur und lassen sich hiervon nicht sicher trennen.

Die *Keimdrüseninsuffizienz* ist bedingt durch den Mangel an anabolen Hormonen, eine Einschränkung der Osteoblastenaktivität und eine Hemmung des Wachstums der Knochenmatrix. Es resultiert eine Osteopathie mit Verminderung der Knochensubstanz und verzögerter Knochenneubildung. Die Gelenkveränderungen sind am schwerwiegendsten bei den mechanisch stärker beanspruchten. Zusätzlich tritt eine ausgeprägte Bindegewebsschwäche mit Lockerung des Gelenkkapsel- und Bandapparates ein, die zur Pes-planus-Bildung führt. Durch Abspaltung von Randleisten (Apophysitis) in Verbindung mit den übrigen Veränderungen können erhebliche Gelenkbeschwerden resultieren.

Östrogene hemmen über einen noch nicht in allen Einzelheiten bekannten Mechanismus die Knochenresorption (NORDIN et al. 1975), so daß sich nach der Menopause eine Osteoporose (GALLAGHER u. NORDIN 1975) oder eine Osteoarthrose (DEQUEKER et al. 1975) entwickeln kann.

Auch beim *Hypoparathyreoidismus* treten stärkere Arthropathien auf, die gekennzeichnet sind durch osteoporotische und osteosklerotische Prozesse in Gelenknähe mit Sporn- und Spangenbildungen, Osteophyten und verkürzten Metacarpalia und Metatarsalia im Sinne einer Brachydaktylie.

Beim *Cushing-Syndrom* findet sich ebenfalls eine Arthropathie. Sie ist bedingt durch die Mineralstoffwechselstörung und die Einschränkung der Protein-Synthese mit unzureichender Matrixbildung. Auch die Bildung von Chondroitinschwefelsäure und Kollagen wird gehemmt, ebenso der Einbau von Schwefel in die Knorpelsubstanz (Übersicht bei JANOSKI et al. 1968).

Literatur

Asboe-Hansen G (1966) Hormones and connective tissue. Munksgaard, Kopenhagen
Brommer J, Ritz E, Schulze B, Mehls O (1974) Wachstumsstörungen bei experimenteller Hypothyreose. Verh Dtsch Ges Inn Med 80:1355–1357
Dequeker J (1971) Periosteal and endosteal surface remodelling in pathological conditions. Invest Radiol 6:260–265
Dequeker J, Burssens A, Creytens G, Bouillon R (1975) Das Altern des Knochens: Seine Beziehungen zur Osteoporose und Osteoarthrose bei postmenopausalen Frauen. In: Keep PA van, Lauritzen C (Hrsg) Östrogene in der Postmenopause. Möglichkeiten der Endokrinologie, Bd 3. Karger, Basel München Paris London New York Sidney, S 125–140
Gallagher JC, Nordin BEC (1975) Wirkungen der Östrogen- und Progestagen-Therapie auf den Kalziumstoffwechsel bei postmenopausalen Frauen. In: Keep PA van, Lauritzen C (Hrsg) Östrogene in der Postmenopause. Möglichkeiten der Endokrinologie, Bd 3. Karger, Basel München Paris London New York, Sidney, S 162–184
Heuck F (1968) Radiologische Befunde bei primären und sekundären Funktionsstörungen der Nebenschilddrüsen. In: Kracht J (Hrsg) Nebenschilddrüse und endokrine Regulationen des Calciumstoffwechsels, 14. Symp Dtsch Ges Endokrinol. Springer, Berlin Heidelberg New York, S 26–44
Janoski AH, Shaver JC, Christy NP, Rosner W (1968) On the pharmacological actions of 21-carbon hormonal steroids ("glucocorticoids") of the adrenal cortex in mammals. In: Deane WH, Rubin BL (eds) Handbuch der experimentellen Pharmakologie, Bd XIV/3: The adrenocortical hormones. Springer, Berlin Heidelberg New York, S 256–368
Jesserer H (1963) Osteoporose. Blaschke, Berlin
Kuhlencordt F (1968) Der Hyperparathyreoidismus (Standpunkt des Klinikers). In Kracht J (Hrsg) Nebenschilddrüse und endokrine Regulationen des Calciumstoffwechsels. 14. Symp Dtsch Ges Endokrinol. Springer, Berlin Heidelberg New York, S 7–15
Nordin BEC, Gallagher JC, Aaron JE, Horsmab A (1975) Postmenopausale Osteopenie und Osteoporose. In: Keep PA van, Lauritzen C (Hrsg) Östrogene in der Postmenopause. Möglichkeiten der Endokrinologie, Bd 3. Karger, Basel München Paris London New York Sidney, S 141–161
Pahlke G, Schmitt-Rohde JM, Bartelheimer H (1960) Bioptische Knochenbefunde bei Hypothyreose. Klin Wochenschr 38:919–923
Reisert PM (1966) Endokrin bedingte Osteoporosen. Med Klin 61:1021–1026

IV. Arthropathien infolge wiederholter Gelenkblutungen bei hereditären Koagulopathien bzw. Minus-Hämostaseopathien

Von

R. Marx und W. Schramm

Mit 5 Abbildungen und 8 Tabellen

1. Vorkommen von Hämarthrosen

Arthropathien im Sinne chronischer, exsudativer, steriler Synovitis-Arthritis, Arthrose verschiedener Intensitätsgrade, Subluxationen, Kontrakturen, Osteoporose und Versteifungen zusammen mit sekundären Muskelatrophien infolge rezidivierender, spontaner bzw. mikrotraumatischer oder makrotraumatischer *Hämarthrose* können bei pathogenetisch verschiedenen, besonders hereditären, plasmogenen Koagulopathien (Hypokoagulabilitäten) bzw. Minus-Hämostaseopathien vorkommen. Von den hämarthroseophilen Blutungsdiathesen machen die schwereren Hämophilien (mit zwischen 0 und 5% Faktor-VIII- bzw. -IX-Aktivität im Plasma) über 90% aus. Davon gehören ca. 85% zur Hämophilie A und ca. 15% zur Hämophilie B (Brinkhous u. Hemker 1975).

Nicht bzw. ungenügend substituierte Patienten mit geschlechtsgebundener rezessiv erblicher, schwerer (0–1% Faktor-VIII- oder -IX-Aktivität) oder intermediärer (1–5% Faktor-VIII- oder -IX-Aktivität) Hämophilie weisen nach eigenen Erfahrungen in über 70% im Alter von 25 Jahren Gelenkverkrüppelungen auf (sehr häufig die Gruppe mit 0–1% Faktor-VIII- bzw. -IX-Aktivität).

Dabei hat bemerkenswerterweise die Gruppe von 6–8% der schweren Hämophilien mit zusätzlichen, erworbenen Hemmkörpern – nach den bisherigen Beobachtungen – kaum überdurchschnittlich hohe Gelenkblutungstendenz. Gelenkblutungen treten bei Angiohämophilie A, d.h. mit schwerem funktionellen Faktor-VIII-C-Defekt mit verlängerter Subaqualblutungszeit (eine Blutungsdiathese, die zum erweiterten von Willebrand-Jürgens-Syndrom gezählt werden kann), ebenso wie bei der Hämophilie A mit zusätzlich erblichem Faktor-V-Defekt wider Erwarten nicht häufiger auf als bei der klassischen unkomplizierten Hämophilie gleichartigen, funktionellen Gerinnungsfaktordefektes.

Bei Afibrinogenämie (bei der die Thrombinbildung intakt ist) treten Hämarthrosen offenbar nur bei einem Teil der Fälle und viel seltener als bei den schwer betroffenen Hämophilien auf.

Ein Hämarthros ist bei Faktor-VII-Mangel (Hypoprokonvertinämie) nicht obligat, jedoch in Einzelfällen häufig und von besonders schwerer klinischer Ausprägung. Dies kommt möglicherweise dadurch zustande, daß bei dem Thromboplastinmangel der Gelenkbestandteile ein intensiver Faktor-VII-Mangel zu einem fast völligen Ausfall des extrinsic Gerinnungssystems führt (Abb. 1). Die beobachteten spontanen bzw. mikrotraumatischen Gelenkblutungen entsprechen etwa denjenigen bei den intermediären Hämophilien.

Die Gelenkblutungen bei dem α_2-Antiplasmin-Defekt kommen wohl durch die Instabilität von Verschlußthromben bei artikulären Mikrotraumen zustande.

Tabelle 1. Vorkommen wiederholter Hämarthrosen mit Sekundärschäden bei hämorrhagischen Diathesen

Typ der Blutungsdiathese	Häufigkeit der Diathese	Inzidenz der Gelenkblutungen
A. Erbliche Koagulopathien		
1. Haemophiliae graves et intermediae A bzw. B	1 auf 4450 Knabengeburten	häufig
2. Gerinnungshemmkörper bei Haemophiliae A bzw. B graves	6–10% von 1	nicht wesentlich häufiger als bei 1
3. Weibliche Hämophilie A gravis	extrem selten	häufig
4. Angiohämophilie A gravis (Variante des erweiterten von Willebrand-Jürgens-Syndroms) (MARX 1979)	(„v. Willebrand's disease")	relativ selten
5. Hämophilie A bzw. B *mitis* bzw. *Sub*hämophilie A bzw. B	etwa wie bei 1	selten, meist primär traumatisch
6. Faktor-VIII- plus Faktor-V-Defekt (Begleithämophilie)	sehr selten	eher seltener als bei 1
7. Afibrinogenämie	sehr selten	selten
8. Faktor-VII-Defekt gravis	sehr selten	bei Einzelfällen häufig intensive Schäden
9. Faktor-XIII-Defekt gravis	selten	nicht selten
10. Miyasato's disease (Purpura fibrinolytica)-α_2-Antiplasminmangel (KLUFT et al. 1977)	selten	noch ungeklärt
B. Erworbene Blutungsdiathesen		
1. Azetylsalizylsäuremedikation (meist bei vorbestehender Gonarthrosis)	nicht selten	selten
2. Intensive Heparintherapie	nicht selten	selten
3. Cumarinderivate-Überdosierung	nicht selten	selten

Tabelle 2. Topohämostaseologische Situation der Blutergelenke

A. Anfangsstadium

Synovia-Endothel bei Normalen schon relativ leicht verletzlich – leicht permeabel – bei *geringer Synovia-Thrombokinaseaktivität* und *relativ hoher Fibrinokinaseaktivität* (ALEBUJE 1966)

B. Degenerationsstadium nach vielfachen Blutungen, zusätzlich

1. gröbere *Synoviastoffwechselstörung* (vorwiegend durch Hämosiderose)
2. *Synovitis hyperplastica sterilis* mit hoher lokaler Permeabilität (Exsudation) mit lokaler *Azidose* und *Hypoxämie*
3. Angiomähnliche Gefäßwucherung der Synovia mit dadurch *weiter* erhöhter Fibrinokinaseaktivität
4. Kollagenasefreisetzung aus lokal angereicherten Granulozyten und Makrophagen
5. weitere Kollagenasenfreisetzung (A- und B-Synoviazellen-Kollagenase und Chondrozyten-Kollagenase)
6. *Kinin*freisetzung (pain producing substance) mit zusätzlicher Permeabilitätssteigerung der Kapillaren
7. Kollagenfaserfreilegung mit dadurch induzierter Aktivierung des Hageman-Faktors mit Aktivierung von Gerinnung, Kininbildung und der Fibrinolyse im *Exsudat*
8. Synovialgefäßverletzungen durch *Knorpelabsprengungen bei Knorpeldegeneration* bei Bewegungen

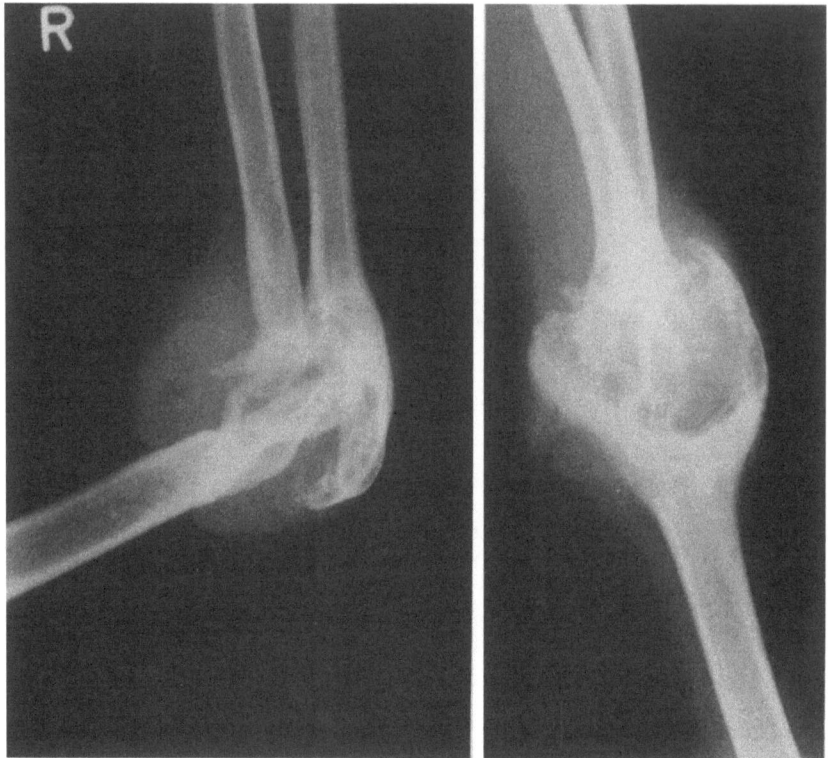

Abb. 1. Isolierter, schwerer Faktor VII-Defekt mit grober Arthropathie, zystische Ellenbogengelenkdestruktion (Pat. B.P.)

Im folgenden wird bevorzugt die weitaus wichtigste der konstitutionellen Hämarthrosen, die hämophile, besprochen.

2. Beschwerdebild bei hämophilen Hämarthrosen

Unbehandelt sind hämophile Gelenkblutungen meist sehr schmerzhaft. Nicht wenige Patienten bemerken den Beginn einer Gelenkblutung an allgemeinem Mißbehagen, Kribbeln oder leichten Schmerzen im Gelenk, Gelenkerwärmung und geringfügiger Schwellung und Bewegungseinschränkung („aura haemophilica", MARX 1968). In der Genese der heftigen hämophilen Gelenkblutungsschmerzen wirken wohl mechanische und chemische Faktoren zusammen.

3. Zeitpunkt des Auftretens der ersten Gelenkblutungen

Bei den Hämophilien geht meist der Zeitpunkt des ersten Auftretens und die Zahl der sich dann anschließenden Gelenkrezidivblutungen dem Ausmaß der angeborenen Gerinnungsstörung parallel. Meist treten Gelenkblutungen bei den schweren Hämophilien bei der Belastung des Gehenlernens auf. Neben dem Ausmaß der Verminderung (bzw. der Molekulardysplasie) des Faktors VIII bzw. der Verminderung (bzw. der Molekulardysplasie) des Faktors IX im Plasma beeinflussen auch direkt oder indirekt Wetterfaktoren (JENDRITZKY et al. 1976), sicher auch Infekte mit generellen Kapillarpermeabilitätserhöhungen und medikamentös induzierte Thrombopathien (manche Analgetika und Antirheumatika) die Häufigkeit von Gelenkblutungen. Im 3. Lebensjahrzehnt geht meist bei Hämophilen mit der erlernten vorsichtigeren Lebensführung und einer vielleicht verminderten Läsionsbereitschaft mancher Gefäßregionen die Hämarthroseinzidenz zurück („biorheutischer Faktor").

4. Reihenfolge der hämophilen Blutungen in Gelenke

Die Reihenfolge der am häufigsten von Blutungen befallenen Gelenke dürfte am ehesten deren Belastungshäufigkeit entsprechen. Sie lautet: Knie-, oberes Talokrural-, Ellbogen-, Hüft-, Hand-, Schulter-, Finger-, Zehen- und Kiefergelenke. Die ersten vier sind erfahrungsgemäß ungefähr dreimal so häufig wie die letztgenannten fünf betroffen. Bei ungenügend behandelten Patienten ist der Befall von Knie-, Sprung- und Ellbogengelenk zusammen – nach eigenen Erfahrungen – am häufigsten. Bei den Subhämophilien bzw. milden Hämophilen beginnt die erste Gelenkblutung meistens nach einem Trauma (Sturz, Fußballspiel), wobei dann das geschädigte Gelenk (gewöhnlich ein Kniegelenk) häufig ein locus sanguinationis bleibt.

Primäre Muskelblutungen mit sekundären Funktions- und Taxisstörungen der Gelenke begünstigen zusammen mit den schon durch primäre Gelenkblutungen induzierten Muskelatrophien im *circulus vitiosus* das Wiederauftreten von Gelenkblutungen. Bei ungeschicktem Gehen bei dystropher Muskulatur sind offenbar Fehlbelastungen, besonders bei hypokinetisch erhöhtem Körpergewicht, der Knie- und Sprunggelenke besonders häufig. Das Tragen (relativ) schwerer Gegenstände bei schwacher Muskulatur dürfte durch Zerrungen die Häufigkeit hämophiler Ellbogenblutungen mitbedingen.

Nach einmal bzw. mehrfach aufgetretenen Gelenkblutungen kann sich der Blutungsprozeß autoperpetuieren. Besonders durch Hämosideroseschäden der gelenksernährenden Synovia mit Freisetzung von Kollagenasen bei Proliferation und Hypervaskularisierung der A- und B-Synoviazellen kommt es zur Knorpeldegeneration und chronisch hyperplastischen, exsudativen Synovitis villonodularis und zur lokalen Hyperfibrinolysebereitschaft. Knorpelabsprengungen lädieren dieses blutungsbereite Innengelenk zusätzlich (Abb. 2).

Tabelle 3. Pathologisch-anatomisch wichtige Einzelbefunde bei hämarthrotischen Hämophilen-Gelenken

1. *Gelenkhöhle:*	Hämolysierte, ungerinnbare Blutreste, allenfalls Kleingerinnsel; Exsudate
2. *Synovia:*	Pigmentierte, villonoduläre Synovitis; Synovialadhäsionen
3. *Knorpel:*	Oberflächenknorpel-Qualitätsverminderung (samtartiger Oberflächenglanz), später Knorpelabsprengungen; zentraler Knorpelschwund; Knochen- u. Kollagenfibrillenfreilegung
4. *Knochen:*	Osteoporose, allenfalls häufig extraartikuläre Ankylosierung
5. *Gelenkkapsel:*	Kapselödem; Kapselschrumpfung oder Kapselüberdehnung (durch größere entzündliche Ergüsse)

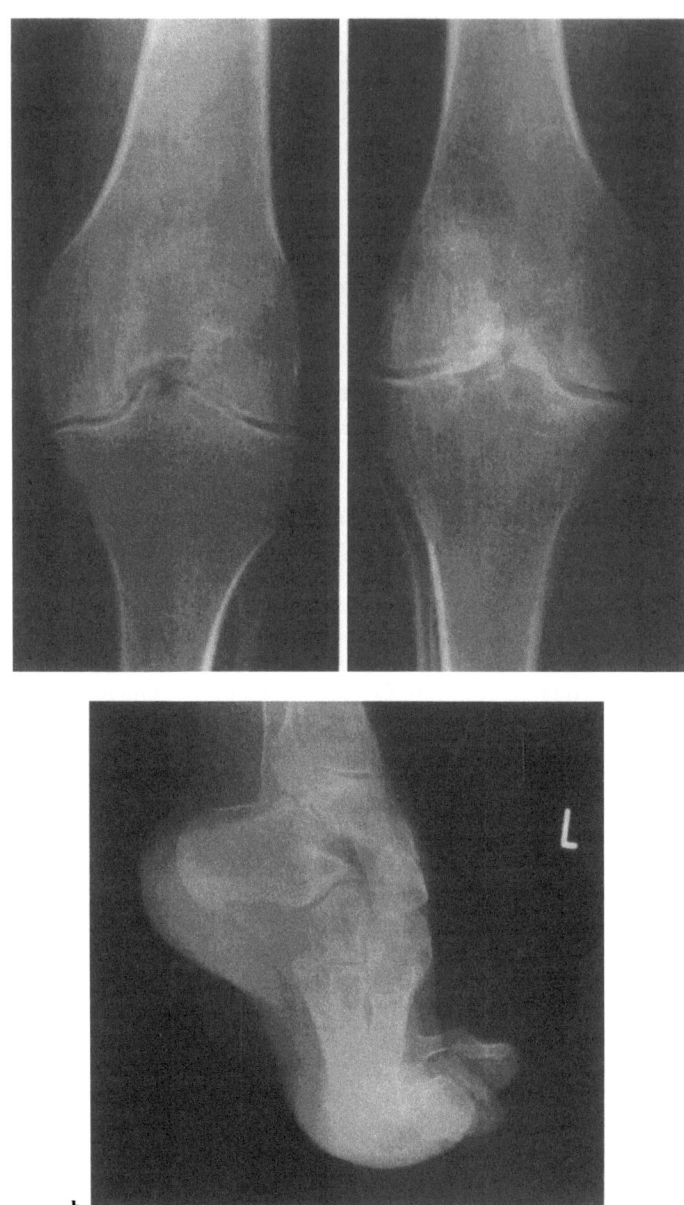

Abb. 2a. Kniegelenkdefekt bei Hämophilie A gravis. Osteoporose, Gelenkverschmälerung, Fehlstellung, Osteophytenbildung. **b** Spitzfußstellung bei Hämophilie A gravis (Pat. H.R.)

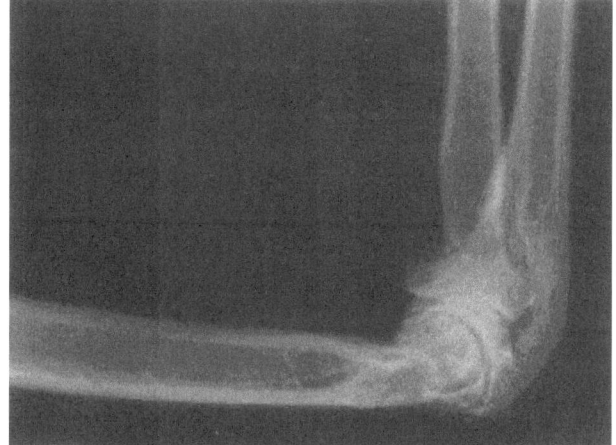

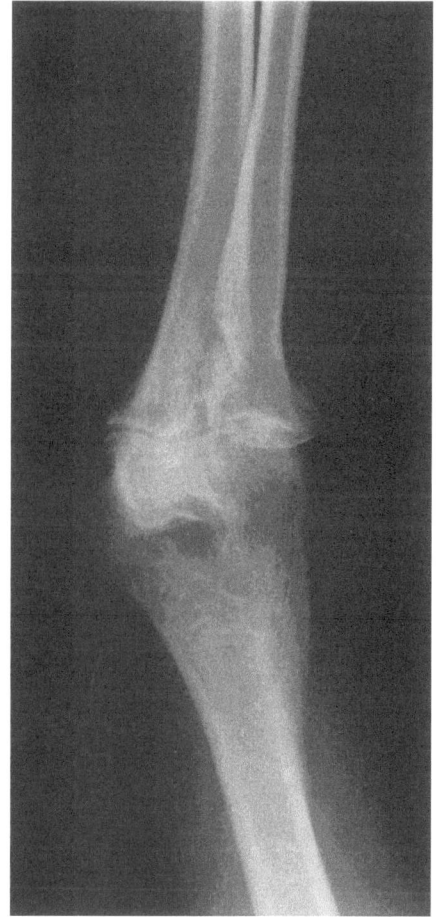

Abb. 2c, d. Ellenbogenversteifung bei Hämophilie A gravis (Pat. H.R.)

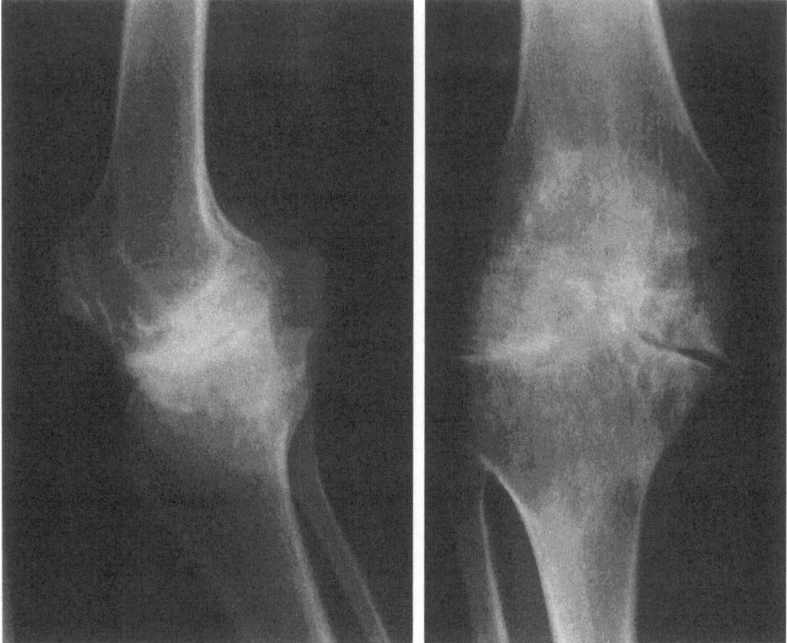

Abb. 3. Ankylosierung des Kniegelenkes und Osteoporose bei schwerer Hämophilie A (Pat. F.H.)

5. Zur Laboratoriumsdiagnose hämophiler Gelenkblutungen

Die derzeit wichtigsten Teste zur Laboratoriumsdiagnose der Hämophilen und einiger hämophilieähnlicher Hypokoagulabilitätskrankheiten verzeichnet Tabelle 4.

Tabelle 4. Wichtigste Laboratoriumsmethoden zur Hämophiliediagnostik

1. Nativvenenblut-Thrombelastogramm
2. Partielle Thromboplastinzeit
3. Serumprothrombinzeit nach Quick (Restprothrombinbestimmung im Serum)
4. Thromboplastin-(Faktor-Xa-)Generationstest nach Biggs und Douglas
5. Quantitative Einstufenbestimmungen von Faktor VIII C und IXa an Hämophilie-A- bzw. -B-gravis-Plasma u. quantitativer Zweistufentest
6. Immunologische Bestimmung von Faktor R-AG und Faktor IX in Citratplasma mit der Laurell-Technik
7. Radioimmunassay für Faktor VIII Cag
8. Quick-Zeit (zum Ausschluß von gröberen Faktor-V-, -VII- und -X-Defekten)
9. Subaquale Blutungszeit (an beiden Ohrläppchen) nach Marx und Ressel

Vielfach ist schon der Allgemeinaspekt der nicht optimal hämosubstituierten, älteren Hämophilen charakteristisch [ein- oder doppelseitige Kniegelenkalterationen mit Oberschenkelmuskelatrophie und versteiften Ellbogengelenken mit

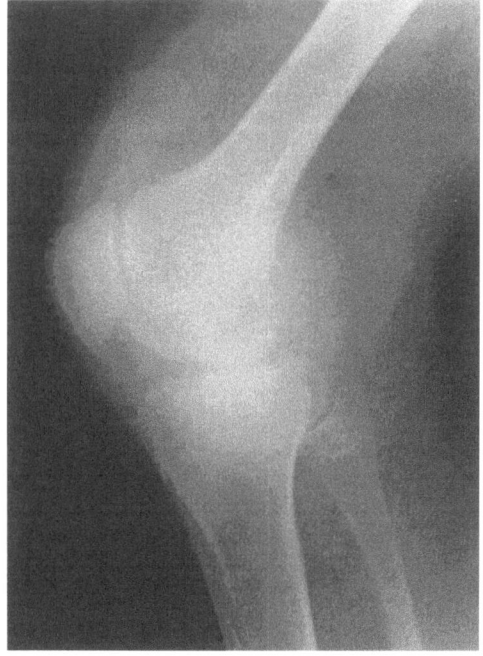
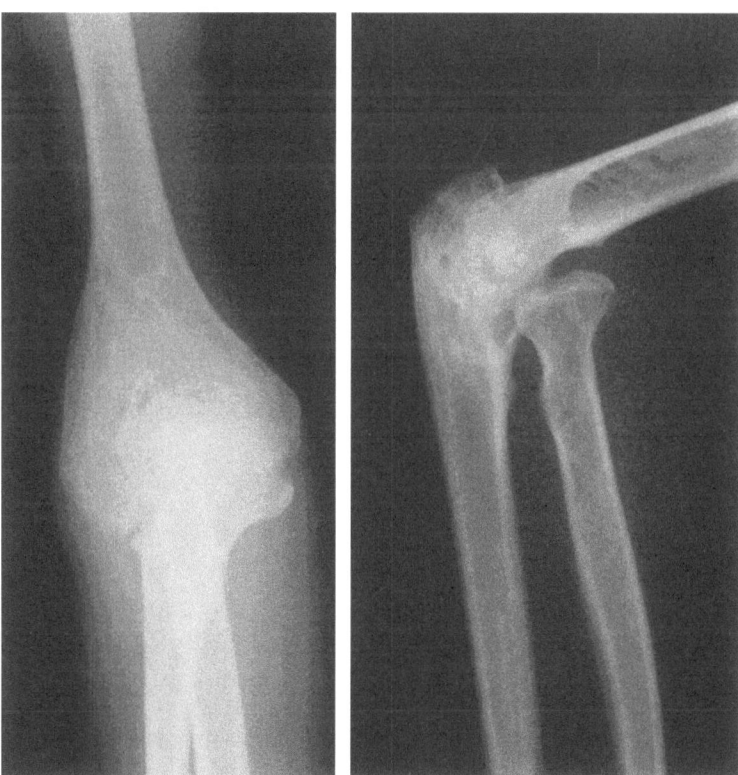

Abb. 4a. Arthritis haemophilica, chronische, exsudative Synovitis bei schwerer Hämophilie A. **b** Ellenbogengelenkversteifung bei Hämophilie A gravis (bei Gonarthritis haemophilica) (Pat. B.P.)

Gelenkreibegeräuschen (Gelenkauskultation!) samt der Individual- und Familienanamnese hinsichtlich Blutungen und den Röntgenbefunden].

Die Analyse einer Medikamenten-Thrombopathie erfordert eine spezielle photometrische Plättchenaggregationstestung mit Kollagen und ADP nach Born.

6. Entwicklung der Therapie hämophiler Gelenkblutungen

In den letzten 15 Jahren hat sich die Hämotherapie der mit Hämarthrose einhergehenden Hämostaseopathien, besonders der klassischen Hämophilien, sehr vervollkommnet, was [seit der ersten Anwendung von Blut durch LANE (1841) und von Zitratplasma in der Hämophilietherapie (FEISSLY 1924)] besonders der Kryopräzipitat- (POOL u. ROBINSON 1959) und Hochkonzentrattherapie (SHANBROM u. THELIN 1969), der Entwicklung von konzentrierten Faktor-IX- (II-, -VII-, -X-)Komplexpräparaten sowie gut verträglichen Faktor-I- und XIII-Präparaten (Behringwerke) zu verdanken ist. Seit 1971 übernehmen die Allgemeinkassen in der Bundesrepublik die Kosten für die Hämophilietherapie, seit 1978/79 auch die Langzeit-Substitutionstherapie mit Hochkonzentraten, wozu die Aktivität des Notverbandes der Hämophilen in der Bundesrepublik Deutschland (DHG) mit den Anstoß gegeben hat. Derzeit (1982) steht ein weitgehend Hepatitis B sicheres Faktor-VIII-Konzentrat (Behringwerke) und ein ebensolches Prothrombinkomplex-Konzentrat (Biotest) zur Verfügung.

7. Behandlung von Gelenkblutungen und deren Folgezuständen (Arthropathien) bei Hämophilen

ARONSON 1979, LANDBECK, BRINKHOUS u. HEMKER 1975)

Tabelle 5. Prophylaktische und kurative Therapie hämophiler Gelenkblutungen

---

I. Prophylaktische Therapie

Dauer-Hämosubstitution mit Faktorenkonzentraten zusammen mit muskelkräftigenden Übungen (Physiotherapie)

II. Kurative Therapie

A. bei zumindest teilweise reversiblen Gelenkveränderungen:

1. ausreichende Früh(est)-Substitution in Form von Heimselbstbehandlung oder hausärztliche Frühtherapie bei Hämophilie-Zentrumsberatung oder individualisierter Hämophilie-Zentrumsbehandlung (ambulant oder klinisch)
2. zusätzliche *Kortisol-(-derivate-)Therapie* (peroral bei *Synovitis*) (Abb. 4)
3. evtl. zusätzliche physikalisch-orthopädische Behandlung (Lagerung, Schienen, artifizielle Gelenke)
4. *dosierte passive und aktive Bewegungstherapie*
5. *Lokaltherapie (Åhlberg 1971 mit Radiogold* intraartikulär oder mit Osmiumsäure bzw. Thio-tepa; *Synoviorthesis*) (bisher kontrovers beurteilt)
6. Synovektomie mit nachfolgender Physiotherapie (kontroverse Beurteilung)

B. bei irreversiblen, hochgradigen Gelenkdestruktionen:

1. apparativ-orthopädische Maßnahmen (Schienenapparate; Gelenkdröselung usw.) (JORDAN 1958)
2. chirurgisch-orthopädische Eingriffe [operative Versteifungen; Gelenkersatz (Hüft- und Kniegelenke); Spitzfußoperationen usw.] (Abb. 5)

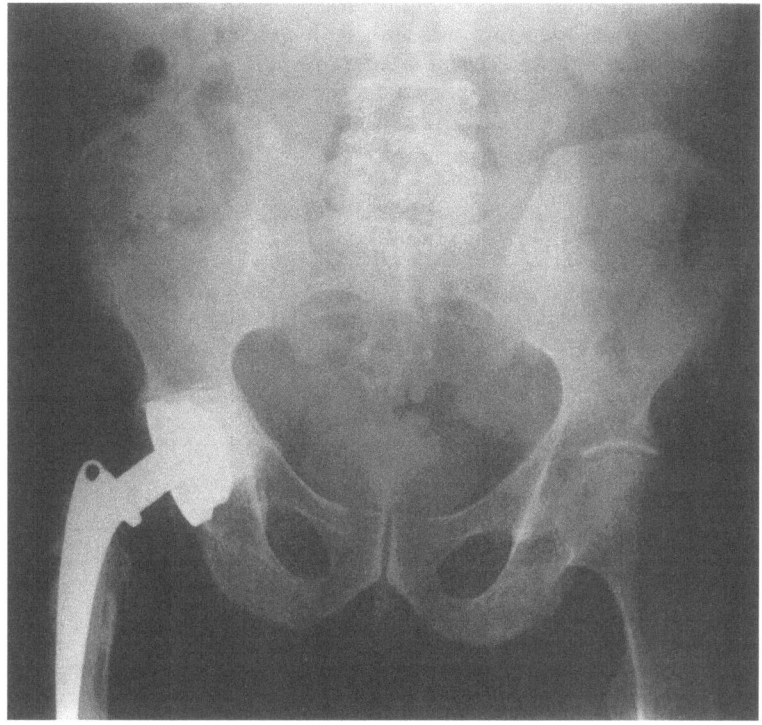

Abb. 5. Hüftgelenkersatz bei schwerer Hämophilie A, 5 Jahre nach Operation (1971) (Pat. L.K.)

Dadurch ist nunmehr eine wirksame Verkrüppelungsprophylaxe von schwer Hämophilen durch systematische, individualisierte, internistisch konservative Frühtherapie oder, wahrscheinlich noch erheblich effektiver, durch eine dreimal wöchentliche Dauerprophylaxe von der Kindheit an bei Patienten mit unkomplizierter, klassischer, schwerer Hämophilie möglich geworden. Die Substitution von Faktor VIII oder IX wirkt zudem meist schnell schmerzstillend.

Die zusätzlich in den USA (seit 1961 – HALDAN) eingeführte und besonders von BRACKMANN u. EGLI (1975) und anderen Autoren in den letzten 10 Jahren in der Bundesrepublik Deutschland breit angewandte Heimselbstbehandlung bei schwer Hämophilen begünstigt eine besonders frühe Substitution.

Nachteile der bisherigen Hämosubstitutionstherapie sind vor allem noch die hochgradige Hepatitisgefährdung sowie andersartige Nebenwirkungen (durch Pyrogene, allergische Reaktionen, Antikörperreaktionen gegen Leukozyten- und Thrombozyten-Substanzen der Konzentrate, klinisch potentiell mit Exanthem, Fieber, Tachykardie, Schwindel, Blutdrucksenkung, Atemnot, Gesichtsschwellung usw.). Sie sind meist prognostisch ungefährlicher Natur und sind bei den jetzt (1979) verwendeten Hochkonzentraten erheblich seltener (0,6% EGLI et al.), doch sollte die Heimselbstbehandlung möglichst nicht ohne Rückgriffmöglichkeit auf Urbason i.v. erfolgen.

Die Dosierung der Hämosubstitution mit den, in Einheiten deklarierten Faktor-VIII- bzw. Faktor-IX-Konzentraten (1 E = die Durchschnittsaktivität von 1 ml Normalplasma an einem Faktor) skizziert Tabelle 6. (Es muß betont werden, daß die Erfahrungen mit jahrzehntelanger Prophylaxe mit sicher spontanblutungsverhütenden Konzentratdosen noch fehlen. Neuerdings (1982–83) scheint das „aquired immunological defect syndrome" („AIDS"), das möglicherweise durch eine Verunreinigung (mancher) Faktor-VIII-Hochkonzentrate mit einem Virus bedingt wird, die Substitutionstherapie zu gefährden.)

Tabelle 6. Dosierung von Faktor-VIII- bzw. -IX-Konzentraten bei Gelenkblutungen bei klassischer, schwerer Hämophilie

1. *Dauertherapie:*	3mal pro Woche 12–15 E/kg/KG bei Erwachsenen Faktor-VIII- bzw. 2–3mal pro Woche 10–12 E/kg Faktor-IX-Komplex i.v. (SCHIMPF et al. 1976). Höhere Dosen sind bei Kindern nötig (20–30 E/kg/KG)
2. *Zur Früh(est)therapie:*	2–3 Tage lang 20 E/kg.KG/d (in 5–30 min) mit 10–20% der Norm Faktor-VIII- bzw. Faktor-IX-Plasma-Titer als Substitutionsziel (allenfalls nach Konstitution!)

Tabelle 7. Spezielle Therapie der Hemmkörperhämophilien

1. *Hämophilie A*
   „low-responder" (< 5 Bethesda-Einheiten)
   „high-responder" (> 5 Bethesda-Einheiten)
   teilaktivierter Prothrombinkomplexkonzentrat, z.B. „FEIBA" (Immuno Heidelberg-Wien), allenfalls nach Hemmkörpertiter zusammen mit Faktor-VIII-Hochkonzentrat (low-responder).

2. *Hämophilie B*
   FEIBA, allenfalls zusammen mit Faktor-IX-Konzentrat bzw. Prothrombinkomplexkonzentrat mit Faktor IX-Gehalt. Bei akuten Blutungen kann durch Plasmapherese der Hemmkörpertiter soweit gesenkt werden, so daß eine effektive Substitution möglich wird.

Von BRACKMANN u. EGLI (1975) wurden bei „high response" Hemmkörperhämophilien (Hämophilie A) durch hochdosierte Faktor-VIII- und Feiba-Medikation ein Sistieren der Hemmkörperbildung beschrieben.

Bei Patienten mit hereditärer, schwerer (unter 1% Faktor-VIII-C- bzw. Faktor-IX-Minderaktivität) und eindeutig verlängerter Subaqualblutungszeit (Angiohämophilie A) wirken Kryopräzipitat, Cohn-Fraktion I bzw. Faktor-VIII-Hochkonzentrate und Frischplasma – nach bisherigen Eigenerfahrungen an Einzelfällen – nur teilweise *blutungszeit*normalisierend.

Dagegen ist ein hereditärer *Faktor-XIII-Defekt groben Grades* (unter 1% Faktor XIII-Halbwertszeit: 3–7 Tage) mit Faktor-XIII-Konzentrat (Behringwerke) gut substituierbar. Durch 3mal pro Monat im Abstand von je 10 Tagen 10 E/kg i.v. können Hämarthrosen weitgehend vermieden werden.

Da ein isoliertes Faktor-VII-Konzentrat derzeit nicht existiert, kommt bei beginnenden Gelenkblutungen bei *isoliertem, konstitutionellem Faktor-VII-Defekt* nur ein Faktor-VII-reiches Faktor-II-, -VII-, -IX-, -X-Konzentrat in Betracht. Bei einer Halbwertszeit des Faktors VII von 4–6 h ist eine Langzeitsubstitution derzeit kaum durchführbar.

Bei Gelenkblutungen bei *Azetylsalizylsäuremedikation bei Gonarthrosis* (4 Beobachtungen von MARX 1974–78) sistiert die Blutung nach Absetzen der ASS-Behandlung und allenfalls nach Frischplättchenkonzentratinfusion.

8. Indikation zur Synovektomie bei Hämophilen

Hinsichtlich der Endergebnisse der Gelenkfunktion nach längerer Beobachtungszeit (über 10–20 Jahre) noch nicht sicher zu beurteilen ist die *Synovektomie nach Storti,* der bei 51 Patienten nach 1–7 Jahren Beobachtungsdauer in 94,1% eine Verminderung der Gelenkblutungsfrequenz, in 28 von 51 Fällen der unter Antifibrinolytikaschutz operierten Hämophilen eine Besserung der Gelenkfunktion beschreibt (STORTI et al. 1969). Bei der *Synoviorthese* durch Injektion von 5 m Ci kolloidalem ^{198}Au in 30 ccm physiologischer Kochsalzlösung (nach Abpunktion eventueller Exsudate) in die Gelenkhöhlen (Knie, Ellbogen, Schulter) sah ÅHLBERG (1971) durch die β- (und etwas γ-)Bestrahlung der hypertrophen Synovia bei ca. 60% seiner Patienten einen bis 3 Jahre anhaltenden Stop der Blutungen und der Synovitis-Arthritis, in 25% eine Besserung, in 15% negative Ergebnisse der Synoviorthese.

Die schmerz- und entzündungsmindernde Verwendung von verschiedenen *Analgetika* (Aspirin, Novalgin) und Antirheumatika (Butazolidin) ist z.T. wegen (langanhaltender) Thrombozytenfunktionsstörung („Thrombopathifizierung") kontraindiziert, ebenso alle Azetylsalizylsäure enthaltenden Medikamente.

Auch Antirheumatika, wie Indomethazin, Butazolidin, Novalgin usw., verursachen unterschiedlich lang anhaltende, alle jedoch wesentlich kürzer als Aspirin, Plättchen(aggregations)störungen und damit *Störungen der Primärhämostase.* Inwieweit dabei die antiexsudative – antiphlogistische Teilwirkung (besonders lokal im steril entzündeten Blutergelenk) die Plättchenstörung im Gesamtorganismus (teil-)kompensieren kann, ist noch nicht genügend geklärt. Ein ideales Analgetikum für Bluter ist noch nicht gefunden, zudem an sich nicht schlecht wirksame Medikamente wie Pentazozin (Fortral^N) und Tilidin (Valoron^N) (ohne Zusätze) Sucht und Nebenwirkungen (Schwindel, Übelkeit usw.) erzeugen können.

Tabelle 8. Kriterien zur Durchführung einer Synovektomie bei Hämophilie

---

I. *nach Storti:*

Bei jeder laufend rezidivierenden Kniegelenkblutung mit möglicher postoperativer Physiotherapie Synovektomie indiziert

II. *nach Wesseloh (mod.) und Rössler:*
1. Über 6 Monate erfolglose, ausreichende Dauer-Hämosubstitutionstherapie
2. Rezidivierende oder persistierende Exsudate (Synovitis-Arthritis)
3. Röntgenologisch beginnende Knorpeldestruktion (Kontraktionsgefahr)
4. Vorhandene Möglichkeit funktioneller – physiotherapeutischer Nachsorgemaßnahmen
5. Fehlende Kontraindikationen (Hemmkörper; schwere Hepatitis; Kindesalter)

---

9. Zusammenfassung

Die Feindiagnostik sowie die kurative und prophylaktische Therapie der blutungsbedingten Arthropathien, die den Arthritiden und Arthrosen bei rheumatischen Leiden im engeren Sinne ähnlich sein können, hat in den letzten zwei Jahrzehnten außerordentliche Fortschritte gemacht. Dabei darf nicht vergessen werden, daß die beschleunigte Kommunikation zwischen Zentren, praktischen Ärzten und Patienten – vermittelt durch die 42 Hämophilie-Gesellschaften der Welt – erheblich dazu beigetragen hat und weiter dazu beiträgt, die Ergebnisse der Universitäts- und Industrieforschung rasch praktisch auswertbar zu machen. Die Übernahme der Kosten einer ärztlich geleiteten, von Zentren der Hämophilieforschung und -betreuung überwachten Hämophilen-Substitutionstherapie hat seit 1971 letztere in breiterem Umfang in der Bundesrepublik Deutschland antihämarthrotisch anwendbar gemacht.

Literatur

Abstracts (1976) XIth Congress of World Federation of Hemophilia. Kyoto, Japan, Aug 31–Sept 3
Åhlberg A (1971) Radioactive gold in the treatment in chronic synovialeffusion in haemophilia (Abstr p 84). VIIth Congress of the World Federation of Haemophilia, Teheran (Iran)
Alebuje M (1966) Topohämostaseologische Studien zur Pathogenese der Arthrosis haemophilica. Dissertation Universität München
Aronson DL (1979) Factor VIII (antihemophilic globulin) and factor IX complex. Semin Thromb Hemostas 6/1:12, 18
Brackmann HH, Egli H (1975) Die Heimselbstbehandlung. Hämophilie-Blätter 31:2
Brinkhous KM, Hemker HC (Hrsg) 1975) Handbook of hemophilia. American Elsevier, New York
Feissly R (1924) Recherches sur la pathogénie et la thérapeutique des états hémophiliques. Schweiz Med Wochenschr 3:81
Gastpar H, Marx R (Hrsg) (1973) Proceedings of IIth European Meeting of the World Federation of Hemophilia, Heidelberg, Oct 3–5 1973. Heidelberg, Globaldruck
Haldan R (1961) zit. nach: Rabiner SF. Home Infusion Treatment Programm. In: Brinkhous KM, Hemker HC (ed) Handbook of Hemophilia. Excerpta Medica, Amsterdam, 592
Jendritzky G, Bartsch E, Wesseloh G, Leiter G (1976) Einflüsse des Wettergeschehens auf die hämophile Gelenkblutung. Münch Med Wochenschr 1541:5
Jordan HM (1958) Hemophilic arthropathies. Thomas, Springfield Ill
Katsuo K, Tadashi K, Kanji O, Junki T (1978) Miyasato Disease, Lancet II:1334
Kerr CB (1963) The management of hemophilia. Australian Med Publishing
Kluft C, Vellenga E, Brommer EJP (1977) Homozygans alpha$_2$antiplasmin deficiency. Lancet II:206
Landbeck R (1974 Hämophilie. In: Immuno-Schriftenreihe, Bd 1. Globaldruck, Heidelberg
Landbeck R, Marx R (1977) 8. Hamburger Hämophilie-Ärzte-Symposion 1977. In: Immuno-Schriftenreihe, Bd 8, König, München
Lane S Haemorrhagic diathesis. Successfull transfusion of blood. Lancet *1841:185*
Lesowsky MS, Miloszewski K (1976) Management of patients with congenital deficiency fibrin stabilising factor (XIII). In: Abstracts. Main Topics and Symposia, p 63. The 16th International Congress of Hematology. Kyoto, Japan, Sept 5–11
Mammen E (1979) Therapeutic use of plasma proteins. Semin Thromb Hemostas 6:1–44. Finlayson JS, Aronson DL, Guest Edit
Marx R (1977) Blutgerinnung und hämorrhagische Diathesen. In: Hornbostel H, Kaufmann W, Siegenthaler W (Hrsg) Innere Medizin in Praxis und Klinik, 3. Aufl. Thieme, Stuttgart
Marx R (1979) Von Willebrand-Jürgens-Syndrom. Hämophilie-Blätter 1
Marx R (1980) Hereditäre, plasmatische Koagulopathien. In: Therapie innerer Krankheiten, 4. Aufl. Springer, Berlin Heidelberg New York
Marx R, Murr H (1973) Schmerzstillende und entzündungshemmende Behandlung Hämophiler. In: Proceedings of the IIth European Meeting of the World Federation of Hemophilia, Heidelberg, Oct 3–5, 1973. Globaldruck, Heidelberg
Marx R, Schramm W, Murr H (1974) Subdivision of the socalled enlarged von Willebrand-Jürgenssyndrome. In: International Symposium on Blood Platelets. Istanbul, Turkey, Aug 24–27th. Excerpta Medica, Amsterdam

Morita H, Kagumi M, Ebata Y, Miyata S, Kabayashi S, Amenomari Y (1976) Further information on a true female hemophilia. In: Abstracts. Free Communications and Scientific Exhibition, p 325. The 16th International Congress of Hematology, Kyoto, Japan, Sept 5–11, 1976

Pool JG, Robinson J (1959) Observations of plasma banking and transfusion, procedures for globulin (AHG) banking. Br J Haematol 5:24

Pool JG, Shannon G (1943) Production of high potency of antihemophilia globulin in a closed bag-system on assay in vitro and in vivo Engl J Med 273

Rössler H (1976) Die Behandlung chronischer Gelenkbeschwerden des älteren Hämophilen. Hämophilie-Blätter 2:9

Schimpf KL (1975) Prävention bei der Hämophilie. In: Immuno-Schriftenreihe, Bd 2. Heidelberg, Globaldruck

Schimpf KL, Rottmann P, Zimmermann K Faktor VIII dosis in prophylaxis of hämophilia A; a further controll study. Proceed. 11th Congress of the World Federation Hemophilia, Academic Press, Tokyo, p 363

Shanbrom E, Thelm GM (1969) Experimental prophylaxis of severe hemophilia with a factor VIII concentrate. JAMA 208:10

Storti E, Traldi A, Tossati E, Davalli RD (1969) Synektomia – a new approach in hemophilic arthropathy. Acta Haematol 41:193

Wesseloh G (1975) Prävention durch konservative und operative Behandlung in der Orthopädie. Hämophilie-Blätter 3

V. Arthropathien bei Erkrankungen des hämatopoetischen Systems (Leukämien)

Von

R. Filchner

Mit 6 Abbildungen

1. Ätiologie und Pathogenese

Die Ätiologie der Leukämien als unheilbare Erkrankungen der weißen Blutzellsysteme ist unbekannt.

Die möglichen Beziehungen zu verschiedenen Umwelteinflüssen und Lebensstandard, Befall der Stadt- oder Landbevölkerung, jahreszeitliche Abhängigkeit des Krankheitsbeginns sowie genetische Faktoren wurden überprüft. Direkte Einflüsse wie Allergien, bakterielle Infekte, Virusinfekte und Mykoplasmainfektionen, Knochenverletzungen und Traumen sowie insbesondere zahlreiche Arzneimittel wurden in Betracht gezogen. Gesichert ist jedoch nur ein Zusammenhang mit der Leukämie-Entstehung für Benzol und ionisierende Strahlen (Lewis 1957).

Hier darf der Hinweis auf eine englische Studie nicht fehlen (Court-Brown u. Abbatt 1955), die eine lineare Beziehung zwischen verabfolgter Strahlendosis und Leukämie-Häufigkeit bei 14554 bestrahlten männlichen Bechterew-Patienten zwischen 1935 und 1954 ermittelten bei einer Latenzperiode von 5–7 Jahren. Auch die Ätiologie des M. Hodgkin ist weiterhin ungeklärt. Im Gegensatz zu den anderen Lymphomen, die schon immer als neoplastische Erkrankungen angesehen wurden, ist die Kontroverse über Ätiologie und Pathogenese weiter unentschieden. Bis heute scheint nicht sicher, ob es sich um eine infektiöse, neoplastische oder entzündliche Erkrankung handelt, ob keine oder eine Kombination dieser Ursachen vorliegt. Vertreten wird auch die Hypothese, daß der M. Hodgkin bei jüngeren Patienten einen infektiösen, bei älteren eher einen neoplastischen Charakter hat. Größte Schwierigkeit bei der Beurteilung bieten die heterogenen Erscheinungsbilder. Dazu kommen sozioökonomische Fragen. Es ist nicht gesichert, ob die hohe Rate kindlicher Hodgkin-Erkrankungen in unterentwickelten Ländern das Ergebnis einer gestörten zellulären Immunität ist, verursacht durch Protein- oder Vitaminmangel, oder einfach ein Ausdruck unterschiedlicher Lebensstile. Auch könnte es eine virusinduzierte lymphoide Proliferation sein, die schließlich zur Neoplasie führt, oder es könnte sich um ein wirkliches Neoplasma handeln, das durch nichtinfektiöse Umweltfaktoren hervorgerufen wird und mit einer intensiven Lymphoidzellproliferation einhergeht. Nach Vianna (1975) liegt es neueren Studien zufolge nahe, neben Umwelteinflüssen auch Infektionen als ätiologische Faktoren zu vermuten. Über den Einfluß genetischer Faktoren besteht noch immer Unklarheit.

2. Kurze Übersicht der derzeitigen Klassifikation

Leukämien sind Erkrankungen der weißen Blutzellsysteme mit qualitativen und quantitativen Veränderungen der weißen Blutkörperchen und ihrer Vorstufen im Blut, wie in den parenchymatösen Organen Lymphknoten, Knochenmark, Leber und Milz. Ursprünglich war als Charakteristikum die „Weißblütigkeit" gefordert, dies braucht jedoch nicht immer verwirklicht zu sein. Die Einteilung erfolgt aufgrund klinischer und morphologischer Kriterien, und man unterscheidet derzeit noch zwischen lymphatischen und myeloischen Leukämien sowie akuten und chronischen Verlaufsformen. Die Bezeichnung „akute Leukose" beinhaltet die akute lymphatische und die akute myeloische Leukämie mit unreifzelligen Formen, wie Myeloblasten bzw. Paramyeloblasten, Lymphoblasten bzw. Paralymphoblasten, Mikroparamyeloblasten sowie die Stammzellenleukämien. Alle haben sie einen sehr ähnlichen klinischen Verlauf.

Nach BEGEMANN (1975) wird in der Gruppe der chronischen myeloischen Leukämien nach neutrophilen, eosinophilen und basophilen Formen unterschieden. Als eine morphologische Sonderform wird die Monozytenleukämie angesehen. Auch „tumorbildende" Leukämien kommen vor, und wenn die Leukozytenzahl im peripheren Blut nur unwesentlich oder gar nicht verändert ist, spricht man von aleukämischer Leukämie. Häufig beginnen akute Leukämien aleukämisch.

Die chronische lymphatische Leukämie wurde berechtigt aus den übrigen Leukämien herausgenommen und im Zusammenhang mit dem gesamten lymphatischen System gesehen als eine generalisierte bösartige Erkrankung des lymphatischen Gewebes mit einer Vermehrung der Lymphozyten im peripheren Blut und einer abnormen Wucherung lymphatischer Zellen in den Lymphgeweben und anderen Organen, jedoch mit individuell sehr verschiedener Prognose.

Die Systematik der Lymphome ist bisher noch nicht in der bereits vorhandenen Tumorsystematik der WHO zu finden. Der notwendige internationale Vergleich dieser Krankheitsbilder setzt jedoch eine weltweit anerkannte Nomenklatur voraus. Aus dem Sammelbegriff für neoplastische lymphoretikuläre Erkrankungen hat man zunächst zwischen „gutartigen" und „bösartigen" Lymphomen unterschieden. Unter den bösartigen Lymphomen hat sich als eigenständiges Krankheitsbild der M. Hodgkin (Lymphogranulomatose) abgegrenzt. Die restlichen Neubildungen werden zunächst global als Nicht-Hodgkin-Lymphome bezeichnet, als Geschwulstleiden von unterschiedlicher Klinik und biologischem Verhalten.

Bei der Beurteilung der Lymphogranulomatose haben klinische Untersuchungen mit Hilfe neuer diagnostischer Techniken (Lymphangiographie, Mediastinoskopie, Laparoskopie, Knochenmarksbiopsie, Isotopenuntersuchungen des Knochens, der Leber, Milz und Lymphknoten und die Laparotomie mit Splenetomie) exakte Vorstellung über die topographische Verteilung der Erkrankung und ihre Ausbreitung erbracht, was ermöglichte, allein nach den Kriterien der räumlichen Ausbreitung eine Stadieneinteilung aufzustellen (MUSSHOFF 1976).

[Bemerkenswert ist, daß die Sternbergsche Riesenzelle kein pathognomonisches diagnostisches Kriterium mehr darstellt, da man sie selten auch bei entzündlich-hyperplastischen Lymphknotenerkrankungen findet, die eine Lymphogranulomatose vortäuschen (Toxoplasmose, infektiöse Mononukleose, allergische Granulomatose, usw.).]

3. Morbidität und Mortalität

Nach überwiegender Mehrzahl der Statistiken der letzten 30 Jahre (BEGEMANN 1975) hat das Vorkommen der Leukämien eine steigende Tendenz, geschätzt bis zu 4% jährlich. Hauptsächlich in den hochzivilisierten Ländern wird eine Zunahme der akuten Leukosen verzeichnet. Andererseits wird das Ansteigen der Leukämie-Rate teilweise mit Änderungen im Altersaufbau der Bevölkerung erklärt. Die Leukämien (60–70% Männer) sind noch immer unheilbar. Morbidität und Mortalität ist aufgrund des letalen Verlaufes gleichzusetzen und betrifft 40–50/Mio der Gesamtbevölkerung pro Jahr.

Wenn auch Fortschritte erzielt worden sind, durch Zytostatika-Kombinationen, Synchronisationstherapie, Impulszytophotometrie, Immunbehandlung und Knochenmarkstransplantation, besteht doch Klarheit darüber, daß bis heute lediglich die Überlebenszeit verlängert und der Tod hinausgezögert wird, jedoch die Krankheit selbst nicht geheilt werden kann. Allerdings kann die Lebensqualität der länger überlebenden Patienten deutlich verbessert werden (KOEPPEN 1976).

Seit Einführung der Chemotherapie wurde die Prognose bei der akuten Lymphoblastenleukämie deutlich besser, während bei der Behandlung der akuten myeloischen Leukämie nur kleine Fortschritte erzielt wurden. Die PAS-positiven Leukämien, die besonders häufig im Kindesalter vorkommen und nur vereinzelt bei Erwachsenen, sprechen therapeutisch gut auf Zytostatika an. Der Entwicklung der Polychemotherapie und der intensiven supportiven Behandlung fällt eine entscheidende Rolle zu.

Trotz einer intensiven Dreier-Kombination-ZNS-Bestrahlung, Immuntherapie (Corynebacterium und allogen bestrahlte Leukämiezellen) erreichten GALE und CLINE (1977) eine mediane Überlebenszeit von nur 375 Tagen. Eine Schweizer Arbeitsgruppe berichtete, daß die Immunstimulation mit viralen Onkolysaten bei akuter myeloischer Leukämie bisher erfolglos geblieben sei, Remissionsdauer und Überlebenszeit zu verlängern (SAUTER 1978).

Innerhalb der lymphatischen Leukämie hat sich eine weitere immunologische Klassifikation ergeben. Patienten mit primärer akuter Lymphoblastenleukämie wurden daraufhin analysiert, ob sie im Knochenmark und/oder im peripheren Blut T- oder B-markierte Lymphozytenmembranen aufwiesen. Bei 70% fand man keine erkennbaren Membranmarker und bezeichnete sie daher als Null-Typen. Bemerkenswert war ein Zuammenhang zwischen der immunologischen Klassifikation und der Prognose. Die lymphatische Leukämie vom B- oder T-Typ hat eine schlechtere Prognose als die des sog. Null-Typs. Nach BELPOMME (1977) müssen die prognostisch ungünstigeren B- und T-Fälle von vornherein intensiver behandelt werden. SELIGMAN et al. (1977) fand, daß sich unter den Retikulosarkomen bei 30% der B-Lymphome keine spezifischen immunologischen Marker feststellen lassen und nur zusammen mit morphologischen Analysen eine Charakterisierung möglich ist.

So verstirbt noch immer ein großer Teil der Patienten in den ersten Tagen nach Diagnosestellung. Diese Patienten gehen häufig in Statistiken über Remissionsquoten nicht ein. Ein weiterer großer Teil spricht auf die Therapie nicht an. Die Lebensqualität dieser Patientengruppen ist schlecht, sie sind meist bis zu ihrem Lebensende hospitalisiert.

4. Skelettmanifestation

Leukämie kann alle Altersstufen befallen. Bei Kindern herrscht gewöhnlich die akute Form vor. OPITZ (1954) fand bei 1 357 Fällen 95,8%, COOKE (1942) bei 294 Fällen 95% akute Krankheitsbilder. Die chronische Form hat die größte Anzahl bei den älteren Erwachsenen. Das Maximum des Vorkommens der chronischen myeloischen Leukämie fällt zwischen 35 und 45 Jahre, das der chronischen lymphatischen Leukämie zwischen 45 und 54, nach ROSENTHAL u. HARRIS

(1953) sogar zwischen 50 und 69 Jahre. In jedem Fall ist sicher, daß alle Studien zeigen, daß die chronische lymphatische Leukämie ältere Altersstufen betrifft als irgendeine andere Form der Erkrankung.

Röntgenologisch sichtbare Knochenveränderungen kommen gewöhnlich mehr bei Kindern vor als bei Erwachsenen. BATY und VOGT (1935) fanden sie bei Kindern in 70% (43 Fälle), SILVERMANN (1948) in 51% (103 Fälle) und WILLSON (1959) in 64% (140 Fälle) bei Kindern von 6 Monaten bis 13 Jahren. Das Vorkommen von Skelettveränderungen bei Erwachsenen wird gewöhnlich zwischen 8–10% angegeben. Eine Skelettbeteiligung wurde gefunden bei Lymphogranulomatose in 30%, Lymphosarkom in 15%, maligner Retikulose in 30%, Gaucher's disease in 74%.

Das Auftreten von Knochenbefall bei der akuten Leukämie ist meist vermehrt mit der Dauer der Erkrankung, aber manchmal treten Veränderungen mit plötzlicher Schnelligkeit auf und sind früher als einen Monat nach Beginn der Krankheitssymptomatik gesehen worden (MOSELEY 1963), während eine Skelettmanifestation manchmal sehr spät oder überhaupt nie faßbar ist. Bei Kindern werden die Knochenveränderungen sehr oft in den Wachstumszonen gefunden, daher sind die Kniegelenke, Handgelenke und Fußknöchel gewöhnlich der Platz der ersten pathologischen Befunde. Wenn Knochenveränderungen bestanden, waren die Kniegelenke immer gleichbleibend betroffen, während ein Befall in den Schulter-, Hüft- und Ellbogengelenken relativ selten ist, es sei denn, die Krankheit wäre schon weit fortgeschritten.

Knochenschäden bei Erwachsenen sind weit weniger zu finden, besonders Skelettmanifestation bei der akuten Leukämie. Wenn sich überraschend gelegentlich auch bei einem akuten Fall eine ausgedehnte Knochenläsion darstellt, findet man dies hauptsächlich bei der lymphatischen Leukämie. Demonstrable Knochenveränderungen bei der myeloischen Leukämie sind nicht häufig gesehen worden. Das seltene Chlorom jedoch ist eine Ausnahme. Diese grünlichen Tumormassen lokalisieren Ansammlungen von Leukämiezellen und sind fast immer Ausdruck einer myelogenen Leukämie. Es besteht ein hochinvasives und destruktives Wachstum mit Erfassung der Knochen von Schädel, Sternum, Rippen, Wirbelsäule und Becken, die langen Knochen sind jedoch gewöhnlich weniger der Sitz von Chloromaformationen.

Beim Erwachsenen sind die metaphysealen Transparenzlinien seltener zu sehen, hier herrscht die Tendenz zu einer generalisierten Demineralisation des Knochens vor.

5. Röntgenologisch faßbare Skelettveränderungen

Die röntgenologisch faßbaren Skelettveränderungen sind

bei Kindern: juxtaepiphysäre Osteoporose (transversale Bänder verminderter Knochendichte proximal der Metaphyse),
diffuse Osteoporose,
fleckige Osteolyse,
periostale Knochenneubildung im Schaftgebiet der Röhrenknochen;

bei Erwachsenen: diffuse Osetoporose,
fleckige Osteolyse (bis zur vollständigen Angleichung an die rundporige Osteolyse des Plasmozytoms),
(Osteosklerose).

Nach UEHLINGER (1952) gibt es keine osteosklerotische Form der Erwachsenen-Leukämie. Bei BEGEMANN (1975) sowie D'ERAMO et al. (1964) sind osteosklerotische Veränderungen als selten erwähnt, gelegentlich kombiniert mit Osteolysen, lokal oder diffus und durch vermehrte Spongiosabildung. ANDREASSEN et al. (zit. nach BOUSSER et al. 1960) haben bei histologischen Studien von Myelosen häufig Myelofibrose beobachtet, aber niemals Osteosklerose festgestellt. Es sei wahrscheinlich, daß die Fälle, die früher als myeloide Leukose mit Osteosklerose beschrieben wurden, heute als myeloide Splenomegalie betrachtet würden. Osteosklerotische Schäden kommen nach MOSELEY (1963) selten als einzige Knochenmanifestation der Leukämien vor, werden aber zusammen mit Osteolysen in gemischtem produktivem und destruktivem gesprenkeltem Muster gefunden. Er meint, daß manche Beispiele, die in diese Kategorie gezählt wurden, Fälle von Myelosklerose mit terminal leukämischem Blutbild gewesen seien.

Transversale Linien oder Bänder, über die Metaphyse an die Epiphysenzone angrenzend, sind die ersten und häufigsten Veränderungen der kindlichen Leukämie und oft schon vorhanden, wenn das Skelett sonst noch unverändert ist. WILLSON (1959) fand diesen Typ in 86% (89 Fälle) aller leukämischen Knochendefekte, in 36% als einzige Lokalisation, in 50% zusätzlich mit anderen Veränderungen.

Die metaphysären Bänder variieren in der Ausdehnung. Sie führen über die Metaphyse von einem Kortex zum anderen. Die Linie kann auch inkomplett sein und dünn wie ein Bleistiftstrich. In manchen Fällen kann die Linie mit Erosionen des Kortex verbunden sein, wobei jedoch meist auch Osteolysen nachgewiesen werden können. Die pathologische Basis für die metaphysären Transversal-Zonen ist eine Depression der enchondralen Knochenformation, abhängig von der kindlichen Grundkrankheit. Dazu kommt die Atrophie durch den Druck der proliferierenden Leukämiezellen auf die Knochentrabekel. Die metaphyseale transversale Transparenz-Zone ist nicht pathognomonisch für die Leukämie (MOSELEY 1963). Es ist ein unspezifischer Prozeß, der auch bei Kleinkindern und Jugendlichen gesehen wird, die an anderen Krankheiten leiden, die eine Störung der enchondralen Wachstumszone hervorrufen. SILVERMANN (1948) hat zwei Fälle gesehen, in denen das transversale Band verschwand, einmal während einer Remission und einmal während einer Penizillintherapie wegen eines Sekundärinfektes.

Osteolytische Schädigung kommt als nächstes in der Häufigkeit, so bei WILLSON (1959) in 59% der Fälle. Die lytischen Defekte können lokalisiert oder diffus sein, sie erscheinen zuerst in der Spongiosa der langen Knochen und können sich bis zum Schaft ausbreiten. Sie können jedoch in jedem Teil des Skeletts gefunden werden, in Form von mehr oder weniger punktförmigen Schäden, durch größere einzelne oder multiple Flächen von Destruktion oder durch eine diffuse Demineralisation und verwaschene Knochenstruktur. Die Areale der Osteolyse sind der Platz lokaler Knochendestruktion durch proliferierende Leukämiezellen.

Periostale Reaktionen kommen gelegentlich als einzige Manifestation vor (WILLSON 1959, 33%; SILVERMANN 1948, 32%), gewöhnlich sind sie jedoch mit anderen Knochenveränderungen vergesellschaftet. Auch an den kurzen tubulären Knochen und an den Rippen kommen sie vor. Die periostale Reaktion resultiert aus der Stimulation der periostalen Osteoblasten durch Leukämiezellen, die zwischen Kortex und Periost eingedrungen sind.

Osteosklerotische Schädigungen kommen selten allein vor, können aber gelegentlich zusammen mit osteolytischen Prozessen durch gemischte produktive und destruktive Manifestation ein gesprenkeltes Bild ergeben.

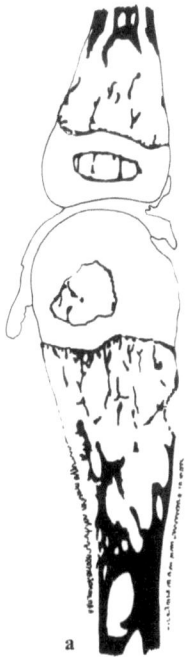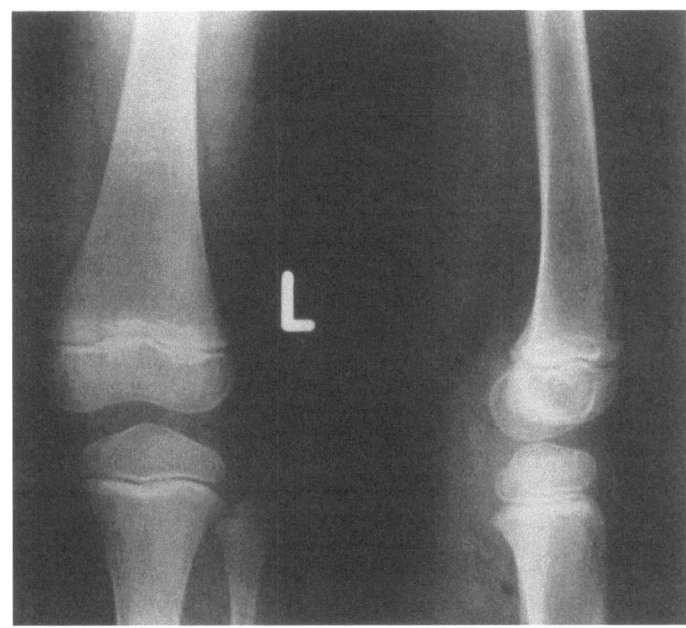

Abb. 1. a Fingergelenk bei Leukämie (Schwarz-Weiß-Skizze). Die an der Spongiopoese beteiligten Zellen sind sämtliche durch Leukämiezellen verdrängt und daher unterbleibt weitgehend die Bildung der primären und sekundären Spongiosa. Knabe, 5 Jahre (SN. 1160/33 Path. Inst. Zürich). *Schwarz* Knochengewebe. (Freundlichst überlassen von Herrn Prof. Dr. E. UEHLINGER, Path. Inst. Zürich). b *Paraleukoblastenleukose*. (PAS pos., saure Phosphatase pos.), W.U. ♀, 6 Jahre. Typische paraleukoblastäre Osteopathie, breites metaphysäres juxtaepiphysäres Osteoporoseband, feinfleckige Osteolyse der distalen Femurepiphyse, beginnende breitsträhnige hypertrophische Spongiosa-Atrophie in den Zug- und Drucklinien. (Freundlichst überlassen von Herrn Priv. Doz. Dr. G. KÖLLE, Rheuma-Kinderklinik Garmisch)

Da beim Erwachsenen das aktive Mark mehr in den zentral gelegenen Segmenten des Skeletts konzentriert ist, sind die osteolytischen Veränderungen deutlich häufiger in Wirbelsäule, Rippen, Schädel und Becken. Die Spina ist teilweise von schwerer Aushöhlung durch Demineralisation betroffen, und es kann auch zum Zusammenbruch einer oder mehrerer Rippen kommen. Es sind hier mehr lokalisierte Bezirke der Rarefizierung, als es bei der kindlichen Leukämie üblich ist. Die betroffenen Bezirke von verschiedener Größe können fast jeden Teil des Skeletts erfassen, einschließlich der schmalen tubulären Knochen der Hände und Füße.

Nach neuerer Ansicht unterscheiden sich diese Substrate der Leukämie-Veränderungen von den gewöhnlichen Neoplasma-Metastasen, die in den Knochen distal der Ellbogen und Knie nicht vorkommen.

Lymphatische und myeloische Formen führen zu den gleichen Strukturstörungen und können röntgenologisch nicht auseinandergehalten werden. Die röntgenologisch faßbaren Knochenveränderungen sind nicht spezifisch für die Leukämie und werden auch bei anderen Erkrankungen gefunden (Ostoemyelitis, Thalassämie, Tumormetastasen, Myelom). Verschiedene Veränderungen wie Osteolysen und Transversalbalken können jedoch unter einer erfolgreichen Leukämie-Therapie verschwinden (BEGEMANN 1975). Schwere und rasch fort-

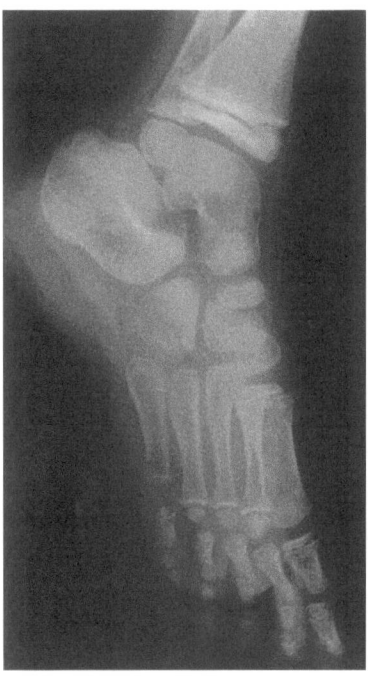

Abb. 2. *Paraleukoblastenleukose* (PAS pos., saure Phosphatase pos.), W.U., ♀, 6 Jahre. Linkes Fußgelenk, vermehrte Sklerosierung und Zusammensinterung der distalen Tibiaepiphyse. (Freundlichst überlassen von Herrn Priv. Doz. Dr. G. KÖLLE, Rheuma-Kinderklinik Garmisch)

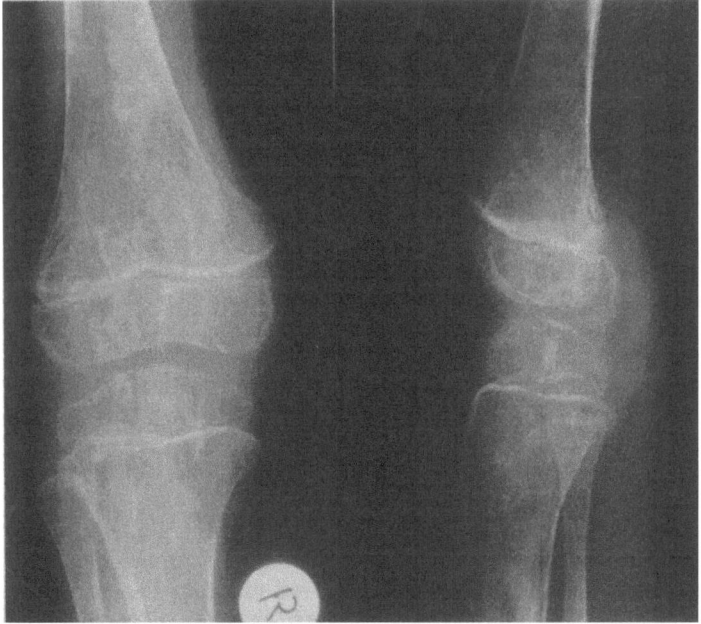

Abb. 3. *Akute lymphoblastische Leukämie*, G.G., ♂, 8 Jahre. Hochgradige Osteoporose am rechten Kniegelenk mit transversaler Verdichtungszone. (Freundlichst überlassen von Herrn Priv. Doz. Dr. G. KÖLLE, Rheuma-Kinderklinik Garmisch)

schreitende Skelettzerstörung wird jedoch bei undifferenzierten sub- und aleukämischen Leukoblastosen beobachtet, bei denen eine Differenzierung in myeloische oder lymphatische Zellen nicht mehr möglich ist (UEHLINGER 1952).

6. Pathologisch-anatomische Gesichtspunkte

Im Ganzen gesehen sind Interaktionen des Skeletts und des Knochenmarks im Verlauf maligner Blutkrankheiten von außerordentlicher Häufigkeit, wahrscheinlich viel größer als die Radiologie es erwarten läßt (CHOMETTE et al. 1960).

BURKHARDT (1974) hat in einer Zusammenfassung seiner Ergebnisse der „myelogenen Osteopathien" eine Vielzahl von Syndromen zusammengefaßt (die, wie er betont, sich oftmals im Einzelfall überlagern), die eine große Anzahl von verschiedenen Krankheitsbildern am Bewegungsapparat verursachen und durch Erkrankungen des Knochenmarks hervorgerufen werden. Die Diagnose wurde hier von dem speziell hämatologischen Befund in Verbindung mit der Knochenbiopsie gestellt. Zusammen mit den klinischen und röntgenologischen Erscheinungen werden entsprechende diffuse rarefizierende und sklerotische Veränderungen, diffuse und herdförmige Osteolysen mit und ohne sklerosierende Reaktion sowie herdförmige Sklerosen nach Lokalisation innerhalb der Skelettabschnitte, nach dem Verhältnis von Osteolyse und Osteosklerose im Vergleich zur normalen Knochenstruktur in Beziehung zu Alter und Geschlecht beurteilt.

Besonders in Frühfällen, in denen die Differentialdiagnostik oft große Schwierigkeiten bereitet, scheint die hämatologische Diagnostik in Verbindung mit der Knochenbiopsie besonders gewinnbringend. Aus den Ergebnissen von 1421 eigenen Myelotomien aus dem Beckenkamm stellte er eine Tabelle zusammen, die ein eindrucksvolles Bild über die gefundenen Knochenveränderungen gibt (s. Handbuch der inneren Medizin, Band VII 1, Beitrag BURKHARDT).

Über das Zustandekommen dieser Befunde weist BURKHARDT (1974) auf die Beziehungen zwischen Knochenmark und Knochengewebe hin. Die Gewebe, von denen die Blutzellen abstammen, leben dort in enger Funktionsgemeinschaft mit den knochenbildenden Zellen. Auch im Erwachsenenalter regenerieren sie aus demselben Keimgewebe. Die genannten Zellen liegen locker angeordnet zwischen einem zarten Fasernetz „Retikulum" mit solchen Zellen, die zu Spezialaufgaben nach Bedarf wechselnde Formen annehmen können, wie Histiozyten, Lymphozyten, Endothelien, Fettzellen und den ihnen nahestehenden stärker spezialisierten Plasmazellen und Gewebszellen. Das Knochenmark ist also der gemeinsame Pool für Blut- und Knochenkrankheiten.

Wenn man nach MARKOFF (1942) früher angenommen hat, daß zwischen den verschiedenen Funktionszuständen des Marks und dem Knochengewebe ein gesetzmäßiges Abhängigkeitsverhältnis besteht: „Hyperfunktionszustände des Marks führen zur Verminderung, Hypofunktionszustände des Marks führen zu einer Vermehrung des Knochengewebes", so berichtet UEHLINGER (1952) über Befunde, die sowohl auf engste Beziehungen wie auch auf eine weitgehende Indifferenz zwischen Mark und Knochengewebe hinweisen. Die Bildung von reifem Knochenmark ist an die Ausdifferenzierung von reifem Knochen gebunden.

Die leukämischen Knochenveränderungen erfolgen durch vermehrten Knochenabbau oder -anbau. Beides erfolgt nicht unmittelbar durch die Blutzellen, sondern durch Vermittlung von Osteoblasten und Osteoklasten.

Bei Vermehrung der Knochensubstanz muß zwischen endostaler und periostaler Knochenneubildung unterschieden werden. Die periostale Knochenbildung bei Leukämien ist eine unspezifische Erscheinung. Es ist die Folge einer Periostablösung durch das leukämische Gewebe, das in die subperiostalen Räume vordringt. Die Periostose ist also Ausdruck der extraossären Ausbreitung des myeloischen Gewebes und der Erschöpfung der endostalen Raumreserven. Lokal finden sich Druck- und Spontanschmerz wie bei den meisten periostalen Prozessen.

Auch CHOMETTE et al. (1960) bezeichnen die periostitische Osteogenese hier wie anderswo als „rückwirkend" hervorgerufen durch eine Irritation des Periosts durch leukämische Infiltrate. Er bezeichnet sie als eine „l'ossification métamorphique", unabhängig von den normalen Knochentrabekeln, als echte Verknöcherung eines Mesenchyms, das seine hämotopoetischen Funktionen verloren und eine einzige Fähigkeit zur Osteogenese entwickelt hat.

UEHLINGER (1952) grenzt die Sonderstellung der Leukämien gegen die übrigen Neoplasien in 4 Punkten ab, die wegen ihrer Wichtigkeit (zwar gekürzt) aber nicht unzitiert bleiben dürfen:

1. Der Leukämie liegt die Wucherung eines ortsansässigen Gewebes zugrunde.
2. Das Ausgangsgewebe ist ein Mausergewebe, dessen Wachstumspotenz diejenige der übrigen Körpergewebe wohl um ein Vielfaches übertrifft.
3. Der leukämische Gewebsprozeß verläuft in Phasen, Remissionen wechseln mit Perioden der Progredienz. Die Remission kann sich auch auf ossäre Begleitprozesse im Sinne der Wiederherstellung der Normalstruktur auswirken.
4. Die leukämischen Markprozesse umfassen das gesamte Skelett, insbesondere auch die peripheren kurzen und langen Röhrenknochen. Bei der Leukämie ist das Stammskelett wohl mitbeteiligt, wirkt sich aber keineswegs beherrschend auf die Symptomatologie der objektiven Befunde aus.

Durch die raumfordernde neoplastische Natur der leukämischen Markwucherung ist Knochenschwund häufiger als Knochenvermehrung. Die lymphatische oder myeloische Hyperplasie des Marks bei Leukämien hat in der Regel keine strukturelle Änderung im Aufbau der Tela ossea. Das blutbildende Gewebe wuchert auch in seiner leukämischen, neoplastischen Form invasiv, aber nicht destruktiv und schont die Gefäße weitgehend. Dazu kommt, daß das Erwachsenenskelett über umfangreiche Markraumreserven verfügt und dem wuchernden Gewebe zur Verfügung stellen kann, so daß ein Raummangel nur selten zu einem Abbau der Knochensubstanz zwingt. Bei älteren Patienten ist eine leukämische Osteoporose nicht von der häufigen Altersosteoporose zu unterscheiden. Die diffuse leukämische Osteoporose des Erwachsenen entspricht pathogenetisch einem einfachen Bilanzdefizit im Ablauf der regulären Erneuerung der Knochensubstanz, und man kann diesen medullären Knochenschwund röntgenologisch nicht von der Altersatrophie des Skeletts trennen. Eine Sonderstellung haben diese Formen der leukämischen Osteoporose durch die Kurzfristigkeit, in der sie manifest werden können mit einem so starken Knochenschwund, daß die Skeletterscheinungen das Krankheitsbild und den Verlauf bestimmen (UEHLINGER 1952).

7. Knochenschmerzen

Kinder, seltener Erwachsene, klagen häufig über Knochenschmerzen. Dies wird bei der lymphatischen Form der Leukämie öfters beobachtet als bei der myeloischen. Bei akuten Leukämien bei Kindern werden in 61% Knochenschmerzen angegeben, bei Erwachsenen in 10%. Bei der chronischen myeloischen Leukämie waren 9% Erwachsene, bei der chronischen lymphatischen Leukämie 7%, bei der Lymphogranulomatose 30% und beim großfollikulären Lymphoblastom 15% mit Knochenschmerzen befallen.

Die Manifestation im Bereich des Skelettsystems bei der akuten Leukämie ist bei Kindern (50–73%) häufiger als bei Erwachsenen. Kinder klagen hauptsächlich über Schmerzen im Bereich der Extremitäten und des Sternums, Erwachsene über Schmerzen mehr im Bereich des Stammskeletts und des Sternums.

Ein wichtiges Symptom ist der „Brustbeinschmerz- und Druck", der wahrscheinlich auch beim Erwachsenen Folge der Knochenmarkshyperplasie ist, die zu einem erhöhten hydrostatischen Druck im Markraum führt. Dies ist besonders bei Kindern der Fall, bei denen die Ausdehnungsmöglichkeit im Markraum beschränkt ist, so daß durch den zunehmenden intraossären Druck der proliferierenden Leukämiezellen ein Schmerz entsteht. Beim Erwachsenenskelett, das über umfangreiche Markraumreserven verfügt, die es dem wuchernden Gewebe zur Verfügung stellen kann, zwingt Raummangel nur selten zu vermehrtem Druck und einem entsprechenden Abbau der Knochensubstanz. Leukämiezellen können das Periost infiltrieren, das dadurch verdickt oder sogar vom Knochen abgehoben erscheint, sogar eine subperiostale Knochenneubildung kann erfolgen. Diese Vorgänge im Periostbereich sind als besonders schmerzhaft bekannt.

Oft besteht jedoch keine Korrelation zwischen den subjektiven Beschwerden, dem klinischen Befund und den röntgenologisch nachweisbaren Knochen- bzw. Gelenkläsionen.

8. Gelenkschwellungen und Gelenkschmerzen, Differentialdiagnose zur rheumatischen Polyarthritis

Gelenkschwellungen und Gelenkschmerzen führen klinisch oft zur Diagnose einer rheumatoiden Polyarthritis. Ebenso können bei Kindern und Jugendlichen rheumatische Erkrankungen das Bild einer akuten Leukämie imitieren, zumal subfebrile Temperaturen, Anämie, Leukozyten und kardiale Symptome zusammen mit Schmerzen in den Gelenken bei beiden Erkrankungen gesehen werden. Das Sternalpunktat muß in diesen Fällen die Diagnose klären. Die Gelenkschmerzen und -schwellungen werden hervorgerufen durch das Übergreifen des leukämischen Prozesses auf die Gelenkkapsel. So fanden SPILBERG und MEYER (1972) Arthritis verbunden mit der Hauptkrankheit bei 13% der Patienten mit Leukämie, in 16,6% bei akuter und 12,4% bei chronischer Leukämie. Der klinische Befund von 28 Patienten zeigte, daß die Arthritis bei akuter Leukämie meist asymmetrisch, polyartikulär und oft ein Teil der Erstmanifestation der Krankheit war. Die Arthritis der chronischen Leukämie war ähnlich der akuten, trat aber oft symmetrisch auf und erschien gewöhnlich als Spätmanifestation. Bei 7 Patienten wurden auch pathologisch veränderte Gelenke im Röntgenbild gefunden mit juxtaartikulärer Demineralisation, Sklerosierung und Gelenkerguß. Es wird betont, daß kein röntgenologischer Unterschied zu erheben ist zwischen dem Befall bei akuter und chronischer Leukämie. Die Arthritis in beiden Formen stand in enger Beziehung zur Aktivität der Krankheit und bevorzugte Kniegelenke, Schultern und Fußknöchel.

Mäßige Hyperurikämie wurde in 15,8% gefunden, dagegen war der Rheumafaktor (Latex-Fixation) in keinem Fall positiv. Der LE-Test war in allen Fällen

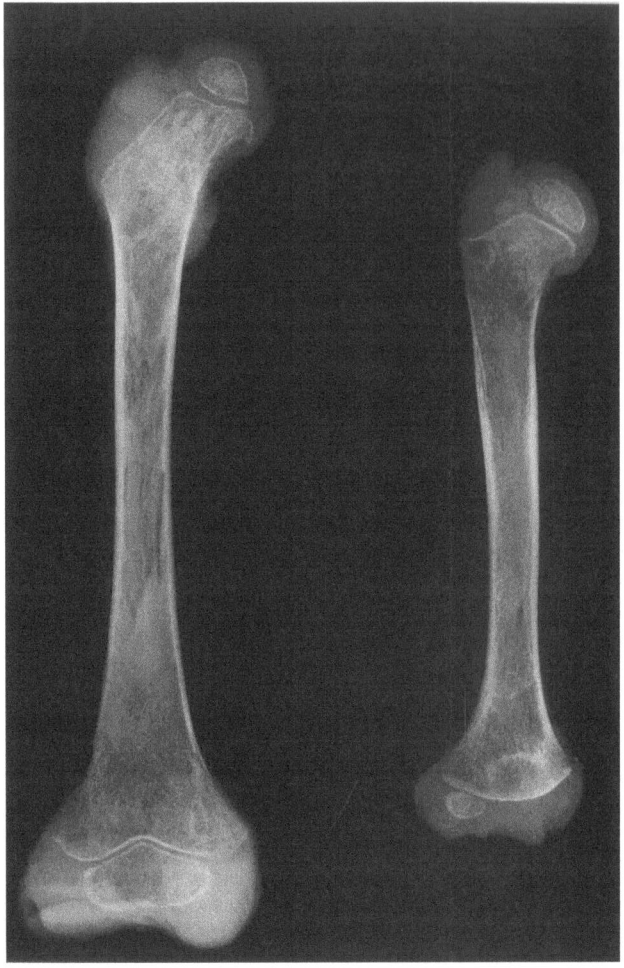

Abb. 4. *Paramyeloblastenleukämie,* G.N., ♂, $2^{1}/_{2}$ Jahre. Schwere enchondrale Ossifikationsstörung an Femur und Humerus. (Freundlichst überlassen von Herrn Prof. Dr. E. UEHLINGER, Path. Inst. Zürich)

negativ, antinukleäre Antikörper wurden in 11% der Patienten mit Arthritis bei Leukämie gefunden. In der Synovialflüssigkeit war der Latex-Fixationstest negativ, Kristalle fanden sich nicht, bei den gefundenen Zellen handelte es sich um Blasten.

Bei allen Patienten, bei denen eine Synovialbiopsie gemacht wurde, fand sich eine leukämische Infiltration in der Synovialmembran, von der man annimmt, daß sie der Grund für die Arthritis ist („clusters of myeloblasts infiltrating the synovium").

Zu den Erkrankungen, die eine rheumatoide Arthritis bzw. eine Spondylitis ankylosans vortäuschen können, zählt auch die Skelettmanifestation des M. Gaucher (SILVERSTEIN u. KELLY 1967; AMSTUTZ u. CAREY 1966; SCHEIN u. ARKIN 1942; CUSHING u. STOUT 1926). Die Schmerzregionen sind Hüftgelenke, Oberschenkelknochen, Kniegelenke, Schultergelenke und Wirbelsäule. Man findet röntgenologische Veränderungen wie Demineralisation, unregelmäßige Sklerosierung, Nekrosen und Gelenkspaltverschmälerung. Manche Patienten haben mehr als eine röntgenologisch faßbare Knochen- oder Gelenkmanifestation.

Die Veränderungen der Sakroiliakalgelenke, zuerst erweitert mit unregelmäßigen und gezackten Rändern, ändern sich fortschreitend bis zum Verschwinden des Gelenkspaltes und geben das Bild einer rheumatischen Pelvisspondylitis (KATZ et al. 1973; GREENFIELD 1970).

9. Sonderformen

Eine klinische Sonderform der kindlichen Leukämie ist das leukämische Rheumatoid. Die klinische Symptomatologie wird beherrscht durch rheumatoide Gelenkerscheinungen mit schmerzhaften Schwellungen meist der großen Gelenke, seltener der kleinen Finger- und Zehengelenke sowie Fieberschüben.

Die Weichteilschwellungen halten einige Tage an, klingen dann allmählich ab und kehren schubweise wieder. Gelegentlich treten auch allergische Hauterscheinungen auf wie urtikarielle Exantheme oder Erythema exsudativum multiforme. Lymphknoten, Milz- und Leberschwellung sind meist nicht besonders ausgeprägt. Die Leukozytenwerte im Blutbild sind eher niedrig, im Differentialblutbild findet man Leukoblasten, das Sternalmark ist rein leukoblastär. Die Röntgenbefunde sind sehr unterschiedlich: Weichteilschwellung bei normalen ossären Gelenkkonturen, diffuse Osteoporose, fleckige Osteolyse, selten Kortikalisusuren an den Kapselansatzstellen. LANDOLT (1946) fand diese Form 10mal unter seinen 48 Beobachtungen, er gab eine mittlere Krankheitsdauer von 6 Monaten an, die 2-Jahres-Grenze wird kaum überschritten.

Ein besonders typischer Fall wurde von UEHLINGER (1952) dargestellt. Ein 5jähriger Knabe erkrankte 5 Monate vor dem Tod an Durchfällen, zunehmender Müdigkeit und Anämie. Es folgten Fieberschübe mit Temperaturen bis 40° C. Das Blutbild zeigte 6300 weiße Blutkörperchen, davon 63% unreife Lymphozyten. Die Haut über den Handrücken war faltenlos angespannt, die Finger waren spindelig angeschwollen. Das Röntgenbild zeigte eine diffuse Porose der kurzen Röhrenknochen und deutliche Kortikalisusuren an den Diaphysen. Die Sektion bestätigte die klinische Diagnose einer subakuten lymphatischen Leukämie. Das Periost war durch runde Haufen pathologischer Lymphozyten von der Kortikalis abgedrängt. Entzündliche Vorgänge waren in der Gelenkkapsel nicht nachweisbar.

Differentialdiagnostisch sind die leukämischen Rheumatoide scharf von der Polyarthritis rheumatica (cP oder rheumatoide Polyarthritis) abzutrennen. Für leukämisches Rheumatoid und gegen chronische Polyarthritis spricht das Auftreten vorwiegend in den ersten 5 Lebensjahren, das Fehlen einer Herzklappenläsion, die Salizylsäure-Resistenz und die rasche Rückbildung der Schmerzen auf eine Bluttransfusion. Entscheidend sind Blutbild und Sternalmark.

Wenngleich strenggenommen zu den Paraproteinämien zählend (von angloamerikanischer Seite wird der Begriff „plasma cells dyscrasie" bevorzugt), darf hier ein ganz seltener Fall von atypisch lokalisiertem Plasmozytom nicht fehlen, der das klinische Bild einer schweren Arthropathie wie bei einer chronischen Polyarthritis imitierte.

Ein 56jähriger Patient wurde in einer Rheumaklinik aufgenommen, da er seit 3 Jahren an schmerzhaften Schwellungen an Schultern, Ellbogen, Hüften, Knie- und Fingergelenken litt. Er hatte in dieser Zeit beträchtlich an Gewicht

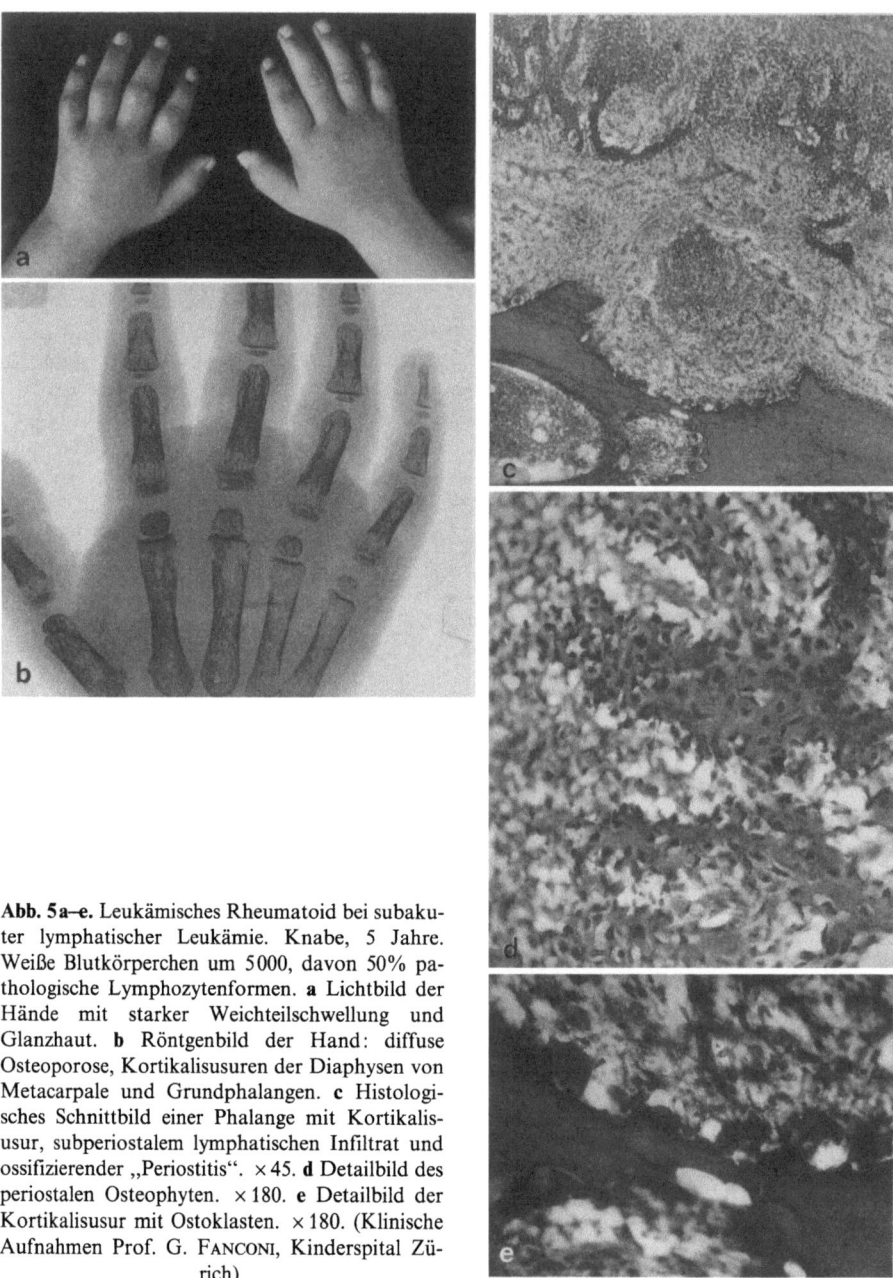

Abb. 5a–e. Leukämisches Rheumatoid bei subakuter lymphatischer Leukämie. Knabe, 5 Jahre. Weiße Blutkörperchen um 5000, davon 50% pathologische Lymphozytenformen. **a** Lichtbild der Hände mit starker Weichteilschwellung und Glanzhaut. **b** Röntgenbild der Hand: diffuse Osteoporose, Kortikalisusuren der Diaphysen von Metacarpale und Grundphalangen. **c** Histologisches Schnittbild einer Phalange mit Kortikalisusur, subperiostalem lymphatischen Infiltrat und ossifizierender „Periostitis". × 45. **d** Detailbild des periostalen Osteophyten. × 180. **e** Detailbild der Kortikalisusur mit Ostoklasten. × 180. (Klinische Aufnahmen Prof. G. Fanconi, Kinderspital Zürich)

verloren. Die Erythrozytenzahl war normal, das periphere Blutbild unauffällig, die Plasmaglobuline nicht vermehrt. Im Röntgenbild fanden sich multiple, kleine und größere, runde lytische Defekte in den tubulären Knochen der Hand, Mittelhand, den Knochen des Unterarms und der knöchernen Anteile um das Kniegelenk. Die Veränderungen neigten in der Hand und dem Handgelenk dazu zu

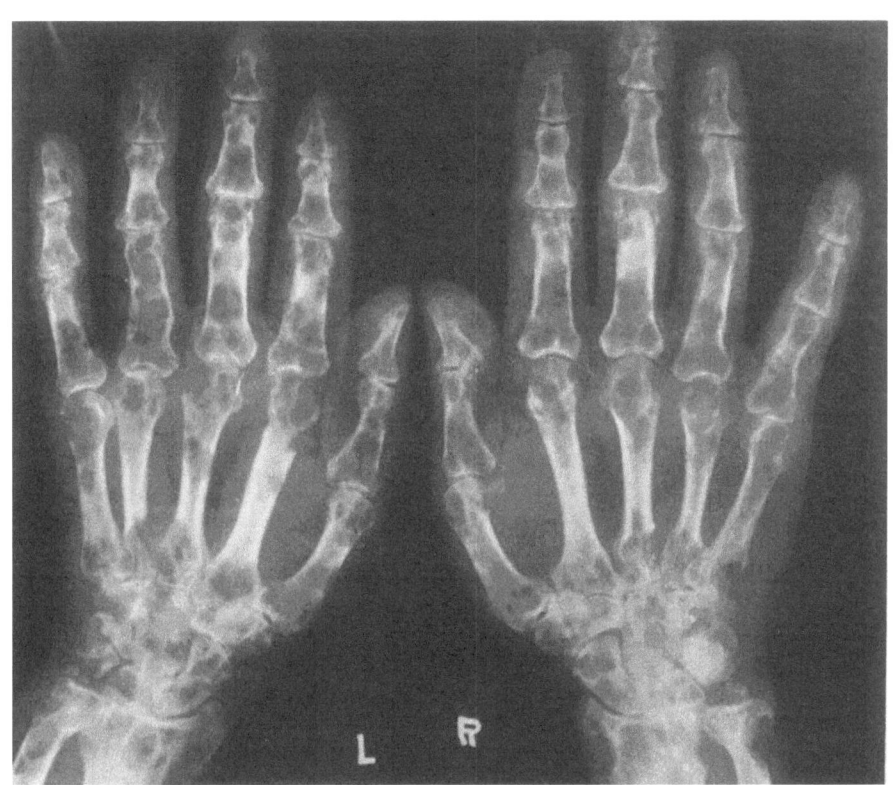

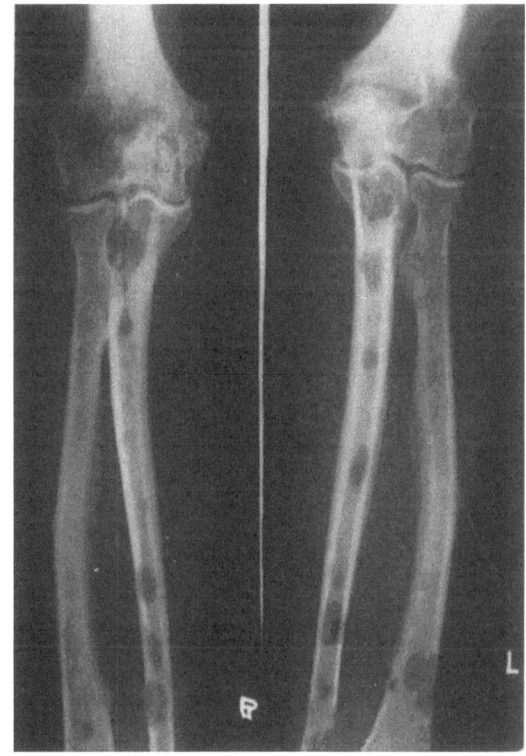

Abb. 6. Multiples Myelom, atypisch in den Extremitäten lokalisiert. (Freundlichst überlassen von Herrn Prof. Dr. E. UEHLINGER, Zürich)

konfluieren und waren in den übrigen abgebildeten Knochen relativ diskret. Der Befall war symmetrisch. Die aus dem distalen und proximalen Ende der Tibia entnommene Biopsie ergab ein multiples Myelom, das ausschließlich die Extremitäten befallen hatte (UEHLINGER 1976).

Literatur

Amstutz HC, Carey EJ (1966) Skeletal manifestations and treatment of Gaucher's disease. J Bone Joint Surg [Am] 48:670
Baty JM, Vogt EC (1935) Bone changes of leukemia in children. Am J Roentgenol 34:310
Begemann H (1975) Klinische Hämatologie, 2. Aufl. Thieme, Stuttgart, S 434–474
Belpomme D, Mathé G, Davies AJS (1977) Leukämie-Klassifikation und Diagnose. Lancet I:555
Bousser H, Benhamon JP, Salomon IC (1960) Les lésions osseuses au cours des syndromes myéloprolifératifs de l'adulte. Etude Clin Radiol Sang 31:159
Burkhardt R (1974) Knochenveränderungen bei Erkrankungen des hämatopoetischen und reticulohistiozytären Systems. Aerztl Prax XXVI:2769
Chomette G, Laumonieur R, Tayot I (1960) Anatomie pathologique des lésions osseuses des hémopathies malignes. Sang 31:183
Cooke JV (1942) The incidence of acute leukemia in children. JAMA 119:547
Court-Brown WM, Abbatt JD (1955) The incidence of leukemia in ankylosing spondylitis treated with X-rays. Lancet I:1283
Cushing EH, Stout AP (1926) Gaucher's disease with report of a case showing bone disintegration and joint involvement. Arch Surg XII:539
D'Eramo N, Gaetano G De, Vincenzoni M, Candoloro A (1964) Leucemie, policlimico. Sez med 171:169
Gale RP, Cline MJ (1977) Akute leukemia. Lancet I:497
Greenfield GB (1970) Bone changes in chronic adult Gaucher's disease. Am J Roentgenol 110:800
Katz M, Dorfmann H, Hubault A, Djian A, Bard M, Seze S de (1973) Maladie de Gaucher. A propos d'une observation à manifestation ostéoarticulaires dominantes. J Radiol Electrol Med Nucl 54:61
Koeppen KM (1976) Pognose bei akuten myeloischen Leukämien im Erwachsenenalter. Diagnostik 9:567
Landolt RE (1946) Helv Paediatr Acta 1:461 (Zitiert bei Uehlinger Fortschr Röntgenstr 77:253 (1952))
Lewis EB (1957) Leukemia and ionizing radiation. Science 125:965
Markoff N (1942) Die myelogene Osteopathie. Ergeb Inn Med Kinderheilk 61:132
Moseley JE (1963) Bone changes in hematologic disorders. Grune & Stratton, New York London
Musshoff K (1976) Die Behandlungsgrundlagen der Lymphogranulomatose. Therapiewoche 26:13, 1994
Opitz H (1954) Das Leukämieproblem. Monatsschr Kinderheilkd 102:120
Rosenthal N, Harris W (1953) Leukemia. Its diagnosis and treatment. JAMA 104:702
Sauter Ch (1978) Immunstimulation bei A.M.L. (akute myeloische Leukämie). Medical Tribune 6:48
Schein J, Arkin AM (1942) Hip joint involvement in Gaucher's disease. J Bone Joint Surg 24:396
Seligmann M (1977) Immunologische Lymphomklassifikation bei IIIième Congrès Français d'Hématologie, Brüssel, 14.–16. April 1977. Praxis-Kurier 21:28
Silvermann FN (1948) The skeletal lesions in leukemia. Clinical and roentgenogr. obersations in 103 infants and children with a review of the literature. Am J Roentgenol 59:819
Silverstein MN, Kelly PJ (1967) Osteoarticular manifestations of Gaucher's disease. Am J Med Sci 253:568
Spilberg J, Meyer GJ (1972) The arthritis of leukemia. Arthritis Rheum 15:630
Uehlinger E (1952) Die Skelettveränderungen bei Leukämie. Fortschr Röntgenstr 77:253
Uehlinger E (1976) Case report 1. Skeletal Radiol 1:55
Vianna NJ (1975) Hodgkin-disease-observations. Controversy and lesions. JAMA 234:1133
Willson JKV (1952) The bone lesions of children leukemia. A survey of 14 cases. Radiology 72:672

VI. Arthropathie bei Paraproteinämien

Von

G.L. Bach

Mit 1 Abbildung

Eine Paraproteinämie (monoklonale Immunoglobulinämie) stellt das Vorkommen eines homogenen Gammaglobulins (Paraproteins) im Serum und/oder Urin dar. Dieses Gammaglobulin besteht aus vollständigen oder nichtkompletten Gammaglobulinmolekülen, die von einem Immunozytenklon im Überschuß produziert werden (OSSERMAN u. FAHEY 1968). Nachdem eine Arthropathie bei benigner (nichtmyelomatöser) monoklonaler Immunoglobulinämie nicht gesichert ist, stellt sich die Frage der Differentialdiagnose bei Arthropathie mit Paraproteinämie. Wirbelsäulenerkrankungen bei Paraproteinämien und Arthropathie bei Amyloidose werden an anderer Stelle ausführlich besprochen. Es seien trotzdem einige Hinweise gestattet.

Das klinische Bild des multiplen Myeloms mit Paraproteinämie, Osteoporose, zusammengebrochenen Wirbelkörpern und diffusem Skelettschmerz ist bekannt. Manchmal kann jedoch eine Polyarthritis, der chronischen Polyarthritis nicht unähnlich, anderen Manifestationen des multiplen Myeloms sogar vorausgehen. Der Gelenkbefall ist vielfältig: mon- oder oligartikulär bzw. polyartikulär mit symmetrischer Beteiligung der Finger (HOFFMAN 1978). Im Gelenkpunktat dominieren mononukleäre Zellen. Entzündungszeichen sind nicht oder nur geringgradig vorhanden. Nach entsprechender Anfärbung und Polarisation können im Mikroskop gelegentlich Amyloidfragmente nachgewiesen werden (GORDON et al. 1973). Der Nachweis eines Paraproteins in der Synovia-Analyse ist möglich (HRNCIR u. TICHY 1976).

Bioptisch dokumentierte Amyloidablagerungen erklären die Gelenksymptome (GORDON et al. 1973; MILLS 1963; HAMILTON u. BYWATERS 1961). Sechs bis 15% der Patienten mit multiplem Myelom entwickeln eine assoziierte Amyloidose (CALKINS u. COHEN 1960; KIMBALL 1961). Seltener ist die Amyloidarthropathie bei der Macroglobulinaemia Waldenström (GOLDBERG et al. 1969). Die primäre Amyloidose gibt ebenfalls zur Entstehung von Gelenksymptomen Anlaß. Besonders in Ellenbogennähe vorkommende (Amyloid-)Knötchen können mit Rheumaknoten verwechselt werden. Röntgenaufnahmen betroffener Gelenke zeigen die typischen Ausstanzdefekte (Abb. 1). Die bei der chronischen Polyarthritis beobachteten Erosionen kommen nicht vor (GORDON et al. 1973). Für die sekundäre generalisierte Amyloidose ist die chronische Polyarthritis häufigste „auslösende" Ursache (HUSBY 1975).

Eine weitere Ursache, die zu einer Gelenksymptomatik beitragen kann, besteht in den Folgen der beim multiplen Myelom und Morbus Waldenström auftretenden hohen Serum-Konzentrationen von Gammaglobulin. Letztere und die verschiedenen Formen der Kryoglobulinämie können ein Hyperviskositäts-Syndrom auslösen (PRUZANSKI u. WATT 1972). Zu seinen klinischen Symptomen gehören u.a. arterielle Thrombosen und Hämorrhagien, distale Gangrän und Ulzerationen, Raynaud-Phänomen, Purpura, Arthralgien und Polyarthritis.

Das Hyperviskositäts-Syndrom ist Folge erhöhter Eiweißkonzentrationen, Aggregationstendenzen der Paraproteine oder deren Reaktion mit anderen Ei-

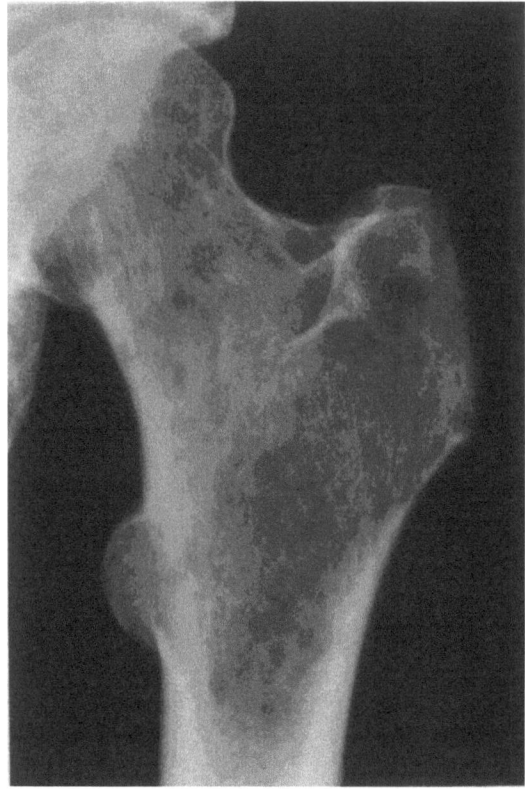

Abb. 1. Multiple, in Größe variierende „Ausstanzdefekte" (Osteolysen) am linken Hüftgelenkkopf und restlichem, hier dargestellten Oberschenkelknochen bei einer 56jährigen Frau mit multiplem Myelom

weißkörpern und einer erhöhten inneren Viskosität dieser Paraproteine (JÄGER 1976). Zum Hyperviskositäts-Syndrom tragen Kryoglobuline bei, die in 27% monoklonale Paraproteine darstellen. Sie kommen beim multiplen Myelom, Morbus Waldenström sowie anderen Erkrankungen des Immun- und hämopoetischen Systems, Kollagenosen, Infektionskrankheiten und anderen pathologischen Veränderungen vor (JÄGER 1976). Im Gefolge einer primären bzw. idiopathischen monoklonalen Kryoglobulinämie mit den bereits beschriebenen Symptomen des Hyperviskositäts-Syndroms wäre eine eigentliche „Arthropathie bei Paraproteinämie" einzuordnen. Die Existenz einer solchen idiopathischen Kryoglobulinämie ist jedoch umstritten, da meistens die Abortivform eines Myeloms vorliegt.

In diesem Zusammenhang interessiert die Beobachtung von Paraproteinämie mit und ohne Myelomatose bei chronischer Polyarthritis und anderen Erkrankungen des rheumatischen Formenkreises (HAMILTON u. BYWATERS 1961; GOLDENBERG, PARASKEVAS u. ISRAELS 1969; ZAWADZKI u. BENEDEK 1969a, b; GORDON 1973; JORDAN et al. 1978). Rheumafaktoren bei verschiedenen Paraproteinämien und Paraproteine mit Rheumafaktor-Aktivität scheinen auf eine enge, wenn auch noch nicht geklärte immunologische Beziehung hinzuweisen (BACH u. BACH 1981; INTORP et al. 1981).

Literatur

Bach GL, Bach MK (1981) Rheumafaktoren bei Paraproteinämien. Verh Dtsch Ges Rheumatol 7:496

Calkins E, Cohen AS (1960) Diagnosis of amyloidosis. Bull Rheum Dis 10:215

Goldberg LS, Fisher R, Castronova EA (1969) Amyloid arthritis associated with Waldenstrom's macroglobulinemia. N Engl J Med 281:256

Goldenberg GJ, Paraskevas F, Israels LG (1969) The association of rheumatoid arthritis with plasma cell and lymphocytic neoplasms. Arthritis Rheum 12:569

Gordon DA, Pruzanski W, Ogryzlo MA (1973) Amyloid arthritis simulating rheumatoid disease in five patients with multiple myeloma. Am J Med 55:142

Hamilton EBD, Bywaters EGL (1961) Joint symptoms in myelomatosis and similar conditions. Ann Rheum Dis 20:353

Hoffman GS (1978) The differential diagnosis of rheumatoid arthritis. Semin Arthritis Rheum 8:115

Hrncir Z, Tichy M (1976) Monoclonal gammopathy with IgG parapotein in synovial fluid (übersetzt). Fysiatr Reumatol Vestn 54:71

Husby G (1975) Amyloidosis in rheumatoid arthritis. Ann Clin Res 7:154

Intorp HW, Kloke O, Losse H (1981) Rheumafaktoren bei monoklonalen Gammopathien. Verh Dtsch Ges Rheumatol 7:493

Jäger L (1976) Klinische Immunologie und Allergologie. Fischer, Stuttgart New York

Jordan E, Burnstein SL, Calabro JJ, Henderson ES (1978) Arthritis Rounds: multiple myeloma complicating the course of seronegative systemic lupus erythematosus, Arthritis Rheum 21:260

Kimball KG (1961) Amyloidosis in association with neoplastic disease; report of an unusual case with clinocopathological experience at Memorial Center for Cancer and Allied Diseases during eleven years (1948–1959). Ann Intern Med 55:958

Mills JA (1963) Connective tissue disease associated with malignant neoplastic disease. J Chronic Dis 16:797

Osserman EF, Fahey JL (1968) Plasma cell dyscrasias: current clinical and biochemical consepts. Combined Staff Clinic. Am J Med 44:256

Pruzanski W, Watt JG (1972) Serum viscosity and hyperviscosity syndrome in IgG multiple myeloma. Ann Intern Med 77:853

Zawadzki ZA, Benedek TG (1969) Rheumatoid arthritis terminating in heavy-chain disease. Ann Intern Med 70:335

Zawadzki ZA, Benedek TG (1969) Rheumatoid arthritis, dysproteinemic arthropathy, and paraproteinemia, Arthritis Rheum 12:555

VII. Neuropathische Arthropathien

1. Tabes dorsalis

Von

S. Stotz

Mit 2 Abbildungen

Neuropathische Arthropathien sind deformierende Gelenkveränderungen, die im Verlauf verschiedenartiger Erkrankungen des Zentralnervensystems und auch der peripheren Nerven auftreten können. Am häufigsten ist die Arthropathie bei der Tabes dorsalis, der 10–30 Jahre nach Erstinfektion auftretenden Spätform der Syphilis. Ferner kommen die Syringomyelie, die familiäre neurovaskuläre Dystrophie, die hereditäre sensible Neuropathie, die angeborene Analgesie, die Lepra und der Diabetes mellitus ursächlich in Frage (IMHÄUSER 1957; EICHENHOLTZ 1966). Das Erscheinungsbild der neuropathischen Gelenkveränderungen weist gemeinsame Merkmale auf, die in klassischer Weise 1868 von CHARCOT bei der Tabes beschrieben wurden. Man spricht deshalb vor allem im anglo-amerikanischen Schrifttum vom „Charcot-Gelenk" bzw. von „Charcot-Disease" und dehnt diesen Begriff auch auf die anderen neurogenen Arthropathien aus.

Für die *Pathogenese* der neuropathischen Arthropathien wird eine komplexe Störung angenommen, die noch nicht eindeutig geklärt ist (IMHÄUSER 1957). Nach CHARCOT (1868) handelt es sich um eine trophische Störung bei einer herabgesetzten Tiefensensibilität. Ferner werden Mikrotraumen als Ursache angeführt. Auffallend für alle neuropathischen Arthropathien ist eine Analgesie, mit der das Entstehen der schweren Gelenkdeformierungen erklärt wird, da traumatische Ereignisse und Überdehnungen von Gelenkkapsel und Bandapparat bei Ergußbildungen nicht gespürt und die Gelenke deshalb unphysiologisch belastet werden. BODECHTEL (1973) sieht einen zusätzlichen Faktor in der Konstitutionsanlage zu einer allgemeinen Arthrosis deformans. Er glaubt, daß bei Tabes-Patienten eine Arthrosis deformans wegen des Ausfalls von Gelenk- und Muskelsinn von ihrem normalen Verlauf abweicht und in das Stadium der neuropathischen Arthropathie übergeht.

a) Klinisches Bild

Die *Häufigkeit* der Arthropathien bei der Tabes wird mit ca. 10% angegeben (IMHÄUSER 1957). Eine Arthropathie kann Frühzeichen (BLENCKE u. BLENCKE 1931; LANGE u. HIPP 1976) und auch einziges Symptom der Tabes sein (IM-

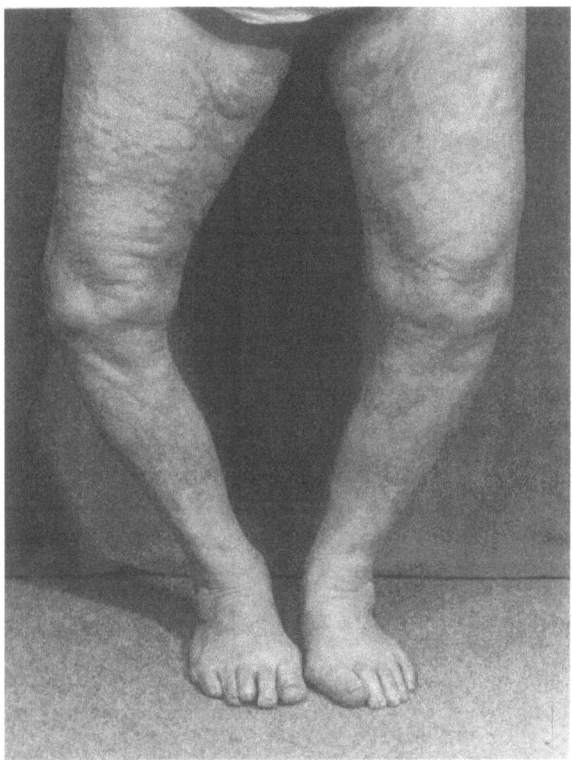

Abb. 1. Arthropathia tabica an beiden Kniegelenken bei einer 65jährigen Frau. Hochgradige Varusdeformität und Schlottergelenk, besonders rechts

HÄUSER 1957). Die Diagnose ist in diesen Fällen schwierig; sie wird erleichtert, wenn weitere klinische Symptome der Tabes (lanzinierende Schmerzen, Verlust der Sehnenreflexe, Muskelhypotonie, Störung von Tiefensensibilität und Vibrationsempfinden, spinale Ataxie, reflektorische Pupillenstarre, trophische Störungen, schmerzhafte „tabische Krisen" an inneren Organen) vorhanden sind.

Bei Männern tritt eine tabische Arthropathie etwas häufiger auf als bei Frauen (IMHÄUSER 1957; LANGE u. HIPP 1976), meist zwischen dem 40. und 60. Lebensjahr.

Zu 80% sind die Gelenke der unteren Extremitäten – einseitig oder doppelseitig symmetrisch – betroffen. Für die Häufigkeit der Lokalisation gilt die Reihenfolge: Knie, Hüfte, Fuß, Wirbelgelenke (vor allem LWS), Ellenbogengelenk. In etwa 20% kommen Spontanfrakturen vor.

Lokaler Gelenkbefund. Frühsymptom der tabischen Arthropathie ist ein Gelenkerguß mit teilweise massiver Auftreibung des Gelenks. In diesem Stadium können wegen der starken Spannung der Gelenkkapsel Schmerzen auftreten. Später bestehen als charakteristische Zeichen eine auffallende Schmerzlosigkeit sowie eine abnorme Beweglichkeit, die zu schweren Schlottergelenken führt. Dies ist besonders am *Kniegelenk* zu beobachten. Hier sind erhebliche Achsenabweichungen am Bein, meist im Sinne einer Varusdeformität, die Folge (Abb. 1). Die tabische Arthropathie am Knie gilt als Prototyp der neuropathischen Arth-

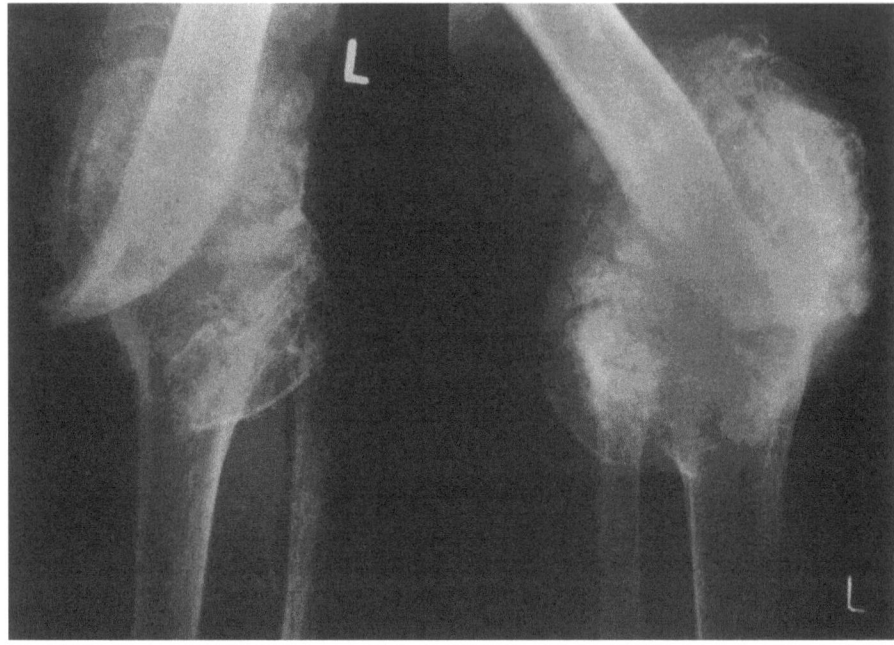

Abb. 2. Röntgenbild einer Arthropathia tabica des Kniegelenks mit ausgedehnten Destruktionen und Osteolysen der Femurkondylen und des Tibiakopfes, Luxationsstellung der artikulierenden Knochen und massiven periartikulären Verkalkungen

ropathien überhaupt (LANGE u. HIPP 1976). Am *Hüftgelenk* kommt es nicht selten zu einer totalen Resorption des Hüftkopfes und zu Luxationsstellungen. Der *Fuß* des Tabikers ist auffallend plump und breit, die Sprunggelenke sind luxiert oder subluxiert. An der Fußsohle kann sich als typisches Symptom ein trophisches Ulkus, das sog. „Malum perforans", entwickeln.

Charakteristischer *Röntgenbefund* der neuropathischen Arthropathien ist nach DIHLMANN (1973) die „anarchistische Umgestaltung" des befallenen Gelenks mit extremen Knochenab- und -anbauvorgängen. FRIED (1970) unterscheidet 3 Verlaufsstadien. Im 1. (regressiven) Stadium kommt es zu einer Knorpel- und Knochenzerstörung mit partiellem oder totalem Schwund der Gelenkanteile, Subluxationen und Luxationen. Der Knochen bricht oder bröckelt ab, Knochenschotter und auch große Knochenteile lagern sich im Gelenk ab. Im 2. (reaktiven) Stadium kommt es zu einer überstürzten disharmonischen Knochenneubildung, vor allem an den Gelenkrändern und auch an den Gelenkweichteilen. Die periartikulären Knochenwucherungen sowie Verknöcherungen der Kapsel können groteske Ausmaße annehmen (Abb. 2). Das 3. Stadium bezeichnet FRIED als Stabilisierungsphase, bei der sich der Skelettbefund über Jahre hindurch kaum mehr verändert.

Die *Differentialdiagnose* ist gegenüber der gewöhnlichen schweren Arthrosis deformans, ferner anderen osteolytischen und destruierenden Gelenkaffektionen (Polyarthritis, Akroosteolysen, Gicht, Chondroosteonekrosen, Hämophilie u.a.) zu stellen. Die Diskrepanz zwischen schwerem objektiven Befund und geringen subjektiven Beschwerden bei der tabischen Arthropathie ist ein entscheidendes differentialdiagnostisches Kriterium.

b) Therapie

Bei instabilen Gelenken mit abnormer Beweglichkeit sind Schienen oder stabilisierende Apparate angezeigt.

Bei hochgradigen Deformierungen sowie Spontanfrakturen müssen operative Maßnahmen in Erwägung gezogen werden. An der Hüfte kann das Einsetzen einer Totalendoprothese, am Kniegelenk eine Arthrodese, in geeigneten Fällen auch eine Umstellungsosteotomie in Frage kommen. Ein operativer Eingriff muß jedoch streng indiziert sein und erfordert eine subtile Technik, da die Versagerquote groß ist (IMHÄUSER 1957; EICHENHOLTZ 1966; BLAUTH 1970; LANGE u. HIPP 1976).

Literatur

Blauth W (1970) Arthrodesen bei tabischen Arthropathien. Verh Dtsch Ges Orthop Traumatol 56. Kongr
Blencke A, Blencke B (1931) Die neuropathischen Knochen- und Gelenksaffektionen. Enke, Stuttgart
Bodechtel G (1973) Differentialdiagnose neurologischer Krankheitsbilder, 3. Aufl. Thieme, Stuttgart, S 717
Charcot JM (1868) Sur quelques arthropathies qui paraissent dépendre d'une lésion du cerveau ou de la moelle épinière. Arch Physiol Norm Pathol I:161
Dihlmann W (1973) Gelenke – Wirbelverbindungen. Thieme, Stuttgart
Eichenholtz S (1966) Charcot-joints. Thomas, Springfield Ill
Fried K (1970) Beiträge zum Verlauf und zur Pathogenese der neurotrophischen Osteoarthropathien. ROEFO 113:560
Imhäuser G (1957) Die neurogenen Arthropathien. In: Hohmann G, Hackenbroch M, Lindemann K (Hrsg) Handbuch der Orthopädie, Bd I. Thieme, Stuttgart, S 453–468
Lange M, Hipp E (1976) Lehrbuch der Orthopädie und Traumatologie, Bd II/1, 2. Aufl. Enke, Stuttgart, S 153–159

2. Syringomyelie

Von

S. Stotz

Mit 2 Abbildungen

Unter Syringomyelie versteht man eine röhren- bzw. spaltförmige Höhlenbildung im Rückenmark, meist im zervikalen und thorakalen Abschnitt, als Folge einer dysraphischen Fehlbildung im Bereich des Neuralrohrs. Die Anomalie führt zu einer Störung der Liquorzirkulation, Gliawucherung und Schädigung von Rückenmarksgewebe. Auch durch erworbene Leiden, z.B. eine Arachnitis oder Tumoren, kann die Liquordynamik gestört und dadurch ein Syringomyelie-Syndrom hervorgerufen werden (Schlesinger 1902; Bodechtel 1973; Foster u. Hudgson 1973).

Die klinische Symptomatologie manifestiert sich in der Regel erstmals im 2.–4. Lebensjahrzehnt. Charakteristische neurologische Befunde sind Muskelatrophien und nukleäre Paresen, vorwiegend an den oberen Extremitäten, dissoziierte Sensibilitätsstörungen für Schmerz- und Temperaturempfindung und vegetativ-trophische Störungen an Weichteilen und Skelett.

Typisch für die Syringomyelie, und wie bei der Tabes nicht selten Frühsymptom, sind neuropathische Arthropathien. Die Häufigkeit wird meistens mit 20–30% angegeben (Imhäuser 1957; Mummenthaler 1967; Hertel et al. 1973; Lange u. Hipp 1976; Schliep 1979).

Im Gegensatz zur Tabes befällt die Syringomyelie vorwiegend (zu 80% nach Sokoloff, zit. nach Imhäuser 1957) die Gelenke der oberen Extremitäten, am häufigsten das Schultergelenk, danach Ellbogen-, Hand- und Fingergelenke. Die Veränderungen sind meist einseitig, Männer sind häufiger betroffen als Frauen.

Wie bei der Tabes ist die *Pathogenese* der Arthropathien noch nicht sicher geklärt. Trophische und vasomotorische Störungen, Mikrotraumen, eine herabgesetzte Tiefensensibilität und Analgesie spielen wahrscheinlich eine Rolle.

a) Klinisches Bild und Verlauf

Bei der *chronischen* Verlaufsform entwickelt sich eine Gelenksymptomatik mit Rötung, Schwellung und Bewegungseinschränkung schleichend oder schubartig progredient über Monate und Jahre. Der Endzustand zeigt schwere Deformierungen mit Fehlstellungen, Kontrakturen, Schwellungen, trophischen Ulzera und Mutilationen, besonders an den Händen. Die Gefahr von Spontanfrakturen ist groß.

Bei *akuten* Fällen, die meist das Schultergelenk betreffen (Tänzer 1959; v. Cube u. Lincke 1978), kommt es im Verlauf von wenigen Wochen zu einer massiven, intraartikulären Ergußbildung und periartikulären Schwellung (Abb. 1), dadurch zu Kapsel- und Banddehnungen, Luxationen und Schlottergelenken. Der Hydrops verschwindet oft spontan.

Neben den Gelenkveränderungen und neurologischen Krankheitszeichen werden bei Syringomyelie-Patienten nicht selten ein kurzer, plumper Hals, kurze

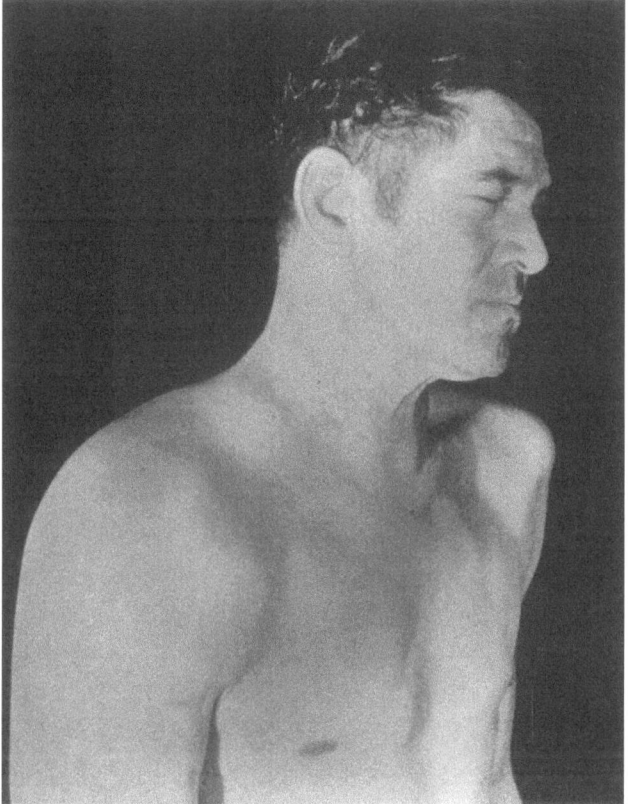

Abb. 1. 48jähriger Mann. Akut aufgetretene massive Ergußbildung im rechten Schultergelenk bei neuropathischer Arthropathie

Finger und ein Mißverhältnis von Armlänge zu Rumpf als dysraphische Stigmen (BODECHTEL 1973) beobachtet. Zu einem hohen Prozentsatz besteht eine Skoliose von teilweise erheblichem Ausmaß, ferner Arthropathien der Wirbelgelenke und ausgeprägte Spondylopathien (s. Kap. Neurotrophische Veränderungen der WS).

Im Röntgenbild sind die charakteristischen Veränderungen neuropathischer Arthropathien zu erkennen (s. Kap. Neuropathische Arthropathien bei der Tabes dorsalis, S. 636). Hochgradige Osteolysen und Destruktionen der artikulierenden Knochen einerseits sowie überschießende artikuläre und periartikuläre Knochenneubildungen andererseits führen zu extremen Gelenkdeformierungen, Fehlstellungen und Weichteilverkalkungen (s. Abb. 2).

b) Differentialdiagnose

Eine sich rasch entwickelnde Gelenkschwellung und Ergußbildung bei der Syringomyelie muß gegen eine akute Entzündung oder einen Tumor, langsam verlaufende Gelenkdeformierungen gegen eine Tuberkulose oder andere chro-

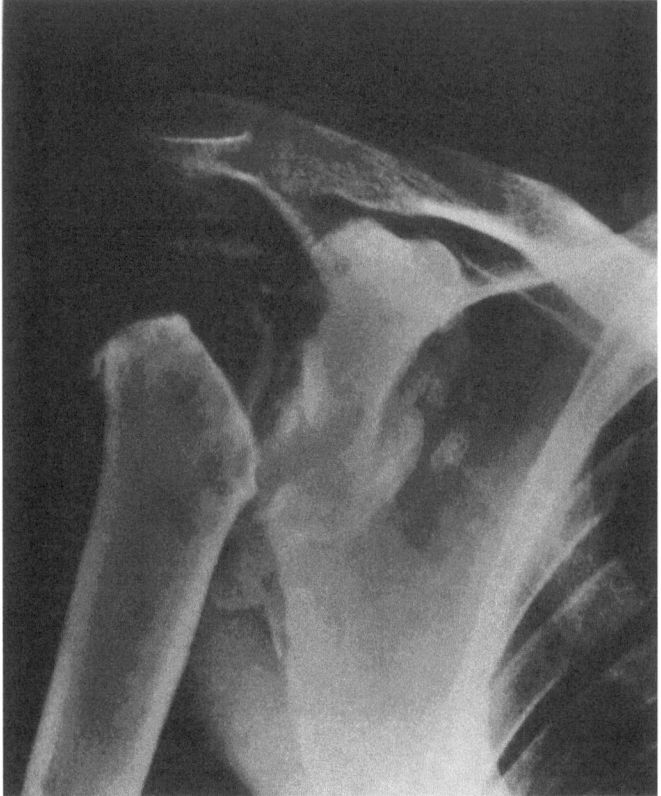

Abb. 2. Röntgenbild des Patienten der Abb. 1. Neuropathische Arthropathie des rechten Schultergelenks mit osteolytischer Destruktion und Resorption von Humeruskopf und Schultergelenkspfanne, Luxationsstellung und ausgedehnten periartikulären Verkalkungen

nisch entzündliche Prozesse abgegrenzt werden. Eine Krallenhand mit trophischen Ulzera kann das Bild einer kombinierten Ulnaris- und Medianuslähmung vortäuschen. Für die richtige Diagnose sind die spezifischen neurologischen Symptome (s. oben) und die subjektive An- bzw. Hypalgesie von entscheidender Bedeutung (TÄNZER 1959; BODECHTEL 1973; BAY 1978).

c) Therapie

Zur Therapie der Grundkrankheit kommen in Ausnahmefällen entlastende neurochirurgische Eingriffe im Bereich der hinteren Schädelgrube (MUMMENTHALER 1967; WILLIAMS 1973) in Frage. Die Therapie der Gelenkveränderungen ist symptomatisch. Bei starken Ergußbildungen kann eine Punktion, bei Schlottergelenken eine Orthese, zum Schutz der trophisch gestörten Hände Spezialhandschuhe oder andere Hilfen am Arbeitsplatz in Erwägung gezogen werden. Selten sind operative Maßnahmen, u.a. auch Amputationen, indiziert.

Literatur

Bay E (1978) Die Diagnose der Syringomyelie. Med Welt 29:253
Bodechtel G (1973) Differentialdiagnose neurologischer Krankheitsbilder, 3. Aufl. Thieme, Stuttgart, S 723
v. Cube N, Lincke HO (1978) Akuter Verlauf bei Arthropathia syringomyelica. Z Orthop 116:745
Foster JB, Hudgson P (1973) Chapters I-VII. In: Barnett HJM, Foster JB, Hudgson P (eds) Syringomyelia. Saunders, London Philadelphia Toronto
Hertel G, Kramer S, Placzek E (1973) Die Syringomyelie. Klinische Verlaufsbeobachtungen bei 323 Patienten. Nervenarzt 44:1
Imhäuser G (1957) Die neurogenen Arthropathien. In: Hohmann G, Hackenbroch M, Lindemann K (Hrsg) Handbuch der Orthopädie. Thieme, Stuttgart
Lange M, Hipp E (1973) Lehrbuch der Orthopädie und Traumatologie, Bd II/1, 2. Aufl. Enke, Stuttgart
Mummenthaler M (1967) Neurologie für Ärzte und Studenten. Thieme, Stuttgart
Schlesinger H (1902) Die Syringomyelie. Deuticke, Leipzig Wien
Schliep G (1979) Probleme der Syringomyelie. Fortschr Neurol Psychiatr 47:557
Tänzer A (1959) Die Arthropathia syringomyelica unter besonderer Berücksichtigung ihrer akuten Entwicklungsphase. Dtsch Z Nervenheilkd 179:22
Williams B (1973) Syringomyelia and its surgical treatment. Nurs Times 69:662

VIII. Arthropathie bei Amyloidose

Von

H.P. Missmahl und H. Held

Mit 1 Tabelle

1. Einleitung

Erkrankungen an Gelenken durch Amyloid sind selten. Sie entstehen durch Ablagerung des Amyloids in der Synovia, im periartikulären Gewebe, im Perichondrium oder in gelenknahen Bezirken des Knochenmarks (Franklin 1975; Gerber 1934; Wienik 1972). Klinisch können diese Amyloidablagerungen zu Symptomen führen, die einer chronischen Polyarthritis ähneln, bei Ablagerung in das gelenknahe Knochenmark können sie Frakturen verursachen (Gardner 1961). Durch Einlagerung von Amyloid in das Bindegewebe des Karpaltunnels kommt es zu einer Kompression und Schädigung des Nervus medianus mit den Zeichen des Karpaltunnelsyndroms.

2. Definition der Amyloide

Die Amyloide sind Proteine. Alle Amyloide haben eine fibrilläre Feinstruktur sowie eine Beta-Faltblattstruktur. Sie färben sich mit Kongorot und zeigen im Polarisationsmikroskop zwischen gekreuzten Polarisatoren grüne, anomale Polarisationsfarbe. Diese grüne Doppelbrechung ist das lichtmikroskopische Gruppenzeichen der Amyloide. Alle anderen lichtmikroskopischen Amyloidnachweise sind untergeordnet; metachromatische Färbungen sind obsolet. Die einzelnen Amyloide unterscheiden sich gegeneinander in ihrer Aminosäurezusammensetzung und ihrer Aminosäuresequenz (Primärstruktur) (Bywaters u. Dohring 1969; Franklin 1975; Glenner 1973; Pras u. Gafni 1977). Sie werden aus unterschiedlichen Vorläuferproteinen im Körper gebildet. In allen Amyloiden ist zusätzlich elektronenoptisch eine ebenfalls fibrilläre Struktur mit einer Periodik von 4 nm nachweisbar. Aus diesen Fibrillen können pentagonale Strukturen gewonnen werden, die mit einem Anteil der Alpha-1-Globuline identisch sind (Pras u. Gafni 1977).

Die für die Arthropathien bei Amyloidosen wichtigen Amyloide sind in der Tabelle 1 angegeben.

Amyloide L (AL). Diese Proteine entstehen aus den variablen Teilen der leichten Ketten der Immunglobuline. Entsprechend den beiden unterschiedlichen leichten Ketten gibt es das aus den λ-Ketten stammende ALλ und das aus den κ-Ketten stammende ALκ.

Amyloid A (AA). Das Amyloid A wird aus dem Serumamyloid A (SAA) gebildet, welches zu den schnell reagierenden Proteinen gehört und bei jedem Menschen in kleinen Mengen nachgewiesen werden kann (Husby u. Natvig 1974; Levin et al. 1973; Linke et al. 1975; Rosenthal u. Franklin 1975).

Tabelle 1 Einteilung der Amyloidosen

Bezeichnung des Amyloids	Ausgangsmaterial	Vorkommen	Klinik	Ablagerung
Amyloide L = AL Entsprechend den verschiedenen leichten Ketten AL$_\lambda$ u. AL$_\chi$	Teile des variablen Abschnittes der leichten Ketten von Immunglobulinen	**Generalisiert** a) idiopathische Form b) monoklonale Gammopathien **Lokalisiert** Obere Luftwege, ableitende Harnwege Weitere?	Polyneuropathie, Gastroenteropathie, Kardiomyopathie, Gelenkbefall möglich	**Generalisiert** Vorwiegend im kollagenen Bindegewebe (perikollagen) **Lokalisiert** diffus oder tumorförmig
Amyloid A = AA	Serum-Amyloid A (physiologischer Serumeiweißkörper)	Immer generalisiert a) idiopathische Form b) assoziiert mit chronischen Entzündungen, rheumatischen Erkrankungen c) Amyloid beim familiären Mittelmeerfieber	Nephropathie mit nephrotischem Syndrom und Niereninsuffizienz. Meist erst später: Hepato-Splenomegalie, Magen-Darm-Symptome, Gelenkbefall selten	Immer generalisiert, vorwiegend im Bereich retikulärer Bindegewebe (periretikulär)
Familiäre Amyloidosen Portugiesische familiäre Amyloidose AF$_p$	Teile des Präalbumins	Als familiäre Amyloidose in Portugal	Polyneuropathie, Gastroenteropathie, Kardiomyopathie, Gelenkbefall möglich	Generalisiert wie Amyloid L
Weitere?		Ähnliche Fälle sind beschrieben in Amerika, Japan, Schweiz, Deutschland	Wie portugiesische familiäre Amyloidose	
Amyloide endokriner Organe AE	Proteohormone			
Amyloid des Schilddrüsen-Ca AE$_t$	Thyreocalcitonin	Im medullären Schilddrüsenkarzinom und Metastasen	Symptomatik des Karzinoms	Im Karzinom und Metastasen
Amyloid der Pankreasinseln AE$_p$	Insulin (Glukagon?)	Inseln des Pankreas	Altersdiabetes	In den Inseln des Pankreas
Altersamyloide AS				
Altersamyloid des Herzens AS$_c$	Noch unbekannt	Herz, ähnliche Ablagerungen in Hypophyse, Pankreas, Nebennieren,	Herzinsuffizienz, Rhythmusstörungen	Mikrodeposits, teilweise zu größeren Herden konfluierend

Familiäre Amyloide (AF). Mit großer Wahrscheinlichkeit sind die familiären Amyloide chemisch uneinheitlich. Definiert ist das Amyloid der portugiesischen familiären Amyloidose (AFp). Dieses stammt vom Präalbumin ab. Die Amyloide anderer familiärer Amyloidosen, wie z.B. der japanischen familiären Amyloidose oder der sog. Iowa-Amyloidose, sind noch nicht definiert.

Weitere Amyloide. Die Amyloide endokriner Organe (AE) entstehen aus Proteohormonen. Bekannt sind das Amyloid des medullären Schilddrüsenkarzinoms, das aus Thyreokalzitonin gebildet wird sowie das Amyloid der Pankreasinseln, welches aus Insulin und/oder Glukagon entsteht. Aufbau und Vorläuferproteine der sogenannten Altersamyloide (AS) sind noch unbekannt. Angenommen wird, daß selbst die im Vorhof und im Ventrikel des Herzens vorkommenden Altersamyloide untereinander verschieden sind.

Hinsichtlich weiterer Einzelheiten der Amyloidpathogenese wird auf die Übersichten verwiesen (FRANKLIN 1975, 1977; GLENNER 1973; MISSMAHL 1972; MISSMAHL u. BÖHMER 1981; PRAS u. GAFNI 1977).

3. Ablagerung und Nachweis der Amyloide

Die Amyloide lagern sich in Form von Fibrillen in den Bindegeweben ab. Die Ablagerungen folgen teilweise den retikulären Bindegewebsstrukturen. Dies ist z.B. bei den Amyloidosen mit Amyloid A der Fall (periretikuläre Amyloidablagerungen). Hierzu gehören insbesondere die mit chronischen Eiterungen, rheumatischen Erkrankungen und teilweise Tumoren assoziierten Amyloidosen. Auch das Amyloid bei familiärem Mittelmeerfieber gehört hierher (HELLER et al. 1964). Die Amyloide L und ein Teil der familiären Amyloide lagern sich hauptsächlich entlang den kollagenen Bindegewebsstrukturen ab (HELLER et al. 1964; MISSMAHL 1959, 1972; MISSMAHL u. BÖHMER 1981).

Der lichtmikroskopische Nachweis von Amyloid ist am sichersten am kongorotgefärbten histologischen Präparat im Polarisationsmikroskop zu führen. Die beste Art der Färbung ist die von PUCHTLER et al. (1962) angegebene Kongorotfärbung. Elektronenmikroskopisch lassen sich die Amyloidfibrillen leicht und sicher erkennen.

4. Einteilung der Amyloidosen

Die Einteilung der verschiedenen Amyloidosen erfolgt heute nach den unterschiedlichen Amyloiden, wie sie in Tabelle 1 angegeben sind.

5. Amyloidarthropathie

a) Pathologie der Amyloidablagerungen in den Gelenken

Die Störungen der Organfunktion durch Amyloidablagerungen sind durch die Verdrängung und Druckschädigung der das Amyloid umgebenden Gewebe zu verstehen. In den Gelenken wurden Amyloidablagerungen in der Synovia, den Sehnenscheiden, Gelenkkapseln sowie im Knochen und auf der Oberfläche der Gelenkknorpel gefunden (BYWATERS u. DOHRING 1969; GOLDBERG et al. 1964). Die Amyloidablagerungen in der Synovia können so ausgeprägt sein, daß Subluxationen verursacht werden (WEINFELD et al. 1970) oder Erosionen des kortikalen Anteils des Knochens entstehen. Eine avaskuläre Nekrose des Femurkopfes wurde beschrieben (WEINFELD et al. 1970). Bei der Ablagerung von Amyloid im Karpaltunnel am Handgelenk kann es durch Kompression des N. medianus zum Karpaltunnelsyndrom kommen (MANGINI 1961; PHALEN u. KARDRICK 1957; SMITH et al. 1975). Wird das Amyloid auf dem Gelenkknorpel abgelagert, entstehen u.U. Spalten, in die dann Synovialflüssigkeit eindringen und zur Zerstörung des Gelenkknorpels führen kann (BYWATERS u. DOHRING 1969). Bei Amyloidablagerungen im Knochenmark können eine Osteoporose, Osteolysen und schließlich Frakturen auftreten (AXELSSON et al. 1970; BYWATERS u. DOHRING 1969; GOLDBERG et al. 1964; GARDNER 1961; GERBER 1934).

b) Klinisches Bild

α) Vorkommen

Bei älteren Menschen wird bei pathologisch-anatomischer Untersuchung der Gelenke relativ häufig Amyloid im Gelenk nachgewiesen. Bei Patienten mit Arthrosen wurde z.B. in 7,8 bzw. 38% Amyloid im Gelenk gefunden (CHRISTENSEN u. SØRENSEN 1972; MOHR 1976). Diesen Amyloidablagerungen im Gelenk scheint keine wesentliche pathologische Bedeutung zuzukommen. Sie sind wahrscheinlich Ausdruck einer Altersamyloidose (MOHR 1976).

Gelenkerkrankungen durch die Einlagerung von Amyloid in die Synovia oder in den gelenknahen Knochen sind dagegen selten. Eine solche Amyloidarthropathie wurde bisher nur bei Patienten beobachtet, die an einem multiplen Myelom, an einer Makroglobulinämie Waldenström oder an einer idiopathischen (primären) Amyloidose erkrankt waren. Von 1873 bis 1937 wurden nach einer Literaturzusammenstellung von WIENIK (1972) 16 Fälle veröffentlicht, von 1938 bis 1972 weitere 24. Unter 1953 Patienten mit multiplem Myelom waren 2 wahrscheinliche Fälle einer Amyloidarthropathie, bei 3 weiteren Patienten lag diese Erkrankung möglicherweise vor (LARGET-PIET u. WILLIAMSON 1975). Diese durch Amyloideinlagerungen verursachten Gelenkerkrankungen können zu ausgeprägten Beschwerden führen (GOLDBERG et al. 1969; KAROW u. BIPPUS 1975; SPENCER et al. 1975; WIENIK 1972) und das Leitsymptom einer Systemerkrankung sein.

Nach den bisher mitgeteilten Fällen besteht ein leichtes Überwiegen des männlichen Geschlechtes bei der Amyloidarthropathie (55% Männer, 45% Frauen bei 42 Fällen) (BUHTZ u. MÖLLEKEN 1974; GOLDBERG et al. 1964, 1969; KAROW u. BIPPUS 1975; WIENIK 1972).

Das Alter der Patienten mit Symptomen einer Amyloidarthropathie lag zwischen 38 und 72 Jahren. Bei 42 in der Literatur mit Altersangaben beschriebenen Fällen liegt das mittlere Lebensalter bei 51 Jahren (BUHTZ u. MÖLLEKEN 1974; GOLDBERG et al. 1964, 1969; KAROW u. BIPPUS 1975; WIENIK 1972).

β) Symptomatik

Die Patienten klagen anfänglich häufig über Symptome, die an eine entzündliche Gelenkerkrankung denken lassen. Schmerzen, Steifheit, Schwellung und Bewegungseinschränkungen der befallenen Gelenke sind die häufigsten Symptome. Meist sind die Schmerzen nicht sehr ausgeprägt (SPENCER et al. 1975). Es wurden aber auch sehr heftige Schmerzen bei monströsen Gelenkschwellungen beobachtet (KAROW u. BIPPUS 1975). Besonders typisch sind hierbei Schwellungen der Schultern. Charakteristischerweise soll die Dauer der Morgensteifigkeit kürzer sein als bei der rheumatoiden Arthritis.

Gewöhnlich werden die Gelenke symmetrisch befallen. Es können alle großen und kleinen peripheren Gelenke erkranken. In abnehmender Häufigkeit wurde eine Amyloidarthropathie bei Schulter-, Knie-, Handgelenken, Metakarpophalangeal- oder proximalen Interphalangealgelenken, Ellenbogengelenken, Hüftgelenken, Knöchelgelenken, Akromioklavikulargelenken beschrieben (WIENIK 1972). Auch die Gelenke der Wirbelsäule können befallen sein (BUHTZ u. MÖLLEKEN 1974; WEINFELD et al. 1970). Häufig lassen sich an den befallenen Gelenken Flexionskontrakturen und eine Synoviaverdickung ohne wesentliche Zeichen einer Entzündung nachweisen (GOLDBERG et al. 1964; KAROW u. BIPPUS 1975; WIENIK 1972).

Amyloidknoten können mit Rheumaknoten verwechselt werden, zumal sie an der typischen Stelle der Rheumaknoten – distal des Olekranons – lokalisiert sein können. Die Amyloidknoten wachsen teilweise sehr rasch. Sie liegen periostal und werden als nicht verschieblich beschrieben (GOLDBERG et al. 1964, 1969; SPENCER et al. 1975).

Erwähnt sei hier schließlich noch, daß bei Patienten mit einer hereditären Amyloidose durch die dabei auftretende Polyneuropathie eine Gelenkerkrankung im Sinne einer Charcotschen Arthropathie auftreten kann (LARGET-PIET u. WILLIAMSON 1975).

γ) Röntgenbefunde

Röntgenologisch werden bei der Amyloidarthropathie gewöhnlich außer einer Weichteilschwellung keine pathologischen Veränderungen im Bereich der befallenen Gelenke gefunden (GOLDBERG et al. 1969; WIENIK 1972). Gelegentlich fallen allerdings destruktive, durch Amyloid bedingte periartikuläre und intraossäre Knochenläsionen auf (GARDNER 1961; AXELSSON et al. 1970; SPENCER et al. 1975). Bei Patienten, deren Amyloidarthropathie Folge eines multiplen Myeloms ist, lassen sich in der Regel osteolytische Herde im Skelettsystem nachweisen.

δ) Laborbefunde

Die Synovialflüssigkeit der mit Amyloid befallenen Gelenke war bei 9 Patienten mäßig viskös (BUHTZ u. MÖLLEKEN 1974; GOLDBERG et al. 1964; WIENIK 1972). Die Zahl der meist mononukleären Leukozyten lag bei diesen Patienten mit einer Ausnahme unter 500/mm^3. Als besonderes Charakteristikum wurde bei mehreren Patienten eine Xanthochromie der Synovialflüssigkeit hervorgehoben.

Die übrigen Laborwerte sind unterschiedlich und abhängig von der Grundkrankheit. Unter 24 Patienten mit Amyloidarthropathie, deren Grundkrankheit ein multiples Myelom oder ein M. Waldenström war und bei denen die entsprechenden Untersuchungen durchgeführt wurden, konnte bei 21 ein Bence-Jones-Protein nachgewiesen werden (GOLDBERG et al. 1969; KAROW u. BIPPUS 1975; WIENIK 1972). Der Amyloidbefall anderer Organe ist bei den Patienten mit Amyloidarthropathie unterschiedlich ausgeprägt, folgt aber dem Muster der primären Amyloidosen.

An eine Amyloidarthropathie sollte gedacht werden, wenn bei einem älteren Patienten eine symmetrische Gelenkerkrankung auftritt ohne sichtbare Entzündungszeichen und ohne starke Schmerzen, aber mit kurzdauernder – unter 15 Minuten – Morgensteifigkeit (GOLDBERG et al. 1964). Als weitere Hinweise einer

Amyloidarthropathie haben ein negativer Rheumafaktor, subkutane Knoten an ungewöhnlicher Stelle sowie ein normaler Röntgenbefund der betroffenen Gelenke zu gelten. Ein zusätzlicher Hinweis für eine Amyloidarthropathie ist ein gleichzeitig bestehendes Karpaltunnelsyndrom. Bei Verdacht auf eine Amyloidarthropathie muß nach einer Paraproteinämie (Gammopathie) gesucht werden. Die Diagnose sollte durch Biopsie der Synovia oder eines Knotens gesichert werden. Zu betonen ist, daß sich ein Bence-Jones-Plasmozytom durch eine niedrige Blutsenkung, eine Hypogammaglobulinämie und nur wenig ausgeprägte osteolytische Herde auszeichnet.

ε) Therapie

Zur Therapie der Amyloidarthropathie sind bisher nur Einzelbeobachtungen bekannt geworden. Hiernach scheinen alkylierende Substanzen keinen therapeutischen Effekt auf die Arthropathie zu haben (GOLDBERG et al. 1969, 1964; WIENIK 1972), während unter Kortikoiden eine Besserung der Gelenkbeschwerden beobachtet werden konnte (WEINFELD et al. 1970).

c) Amyloidbefall des gelenknahen Knochens

In sehr seltenen Fällen kann es durch Amyloideinlagerungen in das Knochenmark auch zu Gelenkschäden kommen (AXELSSON et al. 1970; GROSSMAN 1967). Hierbei werden osteolytische Defekte beobachtet, die im Röntgenbild erkennbar sind und zu Spontanfrakturen führen können. Erhebliche diagnostische Schwierigkeiten führen dazu, daß die Diagnose zumeist erst postmortal gestellt werden kann.

Interessanterweise machen hierbei nicht nur die osteolytischen Herde bei gleichzeitig vorliegendem multiplem Myelom Schwierigkeiten, sondern auch z.B. Riesenzelltumoren (AXELSSON et al. 1970). So wurden bei einer Patientin mit Bence-Jones-Plasmozytom und ausgeprägter osteolytischer Auftreibung des Humerus wiederholt bei der Biopsie des Humerus und des Schädels Riesenzellen nachgewiesen, so daß die Diagnose eines Riesenzelltumors gestellt wurde. In Wahrheit handelte es sich aber um Amyloidablagerungen im Knochenmark mit umgebender Riesenzellreaktion (AXELSSON et al. 1970).

6. Karpaltunnelsyndrom

a) Vorkommen

Das Karpaltunnelsyndrom ist eine häufige Erkrankung. Die Ursachen sind meist nicht bekannt. Es kommt bei gewissen Allgemeinerkrankungen, wie rheumatoide Arthritis, Myxödem, Diabetes mellitus, Gicht, Akromegalie und hämatologischen Krankheiten, gehäuft vor (BLODGETT et al. 1962). Unter den hämatologischen Erkrankungen ist das multiple Myelom die häufigste Ursache des Karpaltunnelsyndroms. Hierbei findet man als Ursache der Kompression des N. medianus meist Amyloid im Karpaltunnel.

Bei nachgewiesener, nicht näher differenzierter Amyloidose wird der Anteil der an einem Karpaltunnelsyndrom erkrankten Patienten mit 2,3–4,9% angegeben (BRANDT et al. 1968; KYLE u. BAYRD 1961).

Bei einem Kollektiv von 27 Patienten mit primärer Amyloidose war der Anteil der an einem Karpaltunnelsyndrom erkrankten Patienten dagegen wesentlich höher. Bei 13 (48%) dieser Patienten wurde Amyloid im Karpaltunnel nachgewiesen (OSSERMAN et al. 1964). Demgegenüber fanden sich bei Patienten mit Karpaltunnelsyndrom in 0,98–2,3% Amyloidablagerungen (BASTIAN 1974; BLODGETT et al. 1962; GROKOEST u. DEMARTINI 1954). In einer anderen Untersuchungsserie war der Anteil einer Amyloidose beim Karpaltunnelsyndrom wesentlich höher. Von 92 Patienten hatten 12 (13%) eine familiäre Amyloidose mit Polyneuropathie. Hier dürfte die hohe Zahl durch Selektion des Krankengutes bedingt sein.

Unter 227 Patienten mit multiplem Myelom hatten 0,4% gleichzeitig ein Karpaltunnelsyndrom (SILVERSTEIN u. DONIGER 1963), wobei bei 5–20% der Myelompatienten eine Amyloidose nachgewiesen werden konnte (MÄHR et al. 1966).

b) Pathologisch-anatomische Befunde

Pathologisch-anatomisch findet man beim durch Amyloid bedingten Karpaltunnelsyndrom die typischen homogenen Amyloidablagerungen zwischen den Kollagenfasern im Bereich der Synovia mit meist wenig ausgeprägten Zeichen der Entzündung (AKIN et al. 1975; BASTIAN 1974; GROSSMAN et al. 1961; LAMBIRD u. HARTMANN 1969; MOHR 1976; PEITZMAN et al. 1976; SWINTON et al. 1970; GROKOEST u. DEMARTINI 1954). Makroskopisch findet sich eine Schwellung der Synovia, der Sehnen und der Tenosynovia bei gleichzeitiger Kompression des N. medianus. Bei den familiären polyneuropathischen Amyloidosen fanden sich Amyloidablagerungen im Bereich der Flexor-retinaculum-Gefäße (LAMBIRD u. HARTMANN 1969).

c) Symptomatik

Das Karpaltunnelsyndrom äußert sich in zunehmenden, meist nachts sich verschlimmernden Parästhesien der Hände im Verteilungsgebiet des N. medianus. Es kommt fortschreitend zum Sensibilitätsverlust in diesem Bereich und schließlich zur Schwäche der Abduktion und Opposition des Daumens sowie zur Atrophie der Thenarmuskulatur und zur Schwellung im volaren Bereich des Handgelenkes. Bei der familiären Amyloidose mit Polyneuropathie beginnen die Beschwerden an den oberen Extremitäten gewöhnlich mit einem Karpaltunnelsyndrom. Nach einigen Jahren kommt es dann zu Sensibilitätsverlusten und zu motorischer Schwäche der oberen und unteren Extremitäten (LAMBIRD u. HARTMANN 1969; WIENIK 1972).

d) Therapie

Eine operative Neurolyse durch Resektion des transversalen Karpalligaments und durch eine Tenosynovektomie der Beugesehnen führt häufig zu einer sofortigen Schmerzfreiheit oder zumindest zu einer Besserung der Beschwerden (PHALEN u. KARDRICK 1957; PHALEN 1966).

Die Prognose der Erkrankung hängt von der Grundkrankheit bzw. der generalisierten Amyloidose ab.

Literatur

Akin RK, Barton K, Walters PJ (1975) Amyloidosis, macroglossia, and carpal tunnel syndrome associated with myeloma. J Oral Surg 33:690–692
Axelsson U, Hallen A, Rausing A (1970) Amyloidosis in bone. J Bone Joint Surg [Br] 52:717–723
Bastian FO (1974) Amyloidosis and carpal tunnel syndrome. Am J Clin Pathol 61:711–717
Blodgett RC Jr, Lipscomb PR, Hill RW (1962) Incidence of hematologic diesease in patients with carpal tunnel syndrome. JAMA 182:814–815
Brandt K, Cathcart ES, Cohen AS (1968) A clinical analysis of the cause and prognosis of forty-two patients with amyloidosis. Am J Med 44:955
Buhtz P, Mölleken K (1974) Generalisierte Amyloidose mit Arthropathie. Z Gesamte Inn Med 29:594–597
Bywaters EGL, Dohring J (1969) Amyloidarthropathy. Arthritis Rheum 12:144
Christensen HE, Sørensen, KH (1972) Local amyloid formation of capsula fibrosa in arthrosis coxae. Acta Pathol Microbiol Scand [A] [Suppl 233] 80:128–131
Franklin EC (1975) Amyloidosis. Bull Rheum Dis 26:832–837
Franklin EC (1977) Amyloidose. Fortschr Med 95:1329–1332
Gardner H (1961) Bone lesions in primary systemic amyloidosis. Br J Radiol 34:778
Gerber JE (1934) Amyloidosis of the bone marrow. Arch Pathol 17:620
Glenner GG (1973) Amyloidosis. Its nature and pathogenesis. Semin Hematol 10:65–86
Goldberg A, Brodsky J, McCarty D (1964) Multiple myeloma with paramyloidosis presenting as rheumatoid disease. Am J Med 37:653–658
Goldberg LS, Fisher R, Castronnovov, Calabro JJ (1969) Amyloid arthritis associated with Waldenström's macroglobulinemia. N Engl J Med 281:256–257
Grokoest AW, De Martini FF (1954) Systemic disease and the carpal tunnel syndrome. JAMA 156:635–637
Grossman LA, Kaplan HJ, Ownby FD, Grossman M (1961) Carpal tunnel syndrome – initial manifestation of systemic disease. JAMA 176:259–261
Grossman RE (1967) Bone lesions in primary amyloidosis. Am J Roentgenol 101:872–875
Heller H, Missmahl HP, Sohar E, Gafni J (1964) Amyloidosis: its differentiation into peri-reticulin and pericollagen types. J Pathol 88:15–23
Husby J, Natvig JB (1974) A serum component related to non-immunoglobulin amyloid protein as a possible precursor of the fibrils. J Clin Invest 53:1054–1061
Karow J, Bippus PH (1975) Diagnose and Differentialdiagnose der Gelenksymptomatik beim Plasmozytom. Blut 26:194
Kyle RA, Bayrd ED (1961) Primary systemic amyloidosis and myeloma. Discussion of relationship and review of 81 cases. Arch Intern Med 107:344–353
Lambird PA, Hartmann WH (1969) Hereditary amyloidosis, the flexor retinaculum, and the carpal tunnel syndrome. Am J Clin Pathol 52:714–719
Larget-Piet B, Williamson J (1975) Amyloid arthritis in multiple myeloma (abstr). Scand J Rheumatol Dis 4:39–07
Levin M, Pras M, Franklin EC (1973) Immunologic studies of the major non-immunoglobulin amyloid protein of amyloid. J Exp Med 138:373–380
Linke RP, Sipe JD, Pollock PS, Ignaczak TF, Glenner GG (1975) Isolation of a low-molecular-weight serum component antigenically related to an amyloid fibril protein of unknown origin. Proc Natl Acad Sci USA 72:1473–1477
Mähr R, Rommel H, Knoth W (1966) Paramyloidose mit Karpaltunnelsyndrom bei Bence-Jones Plasmozytom. Dtsch Med Wochenschr 91:2166–2170
Mangini K (1961) Some remarks on the etiology of the carpal tunnel compression of the median nerve. Bull Hosp Joint Dis 22:56–64
Missmahl HP (1959) Welche Beziehungen bestehen zwischen den verschiedenen Formen der Amyloidose und den Bindegewebsfasern? Verh Dtsch Ges Inn Med 65:439–440
Missmahl HP (1972) Amyloid. Klinik der Gegenwart. Urban & Schwarzenberg, München Berlin Wien
Missmahl HP, Böhmer R (1981) Amyloide, Amyloidablagerungen, Amyloiderkrankungen. Fortschr Med 99:341–342 (1981)
Mohr W (1976) Amyloid deposits in the periarticular tissue. Z Rheumatol 35:412–417

Osserman EF, Takatsuki K, Talal N (1964) Multiple myeloma I. The pathogenesis of "amyloidosis". Semin Hematol 1:3–85

Peitzman SJ, Miller JL, Ortega J, Schumacher HR, Fernandes PC (1976) Charcot arthropathy secondary to amyloid neuropathy. JAMA 235:1245–1347

Phalen GS, Kardrick JJ (1957) Compression neuropathy of the median nerve in the carpal tunnel. JAMA 164:525–530

Pras M, Gafni J (1977) The nature of amyloid. In: Stewart GA (ed) Immunochemistry. London, Wiley, pp 509–531

Puchtler H, Jusat F, Levin M (1962) On the binding of congo red by amyloid. J Histochem Cytochem 10:355–364

Rosenthal CJ, Franklin EC (1975) Variations with age of an amyloid A protein related serum component. J Clin Invest 55:746–753

Silverstein A, Doniger DE (1963) Neurologic complications of myelomatosis. Arch Neurol 9:534–544

Smith DS, Fleming A, Gumpel JM, Loewi G, Porter B (1975) Carpal-tunnel amyloidosis and systemic disease (abstr). Scand J Rheumatol Dis 4:39–08

Spencer DG, Corrigan AB, Thorpe P, Webb J (1975) Three cases of amyloid arthropathy (abstr). Scand J Rheumatol Dis 4:39–09

Swinton NW, Rosen BJ, Sheffer AL, Leach RE (1970) The carpal-tunnel syndrome and multiple myeloma. Lahey Clin Found Bull 19:49–53

Weinfeld A, Stern MH, Marx LH (1970) Amyloid lesions of bone. Am J Roentgenol 108:799

Wienik PH (1972) Amyloid joint disease. Medicine 51:465–479

Wright JR, Calkins E, Breen WJ, Stolte G, Schultz RT (1970) Relationship of amyloid to aging. Medicine 48:39–60

Yamaguchi DM, Lipscomb PR, Soule EH (1965) Carpal tunnel syndrome. Minn Med 48:22–23

C. Idiopathische (primäre) Arthrose (einschließlich Fingerpolyarthrose)

I. Allgemeines zur Arthrose

1. Definition, Nomenklatur

Von

F.J. WAGENHÄUSER

Mit 1 Abbildung und 3 Tabellen

Die Arthrose ist ohne Zweifel so alt wie die Menschheit, sie hinterließ ihre unauslöschlichen Spuren an den Skelettfunden der Vor- und Frühmenschen (McCarty 1979). Aber erst 1877 wies der Wiener Pathologe Weichselbaum erstmals darauf hin, daß degenerative Gelenkleiden – er nannte sie Arthritis deformans – als ein krankmachendes morphologisches Geschehen eigengesetzlicher Art zu deuten sei und erst 1913, im selben Jahr, da Nils Bohr sein Atommodell entwarf, hielt der große Internist Friedrich von Müller am 17. Internationalen Internistenkongreß in London einen Vortrag mit dem Titel: „Differenzierung der unter der Bezeichnung chronische Arthritis zusammengefaßten Krankheiten". Ihm fällt das große Verdienst zu, erstmals einen klaren klinischen Trennstrich zwischen entzündlichen und degenerativen Gelenkerkrankungen gezogen zu haben. Trotzdem spielte in der Schulmedizin die Arthrose noch bis vor relativ kurzer Zeit die Rolle eines Aschenbrödels. Glücklicherweise haben die moderne pathologische Anatomie und Patho-Physiologie mit ihren verfeinerten morphologischen und vor allem biochemischen Methoden neues Licht auf das düstere Gebiet der Arthrosen-Pathogenese geworfen und damit ein ganz neues Interesse am Arthrosenproblem geweckt. Der Aufschwung der modernen Orthopädie und Rheumatologie brachte zudem neue therapeutische Möglichkeiten mit sich. Grundlagen- und klinische Forschung wurden in den letzten Jahren zunehmend intensiviert, woraus auch eine kaum mehr übersehbare Flut von entsprechender Literatur resultierte.

Übersichten mit reichhaltigen Literaturangaben sind unter anderem zu finden bei Fassbender (1975), Freeman (1972, 1973), Hackenbroch jr. (1982), Lee et al. (1974), Mankin (1976), Mohr (1978), Radin (1972), Sokoloff (1976b), Tillmann (1977), Wagenhäuser (1969a, 1973b), Verbruggen u. Veys (1982).

Die nachhaltige Bedeutung der Unterscheidung zwischen entzündlichen und degenerativen Gelenkerkrankungen durch von Müller wird zu Recht immer wieder gewürdigt (Hellner 1956; Hackenbroch sen. 1957; Mathies u. Wagenhäuser 1979; Wagenhäuser 1973b). Die Trennung ist vor allem für den Kliniker entscheidend, besonders bezüglich Diagnose, Therapie, Verlauf und Prognose, auch wenn vom pathologisch-anatomischen Standpunkt aus die degenerative Gelenkerkrankung sekundär von entzündlichen Phänomenen überlagert werden kann (FASSBENDER et al. 1983). Für den Kliniker bleibt grundsätzlich die Arthrose ein degeneratives Gelenkleiden mit regressiven Veränderungen im Knorpelbereich und reaktiv-proliferativen Veränderungen am gelenknahen Knochen, auch wenn im Arthrosenverlauf vorübergehend Phasen mit eindeutig entzündlicher Symptomatik auftreten können.

Die Terminologie der Arthrosen wird immer noch verschieden gehandhabt. In der deutschsprachigen klinischen Literatur sind Arthrose, Arthrosis, Arthronosis oder Arthrosis deformans die gängigsten Bezeichnungen. Nach SOKOLOFF (1969) geht der ältere Name Arthritis deformans auf POMMER (1914, 1927) zurück. Diese Bezeichnung Arthritis deformans ist heute zu Recht verlassen, weil die Bezeichnung Arthrose eindeutiger auf die degenerativen Grundmechanismen der Gelenkerkrankung hinweist. Im anglo-amerikanischen Sprachgebrauch sind vor allem die Bezeichnungen „Osteoarthritis" – angeblich auf SPENDER (1889) zurückgehend – sowie „Degenerative Arthritis" und „Degenerative Joint Disease" üblich. SOKOLOFF (1969) hält die letztgenannte Ausdrucksweise für die zutreffendste und kritisiert am Begriff „Osteoarthritis" zu Recht den Anklang an entzündliche Gelenkprozesse. JAFFE (1972) hält aus dem gleichen Grund „Arthrosis" für zutreffender als „Arthritis". FREEMAN (1975) und RADIN et al. (1980) bevorzugen die Bezeichnung „Osteoarthrosis". In der französischen Literatur spricht man fast ausschließlich von „arthrose" oder dann von „rhumatisme chronique dégénératif" (DE SÈZE u. RYCKEWAERT 1954). In der deutschsprachig einheitlichen Klassifikation der Erkrankungen des Bewegungsapparates wird ausschließlich der Begriff „Arthrose" für die degenerativen Gelenkerkrankungen verwendet (MATHIES u. WAGENHÄUSER 1979), (Tabelle 1).

Die grundsätzliche Einteilung der Arthrosen in *primäre und sekundäre* Formen ist heute nicht nur im französischen (LEQUESNE 1970a; DE SÈZE u. RYCKEWAERT 1954), sondern auch im englischen (SOKOLOFF 1969) und im deutschen Schrifttum üblich (MATHIES 1975; MATHIES u. WAGENHÄUSER 1979; WAGENHÄUSER 1973b).

Unter *sekundären Arthrosen* werden Arthrosen mit erkenn- und definierbaren Ursachen verstanden. Diese bestehen entweder in klinisch oder radiologisch erkenn- und nachweisbaren angeborenen oder erworbenen artikulären Formstörungen oder in sonstigen anamnestisch oder laborchemisch objektivierbaren Störfaktoren (Abb. 1). Die Bedeutung dieser Gruppe liegt darin, daß es therapeutisch oft gelingt, die ursächlichen Faktoren zum mindesten teilweise auszuschalten. Dies gilt vor allem für die mechanischen Störungen, auf diesem Feld erringt ja die moderne operative Therapie große Erfolge. Unter den sekundären Arthrosen spielen jene, die aus einer *präarthrotischen Deformität* des Gelenkes im Sinne von HACKENBROCH sen. (1943) hervorgehen, mengenmäßig die größte Rolle. Aber nicht nur präarthrotische Deformitäten, sondern alle Gelenkschädigungen, welche zu einer irreparablen Schädigung des Gelenkorganes oder zu einer anatomischen oder funktionellen Gelenkinkongruenz führen, müssen heute als Präarthrose bezeichnet werden (WAGENHÄUSER 1973b); dies gilt vor allem auch für abgelaufene Arthritiden jeglicher Art sowie für vaskuläre, hormonelle, nutritive Störfaktoren sowie chronische Traumatisierungen (Abb. 1, Tabelle 2). Unter dem Begriff *Präarthrosen* werden somit heute nicht nur formale (mechanisch-statisch-dynamische), sondern auch qualitative (biologisch-humorale-feinstrukturelle) Faktoren summiert. Vom klinischen Gesichtspunkt aus muß jede Art von Gelenkschädigung, die im Laufe der Zeit eine sekundäre Arthrose verursachen kann, als Präarthrose im weitesten Sinn betrachtet

Tabelle 1. Einteilung, englische und französische Synonyme der degenerativen Gelenkerkrankungen (MATHIES u. WAGENHÄUSER 1979)

	Degenerative Gelenkerkrankungen (Arthrosen = Arthronosen)		Affections articulaires dégénératives (arthroses)		Degenerative joint disease (arthrosis = osteoarthrosis = osteoarthritis)
13		13		13	
131	primäre (idiopathische) Arthrosen (Arthronosen)	131	Arthroses primaires (idiopathiques)	131	primary (idiopathic) osteoarthrosis
1311	Interphalangealarthrose (Fingerpolyarthrose)	1311	Polyarthrose des doigts	1311	Interphalangeal osteoarthrosis (incl. HEBERDEN's and BOUCHARD's nodes)
1312	Polyarthrose einschl. großer Gelenke	1312	Polyarthrose (y compris des grosses articulations)	1312	Osteoarthrosis with involvement of large joints
1313	Monarthrosen (einschl. bilateral-symmetrisch) großer Gelenke	1313	Monoarthrose (y compris bilatérale et symétrique) des grosses articulations	1313	Osteoarthrosis of single large joints (incl. bilateral symmetrical)
1314	Monarthrosen (einschl. bilateral-symmetrisch) kleiner Gelenke (z. B. isolierte Rhizarthrose, Hallux rigidus, Arthrose des Tarso-Metatarsal-Gelenks [sog. Fußrückenexostose])	1314	Monoarthrose (y compris bilatérale et symétrique) des petites articulations (exemples: rhizarthrose isolée, hallux rigidus, arthrose tarso-métatarsienne [«exostose de la face dorsale du tarse»])	1314	Osteoarthrosis of single small joints (incl. bilateral symmetrical) (e. g., of the metacarpophalangeal or tarsometatarsal joints [dorsal exostosis, Hallux rigidus]
132	Arthrosen bei präarthrotischen Deformitäten und Vorschädigungen (Sekundärarthrosen)	132	Arthroses consécutives à des malformations ou lésions (arthroses secondaires)	132	Osteoarthrosis due to previous deformities and injuries (secondary osteoarthrosis)
1321*	Infolge von Störungen der Gelenkentwicklung*15	1321*	Arthroses consécutives à des troubles du développement articulaire*15 etc.	1321*	Due to disorders of joint development *15 et seq.
1322*	Infolge von Schädigungen der Gelenke durch physikalische Einflüsse*14ff.	1322*	Arthroses consécutives à des lésions articulaires dues à des agents physiques*14 etc.	1322*	Due to physical damage to joints *14 et seq.

Tabelle 1 (Fortsetzung)

1323*	Infolge von Achsenfehlstellung bei Erkrankungen und Schädigungen des Knochens, speziell *622ff. 81ff.	1323*	Arthroses consécutives à des désaxations lors d'affections ou de lésions osseuses en particulier *622 etc. *681 etc.	1323*	Due to axial displacement in bone diseases and injuries, especially *622, *681 et seq.
1324	Infolge von Störungen des Partnergelenks	1324	Arthroses consécutives à des troubles de l'articulation symétrique	1324	Due to disorder of the paired joint
1325	Infolge von Störungen des Nachbargelenks	1325	Arthroses consécutives à des troubles de l'articulation voisine	1325	Due to disorder of an adjacent joint
1326	Infolge von Störungen nach Amputation	1326	Arthroses consécutives à des troubles dus à une amputation	1326	Due to amputation disorders
1327*	Infolge von anderen extraartikulären Störungen (u.a. angeborene Kontrakturen *35ff.)	1327*	Arthroses consécutives à d'autres troubles extra-articulaires (contractures congénitales entre autres *35 etc.	1327*	Due to other extra-articular disorders (e.g., congenital contractures *35 et seq.)
1328*	Nach abgeklungener Arthritis (nur als Restfolge) *11 ff.	1328*	Arthroses consécutives à une arthrite éteinte (troubles résiduels) *11 etc.	1328*	Following subsidence of arthritis (only as sequela) *11 et seq.
1329*	Bei Chondropathie 12	1329*	Lors de chondropathie *612	1329*	Due to chondropathy *612

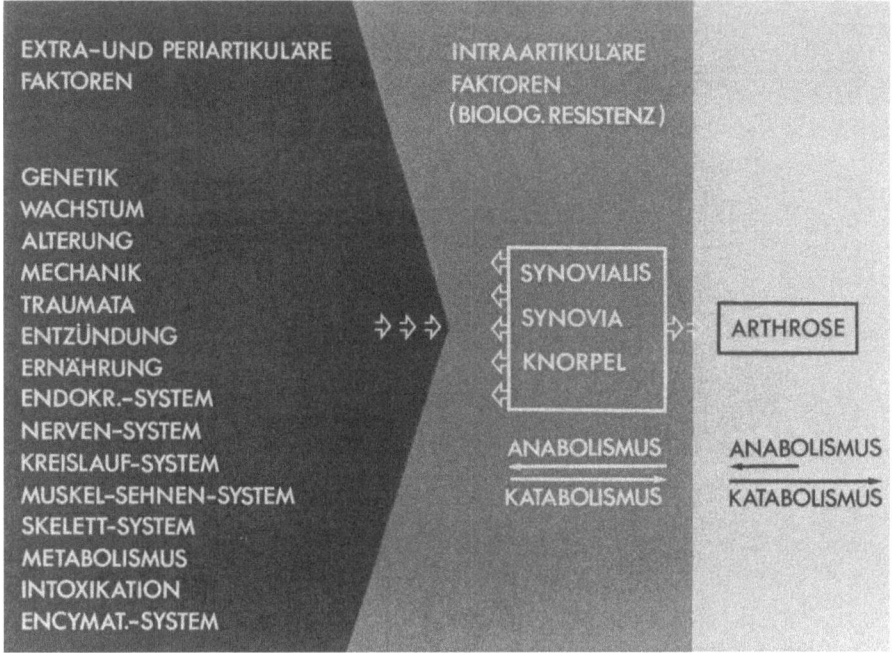

Abb. 1. Ätio-pathogenetische Faktoren, die zur Arthrose führen können

Tabelle 2. Häufigkeitsverteilung sog. primärer und sekundärer Arthrosen und der den letzteren zugrundeliegenden präarthrotischen Deformitäten am Beispiel des Hüftgelenks in Prozenten. n=Zahl der untersuchten Patienten mit Koxarthrose (HACKENBROCH jr., 1982)

	n	„Primäre" Koxarthrose	„Sekundäre" Arthrose nach:					
			angeborene Hüftluxation	Morbus Perthes	Epiphyseolyse	Trauma	Koxitis	verschiedene
DE SÈZE et al. (1962)	400	44	41[a]	1	3	3	1	7
TAILLARD (1963[b])	1187	33	29	7	9	8	11	3
KLAPPERICH (1965)	1000	3	28	3	25	6	17	18
KAUFMANN (1968)	1263	11	27	4	28	5	15	10
MORSCHER (1971)[c]	2251	40	18	4	20	2	2	14
MUTTER u. SCHLEGEL (1975)	455	4	45[a]	2	13	6	11	19
HACKENBROCH jr. et al. (1978)	654	2	40	6	20	11	9	12
Mittelwert	7210	23	29	4	19	5	8	12

[a] unter Einschluß anderer angeborener Hüftdeformitäten
[b] Sammelstatistik, die auf den Angaben von ALBERT, FRANCILLON, GADE, KARLEN, LAW, LLOYD-ROBERTS, TAVERNIER u. WIBERG beruht
[c] multizentrische katamnestische Erhebungen bei Patienten mit intertrochanterer Femurosteotomie wegen Koxarthrose

Tabelle 3. Arthrosen-Begriffe (WAGENHÄUSER 1973b)

Hauptbegriff	Unterbegriff	Phasen	Leitsymptome	
Pathologisch-anatomisch	morphologisch	(latent*)-manifest	Degeneration (strukturell)	Regression (erosiv)
	humoral-biochemisch		Degradation (enzymatisch)	Reparation (reaktiv-produktiv)
		* d. h. mit derzeitigen Methoden noch nicht erfaßbar		
Radiologisch	–	latent-manifest	Abbild der patholog.-anat. morpholog.-strukturellen Symptomatik	
Klinisch	subjektiv	latent – manifest (stumm), (aktiviert – dekompensiert)	subjektiv: Schmerz funktionelle Störung	
	objektiv		objektiv: Dysfunktion Irritation Deformierung	

werden; diese ist prognostisch zu beurteilen und bestmöglich präventiv zu behandeln.

Als primäre Arthrosen (idiopathische oder genuine Arthrosen) werden Arthrosen unbekannter Herkunft bezeichnet. Die primäre Arthrose tritt an einem, meist aber an mehreren Gelenken – vorzugsweise bilateral – auf, wobei diese Gelenke ursprünglich formal statisch und funktionell intakt waren und anamnestisch keineswegs besonders schwer oder anhaltend beansprucht wurden. Zu den primären Arthrosen zählen in erster Linie zahlreiche, ätiologisch nicht klassifizierbare, monoartikuläre, symmetrisch-monoartikuläre und oligo- oder polyartikuläre Arthrosen. Ein Modellfall einer primären Arthrose mit den Zeichen einer Systemkrankheit mit möglichem genetischem Hintergrund stellen die Arthrosen der Fingergelenke dar (KELLGREN 1954; WAGENHÄUSER 1970). Anstelle der präarthrotischen Gelenkläsionen, die zur sekundären Arthrose führen, müssen bei den primären Formen andere Elementarläsionen angenommen werden, deren Natur noch nicht genügend geklärt ist. Die Störungen, welche die primäre Arthrose verursacht, spielen sich offensichtlich auf trophisch-metabolischer Ebene in der Funktionseinheit Knorpel-Synovia-Synovialis ab. Es ist zu hoffen, daß die biomechanische Grundlagenforschung so weit fortschreitet, daß die ätiopathogenetischen Entstehungsmechanismen auch bei den primären Arthrosen so weit geklärt sind, daß sich eine Einteilung in primäre und sekundäre Arthrosen erübrigen wird.

Für eine weitere Differenzierung, die für therapeutische Entscheidung und prognostische Aussagen entscheidend ist, genügt dem Kliniker die Unterteilung in primäre und sekundäre Arthrosen nicht. Der *„Oberbegriff Arthrose"* muß weiter aufgeschlüsselt und analysiert werden, so daß er auch für den praktisch tätigen Kliniker faßbar und anwendbar wird (WAGENHÄUSER 1973b; Tabelle 3). *Arthrose ist ein zunächst pathologisch-anatomischer Begriff.* Wir bezeichnen damit „degenerative", teils morphologisch-strukturelle, teils humoral-biochemische Veränderungen im Bereiche von Gelenkknorpel angrenzendem Knochen, Gelenkkapsel und Synovia. Die neueren verfeinerten technischen Methoden, z. B. der Elektronenmikroskopie und der Biochemie, ermöglichen es, die arthrotischen Veränderungen schon in relativ frühen *manifesten Phasen* zu erfassen. Noch gibt es aber latente Vorgänge in den ersten Beginnstadien, welche uns vorerst noch verborgen blieben. In diesem Sinne kann man auch von einer *latenten Phase* der pathologisch-anatomischen Arthrose sprechen.

Der radiologische Begriff Arthrose stellt das Abbild der pathologisch-anatomischen Strukturveränderungen dar (Abschn. C.I 5, Tabelle 18 a). Eine Arthrose kann pathologisch-anatomisch bereits eindeutig makro- und mikroskopisch manifest sein, radiologisch hingegen noch latent. Die radiologisch manifeste Arthrose setzt bereits ein erhebliches Maß von krankhaften Strukturveränderungen voraus. *Der klinische Begriff Arthrose* weist zwei wesentliche Aspekte bzw. Unterbegriffe auf. Sobald die Arthrose pathologisch-anatomisch ein gewisses Ausmaß angenommen hat, kann sie auch durch den untersuchenden Arzt aufgrund der inspektorischen, palpatorischen und funktionellen Untersuchung erkannt und mit praktischer Sicherheit diagnostiziert werden (WAGENHÄUSER, 1971 a). Sie ist in diesem Moment *objektiv klinisch manifest* geworden. Dies bedeutet jedoch keineswegs, daß der Träger dieser arthrotischen Symptomatik eo ipso an einer Arthrose im Sinne einer Krankheit leidet. Für ihn selbst kann bis dahin das arthrotische Geschehen völlig unbemerkt abgelaufen sein. Die festgestellte objektivierte klinisch manifeste Arthrose ist *subjektiv* für den Patienten *latent oder stumm* und hat primär zunächst für ihn nur den Wert eines *Krankheitspotentials*. Der Arzt ist jedoch gezwungen, dieses Potential zur Kenntnis zu nehmen und prognostisch so gut als möglich zu beurteilen. Einer geringfügigen, subjektiv symptomlosen Heberden-Arthrose bei einer älteren Dame wird z. B. nicht die gleiche Bedeutung zukommen wie einer eindeutigen beginnenden Coxarthrose bei einem jugendlichen Schwerarbeiter, die nur aufgrund einer sorgfältigen funktionellen Untersuchung entdeckt und radiologisch bestätigt wurde und bisher dem Patienten keinerlei Beschwerden verursacht hat. Der eingeengte Begriff der klinisch zwar erfaßbaren, objektiv manifesten, vom Träger aber nicht realisierten, d.h. subjektiv latenten und stummen Arthrose erweitert sich zum Begriff der *subjektiven manifesten Arthrose,* sobald das degenerative Gelenkleiden für den Träger selbst durch Schmerz und Dysfunktion zur eigentlichen Krankheit wird.

Literatur s. C.III., S. 790

2. Epidemiologie

Von

F.J. Wagenhäuser

Mit 4 Abbildungen und 2 Tabellen

Die korrekte Anwendung der Hauptbegriffe „*pathologisch-anatomische Arthrose*", „*radiologische Arthrose*", „*klinische Arthrose*" ist vor allem für die Interpretation von epidemiologischen Untersuchungen wesentlich, denn hier zeigen sich erhebliche Unterschiede in der Häufigkeit der hauptbegrifflich definierten Arthrosen, wie dies aus den Tabellen 1 und 2 und den Abb. 1–4 klar hervorgeht. In Abb. 4 ist die Häufigkeit der Gonarthrose dargestellt, und zwar die pathologisch-anatomische Häufigkeit nach den Untersuchungen von Heine (1926) bei 1002 autoptisch untersuchten Kniegelenken, die objektiv-klinisch festgestellte Häufigkeit von Arthrosen bei einer Bevölkerungsuntersuchung in einer ländlichen Gemeinde in der Nähe von Zürich, wo alle Erwachsenen ab dem 15. Lebensjahr (773 Probanden) klinisch detailliert und sorgfältig von Wagen-

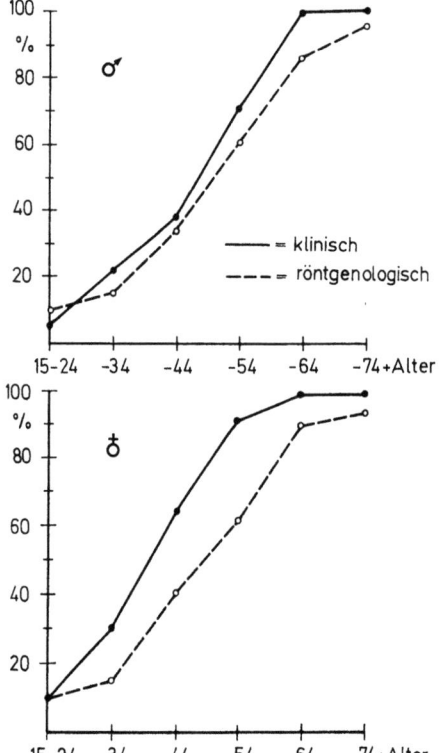

Abb. 1. Epidemiologische Häufigkeit der klinischen (Wagenhäuser 1969) und röntgenologischen (Lawrence 1977) Arthrose peripherer Gelenke in Abhängigkeit vom Lebensalter, getrennt nach Männern und Frauen

HÄUSER (1969) untersucht wurden. Die Kurve des epidemiologisch-radiologischen Vorkommens der Gonarthrose basiert auf den Untersuchungen von LAWRENCE (1977), der die Gonarthrosen-Häufigkeit bei 1500 Probanden in Nordwest-England mit Hilfe von ausschließlichen ap-Aufnahmen der Kniegelenke feststellte. Die Abbildung zeigt zudem die Manifestationskurve der subjektiven gonarthrotischen Beschwerden, die von der Bevölkerung in HIRZEL geäußert wurden, und die – am tiefsten liegende – Kurve die Häufigkeit der von HEINE (1926) autoptisch festgestellten Gonarthrosen, welche deutlich erkennbare osteophytische Randwulstbildungen aufwiesen. Der Vergleich der verschiedenen Manifestationskurven zeigt deutlich die logischerweise je nach angewandter Untersuchungstechnik auftretenden Diskrepanzen, aber auch die überraschenden Parallelitäten. Es leuchtet ein, daß die pathologisch-anatomische Häufigkeit, die aufgrund einer unmittelbaren Inspektion der eröffneten Gelenke erfolgte, an der Spitze liegt. Interessanterweise folgt an zweiter Stelle die mit rein klinischer Untersuchungsmethodik erfaßbare Häufigkeit. Die Parallelität der bei-

Tabelle 1. Häufigkeit degenerativer Gelenkerkrankungen aus klinischer (K), radiologischer (R) und pathologisch-anatomischer (P) Sicht (n = Anzahl der untersuchten Patienten) [HACKENBROCH jr., 1982)

Autor		n	Alter	Gelenke	Arthroserate in %
WATERMANN (1955)	K	32000	alle	periphere Gelenke und Wirbelsäule	25
DANIELSSON (1964)	K		60	Hüftgelenk	1
DANIELSSON (1964)	K		85	Hüftgelenk	5
WAGENHÄUSER (1969)	K	773	>55	Wirbelsäule	♂97, ♀100
			>55	alle peripheren Gelenke	100
			>70	Kniegelenk	100
			>70	Schultergelenk	93
			>70	Hüftgelenk	78
LAWRENCE et al. (1963)	R	2234	>65	alle	100
HORVATH u. LENGYEL (1973)	R	500	60–95	Kniegelenk	46
DEAK (1960)	R	500	>65	Kniegelenk	65
RIMANN (1906)	P	200	15–80	Kniegelenk	84
BEITZKE (1912)	P	400	>50	Kniegelenk	100
JUNGHANNS (1931)	P	4253	>49	Brust- und Lendenwirbelsäule	♂80, ♀60
COLLINS u. MEACHIM (1961)	P	30	>65	Femoropatellargelenk	100

Tabelle 2. Häufiger (1) und seltenerer (2–7) Gelenkbefall bei Arthrosen aufgrund von pathologisch-anatomischen (P) und klinischen (K) Statistiken (– = nicht berücksichtigt) (HACKENBROCH jr., 1982)

		Knie	Schulter	Hüfte	Ellenbogen	LWS	HWS	BWS
WEICHSELBAUM (1877)	P	1	2	3	4	–	–	–
HEINE (1926)	P	1	4	3	2	–	–	–
WATERMANN (1955)	K	1		4		2	3	–
WAGENHÄUSER (1969)	K	2	3	4	8			1

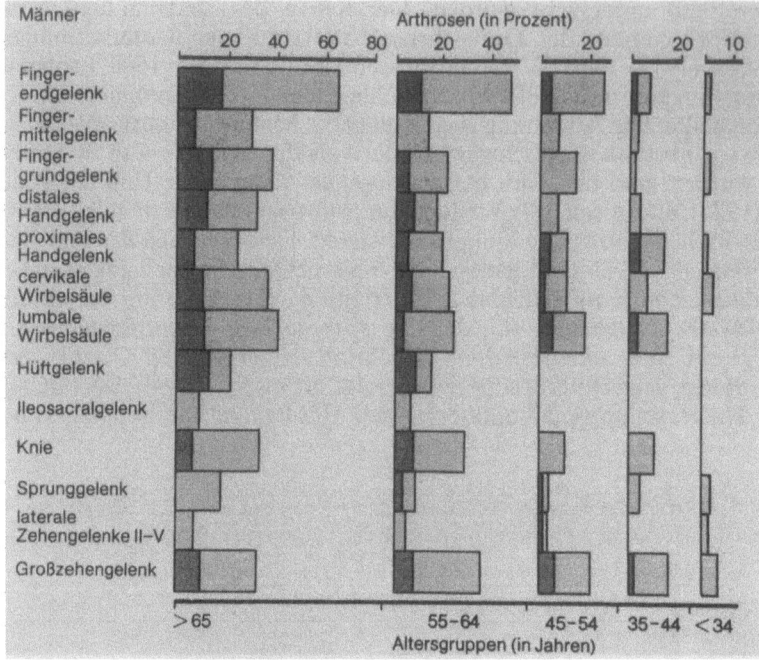

Abb. 2a, b. Epidemiologisch-radiologische Häufigkeit der Arthrosen (LAWRENCE 1977)

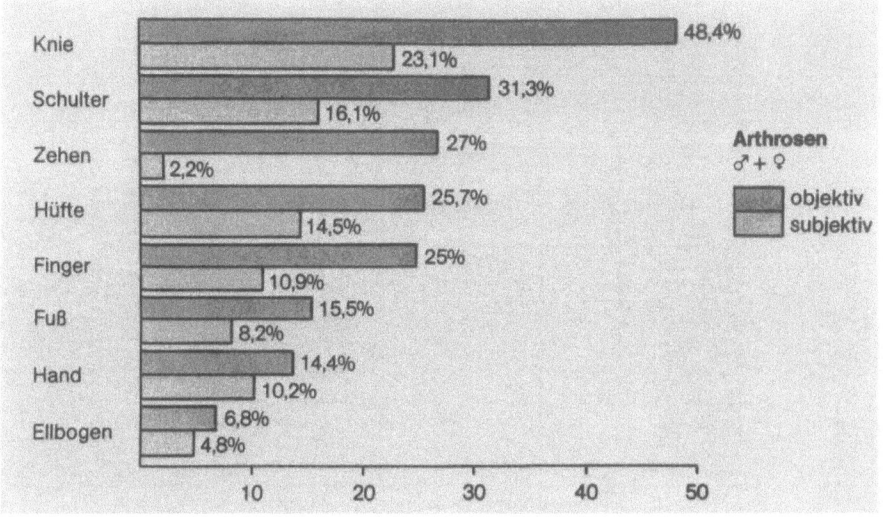

Abb. 3a–c. Epidemiologische Häufigkeit klinisch objektivierbarer Arthrosen im Vergleich zu der subjektiv manifesten entsprechenden Beschwerdehäufigkeit bei einer Landbevölkerung (WAGENHÄUSER 1969)

den Manifestationskurven ist frappant und spricht für die Zuverlässigkeit einer sorgfältigen klinischen Untersuchung. Eindrücklich ist die Diskrepanz zwischen subjektiver und objektiver Gonarthrosen-Manifestationskurve. Der Unterschied ist besonders deutlich ab dem 45. Lebensjahr. Die pathologisch-anatomischen, die objektiv klinischen und die subjektiv klinischen Manifestationskurven beweisen, *daß man zwar mit zunehmendem Alter einer Gonarthrose kaum entgehen kann, daß man aber keineswegs obligat daran leiden muß.* Auf die statistische Diskrepanz zwischen klinisch objektiv manifesten, subjektiv aber latenten Arthrosen weisen auch die Abb. 3a–c hin. Die Epidemiologiekurve, wie sie sich aus den radiologischen Untersuchungen von LAWRENCE ergibt, beweist deutlich

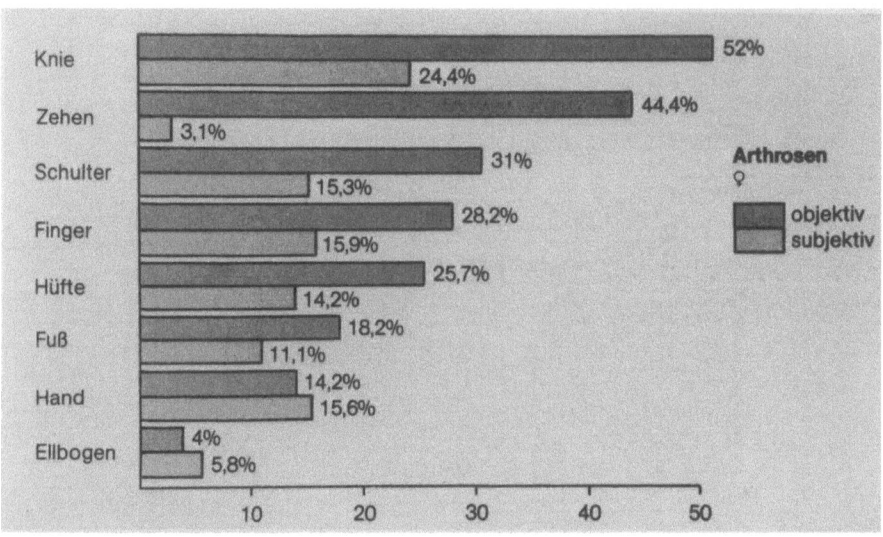

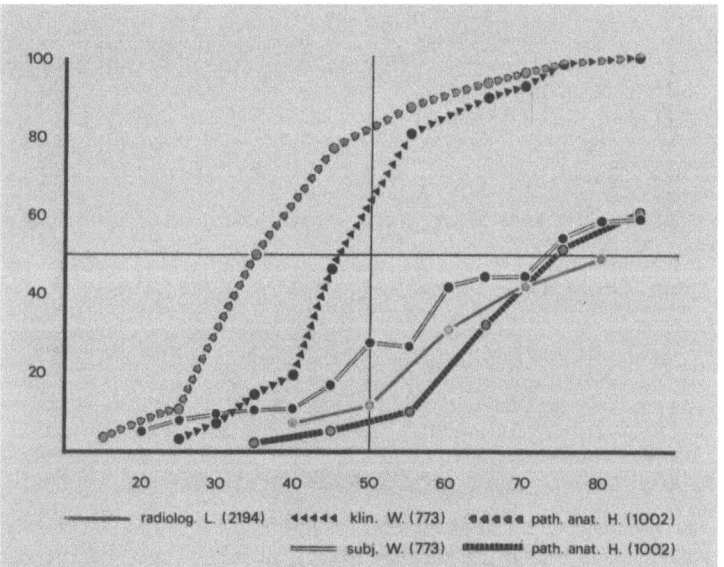

Abb. 4. Epidemiologische Häufigkeit der Gonarthrose. Pathologisch-anatomische Häufigkeit, nachgewiesen von HEINE (1926) an 1002 Autopsien (*H*). Epidemiologisches Vorkommen klinisch manifester Arthrosen bei der erwachsenen Gesamtbevölkerung einer zürcherischen Landgemeinde, nach WAGENHÄUSER (1969a) (*W*, 773 Probanden). Manifestationskurve subjektiv manifester Gonarthrosen mit entsprechenden arthrotischen Kniegelenksbeschwerden bei dieser Bevölkerung (Subj. W.). Radiologisch nachgewiesene Häufigkeit der Gonarthrose (ausschließlich ap-Röntgenaufnahmen) bei einer englischen Bevölkerungsgruppe, nach LAWRENCE (1977) (*L*, 1500 Probanden). Die 2. (am tiefsten liegende) pathologisch-anatomische Manifestationskurve der Gonarthrose nach HEINE bezieht sich auf arthrotische Kniegelenke mit deutlich erkennbarer, reaktiver osteophytärer Randwulstbildung, während in der ersten pathologisch-anatomischen Manifestationskurve sämtliche arthrotischen Veränderungen (auch rein areal am Knorpel lokalisierte) einbegriffen sind

die klinische Erfahrung, daß die Arthrose erst im fortgeschrittenen Stadium durch die entsprechenden pathologischen Röntgenbefunde erfaßt werden kann. Die Röntgenmanifestationskurve läuft sehr parallel der pathologisch-anatomischen, welche die Häufigkeit von Gonarthrosen mit osteophytären Knochenreaktionen nachweist. HEINE beschreibt sehr anschaulich, wie häufig er ausschließlich umschriebene arthrotische Zonen bei sonst intakten Gelenkknorpelflächen fand. Die frühesten arthrotischen Symptome erkannte er allgemein im femuro-patellaren Gelenkbereich. Dies deckt sich mit der klinischen Erfahrung, daß die Gonarthrose in ihren frühesten Stadien häufig im Femuro-Patellargelenk beginnt, Beschwerden bereitet und klinisch bereits erfaßbar ist, selbst bei noch negativen radiologischen Befunden. Es leuchtet ein, daß der Röntgenbefund erst dann positiv werden kann, wenn die pathologisch-anatomischen Vorgänge eine gewisse Intensität erreicht haben, insbesondere wenn es zu einer wesentlichen Verschmälerung des Knorpelbelages und zu reaktiven Vorgängen im angrenzenden Knochengewebe gekommen ist. Mit Hilfe der Arthroskopie (HENCHE 1978) und der Computer-Tomographie (BOVEN et al. 1982a, b) können allerdings heute sehr früh arthrotische Veränderungen gerade im femuro-patellaren Gelenk nachgewiesen werden, welche in den gewöhnlichen radiologischen Untersuchungen nicht zur Darstellung kommen.

Literatur s. C.III., S. 790.

3. Ätiologie und Pathogenese der „idiopathischen" (primären) Arthrosis deformans

Von

W. Mohr

Mit 3 Abbildungen und 2 Tabellen

Die Arthrosis deformans ist eine „degenerative" Gelenkerkrankung, bei der es zum fortschreitenden Schwund des Gelenkknorpels kommt.

a) Ätiologie

Als „primäre" Arthrosis deformans wird die Form der „Gelenkdestruktion" bezeichnet, der keine klar ersichtliche Ursache zugrunde liegt. In den letzten Jahren tauchten jedoch Zweifel an der Existenz einer „primären" Arthrose auf. So fand Murray (1965), daß bei 65% aller sog. primären Koxarthrosen eine Ursache nachweisbar ist. Nach Solomon (1976) ist nur bei 8,3% der Koxarthrosen die Ätiologie nicht zu ermitteln, weil die Krankheit schon zu weit fortgeschritten ist oder weil verschiedene Ursachen in Frage kommen. Mutter u. Schlegel (1975) berichten sogar, daß nur in 3,7% der Koxarthrosen die Ursache unklar sei. Ficat u. Arlet (1977), die die Arthrosen in mechanisch und strukturell bedingte Formen unterteilen, sind der Meinung, daß der Begriff der primären Arthrose eliminiert werden sollte, da eine subtile Suche nach der Ätiologie diese aufdecke. Dies gilt nicht nur für die Koxarthrose. Auch die nicht seltene primäre Fingerarthrose hat nach Radin et al. (1971) eine Ursache, die in der besonderen funktionellen Beanspruchung der Fingergelenke bei „Präzisionsgriffen" liegen soll.

Ein Vergleich der Häufigkeit der Arthrosis deformans bei weißen und schwarzen Amerikanern sowie Pueblo-Indianern und Eskimos läßt Jurmain (1977) zu der Schlußfolgerung kommen, daß eine konstante und schwere funktionelle Belastung der Gelenke der wesentliche Faktor ist, der zur Arthrose führt; Alter und Geschlecht sowie hormonelle Einflüsse können aber eine Bedeutung haben. Langdauernde Fehlbelastungen, insbesondere Stoßbelastungen (Radin 1972–1973), kristallisieren sich somit als wesentliches ätiologisches Prinzip für die Entstehung der „primären" Arthrose heraus. Trotz der Bedeutung der mechanischen Faktoren stellt die Ansicht, daß nur eine „Abnützung" vorliege, eine zu starke Vereinfachung dar (leading article 1977). Die Bedeutung hereditärer Einflüsse ist sicher noch nicht ausreichend abgeklärt.

Aus vielen Untersuchungsbefunden, die mit unterschiedlichen Untersuchungsmethoden erhoben wurden, geht hervor, daß die Häufigkeit der Arthrosis deformans mit steigendem Lebensalter zunimmt (Abb. 1). Legt man die Befunde von Heine (1926), die pathologisch-anatomisch an verschiedenen Gelenken erhoben wurden, zugrunde, so muß man zu der Ansicht kommen, daß im hohen Lebensalter nur wenige Gelenke frei von arthrotischen Veränderungen sind (Abb. 2). Dies gilt nicht nur für Gelenke mit hyalinem Knorpel, sondern auch Gelenke mit Faserknorpel (Sternoklavikulargelenk) zeigen mit fortschreitendem Lebensalter häufiger schwere arthrotische Veränderungen (Hagemann u. Rütt-

Ätiologie und Pathogenese der „idiopathischen" (primären) Arthrosis deformans   669

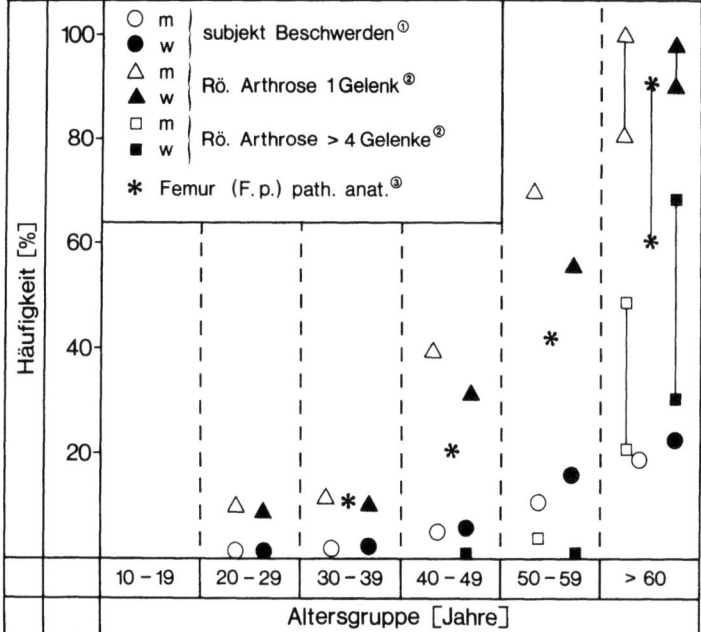

Abb. 1. Abhängigkeit der Häufigkeit der Diagnose Arthrosis deformans in verschiedenen Lebensaltern von der angewandten Untersuchungsmethode. In der Gruppe der über 60jährigen sind die von den einzelnen Untersuchern angegebenen Werte von 60jährigen und Menschen höherer Altersgruppen durch eine Linie verbunden (1, KELLGREN 1961; 2, LAWRENCE 1963; 3, HEINE 1926; *F.p.*, Facies patellaris)

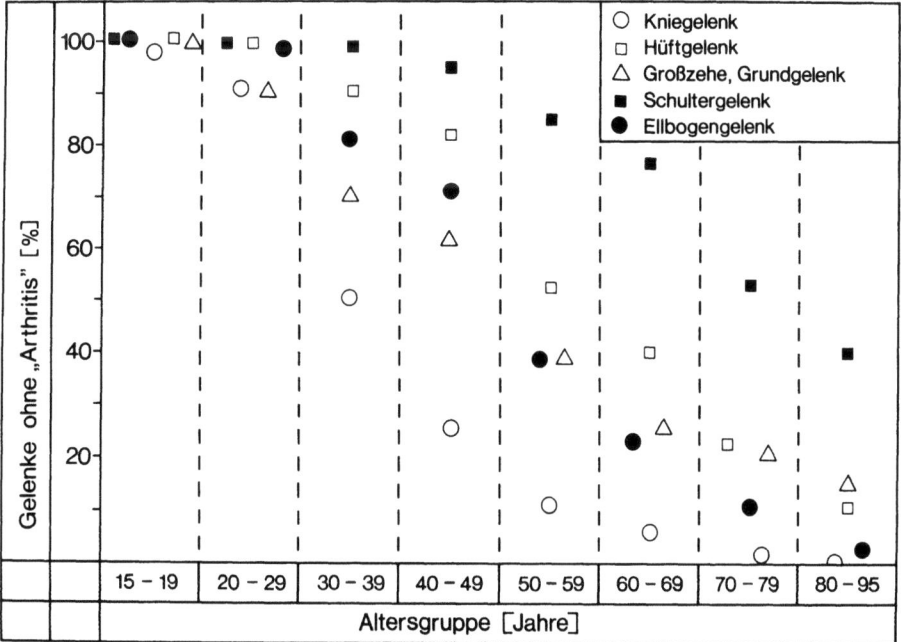

Abb. 2. Abhängigkeit der Häufigkeit von Gelenken ohne pathologisch-anatomisch nachweisbare arthrotische Veränderungen vom Lebensalter (HEINE 1926)

NER 1979). Die Inzidenz morphologisch (pathologisch-anatomisch und röntgenologisch) diagnostizierter Arthrosen ist jedoch nicht identisch mit der Häufigkeit von subjektiven Krankheitsbeschwerden (Abb. 1). Nur 5% (RAU 1973) bis 25% (LAWRENCE 1963) der Patienten „leiden" an der Krankheit.

Im *Verlaufe des Lebens* stellen sich am Knorpel morphologische, biochemische und biomechanische Veränderungen ein, die ein Hinweis dafür sein können, daß die Arthrosis deformans eine „Alters- bzw. Abnutzungskrankheit" darstellen *könnte*.

Die makroskopisch sichtbare Eigenfarbe des hyalinen Knorpels ändert sich während des Lebens. Der im Kindesalter grauweiße Knorpel nimmt im höheren Lebensalter eine gelbbraune Farbe an. Im oberflächennahen Knorpel verringert sich mit steigendem Lebensalter die Knorpelzelldichte (STOCKWELL 1967), in den Chondrozyten erscheinen in vermehrtem Maße Lipideinschlüsse (BONNER et al. 1975). Die Aktivität oxydativer Enzyme in den Chondrozyten nimmt im höheren Lebensalter ab (PATAKI et al. 1980). Amyloidablagerungen in der oberflächennahen Knorpelmatrix sind häufiger vorhanden (LADEFOGED u. CHRISTENSEN 1980), Kalziumpyrophosphatablagerungen treten vermehrt auf. Licht- und elektronenmikroskopisch sichtbare Matrixstreifen („matrix streaks") sollen ein frühes morphologisches Zeichen der altersbedingten Knorpeldesintegration sein (LOTHE et al. 1973). Fissuren im alternden Knorpel sollen nach VIGNON et al. (1977) von den arthrotischen Fissuren durch einen höheren Zellreichtum in der umgebenden Knorpelmatrix abgrenzbar sein. Eine Reduktion der Breite des verkalkten Knorpels und eine Zunahme der Anzahl der Grenzlinien („Tidemarks") sind für LANE u. BULLOUGH (1980) ein Hinweis für einen im Alter ablaufenden Umbauprozeß.

Die Glykosaminoglykane, als Proteoglykane an ein Proteinskelett gebunden und mit Hyaluronsäure zum Proteoglykan-Hyaluronat-Komplex vereinigt, verleihen dem Knorpel seine Elastizität. Zum Zeitpunkt der Geburt machen sie etwa 50% des Trockengewichtes aus; ihr Anteil sinkt beim Erwachsenen auf 15% ab; kindlicher Knorpel enthält bevorzugt Chondroitinsulfat, beim Erwachsenen findet sich vorwiegend Keratansulfat (ELLIOTT u. GARDNER 1979). Nach GREILING (1976) ändert sich auch das Verhältnis von Chondroitin-4-sulfat und Chondroitin-6-sulfat im Laufe des Lebens: mit steigendem Lebensalter nimmt der Chondroitin-4-sulfat-Gehalt ab, der Gehalt an Chondroitin-6-sulfat nimmt zu. Zudem treten mit steigendem Lebensalter kleinere Proteoglykanmonomere auf (INEROT et al. 1978). Die Aggregationsfähigkeit der Proteoglykane an die Hyaluronsäure soll im höheren Lebensalter gestört sein (PERRICONE et al. 1977).

Aufgrund autoradiographischer Untersuchungsbefunde kam MANKIN (1963) zu der Ansicht, daß die Fähigkeit der Chondrozyten, radioaktive Vorläufer der Nukleinsäuren einzubauen, sich nicht ändert. Nach biochemischen Befunden von SWANN et al. (1979) liegen jedoch im höheren Lebensalter qualitative und quantitative Veränderungen der Synthese von Makromolekülen vor: die Einbaurate von ^{3}H-Glycin und ^{35}S ist im höheren Alter geringer, die Extrahierbarkeit von ^{35}S-markierten Makromolekülen hat abgenommen.

Nach biomechanischen Untersuchungsbefunden soll die Neigung der kollagenen Fasern des Knorpels zu Ermüdungsbrüchen zunehmen (WEIGHTMAN 1976). Da der alternde Knorpel eine höhere Deformierbarkeit aufweist, soll auch die Wahrscheinlichkeit der Entstehung von Knorpelschäden gesteigert sein (ARMSTRONG et al. 1979).

Ob die dargestellten Befunde ein „Altern mit Einschränkung der Lebensfunktion" bedeuten und damit relevant für die Pathogenese der Arthrosis deformans sind, bleibt offen. PEYRON (1973) schreibt zu diesem Problem: „L'arthrose, affection manifestement liée à la survenue de l'âge, frappe une structure qui ne paraît pas vieillir. Cette contradiction n'est pas encore bien expliquée". Auch geht ein höheres Lebensalter nicht unbedingt immer mit arthrotischen Gelenkveränderungen einher. UEHLINGER (1953) zeigte an mehr als 30 anatomisch untersuchten Fällen von über 90jährigen, daß der Gelenkknorpel nicht atrophisch wird und daß damit „das bekannte Bild der Arthrosis deformans nicht zu den charakteristischen Alterserscheinungen gehört". Auch CASCELLS (1978) kommt nach der Untersuchung von 300 Kniegelenken von Leichen zu der Feststellung, daß höheres Lebensalter nicht die Ursache der Gelenkdegeneration ist. KÖNIG (1909) erkannte das Greisenalter ebenfalls nicht als Ursache der Koxarthrose an, denn nach seiner Ansicht hat „das Malum coxae senile schon bei dem Jüngling oder dem Mann begonnen".

Höheres Lebensalter und konstante schwere funktionelle Belastung (JURMAIN 1977) sind sicher wesentliche Voraussetzungen für die Entstehung einer Arthrosis deformans. Sie erklären aber nicht alle Krankheitsfälle – eine detaillierte „Ursachenforschung" sollte im Einzelfall Einsicht in die Gründe, die zur Krankheit führten, erlauben.

b) Pathogenese

Vier röntgenologisch sichtbare Zeichen prägen die morphologischen Veränderungen, die der Arthrosis deformans zugrunde liegen (LEQUESNE 1970): Verschmälerung des „Gelenkspaltes", Knochenverdichtungen und Zysten sowie „Osteophytose". Gemeinsame Ursache dieser Veränderungen ist der langsam fortschreitende Schwund des Gelenkknorpels.

Die formale Pathogenese des Knorpelschwundes ist heute weitgehend bekannt: einer initialen Erweichung der Knorpelmatrix („Chondromalacia") folgen vertikale und horizontale Spalten, die durch fortschreitenden Abrieb zum Knorpelverlust führen. Mit dem Knorpelschwund stellt sich die röntgenologisch sichtbare Verschmälerung des „Gelenkspaltes" ein. Die vermehrte Belastung des subchondralen Knochens wird als Ursache für eine gesteigerte Knochenneubildung angesehen; Einbrüche der knöchernen Deckplatte in den gewichtbelasteten Zonen induzieren Pseudozysten. Die begleitende Synovitis geht mit der Ausbildung eines marginalen Pannusgewebes einher. Unterstützt durch die veränderte Belastung entwickeln sich aus dem Pannusgewebe über eine enchondrale Ossifikation die charakteristischen Randexostosen.

Viele Fragen zur kausalen Pathogenese der strukturellen Veränderungen sind noch nicht geklärt. Insbesondere gibt es auch heute noch keine allgemein anerkannte Antwort auf die Frage, in welchem Kompartiment der Gelenke die Krankheit beginnt. Initiale Veränderungen in der Synovialmembran, im subchondralen Knochen und im Gelenkknorpel werden als auslösende Mechanismen angeschuldigt (Tabelle 1).

α) Störungen in der Synovialmembran

Von besonderer Bedeutung für die Struktur und Funktion eines Gelenkes ist die Synovialflüssigkeit. Sie stellt ein in der Synovialmembran entstandenes Dialysat des Plasmas mit hohem Hyaluronsäuregehalt dar. Beim Erwachsenen ist die Synovialflüssigkeit für die Knorpelernährung allein verantwortlich (HON-

Tabelle 1. Zusammenfassung der Vorstellungen über den Ort der frühesten Läsion bei der Arthrosis deformans und die daraus abgeleiteten Hypothesen zur Erklärung der Pathogenese

Lokalisation der Veränderungen	Hypothese zur Pathogenese
α Synovialmembran	Knorpelernährung
	Schmierfunktion
	Synovitis
β Subchondraler Knochen	Biomechanisches Konzept
	Veränderte Vaskularisation
γ Gelenkknorpel	Biomechanisches Konzept
	Biochemisches Konzept
	Kollagene Fasern
	Synthese
	Abbau
	Proteoglykane
	Synthese
	Abbau
	Verkalkung

NER u. THOMPSON 1971). Im Gelenk bildet sie zwischen den Knorpelflächen einen Schmierfilm, der auch bei plötzlich auftretenden Belastungen als Stoßdämpfer wirken kann (RAINER et al. 1980). Störungen in der Synovialmembran, die zu einer Veränderung der Zusammensetzung der Synovialflüssigkeit führen können, könnten sich somit an Funktion und Struktur des Gelenkknorpels auswirken.

Konzept der gestörten Knorpelernährung. TÄGER u. GLOGOWSKI (1967) sowie auch NEUGEBAUER (1973) vermuten, daß die hypothetische „thrombopathische Arthrose" des Kniegelenkes auf eine Störung der Knorpelernährung zurückgeführt werden könnte. ANNAS (1980) glaubt, daß eine Hypoxie durch die Stauungshyperämie zur Bildung einer „insuffizienten" Synovialflüssigkeit führt. Mikrozirkulationsstörungen können nach TILLMANN (1977) für ein reduziertes Sauerstoffangebot an den Knorpel verantwortlich sein. Als „Beweis" für die Existenz eines „phlebarthrotischen Komplexes" wertet NEUGEBAUER (1970) die Koinzidenz von schwerer Arthrose und starker Varizenbildung auf einer Körperseite. Der Gedanke, daß eine Störung der Vaskularisation das Fortschreiten der Arthrose begünstigen könnte, klingt auch bei KALBHEN et al. (1981) an, die aus der (wenig gesicherten) „therapeutischen Wirkung" von Tribenosid bei einer experimentellen Arthrose beim Huhn schließen, daß die verbesserte synoviale Durchblutung die Progredienz der Arthrose einschränkt. HUTH et al. (1973) sehen in der Fibrose der Synovialmembran, die sich im Laufe der Arthrose einstellt, ebenfalls einen Faktor, der die Weiterentwicklung des arthrotischen Gelenkprozesses begünstigen kann.

Zur Theorie des „phlebarthrotischen Komplexes" muß einschränkend festgestellt werden, daß die Autoren Ursache, Folge und zufällige Koinzidenz nicht trennen. Venenverschlüsse verursachen beim Menschen keine Arthrosis deformans (leading article 1973).

Konzept der gestörten Schmierfunktion. Bei der Arthrosis deformans besitzt die Synovialflüssigkeit eine erhöhte Viskosität und einen gesteigerten Hyaluronsäuregehalt (GREILING 1976). RIBITSCH et al. (1981) vermuten, daß eine Reduktion der Elastizität der Synovialflüssigkeit zu einer erhöhten Belastung und Reibung im Gelenk führt. Eine durch die Synovitis bedingte Änderung der Schmierfunktion der Synovialflüssigkeit soll nach ARNOLDI u. REIMANN (1979) zu einer mechanischen Störung des Gelenkknorpels führen. Ein erhöhter Abrieb des Knorpels wird auch von TILLMANN (1977) in der Phase der „Gelenkaustrocknung" angenommen.

Das Konzept einer gestörten Schmierfunktion wird aber angezweifelt. Nach LEE et al. (1974) gibt es keinen Beweis für die Vorstellung, daß eine solche Störung eine Rolle bei der Pathogenese der Arthrose spielt. Auch RADIN (1972–1973), der die mechanische Belastung der Gelenke als wesentlichen auslösenden Faktor ansieht, ist der Meinung, daß die Arthrosis deformans nicht durch eine defekte Schmierfunktion zu erklären ist.

Konzept der Synovitis. Nach der bisher anerkannten Trennung zwischen „primär entzündlichen" und „primär degenerativen" Gelenkerkrankungen taucht heute wieder die Vorstellung auf, daß eine Synovitis das initiale Ereignis bei der Arthrose sein könnte. Diese Ansicht basiert sicher teilweise auf Untersuchungsbefunden an der „entzündlichen Arthrose" (UTSINGER et al. 1978), die, auch wenn sie von SCHILLING u. SCHACHERL (1972) als „Extremform" der Fingerarthrose bezeichnet wird, doch nicht sicher von der chronischen Polyarthritis abzutrennen ist: 15% der Patienten entwickeln eine chronische Polyarthritis, und das histologische Erscheinungsbild der Synovialmembran kann dem der chronischen Polyarthritis entsprechen (PETER et al. 1966).

EHRLICH (1978) schließt die Möglichkeit nicht aus, daß sämtliche Arthrosen Folge einer Entzündung sein können, wobei Intensität und Dauer der Entzündung das Schicksal des Knorpels bestimmen sollen. Die Knorpelzerstörung soll durch „Enzyme, die bei der Entzündung entstehen" vermittelt werden. Für LEE et al. (1974) hat die Arthrose "a particular refreshing feature, namely minimal immunological involvement in its pathogenesis". Der Schlag gegen diese Ansicht kommt von COOKE et al. (1980), die mit der Möglichkeit spekulieren, daß ein „lokaler Immunmechanismus" für die Knorpelzerstörung verantwortlich ist, da sie einen Zusammenhang zwischen Ablagerung von Immunkomplexen in den Gelenken und der begleitenden lympho-plasmazellulären Synovitis vermuten. Ohne Immunkomplexe zu Hilfe zu ziehen, gehen aber auch ARNOLDI u. REIMANN (1979) von der Vorstellung aus, daß eine primäre Synovitis für die Folgeveränderungen am Knorpel und subchondralen Knochen verantwortlich sei. GLYNN (1977), der zwar nicht eine initiale Entzündung in den Vordergrund stellt, legt dennoch auch den Startpunkt der Arthrosis deformans in die Synovialmembran: eine fehlende Synthese von Proteaseninhibitoren durch die F-Zellen der Synovialzellschicht soll eine gesteigerte Aktivität der durch die M-Zellen gebildeten lysosomalen Enzyme erlauben.

Den Hypothesen zur Entzündungsgenese liegt die Idee zugrunde, daß Enzyme in der Synovialflüssigkeit bzw. Enzyme von „Entzündungszellen" der Synovialflüssigkeit den Knorpel bei der Arthrose direkt angreifen oder daß Mittlersubstanzen („Katabolin-Mechanismus": DINGLE 1979) die Funktion der Chondrozyten verändern. Sicher kann der Knorpel bei septischen Arthritiden durch neutrophile Granulozyten des eitrigen Gelenkergusses abgebaut werden (MOHR u. WESSINGHAGE 1980), unsicher ist aber, ob bei nicht eitrigen Gelenkentzündungen ein solcher Mechanismus eine Rolle spielt (MOHR 1982). Für HADLER et al. (1979) ist das Fehlen einer positiven Korrelation zwischen Enzymaktivität in der Synovialflüssigkeit und Ausmaß der röntgenologisch sichtbaren Destruktion ein Hinweis dafür, daß Inhibitoren in der Synovialflüssigkeit einen direkten Angriff von Enzymen am Knorpel verhindern (HADLER et al. 1981). Das Fehlen einer kollagenolytischen Aktivität in der Synovialflüssigkeit bei der Arthrosis deformans (WIZE et al. 1975) kann ein weiteres Indiz für die Annahme sein, daß von der Synovialflüssigkeit kein Angriff am Knorpel selbst stattfindet.

Ob durch Theorien, die die Pathogenese der Arthrosis deformans in einer Synovitis, eventuell durch Immunkomplexe bedingt, sehen, die Kenntnis über die Entwicklung der Krankheit gefördert wird, ist fraglich.

Synovitiden sind aber sicher eine der möglichen Folgen des arthrotischen Destruktionsprozesses („aktivierte Arthrose": OTTE 1980). Die begleitende Detritussynovitis (MOHR u. WESSINGHAGE 1981) kann eine akute primäre Arthritis imitieren. Zuzuordnen sind dieser Detritussynovitis auch Synovitiden, die auf Hydroxylapatitkristalle zurückgeführt werden (HUSKISSON et al. 1979).

So kann die Synovitis für Krankheitssymptome verantwortlich sein, welche Bedeutung sie aber für die weitere Gelenkzerstörung hat, bleibt offen. Zu rechnen ist mit der Möglichkeit eines synovitischen, oft marginalen Pannus, der zur Bildung der Randexostosen führt (OTTE 1980). Da die Inkorporation von Knorpel- und Knochensequestern eine synoviale Hyperplasie mit nachfolgender Fibrose induziert (LLOYD-ROBERTS 1953), kann aber auch vermutet werden, daß eine dadurch bedingte Kontraktur der Gelenkkapsel die Knorpelkontaktflächen verkleinert und damit durch lokale Überbelastung den Degenerationsprozeß am Knorpel unterstützt (HERBERT et al. 1973).

β) Störungen im subchondralen Knochen

Verkalkter Knorpel, vom hyalinen Knorpel der Oberfläche durch die Grenzlinie („Tidemark") abgegrenzt, erstreckt sich in den Knochen des subchondralen Markraumes. Zwischen dem verkalkten Knorpel und dem Knochen bleibt dabei ein elektronenmikroskopisch sichtbarer Spaltraum bestehen, der nicht von kollagenen Fasern durchzogen ist (PALFREY 1973). Für KIMURA (1900) stand fest, daß eine Atrophie des Knochens „das Wesen der Arthritis deformans" sei. Weniger Atrophie (die Osteoporose soll nur selten mit einer Arthrose einhergehen: FOSS u. BYERS 1972; BYERS et al. 1977a) als vielmehr gesteigerte Festigkeit des Knochens und Veränderungen der Durchblutung werden heute als Hypothesen diskutiert, die die Pathogenese des Knorpelschwundes erklären können.

Biomechanisches Konzept. Nach Untersuchungsbefunden von RADIN et al. (1970) hat der subchondrale Knochen von Gelenken mit frühen arthrotischen Veränderungen bei experimenteller Stoßbelastung eine geringere energie-adsorptive Fähigkeit als Knochen nicht arthrotischer Gelenke. Unter der Vorstellung, daß der subchondrale Knochen als Stoßdämpfer („Schockadsorber") für den Gelenkknorpel wirkt, kann eine erhöhte Knochenfestigkeit eine Ursache für eine gesteigerte Knorpelbelastung sein (RADIN et al. 1972; RADIN 1976). RADIN et al. (1978) belegt experimentell diese Vorstellungen und kommt zu der Schlußfolgerung, daß Mikrofrakturen des subchondralen Knochens, die in Hüftköpfen nachgewiesen wurden (TODD et al. 1972), und die mit einer gesteigerten Bildung eines knöchernen Kallus ausheilen (vgl. LEREIM et al. 1974), zu dieser erhöhten Härte führen. Metabolische Veränderungen der Chondrozyten werden als Folgeveränderungen angesehen (RADIN et al. 1978).

Im Gegensatz zum alternden Gelenk findet sich im arthrotischen Hüftkopf eine subchondrale Knochenkondensation (VIGNON et al. 1977). Dennoch ist die Frage nach Ursache und Wirkung auch hier wohl noch nicht eindeutig beantwortet.

Tabelle 2. Häufige Ursachen ischämischer Knochennekrosen (nach LEE et al. 1974)

1. Posttraumatisch (Frakturen bzw. Luxationen)
2. Idiopathisch
3. Kortikosteroidtherapie
4. Caisson-Krankheit
5. Systemischer Lupus erythematodes
6. Chronische Polyarthritis
7. Sklerodermie
8. Pankreatitis
9. Alkoholismus
10. Sichelzellanämie
11. Morbus Gaucher
12. Hämophilie
13. Arterielle Embolien

Konzept der veränderten Vaskularisation. Die Vaskularisation des Gelenkknorpels und seine Verknöcherung stellten für POMMER (1927) und LANG (1934) das „Wesen" der Arthrosis deformans und ihr erstes mikroskopisch nachweisbares Strukturmerkmal dar. Eine „Elastizitätseinbuße" des Knorpels geht jedoch voraus (LANG 1934). Nach ARNOLDI u. REIMANN (1979) soll die initiale Synovitis zu einer Druckerhöhung im Gelenk führen. Damit soll es zu einer Blockade der Venen der gewichttragenden Knochenbereiche und einem gesteigerten intraossären Druck mit Stase des Blutes kommen. Knochenuntergänge und Knochenneubildungen stellen sich ein und mechanische Kräfte führen zu Gelenkdeformitäten. Auch für PHILLIPS (1972) ist eine intraossäre Blutstagnation ein wesentlicher Mechanismus, der zur Arthrose führt. Allerdings vertrat PHILLIPS noch 1966 die Ansicht, daß eine venöse Stauung im Knochen die Folge der Arthrose sei.

Der Gedanke, daß eine veränderte Vaskularisation des Knochens Grundlage der Arthrose sei, hat heute die wenigsten Anhänger (leading article 1973). Sicher haben Durchblutungsstörungen, die zu ischämischen Knochennekrosen führen (Tabelle 2), jedoch ihre Bedeutung für die Pathogenese einer Reihe von „sekundären" Arthrosen.

γ) Störungen im Knorpel

Die überwiegende Anzahl der Untersucher vertritt heute die Meinung, daß der Gelenkknorpel den Ort der initialen Läsion darstellt. Ob dabei primär die kollagenen Fasern oder die Proteoglykane angegriffen werden, ist noch nicht entschieden (leading article 1973). Biomechanische und biochemische Veränderungen können für die Ursache der Knorpelzerstörung in Frage kommen.

Biomechanisches Konzept. Dem biomechanischen Konzept liegt die Beobachtung zugrunde, daß die kollagenen Fasern des Knorpels Ermüdungsbrüche erleiden können (WEIGHTMAN et al. 1973). Die Neigung der kollagenen Fasern, auf zyklische Belastungen solche Ermüdungsbrüche zu entwickeln, nimmt mit steigendem Lebensalter zu (FREEMAN 1975; WEIGHTMAN 1976; WEIGHTMAN et al. 1978). Orte der Ermüdungsbrüche können in den Fibrillen selbst oder in den interfibrillären Quervernetzungsstellen gelegen sein. Einen indirekten Beweis für diese Ansicht sieht MAROUDAS (1976) in dem erhöhten Wassergehalt des Knorpels zu einem Zeitpunkt, zu dem noch keine Veränderungen an den Proteoglykanen vorliegen. Nach ihrer Ansicht, die durch Untersuchungen an einer experimentellen Arthrose des Hundes gewonnen wurde, sollen die initial zerstörten Fasern eine Lockerung des Knorpelgerüstes bedingen, so daß die Proteoglykane vermehrt Wasser aufnehmen können und damit in einen höheren, nicht durch die Fasertextur verhinderten, Quellungszustand geraten können. MANKIN u. THRASHER (1975) wiesen allerdings nach, daß ein erhöhter Wassergehalt auch durch eine Reduktion der Proteoglykane erklärbar ist. SWEET et al. (1977) und SOLOMON (1978) nehmen ebenfalls an, daß initial die kollagenen Fasern zerstört werden und daß sämtliche nachfolgenden biochemisch erfaßbaren Veränderungen Versuche der Defektreparatur im Knorpel darstellen. Brüche oberflächlicher Fasern können somit für die initiale Störung der Oberflächenstruktur verantwortlich sein; Ermüdungsbrüche der Fasern an der Verankerungszone zwischen nicht verkalktem und verkalktem Knorpel („Tidemark") sollen Ursache für die Bildung horizontaler Spalten sein (MINNS 1976). Untersuchungen an einem Mäusestamm, dessen Tiere einen Defekt der Quervernetzung der kollagenen Fasern aufweisen („blotchy mice") zeigten, daß bei diesen Tieren frühzeitig im Leben eine Arthrose auftritt (SILBERBERG 1977); diese Befunde können die Ansicht unterstützen, daß initial eine mechanische Läsion der kollagenen Fasern vorliegt.

Biochemisches Konzept. Das biochemische Konzept geht von der Möglichkeit aus, daß Störungen von Abbau und Synthese der Knorpelmatrix vorliegen, die sowohl die kollagenen Fasern als auch die Proteoglykane betreffen können. Für EHRLICH et al. (1973) ist die gesteigerte Aktivität der sauren Phosphatase im arthrotischen Knorpel ein Hinweis für die Beteiligung lysosomaler Enzyme am Abbau der Knorpelmatrix. Nach der Ansicht dieser Autoren soll ein nicht näher beschriebenes „initiales Ereignis" über einen noch unbekannten Mechanismus die Aktivität degradativer Enzyme im Knorpel erhöhen: Folge ist ein gesteigerter Abbau der Knorpelmatrix mit einer gleichzeitigen Steigerung der Synthese von Matrixbestandteilen sowie eine gesteigerte Zellproliferation. Eine gesteigerte Aktivität der sauren Phosphatase liegt auch im Knorpel von Meerschweinchen mit experimentell induzierter Arthrose vor (SCHWARTZ et al. 1981). ALTMAN (1981) folgert aus histochemischen Untersuchungen des Knorpels von Tieren eines Mäusestammes, die eine spontane Arthrose entwickeln (STR/ORT-Stamm), daß eine Störung der Syntheseaktivität der Chondrozyten Ursache der Arthrose sein kann.

Angriff an den kollagenen Fasern. Geht man von der Möglichkeit aus, daß eine biochemische Störung sich an den kollagenen Fasern abspielen kann, so muß zunächst die Frage beantwortet werden, ob die kollagenen Fasern des Knorpels, die in der Wachstumsphase gebildet und mit den Proteoglykanen zur Struktur Knorpel vereinigt wurden, ein Leben lang persistieren oder ob sie im Laufe des Lebens umgesetzt werden. Daß ^{3}H-Prolin in vivo in den Knorpel wachsender (MOHR et al. 1978; WILD et al. 1981) bzw. erwachsener Nager (REPO u. MITCHELL 1971) eingebaut wird, ist nicht verwunderlich. Nach den Angaben von LANE u. WEISS (1975) soll das Knorpelkollagen eine Halbwertszeit von 50–300 Tagen haben. Leider ist aus der Mitteilung dieser Autoren aber nicht klar ersichtlich, wie diese Zeitdauer ermittelt wurde. Zweifel an einem Umsatz der kollagenen Fasern treten bei der Analyse einer Beobachtung von LIBBY et al. (1964) auf: in Hirn, Herz und Leber der Leiche eines Mannes, der während des Lebens hohen Aktivitäten von radioaktivem Kohlenstoff (^{14}C) ausgesetzt war, konnte radioaktiver Kohlenstoff nachgewiesen werden, der Gelenkknorpel enthielt jedoch keine wesentliche bestimmbare Radioaktivität. Viele Untersucher kommen deshalb zu der Ansicht, daß ein Umsatz der kollagenen Fasern „wenn überhaupt, dann sehr langsam" (SCHOFIELD u. WEIGHTMAN 1978; MUIR 1979; SOKOLOFF 1980) oder „unendlich langsam" (HOWELL 1975) abläuft.

Störung der Kollagensynthese. Normalerweise enthält die interzelluläre Knorpelmatrix ausschließlich Kollagen vom Typ II; lediglich in der perizellulären Matrix kommt Kollagen vom Typ V vor (GAY et al. 1980). Einzelne Beobachtungen können dafür sprechen, daß es bei der Arthrose zur Synthese eines abweichenden Kollagentyps kommt. NIMNI u. DESHMUKH (1973) wiesen biochemisch im arthrotischen Knorpel neben Kollagen Typ II auch Typ I nach. Immunhistologische Untersuchungsbefunde von GAY et al. (1976) sprechen dafür, daß im arthrotischen Knorpel die Chondrozyten von der Typ II- auf die Typ I-Kollagensynthese „umschalten". Eine solche Änderung des synthetisierten Kollagentyps ist auch aus Zellkulturen bekannt: nach längerer Kulturzeitdauer synthetisieren die Chondrozyten des Hühnerknorpels anstelle von Typ II das Typ I-Kollagen (MAYNE et al. 1976).

Die pathogenetische Bedeutung des andersgearteten Kollagens fassen GAUSS et al. (1978) zusammen: es können die „derben Fibrillen dieses für den Knochen typischen Kollagens natürlich nicht die physiologische Funktion des Knorpels erfüllen" – sie sollen darüber hinaus auch noch intaktes Knorpelgewebe stören und somit ein Fortschreiten des degenerativen Prozesses begünstigen.

Durch biochemische Untersuchungen anderer Autoren (LIPPIELLO et al. 1977; PEYRON et al. 1978) konnte die Vorstellung über die Synthese eines andersartigen Kollagentyps nicht bestätigt werden. FUKAE et al. (1975) schlossen aus ihren In-vitro-Untersuchungen, daß die Chondrozyten des arthrotischen Knorpels zwar Kollagen vom Typ II bilden, daß dieses Kollagen aber unter- bzw. überhydroxyliert sei, auch soll im arthrotischen Knorpel die Kollagensynthese gesteigert sein (LIPPIELLO et al. 1977).

Ob durch die Untersuchungsbefunde von FUKAE et al. (1975), LIPPIELLO et al. (1977) und PEYRON et al. (1978) die nur geringe Menge eines andersgearteten Kollagens nicht erfaßt wurde oder ob von NIMNI u. DESHMUKH (1973) bzw. GAY et al. (1976) Faserknorpel von Regeneraten bzw. Exostosen (Faserknorpel der Menisken enthält Kollagen Typ I: EYRE u. MUIR 1975) erfaßt wurde und somit ihre Ergebnisse als „Sammelfehler" (HOUGH u. SOKOLOFF 1975) zu interpretieren sind, ist zur Zeit noch nicht sicher zu entscheiden.

Störung des Kollagenabbaus. Im normalen Knorpel kommt nur in geringer Menge Kollagenase vor, die an Inhibitoren gebunden ist (EHRLICH et al. 1977). Im arthrotischen Knorpel ist die Menge der durch Trypsin vom Inhibitor freisetzbaren Kollagenase höher als im normalen Knorpel (EHRLICH et al. 1977). Die höchste Enzymaktivität liegt in Knorpelarealen mit mittleren oder schweren arthrotischen Veränderungen vor (EHRLICH et al. 1978). Eine gesteigerte Aktivität der Kollagenase im Knorpel wird auch bei experimentell induzierten Arthrosen gefunden (PELLETIER et al. 1981). Vermehrtes lösliches Kollagen bei der Dysplasie-bedingten Koxarthrose des Hundes (LUST et al. 1972) sowie leichtere enzymatische Abbaubarkeit der kollagenen Fasern im arthrotischen Knorpel durch Pronase (ADAM et al. 1976), könnten ihre Ursache in einer gesteigerten Kollagenaseaktivität haben. Das Erscheinen der erhöhten Kollagenaseaktivität im Knorpel, sei es durch Synthese oder durch Demaskierung infolge der Zerstörung des Inhibitors, ist aber ein spätes Phänomen im Ablauf der Arthrose (EHRLICH et al. 1978) und gehört somit nicht zu den initialen Läsionen. Die Freisetzung oder Aktivierung von Kollagenase mag aber von Bedeutung für das Fortschreiten des Knorpelabbaus sein.

Angriff an den Proteoglykanen. Was für das Kollagen bis heute nur vermutet wird, ist für die Proteoglykane bewiesen: während des gesamten Lebens werden Proteoglykane abgebaut und neugebildet. Die Halblebenszeit der Proteoglykane (MAROUDAS 1975) liegt zwischen 300 Tagen (Knorpel des Femurkondylus) und 800 Tagen (Knorpel des Femurkopfes). Dieser Umsatz der Proteoglykane ist wohl die Voraussetzung für eine lebenslange mögliche Integrität des hyalinen Knorpels.

Sowohl aus mikroskopischen (LUST et al. 1972; AUFDERMAUR 1978) als auch aus biochemischen Befunden (GREILING u. KANEKO 1973; MANKIN et al. 1981) ist abzulesen, daß es frühzeitig im Verlaufe der Arthrose zu einer Reduktion des Proteoglykangehaltes kommt. Dennoch können um die Chondrozyten Säume mit einer hohen Konzentration an Proteoglykanen vorkommen (MITCHELL u. SHEPARD 1981). Am stärksten ist der Proteoglykanverlust im fibrillierten Knorpel, umgebender Knorpel kann einen normalen Gehalt aufweisen (SWEET et al. 1977; VENN 1979).

Bei vielen der biochemisch nachweisbaren Veränderungen an den Proteoglykanen ist nicht sicher zu entscheiden, ob ihre Ursache in einem gesteigerten Abbau oder in einer Störung der Synthese liegt. Es soll dennoch versucht werden, einzelne der bekannten Phänomene an den Proteoglykanen einem dieser beiden Schritte des Umsatzes zuzuordnen.

Störungen der Proteoglykansynthese. Eine intermittierende Druckbelastung wird als Stimulus zur Proteoglykansynthese angesehen (FLINT 1974). Mechanisch belasteter Knorpel weist wohl aus diesem Grunde einen höheren Proteoglykangehalt als unbelasteter Knorpel auf (CATERSON u. LOWTHER 1978). Möglicherweise ist die Belastung auch für die Bildung der Aggregate aus Proteoglykanen und Hyaluronsäure notwendig (PERRICONE et al. 1980). Somit wird auch die Induktion eines arthrotischen Prozesses durch die Ruhigstellung von Gelenken (REFIOR 1978) verständlich.

Aus Untersuchungsbefunden bei einer experimentellen Arthrose des Hundes schließen McDEVITT u. MUIR (1976), daß die Chondrozyten unter der veränderten Belastung Proteoglykane synthetisieren, die sich durch einen hohen Gehalt an Chondroitinsulfat auszeichnen. Damit entspricht das Spektrum der synthetisierten Proteoglykane dem eines unreifen Knorpels. Auch der erhöhte Gehalt an Chondroitin-4-sulfat in diesem Modell gleicht dem des unreifen Knorpels (IDA 1979). McDEVITT u. MUIR (1976) beobachteten aber auch, daß im arthrotischen Knorpel in großer Menge Proteoglykane vorhanden waren, die nicht mit Hyaluronsäure aggregiert waren. Das Auftreten von Proteoglykanen mit niederem Molekulargewicht wird von HJERTQUIST u. WASTESON (1972) beschrieben. Ob niedermolekulare Proteoglykane jedoch Ausdruck eines Abbaus oder einer gestörten Synthese sind, ist nicht zu entscheiden (McDEVITT 1973). Darüber hinaus sind Untersuchungsbefunde über eine quantitative Veränderung der Proteoglykansynthese bekannt. BOLLET u. NANCE (1966) berichten, daß im arthrotischen Knorpel eine erhöhte Proteoglykansynthese abläuft. MITROVIC et al. (1981) sahen einen gesteigerten ^{35}S- und ^{3}H-Glycin-Einbau bei der Arthrose und vergleichen den arthrotischen Knorpel mit immaturem Knorpel vom „Chondroblasten-Typ". Weder MAROUDAS (1975) noch McKENZIE et al. (1977) bzw. BYERS et al. (1977b) konnten bei ihren Untersuchungen eine gesteigerte Proteoglykansynthese im Knorpel nachweisen. MOSKOWITZ et al. (1979) sehen den wesentlichen Defekt im arthrotischen Knorpel in der Störung des Verbindungsproteins, das Hyaluronsäure und Proteoglykane zu Komplexen vereinigt. Bei der frühen Arthrose von Mäusen des Stammes STR/IN liegt kein Aggregationsdefekt vor (ROSTAND et al. 1980), auch Untersuchungen am Knorpel des

Tibiaplateaus bei der Gonarthrose erbrachten keinen Hinweis für eine veränderte Glykosaminoglykansynthese oder für eine Störung der Aggregation der Glykosaminoglykane mit der Hyaluronsäure (SANTER et al. 1981).

Störungen des Proteoglykanabbaus. Am attraktivsten ist heute die Vorstellung, daß eine Aktivierung degradativer Enzyme im Knorpel für den Abbau der Proteoglykane verantwortlich ist. Ein höheres Uronsäure/Protein-Verhältnis der niedermolekularen Proteoglykane mit hohem Keratansulfatgehalt und erhöhtem Anteil von Proteoglykanen mit fehlender Hyaluronsäurebindungsregion sind für INEROT et al. (1978) ein Indiz für einen gesteigerten Abbau der Proteoglykane im arthrotischen Knorpel. Chondrozyten können sämtliche Enzyme für den Abbau der Proteoglykane synthetisieren (SAPOLSKY et al. 1980). Der Nachweis gesteigerter Aktivitäten lysosomaler Enzyme im arthrotischen menschlichen Knorpel (EHRLICH et al. 1973) und bei einer experimentellen Arthrose des Meerschweinchens (SCHWARTZ et al. 1981) sind Hinweise für einen solchen Mechanismus. Das Fehlen von Proteaseninhibitoren in den Chondrozyten wird von GHOSH et al. (1980) als mögliche Ursache gesteigerter Enzymaktivitäten angesehen. Es soll somit „die Zerstörung der Knorpelmatrix bei degenerativen Gelenkerkrankungen vorwiegend von innen heraus durch die lysosomalen Enzyme der Chondrozyten" stattfinden (GREILING 1980). Kathepsin D, das eine Bedeutung beim normalen Turnover der Proteoglykane des Knorpels hat (POOLE et al. 1974), und das im arthrotischen Knorpel eine höhere Aktivität als im normalen Knorpel aufweist (ALI u. EVANS 1973; SAPOLSKY et al. 1973), wird als wesentliches Enzym für den pathologischen Proteoglykanabbau angesehen. Nach HOWELL et al. (1974) soll auch Lysozym, ein in der extrazellulären Knorpelsubstanz gelegenes, nicht lysosomales Enzym (GREENWALD 1976), am Abbau der Proteoglykane beteiligt sein.

Bei dieser enzymatischen Degradation soll zunächst eine Proteolyse des Proteinskeletts (Proteincore) der Proteoglykane erfolgen und dann die Depolymerisation der Glykosaminoglykane ablaufen (SHOJI u. GRANDA 1974; SAPOLSKY et al. 1976).

Das Auftreten leicht extrahierbarer Proteoglykane im arthrotischen Knorpel (BRANDT 1974) könnte ein Hinweis für einen gesteigerten Abbau sein. Dennoch fehlen aber heute immer noch sichere Untersuchungsbefunde, die eine abnorme Aktivität degradativer Enzyme im fibrillierten Knorpel beweisen (leading article 1973).

Störung der Knorpelverkalkung. Stärkere arthrotische Knorpelveränderungen gehen mit einer perichondrozytären Verkalkung oberhalb der „Tidemark" einher (GORDON et al. 1980). Eine gesteigerte Verkalkungstendenz könnte nach ALI (1980a) zusammen mit einer gesteigerten Aktivität degradativer Enzyme (ALI u. WISBY 1975) ein Mechanismus sein, der zum arthrotischen Knorpelverlust führt. Das vermehrte Auftreten von elektronenoptisch sichtbaren Matrixvesikeln, in denen zum Teil Hydroxylapatitkristalle enthalten sind, soll zur Bildung von verkalkten Herden im Knorpel führen, die dann die physikalischen Eigenschaften des Knorpels verändern und damit seine „Abnutzung" beschleunigen können (ALI 1980b). Nach HUSKISSON et al. (1979) kann das Auftreten von Apatitkristallen im Knorpel ein Indiz für eine metabolische Störung sein, wobei der Knorpel Charakteristika des wachsenden bzw. kalzifizierten Knorpels gewinnt (DIEPPE 1977) und sich die „Tidemark" von einer latenten Wachstumszone in eine aktive Wachstumszone umgewandelt hat (ALI 1977). Ob Kalziumpyrophosphatkristallablagerungen im Knorpel seine Degeneration fördern oder lediglich als Epiphänomen begleiten, ist noch unbekannt.

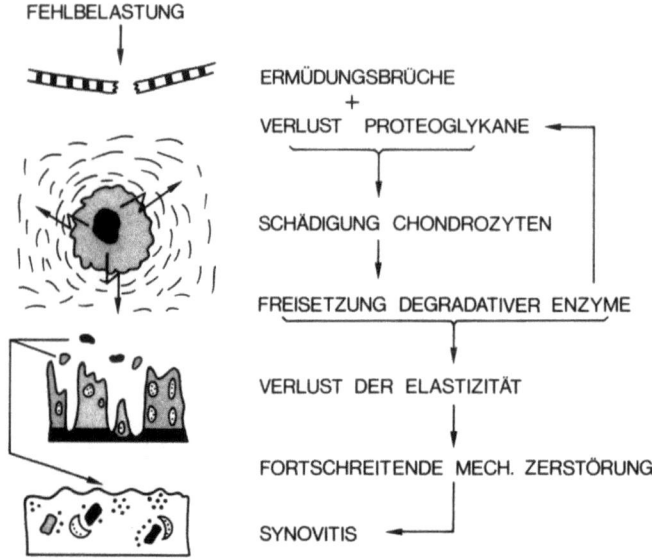

Abb. 3. Vereinfachte schematische Darstellung zur Pathogenese der Arthrosis deformans

δ) Synopsis

Die Darstellung der Pathogenese einer Krankheit in Form von „Konzepten" läßt die Schlußfolgerung zu, daß wir noch weit von der Möglichkeit entfernt sind, ein allgemein gültiges pathogenetisches Schema zu entwerfen. Die dargestellten Hypothesen geben keinen sicheren Aufschluß über die Frage, wo die initiale Veränderung lokalisiert ist. Vorherrschend ist heute die Ansicht, daß der Knorpel der Ort der primären Störung ist. Morphologisch ist die Entscheidung, ob hier zuerst kollagene Fasern rupturieren, oder ob ein Proteoglykanverlust vorausgeht, nicht möglich (SOKOLOFF 1980). Wo aber auch immer die initiale Veränderung sei – im Kollagen oder in den Proteoglykanen – jede Störung des einen Bestandteils wird auch Störungen des anderen Bausteines mit sich bringen (MEACHIM 1980).

Jedes Schema, das die Pathogenese der Arthrose zusammenfassen könnte, bleibt ein vereinfachender Torso. Der Gedanke, Ermüdungsbrüche der kollagenen Fasern als initiales Ereignis anzusehen, ist bestechend, wenn auch sicher noch hypothetisch (Abb. 3). Ein damit verbundener Verlust der Proteoglykane kann über eine Veränderung der Elastizität des Knorpels zur Schädigung der Chondrozyten führen. Es herrscht dabei weitgehend Einigkeit in der Ansicht, daß eine Chondrozytenschädigung zu einer vermehrten Aktivität degradativer Enzyme führt (GREILING 1976, 1980; WEISS 1979). Der hiermit gesteigerte Abbau der Knorpelmatrix kann zur weiteren Zellschädigung führen und somit einen Circulus vitiosus einleiten. Nach MANKIN (1973) können die Chondrozyten über eine gewisse Zeit den Zerstörungsprozeß durch eine gesteigerte Synthese kompensieren. Überschreitet die Schädigung jedoch die reparative Fähigkeit, so dominieren die katabolen Prozesse. MANKIN et al. (1981) halten zwar weiter am Konzept der metabolisch hyperaktiven Chondrozyten fest, sahen aber in ihren neueren Untersuchungen keine Bestätigung für die Dekompensation der Chondrozyten. Ein Verlust der Proteoglykane mit einer daraus resultierenden reduzierten Elastizität des Knorpels führt zur weiteren Knorpelfissurierung. Die Unfähigkeit des Knorpels, durch eine „intrinsic repair" verlorengegangene Knorpelsubstanz zu ersetzen, spielt beim Fortschreiten des arthrotischen Prozesses sicher eine wesentliche Rolle. Die Frage, wo bei diesem Ablauf eine sog. „Knorpelschutztherapie" am Knorpel angreifen könnte, sei, um eine zu harte Übersetzung zu vermeiden, im Originaltext (SOKOLOFF 1978) zitiert: „A priori, there is no reason for believing that administering surrogate ground substance materials intraarticularly or systemically, or even stimulating the production of natural ground substance in itself, would offer an advantage to the osteoarthritic patient". Knorpel- und Knochenpartikel, die aus dem Verband herausgelöst werden, induzieren die begleitende Synovitis.

Literatur

Adam M, Musilova J, Deyl Z (1976) Cartilage collagen in osteoarthrosis. Clin Chim Acta 69:53–59
Ali SY (1977) Matrix vesicles and apatite nodules in arthritic cartilage. In: Willoughby DA, Giroud JP, Velo GP (eds) Perspectives in inflammation. MTP Press Ltd, Lancaster/Engl, pp 211–223
Ali SY (1980a) Mineral containing matrix vesicles in human osteoarthritic cartilage. In: Nuki G (ed) The aetiopathogenesis of osteoarthrosis. Pitman Medical Publishing Co Ltd, Turnbridge Wells Kent/Engl, pp 105–116
Ali SY (1980b) The occurrence of apatite crystals in osteoarthritic cartilage. J Bone Joint Surg 62B:257 (Abstr)
Ali SY, Evans L (1973) Enzymic degradation of cartilage in osteoarthritis. Fed Proc 32:1494–1498
Ali SY, Wisby A (1975) Ultrastructural aspects of normal and osteoarthrotic cartilage. Ann Rheum Dis [Suppl 2] 34:21–23
Altman FP (1981) A metabolic dysfunction in early murine osteoarthritis. Ann Rheum Dis 40:303–306
Annas T (1980) Das phleboarthrotische Syndrom in der orthopädischen Sprechstunde. Med Welt 31:523–524
Armstrong CG, Bahrani AS, Gardner DL (1979) In vitro measurement of articular cartilage deformations in the intact human hip joint under load. J Bone Joint Surg 61 A:744–755
Arnoldi CC, Reimann I (1979) The pathomechanism of human coxarthrosis. Acta Orthop Scand [Suppl 181]:1–47
Aufdermaur M (1978) Die pathologische Anatomie der deformen Arthrose und Spondylose. Ther Umschau 35:141–146
Bollet AJ, Nance JL (1966) Biochemical findings in normal and osteoarthritic articular cartilage. II. Chondroitinsulfate concentration, chain length, water, and ash content. J Clin Invest 45:1170–1177
Bonner WM, Jonsson H, Malanos C, Bryant M (1975) Changes in the lipids of human articular cartilage with age. Arthritis Rheum 18:461–473
Brandt KD (1974) Enhanced extractability of articular cartilage proteglycans in osteoarthrosis. Biochem J 143:475–478
Byers PD, Pringle J, Oztop F, Fernley HN, Brown MA, Davison W (1977a) Observations on osteoarthrosis of the hip. Semin Arthritis Rheum 6:277–303
Byers PD, Maroudas A, Oztop F, Stockwell RA, Venn MF (1977b) Histological and biochemical studies on cartilage from osteoarthritic femoral heads with special reference to surface characteristics. Connect Tissue Res 5:41–49
Casscells SW (1978) Gross pathological changes in the knee joint of the aged individual. Clin Orthop 132:225–232
Caterson B, Lowther DA (1978) Changes in the metabolism of the proteoglycans from sheep articular cartilage in response to mechanical stress. Biochim Biophys Acta 540:412–422
Cooke TDV, Bennett EL, Ohno O (1980) Identification of immunoglobulins and complement components in articular collagenous tissues of patients with idiopathic osteoarthrosis. In: Nuki G (ed) The aetiopathogenesis of osteoarthrosis. Pitman Medical Publishing Co Ltd, Turnbridge Wells Kent/Engl, pp 144–154

Dieppe PA (1977) Crystal induced inflammation in osteoarthritis. In: Willoughby DA, Giroud JP, Velo GP (eds) Perspectives in inflammation. MTP Press Ltd, Lancaster/Engl, pp 225–231

Dingle JT (1979) Recent studies on the control of joint damage: the contribution of the Strangeways Research Laboratory. Ann Rheum Dis 38:201–214

Ehrlich GE (1978) Osteoarthritis. Arch Intern Med 138:688–689

Ehrlich MG, Mankin HJ, Treadwell BV (1973) Acid hydrolase activity in osteoarthritic and normal human cartilage. J Bone Joint Surg 55 A:1068–1076

Ehrlich MG, Mankin HJ, Jones H, Wright R, Crispen C, Vigliani G (1977) Collagenase and collagenase inhibitors in osteoarthritic and normal human cartilage. J Clin Invest 59:226–233

Ehrlich MG, Houle PA, Vigliani G, Mankin HJ (1978) Correlation between articular cartilage collagenase activity and osteoarthritis. Arthritis Rheum 21:761–766

Elliott RJ, Gardner DL (1979) Changes with age in the glycosaminoglycans of human articular cartilage. Ann Rheum Dis 38:371–377

Eyre DR, Muir H (1975) The distribution of different molecular species of collagen in fibrous, elastic and hyaline cartilage of the pig. Biochem J 151:595–602

Ficat P, Arlet J (1977) Étio-pathogénie de l'arthrose. Rev Rhum 44:627–631

Flint MH (1974) Pathogenesis of osteoarthrosis. Lancet 1:1047–1048

Foss MVL, Byers PD (1972) Bone density, osteoarthrosis of the hip, and fracture of the upper end of the femur. Ann Rheum Dis 31:259–264

Freeman MAR (1975) The fatigue of cartilage in the pathogenesis of osteoarthrosis. Acta Orthop Scand 46:323–328

Fukae M, Mechanic GL, Adamy L, Schwartz ER (1975) Chromatographically different type II collagens from human normal and osteoarthritic cartilage. Biochem Biophys Res Commun 67:1575–1580

Gauss V, Matzen K, Müller PK, Krieg T (1978) Osteoarthrose und Kollagenbiosynthese. Z Orthop 116:580

Gay S, Müller PK, Lemmen C, Remberger K, Matzen K, Kühn K (1976) Immunohistological study on collagen in cartilage-bone metamorphosis and degenerative osteoarthrosis. Klin Wochenschr 54:969–976

Gay S, Gay RE, Miller EJ (1980) The collagens of the joint. Arthritis Rheum 23:937–941

Ghosh P, Stephens RW, Knight JA, Taylor TKF (1980) The role of enzyme inhibitors in the pathogenesis of osteoarthrosis. J Bone Joint Surg 62 B:268 (Abstr)

Glynn LE (1977) Primary lesion in osteoarthrosis. Lancet 1:574–575

Gordon G, Villanueva T, Schumacher HR, Gohel V (1980) Autopsy study correlating degree of osteoarthritis, articular calcification, and evidence of synovitis. Arthritis Rheum 23:683

Greenwald RA (1976) Connective tissue lysozyme in health and disease. Semin Arthritis Rheum 6:35–51

Greiling H (1976) Biochemische Untersuchungen zur medikamentösen Therapie der Arthrosen. In: Burri C, Rüter A (Hrsg) Meniscusläsionen und posttraumatische Arthrose. Hefte Unfallheilk 128:87–97

Greiling H (1980) Biochemische Untersuchungen zur Wirkungsweise von Arteparon. In: Dettmer N, Greiling H, Sensch KH (Hrsg) Internationales Arzneimittelsymposium: Arteparon. Eular, Basel, S 11–18

Greiling H, Kaneko M (1973) Die Hemmung lysosomaler Enzyme durch ein Glykosaminoglykanpolysulfat. Arzneim Forsch (Drug Res) 23:593–597

Hadler NM, Spitznagel JK, Quinet RJ (1979) Lysosomal enzymes in inflammatory synovial effusions. J Immunol 123:572–577

Hadler NM, Johnson AM, Spitznagel JK, Quinet RJ (1981) Protease inhibitors in inflammatory synovial effusions. Ann Rheum Dis 40:55–59

Hagemann R, Rüttner JR (1979) Die Arthrose des Sternoclaviculargelenkes (SCG). Z Rheumatol 38:27–38

Heine J (1926) Über die Arthritis deformans. Virchows Arch 260:521–663

Herbert C, Jayson MIV, Bailey AJ (1973) Joint capsule collagen in osteoarthrosis. Ann Rheum Dis 32:510–514

Hjertquist SO, Wasteson A (1972) The molecular weight of chondroitin sulphate from human articular cartilage. Calcif Tissue Res 10:31–37

Honner R, Thompson RC (1971) The nutritional pathways of articular cartilage. J Bone Joint Surg 53 A:742–748

Hough AJ, Sokoloff L (1975) Tissue sampling as a potential source of error in experimental studies on cartilage. Connect Tissue Res 3:27–31

Howell DS (1975) Degradative enzymes in osteoarthritic human articular cartilage. Arthritis Rheum 18:167–177

Howell DS, Pita JC, Sorgente N, Kuettner K (1974) Possible role of lysozyme in degradation of osteoarthritic cartilage. Trans Assoc Am Physicians 87:169–179

Huskisson EC (1979) Osteoarthritis – Changing concepts in pathogenesis and treatment. Postgrad Med 65:97–104

Huskisson EC, Dieppe PA, Tucker AK, Cannell LB (1979) Another look at osteoarthritis. Ann Rheum Dis 38:423–428

Huth F, Soren A, Rosenbauer KA, Klein W (1973) Fine-structural changes of the synovial membrane in arthrosis deformans. Virchows Arch [Pathol Anat] 359:201–211

Ida K (1979) An experimental study on the pathogenesis of osteoarthritis – histological and biochemical changes of proteoglycan in the osteoarthritic cartilage of rabbit in the early stage (in Japanese). Nippon Seikeigeka Gakkai Zasshi 53:949–962

Inerot S, Heinegard D, Audell L, Olsson S-E (1978) Articular-cartilage proteoglycans in aging and osteoarthritis. Biochem J 169:143–156

Jurmain RD (1977) Stress and the etiology of osteoarthritis. Am J Phys Anthropol 46:353–366

Kalbhen DA, Scherbach E, Felten K (1981) Histologische Untersuchungen zur antiarthrotischen Wirkung von Tribenosid bei der tierexperimentellen Gonarthrose. Z Rheumatol 40:72–86

Kellgren JH (1961) Osteoarthrosis in patients and populations. Br Med J 2:1–6

Kimura K (1900) Ueber Knochenatrophie und deren Folgen, Coxa vara, Ostitis und Arthritis deformans. Beitr Pathol Anat Allg Pathol 27:591–596

König (1909) Bemerkungen zur klinischen Geschichte der Arthritis deformans coxae auf Grund von Beobachtungen. Arch Klin Chir 88:319–327

Ladefoged C, Christensen HE (1980) Congophilic substance with green dichroism in hip joints in autopsy material. Acta Pathol Microbiol Scand [A] 88:55–58

Lane JM, Weiss C (1975) Review of articular cartilage collagen research. Arthritis Rheum 18:553–562

Lane LB, Bullough PG (1980) Age-related changes in the thickness of the calcified zone and the number of tidemarks in adult articular cartilage. J Bone Joint Surg 62 B:372–375

Lang FJ (1934) Arthritis deformans und Spondylitis deformans. In: Lubarsch O, Henke F (Hrsg) Handbuch der speziellen Pathologie und pathologischen Histologie, Bd 9, Teil 2. Springer, Berlin, S 252–376

Lawrence JS (1963) The prevalence of arthritis. Br J Clin Pract 17:699–705

Leading article (1973) Pathogenesis of osteoarthrosis. Lancet 2:1131–1133

Leading article (1977) Pathogenesis of osteoarthrosis. Br Med J 2:979–980

Lee P, Rooney PJ, Sturrock RD, Kennedy AC, Dick WC (1974) The etiology and pathogenesis of osteoarthritis: a review. Semin Arthritis Rheum 3:189–218

Lequesne M (1970) Die Coxarthrose. In: Schoen R, Böni A, Miehlke K. Klinik der rheumatischen Erkrankungen. Springer, Berlin Heidelberg New York, S 326–337

Lereim P, Goldie I, Dahlberg E (1974) Hardness of the subchondral bone of the tibial condyles in the normal state and in osteoarthritis and rheumatoid arthritis. Acta Orthop Scand 45:614–627

Libby WF, Berger R, Mead JF, Alexander GV, Ross JF (1964) Replacement rates of human tissue from atmospheric radiocarbon. Science 146:1170–1172

Lippiello L, Hall D, Mankin HJ (1977) Collagen synthesis in normal and osteoarthritic human cartilage. J Clin Invest 59:593–600

Lloyd-Roberts GC (1953) The role of the capsular changes in osteoarthritis of the hip joint. J Bone Joint Surg 35 B:627–642

Lothe K, Spycher MA, Rüttner JR (1973) „Matrix-streaks": a peculiar pattern in the cartilage of the femoral head of aging subjects. J Bone Joint Surg 55 B:581–587

Lust G, Pronsky W, Sherman DM (1972) Biochemical and ultrastructural observations in normal and degenerative canine articular cartilage. Am J Vet Res 33:2429–2440

Mankin HJ (1963) Localization of tritiated cytidine in articular cartilage of immature and adult rabbits after intraarticular injection. Lab Invest 12:543–548

Mankin HJ (1973) Biochemical and metabolic abnormalities in osteoarthritic human cartilage. Fed Proc 32:1478–1480

Mankin HJ, Thrasher AZ (1975) Water content and binding in normal and osteoarthritic human cartilage. J Bone Joint Surg 57 A:76–80

Mankin HJ, Johnson ME, Lippiello L (1981) Biochemical and metabolic abnormalities in articular cartilage from osteoarthritic hips. III. Distribution and metabolism of amino sugar-containing macromolecules. J Bone Joint Surg 63 A: 131–139

Maroudas A (1975) Glycosaminoglycan turn-over in articular cartilage. Philos Trans R Soc Lond [Biol] 271: 293–313

Maroudas A (1976) Balance between swelling pressure and collagen tension in normal and degenerate cartilage. Nature 260: 808–809

Mayne R, Vail MS, Mayne PM, Miller EJ (1976) Changes in type of collagen synthesized as clones of chick chondrocytes grow and eventually lose division capacity. Proc Natl Acad Sci 73: 1674–1678

McDevitt CA (1973) Biochemistry of articular cartilage. Ann Rheum Dis 32: 364–378

McDevitt CA, Muir H (1976) Biochemical changes in the cartilage of the knee in experimental and natural osteoarthritis in the dog. J Bone Joint Surg 56 B: 94–101

McKenzie LS, Horsburgh BA, Ghosh P, Taylor TKF (1977) Sulphated glycosaminoglycan synthesis in normal and osteoarthrotic hip cartilage. Ann Rheum Dis 36: 369–373

Meachim G (1980) Ways of cartilage breakdown in human and experimental osteoarthrosis. In: Nuki G (ed) The aetiopathogenesis of osteoarthrosis. Pitman Medical Publishers Co. Ltd, Turnbridge Wells Kent/Engl, pp 16–28

Minns RJ (1976) Cartilage ulceration and shear fatigue failure. Lancet 1: 907–908

Mitchell N, Shepard N (1981) Pericellular proteoglycan concentrations in early degenerative arthritis. Arthritis Rheum 24: 958–964

Mitrovic D, Gruson M, Demignon J, Mercier P, Aprile F, Sèze S de (1981) Metabolism of human femoral head cartilage in osteoarthrosis and subcapital fracture. Ann Rheum Dis 40: 18–26

Mohr W (1982) Morphologie der Knorpeldestruktion bei der chronischen Polyarthritis. In: Otte P (Hrsg) Gelenkdestruktion bei Polyarthritis. Steinkopff, Darmstadt, S 126–138

Mohr W, Wessinghage D (1980) Knorpelzerstörung im bakteriell superinfizierten rheumatischen Gelenk. Akt Rheumatol 5: 157–162

Mohr W, Wessinghage D (1981) Zur Ultrastruktur der Detritus-Synovitis („Hydroxylapatit-Synovitis?"). Z Orthop 119: 463–468

Mohr W, Wild A, Wolf HP (1978) Incorporation of ^{3}H-proline into hyaline articular cartilage. Virchows Arch [Cell Pathol] 28: 1–12

Moskowitz RW, Howell DS, Goldberg VM, Muniz O, Pita JC (1979) Cartilage proteoglycan alterations in an experimentally induced model of rabbit osteoarthritis. Arthritis Rheum 22: 155–163

Muir H (1979) Biochemistry. In: Freeman MAR (ed) Adult articular cartilage, 2nd edn. Pitman Medical Publishing, Kent/Engl, pp 145–214

Murray RO (1965) The etiology of primary osteoarthritis of the hip. Br J Radiol 38: 810–824

Mutter K, Schlegel KF (1975) Zur Ätiologie der Koxarthrose. Eine radiologische Studie. Z Orthop 113: 402–405

Neugebauer H (1970) Kniearthrose und Varizen. Z. Orthop 107: 335–340

Neugebauer H (1973) Der phleboarthrotische Komplex nach E. Krieg. Z Orthop 111: 512–514

Nimni M, Deshmukh K (1973) Differences in collagen metabolism between normal and osteoarthritic human articular cartilage. Science 181: 751–752

Otte P (1980) Ein Vergleich der Pathogenese und Pathophysiologie der Arthrose und Arthritis. In: Mathies H (Hrsg) Arthritis – Arthrose. Colloquia rheumatologica 8, Geigy. Werk-Verlag Dr Edmund Banaschewski, München-Gräfelfing, S 20–44

Palfrey AJ (1973) The structure of the bone cartilage junction. In: Kenedi RM (ed) Perspectives in biomedical engineering. The McMillan Press Ltd, London and Basingtoke, pp 139–145

Pataki A, Rüttner JR, Abt K (1980) Age-related histochemical and histological changes in the knee-joint cartilage of C57B1 mice and their significance for the pathogenesis of osteoarthrosis. Exp Cell Biol 48: 329–348

Pelletier JP, Altman RD, Martel-Pelletier J, Woessner JF, Pardo V, Howell DS (1981) Dog osteoarthritis: cartilage collagenase activity. Arthritis Rheum [Suppl] 24: 87 (Abstr 180)

Perricone E, Palmoski MJ, Brandt KD (1977) Failure of proteoglycans to form aggregates in morphological normal aged human hip cartilage. Arthritis Rheum 20: 1372–1380

Perricone E, Brandt K, Palmoski M (1980) Diminished joint use abolishes proteoglycan (PG) aggregation in human joint cartilage. Clin Res 28: 507A (Abstr.)

Peter JB, Pearson CM, Marmor L (1966) Erosive osteoarthritis of the hands. Arthritis Rheum 9: 365–388

Peyron JG (1973) Le cartilage articulaire. 2. Physiopathologie du vieillissement et de l'arthrose. Nouv Presse Med 2:1711–1714

Peyron JG, Stanescu R, Stanescu V, Maroteaux P (1978) Distribution electrophorétique particulière des populations proteoglycanes dans les zones de régénération du cartilage arthrosique et étude de leur collagène. Rev Rhum 45:569–575

Phillips RS (1966) Phlebography in osteoarthritis of the hip. J Bone Joint Surg 48 B:280–288

Phillips RS (1972) Venous pathology in osteoarthritis of the knee. JR Coll Surg Edinb 17:195–199

Pommer G (1927) Über die mikroskopischen Kennzeichen und die Entstehungsbedingungen der Arthritis deformans (nebst neuen Beiträgen zur Kenntnis der Knorpelknötchen). Virchows Arch Path Anat Physiol 263:434–514

Poole AR, Hembry H, Dingle JT (1974) Cathepsin D in cartilage: the immunohistochemical demonstration of extracellular enzyme in normal and pathologic conditions. J Cell Sci 14:139–161

Radin EL (1972–1973) The physiology and degeneration of joints. Semin Arthritis Rheum 2:245–257

Radin EL (1975–1976) Mechanical aspects of osteoarthrosis. Bull Rheum Dis 26:862–865

Radin EL, Paul IL, Tolkoff MJ (1970) Subchondral bone changes in patients with early degenerative joint disease. Arthritis Rheum 13:400–405

Radin EL, Parker HG, Paul IL (1971) Pattern of degenerative arthritis. Preferential involvement of distal finger-joints. Lancet 1:377–379

Radin EL, Paul IL, Rose RM (1972) Pathogenesis of primary osteoarthritis. Lancet 1:1395–1396

Radin EL, Ehrlich MG, Chernack R, Abernethy P, Paul IL, Rose RM (1978) Effect of repetitive impulsive loading on the knee joints of rabbits. Clin Orthop 131:288–293

Rainer F, Ribitsch V, Klein G, Schurz J (1980) Rheologische Untersuchungen der Synovia bei verschiedenen Gelenkerkrankungen. Verh Dtsch Ges Rheumatol 6:413–416

Rau R (1973) Die klinische Diagnose degenerativ-rheumatischer Gelenkerkrankungen. Z Allgemeinmed 49:1064–1069

Refior HJ (1978) Das Verhalten des hyalinen Gelenkknorpels nach Immobilisation und Remobilisation im Tierexperiment. Z Orthop 116:436–437

Repo RU, Mitchell N (1971) Collagen synthesis in mature articular cartilage of the rabbit. J Bone Joint Surg 53 B:541–548

Ribitsch V, Rainer F, Ribitsch G, Schurz J, Klein G (1981) Biorheologische Beiträge zum Problem der rheumatischen Gelenkserkrankungen. Z Rheumatol 40:199–204

Rostand K, Baker J, Caterson B, Christner J (1980) Characterization of mouse articular cartilage proteoglycan in osteoarthritis. Arthritis Rheum 23:739

Santer V, White RJ, Roughley PJ (1981) Proteoglycans from normal and degenerate cartilage of the adult human tibial plateau. Arthritis Rheum 24:691–700

Sapolsky AI, Altman RD, Woessner JF, Howell DS (1973) The action of cathepsin D in human articular cartilage on proteoglycans. J Clin Invest 52:624–633

Sapolsky AI, Keiser H, Howell DS, Woessner JF (1976) Metalloproteases of human articular cartilage that digest cartilage proteoglycan at neutral and acid pH. J Clin Invest 58:1030–1041

Sapolsky AI, Malemud CJ, Matsuta K, Howell DS (1980) Latent metal-dependent neutral protease activities degrading proteoglycan and collagen II from lapine chondrocyte cultures. Arthritis Rheum 23:742

Schilling F, Schacherl M (1972) „Banale" und destruierende Polyarthrose. Z Rheumaforsch [Suppl 2] 31:247–255

Schofield JD, Weightman B (1978) New knowledge of connective tissue ageing. J Clin Pathol (Roy Coll Pathol) [Suppl 12] 31:174–190

Schwartz ER, Oh WH, Leveille CR (1981) Experimental induced osteoarthritis in guinea pigs. Arthritis Rheum 24:1345–1355

Shoji H, Granda JL (1974) Acid hydrolases in the articular cartilage of the patella. Clin Orthop 99:293–297

Silberberg R (1977) Epiphyseal growth and osteoarthrosis in blotchy mice. Exp Cell Biol 45:1–8

Sokoloff L (1978) Osteoarthritis. In: Simon WH (ed) The human joint in health and disease. University of Pennsylvania Press, Inc, Philadelphia, pp 91–111

Sokoloff L (1980) The pathology of osteoarthrosis and the role of ageing. In: Nuki G (ed) The aetiopathogenesis of osteoarthrosis. Pitman Medical Publishing Co Ltd, Turnbridge Wells, Kent Engl., pp 1–15

Solomon L (1976) Patterns of osteoarthritis of the hip. J Bone Joint Surg 58 B:176–183

Solomon L (1978) The pathology of osteoarthritis. J. Bone Joint Surg 60 B:291 (Abstr)

Stockwell RA (1967) The cell density of human articular and costal cartilage. J Anat 101:753–763

Swann DA, Mitrovics DR, Demignon J (1979) Age dependent differencies in the extraction of in-vitro labelled cartilage macromolecules. Fed Proc 38:652 (Abstr)

Sweet MBE, Thonar EJ-MA, Immelman AR, Solomon L (1977) Biochemical changes in progressive osteoarthrosis. Ann Rheum Dis 36:387–398

Täger KH, Glogowski G (1967) Über thrombopathische Arthrose. Münch Med Wochenschr 109:1791–1794

Tillmann K (1977) Überlegungen zur Pathogenese der Arthrosen und ihre Bedeutung für die operative Therapie. Akt Rheumatol 2:53–68

Todd RC, Freeman MAR, Pirie CJ (1972) Isolated trabecular fatigue fractures in the femoral head. J Bone Joint Surg 54B:723–728

Uehlinger E (1953) Gelenksveränderungen im höheren Lebensalter. Z Rheumaforsch 12:34

Utsinger PD, Resnick D, Shapiro RF, Wiesner KB (1978) Roentgenologic, immunologic, and therapeutic study of erosive (inflammatory) osteoarthritis. Arch Intern Med 138:693–697

Venn MF (1979) Chemical composition of human femoral head cartilage: influence of topographical position and fibrillation. Ann Rheum Dis 38:57–62

Vignon E, Arlot M, Vignon G (1977) Etude de la cellularité du cartilage articulaire fissuré. Pathol Biol 25:29–32

Weightman B (1976) Tensile fatigue of human articular cartilage. J Biomechanics 9:193–200

Weightman BO, Freeman MAR, Swanson SAV (1973) Fatigue of articular cartilage. Nature 244:303–304

Weightman B, Chappell DJ, Jenkins EA (1978) A second study of tensile fatigue properties of human articular cartilage. Ann Rheum Dis 37:58–63

Weiss C (1979) Normal and osteoarthritic articular cartilage. Orthop Clin North Am 10:175–189

Wild A, Mohr W, Wolf HP (1981) Untersuchungen an ^{3}H-Prolin-vormarkiertem Knorpel bei der Adjuvansarthritis der Ratte. Verh Dtsch Ges Rheumatol 7:469–471

Wize J, Sopata I, Gietka J, Jakubowski S, Kruze D (1975) Hydroxyproline levels and collagenolytic activity in synovial fluids of patients with rheumatic diseases. Scand J Rheumatol 4:65–72

4. Morphologie

Von

W. Mohr

Mit 4 Abbildungen und 2 Tabellen

Unterschiedlich fortgeschrittener Knorpelverlust bis zur Freilegung der knöchernen Deckplatte („Knochenglatze": Fassbender 1975) in den gewichtbelasteten Arealen (Abb. 1a), Hyperostose der knöchernen Deckplatte, Pseudozysten im subchondralen Markraum (Abb. 1b), Randexostosen, die manchmal einen noch peripher erhaltenen Saum aus hyalinem Knorpel bedecken (Abb. 1c), und eine oft villöse Hyperplasie der Synovialmembran (Grueter u. Rütt 1962), insbesondere im Bereiche der Ansatzstelle der Gelenkkapsel am Knorpel und Knochen (Abb. 1d), kennzeichnen die morphologischen Veränderungen, die der Arthrosis deformans zugrunde liegen. Auch wenn bei der Krankheit unterschiedliche Ursachen zur Knorpelzerstörung führen können, so läuft doch wohl ein weitgehend gleichartiger pathologischer Prozeß ab (Lowman 1955).

a) Der Knorpelschwund

Ein Untergang der Chondrozyten in einer bandförmigen Zone in unmittelbarer Nachbarschaft der Gelenkoberfläche wird als eine der frühesten Veränderungen angesehen (Meachim et al. 1965). Die reduzierte metachromatische Anfärbbarkeit der oberflächennahen Knorpelmatrix (Peyron 1973) stellt sich nachfolgend ein (Abb. 2a). Diese geringere Anfärbbarkeit ist auf einen Proteoglykanverlust zurückzuführen, der sich makroskopisch in einer „Erweichung" der Knorpelsubstanz ausdrückt. Mit dem Fortschreiten des arthrotischen Prozesses treten in vermehrtem Maße nekrotische Chondrozyten auf (Weiss u. Mirow 1972; Weiss 1973).

Der Schwund der Proteoglykanpartikel läßt sich auch elektronenmikroskopisch nachweisen (Ali u. Wisby 1975). Die stärkere Elektronentransparenz der Matrix ist für Rüttner u. Spycher (1968) ein Zeichen für den gesteigerten Abbau des Knorpels. Elektronenmikroskopisch erscheinen im arthrotischen Knorpel die kollagenen Fibrillen separiert (Meachim 1980), abgeknickte Fibrillen und eine Desintegration der Fibrillen in feinste Filamente werden von Rüttner u. Spycher (1968) beschrieben; Fragmente von Fibrillen und Fibrillentrümmer sollen vorkommen (Arendt 1972). Die lichtmikroskopisch sichtbare „Demaskierung" der Fasern wird von Vignon u. Arlot (1981) als spätes Phänomen angesehen.

Fissuren in der Oberfläche des Knorpels zeigen die Zerstörung des Strukturgefüges an. Feinste oberflächliche Fibrillationen in belasteten Bereichen sind für Byers et al. (1977) das morphologische Äquivalent der fortschreitenden Knorpelzerstörung. Diese feinsten Fissuren oder auch eine verschmälerte Knorpellage mit fast glatter Oberfläche werden von Meachim (1980) als Folge der „Abrasion" des Knorpels durch die Gelenkbewegung angesehen (Abb. 2b). Tiefreichende Fissuren, die an nicht belasteten Zonen nicht unbedingt die Progres-

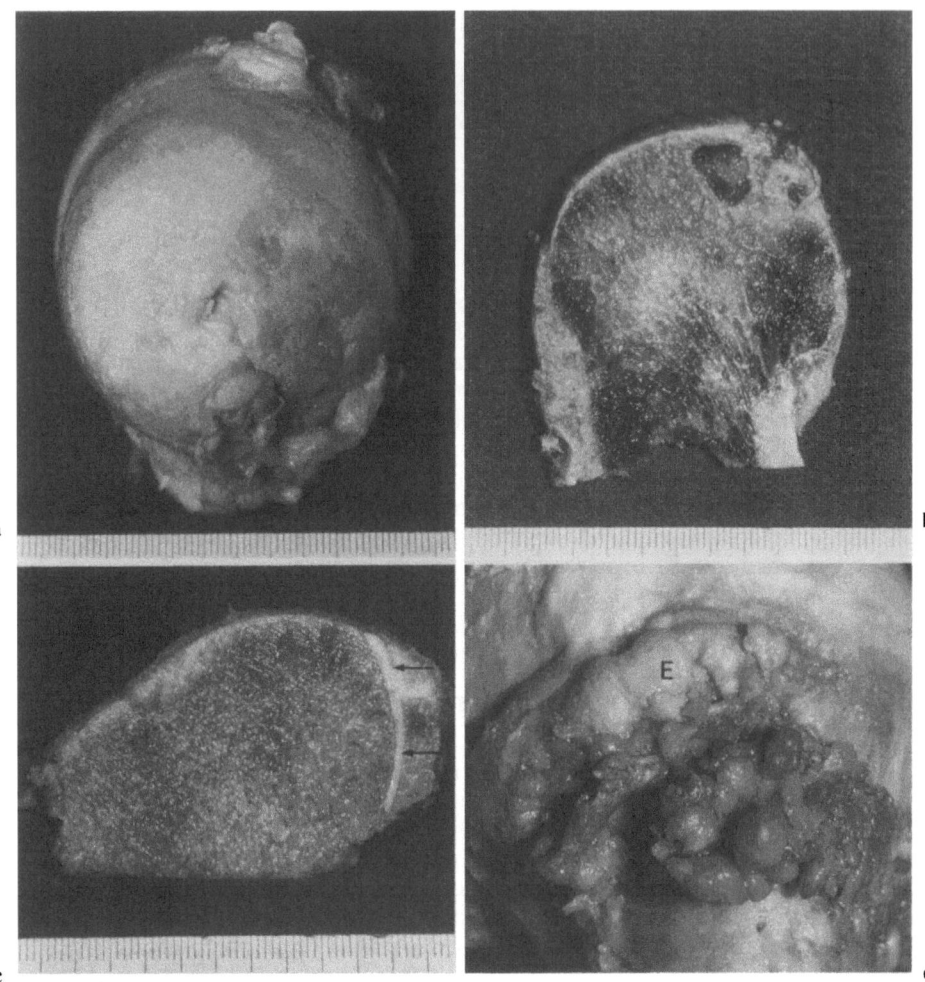

Abb. 1a–d. Makroskopisches Erscheinungsbild der Koxarthrose. **a** Oberfläche mit „abgeschliffenem" Knorpel (E 17443/81). **b** Sägefläche: nahezu kompletter Schwund des Gelenkknorpels und große subchondrale Pseudozyste (E 10640/81). **c** Kompletter Schwund des Gelenkknorpels über dem deformierten Hüftkopf. Breite Randexostose bedeckt den randwärts erhaltenen hyalinen Knorpel (*Pfeile*, E 18417/81). **d** Zottige Hyperplasie des Gelenkkapselgewebes am Ansatz der Kapsel unterhalb einer ausgedehnten Exostose (*E*, E 10222/81)

sion der Krankheit anzeigen müssen (BYERS et al. 1977), können aber auch in den gewichtbelasteten Zonen die Knorpelmatrix durchsetzen (Abb. 2c). MEA-CHIM (1980) vermutet, daß diese Fissuren den morphologischen Ausdruck der Ermüdungsfrakturen der kollagenen Fasern darstellen. Neben diesen vertikalen Fissuren, die sich unterschiedlich tief in die Knorpelmatrix erstrecken, die die Radiärzone des Knorpels überschreiten und bis zur Zone des verkalkten Knorpels vordringen, können sich aber auch horizontal verlaufende Fissuren ausbilden (Abb. 2d). Sie sind in charakteristischer Weise in der Zone zwischen verkalktem und nicht verkalktem Knorpel (Grenzzone, „Tidemark") lokalisiert (SOKOLOFF 1973). Scherkräfte werden als Ursache dieser Spaltbildung angesehen

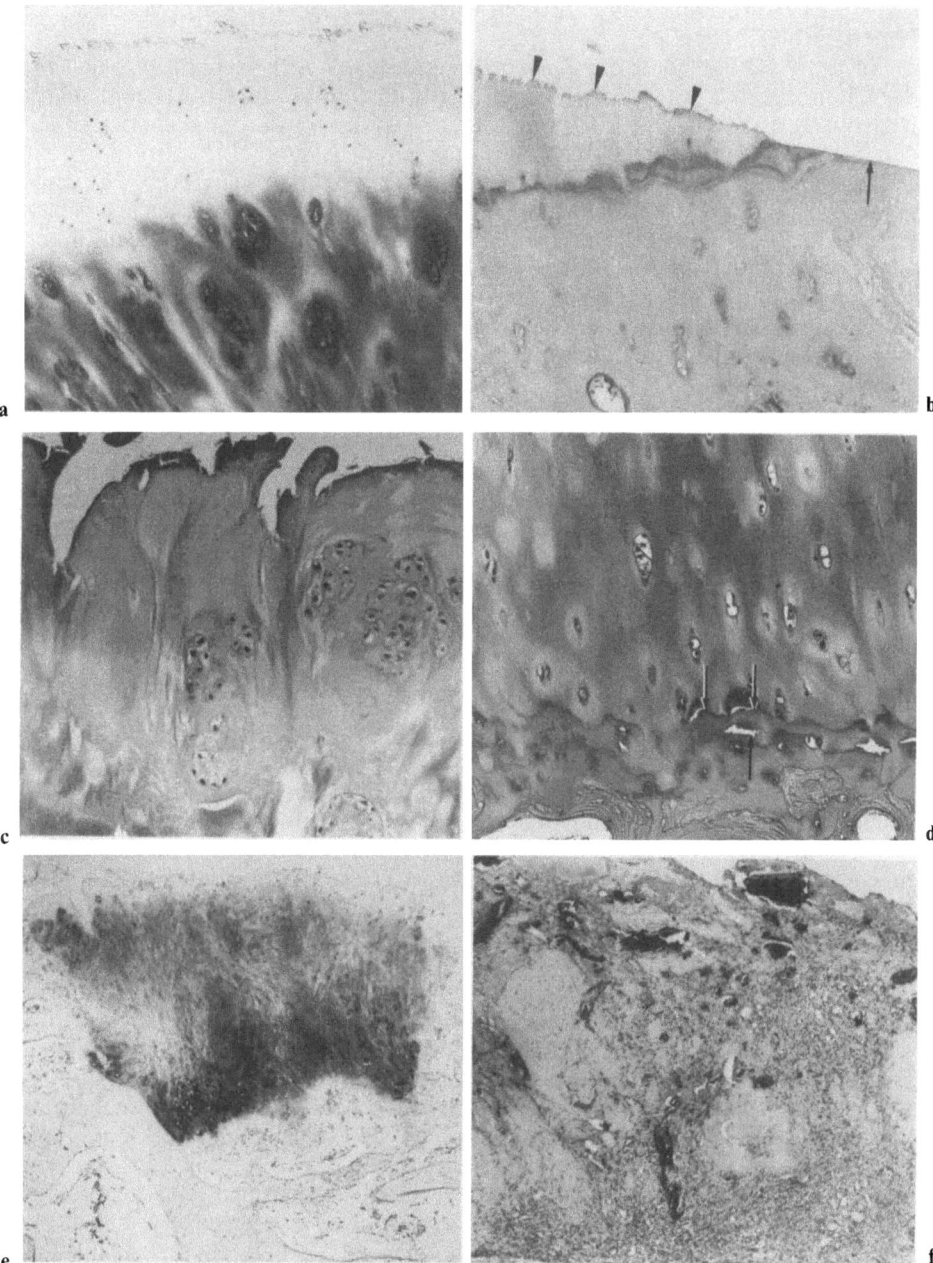

Abb. 2a–f. Mikroskopisches Erscheinungsbild der Arthrosis deformans. **a** Oberflächlicher Verlust der Proteoglykane und feinste Fibrillation der Knorpelmatrix (2/48/24). Safranin O, × 85. **b** Herdförmiger kompletter Verlust (*Pfeil*) des Knorpels mit Hyperostose der knöchernen Deckplatte. Im Randbereich noch Reste des oberflächlich fein fibrillierten Knorpels (*Pfeilköpfe,* 3/1/35). HE, × 85. **c** Tiefe Knorpelfissuren mit Brutkapselbildung der Chondrozyten in der Nachbarschaft der Fissuren (2/48/20). HE, × 220. **d** Horizontale Fissuren (*Pfeile*) in der Grenzlinie zwischen nicht verkalktem und verkalktem hyalinem Knorpel („Tidemark"; 2/118/38). HE, × 85. **e** Pseudoregenerat aus Faserknorpel im Bereiche eines Deckplatteneinbruchs (2/98/36). Safranin 0, × 85. **f** Detritussynovitis mit Knorpel- und Knochensequestern in einer synovialen Zotte (1/120/25). HE, × 85

(MEACHIM 1980). Durch diese Spalten wird in der Tiefe der Knorpel von seiner Unterlage abgehoben.

In der Nachbarschaft der Knorpelfissuren lassen sich Reparationsversuche der Chondrozyten erkennen. Ihre gesteigerte Proliferation (HULTH et al. 1972; ROTHWELL u. BENTLEY 1973; HIROTANI u. ITO 1975), die möglicherweise auf den Schwund der Proteoglykane zurückzuführen ist (vgl. MILLROY u. POOLE 1974), führt zur Bildung der charakteristischen Brutkapseln (Abb. 2c). Eine große Anzahl intrazytoplasmatischer Organellen zeichnet diese Zellen aus (WEISS u. MIROW 1972). Die gesteigerte Proteoglykansynthese durch die Zellen in den Chondronen führt zur Ausbildung von safraninophilen Höfen, die die Brutkapseln umgeben. Die gesteigerte Synthese von Knorpelmatrix ersetzt jedoch nicht die entstandenen Knorpeldefekte. Auch haben die Zellen in den Brutkapseln wohl nur eine limitierte Lebenszeit, da sie später zugrunde gehen (MEACHIM 1980).

Die Aufsplitterung des Knorpels durch vertikale und horizontale Fissuren hat zur Folge, daß durch die mechanische Belastung Knorpelfragmente aus dem Verband herausgelöst werden können (MEACHIM 1976). Durch den fortschreitenden Verlust des hyalinen Knorpels wird zunächst die Zone des verkalkten Knorpels freigelegt. Aber auch dieser Knorpel ist der weiteren Belastung nicht gewachsen. Nach dem Untergang des verkalkten Knorpels ist die knöcherne Deckplatte komplett vom Knorpel entblößt (vgl. Abb. 2b).

b) Pseudozysten

Im Verlaufe der fortschreitenden Zerstörung entstehen im gelenknahen Bereich durch Reibungskräfte Knochennekrosen (SOKOLOFF 1980), die oft in einer bandförmigen Zone auftreten (MEACHIM 1980). Diese oberflächlichen Nekrosen sowie eine gesteigerte osteoklastische Knochenresorption, die Entwicklung eines subchondralen fibromyxoiden Gewebes, Mikrofrakturen und subchondrale Knochennekrosen (SOKOLOFF 1980) stellen die Ausgangspunkte für die Entstehung der Pseudozysten dar, die sich nach LANDELLS (1953) durch die „eingepreßte" Synovialflüssigkeit entwickeln sollen. Die Pseudozysten, die bevorzugt bei der Koxarthrose und an der Daumenbasis bei der Rhizarthrose gefunden werden (SOKOLOFF 1980), enthalten in frühen Stadien ihrer Entwicklung nekrotisches Knorpel- und Knochengewebe, teilweise auch als Zeichen von Blutungen Erythrozyten. In 90% der Fälle kommunizieren sie mit dem Gelenkraum (GRUETER u. RÜTT 1962). Vom angrenzenden intakten Markraum setzt anschließend ein Organisationsprozeß ein. Granulationsgewebe dringt in die Defekte vor und resorbiert das zugrunde gegangene Material, womit es zur Bildung eines Narbengewebes kommen kann. Zurück bleiben Hohlräume, die mit Flüssigkeit gefüllt sein können. In der Peripherie der Pseudozysten kann eine gesteigerte Knochenneubildung auftreten, so daß die Defekte von einer Schale aus neugebildetem Knochen umgeben werden.

Deckplatteneinbrüche über den Pseudozysten geben Raum für einen weiteren Reparationsversuch. Granulationsgewebe, das die Pseudozysten organisiert, kann sich durch die Knochendefekte zur Gelenkoberfläche erstrecken. Eine Umwandlung dieses Granulationsgewebes in Narbengewebe kann zur fibrösen Reparation führen, an deren Basis häufig eine chondroide Metaplasie, erkennbar an einem stärkeren Proteoglykangehalt der Matrix, abläuft. Pilzförmige Regenerate aus Faserknorpel können später die Oberfläche des freigelegten Knochens bedecken (Abb. 2e). Solche „Pseudoregenerate" können Ursache dafür sein, daß es im Verlaufe der Arthrosis deformans wieder zu einer röntgenologisch sichtbaren Verbreiterung des „Gelenkspaltes" kommt (STOREY u. LANDELLS 1971).

Da dieser Faserknorpel jedoch der Belastung nicht gewachsen ist, treten in ihm wieder degenerative Veränderungen auf. Unterschiedlich tiefe Fissuren und auch die Bildung von Zellklonen, ähnlich den Brutkapseln des hyalinen Knorpels, kennzeichnen den Untergang des funktionell minderwertigen Gewebes.

c) Die Knochensklerose

Der fortschreitende Verlust des hyalinen Knorpels geht mit einer Aktivierung von Gefäßbindegewebe im subchondralen Markraum einher. Ein fortschreitender Knochenabbau ist eine der Folgen – das aktivierte Gefäßbindegewebe kann aber auch zur reaktiven Knochenneubildung führen (SOKOLOFF 1980). Die Bildung von knöchernem Kallusgewebe um Mikrofrakturen oder in der Nachbarschaft von ischämischen Knochennekrosen sind weitere Mechanismen, die der Knochensklerose zugrunde liegen. Die sich damit ausbildende „sklerosierte Druckschicht" kann eine bis zu 15 mm breite Platte bilden (THURNER 1964).

d) Die Exostosen

Exostosen an den nicht gewichtbelasteten Zonen der Diarthrosen kennzeichnen oft das fortgeschrittene Stadium der Arthrosis deformans. Ausgangspunkt der Exostosen ist das „Niemandsland" der Grenzregion von Gelenkknorpel, Gelenkkapsel, Synovialmembran, Periost und subchondralem Knochen (SOKOLOFF 1980). Ihren Ursprung haben die Exostosen in einem fibrösen Pannusgewebe, das die marginalen Anteile des Gelenkknorpels überwächst (Abb. 3a–c). Dieses Pannusgewebe, in dem einzelne eingeschlossene Knorpel- oder Knochensequester vorkommen können, kann einerseits den unter ihm gelegenen Knorpel zerstören, kann andererseits aber auch über eine enchondrale Ossifikation zur Knochenneubildung führen. Somit sind die Exostosen als „das indirekte Ergebnis einer entzündlichen Irritation" (OTTE 1980) anzusehen. Nach der Ansicht von JEFFERY (1975) sollen die Exostosen ihren Ausgang von oberflächlichen Knorpelzellen nehmen, die die Fähigkeit zur Proliferation wiedererlangt haben. In charakteristischer Weise wird die Oberfläche der Exostosen von Faserknorpel bedeckt. Herdförmig kann dieses neu entstandene Knorpelgewebe auch eine hyaline Knorpelmatrix imitieren. Bleibt der ortsständige Knorpel oder auch der subchondrale Knochen unter dem neu entwickelten Knochen erhalten, so kann sich eine Doppelkontur ausbilden (Abb. 3a und c).

e) Die Synovitis

Eine lympho-plasmazelluläre Synovitis sowie eine Detritussynovitis können die Arthrose begleiten. Im Untersuchungsmaterial von SALVATI et al. (1977)

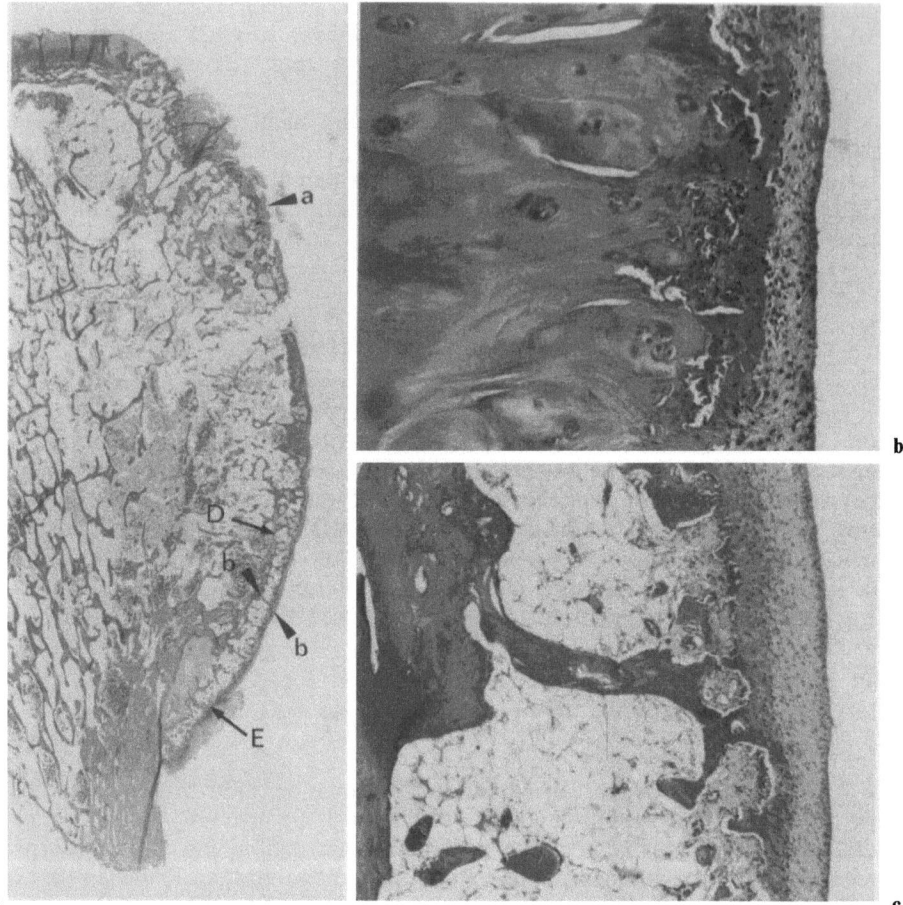

Abb. 3a–c. Entwicklung der Randexostosen. **a** Übersicht eines Hüftkopfes mit Randexostose (*Pfeil E*) und Doppelkontur aus altem subchondralem Knochen (*Pfeil D*) überdeckt von neugebildetem Knochen (E 10640/81). HE, ×2. **b** Struktur des Pannusgewebes über dem hyalinen Knorpel (stärkere Vergrößerung des durch Pfeilkopf *a* in **a** gekennzeichneten Bereiches; 2/143/15). HE, ×85. **c** Struktur der Exostose (stärkere Vergrößerung des durch Pfeilköpfe *b* in **a** gekennzeichneten Bereiches). Fibröses Gewebe bildet die Oberfläche der Exostose (2/143/33). HE, ×35

kam eine lymphozytäre Synovitis in 20% der Fälle vor. Im allgemeinen liegt dieser Form der Synovitis eine nur herdförmig ausgeprägte entzündlich-zelluläre Infiltration zugrunde (Huth et al. 1973), die insbesondere aus perivaskulären Infiltraten besteht. Lymphfollikel können vereinzelt vorkommen (Tabelle 1). In den Deckzellen läßt sich histochemisch eine gesteigerte Aktivität saurer Phosphatase nachweisen (Reimann u. Christensen 1979). Die Intensität der Entzündung erreicht im allgemeinen nicht das Ausmaß, wie es bei der chronischen Polyarthritis oft gesehen wird (Huth et al. 1973). Im Tierexperiment kann die für die Arthrose recht charakteristische Synovitis durch wiederholte intraartikuläre Injektionen von Knorpelhomogenaten (Chrisman et al. 1965) bzw. Knorpeldebris und Glykosaminoglykanen (Chrisman 1969) ausgelöst werden.

Abzugrenzen ist diese Form der Synovitis von der Detritussynovitis, die durch Knorpel- und Knochensequester ausgelöst wird. Diese Gewebsfragmente

Tabelle 1. Veränderungen am Gelenkkapselgewebe bei der Koxarthrose (bioptisches Material, 54 Fälle; aus MOHR 1978)

Morphologische Veränderungen	Häufigkeit
Perivaskuläre Infiltrate aus Lymphozyten und Plasmazellen	63%
Diffuse Infiltrate aus Lymphozyten und Plasmazellen	0%
Lymphfollikel mit Keimzentren	2%
Knorpel- und Knochenfragmente	41%

Tabelle 2. Einteilung der Arthrosis deformans nach Schweregraden (COLLINS 1949)

Schweregrad	Morphologische Veränderungen
Grad I	Zerstörung des oberflächlichen Knorpels in der Zone der Belastung: tangentiale Spalten und Fissuren. Keine marginalen Veränderungen, normale Synovialmembran.
Grad II	Fortgeschrittene Zerstörung des Knorpels in der Zone der Belastung: tiefe Fissuren. Beginnende marginale Hyperplasie.
Grad III	Kompletter herdförmiger Knorpelverlust mit Freilegung der hyperostotischen knöchernen Deckplatte in der Zone der Belastung. Fibrillation des umgebenden Knorpels. Deutliche Bildung von Randexostosen. Fibrose der Gelenkkapsel, manchmal mit villöser Hyperplasie.
Grad IV	Kompletter ausgedehnter Knorpelverlust mit freigelegter hyperostotischer knöcherner Deckplatte. Unregelmäßigkeiten der Oberfläche (durch Regenerate aus Faserknorpel). Ausgedehnte Randexostosen. Fibrose der Synovialmembran, manchmal mit villöser Hyperplasie.

werden, in Fibrin eingehüllt, in den synovialen Recessus abgelagert (FREUND 1927). Die nachfolgende Granulationsgewebsbildung organisiert Knorpel- und Knochenfragmente (Abb. 2f). Einzelne Hydroxylapatitablagerungen in der Synovialmembran stellen Residuen des Abbaus des verkalkten Knorpels oder Knochens dar und sind somit Folge der fortgeschrittenen Zerstörung der Diarthrose (MOHR u. WESSINGHAGE 1981). Knorpelpartikel werden von Makrophagen-ähnlichen Zellen invadiert, die sich möglicherweise schnell in Kollagen produzierende Fibroblasten umwandeln. Das Ergebnis dieses Organisationsprozesses kann eine stark ausgeprägte villöse Hyperplasie des Kapselgewebes sein (SOKOLOFF 1980). Rheumaknoten-ähnliche Nekrosen, wie sie charakteristisch für die chronische Polyarthritis sind, treten nicht auf (PELTONEN et al. 1981). Eine fortschreitende Vernarbung führt zur Fibrose des Gelenkkapselgewebes (LLOYD-ROBERTS 1953; HUTH et al. 1973). Amyloidablagerungen, die im höheren Lebensalter auch im Gelenkkapselgewebe angetroffen werden (MOHR 1976; GOFFIN u. DONCKER 1980), sind als Altersphänomen aufzufassen.

f) Das Endstadium

Progression und Ausmaß der strukturellen Veränderungen können nach COLLINS (1949) in vier Schweregrade eingeteilt werden, die in Tabelle 2 zusammengefaßt sind. Das Endstadium der fortgeschrittenen Erkrankung tritt uns heute an Resektionspräparaten des Hüftkopfes bei der Koxarthrose in anschau-

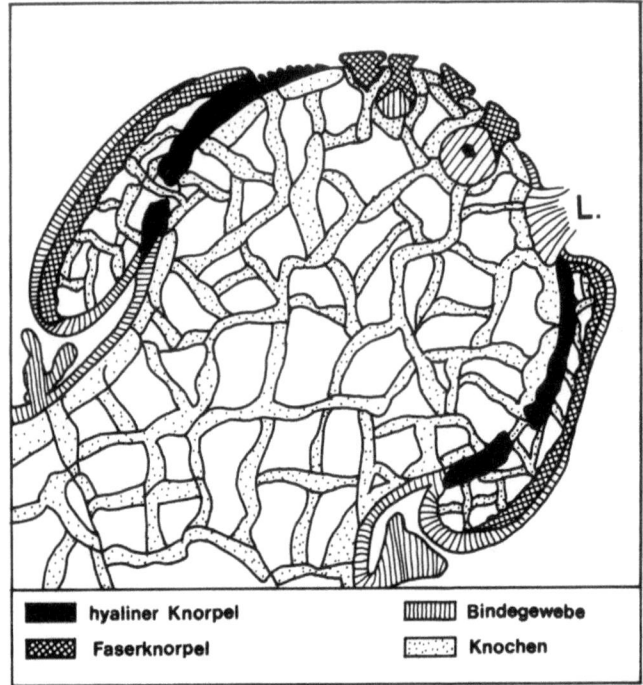

Abb. 4. Schematische Zusammenfassung der wesentlichen strukturellen Veränderungen, die bei einer fortgeschrittenen Koxarthrose vorliegen (*L*, Ansatz des Ligamentum capitis femoris)

licher Form gegenüber (Abb. 4). In den gewichtbelasteten Bereichen ist der hyaline Knorpel verschwunden, pilzförmig gestaltete „Pseudoregenerate" aus Faserknorpel erstrecken sich durch Lücken der knöchernen Deckplatte zur Oberfläche des Gelenkes. In den Randbereichen kann der hyaline Knorpel noch erhalten sein, meist wird er jedoch von Exostosen bedeckt, die oberflächlich teils aus Faserknorpel, teils aus Bindegewebe bestehen. Das Gelenkkapselgewebe am Kapselansatz weist häufig eine plump-zottige Proliferation auf.

Literatur

Ali SY, Wisby A (1975) Ultrastructural aspects of normal and osteoarthrotic cartilage. Ann Rheum Dis [Suppl 2] 34:21–23

Arendt W (1972) Die Kollagenfibrillen des arthrotischen Knorpels. Eine elektronenmikroskopische Studie. Beitr Orthop Traumatol 19:65–77

Byers PD, Pringle J, Oztop F, Fernley HN, Brown MA, Davison W (1977) Observations on osteoarthrosis of the hip. Semin Arthritis Rheum 6:277–303

Chrisman OD (1969) Biochemical aspects of degenerative joint disease. Clin Orthop 64:77–86

Chrisman OD, Fessel JM, Southwick WO (1965) Experimental production of synovitis and marginal articular exostoses in the knee joints of dogs. Yale J Biol Med 37:409–412

Collins DH (1949) The pathology of articular and spinal diseases. Arnold, London

Fassbender HG (1975) Pathologie der Arthrose. Med Welt 26:2035–2036

Freund E (1927) Über Abstoßungs- und Implantationserscheinungen in erkrankten Gelenken. Virchows Arch 263:515–522

Goffin Y, Doncker E de (1980) Altérations histologique et histochimique de la capsule articulaire dans l'arthrose et chez les sujet séniles. Rev Rhum 47:15–20

Grueter H, Rütt A (1962) Zur Morphologie der in die Koxarthrose einmündenden Hüftgelenkserkrankungen. Z Orthop 95:401–439

Hirotani H, Ito T (1975) Chondrocyte mitosis in the articular cartilage of femoral heads with various diseases. Acta Orthop Scand 46:979–986

Hulth A, Lindberg L, Telhag H (1972) Mitosis in human osteoarthritic cartilage. Clin Orthop 84:197–199

Huth F, Soren A, Rosenbauer KA, Klein W (1973) Fine-structural changes of the synovial membrane in arthrosis deformans. Virchows Arch Abt A Pathol Anat 359, 201–211

Jeffery AK (1975) Osteophytes and the osteoarthrotic femoral head. J Bone Joint Surg 57B:314–324

Landells JW (1953) The bone cysts of osteoarthritis. J Bone Joint Surg 53 B:643–649

Lloyd-Roberts GC (1953) The role of the capsular changes in osteoarthritis of the hip joint. J Bone Joint Surg 35B:627–642

Lowman EW (1955) Osteoarthritis. JAMA 157:487–488

Meachim G (1976) Cartilage thinning in osteoarthritis. J Bone Joint Surg 58 B:372 (Abstr)

Meachim G (1980) Ways of cartilage breakdown in human and experimental osteoarthrosis. In: Nuki G (ed) The aetiopathogenesis of osteoarthrosis. Pitman Medical Publishers Co Ltd, Turnbridge Wells Kent/Engl, pp 16–28

Meachim G, Ghadially FN, Collins DH (1965) Regressive changes in the superficial layer of human articular cartilage. Ann Rheum Dis 24:23–30

Millroy SJ, Poole AR (1974) Pig articular cartilage in organ culture. Ann Rheum Dis 33:500–508

Mohr W (1976) Amyloid deposits in the periarticular tissue. Z Rheumatol 35:412–417

Mohr W (1978) Morphologie, Pathogenese und Ätiologie der Arthrosis deformans. Akt Rheumatol 3:163–182

Mohr W, Wessinghage D (1981) Zur Ultrastruktur der Detritus-Synovitis („Hydroxylapatit-Synovitis?"). Z Orthop 119:463–468

Otte P (1980) Ein Vergleich der Pathogenese und Pathophysiologie der Arthrose und Arthritis. In: Mathies H (Hrsg) Arthritis – Arthrose. Colloquia rheumatologica 8, Geigy. Werk-Verlag Dr Edmund Banaschewski, München-Gräfelfing, S 20–44

Peltonen L, Puranen J, Hämäläinen M, Korhonen LK (1981) Histopathological findings in joint diseases. Scand J Rheumatol 10:115–123

Peyron JG (1973) Le cartilage articulaire. 2. Physiopathologie du vieillissement et de l'arthrose. Nouv Presse Med 2:1711–1714

Reimann I, Christensen SB (1979) A histochemical study of alkaline and acid phosphatase activity in osteoarthritic synovial membrane. Scand J Rheumatol 8:39–42

Rothwell AG, Bentley G (1973) Chondrocyte multiplication in osteoarthritic articular cartilage. J Bone Joint Surg 55B:588–594

Rüttner JR, Spycher MA (1968) Electron microscopic investigations on aging and osteoarthrotic human cartilage. Pathol Microbiol 31:14–24

Salvati EA, Granda JL, Mirra J, Wilson PD (1977) Clinical, enzymatic and histological study of synovium in coxarthrosis. Intern Orthop 1:39–42

Sokoloff L (1973) A note on the histology of cement lines. In: Kenedi RM (ed) Perspectives in biomedical engineering. The MacMillan Press Ltd, London und Basingtoke, pp 135–138

Sokoloff L (1980) The pathology of osteoarthrosis and the role of aging. In: Nuki G (ed) The aetiopathogenesis of osteoarthrosis. Pitman Medical Publishing Co Ltd, Turnbridge Wells Kent/Engl, pp 1–15

Storey GO, Landells JW (1971) Restoration of the femoral head after collapse in osteoarthrosis. Ann Rheum Dis 30:406–412

Thurner J (1964) Die Coxarthrose. Wien Klin Wochenschr 76:93–97

Vignon E, Arlot M (1981) Macroscopically normal cartilage from the human osteoarthritic femoral head. I. Histological evaluation. J Rheumatol 8:440–446

Weiss C (1973) Ultrastructural characteristics of osteoarthritis. Fed Proc 32:1459–1466

Weiss C, Mirow S (1972) An ultrastructural study of osteoarthritic changes in the articular cartilage of human knees. J Bone Joint Surg 54 A:954–972

5. Klinik

Von

F.J. Wagenhäuser

Mit 6 Abbildungen und 18 Tabellen

a) Klinische Symptomatik

Die klinisch objektiv manifeste, vorerst aber noch subjektiv latente Arthrose wird subjektiv manifest, d.h. zum schmerzhaften Krankheitsbild, entweder durch eine *„Aktivierung"* (Otte 1969, 1971, 1974) oder durch eine zusätzliche *„Dekompensation"* (Wagenhäuser 1971 a, 1973 b). Nach den Modellvorstellungen von Otte (1969, 1971, 1974) (Abb. 1, 2, 4 und 5) erfolgt die Aktivierung der Arthrose durch den von Knorpelerosionen ausgehenden, Synovitis erzeugenden Detritus, den von ihm genannten Irritationsfaktor. Erosion und Irritationsfaktor werden durch die Gelenkfunktion stimuliert, schon bei normaler Gelenkmechanik, erst recht aber bei gestörter. Die Gelenkkapsel verfügt über eine Reizschwelle, die eine modifizierte Reizbeantwortung unter vegetativen, klimatischen, thermischen, psychischen und sonstigen aus der Klinik empirisch bekannten Einflüssen zuläßt. Sie antwortet ihrerseits auf die Irritation mit der Abgabe von knorpelzerstörenden lysosomalen Enzymen (Abb. 4). Hier setzt übrigens die Unterbindung des Circulus vitiosus durch antiphlogistische Substanzen ein. Wesentlich ist, daß es sich bei der aktivierten Arthrose nicht um eine primäre autonome Synovitis handelt wie bei der chronischen rheumatischen Arthritis, sondern um eine sekundär-reaktive Synovitis (Fassbender 1975; Fassbender et al. 1983). Als Folge der Aktivierung zeigt die Gelenkkapsel histologisch schubweise verlaufende synovitische Veränderungen, die keineswegs arthrose-spezifisch sind. Sie imponieren mit einem mäßigen Ödem, gelegentlichen Extravasaten oder perivaskulären Infiltraten. Stratum fibrosum und Stratum synoviale entwickeln eine zunehmende Hypertrophie mit Gefäßneubildungen, jedoch ohne Gefäßveränderungen (Rütt 1957, 1957a, 1957b). Mit zunehmender Erkrankungsdauer kommt es zur Kapselfibrose und Kapselschrumpfung.

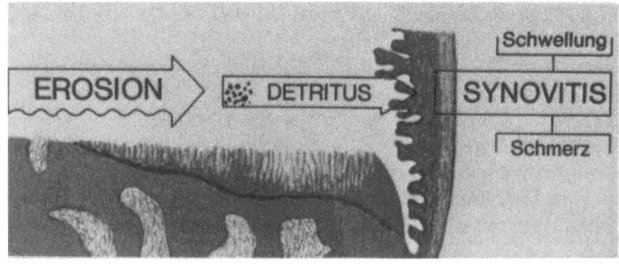

Abb. 1. Prinzip der Arthrose-Aktivierung (Otte 1970)

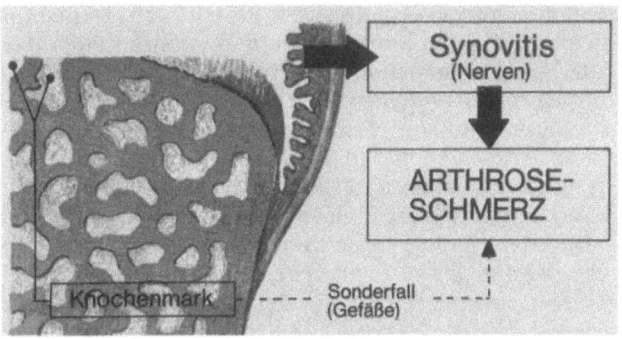

Abb. 2. Ursachen der artikulären Schmerzen bei Arthrosen

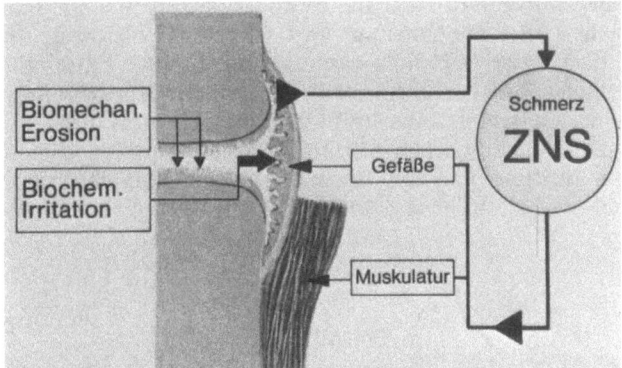

Abb. 3. Prinzip der Arthrose-Dekompensation

Tabelle 1. Die Summation verschiedener periartikulärer weichteilrheumatischer Affektionen führt zum Bild der Periarthropathie

Lokalisationsort	Nicht-entzündlich	Entzündlich
Subkutanes Binde- und Fettgewebe	Pannikulose	Pannikulitis
Sehnenscheide	Tenosynovitis (Tendovaginitis)	
Sehnenansätze	Insertionstendinose	Insertionstendinitis
Sehne	Tendinose	Tendinitis
	Tendomyose	
	Tendomyopathie	
Muskel	Myose	Myositis
Burse	Bursopathie	
Faszie	Fasziose	Fasziitis

Bei der Dekompensation (WAGENHÄUSER 1971, 1973b) ist nicht nur das reaktiv gereizte Gelenk im engeren Sinne, sondern der ganze weitere Gelenkapparat ursächlich in die Schmerzentstehung miteinbezogen. Die Schmerz-Afferenzen – ausgehend von der reaktiven Synovitis – lösen über das zentrale Nervensystem eine Sekundär-Symptomatik mit Schmerz und reflektorischer Dysfunktion in den periartikulären Strukturen und in der dem Gelenk zugeordneten Muskulatur aus (Abb. 3). Ligamente, Sehnen, zugeordnete Muskulatur und Bursen sind jetzt am krankhaften arthrotischen Geschehen mitbeteiligt im Sinne von Ligamentosen, Tendinosen, Tendomyosen und Bursopathien. Das arthrotische Beschwerdebild im engeren Sinne – ausgehend von der aktivierten Arthrose – wird überlagert von einem sekundären weichteil-rheumatischen Syndrom im Sinne einer *Periarthropathie* (WAGENHÄUSER 1973c; WAGENHÄUSER 1976c) (Tabelle 1; Abschn. CII1, Abb. 4). Die Periarthropathie führt nicht nur zu entsprechend lokalisierten und ausstrahlenden Schmerzen, sondern auch zu einer zunehmenden Dysfunktion, die bereits durch die Aktivierung eintrat und nun ein wesentliches neues Glied in der pathogenetischen Kette der Arthrosen-Entstehung und -Progredienz bildet. Muskelverkürzungen, -verspannungen, -kontrakturen sowie eine muskuläre Dysbalance und eine zunehmende Kapselschrumpfung verursachen eine zunehmende und schließlich bleibende Bewegungseinschränkung. Es können sich auch trophische, die ganze Extremität betreffende Weichteilstörungen auf der Basis neuro-vaskulärer Veränderungen einstellen. Muskelatrophie, Bewegungseinschränkung und Kontrakturen mit charakteristischen fortgeleiteten statischen Störungen an den unteren Gliedmaßen geben, in Verbindung mit ruhe- und funktionsabhängigem Schmerz, den fortgeschrittenen Krankheitsstadien ihr charakteristisches Gepräge (HACKENBROCH jr. 1982).

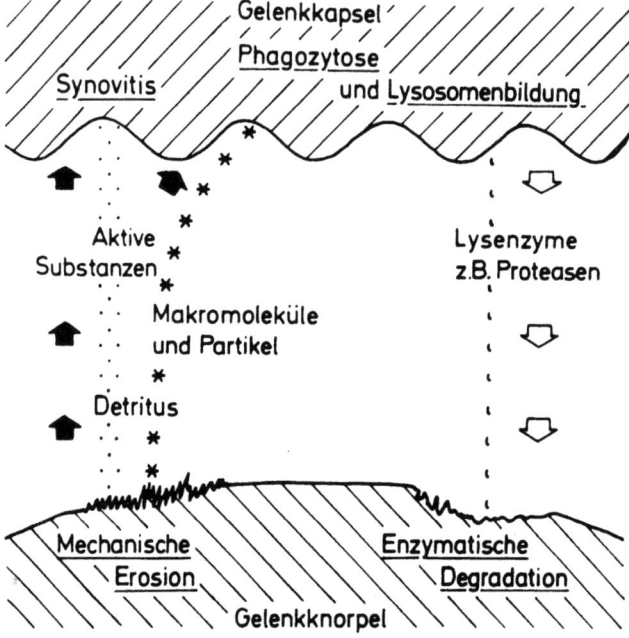

Abb. 4. Die aktivierte Arthrose setzt einen enzymatischen Circulus vitiosus in Gang (OTTE 1970)

Tabelle 2. Rheumatologische Schmerzanamnese

1. Wo?
   a) Gelenke und ihre Umgebung
      monoartikulär, polyartikulär
   b) Wirbelsäule
      Nacken, Rücken, Kreuz
   c) Schultergürtel, Beckengürtel
   d) andere Regionen
   e) Schmerzausstrahlungen

2. Wie?
   a) akut oder schleichend begonnen
   b) lokalisiert, ausstrahlend
   c) spontan, provozierbar
   d) leicht, quälend

3. Wann?
   a) seit wann, Dauer, wie oft
   b) dauernd, rezidivierend, episodisch (regelmäßig)
   c) Tagesrhythmus: nachts, frühmorgens, abends
   d) in Ruhe, bei Belastung, Anlauf

4. Warum?
   a) ohne erkennbare Ursache oder Einwirkung
   b) im Zusammenhang mit exogenen Einwirkungen: Bewegungen, Lageabhängigkeit (Stehen, Sitzen, Liegen), Belastungen, Treppensteigen, Erschütterungen, berufliche Tätigkeit
   c) im Zusammenhang mit anderen Erkrankungen, insbesondere Infekten
   d) Abhängigkeit von
      klimatischen Faktoren, Temperatureinflüssen,
      psychischen Belastungen, Konflikten,
      Allergien, Medikamenten,
      anderen Faktoren

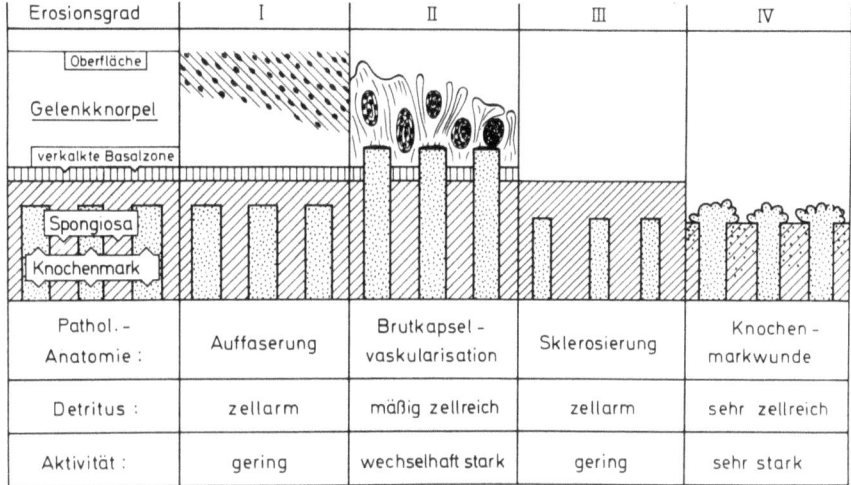

Abb. 5. Einfluß der Knorpel- und Knochenerosion auf Zellgehalt und Aktivität der Begleitsynovitis (OTTE 1970)

Der Unterschied zwischen aktivierter oder darüber hinaus dekompensierter Arthrose ist vor allem therapeutisch wichtig, da die beiden Krankheitszustände zum Teil verschiedene Gewichtsverteilungen in den Behandlungsmaßnahmen fordern (Abschn. C III., Abb. 5). Therapeutische Hauptdomäne für die medikamentöse antiphlogistische Behandlung ist die aktivierte Arthrose; bei der dekompensierten Arthrose überwiegt im Behandlungsplan die physikalische Therapie, insbesondere die Bewegungstherapie (WAGENHÄUSER 1971 b). Intraossäre Drucksteigerungen (Abb. 2) sind bei der Osteoarthrose vermutlich eine zusätzliche Schmerzursache (TILLMANN 1977; SÜSSE 1956) und möglicherweise nebst der Dekompensation verantwortlich für dauernde Nacht-/Ruheschmerzen.

Die klinische Erfahrung lehrt uns, und die epidemiologischen Untersuchungen beweisen es, daß die *Frühdiagnose des arthrotischen Krankheitsbildes* auf rein klinischen Befunden beruht. Auch die frühzeitige differentialdiagnostische Abgrenzung einer degenerativen Arthrose gegenüber einer entzündlich rheumatischen Arthritis erfolgt praktisch immer mit überwiegend klinischen Mitteln (WAGENHÄUSER 1973a, 1975, 1976b, 1969c). Mit Hilfe einer gezielten Anamnese (WAGENHÄUSER 1976a) (Tabelle 2) und eines konsequenten Untersuchungsganges ist die Diagnose des arthrotischen Krankheitsbildes relativ leicht zu stellen, differentialdiagnostische Schwierigkeiten ergeben sich vor allem bei ausgeprägter Aktivierung, d.h. sekundär entzündlichen Zuständen, vor allem mit Erguß. Auch bei der systemischen Finger-Polyarthrose müssen zahlreiche differentialdiagnostische Überlegungen angestellt werden (MÜLLER et al. 1982).

In der Abb. 6 und den Tabellen 2–10 sind die wesentlichen diagnostischen und differentialdiagnostischen Faktoren zusammengestellt.

Im *Arthrosen-Beschwerdebild* (Abschn. C II 3, Tabelle 3c–g) dominieren die Angaben über Schmerz gegenüber denjenigen über funktionelle Störungen. Für den Patienten steht begreiflicherweise das Schmerzerlebnis im Vordergrund; der funktionellen Störung beginnt er erst dann Bedeutung beizumessen, wenn sich seine Bewegungsfähigkeit wesentlich zu beeinträchtigen beginnt. Der untersuchende Arzt hingegen wird sich nicht von den geklagten Beschwerden allein in seinen therapeutischen Überlegungen leiten lassen. Er wird versuchen, die funktionellen Störungen des arthrotisch erkrankten Gelenkes so rasch und eindeutig als möglich zu erfassen, da sie an der Aktivierung und Progredienz einer Arthrose wesentlich mitbeteiligt sind und auch unter den direkt Schmerz auslösenden Faktoren eine führende Stellung einnehmen. Im Therapieplan wird zwar der unmittelbaren Schmerzbekämpfung eine wichtige Rolle zufallen, die Behandlung wäre jedoch ungenügend, wenn nicht versucht würde, drohende oder bereits bestehende Funktionsstörungen (Bewegungsausfälle, beginnende Kontrakturen, Fehlhaltungen, Fehlbewegungen usw.) durch Allgemeinmaßnahmen und eine gezielte Bewegungstherapie so schnell und intensiv als möglich anzugehen.

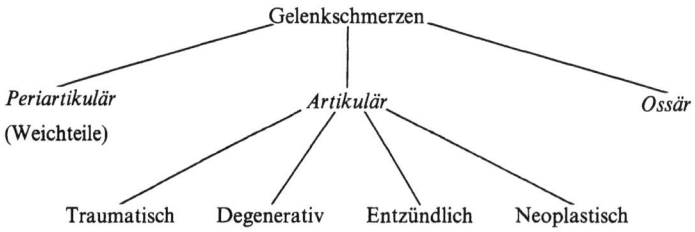

Abb. 6. Allgemeine differentialdiagnostische Überlegungen bei Gelenkschmerzen

Tabelle 3. Hinweisfunktion der Schmerzqualität

Schmerz	spricht vorwiegend für:
fließend; wetter- und psychisch abhängig	Weichteilrheumatismus
extraartikulärer Druckschmerz	Insertionstendopathie
Belastungs- und Anlaufschmerz	Arthrose
Spontan- und Dauerschmerz	akute Arthritis (z. B. Kristall-Synovitis)
Nachtschmerz (Kreuz)	Iliosakralarthritis
Empfindlichkeit, provozierbar, morgens betont	chronische Arthritis
Quälender Schmerz dysästhetisch, ausstrahlend (die c.P.-Hand wird erst durch Medianus-Kompression zur nächtlichen Qual!)	Komplikation! – durch: Nervenkompression
„furchtbarer" Schmerz diffus ausgebreitet „überall und immer"	Verdacht auf neurotische Krankheitsverarbeitung „psychogener Rheumatismus" Kortisonismus (Abhängigkeit)

Tabelle 4. Diffentialdiagnose Arthrose – Arthritis

	Arthrose	Arthritis
Palpation	derb, ggf. Krepitation	weiche fluktuierende Kapselschwellung
BSG (system. Aktivität)	normal	beschleunigt
Synovia-Analyse	Reizerguß	entzündliches Exsudat

Tabelle 5. Allgemeine Gelenksymptome bei der akuten und chronischen Arthritis sowie bei der Arthrose

	Arthritis		Arthrose
	akut	chronisch	
Kapselschwellung	fluktuierend und weich		derb
Schmerz	in Ruhe spontan	→morgens empfindlich	mechanisch → abends belastungsabhängiger Anlaufschmerz und Ermüdungsschmerz
Überwärmung	+	–(+)	–
Rötung	+	–	–
Behinderung	schmerzabhängig	→morgendl. steif anatomie-abhängig	→abends
Radiologie	Weichteilschwellung	Destruktion Reparation möglich	Umbau Osteophytose Knochensklerose

Die charakteristischen *prodromalen* und die *klassischen arthrotischen Beschwerden* sind aus der Tabelle 3 d–g in Abschnitt C II 3 ersichtlich und bedürfen keiner weiteren Erläuterungen. Im Frühstadium wird meist nur über ein Gefühl der Steifigkeit, Kraftlosigkeit und abnorme Ermüdbarkeit geklagt. Je mehr sich

Tabelle 6. Differentialdiagnostische Merkmale einiger wichtiger chronischer Gelenkerkrankungen

	chron. Polyarthritis	Arthritis psoriatica	chronische Gicht-Arthritis	Polyarthrose
Geschlechtsbevorzugung	♀	–	♂	♀
Fingerendgelenke	(+)	+ +	∅	+ +
Vorfüße	+ +	+ +	+ + (MTPI)	∅
Systemische Entzündung	+ +	+	(+)	∅
Rheumafaktoren	∅ – + +	∅ – (+)	∅ – (+)	∅

Tabelle 7. Manifestation mono- und oligoartikulärer Krankheitsbilder an Hüft- und Kniegelenk in bezug auf das Lebensalter

	Hüftgelenk	Kniegelenk
Jugend	Kongenitale Hüftluxation	Osteochondritis dissecans
	Morbus PERTHES	Chondromalacia patellae
	Epiphysiolysis capitis femoris	Traumen (Bänder- und Meniskusläsionen)
	Coxitis fugax	Gonarthritis bei juveniler Arthritis
	Adoleszentenhüftsteife	und Spondylitis ankylosans
	Koxitis bei juveniler Arthritis	„rheumatische Monarthritis"
	und Spondylitis ankylosans	Gonarthritiden im Rahmen entzündl.-
	infektiöse Koxitiden (Tuberkulose, septisch)	rheumatischer Systemerkrankungen
	Koxitiden im Rahmen entzündl.-rheumatischer Systemerkrankungen	
	Femurkopfnekrose	Gicht
	Gicht	villonoduläre Synovitis
	villonoduläre Synovitis	Chondromatose
	neuropathische Arthropathie	infektiöse Gonarthritiden
	Chondromatose	
	Algodystrophie	Osteonekrose des med. Femurkondylus
	Chondrokalzinose	Chondrokalzinose
Alter	Koxarthrose	Gonarthrose

die Arthrose entwickelt, desto mehr verlieren diese Symptome an Flüchtigkeit und entwickelt sich immer mehr die klassische *Schmerztrias* mit dem Anlauf-, Ermüdungs- und Belastungsschmerz. Dieses Schmerzsyndrom kann bei zuverlässiger Schilderung geradezu als beweisend für eine Arthrose gelten. Ein Dauerschmerz, der den Patienten Tag und Nacht aufs heftigste quälen kann, ist immer Zeichen einer fortgeschrittenen, chronisch stark aktivierten und dekompensierten Arthrose. Bewegungsausfälle bemerkt der Patient oft auffällig spät, meist erst dann, wenn eine zunehmende funktionelle Behinderung bei alltäglichen Bewegungen und Tätigkeiten (gehen, treppensteigen, greifen usw.) auftritt. Die typischen arthrotischen Gelenkdeformierungen fallen dem Patienten praktisch nur an den Fingern auf und führen ihn oftmals zum Arzt, noch bevor das klassische arthrotische Schmerzsyndrom eingesetzt hat, das in diesen speziellen Fällen ja übrigens auch für immer ausbleiben kann. Die Polyarthrose der Fingergelenke führt auch zu einer morgendlichen Steifigkeit und Kraftlosigkeit in den

Tabelle 8. Allgemeine Differentialdiagnose der Arthrose (Befunde, die an der Diagnose zweifeln lassen müssen)

Polyartikulärer Befall
  Entzündliche Gelenkerkrankung
  Generalisierte Osteochondrodysplasie
  Arthropathien verschiedener Ursache

Ausgeprägte anhaltende Synovitis und Gelenkkapselzysten
  Entzündliche Gelenkerkrankungen

Plötzliche Gelenksperre
  Osteochondropathia dissecans
  Gelenktraumatisierung

Schmerzarme abnorme Beweglichkeit
  Arthropathie bei Neuropathie, spez. bei Tabes u.a.

Akuter oder subakuter Beginn
  Entzündliche Gelenkerkrankungen

Rasche Progredienz
  Aseptische Nekrosen in Epiphyse oder Apophyse
  Knocheninfarkte, Knochennekrosen
  Gelenkinfektionen
  Arthropathie bei Neuropathie, spez. bei Tabes u.a.

Lokalisierte extraartikuläre Schmerzen
  Insertionstendinosen, Periarthropathien
  (statisch-funktioneller Ursache)

Schmerzen in Nervenverlauf
  Degenerative Wirbelsäulenveränderungen mit Folgesymptomatik, idiopathisch oder als Folge anderer Wirbelsäulenerkrankungen

Fieber
  Entzündliche Gelenkerkrankungen

Rö: Knorpelverkalkungen
  Chondrocalcinose

Rö: besonders massive appositionelle (und destruierende) Veränderungen
  Arthropathie bei Neuropathie, spez. bei Tabes u.a.

BKS-Beschleunigung > 20 mm/1. Std.
  Entzündliche Gelenkerkrankung
  Gelenktumor
  Knochen- oder Knorpeltumor

Leukopenie < 3000/mm^3
  Arthritis bei Lupus erythematosus
  Arthropathie bei akuter Myeloblastenleukämie

Thrombozytopenie
  Arthritis bei Lupus erythematosus
  Arthritis bei akuter Myeloblastenleukämie
  Arthropathie bei Koagulopathie

Anämie Hb < 8 g%
  Arthritis bei Lupus erythematosus
  Symptomatische Arthritiden, spez. paraneoplastisch
  Arthropathie bei Leukämie

Leukozytose > 14000/mm^3, auffälliges weißes Differential-Blutbild
  Arthropathie bei Leukämie
  Symptomatische Arthritiden
  Gelenkinfektionen

Tabelle 8. (Fortsetzung)

Rheumafaktor positiv
  Chronische Polyarthritis
Serum-Harnsäure > 8 mg%
  Arthropathia urica
Gelenkpunktat: gelb bis grünlich, leicht getrübt. Schwaches Muzinpräzipitat, verminderte Viskosität, Leukozyten > 3000/mm^3 (vermehrt mononukleäre Zellen u./o. Granulozyten vermehrt), saure Phosphatase erhöht. LDH erhöht.
  Chronische Polyarthritis
  Arthritis psoriatica
Gelenkpunktat: eitrig, Leukozyten > 20000/mm^3, Bakteriennachweis
  Gelenkinfektionen
Gelenkpunktat: trüb bis milchig, Kristallnachweis
  Arthropathia urica
  Arthropathie bei Chondrokalzinose
Gelenkpunktat: Rheumafaktor positiv
  Chronische Polyarthritis
Gelenkpunktat: blutig
  Gelenktrauma
  Arthropathie bei Koagulopathie
  Synovitis villonodularis
  Malignes Synovialom
  Hämarthrose bei Antikoagulantien-Therapie
  intraartikuläre Therapie

Tabelle 9. Differentialdiagnose der stark aktivierten entzündlich gereizten („nassen") Arthrose

Wichtigste Differentialdiagnosen	Diagnostische Hinweise
Traumatisierte Arthrose	Anamnese. Oft blutiger Gelenkerguß
Metastasierende Infektarthritis	rahmig-eitriges Punktat. Keimnachweis mit Antibiogramm. Negativer bakteriologischer Befund schließt Diagnose nicht aus. Untersuchung wiederholen! Bei Verdacht auf Tb: Kultur. Cave: iatrogene Infektarthritis nach Steroidinjektionen
Rheumatische Arthritiden atypische, mono- oder oligoartikulär beginnende chronische Polyarthritis, Arthritis psoriatica, Periphere Arthritis bei Spondylitis ankylosans, Reiter-Syndrom, Reaktive Infektarthritiden	müssen differentialdiagnostisch immer erwogen werden. 5% aller cP-Fälle beginnen atypisch! Im Frühstadium können Laborbefunde normal und die Rheumaserologie negativ sein. Die Psoriasisarthritis befällt gerne die Fingerendgelenke, die cP praktisch immer die Grundgelenke, die Polyarthrose nur die Mittel- und Endgelenke; Polyarthrose und cP können kombiniert auftreten („Pfropf-Polyarthritis"). Die Differentialdiagnose muß in sehr frühen Stadien oft rein klinisch erfolgen. DD: Spondylitis ank.: WS röntgen!
Arthritis urica	Gichtanfall bevorzugt arthrotisch geschädigte Gelenke. Chronische Gichtarthritis ohne klassischen Anfall möglich. Hyperurikämie. Evtl. Uratkristalle im Punktat (negative Lichtbrechung im polarisierten Licht). DD: Steroidkristalle nach i. a. Injektion
Chondrokalzinose	„Pseudo-Gicht-Anfälle". Charakteristischer Röntgenbefund. Evtl. Kalzium-Pyrophosphat-Kristalle im Punktat (positiv lichtbrechend im polarisierten Licht). DD: Steroidkristalle
Paraneoplastisches Syndrom	ältere Patienten. Bei jüngeren Patienten: Leukämien, M. HODGKIN, Lymphosarkom usw.

Merke: Jede stark entzündlich gereizte Arthrose verpflichtet zu differentialdiagnostischen, klinischen Abklärungen und entsprechenden Röntgen- und Laboratoriumsuntersuchungen. Pathologische Laborbefunde dürfen nie auf eine Arthrose zurückgeführt werden.

Tabelle 10. Wichtigste Befunde in der Synovialflüssigkeit bei verschiedenen Gelenkerkrankungen (WAGENHÄUSER 1977)

Befund	Normale Synovia	Arthrose	Chron. Poly-arthritis	Gicht Chondro-kalzinose	Septische Arthritis	Trauma
Farbe	strohgelb	bernstein-gelb	gelb bis grünlich	milchig oder gelblich	grau, cremig, evtl. blutig	gelb-blutig
Trübung	klar	klar	trüb-flockig	trüb	stark getrübt	klar-getrübt
Viskosität	hoch	normal	vermindert	vermindert	vermindert	normal, evtl. leicht vermindert
Mucinausfällung	normal (gut)	normal (gut)	schwach (krümelig-flockig)	schwach	schwach	normal (gut)
Zellen	<200	<2000	5000–22000 [evtl. >]	5000–15000	>20000	<2000
Granulozyten	~25%	~25%	~75–90%	~75%	<75%	~50%
Lymphozyten	~75%	~75%	~10–25%	~25%	<25%	~50%
Rhagozyten	∅	evtl. +	++	evtl. +	∅	∅
Besonderes				evtl. phagozytierte Kristalle	selten (+)	selten (+) Erythro-zyten
Kristalle	∅	∅	∅	Urate Pyro-phosphate	∅	∅
Bakterien	∅	∅	∅	∅	+	∅
Immunkomplexe	∅	∅	+	∅	∅	∅
Komplement	n	n	erniedrigt	n	evtl. erniedrigt	n
Enzyme	n	n	vermehrt	vermehrt	vermehrt	n

Händen, die aber immer nur kurz dauern – in der Regel nicht länger als eine Viertelstunde. Die *Greifkraft der Hände* kann in der Praxis einfach mit Hilfe des Blutdruckmeßgerätes gemessen werden (Abschn. CIII., Abb. 19f). Der Patient komprimiert die seiner Handform und -größe durch Aufblasen angepaßte Armmanschette. Der Ausgangsdruck beträgt 20 mmHg. Der ausgeübte Druck läßt sich genau wie der systolische Blutdruck direkt in mm/Hg ablesen. Der Polyarthrotiker wird trotz der geäußerten Beschwerden immer eine „Hypertonie" herausdrücken, während bei einer chronischen Poly-Arthritis selbst in frühen Stadien vor allem am frühen Morgen stark verminderte Werte unter 100 mm/Hg auftreten.

Die klinischen Leitsymptome der Arthrose äußern sich in einer Dysfunktion, einem Irritationszustand im Bereiche der Gelenkkapsel (aktivierte Arthrose), der Ligamente, Sehnen, des Periostes und der Muskulatur sowie der Bursen (dekompensierte Arthrose), und in fortgeschrittenen Stadien in charakteristischen arthrotischen Gelenkdeformierungen. Die charakteristischen Untersuchungsbefunde sind generell in Tabelle 3h–n in Abschnitt CII3 festgehalten und werden bei den einzelnen Arthroseformen detaillierter besprochen.

Tabelle 11. Diagnostische Möglichkeiten der Arthrographie

1. Nachweis freier Gelenkkörper und einer Gelenkchondromatose (besonders bei rein chondromatösen Veränderungen)
2. Nachweis von Meniskusläsionen
3. Nachweis von Zysten, die mit dem Gelenk kommunizieren (z. B. BAKER-Zysten) und Bestimmung ihrer Größe
4. Nachweis von Synovialwucherungen und -tumoren und Beurteilung ihrer Ausdehnung
5. Nachweis von Gelenkkapselrissen (z. B. Rotatorenmanschettenrissen)
6. Nachweis arthrotischer Knorpelveränderungen

Tabelle 12. Indikationen zur Untersuchung mit knochenaffinen Radiopharmaka

1. Primäre und metastatische Knochentumoren
2. Knochennekrosen und Knocheninfarkte
3. Frakturen
4. Entzündliche Knochenerkrankungen (Osteomyelitis, bakterielle Spondylitiden)
5. Gelenknahe Knochenaffektionen bei entzündlichen und degenerativen Gelenkerkrankungen einschließlich Spondylitis ankylosans
6. Arthritis psoriatica (artikulärer und extraartikulärer Umbau)
7. Morbus PAGET, metabolische Knochenaffektionen (z. B. Osteomalazie u. a.)
8. Extraossäre Ossifikationen
9. Beurteilung der Knochenveränderungen bei Lockerung von Gelenkprothesen
10. Algodystrophie

Tabelle 13. Charakteristische Befunde bei Synovialis-Biopsie

rheumatoide Nekrose	→ chronische Polyarthritis (klassische cP)
Granulozyteninfiltration	→ eitriger Infekt, akute Arthritis
epitheloidzelliges Granulom	→ Sarkoidose (M. BOECK)
– verkäsend	→ Tuberkulose
Urat-Granulom	→ Gicht
reaktionsarme Kristalleinlagerung	→ Chondrokalzinose
chondroide Metaplasie	→ Chondromatose
eisenhaltige Riesenzellgranulation	→ villonoduläre Synovitis
maligne Variante typischer Synovialstrukturen	→ Synovialom

b) Laborbefunde

Laborbefunde haben bei der Arthrose nur eine beschränkte Aussagekraft, da sie grundsätzlich nur der Differentialdiagnose dienen. Im Prinzip bleibt die Arthrose immer eine isolierte Krankheit der Gelenke. Im Gegensatz zu den entzündlich rheumatischen Krankheiten, die eine mesenchymale Systemaffektion darstellen, manifestiert sie sich niemals viszeral und ruft auch nicht die Symptome einer allgemeinen Erkrankung hervor. Sie beeinflußt auch den allgemeinen Zustand des Kranken nicht. Der Arthrotiker fühlt sich allgemein gesund, sofern er nicht an einer anderen zusätzlichen Krankheit leidet. Die Arthrosekrankheit kann sich höchstens sekundär bei schwer funktioneller Behinderung

Tabelle 14. Klinische Symptomatik der Gonarthrose

1. Beschwerden

Startschmerz (Anlaufschmerz)
Belastungsschmerz (Treppe, bergab)
Ermüdungsschmerz
Kältegefühl im Kniegelenkbereich
Witterungsabhängige Beschwerden (Kälte, Feuchtigkeit)
Nachtschmerz (bei starker Aktivierung und Dekompensation)
Periartikuläre Schmerzen (Periarthropathie)
Schmerzen in Oberschenkel- und Wadenmuskulatur
Schmerzen in Kniekehle
Schwierigkeiten beim Aufrichten aus Hockerstellung
„Durchsacken" in Kniegelenken beim Bergabgehen („giving way")
Gangunsicherheit (Instabilität, muskuläre Insuffizienz)
Hinken (Schonhinken, Verkürzungshinken bei Streckausfall)
Verkürzung der Gehstrecke und Gehzeit
Gelenkgeräusche

2. Objektive Befunde

Veränderung des Gangbildes („steifes Gehen", Hinken)
Fehlstellungen (Genua valga, vara oder recurvata)
Subluxationen
Gelenkverformungen („aufgetriebenes" Gelenk mit Vergröberung der Gelenkkonturen)
Palpable Osteophyten
Endphasenschmerz (schmerzhafte Endphase des Bewegungsbereiches)
Bewegungsschmerz
Streckausfall
Beugeausfall
Schlecht verschiebliche Patella, „Hobelzeichen"
Fühlbares Reiben und Knacken, besonders retropatellär („arthrotisches" Reiben)
Periarthropathische Druckpunkte (bes. Seitenbänder)
ev. Baker-Zyste in Kniekehle
Instabilität (seitliche Aufklappbarkeit, Schubladenzeichen)
Kapsuläre Verhärtung und Druckschmerz
Hypotonie und Atrophie der Quadrizepsmuskulatur
ev. Ergusszeichen
ev. „Liparthrosis sicca" (Gonarthrose + Pannikulose + Varikose)

3. Röntgenbefunde der Gonarthrose
(Aufnahme des erkrankten Gelenkes mit Vergleichsaufnahmen der Gegenseite in zwei Ebenen)

Asymmetrie, Verschmälerung der Gelenkspalten
„Anspitzung", Deformierung der Interkondylenhöcker
Marginalosteophyten (Patella, Tibia)
Subchondrale Sklerosierung
„Begradigung" der artikulären Flächen
Verplumpung der gelenktragenden Knochen
Geröllzysten
Gestaltumbau von Femur und Tibia
ev. Gelenkkörper
ev. vermehrte Aufklappbarkeit bei gehaltener Aufnahme
Achsenabweichungen (Genu varum, valgum arthroticum)
ev. Tibiofibular-Arthrose
Subluxationen (Genu laxum arthroticum)
ev. Einbrüche der tibialen Gelenkflächen, aseptische Nekrosen in den Femurkondylen (trag-belastete Zonen)

Tabelle 15. Kriterien zur definitiven Diagnose der Koxarthrose (LEQUESNE 1982)

Klinische Kriterien

C1 Mindestens 3 von 7 im folgenden angegebenen Bewegungen müssen eingeschränkt oder schmerzhaft sein: Flexion, Flexion mit Adduktion, Extension, Außen- und Innenrotation, Abduktion, Adduktion

Röntgenologische Kriterien

C2 Verschmälerung des azetabulofemoralen Gelenkspalts im anteroposterioren und/oder schrägen Strahlengang in stehender Position

C3 Osteophyten und/oder subchondrale Sklerosierungen und/oder Zysten

Ausnahmen

1 Avaskuläre Nekrose des Femurkopfes
2 Arthropathie des Hüftgelenks in Zusammenhang mit Morbus Paget des Os ilium oder des Femurkopfes
3 Chondrokalzinose ⎫
4 Ochronose ⎬ des Hüftgelenks
5 Hämochromatose ⎪
6 Arthropathie bei Hämophilie ⎭
7 Entzündliche Arthritis des Hüftgelenks (bei rheumatoider Arthritis, ankylosierender Spondylitis, psoriatrischer Arthropathie oder Arthritis unklarer Genese) mit oder ohne Beteiligung anderer Gelenke
8 Protrahiert verlaufende infektiöse Arthritis des Hüftgelenks, insbesondere tuberkulöse Arthritis
9 Charcotsches Hüftgelenk
10 Villös-noduläre Synovitis
11 Chondromatose der Synovia

Die drei Kriterien C1, C2 und C3 müssen vorliegen. Alle Ausnahmen müssen systematisch in Betracht gezogen werden.

Tabelle 16a. Kriterien zur definitiven Diagnose der Gonarthrose (LEQUESNE 1982)

Klinische Kriterien

C1 Bewegungseinschränkung und/oder Schmerzhaftigkeit in den Endstellungen des Knies bei Extension und Flexion

Röntgenologische Kriterien

(wenigstens 3 Aufnahmen: in stehender Position anteroposterior, seitlicher und axialer Strahlengang)

C2 Verschmälerung des Gelenkspalts im Femorotibialgelenk oder im Femoropatellargelenk

C3 Osteophyten und/oder subchondrale Sklerosierungen und/oder Zysten

Ausnahmen

1 Nekrose der Femurkondylen
2 Arthropathie des Kniegelenks im Zusammenhang mit juxtaartikulärem Morbus Paget des Femurs oder der Tibia
3 Chondrokalzinose
4 Hämochromatose
5 Ochronose
6 Arthropathie bei Hämophilie
7 Entzündliche Arthritis des Kniegelenks (bei rheumatoider Arthritis, ankylosierender Spondylitis, psoriatrischer Arthritis oder Arthritis unbekannter Genese) mit oder ohne Beteiligung anderer Gelenke
8 Protrahiert verlaufende infektiöse Arthritis des Kniegelenks, insbesondere Tuberkulose
9 Charcotsches Kniegelenk
10 Villös-noduläre Synovitis
11 Chondromatose der Synovia

Die drei Kriterien C1, C2 und C3 müssen vorhanden sein. Alle Ausnahmen müssen systematisch berücksichtigt werden.

Tabelle 16b. Funktionsindex für Hüfterkrankungen (LEQUESNE 1982)

	Punktzahl
Schmerz	
Nachtschmerz	
Lediglich bei Bewegung und in bestimmten Körperhaltungen	1
Auch in Ruhe	2
Morgensteifigkeit oder Schmerzen nach dem Aufstehen	
Weniger als 15 min	1
15 min oder länger	2
Aufrechtes Stehen während 30 min führt zu stärkeren Schmerzen	1
Beim Gehen tritt der Schmerz auf	
Erst nach einer bestimmten Strecke	1
Oder gleich zu Beginn und an Intensität zunehmend	2
Schmerzen oder Unbehagen in sitzender Haltung (über eine längere Zeit)	1
Maximale Gehstrecke	
Mehr als 1 km, aber beschränkt	1
Etwa 1 km (in etwa 15 min)	2
500–900 m (etwa 8–15 min)	3
300–500 m	4
100–300 m	5
Weniger als 100 m	6
Mit einem Gehstock oder einer Krücke	+1
Mit zwei Gehstöcken oder Krücken	+2
Einige Probleme des täglichen Lebens	
Können Sie die Socken von vorne anziehen?	0–2
Können Sie einen Gegenstand vom Fußboden aufheben?	0–2
Können Sie eine längere Treppe hinaufgehen?	0–2
Können Sie in ein Auto ein- oder aussteigen?	0–2
Sexuelle Störungen, deren Ursache in Veränderungen des Hüftgelenks liegen	0–2

Punktzahl für die Antworten: leicht = 0, mit Schwierigkeiten = 1 (oder 0,5 oder 1,5), unmöglich = 2.

negativ auf die Psyche und den Allgemeinzustand des Patienten auswirken. Auch humoral fehlen selbst bei der Polyarthrose die Symptome einer allgemeinen Erkrankung. *Eine Arthrose allein verursacht keine pathologischen Laborbefunde.* Insbesondere ist die Rheumaserologie negativ. Eine dauernd beschleunigte Blutsenkungsreaktion sowie andere pathologische Laborbefunde dürfen nie auf das arthrotische Krankheitsbild zurückgeführt werden und verpflichten in jedem Falle zu einer weiteren Abklärung, d.h. zur Suche nach einer zweiten Krankheit.

Jede heftig aktivierte Arthrose mit entzündlichem Reizzustand und entsprechendem Gelenkerguß sowie eventuell Überwärmung muß zu zahlreichen differentialdiagnostischen Überlegungen Anlaß geben (Tabelle 8). Wichtig ist vor allem die Untersuchung des Gelenkpunktates (Tabelle 10; WAGENHÄUSER 1977).

c) Röntgensymptome

Die Röntgenzeichen der Arthrose sind grundsätzlich Ausdruck der morphologischen degenerativen Veränderungen (Tabelle 17a): Verschmälerung des radiologischen Gelenkspaltes – als Folge von Substanzverlust bzw. Höhenverminderung des Gelenkknorpels, Inkongruenz der Gelenkflächen, subchondrale Spongiosaverdichtungen bzw. Sklerosierungen in den Abschnitten vermehrter Druckbelastung, Geröllzysten vornehmlich in der Druckaufnahmezone des Gelenkes, Osteophyten (meist das früheste Röntgenzeichen), deren Form von mechanischen Kräften bei der Gelenkbewegung mitgeprägt wird. Bei der Arthrose im Endstadium wird infolge der veränderten Mechanik durch Umbauvorgänge die Form der gelenkbegrenzenden Knochen mehr oder weniger verändert und die Spongiosa-Architektur umorientiert. Als Folge dieser Deformation kommt es beim ungleichmäßig belasteten Gelenk zur Fehlstellung (Dezentrierung, Subluxation), (Übersicht über die radiologische Leitsymptomatik Tabelle 17a, radiologische Gradeinleitung nach Lequesne Tabelle 17b).

Tabelle 17a. Allgemeine Röntgenbefunde der Arthrose

Osteophytose (Randwülste), Exostosen
Verschmälerung (Asymmetrie) des radiologischen Gelenkspaltes
Begradigung der Gelenkflächen
Geröllzysten
Subchondrale Sklerosierung
Gelenkumbau, Deformation
Fehlstellungen (Inkongruenz, Dezentrierung, Subluxation)
Verkalkte Synovialchondrome, Synovialosteome (festsitzende oder freie Gelenkkörper)

Tabelle 17b. Gradeinteilung der Arthrose der Extremitäten, radiologischer Index (ein Vorschlag) [LEQUESNE 1982]

Grad

Gelenkspaltverschmälerung

1 Weniger als 50%
2 50–90%
3 (Fast) vollständige Obliteration

Knochenabrieb

4 Gering: 1–3 mm
5 Deutlich: 4–6 mm
6 Schwer: ≧7 mm
+1 *Ausgeprägte unverhältnismäßige Osteophytenbildung*

Die Röntgenaufnahme muß in stehender Position (untere Extremität) oder in Beugehaltung (obere Extremität) angefertigt werden. Für die Beurteilung in therapeutischen Langzeitstudien muß der Verlust des Gelenkspalts (Verschmälerung) und am Knochen (Abrieb) in Millimetern gemessen werden (wenn möglich sogar in halben Millimetern).

d) Weitere diagnostische Möglichkeiten

Zur erweiterten *diagnostischen Abklärung* einer Arthrose stehen heute die Arthrographie, die Computer-Tomographie – eventuell kombiniert mit Arthrographie –, die Szintigraphie und die Arthroskopie zur Verfügung. Der Einsatz dieser speziellen Untersuchungstechniken wird praktisch immer Aufgabe des Spezialarztes sein.

Die Gelenkkapselbiopsie ist in ihrer histologischen Aussagekraft relativ beschränkt (FASSBENDER 1975; AMOUROUX et al. 1965; WAGENHÄUSER 1978a).

Tabelle 18. Funktionsindex für Kniegelenkerkrankungen (LEQUESNE 1982)

	Punktzahl
Schmerz	
Nachtschmerz	
Nur bei Bewegung und in bestimmten Körperhaltungen	1
Auch in Ruhe	2
Morgensteifigkeit oder Schmerzen nach dem Aufstehen	
Weniger als 15 min	1
15 min oder länger	2
Aufrechtes Stehen während 30 min führt zu stärkeren Schmerzen	1
Beim Gehen tritt der Schmerz auf	
Erst nach einer bestimmten Strecke	1
oder gleich zu Beginn und an Intensität zunehmend	2
Schmerzen oder Unbehagen beim Aufstehen von einer Sitzgelegenheit	1
Maximale Gehstrecke	
Mehr als 1 km, aber beschränkt	1
Etwa 1 km (in ungefähr 15 min)	2
500–900 m (etwa 8–5 min)	3
300–500 m	4
100–300 m	5
Weniger als 100 m	6
Mit einem Gehstock oder einer Krücke	+1
Mit zwei Gehstöcken oder Krücken	+2
Einige Probleme des täglichen Lebens	
Können Sie eine Treppe hinaufgehen?	0–2
Können Sie eine Treppe hinabgehen?	0–2
Können Sie in Hockstellung oder auf den Knien einen Gegenstand auf ein niedriges Regal stellen?	0–2
Können Sie auf unebenem Boden gehen?	0–2
Leiden Sie an einschießenden Schmerzen und/oder plötzlicher Schwäche in den betreffenden Gliedmaßen?	
Gelegentlich	1
Oft	2

Die Bewertung der Punktzahl erfolgt wie beim Funktionsindex für Hüftgelenkerkrankungen.

Literatur s. C.III., S. 790

II. Spezielle Lokalisationen der Arthrose

1. Die primäre Gonarthrose

Von

F.J. WAGENHÄUSER

Mit 11 Abbildungen und 1 Tabelle

a) Epidemiologie

Pathologisch-anatomisch, klinisch und radiologisch ist die Gonarthrose die häufigste aller Arthrosen: HEINE (1926), LAWRENCE (1966, 1969, 1977), MOHING (1966, 1967), RIMANN (1906), DE SÈZE und RYCKEWAERT (1954), WAGENHÄUSER (1969a, 1969d), WATERMAN (1955), WEICHSELBAUM (1877).

Frühmanifestationen sind ab 20. Altersjahr möglich und betreffen vor allem das femuro-patellare Gelenk. Im Alter von 40–50 Jahren besteht eine Gonarthrosenhäufigkeit von nahezu 50%. Meist sind beide Kniegelenke befallen. Bei keinem Gelenk ist allerdings die Diskrepanz zwischen objektiv klinischer Manifestation und subjektiver Latenz so groß wie bei der Gonarthrose (WAGENHÄUSER 1969a) (Abb. 1; Abschn. CI2, Abb. 3a–c). *Die pathologisch-anatomischen Untersuchungen* von HEINE (1926) an 1002 Leichen ergaben einen enorm raschen Anstieg der Manifestationskurve ab 30. Altersjahr. Die 50%ige Häufigkeit wird zwischen 30 und 40 Jahren erreicht (wie beim klinischen Untersuchungsgut von WAGENHÄUSER 1969a), die 90%ige im 6. Lebensjahrzehnt. Die klinische Manifestationskurve von WAGENHÄUSER (1969a) verläuft der pathologisch-anatomischen von HEINE (1926) weitgehend parallel (Abschn. CI2, Abb. 6). RIMANN (1906) fand bei 200 autoptisch untersuchten Kniegelenken von 15–80jährigen nur 33 makroskopisch unauffällige Gelenke, alle übrigen wiesen sichtbare arthrotische Knorpelveränderungen auf. BEITZKE (1912) stellte bei vierhundert autoptisch untersuchten Kniegelenken von Erwachsenen 143mal degenerative Knorpelveränderungen fest. Vor dem 40. Lebensjahr betrug die von ihm gefundene Arthroserate 60%, zwischen dem 40. und 50. Lebensjahr 95%, danach 100%. Die Geschlechter waren genau wie bei HEINE (1926) gleich stark beteiligt. COLLINS u. MEACHIM (1961) stellten bei der autoptischen Untersuchung von Kniegelenken intakte Kniescheiben vor dem 65. Lebensjahr nur noch bis 17% und danach überhaupt nicht mehr fest. Alle erwähnten pathologisch-anatomischen Untersuchungen ergeben das übereinstimmende Ergebnis, daß keine eindeutigen Seiten- und Geschlechtsunterschiede bestehen, wie dies WAGENHÄUSER (1969a) bei seiner klinischen Bevölkerungsuntersuchung bestätigen konnte. Die *radiologischen Untersuchungen* von HORVÁTH u. LENGYEL (1973) an 500 Probanden zwischen dem 60. und 95. Lebensjahr, die sich für gesund hielten, zeigten, daß jenseits des 75. Lebensjahres 39% eine geringe und 24% eine starke Gonarthrose aufwiesen. DEÁK (1960) stellte an einem Kollektiv von 500 über 65 Jahre alten Untersuchten ebenfalls bei 65% eine Kniegelenkarthrose fest. Die von LAWRENCE (1977) in der englischen Bevölkerung festgestellte radiologische Häufigkeit der Gonarthrose ist aus Abb. 2a, b, Abschn. C I 2 ersichtlich. Nach dem 65. Lebensjahr zeigen 70% der Frauen und 40% der Männer eine radiologisch manifeste Gonarthrose; im Alter von 55–64 Jahren beträgt die Häufigkeit bei den Frauen 50%, bei den Männern 40%. Bei seiner *klinisch-epidemiologischen Untersuchung* bei einer Landbevölkerung in der Nähe Zürichs fand WAGENHÄUSER (1969a) bei der gesamten Bevölkerung ab dem 15. Lebensjahr eine Häufigkeit der klinisch objektiv manifesten Gonarthrose von 48,4%. Die Befunde waren beim weiblichen Geschlecht mit 52% häufiger als bei den Männern mit 42,5%; dieser Unterschied ist jedoch statistisch nicht signifikant. Schwerere Gonarthrosen fanden sich in einer Häufigkeit von 23,4%. In 44,9% der Fälle war die Gonarthrose bilateral. Seitenunterschiede bestanden nicht. Die objektive Manifestation setzt in der Altersgruppe von 20–24 Jahren mit 1,5% bereits ein (Abb. 1). Sie nimmt zunächst nur langsam zu und beträgt in der Altersgruppe 35–39 Jahre 20%. Dann aber erfolgt ein rapider Anstieg, schon mit 40 Jahren sind die Gonarthrosen bei 50% der Probanden klinisch zu finden. Die Häufigkeit steigert sich dann fortlaufend weiter, mit 55 Jahren beträgt sie 95%; das Maximum von 100% wird im 70. Lebensjahr erreicht (Abb. 1).

Bei den Patienten in den jugendlichen Altersklassen war die Arthrose fast ausschließlich im femuro-patellaren Gelenk lokalisiert, wo ja auch pathologisch-anatomisch die frühesten Läsionen auftreten. Diese Manifestationskurven verlaufen für Männer und Frauen verschieden. Zwischen 30–50 Jahren leiden viel mehr Frauen an Gonarthrosen, die weibliche Manifestationskurve steigt viel steiler nach dem 35. Lebensjahr an. Kurz vor dem 40. überschreitet sie bereits die 50%-Grenze, die bei den Männern erst im 45. Altersjahr erreicht wird. Ab 50. Lebensjahr nehmen dann beide Kurven wieder einen weitgehend gleichen Verlauf. Subjektiv äußerten 23,1% der Bevölkerung arthrotische Kniegelenkbe-

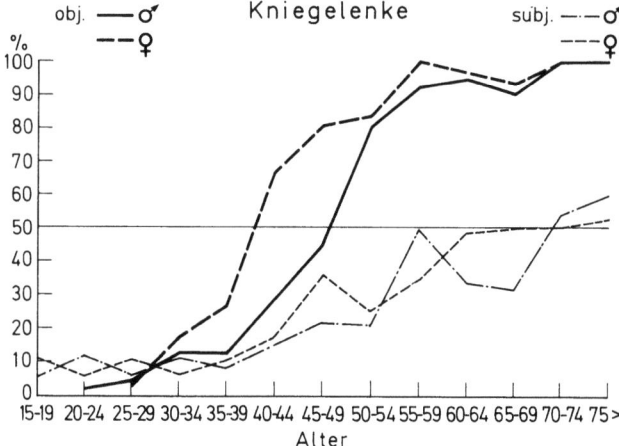

Abb. 1. Epidemiologische Manifestationskurven arthrotischer Kniegelenkbeschwerden und klinisch manifester Gonarthrosen (WAGENHÄUSER 1969a)

schwerden. Der Geschlechtsunterschied ist unbedeutend: Männer 21,9%, Frauen 24,4%. 5,4% gaben eine Bewegungsbehinderung an. Über aktuelle Kniegelenkschmerzen vom arthrotischen Typ klagten zum Zeitpunkt der Untersuchung 40,7% der Bevölkerung (13,5% Männer, 15,4% Frauen). Die einseitig geklagten Beschwerden betrugen sowohl rechts wie links rund ein Viertel der beidseitigen. Eine Seitenbevorzugung konnte nicht festgestellt werden, auch nicht bezüglich der unilateralen Beschwerdehäufigkeit. Die bilateralen Gelenkbeschwerden waren bei den Frauen etwas häufiger zu treffen als bei den Männern. Die Manifestation der Kniegelenkbeschwerden beginnt schon ab dem 15. Altersjahr mit 8% (7% Männer und 10% Frauen); sie nimmt augenfällig ab dem 35. Lebensjahr zu. Mit 45 Jahren leiden bereits 27,5% der Probanden an Kniegelenkschmerzen, in der Altersklasse 55–69 Jahre beträgt die Häufigkeit rund 40%, mit 70 Jahren wird die 50%-Grenze überschritten; das Maximum beträgt mit 75 und mehr Jahren 55%. Bis zum 40. Altersjahr besteht kein Geschlechtsunterschied, dann aber nehmen innerhalb der nächsten zehn Jahre die Beschwerden bei den Frauen deutlich überhand. Ein nochmaliges Überwiegen beim weiblichen Geschlecht tritt im 7. Dezennium auf. Das Beschwerdemaximum beträgt bei den Frauen 52%, bei den Männern 60% in der Altersgruppe 75 Jahre und mehr. Der Vergleich zwischen den subjektiven und objektiven Manifestationskurven (Abb. 1) zeigt, daß bis zum 25. Lebensjahr die Beschwerden etwas häufiger sind, in der Folge aber lange nicht so intensiv progredient zunehmen wie die krankhaften Befunde. Vor allem ab dem 49. Lebensjahr besteht eine starke Diskrepanz zwischen den beiden Häufigkeiten. Die Beschwerdekurve bewegt sich unterhalb der 50%-Grenze, während die objektive Manifestationskurve rasch der 100%-Limite entgegeneilt. Sowohl bei den Männern wie bei den Frauen scheinen epidemiologisch bei der Bevölkerung rund die Hälfte aller klinisch objektiv manifesten Gonarthrosen subjektiv latent zu bleiben (Abschn. CI2, Abb. 3a–c). Wenn also mit zunehmendem Alter pathologisch-anatomisch und klinisch eine Gonarthrose sowohl bei Männern wie bei Frauen fast obligat auftritt, so bedeutet dies nicht, daß sie für den Träger subjektiv manifest und damit zu einer eigentlichen Arthrosenkrankheit wird.

Da das Kniegelenk der mechanischen Beanspruchung, Traumen sowie verschiedenen angeborenen und erworbenen Formen und Funktionsstörungen in besonders hohem Maße ausgesetzt ist, handelt es sich wohl bei der überwiegenden Anzahl der klinisch behandlungsbedürftigen Gonarthrose-Patienten eher um eine sekundäre Gonarthrose, während in der Bevölkerung die stark verbreiteten eher „milden" Arthrosen der Kniegelenke überwiegend als primäre Formen zu betrachten sind. Im Gegensatz zur Hüftgelenkarthrose gibt es keine eindeutigen klinischen Statistiken über den *Anteil der primären und der sekundären Formen an der Gesamtgruppe der Gonarthrotiker*. Zu Recht weist MOHING (1966) darauf hin, daß sich in den meisten Fällen der Unterschied zwischen primärer und sekundärer Gonarthrose verwischt, umsomehr da auch die primären Formen bei fortschreitendem Verlauf zu Form- und Funktionsstörungen führen, wie sie sonst bei den sekundären Formen bekannt sind. Oft ist bei älteren Patienten nicht mehr festzustellen, ob es sich bei Axenabweichungen um primäre Störungen oder um sekundäre Folgen der fortgeschrittenen Arthrose handelt.

Die primäre Arthrose des Kniegelenkes tritt meist bilateral auf und bevorzugt zum mindesten im klinischen Krankengut eher das weibliche Geschlecht. Die retropatellaren Formen, mit denen das Krankheitsbild meist beginnt, setzen oft schon im 3. und 4. Lebensjahrzehnt ein. Die femuro-tibiale Form ohne primäre oder sekundär einsetzende Achsenfehlstellung – nach GLIMET (1970) bei etwa 50% der Femuro-tibial-Arthrosen – beginnt später und verläuft bedeutend langsamer. Sehr oft besteht die Trias Gonarthrose, Varikosis, Plattfuß (DE SÈZE u. RYCKEWAERT 1954) und ein „phleboarthrotischer Komplex" nach KRIEG (1960).

b) Klinik

α) Beschwerdebild

Wegen der sehr charakteristischen, beinahe stereotypen *klinischen Symptomatik* (Abschn. C15, Tabelle 14) ist kaum ein degeneratives Gelenkleiden so leicht und früh diagnostizierbar wie die Gonarthrose. Im ganz frühen Stadium sind die *Beschwerden* zunächst eher uncharakteristisch; die Patienten klagen über kurzdauernde Arthralgien und Steifigkeit, eventuell verbunden mit Schwellungsgefühl in den Kniegelenken. Die Beschwerden werden vor allem mechanisch traumatisch und thermisch ausgelöst, und es besteht eine ausgesprochene Wetterfühligkeit. Zeitweilig werden auch eigenartige Parästhesien im Gelenkbereich angegeben. Später kommt es zum typischen Anlaufschmerz nach Ruhe, besonders nach längerem Sitzen oder beim morgendlichen Aufstehen. Dabei besteht auch kurzfristig ein Steifigkeitsgefühl in den Kniegelenken, das sich beim Gehen allmählich wieder löst. Belastungsschmerzen treten vor allem nach längerem Gehen oder beim Treppenlaufen auf. Treppabgehen ist meist mit stärkeren Schmerzen verbunden als Treppensteigen. Auch Schmerzen beim Kauern oder Knien sind sehr charakteristisch. Je mehr die Arthrose Fortschritte macht, desto mehr kommt es zu einem Aktivierungs- oder Dekompensations-Dauerschmerz, eventuell auch nachts. Die Schmerzen sind meist zunächst eher mäßig stark, und es kann auch zu längerdauernden Perioden von Schmerzfreiheit kommen. Langdauernde Schmerzperioden mit entsprechender Behinderung im Alltagsleben und in der Berufstätigkeit sind meist eher im späteren Verlauf oder bei besonders schweren Formen ein Problem. In der Regel sind die Schmerzempfindungen an der vorderen und medialen, seltener der lateralen Seite des Knies, lokalisiert; sie strahlen gelegentlich auch in den Unterschenkel aus, in anderen Fällen wird über einen typischen retropatellaren Schmerz in der Tiefe des Gelenkes geklagt. Die periarthropathischen Schmerzen sind am häufigsten im Quadriceps und medialen Kniegelenksbereich lokalisiert (Abb. 4), seltener in der Kniekehle. Oft beunruhigen den Patienten die Gelenksgeräusche, wobei darauf hinzuweisen ist, daß Gelenkknacken nicht immer pathognomonische Bedeutung haben muß. Die Gonarthrose verursacht grobe Reibegeräusche, bei stark deformiertem Gelenk können auch knarrende Geräusche auftreten. Anamnestisch klagen die Patienten nicht selten über eine Unsicherheit im Kniegelenk beim Gehen und über eine Kraftlosigkeit (besonders beim Aufstehen oder Treppensteigen). Die Gelenkinstabilität kann sogar Stürze verursachen. Kurzdauernde Blockierungen müssen an eine zusätzliche Meniskusläsion oder einen freien Gelenkkörper denken lassen. Bei starker Aktivierung klagt der Patient über eine entsprechende Gelenkschwellung, die durch Erguß verursacht ist, nicht aber durch eine Synovitis wie bei der chronischen Polyarthritis.

β) Klinische Diagnostik

Die objektiv-klinischen Zeichen der Gonarthrose sind ebenfalls sehr charakteristisch und leicht erkennbar, vorausgesetzt, daß ein korrekter *Untersuchungs-*

gang eingehalten wird (Abb. 2a–k). Ein an Knieschmerzen leidender Patient soll immer zuerst im Stehen und dann im Liegen untersucht werden. Im Stehen wird die Statik der unteren Gliedmaßen erfaßt nebst ursächlich wichtigen Begleitumständen wie Wirbelsäulen- und Beckenfehlhaltungen, Hüftgelenk- oder Fußerkrankungen. Man sucht in erster Linie am Kniegelenk nach Varus- oder Valgusfehlstellungen, nach einem Genu recurvatum und nach einem Extensionsausfall. Gleichzeitig muß auf Muskelatrophien geachtet werden. Sie finden sich vor allem an der Oberschenkelmuskulatur. Bei fortgeschrittenen Gonarthrosen sind die klassischen Gelenkskonturveränderungen im Sinne des aufgetriebenen karikiert-umgebauten Gelenkes leicht erkennbar (Abb. 3). Nach der Inspektion im Stehen läßt man den Patienten gehen und achtet auf Schon- oder Verkürzungshinken sowie auf verminderte Bewegungsausschläge in den Kniegelenken während des Gehens („stabiges" Gehen). Die Einnahme einer Hockerstellung kann schon sehr früh schmerzhaft sein und oft überhaupt nicht mehr vollständig durchgeführt werden.

Im Liegen wird zunächst durch eine sorgfältige *Palpation* die Konsistenz der Gelenkkapsel beurteilt; diese fühlt sich bei einer chronisch aktivierten Gonarthrose fibrös verdickt an im Gegensatz zur schwammig-weichen verdickten Gelenkkapsel bei einer Synovitis. Die Osteophytose läßt sich leicht palpieren, wenn sie ausgeprägt ist. Palpatorisch sucht man im weiteren nach Ergußzeichen und nach periartikulären Druckpunkten (Gelenkränder, Insertionstendopathien, Ligamentosen) (Abb. 4). Die tendomyotische Muskulatur ist meist im Bereiche des Oberschenkels, eventuell auch des Unterschenkels druckdolent. Bei einer Liparthrosis sicca (Kombination einer Gonarthrose mit Pannikulose und Varikosis) ist das periartikuläre Fettgewebe druck- und kneifempfindlich und fühlt sich körnig an. In der Kniekehle suche man immer sorgfältig nach einer Baker-Zyste bei maximal gestrecktem Kniegelenk. In jedem Fall prüfe man auch die Stabilität der Seitenbänder und der Kreuzbänder, da jede fortgeschrittene Gonarthrose zu einer Bandinstabilität führen kann. Auch nach den Symptomen einer Diskuserkrankung muß selbstverständlich gesucht werden.

Bei den *Funktionsprüfungen* beurteilt man das Ausmaß der möglichen Beuge- und Streckbewegungen (Normalmaße, s. Abb. 5). Keinesfalls darf ein Extensionsausfall übersehen werden, da er prognostisch viel bedeutungsvoller ist als ein Beugeausfall. Charakteristisch ist der sehr früh auftretende Endphasenschmerz bei maximaler Extension und Flexion, den man durch leichtes passives, aber kräftiges Nachdrücken bei den Bewegungsprüfungen auslöst. Die passive Verschieblichkeit der Patella ist eigens zu prüfen.

Typisch für eine femuro-patellare Arthrose sind dabei retropatellare Schmerzen, die unter den passiven Bewegungen mit Druck ausgelöst werden können. Meist ist dann auch der Peripatellarrand druckempfindlich, und die Kniescheibe reagiert schmerzhaft (subjektiv auf der Rückseite) beim Beklopfen. Bei der retropatellaren Arthrose palpiert man mit der auf die Kniescheibe aufgelegten Hand bei raschem Durchbewegen die klassischen groben arthrotischen Reibegräusche, bei stark aufgerauhter Patella-Rückfläche kommt es auch zu einem leichten unregelmäßigen Springen während der Gleitbewegungen der Kniescheibe (Hobelzeichen). Schließlich prüft man auch noch die Innen- und Außenrotationsfähigkeit des Gelenkes.

Eine abnorme seitliche Beweglichkeit der Patella ist oft ein Hinweis für eine Wachstumsstörung der Patella (Wibergsche Anomalie).

Der *Untersuchungsgang* bei der Abklärung eines arthrotischen Kniegelenkes ist in den Abb. 2a–k zusammengefaßt.

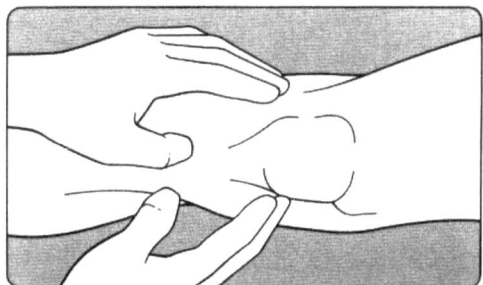

Inspektion der Gelenkkonturen
Die Konturen des Kniegelenkes sind bei beginnender Gonarthrose unauffällig. Eine Schwellung ist nicht feststellbar.

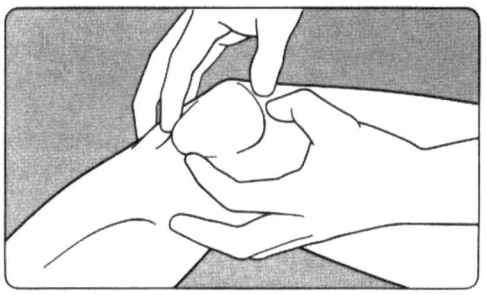

Seitliches Palpieren der Gelenkkapsel
Die Gelenkkapsel wird in Rückenlage und bei angewinkeltem Knie (ca. 90°) im Dreieck zwischen Tibia und Patella seitlich palpiert.

Bei beginnender Gonarthrose bzw. beginnender femoro-patellarer Arthrose oder Chondropathia patellae ist die Kapsel unauffällig. Hingegen kann sie bei fortgeschrittenen Arthrosen mit häufigen Aktivierungsschüben leicht verdickt sein.
Eine starke, sulzig-schwammige Verdickung weist auf eine Synovitis hin.

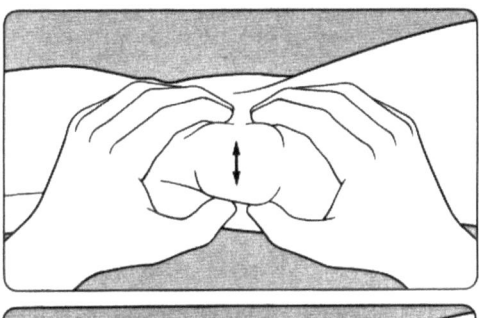

Seitliche Verschiebbarkeit der Patella
Der Patient ist in Rückenlage. Bei gestrecktem Knie wird die Patella mit Daumen und Zeigefingern ergriffen und medial sowie lateral verschoben.
Bei der Chondropathia patellae ist die Patella häufig übermässig verschiebbar. Bei stark fortgeschrittener Gonarthrose ist die seitliche Verschiebbarkeit hingegen vermindert.
Bei **gleichzeitigem Druck auf die Patella** ist das seitliche Verschieben bei Chondropathia patellae praktisch immer und bei beginnender femoro-patellarer Arthrose häufig schmerzhaft.

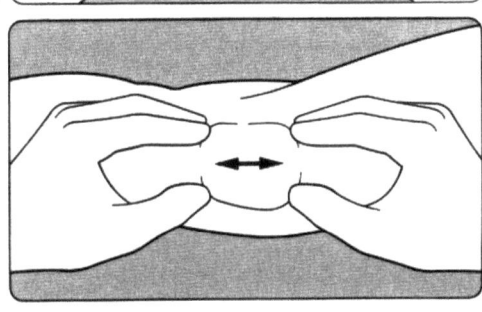

Axiale Verschiebbarkeit der Patella
In der Regel liegt sie bei der Chondropathia patellae wie auch bei beginnender Gonarthrose im Bereich der Norm.

Bei **gleichzeitigem Druck auf die Patella** ist das axiale Verschieben bei Chondropathia patellae praktisch immer und bei beginnender femoro-patellarer Arthrose häufig schmerzhaft.

Palpation der Patellaunterfläche
Während der eine Zeigefinger die Patella seitlich verschiebt, palpiert der andere deren Unterfläche.

Bei der Chondropathia patellae ist die Palpation der Patellaunterfläche meist recht schmerzhaft; dies trifft bei beginnender femoro-patellarer Arthrose seltener zu.

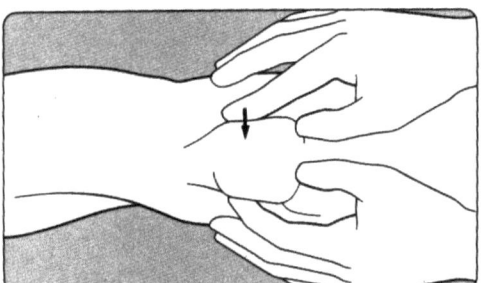

Abb. 2 a–k. Klinische Untersuchung der Kniegelenke

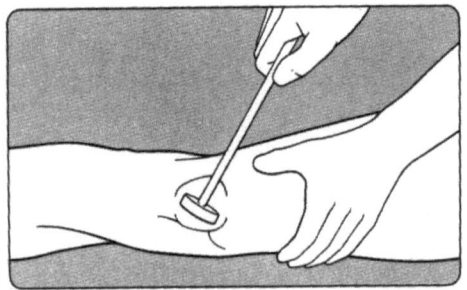

Perkussion der Patella
Sie erfolgt bei gestrecktem Knie und fixiertem Oberschenkel mit dem Perkussionshammer.

Retropatellare Perkussionsschmerzen sind für die Chondropathia patellae charakteristisch; bei der femoro-patellaren Arthrose sind sie jedoch nicht obligat vorhanden.

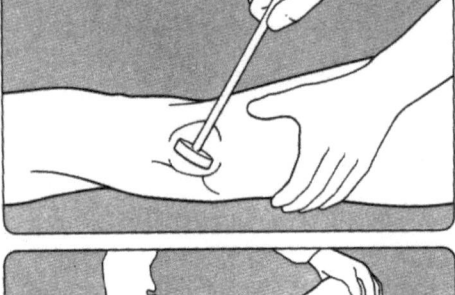

Flexion mit Nachdrücken
Bei Chondropathia patellae wie auch bei beginnender Gonarthrose ist die Flexion in der Regel vollständig (Normalwert 120–150°). Das Nachdrücken in der Endphase der Bewegung löst in beiden Fällen den sogenannten Endphasenschmerz aus.

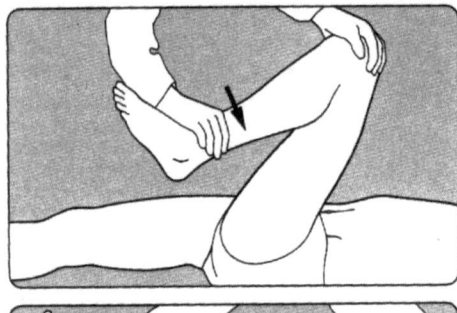

Extension mit Nachdrücken
Auch die Extension ist bei beginnender Gonarthrose und Chondropathia patellae meist noch vollständig (Normalwert 5–10°).

Wie bei der Flexion löst auch hier das Nachdrücken retropatellare Schmerzen aus; dies sowohl bei der Chondropathia patellae als auch bei beginnender Gonarthrose.

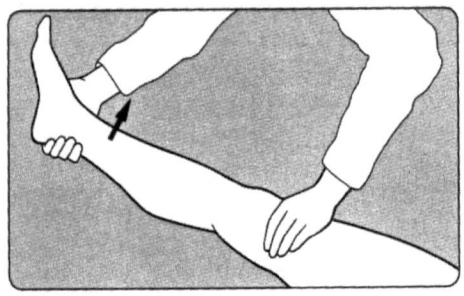

Rasches Durchbewegen des Kniegelenkes
Unter Druck auf die Patella wird das Gelenk mehrmals hintereinander rasch durchbewegt.

Das retropatellare Knackreiben ist sowohl für die Chondropathia patellae als auch für die femoro-patellare Arthrose typisch.

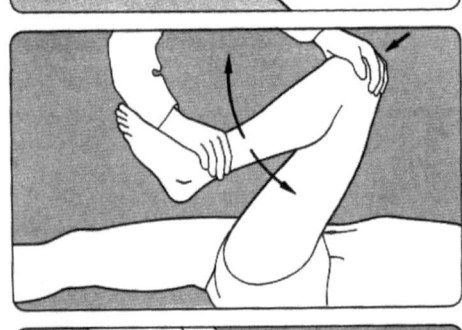

Kreuzbänder
Bei der sogenannten Schubladenprüfung wird das Knie um ca. 90° angewinkelt und der Fuss fest auf die Unterlage gesetzt. Dann fasst der Untersucher den Unterschenkel mit beiden Händen unterhalb des Kniegelenkes und prüft dessen dorso-ventrale Verschiebbarkeit gegenüber dem Oberschenkel, d.h. die Festigkeit der Kreuzbänder.
Bei der Chondropathia patellae wie auch bei beginnender Gonarthrose sind die Kreuzbänder noch fest – der Unterschenkel lässt sich also nicht dorso-ventral verschieben. Lockere Kreuzbänder weisen auf eine fortgeschrittene Gonarthrose hin.

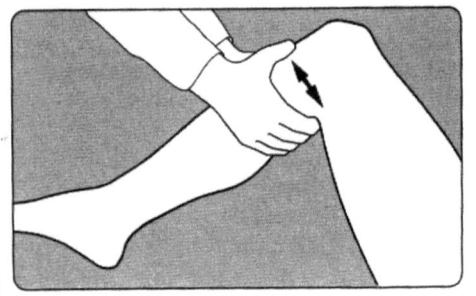

Abb. 2f–j

Die primäre Gonarthrose 719

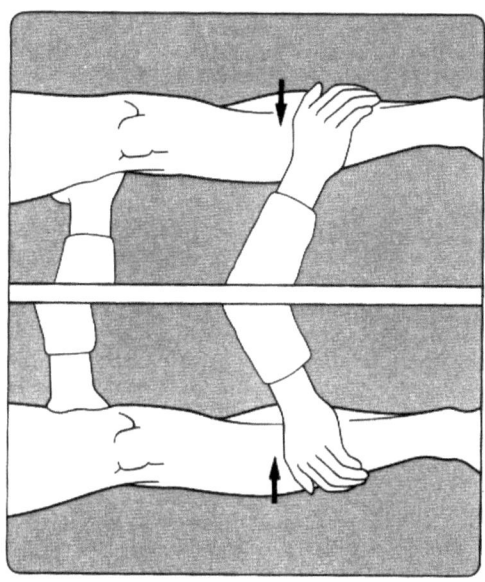

Seitenbänder
Die Kontrolle der Seitenbänder erfolgt durch seitliches Aufklappen des Unterschenkels. Dabei wird der Oberschenkel des gestreckten Beines mit einer Hand fixiert und der Unterschenkel mit der anderen Hand abduziert bzw. adduziert.

Bei der Chondropathia patellae und bei beginnender Gonarthrose sind auch die Seitenbänder noch nicht gelockert. Bei fortgeschrittener Gonarthrose sind sie gelockert.

Abb. 2 k

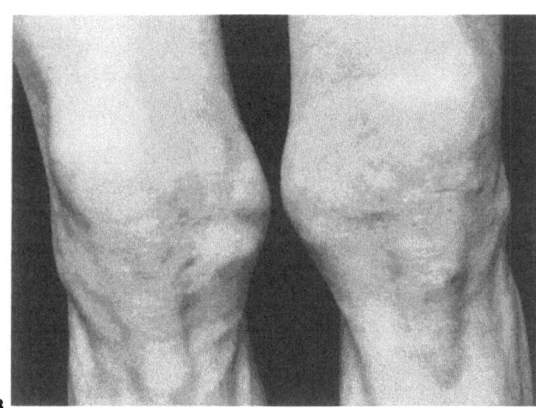

Abb. 3. Arthrotisch deformierte Kniegelenke mit klinisch erkennbarer Osteophytose

Abb. 4. Periarthropathische Druckdolenzen bei Gonarthrose

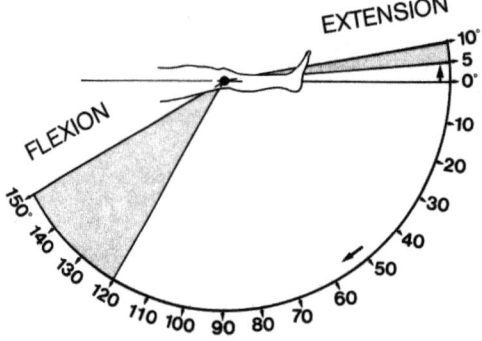

Abb. 5. Funktionsprüfung des Kniegelenks (normale Bewegungsmasse). Ausgangslage: Knie gestreckt. Kontrakturen zweigelenkiger Muskeln (ischiokrurale Muskulatur, Quadrizeps) sind durch entsprechende Stellung des Hüftgelenkes zu berücksichtigen. Volle Extension ist nur bei gestreckter Hüfte, volle Flexion nur bei gebeugter möglich! Rotations- und Ab-/Adduktionsbewegungen im Knie sind zu vernachlässigen; falls stärkergradig vorhanden, sollten sie jedoch protokolliert werden

γ) Röntgendiagnostik

Charakteristische arthrotische *Röntgenbefunde* treten in der Regel erst nach längerem Krankheitsverlauf auf. Sie können aber schon vorhanden sein, ohne daß die Arthrose subjektiv klinisch manifest wurde. Wie immer bei der Arthrose korreliert die Intensität der morphologischen Veränderungen keineswegs mit derjenigen des Beschwerdebildes.

Für die radiologische Abklärung soll in jedem Falle an beiden Kniegelenken eine antero-posteriore und seitliche Aufnahme vorgenommen werden, eventuell zusätzlich eine spezielle axiale Aufnahme der Patella (bei einer Flexionshaltung von 30°, 60° und 90°, sogenannte Défilé-Aufnahmen, Abb. 6), auf denen besonders die Form der Patella und das Femuro-Patellargelenk beurteilt werden können. Selbstverständlich sind darüber hinaus zahlreiche Spezialaufnahmen zur Abklärung unklarer Fälle oder zur Beurteilung von Operativ-Maßnahmen möglich (Übersicht bei HAFNER u. MEULI 1975). Auch die Gonarthrose zeigt die vier klassischen *radiologischen Leitsymptome* in wechselnder Intensität und Kombination: Osteophytäre Randwulstbildung, subchondrale Sklerosierung, Geröllzystenbildung und Gelenkspaltverschmälerung (DIHLMANN 1982). Die Gonarthrose beginnt meist am Femuro-Tibialgelenk; Frühzeichen sind hier Ausziehungen der fibularen Kondylenhöcker im Femuro-Patellargelenk

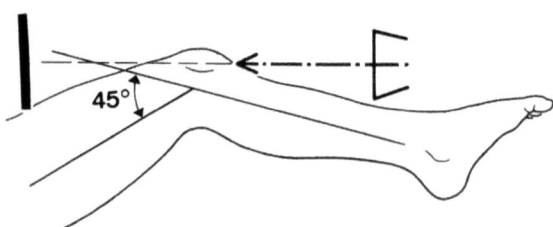

Abb. 6. Röntgenaufnahme des Femuro-Patellargelenkes (nach HAFNER u. MENLI 1975). Distal-proximal. Lagerung: Patient halbsitzend. Kniegelenk 45°, eventuell auch serienmäßig 30°, 60° und 90° flektiert (Défilé-Aufnahmen). Kassette wird vom Patienten gehalten, auf dem Oberschenkel aufgestellt. Kassette senkrecht zur Patellalängsachse (Format 13 × 18 cm). Richtung des Zentralstrahls: Auf den distalen Pol der Patella, distal-proximal, senkrecht auf die Kassette

(Abb. 7) sowie Ausziehungen am oberen und unteren Patellarrand und am lateralen Patellarbereich (Abb. 8). Arthrose-Osteophyten im femuro-tibialen Gelenkbereich treten wie auch sonst an den Knorpelknochengrenzen auf, also auch am Rand der Fossa intercondylaris und an den beiden Tubercula intercondylaria (Abb. 7). Später bilden sich die charakteristischen marginalen Osteophyten, die Gelenkflächen begradigen sich, und die Osteophyten werden zunehmend zu groben Randwülsten, die Interkondylhöcker sind abgerundet, die subchondrale Sklerose bildet sich immer mehr heraus (Abb. 9). Manchmal entstehen Geröllzysten in der Tibia. Der röntgenologische Gelenkspalt zwischen Tibia und Femur verschmälert sich, zunächst meist asymmetrisch; je mehr es zu einer Panarthrose kommt, desto mehr wird das ganze Gelenk arthrotisch umgebaut mit entsprechenden Inkongruenzen, Achsendeviationen und Subluxationen. Nicht selten werden am arthrotischen Kniegelenk verkalkte Synovialchondrome und Synovialosteome – festsitzende oder freie Gelenkkörper – beobachtet.

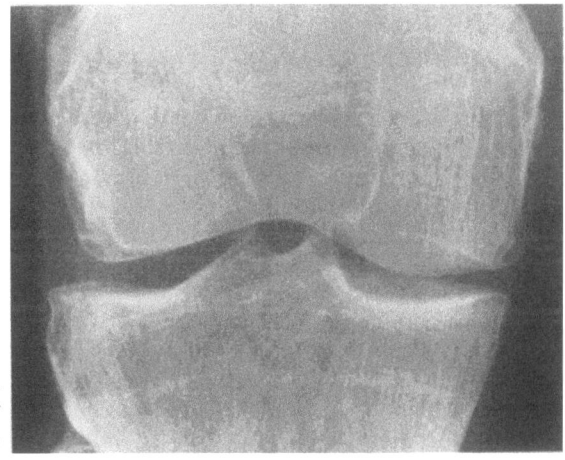

Abb. 7. Radiologisches Frühstadium der Gonarthrose: Ausziehung der Kondylenhöcker, Osteophytose, Asymmetrie der Gelenkspalten

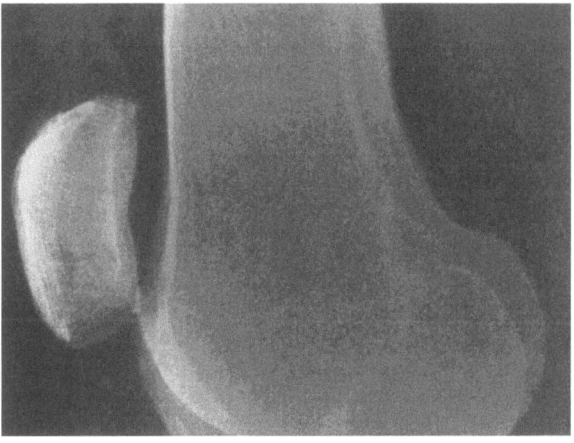

Abb. 8. Arthrose des Femuro-patellaren Gelenkes im frühen Stadium

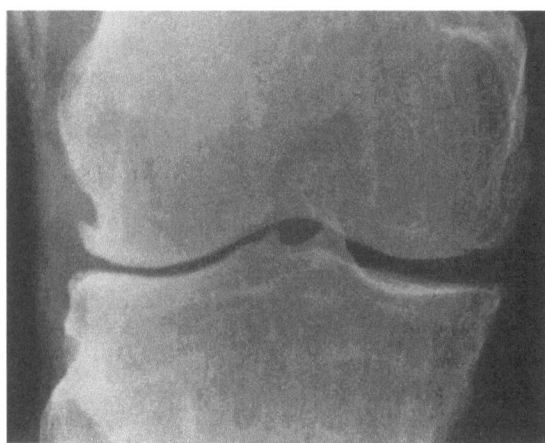

Abb. 9. Fortgeschrittenes Röntgenstadium der Gonarthrose: Osteophytäre Randwülste, plumpe Interkondylhöcker, Gelenkspaltverschmälerung, subchondrale Sklerose, Begradigung der Gelenkflächen

δ) Weitere Untersuchungsmethoden

In besonderen Fällen stehen heute für die erweiterte Abklärung eines Kniegelenkes zahlreiche *spezielle Untersuchungsmethoden* zur Verfügung. An röntgenologischen Spezialuntersuchungen gelangt vor allem die Tomographie und die Computer-Tomographie zum Einsatz, letztere eventuell kombiniert mit einer Arthrographie (REISER et al. 1982). Die Szintigraphie ist zu einer sehr wertvollen und differentialdiagnostisch wichtigen Untersuchungsmethode geworden (PFANNENSTIL 1973, 1978; MÜLLER u. FRIDRICH 1976; BÜLL 1976; DICK 1972). Das gleiche gilt für die Arthroskopie des Kniegelenkes (Übersicht bei BLAUTH u. DONNER 1979; HENCHE 1978). Die Indikation zu diesen speziellen Untersuchungen wird aber doch überwiegend Sache des spezialisierten Orthopäden, Chirurgen oder Rheumatologen sein. Die Untersuchung einer abpunktierten Synovialflüssigkeit bei der aktivierten Arthrose kann differentialdiagnostisch von großer Bedeutung sein (WAGENHÄUSER 1977); (siehe Abschnitt „Allgemeine Diagnostik der Arthrosen" u. Abschn. C I 5, Tabelle 10). Die bioptische Untersuchung der Synovialis ist in ihrer Aussagekraft begrenzt, besonders in bezug auf die Abgrenzung gegenüber einer rheumatischen Arthritis (FASSBENDER 1975, 1976; FASSBENDER et al. 1983; WAGENHÄUSER 1978a). Diagnostische Kriterien und Funktionsindex der Gonarthrose nach LEQUESNE (1980) (s. Abschn. C I 5, Tabellen 16 und 17).

ε) Prognose und Komplikationen

Der Krankheitsverlauf der Gonarthrosen ist individuell außerordentlich unterschiedlich; allgemein verlaufen die primären Formen eher langsamer und gutmütiger in ihrer Entwicklung als die sekundären. Wenn aber im Verlaufe einer primären Gonarthrose die Gelenkinkongruenz zunimmt, kann sich der Gelenkzustand sehr rasch verschlimmern. Zusätzliche schädigende Faktoren wie Übergewicht, Varikosis, Über- und Fehlbelastungen, aber auch mangelnde physiologische Bewegung können die Arthrosenentwicklung ebenfalls erheblich ungünstig beeinflussen. Allgemein gilt aber, daß die primären Gonarthrosen – wenn sie rechtzeitig diagnostiziert werden und konsequent behandelt werden – in sehr vielen Fällen einen so günstigen Verlauf nehmen, daß es nicht zu einer wesentlichen Behinderung oder gar Invalidisierung kommt.

Eine relativ häufige *Komplikation* fortgeschrittener Gonarthrosen stellt die Baker-Zyste dar, die sich unter dem pathologischen Gelenkinnendruck als mehr oder weniger große synoviale Ausstülpung in der Kniekehle bilden kann. Diese Patienten klagen über ein Druckgefühl in der Kniekehle, manchmal mit Schmerzausstrahlungen in die Wade. Die plötzliche Ruptur einer solchen Zyste kann das akute Schmerzbild einer Thrombo-Phlebitis in der Wadenmuskulatur vortäuschen. Die ausgelaufene Synovia läßt die Wade – nicht aber die Knöchel – schmerzhaft anschwellen; oft ist auch eine leichte Überwärmung feststellbar. Baker-Zysten lassen sich heute relativ leicht nicht nur arthrographisch, sondern auch mit Hilfe einer Ultraschalluntersuchung oder der Xeroradiographie nachweisen (Abb. 10). Eine unangenehme und differentialdiagnostisch bedeutungsvolle Komplikation der Gonarthrose stellt bei älteren Leuten auch die aseptische

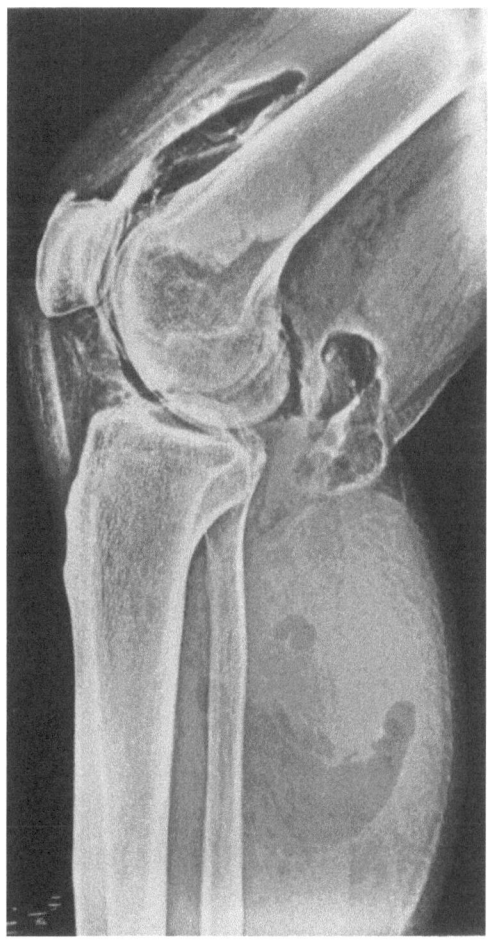

Abb. 10. Rupturierte Bakerzyste im Xeroradiogramm

Osteonekrose dar (DE SÈZE u. RYCKEWAERT 1954). Sie kann ein- oder beidseitig auftreten und ist vorwiegend am medialen Femurkondylus lokalisiert. Radiologisch zeigt sie sich in Form eines ziemlich großen lakunaren Defektes, der von einer sklerotischen Randzone umgeben ist (Abb. 11a–e). Differentialdiagnostisch fallen in erster Linie eine Osteochondrosis dissecans und eine Osteomyelitis in Betracht. Als Verschlimmerungsfaktoren in bezug auf den Gonarthrosenverlauf müssen auch rezidivierende Ergüsse, insbesondere ein arthrotischer Hämarthros bei älteren Leuten, sowie freie Gelenkkörper gewertet werden.

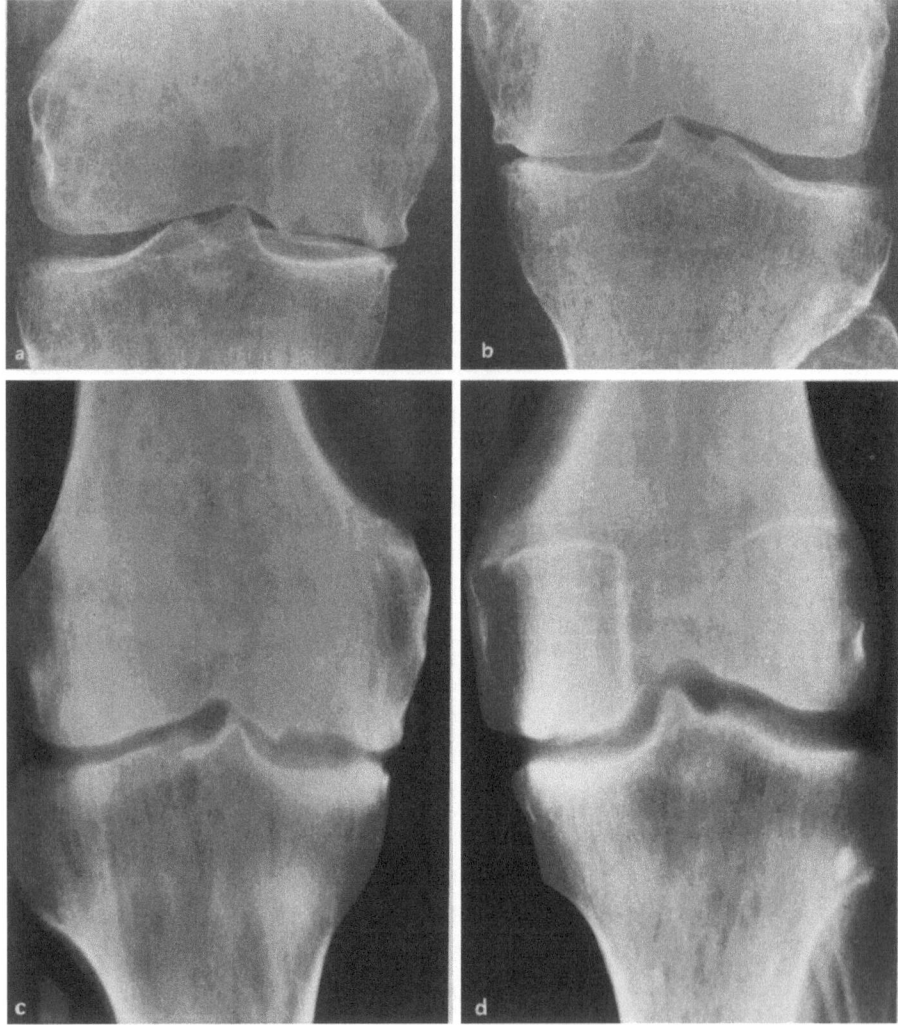

Abb. 11a–e. Aseptische Osteonekrose bei Gonarthrose beidseits, medial. **a** Übersichtsaufnahme rechts, **b** Übersichtsaufnahme links, **c** Tomogramm rechts, **d** Tomogramm links, **e** Szintigramm

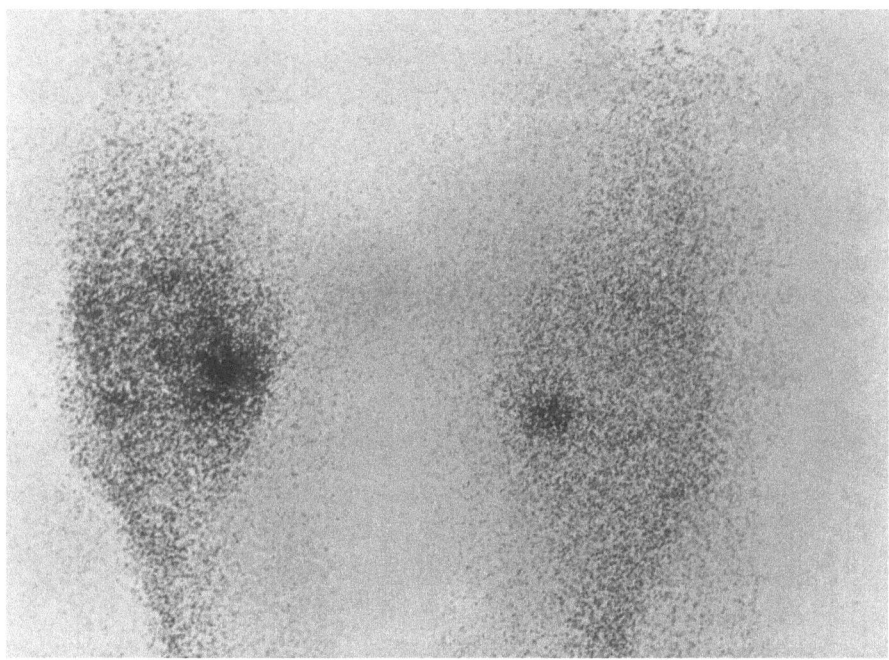

Abb. 11 e

Tabelle 1. Schmerzursachen im Kniegelenkbereich

I. *Artikuläre Prozesse*

1.1 vorwiegend monoartikulär (oder biartikulär)
    a) beginnende chronische Polyarthritis und juvenile Arthritis
    b) beginnende Spondylitis ankylosans
    c) „rheumatische" Monoarthritis
    d) Chondrokalzinose (Pseudogicht)
    e) Arthritis urica
    f) infektiöse Arthritis
    g) mykotische Arthritis
    h) Hydrops intermittens
    i) villonoduläre Synovitis
    k) hämophile Arthropathie u.a. Glenkblutungen
    l) neuropathische Arthropathien
    m) bei Gonarthrose
    n) bei traumatischen Kniegelenksläsionen
    o) bei Gelenkchondromatose
    p) bei Osteochondritis dissecans und Osteonekrose sowie anderen gelenknahen Knochenprozessen (s. III)
    q) beim malignen Synovialom
    r) „Hoffatitis" (Entzündung des Hoffaschen Fettkörpers)

1.2 vorwiegend polyartikulär (oder oligoartikulär)
    a) chronische Polyarthritis
    b) juvenile Arthritis
    c) psoriatische Arthritis
    d) Morbus Reiter
    e) Spondylitis ankylosans
    f) rheumatisches Fieber

Tabelle 1 (Fortsetzung)

    g) reaktive (para- und postinfektiöse) Arthritiden
    h) allergische Arthritiden
    i) Kollagenosen
    k) palindromer Rheumatismus
    l) akute Sarkoidose
    m) enteropathische Arthropathie
    n) Morbus Behçet
    o) hypertrophische Osteoarthropathie
    p) Arthritis bei Leukämie
    q) Arthritis bei Lues u.a.
2. Degenerative Gelenkprozesse
   2.1 Gonarthrose einschl. patellofemoraler Arthrose
   2.2 Chondromalacia patellae
3. Traumatische Gelenkläsionen
   3.1 Meniskusläsionen
   3.2 Bänderläsionen u.a.
4. Angeborene und erworbene Gelenkfehlstellungen
   4.1 Genu varum, valgum, recurvatum
   4.2 habituelle Luxation der Patella
   4.3 Hypermobilitätssyndrom

II. *Gelenknahe Knochenveränderungen*

1. systemisch
   1.1 Osteoporose
   1.2 Osteomalazie
   1.3 Hyperparathyreoidismus
   1.4 Morbus Paget
2. lokalisiert
   2.1 Osteochondritis dissecans
   2.2 Osteonekrosen
   2.3 gelenknahe Frakturen
   2.4 Osteomyelitis
   2.5 Knochentumoren
   2.6 Algodystrophie u.a.

III. *Periartikuläre Prozesse*

1. Insertionstendinosen bes. Pes anserinus
2. Bursitiden (bes. Bursitis präpatellaris, Kniekehlen-Bursitis)
3. Kniegelenkszysten (bes. Baker-Zysten, die oft Bursitiden entsprechen)
4. Pannikulose (Liparthrose sèche)

IV. *Andere Erkrankungen*

1. neurologische Krankheitsbilder (spondylogene Reizzustände, Kompressionssyndrome u.a.)
2. Gefäßerkrankungen (Thombophlebitis, Aneurysmen)

V. *Ausstrahlende Schmerzen besonders vom Hüftgelenk*

ζ) Differentialdiagnose

Obwohl die Arthrose die häufigste Erkrankung des Kniegelenkes darstellt, dürfen nicht eo ipso alle Kniegelenkschmerzen bequemlichkeitshalber als arthrotisch beurteilt werden. Über die häufigsten Schmerzursachen im Kniegelenkbereich gibt *differentialdiagnostisch* die Tabelle 1 Auskunft.

Literatur s. C.III., S. 790.

2. Die primäre Koxarthrose

Von

F.J. WAGENHÄUSER

Mit 17 Abbildungen und 2 Tabellen

a) Epidemiologie

Unter allen Arthrosen nimmt klinisch die Koxarthrose die wichtigste Stellung ein. Sie ist nicht nur die zweithäufigste degenerative Erkrankung der großen Gelenke, sondern vor allem die schwerwiegendste Lokalisation der Arthrose. Keine andere Arthrose kann so stark die körperliche Leistungsfähigkeit und damit das Alltagsleben ebenso sehr wie eine Berufsausübung beeinflussen und so hart in das Patientenschicksal eingreifen (ZINN 1970).
Bei seinen *pathologisch-anatomischen Untersuchungen* stellte HEINE (1926) eine Häufigkeit der Koxarthrose von 0,8% in der Altersklasse 20-29 Jahre und von 7,8% im Alter von 30-39 Jahren fest. Ein deutlicher Häufigkeitsanstieg setzt ab dem 40. Lebensjahr mit 16,7% ein, die 50%-Grenze wird ab dem 60. Altersjahr überschritten, das Maximum der pathologisch-anatomischen Koxarthrosen-Häufigkeit beträgt 89,4% im Alter von 80-94 Jahren. Diese pathologisch-anatomische *Manifestationskurve* deckt sich weitgehend mit der klinischen wie sie WAGENHÄUSER (1969a) bei 773 erwachsenen Probanden einer geschlossenen geographischen Gruppe in der Schweiz erheben konnte (Abb. 1). 75,7% der Probanden zeigten die typische klinische Symptomatik einer Koxarthrose, Männer und Frauen gleich häufig. 14,4% der Probanden (40,9% Männer, 40,2% Frauen) gaben typische Koxarthrose-Beschwerden an, Bewegungsbehinderung äußerten 4,9% (5,6% Männer, 4,2% Frauen). Bei rund 11% der Bevölkerung war also die klinisch manifeste Koxarthrose subjektiv latent (Abschn. CI2, Abb. 3a-c). Die klinische Manifestationskurve der Koxarthrosen (Abb. 1) beginnt – abgesehen von einer 18jährigen Patientin mit Status nach Morbus Perthes – ab dem 25. Altersjahr, wo die Häufigkeit 1,5% beträgt. Ab dem 44. Lebensjahr nimmt die Häufigkeit regelmäßig mit steigendem Alter zu, die 50%-Grenze wird ab dem 60. Lebensjahr überschritten, das Maximum ist im 75. Lebensjahr mit 95% erreicht. Schwere Koxarthrose-Formen sind zwischen 40–84 Jahren anzutreffen, am meisten im Alter von 55-74 Jahren. Die subjektive Manifestation nimmt gegenüber der objektiven ab 50. Lebensjahr geringfügiger zu, in diesen Altersgruppen liegen also die häufigsten latenten Koxarthrosen (Abb. 1). *Die radiologische Häufigkeit* der Koxarthrose nach LAWRENCE (1966, 1977) beträgt in der englischen Bevölkerung bei Probanden über 65 Jahre rund 30%, in der Altersgruppe 55-64 Jahre 20%. Sowohl pathologisch-anatomische wie klinische oder radiologische epidemiologische Untersuchungen stellen nur global die Häufigkeit einer Arthrose fest. Daß sich dabei unterschiedliche Resultate ergeben, beruht auf dem stark unterschiedlichen methodischen Standort der Untersucher (Abb. 4a, b). Eine statistische Unterscheidung zwischen primären und sekundären Koxarthrosen ist nur bei einem klinischen Krankengut aufgrund einer sorgfältigen klinischen und radiologischen Abklärung möglich. Auch hier können sich erhebliche Unterschiede ergeben (Abschn. CI1, Tabelle 2), je nach Untersuchungsgut und angewandten Methoden.

Allgemein wird angenommen, daß die *idiopathische Arthrose des Hüftgelenkes* 20–25% aller Koxarthrosen ausmacht (HACKENBROCH jr. 1982). LEQUESNE (1958, 1961, 1970a) beziffert in seinem rheumatologischen Krankengut die relative Häufigkeit der primären Arthrose auf 42%. Die primäre Koxarthrose kann zwischen dem 40. und 80. Lebensjahr oder noch später auftreten, das Durchschnittsalter beträgt 61 Jahre, bei den sekundären Koxarthrosen 51 Jahre (LEQUESNE 1958). Die primäre Koxarthrose kommt bei Frauen etwas häufiger vor, die Hälfte von Lequesne's Patienten war übergewichtig, litt an Varikosis oder allgemeiner Bindegewebsschwäche, jeder 4. an Arthrose in einem oder zwei weiteren Gelenken. Schmerzen setzen offenbar bei der primären Form oft erst mehrere Jahre nach dem radiologischen Arthrosebeginn ein; dies bedeutet, daß die meisten Kranken mit idiopathischer Hüftgelenkarthrose zum Zeitpunkt des Beschwerdebeginns oft schon fortgeschrittene radiologische Veränderungen aufweisen.

Der Übergang von einer gewöhnlichen Altersgelenk- zur primären Koxarthrose ist insbesondere klinisch, aber auch radiologisch fließend (HACKENBROCH jr. 1982; WAGENHÄUSER 1969a). Ob die Sonderform eines *Malum coxae senile* von den übrigen Hüftarthrosen abgesondert werden kann, ist umstritten. Unter Malum coxae senile, gelegentlich auch als Arthrosis oder Arthropathia climacteria bezeichnet (LANG u. TURNER 1972), versteht HACKENBROCH sen. (1935, 1943, 1957a, 1961) einen Arthrosetyp, der „bei vollständig gewahrter Form des Gelenks ziemlich rasch über ein bis dahin gesundes Hüftgelenk hereinbricht, in verhältnismäßig kurzer Zeit die Form des Kopfes meist im Bereich der Druckaufnahmezonen im oberen äußeren Quadranten verändert, mit ungewöhnlich heftigen Schmerzen verbunden ist" (HACKENBROCH sen. 1957). Nach HACKENBROCH jr. et al. (1978) sind Frauen in einem Verhältnis von 2,3:1 häufiger als Männer befallen. Diese Tatsache und das typische Erkrankungsalter etwa jenseits des 45. Lebensjahres lassen an eine Mitbeteiligung endokriner Einflüsse denken. Zu Recht weist HACKENBROCH jr. (1982) darauf hin, daß die Verwendung der Bezeichnung Malum coxae senile nicht zur Benennung der ätiologisch ungeklärten Koxarthrose des älteren Menschen schlechthin gebraucht werden soll und daß man hier besser von primären, d.h. idiopathischen Arthrosen spreche.

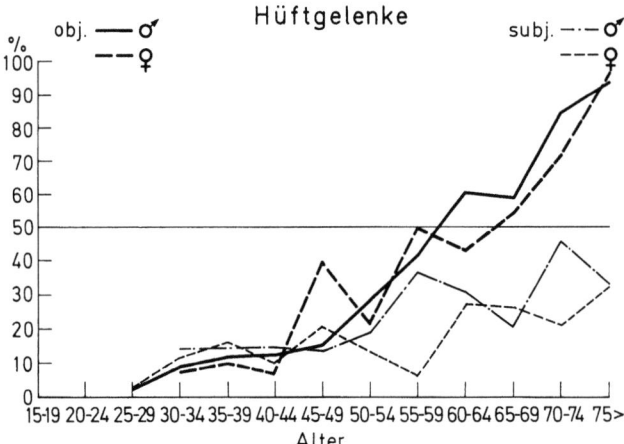

Abb. 1. Epidemiologische Manifestationskurven koxarthrotischer Beschwerden und klinisch manifester Koxarthrosen (WAGENHÄUSER 1969a)

b) Klinik

α) Beschwerdebild

Die klinischen Zeichen der primären Koxarthrose unterscheiden sich – besonders zu Beginn – nicht wesentlich von denjenigen der sekundären Hüftgelenkarthrose.

Subjektiv beginnt die Koxarthrose meist langsam und uncharakteristisch; im Frühstadium können die *Schmerzen* zunächst noch fehlen, manchmal wird nur über ein Müdigkeitsgefühl „in der Hüfte" bei mechanischer Belastung, über eine kurzdauernde Steifigkeit oder Wetterfühligkeit geklagt. Hauptsymptom ist jedoch dann der Schmerz, der auf die Krankheit aufmerksam macht; meist setzt er allmählich und intermittierend ein, eventuell ausgelöst durch Belastung oder abrupte Bewegung. Erst später kommt es zum charakteristischen Anlauf-, Ermüdungs- und Belastungsschmerz, nur in fortgeschrittenen Stadien bei stark aktivierter und dekompensierter Koxarthrose wird auch über Ruhe-, Nacht- und Dauerschmerzen geklagt. Wesentlich für die *klinische Diagnostik* sind die anamnestisch zu fordernden Angaben des Patienten über Schmerzlokalisation und -Ausstrahlungen (Abb. 2). Hoch charakteristisch – wie für alle Hüftgelenkaffektionen – ist die Schmerzlokalisation in der Leistengegend medial. Schmerzen im Trochanter- und Beckenkammbereich kommen auch bei der Koxarthrose typischerweise vor, sie sind aber nicht beweisend für ein Hüftgelenkleiden und können auch im Rahmen eines tendomyotischen spondylogenen Syndromes von der Lendenwirbelsäule aus auftreten. Die Schmerzausstrahlungen nehmen ihren Weg vom Trochantermassiv und vom Gesäß sowie von der Oberschenkelinnenseite gegen das Kniegelenk. Ein isolierter Knieschmerz ist – insbesondere bei jüngeren Patienten – möglich und kann dann der erste Hinweis für eine beginnende Koxarthrose sein.

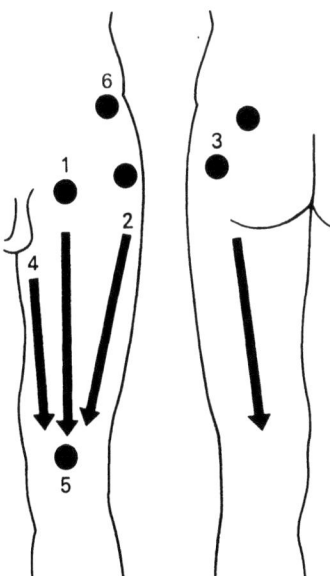

Abb. 2. Charakteristische Schmerzlokalisationen und -ausstrahlungen bei Koxarthrose

Funktionell fällt zunächst meist nach längerem Gehen eine vorzeitige Ermüdbarkeit der Beine auf. Das Spreizen der Beine, z.B. beim Schwimmen oder Skifahren, ist gehemmt. Nach längerem Sitzen in einem tiefen Sessel fällt das Aufstehen schwer. Eine funktionelle Behinderung im Alltag tritt erst in fortgeschrittenen Stadien ein und kann zu schweren Beeinträchtigungen führen. Die Einschränkung der Beweglichkeit kann dem Kranken noch vor Eintreten der Schmerzen auffallen; dies gilt besonders für das Schuhbinden, wobei sich der Absatz nicht mehr auf das Knie des anderen Beines legen läßt („signe du soulier", LEQUESNE 1958). Das Symptom des Hinkens nimmt mit zunehmender Flexions- und Außenrotationsfehlstellung rasch zu.

β) Klinische Diagnostik

Die klinische Untersuchung hat im Stehen, Gehen und Liegen zu erfolgen. Die wichtigsten funktionellen Untersuchungen sind aus den Abbildungen 3a–p ersichtlich. Die normalen Bewegungsmaße der Hüfte ergeben sich aus den Abbildungen 4a–d.

Im Stehen wird auf eine mögliche Fehlhaltung geachtet, sie ist bei fortgeschrittenen Koxarthrosen nicht immer, aber häufig zu beobachten. Gewöhnlich setzt sie sich aus einer fixierten Außenrotation von 20–50° und einer Flexion von 10–20° zusammen; gelegentlich gesellt sich eine Adduktion oder seltener eine Abduktion hinzu (Abb. 5). Die Flexionsstellung des Beines ist vor allem von der Seite her erkennbar. Beim Gehen achte man vor allem auf ein Schon- oder Verkürzungshinken. Schonhinken tritt nur bei stark aktivierten Koxarthrosen, bei Kopfnekrosen und echten Koxitiden auf. Das Verkürzungshinken ist Ausdruck der Flexionsstellung, diese beeinträchtigt die Rückführung des Beines, was bei raschem Gehen zu bemerken ist. Eine stärkere Flexion nötigt den Koxarthrotiker bei jedem Schritt zu „Grüßen": Leichte Vorwärtsneigung des Rumpfes, die die beeinträchtigte Extension des Oberschenkels ausgleicht.

Die Muskulatur prüft man zuerst im Stehen auf mögliche Atrophien im Oberschenkel- und Beckengürtelbereich, palpatorisch läßt sich die phasische Abschwächung der Glutaei und des Vastus gut palpieren. Die palpatorische Untersuchung der Muskulatur auf Verspannungen und Druckdolenzen erfolgt im Liegen. Postural verkürzt und druckdolent sind vor allem Adduktoren, Iliopsoas, Tensor fasciae latae, Tractus iliotibialis und Piriformis. Wenn ein periarthropathischer Schmerz vorliegt, ist das Sehnenansatzgebiet im Bereiche des Trochantermassives praktisch immer stark druckdolent (Abb. 6); die Palpation erfolgt am besten bei flektiertem und adduziertem Gelenk.

Für die Feststellung einer Hüftgelenkerkrankung ist die *Bewegungseinschränkung* ein außerordentlich wichtiges klinisches Symptom. Die *Funktionsprüfungen* werden am ruhenden Patienten (auf einer harten Unterlage) vorgenommen. Alle möglichen Gelenkbewegungen müssen seitenvergleichend geprüft werden. Man achtet nicht nur auf den aktiven und passiven Bewegungsausfall, sondern auch auf Endphasen- und Bewegungsschmerz. Ein wichtiges funktionelles Frühzeichen einer Hüftgelenkaffektion ist das „Viererzeichen" (Abb. 3m). Bei beginnender Koxarthrose ist der Abstand vom Patellarand zum Untersuchungsbett deutlich vergrößert (mehr als 20 cm). Das Viererzeichen eignet sich auch als einfaches Maß für die Verlaufsbeobachtung. Die weiteren einfachen funktionellen Untersuchungen sind aus den Abb. 3a–p ersichtlich. Im allgemeinen sind bei einer beginnenden Koxarthrose die Innenrotation und Abduktion am frühesten einge-

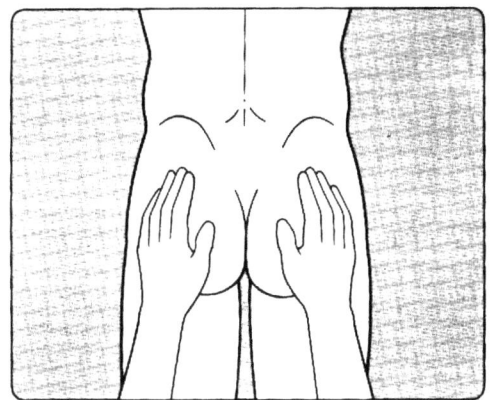

Palpation der Gesässmuskulatur
Bei beginnender Coxarthrose ist der Tonus der Gesässmuskulatur nicht selten bereits leicht geschwächt.

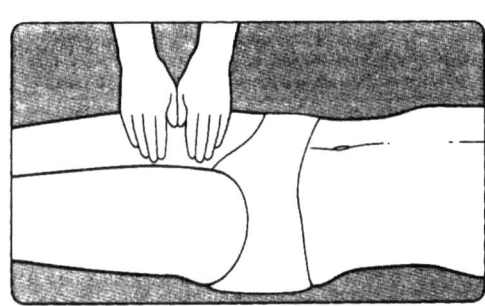

Palpation der Adduktoren
Die Adduktoren werden in Rückenlage palpiert. Eine leichte Verspannung und Druckempfindlichkeit ist bereits bei beginnender Coxarthrose feststellbar.

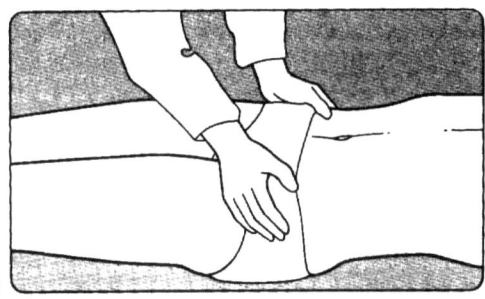

Palpation des Trochantermassivs
Die Muskulatur des Trochantermassivs ist schon im Frühstadium druckempfindlich.

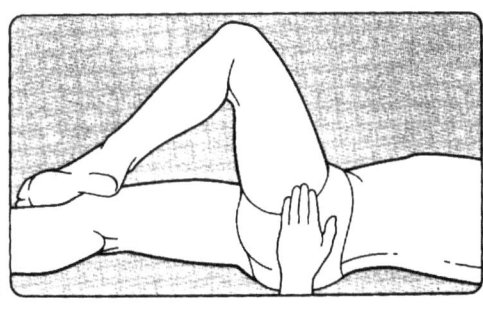

Palpation des Musculus glutaeus medius
Diese wird in Seitenlage und bei gleichzeitiger Flexion und Adduktion des Oberschenkels vorgenommen.

In dieser Position ist der Musculus glutaeus medius, insbesondere in seinem Ansatzbereich am Trochanter, bereits bei beginnender Coxarthrose stark druckempfindlich.

Abb. 3a–p. Klinische Untersuchung der Hüftgelenke

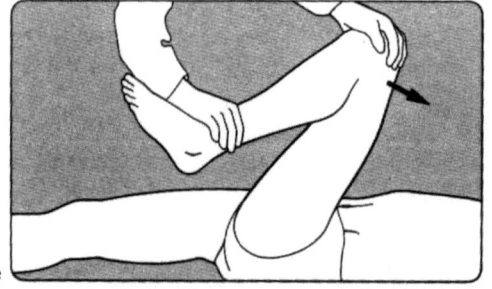

Flexion mit Nachdrücken
Sie wird in Rückenlage vorgenommen und ist in der Regel schon bei beginnender Coxarthrose mässig eingeschränkt (Normalwert 120–140°). Die Endphase der Bewegung, insbesondere aber das Nachdrücken, ist schmerzhaft (Endphasenschmerz).

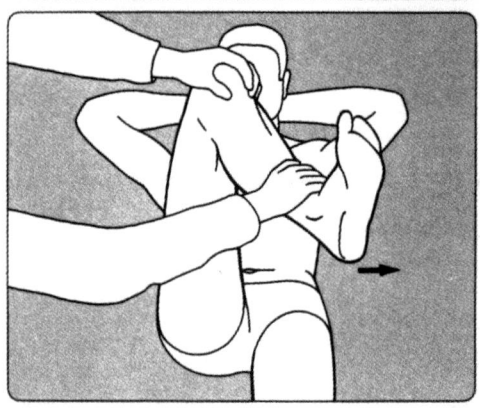

Innenrotation in Rückenlage
Auch die Innenrotation wird in Rückenlage und bei rechtwinklig gebeugtem Hüft- und Kniegelenk geprüft.
Im Gegensatz zur Aussenrotation wird bei der Innenrotation der **Unterschenkel** von der Neutralstellung nach lateral, also **nach aussen** bewegt. Der Kopf des Hüftgelenkes rotiert bei dieser Bewegung nach innen.
Schon im Frühstadium der Coxarthrose ist die Innenrotation meist deutlich eingeschränkt (Normalwert 30–45°).

Aussenrotation in Rückenlage
Die Prüfung der Aussenrotation des Hüftgelenkes erfolgt bei rechtwinklig gebeugtem Hüft- und Kniegelenk.
Das Knie wird mit der einen Hand fixiert und der **Unterschenkel** mit der anderen Hand von der Neutralstellung in der Körperlängsachse nach median, also **nach innen** bewegt. Dabei rotiert der Gelenkkopf nach aussen.
Bei beginnender Coxarthrose ist die Aussenrotation frei (Normalwert 40–50°).

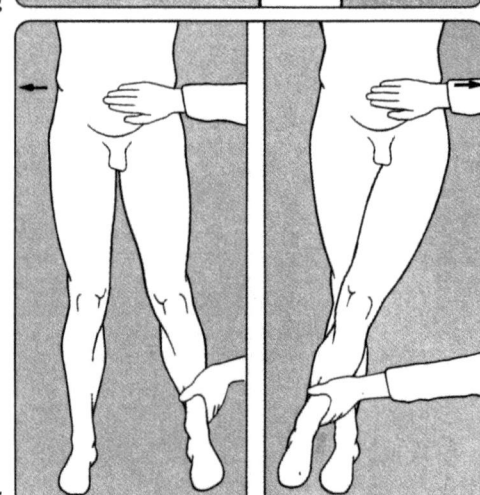

Abduktion
Die Prüfung der Abduktion erfolgt in Streckstellung, wobei der Untersucher das Becken mit der Hand fixiert.
Bei beginnender Coxarthrose kann die Abduktion bereits etwas vermindert sein (Normalwert 30–45°).

Adduktion
Auch die Adduktion wird in Streckstellung und bei fixiertem Becken geprüft.
Im Frühstadium ist die Adduktion in der Regel völlig frei (Normalwert 20–30°).

Abb. 3e–i

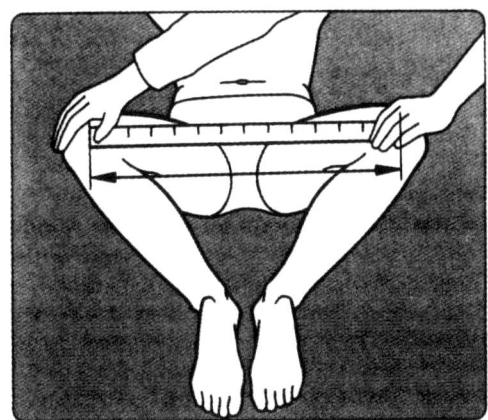

Kombination von Flexion, Aussenrotation und Abduktion.
Bei dieser Prüfung in Rückenlage sind die Knie angewinkelt, und die Füsse stehen parallel nebeneinander. Dann werden die Knie gespreizt und der Abstand zwischen den medialen Patellarändern gemessen oder der von den Oberschenkeln gebildete Winkel bestimmt.
Bereits bei beginnender Coxarthrose ist der Abstand der Patellaränder vermindert und der Spreizwinkel verkleinert. Diese Funktionsprüfung ist nicht so sehr ein Kriterium für die Diagnosestellung als ein Messparameter für die Verlaufsbeobachtung.
(Wegen grossen individuellen Unterschieden können für den Abstand der Patellaränder und den Spreizwinkel keine Normalwerte angegeben werden.)

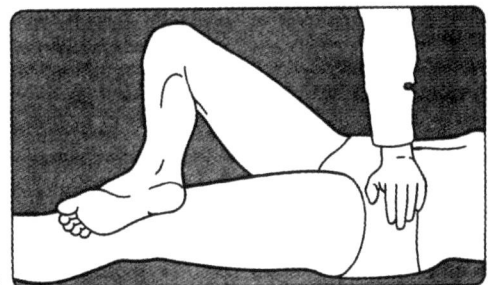

Das Viererzeichen
Auch diese Funktionsprüfung erfolgt in Rückenlage: Bei fixiertem Becken wird das Knie des Patienten angewinkelt, der Oberschenkel abduziert und die Ferse auf das Knie des gestreckten Beines gelegt. Die Beine des Patienten bilden dabei die Ziffer 4.

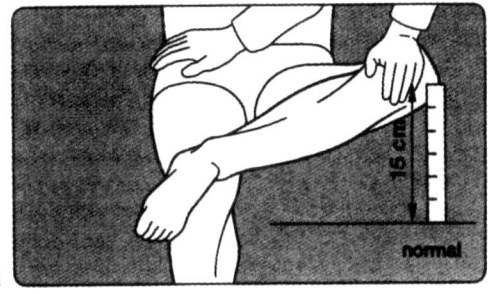

Das Viererzeichen
Beim Viererzeichen wird der Abstand vom Patellarand zum Untersuchungsbett gemessen (Normalwert < 20 cm).
Bei beginnender Coxarthrose ist dieser Abstand bereits deutlich vergrössert. Das Viererzeichen ist somit ein weiteres sehr verlässliches Kriterium für die Diagnosestellung, eignet sich aber auch für die Verlaufsbeobachtung.

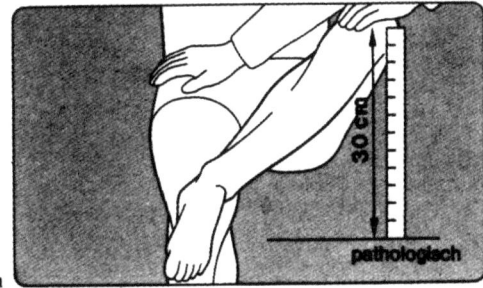

Abb. 3j–m

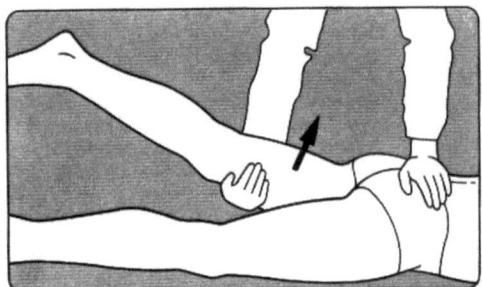

Hyperextension

Die Prüfung der Hyperextension (Normalwert 15–25°) erfolgt in Bauchlage und Streckstellung. Wichtig ist, dass das Becken des Patienten mit der Hand fixiert wird.
Bei beginnender Coxarthrose ist auch die Hyperextension bereits etwas eingeschränkt.

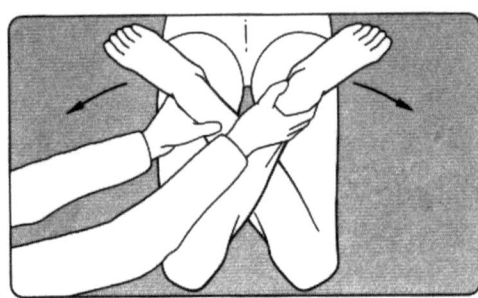

Aussenrotation beidseits in Bauchlage

Die Prüfung erfolgt bei gestreckten Hüftgelenken, parallelen Oberschenkeln und angewinkelten Knien. Der **mediale Ausschlag** der Unterschenkel gegenüber der Senkrechten ergibt den Winkel der **Aussenrotation** (Normalwert 40–50°).
Auch in Bauchlage ist die Aussenrotation im Frühstadium der Coxarthrose meist noch nicht eingeschränkt (vergl. Aussenrotation in Rückenlage).

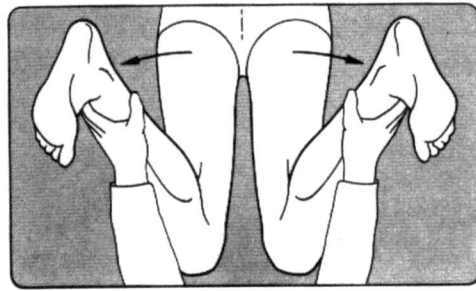

Innenrotation beidseits in Bauchlage

Auch diese Prüfung erfolgt bei gestreckten Hüftgelenken, parallelen Oberschenkeln und angewinkelten Knien. Der **laterale Ausschlag** der Unterschenkel gegenüber der Senkrechten ergibt den Winkel der **Innenrotation** (Normalwert 30–45°).
Im Gegensatz zur Aussenrotation ist die Innenrotation bei beginnender Coxarthrose bereits eingeschränkt (vergl. auch Innenrotation in Rückenlage).

schränkt, rasch folgt auch der Extensionsausfall, die Flexion kann relativ lange erhalten bleiben. Endphasen- und Bewegungsschmerz sind umso intensiver, je aktivierter die Koxarthrose ist.

Bei jeder Hüftbeurteilung sollte auch auf die Haltung von Wirbelsäule, Becken sowie auf die Kniegelenke und die allgemeine Statik der unteren Extremitäten geachtet werden.

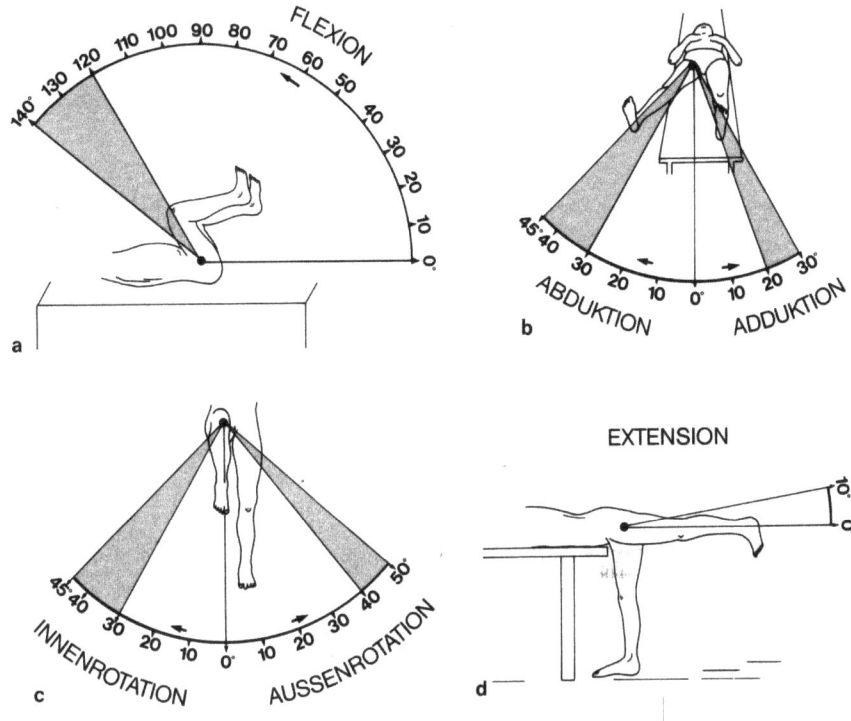

Abb. 4a–d. Funktionsprüfung des Hüftgelenkes (normale Bewegungsmasse)

Abb. 4a Ausgangsstellung: Rückenlage; Hüftgelenk gestreckt, Knie nach vorne gedreht. Die Beweglichkeitsmessung des Hüftgelenkes wird durch die Berücksichtigung der Beckenneigung, die 12 Grad nicht überschreiten sollte, etwas erschwert. Vereinfachend und für die Praxis ausreichend kann eine normale Beckenneigung angenommen werden, wenn im Liegen auf harter Unterlage die Lendenlordose so ausgeprägt ist, daß sich die flache Hand des Untersuchers gerade unter die LWS schieben läßt. Ist die Lordose zu ausgeprägt, somit die Beckenneigung verstärkt, wird das Knie entsprechend unterlegt oder angehoben und von dieser Stellung aus die Flexion gemessen. Das Becken muß dabei vom Untersucher mit der Hand fixiert werden, um das Ende der Flexionsbewegung beim Mitgehen des Beckens zu erkennen

Abb. 4b Ausgangsstellung: Rückenlage; Hüfte gestreckt, Beine geschlossen. Die Spina iliaca anterior superior sollte als gut tastbarer Beziehungspunkt auf beiden Seiten gleichhoch stehen, so daß ihre Querverbindung mit der Beinachse einen rechten Winkel bildet. Sofern keine ausgeprägte Beinlängendifferenz vorliegt, stellt ein Hoch- oder Tiefstand schon einen Hinweis auf eine Ab- oder Adduktionskontraktur dar. Bei der Beweglichkeitsprüfung muß der Untersucher die gegenseitige Spina mit der Hand fixieren, um das Bewegungsende rechtzeitig beim Mitgehen des Beckens zu erkennen, wodurch sonst selbst ausgedehnte Kontrakturen kaschiert werden können. Zur Überprüfung der eigenen Meßgenauigkeit kann man abschließend beide Beine spreizen lassen; der gemeinsame Abspreizwinkel müßte dann genau der Summe der jeweils einseitigen Messungen entsprechen. Als Kontrolle für längere Verläufe kann statt des Winkelmaßes auch gut der maximale Intermalleolarabstand verwendet werden. Zur Adduktionsprüfung muß natürlich das gegenseitige Bein leicht angehoben werden. Auf die Messung von Abduktion und Adduktion mit gebeugtem Hüftgelenk kann in der Praxis verzichtet werden

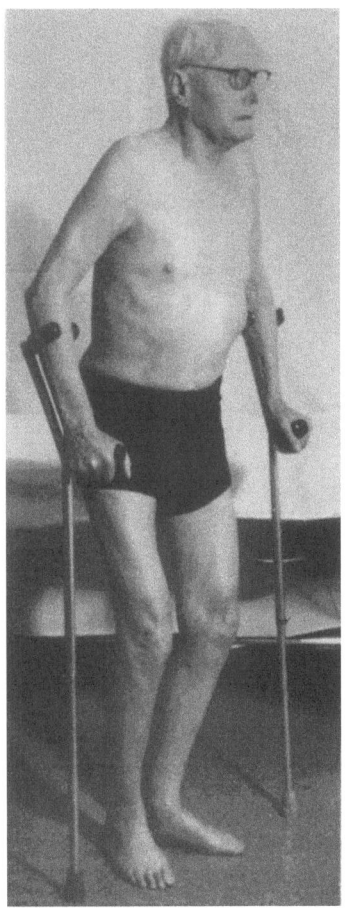

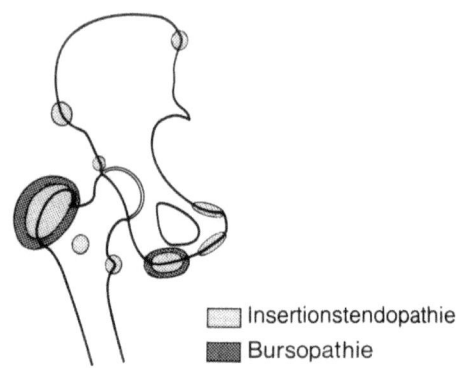

☐ Insertionstendopathie
■ Bursopathie

Abb. 6. Periarthropathische Druckdolenzen bei Koxarthrose

Abb. 5. Charakteristische Flexions- und Außenrotationsfehlstellung der Hüftgelenke bei fortgeschrittener Koxarthrose

Abb. 4c Ausgangsstellung: Rückenlage; Oberschenkel und Knie rechtwinkelig gebeugt. Bei der Messung wird der Unterschenkel als Zeiger des Bewegungsausmaßes benützt. Häufigster Fehler ist beim Protokollieren dann das Vertauschen der Meßwerte für Innen- und Außenrotation, da beim Prüfen der Innenrotation der Unterschenkel nach außen geht und umgekehrt! Bei Prüfung der Rotation in Bauchlage sollte dies im Protokoll vermerkt werden; eine wesentliche Differenz der Beweglichkeit besteht dabei aber nicht

Abb. 4d Die Extension muß ähnlich geprüft werden. Bei verstärkter Lendenlordose wird das gegenseitige Gelenk passiv bis zum Ausgleich der Lordose und damit einer normalen Beckenneigung gebeugt und in dieser Stellung fixiert (Thomasscher Handgriff). Extensionsfähigkeit bis zur Null-Stellung besteht, wenn der untersuchte Oberschenkel voll auf die Unterlage gelegt werden kann. Erreicht er diese nicht, entspricht der verbleibende Winkel zwischen Unterlage und Oberschenkel dem Ausmaß der dann vorliegenden Beugekontraktur. Die Überstreckbarkeit des Gelenkes kann durch dieses Vorgehen ebenfalls bestimmt werden. Bleibt der untersuchte Oberschenkel nämlich auch bei weiterem passivem Beugen des gegenseitigen Gelenkes auf der Unterlage, so entspricht das Ausmaß der weiteren Beckenaufrichtung der Überstreckbarkeit. Etwas einfacher ist diese in der Bauchlage über eine Tischkante (siehe Abbildung) zu prüfen, wobei die gegenseitige Hüfte mindestens 90 Grad gebeugt sein muß, um das Becken aufzurichten. Festzuhalten ist, daß eine exakte Prüfung der Hüftbeweglichkeit nur bei freiem Knie erfolgen kann. So ist volle Flexion nur mit gebeugtem Knie möglich (entspannte ischiocrurale Muskulatur), wie zur vollen Extension das Knie gestreckt sein muß (entspannter Quadricepts). Das Vorliegen von Kontrakturen ist entsprechend zu vermerken

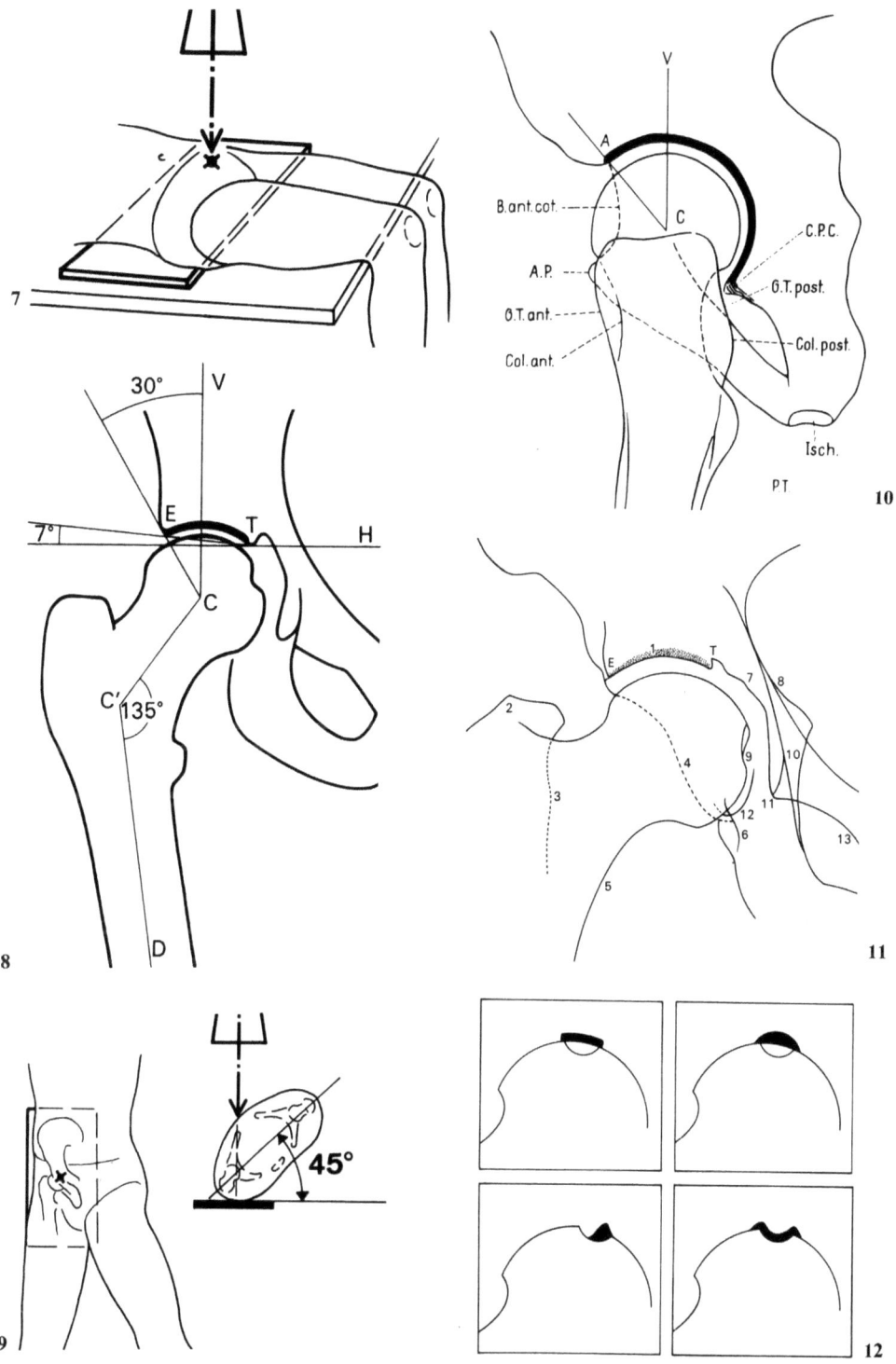

Abb. 7–12

γ) Röntgendiagnostik

Für die Röntgendiagnostik genügt zunächst meist als Orientierung eine Beckenübersichtsaufnahme – am besten eignet sich allgemein die Becken-„Standardaufnahme" nach M.E. MÜLLER (HAFNER u. MEULI 1975) (Abb. 7). Spezielle einzelne Hüftgelenkaufnahmen kommen dann für besondere Fragestellungen in Betracht. Sie sind besonders indiziert bei der Planung von operativen Eingriffen. Nur technisch einwandfreie vergleichbare Aufnahmen ermöglichen eine Koxometrie (Abb. 8), die Auskunft gibt über präarthrotische Zustände wie Coxa valga und vara, Pfannendach-Dysplasie, Epiphysiolyse, Schenkelhalswinkel (CC-D), Zentrumseckenwinkel (VCE) und Pfannendachwinkel (ETH). LEQUESNE et al. (1961 a, b, 1963, 1964) haben die als „faux profil" bezeichnete Spezialaufnahme des Beckens ausgearbeitet, welche einen Einblick in den vorderen und hinteren Teil des Pfannendaches und des Gelenkspaltes gewährt (Abb. 9, 10). Abbildung 11 zeigt schematisch die normale Hüftanatomie im Röntgenbild. Kriterien und Funktionsindex nach LEQUESNE (1982) sind aus den Tabellen 14 und 15 in Abschnitt C I 5 ersichtlich.

Abb. 7. Becken-Standardaufnahme (nach HAFNER u. MEULI 1975). Becken mit Schenkelhals beidseits anterior-posterior, Normalstellung (M.E. MÜLLER). Lagerung: Patient in Rückenlage. Beide Knie 90° flektiert, so daß beide Unterschenkel über die Tischkante hinunterhängen. Unterschenkel parallel, Patella nach vorne gerichtet. Gesäß auf der Kassette (35 × 43 cm). Richtung des Zentralstrahls: in der Medianebene, 5 cm kranial der Symphyse, ventro-dorsal. *Anmerkung:* Bei Kleinkindern wird diese Aufnahme posterior-anterior in Bauchlage durchgeführt. Die Unterschenkel werden senkrecht gehalten, bei rechtwinklig gebeugten Kniegelenken

Abb. 8. Die wichtigsten Winkelmaße des Hüftgelenks: 1. Schenkelhalswinkel (Schenkelhalsneigungswinkel, CC′-Winkel. CC′D-Winkel. Centrum-Collum-Diaphysenwinkel) 126°–135°. 2. Zentrumseckenwinkel (Überdachungswinkel, Wiberg-Winkel, VCE-Winkel, CE-Winkel) 25°–35°. 3. Pfannendachwinkel (Schrägstellung des Pfannendaches, ETH-Winkel, TE-Winkel) 10°–12° (*T*, Übergang Pfannendach-Pfannenboden)

Abb. 9. „Faux-profil"-Aufnahme des Hüftgelenkes (nach HAFNER u. MEULI 1975). Darmbeinschaufelaufnahme. Lagerung: Patient in Rückenlage. Beine gestreckt. Aufzunehmende Hüfte auf der Kassette (24 × 30 cm). Gegenseite um 45° angehoben. Richtung des Zentralstrahls: auf das kassettennahe Hüftgelenk, senkrecht auf die Kassette. *Anmerkung:* Schrägaufnahmen im Stehen werden als „faux profil" bezeichnet

Abb. 10. „Faux-profil"-Aufnahme des rechten Hüftgelenkes. – *B. ant. cot.*, vorderer (durchscheinender) Pfannenrand, *A.P.*, Tuberculum pubicum; *G.T. ant., G.T. post.*, Vorderer und hinterer Rand des großen Trochanters; *col. post.*, Hinterer Rand des Femurhalses; *P.T.*, Kleiner Trochanter; *Isch.*, Os ischii. *V.*, Vertikalachse; *C.*, Mittelpunkt des Femurkopfes; *A.*, Vordere Dachbegrenzung; *Winkel VCA*, Vordere Kopfüberdachung

Abb. 11. Röntgenanatomie der normalen Hüfte. *1*, Pfannendach; *2*, Oberer Rand des Trochanter major; *3*, Hinterer Rand des Trochanter major; *4*, Hinterer Pfannenrand (*gestrichelt*); *5*, Äußerer Bogen der Ménard-Shentonschen Linie (*unterer Rand des Femurhalses*); *6*, Kontur des Tuber ischiadicum; *7*, Pfannenboden; *8*, Linea terminalis; *9*, Fovea capitis femoris; *10*, Darmbein-Sitzbein-Linie; *11*, Medialer Schenkel der Köhlerschen Tränenfigur; *12*, Vorderrand der posterokaudalen Begrenzung der Facies lunata; *13*, Innerer Bogen der Ménard-Shentonschen Linie (*Unterrand des oberen Schambeinastes*)

Abb. 12. Die verschiedenen Formen der perifovealen Osteophytose

Sowohl die primäre wie auch die sekundäre Koxarthrose weisen vier Arten von *radiologischen Leitsymptomen* auf, die nicht immer gleichzeitig vorhanden zu sein brauchen und sich auf verschiedene Weise kombinieren können (DE SÈZE u. LEQUESNE 1956; DIHLMANN 1982). Es handelt sich dabei um die Gelenkspaltverschmälerung, die Osteophytose, die Knochenverdichtung und die Zysten (Abb. 12–17). Die Koxarthrose kündigt sich röntgenologisch meist durch Fovea-Randosteophyten an, d.h. durch beetartige Knochenappositionen an der Femurhalsvorderseite, sowie durch Plackzeichen (DIHLMANN 1982) (Abb. 12, 15). Osteophyten können und sollen bereits für sich allein die Diagnose einer Koxarthrose ermöglichen, sie sind ein empfindlicher Indikator einer Überbelastung des Gelenkknorpels; ihre Größe gibt Auskunft über die Art und das Ausmaß der Gelenkknorpelschädigung. Sie bestimmt jedoch nicht die Verlaufsprognose der Arthrose (DIHLMANN 1982). Während der weiteren Koxarthrosenentwicklung treten marginale Osteophyten auch an den Pfannenrändern und in der Pfannentiefe auf (Abb. 13, 16); manchmal entwickelt sich am Pfannenrand eine starke Wulstbildung, die sich radiologisch als Pseudofrakturlinie (DIHLMANN 1982) offenbart. Die typischen Osteophytenstellen sind auf der Abb. 13 ersichtlich. Die Gelenkspaltverschmälerung gehört nicht zu den frühzeitigen Symptomen der Erkrankung; sie zeigt sich meist am oberen äußeren Teil des Gelenkspaltes, erstreckt sich über den ganzen oberen Teil des Spaltes oder ist an der Innenseite lokalisiert (Abb. 14). Sie kann zunächst meist nur im Vergleich zur Gegenseite beurteilt werden, sofern diese gesund ist. Die Lokalisation der Gelenkspaltverschmälerung wird nicht nur vom Kollodiaphysenwinkel, sondern auch vom Ausmaß der Antetorsion oder Retrotorsion, vom Pfannenneigungswinkel und von der Pfannentiefe beeinflußt. Subchondrale Spongiosa-Verdichtungen bilden sich gewöhnlich in einem Bereich aus, in dem erhöhter Druck herrscht, also im Pfannendach oder im Femurkopf oder auch beiderseits des Gelenkspaltes an den zwei Knochen gleichzeitig. Gewöhnlich tritt die Knochenverdichtung eher etwas später als die Osteophytose und die Gelenkspaltverschmälerung auf. Auch Geröllzysten sind in erster Linie in den Druckaufnahmezonen des Gelenkes zu erwarten, denn sie stellen ebenfalls ein Anzeichen erhöh-

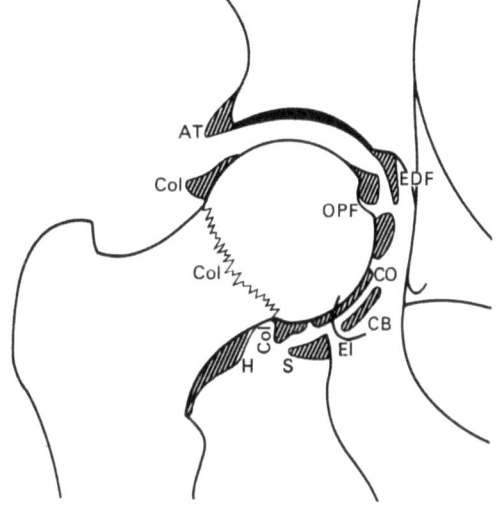

Abb. 13. Die verschiedenen Osteophyten bei Koxarthrose. Osteophytose des Acetabulums: *AT*, Vordach; *EDF*, Anlage eines doppelten Pfannenbodens: *CB*, „Corne bordante"; *S*, Schwelle. Osteophytose des Femurs: *OPF*, perifoveale Osteophytose (knospenartig, mamillenartig usw.); *Col*, Randwulst, kranial und kaudal geschnitten; *H*, am unteren Halsrand osteophytische Auflagerung in Form einer Hängematte; *EL*, Kontur des Os ischii (kein Osteophyt!); *CO*, osteophytische Ausziehung, die mediokaudal die ursprüngliche Kopfkontur verdeckt

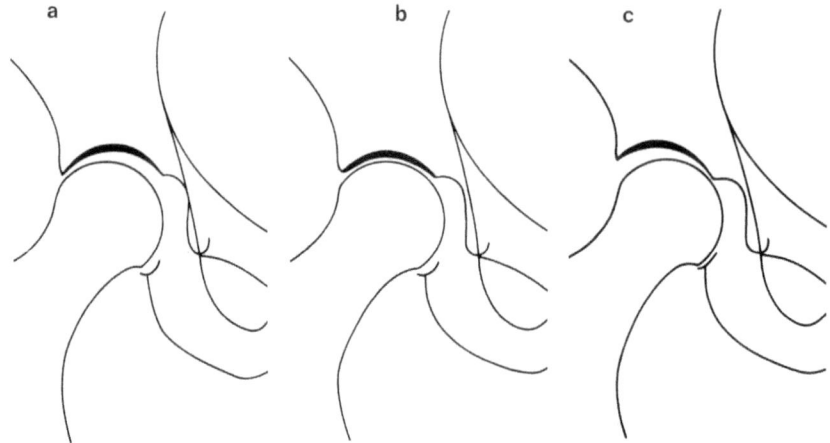

Abb. 14a–c. Die drei Erscheinungsformen der von vorn gesehenen Verschmälerung und die Häufigkeit ihres Auftretens bei *primärer* Koxarthrose. **a** Außen oben: 36% der Fälle. **b** Allgemein oben: 27% der Fälle. **c** Innen oben: 22% der Fälle

ten Druckes dar (Abb. 17). Manchmal jedoch liegen sie auch außerhalb der Druckzone, und es hat dann den Anschein, als seien sie in diesen Fällen auf trophische Störungen zurückzuführen, die mit der Vaskularisation des arthrotischen Knochens zusammenhängen. Man trifft sie nur bei einem Drittel der fortgeschrittenen Koxarthrosen an (DE SÈZE u. LEQUESNE 1956). Mit zunehmender Progredienz der Ab- und Anbauvorgänge im arthrotischen Gelenk kommt es zu einer zunehmenden Dezentrierung des Hüftgelenkes mit Pfannenbodendoppelung, subfovealen Osteophyten und Osteophytose im Schenkelhalsbereich (Wiberg-„Hängematte", DIHLMANN 1982). Mit zunehmender Arthrose wird auch der Femurkopf so umgebaut, daß das Spätstadium einer primären Arthrose häufig nicht mehr von demjenigen einer sekundären eindeutig zu unterscheiden ist.

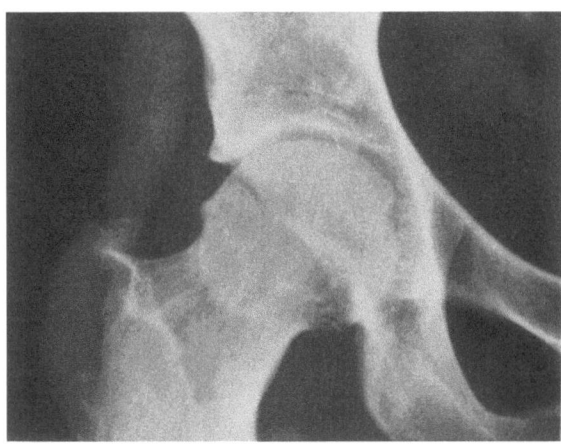

Abb. 15. Koxarthrose im frühen radiologischen Stadium: Osteophytose (Fovea, Collum). Sklerosierung des Pfannendaches, beginnende Gelenkspaltverschmälerung

Noch einmal sei zusammenfassend darauf hingewiesen, daß die Reihenfolge des Auftretens der typischen Symptome – Gelenkspaltverschmälerung, Osteophytose, Knochenverdichtung und Geröllzysten – sehr unterschiedlich ist und daß die Osteophytose meist das erste Symptom darstellt (DE SÈZE u. LEQUESNE 1956). Es kann aber auch jedes der drei anderen Krankheitszeichen als erstes auftreten wie die alleinige Verschmälerung des Gelenkspaltes, besonders bei alten Patienten, oder eine ausschließliche Knochenverdichtung (speziell des äußeren Daches bei Koxarthrose nach Dysplasie). Nur selten beginnt die Krankheit mit der Ausbildung einer oder mehrerer Geröllzysten.

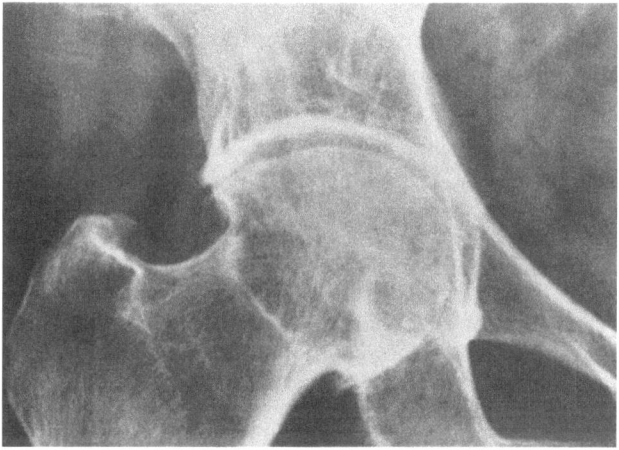

Abb. 16. Fortgeschrittene Koxarthrose: Osteophytose, Gelenkspaltverschmälerung, subchondrale Sklerosierung

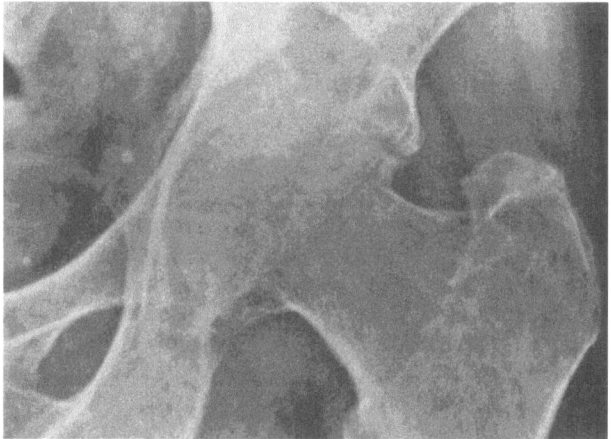

Abb. 17. Schwere Koxarthrose: Allgemeine Gelenkspaltverschmälerung, Osteophytose, subchondrale Sklerosierung, Geröllzysten

δ) Weitere Untersuchungsmethoden

Erweiterte Untersuchungsverfahren sind bei einer charakteristischen primären Koxarthrose selten notwendig. Computer-Tomographie (GERHARDT et al. 1979), Tomographie, Arthrographie, pertrochantere Phlebographie (FOURNIÉ 1962) sowie Szintigraphie (GAUCHER 1980), eine Synoviapunktion oder eine Biopsie der Synovialis, evtl. sogar eine Arthrotomie ergeben sich in ihrer differentialdiagnostischen Notwendigkeit vor allem aus der Fragestellung nach möglichen Arthritiden, Tumoren, Skelettsystemerkrankungen usw. im Bereiche des Gelenkes. *Routine-Laboruntersuchungen* werden ebenfalls nur aus differentialdiagnostischen Gründen durchgeführt.

ε) Prognose und Komplikationen

Entwicklung und Verlauf der Koxarthrosen können sehr unterschiedlich sein. Im allgemeinen schreitet beim Erwachsenen zwischen 50 und 60 Jahren die Koxarthrose eher langsam fort. Auch die klinischen Symptome entwickeln sich eher langsam, meist tritt ja der Schmerz erst mehrere Jahre nach Krankheitsbeginn auf; zu Beginn hat er eher intermittierenden Charakter, nur bei schwerer Dekompensation kommt es zu einem Dauerschmerz bei Tag und bei Nacht. Die primären Koxarthrosen sind fast ausschließlich bilateral (LEQUESNE 1958) und führen damit selbstverständlich eher zu einer Behinderung als mono-laterale Formen, doch ist die Beweglichkeit ja nie vollständig eingeschränkt. Zu einer ossären Ankylose kommt es nie, allenfalls tritt sehr spät nach 15–20jährigem Krankheitsverlauf eine extreme Versteifung mit Fehlstellung ein. Sekundäre Koxarthrosen entwickeln sich meist rascher als primäre (COSTE u. LAURENT 1958), da von Anfang an eine ungünstige Gelenkinkongruenz vorliegt. Ausgesprochen langsam fortschreitende Koxarthrosen kann man bei jungen Patienten treffen, deren Gelenkknorpel noch widerstandsfähiger ist. Die Verschmälerung des Gelenkspaltes geht langsam vor sich; die osteophytären Aufbauvorgänge überwiegen lange Zeit die destruktiven Prozesse. Zu überdurchschnittlich rasch fortschreitenden Koxarthrosen kommt es ziemlich häufig im höheren Alter. LEQUESNE (1961c) hat diese Form in Zusammenhang mit der Differentialdiagnose zur Koxitis unter der Bezeichnung „Coxarthroses destructives rapides" erwähnt. COSTE et al. (1963) bezeichneten sie als usurierende Koxarthrosen („coxarthrose usante") und gaben davon eine gute Beschreibung. Die rasche Entwicklung erklärt sich durch die Brüchigkeit des senilen Knorpels, die bewirkt, daß die Verschmälerung schnell voranschreitet und oft den ganzen oberen Spalt umfaßt. Eine Rolle spielt auch die meist zusätzlich vorliegende Osteoporose der vom Knorpel entblößten Knochen, welcher dadurch der stark erhöhten Belastung nicht standhält. Es kommt zur Usur der Gelenkflächen, der Femurkopf wird oval, die Gelenkpfanne erscheint ausgehöhlt. Zur Ausbildung einer Osteophytose bleibt keine Zeit, zumal beim alten Menschen die Fähigkeit zur Osteogenese eingeschränkt ist. Die radiologischen Zeichen, die sich in der Zeit von sechs Monaten bis zwei oder drei Jahren ausbilden, gleichen ausgesprochen denen einer Koxitis, doch ist die klinische Symptomatologie eine wesentlich andere. Der Schmerz stellt sich oft nur bei Bewegungen und nicht zur Nacht ein, vor allem bleibt die Flexionsamplitude mit Winkeln zwischen 90° und 100° lange Zeit recht groß (LEQUESNE 1961c).

Eine unangenehme Komplikation einer fortgeschrittenen Koxarthrose stellt auch die *sekundäre Kopfnekrose* dar, welche oft mit einer akuten Exazerbation des Beschwerdebildes und einer rasch zunehmenden funktionellen Störung einhergeht. Diagnostisches Kopfzerbrechen kann auch das Auftreten einer *akuten Algodystrophie* der Hüfte bei vorbestehender beginnender primärer Koxarthrose bereiten. In erster Linie ist eine zusätzlich aufgetretene Koxitis auszuschließen (Dury u. Dirheimer 1981).

Noch gibt es keine *international anerkannten Kriterien* für die klinische und radiologische Diagnose einer Koxarthrose. Die von Lequesne (1982) für die European Ligue against Rheumatism ausgearbeiteten Kriterien sowie der funktionelle Koxarthrosenindex sind aus der Tabelle 15a, b in Abschnitt CI5 ersichtlich. Der Zustand des Kranken hinsichtlich der Schmerzen, der Versteifung und der Gehfähigkeit kann auch nach dem modifizierten Notierungsverfahren nach Merle d'Aubigné (1963) eingeordnet werden (Tabelle 1).

Aufgrund der erhobenen Anamnese, der klinischen und radiologischen Befunde sollte man nach Lequesne (1958, 1970a) immer versuchen, die koxarthrotische Erkrankung nach den folgenden sechs Kriterien aufzugliedern:

1. *Ätiologie:* primäre Koxarthrose, sekundäre Koxarthrose als Folge einer bestimmten Mißbildung.

2. *Topographie und Grad der Gelenkspaltverschmälerung:* oben außen, oben innen, geringfügig, mittelgradig oder vollständig.

3. *Röntgendiagnostik:* Beginnende Koxarthrose, mittelgradig ausgeprägte Koxarthrose, erheblich fortgeschrittene Koxarthrose.

4. *Funktionstüchtigkeit:* Die geringfügige, mittelgradige oder ausgeprägte Funktionsbehinderung wird im wesentlichen nach der maximal zu bewältigenden Gehstrecke, dem Erfordernis einer oder zweier Stöcke und Einschränkung der beruflichen und sonstigen Tätigkeit beurteilt.

5. *Ein- oder doppelseitige Koxarthrose:* hier ist zu präzisieren, ob der Befall symmetrisch oder auf einer Seite stärker ausgeprägt ist.

Tabelle 1. Stufeneinteilung der Koxarthrose nach Merle d'Aubiqué (1963)

Stufe	Schmerz	Beweglichkeit	Gehfähigkeit
1	Starker Schmerz beim Gehen, der jede Tätigkeit verunmöglicht. Nächtliche Schmerzen	Extreme Versteifung mit Fehlhaltung	Nur mit Krücken
2	Starker Schmerz beim Gehen, der jede Tätigkeit ausschließt	Flexion: $\leq 40°$ Abduktion: $0°$ Mit Fehlhaltung	Nur mit zwei Stöcken
3	Lebhafter Schmerz, der jedoch eine eingeschränkte Tätigkeit gestattet	Flexion: 40–80° Abduktion: $0°$	Kurzfristig mit einem Stock (weniger als eine Stunde), ohne Stock nur mit großen Schwierigkeiten. Starkes Hinken
4	Schmerz beim und nach dem Gehen, der während der Ruhe rasch nachläßt	Flexion: 90° Abduktion: $\leq 20°$	Längere Zeit mit Stock, begrenzte Zeit ohne Stock. Leichtes Hinken
5	Sehr leichter und intermittierender Schmerz, der eine normale Tätigkeit nicht beeinträchtigt	Flexion: $\geq 90°$ Abduktion bis 25°	Ohne Stock, bei Müdigkeit leichtes Hinken
6	Keinerlei Schmerz	Flexion: $>110°$ Abduktion bis 40°	Normal

Tabelle 2. Differentialdiagnose des Hüftschmerzes

1. Erkrankungen des Hüftgelenks

   1.1 *Angeboren und im frühen Kindesalter erworben*
      Kongenitale Hüftluxation und Hüftdysplasie
      Coxa vara (congenita, rachitica, bei angeborener Hüftluxation, Zerstörungsprozessen am Femurhals und -kopf)
      Coxa valga (rachitica, congenita u. a.)

   1.2 *Erworben*
      Koxitis unterschiedlicher Genese   als Monarthritis
                                             im Rahmen von Systemerkrankungen
                                             (chronische Polyarthritis, Spondylitis ankylosans etc.)
      Koxarthrose (primär und sekundär)
      Osteochondritis dissecans
      Chondromatose
      Coxitis fugax
      Adoleszenten-Hüftsteife (Chondrolyse)
      Villonoduläre Synovitis
      Synovialom
      Koxopathie bei Stoffwechselerkrankungen
                      bei neurologischen Affektionen
                      bei verschiedenen Systemerkrankungen

2. Knochenerkrankungen im Hüftgelenksbereich und seiner Umgebung

   2.1 angeboren
   2.2 erworben
      Morbus PERTHES   Primäre und sekundäre Knochentumoren
      Epiphysenlösung   Frakturen einschl. Ermüdungsfrakturen
      Femurkopfnekrose   Apophysenausrisse
      Algodystrophie der Hüfte   Osteomyelitis, Osteitis pubis
      Morbus PAGET   Osteomalazie und Osteoporose
      Strahlenschäden im Hüftbereich Aseptische Nekrose der Epiphyse
      Solitäre Pfannenzysten   des Schambeines

3. Erkrankungen des periartikulären Gewebes

   Insertionstendopathien ⎫   lokalisiert
   Bursipathien   ⎬ Periarthropathia coxae ⟨
   Tendomyosen   ⎭   im Rahmen der generalisierten Tendomyopathie
   (Sonderformen z.B. Gracilis-Syndrom, Piriformis-Syndrom, Psoas-Syndrom, Adduktoren-Syndrom, laterales Oberschenkelsyndrom u. a.)
   „Schnappende Hüfte"
   Heterotope Ossifikationen
   Myositiden
   Polymyalgia rheumatica
   Nervenkompressionssyndrome des Nervus cutaneus femoris lateralis
                                                 des Nervus ilioinguinalis
                                                 des Nervus iliohypogastricus
                                                 des Nervus obturatorius
   Pannikulose einschließlich Fettgewebshernien

4. Schmerzen bei Erkrankungen der WS und der inneren Organe

   Radikuläre und pseudoradikuläre Schmerzsymptome
   Affektionen der IS-Gelenke und der Symphyse
   Chirurgische ⎫
   Interne   ⎬ Erkrankungen (insbesondere Leistenschmerzen)
   Gynäkologische ⎭

6. *Sonstige Faktoren:* Alter, Schwergewicht, Varizen oder weitere arthrotische Manifestationen.

Diesen Kriterien kommt ein erheblicher *prognostischer Wert* zu, vor allem gestatten sie, die Koxarthrose in wenigen Zeilen zu charakterisieren und geben Auskunft über den unmittelbar einzuschlagenden therapeutischen Weg. Beispielsweise: „Sekundäre Koxarthrose nach Dysplasie mit vollständiger oberer äußerer Gelenkspaltverengung, mittelgradig ausgebildet, Funktion wenig beeinträchtigt, einseitig, bei einer nicht übergewichtigen Frau von 50 Jahren".

ζ) **Differentialdiagnose**

Bei jeder diagnostisch diskutablen Koxarthrose müssen selbstverständlich die *Differentialdiagnosen des Hüftschmerzes* erwogen werden, wie sie in Tabelle 2 dargestellt sind.

Literatur s. C.III., S. 790.

3. Die Finger-Polyarthrose

Von

F.J. Wagenhäuser

Mit 19 Abbildungen und 7 Tabellen

a) Definition und Terminologie

Die degenerativen Erkrankungen der kleinen Gelenke der Hand, die nur ausnahmsweise als Folge bekannter lokaler Schädigungen anzusehen sind, stellen gleichsam einen *Modellfall einer primären idiopathischen Arthrose* dar (Wagenhäuser 1970, 1978b). Die systemische Finger-Polyarthrose manifestiert sich vor allem an den Fingerendgelenken („Heberden-Arthrose"), an den Fingermittelgelenken (fälschlicherweise „Bouchard-Arthrose", besser: „Arthrose des Mittelgelenkes") und am Daumensattelgelenk („Rhizarthrose Forestier"). Gelegentlich sind auch die Daumengrund- und Langfingergrundgelenke befallen. Die Arthrosen dieser Gelenke sind jedoch ebenso wie Arthrosen der Handwurzelgelenke meist sekundäre Arthrosen. Der *Systemcharakter* der Finger-Polyarthrose zeigt sich vor allem im symmetrischen bilateralen Befallsmuster. Im Gegensatz zu systemischen Gelenkentzündungen, z.B. der chronischen Polyarthritis oder Psoriasis-Arthritis, fehlen allgemeine Entzündungszeichen, viszerale Affektionen sowie primäre Synovitiden (Wagenhäuser 1969c). Eine Kombination mit Arthrosen der großen Gelenke ist auffällig häufig (Kellgren u. Mohr 1952; Kellgren 1954, 1961; Lawrence 1977).

Im englischen Sprachbereich wird die Polyarthrose der Fingergelenke nach Kellgren (1952) meist als „primary generalized osteoarthritis" bezeichnet; in der französischen Literatur spricht man allgemein von „l'arthrose des mains" (De Sèze u. Ryckewaert 1954). Seltener wird im deutschen Sprachbereich der Ausdruck „noduläre Polyarthrose" angewandt. Schilling (1971, 1976, 1978), spricht von der Systemarthrose der Hand. In der älteren französischen Literatur ist auch noch die Terminologie „polyarthrite sèche progressive" gebräuchlich (Weissenbach u. Françon 1948).

Die charakteristischen Knoten der Fingerendgelenk-Arthrose wurden erstmals 1802 von Heberden beschrieben, weshalb sie bis heute seinen Namen tragen. Der Name Bouchard wird zu Unrecht mit der Arthrose der Fingermittelgelenke in Zusammenhang gebracht. Bouchard (1884, 1887) brachte die Verdickung der Mittelgelenke in einen ungerechtfertigten Zusammenhang mit der Magendilatation! Völlig falsch ist es im übrigen, von Bouchard-Knoten zu sprechen, da die Fingermittelgelenk-Arthrose nicht mit Knoten einhergeht. Selbstverständlich wußte auch Heberden noch nicht, daß die knotigen Veränderungen an den Endgelenken einer Arthrose entsprechen, da er dieses Krankheitsbild noch nicht kannte; sein Verdienst ist es, diesen Befund im Sinne eines selbständigen Krankheitssymptoms von den Gichttophi abgegrenzt zu haben. 1937 gab Forestier der Arthrose zwischen dem Os metacarpale I und dem Os trapezium den Namen Rhizarthrose.

b) Epidemiologie

Die *Geschlechtsverteilung* zeigt ein deutliches Überwiegen der Frauen (COPMANN 1969; SFIKAKIS et al. 1971; STECHER 1957; WAGENHÄUSER 1969a, 1970) (Tabelle 1). Je nach untersuchtem Krankengut schwankt das angegebene Verhältnis von 4:1 bis 10:1. Möglich ist eine Finger-Polyarthrose schon ab 20. Lebensjahr (STECHER 1957; DE SÈZE u. RYCKEWAERT 1954; DE SÈZE et al. 1970). Besonders betroffen ist jedoch die Altersgruppe jenseits des 50. Lebensjahres (SCHILLING u. SCHACHERL 1972; WAGENHÄUSER 1969a) (Abb. 1). SCHILLING (1976) nennt sie daher eine „auf die Hände beschränkte Systemarthrose vorwiegend der klimakterischen Frau". SWANSON u. SWANSON (1976) geben das Vorkommen bei 20jährigen mit 4%, bei 70jährigen mit 85% an. Epidemiologisch wies die von WAGENHÄUSER (1969a) untersuchte Landbevölkerung zu 25% Finger-Polyarthrosen auf (28,2% Frauen, 21,8% Männer). Bei diesen lagen allerdings offensichtlich auch zahlreiche sekundäre Arthrosen der Fingergelenke vor. Subjektive Beschwerden von seiten der Fingergelenke wurden von 10,9% der Probanden geäußert, wobei die Beschwerdehäufigkeit bei den Frauen (15,9%) rund viermal häufiger war als diejenige der Männer (3,8%). Der Unterschied ist aber mathematisch nicht signifikant gesichert. Angaben über Bewegungsbehinderung durch die Finger-Polyarthrose waren selten (1,6% Frauen, 0,75% Männer). Die objektive und subjektive Manifestation in Abhängigkeit vom Alter ist auf Abb. 1 ersichtlich. Die Diskrepanz zwischen objektiv manifesten, aber subjektiv latenten Finger-Polyarthrosen ist bei den Männern ausgeprägter als bei den Frauen (Abschn. C I 2, Abb. 3b, c).

Tabelle 1. Häufigkeit der Heberdenschen Knoten nach STECHER (1957)

Alter (in Jahren)	20–29	30–39	40–49	50–59	60–69	70–79	80–89
Zahl der untersuchten Männer	342	306	446	439	353	203	44
Häufigkeit der Heberden-Knoten	1,5%	1%	2,2%	3,6%	5,4%	8,4%	18,2%
Zahl der untersuchten Frauen	500	498	512	306	207	125	34
Häufigkeit der Heberden-Knoten	–	0,4%	1%	2,6%	15,5%	24,7%	29,4%

c) Pathologie

Pathologisch-anatomisch zeigen die Finger-Polyarthrosen grundsätzlich das gleiche morphologische Bild wie alle Arthrosen (FASSBENDER 1975, 1978). Histologisch sind keine Entzündungszellen, jedoch Hinweise auf Metaplasie und Destruktion zu sehen (FASSBENDER 1975, 1978). Bei den Heberden-Knoten handelt es sich um kleine Randosteophyten der distalen interphalangealen Gelenke. Sekundär entwickeln sich in der darüber liegenden Haut infolge Verschleimung der Grundsubstanz zystenähnliche Gebilde, die oft mit Hyaluronsäure gefüllt sind. Diese paraartikulären degenerativen Veränderungen scheinen für die Fingerendgelenk-Arthrosen eine besondere Rolle zu spielen (SOKOLOFF 1976a, 1979). Bei der Sonderform der erosiv-destruierenden Polyarthrose lassen sich

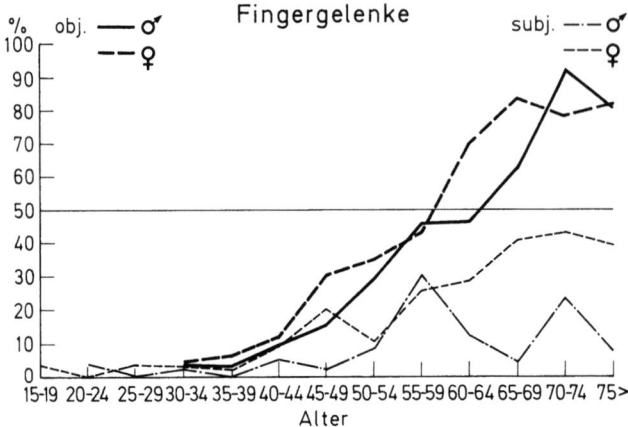

Abb. 1. Epidemiologische Manifestationskurven arthrotischer Fingergelenkbeschwerden und klinisch manifester Arthrosen der Fingergelenke (WAGENHÄUSER 1969a)

histologisch in der Gelenkkapsel Veränderungen im Sinne einer chronischen Synovitis nachweisen. Auffälligerweise fand FASSBENDER (1975) die Anwesenheit kleiner Knochensplitter im Stratum synoviale. Das Stratum fibrosum enthielt Knochenfragmente, von Osteoidsäumen umgeben, eingebettet in ein faserreiches Kapselgewebe als Zeugen des stark destruierenden Prozesses. In zwei Fällen enthielt das Synovialstroma eigenartige schaumige Strukturen, umgeben von Bindegewebszellen, und im Stratum fibrosum Lymphozyteninfiltrate in der Nachbarschaft der Blutgefäße.

d) Ätiologie und Pathogenese

Ätiologie und Pathogenese der Finger-Polyarthrose sind immer noch praktisch unbekannt. Diese Arthroseform läßt keine unmittelbaren ätiologischen Ursachen erkennen und ist offenbar durch ein komplexes Zusammenwirken zahlreicher, nur teilweise bekannter exogener und endogener ursächlicher Faktoren bedingt (WAGENHÄUSER 1970). Aufgrund der erbbiologischen Untersuchungen von STECHER (1941, 1944, 1957) scheinen hereditäre Faktoren eine große Rolle zu spielen. Nach STECHER entscheidet ein autosomal geschlechtsgebundenes Gen, das sich bei Frauen dominant und bei Männern rezessiv vererbt. Das gehäufte Auftreten bei Frauen im Klimakterium weist ätiologisch auf Störungen des endokrinen Gleichgewichtes hin. Möglicherweise spielt dabei nicht so sehr der Östrogenmangel an sich eine direkte ursächliche Rolle, sondern die durch mangelnde Hormonproduktion der Gonaden ausgelöste sekundäre Stimulation der Hypophyse. Der Einfluß der vermehrt gebildeten Gonado-Tropine auf die entstehende Arthrose ist dabei zweifelhaft. Patientinnen mit Fingerarthrosen zeigen gegenüber gleichaltrigen Kontrollgruppen keine vermehrte Ausscheidung von Gonado-Tropinen oder 17-Ketosteroiden (ROGERS u. LANSBURY 1956). Wahrscheinlicher scheint eine ursächliche Wirkung des somatotropen Hormones (MAÎTRE 1956; LAYANI 1951), insbesondere da die Fingerarthrosen eine gewisse Ähnlichkeit zu den Arthropathien bei Akromegalie aufweisen (BRAUN 1957;

TRAUT 1956) und da die arthrosenfördernde Wirkung des Wachstumshormones in Tierexperimenten nachgewiesen werden konnte (SILBERBERG 1960, 1971; EHRLICH 1975). Zirkulatorische Störungen mögen ebenfalls mitwirken; zum mindesten weisen klinische Symptome peripherer Durchblutungsstörungen sowie angiographische Untersuchungen (LEB 1957) in diese Richtung. WITTENBERG (1976) schildert, daß bei 30% der Patienten mit Finger-Polyarthrose Anzeichen für periphere Durchblutungsstörungen vorhanden waren. Er nimmt eine Korrelation zwischen der Höhe des diastolischen Druckes und der Arthrosehäufigkeit an. Neuro-atrophische Einflüsse werden immer wieder diskutiert, seitdem klinisch beobachtet wurde, daß eine Unterbrechung der nervösen Bahnen die Entwicklung von Heberden-Knoten gegenüber der gesunden Seite verhindert oder hemmt. So zeigen z.B. Hemiplegiker eine vermehrte Manifestation der Arthrose auf der gesunden Seite (COSTE 1935; FRANÇON 1964). Auch eine traumatische periphere Nervendurchtrennung kann die Entwicklung der Arthrose hemmen (LAYANI 1951). Die ursächliche Rolle spondylogener Reize bei gleichzeitig vorliegenden degenerativen Veränderungen der Halswirbelsäule ist umstritten und nicht nachgewiesen. Die Faktoren der Arthrose-Bereitschaft, welche sich direkt im Gelenkknorpel und Knochen sowie im periartikulären Gewebe lokalisieren, sind noch hypothetisch und zu wenig erforscht. Eine traumatische Genese liegt der sekundären posttraumatischen Heberden-Form (STECHER u. HAUSER 1954) zugrunde. Immer wieder stellt sich auch die Frage nach der Auslösung durch berufliche Belastung. Sie wird unterschiedlich beantwortet. MÜLLER (1949) und BOPP (1965) nehmen einen sicheren Zusammenhang zwischen Finger-Polyarthrose und beruflicher Belastung an, während diese von FORESTIER (1937) und AUNE (1955) verneint wird. Dennoch kann man mechanische Einflüsse nicht ganz von der Hand weisen (BOLLET 1969a, 1969b; CHRISMAS 1969; RADIN et al. 1980). STECHER (1957) unterscheidet eindeutig zwischen der systemischen (hereditären) Finger-Polyarthrose und sekundären Endgelenk-Arthrosen mit knotigen Veränderungen, die als Folge einer Verletzung, z.B. beim Baseball-Spiel, durch Hammerschlag oder Einklemmen, auftreten und gewöhnlich nur vereinzelte Finger betreffen. Diese traumatischen Heberden-Knoten sind bei Männern häufiger als bei Frauen. Mechanische Fehl- und Überbelastungsfaktoren spielen vermutlich bei der Rhizarthrose eine größere Rolle als bei den Mittel- und Endgelenkarthrosen. Neben der starken mechanischen Beanspruchung des Karpo-Metakarpalgelenkes I werden auch Formvarianten des Multangulum majus mit Abflachung der radialen Sattelhöhe (AUNE 1955; MITTELMAIER 1963) sowie eine erhöhte Bandlaxität für diese Arthrose verantwortlich gemacht.

e) Klinik

α) Beschwerdebild und Erscheinungsformen

Das klinische Bild der Finger-Polyarthrose ist nach voller Entfaltung unverkennbar charakteristisch. Im Prodromal- oder Frühstadium hingegen sind *Beschwerden* und Befunde nicht immer so eindeutig. In diesen frühen Stadien suchen die Patienten sehr oft den Arzt wegen Verdacht auf eine chronische Polyarthritis auf. Die Finger-Polyarthrose entwickelt sich langsam und schleichend; der ausgesprochen schubartige Verlauf, wie er für die chronische Polyarthritis typisch ist, fehlt. Die Polyarthrose kann zunächst klinisch stumm sein oder sich in einem uncharakteristischen Beschwerdebild mit flüchtigen Arthralgien, Steifigkeitsgefühl, Kraftlosigkeit, Parästhesien und Kälteempfindlichkeit äußern. Erst später treten die typischen äußerlich erkennbaren Veränderungen an den Fingergelenken auf. Diese können sich aber auch völlig beschwerdefrei entwickeln und dann vor allem für Patientinnen nur ein ästhetisches Problem bilden. Wenn Beschwerden auftreten, so zeigen sie den charakteristischen Arthrose-Schmerzcharakter mit Anlauf- und Belastungsschmerz. Diese Schmerzen sind jedoch niemals so intensiv und anhaltend wie bei der Polyarthritis; die morgendliche schmerzhafte Steifigkeit dauert selten mehr als eine Viertelstunde. Als auslösende Faktoren spielen meist mechanische Traumen die größte Rolle, insbesondere ungeeignete manuelle Tätigkeit, aber auch Kälte wirkt meist schmerzauslösend. Zeitweilig können in einzelnen Gelenken entzündliche Reizzustände mit heftigen Schmerzen, Überwärmung und sogar leichter Rötung auftreten; diese starke Arthrose-Aktivierung bereitet dann eventuell differentialdiagnostische Schwierigkeiten gegenüber einer chronischen Polyarthritis, einer Psoriasisarthritis oder einer Gicht (WAGENHÄUSER 1971c). Ein Schwellungsgefühl in den Fingern wird nicht selten angegeben, ist aber viel diffuser in der Lokalisation als bei der chronischen Polyarthritis. Angaben über Schwellungen müssen überhaupt kritisch interpretiert werden, oft empfindet der Patient das Spannungs- und Steifigkeitsgefühl bereits als Schwellung.

Der *Befall* entwickelt sich typisch polyartikulär bilateral und weitgehend symmetrisch, meist in dieser Reihenfolge: Fingerend-, Daumensattel-, Fingermittel-, Daumengrundgelenke, selten auch einzelne Langfinger-Grundgelenke (Abb. 2).

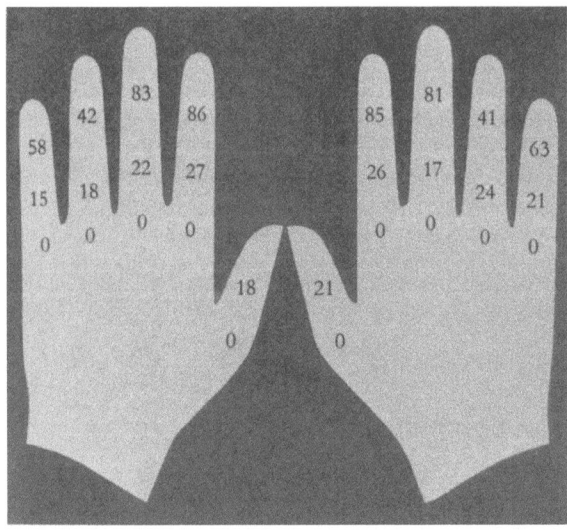

Abb. 2. Häufigkeitslokalisation der Fingerarthrosen (nach STECHER 1957)

Fingerendgelenkarthrose

Die objektiven Befunde variieren an den einzelnen Gelenken. Das klinische Merkmal der *Fingerendgelenk-Arthrosen* sind die Heberden-Knoten. Diese Knötchen können sich langsam entwickeln (HOAGLUND 1976), aber auch rasch aufschießen (WAGENHÄUSER 1969c, 1970; EHRLICH 1972a, 1972b). In solchen akuten Entwicklungsphasen sind diese Knötchen dann besonders schmerzhaft und oft leicht gerötet. Die arthrotischen Fingerendgelenk-Knoten wurden erstmals von HEBERDEN 1803 unter der Bezeichnung „Digitorum nodi" kurz und treffend folgendermaßen beschrieben: „Was sind diese kleinen, harten, erbsengroßen Knoten, die häufig an den Fingern beobachtet werden, ein wenig unterhalb der Fingerspitzen nahe am Gelenk? Es kann sich nicht um Gichtknoten handeln, da sie bei Personen auftreten, die nie an Gicht litten. Sie bleiben lebenslänglich bestehen und sind selten schmerzhaft – auch entzünden sie sich nie, sie werden eher häßlich denn als störend empfunden, obschon sie die freie Bewegung der Finger etwas behindern." Die Beschreibung des klinischen Aspektes ist heute noch gültig, abgesehen von der Tatsache, daß sich auch Heberden-Knoten temporär schmerzhaft entzünden können (CRAIN 1961). Die *Heberden-Knoten* liegen auf der Dorsalseite der distalen Interphalangealgelenke (Abb. 3a, b). Sie entstehen durch kartilaginär-osteophytäre Wucherungen an der proximalen Basis der Endphalanx, die vor allem dorso-lateral vorstoßen und bisweilen die distalen Köpfchen der Mittelphalangen hutförmig überdecken. Die reiskorn- bis kleinerbsengroßen derben, knotigen Verdickungen bilden sich meist bilateral symmetrisch und sind durch eine kleine sattelförmige Vertiefung voneinander getrennt, dies unterscheidet sie vor allem von der Schwellung der gesamten Circumferenz bei einer Arthritis, insbesondere bei der Psoriasis-Arthritis. Am häufigsten sind der Zeige- und Mittelfinger, aber auch der Kleinfinger befallen. Die Beweglichkeit des Fingerendgelenkes kann phasenabhängig eingeschränkt sein, eine verminderte Gelenkbeweglichkeit besteht besonders dann, wenn die Endphalangen bei fortschreitender Arthrose leicht flektiert und seitlich – gewöhnlich radialwärts – abgeknickt sind (Abb. 4). Schon während der Entwicklung der Knoten, manchmal aber auch noch später, klagen die Patienten über Parästhesien und gelegentlich über schmerzhaftes Stechen in den befallenen Gelenken. Zwischen den Knoten und der Haut können ganglienartige kleine Zysten eingelagert sein, die klare Hyaluronsäure enthalten (JACKSON 1957) (Abb. 5). Die Natur dieser Zystchen ist nicht völlig geklärt, möglicherweise handelt es sich um eine ursprüngliche kleine Synovialhernie; wahrscheinlicher aber ist die

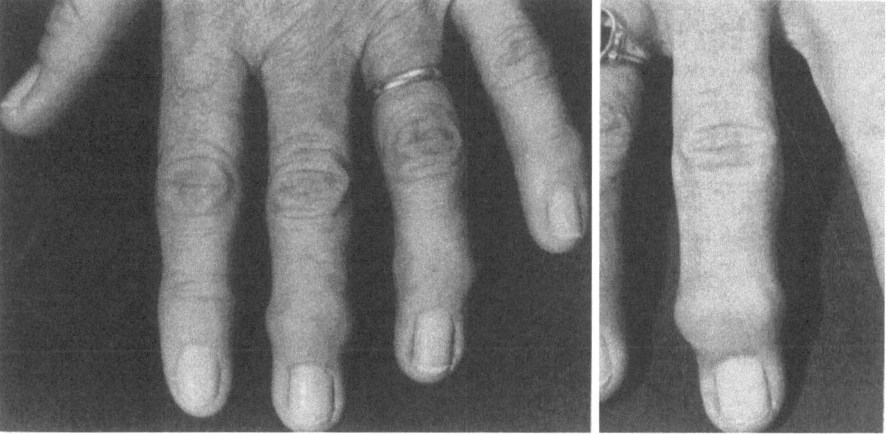

Abb. 3a, b. Charakteristische Heberden-Knoten bei Arthrose der Fingerendgelenke

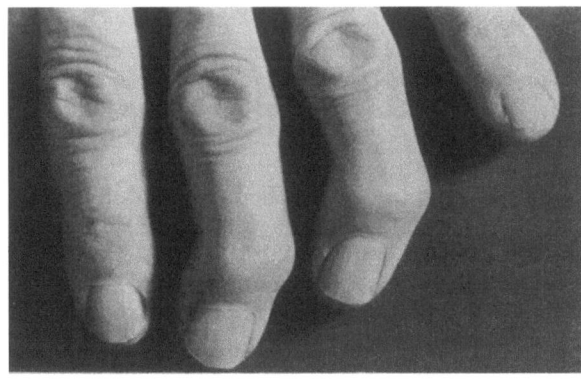 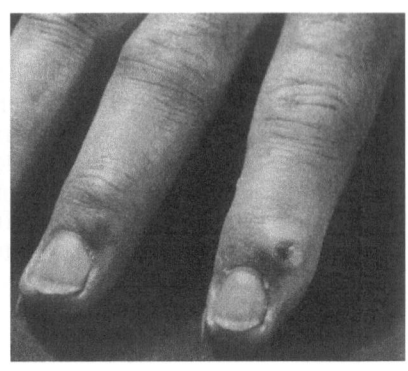

Abb. 4. Fehlstellung der Endphalangen bei ausgeprägter Heberden-Arthrose

Abb. 5. Hyaluronsäure-Zyste bei Heberden-Arthrose

Annahme, daß sie durch eine schleimige degenerative Metaplasie im periartikulären Gewebe entstehen (FASSBENDER 1975, 1978; SOKOLOFF 1979; BOURNS u. SANERKIN 1962). Daß sich die Knoten langsam über Monate und Jahre und selten stürmisch entwickeln, wurde bereits betont, ebenso daß sie subjektiv völlig symptomlos bleiben können (ACHESON et al. 1972; WAGENHÄUSER 1970, 1978). Eine funktionelle Behinderung besteht meist nur für feinmechanische Tätigkeiten, z.B. nähen, stricken, sticken oder Feinmechanik, auch Pianisten können wesentlich durch diese Fingerendgelenk-Arthrose behindert sein.

Eine gehäufte *Korrelation* beim Vorliegen einer Heberden-Polyarthrose *mit Arthrosen anderer Gelenke* wird von zahlreichen Autoren angenommen (FRANÇON 1950; KELLGREN u. MOORE 1952; KELLGREN u. LAWRENCE 1958; KELLGREN u. BREMNER 1966; LAWRENCE 1969, 1977). Bei allen Patienten, welche eine Heberden-Arthrose aufweisen, ist deshalb klinisch mit Bedacht nach einer Arthrose der Hüft- oder Kniegelenke zu fahnden.

Von der idiopathischen primären Heberden-Arthrose der Fingerendgelenke müssen die sekundären posttraumatischen Heberdenschen Knoten abgetrennt werden (STECHER 1954). Die Ätiologie dieser Knoten ist eindeutig. Sie sind Folge einer sicheren Verletzung in Form eines massiven Gelenktraumas (meist Schlag oder Einklemmung) und betreffen vorzugsweise nur ein einzelnes, gelegentlich aber auch mehrere Fingergelenke, meist bei jüngeren Individuen. Die knotigen Verdickungen entwickeln sich sehr rasch nach dem Gelenktrauma. Zunächst entsteht eine weiche schmerzhafte Schwellung, die während mehrerer Tage bestehen bleibt; später im Laufe von Monaten bilden sich die schmerzlosen Heberden-Knoten. Die veränderten Gelenke zeigen im Gegensatz zur klassischen idiopathischen Form radiologisch keine Verschmälerung des Gelenkspaltes, die Gelenkflächen bleiben regelmäßig und sind nicht ausgesprochen sklerosiert. Die osteophytische, glatte Wulstbildung findet sich ausschließlich dorsal, am proximalen Ende der distalen Phalanx und fehlt palmar. Auch wiederholte mikrotraumatische Schädigungen können eine entsprechende sekundäre Endgelenkarthrose mit Knotenbildung verursachen (z.B. bei Baseball-Spielern, Keglern, Näherinnen, Wäscherinnen). Des weiteren findet man Arthrosen der Fingerendgelenke – praktisch immer kombiniert mit solchen der übrigen Finger-

und Handgelenke – als Folge von schweren beruflichen Überlastungsschäden, z.B. bei Schwerarbeitern und Landwirten. Sie zeigen weniger die knotige Eigenart der Heberden-Arthrose und eher die Symptomatik einer mechanisch ausgelösten sekundären Arthrose (LAWRENCE 1969; WAGENHÄUSER 1969). Auch fehlen hier meist die charakteristischen periartikulären Verhärtungen des Gewebes, wie sie bei der Heberden-Arthrose auftreten und dort offenbar durch die mukoide Degeneration des Bindegewebes entstehen, das später eine knorpelige und knöcherne Metaplasie zeigt (BOYD 1953; COLLINS 1949).

Fingermittelgelenkarthrose

Die Arthrose der Fingermittelgelenke (oft zu Unrecht Bouchard-Arthrose genannt) ist etwas weniger häufig als die Arthrose der Endgelenke. Wenn auch nicht bei jeder Heberden-Arthrose zusätzlich eine Mittelgelenk-Arthrose auftreten muß, so ist die ungeklärte Korrelation nach STECHER (1957) in 50% der Fälle, nach DE SÈZE et al. (1970) praktisch immer vorhanden. Die Beschwerden entsprechen beinahe noch mehr als bei der Heberden-Arthrose denjenigen einer klassischen Arthrose mit Start- und Belastungsschmerz und einer gewissen Steifigkeit nach längerer Ruhigstellung. Zu einer eigentlichen Knotenbildung kommt es nicht, diese ist offensichtlich den Endgelenken vorbehalten. Die Gelenke sind vergröbert, ossär aufgetrieben, die Haut darüber ist grobfaltig und nicht spindelförmig verstrichen (Abb. 6). Die Kapsel fühlt sich oft derb, ledrig verdickt an. In schwereren Fällen treten leichte Beugekontrakturen auf, seitliche Deviationen sind eher selten. Die funktionelle Behinderung mit Einschränkung der Flexionsfähigkeit kann bedeutender sein als diejenige an den Endgelenken. Indessen kommt es auch hier praktisch nie zu einer schweren Beeinträchtigung der Gebrauchsfähigkeit der Hand.

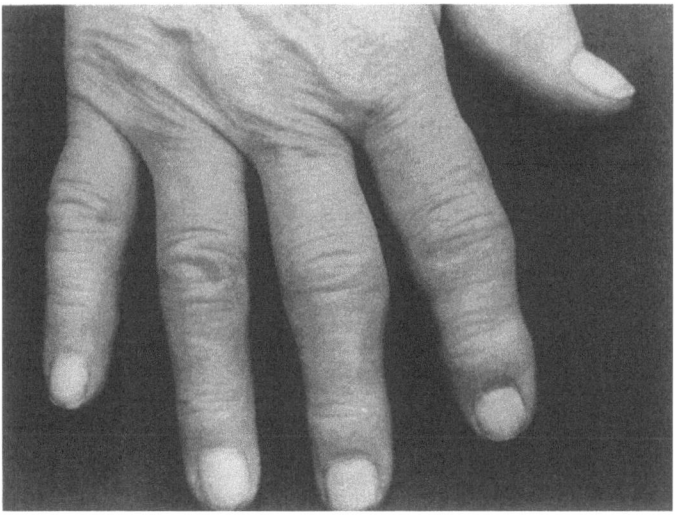

Abb. 6. Arthrose der Fingermittelgelenke, die charakteristisch deformiert sind

Rhizarthrose

Die Rhizarthrose des *Daumensattelgelenkes,* welche nach FORESTIER (1937) als *Rhizarthrose* bezeichnet wird, findet sich ebenfalls überwiegend bei Frauen nach der Menopause, meist in Kombination mit Heberden- oder Mittelgelenk-Arthrosen, deren Manifestation sie allerdings auch einmal vorausgehen kann. Das rechte und das linke Sattelgelenk erkranken im Laufe der Zeit praktisch gleich häufig (AUNE 1955; SCHLEGEL 1965; WAGENHÄUSER 1970, 1978b, 1969a). Nach verschieden langer stummer Latenzzeit treten Schmerzen mit unterschiedlicher Heftigkeit auf. Sie werden in das erkrankte Gelenk lokalisiert, sind ausgesprochen funktionsabhängig und können die Bewegungen des Daumens – vor allem Abduktion und Opposition – wesentlich behindern. Meist klagen die Patientinnen über Schmerzexazerbationen durch die üblichen Haushaltarbeiten, zudem zeigen die Schmerzen eine ausgesprochene Schubtendenz, nicht selten gehen sie mit einer entzündlichen Schwellung des gereizten Gelenkes einher. Nebst der mechanischen Belastung sind es vor allem Kälte und Klimareize, welche die Beschwerden verschlimmern können (PFIFFNER 1971). Bei der klinischen Untersuchung erweist sich der Gelenkspalt des Sattelgelenkes als ausgesprochen druckempfindlich. Meist sind bei passiven Bewegungen unter Druck arthrotische Gelenkgeräusche hörbar. Fortgeschrittene Fälle führen zu einer Subluxationsstellung des Metacarpale I. Mit der Zeit kommt es zu einer charakteristischen Deformation und Konturveränderung des Daumens (Z-Form nach LÉRI 1926) und Vorbuckelung bzw. Treppenbildung oberhalb des Processus styloideus radii, der dann meist auch die Symptomatik einer Styloidopathie aufweist. Oft liegt in diesen Fällen ein Muskelschwund des Daumenballens vor (Abb. 7).

Da die Rhizarthrose zu einer wesentlichen funktionellen Behinderung führen kann, ist ihre klinische Relevanz bedeutend größer als die Arthrose der anderen Lokalisationen; sie muß nicht selten wegen therapieresistenter Beschwerden und funktioneller Beeinträchtigung operativ behandelt werden (BAUMGARTNER u. GSCHWEND 1976; PFIFFNER 1971; SWANSON 1968, 1969, 1972, 1973; SWANSON u. SWANSON 1976). Die Arthrosen der übrigen Fingergelenke und der Handwurzelgelenke sind im Gegensatz zu den beschriebenen degenerativen Erkrankungen eine Seltenheit. Sie treten praktisch ausschließlich in Form von sekundären Arthrosen, d.h. als Spätfolgen nach mechanischen, traumatischen, infektiösen oder metabolischen lokalisierten Schädigungen auf (HACKENBROCH jr. 1962; LIÈVRE et al. 1970; WAGENHÄUSER 1969a).

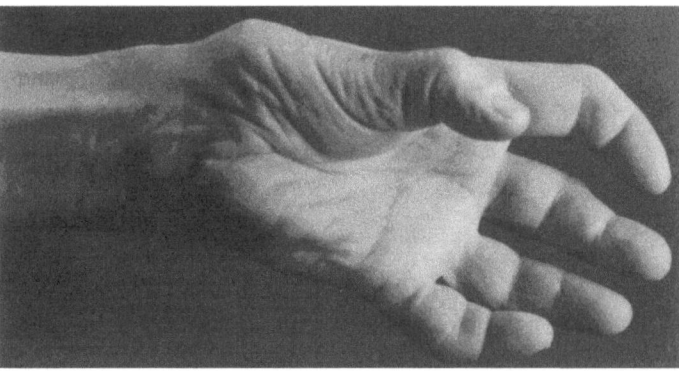

Abb. 7. Rhizarthrose des Daumensattelgelenkes mit entsprechender Deformierung und Thenaratrophie

Erosive Fingerpolyarthrose

Neben den oben beschriebenen sozusagen klassischen Finger-Polyarthrosen gibt es noch eine besondere Form, die *erosive Polyarthrose* (PETER et al. 1966; EHRLICH 1972a, b; KIDD u. PETER 1966; RADI 1970; GOLDIE 1972; MUNOZ-GOMEZ et al. 1972). SCHACHERL u. SCHILLING (1970); SCHILLING u. SCHACHERL (1972) haben diese Sonderform „destruierende Polyarthrose" genannt. Sie beginnt meist akuter als die banale Form und geht häufig mit symptomatischen entzündlichen Schüben einher. Das Verhältnis Männer/Frauen verschiebt sich etwas zu den Männern hin (SCHILLING u. SCHACHERL 1972). Diese Polyarthrose ist charakterisiert durch ausgesprochen stark destruktiv-erosive Vorgänge in den arthrotischen Fingerend- und Fingermittelgelenken, die aber im Gegensatz zu den entzündlichen Veränderungen nicht von einer Osteoporose begleitet sind. Die Gelenke sind stärker deformiert als bei der banalen Polyarthrose. Die Synovialis zeigt eine unspezifische reaktiv entzündliche Veränderung, die sich histologisch von einer chronischen Polyarthritis unterscheidet (PETER et al. 1966; FASSBENDER 1975, 1976). Die eher derbe, nicht sulzige Kapselverdickung führt

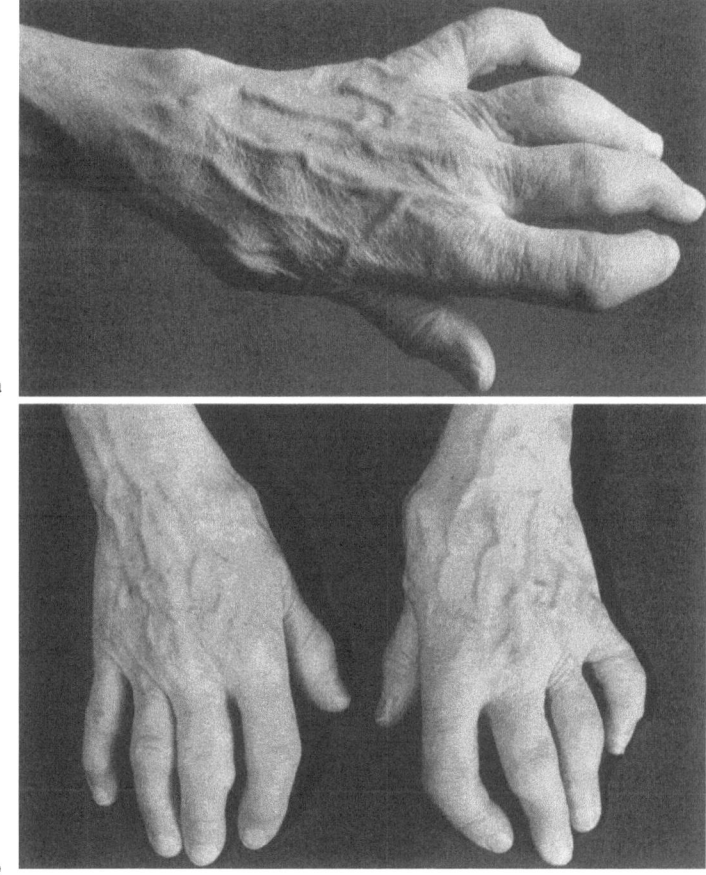

Abb. 8a, b. Erosiv-destruierende Fingerpolyarthrose (vgl. Text)

zu einer gewissen Schwellung im Bereiche der befallenen Gelenke, die auch einen Erguß aufweisen können. Die Gelenkschwellung ist jedoch nie so ausgeprägt und nicht so typisch spindelförmig wie bei der Polyarthrose, die Haut über den befallenen Gelenken ist trophisch nicht gestört und zeigt immer noch eine deutliche Faltenbildung (Abb. 8a, b). Systemische Entzündungszeichen einer Allgemeinerkrankung fehlen (WAGENHÄUSER 1970), ebenso Hinweise für eine immunologische Störung (UTSINGER et al. 1978). Offensichtlich handelt es sich um eine gewisse Plusvariante der gewöhnlichen Finger-Polyarthrose mit besonders starker Tendenz zur Chondrolyse und zur arthrotischen ossären Destruktion. Die Verwechslung mit einer chronischen Polyarthritis liegt für den Ungeübten nahe; im Gegensatz zur cP befällt aber die destruierende Polyarthrose die Langfingergrundgelenke und das Handgelenk nie.

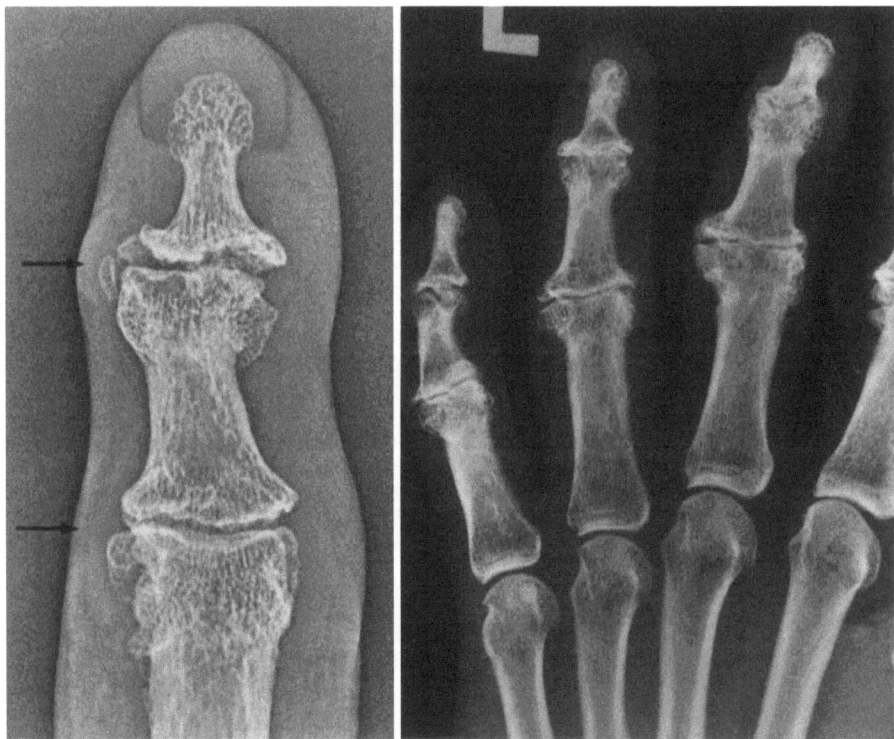

Abb. 9. Röntgenbefund bei End- und Mittelgelenkarthrose. Paraartikulärer Ossikel am Endgelenk

Abb. 10. Arthrose der Mittel- und Endgelenke mit den typisch arthrotischen radiologischen Befunden

β) Röntgenbefunde

In den *radiologischen Befunden* zeigt die Polyarthrose die klassischen arthrotischen Befunde mit Gelenkspalt-Verschmälerung, Randosteophyten, gelenknaher Knochensklerosierung und Geröllzysten. In frühen Stadien fallen oft kleine paraartikuläre Ossikel auf (Abb. 9, 10, 11). Die Begradigung der Gelenkkontur

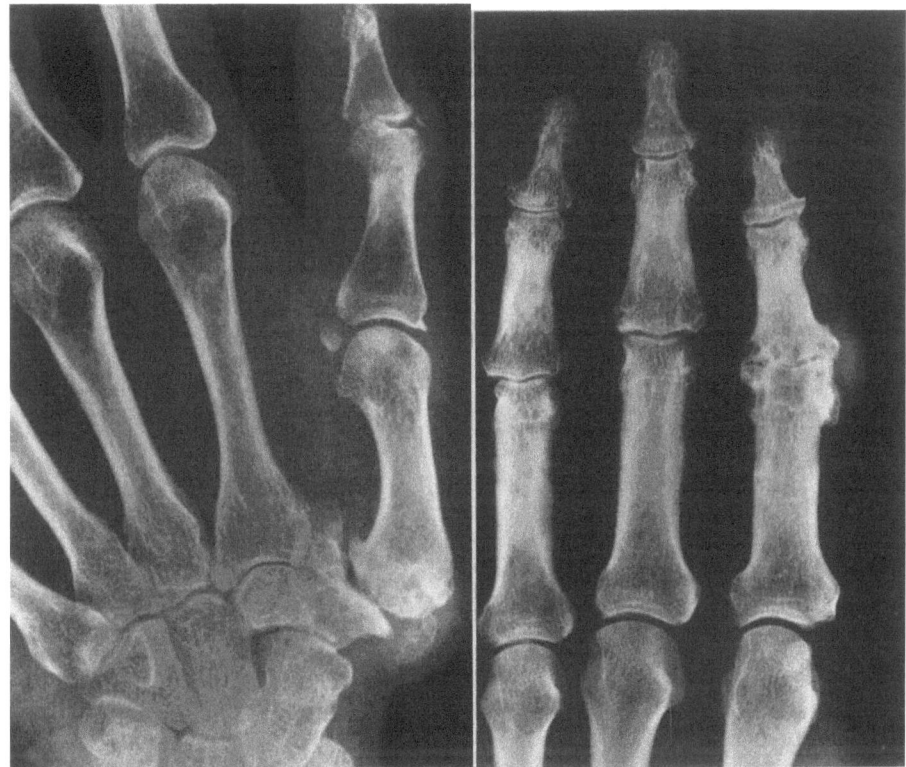

Abb. 11. Röntgenbefund bei Rhizarthrose

Abb. 12. Beginnende erosiv-destruierende Polyarthrose mit ausgeprägter Bildung von Geröllzysten

kann hochgradig sein, bei stark usurierten Phalanxbasen kommt es zur sogenannten Vogelschwingen-Form (DIHLMANN 1982). Eine gelenknahe Osteoporose fehlt im Gegensatz zur cP immer (DE SÈZE et al. 1970; WAGENHÄUSER 1970; SCHACHERL 1973, 1978; SCHORN u. ANDERSON 1975). Zusätzliche Aussagen zur Polyarthrose selber sind durch eine Szintigraphie nicht zu erreichen (GREEN u. HAYS 1972; KOLARZ u. THUMB 1982). Die szintigraphische Abklärung kann höchstens aus differentialdiagnostischen Überlegungen in einzelnen Fällen notwendig sein.

Die destruierende Polyarthrose zeigt im Röntgenbild deutliche Unterbrechungen an den Gelenkkonturen, mehr oder weniger ausgeprägte Defekte sowie eindeutige Kontur- und Strukturunschärfen, kombiniert mit relativ großen zystoiden Aufhellungen (Geröllzysten) und auffälliger Verschmälerung des Gelenkspaltes (Abb. 12–14). Die Konturunterbrechungen und Zerstörungen entstehen offenbar durch Einbrüche der zystoiden Hohlräume. Als Folge der schweren Gelenkzerstörung kommt es zu subluxierendem Abrutschen der Phalangen, besonders nach ulnar. Der destruierende Prozeß zeigt oft eine deutliche Tendenz zur Reparation, und zwar entweder in Form einer Glättung der destruierenden Konturen und Strukturen; es kann sogar zu einer echten knöchernen Ankylose

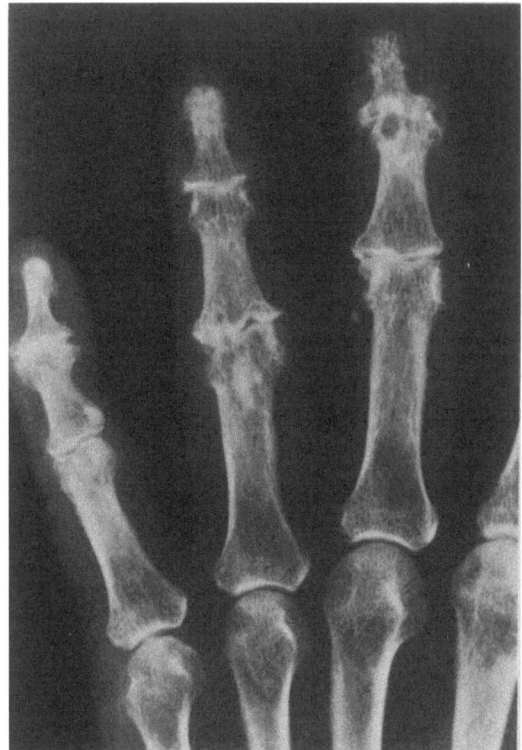
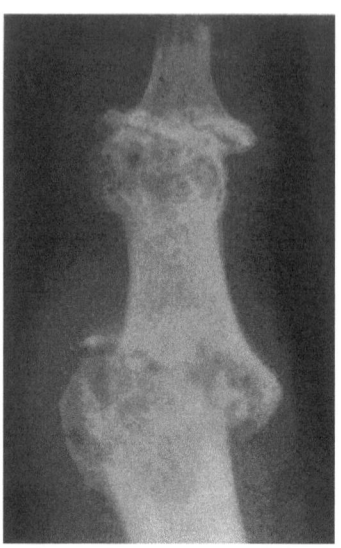

Abb. 13. Fortgeschrittene erosiv-destruierende Polyarthrose

Abb. 14. Schwere erosiv-destruierende Polyarthrose

kommen (SCHACHERL u. SCHILLING 1970; MCEWEN 1968; SMUKLER et al. 1971) (Abb. 15). Immer fehlt die gelenknahe Osteoporose, welche für die arthritischen Prozesse – mit Ausnahme der Psoriasis-Arthritis – charakteristisch ist. Im übrigen ist die Synostosierung bei der destruktiven erosiven Arthrose in dem Sinn einzigartig, weil sie nur bei diesem Gelenkbefall und an keinem anderen arthrotischen Gelenk spontan vorkommt.

Die Polyarthrose verursacht nie pathologische *Laborparameter;* sind diese pathologisch, so muß an eine Arthritis oder an ein anderes Grundleiden, das zufällig mit einer Polyarthrose koinzidiert, gedacht werden.

γ) Differentialdiagnose

Der *Differentialdiagnose* kommt bei der Fingerpolyarthrose eine ganz erhebliche Bedeutung zu; sie ist immer gegenüber entzündlichen Krankheiten – in erster Linie der chronischen Polyarthritis – abzugrenzen (WAGENHÄUSER 1969c, 1971c, 1973a, 1975, 1976b, 1976d). In fortgeschrittenen Stadien fällt die Differentialdiagnose bei genauer Kenntnis der klinischen und radiologischen Symptomatik leicht, die Frühstadien hingegen können Schwierigkeiten bereiten. Die wichtigsten differentialdiagnostischen Überlegungen und Abgrenzungen sind in Abb. 16 und den Tabellen 2–7 festgehalten. Der Untersuchungsgang der Fingergelenke ist aus Abb. 19a–f ersichtlich. Es sei nur ganz kurz auf ein paar differen-

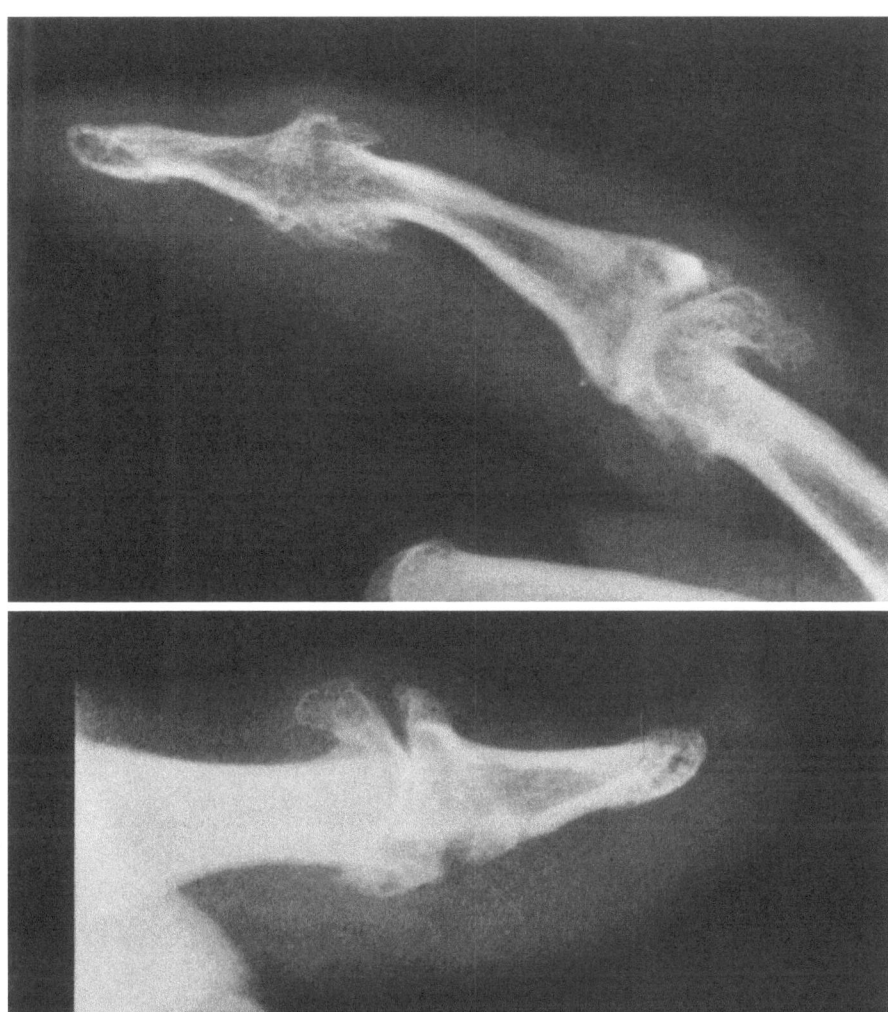

Abb. 15a, b. Spontane ossäre Ankylose des Endgelenkes bei erosiv-destruierender Polyarthrose (**a**), ausgeprägte dorsale Osteophytose (**a, b**)

tialdiagnostisch wichtige Punkte hingewiesen. Die Polyarthrose hat ein anderes Befallmuster (Endgelenke, Mittelgelenke, Daumensattelgelenk) als die chronische Polyarthritis (Mittelgelenke, Grundgelenke, Handgelenke) oder die Psoriasis-Arthritis (Strahlbefall oder Transversalbefall der Endgelenke) (s. Abb. 17). Die polyartikuläre schmerzhafte Steifigkeit ist bei der chronischen Polyarthritis viel intensiver und länger andauernd (meist länger als eine halbe Stunde am Morgen); auch ist die Kraftlosigkeit bei der cP ausgeprägter. Klinisches Haupt-Leitsymptom der Polyarthritis ist die sulzig schwammige, fluktuierende Kapselverdickung durch die Synovitis, bei der Polyarthrose kann die Kapsel verdickt sein, sie ist aber derb. Im Bereich eines arthritisch erkrankten Fingergelenkes

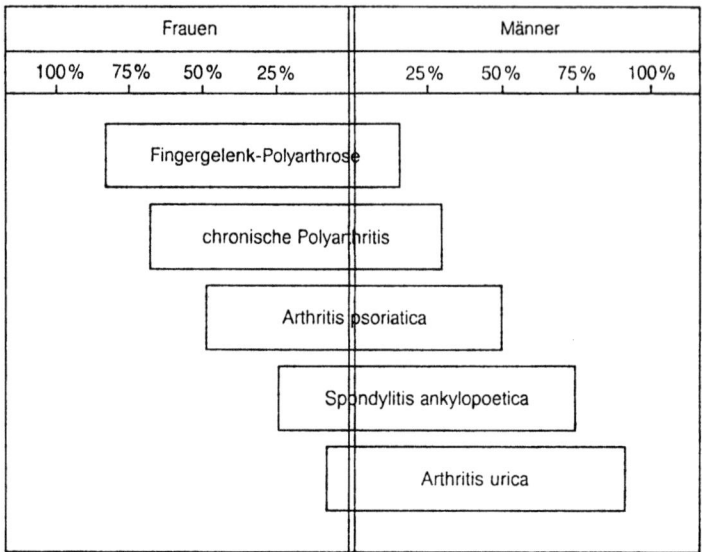

Abb. 16. Geschlechtsverteilung der wichtigsten Gelenkerkrankungen (SCHACHERL 1973)

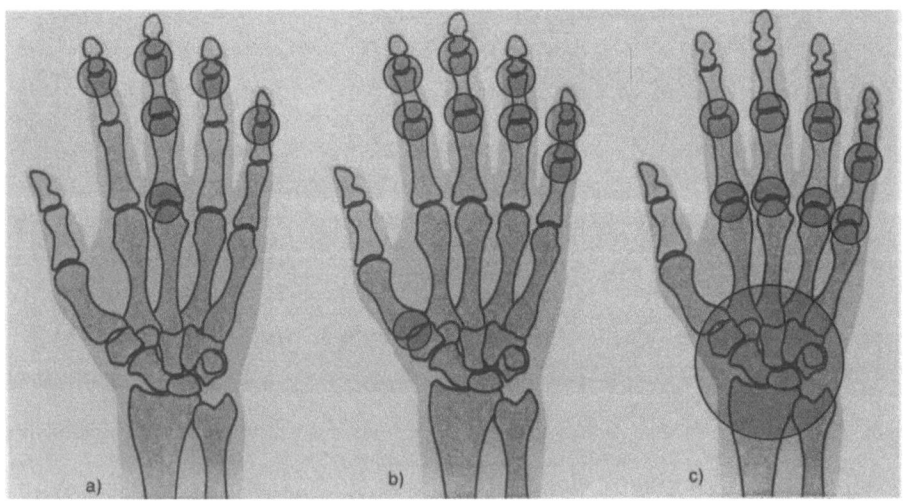

Abb. 17a–c. Gelenkbefallmuster bei Psoriasisarthrose (**a**), Polyarthrose (**b**) und chronische Polyarthritis (**c**)

ist die Haut regelmäßig trophisch gestört; bei der Arthrose sind die Hautfalten gut erhalten. Extraartikuläre Veränderungen (Tenosynovitiden, Bursitiden, Muskelatrophie) bilden bei der Polyarthritis die Regel, bei der Arthrose die Ausnahme. Rheumaknoten finden sich nur bei der Polyarthritis (Differentialdiagnose der Knoten an der Hand, s. Tabelle 5). Die Arthritiden zeigen die Symptome einer Allgemeinerkrankung, die Polyarthrose ist eine rein lokalisierte Gelenkaffektion. Volarflexionsschmerz im Handgelenk und Gänsslen'sches-Zeichen fehlen bei der Polyarthrose. Radiologisch unterscheidet sich die Arthrose von der Arthritis vor allem durch die gelenknahe Osteoporose und die charakteristischen Usuren. Eingebrochene Geröllzysten bei der destruierenden Arthrose dürfen nicht mit diesen verwechselt werden. Die Psoriasis-Arthritis zeigt radiologisch ebenfalls Destruktionen, aber zugleich knöchern-reaktive Proliferationen (SCHACHERL 1973) (über das klinische Bild siehe Kapitel Arthritis psoriatica). Die hypertrophische Osteoarthropathie mit dem klinischen Bild der Trommelschlegel-Finger und den charakteristischen Röntgenbefunden einer periostalen Knochenneubildung im distalen Bereich der Metaphysen und Fehlen von Gelenkspaltverschmälerung sowie Knochenerosionen bereitet gegenüber der Heberden-Arthrose keine differentialdiagnostischen Schwierigkeiten. Die Arthritis urica kann sich auch einmal an den kleinen Fingergelenken abspielen, nicht selten in einem polyarthrotisch bereits geschädigten Gelenk; es liegen dann aber die klassischen Gichtsymptome vor. Bei der Rhizarthrose soll differentialdiagnostisch an eine Tendovaginitis de Quervain, an eine Tendovaginitis des Extensor pollicis, an eine Styloideopathia radii sowie an eine sekundäre Handgelenkarthrose, an eine Pseudoarthrose des Naviculare oder eine Lunatum-Malazie gedacht werden.

Schlußendlich muß darauf hingewiesen werden, daß eine Polyarthrose mit einer chronischen Polyarthritis kombiniert auftreten kann, wobei aber die Polyarthrose der Polyarthritis immer vorangeht. Nach WAGENHÄUSER (1970, 1973a, 1975, 1976d, 1969c) wird diese Koinzidenz zweier verschiedener systemischer Krankheitsbilder als *„Pfropfpolyarthritis"* bezeichnet. Diese Patienten zeigen gleichzeitig das klinische, radiologische und humorale Bild einer chronischen Polyarthritis wie einer Polyarthrose (Abb. 18). Jede Polyarthrose muß in ihrem Verlauf immer wieder darauf kontrolliert werden, ob sich nicht zusätzlich eine chronische Polyarthritis entwickle, sobald das klassische Arthrosen-Beschwerdebild wechselt und arthritische Leitsymptome hinzukommen.

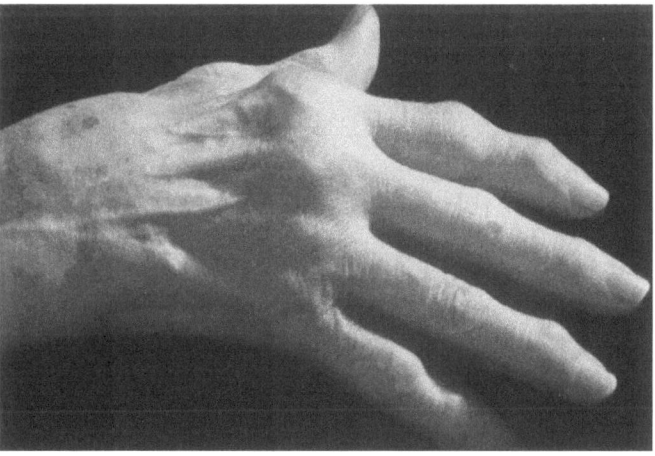

Abb. 18. „Pfropfpolyarthritis": Kombination einer (vorbestandenen) Polyarthrose (mit Heberden-Knoten) und einer chronischen Polyarthritis

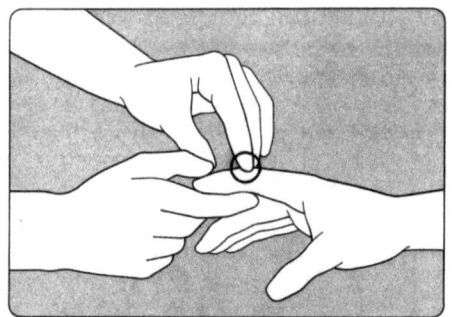

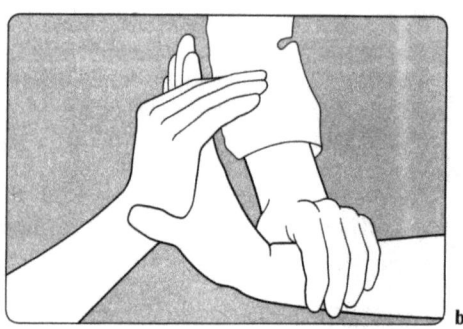

Dorsale Palpation der Fingergelenke

Im Gegensatz zur chronischen Polyarthritis sind bei der Polyarthrose keine spindelförmigen, sulzig-weichen Gelenkschwellungen festzustellen; es besteht also keine Synovitis.

Dorsalflexion des Handgelenkes mit Nachdrücken

Die Dorsalflexion ist bei der Polyarthrose völlig frei (Normalwert 35–60°) und schmerzlos. Bei der chronischen Polyarthritis ist sie eingeschränkt und kann beim Nachdrücken Schmerz verursachen.

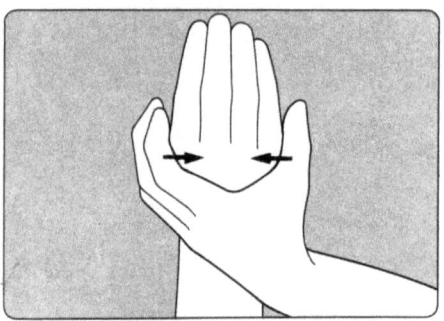

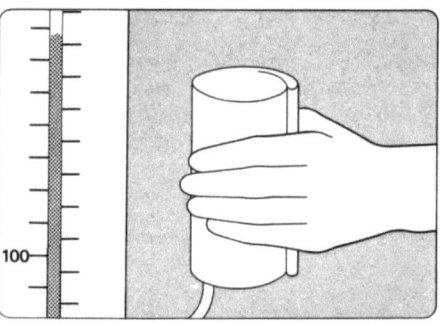

Dorsale Palpation der Fingergelenke

An den Endgelenken sind die typischen Heberden'schen Knötchen tastbar. Diese Doppelhöcker können stecknadelkopf- bis erbsengross sein und treten bereits im Frühstadium der Polyarthrose auf. Sie fehlen bei der chronischen Polyarthritis.

Volarflexion des Handgelenkes mit Nachdrücken

Auch die Volarflexion ist bei der Polyarthrose völlig frei (Normalwert 50–60°) und schmerzlos. Bei der chronischen Polyarthritis ist sie eingeschränkt und beim Nachdrücken meist stark schmerzhaft.

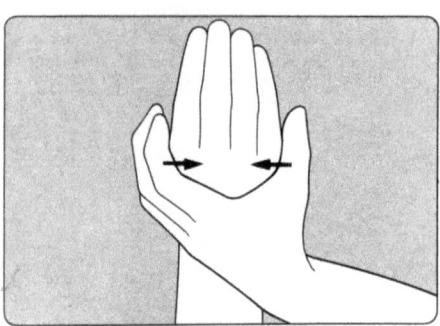

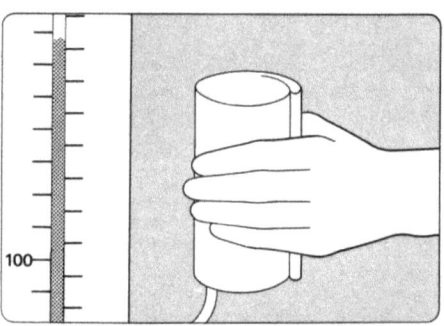

Der Gaensslen'sche Griff

Beim Gaensslen'schen Griff werden die Fingergrundgelenke seitlich zusammengedrückt. Dieser Griff ist bei der chronischen Polyarthritis schmerzhaft, nicht jedoch bei der Polyarthrose.

Greifkraft der Hand

Die Greifkraft kann mit dem Blutdruckmessgerät geprüft werden. Sie ist bei der Polyarthrose nicht beeinträchtigt, zeigt hingegen bei der chronischen Polyarthritis eine deutliche Verminderung, insbesondere am Morgen.

Abb. 19 a–f. Klinische Untersuchung der Fingergelenke

Tabelle 2. Allgemeine Differentialdiagnose der Fingerpolyarthrose (Befunde, die an der Diagnose zweifeln lassen müssen)

Befall von Fingergrundgelenken
  Arthritis psoriatica
  Chronische Polyarthritis
  Andere entzündliche Gelenkerkrankungen
  Sekundäre Arthrose

Befall der Handgelenke
  Arthritis psoriatica
  Chronische Polyarthritis
  Andere entzündliche Gelenkerkrankungen
  Sekundäre Arthrose

Anhaltende weiche Synovialschwellung
  Arthritis psoriatica
  Chronische Polyarthritis
  Andere entzündliche Gelenkerkrankungen

Tenosynovitis (Tendovaginitis)
  Chronische Polyarthritis

Fehlen der typ. Knoten über den Fingerendgelenken (Heberden-Knoten)
  Arthritis psoriatica
  Chronische Polyarthritis
  Andere entzündliche Gelenkerkrankungen

Derbe Knoten über Fingermittelgelenken
  Knöchelpolster

Knoten anderer Art (histol. Untersuchung erforderlich)
  Chronische Polyarthritis
  Arthropathia urica
  Arthropathie bei Xanthomatosen

Trommelschlegelfinger
  Hypertrophische Osteo-Arthropathie

Psoriasis (Haut u./o. Nägel)
  Arthritis psoriatica

BKS-Beschleunigung >20 mm/1. Std.
  Entzündliche Gelenkerkrankungen

Rheumafaktor nachweisbar
  Chronische Polyarthritis

Serum-Harnsäure >8 mg%
  Arthropathia urica

Tabelle 3a–n. Differentialdiagnose zwischen chronischer Polyarthritis und Fingerpolyarthrose

Tabelle 3a. Allgemeine Merkmale der chronischen Polyarthritis (cP) und der Polyarthrose

	cP	Polyarthrose
Häufigstes Manifestationsalter	45 bis 55 J.	ab 50 J.
♂:♀	1:3	~1:10
Hereditäre Faktoren	+	+ +
Typischer Beginn	schleichend	schleichend
	polyartikulär	polyartikulär
	bilateral	bilateral
	kleine Gelenke	kleine und große Gelenke
	symmetrisch	symmetrisch: große Gelenke
		asymmetrisch: kleine Gelenke
Schubweise Progredienz	+ +	+
Entzündliche Symptome	primär	sekundär möglich
Immunpathologische Prozesse	+ +	⊖
Beschwerden	obligat	fakultativ („stumme Arthrosen")
Organbefall	möglich	⊖
Symptome einer Allgemeinerkrankung	+ +	⊖
Pathologische Laborbefunde	+ +	⊖
	(ausgenommen	
	Frühstadium)	
Gefahr der Invalidität	+ +	(+)

Tabelle 3b. Bevorzugte Gelenklokalisationen der chronischen Polyarthritis und der Polyarthrose an der Hand

	cP	Polyarthrose
Fingerendgelenke	+	+ + +
Fingermittelgelenke	+ +	+
Fingergrundgelenke	+ + +	((+))
Handgelenke	+ +	(+)

Tabelle 3c. Prodrome. Allgemeinzustand

Arthrose	cP
o.B.	Krankheitsgefühl, Müdigkeit
	Adynamie
	subfebrile Temperaturen
	Inappetenz, Gewichtsverlust
	Psychische Veränderungen

Tabelle 3d. Prodrome. Beschwerden

Arthrose	cP
flüchtig:	länger dauernd:
Arthralgien	Arthralgien
Gelenkschmerzen nach thermischen	spontane Gelenkschmerzen
und mechanischen Reizen	Steifigkeit (Morgen)
Steifigkeit („Start")	Schwellung
Schwellungsgefühl	Hitzegefühl
Kältegefühl	Parästhesien
Parästhesien	Akrozyanose
	Raynaud-Syndrom
	Muskelschmerzen („Fibrositis-Syndrom")

Tabelle 3e. Beschwerden. Schmerz-Syndrom

Arthrose	cP

„Früh-Trias":
   Anlauf- („Start"-) Schmerz
   Ermüdungsschmerz
   Belastungsschmerz
 „Spät-Trias":
   Dauerschmerz
   Nachtschmerz
   Muskelschmerz (lokalisiert, „gelenkzugehörig")
	Dauerschmerz
	 Morgendlicher Schmerz
	 Ruheschmerz
	 Schmerz bei jeder Bewegung
	 Muskelschmerz (diffus)

Tabelle 3f. Beschwerden. Funktionelles Syndrom

Arthrose	cP
Steifigkeit („Start")	Steifigkeit (langdauernd, besonders am Morgen)
Kraftlosigkeit	allgemeine Bewegungsschwäche
Ermüdbarkeit	allgemein reduzierte Bewegungsleistung
Bewegungsbehinderung (spät)	Bewegungsbehinderung (früh)

Tabelle 3g. Übrige Beschwerden

Arthrose	cP
Schwellungsgefühl Schwellung (bei Erguß)	Schwellung
Spannungsgefühl (muskulär)	Spannungsgefühl (artikulär)
Überwärmung (nur im entzündlichen Reizzustand)	Überwärmung (wechselnd nach Schubsituation)
Deformierung	Deformierung
Gelenkgeräusche (Knacken, Knarren)	
Allgemeinzustand o.B.	allgemeine Krankheitssymptome

Tabelle 3h. Klinische Leitsymptome. Inspektion. Haut

Arthrose	Polyarthritis
o.B. grobe Falten	trophische Störungen Falten verstrichen Pigmentierungen Palmarerythem Hyperhidrosis

Tabelle 3i. Klinische Leitsymptome. Inspektion. Gelenke

Arthrose	cP
Konturen abnorm, („vergröbert")	Konturen abnorm („ausgelöscht")
Verdickung durch Wulst- und Knotenbildung	Verdickung durch Schwellung
Umfangvermehrung (ossär)	Umfangvermehrung durch Synovitis
Fehlstellungen	Fehlstellungen
Kontrakturen	Kontrakturen
Subluxation	Subluxation
	ulnare Deviation
	Knopfloch-, Schwanenhalsdeformität
Muskelatrophien	Muskelatrophien

Tabelle 3k. Klinische Leitsymptome. Palpation

Arthrose	cP
Gelenkkapsel	Gelenkkapsel
eventuell fibrös verdickt	sulzig verdickt („synovitisch")
Ergußzeichen nur im Reizzustand	Ergußzeichen in exsudativer Phase
Überwärmung nur im Reizzustand	Überwärmung wechselnd nach Aktivität
Gelenkrand-Osteophytosen	

Tabelle 3l. Klinische Leitsymptome. Palpation

Arthrose	cP
Druckdolenzen	Druckdolenzen
Gelenkspalten (Kapsel)	gesamte Kapsel
Gelenkränder (Kapselansätze, Periost)	Kompressionsschmerz („Gänsslensches Zeichen")
Periarthrose (umschrieben)	Periarthritis (diffus)
Periostosen, Tendinosen	
Ligamentosen, Tendomyosen	
Muskulatur („gelenkzugehörig")	Muskulatur (diffus und gelenkzugehörig)
hyperton (Tendomyosen)	diffuse Druckdolenzen („Myositis")
hypoton	
umschriebene Druckdolenzen	

Tabelle 3m. Klinische Leitsymptome. Extraartikuläre Veränderungen

Arthrose	cP
„Periarthrose" (vgl. Palpation)	„Periarthritis"
	Tendovaginitiden
Bursopathien	Bursitiden
	Sehnenknötchen
	Sehnenrupturen
lokalisierte Muskelatrophien	lokalisierte und generalisierte Muskelatrophien
keine Rheumaknoten	Rheumaknoten möglich

Tabelle 3n. Klinische Leitsymptome. Funktionsprüfungen

Arthrose	cP
Endphasenschmerz	
Bewegungsschmerz	Bewegungsschmerz
Gelenkgeräusche (ausk. und palp.) 　Reiben, Knarren, Knacken 　grobes Knirschen	Volarflexionsschmerz im Handgelenk
Bewegungsausfall 　aktiv, passiv (cave Streckausfall!)	Bewegungsausfall 　aktiv, passiv (cave Beugekontrakturen!)
Blockierung	Ankylosen (fibröse und knöcherne)
abnorme Beweglichkeit 　durch artikuläre Inkongruenz 　und ligamentäre Instabilität	abnorme Beweglichkeit 　durch arthritische Zerstörung 　von Gelenk und Sehnenapparat
Kontrakturen (Kapsel, Muskulatur)	Kontrakturen

Tabelle 4. Differentialdiagnose der Fingerendgelenkveränderungen

Heberden-Knötchen und -Arthrose	häufig
Psoriatische Arthritis chron. Polyarthritis Traumatische Kapsulitis	seltener
Gicht-Arthritis	selten
rezidivierende Peritendinitis bzw. Periarthritis calcarea Benigner Riesenzelltumor	sehr selten

Beachte am *Fingerendglied*
　Onychopathie (Psoriasis, Morbus Reiter)
　Nagelfalzveränderungen (Kollagenosen, bes. Dermatomyositis)
　parunguale Nekrosen (Vaskulitis)
　„Rattenbiß". Ulzera ⎫
　Akroosteolyse　　　 ⎭ (Sklerodermie)
　Trommelschlegelfinger
　　idiopathisch
　　Hyperostosis generalisata
　　erworben: hypertrophische Osteoarthropathie (Bronchial-Karzinom! u.a.)
　Panaritium

Muköse Dorsalzyste (→ Heberden-Knötchen?)

Glomus-Tumor

Tabelle 5. Differentialdiagnose kutaner und subkutaner Knoten an der Hand

1. Heberden-Knötchen
2. Rheumaknoten (Nodi rheumatici)
3. Gicht-Tophi
4. Fingerknöchelpolster
5. Tuberöse Xanthome
6. Granuloma anulare
7. Benigner Riesenzell-Tumor und villonoduläre Tenosynovitis
8. Lipoid-Dermatoarthritis
9. Pseudotophi der „Kalkgicht"
   a) Periarthritis calcarea
   b) Calcinosis interstitialis
   c) Kalzium-Phosphat-Ablagerungen bei Niereninsuffizienz und Dauer-Dialyse
10. Lupus pernio
11. Synovialprolaps bei Fingergelenkarthritis (Cave: Mißdeutung als „Rheumaknoten")

Tabelle 6. Differentialdiagnose von Schmerzzuständen an der Hand

artikulär	Arthrose	Polyarthrose Rhizarthrose radiale Interkarpalarthrose
	Arthritis	chronische Polyarthritis Arthritis psoriatica – Strahl – Daktylitis Gicht Kollagenosen Infekt u.a.
	Osteonekrose – Lunatum-Malazie Chondrokalzinose – Pseudogicht	} Handgelenk
paraartikulär	Heberden-Knötchen Periarthritis (Peritendinitis) calcarea Glomus-Tumor Panaritium	
tendogen	Insertionstendopathien Tendinose Beugesehnenknötchen – schnellender Finger Sehnenxanthom Ganglion Tendinitis Tenosynovitis (Tendovaginitis) Infektion { Phlegmone Tuberkulose	
neurogen	segmental: radikulär (HWS) und pseudoradikulär peripher: Engpaß-Syndrome (vorwiegend Karpaltunnel-Syndrom) global: neurodystrophisch (SUDECK, Schulter-Hand-Syndrom)	
faszial	Palmarfibromatose (Dupuytren-Kontraktur) Fasziitis	
vaskulär	Raynaud-Syndrom Vaskulitis Apoplexia digiti	
kutan und subkutan	entzündliche Prozesse, trophische Störungen Knoten (s. Tabelle 5) Schwellungen (s. Tabelle 7)	
ossär	verschiedene Knochenaffektionen	
psychogen	bei generalisierter Tendomyopathie „psychogener Rheumatismus"	

Tabelle 7. Differentialdiagnose der Handrückenschwellung und der globalen Handschwellung

1. Paraphlogistische Schwellung
   a) im Gichtanfall (Arthritis urica acuta eines Fingergrund- oder des Handgelenks)
   b) im Pseudogichtanfall (Chondrokalzinose des Handgelenks)
   c) bei akuter Periarthritis calcarea
2. Venöse Stauung
3. Lymphbahnverödung: Postoperativ, nach Bestrahlung
   Lymphödem bei Arthritis:
   a) Arthritis psoriatica
   b) chronische Polyarthritis
4. Neurodystrophie (SUDECK)
   posttraumatisch
   Schulter-Hand-Syndrom
5. Kollagenkrankheiten (Sklerodermie, MCTD)
6. Traumatisches und neurotisch-artifizielles Handrückenödem
7. Infektiös (Phlegmone u.a.)
8. allergisch (z.B. Insektenstiche)
9. „Patschhand": Intermetakarpale Lipomatose

Literatur s. C.III., S. 790

III. Therapeutische Aspekte

Von

F.J. WAGENHÄUSER

Mit 5 Abbildungen und 6 Tabellen

Die Behandlung der primären Arthrosen unterscheidet sich nicht wesentlich von derjenigen der sekundären Formen, bei denen allerdings zusätzlich die therapeutischen Aspekte bezüglich Beseitigung oder positiver Beeinflussung präarthrotischer Faktoren hinzukommen. Eine eingehende Beschreibung aller therapeutischen Möglichkeiten ist hier nicht möglich; die Darstellung muß sich auf einige grundsätzliche Aspekte beschränken. Bezüglich medikamentöser, physikalischer und operativer Therapie sei auf die speziellen Kapitel hingewiesen. Zusammenfassende Darstellungen der verschiedenen therapeutischen Möglichkeiten bei arthrotischen Gelenkerkrankungen finden sich bei BÖNI (1977), GROBER (1963), KAGANAS et al. (1978), MATHIES et al. (1980), OTT (1967), DE SÈZE u. RYCKEWAERT (1954), SCHMIDT et al. (1979); SCHMIDT 1980; SCHOEN et al. (1970), TILLMANN (1977); WAGENHÄUSER (1969b, 1971b, 1978c, 1981, 1982a, 1982b).

Die grundsätzlichen Ziele der Arthrosen-Therapie sind aus Tabelle 1 und Abb. 1 ersichtlich. Die Behandlung jeder Arthrose hat primär unter prophylaktischen und präventiven Gesichtspunkten zu erfolgen. Zu spät einsetzende Maßnahmen lassen einen wesentlichen Erfolg nicht mehr erwarten, da der menschliche Knorpel nur bedingt regenerationsfähig ist und die bei einer Arthrose eintretenden Veränderungen zu einer weiteren Fehlbeanspruchung und Fehlstatik führen und damit den Krankheitsprozeß zwangsläufig unterhalten. Eine nutzenversprechende Arthrose-Therapie erfordert den gleichzeitigen und ständigen Ein-

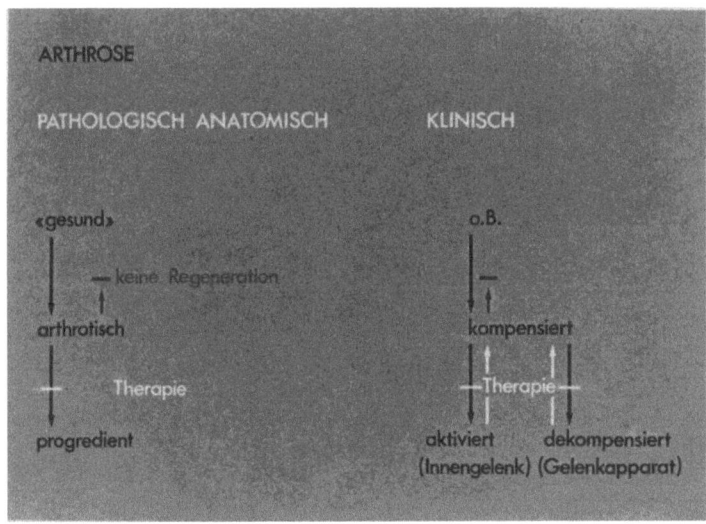

Abb. 1. Grundsätzliche Möglichkeiten der Arthrosentherapie

satz von physikalischen, krankengymnastischen, medikamentösen und allgemeinen Maßnahmen, um alle am arthrotischen Geschehen beteiligten Faktoren (Knorpeldegeneration, Über- oder Fehlbeanspruchung, Schmerz, Bewegungsbehinderung, sekundäre Entzündung, reaktive Muskelverspannungen) gleichzeitig zu beeinflussen. Dies bedeutet, daß für jede Arthrose ein *Behandlungsplan* (Tabelle 2) erstellt werden muß, wobei je nach Stadium und Verlauf einzelne oder mehrere dieser möglichen Behandlungsarten im Vordergrund stehen werden. Der Behandlungsplan ist immer nicht nur für den augenblicklichen Bedarf, sondern auch prospektiv zu überprüfen.

Tabelle 1. Ziele der Arthrosen-Therapie

1. Schmerzlinderung
2. Dämpfung der entzündlichen Reaktion der Gelenkkapsel und der periartikulären Gewebe (Irritationssynovitis, Periarthropathie)
3. Hemmung der lysosomalen Enzymaktivitäten und Stabilisierung der Lysosomen im Gelenkknorpel
4. Förderung der Biosynthese der Knorpelgrundsubstanz
5. Ausschaltung der extraartikulären Begleitsymptomatik (insbesondere an der gelenkführenden Muskulatur)
6. Aufrechterhaltung oder Wiederherstellung eines möglichst guten Gelenkspiels. Beseitigung einer muskulären Dysbalance. Ausdauertraining der gelenkzugehörigen Muskulatur
7. Orthopädische Maßnahmen zur Entlastung, Korrektur oder Stabilisierung arthrotischer Gelenke
8. Gelenkhygiene, insbesondere durch sinnvolle Wechsel zwischen Be- und Entlastung im persönlichen und beruflichen Bereich
9. Förderung der „Gelenk-Eutrophie" mit Hilfe aller Mittel

Tabelle 2. Behandlungsplan: Arthrosen

1. Allgemeine Maßnahmen
2. Medikamentöse Therapie
   – „Basistherapie"
   – Symptomatische Therapie
3. Physikalische Therapie
4. Orthopädische Therapie
   – konservativ
   – operativ
5. Ergotherapie
6. Balneotherapie, Klimatherapie
7. Röntgenbestrahlung, Synviorthese
8. Psychotherapie
9. Rehabilitation
   – medizinisch
   – beruflich
   – sozial

a) Allgemeine Maßnahmen

Die allgemeinen Maßnahmen sind für eine erfolgreiche Dauerbehandlung der Arthrose von unschätzbarem Wert. Leider werden sie in der täglichen Praxis nur allzu oft vernachlässigt. Die wichtigsten allgemeinen Maßnahmen sind aus Tabelle 3 ersichtlich. Der behandelnde Arzt muß den Arthrotiker über Wesen und Prognose seiner Krankheit sowie über Zweck und Erfolgsaussichten der Behandlung, welche nach Art und Lokalisation der Arthrose verschieden sein kann, aufklären; nur so wird er auf weite Sicht das notwendige Vertrauen des

Tabelle 3. Arthrosen-Therapie: Allgemeine Maßnahmen

1. Aufklärung und psychologische Führung
2. Vermeidung auslösender oder verschlimmernder Faktoren
3. Entlastung
   - Körpergewicht
   - Stock
4. Sinnvoller Wechsel zwischen Ruhe und Bewegung
5. Ruhigstellung
   - totale Ruhigstellung (im akuten Reizzustand)
   - korrekte Lagerung
   - lokale Ruhigstellung
   - Schonpausen (Ruhezeiten)
6. Bewegung mit weitgehender Gelenkentlastung
   - Gangschule
   - Bewegungsübungen
7. Beratung
   - Geh-, Sitz-, Stehgewohnheiten
   - Arbeitsgewohnheiten
   - Freizeit
   - Ferien
   - Sport
   - Ernährung

Patienten gewinnen. Eine Patientin mit einer Fingergelenk-Polyarthrose wird man in erster Linie beruhigen und ihr versichern, daß sie nicht an einer chronischen Polyarthritis leidet. Umgekehrt wird man einen Patienten mit Gonarthrose oder Koxarthrose vielleicht frühzeitig darauf aufmerksam machen müssen, daß das Fortschreiten der Krankheit trotz bester Behandlungsmaßnahmen möglicherweise eine Invalidisierung zur Folge haben könnte. Jede Arthrose-Behandlung dauert praktisch immer lange Zeit und erfordert große Geduld und Einsicht, sowohl vom Arzt wie vom Patienten. Wesentlich ist es, den Arthrotiker auf alle Faktoren hinzuweisen, welche die Arthrosen als solche verschlimmern oder sie in einen schmerzhaften Aktivierungs- oder Dekompensationszustand versetzen können. Der Patient muß vor allem vor statisch-mechanischen und funktionellen Fehl- und Überbelastungen gewarnt werden. Auch traumatische und thermische Schädigungen sowie Krankheiten, welche arthrotische Schmerzzustände erfahrungsgemäß ungünstig beeinflussen, müssen in den Therapieplan miteinbezogen werden (z.B. endokrine Störungen, Varicosis usw.). Thermische Reize wie Unterkühlung, Nässe, Durchzug usw. meidet der Arthrotiker meist von sich aus. Wichtig ist, dem Arthrose-Kranken den Grundsatz beizubringen, daß die kranken Gelenke viel bewegt, aber möglichst wenig belastet werden sollen. Längere Ruhigstellungen sind nur bei stark schmerzhaften Aktivierungen indiziert und müssen in korrekter Lage erfolgen, wobei grundsätzlich Beugetendenzen sowohl am Hüft- wie am Kniegelenk bekämpft werden müssen. Für die Arthrose an den unteren Extremitäten erweist sich die Benützung eines Gehstockes oder einer oder zwei Unterarmkrücken oft von unschätzbarem Wert; leider wehrt sich oft der Arthrotiker aus rein psychologischen Gründen gegen diese Hilfsmittel. Über den richtigen Gebrauch der Stöcke muß der Patient genau instruiert werden. Wenn immer möglich sollen Gonarthrotiker und Koxarthrotiker häufig, aber nicht zu lange gehen, besonders eignen sich kurze Spaziergänge mit eingeschobenen Ruhepausen auf weichen Wiesen und Waldwegen. Das Marschieren auf harter, holpriger Unterlage, steiles Bergauf- und Bergabgehen sowie Treppensteigen sind möglichst zu vermeiden. Auf Bergwanderungen empfiehlt sich zum Bergabgehen, welches oft zur Schmerzverschlimmerung führt, das Benützen eines Transportmittels. Wichtig sind auch Ratschläge für die allgemeine Lebensführung des Arthrotikers. Falsche Sitz-, Geh- oder

Stehgewohnheiten müssen korrigiert werden. Durch Änderung in den Arbeitsgewohnheiten lassen sich oft einförmige oder übermäßige Beanspruchungen einzelner Gelenke vermeiden. Die Gestaltung der Freizeit und des Urlaubs sollte sich ebenfalls nach dem Prinzip der Entlastung und des sinnvollen Wechsels zwischen Ruhe und Bewegung richten. Die Ferien sollen an einem Ort mit trockenem, warmem Klima, am Meer oder an einem Badeort gewählt werden. Die geeignetsten Sportarten sind jene, welche mit lockernder, wenig belastender Bewegung verbunden werden wie schwimmen, radfahren und golfspielen. Eine spezifische diätetische Behandlung der Arthrose gibt es nicht, abgesehen von der Reduktion des Körpergewichtes bei Adipositas.

b) Medikamentöse Therapie

Bei der medikamentösen Therapie ist zu unterscheiden zwischen einer symptomatischen Behandlung und einer sogenannten chondroprotektiven Basistherapie (Tabelle 4). *Antirheumatika* sind wegen ihrer antiphlogistischen Wirkung besonders bei den akuten Reizzuständen der aktivierten Arthrose indiziert; bei Schmerzen ohne sekundäre Synovialitis sind eher *Analgetika* anzuwenden. Mit der Anwendung der Antirheumatika ist grundsätzlich sparsam zu verfahren, nach dem einfachen Grundsatz „soviel wie notwendig, sowenig wie möglich" (WAGENHÄUSER 1981, 1982a). In neuerer Zeit wurde von allem durch KALBHEN (1982) darauf hingewiesen, daß zum mindesten im Tierexperiment bei hoher Antirheumatika-Dosierung auch eine negative Beeinflussung des Knorpelstoffwechsels nachweisbar ist. Ob diese experimentell-pharmakologischen Studien klinisch absolut relevant sind, mag dahingestellt bleiben, ermahnen aber doch zusätzlich den Kliniker, Antirheumatika auch bei der Arthrose nur dann zu verordnen, wenn sie wirklich indiziert sind. *Gluko-Kortikoide* sind bei allen Arthrosen peroral kontraindiziert, das gilt auch von steroidhaltigen Kombinationspräparaten. Bei stark aktivierten Arthrosen können intraartikuläre Gluko-Kortikoidinjektionen sehr wirksam sein. Wegen der Gefahr einer negativen Beeinflussung des Knorpelstoffwechsels und einer möglichen Gelenkinfektion sowie der systemischen Wirkung durch aus dem Gelenk resorbierte Gluko-Kortikoidmengen sollen intraartikuläre Injektionen besonders von wenig Erfahrenen äußerst sparsam durchgeführt werden, z.B. insgesamt höchstens zwei- bis dreimal in Abständen von mindestens zwei Wochen. Vorausgesetzt sind auch eine

Tabelle 4. Arthrosen-Behandlung: medikamentöse Therapie

Symptomatische Therapie:
1. Analgetika – Antiphlogistika (Antirheumatika)
2. Myotonolytika
3. Psychopharmaka, besonders Tranquilizer mit muskelrelaxierender Wirkung
4. Kortikosteroide: intraartikulär
   periartikuläre Infiltrationen zusammen mit einem Anästhetikum

„Basistherapie": (chondroprotektive Therapie)

z.B. mit:
– Knorpelknochenmarkextrakt (Arumalon)
– Mucopolysaccharid-Schwefelsäureester (Arteparon)

absolute Beherrschung der Injektionstechnik und strengste Beachtung der aseptischen Kautelen. Die Anwendung von steroidhaltigen Kombinationspräparaten intramuskulär ist in der Praxis sehr beliebt, weil diese Injektionen schnell eine subjektive Besserung herbeirufen; eine gehäufte Applikation ist aber sehr problematisch und gefährlich wegen der verabreichten Gesamtmenge von Gluko-Kortikoiden, die viel schneller als allgemein angenommen eine Suppression der Nebennieren verursachen. *Myotonolytika* sind an sich indiziert bei der dekompensierten Arthrose mit entsprechenden Muskelschmerzen; leider läßt ihre klinische Wirksamkeit oft zu wünschen übrig. Diese Präparate sind ja auch meist kombiniert mit einem Analgetikum, z.B. Paracetamol, das ja auch als Monosubstanz verordnet werden kann. Eine gute Wirkung zeigen bei den dekompensierten Arthrosen mit entsprechender Periarthropathie *lokale Infiltrationen* an eindeutig lokalisierbaren Schmerzpunkten mit einem Lokalanästhetikum allein oder mit 5–10 mg Prednisolon-Äquivalent, einer wäßrigen Gluko-Kortikoidlösung. Die Anwendung von Kristallsuspensionen ist problematisch wegen der Möglichkeit von Sehnen- oder Ligamentnekrosen. Bei den insbesondere vom Seelischen unterhaltenen und verstärkten Arthrosebeschwerden, die durch Angst, Spannung und innere Unruhe ihre Prägung erhalten, aber auch bei den Formen, die mit reaktiven Muskelverspannungen einhergehen, leisten die *Psychopharmaka* mit muskelrelaxierender Wirkung oft gute Dienste. Die Indikation für andere Psychopharmaka, wie z.B. Antidepressiva, Neuroleptika usw., sind nur bei entsprechenden psychischen Veränderungen – welche das Krankheitsbild der Arthrose verschlimmern oder unterhalten können – gegeben. Die medikamentöse Behandlung mit Psychopharmaka wird auch niemals das notwendige ärztliche Gespräch, das Eingehen auf die Lebenssituation des Arthrotikers ersetzen können. *Die Basisbehandlung* der Arthrosen mit sogenannten *Chondroprotektiva* ist sicher immer noch sehr problematisch und zum Teil auch umstritten. Zu den Substanzen, welche experimentell und klinisch am besten geprüft sind, gehören Knorpelknochenmarkextrakt (Arumalon) und Mukopolysaccharid-Schwefelsäureester (Arteparon). Andere Substanzen befinden sich noch im klinischen Versuchsstadium. Die bioaktive eutrophische Wirkung der genannten Substanzen kann zum mindesten experimentell in vitro und in vivo als gesichert gelten (Übersicht bei WAGENHÄUSER 1978c; DETTMER et al. 1980; KALBHEN 1982). Seit den ersten Publikationen über die klinische Wirksamkeit (WAGENHÄUSER et al. 1960, 1968; EYLAU 1966) sind eine Unzahl Publikationen erschienen (Übersicht bei WAGENHÄUSER 1978c), von denen viele gute Indizien dafür liefern, daß die chondroprotektive Therapie auch klinisch von Nutzen ist. Der Nachweis einer antiarthrotischen Wirkung von Chondroprotektiva ist klinisch außerordentlich schwierig, und die Prüfung von antiarthrotisch wirksamen Medikamenten stößt zum Teil auf beinahe unüberwindliche Schwierigkeiten (Übersicht bei WAGENHÄUSER 1982b). Dieses Therapiekapitel ist sicher noch nicht zu Ende geschrieben, und es sind vor allem noch mehr kontrollierte Doppelblindstudien notwendig, um den endgültigen Beweis für die Wirksamkeit einer chondroprotektiven Arthrosenbehandlung zu liefern. Selbstverständlich muß diese Art der medikamentösen Behandlung sinnreich in den Gesamtbehandlungsplan einbezogen werden und stellt keinesfalls ein Universalheilmittel für die Arthrosen dar. Dem behandelnden Patienten ist vor allem klarzumachen, daß diese Therapie die Arthrose nicht heilen kann, aber möglicherweise ihren Verlauf günstiger und milder gestaltet. Eine chondroprotektive Therapie ist selbstverständlich nur in den frühen Arthrose-Stadien nützlich, bei Spätformen wäre sie wertlos. Daß die Erfolgsaussichten gerade bei primären Arthrosen an sich besser sind, ist einleuchtend, weil ja eine chondroprotektive Behandlung die präarthrotischen Faktoren nicht zu beeinflussen vermag.

Experimentell schützt Superoxyd-Dismutase (Orgotein) das Gewebe vor Superoxyd-Radikalen, wenn sie im Zwischenzellraum auftreten, z.B. bei entzündlichen Prozessen (Petrone et al. 1980). Durch Verabreichung von Orgotein können diese Radikale abgefangen und deren toxische Folgereaktionen verhindert werden (Flohé 1981; Oyanagni 1976). Superoxyd-Dismutase zeigt somit zum mindesten experimentell eine antiphlogistische Wirksamkeit, die sich nicht mit derjenigen der üblichen Antiphlogistika vergleichen läßt. Klinisch wird Orgotein (als Präparat Peroxinorm) intraartikulär angewandt bei aktivierten Arthrosen (Huskisson 1951; Puhl et al. 1981; Finkbeiner et al. 1981), aber auch hier müssen noch eingehende, insbesondere kontrollierte Doppelblindstudien abgewartet werden, um die Wirksamkeit dieser besonderen Art einer antiphlogistischen Behandlung exakt werten zu können.

c) Physikalische Therapie

Die physikalische Therapie gehört zu den wertvollsten Mitteln im Arthrose-Therapieplan (Böni 1977; Schmidt 1980; Wagenhäuser 1971, 1969b). Ihre Hauptaufgaben sind aus Tabelle 5 ersichtlich. Grundsätzlich läßt sich ja nur mit einer physikalischen Therapie die Arthrose auf der funktionell-biomechanischen Ebene angehen. Die grundsätzlichen Anwendungsmöglichkeiten bei Arthrose sind aus Tabelle 6 ersichtlich (Einzelheiten siehe Kapitel „Physikalische Therapie"). Eine zentrale Stellung nimmt selbstverständlich – vor allem prognostisch gesehen – die *Bewegungsbehandlung* ein. Sie darf sich nicht nur auf das befallene Gelenk und seine unmittelbare Umgebung beziehen, sondern ist mit einer Korrektur der Gesamtstatik und des gesamten Bewegungsverhaltens verbunden. Art und Dosierung der Bewegungsübungen müssen jedem Einzelfall individuell angepaßt werden. Wichtig ist, daß die Schmerzgrenze nicht überschritten wird. Eine heilgymnastische Behandlung ist nur dann sinnreich, wenn sie kunstgerecht und regelmäßig über lange Zeit durchgeführt wird. Deshalb erfordert diese Behandlung praktisch immer zum mindesten zu Beginn eine geschulte Physiotherapeutin, die dem Patienten im Laufe der Behandlungsdauer

Tabelle 5. Hauptaufgaben der physikalischen Therapie bei degenerativen Gelenkerkrankungen (Schmidt et al. 1979)

1. Schmerzlinderung
2. Dämpfung von Entzündungen
3. Durchblutungsförderung
4. Muskelentspannung
5. Funktionsverbesserung durch
   – Zunahme der Beweglichkeit
   – Kraftzuwachs, Ausdauer-Steigerung
   – Förderung der Koordination
   – Anpassung an bestehende Behinderungen
   – Stabilisierung der Gelenke
   – Kontrakturbeseitigung
6. Einsparung von Medikamenten
7. Vor- und Nachbehandlung bei chirurgisch-orthopädischen Eingriffen
8. Verhütung und Korrektur von Fehlstellungen
9. Verbesserung der Reaktionslage („Reaktionstherapie")
10. Prävention, Rehabilitation

Tabelle 6. Physikalische Therapie der Arthrosen

1. *Thermo-Hydrotherapie*
   1.1 Akutes Reizstadium
   Behandlung wie Arthritis. *Cave* Wärme! Kühle bis lauwarme Applikationen
   1.2 Chronisches Stadium
   Intensive, insbesondere feuchte Wärmeanwendungen

2. *Massage*
   Klassische Massage (gegen Muskelverspannungen)
   Bindegewebsmassage (periartikulär, besonders bei Kapselfibrose)
   Ultraschall
   Unterwasser-Strahlmassage

3. *Elektrotherapie*
   UKW, diadynamische Ströme, Galvanisation, Iontophorese, Elektrobad (Stanger-Bad). Besonders geeignet zur Behandlung der sekundären Periarthropathie.
   Wechselstromtherapie: Mittelfrequenz (muskulatur-aktivierend, tonisierend) kombiniert mit Niederfrequenz (analgetisch)

4. *Lagerung*
   Ruhigstellung zur Schmerzbekämpfung, Entlastung (*Cave* Knierolle!) Präventiv und korrektiv gegen Beugekontrakturen (Bauchlage bei Koxarthrosen, Sandsack gegen Kniestreckausfall)

5. *Mobilisation*
   Passiv – aktiv – resistiv, unter möglichster Entlastung, Unterwassertherapie

6. *Dehnung*
   der isotonen, verkürzten Muskulatur

7. *Kräftigung*
   der phasischen, hypotonen Muskulatur und der gesamten Extremitäten- und Rumpfmuskulatur

8. *Stabilisation*
   Haltungskorrektur, Gangschulung, Anleitung für funktionell richtiges Verhalten. Normalisierung, Verbesserung der muskulären Dysbalance

9. *Sportliches Training*
   „Dosiertes" Gehen und Wandern, Schwimmen. Wechsel zwischen Bewegung und Ruhe

10. *Dauernde „Selbstbehandlung" zu Hause*
    Individuell vorgeschriebenes Übungsprogramm

die gezielten Übungen beibringt, welche er zu Hause regelmäßig ausführen kann. Für die täglichen Übungen muß der Patient genaue Anweisungen erhalten; Abb. 2 und 3 zeigen die Anweisungen für die tägliche Gymnastik bei Koxarthrosen und Gonarthrosen, wie sie in der Universitäts-Rheumapoliklinik Zürich den Patienten mitgegeben werden. Die Krankengymnastik kann besonders zu Beginn wesentlich unterstützt werden durch eine Mittelfrequenz-Wechselstrom-Therapie, welche auf die Muskulatur aktivierend und tonisierend wirkt (SENN 1980). Der Patient muß darüber aufgeklärt werden, daß es bei der Bewegungstherapie wesentlich darum geht, das Gelenkspiel so gut als möglich zu erhalten, die muskuläre Dysbalance zu normalisieren und die Muskulatur nicht so sehr auf Kraft als auf Ausdauer zu trainieren.

Anleitung zum täglichen Selbsttraining

Lesen Sie bitte den folgenden Text gründlich durch. Ist eine der Zeichnungen oder der dazugehörige Text nicht ganz klar, lassen Sie sich beides nochmals von Ihrem Arzt oder Ihrer Physiotherapeutin erklären. Wurde in der Klinik vor der Übungsbehandlung ein Wickel gemacht, dürfen Sie diesen zuhause mit der gleichen Temperatur weiterhin anwenden. Trainieren Sie Ihre Kniegelenke mit den empfohlenen Übungen. Sind sie zu leicht, so hat Ihre Kraft zugenommen. Ihr Arzt oder Ihre Physiotherapeutin werden Ihnen gerne ein neues Programm zusammenstellen.

Alle Übungen müssen langsam ausgeführt werden. Keine Übung darf schmerzhaft sein oder über Stunden anhaltende Schmerzen verursachen. Es ist richtig, wenn Sie solche Übungen vorerst weglassen und sie erst nach Rücksprache mit Ihrem Arzt fortsetzen.

Der Übungserfolg hängt von folgenden Faktoren ab:
1. *Regelmässigkeit der Ausführung:* Mit 1–2mal täglich Üben wird der beste Erfolg erzielt.
2. *Häufigkeit der einzelnen Bewegungen:* Jede Bewegung sollte mindestens 6mal wiederholt werden.
3. *Kraft, mit der die einzelnen Übungen ausgeführt werden:* Im allgemeinen ist der volle Krafteinsatz am erfolgreichsten. Kurz nach einer Operation bestimmen der Arzt oder die Physiotherapeutin, wieviel Kraft eingesetzt werden darf.
4. *Dauer der Muskelanspannung in den erreichten Endstellungen:* Die Anspannung sollte 6 Sekunden auf dem Maximum gehalten werden, bevor sich der Muskel wieder langsam entspannt. Die Phase der völligen Entspannung darf 5–6 Sekunden nicht überschreiten.

Wichtig

Ist ein Stock zur Entlastung des schmerzhaften Knies verordnet worden, wird er immer auf der *Gegenseite* getragen (zum Beispiel bei schmerzhaftem rechten Knie in der linken Hand).

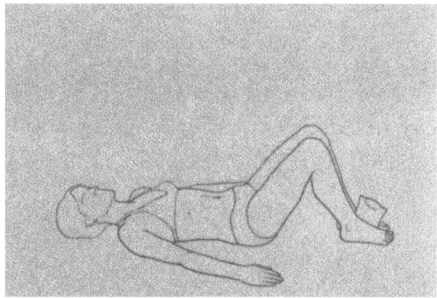

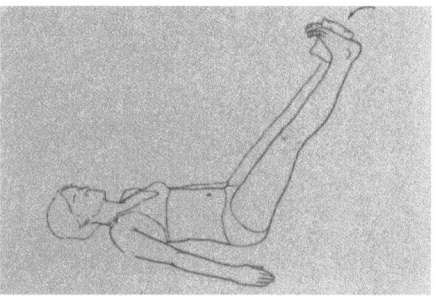

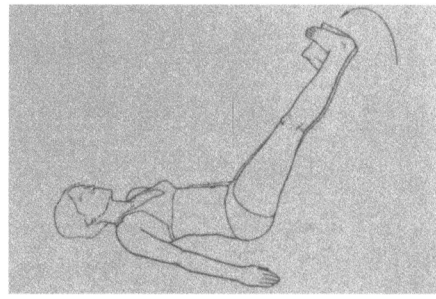

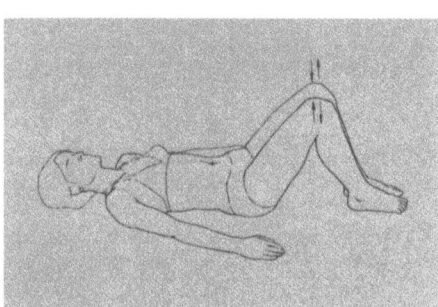

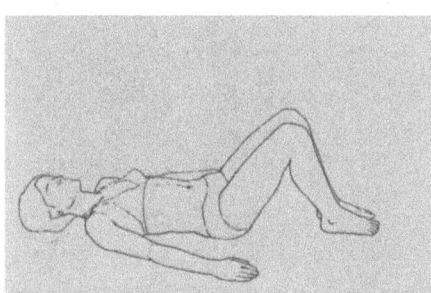

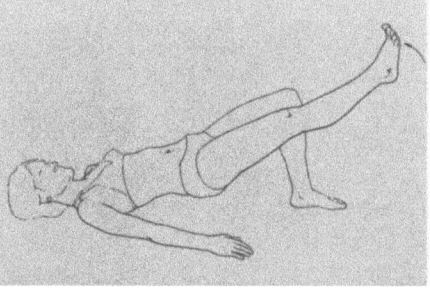

Ausgangsstellung: Rückenlage, beide Knie sind gebeugt und haben einen faustbreiten Abstand voneinander. Die Arme liegen neben dem Körper.
Ausführung: Bewegen Sie beide Knie gleichzeitig in einem schnellen Tempo zueinander und voneinander, sodass die Ober- und Unterschenkelmuskulatur locker mitschwingt. Diese Übung wird als Zwischenübung zur Entspannung empfohlen.

Ausgangsstellung: Rückenlage, beide Knie sind gebeugt, die Füsse sind mit einem Gewicht beschwert oder zwischen den Füssen liegt ein Sandsack (1–3 kg). Die Arme liegen neben dem Körper.
Ausführung: Strecken Sie beide Knie und beugen Sie dabei die Fussgelenke zum rechten Winkel und zurück zur Ausgangsstellung. Führen Sie dieselbe Bewegung aus, indem Sie beide Fussspitzen zusätzlich nach rechts und nach links führen.

Abb. 2. Anweisungen für tägliche Kniegymnastik (B. FISCHER u. F.J. WAGENHÄUSER, Universitäts-Rheumaklinik Zürich)

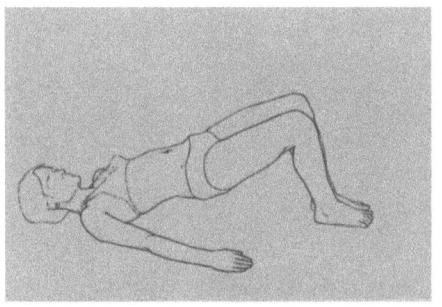 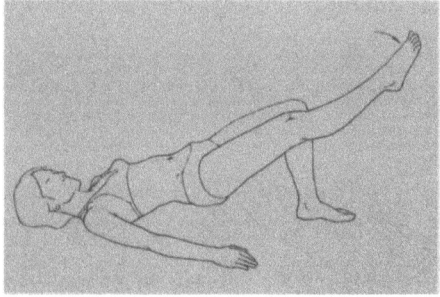

Ausgangsstellung: Rückenlage, beide Knie sind gebeugt, die Arme liegen gestreckt neben dem Körper.
Ausführung: Heben Sie das Becken vom Boden. Strecken Sie in dieser Stellung wechselweise das rechte und das linke Knie. In der Streckstellung beugen und strecken Sie das Fussgelenk.

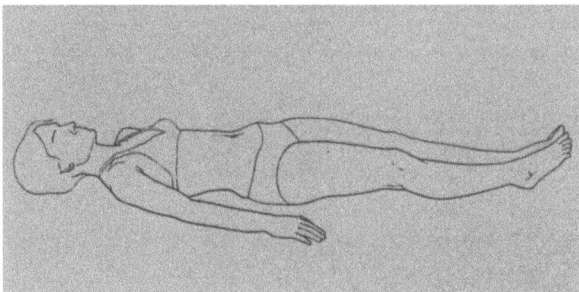

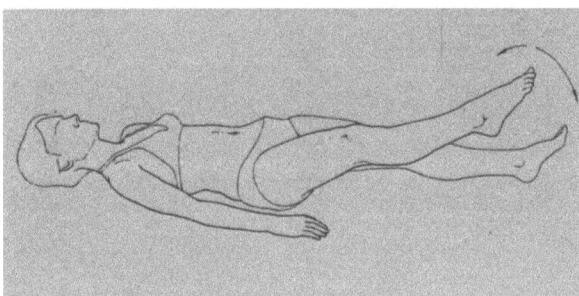

Ausgangsstellung: Rückenlage, beide Knie sind gestreckt.
Ausführung: Strecken Sie das rechte Knie, heben Sie das gestreckte Bein seitwärts und drehen Sie das Bein in dieser Stellung einwärts und auswärts.

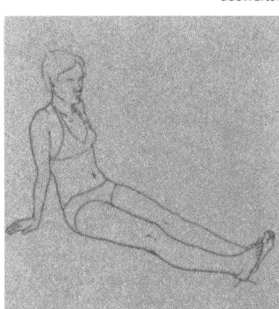 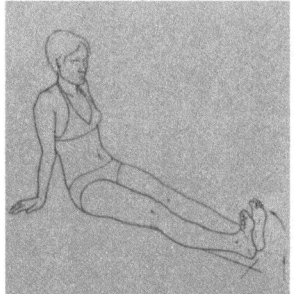 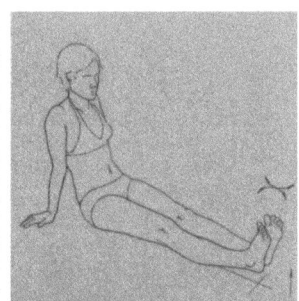

Ausgangsstellung: Setzen Sie sich auf den Boden, strecken Sie beide Knie und stützen Sie sich mit beiden Händen ab.
Ausführung: Strecken Sie beide Knie, bis sich Ihre Fersen vom Boden abheben und ziehen Sie die Zehen dabei hoch und entspannen Sie sich wieder. Führen Sie dieselbe Bewegung aus, indem Sie beide Fusssohlen einander zuwenden und wieder abwenden.

Therapeutische Aspekte

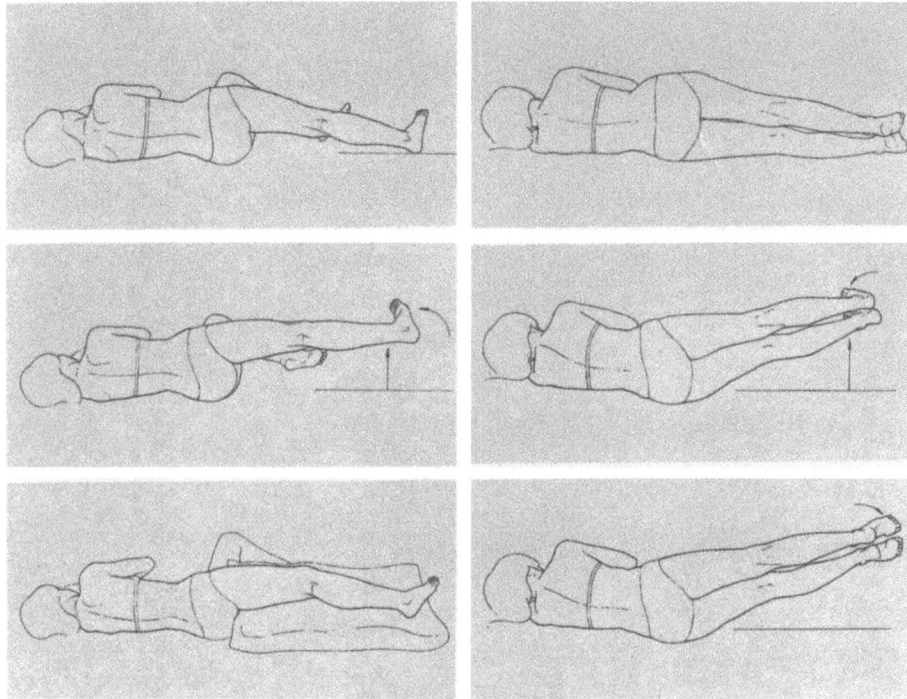

6 *Ausgangsstellung:* Seitenlage, das untere Bein ist in Knie und Hüfte gebeugt, das obere Bein ist gestreckt.
Ausführung: Strecken Sie das obere Bein noch intensiver, beugen Sie den Fuss aufwärts und heben Sie das gestreckte Bein vom Boden ab. Sollte diese Lage im oberen Knie Schmerzen verursachen, dann unterlegen Sie das Bein mit einem Kissen. Dasselbe gilt auch für die Lagerung im Bett.

7 *Ausgangsstellung:* Seitenlage, beide Beine sind gestreckt.
Ausführung: Heben Sie beide Beine gestreckt vom Boden ab. Beugen Sie dabei beide Füsse auf- und abwärts.

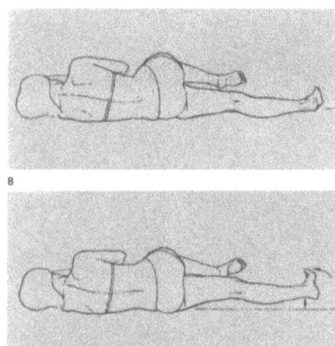

8 *Ausgangsstellung:* Seitenlage, das obere Knie ist gebeugt, das untere Knie liegt gestreckt auf dem Boden.
Ausführung: Heben Sie das gestreckte untere Bein vom Boden und ziehen Sie dabei die Fussspitzen hoch. Zur Erschwerung können Sie ein Gewicht (Sandsack) auf Ihren Knöchel legen.

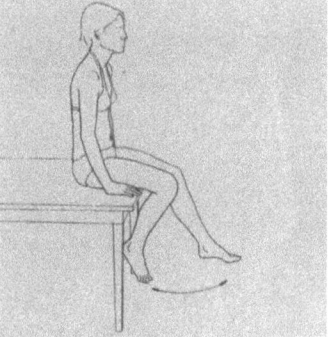

9 *Ausgangsstellung:* Sitzend auf einem Tisch.
Ausführung: Pendeln Sie mit beiden Unterschenkeln wechselweise locker hin und her. Diese Übung wird als Zwischenübung zur Entspannung empfohlen.

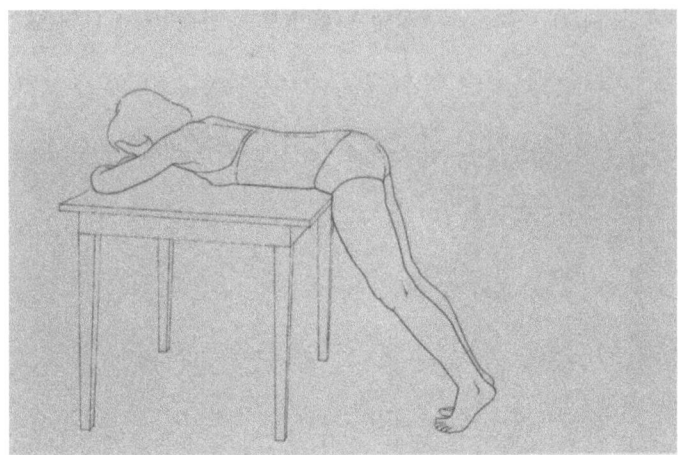

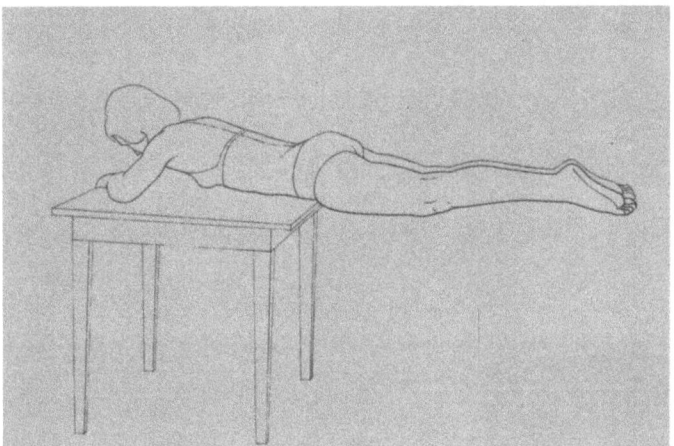

Ausgangsstellung: Legen Sie sich bis zum Becken auf einen Tisch. Polstern Sie die Tischkante und legen Sie unter den Bauch ein Kissen. Die Füsse berühren den Fussboden.
Ausführung: Heben Sie beide Beine gestreckt in die Höhe und halten Sie sie in dieser Stellung ca. 6 Sekunden. Als Steigerung nehmen Sie einen Sandsack zwischen die Füsse.

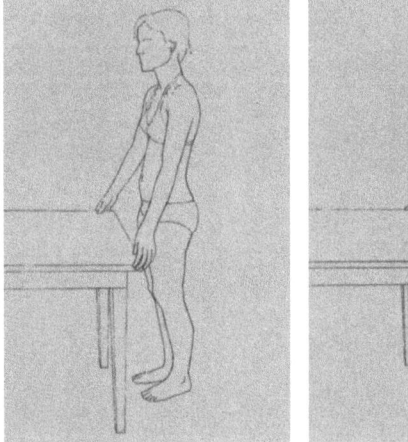 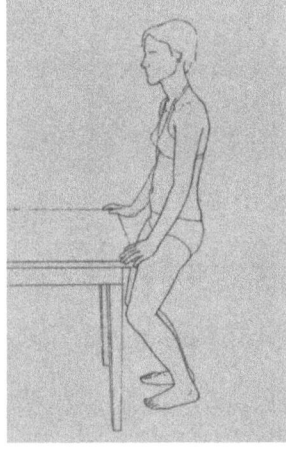

Ausgangsstellung: Stehend vor einem Möbel, an dem Sie sich mit beiden Händen halten.
Ausführung: Beugen Sie sehr langsam beide Knie und strecken Sie sie wieder. Diese Bewegung darf keine Schmerzen verursachen.

Therapeutische Aspekte

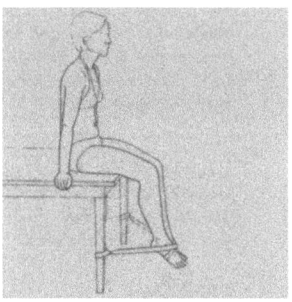 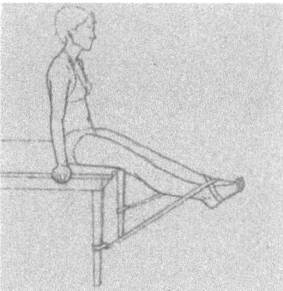

Ausgangsstellung: Sitzend auf einem Tisch. An beiden Tischbeinen wird ein elastisches Seil fixiert und gekreuzt um beide Füsse gelegt. Anstelle des Seiles können Sie auch einen Sandsack zwischen die Füsse nehmen.
Ausführung: Strecken Sie beide Knie gegen den Widerstand und senken Sie die Füsse langsam.

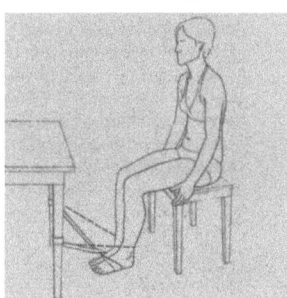 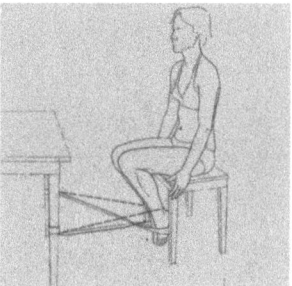

Ausgangsstellung: Sitzend auf einem Stuhl. Ein elastisches Seil wird an einem Möbel befestigt und das andere Ende um beide Füsse oder Fussgelenke geführt.
Ausführung: Beugen Sie beide Knie sehr langsam und strecken Sie sie wieder.

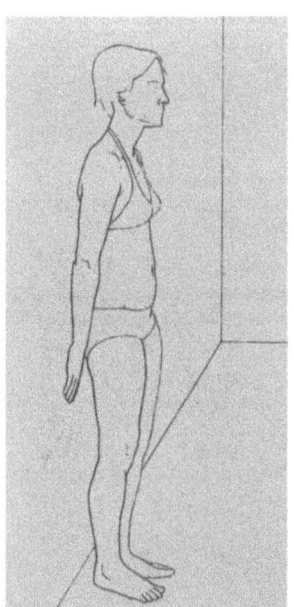 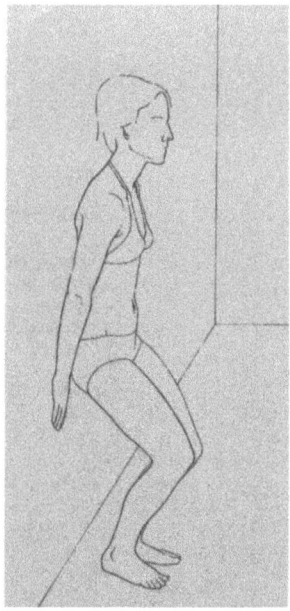 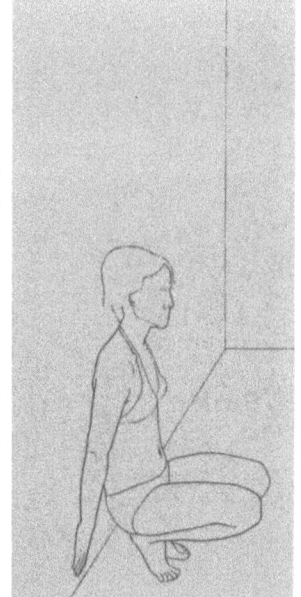

Ausgangsstellung: Stehen Sie mit dem Rücken an einer Wand. Beide Handflächen berühren die Wand.
Ausführung: Gehen Sie langsam in die Kniebeuge und heben Sie die Fersen vom Boden ab. Gehen Sie nur so weit hinunter, dass Sie sich wieder aufrichten können. Die Bewegung darf keine Schmerzen verursachen.

Übungsprogramm zum täglichen Selbsttraining

Die folgenden Anleitungen sollen als Gedächtnisstütze eine korrekte Durchführung der einzelnen Übungen gewährleisten. Die Übungen sollen regelmässig mindestens einmal täglich durchgeführt werden. Sie dürfen keine Schmerzen verursachen. Jede einzelne Übung wird 3–6mal wiederholt.

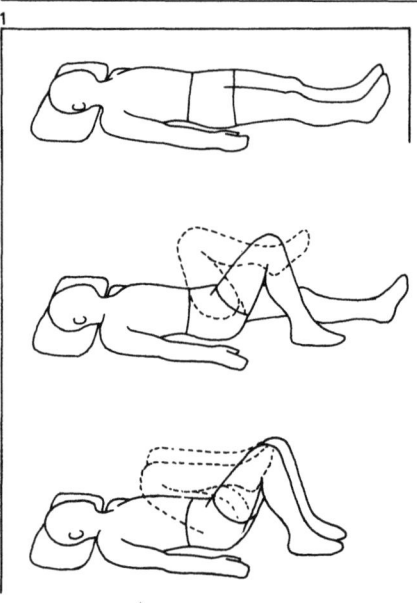

Ausgangsstellung: Rückenlage.
Legen Sie sich auf den Fussboden und strecken Sie die Beine. Beide Arme liegen neben dem Körper, unter dem Kopf liegt ein kleines Kissen.

Ausführung:
Beugen Sie die rechte Hüfte und das Knie sehr langsam und stellen Sie den Fuss wieder ab. Wiederholen Sie diese Bewegung abwechslungsweise mit beiden Beinen mehrmals.

Wichtig
Lockern Sie die Oberschenkel- und Unterschenkelmuskulatur in dieser Ausgangsstellung durch rhythmisch schüttelndes Hin- und Herbewegen der Knie nach aussen und nach innen. Die Füsse und das Becken bleiben dabei ruhig. Beugen Sie beide Knie und Hüften gleichzeitig langsam an und stellen Sie die Füsse wieder auf den Boden. Zwischen den einzelnen Übungen lockern Sie immer wieder wie oben beschrieben.

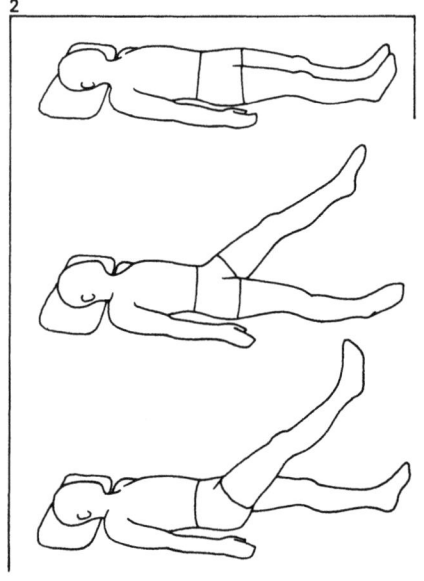

Ausgangsstellung: Rückenlage.
Legen Sie sich auf den Fussboden und strecken Sie die Beine (siehe Übung 1).

Ausführung:
Heben Sie das linke Bein gestreckt so hoch von der Unterlage ab, wie Sie können. Legen Sie das Bein langsam wieder zurück.

Führen Sie dieselbe Bewegung mit dem rechten Bein aus.

Abb. 3. Anweisungen für tägliche Koxarthrosengymnastik (B. FISCHER u. F.J. WAGENHÄUSER, Universitäts-Rheumaklinik Zürich)

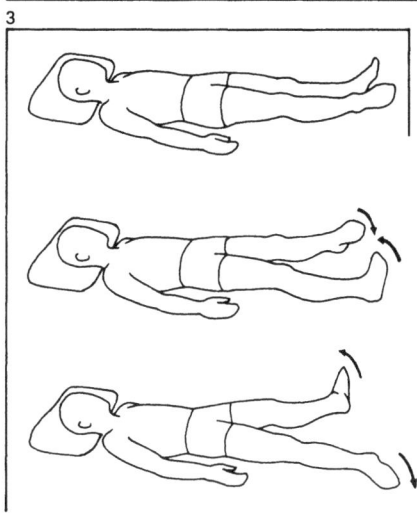

Ausgangsstellung: Rückenlage.
Siehe Übung 1.

Ausführung:
Spreizen Sie die Beine leicht voneinander, so weit Sie dies ohne Schmerzen tun können, und rollen Sie beide Fussspitzen einwärts und auswärts. Machen Sie diese Bewegungen locker und entspannt.

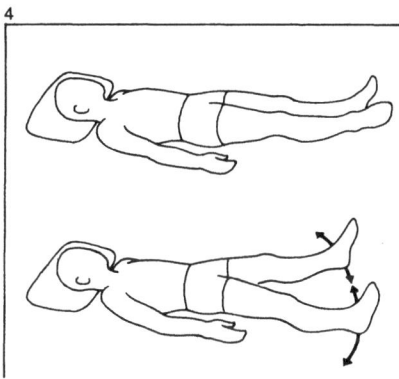

Ausgangsstellung: Rückenlage.
Siehe Übung 1.

Ausführung:
Versuchen Sie gleichzeitig beide Beine sehr langsam zu spreizen, wobei die Beine am besten auf dem Boden gleiten. Schliessen Sie beide Beine wieder langsam. Mit maximal gespreizten Beinen können Sie einige Minuten (bis zu 20 Minuten) täglich gespreizt liegen bleiben.
Zwischen den Übungen lockern Sie die Beinmuskulatur wie in Übung 1 beschrieben ist.

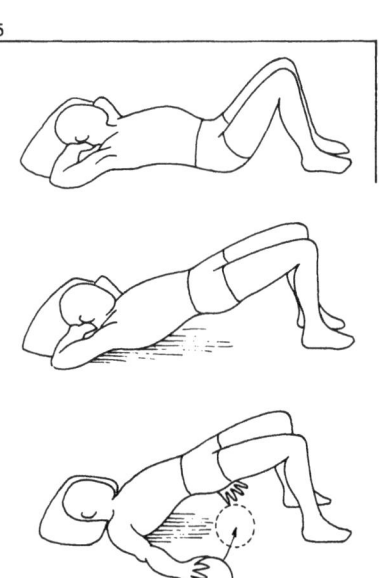

Ausgangsstellung: Rückenlage.
Beide Knie und Hüften sind rechtwinklig gebeugt, die Hände liegen unter dem Kopf, der auf einem Kissen gelagert ist.
Beginnen Sie mit der Lockerung wie in Übung 1.

Ausführung:
Heben Sie das Becken vom Boden ab, so dass beide Hüften gestreckt sind.

Wiederholen Sie diese Bewegung und versuchen Sie einen Ball hin und her zu rollen. Je grösser der Ball ist, desto intensiver muss das Becken abgehoben werden.
Wiederholen Sie die Lockerung wie in Übung 1.

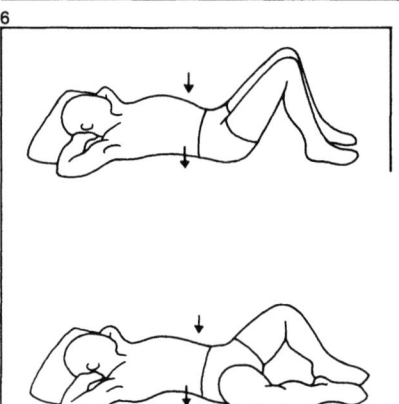

Ausgangsstellung: Rückenlage.
Wiederholen Sie die Ausgangsstellung 5 und pressen Sie die Lendenwirbelsäule auf den Boden, indem Sie die Bauchmuskulatur und die Gesässmuskulatur anspannen.

Ausführung:
Versuchen Sie in dieser Stellung beide Knie zu spreizen und wieder zusammenzuführen. Nach jeder Übung schütteln Sie beide Oberschenkel locker hin und her wie in Übung 1.

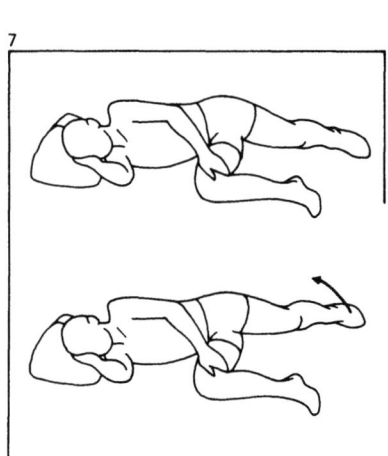

Ausgangsstellung: Seitenlage.
Unter dem Kopf liegt ein Kissen, das rechte Knie ist angebeugt. Sie können das Knie mit der linken Hand fassen, um es zu fixieren. Das linke Bein ist gestreckt.

Ausführung:
Versuchen Sie das linke, obere Bein rückwärts zu führen, damit die Hüfte voll gestreckt wird. Abwechslungsweise bewegen Sie das obere Bein in leichten Schwüngen vorwärts und rückwärts. Dazwischen ruhen Sie sich aus, drehen sich auf die andere Seite und üben mit dem anderen Bein weiter.

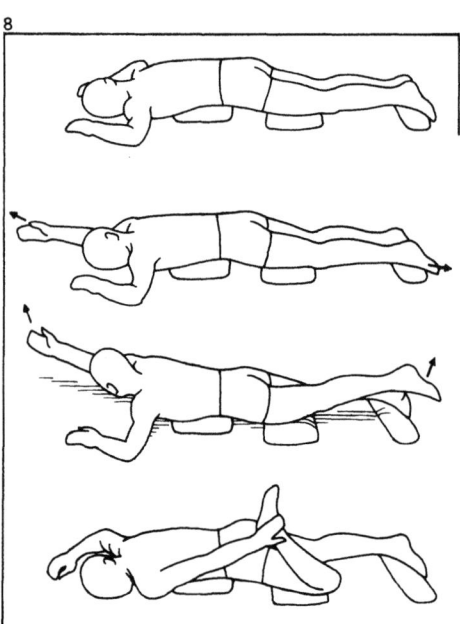

Ausgangsstellung: Bauchlage.
Legen Sie sich je ein Kissen unter Bauch, Oberschenkel und Fussspitzen. Der Kopf ist gedreht.

Ausführung:
Strecken Sie den rechten Arm und das linke Bein lang «aus dem Körper heraus» ohne beide abzuheben. Führen Sie diese Übung wechselweise rechts und links aus.

Nachdem Sie den rechten Arm und das linke Bein gestreckt haben, heben Sie beide ab und schauen Sie Ihrer Hand nach.
Führen Sie diese Übung wechselweise rechts und links aus.

Drehen Sie den Kopf auf die linke Seite, beugen Sie das linke Knie und versuchen Sie mit der linken Hand den linken Fuss zu fassen. Legen Sie den Fuss langsam wieder zurück und versuchen Sie dasselbe auf der rechten Seite zu tun. Das Becken darf nicht vom Boden abgehoben werden.

9

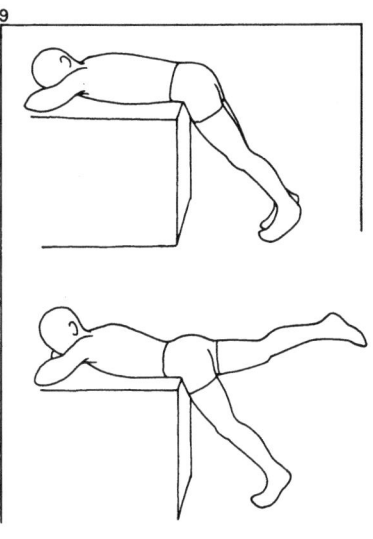

Ausgangsstellung: Leisten-Bauchlage auf einem Tisch.
Legen Sie sich mit dem Oberkörper bis zur Leistenbeuge auf einen Tisch, so dass die Füsse den Boden berühren können.

Ausführung:
Heben Sie abwechslungsweise das rechte und das linke gestreckte Bein vom Boden hoch. Während der Bewegung hebt sich der Kopf vom Tisch ab.

10

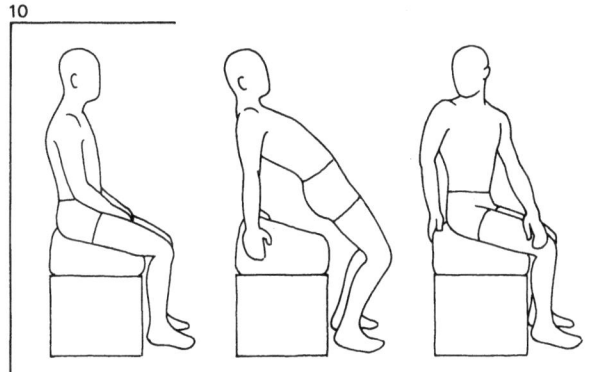

Ausgangsstellung: Hockersitz.
Setzen Sie sich auf einen Hocker, der hoch genug ist, dass Sie aufrecht sitzen und bequem wieder aufstehen können. (Kissen sind gute Hilfsmittel, um einen Stuhl zu erhöhen.)

Ausführung:
Stützen Sie sich mit beiden Händen ab und versuchen Sie das Gesäss von der Sitzfläche abzuheben. Die Füsse bleiben dabei am Boden. Der Hocker muss absolut sicher stehen.

Fassen Sie den Hocker hinter sich mit der rechten Hand, die linke liegt auf dem rechten Oberschenkel. Drehen Sie den Körper stark nach rechts, wobei sich der Kopf mitdreht. Die Füsse bleiben immer in der gleichen Stellung.
Wechselseitige Ausführung der Übung.

11

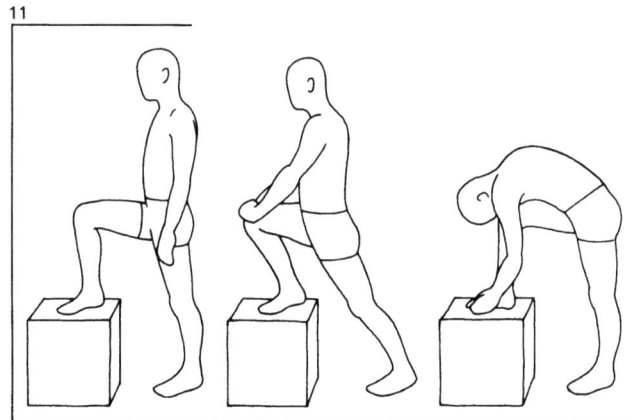

Ausgangsstellung: Stehen.
Setzen Sie den rechten Fuss auf einen Hocker oder Stuhl.

Ausführung:
Stützen Sie beide Hände auf dem rechten Knie ab und beugen Sie die rechte Hüfte. Das linke Knie ist gestreckt und das Körpergewicht wird so nach vorne verlagert, dass dabei die linke Hüfte gestreckt wird.

Beugen Sie den Rumpf vorwärts und fassen Sie den rechten Fuss mit beiden Händen. Danach richten Sie sich wieder auf.
Wechselseitiges Üben.

12

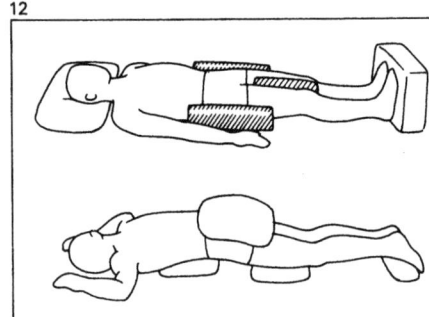

Ausgangsstellung: Rückenlage.

Ausführung:
Bei Rückenlage im Bett können Sie sich seitlich auf Höhe der Hüften Kissen hinlegen, damit die Beine sich nicht nach aussen drehen. Ein Brett oder Kistchen am unteren Bettrand dient als korrigierende Stütze für die Füsse.

Ausgangsstellung: Bauchlage.

Ausführung:
Legen Sie sich je ein Kissen unter Bauch, Oberschenkel und Fussspitzen und beschweren Sie zusätzlich das Gesäss mit einem Sandsack. Diese Lagerung machen Sie nach einem Bad. Beginnen Sie mit 5 Minuten und steigern Sie auf 20–30 Minuten.

13

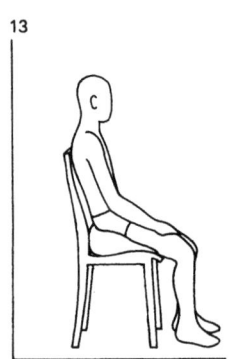

Ausgangsstellung: Sitz.

Ausführung:
Die Sitzfläche eines Stuhls erhöhen Sie wenn nötig mit einem Kissen, bis Sie aufrecht sitzen und bequem aufstehen können. Der vordere Rand soll abgerundet sein. Die Lehne stützt den Rücken ab.

14

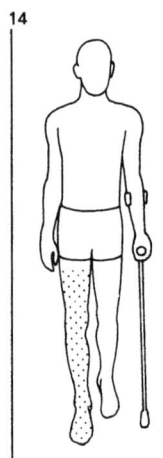

Ausgangsstellung: Stand und Gang.

Ausführung:
Tragen Sie den Stock immer auf der <u>gesunden</u> Seite. Der Stock und das kranke Bein werden immer gleichzeitig auf den Boden gesetzt.
Tragen Sie zwei Stöcke, so werden immer das kranke Bein und beide Stöcke gleichzeitig auf den Boden gesetzt.

d) Operative Therapie

Die orthopädische Therapie nimmt selbstverständlich einen großen Raum ein im Behandlungsplan der Arthrosen. *Eine operative Behandlung* primärer Arthrosen kommt nur in späteren Stadien in Frage, da ja operativ keine präarthrotischen Störungen angegangen werden können. Die operativen Möglichkeiten werden ausführlich im entsprechenden Kapitel dargestellt. *Die operative Behandlung von Fingergelenk-Arthrosen* ist in erster Linie bei Fällen indiziert, bei denen der Gelenkprozeß nicht nur mit Schmerzen einhergeht – die über Monate oder noch länger jeder konservativen Therapie getrotzt haben –, sondern wo gleichzeitig durch Schädigung des Seitenbandapparates die Stabilität in Mitleidenschaft gezogen wurde und sich sekundäre Fehlstellungen entwickelten (BAUMGARTNER u. GSCHWEND 1976). Da die gestörte Stabilität fast immer zu Fehlstellungen führt und eine mehr- oder minderstarke Funktionsstörung bedingt (geschwächter, unsicherer, schmerzhafter Spitzgriff), kommt der Operateur nur ausnahmsweise in die Lage, eine rein ästhetische Indikation zum Eingriff stellen zu müssen. Fehlstellung und Stabilitätsverlust stellen denn auch an den distalen Interphalangealgelenken von Zeige- und Mittelfinger die Hauptindikation zur Operation dar, während – wesentlich seltener – an den distalen Interphalangealgelenken von Ring- und Kleinfinger die Schmerzindikation im Vordergrund steht. Auch an den proximalen Interphalangealgelenken ist der therapieresistente Schmerz Hauptindikation zum operativen Vorgehen, wo hingegen die fast immer vorhandene Beugefehlstellung kaum je Ausmaße erreicht, die die Funktion nennenswert beeinträchtigen können. Auch charakterisiert der Stabilitätsverlust die Mittelgelenkarthrose nicht so sehr wie die Heberden-Arthrose. Eingriffe bei Mittelgelenkarthrosen sind deshalb im allgemeinen seltener notwendig als bei der Heberden-Arthrose. Am distalen Interphalangealgelenk ist die Arthrodese die Methode der Wahl, am proximalen Interphalangealgelenk kommt vermehrt die Arthroplastik zum Einsatz (BAUMGARTNER u. GSCHWEND 1976; SWANSON 1972, 1973, 1976). Am Daumensattelgelenk, das so stark arthrotisch verändert ist, daß es jeder konservativen Behandlung trotzt, bewährt sich die Resektion des Multangulum majus, eventuell ergänzt durch Interponat (homologe Dura oder Sehnenanteil des M. flexor carpi radialis) oder ein Silikon-Gelenkersatz (SWANSON 1968, 1969).

e) Konservative orthopädische Therapie

Bei allen Erfolgsmöglichkeiten der modernen operativen Arthrose-Therapie dürfen auch die *konservativen Möglichkeiten einer orthopädischen Behandlung* nicht vergessen werden. Die große Bedeutung orthopädischer Hilfsmittel zur Gelenkentlastung (Gehhilfen, Stock, Unterarmstützkrücken) wurde bereits erwähnt. Bei Gelenkinstabilität kommen Bandagen (Abb. 4, 5) und eventuell Schienenhülsenapparate zum Einsatz; an weiteren Hilfsmitteln stehen orthopädische Schuhe (Puffer-Absatz, Abrollhilfen) sowie Sitzhilfen bzw. Spezialsitze, z.B. auch Toilettensitzerhöhungen, bei Hüftgelenkarthrosen in Frage. Bei inoperablen Koxarthrosen ist eine Ruhigstellung der Hüfte innerhalb des schmerzlosen Bewegungsbereiches durch eine Hohmann-Bandage möglich.

Die *Ergotherapie* ergänzt mit ihrer speziellen funktionellen Therapie, Schienen und Hilfsmitteln für Selbstversorgung und Beruf sowie Gelenkschutzmaßnahmen die physikalische Therapie und die konservative Orthopädie.

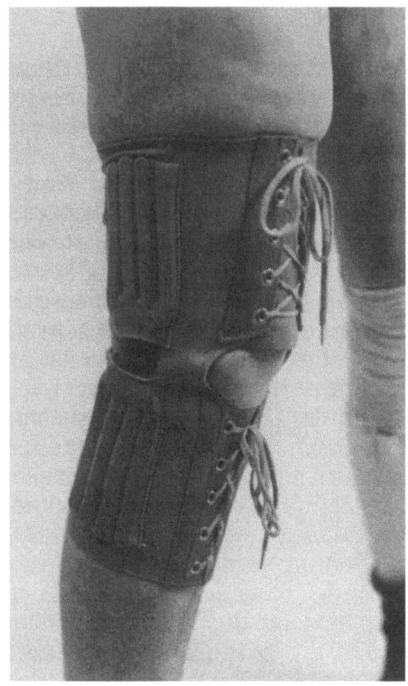

Abb. 4. Kniebandage für instabile Gonarthrose

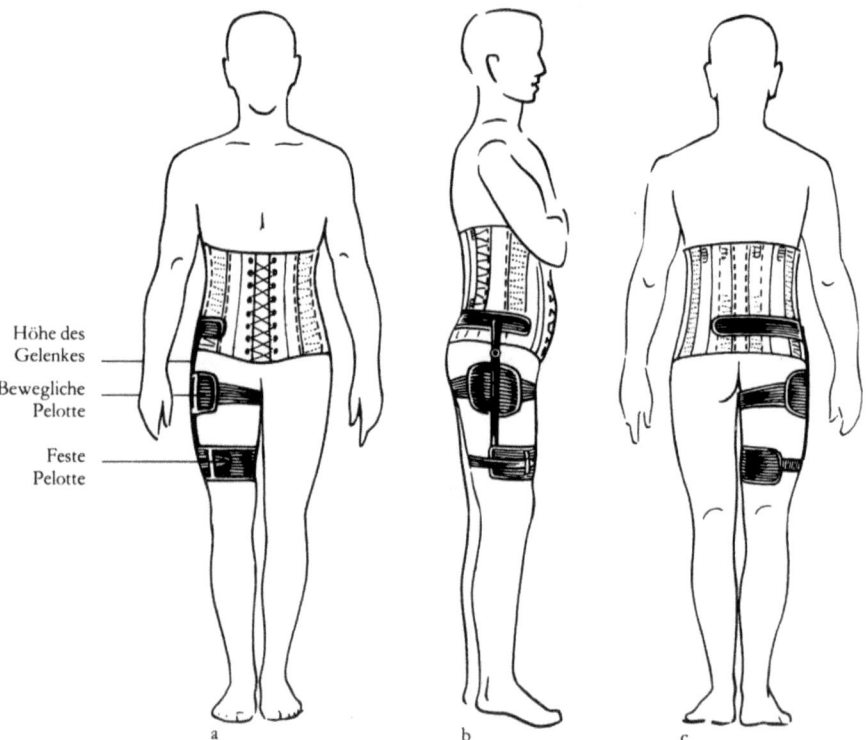

Höhe des Gelenkes
Bewegliche Pelotte
Feste Pelotte

a b c

Abb. 5. Hohmann-Bandage für Koxarthrose

f) Kurbehandlung

Der Kurbehandlung kommt mit ihren breit gefächerten therapeutischen Möglichkeiten im Behandlungsplan der Arthrosen selbstverständlich eine sehr große Bedeutung zu (OTT 1958, 1967, 1973; SCHMIDT et al. 1979). Die Kombination der therapeutischen Nutzung natürlicher ortsgebundener Heilmittel mit einer gezielten physikalisch-therapeutischen Therapie im Sinne einer Ganzheitsbehandlung und einer gleichzeitigen Gesundheitserziehung ist dabei besonders wertvoll. Die Balneotherapie – die von der überall anwendbaren Hydrotherapie streng zu unterscheiden ist – soll nicht als Ultimum refugium zur Anwendung gelangen, sondern rechtzeitig unter den Aspekten aller Möglichkeiten, die sie zu bieten vermag, in den Arthrose-Therapieplan eingebaut werden.

g) Röntgentherapie

Die Röntgentherapie ist bei den Arthrosen nicht das erste Mittel der Wahl, wird aber oft bei inoperablen Fällen mit schweren Schmerzen, bei Versagen der medikamentösen und physikalischen Therapie, als Röntgen-Tiefenbestrahlung angewandt. Auch therapieresistente Periarthropathien können eine Indikation darstellen. *Die Synoviorthese* mit ^{90}Y kommt bei chronisch aktivierten Arthrosen mit rezidivierenden Ergüssen in Frage, sofern diese Reizzustände nicht durch eine operative Behandlung behoben werden können (MÜLLER et al. 1974; MÜLLER 1979).

h) Psychotherapeutische und soziale Betreuung

Die psychotherapeutische und soziale Betreuung spielt bei schweren Arthrosen eine große Rolle. Der Weg zur Rehabilitation des Arthrotikers darf nicht nur die medizinischen Maßnahmen umfassen, sondern muß durch die sozialen Möglichkeiten der Rehabilitation sinnvoll und zweckentsprechend ergänzt werden. Wenn die Gefahr der Invalidisierung besonders bei Betroffensein der großen Gelenke droht, müssen fürsorgliche Maßnahmen rechtzeitig und auf längere Sicht geplant einsetzen. Es ist in jedem Fall anzustreben, daß der Behinderte von fremder Hilfe möglichst unabhängig und in die Gemeinschaft trotz seines schweren Leidens eingegliedert bleibt. Dazu dient auch die Beschaffung von Hilfsmitteln, Geräten und Erleichterungen verschiedenster Art. Bei sozialer Not müssen entsprechende Unterstützungsmittel mobilisiert werden. Dank einer beruflichen gezielten Rehabilitation kann der Patient wieder eine angemessene Erwerbstätigkeit ausüben, sei es durch Änderung oder Wechsel des Arbeitsplatzes oder durch Anlernen einer neuen Tätigkeit oder durch eine eigentliche Umschulung auf einen anderen geeigneten Beruf. Mit einer vorzeitigen Rente ist dem Patienten grundsätzlich nicht gedient! Gerade junge Patienten sollen frühzeitig bezüglich Berufswahl beraten werden. Diesem umfänglichen Anforderungskatalog kann der Arzt unmöglich allein gerecht werden. Dafür stehen ihm die Beratungsstellen der *Rheuma-Ligen* zur Verfügung. Diese können behilflich sein in der Beratung in beruflichen Fragen und in Fragen der Lebensführung, in der psychischen Betreuung, in der Beratung in allen sozialen Fragen.

Sie vermitteln Kontakte zu den für die betreffenden Fragen zuständigen Stellen und treffen Maßnahmen zur Erhaltung der Selbstversorgung, eventuell durch Versorgung mit Funktionshilfen und anderen Ergotherapie-Maßnahmen. Sie vermitteln Turn- und Schwimmkurse und Kuren, sie ermöglichen auch dem schweren Arthrotiker die Fortbewegung und Teilnahme an kulturellen und gesellschaftlichen Veranstaltungen usw., sie bemühen sich um Nachbarschaftshilfe, um Patientenaufklärung und Aufklärung seiner Angehörigen. Genau wie beim Polyarthritiker soll auch beim schweren Arthrotiker auf die unersetzbare, wertvolle Mithilfe durch die Beratungsstellen der Rheuma-Ligen nicht verzichtet werden.

Literatur zu Kap. C.I.1, C.I.2, C.I.5 sowie C.II.1–C.II.3 u. C.III

Acheson RM (1966) The New Haven survey of joint diseases: selection of study population. In: Population studies of the rheumatic diseases. Proceedings 3rd Internat. Symposion, New York, Excerpta Medica, Amsterdam

Amouroux J, Levernieux J, Mazabraud A, Mitrovic D (1965/1966) Renseignements fournis par la ponction-biopsie de la synoviale. Actualité Rhumat 1:246–255, Expansion Paris

Aune S (1955) Osteoarthritis in the first carpometacarpal joint. Acta Chir Scand 109:449

Beitzke H (1912) Über die sogenannte Arthritis deformans atrophica. Z Klin Med 74:215–229

Blauth W, Donner K (1979) Arthroskopie des Kniegelenkes. Thieme, Stuttgart

Bollet AJ (1969) An essay on the biology of osteoarthritis. Arthritis Rheum 12:152

Böni A (1977) Physikalische Therapie. In: Hadorn W, Stucki P (Hrsg) Lehrbuch der Therapie. Huber, Bern Stuttgart Wien

Bopp HM (1965) Anatomische Untersuchungen der Daumensattelgelenksarthrose. Inaug Diss (Köln)

Bouchard CJ (1884) Du rôle pathologique de la dilatation de l'estomac, de la relation clinique de cette maladie avec divers accidents morbides. Bull Soc Med Hop (Paris) 3:231

Bouchard CJ (1887) Leçons sur les auto-intoxications dans les maladies professées à la Faculté de Médecine de Paris pendant l'année 1885. F Savy Paris 178–180

Bourus HK, Sanerkin NG (1962) Mucoid lesions ("Mucoid Cysts") of the fingers and toes. Br J Surg 50:860

Boven F, Bellemans MA, De Boeck H, Potvliege R (1982a) The value of computed tomography scanning in chondromalacie patellae. Skeletal Radiol 8:183–185

Boven F, Bellemans MA, Geurts J, Potvliege R (1982a) A comparative study of the patello-femoral joint on axial roentgenogram, axial arthrogram, and computed tomography following arthrography. Skeletal Radiol 8:179–181

Boyd W (1953) Osteoarthritis. In: Textbook of pathology, vol I. Lea & Febiger, Philadelphia

Braun S (1957) Le rhumatisme acromégalique. Thèse, Paris

Büll U, Schultz MA, Rothe R (1976) Wertigkeit der Knochenszintigraphie bei Gonarthrosen. Akt Rheumat 1:77

Chrismas OD (1969) Biochemical aspects of degenerative joint disease. Clin Orthop 64:77

Collins DH (1949) Pathology of articular and spinal diseases, vol I. Arnold, London

Collins DH, Meachim G (1961) Sulphate (35 SO_4) fixation by human articular cartilage compared in the knee and shoulder joints. Ann Rheum Dis 20:117–122

Copeman WSC (1969) Textbook of the rheumatic diseases. Livingstone, Edinburgh London

Coste F, Forestier J (1935) Hémiplégie et nodosités d'Heberden controlatérales. Bull Soc Med Hop (Paris) 51:772

Coste F, Laurent F (1958) Histoire naturelle de la coxarthrose. Sem Hop Paris 34:1551

Coste F, Verspyck R, Guiraudon C (1963) Coxites et coxarthroses. II. Coxarthrose "usante". Sem Hop Paris 39:2108

Crain DC (1964) Interphalangeal osteoarthritis characterized by painful inflammatory episodes resulting in deformity of the proximal and distal articulations. JAMA 175:1049–1053

Danielsson LG (1964) Incidence and prognosis of coxarthrosis. Acta Orthop Scand [Suppl] 66

Deák (1973) Zitat nach F Horváth und E Lengyel

Dettmer N, Greiling H, Sensch KH (1980) Internationales Arzneimittelsymposium: Arteparon. IX. Europ Kongreß für Rheumatologie, Wiesbaden. Eular, Basel
Dick WC (1972) The use of radioisotopes in normal and diseased joints. Semin Arthritis Rheum 1:301
Dihlmann W (1982) Gelenke – Wirbelverbindungen. Klinische Radiologie. Thieme, Stuttgart
Dury PY, Dirheimer S (1981) Algodystrophie. Springer, Berlin Heidelberg New York
Ehrlich GE (1972a) Inflammatory osteoarthritis I. The clinical syndrome. J Chronic Dis 25:317
Ehrlich GE (1972b) Inflammatory osteoarthritis II. The superimposition of rheumatoid arthritis. J Chronic Dis 25:635
Ehrlich GE (1975) Osteoarthritis beginning with inflammation. JAMA 232/2:157
Eylau O (1966) Intraartikuläre Arthrosenbehandlung mit einem Mucopolysaccharidschwefelsäureester. Z Aerztl Fortbild (Jena) 55:3
Fassbender HG (1975) Pathologie rheumatischer Erkrankungen. Springer, Berlin Heidelberg New York
Fassbender HG (1978) Histopathologie der Fingerpolyarthrose. Deutsche Ges Rheumatol 5:337
Fassbender HG, Annefeld M, Wilhelmi G, Maier R (1983) Gelenkknorpel und Arthrose. Huber, Bern Stuttgart Wien
Finkbeiner GF, Schönhaber E, Fries G (1981) Erfahrungen mit Orgotein bei der konservativen Behandlung der Gonarthrose. Akt Rheumatol 6:138–141
Flohé L, Loschen G (1981) Die therapeutische Wirkung von exogen zugeführter Superoxiddismutase. Befunde und Ausblicke. Eur J Rheumatol Inflamm 4:183–200
Forestier J (1937) L'ostéoarthrite sèche trapézo-métacarpienne (Rhizarthrose du pouce). Presse ed 45:315
Fournié A, Ayrolles C (1962) La phlébographie pertrochantérienne de la hanche. Ann Radiol 5:523
Françon F (1950) Extensive form of hypertrophic arthritis (newcomer in arthritis nosography). Rheumatism 6:17–19
Françon F (1964) Quelques travaux récents sur les nodosités d'Heberden avec une observation personelle de limitation des lésions articulaires du côté sain chez un hémiplégique spasmodique. Rhumatologie 1:37
Freeman MAR (1972) The pathogenesis of primary osteoarthrosis. In: Apley AG (ed) Modern trends in orthopaedics. Butterworth, London
Freeman MAR (1973) Adult articular cartilage. Pitman, London
Freeman MAR (1975) The fatigue of cartilage in the pathogenesis of osteoarthrosis. Acta Orthop Scand 46:323–328
Gaucher A, Colomb JN, Naoun A, Pourel J, Robert J, Faure G, Netter P (1980) Adionuclide imaging in hip abnormalities. Clin Nucl Med 5:214
Gerhardt P, Kaik G van, Puhl W, Prawitz R, Jaschke W (1979) Die Computertomographie des Hüftgelenkes. Röntgenpraxis 32:44
Glimet TJ (1970) Die Arthrose des Kniegelenkes. In: Schoen R, Böni A, Miehlke K (Hrsg) Klinik der rheumatischen Erkrankungen. Springer, Berlin
Goldie I (1972) Erosive osteoarthritis of the distal finger joints. Acta Orthop Scand 43:469
Green FA, Hays MT (1972) The pertechnate joint. Scand Ann Rheum Dis 31:278
Grober J (1963) Klinisches Lehrbuch der physikalischen Therapie. Fischer, Stuttgart
Hackenbroch MH Jun (1978) Alterung und Gelenkverschleiß. Orthopädie im Alter. Rausch E (Hrsg). Prakt Orthop 8:27–34
Hackenbroch MH Jun (1982) Degenerative Gelenkerkrankungen. In: Orthopädie in Praxis und Klinik, Bd IV. Allg Orthopädie. Thieme, Stuttgart
Hackenbroch M Sen (1935) Das Malum coxae senile. Chirurg 7:858–865
Hackenbroch M Sen (1943) Die Arthrosis deformans der Hüfte. Thieme, Leipzig
Hackenbroch M Sen (1957) Degenerative Gelenkerkrankungen. In: Hohmann G, Hackenbroch M, Lindemann K (Hrsg) Handbuch der Orthopädie, Bd I. Thieme, Stuttgart, S 407–452
Hackenbroch M Sen (1961) Die degenerativen Erkrankungen des Hüftgelenkes. In: Hohmann G, Hackenbroch M, Lindemann K (Hrsg) Handbuch der Orthopädie, Bd IV/1. Thieme, Stuttgart, S 321–364
Hafner E, Meuli HCh (1975) Röntgenuntersuchung in der Orthopädie. Huber, Bern Stuttgart Wien
Heberden W (1802) Commentaries on the history and cure of disease. Payne, London
Heine J (1926) Über die Arthritis deformans. Virchows Arch 260:521–663

Hellner H (1956) Posttraumatische, entzündliche, degenerative Gelenkerkrankungen. Urban & Schwarzenberg, München
Henche HR (1978) Die Arthroskopie des Kniegelenkes. Springer, Berlin Heidelberg New York
Hoaglund TF (1976) Conical manifestations of osteoarthrosis. In: Wright V (ed) Clinics in rheumatic diseases. Saunders, London Philadelphia Toronto
Horváth F, Lengyel E (1973) Gerontologische Bewertung von Kniearthrosen mittels radiologischer und klinischer Untersuchungen. Altersforsch 27:293–299
Huskisson EC, Scott J (1981) Orgotein in osteoarthritis of the knee joint. Eur J Rheumatol Inflamm 4:212–218
Jackson DS, Kellgren JH (1957) Hyaluronic acid in Heberden's nodes. Ann Rheum Dis 16:238
Jaffe HL (1972) Metabolic, degenerative and inflammatory disease of bones and joints. Urban & Schwarzenberg, Berlin
Junghanns H (1931) Altersveränderungen der menschlichen Wirbelsäule (mit besonderer Berücksichtigung der Röntgenbefunde); Häufigkeit und anatomisches Bild der Spondylosis deformans. Langenbecks Arch Klin Chir 166:120–135
Kaganas G, Müller W, Wagenhäuser FJ (1978) Behandlungsprinzipien in der Rheumatologie, Bd 5. Karger, Basel
Kalbhen DA (1982) Arthrosis deformans. Experimentell-pharmakologische Studien und ihre klinische Bewertung. Eular, Basel
Kaufmann L (1968) Zur Ätiologie der Coxarthrose. Arch Orthop Unfallchir 64:164–185
Kellgren JH (1954) Primary generalized osteoarthritis. Bull Rheum Dis 4:63–64
Kellgren JH (1961) Osteoarthrosis in patients and population. Br Med J, p 1, July
Kellgren JH, Bremner JM (1966) Osteoarthrosis. Ann Rheum Dis 25:1
Kellgren JH, Lawrence JS (1958) Osteo-Arthrosis and disk degeneration in an urban population. Ann Rheum Dis 17:388
Kellgren JH, Moore R (1952) Generalized osteoarthritis and Heberden nodes. Br Med J 1:181–187
Kidd KL, Peter JB (1966) Erosive osteoarthritis. Radiology 86:640
Klapperich D (1965) Was kann das Röntgenbild über Ätiologie und Pathogenese des arthrotisch erkrankten Hüftgelenks aussagen? Diss Köln
Kolarz G, Thumb N (1982) Methods of nuclear medicine in rheumatology. Schattauer, Stuttgart New York
Krieg E (1960) Über einen phlebo-arthrotischen Symptomenkomplex. Fol Angiol 7:391
Lang FJ, Thurner J (1972) Erkrankungen der Gelenke. In: Staemmler M (Hrsg) Lehrbuch der speziellen pathologischen Anatomie, Bd II/4. de Gruyter, Berlin, S 1985–2266
Lawrence JS (1969) Generalized osteoarthrosis in a population sample. Am J Epidemiol 90:381
Lawrence JS (1977) Rheumatism in populations. W Heinemann Medical Books, London
Lawrence JS, Sargison KD (1966) Osteoarthrosis. Prevalence in the population and relationship between symptoms and X-ray changes. Ann Rheum Dis 25:1
Lawrence JS, De Graaff R, Laine VAJ (1963) Degenerative joint disease in random samples occupational groups in the epidemiology of chronic rheumatism. Blackwell, Oxford
Layani F, Durupt L, May V (1951) Sur la pathogénie de l'ostéoarthropathie dégénérative des doigts type Heberden (à propos d'une observation). Revue Rhumat 18:322
Leb A (1952) Peripheral ischaemia as the basis of joint diseases. Br J Radiol 25:140
Lee P, Rooney PJ, Storrock R, Kennedy AC, Dick WC (1974) The etiology and pathogenesis of osteoarthrosis: a review. Semin Arthritis Rheum 3:189
Lequesne M (1958) La coxarthrose. Etude clinique, anatomique et radiologique. Diss Paris 1954, and Encyclop Méd Chir App locomoteur II, 14320, A10
Lequesne M (1961c) La coxite primitive. Vie Med 42:1679
Lequesne M (1963) Coxométrie. Mesure des angles fondamentaux de la hanche radiographique de l'adulte par un rapporteur combiné. Rev Rhum 30:479
Lequesne M (1970a) Die Coxarthrose. In: Schoen R, Böni A, Miehlke K (Hrsg) Klinik der rheumatischen Erkrankungen. Springer, Berlin, S 326–337
Lequesne M (1982) Clinical features, diagnostic criteria, functional assessments and radiological classifications of osteoarthritis (excluding the spine). In: Huskisson EC, Katona G (eds) New Trends in osteoarthritis. Rheumatology, vol 7. Karger, Basel
Lequesne M, Djian A (1961b) Les nouvelles incidences radiographiques pour l'étude de la hanche. Via Med 42:1629
Lequesne M, de Sèze S (1961a) Le faux profil du bassin. Nouvelle incidence radiographique pour

l'étude de la hanche. Son utilité dans les dysplasies et les différentes coxopathies. Rev Rhum 28:643–652

Lequesne M, Lemoine A, Massare C (1964) Le „complet" radiographique coxo-fémoral. Dépistage et bilan préopératoire des vices architecturaux de la hanche. J Radiol Electrol Med Nucl 45:27

Lequesne M, de Sèze S, Amouroux J (1970b) La coxarthrose destructrice rapide. Rev Rhum 37:721

Léri A (1926) Les affections des os et des articulations, vol I. Masson et Cie, Paris

Lièvre J-A, Peyron J, Darcy M (1970) Des nodosités d'Heberden et les arthroses distales des doigts. Rev Rhum 37/2:103

Maître M (1956) Réflexion sur la physio-pathologie de l'arthrose. Thèse, Paris

Mankin HJ (1976) Biochemical changes in articular cartilage in osteoarthritis. In: Amer Academy of Orthopaedic Surgeons. Symposium on Osteoarthritis. Mosby, St-Louis

Mathies H (1975) Definitions- und Nomenklaturprobleme in der Rheumatologie. Munch Med Wochenschr 117:1321–1326

Mathies H, Wagenhäuser FJ (Hrsgb) (1979) Klassifikation der Erkrankungen des Bewegungsapparates. Comp Rheumat, Bd 4. Eular, Basel

Mathies H, Wagenhäuser FJ, Siegmeth W (1980) Richtlinien zur Therapie rheumatischer Erkrankungen. Comp Rheumat, Bd 5. Eular, Basel

McCarty DJ (1979) Arthritis and allied conditions. Lea & Febiger, Philadelphia

McEwen C (1968) Osteoarthritis of the fingers with ankylosis. Arthritis Rheum 11:734

Merle d'Aubigné R, Evrard J, Flores A, Juteau D, Maudhuit B, Postel M, Ramadier JO, Simonin D, Vaillant (1963) Traitement chirurgical des malformations luxantes de la hanche chez l'adulte, Bd 1, 106 S. Masson, Paris

Mittelmaier H (1963) Die Abnutzungserkrankungen der Hand. Hefte Unfallheilkd 75:109

Mohing W (1966) Die Arthrosis deformans des Kniegelenks. Springer, Berlin Heidelberg New York

Mohing W (1967) Die Stellung der Synovektomie in der Behandlung chronisch entzündlicher und degenerativer Gelenkerkrankungen. Z Orthop 104:82

Mohr W (1978) Morphologie, Pathogenese und Ätiologie der Arthrosis deformans. Akt Rheumatol 3:1963

Morscher E (1971) Multizentrische Nachuntersuchung von 2251 intertrochanteren Osteotomien bei Coxarthrose. In: Morscher E (Hrsg) Die intertrochantere Osteotomie bei Coxarthrose. Analyse und Auswertung von 2251 nachuntersuchten intertrochanteren Osteotomien. Huber, Bern

Müller F von (1913) Differentiation of the diseases included under chronic arthritis. 17th Internat Congress of Medicine, London

Müller GM (1949) Arthrodesis of the trapezio-metacarpal joint for osteoarthritis. J Bone Joint Surg 31B:540

Müller W (1979) Die Synoviorthese. Documenta Geigy. Folia Rheumat

Müller W, Fridrich R (1976) Untersuchungen mit Radioisotopen in der Rheumatologie. Fortbildk Rheumatol, Bd 4. Karger, Basel, S 177

Müller W, Fridrich R, Pavelka K (1974) Die Synoviorthese mit Yttrium 90. Ther Umsch 31:483

Müller W, Schilling F, Labhardt F, Wagenhäuser FJ (1982) Differentialdiagnose rheumatischer Erkrankungen. Äsopus, Basel Wiesbaden

Munoz Gomez J, Rotes Querol J, Granados Duran J (1972) Arthropathie interphalangienne destructive. Rev Rhum 39:373

Mutter K, Schlegel KF (1975) Zur Ätiologie der Coxarthrose. Eine radiologische Studie. Orthop 113:402–405

Ott VR (1958) Zur Balneotherapie des Gelenkrheumatismus: Die kombinierte Kur. Z Bäder-Klimaheilk 4:351

Ott VR (1967) Physikalische und balneologische Therapie der chronischen rheumatischen Krankheiten. Internist 8:258

Ott VR (1973) Allgemeine Balneologie und Klimatologie. In: Deutscher Bäderkalender, Deutscher Bäderverband, Bonn, S 29

Otte P (1969) Das Wesen der Coxarthrose und die Prinzipien ihrer Behandlung. Dtsch Med J 20:341–346

Otte P (1970) Die Pathophysiologie der aktivierten Arthrose und die Angriffspunkte der medikamentösen Therapie. Orthopaed Praxis 9:207

Otte P (1971) Die Pathogenese der aktivierten Arthrose. In: Mathies H (Hrsg) Arthrosen. Banaschewski, München-Gräfeling

Otte P (1974) Pathophysiologische Grundlagen präarthrotischer Faktoren. Orthop 112:541–547
Oyanagui Y (1976) Inhibition of superoxide anion production in macrophages by antiinflammatory drugs. Biochem Pharmacol 25:1473–1480
Peter JB, Pearson CM, Marmor L (1966) Erosive osteoarthritis of the hands. Arthritis Rheum 9:365
Petrone WF, English DK, Wong K, McCord JM (1980) Free radicals and inflammation: Superoxide-dependent activation of neutrophil chemotactic factor in plasma. Proc Natl Acad Sci 77:1159–1163
Pfannenstiel P (1973) Szintigraphie von Knochen, Knochenmark und Gelenken. Med Welt 24:343
Pfannenstiel P, Semmler U (1978) Die diagnostische Bedeutung der Szintigraphie bei entzündlichen Erkrankungen der Gelenke. Der Nuklearmediziner 1:47
Pfiffner A (1971) Die Daumensattelgelenkarthrose oder Rhizarthrose und Ergebnisse ihrer operativen Behandlung. Arch Orthop Unfallchir 70:343
Pommer G (1914) Mikroskopische Befunde bei Arthritis deformans. Denkschr Kais Akad Wiss Wien, math-nat Kl 89:65–316
Pommer G (1927) Über die mikroskopischen Kennzeichen und die Entstehungsbedingungen der Arthritis deformans (nebst neuen Beiträgen zur Entstehung der Knorpelknötchen). Virchows Arch [Pathol Anat] 263:434–514
Puhl E, Biehl G, Kölbel R, Hofer H (1981) Ergebnis einer multizentrischen Orgotein-Prüfung bei Gonarthrose. Eur J Rheumatol Inflamm 4:264–270
Radi I (1970) L'arthrose érosive des doigts. Rev Rheum 37/2:119
Radin EL (1972) The physiology and degeneration of joints. Semin Arthritis Rheum 2:245
Radin EL, Paul IL, Rose RM (1980) Osteoarthrosis as a final common pathway. In: Nuki G (Hrsg) The aetiopathogenesis of osteoarthrosis. Pitman, London
Rimann H (1906) Pathologisch-anatomisch und ätiologische Beiträge zur Arthritis deformans. Fortschr Path Inst Berlin, S 139–159
Rogers FB, Lansbury J (1956) Urinary gonadotrophin excretion in osteoarthritis. Am J Med Sci 4:419
Rütt A (1957a) Histologische Untersuchungen zur Arthrosis deformans. Beilageh Z Orthop 89:70–108
Rütt A (1957b) Histologische Befunde der Gelenkkapsel und der periartikulären Weichteile bei der Arthrosis deformans. Orthop 89:180–188
Senn E (1980) Die gezielte Wiedereinführung der Wechselstrom-Therapie. Eular, Basel
de Sèze S, Ryckewaert A (1954) Maladie des os et des articulations. Flammarion, Paris
de Sèze S, Lequesne M (1956) La coxarthrose au début. Rev Rhum 23:201
de Sèze S, Dreyfuss P, Menza DI, Debyre N, Stora Ph (1970) La nodosité de Bouchard. Rev Rhum 37/11:693
Sfikakis P, Papagiannopoulos J, Trichopolous D (1971) Rheumakrankheiten in einer Klinik für Innere Medizin (speziell in bezug auf Osteoarthritis). Z Rheumaforsch 30:240
Silberberg R, Hasler M (1971) Stimulation of articular cartilage of young adult mice by hormones. Pathol Microbiol (Basel) 37:23
Silberberg M, Silberberg R (1960) Modification of degenerative joint disease in mice by somatotropin. Endocrinology 67:540
Sokoloff L (1969) The biology of degenerative joint disease. University of Chicago Press, Chicago
Sokoloff L (1976) The general pathology of osteoarthritis. In: Amer Acad Orthop Surg. Symposium on osteoarthritis. Mosby, St-Louis
Sokoloff L (1979) The pathology and pathogenesis of osteoarthritis. In: McCarty DJ (ed) Arthritis and allied conditions. Lea and Febiger, Philadelphia
Smukler NM, Edeiken J, Giuliano VJ (1971) Ankylosis in osteoarthritis of the finger joints. Radiology 100:525
Spender JK (1889) The early symptoms and the early treatment of osteoarthritis (commonly called rheumatoid arthritis) with special reference to the bath thermal waters. Lewis, London
Süsse J-J (1956) Intraosseous pressure. Z Ges Exp Med 11:219
Swanson AB (1968) Silicone rubber implants for replacement of arthritic or destroyed joints in the hand. Surg Clin North Am 48:1113–1127
Swanson AB (1969) Silicone rubber implants in trapeziometacarpal joint arthritis. J Bone Joint Surg Am 51:799–800
Swanson AB (1972) Disabling arthritis at the base of the thumb: treatment by resection of the trapezium and flexible (silicone) implant arthroplasty. J Bone Joint Surg Am 54:456–471

Swanson AB (1973) Flexible implant resection arthroplasty in the hand and extremities. Mosby, St-Louis
Swanson AB, de Groot Swanson G (1976) Disabling osteoarthritis in the hand and its treatment. In: Amer Acad Orthop Surg. Symposium on Osteoarthritis. Mosby, St-Louis
Schacherl M (1973) Radiologische Differentialdiagnose rheumatischer Erkrankungen und der Gicht an Händen und Füßen. Internist. Praxis 13:283–293
Schacherl M (1978) Röntgenologie der Fingerpolyarthrose. Verh Dtsch Ges Rheumatol 5:339
Schacherl M, Schilling F (1970) Die destruierende Polyarthrose. Röfo 113:551
Schilling F (1971) Die Polyarthrose. Arthrosen. In: Mathies H (Hrsg) Vorträge der 3. Fortbildungstagung über aktuelle Rheumaprobleme 1970. Banaschewski, München-Gräfelfing
Schilling F (1976) Radiologische Frühsymptomatik und Differentialdiagnose an Händen und Vorfüßen. Therapiewoche 26:8133
Schilling F (1978) Rundtischgespräch „Fingerpolyarthrose". Verh Dtsch Ges Rheumatol 5:336
Schilling F, Schacherl M (1972) „Banale" und destruierende Polyarthrose. Z Rheumaforsch 31:247
Schlegel KF (1965) Die Arthrose des Daumensattelgelenkes. Ther Gegenw 104:761
Schmidt KL (1981) Ambulante physikalische Therapie bei rheumatisch-entzündlichen und degenerativen Gelenkerkrankungen. Therapiewoche 30:1241
Schmidt KL, Ebner W, Kopf L (1979) Physikalische und Ergotherapie rheumatischer Erkrankungen. Rheuma Forum 7. Braun, Karlsruhe
Schoen R, Böni A, Miehlke K (1970) Klinik der rheumatischen Erkrankungen. Springer, Berlin Heidelberg New York
Stecher RM (1941) Heberden's nodes: Heredity in hypertrophic arthritis of the finger joints. Am J Med Sci 201:801
Stecher RM (1957) Das Problem der Vererbung bei Gelenkerkrankungen. Doc Rheumat Geigy Bd 12, Basel
Stecher RM, Hauser H (1954) Traumatic Heberden's nodes: Osteoarthritis of the fingers due to injury. Am J Roentgenol 72:452
Stecher RM, Hersh AH (1944) Heberden's nodes: The mechanism of inheritance in hypertrophic arthritis of the fingers. J Clin Invest 23:699
Taillard W (1963) Epiphyseolysis capitis femoris. Paediatr Fortbild Prax 5–6:62–84
Tillmann K (1977) Überlegungen zur Pathogenese der Arthrosen und ihre Bedeutung für die operative Therapie. Akt Rheumat 2:53
Traut EF (1956) Degenerative arthritis. Med Clin North Am 41:63
Utsinger PD, Resnick D, Shapiro RF, Wiesner KB (1978) Roentgenologic, immunologic and therapeutic study of erosive (inflammatory) osteoarthritis. Arch Intern Med 138:693
Verbruggen G, Veys EM (1982) Degenerative Joints. Excerpta Medica, Amsterdam
Wagenhäuser FJ (1969a) Die Rheumamorbidität. Eine klinisch-epidemiologische Untersuchung. Huber, Bern Stuttgart
Wagenhäuser FJ (1969b) Die konservative Behandlung der Arthrosen. In: Belart W (Hrsg) Therapie und Rehabilitation rheumatischer Krankheiten. Huber, Bern, Stuttgart Wien
Wagenhäuser FJ (1969c) Die Arthrose in der Differentialdiagnose entzündlicher rheumatischer Erkrankungen. Therapiewoche 19:289
Wagenhäuser FJ (1969d) Das Krankengut der Universitäts-Rheumaklinik und -Poliklinik Zürich. Verh Dtsch Ges Rheumatol 1:338
Wagenhäuser FJ (1970) Die Arthrosen der kleinen Gelenke. In: Schoen R, Böni A, Miehlke K (Hrsg) Klinik der rheumatischen Erkrankungen. Springer, Berlin Heidelberg New York
Wagenhäuser FJ (1971a) Die klinische Diagnose der Arthrosen. Therapiewoche 21:2726
Wagenhäuser FJ (1971b) Physikalische Therapie bei rheumatischen Erkrankungen. Therapiewoche 21:2950
Wagenhäuser FJ (1971c) Allgemeine klinische Diagnostik und Differentialdiagnose der Arthrose. Arthrosen. In: Mathies H (Hrsg) Aktuelle Rheumaprobleme. Banaschewski, München-Gräfelfing
Wagenhäuser FJ (1973a) Die klinische Differentialdiagnostik zwischen Arthrose und chronischer Polyarthritis. Schweiz Med Rundschau Praxis 62:272
Wagenhäuser FJ (1973b) Die Arthrosen. Therapiewoche 23:577
Wagenhäuser FJ (1973c) Die Periarthropathiesyndrome. Therapiewoche 23:3186
Wagenhäuser FJ (1975) Frühstadien entzündlich-rheumatischer Erkrankungen. Ärztl Praxis 27:3271
Wagenhäuser FJ (1976a) Die rheumatologische Anamnese. Fortbildk Rheumatol, Bd 4/1. Karger, Basel

Wagenhäuser FJ (1976b) Klinische Frühdiagnostik rheumatischer Erkrankungen. Therapiewoche 26:8067
Wagenhäuser FJ (1976c) Insertionstendopathien und Periarthropathien. Verh Dtsch Ges Inn Med, Bd 82. Bergmann, München, S 615–645
Wagenhäuser FJ (1976d) Chronic forms of polyarthritis. Huber, Bern
Wagenhäuser FJ (1977) Die Untersuchung der Synovialflüssigkeit. Lab Med 5:86
Wagenhäuser FJ (1978a) Bioptisch-histologische Befunde in der klinischen Diagnostik (Hypothese und gesichertes Wissen). Verh Dtsch Ges Rheumatol 5:236
Wagenhäuser FJ (1978b) Klinik der Fingerpolyarthrose. Verh Dtsch Ges Rheumatol 5:338
Wagenhäuser FJ (1978c) Die medikamentöse Basisbehandlung der Arthrosen. Fortbildk Rheumatol, Bd 5. Karger, Basel, S 57–86
Wagenhäuser FJ (1981) Nicht-steroidale Antirheumatika. In: Otte P, Wagenhäuser FJ (Hrsg) Fortschritte der Rheumatologie. Steinkopff, Darmstadt, S 101–118
Wagenhäuser FJ (1982a) Principles of antirheumatic therapy. Huber, Bern Stuttgart Wien
Wagenhäuser FJ (1982b) Klinische Untersuchungen über antiarthrotische Effekte und Möglichkeiten der Prüfung antiarthrotisch wirksamer Medikamente. Vortrag Schweiz-Deutscher Rheumatologenkongreß, Basel (im Druck)
Wagenhäuser FJ, Hauser E, Fellmann N (1960) Ergebnisse und Erfahrungen in der Arthrosenbehandlung mit einem neuen Organextrakt. Schweiz, Med Wochenschr 90:1164
Wagenhäuser FJ, Amira A, Borrachero J, Brummer L, Clausen Ch, Winer J (1968) Die Behandlung der Arthrosen mit Knorpel-Knochenmark-Extrakt. Schweiz Med Wochenschr 98:904
Watermann H (1955) Arthrosen. Unfall und Behandlung. Beih Mschr Unfallheilk 48:81–95
Weichselbaum A (1877) Die senilen Veränderungen der Gelenke und deren Zusammenhang mit der Arthritis deformans. S-B Akad Wiss Wien, math-nat Kl 75:193–241
Weissenbach RJ, Françon F (1948) La polyarthrose sèche progressive. In: Le rhumatisme chronique dégénératif, rapport de la IIe Conférence scientifique internationale d'Aix-les-Bains
Wittenborg E (1978) Fingerdurchblutung bei Polyarthrose. Verh Dtsch Ges Rheumatol 5:339
Zinn WM (1970) Reflection on degenerative hip diseases. Ann Phys Med 10:209

D. Gelenktumoren und Hamartome

Von

W. MOHR

Mit 6 Abbildungen und 1 Tabelle

Gelenktumoren sind in der rheumatologischen Praxis eine Rarität (COHEN 1972) und eher für den Pathologen als für den Kliniker von Wichtigkeit (COLLINS 1949). Abgesehen vom *Synovialom,* das nur selten in der Synovialzellschicht (JAFFÉ 1958; FERNANDEZ u. HERNANDEZ 1976) oder in der Synovialmembran (MACKENZIE 1966) entsteht, werden die tumorartigen Gelenkveränderungen nicht allgemein als Neoplasien anerkannt (COLLINS 1949).

Ganglion, Chondromatose und auch *Hämangiom* werden vielmehr als Hamartome, somit tumorähnliche Fehlentwicklungen (Webfehler der Natur: EDER 1974) angesehen. Die *pigmentierte villonoduläre Synovitis* (Synonyma: Xanthom, Xanthogranulom oder xanthomatöser Riesenzelltumor), die terminal wohl in ein Fibrom übergehen kann (JAFFÉ 1958), wird als eine reaktive Gewebsvermehrung interpretiert. Somit bleibt das äußerst seltene *Lipom* als Tumor des Bindegewebes der Gelenke übrig. Allerdings kann auch in seltenen Fällen das Gelenkkapselgewebe Ort *metastatischer Tumorabsiedlungen sein.*

I. Synovialom

Das Synovialom (synoviales Sarkom oder malignes Synovialom) ist ein maligner Tumor, der nach der Ansicht von GEILER (1961) meist von den Gelenken oder Bursen (40%), nach Ansicht anderer Autoren (JAFFÉ 1958) seltener von der Synovialzellschicht, sondern vielmehr von Aponeurosen (FERNANDEZ u. HERNANDEZ 1976) seinen Ausgang nimmt.

Bevorzugt sind die unteren Extremitäten (96%: GEILER 1961) und hier insbesondere die Region des Kniegelenkes betroffen. Obwohl der Tumor meist im jüngeren Lebensalter auftritt, ist keine Altersklasse (Tabelle 1) verschont (LICHTENSTEIN 1955; CAMERON u. KOSTUIK 1974).

GEILER (1961) gibt als Hauptsymptome Schmerz, Schwellung und seltener Functio laesa an. Der Schmerz kann oft über Monate und Jahre als Initialsymptom dem Tumor vorausgehen und besonders bei Bewegungen auftreten (LICHTENSTEIN 1955).

Makroskopisch sind die Tumorknoten meist relativ gut zur Umgebung abgegrenzt, seltener ist ein diffuses Wachstum (LANG u. THURNER 1962).

Das besondere mikroskopische Strukturmerkmal ist der bimorphische Charakter (LANG u. THURNER 1962), da das Tumorgewebe sowohl aus adenoiden als auch sarkomatösen Strukturen besteht (Abb. 1, 2). Die adenoiden Strukturen werden als Spalten von flachen bis kubischen Zellen (Abb. 2) ausgekleidet (abortive Gelenkspalten: LICHTENSTEIN 1955). Basalmembranen werden nicht ausgebildet (LUSE 1960; FERNANDEZ u. HERNANDEZ 1976; abweichende Befunde: GABBIANI et al. 1971; KUBO 1974). Die sarkomatöse Komponente besteht aus einem meist spindelzellreichen Gewebe, das einem Fibrosarkom ähneln kann (LICHTENSTEIN 1955).

Tabelle 1. Lokalisation (A: häufigste, B: seltenere) sowie Alters- und Geschlechtsverteilung von „Gelenktumoren"

„Tumor"	Bevorzugte Lokalisation	Altersverteilung	Geschlechts-verteilung
Synovialom	A: Untere Extremität B: Obere Extremität	Mittlere Lebensalter (20–45 J.)	♂ > ♀
Ganglion	A: Handgelenke B: Finger-, Fuß-, Kniegelenke	Alle Lebensalter	♀ > ♂
Chondromatose	A: Kniegelenke B: Hüft-, Schulter-, Ellbogen-, Handgelenke	Mittlere Lebensalter (20–40 J.)	♂ > ♀
Hämangiom	A: Kniegelenke	Meist jünger als 30 J.	♂ > ♀
Pigmentierte villonoduläre Synovitis	A: Kniegelenke B: Hüft-, Ellbogen-, Sprung-, Fuß-, Handgelenke	Mittlere Lebensalter (20–40 J.)	♀ ≧ ♂
Lipom	A: Kniegelenke B: Sprunggelenke		

Als maligner Tumor neigt das Synovialom zur Metastasierung, wobei in erster Linie eine hämatogene Metastasierung in die Lunge stattfindet. Im Gegensatz zu anderen Sarkomen der Extremitäten kann das Synovialom aber auch in die regionalen Lymphknoten metastasieren (LICHTENSTEIN 1955).

Der therapeutische Eingriff der Wahl ist die ausgedehnte operative Tumorentfernung, die bis zur Amputation (CAMERON u. KOSTUIK 1974; GERNER u. MOORE 1975) und Lymphknotenexstirpation gehen kann. Allerdings neigt das Synovialom zu Rezidiven, wobei die Rezidivhäufigkeit nahezu bei 50% liegt (GEILER 1961). Die Erfolge der Röntgentherapie können noch nicht sicher übersehen werden, über mögliche Erfolge der Chemotherapie (Adriamycin) wird berichtet (GERNER u. MOORE 1975).

II. Ganglion

Ganglien sind Gelenkkapselzysten; zystische Umwandlungen der Menisci werden von LANG und THURNER (1962) als Meniscopathia pseudocystica bezeichnet.

Am häufigsten sind Ganglien im Bereich der Handgelenke lokalisiert, wo sie als elastische Tumoren imponieren (Tabelle 1). Sie können in jedem Lebensalter auftreten (MCEVEDY 1962).

Makroskopisch bestehen sie aus Bindegewebe, das zystische Hohlräume, ausgefüllt mit Hyaluronsäure, umschließt.

Der entsprechende lichtmikroskopische Befund zeigt Zystenwandungen aus faserreichem kollagenem Bindegewebe ohne zelluläre Auskleidung.

Therapeutische Erfolge werden nach Punktion der Zysten gesehen, Rezidive sollten exzidiert werden (POTTER 1972).

Die Pathogenese ist unklar. Die hohe Konzentration des Zysteninhaltes an Hyaluronsäure (vgl. BEGG u. SCOTT 1966) spricht nach STOUT (1953) gegen

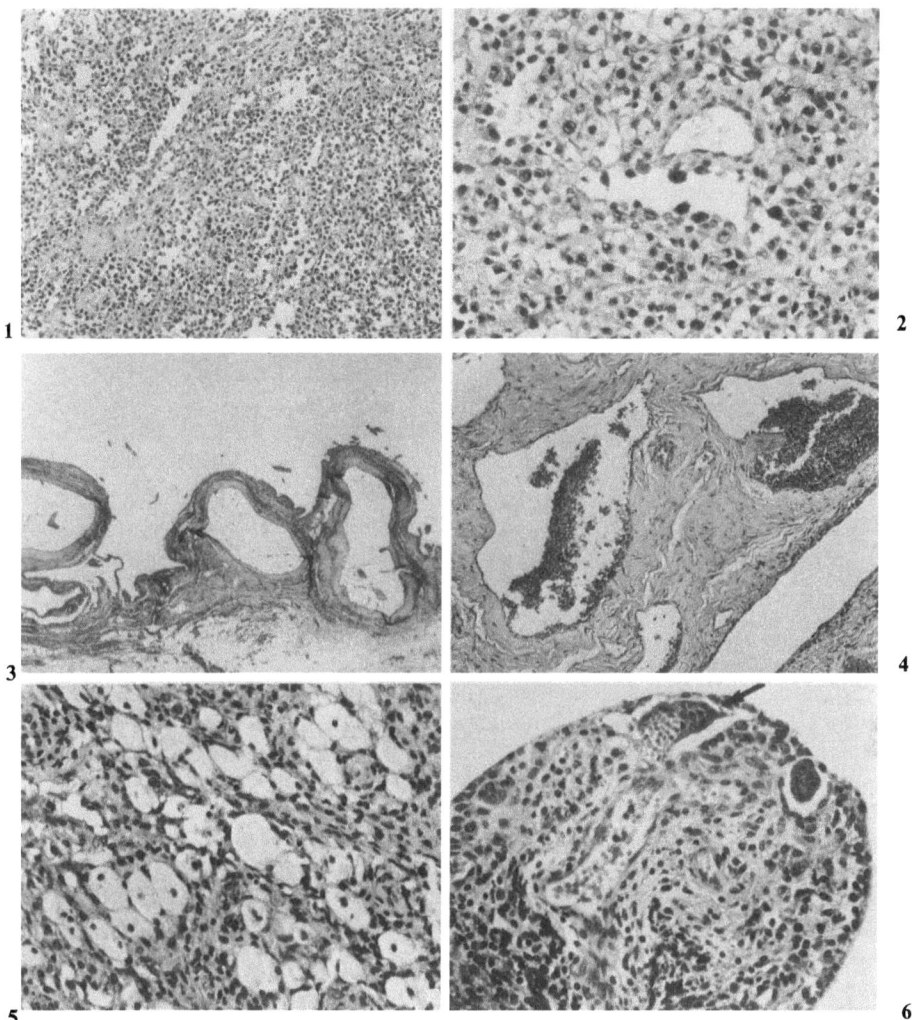

Abb. 1. Synovialom, HE. ×85

Abb. 2. Spaltförmige Hohlräume eines Synovialoms, HE. ×220

Abb. 3. Osteochondromatose der Gelenkkapsel, HE. ×14

Abb. 4. Kavernöses Hämangiom, HE. ×85

Abb. 5. Xanthomzellen einer lokalisierten nodulären Synovitis, HE. ×220

Abb. 6. Pigmentierte villonoduläre Synovitis mit Kapillarsprossen-ähnlicher Riesenzelle (↗), HE. ×220

einen nur degenerativen Prozeß. Nach ROBBINS (1974) kann man vermuten, daß eine Umwandlung von primitiven Bindegewebszellen in Synovialzellen stattfindet, die dann einsetzende Hyaluronsäureproduktion führt zur zystischen Auflockerung des Gewebes. MCEVEDY (1962) nimmt an, daß Ganglien durch Rupturen von Bursen in das angrenzende locker gefügte Bindegewebe entstehen.

III. Chondromatose bzw. Osteochondromatose

Unter Chondromatose ist das Auftreten von Inseln aus neugebildetem Knorpel im Gelenkkapselgewebe zu verstehen. Kommt es zur knöchernen Metaplasie, so spricht man von Osteochondromatose (Abb. 3).

Die Erkrankung, die bevorzugt im mittleren Lebensalter auftritt, ist am häufigsten im Kniegelenk lokalisiert (Tabelle 1). Ein symmetrischer Gelenkbefall ist nicht selten (THELER 1935). Die klinischen Symptome bestehen in Gelenkschmerzen und Schwellungen mit Bewegungseinschränkung. Der röntgenologische Befund ist dann charakteristisch, wenn es zur Verkalkung oder zur knöchernen Umwandlung des Knorpels gekommen ist. Es kommen dann punktförmige intraartikuläre und periartikuläre Verkalkungen zur Darstellung.

Makroskopisch ist die Gelenkinnenhaut mit teils breitbasig aufsitzenden, teils gestielten Knorpelknötchen bedeckt. Abgelöste Knötchen können zu freien Körpern in der Gelenkhöhle werden und damit Ursache für eine degenerative Arthropathie sein (COLLINS 1949).

Histologisch bestehen die neugebildeten Knorpelknötchen aus zellreichen Chondrozyteninseln, die später in Knochen transformiert werden können. In diesen Fällen findet man unter einer intakten Synovialzellschicht Knocheninseln mit Markräumen, die häufig Fettmark enthalten. Eine maligne Entartung wurde nach LICHTENSTEIN (1955) nicht beobachtet, nach TRIAS u. QUINTANA (1976) sollen jedoch 3 Fälle einer malignen Entartung bekannt sein.

Als Therapie bietet sich die Synovektomie, die nach JEFFREYS (1967) nicht ausgedehnt sein muß, und die Entfernung der freien Körper an. Rezidive sind allerdings möglich (COVENTRY et al. 1966); sie wurden nach einer Zusammenstellung von TRIAS u. QUINTANA (1976) in 10,9% beobachtet. Nach CRASSELT u. WILLKOMMEN (1974) sollte die Operation sofort nach der Diagnose eingeleitet werden, um degenerative Gelenkschäden zu vermeiden.

Die Ätiologie der Erkrankung ist nicht sicher geklärt. LANG u. THURNER (1962) sehen die Theorie der Entstehung aus Zellen des Gelenkblastems (embryonale Keimversprengung: HEEP 1936) als fundierte Vorstellung an, wobei die Realisation der Erkrankung durch funktionelle Reize der Gelenkbewegung möglich ist.

IV. Hämangiom

Hämangiome können als diffuse vaskuläre Veränderungen der Gelenkinnenhaut oder in Form isolierter vaskulärer Knoten auftreten.

Bevorzugt ist das Kniegelenk befallen (Tabelle 1). Die klinische Symptomatik ist geprägt durch intermittierende Schmerzen und Schwellung der befallenen Gelenke. Charakteristisch ist die Zunahme der Schwellung bei Erschwerung des Blutabflusses (hängende Extremität: JACOBS u. LEE 1949). Hämangiome in anderen Körperregionen und bei Familienangehörigen sollten an die Diagnose denken lassen (COBEY 1943). Röntgenologisch kann sich bei der lokalisierten Form eine umschriebene Verschattung darstellen, diagnostisch charakteristische Phlebolithen sind selten (DEPALMA u. MAULER 1964).

Makroskopisch stellen die Hämangiome blau-rote oder rostbraune umschriebene Tumoren dar. Beim diffusen Befall kann die gesamte Gelenkinnenhaut angiomatös verändert sein.

Mikroskopisch finden sich meist kavernöse Hämangiome (Abb. 4), wobei in unterschiedlichem Ausmaß Siderinpigment im Stroma abgelagert sein kann. Eine maligne Entartung ist nicht bekannt (JAFFÉ 1958).

Beim lokalen Befall führt die Exzision zur Heilung. Beim diffusen Befall ist die Synovektomie indiziert (SABANAS u. GHORMLEY 1955).

Hämangiome stellen wahrscheinlich angeborene Gefäßmißbildungen dar (COLLINS 1949; LANG u. THURNER 1962), worauf insbesondere der Beginn der Beschwerden im frühen Lebensalter hinweisen kann (BENNET u. COBEY 1939; JAFFÉ 1958). Auch der eigene Fall (vgl. Abb. 4) mit Klippel-Trenaunay-Weber-Syndrom unterstützt diese Ansicht.

V. Pigmentierte villonoduläre Synovitis

Pigmentierter villonodulärer Synovitis (p.v.n.S.) und lokalisierter nodulärer Synovitis (l.n.S.) liegt eine exzessive Proliferation der Membrana synovialis zugrunde (benignes Synovialom: MATHEWS u. HART 1975). Während die p.v.n.S. bevorzugt die Gelenke betrifft, ist die l.n.S. vorwiegend in den Sehnenscheiden lokalisiert (BAES u. TANGHE 1974).

Am häufigsten ist das Kniegelenk befallen (Tabelle 1), ein Befall mehrerer Gelenke ist möglich (GEHWEILER u. WILSON 1969; LESZCZYNSKI et al. 1975). Klinisch stehen periodische Gelenkschmerzen und Schwellungen im Vordergrund. Röntgenologisch stellt sich eine verdickte Synovialmembran dar, häufig können Gelenkergüsse vorhanden sein. Knorpel- und Knochenerosionen bis zur Bildung von Knochenzysten können auftreten (PANTAZOPOULOS et al. 1975). Insbesondere werden Knochenläsionen bei der p.v.n.S. im Hüftgelenk gesehen (SCOTT 1968). Osteolytische Zysten im Azetabulum werden nach GHORMLEY u. ROMNES (1954) als charakteristisch angesehen. Bei der l.n.S. sollen Knochenerosionen nicht vorkommen (FRAIRE u. FECHNER 1972).

Makroskopisch findet sich eine zottige oder knotige (als p.v.n.S. die gesamte Synovialmembran einnehmende oder als l.n.S. als umschriebene Veränderung auftretende) Hyperplasie des gelb-braun gefärbten Gelenkkapselgewebes.

Mikroskopisch ist das villöse Gewebe von einer oft mehrreihigen Synovialzellschicht überzogen. In den Stromazellen, die aufgrund elektronenmikroskopischer Untersuchungen in fibroblastenähnliche Zellen und Makrophagen unterschieden werden können (WYLLIE 1969), finden sich Ablagerungen von Lipiden mit Bildung von Schaumzellen („Xanthomzellen": Abb. 5) und Hämosiderin. Charakteristisch sind mehrkernige Riesenzellen, die nach BIERTHER u. SCHLÜTER (1973) durch Fusion aus Makrophagen entstehen. Lichtmikroskopisch kann aber auch der Eindruck entstehen, daß es sich bei diesen Zellen um Endothelsprossen (Abb. 6) oder Gefäßwandzellen handelt, wie schon WUSTMANN (1925) vermutete. Das Stroma der Zotten kann in unterschiedlichem Maß fibrosiert sein. Nach FRAIRE u. FECHNER (1972) kann histologisch die l.n.S. von der p.v.n.S. abgegrenzt werden, da die erstere keine villösen Strukturen aufweist und im Gegensatz zur p.v.n.S. von einer flachen Synovialzellschicht überzogen wird. Histologisch abgrenzbar sind auch papillär organisierte Thromben, denen Riesenzellen und Schaumzellen fehlen (BURNETT 1976). Eine maligne Entartung wurde nicht beobachtet (LICHTENSTEIN 1955).

Die Therapie besteht in der Synovektomie, der allerdings nicht selten Rezidive folgen (GRANOWITZ et al. 1976). Eine Röntgentherapie kann die fibröse Verödung des Prozesses fördern (LICHTENSTEIN 1955) und auch pathologisches Restgewebe zerstören (LARMON 1965; CAMPANACCI et al. 1974). Nach GRANOWITZ et al. (1976) ist eine Röntgentherapie jedoch nur bei Rezidiven indiziert.

Die Ätiologie der Erkrankung ist unbekannt (GRANOWITZ et al. 1976). Im allgemeinen wird angenommen, daß die p.v.n.S. eine entzündliche Reaktion des Stratum synoviale darstellt. Die Ansicht, daß sie die Folge rezidivierter Gelenkblutungen ist, wurde nicht sicher bestätigt (vgl. HOAGLUND 1967) auch wenn es YOUNG u. HUDACEK (1954) beim Hund durch multiple intraartikuläre Blutinjektionen gelang, ähnliche Gelenkkapselveränderungen zu erzeugen. Diese Ansicht scheint aber auch schon deswegen unwahrscheinlich, da in Blutergelenken bisher ein echtes morphologisches Korrelat der p.v.n.S. nicht beschrieben wurde (BOBECHKO u. KOSTUIK 1968; vgl. auch Befunde bei Hämophilie: PIETROGRANDE et al. 1972 sowie HANDELSMAN u. LURIE 1975). Nach der Ansicht von LESZCZYNSKI et al. (1975) stellt sie eine primäre Gefäßerkrankung dar. Rasterelektronenmikroskopische Untersuchungen von GAUCHER et al. (1976) weisen aber wieder auf die Bedeutung von Blutungen zur Auslösung der p.v.n.S. hin. Neuere Befunde von HIROHATA et al. (1976) führen zu der Hypothese, daß der Erkrankung eine Störung des Cholesterin-Stoffwechsels zugrunde liegen kann. JONES et al. (1969) dagegen fassen die p.v.n.S. als Neoplasie der synovialen Histiozyten auf und sehen eine Verwandtschaft mit den extrasynovialen histiozytären Tumoren.

VI. Fibrom

Echte Fibrome des Gelenkkapselgewebes sind außerordentlich selten (COHEN 1972). JAFFÉ (1958) bezweifelt sogar ihre Existenz und nimmt an, daß die in der Literatur mitgeteilten Fälle fibröse Endstadien der pigmentierten villonodulären Synovitis darstellen.

VII. Lipom

Lipome, Tumoren aus reifen Fettzellen, sind seltene Neubildungen, als deren Ausgangsort das subsynoviale Fettgewebe angenommen wird (LANG u. THURNER 1962). Vom Lipom, das eine echte Neubildung darstellt, ist das aus Granulationsgewebe und Fettgewebe aufgebaute Lipoma arborescens abzugrenzen (vgl. CALDERON 1938: Lipoma arborescens bei Gelenktuberkulose).

Nach den wenigen Mitteilungen in der Literatur sind Lipome am häufigsten im Kniegelenk lokalisiert (Tabelle 1).

Makroskopischer und mikroskopischer Aufbau der Lipome entsprechen dem, wie sie für das subkutane Bindegewebe beschrieben wurden (s.S. 330ff. im Teilband VI/2C dieses Handbuches).

Die Pathogenese ist unbekannt. Für das bei Plattknickfüßen beobachtete symmetrische Lipom des oberen Sprunggelenkes nimmt DRIELS (1932) eine traumatische Ätiologie an.

VIII. Metastasen

Unverständlich ist, warum das gut vaskularisierte Bindegewebe der Gelenkkapsel nur selten Ort von metastatischen Tumorabsiedlungen ist (COLLINS 1949). GOLDENBERG et al. (1975) beschrieben einen Fall eines metastasierenden Adenokarzinoms und BENEDEK (1965) sowie MOUTSOPOULOS et al. (1975) beschrieben die Metastase eines Bronchialkarzinoms bzw. eines Mammakarzinoms, die wohl vom Knochen aus sekundär in das Gelenk eingebrochen waren.

Auch bei malignen Erkrankungen des hämatopoetischen Systems können Infiltrate im Gelenkkapselgewebe auftreten (SPILBERG u. MEYER 1972; EMKEY et al. 1973), wobei die klinisch im Vordergrund stehende Arthritis ein initiales Krankheitssymptom sein kann (EMKEY et al. 1973). Nach der Ansicht von THOMAS et al. (1961) sind leukämische Infiltrate selbst bei arthritischen Beschwerden jedoch nur selten zu beobachten.

Literatur

Baes H, Tanghe W (1974) Nodular tenosynovitis. Dermatologica 149:149–154
Begg MW, Scott JE (1966) Hyaluronic acid and protein in simple ganglia and Heberden's nodes. Ann Rheum Dis 25:145–148
Benedek TG (1965) Lysis of the patella due to metastatic carcinoma. Arthritis Rheum 8:560–567
Bennet GE, Cobey MC (1939) Hemangioma of joints. Arch Surg 38:487–500
Bierther M, Schlüter G (1973) Elektronenmikroskopische Untersuchungen zur Entstehung von Riesenzellen aus Histiozyten bei villo-nodulärer Synovitis. Z Rheumatol 32:272–283
Bobechko WP, Kostuik JP (1968) Childhood villonodular synovitis. Can J Surg 11:480–486
Burnett RA (1976) A cause of erroneous diagnosis of pigmented villonodular synovitis. J Clin Pathol 29:17–21
Calderon E (1938) Zur Kenntnis der als „Lipoma arborescens" bezeichneten Kapselveränderung des tuberkulösen Kniegelenks. Bruns Beitr Klin Chir 168:304–306
Cameron HU, Kostuik JP (1974) A long-term follow-up of synovial sarcoma. J Bone Joint Surg [Br.] 56:613–617
Campanacci M, Pagani PA, Musiani M, Libri R (1974) Sinovite, tenosinovite, borsite villonodulare e nodulare pigmentosa. Chir Organi Mov 61:675–686
Cobey MC (1943) Hemangioma of joints. Arch Surg 46:465–468
Cohen AS (1972) Tumors of synovial joints, bursae and tendon sheaths. In: Hollander JE, McCarty DJ (eds) Arthritis and allied conditions. Lea & Febiger, Philadelphia, pp 1374–1387
Collins DH (1949) The pathology of articular and spinal diseases. Arnold, London, pp 234–246
Coventry MB, Harrison EG, Martin JF (1966) Benign synovial tumors of the knee: a diagnostic problem. J Bone Joint Surg [Am.] 48:1350–1358
Crasselt C, Willkommen H (1974) Die Therapie der Chondromatosis synovialis. Beitr Orthop Traumatol 21:315–321
DePalma AF, Mauler GG (1964) Hemangioma of synovial membrane. Clin Orthop 32:93–99
Driels A (1932) Über Gelenklipome der unteren Extremitäten. Arch Orthop Unfallchir 31:330–335
Eder M (1974) Pathologie des Wachstums und der Differenzierung. In: Eder M, Gedigk P (Hrsg) Lehrbuch der allgemeinen Pathologie und der pathologischen Anatomie. Springer, Berlin Heidelberg New York, S 203–263

Emkey RD, Ragsdale BD, Ropes MW, Miller W (1973) A case of lymphoproliferative disease presenting as juvenile rheumatoid arthritis. Am J Med 54:825–828

Fernandez BB, Hernandez FJ (1976) Poorly differentiated synovial sarcoma. Arch Pathol Lab Med 100:221–223

Fraire AE, Fechner RE (1972) Intra-articular localized nodular synovitis of the knee. Arch Pathol 93:473–476

Gabbiani G, Kaye GI, Lattes R, Majno G (1971) Synovial sarcoma. Cancer 28:1031–1039

Gaucher A, Faure G, Netter P, Pourel J, Serot J-M, Lefakis P, Duheille J (1976) Synovite villonodulaire pigmentée de la hanche: ultrastructure et aspects en microscopie électronique à balayage. Rev Rhum Mal Osteoartic 43:357–362

Gehweiler JA, Wilson JW (1969) Diffuse biarticular pigmented villonodular synovitis. Radiology 93:845–851

Geiler G (1961) Die Synovialome. Springer, Berlin Göttingen Heidelberg

Gerner RE, Moore GE (1975) Synovial sarcoma. Ann Surg 181:22–25

Ghormley RK, Romnes JO (1954) Pigmented villonodular synovitis (xanthomatosis) of the hip joint. Proc Staff Meet Mayo Clin 29:171–182

Goldenberg DL, Kelley W, Gibbons RB (1975) Metastatic adenocarcinoma of synovium presenting as an acute arthritis. Arthritis Rheum 18:107–110

Granowitz SP, D'Antonio J, Mankin HL (1976) The pathogenesis and long-term end results of pigmented villonodular synovitis. Clin Orthop 114:335–351

Handelsman JE, Lurie A (1975) Pathological changes in the juvenile haemophilic knee. S Afr J Surg 13:243–249

Heep R (1936) Beitrag zur Osteochondromatose des Talocruralgelenkes. Z Orthop 65:147–154

Hirohata K, Kumon H, Tanaka Y (1976) Elektronenmikroskopische Untersuchungen an Schaumzellen bei pigmentierter villonodulärer Synovitis (PVS). Z Orthop 114:44–53

Hoaglund FT (1967) Experimental hemarthrosis. J Bone Joint Surg [Am.] 49:285–298

Jacobs JE, Lee FW (1949) Hemangioma of the kneejoint. J Bone Joint Surg [Am.] 31:831–836

Jaffé HL (1958) Tumors and tumorous conditions of the bones and joints. Lea & Febiger, Philadelphia

Jeffreys TE (1967) Synovial chondromatosis. J Bone Joint Surg [Br.] 49:530–534

Jones FE, Soule EH, Coventry MB (1969) Fibrous xanthoma of synovium (giant-cell tumor of tendon sheath, pigmented nodular synovitis). J Bone Joint Surg [Am] 51:76–86

Kubo T (1974) A note on fine structure of synovial sarcoma. Acta Pathol Japan 24:163–168

Lang FJ, Thurner J (1962) Erkrankungen der Gelenke. In: Kaufmann E, Staemmler M (Hrsg) Lehrbuch der speziellen pathologischen Anatomie, Bd II/4, 7. Lieferung, de Gruyter, Berlin, S 1985–2266

Larmon WA (1965) Pigmented villonodular synovitis. Med Clin North Am 49:141–150

Leszczynski J, Huckell JR, Percy JS, Leriche JC, Lentle BC (1975) Pigmented villonodular synovitis in multiple joints. Ann Rheum Dis 34:269–272

Lichtenstein L (1955) Tumors of synovial joints, bursae and tendon sheaths. Cancer 8:816–830

Luse SA (1960) A synovial sarcoma studied by electron microscopy. Cancer 13:312–322

Mackenzie DH (1966) Synovial sarcoma. Cancer 19:169–180

Mathews RS, Hart JAL (1975) Benign synovioma (pigmented villonodular synovitis). Surg Forum 26:513–515

McEvedy BV (1962) Simple ganglia. Br J Surg 49:585–594

Moutsopoulos HM, Fye KH, Pugay PI, Shearn MA (1975) Monarthritic arthritis caused by metastatic breast carcinoma. JAMA 234:75–76

Pantazopoulos T, Stavrou Z, Stamos C, Kehayas G, Hartofilakidis-Garofalidis G (1975) Bone lesions in pigmented villonodular synovitis. Acta Orthop Scand 46:579–592

Pietrogrande V, Dioguardi N, Manucci PM (1972) Short-term evaluation of synovectomy in haemophilia. Br Med J 2:378–381

Potter TA (1972) Regional disorders of joints and related structures. In: Hollander JL, McCarty DJ (eds) Arthritis and allied conditions. Lea & Febiger, Philadelphia, S 1391–1410

Robbins SL (1974) Pathological basis of disease. Saunders, Philadelphia London Toronto

Sabanas AO, Ghormley RK (1955) Hemangioma of the knee joint complicated by synovial chondromatosis: report of case. Proc Staff Meet Mayo Clin 30:171–179

Scott PM (1968) Bone lesions in pigmented villonodular synovitis. J Bone Joint Surg [Br.] 50:306–311

Spilberg I, Meyer GJ (1972) The arthritis of leukemia. Arthritis Rheum 15:630–635

Stout AP (1953) Tumors of the soft tissue. In: Atlas of tumor pathology. Sect II, Fascicle 5. Armed Forces Institute of Pathology, Washington D.C.

Theler W (1935) Über das solitäre Gelenkchondrom. Fortschr Röntgenstr 52:1–17

Thomas LB, Forkner CE, Frei E, Besse BE, Stabenau JR (1961) The skeletal lesions of acute leukemia. Cancer 14:608–621

Trias A, Quintana O (1976) Synovial chondrometaplasia: review of world literature and a study of 18 Canadian cases. Can J Surg 19:151–158

Wustmann O (1925) Beiträge zur Frage der xanthomatischen Riesenzellneubildungen. Dtsch Z Chir 192:381–400

Wyllie JC (1969) The stromal cell reaction of pigmented villonodular synovitis: an electron microscopic study. Arthritis Rheum 12:205–214

Young JM, Hudacek AG (1954) Experimental production of pigmented villonodular synovitis in dogs. Am J Pathol 30:799–811

Sachverzeichnis

Achillessehne, Pigmentimprägnation, Ochronose 576
Tendovaginitis, Häufigkeit 87
Acrodermatitis chronica atrophicans, Differentialdiagnose 37
ACTH, Behandlung, Arthritis, intestinale Erkrankungen 388
Behandlung, Arthropathie, Ileitis terminalis (Crohn) 391
Behandlung, juvenile chronische Arthritis 274, 275
Glukokortikoidtherapie, chronische Polyarthritis 179
langfristige Behandlung, Spätschäden 248, 275
Ätiologie, allergische Arthritis 455
Arthritis, intestinale Erkrankungen 384
Arthritis, Ileitis terminalis (Crohn) 389
Arthritis psoriatica 337
Arthritis villonodularis pigmentosa 312, 313
Arthropathie, Morbus Wilson 559
Arthrose 659, 668
Chondrokalzinose 522
chronische Polyarthritis 3, 4, 6, 9
Coxitis, transitorische 324
Felty-Syndrom 192, 193, 195
Finger-Polyarthrose 748
Gichtanfall 503, 504
Hämochromatose 549
Leukämie 618
Osteochondropathia endemica (Kaschin-Beck) 564
Sarkoidose 405
symptomatische Arthritis 455
Agammaglobulinämie, chronische Polyarthritis, Ausschlußliste 58
Akromegalie, Arthropathien 601, 602
Akromioklavikulargelenke, chronische Polyarthritis, Erstmanifestation 80, 81
chronische Polyarthritis, Röntgenologie 153, 154, 155
Gichtarthropathie 512
Akroosteolyse, HWS-Dornfortsätze, chronische Polyarthritis 77
Akroosteosklerose, chronische Polyarthritis, Röntgenbefund 145

Akrosklerose, Sarkoidose, Röntgenbefunde 415, 416
akute Polyarthritis, Nomenklatur 3
akute Sarkoidose, siehe Sarkoidose
Aktivitätskriterien, juvenile chronische Arthritis, Labormethoden 251
alkaptonurische Ochronose, siehe Ochronose
Alkoholismus, Gelenkinfektionen, Prädisposition 468
Gichtanfall 503
Allergene, symptomatische Arthritis 392
allergische Arthritis, Synonyma, Definition, Ätiologie 455
Alpha$_1$-Antitrypsin-Mangel, juvenile chronische Arthritis 261
Alter, Krankheitsverlauf, Prognose 71, 72
Manifestationsbeginn, chronische Polyarthritis 62, 66, 67
Altersabhängigkeit, Arthrose, Diagnose 669
Gonarthrose 712
Serumharnsäurekonzentration 496
Alterspolyarthritis, Klinik 69, 70
Altersverteilung, Arthritis psoriatica 340
Arthropathia urica 502
Arthrose, radiologische Häufigkeit 664
chronische Polyarthritis 25
Coxarthrose 728
Felty-Syndrom 188, 189
Gelenktumoren 798
Gonarthrose 712
juvenile chronische Arthritis 211
Sarkoidose 420, 428
American Rheumatism Association, chronische Polyarthritis, Klassifizierung, Funktionsfähigkeit 74
diagnostische Kriterien, chronische Polyarthritis 25, 57
Felty-Syndrom, Definition 188
Amöbiasis, Arthritis, Differentialdiagnose 397
Arthritis, symptomatische, reaktive 393
Amyloidose, Arthropathie 644–652
chronische Polyarthritis 46, 47, 76, 113
Hauptletalfaktor 288
juvenile chronische Arthritis, Todesursache 288
Reizleitungssystem, juvenile chronische Arthritis 244, 245

Amyloidose, Still-Syndrom 219
  Todesursache, chronische Polyarthritis 76
Amyloidtumor, Rheumaknoten, Differential-
  diagnose 37
Anämie, autoaggressive Verlaufsform, chroni-
  sche Polyarthritis 68
  chronische Polyarthritis, Labordiagnostik 125
  chronische Polyarthritis, Systemkomplikatio-
    nen 108
  Felty-Syndrom 191
  hypochrome, chronische Polyarthritis, Kli-
    nik 45, 112
  juvenile chronische Arthritis, Todesursache
    288
  Still-Syndrom 216, 219, 224
  Still-Syndrom, Todesursache 288
Anamnese, chronische Polyarthritis, Differentialdiagnose 58, 59
  Mono-, Oligo-Arthritis, Differentialdiagnose
    510
Androgenbehandlung, Felty-Syndrom 200
Angiohämophilie, Pathogenese, Hämarthrose
  604
Ankylose, chronische Polyarthritis, Klassifizierung 73
  chronische Polyarthritis, Kniegelenk, Klinik
    99
  chronische Polyarthritis, radiologische Sta-
    dieneinteilung 129
  chronische Polyarthritis, Spondylarthritis,
    subaxiale Region 77
  chronische Polyarthritis, Schultergelenk 154
  Fingerendgelenk, Arthrose, Röntgenbefund
    759
  Hüftgelenk, Röntgen-Symptome 158
  Intervertebralgelenke, juvenile chronische
    Polyarthritis 235
  jugendliche Zervikalarthritis 171, 172
  juvenile chronische Arthritis, HWS, Rönt-
    genbefund 235, 236
  juvenile chronische Arthritis, pathologisch-
    histologische Befunde 233
  ossäre, juvenile chronische Arthritis, Stadien-
    einteilung 264
  Total-, Handwurzel, Karpalblock 144, 145
antekubitale Zysten, Bursitis olecrani, chronische Polyarthritis, „Dromedar-Silhouette"
  83
Antibiotika-Therapie, Gelenkinfektionen 475,
  476, 477
Antigen-Antikörper-Reaktion, Colitis ulcerosa
  384, 385
Antikörper, allergische Arthritis 460
  chronische Polyarthritis 6, 7
  Coxsackie-Infektion 397
  denaturiertes Kollagen Typ I, II 254
  Ileitis regionalis (Crohn) 389
  virale, juvenile chronische Arthritis 254

Antimalaria-Mittel, Therapie, juvenile chroni-
  sche Arthritis 277
antinukleare Faktoren, juvenile rheumatische
  Iridozyklitis 229
Antirheumatika, Arthritis, intestinale Erkrankungen 388
  Behandlung, Arthritis, Ileitis terminalis
    (Crohn) 391
  Sarkoidose, Therapie 437
  steroidfreie, Arthritis psoriatica 372
  symptomatisch wirkende 178, 179
Aortenklappen, Stenose, alkaptonurische
  Ochronose, Differentialdiagnose 580, 581
Apophysealsynostose, Dornfortsatzhypoplasie
  172
Arteriitis, chronische Polyarthritis, Organkom-
  plikationen 107
  necroticans, Diagnose 44
  necroticans, Still-Syndrom 222, 223
Arteriitis nodosa, Koronararterien, Todesursache, Kindesalter 269
Arteriographie, atlanto-axiale Dislokation 171
Arthralgie, akute Sarkoidose (Löfgren-Syndrom), Dauer 431
  alkaptonurische Ochronose 578, 579
  Arteriitis nodosa, generalisierte Form 269,
    270
  Knochentumoren, Metastasierung 267, 268
  Morbus Whipple 391
  Sarkoidose, Lokalisation 429
  symptomatische, Definition, Klinik '455, 456
  symptomatische Arthritiden 393
  virale Erkrankungen, Differentialdiagnose
    267
Arthritis, acromio-clavicularis, Röntgensymptome 153
  akute Gicht 505
  akute Sarkoidose 415
  allergische, Diagnose, Differentialdiagnose
    472, 473
  allergische, Synonyma, Ätiologie 455
  Amöbiasis, Differentialdiagnose 397
  anamnestische Angaben, Differentialdia-
    gnose 59, 60
  Arthrose, Differentialdiagnose 701
  Atlantoaxial-, juvenile chronische Polyarthri-
    tis 236
  Atlas of Standard Radiographs, Graduie-
    rung 25
  bakterielle, infektiöse, Differentialdiagnose
    58
  Behçet-Syndrom 453
  Besonderheiten im Kindesalter 234, 235
  Brucellose, Diagnose, Klinik 398
  chronische, Fingermittelgelenke 140
  chronische (rheumatoide), juvenile 208, 209
  Chronizität, Beurteilung 128, 129
  Clostridien-Infektion 482

Colitis ulcerosa 271, 383
Coxsackie-Infektion, Diagnose, Klinik 397
D-Locus Antigen TMO 257
destruierende PIP-, Röntgenbefund 146
destruierende, zystoider Typ 136, 137, 138
Differentialdiagnose 266, 267, 270, 310, 311, 319, 370, 472
Enteritis regionalis (Crohn) 271, 383, 388
Enzymopathien mit Gelenksymptomatik 268
Frühsymptomatologie 63, 77
funktionelle, morphologische Befunde, Prognose 284
„Gammopathien", Pathogenese 458
Gelenkpathologie, Röntgenmorphologie 133
Gonokokken-, Differentialdiagnose 370, 480
Hallux valgus, Spätform, Röntgenbefund 151
hämatogene, primärer Infektionsherd 466
Hämophilie, Pathogenese 604
Handwurzelgelenke, Röntgenbefunde 143, 144
Hautmykosen 457
HLA-B_{27}-assoziierte, reaktive 462, 463
Ileitis regionalis (Crohn), Pathogenese, Klinik, Therapie 388–391
Immunologie 252, 253
infektiöse, Differentialdiagnose 472
infektiöse, Differentialdiagnose, Labordiagnostik 126, 265, 266
infektiöse, röntgenologische Frühdiagnose 473, 474
intestinale Grundkrankheiten 383–403
intestinale Lipodystrophie (M. Whipple) 391, 392
Kalkaneo-Kuboidgelenk, Klinik 103
Karzinom, Zusammenhänge 457
kutaneo-uveales Syndrom (Behçet) 453
Labordiagnostik 251, 252, 253
Leishmaniose, Differentialdiagnose 267
Meningokokken-, Klinik, Therapie 480, 481
Morbus Behçet 453
Mykoplasma pneumoniae, Differentialdiagnose 267
Nagelveränderungen, Differentialdiagnose 350
Okzipito-atlanto-Axialregion 77
Ostitis cystoides multiplex Jüngling 412
parainfektiöse, Definition, Ätiologie 455
paraneoplastische, Antikörpernachweis 460
paraneoplastische, Eigenallergene 457
Paratyphus A, B, Klinik, Therapie 393, 394
primäre, sekundäre, Definition 455
Proctocolitis 386
„Pseudogicht", Chondrokalzinose, Differentialdiagnose 511, 512
Pseudomonas-Infektion, Therapie 481

Reiter-Syndrom, Differentialdiagnose 335, 510
rheumatoide, juvenile 208–282
„robuster Reaktionstyp" 67
röntgenologische Differentialdiagnose 131, 132, 473, 474
Salmonelleninfektion 393, 394
Sarkoidose, chronische Polyarthritis, Koinzidenz 427
Sarkoidose, Differentialdiagnose 511
Sarkoidose, Prognose 439
seronegative, Differentialdiagnose 510
septische, Definition, Klinik 465'
siehe chronische Polyarthritis
symptomatische, Diagnose, Klinik, Behandlung 455–464
symptomatische, Differentialdiagnose 370
symptomatische, enterale Infektionen '392, 393
Talonavikulargelenk, Klinik 103
temporo-mandibularis, Röntgenologie 164, 165
Therapie 371, 372
toxisch-allergische, Definition, Ätiologie 455
Tuberkulose, Klinik, Therapie 482
Typhus, Diagnose, Klinik 393, 394
virusbedingte 456, 457, 483
Wirbelsäulenveränderungen, Differentialdiagnose 369
Yersinia enterocolitica, Differentialdiagnose 267
Yersinia enterocolitica, Klinik, Therapie 394, 395
Arthritis infectiosa, Pathogenese 465, 466
Sarkoidose, Differentialdiagnose 427
Ursachen 456
Arthritis mutilans, Spondylitis, Arthritis psoriatica, Röntgenbefund 355, 356
Arthritis psoriatica, Ätiologie 337
atlantoaxiale Dislokation, Röntgenbefund 359
Definition 337
Diagnose 364, 365
Differentialdiagnose 253, 366, 367, 509
Differentialdiagnose: Hämochromatose 554
Epidemiologie 339
extraartikuläre Manifestationen 352
Gelenkbefallmuster 348, 369
Gelenkszintigramm, Hand 360
Geschlechtsverteilung, Differentialdiagnose 340, 760
HLA-Antigenmuster 339
Hautveränderungen 346
Histologie 343, 344
Isotopendiagnostik 358, 359
Kindesalter 352, 353
Klinik 271, 345, 346
Laborbefunde 361

Arthritis psoriatica, Manifestationsalter 340
  medikamentöse Therapie 372
  Morbidität 339
  Nagelveränderungen 350
  Nomenklatur 337
  operative Therapie 374
  Pathogenese 337
  Pathologie 340, 341
  physikalische Therapie 371, 372
  Prognose 375, 376
  Röntgenbefunde 353, 354
  Sakroiliitis, Röntgenbefund 357
  Schmerzursachen 725, 726
  steroidfreie Antirheumatica 372
  Synovialzellbild 362
  Therapie 371, 372
  Todesursachen 375
  Verlauf 363
  Wirbelsäulenbeteiligung 351, 352
Arthritis purulenta, Punktion, Drainage 478
Arthritis urica, Differentialdiagnose: chronische Polyarthritis 59, 60
  Differentialdiagnose, Lebensalter 702
  Fehldiagnosen 585
  Gelenkinfektion, Prädisposition 469
  Geschlechtsverteilung 760
  siehe Gichtarthropathie
Arthritis villonodularis pigmentosa, Ätiologie, Pathogenese 312, 313, 801
  aggressive Verlaufsform 315
  Diagnostik 317, 318
  Differentialdiagnose 310, 311, 319, 802
  Geschlechtsprädilektion 305
  Häufigkeit 306, 307, 801
  Hand, Röntgenbefund 316
  Histologie 309, 310, 311, 318
  Klinik 306, 307, 801, 802
  Lokalisation 306
  Manifestationsalter 305
  Operationssitus, Kniegelenk 308
  Osteolysen, Topographie, Kniegelenk, Hüftgelenk 314, 315
  Pathogenese 312, 313
  Pathologie 307, 308
  Röntgenbefund, Hand 316
  Schmerzursachen 725
  Synonyma 304, 305
  Therapie 318, 329
  Xeroradiographie 318
Arthrographie, Arthritis villonodularis pigmentosa 318
  Bakerzyste 100
  Bakerzyste, Gonarthrose 723
  differentialdiagnostische Möglichkeiten 706
  Gonarthritis, Baker-Zyste 162
  Gonarthrose 722
  Hüftgelenk, Synovialzyste 158

Radio-Karpalgelenk, Karpalgelenke, chronische Polyarthritis 84
  Schultergelenk, Indikationen, Symptome 154
Arthropathia urica, siehe Gicht, Gichtarthropathie, Harnsäure, Hyperurikämie
Arthropathie, Blutkrankheiten, Differentialdiagnose 265
  progressive, „Pseudorheumatoid", Kindesalter 290
  Amyloidose 644–652
  Chondrokalzinose 521–548
  Diabetes mellitus 590–596
  Ellbogengelenk, Faktor VII-Defekt 606
  febrile, Erythema nodosum, Löfgren-Syndrom 433
  Hämochromatose 549–558
  Hyperlipoproteinämie 585
  Hypothyreose, angeborene, erworbene 597, 599
  Keimdrüseninsuffizienz 602
  leukämische, Differentialdiagnose 627, 628
  Morbus Wilson 559–563
  Nebenniereninsuffizienz 602
  neuropathische, Differentialdiagnose 702
  ochronotische, Häufigkeit 570
  ochronotische, Knie-, Schulter-, Hüftgelenke 579
  Osteochondropathia endemica (Kaschin-Beck) 564–568
  Parkinson-Syndrom 559
  Syringomyelie 640, 641
  Tabes dorsalis 636
  traumatische, Arthritis villonodularis pigmentosa, Differentialdiagnose 310, 311
  Yersinia-Infektion 394, 395
Arthropathien, Akromegalie 601
  Differentialdiagnose 763–769
  Differentialdiagnose, Lebensalter 702
  endokrine Störungen 597–603
  ernährungsbedingte Störungen 521
  hämatopoetisches System 618–632
  hämophile Gelenkblutungen, Therapie 612, 613
  Hyperparathyreoidismus 600, 601
  Leukämien 618–632
  Lipokalzinogranulomatose 588
  neuropathische 636–639
  Paraproteinämien 633, 634
  Stoffwechselstörungen 521
  Xantomatose 585, 586
Arthrose, ähnliche Arthropathie, Chondrokalzinose 535
  ätiologische Faktoren 659, 668
  aktivierte, antiphlogistische Behandlung 700
  aktivierte, Differentialdiagnose 704
  aktivierte, enzymatischer Circulus vitiosus 698

Anamnese, rheumatische Schmerzzustände 699
Arthritis, Differentialdiagnose 701
Beschwerdebild 700
biochemisches, biomechanisches Konzept 675, 676
Definition 655
Dekompensation, Prinzip 697, 698
Diagnose, Lebensalter 669
Differentialdiagnose 703, 704, 710, 712, 725, 726
Einteilung, Schweregrade 657, 658, 693
Epidemiologie 662, 664, 665
erosiv-destruierende, Fingerendgelenk, Röntgenbefund 759
experimentelle 678
Femoro-Patellargelenk, radiologisches Frühstadium 721
Frühdiagnose 700
Gelenkkapsel, pathologische Anatomie 693
Gelenksymptome, akute, chronische Arthritis 701
Gradeinteilung, radiologischer Index 710
Häufigkeit, Wirbelsäule, periphere Gelenke 663, 664, 665
Hand, Gelenkbefallmuster, Differentialdiagnose 369
Heberden-, Finger, Photos 751, 752
Histologie 689, 692
Hüftgelenk, idiopathische, Häufigkeit 728, 729
idiopathische, primäre 654, 655
Insertionstendinose, weichteilrheumatische Affektionen 697
„Katabolin-Mechanismus", Pathogenese 673
Klassifizierung, Pathologie 657, 658, 693, 710
Klinik 696, 697, 707
Knochensklerose, Pathologie 691
Knorpelschwund, Pathologie 687
Knorpelverkalkung, Störung 679, 680
Knorpel-, Knochenerosion, Begleitsynovitis 699
Kollagenabbau, Störungen 677
Laborbefunde 706, 707
Morphologie 687, 688
Nomenklatur 655
Pathogenese 659, 660, 669, 670, 671
Pathogenese, schematische Darstellung 680
Pathologie 687, 688
Periarthropathie, Pathologie 697, 698
primäre, sekundäre, Häufigkeitsverteilung 659, 712
Proteoglykan-Synthese, -Abbau 678, 679
Pseudozysten, Pathologie 690
Psoriasis-, Gelenkbefallmuster 760
radiologische Häufigkeit 664, 712, 713

rheumatologische Schmerzanamnese 699
Röntgenbefunde 710, 711
röntgenmorphologische Elemente 131
Röntgentherapie 789
Schmerzanamnese 699
Schmerzqualität 701
Sekundär-Symptomatik, Periarthropathie 698
siehe Finger-Polyarthrose
spezielle Lokalisationen 712
Symptomatologie 696
Synonyma 657, 658
Synovialflüssigkeit, Störung der „Schmierfunktion" 672, 673
Synovitis, Knorpel-, Knochenerosion 699
Synovitis, Pathogenese, Theorie 673
Synovitis, Pathologie 691
Therapie 770–796
weichteilrheumatische Affektionen 697
Arthroskopie, Gonarthrose, Differentialdiagnose 722
Arthrosynovitis hyperplastica pigmentosa, Synonyma 305
Arthrotomie, infektiöse Arthritis, Indikationsstellung 479
Articulatio cricoarytaenoidea, chronische Polyarthritis, Klinik 106
Aspirin-Behandlung, Kindesalter, Nebenwirkungen 273
Atemnot, akute, Articulatio cricoarytaenoidea, chronische Polyarthritis 106
Atlantoaxialarthritis, juvenile chronische Polyarthritis 235, 236
atlanto-axiale Dislokation, chronische Zervikalarthritis 167
Pathobiomechanik 171
atlanto-axiale Subluxation, Klinik, Differentialdiagnose, chronische Polyarthritis 77, 79
atlanto-dentaler Halteapparat, Totalinsuffizienz 170
Atlasluxation, kritische Dislokation, Zervikalmark 170
atypische Verlaufsformen, chronische Polyarthritis 63, 66, 67
Augen, Iridozyklitis, juvenile chronische Arthritis, Komplikationen 227, 228
Keratokonjunktivitis, Skleromalacia perforans, chronische Polyarthritis 108, 110
Komplikationen, Ileitis regionalis (Crohn) 389
Morbus Behçet (kutaneo-uveales Syndrom) 453
Sicca-Syndrom, Klinik 110
Symptome, Differentialdiagnose: Chronische Polyarthritis 59, 60
Veränderungen, chronische Polyarthritis 46
Ausschlußliste, chronische Polyarthritis, diagnostische Kriterien 58

autoaggressive Polyarthritis, maligne Verlaufsform, Klinik 68, 69
Autoantigene, chronische Polyarthritis 4, 5, 7
Autoantikörper, chronische Polyarthritis, Labordiagnostik 125
Felty-Syndrom 193
Autoantikörperreaktion, Colitis ulcerosa 384, 385
Autoimmunerkrankungen, Arthritiden, Pathogenese 457, 458

Bakerzyste, Histologie 42
Knie-, Schultergelenk 239, 240
popliteale Synovialzyste, Klinik 100, 101
Röntgenologie 161, 162
Ruptur, klinische Symptomatologie, Differentialdiagnose 101
Ruptur, Xeroradiogramm 723
Bandkeratopathie, Prognose, juvenile chronische Arthritis 228
Bandscheibendegeneration, Vakuumphänomen, alkaptonurische Ochronose 577, 578
Bandwurmerkrankungen, symptomatische Arthritis, Differentialdiagnose 370
Bang-Erkrankung, Arthritis, Differentialdiagnose 370
basiläre Impression, sekundäre, chronische Polyarthritis 77
„Baustein-Diagnostik", chronische Polyarthritis 58
Becken, osteosklerotische Sarkoidose 408, 410, 411, 421
Sarkoidose, Klinik 432
Sarkoidose, Lokalisation 418
Standardaufnahme, Coxarthrose 736, 737, 738
„Begrüßungsschmerz", Karpo-Metakarpalgelenke, chronische Polyarthritis 92, 93
Behandlung, Arthritis villonodularis pigmentosa 318, 319
siehe Therapie
Behçet-Syndrom, Arthritis 453
benign giant-cell synovialoma, Synonyma 305
Beschwerdebild, Arthrose 700
Beugersehnenentzündung, chronische Polyarthritis, Handbereich 87
Bewegungsapparat, periartikulärer, chronische Polyarthritis 40, 41
biochemisches, biomechanisches Konzept, Knorpelstörungen 675, 676
Blockwirbelbildung, infektiöse Spondylitis 474
Blut, immunologische Befunde, rheumatoide Arthritis 6
Blutbefunde, juvenile chronische Arthritis 252, 253
Blutergelenke, siehe Hämarthrose
topohämostaseologische Situation 605

Blutgefäße, rheumatische Vasopathien, Klinik 112
nekrotisierende Vaskulitis, Diagnose 44
Blutveränderungen, chronische Polyarthritis, Klinik 112, 113
juvenile chronische Arthritis 224
Boogaardscher Winkel, atlanto-axiale Dislokation 171
Bronchopneumonie, chronische Polyarthritis, Autopsie-Ergebnisse 111
Bronzediabetes, siehe Hämochromatose
Bruzellose, Arthritis, Diagnose, Klinik 398
Brustbeinschmerz, leukämische Osteopathie 627
Brustwirbelsäule, alkaptonurische Ochronose 577
chronische Polyarthritis 173
chronische Polyarthritis, Diszitis 44, 77
chronische Polyarthritis, Kortisonbehandlung 79
chronische Polyarthritis, Symptome 77
Sarkoidose, Röntgenbefund 420
Spondylarthrose, Häufigkeit 663, 664
Bursitiden, chronische Polyarthritis, Pathologie 40, 41
Bursitis, Gichtanfall, Lokalisation 504, 509
Hüftschmerz, Differentialdiagnose 744
subacromio-subdeltoidea, chronische Polyarthritis 153
Bursitis olecrani, antekubitale Zysten, chronische Polyarthritis 83
Bursitis plantaris, chronische Polyarthritis, Klinik 104
Bursitis poplitea, „Baker-Zyste", Differentialdiagnose: Thrombophlebitis 162
Bursitis rheumatica, Knie-, Schultergelenk 240
Bursitis subdeltoidea, chronische Polyarthritis, Klinik 80, 81
„Bursitis suprapatellaris", Erguß, exsudative Synovitis, chronisch-rheumatoide Gonarthritis 161
Bursitis trochanterica, Hüftschmerzen, Ursache 97, 98
B-Zellalloantigene, chronische Polyarthritis 13
B-Zellen, Synovialmembran, rheumatoide Arthritis 5

C3A, C5A, C567, Komplementaktivierung, chronische Polyarthritis 7
Calciumpyrophosphatdihydrat (CPPD), Ablagerungen, Gelenkknorpel, Chondrokalzinose, Photo 521, 524, 528
Calciumpyrophosphatkristalle, Gelenkpunktat, Differentialdiagnose 127
Caput ulnae, Primärläsion, chronische Polyarthritis 141, 142

Caput-ulnae-Syndrom, chronische Polyarthritis 85
  Röntgenbefund 145, 146
Cardiopathia ochronotica, Herzklappen, Differentialdiagnose 580
Carpo-metacarpal-ratio, Fortschreiten, chronische Polyarthritis 84, 85
Cataracta complicata, juvenile chronische Arthritis, Prognose 228
Centrum-Collum-Diaphysen-(CCD-) Winkel, Hüftgelenk, Röntgenanatomie 736, 737
Cervikalarthritis, Erstmanifestation, chronische Polyarthritis, Frühdiagnose 77, 78
Chamberlainsche Palato-Okzipitallinie, atlantoaxiale Dislokation 171
Charcot, maladie de, juvenile chronische Arthritis 208
chirurgische Therapie, juvenile chronische Arthritis 280, 281
Chloroquin-Keratopathie, -Retinopathie, iatrogene 110
Chloroquin-Therapie, Sarkoidose 438
Cholelithiasis, alkaptonurische Ochronose 581
Chondrokalzinose, Ätiologie 522, 523
  Arthritis urica, Differentialdiagnose 511, 512
  Calciumpyrophosphatdihydrat (CPPD)-Ablagerungen, Gelenkknorpel 521, 524, 527, 530
  chronische Polyarthritis – ähnliche Arthropathie 535
  Definition 521
  Diagnose, Differentialdiagnose 540, 541
  Epidemiologie 524
  Gelenkerkrankungen, röntgenologische Differentialdiagnose 131
  Hämochromatose 549, 551
  hereditär-familiäre, Kennzeichen 527
  Heredität 524, 525
  Hyperparathyreoidismus, Hämochromatose, Häufigkeit 526
  Klassifizierung 521
  Klinik 534, 535
  Laborbefunde 537, 538
  Pathogenese 522, 523
  Pathologie 526, 527
  Pathophysiologie 532, 533
  primäre, sekundäre, Definition, Klassifizierung 521
  Pseudogicht 511, 533, 535
  Röntgenbefunde 536, 537
  Synonyma 521
  Therapie 541, 542
  Uratgicht, Häufigkeit 523, 525, 527
Chondromatose, Differentialdiagnose: Hüftschmerz 744
  Klinik, Therapie 800
  Mono-, Oligoarthropathien, Differentialdiagnose 702

Chondropathia patellae, Palpation 717
chronische Arthritis, Arthrose, Gelenksymptome 701
  juvenile, Klinik 208–282
chronische Gelenkerkrankungen, Differentialdiagnose 702
chronische Gicht, Arthropathie 501, 502
chronische hämorrhagische Synovitis, Synonyma 305
chronische Iridozyklitis, juvenile rheumatoide Arthritis 227
chronische juvenile Arthritis, siehe juvenile chronische Arthritis
chronische juvenile Polyarthritis, Sarkoidose, Koinzidenz 427
chronische Polyarthritis, ähnliche Arthropathie, Chondrokalzinose 535
  Ätiologie 3, 4, 6, 9
  Akromioklavikulargelenk, Röntgenologie 80, 81, 153, 154
  Alterspolyarthritis, Häufigkeit, Klinik 69, 70
  Alters-, Geschlechtsverteilung 25
  American Rheumatism Association (ARA), diagnostische Kriterien 25, 57
  Amyloidose 46, 47, 76, 113
  anamnestische Daten 58
  Ankylose, Spondylarthritis 73, 77
  Antikörper 5, 6, 7
  Arteriitis necroticans, Diagnose 44
  Arthritis temporo-mandibularis, Röntgenologie 164, 165
  Articulatio cricoarytaenoidea, Stridor 106
  atlanto-axiale Subluxation 77, 167, 168
  atypische Symptome 56
  atypische Verlaufsformen 63, 66, 67
  Ausschlußliste 58
  autoaggressive Form 68, 69
  basiläre Impression 77
  Basistherapie 177–180
  „Baustein-Diagnostik" 58
  Befallsmuster der Hand 91
  „Begrüßungsschmerz", Handgelenke 92, 93
  Beugersehnenentzündungen, Handbereich 87
  Blutbild 6, 112
  Brustwirbelsäule 173
  Brustwirbelsäule, Häufigkeit des Befalls 77
  Bursitiden, Pathologie 40, 41
  B-Zellalloantigene 13
  Coxitis, Klinik, Röntgenologie 156, 157
  Definition 3
  Densarrosion, usurierende 77
  Diagnose 56, 57, 88, 89, 90
  Diagnostische Entscheidungsschritte, Synovitis 59, 60, 61
  Differentialdiagnose 702

chronische Polyarthritis, Differentialdiagnose, Labordiagnostik 125, 126
diskovertebraler Umbau, Halswirbelsäule 167, 168
Dupuytrensche Kontraktur 87
Ellenbogengelenk, Klinik 82, 83, 150, 151
Endstadium 36
entzündliche Folgereaktionen 7, 8
Epidemiologie 25–28
erosive Veränderungen, Differentialdiagnose 137
Erstlokalisation, Gelenkbefall-Muster 64, 77
ethnische Gruppen 14
Exazerbationen, Häufigkeit 73
extraartikuläre Manifestationen 87, 106, 107
extraartikuläre Manifestationen, Labordiagnostik 125
familiäre Disposition 9, 16, 17
Familienstammbaum, familienspezifische Haplotypen 17
Faserknorpel, Menisken, Histologie 36
Fehlstellungen des Fußes 103, 104
Felty-Syndrom, Klinik 188–207
Finger, „Knopflochdeformitäten" 95
Finger, „Schwanenhalsdeformität" 96, 97
Fingerendgelenke, Differentialdiagnose 93, 94
Fingergelenke, Röntgenbefunde 136, 137
Frühdiagnose 44, 56, 57, 77, 82, 87, 89, 97
Frühdiagnose, röntgenologische 128, 129
frühkindliche Verlaufsform 212
Frühläsionen 151, 152
Fußdeformitäten 104, 105, 151, 152
Fußgelenke, Klinik 101, 102
Fußgelenke, Röntgenologie 164
Gänsslensches Zeichen, Frühsymptom 62, 92, 762
Gelenkbefall-Muster 62, 63, 71, 72, 91
Gelenkbefallmuster, Hand, Differentialdiagnose 760
Gelenkbefallmuster, Schema 130
Gelenkinfektionen, Prädisposition 469
Gelenkkapselgewebe, Histologie 31
Gelenkpunktat, Labordiagnostik 126, 127
Gelenkzerstörung, Histologie 13, 32, 33
Genetik 9–25
Geschlechtsverteilung 760
Gichtarthropathie, Differentialdiagnose 509
Glukokortikoid-Therapie 179, 180
Gonarthritis, Röntgenologie 160, 161
Gradeinteilung, radiologische Kriterien 129
Hämatopoese 45
Hämochromatose, Differentialdiagnose 553
Häufigkeit 25
Halswirbelsäule, Häufigkeit des Befalls 77
Hand, Knopflochdeformitäten der Finger 95

Hand, Vorfuß, allgemeine Röntgensymptome 151
Handgelenke, Etagentyp 134, 135, 136
Handgelenke, Klinik 84–97
Handgelenke, spontane Sehnenrupturen 91
Heberden-Arthrose 70, 71, 747, 751, 752
Herzveränderungen 44
Histopathologie, Röntgenmorphologie 133
HLA-Antigene, -Alloantigene 11, 12, 13
HLA-Antigene, Krankheitsverlauf 19, 20
HLA-Haplotypen, Relation klinische, serologische Befunde 19, 20
HLA-Komplex, Methodologie 10
HLA-SB-System 15, 16
höheres Lebensalter 69, 70
Hüftgelenke, Erstmanifestation, Klinik, Röntgenologie 97, 98, 156, 157
Humero-Radial-Ulnar-Gelenke 150, 151
Hyperlipoproteinämie 585
Iliosakralgelenk-Arthritis 77
Immunätiopathogenese 4, 5, 6
immungenetisches Profil 15
Immunkomplexe 6, 7
infektiöse Arthritis, Ausschlußliste 58
Infektionsanfälligkeit 46
Invalidität, Häufigkeit 73
juvenile, Fingerendgelenke 136
Karpaltunnelsyndrom 87
Kiefergelenk, Klinik 105, 106
Klassifizierung, American Rheumatism Association 73, 74
Klinik 56–124
Kniegelenke, Röntgenologie 160, 161
Knopflochdeformitäten der Finger 95
Knorpel-, Knochenstrukturen, Histologie 33, 34
Kollagen-Typen, Autoantikörper, Labordiagnostik 125
Komplikationen, Rückenmarkschädigung 78
konservative orthopädische Therapie 181–186
Kortisonbehandlung, Folgen 68, 79, 91, 98, 110
Kostovertebral-Arthritis 77
Krankheitsaktivität, Beurteilung 73, 74
Kriterien, American Rheumatism Association 14, 25
Kriterien der Malignität 68, 69
Laboratoriumsdiagnostik 125, 126
Latex-Fixationstest, Spezifität 125
Lebenserwartung 75, 76
Leberveränderungen 46
Lendenwirbelsäule 173
Lendenwirbelsäule, Häufigkeit des Befalls 77
Lungenveränderungen 45

Lupus erythematodes disseminatus, Ausschlußliste 58
lymphatisches System 4, 45, 108, 113
Magen-Darmtrakt, Veränderungen 76, 113, 114
maligne Verlaufsform 68, 69
medikamentöse Therapie 177–180
Metatarsalköpfchen, Kolliquationsnekrosen 104
Milzvergrößerung, Felty-Syndrom 188
monoartikulärer Krankheitsbeginn 64
Morphologie 29–48
Mortalität, Lebenserwartung 47, 48, 75, 76
Muskulatur, röntgenmikroanalytische Befunde 42
Nervenläsionen 67, 83
nichtartikulärer Beginn 64, 65
Nierenveränderungen 46, 113
Nomenklatur 3
Okzipito-atlanto-Axialregion 77
Organmanifestationen 106, 107
orthopädische Therapie 181–183
Osteoporose, radiologische Stadieneinteilung 219
„palindromic rheumatism", atypische Verlaufsform 66
Pannusgewebe, Histologie 33, 34
Pathogenese 3, 4
Pathologie 29, 30
„Pfropfpolyarthritis", Photo 70, 761
physikalische Therapie 184, 185
Primärläsionen, Definition, Histopathologie 133
Primärläsionen, röntgenmorphologische Elemente 132
Primärläsionen, radiologische, Fingergelenke 138, 139, 140
Prodromalsymptome 61, 62
Prozeßaktivität, Beurteilung 74
psychosoziale Faktoren 27, 28
psychosoziale Probleme 75
radiologische Grad-, Stadieneinteilung 129
radiologische Primärläsionen 132, 133
radiologische Primärläsionen, Fingergelenke 138, 139, 140
Remissionen, Häufigkeit 73
Rheumafaktoren, Immunitätslage, Synovialmembran 5, 6
Rheumafaktoren, mit und ohne 14, 15
Rheumafaktoren, Titerhöhe, Krankheitsverlauf 125
Rheumaknoten, Häufigkeit, Lokalisation, Differentialdiagnose 36, 37, 38
„rheumatoid heart disease", Klinik 110, 111
„rheumatoid lung disease", Klinik 111, 112
„rheumatoid vasculitis", Klinik 112
Risikofaktoren 47, 48
„robuster Reaktionstyp" 67

Röntgendiagnostik 128–176
röntgenologische Stadieneinteilung 137
Röntgensymptome, Beurteilung der Prozeßaktivität 74
Röntgensymptome, chronische Polyarthritis, Hand, Vorfuß 151
Rotatorenmanschette, Ruptur 81
Rückenmarkschädigung, Vertebralisinsuffizienz, Differentialdiagnose 78, 79
Sakroileitis, Differentialdiagnose 106
Schmerzursachen 725, 726
Schultergelenk, Klinik 80, 81
Schulter-Hand-Syndrom, Ausschlußliste 58
Schulterregion, Klinik 152, 153
„Schwanenhalsdeformität", Häufigkeit, Fingergelenke 96, 97
Sehnenscheiden, Pathologie 40
seronegative, Labordiagnostik 126
Skapulo-Kostal-Syndrom, Klinik 81
Sonderformen, Verlauf 63, 66, 67
sozialmedizinische Aspekte 75
Spondylarthritis, subaxiale Region 77
Spondylitis ankylopoetica, Differentialdiagnose 106
Spondylitis cervicalis, Röntgensymptome 167, 168
spontane Sehnenrupturen, Hand 91
Spontanremissionen, Häufigkeit, Ursache 73
Stadieneinteilung, radiologische Kriterien 129, 130
Sterblichkeit 47, 48
Synovitis, Histologie 29, 30, 31
Systemerkrankung, Klinik 106, 107
Tendovaginitis, Tendinitis 40
Tendovaginitis stenosans De Quervain 87, 88, 89
Tibio-Fibulargelenk 99
Tietze-Syndrom 82
Todesursachen 75, 76
Typen-Differenzierung 61
Vaskulitis 7, 8
Verlauf, Prognose 71, 72
Verlaufsformen, Lokalisation, Erstmanifestation 62, 64, 65
Waaler-Rose-Test 125
Weichteilveränderungen 136, 137
„Windmühlenvorfuß", Zehenluxation 104, 105
Wirbelsäulen-Veränderungen 76, 77
Xantomatose 585
Zehendeformitäten, Luxationsstellung 104, 105
Zehengrundgelenke, radiologische Primärläsionen 147
Zervikalarthritis, Röntgenologie 166, 167
chronische Polyarthropathie, Hämochromatose 549, 551

chronische Sarkoidose, klinische Symptomatik, Verlauf 431
  siehe Sarkoidose
chronisch-arthritische Frühveränderungen, röntgenmorphologische Elemente 132
„chronisch-polyarthritisches Syndrom", Systemerkrankung, Differentialdiagnose 106, 107
C_{1q}-Bindungsaktivität, juvenile chronische Arthritis 253
Colitis enteralis (Crohn), Differentialdiagnose 266, 267
Colitis ulcerosa, anamnestische Angaben, Differentialdiagnose 59, 60, 510
  Arthritis, Klinik, Differentialdiagnose 271, 383, 510
  Gelenkbeteiligung 383
  juvenile chronische Arthritis, Kortikosteroid-/ACTH-Langzeittherapie 275
Computer-Tomographie, Coxarthrose, Differentialdiagnose 742
  Gonarthrose, Differentialdiagnose 722
Coxarthrose, alkaptonurische Ochronose 579
  Altersverteilung 728
  Beschwerdebild 729, 730
  Coxitis, Differentialdiagnose 159, 160
  definitive Diagnose 708
  Einteilungskriterien 743
  Epidemiologie 728, 729
  fortgeschrittene, Hüftgelenkfehlstellung 735
  Frühstadium, röntgenologisches 740
  Gelenkkapsel, Veränderungen, Pathologie 693
  Gelenkspaltverschmälerung 739, 740
  Gymnastik 782, 783
  Häufigkeit 728, 729
  Hohmann-Bandage 788
  Hüftschmerz, Differentialdiagnose 744
  Insertionstendinopathie 735
  Klassifizierung, radiologische Diagnose 743
  Klinik 729, 730
  Komplikationen 742, 743
  Osteophyten, Schema 739
  Pathologie, Präparate 688
  periarthropathische Druckdolenzen 735
  Prognose 742, 743
  radiologisches Frühstadium 740
  Röntgendiagnostik 738–741
  Schmerzlokalisationen, charakteristische 729, 730
  strukturelle Veränderungen, Schema 694
  Stufeneinteilung nach M. D'Aubiqué 743
„Coxa magna", transitorische Coxitis 325
Coxa valga, „erworbene Hüftdysplasie", juvenile chronische Polyarthritis 156, 157
Coxa valga, vara, Differentialdiagnose: Hüftschmerzen 744
  Präarthrose, Coxarthrose 738

„Coxite laminaire ancylosante juvénile", Epiphysenlösung, Epidemiologie 326
Coxitis, bakterielle, Differentialdiagnose 328
  chronisch-rheumatische, Klinik, Röntgenologie 156, 157, 158, 159
  juvenile Arthritis, Differentialdiagnose 702
  Still-Syndrom 216, 217
  transitorische 324–330
Coxitis fugax, Differentialdiagnose: Hüftschmerz 249, 702, 744
  monoartikuläre Erkrankung, Lebensalter 702
Coxsackie-Arthritis, Diagnose, Klinik 397
  Differentialdiagnose 59, 60
  Pathogenese 456
  symptomatische 460
CPPD-Synovitis, Pathogenese 522, 523, 528, 533
C-reaktives Protein, Gichtanfall 505
  symptomatische Arthritis 460
Cushing-Syndrom, Arthropathie, Osteopathie 603

Daumen, Fehlstellung, chronische Polyarthritis 94
  „Schwanenhalsdeformität", chronische Polyarthritis 96, 97
Definition, alkaptonurische Ochronose 569
  Arthritis psoriatica 337
  Arthropathia urica 493
  Arthrose 655
  chronische Polyarthritis 3
  „chronisch-polyarthritisches Syndrom" 106
  „Colitis-Arthritis" 386
  Chondrokalzinose 521
  Coxitis, transitorische 324
  Felty-Syndrom 188
  Finger-Polyarthrose 746
  Gelenkinfektionen 465
  Hämarthrose 604
  Hämochromatose 549
  HLA-System 10
  Morbus Wilson 559
  „palindromer Rheumatismus" 331, 332
  „Pfropf-Polyarthritis" 70
  primäre, sekundäre Arthrosen 660
  Primärläsion, chronische Polyarthritis 133
  Rheumafaktoren 125
  Sarkoidose 407
  symptomatische Arthritis 455
Dens axis, Dislokation, Arthritis psoriatica, Röntgenbefund 379
  Invagination, chronische Zervikalarthritis 167
  Invagination, Kopfgelenkkollaps 171
  usurierende Arrosion, chronische Polyarthritis 77

Dermatomyositis, Kindesalter, Klinik 289, 290
Diabetes mellitus, Arthropathie 590–596
 Chondrokalzinose, Beziehungen 523
 Gelenkinfektionen 469
Diagnose, alkaptonurische Ochronose 571, 581, 582
 allergische Arthritis 459
 Amyloidose, juvenile chronische Arthritis 245, 246
 Amyloidose, Rektumschleimhaut 113
 Arthritis psoriatica 364, 365
 Arthritis villonodularis pigmentosa 317
 Arthrose, Lebensalter 669
 Baker-Zyste 100, 101
 chronische Polyarthritis 56, 57
 chronische Polyarthritis, siehe HLA-Antigene, Laborbefunde
 chronische Polyarthritis, Zehengelenke, Röntgenuntersuchung 147
 Coxarthrose 708
 Coxsackie-Arthritis 397
 Felty-Syndrom 190
 Gichtanfall 506
 Gonarthrose 715, 716
 Hämophilie 610
 Hämosiderose 551, 552, 553, 556
 infektiöse Arthritis 472, 473, 476
 juvenile chronische Arthritis 264, 265
 Karpaltunnelsyndrom 88, 89
 „Mixed connective tissue syndrome" 290
 Organkomplikationen, chronische Polyarthritis 107
 Osteochondropathie endemica (Kaschin-Beck) 566
diagnosesichernde Symptomkombinationen, chronische Polyarthritis, Arbeitsgemeinschaft „Früherkennung rheumatischer Erkrankungen" 58
diagnostische Entscheidungsschritte, Synovitis → chronische Polyarthritis 59, 60, 61
Differentialdiagnose, alkaptonurische Ochronose 578
 anamnestische Angaben, Organbefunde 59, 60
 Arthritis 266, 268, 271, 702
 Arthritis, allergische 461
 Arthritis, Arthrose 701, 702
 Arthritis bei Colitis ulcerosa 387
 Arthritis, Lupus erythematodes 370, 509
 Arthritis, Morbus Reiter 393, 394
 Arthritis, paraneoplastische 457
 Arthritis, postinfektiöse 266
 Arthritis psoriatica 266, 267, 271, 344, 366, 509, 702
 Arthritis, symptomatische 461
 Arthritis urica 508, 509, 702
 Arthritis villonodularis pigmentosa 310, 311, 319

 Arthritis, Vaskulitis 269
 Arthropathie, Diabetes mellitus 594
 Arthropathien 763–769
 atlanto-axiale Subluxation 79
 Baker-Zyste, Thrombophlebitis 101, 162
 Cardiopathia ochronotica 580
 Chondrokalzinose 540, 541
 chronische Gelenkerkrankungen 702
 chronische Polyarthritis, Ausschlußliste 58
 chronische Polyarthritis, Labordiagnostik 125
 chronische Polyarthritis, primäre, sekundäre 3
 chronische Polyarthritis, Gichtarthropathie 509, 702
 chronische Polyarthritis, Großzehengelenke 104
 Coxitis, Coxarthrose 159, 160
 Coxitis fugax 267
 Coxitis, transitorische 328
 Fehlstellungen des Fußes 104
 Felty-Syndrom 188, 192, 195
 Fingerendgelenke, chronische Polyarthritis 93, 94
 Finger-Polyarthrose 758, 759, 763–769
 Gelenkbefallmuster, Arthritis, Arthrose 369
 Gelenkbefallmuster, Hand 369, 760
 Gelenkerkrankungen 763–769
 Gelenkerkrankungen, Geschlechtsverteilung 760
 Gelenkschmerzen, Gelenkschwellungen 627, 628, 744
 Gelenkpunktat, hämorrhagisches 318
 Gelenkpunktat, Labordiagnostik 126, 127
 Gelenkschmerzen 700
 Gichtanfall 508
 Gonarthrose 722
 Gonokokken-Arthritis 266, 370
 Hämosiderose 552, 533, 554, 556
 Heberden-Arthrose 761
 Hüftschmerzen 744
 hypertrophische Osteoarthropathie, Heberden-Arthrose 761
 Iliosakralumbau 158
 juvenile chronische Arthritis 144, 215, 266, 268, 271
 juxtaartikuläre Knoten 37
 Knochenerkrankungen, Hüftgelenkbereich 744
 kranio-zervikale Dysplasie 171
 leukämische Arthropathie 627
 Lipokalzinogranulomatose 588
 Lupus erythematodes disseminatus 58, 133, 137, 370
 Lymphknoten-Syndrom, mukokutanes 269
 „Mixed connective tissue syndrome" 266, 290
 Morbus Bechterew, Ochronose 578

Differentialdiagnose,
  Morbus Wilson 561
  Muskelerkrankungen, rheumatische, sarkoidale 434
  myelogene Osteopathie 625, 626
  Nagelveränderungen, Arthritis 350
  neuropathische Arthropathie 641
  Osteoarthropathie, Leukose 461
  Osteochondropathia endemica (Kaschin-Beck) 566
  Osteomyelitis, Hüftkopf-Nekrose, Coxitis 328
  Ostitis cystoides multiplex Jüngling 143, 412
  Ostitis cystoides mutilans 432
  paraneoplastisches Syndrom 125, 126, 370
  periphere Neuropathien, chronische Polyarthritis 109, 110
  Pneumokoniose, Rheumaknötchen der Lunge 111
  „Pfropfpolyarthritis", Photo 761
  Polyarthrose 702
  Polymyalgia rheumatica 126
  „Pseudorheumaknoten" 37, 38
  Reiter-Syndrom, Wirbelsäulenveränderungen 369
  Rhiz-Arthrose 369
  röntgenologische, Gelenkerkrankungen 131
  Sakroileitis 106
  Sarkoidose, chronische Polyarthritis 426, 427
  Sarkoidose, Wirbelsäule 432
  Schmerzursachen, Kniegelenkbereich 725
  Sklerodermie 137, 370
  Spondylitis ankylosans 387
  Spondylitis ankylosans, psoriatica 266, 267, 271, 369
  Spondylosis hyperostotica, Ochronose 578
  Still-Syndrom 215
  Subsepsis allergica (Wissler-Fanconi-Syndrom) 230, 231
  Symphysitis 158
  Synovialom 319
  Synovialzyste, Hüftgelenk, Hernia inguinalis 98
  Tendovaginitis (Tenosynovitis) 86, 763
  Thrombophlebitis, Bakerzyste, Ruptur 723
  Thrombophlebitis, Fehldiagnose 162
  Tietze-Syndrom 82
  Vertebralisinsuffizienz 78, 79
  Wirbelsäule, Sarkoidose, tuberkulöser Abszeß 432
  Yersinia-Arthritis 395
  Zellzahl, Gelenkpunktat 127
  zystoide Läsionen, Handwurzelknochen 143, 144, 145
diffuses Sarkom, Synonyma 305
Diskusdegeneration, alkaptonurische Ochronose 577

Diszitis, destruierende Zervikalarthritis, Pathologie, Röntgenologie 166, 167, 168
D-Locus Antigen TMO, rheumatoide Arthritis 257
Dornfortsatzosteolyse, chronische Zervikalarthritis 167
D-Penicillamin, Behandlung, chronische Polyarthritis, Felty-Syndrom 199, 200, 276, 277
  Behandlung, Sarkoidose 438
Drogenkonsum, Prädisposition, Gelenkinfektionen 468, 470
„Dromedar-Silhouette", Ellbogengelenk, Bursitis 83
Dupuytrensche Kontraktur, Hand, Häufigkeit 87

EBV-Virus, Ätiologie, chronische Polyarthritis 4, 5
Einteilung, Amyloidose 645
  Arthrose, Schweregrade, Pathologie 657, 658, 693
  Coxarthrose, Schweregrade 743
  siehe Klassifizierung
Eisen, retikulo-endotheliales System, Labordiagnostik 126
Eisenbindungskapazität, Serum, chronische Polyarthritis 112
Eisenstoffwechsel, Hämochromatose 549, 552
EKG, Myokarditis, Still-Syndrom 221
Elektronenmikroskopie, Arthritis villonodularis pigmentosa 310, 311
Ellenbogengelenke, arrosive Enthesitis, Olekranon 151
  Arthrose, epidemiologische Häufigkeit 666
  Chondrokalzinose 539
  chronische Polyarthritis, Erstlokalisation 64
  chronische Polyarthritis, Klinik 82, 83, 150, 151
  chronische Polyarthritis, Röntgenbefunde 152
  Gichtarthropathie 512, 513
  Hämarthrose, Röntgenbefund 606, 609
  Rheumaknoten, Pseudorheumaknoten 37
  Still-Syndrom 233
  Yersinia-Arthritis 395
Empire Rheumatism Council, chronische Polyarthritis, Prodromalsymptome 61, 62
Endocarditis lenta, Still-Syndrom, Todesursache 288
endokrine Störungen, Arthropathien 597–603
Endoprothesen, Gelenkinfektionen, Prädisposition 469
enterale Harnsäureausscheidung, Physiologie, Pathophysiologie 500, 501
Enteritis regionalis (Crohn), Arthritis, Klinik, Differentialdiagnose 271

juvenile chronische Arthritis, Kortikosteroid-/
  ACTH-Langzeit-Therapie 275
Enterocolitis regionalis, Differentialdiagnose,
  Anamnese 59, 60
  Retikulin-Antikörper-Nachweis 389
Enthesiopathie, Arthritis psoriatica 354
  ochronotische, Hüftgelenk 579
entzündliche Gelenkerkrankungen, siehe
  Arthritis, Polyarthritis
enzymatischer Circulus vitiosus, aktivierte
  Arthrose 698
Epicondylitis, Arthritis psoriatica 354
Epidemiologie, Arthritis psoriatica 337
  Arthropathie, Diabetes mellitus 591
  Arthrose 662, 664, 665
  chronische Polyarthritis 25–28
  Coxarthrose 728, 729
  Coxitis, transitorische 325
  Felty-Syndrom 189
  Finger-Polyarthrose 747
  Gicht 494
  Gonarthrose, primäre 712, 713
  Hämosiderose 550
  Morbus Wilson 560
  Osteochondropathia endemica (Kaschin-
    Beck) 565
  symptomatische Arthritis 458
Epidermoidzyste, Rheumaknoten, Differential-
  diagnose 37
Epikondylitis, Häufigkeit, Polyarthritis 87
Epiphysenlösung, transitorische Coxitis
  326
Epstein-Barr, Virusinfektion 254
Erbgang, chronische Polyarthritis, Familien-
  stammbaum 17
Erosionen, röntgenologische Differentialdia-
  gnose 132
Erstmanifestation, Chondrokalzinose 534
  chronische Polyarthritis, Gelenkbefallmuster
    64, 77
  chronische Polyarthritis, Fußgelenke 101,
    102
  chronische Polyarthritis, Hand-, Fingerge-
    lenke 84
  chronische Polyarthritis, Hüftgelenke 97
  chronische Polyarthritis, Schultergelenk 80,
    81
Erythema multiforme rheumaticum, juvenile
  chronische Arthritis, diagnostische Kriterien
  265
Erythema nodosum, allergische Arthritis, Diagnose 459
  Arthritis, Colitis ulcerosa 386
  chronische Polyarthritis, Ausschlußliste 58
  Polyarteriitis, Typen, Kindesalter 269
  Sarkoidose (Photo) 426
Exazerbationen, chronische Polyarthritis, Häufigkeit 73

Exostosen, alkaptonurische Ochronose 579
Coxarthrose, Histologie 692
Coxarthrose, Pathologie, Präparate 688, 691
Extensorensehnenruptur, spontane, Häufigkeit,
  Lokalisation 88, 91
extraartikuläre Manifestationen, alkaptonurische Ochronose 580, 581
  Arthritis psoriatica 352
  chronische Polyarthritis, Beurteilung der Pro-
    zeßaktivität 74
  chronische Polyarthritis, Handbereich, Häu-
    figkeit, Klinik 87, 88, 89
  chronische Polyarthritis, Labordiagnostik 125
  chronische Polyarthritis, radiologische
    Stadieneinteilung 129
  Felty-Syndrom 190
  juvenile chronische Polyarthritis 214
extraartikuläre Veränderungen, Coxitis, Differentialdiagnose 327, 329

familiäre Disposition, chronische Polyarthritis
  9, 16, 17
  infektiöse Arthritis, Spondylitis 468
  siehe Genetik, genetische Disposition
Fehldiagnose, Polyarthritis rheumatica 585
Fehldiagnosen, postinfektiöse Arthritis 267
  Still-Syndrom, Kindesalter 268
  „Wachstumsschmerzen", juvenile chronische
    Arthritis 269
Felty-Syndrom, Altersverteilung 188, 189
  Definition 188
  Differentialdiagnose 190, 192, 195
  Epidemiologie 189
  Genetik 189
  Geschlechtsverteilung 188, 189
  hämatologische Charakteristika 191
  Häufigkeit 188
  Histopathologie 196, 197
  Immunologie 192, 193
  Klinik 189, 190
  Labordiagnostik 126
  Nomenklatur 188
  Organmanifestationen 106
  Therapie 199
Femoropatellargelenk, Arthrose, Häufigkeit
  663
  Arthrose, Röntgenbefund 721
  Röntgentechnik 720
Femurkopf, aseptische Nekrose, alkaptonuri-
  sche Ochronose 579
  aseptische Nekrose, chronische Polyarthritis
  98
Ferritin, Stoffwechsel, Hämochromatose
  552
Fibroma xanthomatosum, Synonyma 305
Fibroxanthom, Arthritis villonodularis pigmen-
  tosa 304

Finger, Arthritis mutilans, Röntgenbefund 356
Arthritis psoriatica, Gelenkszintigramm 360
Clubbing, Colitis ulcerosa, Arthritis 386, 387
Fehlstellung, spontane Sehnenruptur 91
Herberdensche Knoten 747, 751, 752
Knopflochdeformitäten, chronische Polyarthritis 95
„Kolbenphalangen", Psoriasis 354
„Opernglas-", generalisierte osteolytische Gelenkzerstörung 144
Ostitis cystoides multiplex (Jüngling) 412, 413
Ostitis cystoides multiplex (Jüngling), Röntgenbefund 419
„rheumatoid vasculitis", Klinik, Pathologie 112
Rhizarthrose 754
„schnellender", Synovitis, Beugersehnen 90 siehe Hand
Ulnardeviation, chronische Polyarthritis, Differentialdiagnose 93, 94
„Wurst-", Arthritis psoriatica, Photo 348
Fingerendgelenke, Ankylose, erosivdestruierende Arthrose, Röntgenbefund 759
Arthrose, Klinik 750, 751
chronische Polyarthritis, Differentialdiagnose 93, 94
Heberden-Arthrose 751, 752
Fingergelenke, Arthritis psoriatica 348
Arthropathie, Ileitis regionalis (Crohn) 390
Arthrose, siehe Finger-Polyarthrose
Erstlokalisation, chronische Polyarthritis 64
Gelenkbefallmuster, Differentialdiagnose 760
Gichtarthropathie 513
Hämarthrose 607
Hämochromatose, Röntgenbefund 554, 555
klinische Untersuchung 762, 763
leukämische Arthropathie, Schema 623
Osteolyse, juvenile chronische Arthritis 236, 237
radiologische Primärläsionen, chronische Polyarthritis 138, 139, 140
„Schwanenhalsdeformität", chronische Polyarthritis 96, 97
Still-Syndrom 233
Synovialitis, radiologische Primärmanifestation 133, 134, 136, 138
Yersinia-Arthritis 395
Finger-Polyarthrose, Ätiologie 748, 749
Ankylose, Endgelenk, Röntgenbefund 759
Definition 746
Differentialdiagnose 758, 759, 761, 763–769
Epidemiologie 747
erosive, destruierende, Klinik, Röntgenbefund 755, 756, 759

Gelenkbefallmuster, Differentialdiagnose 760
Geschlechtsverteilung 760
Klinik 749, 750
klinische Untersuchung 762, 763
Lokalisation 750
Pathogenese 748, 749
Pathologie 747, 748
„Propfpolyarthritis", Photo 761
Röntgenbefunde 756, 757, 758
Terminologie 746
Fischgoldsche Bimastoid-Linie, atlanto-axiale Dislokation 171
fixierter Extensionsausfall, „schnellender Finger" 90
Flexorsehnenrupturen, spontane, Häufigkeit, Lokalisation 91
Flexorsehnensynovitis, Fehlstellung der Finger, Ulnardeviation, Pathogenese 94
Folsäure, Serumspiegel, chronische Polyarthritis, Krankheitsverlauf 112
Folsäureantagonisten, Therapie, Arthritis psoriatica 373
Frakturen, Osteoporose, Still-Syndrom 246, 247
Frühdiagnose, Arthritis infectiosa 473
Arthrose 700
chronische Polyarthritis, Fußgelenke 101, 102
chronische Polyarthritis, Gänsslensches Zeichen 62, 92
chronische Polyarthritis, Gelenkbefallmuster 64
chronische Polyarthritis, Hand-, Fingergelenke 84, 92
chronische Polyarthritis, Hüftgelenk 97, 98
chronische Polyarthritis, Prodromi 56, 57, 60, 61, 62
chronische Polyarthritis, röntgenologische 128
chronische Polyarthritis, Vorfuß 104
chronische Polyarthritis, Zervikalarthritis 77
Coxitis, transitorische 327, 328
Frühläsionen, Arthritis villonodularis pigmentosa 308, 309
chronische Polyarthritis, Olekranon, Humerus-Epikondylen 151
chronische Polyarthritis, Prädilektionsstellen, Hand 141
Intervertebralarthritis 167, 168
juvenile chronische Polyarthritis, Coxitis, „erworbene Hüftdysplasie" 156, 157
Zahngelenklockerung, atlanto-axiale Dislokation, chronische Polyarthritis 168
Frühmanifestation, Ochronose 571
Coxarthrose 739, 740
Gonarthrose 712, 713

Frühphase, chronische Polyarthritis, Fingergelenke, Röntgenbefunde 136, 137
Frühstadium, Coxarthrose 740
  Gonarthrose, Röntgenbefund 721
  infektiöse Arthritis, Röntgendiagnostik 474
Frühsymptome, chronische Polyarthritis, Kniegelenk, Tibio-Fibulargelenk 99
Frühsynoviektomie, juvenile chronische Arthritis 272
Frühveränderungen, chronisch-arthritische, röntgenmorphologische Elemente 132
funktionelle Klassifizierung, chronische Polyarthritis, American Rheumatism Association 73, 74
Funktionsindex, Kniegelenkerkrankungen 711
Funktionsprüfung, Hüftgelenk 730, 734, 738
  Kiefergelenke 166
Fuß, chronische Polyarthritis, Klinik 101, 102
  Ostitis cystoides multiplex (Jüngling), Röntgenbefund 416, 419
  Spitz-, Hämophilia A gravis 608
Fußgelenke, Arthritis psoriatica 348
  Arthrose, epidemiologische Häufigkeit 666
  Chondrokalzinose ·538
  juvenile chronische Arthritis 239
  Paraleukoplastenleukose, Röntgenbefund 624
  sarkoidale Synovialitis, Photo 433
  Yersinia-Arthritis 395

Gänsslensches Zeichen, Frühsymptom, chronische Polyarthritis 62, 92, 762
„Gammopathien", Arthritiden, Pathogenese 458
Gelenke, funktionelle, morphologische Befunde, Prognose, Spätergebnisse 284, 285
  „pencil-to-pencil joints", Arthritis psoriatica 355
Gelenkbefallmuster, Alterspolyarthritis 69, 70
  Arthritis, Arthrose, Hand 369
  Arthritis psoriatica 348
  Arthrose, Arthritis, Differentialdiagnose 760
  chronische Polyarthritis 62, 63, 84, 91, 92
  chronische Polyarthritis, Fuß-, Zehengelenke 104, 148, 149
  chronische Polyarthritis, radiologische Stadieneinteilung 129
  chronische Polyarthritis, Schema 130
  Hand, Differentialdiagnose 369
  infektiöse Arthritis 470, 471
  Synovialitis, Latenzzeit 133
  Verlauf, Prognose 71, 72
Gelenkbefunde, röntgenologische, Kriterien 263, 264
Gelenkbeteiligung, chronische Polyarthritis, radiologische Stadieneinteilung 219

Colitis ulcerosa 383
Ileitis regionalis (M. Crohn) 388, 389
maligne chronische Polyarthritis, autoaggressive Verlaufsform 68, 69
Ostitis cystoides multiplex Jüngling 412
Gelenkbiopsie, allergische, symptomatische Arthritis 459, 472
Gelenkblutungen, Reihenfolge 607
  siehe Hämarthrose
Gelenkdestruktionen, Lokalisation, Prognose 285
Gelenkerguß, Arthritis villonodularis pigmentosa 317
Gelenkerkrankungen, chronische, Differentialdiagnose 702
  CPPD-Synovitis, Pathogenese 533
  degenerative, Häufigkeit 663, 665
  Geschlechtsverteilung 760
  periphere, Ochronose 578, 579
  röntgenologische Differentialdiagnose 131
  siehe Arthritis, Arthrose, Arthropathie(n)
Gelenkflüssigkeit, Harnsäurekristalle, Nachweis 506, 508
  Zellzahl, Ragozyten 341, 362
Gelenkindex nach LANSBURY, chronische Polyarthritis, Beurteilung der Prozeßaktivität 74
Gelenkinfektionen, Antibiotika-Therapie 476
  chirurgische Eingriffe, Indikationsstellung 479
  Clostridien 482
  Definition 465
  Diagnose, Differentialdiagnose 472, 473
  Erreger, Häufigkeit 466
  Gelenkbefallmuster 469, 470
  Gelenkpunktion, Diagnostik 472
  Gelenktropismus 465
  Gonokokken 480
  hämatogene 466, 467
  iatrogene 467
  Infektionsweg 466, 467, 468
  Kindesalter 467
  Klinik 469, 470
  Laborbefunde, Gelenkpunktat 472
  Meningokokken 480, 481
  Pathogenese 465, 468
  prädisponierende Faktoren 469
  rheumatologische Notfälle 469, 470
  Röntgenbefunde 473, 474
  Therapie 475, 476
  traumatische 467
Gelenkkapsel, Arthrose, Pathologie 693, 696
  leukämische Infiltration 627
  Metastasen 803
  Palpation, Gonarthrose 716, 717
Gelenkkapselgewebe, Arthritis psoriatica, Pathologie 341, 342

Gelenkknorpel, Arthrose, biomechanisches
  Konzept 675
 Calciumpyrophosphatdihydrat (CPPD)-Ablagerung, Chondrokalzinose 521, 524, 528
 Erosion, Begleitsynovitis, Arthrose 699
 Grenzlamelle, Zerstörung, chronische Polyarthritis 133
 ochronotische Arthropathie 572, 573
 Proteoglykan-Hyaluronatkomplex, Stoffwechsel 670
 Schwund, Arthrose, Pathologie 687, 688
 siehe Chondrokalzinose
 Synovialmembran, Ernährungsstörung 671, 672
 Verkalkung, Arthrose 679
Gelenkkörper, freie, Gonarthrose, Osteochondrosis dissecans 721, 724
Gelenkkonstruktion, Röntgenmorphologie 133
Gelenkkonturen, Gonarthrose, Inspektion 717
Gelenklokalisation, Arthritis villonodularis pigmentosa 307
 Gichtanfall 504
Gelenkmanifestationen, chronische Sarkoidose 432
 Pankreasneoplasien 457
Gelenkoperationen, infektiöse Arthritis, Indikationsstellung 479
Gelenkprotuberanzen, röntgenologische Differentialdiagnose 132
Gelenkpunktat, akuter Gichtanfall 506
 allergische, symptomatische Arthritis 460
 Arthritis infectiosa, Therapie 476
 chronische Polyarthritis, Labordiagnostik 126, 127
 hämorrhagisches, Differentialdiagnose 318
 juvenile chronische Arthritis 233
 ochronotische Pigmenteinlagerungen 579
 „Pseudogicht" 512
Gelenkpunktion, infektiöse Arthritis 472, 476, 478
Gelenkschmerzen, allgemeine, spezielle Maßnahmen 772, 773
 Coxarthrose, Stufeneinteilung nach M. D'AUBIQUÉ 743
 Differentialdiagnose 700, 744
 Finger-Polyarthrose 779, 780
 Frühsymptom, chronische Polyarthritis 62, 84
 Hand-, Fingergelenke 84
 Hüftgelenk, Differentialdiagnose 744
 Hüftgelenk, Frühsymptom, chronische Polyarthritis 97
 leukämische Arthropathie, Differentialdiagnose 627, 628
 Synoviom 797
 Vorfußgelenke, Frühsymptom, chronische Polyarthritis 104

Gelenkschwellung, Arthropathie, Ileitis regionalis (Crohn) 390
 Differentialdiagnose: Chronische Polyarthritis 58, 84, 85, 86
 Hämosiderose, Differentialdiagnose 555
 Karpo-Metakarpalgelenke (Photo) 92, 93, 94
 Zehengrundgelenke, Frühsymptomatik 104
Gelenkschwellungen, leukämische Arthropathie, Differentialdiagnose 627
 Lipokalzinogranulomatose 588
Gelenkspaltverschmälerung, alkaptonurische Ochronose 579
 chronische Polyarthritis, Frühsymptome 137
 chronische Polyarthritis, Hand, Vorfuß, Häufigkeit 151
 chronische Polyarthritis, Schultergelenk 154
 Coxarthrose 739, 740
 destruierende Gonarthritis 163
 Hüftgelenk, Erscheinungsformen 740
 Intervertebralarthritis 167
Gelenksubluxation, chronische Polyarthritis, Röntgenbefunde 137
Gelenksymptomatik, allergische Vaskulitis 269
 Arthritis, Arthrose, Differentialdiagnose 701
Gelenkszintigramm, Arthritis infectiosa 475
 Arthritis psoriatica 360
Gelenkszintigraphie, Gonarthrose, Differentialdiagnose 722, 725
Gelenktrauma, Arthritis villonodularis pigmentosa 313
Gelenktropismus, bakterielle Erreger 465, 466
Gelenktuberkulose, Arthritis, Differentialdiagnose 370
Gelenktumoren, Klinik, Differentialdiagnose 797
Gelenkusuren, röntgenologische Differentialdiagnose 132
Gelenkveränderungen, Arthritis psoriatica, Klinik, Pathologie 340, 341, 347, 348
Gelenkverkrüppelungen, Hämarthrose, Pathogenese 604, 605
Gelenkversteifung, Klassifizierung, chronische Polyarthritis 73
 siehe Ankylose
Gelenkzerstörung, chronische Polyarthritis, Histologie, Zellenzyme 32, 33
Genetik, alkaptonurische Ochronose 569, 570
 Arthritis psoriatica 338
 chronische Polyarthritis 9–25
 Colitis ulcerosa 385
 Felty-Syndrom 189
 Gicht 497
 Hämarthrosen 604, 605
 juvenile chronische Arthritis 211
 Morbus Wilson 559, 560
 Sarkoidose, Ätiologie 405, 406

genetische Disposition, Gelenkinfektionen 468
Hämochromatose 549
idiopathische Chondrokalzinose 521, 522, 524, 527
juvenile chronische Arthritis, HLA-Antigene 258, 259, 261
Lesch-Nyhan-Syndrom, Purinstoffwechsel 500
Geröllzysten, Arthrose, röntgenmorphologische Elemente 131
Coxarthrose, fortgeschrittene 741
Finger-Polyarthrose, Röntgenbild 757
Geschichtliches, alkaptonurische Ochronose 569
Arthritis, intestinale Erkrankungen 383, 384
Chondrokalzinose 521, 522
Coxitis, transitorische 324
Gicht, Gichtarthropathie 493
Hämochromatose 549
klassische genetische Studien 9, 10
Osteochondropathia endemica (Morbus Kaschin-Beck)
„palindromer Rheumatismus" 331, 332
Sarkoidose 404
Geschlechtsabhängigkeit, Serumharnsäurekonzentration 496
Geschlechtsverteilung, alkaptonurische Ochronose 570
Arthritis psoriatica 760
Arthritis urica, Differentialdiagnose 760
Arthritis villonodularis pigmentosa 305
Arthritis psoriatica 340
chronische Polyarthritis, Differentialdiagnose, Prognose 25, 72, 760
Finger-Polyarthrose 760
Gelenktumoren 798
Gichtarthropathie 502, 503
Großzehengrundgelenk-Arthritis 148
Felty-Syndrom 188, 189
juvenile chronische Arthritis 213
Sarkoidose 428
Spondylitis ankylopoetica 760
Gicht, Differentialdiagnose, Ausschlußliste: Chronische Polyarthritis 58
Fehldiagnosen 585
Großzehengelenke, chronische Polyarthritis, Differentialdiagnose 104
Häufigkeit, Epidemiologie 494
Gichtanfall, auslösende Momente, Klinik 502, 503
Differentialdiagnose 508
Gichtarthropathie, chronische Gicht 501, 502, 512, 513
Definition 493
Differentialdiagnose 508, 509
Geschichte 493

Gichtanfall 501, 502
Klinik 502, 503
Podagra, Photo 505
Röntgenbefunde 514, 515
siehe Arthritis urica
Therapie 516, 517
Gichttophi, Ohrmuschel, Photo 507
Rheumaknoten, Differentialdiagnose 37, 515
Glukokortikoidtherapie, chronische Polyarthritis 179, 180
Sarkoidose 437
Goldtherapie, Arthritis psoriatica 372
chronische Polyarthritis, Felty-Syndrom 199, 200
Gonarthritis, destruierende, Tomogramm 163
rheumatoide, Röntgenologie 161, 162
Gonarthrose, Bakerzyste, Ruptur, Xeroradiogramm 723
Differentialdiagnose, Lebensalter, Schmerzanamnese 702, 725, 726
epidemiologische Häufigkeit 666
fortgeschrittenes Röntgenstadium 721, 724
Gelenkkörper, freie, Osteochondrosis dissecans 721, 724
Geröllzysten 721
Klinik 707
Kniebandage 788
Komplikationen 722, 723
Osteochondrosis dissecans 724
periarthropathische Druckdolenzen 719
primäre, Epidemiologie 712, 713
Prognose 722
radiologische Leitsymptome 720
radiologisches Frühstadium 721
Synovialchondrom, verkalktes 721
Gonokokken-Arthritis, Differentialdiagnose 266, 370
Klinik, Behandlung 480
Gracilis-Syndrom, Hüftschmerz, Differentialdiagnose 744
Granulationsgewebe, Meniskuszerstörung 36
Granulom, miliares, epitheloidzelliges, Sarkoidose 407
Granulomatose, septische, Arthritis, Differentialdiagnose 268
Granulozytopenie, Felty-Syndrom 192
Grenzlamelle, Arrosion, Hüftgelenk 158
Arrosion, Humeruskopf, chronische Polyarthritis 153
Konturschwund, chronische Polyarthritis, Zehengrundgelenke 147
normale; für Polyarthritis typische Veränderungen 138, 139, 140
Großzehe, chronische Polyarthritis, Häufigkeit, Differentialdiagnose 104
Hallux valgus, Pathomechanik 105

Großzehengrundgelenk, Arthrose, Podagra, Differentialdiagnose 509
chronische Polyarthritis, Röntgenbefunde 148, 149
Podagra, Photo 505, 512
gutartiges Riesenzellsynovialom, Synonyma 305

Hallux valgus, arthritischer, Spätform, Röntgenbefund 151
pathognomisches Symptom, chronische Polyarthritis 105
Halswirbelsäule, alkaptonurische Ochronose 578
Arthritis, Arthrose, röntgenologische Differentialdiagnose 131
Arthritis, diagnostische Kriterien, Spezifität 265
chronische Polyarthritis, Häufigkeit des Befalls 77
Diszitis, Subluxation, chronische Polyarthritis 44
Erstbefall, chronische Polyarthritis 65
Gelenkbeteiligung, Still-Syndrom 233
Hypoplasie, juvenile Zervikalarthritis 172
röntgenologische Untersuchung, Technik 166
Stillsche Erkrankung der Erwachsenen 66
Haman-Rich-Syndrom, Lungenveränderungen 45
Hämarthrose, Ellenbogengelenk 606, 607
Gelenkblutungen, Reihenfolge 606, 607
hämophile, Beschwerden 606
Häufigkeit 604
Kniegelenk, Röntgenbefund 608
Pathogenese 604
Hämatologie, Felty-Syndrom 191
hämatogene Gelenkinfektionen, Pathogenese 466, 467
Hämatopoese, chronische Polyarthritis 45
Hämochromatose, Arthropathie, Ätiologie, Klinik 549–558
primäre, sekundäre, Definition 549
sekundäre Chondrokalzinose 521, 523, 525
Hämophilie A, B, Arthropathie, Röntgenbefunde 608, 609, 610
Hämarthrose, Pathogenese 604, 605
Labordiagnostik 610
hämorrhagische Diathesen, Häufigkeit, Systematik 605
Hämosiderin, Synoviastoffwechselstörung, Hämarthrose 605
Hämosiderinablagerungen, Weichteile, Arthritis villonodularis pigmentosa 316
Hämosiderose, Arthropathie, Therapie 556, 557

Hämosubstitutionsbehandlung, hämophile Gelenkblutungen 613, 614
Hand, Arthritis mutilans, Röntgenbefund 356
Arthritis psoriatica 348
Arthritis psoriatica, Gelenkszintigramm, Gammakamera 360
Arthritis villonodularis pigmentosa, Röntgenbefund 316
Chondrokalzinose 538
chronische Gichtarthropathie 515
chronische Polyarthritis, allgemeine Röntgensymptome 151
chronische Polyarthritis, Klinik 84, 85
chronische Polyarthritis, Processus styloides ulnae 141, 142
Frühläsionen, chronische Polyarthritis, Prädilektionsstellen 141
Gelenkbefallmuster, Differentialdiagnose 760
Hämochromatose, Röntgenbefund 554
Knochenzysten, Häufigkeit, Sarkoidose 413
Knopflochdeformitäten der Finger, chronische Polyarthritis 95
Osteolyse, juvenile chronische Arthritis 237, 238
Ostitis cystoides multiplex (Jüngling), Röntgenbefund 416, 417, 419
Röntgenuntersuchung, Technik 132
Sarkoidose, Röntgenbefunde 415, 417
spontane Sehnenrupturen, Häufigkeit, Lokalisation 91
Synovitis, Beugersehnen, „schnellender Finger" 90
Handgelenke, Befallsmuster, chronische Polyarthritis 91
Differentialdiagnose, Sklerodermie, Lupus erythematodes 137, 369, 370
Erstlokalisation, chronische Polyarthritis 64
Hämarthrose 607
klinische Untersuchung 762, 763
„palindromic rheumatism" 67
Still-Syndrom 233
Synovialitis, radiologische Primärmanifestation 133, 134, 136, 138
Handskelett, Röntgenanalyse, Technik 134, 135
Handwurzel, chronische Polyarthritis, Röntgenbefunde 142, 143, 144
Handwurzelknochen, osteolytische Gelenkzerstörung 144
Haplotypen, familienspezifische, chronische Polyarthritis 17
Harnsäurekristalle, Nachweis, Gelenkpunktat 506, 508
Harnsäurestoffwechsel, Physiologie, Pathophysiologie, Pathologie 497, 498, 500

Häufigkeit, Alterspolyarthritis 69
Amyloidose, juvenile chronische Arthritis 244, 245
Arthritis, Ileitis regionalis (Crohn) 388
Arthritis, intestinale Erkrankungen 383, 386
Arthritis psoriatica 339, 340
Arthritis, Salmonelleninfektion 393
Arthritis villonodularis pigmentosa 304, 307
Arthritis, völlige Verkrüppelung 284, 285
Arthrose, primäre, sekundäre 659
Brucellose-Arthritis 398
Chondrokalzinose, Begleitkrankheiten 525
chronische Polyarthritis 25
chronische Polyarthritis, Erstmanifestation, Hand-, Fingergelenke 74, 84
chronische Polyarthritis, Erstmanifestation, Schultergelenke 80
chronische Polyarthritis, Hüftgelenkbeteiligung 156
Coxarthrose 728, 729
Coxitis, transitorische 325, 326
degenerative Gelenkveränderungen 663, 665
Dupuytrensche Kontraktur 87
Epikondylitis 87
Erreger, Gelenkinfektionen 466
Exazerbationen, Remissionen, chronische Polyarthritis, Invalidität 73
extraartikuläre Manifestationen, chronische Polyarthritis, Hand 87
Felty-Syndrom 188
Femurkopfnekrose, chronische Polyarthritis 98
Gelenkbefall, chronische Polyarthritis, Erstmanifestation 63, 64, 130
Gelenkbefall, infektiöse Arthritis 471
Gelenkbefall, juvenile chronische Polyarthritis, Still-Syndrom 233
Gicht 494
Gonarthrose 712
Hämarthrose 604
hämorrhagische Diathesen 605
Hämosiderose, Arthropathie 551
Heberdensche Knoten 747
HLA-B$_{27}$, Sakroiliitis 256
Hüftgelenk, chronische Polyarthritis, Erstmanifestation 97
HWS-Befall, chronische Polyarthritis 77, 78
Hyperparathyreoidismus, Chondrokalzinose 526
Iridozyklitis 243
juvenile chronische Arthritis 209, 210
Karpaltunnelsyndrom 87
Kiefergelenk, chronische Polyarthritis 105
Kniegelenke, chronische Polyarthritis, Erstlokalisation 98
ochronotische Arthropathie 570
Omarthritis 153

Organmanifestationen, chronische Polyarthritis 108
osteoartikuläre Manifestationen, Morbus Wilson 560
Osteoporose, chronische Polyarthritis 43
Ostitis cystoides multiplex Jüngling 412
postinfektiöse Arthritiden 267
primäre Coxarthrose 740
Randusuren, chronische Polyarthritis, Prädilektionsstellen 141
Rheumaknoten, Pseudorheumaknoten 37, 38
Röntgensymptome, chronische Polyarthritis, Hand, Vorfuß 151
Sakroiliitis, chronische Polyarthritis 106, 243
Sarkoidose, Knochen-, Gelenkbeteiligung 409
Serumharnsäuresekretion 495
Spondylitis cervicalis, Röntgensymptome 167, 168
Spontanremissionen, Sarkoidose 439
spontane Sehnenrupturen, Hand, Lokalisation 91
Wachstumsstörung, Still-Syndrom 247, 248
Yersinia enterocolitica, pseudotuberculosis 394, 395
Zehengelenke, chronische Polyarthritis 104
Haut, alkaptonurische Ochronose 580
Cutis marmorata, Frühsymptom, chronische Polyarthritis 62
Erythema nodosum, Sarkoidose (Photo) 426
Mykosen, Arthritis 457
Sarkoidose, Prognose 439
Veränderungen, Arthritis, Colitis ulcerosa 386
Veränderungen, Arthritis psoriatica 345, 346
Veränderungen, Dermatomyositis 290, 291
Veränderungen, Differentialdiagnose: Arthritis 59, 60
Veränderungen, diffuse Kalzinose 292
Veränderungen, juvenile chronische Arthritis 225, 226
Veränderungen, Kawasaki-Syndrom 270
Veränderungen, sarkoidale Myositis, Photo 436
Veränderungen, Sarkoidose 404, 426, 436, 439
„Heberden-Arthrose", Differentialdiagnose 369, 761, 763
Hyaluronsäure-Zysten, Photo 752
„Pfropf-Polyarthritis", Klinik 70, 71
Heberdensche Knoten, Häufigkeit 747
Photos 751, 752
„Helferzellen", Synovialmembran, rheumatoide Arthritis 5

Hemiplegie, chronische Polyarthritis, Prodromi 67
Hepatitis, Antigammaglobulin-Nachweis 460
chronische Polyarthritis, Leberfunktionsproben 46
Hämosubstitutionstherapie 613
juvenile chronische Arthritis, Todesursache
symptomatische Arthritis, Differentialdiagnose 59, 60, 369, 370, 461
Hepatitis epidemica, Still-Syndrom 219
Hepatomegalie, Felty-Syndrom, Histopathologie 197
Hämochromatose 549
Hepato-Splenomegalie, Sharp-Syndrom 290
Still-Syndrom 215, 216
hereditär-familiäre Chondrokalzinose, Kennzeichen 527
Heredität, juvenile chronische Arthritis 211
Morbus Wilson 560
siehe Genetik, genetische Disposition
Herz, Erkrankungen, Todesursache, chronische Polyarthritis 76
lymphoplasmozelluläre Infiltrate, chronische Polyarthritis 107, 109, 110
„rheumatoid heart disease", Klinik 110, 111
Veränderungen, chronische Polyarthritis 44
Herzklappen, Pigmenteinlagerungen, alkaptonurische Ochronose 580, 581
HGPRTase, Purinstoffwechselstörung, Lesch-Nyhan-Syndrom 500
Hinterkopf, Pseudorheumaknoten, Kindesalter 37
histiozytärer Gelenktumor, Synonyma 305
Histokompatibilitätsantigene, siehe HLA
seronegative chronische Polyarthritis, Labordiagnostik 126
Histologie, Amyloidose, Reizleitungssystem, juvenile chronische Arthritis 244, 294
Arthritis, Colitis ulcerosa 387
Arthritis psoriatica 343
Arthritis villonodularis pigmentosa 310, 311, 318
Arthrose 689
Bakerzyste 42
Calciumpyrophosphatdihydrat (CPPD)-Ablagerungen, Gelenkknorpel, Chondrokalzinose 528, 530
Hämosiderose, Arthropathie 556
Knorpel-, Knochenstrukturen, chronische Polyarthritis 34
Myositis, interstitielle, Differentialdiagnose 434, 435
neu entstandene Bursen 42
noduläre, interstitielle Myositis 43
pseudozystische Knorpeldegeneration, nach Kortikosteroid-Behandlung 251
Randexostosen, Entwicklung, Arthrose 692
Rheumaknoten 37, 38, 39

Sarkoidose 408, 422, 423
Sarkoidmyopathie 434, 435
sklerosierende Beckensarkoidose 410, 411
Synovialom 799
Synovitis 29, 30, 31
Tendovaginitis, Tendinitis 41
Histopatholgoie, chronische Polyarthritis, Röntgenmorphologie 133
Felty-Syndrom 196
HLA_3, HLA_{11}, Colitis ulcerosa 385
HLA-Alloantigene DR_4, chronische Polyarthritis, Frequenz 13
HLA-Antigene, chronische Polyarthritis, klassische 13
chronische Polyarthritis, Krankheitsverlauf 19
HLA-Antigenmuster, Arthritis psoriatica 338
$HLA-B_8$, $HLA-B_{27}$, Bw_{35}, juvenile chronische Arthritis, Häufigkeit 256, 257
$HLA-B_{27}$, Arthritis, assoziierte, symptomatische 462, 463
Arthritis, Reiter-Syndrom 335
Morbus Bechterew 11
seronegative chronische Polyarthritis 126
Spondylitis ankylosans, Differentialdiagnose 271, 272
HLA DR_4, seropositive chronische Polyarthritis 290
$HLA-Dw_4$, chronische Polyarthritis, Spezifität 126
$HLA-DRw_4$-Antigen, Felty-Syndrom 189
Immunätiopathogenese, chronische Polyarthritis 5
HLA-Haplotypen, klinische und serologische Befunde, Relationen 19, 20
Vererbungsmuster 11
HLA-Komplex, schematische Darstellung 10
HLA-System, neue Methodologie 10, 11
HLA-SB-System, chronische Polyarthritis 15, 16
HLA-Typisierung, juvenile rheumatische Iridozyklitis 229
Hoffascher Fettkörper, „Hoffatitis", Schmerzursache 725
Hohlfuß, Differentialdiagnose 104
Homann-Test, Baker-Zyste, Ruptur 101
Homogentisinsäure, laborchemischer Nachweis 571
Stoffwechsel, Ochronose 569, 572
Hüftdysplasie, „erworbene", juvenile chronische Coxitis, Frühsymptomatik 156, 157
Hüftgelenke, alkaptonurische Arthropathie 579
Arthritis villonodularis pigmentosa 305, 315
Arthrose, epidemiologische Häufigkeit 666
Arthrose, primäre, sekundäre, Häufigkeitsverteilung 659, 662, 664
Chondrokalzinose, Röntgenbefund 537, 540

chronische Polyarthritis, Erstmanifestation 97
chronische Polyarthritis, Klinik 97, 98
chronische Polyarthritis, Klinik, Röntgenologie 156, 157
„Coxa magna" 325
Coxitis, Differentialdiagnose 328
Coxitis, Röntgenbefund 159, 160
Coxitis, transitorische 324–330
Coxarthrose, Pathologie, Präparate 688
Coxopathie, alkaptonurische Ochronose 579
degenerative Erkrankungen, Häufigkeit 663, 664
Enthesiopathie, ochronotische 579
Epiphysiolyse, Präarthrose 738
Epiphysiolysis capitis femoris, Differentialdiagnose 702
Erkrankungen, Funktionsindex 709
„Faux-profil"-Aufnahme, Technik 736, 737, 738
Fehlstellung, Coxarthrose 735
Funktionsprüfung 730, 734, 738
Gelenkspaltverschmälerung, Erscheinungsformen 740
Hämarthrose 607
Hämochromatose, Röntgenbefunde 553
Hämophilie A gravis, plastischer Gelenkersatz 613
infektiöse Arthritis, Häufigkeit 471
juvenile chronische Arthritis 239
klinische Untersuchung 730, 734, 737, 738
Knochenerkrankungen, Differentialdiagnose 744
Kontraktur, Coxarthrose, Funktionsprüfung 734
monartikuläre Erkrankungen, Lebensalter 702
normale Röntgenanatomie 736, 737
Protrusio, Klinik, chronische Polyarthritis 98
radiologische Untersuchungstechnik 736, 737
„schnappende Hüfte", Differentialdiagnose 744
Still-Syndrom 233
Synovialzyste, Hernia inguinalis, Differentialdiagnose 98
Winkelmaße 736, 737
Hüftkopfnekrose, chronische Polyarthritis, Röntgensymptome 156, 157, 158
sekundäre, rheumatoide Coxitis 160
Hüftschmerz, Differentialdiagnose 744
Humerus-Epikondylen, erosive Destruktionen, chronische Polyarthritis 151
Humeruskopf, Luxation, Omarthritis, Rotatorenmanschettenschädigung 153, 155
Hygrom, Differentialdiagnose 37

Hyperparathyreoidismus, Arthropathien 600, 601
sekundäre Chondrokalzinose 521, 523, 525
Hyperurikämie, Häufigkeit, Epidemiologie 494
siehe Gicht
Hypogammaglobulinämie, juvenile chronische Arthritis 252, 253
Hypokoagulabilitätskrankheiten, hämophilieähnliche, Labordiagnostik 610
Hypothyreose, kongenitale, Arthropathien 597
sekundäre Chondrokalzinose 521, 523, 525

iatrogene Augenschäden, Steroidbehandlung 110
idiopathische Chondrokalzinose, Klassifizierung 521
IgA-, AgB-Spiegel, transitorische Coxitis 326
IgA, IgG, IgM, Immunoglobulinklassen, chronische Polyarthritis, Labordiagnostik 125
Rheumafaktoren, Spezifität 6, 7
IgA-Mangel, juvenile chronische Polyarthritis 253
IgE-anti-IgG, Felty-Syndrom 192
IgG, PMN-bindendes, Felty-Syndrom, Splenektomie 201
IgG, IgM, Gelenkinfektionen 469
IgG-Antigen, -Antikörperreaktion, Pathogenese, chronische Polyarthritis 107
IgG-Spiegel, juvenile chronische Arthritis 252
IgM-Rheumafaktor, juvenile chronische Polyarthritis 234
seropositive Verlaufsform 234
Ikterus, juvenile chronische Arthritis 216, 217, 220
Ileitis regionalis (Morbus Crohn), Arthritis, Pathogenese, Klinik, Therapie 383, 388–391
Iliosakralgelenke, Arthritis infectiosa 470, 471
Arthritis infectiosa, röntgenologische Frühdiagnose 473
Arthritis, juvenile spondylitis ankylosans 240, 241
Arthritis, synostosierende, Osteoporose, Differentialdiagnose 174
Arthritis, Wirbelsäule, chronische Polyarthritis 77
Yersinia-Arthritis 395
Immunätiopathogenese, chronische Polyarthritis 3, 4, 5
immungenetisches Profil, chronische Polyarthritis 15, 16
Immunkomplexkrankheiten, Arthritis, Pathogenese 455, 457, 458
Immunkomplexvaskulitis, chronische Polyarthritis 7, 8
Kawasaki-Syndrom 270,

Immunologie, Colitis ulcerosa 384, 385
Felty-Syndrom 192, 193
hämatogene Arthritis 467
juvenile chronische Arthritis 252, 253
symptomatische Arthritiden 392, 393
immunologische Befunde, Synovialmembran, peripheres Blut 5, 6
Immunsuppressiva, Gelenkinfektionen 469
Therapie, Arthritis psoriatica 373
Therapie, juvenile chronische Arthritis 277
Therapie, Sarkoidose 438
Indikationen, chirurgische Eingriffe, Gelenkinfektionen 479
Frühsynovektomie, Still-Syndrom 272
Gonarthrose, Spezialuntersuchungsverfahren 722
Kolektomie, Arthritis, Remissionen 388
Kortikoid-, ACTH-Langzeittherapie 275, 276
Radiopharmaka, knochenaffine 706
Synoviektomie, hämophile Gelenkblutungen 615
Indomethazin-Behandlung, Kindesalter, Nebenwirkungen 273
infektiöse Ätiologie, chronische Polyarthritis 4, 5
Infektionsherd, primärer, hämatogene Arthritis 466
Initialerosionen, chronische Polyarthritis, Röntgen-Frühsymptom 138, 140
Insertionstendinopathie, Coxarthrose 735
Hüftschmerz, Differentialdiagnose 744
Interphalangealgelenk, chronische Polyarthritis, „Begrüßungsschmerz" 92, 93
chronische Polyarthritis, Etagentyp 135
„Schwanenhalsdeformität", chronische Polyarthritis 96, 97
Intervertebralarthritis, chronische Polyarthritis, Primärläsion 166, 167
Intervertebralgelenke, Ankylose, juvenile Zervikalarthritis 172
intestinale Lipodystrophie (M. Whipple), Arthritis, Klinik, Therapie 391, 392
Invalidität, Häufigkeit, chronische Polyarthritis 73
Iridozyklitis, Ileitis terminalis (Crohn) 389
juvenile chronische Arthritis, IgA-Mangel 253
Komplikationen 243
Kortikoid-ACTH-Langzeit-Therapie 275
Isotopendiagnostik, Arthritis psoriatica 358, 359

Jejunitis, Morbus Whipple, Arthritis 391
juvenile chronische Arthritis, ACTH-Kortikosteroid-Behandlung, Ergebnisse, Nebenwirkungen 274

ACTH-Kortikosteroid-Behandlung, Mastfettsucht 250
Aktivitätskriterien 263
Aktivitätskriterien, Labor-Befunde 251
Alpha$_1$-Antitrypsin-Mangel 261
Altersverteilung 211, 212
Amyloidose 244, 245
„angeborene" Karpalsynostose 146
Antikörper, virale 254, 255
antinukleäre Antikörper-ANA 255
Antirheumatika 273
Atlantoaxial-Arthritis 236
Augenveränderungen, Komplikationen, Prognose 227, 228
Bandscheibenveränderungen 235, 236
Basistherapeutika 276, 277
Behandlung 272
Blutbefunde 252
Blutbildveränderungen 224, 225
chirurgische Therapie 280, 281
destruktiver Verlauf 241
diagnostische Kriterien 264, 265
Differentialdiagnose 144, 215, 266, 267, 268
Entzündungsaktivität, Prognose 283
Entzündungsaktivität, Stadieneinteilung 263, 264
Erythema multiforme rheumatoides 225
„extended pauci-oligoarticular group" 243
extraartikuläre Manifestationen 214
Frühsymptome, Röntgenologie 156, 157
Frühzeichen: Weichteilzeichen, Kollateralphänomene 261
Gelenkbeteiligung, Häufigkeit 233
Geschlechtsverteilung 213
Goldbehandlung 276
Handgelenke, Osteolyse 237
Hautveränderungen 225, 226
Herdsanierung 279, 280
Heredität 211
Herz-, Herzbeutel-Entzündung 220, 221
HLA B$_{27}$, Verlaufsbeobachtung 242
HLA-System 256, 257
Ikterus 216, 218
Immunologie 252, 253
Iridozyklitis, Komplikationen 227, 228
Kiefergelenke 236
Klassifizierung 208, 209
Klinik 214, 215
klinische Subgruppen 243
Kniegelenk, Röntgenbefund 262, 263, 264
Komplikationen 244, 245
krankheitsauslösende Vorschäden 213
Krankheitsdauer, Spätergebnisse 283, 284, 285
Laboratoriumsbefunde 220, 252

langfristige Verlaufsbeobachtung 241, 242
Langzeitprogramm 272
letale Komplikationen, Ursachen 288, 289
Mandibula-Arthritis, -Hypoplasie 236
medikamentöse Therapie 272, 273
Mikrognathie 235
Monarthritis 241, 242
Nachuntersuchungsbefunde 285, 286
Nephropathie, Urämie 219, 223
Nomenklatur 208
oligoartikulärer Typ 241, 243
Physiotherapie 278
Prognose 282–287
Proteinase Inhibitor System (Pi-System) 261
Remissionsdauer, Spätergebnisse 283, 284, 285
Rheumafaktoren, Labordiagnostik 234, 253, 254
„rheumatischer Zwerg" 247, 248, 249
Risikofaktoren 283
Röntgenbefunde 261, 262
Schmerzursachen 725
Schul-, Ausbildungs- und Berufsfähigkeit 281, 282, 285, 286
seronegative, nichtsystemische 232, 233
sexuelle Entwicklung 250
Spätergebnisse 283, 284, 285
spinale Bewegungseinschränkung 241
Steinbrocker Stadien, Prognose, Spätergebnisse 283, 284, 285
Sterblichkeit 287, 288
Subgruppen, HLA-Muster 257, 258, 259, 260
Subsepsis allergica, Klinik 231, 232
Synoviektomie, Spätergebnisse 280
Synovialflüssigkeit, Zellgehalt 253
Therapie 272
Tibia, Subluxation 238
T-Lymphozyten, Suppressorzellaktivität 252
Urinbefunde 252
Ursachen der Sterblichkeit 288, 289
Verlaufsformen 209, 241, 243
Vertebralhypoplasie 235
Vorkommen 209, 210
Wachstumsretardierung 248, 249
Wachstumsschmerzen, Fehldiagnose 270
Wirbelsäulenveränderungen 235, 236
Wissler-Fanconi-Syndrom, Klinik 231, 232
juvenile rheumatoide Spondylitis cervicalis, Röntgenbefund 173
juvenile Spondylitis ankylosans, adoleszente Coxitis 157
Iliosakralarthritis 240, 241
juvenile Zervikalarthritis, diagnostische Trias 171, 172

Kachexie, juvenile chronische Arthritis 231
kältereagierende Antikörper, Felty-Syndrom 196
Kalkaneo-Kuboidgelenk, chronische Polyarthritis, Klinik 103
Kalzinose, diffuse, Haut, Dermatomyositis 292
Kaplan-Syndrom, rheumatoide Pneumokoniose 45
„Kapsulitis", ossifizierende, röntgenologische Differentialdiagnose 132
Karditis, bakterielle, IgM-Rheumafaktoren 125
Coxsackie-Virusinfektion 397
juvenile chronische Arthritis 221
rheumatica, Klinik 110, 111
Karpalarthritis, synostosierende, Röntgenbefund 143, 145
Karpaltunnelsyndrom, chronische Polyarthritis, Häufigkeit 87
Klinik 88, 87
Pathologie, Klinik 649, 650
Sarkoidose 432
karpo-radiale Synostose, Röntgenbefund 146
Katarakt, Häufigkeit, Spätkomplikation, juvenile chronische Arthritis 228
Kawasaki-Syndrom, Differentialdiagnose 266
Immunkomplex-Vaskulitis 270
Klinik 270
Keratokonjunktivitis sicca (Sjögren-Syndrom), Differentialdiagnose 266
Kiefergelenke, chronische Polyarthritis, Klinik 105, 106
Kapselschrumpfung, Funktionsprüfung 166
Still-Syndrom 233
Kiefergelenkarthritis, Röntgenologie 164, 165
„Killer-Zellen", Ätiologie, Sarkoidose 406
Synovialmembran, rheumatoide Arthritis 5
Kindesalter, Amyloidose, Reizleitungssystem 294
Arthritis, Besonderheiten 234, 235, 236
Arthritis psoriatica 352, 353
Behandlung mit Antirheumatika 272, 273
chronische Polyarthritis, Frühsymptome 156
chronisch-rheumatische Oligoarthritis, Iridozyklitis 227
„Coxa magna" 325
„Coxite laminaire ankylosante juvénile" 326
Coxitis, transitorische 324–330
Dermatomyositis 290, 291
diffuse Kalzinose, Haut 292
Epiphysenlösung, Coxitis 326
familiäre Hypogammaglobulinämie 252, 253
hämatogene Arthritis, Pathogenese 467
HLA-B$_{27}$, HLA DR 5, Haptoglobulintypisierung 258, 261
IgA-Mangel, Arthritis, Iridozyklitis 253

Kindesalter, infektiöse Arthritis, Gelenkbefallmuster 471
juvenile chronische Arthritis, Subgruppen, HLA-Muster 258, 259, 260
juvenile chronische Arthritis, Todesfälle nach Levamisol-Therapie 277, 278
juvenile chronische (rheumatoide) Arthritis 208–282
juvenile Zervikalarthritis, diagnostische Trias 171, 172
Katarakt, Sekundärglaukom, Oligoarthritis 228
Kortikosteroidbehandlung, langfristige, Spätschäden 248, 250, 274, 275
Lesch-Nyhan-Syndrom, Purinstoffwechselstörung 500
Leukämie, Klinik, Prognose 618, 620, 622
Lupus crythematodes disseminatus 289, 290
Mittelmeerfieber, familiäres 268
Nezelof-Syndrom, symmetrische Polyarthritis 253
ochronotische Arthropathie 571
Polyarthritis chronica infantilis 208
Polyenchondrose, familiäre 290
postinfektiöse Athritiden, Differentialdiagnose 267
„progressive pseudorheumatoid arthropathy" 290
„progressive pseudorheumatoid arthropathy", Differentialdiagnose 266
„Pseudorheumaknoten", Lokalisation 37
„Pseudorheumatismus", steroider 270
„Rheumadiät", Kortikosteroidbehandlung 279
rheumatoide Arthritis, D-Locus Antigen TMO 257
seronegative, nichtsystemische juvenile Arthritis 232, 233
seropositive (IgM Rheumafaktor) juvenile chronische Arthritis 234
Sklerodermie 289, 290, 293
Spondylitis ankylosans, Differentialdiagnose 271, 272
Spondylitis cervicalis 234, 235
Still-Syndrom, Fehldiagnosen 268
Still-Syndrom, Prognose 282
Still-Syndrom, Todesursachen 288, 289
Still-Syndrom, Varizelleninfektion, Todesursache 246
Subsepsis allergica 232
Todesursache: Arteriitis nodosa, Koronararterien 269
transitorische Coxitis, Diagnostik, Klinik 324, 330
Vaskulitis, Klassifizierung 269
Wachstumsretardierung, juvenile chronische Arthritis 248, 249

Klassifizierung, Arthritis villonodularis pigmentosa 304
Arthrose, Pathologie 657, 658, 693
Chondrokalzinose 521
chronische Polyarthritis, American Rheumatism Association 73, 74 h
Coxarthrose, Diagnose 743
juvenile chronische Arthritis 208, 209
Knochenveränderungen, Sarkoidose 415, 416
Leukämie 618, 619
Organmanifestationen, chronische Polyarthritis 108
Polyarteriitis 269
rheumatoider Prozeß, radiologische Kriterien 219
Vaskulitis, Kindesalter 269
„Kleeblatt-Iris", juvenile chronische Arthritis 228
Klinik, alkaptonurische Ochronose 571, 572
allergische Arthritis 459
Alterspolyarthritis 69, 70
Amyloidose, Arthropathie 647
Arthritis bei Colitis ulcerosa 386
Arthritis psoriatica 271, 345
Arthritis villonodularis pigmentosa 305, 306
Arthropathia urica 502, 503
Arthropathie, Diabetes mellitus 591
Arthropathie, Ileitis regionalis (Crohn) 390
Arthrose 696, 697
atlanto-axiale Subluxation 79
Brucellose-Arthritis 398
Caput-ulnae-Syndrom 85
Chondrokalzinose 534, 535
chronische Polyarthritis 4, 56, 57
chronische Polyarthritis, Articulatio cricoarytaenoidea 106
chronische Polyarthritis, Blutveränderungen 112, 113
chronische Polyarthritis, Ellenbogengelenke 82, 83, 150, 151
chronische Polyarthritis, Fußgelenke 101, 102
chronische Polyarthritis, Handgelenke 84–97
chronische Polyarthritis, HLA-Haplotypen, Relationen 19, 20
chronische Polyarthritis, Hüftgelenke 97, 98
chronische Polyarthritis, Kiefergelenk 105, 106
chronische Polyarthritis, Kniegelenk 98, 99
chronische Polyarthritis, maligne Verlaufsform 68, 69
chronische Polyarthritis, Organmanifestationen 106, 107
chronische Polyarthritis, periphere Neuropathien 109, 110
chronische Polyarthritis, Schultergelenke 80, 81

chronische Polyarthritis, Schulterregion 152, 153
chronische Sarkoidose 431
Coxarthrose 729, 730
Coxitis, chronisch-rheumatoide 156, 157
Coxitis, transitorische 327
Coxsackie-Virusinfektion 397
Extensorsehnenruptur, Hand 88
Felty-Syndrom 189, 190
Fingergelenke, Untersuchung 762, 763
Finger-Polyarthrose 749, 750
Gelenkinfektionen 469, 470
Gichtanfall 507
Gonarthrose, primäre 707, 715
Hämosiderose 551, 552
juvenile chronische Arthritis 214, 215
Karpaltunnelsyndrom 88, 89, 649, 650
Morbus Wilson 561
Okzipito-Atlanto-Axial-Arthritis 77, 78
Osteochondropathia endemica (Baschin-Beck) 566
Popliteazyste, Kniekehle 100, 101
Protrusio, Hüftgelenk 98
„rheumatoid heart disease" 110, 111
„rheumatoid lung disease", Pathologie 111, 112
„rheumatoid vasculitis" 112
Sharp-Syndrom 290
Sicca-Syndrom 110
Skapulo-Kostal-Syndrom 81
Syringomyelie, Arthropathien 640, 641
Tabes dorsalis, Arthropathie 636
Tenosynovitis, Handgelenk 86
Vertebralarterieninsuffizienz 78
Yersinia-Arthritis 394, 395
Zervikalarthritis 77, 78
Klumpfußstellung, chronische Polyarthritis 103
Knick-Senk-Fuß, Differentialdiagnose 104
Kniegelenk, alkaptonurische Ochronose, Röntgenbefund 579
  Monarthritis, Oligoarthritis, Lebensalter 702
Kniegelenke, akute lymphoblastische Leukämie, Röntgenbefund 624
  alkaptonurische Arthropathie 579
  alkaptonurische Ochronose, Operationsbefund (Photo) 573
  Alterspolyarthritis, Gelenkbefallmuster 69, 70
  Arthritis infectiosa 470, 471
  Arthritis infectiosa, röntgenologische Frühdiagnose 474
  Arthritis villonodularis pigmentosa 306, 308, 314
  Arthropathia tabica 637, 638
  Arthropathie, Ileitis regionalis (Crohn) 390
  Arthrose, epidemiologische Häufigkeit 663, 664, 666

Chondrokalzinose, Arthropathie, Photo 524, 529
Chondrokalzinose, Röntgenbefund 537, 539
chronische Polyarthritis, Klinik 98
chronische Polyarthritis, Röntgenologie 160, 161
Défilé-Aufnahmetechnik 720
Erkrankungen, Funktionsindex 711
Erstlokalisation, chronische Polyarthritis 64, 98
Funktionsprüfung 720
Gichtarthropathie 512, 514
Gonarthrose, Klinik 707
Hämarthrose, Röntgenbefund 607, 608
Hämochromatose, Röntgenbefund 553
HLA-B$_{27}$-assoziierte Arthritis 462
„Hoffatitis", Schmerzursache 725
juvenile chronische Arthritis 239
juvenile chronische Arthritis, Röntgenbefund 262, 263
klinische Untersuchung 717, 718, 729
leukämische Arthropathie, Röntgenbefund 623
ossäre zystische Läsionen 314
„palindromic rheumatism" 67
Retardierung, Röntgendiagnostik 133
Rheumaknoten, Pseudorheumaknoten 37
sarkoidale Synovialitis, Photo 433
Schmerzursachen, Differentialdiagnose 725
Still-Syndrom 233
Synovektomie, Ergebnisse 280
Synovialitis, radiologische Primärmanifestation 133, 161, 162
Yersinia-Arthritis 395
Knochen, aseptische Nekrosen, alkaptonurische Ochronose 579
  aseptische Nekrosen, Gonarthrose 724
  Biopsie, myelogene Osteo-Arthropathie 625, 626
  Erosion, Begleitsynovitis, Arthrose 699
  myelogene Osteopathie, Diagnose, Differentialdiagnose 625, 626
  osteophytäre Reaktionen, Frühläsionen 151
  Primärläsionen, chronische Polyarthritis 141, 142
  Schmerzen, Gonarthrose 715
  Schmerzen, leukämische Osteopathie 626, 627
  siehe Osteoarthropathie
  Sklerose, Arthrose, Pathologie 691
  Strukturen, chronische Polyarthritis, Histologie 33, 34
  subchondraler, Störungen, Arthrose, Pathogenese 674
Knochendestruktion, chronische Polyarthritis, radiologische Stadieneinteilung 729
  Klassifizierung, chronische Polyarthritis 73

Knochendystrophie, chronische Polyarthritis, Röntgenbefunde 137
„Knochengängigkeit", Antibiotika, Behandlung von Gelenkinfektionen 478
Knochenmanifestationen, Leukämie 620, 621
– Sarkoidose, Lokalisation 433, 434
– Sarkoidose, Prognose 439
Knochenmark, Sarkoidose, Beckenkammbiopsie 414
Knochenveränderungen, Sarkoidose 404, 408, 410, 412, 413, 414, 416, 417, 419, 421, 423
Knochenzysten, Häufigkeit, Sarkoidose 413
– röntgenologische Differentialdiagnose 132
Knopflochdeformitäten, Finger, chronische Polyarthritis 95
Knorpel, Veränderungen, chronische Polyarthritis, Histologie 33, 34
Knorpeldestruktion, chronische Polyarthritis, Röntgenbefunde 137
Koagulopathien, erbliche, erworbene, Hämarthrose 605
Kolektomie, Arthritis, Remissionen 388
Kollagen-Typen, Autoantikörper, Labordiagnostik 125
Kollagenosen, Arthritis, Differentialdiagnose 370
– Differentialdiagnose: chronische Polyarthritis 59, 60
– Klinik, Differentialdiagnose 289, 290
– Kortikosteroid-/ACTH-Langzeit-Therapie 275
– Kveim-Reaktion 423
Kollateralphänomene, juvenile chronische Arthritis 262
Komplementbindungsreaktionen, allergische Arthritis 460
Komplikationen, alkaptonurische Ochronose 581
– Arthritis, intestinale Erkrankungen 383
– Augen-, juvenile chronische Arthritis 243
– chronische Polyarthritis, Amyloidose 113
– chronische Polyarthritis, Rückenmarkschädigung 78
– Coxarthrose 742, 743
– Goldtherapie 372
– Gonarthrose 722, 723
– Ileitis regionalis (Crohn) 389
– letale, Ursachen 288, 289
– Lungen-, chronische Polyarthritis, Autopsie-Ergebnisse 111, 288
– Yesinia enterocolitica-Infektion, Arthritis der großen Gelenke 267
Kompressionssyndrome, Nerven-, chronische Polyarthritis, Klassifizierung 108, 110
– Nerven-, Hüftschmerz, Differentialdiagnose 744
Kortikosteroid-ACTH-Behandlung, juvenile chronische Arthritis, Mastfettsucht 250

Kortikosteroidbehandlung, Arthritis, intestinale Erkrankungen 388
– Gelenkinfektionen, Prädisposition 469
– intestinale Lipodystrophie (Morbus Whipple) 392
– juvenile chronische Arthritis, Ergebnisse, Nebenwirkungen 274
– langfristige Schäden, Still-Syndrom, Kindesalter 275
– pseudozystische Knorpeldegeneration 251
Kortikosteroidgewöhnung, autoaggressive Verlaufsform, chronische Polyarthritis 68
Kortikosteroidinjektionen, Spontanrupturen der Hand-, Finger-Sehnen 91
Kortikosteroid-Langzeittherapie, letale Komplikationen 288
– Sarkoidose 437, 438
Kortikosteroidtherapie, Felty-Syndrom 200
Kortisonbehandlung, chronische Polyarthritis, Wirbelsäule 79
– Femurkopfnekrose, Häufigkeit 98
– Steroidkatarakt, iatrogene 110
Kostovertebral-Arthritis, chronische Polyarthritis, Wirbelsäule 77
Koxarthrose, siehe Coxarthrose
Krallenzehenstellung, chronische Polyarthritis, Entstehungsmechanismus 150
– Luxation nach lateral, chronische Polyarthritis 104, 105
kranio-zervikale Dysplasie, Differentialdiagnose 171
Kretinismus, Arthropathien, Klinik 598
Kristallsynovitis, Chondrokalzinose, Pathophysiologie 532, 533
Kriterien, diagnostische, chronische Polyarthritis 57
Kupferstoffwechsel, Morbus Wilson 599
Kutaneo-uveales Syndrom (Behçet), Arthritis 453
Kveim-Reaktion, Sarkoidose, Differentialdiagnose 423, 425, 426

Laborbefunde, alkaptonurische Ochronose 570, 569, 571
– Arthritis bei Colitis ulcerosa 387
– Arthritis psoriatica 361
– Arthritis, Salmonelleninfektion 394
– Arthrose 706, 707
– Chondrokalzinose 537, 538
– chronische Polyarthritis 125, 126
– chronische Polyarthritis, Verlauf, Prognose 71, 72, 73
– Felty-Syndrom 126, 127
– Gichtanfall, Hyperurikämie 505, 506
– hämophile Gelenkblutungen 610, 611
– Hämosiderose 552, 553, 556

infektiöse Arthritis, Gelenkpunktat 472
juvenile chronische Arthritis 220, 251, 252
Morbus Wilson 561
Sarkoidose 422
symptomatische Arthritis 460
symptomatische Arthritis, chronische Polyarthritis, Differentialdiagnose 59, 60
Yersinia-Arthritis 396
Laser-Nephelometrie, Rheumafaktoren, IgA-, AgG-Klassen 125
Lash-Nyhan-Syndrom, Enzymopathie, Gelenksymptomatik 268
Lash-Nyhan-Syndrom, Purinstoffwechselstörung 500
Latenzzeit, Synovialitis, radiologische Primärmanifestation 133
Latex-Fixationstest, A
  Alterspolyarthritis 69
  chronische Polyarthritis, Spezifität 125
  juvenile chronische Polyarthritis 234, 253
  Lebensalter, Coxarthrose, epidemiologische Manifestationskurven 728
  mono-, oligoartikuläre Erkrankungen, Differentialdiagnose 702
  siehe Altersverteilung
  transitorische Coxitis 326
Lebenserwartung, chronische Polyarthritis 47, 48, 75, 76
Leber, Hepatitis epidemica, Still-Syndrom 219
  Histopathologie, Felty-Syndrom 197
  siehe Hepatitis
  Veränderungen, chronische Polyarthritis 46
Lebersiderose, Hämochromatose 549, 556
Leberzirrhose, Gelenkinfektionen 469
LE-Faktor, Arthritis, Nagelveränderungen, Differentialdiagnose 370
Leishmaniose, postinfektiöse Arthritis 267
Lendenwirbelsäule, alkaptonurische Ochronose 577
  chronische Polyarthritis 173
  chronische Polyarthritis, Kortisonbehandlung 79
  chronische Polyarthritis, Symptome 77
  Lordose, Coxarthrose, Funktionsprüfung 734, 735
  Parasyndesmophyten, Arthritis psoriatica, Röntgenbefund 358
  siehe Spondylitis
  Spondylarthrose, Häufigkeit 663, 664
  „Zuckergußwirbelsäule", Spondylosis hyperostotica 578
Letalität, juvenile chronische Arthritis, Ursachen 278, 288
  Sarkoidose 439
  chronische Polyarthritis 47, 48, 75
Leukämie, Arthritis, Differentialdiagnose 268
  Arthropathie, Finger-, Kniegelenk 623

Arthropathien 618–632
  Klassifizierung 618, 619
  Morbidität, Mortalität 619, 620
  Prognose 620
  Skelettmanifestationen 620, 621
Leukopenie, Felty-Syndrom 188, 191
Leukosen, Arthritiden, Pathogenese 458
  Osteoarthropathie, Differentialdiagnose 461
Leukozytose, Differentialdiagnose, Labordiagnostik, chronische Polyarthritis 126
  Thrombozytose, chronische Polyarthritis 112
Levamisol, Therapie, juvenile chronische Arthritis, Nebenwirkungen, Todesfälle 277, 278
Lipokalzinogranulomatose, Arthropathien 588
Lobärpneumonie, chronische Polyarthritis, Autopsie-Ergebnisse 111
Löfgren-Syndrom, siehe Sarkoidose
  Therapie 437
Lokalisation, Arthralgien, Sarkoidose 429
  Arthritis villonodularis pigmentosa 306
  Erstbefall, chronische Polyarthritis, Häufigkeit 64, 65
  Finger-Polyarthrose 750
  Gichtanfall 503, 504
  Gichttophi 507
  Randusuren, chronische Polyarthritis 141
  Rheumaknoten, „Pseudorheumaknoten", Kindesalter 37, 38
  Sarkoidose 407
  spontane Sehnenrupturen, Hand 91
  Synoviom 798
Lues, Arthritis infectiosa 456
  Gelenk-, Knocheninfektionen 483
  IgM-Rheumafaktoren 125
Lungen, Embolie, Todesursache, chronische Polyarthritis 76
  lymphoplasmozelluläre Infiltrate, Initialsymptom, chronische Polyarthritis 107, 110, 111
  „rheumatoid lung disease", Klinik 111, 112
  Veränderungen, chronische Polyarthritis 45
Lungenabszeß, chronische Polyarthritis, Autopsieergebnisse, Häufigkeit 111
Lungenfibrose, Felty-Syndrom 190
Lupus erythematodes disseminatus, Arthritis, Differentialdiagnose 370, 509
  Felty-Syndrom, Differentialdiagnose 188, 192
  Klinik, Differentialdiagnose 137, 289, 290
Lupus pernio, Behandlung 438
  Knochenveränderungen 404
Luxation, Halswirbel-, destuierende Zervikalarthritis 166, 167, 168
Lyell-Syndrom, Still-Syndrom, Todesursache 288

Lymphadenopathie, chronische Polyarthritis, Klinik 4, 45, 113
„Mixed connective tissue syndrome" (Sharp-Syndrom) 290
regionale, generalisierte, chronische Polyarthritis 108
lymphatische Leukämie, chronische Polyarthritis, Ausschlußliste 58
Lymphknoten, Beteiligung, Sarkoidose 407
chronische Polyarthritis, Histologie 43
Schwellungen, Still-Syndrom 215, 220
Vergrößerungen, Felty-Syndrom 198
Lymphknoten-Syndrom, Kawasaki, Immunkomplex-Vaskulitis 270
mukokutanes, Kindesalter 269
Lymphoblastom, Arthritiden, Pathogenese 458
Lymphogranulomatose, siehe Morbus Hodgkin
Lymphome, Systematik 619
lymphopenischer Immundefekt, Nezelof-Syndrom, Säuglingsalter 253

Magen-Darmtrakt, Blutungen, Ulzera, langfristige Kortikosteroid-Behandlung 275
enterale Infektionen, symptomatische Arthritiden 392, 393
Erkrankungen, chronische Polyarthritis, Klinik 113, 114
Erkrankungen, hämatogene Gelenkinfektionen 466
Erkrankungen, symptomatische Arthritis 383–403
Erkrankungen, Todesursache, chronische Polyarthritis 76
Ileitis regionalis (Crohn), Arthritis, Pathogenese, Klinik 388–391
intestinale Lipodystrophie (Morbus Whipple), Arthritis 391, 392
Yersinia-Infektionen 394, 395
Malabsorption, Amyloidose, Magen-Darmtrakt 113, 114
Malignome, Todesursache, chronische Polyarthritis 76
Malignität, chronische Polyarthritis, Kriterien 68, 69
Malum coxae senile, siehe Coxarthrose
Mandibulargelenke, Arthritis, diagnostische Kriterien, Spezifität 265
Mandibulahypoplasie, chronische juvenile Polyarthritis 236
Manifestationsalter, Arthritis psoriatica 340
Arthritis villonodularis pigmentosa 305
Manifestationsskizze, Gelenkbefallmuster, chronische Polyarthritis 130
Marginalusuren, Frühläsionen, chronische Polyarthritis 151
Mastfettsucht, Kortikosteroid-ACTH-Behandlung 250

McRaesche Bimastoid-Linie, atlanto-axiale Dislokation 171
medikamentöse Therapie, Arthritis psoriatica 372
Arthrose 773
Sarkoidose 437
Ménard-Shenstonsche Linie, Hüftgelenk, Röntgenanatomie 736, 737
Meningitis, juvenile chronische Arthritis, Todesursache 288
Meningokokken-Arthritis, Klinik, Therapie 480, 481
Meniskusgewebe, CPPD-Ablagerungen, Chondrokalzinose 530
Meniskuszerstörung, Granulationsgewebe, fibrinoide Gewebsumwandlung 36
Metakarpophalangeal-Gelenke, chronische Polyarthritis, Etagentyp 135
Hämochromatose, Röntgenbefund 554, 555
„palindromic rheumatism" 67
Metastasen, Gelenkkapsel 803
Metatarsalgelenke, Erstmanifestation, chronische Polyarthritis 64
Metatarsalgie, Frühsymptom, chronische Polyarthritis 103
Metatarsophalangeal-Arthritis, destruierende, Röntgenbefunde 148
Methotrexat, Therapie, Arthritis psoriatica, Nebenwirkungen 373
Mikrognathie, juvenile chronische Polyarthritis 235
Milzvergrößerung, chronische Polyarthritis, Felty-Syndrom 188
Felty-Syndrom, Histopathologie 196, 197
Mitralklappen, Pigmentablagerungen, Ochronose, Photo 581
Mittelfinger, „schnellender", Tenosynovitis, Beugersehnen 90
„Schwanenhalsdeformität", chronische Polyarthritis 96, 97
Mittelfußgelenke, chronische Polyarthritis, Klinik 103
Mittelhand, Ostitis cystoides multiplex (Jüngling), Röntgenbefund 418
Mittelmeerfieber, Arthritis, Klinik, Differentialdiagnose 268
„Mixed connective tissue syndrome", Klinik, Differentialdiagnose 290
Monarthritis, akute, Anamnese 570
Gichtanfall, Differentialdiagnose 508
intestinale Lipodystrophie (Morbus Whipple) 391
Lokalisation, Häufigkeit, chronische Polyarthritis 65
Oligoarthritis, Arthrose, Differentialdiagnose, Lebensalter 702
Polyarthritis, Krankheitsverlauf 241, 242

Monarthritis tuberculosa, Differentialdiagnose 266
Mononukleose, Arthritis, Differentialdiagnose 267
Morbidität, Arthritis psoriatica 339
  Coxitis, transitorische 324, 325
Morbidität, Mortalität, Leukämie 619, 620
Morbus Bang, Brucellose, Arthritis, Differentialdiagnose 370, 456
Morbus Bechterew, alkaptonurische Ochronose, Differentialdiagnose 578
  HLA-B$_{27}$-Antigennachweis 126
  Strahlenbehandlung, Leukämie-Häufigkeit 618
Morbus Behçet, Arthritis 453
Morbus Crohn, Arthritis, Differentialdiagnose 271
  Arthritis, Klinik 383, 388, 389
  Arthritis, Pathogenese, Klinik, Therapie 388–391
  Kveim-Reaktion 423
Morbus Hodgkin, Genetik, Pathogenese 618
  Kveim-Reaktion 423
Morbus Kaschin-Beck, Arthropathie 564–568
Morbus Paget, Chondrokalzinose, Beziehungen 523
  Knochenerkrankungen, Hüfte, Differentialdiagnose 744
Morbus Perthes, Coxitis, transitorische, Zusammenhänge 325
  Differentialdiagnose, Lebensalter 702
  Frühsymptome, Differentialdiagnose 328
Morbus Poncet, Arthritis, Tbc 456
Morbus Reiter, Felty-Syndrom, Genetik 189
  Gelenksymptomatik, Differentialdiagnose 387, 393, 394, 510
  Schmerzursachen 725, 726
Morbus Still, atypische Verlaufsform, chronische Polyarthritis 66
  juvenile rheumatoide Arthritis 208
Morbus Whipple, Arthritis, Klinik, Therapie 391, 392
  Differentialdiagnose, Anamnese 59, 60
Morbus Wilson, Arthropathie 559–563
  sekundäre Chondrokalzinose 521, 523, 525
Morphologie, Arthrose 687, 688
  chronische Polyarthritis 29–48
Mortalität, chronische Polyarthritis 47, 48, 75, 76
Mumps, Arthritis infectiosa, Differentialdiagnose 267, 456
Muskelerkrankungen, rheumatische, sarkoidale, Differentialdiagnose 434
Muskulatur, chronische Polyarthritis, röntgenmikronalytische Befunde 42
Mutilation, chronische Polyarthritis, autoaggressive Verlaufsform 68
  Arthritis psoriatica, Röntgenologie 355, 356
  chronische Polyarthritis, radiologische Stadieneinteilung 219
myelogene Osteopathie, Diagnose, Differentialdiagnose, Pathologie 625, 626
myeloische Leukämie, chronische Polyarthritis, Ausschlußliste 58
Myelom, Hüftgelenk, Röntgenbefund 634
  Karpaltunnel-Syndrom 649
Mykoplasma pneumoniae, Infektion, Arthritis, Differentialdiagnose 267
Myokarditis, juvenile chronische Arthritis 221
  Still-Syndrom, Todesursache 288
Myo-Perikarditis, Spätletalität, juvenile chronische Arthritis 287
Myositis, Hüftschmerz, Differentialdiagnose 744
  interstitielle, chronische Polyarthritis, Systemkomplikationen 108, 109
  interstitielle, Histologie, Photo 434, 435, 436
  noduläre, interstitielle 42, 43
  sarkoidale Synovialitis, Photo 433, 434, 436

Nachuntersuchungsbefunde, juvenile chronische Arthritis 285, 286
„nacktes Areal", Handskelett, röntgenologische Analyse 133, 134
Nagelveränderungen, Psoriasis 347, 350
Nebennieren, Rindennekrose, juvenile chronische Arthritis, Todesursache 288
Nebenwirkungen, Antirheumatika 272, 273, 274
  Goldtherapie 372
Nekrosen, aseptische, alkaptonurische Ochronose 579
Nephrolithiasis, alkaptonurische Ochronose 581
Nervenkompressions-Syndrome, Hüftschmerz, Differentialdiagnose 744
Nervenläsionen, chronische Polyarthritis 67
neurologische Störungen, chronische Polyarthritis, Ellenbogengelenk 83
  chronische Polyarthritis, Rückenmarkschädigung 78, 79
Neuropathien, chronische Polyarthritis, Kompressionssyndrome 108, 109
  periphere, Felty-Syndrom 190
Neutropenie, Felty-Syndrom, Behandlung 199
  Felty-Syndrom, Pathogenese 196, 197
„New York-Kriterien", aktive, inaktive Polyarthritis 25
nicht systemische juvenile chronische Arthritis, diagnostische Kriterien 265
Nieren, Amyloidose, juvenile chronische Arthritis 244, 245
  Erkrankungen, Todesursache, chronische Polyarthritis 76, 113

Nieren, Pigmentablagerungen, alkaptonurische
  Ochronose 581
 Veränderungen, Differentialdiagnose: Chronische Polyarthritis 46, 59, 60
 Veränderungen, Felty-Syndrom 198, 199
 Veränderungen, Still-Syndrom 223, 224
Nomenklatur, Arthrose 655
 chronische Polyarthritis 3
 Felty-Syndrom 188
 juvenile chronische Arthritis 208, 209

Ochronose, Achillessehne, Pigmentablagerungen, Photo 576
 alkaptonurische 569–584
 Definition 569
 extraartikuläre Manifestationen 580
 Geschichtliches 569, 570
 Klinik 571, 572
 Laborchemie 571
 Mitralklappen-Veränderungen, Photo 581
 Pathogenese 572
 periphere Gelenke 578
 Röntgenbefunde 577, 579
 sekundäre Chondrokalzinose 521, 523, 525
 Skelettveränderungen 575
 Spondylopathie 575, 576
 Therapie 582
Ösophagus, Varizenblutung, Felty-Syndrom 197, 198
Ohr, Gichttophi, Photo 507
 Pigmenteinlagerungen, alkaptonurische Ochronose 580
Olekranon, arrosive Enthesitis 151
Oligoarthritis, Gichtarthropathie, Differentialdiagnose 508
 intestinale Lipodystrophie (Morbus Whipple) 391
 Prognose, Spätergebnisse 284, 285
oligoarthritische Gruppe, Typen I, II, klinischer Verlauf 242
Omarthritis, chronische, Klinik, Röntgenologie 154, 155
Operationssitus, Arthritis villonodularis pigmentosa 308
operative Therapie, Arthritis psoriatica 374
„Opernglasfinger", chronische Polyarthritis 144
Organkomplikationen, chronische Polyarthritis, Diagnostik 107
Organmanifestationen, chronische Polyarthritis, Klinik 106, 107, 108
 Sarkoidose 406, 407
Os ilium, Sarkoidose 418
Os lunatum, Karpalarthritis 143
Os naviculare, zystoide Läsionen 143, 144
Ossifikationen, „Ansatz"-, Arthritis psoriatica 354

Osteoarthritis, Brucellose 398
Osteoarthropathie hypertrophiante pneumonique, chronische Polyarthritis, Ausschlußliste 58
 Leukose, Differentialdiagnose 461
 Tumorzerfallsprodukte, pathogenetische Zusammenhänge 457
Osteochondropathia endemica (Kaschin-Beck), Arthropathie 564–568
Osteochondrosis dissecans, Gonarthrose 724, 726
Osteolyse, Fingergelenke, „Opernglasfinger" 144
 Handwurzel, Fingergelenke, juvenile chronische Arthritis 237, 238
 Leukämie, Röntgenbefunde 621, 622
 Myelom 634
 polyzystische, Differentialdiagnose 432
 Sarkoidose, Hand, Fuß 409, 413
 Schädel, Sarkoidose, Autopsie-Befund 423
Osteomyelitis, Hüftkopf-Nekrose, Differentialdiagnose 328
Osteonekrose, nicht traumatisch bedingte, Differentialdiagnose 586
Osteopathie, Hyperthyreose 602
Osteophyten, Hämarthrose, Hämophilie 608
 myelogene, Pathologie 625, 626
Osteophytose, Arthrose, Pathogenese 671
 Arthrose, röntgenmorphologische Elemente 131, 720
 Coxarthrose, Schema 739
 erosio-destruierende Arthrose, Ankylose, Röntgenbefund 759
 Gonarthrose, radiologisches Frühstadium 721
 perifoveale, Morphologie 736, 737
Osteoporose, Akromegalie 602
 alkaptonurische Ochronose 577
 Arthritis bei Colitis ulcerosa 387
 Arthritis psoriatica 355
 Becken, Iliosakralarthritis, Differentialdiagnose 174
 chronische Polyarthritis, Häufigkeit 43
 chronische Polyarthritis, Hand, Vorfuß, Häufigkeit 151
 chronische Polyarthritis, röntgenologische Klassifizierung 219
 Differentialdiagnose 137
 Frühsymptom der Coxitis 159, 160
 Fußgelenk-Arthritis, Röntgenbefund 165
 gelenknahe, Frühzeichen: juvenile chronische Arthritis 263
 gelenknahe, radiologische Aspekte 137
 Graduierung, Primärläsionen 130
 großzystische, autoaggressive Verlaufsform, chronische Polyarthritis 68
 Hämarthrose, Hämophilie 608
 Hämochromatose 549, 553

intestinale Lipodystrophie (Morbus Whipple) 391, 392
juvenile chronische Arthritis, Stadieneinteilung 263, 264
Klassifizierung, chronische Polyarthritis 73
Kortikosteroidbehandlung, langfristige Schäden 275, 276
Leukämie 621
Morbus Wilson 559
paraartikuläre, Röntgenbefund 136, 137
Paraleukoplastenleukose, Röntgenbefund 624
röntgenologische Differentialdiagnose 132
Schmerzursachen, Differentialdiagnose 725, 726
Wirbelsäule, Kompressionsfrakturen, Langzeit-Kortikosteroid-Behandlung 246, 247, 276
Wirbelsäule, typische Veränderung für chronische Polyarthritis 77, 79
Osteosklerose, destruierende Gonarthritis, Tomogramm 163
Hüftgelenk, Differentialdiagnose 158
Leukämie 622, 623
Schultergelenk, Häufigkeit 154
Ostitis cystoides, mutilans, Differentialdiagnose 432
„Ostitis cystoides multiplex" (Jüngling), Differentialdiagnose 143
Finger, Röntgenbefund 412
Geschichtliches 404

„palindromer" Rheumatismus, chronische Polyarthritis, atypische Verlaufsform 66
Diagnose, Klinik 331–334
Differentialdiagnose 511
Palmarerythem, chronische Polyarthritis, Handgelenke 92, 93
Panarteriitis nodosa, Differentialdiagnose: Chronische Polyarthritis 59, 60
Panmyelophthise, Goldbehandlung, juvenile chronische Arthritis 276
Still-Syndrom, Todesursache 288
Paracetamol-Behandlung, juvenile chronische Arthritis 273
Paraleukoplastenleukose, Kniegelenk, Fußgelenk, Röntgenbefund 624
paraneoplastisches Syndrom, Arthritis, Differentialdiagnose 370
Differentialdiagnose, Labordiagnostik 125, 126
Paraproteinämien, Arthropathien 633, 634
parasitäre Erkrankungen, Arthritis, Pathogenese 457
Parasyndesmophyten, Wirbelsäule, Differentialdiagnose 369

Paratyphus A, B, Arthritis, Diagnose, Klinik, Therapie 393, 394
Parathyreoidektomie, Pseudogichtanfälle 533
Parkinson-Syndrom, Morbus Wilson, Arthropathie 559
Patella, Défilé-Aufnahmen 720
Untersuchung, Gonarthrose 717, 718
„Viererzeichen", Coxarthrose 732
Pathogenese, alkaptonurische Ochronose 572, 573
allergische Arthritis 455
Arthritis, Ileitis terminalis (Crohn) 389
Arthritis, intestinale Erkrankungen 384
Arthritis psoriatica 337
Arthritis villonodularis pigmentosa 312, 313
Arthropathie, Diabetes mellitus 590
Arthropathie, Morbus Wilson 559, 560
Arthrose 659, 668, 669, 670
Arthrose, schematische Darstellung 680
Chondrokalzinose 522, 523
chronische Polyarthritis 3, 4
Coxitis, transitorische 324
CPPD-Synovitis 533
Felty-Syndrom 192, 193, 195
Finger-Polyarthrose 748, 749
Gelenkinfektionen 465
Gichtanfall 503, 504
Hämarthrose 604
Hämochromatose 549
hyperlipoproteinämische Polyarthritis 585
Krallenzehenstellung, destruierende Polyarthritis 150
Leber-, Milzvergrößerung, Felty-Syndrom 196, 197
Leukämie 618
Organmanifestationen, chronische Polyarthritis 107
Osteochondropathia endemica (Kaschin-Beck) 564
Rheumaknoten, Pseudorheumaknoten 37, 38
Sarkoidose 406, 407
symptomatische Arthritis 455
Ulnardeviation der Finger, chronische Polyarthritis 94
Pathologie, Amyloidose, Arthropathie 646, 647
Arthritis, Colitis ulcerosa 387
Arthritis psoriatica 340, 341
Arthritis villonodularis pigmentosa 307, 308
Arthropathie, Diabetes mellitus 591
Arthropathien, Leukämie 625, 626
Arthrose, Knorpelschwund 687, 688
Chondrokalzinose 526, 527
chronische Polyarthritis 29, 30
Finger-Polyarthrose 747, 748
Hämosiderose 551
Morbus Wilson 560

Pathologie, myelogene Osteopathien 625, 626
Osteochondropathia endemica (Kaschin-Beck) 565
Rheumaknoten 38, 39
„rheumatoid heart disease" 110, 111
Sarkoidose 406, 407
Still-Syndrom, Wachstumsstörung 248, 249
symptomatische Arthritis 459
transitorische Coxitis 326, 327
pathologisch-anatomische Häufigkeit, Arthrose 664, 666
Pathophysiologie, allergische, symptomatische Arthritis 459
Chondrokalzinose 532, 533
Harnsäure-, Purin-Stoffwechsel 497, 498
Periarteriitis nodosa, chronische Polyarthritis, Ausschlußliste 58
Periarthritis, rupturierende, Humeruskopfluxation 155
Periarthritis humeroscapularis, chronische Polyarthritis, Frühsymptomatik 152
periarthropatische Druckdolenzen, Coxarthrose 735
Perikarditis, chronische Polyarthritis, Häufigkeit 44
chronische Polyarthritis, Initialsymptom 107, 108, 110
Still-Syndrom 221
Periost, Reaktionen, Leukämie 622
Perostitis, Arthritis psoriatica 354
ossifizierende, röntgenologische Differentialdiagnose 132
Peritonitis, juvenile chronische Arthritis, Todesursache 288
Pfannendachwanderung, Coxitis, Röntgensymptome 159, 160
juvenile chronische Coxitis, „erworbene Hüftdysplasie" 156, 157
„Pfropfpolyarthritis", Differentialdiagnose, Photo 761
Phalangen, Sarkoidose, Osteolysen 413, 414
Phalen-Test, Karpaltunnel-Syndrom 89
Phenylbutazon, Behandlung, Nebenwirkungen 273
Physiologie, Harnsäure-, Purin-Stoffwechsel 497, 498
Physiotherapie, juvenile chronische Polyarthritis 184, 185, 278, 279
Pigmenteinlagerungen, ochronotische, Weichteile 576, 579, 580
Pilzinfektionen, Arthritis, Behandlung 479
Plasmaeisen, chronische Polyarthritis, Krankheitsverlauf 112
Pleura, Erguß, Frühsymptom, chronische Polyarthritis 45
Pneumokoniose, Differentialdiagnose 111
rheumatoide, Kaplan-Syndrom 45
Pneumonie, Still-Syndrom, Todesursache 288

Podagra, Photo 505, 512
Polyarteriitis nodosa, Arthritis, Differentialdiagnose 269
Polyarthritis, siehe chronische Polyarthritis
diagnostische Kriterien, Spezifität 265
Hyperlipoproteinämie 585
Reiter-Syndrom 335
Sarkoidose-Arthritis, Koinzidenz 427
symmetrische, Nezelof-Syndrom, Säuglingsalter 253
Xantomatose 585
Polyarthropathie, Osteochondropathia endemica 564
Polyarthrose, Differentialdiagnose: Hämosiderose 555
Finger-, Diagnose, Klinik, Therapie 746–769
Polymyalgia rheumatica, Differentialdiagnose 126, 744
Polymyositis, chronische Polyarthritis, Systemkomplikationen 109
Poplitealzyste, Kniekehle, Klinik 100, 101
P-Phänomen, Colitis ulcerosa 385, 386, 387
Prädilektionsstellen, Frühläsionen, chronische Polyarthritis, Hand 141
primär chronische Polyarthritis, Nomenklatur 3
primäre Xanthomatose, Synonyma 305
Primärläsionen, chronische Polyarthritis, Definition, Histopathologie 133
chronische Polyarthritis, Intervertebralarthritis 166
chronische Polyarthritis, röntgenmorphologische Elemente 132, 137, 138, 139, 140
radiologische, Zehengrundgelenke 147
Processus styloides ulnae, Primärlokalisation, chronische Polyarthritis 141, 142
Prodromalsymptome, chronische Polyarthritis 61, 62
Prognose, allergische Arthritis 462
Arthritis psoriatica 375
chronische Polyarthritis 71
Coxarthrose 742, 743
Gonarthrose 722, 723
Iridozyklitis, chronisch-rheumatische Arthritis 228, 229
juvenile chronische Polyarthritis 282–287
Leukämie 620
Neuropathien, chronische Polyarthritis 110
Sarkoidose 438
Wissler-Fanconi-Syndrom 231, 232
Prostatasteine, alkaptonurische Ochronose 581
Proteinase Inhibitor System (Pi-System), juvenile chronische Arthritis 261
Protrusio acetabili, Coxitis, Röntgensymptome 159, 160
Prozeßaktivität, chronische Polyarthritis, Beurteilung 74

pseudobasiläre Impression, Densspitze, Chamberlainsche Palato-Okzipitallinie 171
„Pseudogicht", Arthritis, Differentialdiagnose, Klinik 511, 533, 535
Hämochromatose 552
„Pseudorheumaknoten", Differentialdiagnose 37
„Pseudorheumatismus", steroider, Kindesalter 270
„Pseudorheumatoid", progressives, Kindesalter 250
Pseudozysten, Arthrose, Pathologie 690
röntgenologische Differentialdiagnose 132
Röntgenbefunde 142, 143
Psoriasis, Arthritis, siehe Arthritis psoriatica
Therapie 374, 375
Psoriasis-Arthrose, Gelenkbefallmuster 760
Psoriasis pustulosa, Typ Zumbusch, Photo 346
Psychosen, Kortikosteroidbehandlung, langfristige Schäden 275
psychosoziale Probleme, chronische Polyarthritis 75
Purinsynthese, Harnsäurestoffwechsel 498, 499
Purinstoffwechselstörung, Lash-Nyhan-Syndrom 500
Purpura Schönlein-Henoch, Vaskulitis, Arthritis, Differentialdiagnose 269
Pyramidon-Behandlung, juvenile chronische Polyarthritis 273

Radiokarpalgelenk, Radioulnar-, Karpal-Gelenke, Kommunikationen, Arthrographie 84, 85
radiologische Kriterien, Stadieneinteilung, chronische Polyarthritis 129
radiologische Primärläsionen, chronische Polyarthritis, Fingergelenke 138, 139, 140
radiologische Primärmanifestation, Synovialitis, Latenzzeit 133
Radiopharmaka, knochenaffine, Untersuchungsindikationen 706
Radio-Ulnar-Arthritis, distale, „Scallap-sign" 144
Radio-Ulnargelenk, chronische Polyarthritis, Frühläsionen 151
chronische Polyarthritis, Klinik 150, 151
Radius, Epiphysenkonsole, Primärläsion, chronische Polyarthritis 142
Radiusköpfchen, osteophytäre Reaktionen 151
Reflexdystrophie, Arthritis, Differentialdiagnose 370
Reiter-Syndrom, Arthritis, Differentialdiagnose 267, 268, 369, 370
chronische Polyarthritis, Ausschlußliste 58
Labor-Diagnostik, Differentialdiagnose 361
Polyarthritis 335
siehe Morbus Reiter

Rektumschleimhaut, Amyloidose, Diagnose 113
Remissionen, Arthritis, Colitis, Korrelation 386, 388
chronische Polyarthritis, Häufigkeit 73
renale Exkretion, Homogentisinsäure, Ochronose 569
Kobalt, Hämochromatose 552
renale Harnsäureausscheidung, Physiologie, Pathophysiologie 499, 500, 501
Retikulin-Antikörper, Enterocolitis regionalis 389
retikuloendotheliale Hämosiderose, chronische Polyarthritis 112
retikulo-endotheliales System, Eisenstoffwechsel, Labordiagnostik 126
Rhagozyten, Gelenkpunktat, chronische Polyarthritis 127
„Rheumadiät", unter Kortikosteroidbehandlung 279
Rheumafaktoren, Arthritis, intestinale Erkrankungen 383, 384, 387
Definition 125
Felty-, Sjögren-Syndrom 106
Differentialdiagnose: Arthrose 704
Frühdiagnose, chronische Polyarthritis 58
Gelenkerkrankungen, Differentialdiagnose 763
Gelenkinfektionen, Disposition des Patienten 468
IgA-, IgG-Klassen, Spezifität 125
juvenile chronische Arthritis 211, 234
juvenile chronische Arthritis, Labordiagnostik 253, 254
juvenile chronische Arthritis, Prognose 283
Krankheitsbeginn, Prognose 71
leukämische Arthropathie 627
Nachweis, Gelenkpunktat 127
rheumatoide Arthritis, Immunitätslage 5, 6
Spondylitis ankylopoetica, Sakroiliitis 106
Sterblichkeit, Prognose 75
Titerhöhe, Krankheitsverlauf 125
Rheumaknoten, Erstmanifestation, Lokalisation 65
Häufigkeit, Lokalisation 36, 37, 38
HLDR 4, Erstmanifestation 66
Herz, Häufigkeit 44
juvenile chronische Arthritis, diagnostische Kriterien 265
Krankheitsdauer, Sakroiliitis 106
Krankheitsverlauf, Prognose 71, 72
Organmanifestationen, Häufigkeit, Pathogenese 108
Struktur, Histologie 31
Typendifferenzierung, chronische Polyarthritis 60, 61

Rheumaknötchen, Lunge, Pneumokoniose, Differentialdiagnose 111
„schnellender Finger", Synovitis, Beugersehnen 90
rheumatische Erkrankungen, Ausschlußliste, chronische Polyarthritis 58
rheumatische Neuropathie, Klinik, Differentialdiagnose 109, 110
rheumatische Polyarthritis, Differentialdiagnose: Leukämische Arthropathie 627, 628
„rheumatische Zwerge", Still-Syndrom 247, 248
rheumatisches Fieber, Anamnese, Differentialdiagnose 59, 60
Gichtarthropathie, Differentialdiagnose 509
Rheumatismus, palindromer, Diagnose, Klinik 331-334
palindromer, Differentialdiagnose 5-11
„Rheumatismus scarlatinosus", Arthritis infectiosa 456
rheumatoid arthritis, standard radiographs 130
Rheumatoid Arthritis Precipitin (RAP), Immunitätslage, rheumatoide Arthritis 7
„Rheumatoid Disease", chronisch-polyarthritisches Syndrom, Systemerkrankung, Differentialdiagnose 106, 107
„rheumatoid heart disease", Klinik 110, 111
Rheumatoide, Immunologie, Ursachen 392, 393
rheumatoide Arthritis, immunologische Befunde 5, 6
Laboratoriumsdiagnostik 125, 126
Nomenklatur 3
siehe chronische Polyarthritis
rheumatoide Pneumokoniose, Kaplan-Syndrom, Lungenveränderungen 45
rheumatologische Notfälle, Arthritis infectiosa 469, 470
rheumatologische Röntgenologie, Standardwerke 131
Subspezialität 128, 129
rheumatologische Schmerzanamnese, Arthrose 699
Rhizarthrose, Differentialdiagnose 369, 763-769
Klinik, Photo 754
Riesenzellsarkom, Synonyma 305
Ringfinger, „Schwanenhalsdeformität", chronische Polyarthritis 96, 97
„schnellender", Synovitis, Beugersehnen 90
Risikofaktoren, chronische Polyarthritis 47, 48
Röhrenknochen, Sarkoidose, Befallsmuster 432
Röntgenanatomie, Hüftgelenk, normales 736, 737

Röntgenbefunde, akuter Gichtanfall 506
alkaptonurische Ochronose 577, 579
Ankylose, Fingerendgelenk, erosiv-destruierende Arthrose 759
Arthritis bei Colitis ulcerosa 387
Arthritis psoriatica 353, 354
Arthritis temporomandibularis 164, 165
Arthritis urica 514, 515
Arthritis villonodularis pigmentosa, Hand 316, 318
Arthropathia tabica, Kniegelenk 638
Arthropathie, Diabetes mellitus 593
Arthrose 710, 711
atlantoaxiale Dislokation, Arthritis psoriatica 359
Caput-ulnae-Syndrom 145
Chondrokalzinose 536, 537
Coxarthrose 738-741
Coxarthrose, radiologische Häufigkeit 728, 729
chronische Polyarthritis, Ellenbogengelenk, frühe Destruktionsphase 152
chronische Polyarthritis, Fingergelenke, Frühphase 136, 137
chronische Polyarthritis, Fußgelenke 164, 165
chronische Polyarthritis, Gelenkspaltverschmälerung, Frühsymptom 137
chronische Polyarthritis, Hüftgelenke 156, 157, 158
chronische Polyarthritis, Kiefergelenke 164, 165
chronische Polyarthritis, Radio-Ulnar-Arthritis 144
chronische Polyarthritis, Rückfuß 164, 165
chronische Polyarthritis, Schultergelenke, Schulterregion 152, 153
chronische Polyarthritis, Sprunggelenke 164, 165
chronische Polyarthritis, Tarso-Metatarsalarthritis 165
chronische Polyarthritis, Zervikalarthritis 166, 167
Coxitis, Coxarthrose, Differentialdiagnose 159, 160
Coxitis, Schema 159
Coxitis, Still-Syndrom 217
Coxitis, transitorische 324, 325, 327
destruierende Arthritis 137, 138, 140
erosive Destruktion, Proc. styloides ulnae 142
Finger-Polyarthrose 756, 757, 758
Gichtarthropathie 514, 515
Gonarthrose 707
Halswirbelsäule, Ankylose, juvenile chronische Arthritis 234, 235, 236
Hämarthrose 606, 608, 609, 610, 611, 613

Hämochromatose, Arthropathie 553, 556
Iliosakralarthritis, juvenile Spondylitis 240
 infektiöse Arthritis 473
 juvenile chronische Arthritis 261, 262
 juvenile chronische Arthritis, Gelenkbefunde, Kriterien 262, 263, 264
 juvenile chronische Arthritis, Usuren 262
 juvenile rheumatoide Spondylitis cervicalis 173
Karpalarthritis 143
Karpalblock 144, 145
Leukämie, Skelettmanifestationen 621, 622
Morbus Wilson 561
Myelom, Hüftgelenk 634
neuropathische Arthropathie, Schultergelenk 642
Omarthritis, chronische, rheumatoide 153, 154
Osteoporose, gelenknahe, Differentialdiagnose 137
Osteoporose, paraartikuläre 136, 137
Ostitis cystoides multiplex (Jüngling), Hände, Füße 412, 416
Prostatasteine, Ochronose 581
Pseudozysten 142, 143
Sarkoidose, BWS 420
Sternoklavikulararthritis 156
Strecksehnen-Insuffizienz, Ruptur, Handgelenk 143, 144
symptomatische Arthritis 460
synostosierende Karpalarthritis 145, 146
„Vakuumphänomen", Bandscheibendegeneration, alhaptonurische Ochronose 577, 578
Vorfußarthritis 148, 149, 150
Vorfußarthritis, destruierende, Spätform 151
Yersinia-Arthritis 395
Röntgendiagnostik, chronische Polyarthritis 128–176
Röntgenologie, rheumatologische, Standardwerke 131
Röntgenmorphologie, Gelenkkonstruktion 133
Röntgensymptome, chronische Polyarthritis, Beurteilung der Prozeßaktivität 74
Röntgenuntersuchung, Technik 131, 132
 Technik, Hüftgelenke 736, 737
Röteln, Arthritis infectiosa 456
Rotatorenmanschette, Ruptur, chronische Polyarthritis 81
 Zerstörung, Sehnenruptur, Humeruskopfluxation 153, 155
Rückfuß, chronische Polyarthritis, Röntgenologie 164, 165
Rupturgefahr, Strecksehnen, Handgelenk, Röntgenbefunde 144

SAA-Serumprotein, Amyloidose, juvenile chronische Arthritis 245
Sarkoiliakalgelenke, chronische Polyarthritis, Differentialdiagnose 106
 Gichtarthropathie 512
 Synostosen, Differentialdiagnose M. Bechterew 578
Sarkoiliitis, Arthritis psoriatica, Röntgenbefund 357
 Brucellose 398
 HLA-B_{27}, Häufigkeit 256
 intestinale Lipodystrophie 391, 392
 Salmonellose, Arthritis, Diagnose, Klinik, Therapie 393, 394
Salicylamid-Behandlung, Kindesalter, Nebenwirkungen 273
Salmonellose, Arthritis, Differentialdiagnose 268, 456, 462
Sarcoma articulare, Synonyma 305
Sarkoid, subkutanes, Differentialdiagnose 37
Sarkoidarthritis, chronische Prognose 439
 Differentialdiagnose 511
 granulomatöse, Klinik 432
Sarkoidmyopathie, Histologie, Differentialdiagnose, Photo 434, 435, 436
Sarkoidose, Ätiologie 405
 Altersverteilung 420, 428
 Arthralgien, Lokalisation 429
 Differentialdiagnose, Wirbelsäulenprozesse 432
 Einweisungsdiagnosen 427
 Erythema nodosum (Photo) 426
 Geschlechtsverteilung 428
 Häufigkeit 409
 Histologie 422
 Hyperkalzämie, Knochenmanifestationen 405
 Histologie 408, 423
 Historisches 404
 Karpaltunnel-Syndrom 432
 Klinik 420, 421
 Krankheitsdauer 438
 Kveim Reaktion, histologische Ergebnisse 423, 425
 Laborbefunde 420, 422
 Letalität 439
 Lokalisation 413, 414, 429
 Muskelerkrankungen, Photo 433, 434, 436
 Ostitis cystoides multiplex Jüngling 404, 412
 Pathogenese, Pathologie 404, 406, 407
 polyostotische, sklerosierende, Skelettlokalisationen 421, 431, 432
 Prognose 438, 440
 „rheumatische" Beschwerden, Ursachen 427
 Röntgenbefunde 415, 416
 Skelettveränderungen 404, 408, 410, 412, 414, 416, 421, 423
 Spontanremissionen, Häufigkeit 439

Sarkoidose, Therapie 437, 438
— Wirbelsäule, Lokalisation 414
Säugling, Coxitis, Differentialdiagnose 328
Säuglingsalter, Nezelof-Syndrom, symmetrische Polyarthritis 253
„Scallap-sign", Radio-Ulnar-Arthritis, distale, Röntgenbefund 143, 144, 145
Schädel, Sarkoidose, Lokalisation 419, 420, 422
„Scharlach-Rheumatoid", Arthritis infectiosa 456
Schmerz, Differentialdiagnose: Chronische Polyarthritis 58
Schmerzanamnese, Arthrose 699
Schmerzlokalisationen, Coxarthrose 729, 730
Schmerzqualität, Arthrose 701
Schmerzursachen, Kniegelenkbereich, Differentialdiagnose 725, 726
„schnellender Finger", Synovitis, Beugersehnen 90
Schul-, Ausbildungs- und Berufsfähigkeit, juvenile chronische Arthritis 285, 286
Schultergelenke, alkaptonurische Arthropathie 579
— Alterspolyarthritis, Gelenk-Befallmuster 69
— Arthrose, epidemiologische Häufigkeit 663, 664, 666
— Bakerzyste 240
— chronische Polyarthritis, Klinik 80, 81
— Erstmanifestation, chronische Polyarthritis 64
— Hämochromatose, Röntgenbefund 553
— neuropathische Arthropathie 641
— Still-Syndrom 233
— Yersinia-Arthritis 395
Schulter-Hand-Syndrom, chronische Polyarthritis 58
Schulterregion, chronische Polyarthritis, Klinik 152, 153
Schwangerschaft, Sarkoidose, Prognose 439, 440
Sehnenrupturen, chronische Polyarthritis 36
— spontane, Häufigkeit, Lokalisation 91
Sehnenscheiden, chronische Polyarthritis, Pathologie 40
sekundär-chronische Polyarthritis, Nomenklatur 3
Selbsttraining, Anleitung, Arthrose-Behandlung 777, 778
serologische Befunde, chronische Polyarthritis, Verlauf, Prognose 71, 72
— chronische Polyarthritis, HLA-Haplotypen, Relation 19, 20
— maligne chronische Polyarthritis 69
seronegative, nichtsystemische juvenile chronische Arthritis, artikuläre, extraartikuläre Symptome 232, 233
Serumarthritis, Antikörpernachweis 460

Sharp-Syndrom, Klinik, Differentialdiagnose 290
— Kortikosteroid-/ACTH-Langzeit-Therapie 275
— mixed connective tissue disease, Differentialdiagnose 266
Shigellose, Arthritis infectiosa 456
— Arthritis infectiosa, Differentialdiagnose 462, 510
Sicca-Syndrom, Tränendrüsen-Entzündung 110
Siderose, Retikuloendothel, chronische Polyarthritis 112
Sjögren-Syndrom, Differentialdiagnose 266
— Felty-Syndrom, Klinik 190
— Organmanifestationen 106
Skaphoid, Karpalarthritis, Röntgenbefund 143
Skapulo-Kostal-Syndrom, chronische Polyarthritis, Klinik 81
Sklerodermie, Arthritis, Differentialdiagnose 370
— Klinik, Differentialdiagnose 59, 60, 137, 289, 290, 293
Skleromalacia perforans, Augen, chronische Polyarthritis 108, 110
sklerosierende Beckensarkoidose, Histologie 410, 411
sklerosierendes Hämangiom, Synonyma 305
sozialmedizinische Aspekte, chronische Polyarthritis 75
Spätergebnisse, juvenile chronische Arthritis, Still-Syndrom 283, 284, 285
Spezifität, Latex-Fixations-, Waaler-Rose-Test, chronische Polyarthritis 125
Spitzfußstellung, chronische Polyarthritis 103
Splenektomie, Felty-Syndrom 200, 201
— Still-Syndrom 216
Splenomegalie, chronische Polyarthritis 45
— chronische Polyarthritis, Felty-Syndrom 188, 196, 197
— Still-Syndrom, Pathologie 216
Spondylarthritis, HLA-B_{27}-assoziierte, Differentialdiagnose 463
— Ventral-, Dorsaldislokation, Ankylose 77
Spondylitis, Arthritis mutilans 355
— Arthritis psoriatica 351, 352, 369
— intestinale Lipodystrophie (Morbus Whipple) 391
Spondylitis ankylosans, Arthritis bei Colitis ulcerosa, Differentialdiagnose 387
— Arthritis bei Colitis ulcerosa, Therapie 388
— Arthritis urica, Differentialdiagnose 510
— Differentialdiagnose 266, 271
— Differentialdiagnose: Chronische Polyarthritis 59, 60, 106
— Differentialdiagnose, Lebensalter 702
— Felty-Syndrom, Genetik 189
— Geschlechtsverteilung 760

HLA-System, Labordiagnostik 361
— juvenile, Kortikosteroid-ACTH-Langzeit-Therapie 275
— Sarkoidose, Koinzidenz 427
Spondylitis brucellosa, Arthritis infectiosa 456
Spondylitis cervicalis, Gelenkbeteiligung, Still-Syndrom 233
— Kindesalter, Klinik 234, 235, 236
— Röntgenologie 167, 168
Spondylitis infectiosa, röntgenologische Frühdiagnose 473, 474
Spondylitis psoriatica, Differentialdiagnose 369
Spondylodiszitis, chronische Polyarthritis, knöcherne Ankylose 77
— destruierende Zervikalarthritis, Pathologie, Röntgenologie 166, 167, 168
Spondylopathie, alkaptonurische Ochronose 572, 573
Spondylosis ankylosans, Schmerzursachen 725, 726
Spondylosis hyperostotica, Differentialdiagnose: Ochronose 578
Spongiosa, Bälkchenstruktur, Störung, chronische Polyarthritis 142
Spongiosadefekte, zystoide, Arthrose, röntgenmorphologische Elemente 131
Spongiosararefizierung, periartikuläre, paraphlogistische, Stadieneinteilung 137
Spongiosatapete, Grenzlamelle, chronische Polyarthritis 133
Spongiosklerose, Becken, Skelettsarkoidose, Histologie 411
Spontanremissionen, chronische Polyarthritis, Häufigkeit, Ursachen 73
— Sarkoidose, Häufigkeit 439
spontane Sehnenrupturen, Lokalisation, Häufigkeit 91
Sprunggelenke, Arthropathie, Ileitis regionalis (Crohn) 390
— chronische Polyarthritis, Klinik 102
— chronische Polyarthritis, Röntgenologie 164, 165
— Erstlokalisation, chronische Polyarthritis 64
— Hämarthrose 607
— HLA-B$_{27}$-assoziierte Arthritis 462
— Still-Syndrom 233
— Stadieneinteilung, Gelenkveränderungen, Sarkoidose 432, 433
— juvenile chronische Arthritis, Röntgenbefunde 263, 264
— Knopflochdeformitäten der Finger 95
— rheumatoider Prozeß, radiologische Kriterien 137, 219
— Steinbrocker-, juvenile chronische Arthritis 263, 264
Standardwerke, rheumatologische Röntgenologie 131

Staphylo-, Streptokokken-Infektionen, juvenile chronische Arthritis 213
Stauungstest, Karpaltunnelsyndrom 89
Steinbrocker-Kriterien, gelenknahe Osteoporose 137
— radiologische, chronische Polyarthritis, Stadieneinteilung 130, 137
Steinbrocker-Stadien, juvenile chronische Arthritis, Aktivitätskriterien 263
— Prognose, Spätergebnisse 283, 284, 285
— Sterblichkeit, chronische Polyarthritis 47, 48
— juvenile chronische Arthritis 287, 288
— Ursachen 288, 289
Sternoklavikulararthritis, infektiöse 470
— Klinik, Röntgenologie 156
Sternoklavikulargelenke, chronische Polyarthritis, Erstmanifestation 80, 81
Steroidkatarakt, iatrogene 110
Steroid-Osteoarthropathie, juvenile chronische Polyarthritis 241
— Kortikosteroidbehandlung, langfristige Schäden 275
Still-Syndrom, Altersverteilung 212
— Arthritis, Fehldiagnosen 268
— artikuläre Manifestationen 230, 231
— atypische chronische Polyarthritis 66
— diagnostische Kriterien 265
— Gelenkbeteiligung, Häufigkeit 233
— Handgelenke 236
— juvenile chronische Arthritis 208
— Klinik 214, 215
— Komplikationen, Todesursachen 246
— Kortikosteroidbehandlung, langfristige Schäden 252, 275, 288
— letale Komplikationen, Ursachen 288, 289
— Pathologie 248, 249
— Prognose 282
— pseudozystische Knorpeldegeneration, nach Kortikosteroidbehandlung 251
— „rheumatische Zwerge" 247, 248
— Steinbrocker-Stadien, Prognose, Spätergebnisse 283, 284, 285
— Sterblichkeit, Todesfälle, Spätergebnisse 287, 288
— Therapie 272
— Todesursachen 288, 289
— Urbasontherapie, steroider „Pseudorheumatismus" 270
Strahlendosis, Leukämie-Häufigkeit 618
Stridor, Articulatio cricoarytaenoidea, chronische Polyarthritis 106
Subluxation, chronische Polyarthritis, radiologische Stadieneinteilung 129
— chronische Polyarthritis, röntgenologische Differentialdiagnose 132
— Halswirbel-, destruierende Zervikalarthritis 166, 167, 168

Subluxation, Humeruskopf, Rotatorenmanschette, Schädigung 153, 155
Subluxationsstellung, Gonarthrose 721
Subsepsis allergica (Wissler-Fanconi-Syndrom), juvenile chronische Arthritis 231, 232, 275
Sudeck-Syndrom, Arthritis, Differentialdiagnose 370
Suppressor-Zellen, Synovialmembran, rheumatoide Arthritis 5
Symptome, atypische, chronische Polyarthritis 56
 Prodromal-, chronische Polyarthritis 61, 62
Syndesmophyten, Arthritis psoriatica 359
 Wirbelsäule, Differentialdiagnose 369
Syndrom, Caput-ulnae-, chronische Polyarthritis 85
 Caput-ulnae-, Röntgenbefund 145, 146
 „chronisch-polyarthritisches", Differentialdiagnose 106, 107
 Cushing-, Arthropathie, Osteopathie 603
 Felty-, Klinik, Diagnose, Behandlung 188–207
 Felty, Organmanifestationen 106
 Haman-Rich-, Lungenveränderungen 45
 Karpaltunnel-, Häufigkeit, Klinik 87, 88, 89
 Karpaltunnel-, Sarkoidose 432
 Kawasaki-, Immunkomplex-Vaskulitis 270
 Kompressions-, periphere Nerven, chronische Polyarthritis 108
 Lash-Nyhan-, Enzymopathie, Arthritis 268
 Löfgren-, siehe Sarkoidose
 Lyell-, Still-Syndrom, Todesursache 288
 Lymphknoten-, mukokutanes, Kindesalter 269
 Nezelof-, symmetrische Polyarthritis 253
 paraneoplastisches, Differentialdiagnose 125, 126, 370
 Parkinson-, Arthropathie 559
 Reiter-, Arthritis 335
 Reiter-, chronische Polyarthritis, Ausschlußliste 58
 Reiter-, Differentialdiagnose 267, 268
 Sharp-, Klinik, Differentialdiagnose 290
 Sicca-, chronische Tränendrüsen-Entzündung 110
 Sjögren-, Felty-Syndrom, Kombination, Klinik 190
 Sjögren-, Organmanifestationen 106
 Skapulo-Kostal-, chronische Polyarthritis, Klinik 81
 Still-, juvenile rheumatoide Arthritis 208–282
 Tarsaltunnel-, Tendovaginitis, Fuß 102
 Tietze-, Differentialdiagnose 82
 Wittebrand-Jürgens-, Hämophilie, Pathogenese 604
 Wissler- Fanconi-, Klinik 231, 232

Synonyma, Arthritis psoriatica 337
 Arthritis, symptomatische 455
 Arthrose 657, 658
 Chondrokalzinose 521
 Hämochromatose 549
 Morbus Wilson 559
Synostosen, chronische Polyarthritis, Handgelenk, Röntgenbefunde 144
 chronische Polyarthritis, röntgenologische Differentialdiagnose 132
Synovia, Arthrose, Ätiologie, Pathogenese 659
 Hämarthrose, Stoffwechselstörung 605
 Kupferspeicherung, Morbus Wilson 559
 reaktive Arthritis, Histologie 393
 Thrombokinaseaktivität, Blutergelenke 605
 Verkalkung, Hyperlipoproteinämie 585
Synovialbiopsie, juvenile chronische Arthritis, diagnostische Kriterien 265
Synovialchondrom, verkalktes, Gonarthrose 721
Synovialflüssigkeit, Gelenkerkrankungen, Differentialdiagnose 705
 immunologische Befunde, B-, T-Zellen 6
 Knorpelernährung, Schmierfunktion 671, 672
 Zellenzyme, Pannusgewebe 32, 33
 Zellgehalt, juvenile chronische Arthritis 253
Synovialis, Biopsie, charakteristische Befunde 706
 IgG-Antigen, -Antikörper-Reaktion 107
Synovialitis, radiologische Primärmanifestation, Latenzzeit 133
 Sarkoidose, Knie-, Fußgelenke, Photo 409, 433
Synovialmembran, alkaptonurische Ochronose 579
 Antibiotika, Passage, Wirksamkeit 477
 Arthritis psoriatica, Histologie 343
 Arthritis villonodularis pigmentosa, Frühstadium 308
 chronische Polyarthritis, Histologie 31
 F-Zellen, M-Zellen, Proteaseinhibitoren, Arthrose-Entstehung 673
 Hämosiderose 550
 Harnsäurekristalle, Gichtanfall 501
 immunologische Befunde, rheumatoide Arthritis 5, 6
 Störung, Arthrose 671, 672
Synovialom, benignes, Pathogenese 312
 Differentialdiagnose 319
 Histologie 799
 Klinik 797, 798
 Schmerzursachen, Differentialdiagnose 725, 726
 Synonyma 305
Synovialruptur, Ellbogengelenk, chronische Polyarthritis 83
Synovialzellbild, Arthritis psoriatica 362, 363

Synovialzotten, Calciumpyrophosphatdihydrat (CPPD)-Ablagerungen, Chondrokalzinose 530, 532
Synovialzyste, Hüftgelenk, Differentialdiagnose 98
Synoviazellen A, B, hämophile Gelenkblutungen 607
Synoviektomie, alkaptonurische Ochronose 573, 582
- Arthritis villonodularis pigmentosa 318, 319, 320
- Arthropathie, Ileitis regionalis (Crohn) 390
- Chondromatose 800
- hämophile Gelenkblutungen 615
- infektiöse Arthritis, Indikationsstellung 479
- Kniegelenk, Operationsbefunde 99
- Spätergebnisse 280
Synovitis, „aktivierte Arthrose" 674, 696
- aktivierte Arthrose, enzymatischer Circulus vitiosus 698
- allergische Arthritis 459
- Arthritis, Colitis ulcerosa 387
- Arthritis, Hämarthrose 604
- Arthropathie, Ileitis regionalis (Crohn) 390
- Arthrose, Pathogenese, Theorie 673, 696
- Arthrose, Pathologie 691
- Begleit-, Knorpel-, Knochenerosion, Arthrose 699
- Beugersehnen, Hand, „schnellender Finger" 90
- chronisch-hämorrhagische, Synonyma 305
- chronische, Histologie 135
- chronische Polyarthritis, Schultergelenk 80
- Coxitis, transitorische 324–330
- CPPD-Kristall-, Chondrokalzinose, Pathophysiologie 527, 530, 532, 533
- destruierende, Röntgenbefunde 137, 138, 140
- diagnostische Entscheidungsschritte 60, 61
- Erstmanifestation, chronische Polyarthritis 3, 4
- exsudative, chronisch rheumatoide Gonarthritis, „Bursitis suprapatellaris" 161
- Frühdiagnose, chronische Polyarthritis 58
- Gelenkbefall-Muster, Frühsymptomatik 63
- Gichtanfall, Pathologie 503
- Hand-, Fingergelenke 85, 86
- hypertrophe, Kniegelenk, Erstmanifestation, chronische Polyarthritis 98
- Interphalangealgelenke 91, 92, 93
- juvenile chronische Arthritis 233, 725
- Knorpel-, Knochenpartikel, Arthrose, Pathogenese 680, 681
- rheumatische, Splenektomie 201
- Karpo-Metakarpalgelenke, „Begrüßungsschmerz" 92, 93
- Schultergelenk, Frühsymptom, chronische Polyarthritis 152
- Tibio-Fibulargelenk 99, 100
- transitorische, Diagnostik, Klinik 324–330
- transitorische, Hüftgelenk 267
- villonoduläre, Differentialdiagnose 702
- villonoduläre, Hämarthrose 607
- villonoduläre, Schmerzursachen 725
Syphilis, Gelenk-, Knocheninfektionen 483
Syringomyelie, Arthropathie 640, 641
Systemerkrankungen, Mono-, Oligoarthropathien, Differentialdiagnose 702
Systematik, Lymphome 619
Szintigraphie, Gonarthrose, Differentialdiagnose 722, 725
- infektiöse Arthritis 475

Tabes dorsalis, Arthropathie 636
Talo-Navikulargelenk, chronische Polyarthritis, Klinik 103
Tarsaltunnel-Syndrom, Tendovaginitis, Fußgelenke 102
Tarso-Metatarsalarthritis, Röntgenbefund 165
Technik, Röntgenuntersuchung 131, 132
Tendinomyopathie, Hüftschmerz, Differentialdiagnose 744
Tendovaginitis, Arthritis, Fußgelenke, Sehnen-Spontanruptur 102
- Arthrose, weichteilrheumatische Affektionen 697
- Erstmanifestation, chronische Polyarthritis 65
- Differentialdiagnose 763
- spontane Sehnenrupturen, Hand, Lokalisation, Häufigkeit 91
- Rotatorenmanschette, Klinik 81
Tendovaginitis stenosans De Quervain, Häufigkeit, Polyarthritis 87
Tendosynovitis, Handgelenk, chronische Polyarthritis 85
- juvenile chronische Arthritis 239
Therapie, alkaptonurische Ochronose 582, 583
- allergische Arthritis 462, 475
- Arthritis, Ileitis regionalis (Crohn) 391
- Arthritis, intestinale Erkrankungen 388
- Arthritis psoriatica 371, 372
- Arthritis, Salmonellen-Infektion 394
- Arthritis villonodularis pigmentosa 318, 319
- Arthropathie, Diabetes mellitus 595
- Arthrose, allgemeine Maßnahmen 771, 772
- Arthrose, antiphlogistische Behandlung 775
- Arthrose, Basisbehandlung 773, 774
- Arthrose, Behandlungsplan 772
- Arthrose, grundsätzliche Möglichkeiten 770, 771
- Arthrose, Kortikosteroidbehandlung 773, 774

Therapie, Arthrose, Medikamente 773
Arthrose, operative Behandlung 787
Arthrose, orthopädische Behandlung 787, 788
Arthrose, physikalische Behandlung 775, 776
Arthrose, Psychotherapie 789, 790
Arthrose, Röntgen- 789
Arthrose, tägliche Übungsbehandlung (Selbsttraining) 777, 778
Arthrose, Ziele der Behandlung 771
Chondrokalzinose 541, 542
Clostridien, Gelenkinfektion 482
Coxitis, transitorische 329
Felty-Syndrom 199, 200
Gelenktuberkulose 482
Gichtarthropathie 516, 517
hämophile Gelenkblutungen 612, 613
Hämosiderose, Arthropathie 556, 557
Hypothyreose, angeborene, erworbene 599, 600
intestinale Lipodystrophie (Morbus Whipple) 392
medikamentöse, Arthrose 773
medikamentöse, chronische Polyarthritis 177–180
Morbus Wilson 561
Sarkoidose 437
Thermographie, infektiöse Arthritis 475
Thrombophlebitis, Fehldiagnose, Baker-Zyste 162
Thrombozytose, chronische Polyarthritis, Krankheitsverlauf 112
Thymektomie, Arthritis, intestinale Erkrankungen 388
Tibia, Geröllzysten, Gonarthrose 721
Tibiaepiphyse, isolierte Wachstumsbeschleunigung, juvenile chronische Arthritis 262
Paraleukoplastenleukose, Röntgenbefund 624
Tibialuxation, juvenile chronische Arthritis 238, 239
Tibiofibulargelenk, proximales, chronische Polyarthritis 99
Tietze-Syndrom, Differentialdiagnose 82
Tinel-Test, Karpaltunnel-Syndrom 89
T-Lymphozyten, Suppressorzellaktivität, juvenile chronische Arthritis 252
Todesfälle, Felty-Syndrom, Leberzirrhose 197, 198
juvenile chronische Arthritis, Goldbehandlung 276
juvenile chronische Arthritis, Levamisol-Therapie 277, 278
juvenile chronische Arthritis, Spätergebnisse 287, 288
Todesursachen, Amyloidose, juvenile chronische Arthritis 245, 246

Arteriitis nodosa, Koronararterien, Kindesalter 269
Arthritis psoriatica 375
chronische Polyarthritis 75, 76
juvenile chronische Arthritis 275, 288
rheumatische Erkrankungen, Still-Syndrom 246, 274, 275, 288, 289
Tomographie, Gonarthrose, Differentialdiagnose 722, 724
Tophi, Gicht-, Ohrmuschel, Photo 507
Gicht-, Rheumaknoten, Differentialdiagnose 37, 515
Toxoplasmose, Arthritis, Differentialdiagnose 370, 457
transitorische Coxitis, Ätiologie, Diagnose, Klinik 324–330
Trauma, Kniegelenkerguß, Schmerzursachen 725, 726
Trendelenburgisches Zeichen, Coxitis, Differentialdiagnose 329
Tuberkulinreaktion, chronische Sarkoidose 421, 424
Tuberkulose, Arthritis, Differentialdiagnose 370
Arthritis, Klinik, Therapie 482
IgM-Rheumafaktoren 125
subkutane, Differentialdiagnose 37
Tumeurs myéloides, Synonyma 305
Tumoren, Todesursache, chronische Polyarthritis 76
Typhus, Arthritis, Diagnose, Klinik, Therapie 393, 394
T-Zellen, Funktion, Sarkoidose 406
Helferzellen, Suppressor-, Killer-Zellenreihe, Synovialmembran 5
Immunätiopathogenese, chronische Polyarthritis 4

Ulna, Caput, Primärläsion, chronische Polyarthritis 142
Ulnardeviation, Finger, chronische Polyarthritis, Differentialdiagnose 93, 94
Unterschenkel, chronische sarkoidale Myositis, Photo 436
Urämie, juvenile chronische Arthritis 219, 223
Uratgicht, sekundäre Chondrokalzinose 521, 523, 525, 527
Uratpyrophosphatkristalle, Gelenkpunktat, Differentialdiagnose 127
Urogenitaltrakt, alkaptonurische Ochronose 580
Usuren (Erosionen), alkaptonurische Ochronose 579
Arthritis psoriatica, Lokalisation 354
Collum anatomicum humeri, chronische Polyarthritis, Häufigkeit 154
Coxitis, Röntgensymptome 159, 160

marginale, chronische Polyarthritis, Prädilektionsstellen 141
röntgenologische Differentialdiagnose 132
Uveitis, juvenile chronische Arthritis, Prozesse 228

Vakuumphänomen, Bandscheibendegeneration, alkaptonurische Ochronose 577, 578
Varizelleninfektion, Still-Syndrom, Todesursache 246
Varusstellung, Rückfuß, chronische Polyarthritis 104
Vaskulitis, allergische, Gelenksymptomatik 269
 chronische Polyarthritis 7, 8
 Differentialdiagnose 266
 Immunkomplex-, Lymphknoten-Syndrom, Kawasaki 270
 juvenile chronische Arthritis 222
 Kindesalter, Klassifizierung 269
 nekrotisierende, Diagnose 44
 rheumatoide, Labordiagnostik 125
 Typendifferenzierung, chronische Polyarthritis 60, 61
Vasopathien, Organmanifestationen, chronische Polyarthritis 108
Vererbungskrankheiten, siehe Genetik
Vererbungsmuster, HLA-Haplotypen 11
Verlaufsformen, Alterspolyarthritis 69, 70
 chronische Polyarthritis 71, 72
 Erstmanifestation, Lokalisation, chronische Polyarthritis 64, 65
 maligne chronische Polyarthritis 68, 69
 „Pfropf-Polyarthritis" 70, 71
Vertebralhypoplasie, juvenile chronische Polyarthritis 236
villonoduläre Arthritis, siehe Arthritis villonodularis pigmentosa
virale Antikörper, juvenile chronische Arthritis 254, 255
virusbedingte Arthritis, Diagnose, Klinik 483, 484
Virusinfektion, Ätiologie, chronische Polyarthritis 4, 5
vitale Indikationen, Kortikosteroid-/ACTH-Langzeittherapie 274
Voltaren-Behandlung, juvenile chronische Arthritis 273
Vorfuß, chronische Polyarthritis, allgemeine Röntgensymptome 151
 chronische Polyarthritis, Röntgenbefunde 146, 147
 Gelenkschwellungen, Frühsymptomatik 104
 rheumatisch deformierter, „Pied rond rheumatismal" 104, 105
 Röntgenuntersuchung, Technik 132

Vorfußarthritis, destruierende, Spätform, Röntgenbefunde 151
Vorfußgelenke, Synovialitis, radiologische Primärmanifestation 133, 134, 150

Waaler-Rose-Test, chronische Polyarthritis, Spezifität 125
 juvenile chronische Polyarthritis 234, 253, 286
Wachstumsretardierung, juvenile chronische Arthritis, Prozesse 286, 287
Wachstumsstörungen, Still-Syndrom 247, 248
Walckerscher Winkel, atlanto-axiale Dislokation 171
Weichteile, diffuse Kalzinose, Dermatomyositis 289, 290, 292
Weichteiltechnik, röntgenologische 136, 137
Weichteiltophi, Gicht, Lokalisation 507
Weichteilveränderungen, chronisch-rheumatoide Gonarthritis 161
Weichteilverdickung, Hämosiderinablagerungen, Arthritis villonodularis pigmentosa 316
Weichteilzeichen, juvenile chronische Arthritis 261, 262
Wiberg-„Hängematte", Schenkelhals, Coxarthrose, Frühzeichen 740
Wiberg-Winkel, Hüftgelenk, Röntgenanatomie 736, 737
Willebrand-Jürgens-Syndrom, Gelenkblutungen, Pathogenese 604
„Windmühlenvorfuß", Zehenluxation, chronische Polyarthritis 104
Windpocken, Arthritis infectiosa 456
Wirbelsäule, alkaptonurische Ochronose, Sektionspräparat 573
 Arthrose, Häufigkeit 663, 665
 Bandscheibenzerstörung, Intervertebralankylose, juvenile chronische Polyarthritis 235, 236
 Blockwirbelbildung, infektiöse Spondylitis 474
 Chondrokalzinose, CPPD-Kristallablagerungen 521
 chronische Gichtarthropathie 512
 chronische Polyarthritis, autoaggressive Verlaufsform 68, 69
 Diszitis, chronische Polyarthritis 44, 77
 Hüftschmerz, Differentialdiagnose 744
 Junghans-Bewegungssegment, Lockerung, Ochronose 575
 Kompressionsfrakturen, Osteoporose, Langzeit-Kortikosteroid-Behandlung 247, 276
 Osteoporose, typische Veränderung für chronische Polyarthritis 79
 Sarkoidose, Lokalisation 414

Wirbelsäule, Sarkoidose, Röntgenbefund 420
Sarkoidose, tuberkulöser Abszeß, Differentialdiagnose 432
Spondylarthritis, HLA-B$_{27}$-assoziierte 463
Spondylitis ankylopoetica, Sakroileitis, Differentialdiagnose 106
Spondylitis infectiosa, Frühdiagnose, Röntgenbefunde 473, 474
Spondylosis hyperostotica, Differentialdiagnose 578
Syndesmophyten, Parasyndesmophyten, Differentialdiagnose 369
Veränderungen, Arthritis psoriatica 351, 352, 369
Vakuumphänomen, Ochronose 577, 578
Veränderungen, chronische Polyarthritis 76, 77
Wirbelverschiebung, mehrdimensionale, destruierende Zervikalarthritis 166, 167, 168
Wissler-Fanconi-Syndrom, Subsepsis allergica, Klinik 231, 232, 233, 275
„Wurstfinger", Arthritis psoriatica 348

Xanthoma tuberosum multiplex, Synonyma 305
Xanthogranulom, Arthritis villonodularis pigmentosa 304
Xanthomatose, Arthropathien 585, 586
Xeroradiogramm, Bakerzyste, rupturierte 723
Xeroradiographie, Arthritis villonodularis pigmentosa 318

Yersinia enterocolitica, Arthritis, Differentialdiagnose 267, 462, 510
Arthritis, Klinik, Therapie 394, 395

Zahngelenklockerung, atlanto-axiale Dislokation, Frühläsion 168
Zehen, Arthrose, Häufigkeit 666
Dorsal-, Proximalluxation, chronische Polyarthritis 104, 105

Zehengelenke, chronische Polyarthritis, Häufigkeit 104
Synovialitis, radiologische Primärmanifestation 133, 134, 150
Zehengrundgelenke, chronische Polyarthritis, radiologische Primärläsionen 147, 148
chronische Polyarthritis, Verteilung 148, 149
Zeigefinger, Fehlstellung, Funktionsausfall 94
„schnellender", Tendosynovitis, Beugersehnen 90
Schwanenhalsfeformität, chronische Polyarthritis 96, 97
Zellausstrich, Synovialmembran, Arthritis psoriatica 363
Zellenzyme, Synovialflüssigkeit 32, 33
Zellzahl, Gelenkpunktat, Differentialdiagnose 127
Zervikalarthritis, Erstmanifestation, chronische Polyarthritis, Frühdiagnose 77, 78
Gasmyelographie, Spinalkanal 172
juvenile, diagnostische Trias 171, 172
Röntgenologie 166, 167
Zervikalmark, Atlasluxation, kritische Dislokation 170
Zwergwuchs, „rheumatischer", Still-Syndrom, Wachstumsstörung 247, 248, 249
Zyste, Baker-, klinische Symptomatologie 100, 101
Baker-, Röntgenologie 161, 162
Zysten, antekubitale, Bursitis olecrani, Differentialdiagnose, „Dromedar-Silhouette" 83
Geröll-, röntgenmorphologische Elemente 131
Knochen, Arthritis villonodularis pigmentosa 309, 314, 316
Pseudo-, Histogenese 142, 143
Pseudo-, röntgenologische Differentialdiagnose 132
zystoide Läsionen, Handwurzelknochen, Differentialdiagnose 143, 144, 145
Zehengelenke, chronische Polyarthritis 149, 150
zystoider Typ, destruierende Arthritis 136, 137, 138
Zytostatika, Therapie, Arthritis psoriatica 373
Therapie, Sarkoidose 438

Rheumatologie A

Allgemeiner Teil
Bearbeitet von zahlreichen Fachwissenschaftlern
Herausgeber: **H. Mathies**
1983. 147 Abbildungen, 64 Tabellen. XVIII, 626 Seiten
(Handbuch der inneren Medizin, Band 6, 5., völlig neubearbeitete und erweiterte Auflage, Teil 2A)
Gebunden DM 580,-
Subskriptionspreis Gebunden DM 464,-
ISBN 3-540-11660-5

Inhaltsübersicht: Begriffsdefinition, Nomenklatur, Klassifikation. - Pathobiochemie und Pathophysiologie des Bindegewebes. - Klinische Diagnostik bei rheumatischen Krankheiten. - Serologische Untersuchungen. - Gelenkbiopsie. - Arthroskopie. - Arthrographie am Beispiel der chronischen Polyarthritis. - Grundsätze der Röntgenuntersuchung in der Rheumatologie. - Thermographie. - Gelenkszintigraphie. - Medikamentöse Therapie. - Physikalische Therapie rheumatischer Erkrankungen. - Operative Therapie. - Sachverzeichnis.

Rheumatologic C

Spezieller Teil 2:
Wirbelsäule, Weichteile, Kollagenerkrankungen
Bearbeitet von zahlreichen Fachwissenschaftlern
Herausgeber: **H. Mathies**
1983. 247 Abbildungen, 109 Tabellen. XIV, 929 Seiten
(Handbuch der inneren Medizin, Band 6, 5. völlig neubearbeitete und erweiterte Auflage, Teil 2C)
Gebunden DM 860,-
Subskriptionspreis Gebunden DM 688,-
ISBN 3-540-11312-6

Inhaltsübersicht: Wirbelsäulenerkrankungen. - Erkrankungen des Unterhautbindegewebes. - Erkrankungen der Muskulatur. - Erkrankungen der Sehnen, Sehenenscheiden, Bänder, Bursen und Faszien. - Neurologische Erkrankungen. - Gefäßerkrankungen in der Differentialdiagnose zu rheumatischen Erkrankungen. - Systemerkrankungen des Binde- und Stützgewebes mit fakultativer Manifestation am Bewegungsapparat. - Das Sjörgen-Syndrom (Sicca-Syndrom). - Psychosomatik in der Rheumatologie. - Sachverzeichnis.

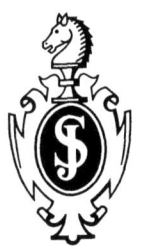

Springer-Verlag
Berlin
Heidelberg
New York
Tokyo

Hinweis

Der Subskriptionspreis gilt bei Verpflichtung zur Abnahme aller Teilbände bis zum Erscheinen des letzten Teilbandes von Band 6 **sowie** bei Verpflichtung zur Abnahme aller Teilbände 2A-C.

Klinische Osteologie

Herausgeber: **F. Kuhlencordt, H. Bartelheimer**
Bearbeitet von zahlreichen Fachwissenschaftlern

1980. 593 Abbildungen, 133 Tabellen.
XXXVI, 1498 Seiten. (240 Seiten in Englisch).
(Handbuch der inneren Medizin, Band 6, 5.,völlig
neubearbeitete und erweiterte Auflage, Teil 1). In 2
Bänden, die nur zusammen abgegeben werden
Gebunden DM 780,-
Subskriptionspreis Gebunden DM 624,-
(Der Subskriptionspreis gilt bei Verpflichtung zur
Abnahme aller Teilbände bis zum Erscheinen des
letzten Teilbandes von Band 6)
ISBN 3-540-08730-3

Mit diesem Doppelband wird erstmals im deutschen Schrifttum eine umfassende Darstellung der klinischen Osteologie vorgelegt. Bei der Gestaltung der anatomischen und physiologischen Grundlagen wirkten maßgeblich an dieser Forschung beteiligte Autoren, auch aus den angelsächsischen Ländern, mit.
Besonderer Wert wurde auf die Darstellung des Kalziumphosphat- und Knochenstoffwechsels unter spezieller Berücksichtigung der hormonellen Regulation gelegt. Bei der Beschreibung der Untersuchungsmethoden werden die derzeitigen Möglichkeiten der radiologischen, histomorphometrischen und biochemischen Verfahren einschließlich Bilanz- und Kinetikuntersuchungen dargestellt, die in den letzten Jahren einen festen Platz in diesem Spezialgebiet eingenommen haben. Besonders wird auch den großen Fortschritten Rechnung getragen, die sich auf den Gebieten der Parathormon-, D-Hormon- und Calcitoninforschung vollzogen haben. Im klinischen Teil werden die vielfältigen primären und sekundären Osteopathien abgehandelt. Bei der notwendigen Beschränkung in der Auswahl der Krankheitsbilder war die Beziehung zur inneren Medizin entscheidend. Berücksichtigt wurden u.a. metabolische und endokrine Osteopathien, die Osteodystrophia deformans Paget, Wachstumsstörungen, ausgewählte konstitutionelle Knochenerkrankungen, myelogene, infektiöse und primäre oder sekundäre neoplastische Knochenerkrankungen, sowie ektopische Knochenneubildungen und extraossäre Verkalkungen.

Osteopathien

Von **S. Bosnjakovic-Büscher, L. Diethelm,
H.H. Ellegast, H. Fritz, I. Greinacher,
F. Heuck, O. Mehls, H.C. Oppermann,
K. Reinhardt, H.W. Schneider, J. Spranger**

Redigiert von **L. Diethelm, F. Heuck**

1983. 505 Abbildungen in 825 Einzeldarstellungen.
XVII, 1015 Seiten. (Handbuch der medizinischen Radiologie, Band 5: Röntgendiagnostik der Skeleterkrankungen, Teil 5)
Gebunden DM 980,-
Subskriptionspreis Gebunden DM 784,-
Der Subskriptionspreis gilt sowohl bei Verpflichtung zur Abnahme des gesamten Bandes 5 (Teile 1-6), als auch bei geschlossener Abnahme der Bände 4 bis 6.
ISBN 3-540-11240-5

In diesem Handbuchband wird das Thema „Osteopathien" umfassend und erschöpfend dargestellt: das gesicherte Wissen ebenso wie die vielen offenen Probleme, um so Anregungen zur weiteren Forschung zu geben. Dabei werden nicht nur die Radiologen angesprochen, sondern alle Fächer, die sich mit dem Skelett beschäftigen müssen: die Osteologen, Pädiater, Orthopäden, Knochenchirurgen, Internisten, Nephrologen, Endokrinologen, Diabetologen, Pathologen, Histologen, Mikroradiologen und andere. Die vielfältigen Verflechtungen des Organs Knochen mit dem Gesamtkörper und seinen verschiedenen Organen, endokrinen Drüsen, seiner Ernährung und seinem Stoffwechsel spiegelt sich in den verschiedenen Kapiteln dieses Bandes ebenso wider wie der Einfluß genetischer Defekte oder exogener oder endogener Intoxikationen.
Mit diesem Band werden nicht nur Kliniker, sondern auch niedergelassene Ärzte der entsprechenden Fächer angesprochen, denen eine solche Zusammenschau der Skelettbeteiligung bei vielen Erkrankungen in ihrer täglichen Praxis bisher gefehlt hat.

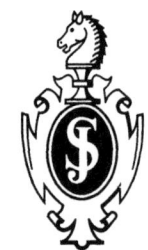

Springer-Verlag Berlin Heidelberg New York Tokyo

MIX
Papier aus verantwortungsvollen Quellen
Paper from responsible sources
FSC® C105338

If you have any concerns about our products,
you can contact us on
ProductSafety@springernature.com

In case Publisher is established outside the EU,
the EU authorized representative is:
**Springer Nature Customer Service Center GmbH
Europaplatz 3, 69115 Heidelberg, Germany**

Printed by Libri Plureos GmbH
in Hamburg, Germany